U0930033

# 中国外科年鉴

# CHINESE YEARBOOK OF SURGERY

# （2012）

名誉主编　吴孟超　黄志强
主　　编　仲剑平
副 主 编　朱　诚　张宝仁　葛绳德
　　　　　张柏和　孟荣贵　孙颖浩

第二军医大学出版社
Second Military Medical University Press

## 内 容 简 介

《中国外科年鉴 2012》根据 2011 年我国公开发行的 121 种医药卫生期刊刊载的 11 001 篇论文编纂而成，从中选出30%～35%有代表性的论文撰写成一年回顾，又选出约 5%的优秀论文摘写成文选。及时、全面、准确地反映了在此期间我国外科各专业基础和临床的研究进展，同时收录有关的新理论、新技术、新经验及罕见病例。本书内容丰富，资料翔实，是一本实用性强、信息密集型的工具书。适合医学基础和临床的广大医药卫生科技工作者、医药院校的学生和研究生阅读，尤其适于外科医师参考使用。

**图书在版编目(CIP)数据**

中国外科年鉴·2012/仲剑平主编. —上海：第二军医大学出版社，2013.8
ISBN 978－7－5481－0600－5

Ⅰ.①中... Ⅱ.①仲... Ⅲ.①外科学—中国—2012—年鉴 Ⅳ.①R6－54

中国版本图书馆 CIP 数据核字(2013)第 075112 号

**出 版 人** 陆小新
**责任编辑** 刘 向 高 标

**中国外科年鉴**
**(2012)**
**主 编** 仲剑平
第二军医大学出版社出版发行
(上海市翔殷路 800 号 邮政编码 200433)
全国各地新华书店经销
江苏句容排印厂印刷
开本：787×1092 1/16 印张：36.25 字数 1271 千字
2013 年 8 月第 1 版 2013 年 8 月第 1 次印刷
**ISBN 978－7－5481－0600－5/R·1378**
定价：200.00 元

# 中国外科年鉴

# CHINESE YEARBOOK OF SURGERY

# （2012）


名誉主编　吴孟超　黄志强

主　　编　仲剑平

副 主 编　朱　诚　张宝仁　葛绳德

　　　　　张柏和　孟荣贵　孙颖浩



第 二 军 医 大 学 出 版 社

# 中国外科年鉴(2012)编委会


**名誉主编** 吴孟超　黄志强

**主　　编** 仲剑平

**副 主 编** 朱　诚　张宝仁　葛绳德　张柏和　孟荣贵　孙颖浩

**顾　　问**(按姓氏笔画为序)

史玉泉　上海复旦大学医学院外科教授
孙耀昌　第二军医大学外科教授
朱　预　北京协和医科大学外科教授
华积德　第二军医大学外科教授
刘树孝　第二军医大学外科教授
吴伯文　第二军医大学外科教授
林子豪　第二军医大学外科教授
张延龄　上海复旦大学医学院外科教授
张涤生　上海交通大学医学院外科教授
郑家富　第二军医大学外科教授
郁京宁　上海交通大学医学院外科教授
郭恩覃　第二军医大学外科教授
喻德洪　第二军医大学外科教授
曾因明　江苏徐州医学院麻醉学院教授

**编　　委**(按姓氏笔画为序)

方国恩　第二军医大学外科教授
邓小明　第二军医大学外科教授
卢亦成　第二军医大学外科教授
邢　新　第二军医大学外科教授
江　华　第二军医大学外科教授
毕建威　第二军医大学外科教授
沈　锋　第二军医大学外科教授
邹良建　第二军医大学外科教授
闵志廉　第二军医大学外科教授
周晓平　第二军医大学外科教授
郑成竹　第二军医大学外科教授
项耀钧　第二军医大学外科教授
侯铁胜　第二军医大学外科教授
侯春林　第二军医大学外科教授
胡先贵　第二军医大学外科教授
施俊义　第二军医大学外科教授
贾连顺　第二军医大学外科教授
徐志云　第二军医大学外科教授
徐志飞　第二军医大学外科教授
夏照帆　第二军医大学外科教授
景在平　第二军医大学外科教授
傅传刚　第二军医大学外科教授
傅志仁　第二军医大学外科教授

**秘　　书** 余美凤　蒲　江

# 各专业分编委会


一、外科基础与创伤

专业主编　方国恩

专业编委

薛绪潮　罗天航

二、烧伤外科

专业主编　夏照帆

专业编委

朱世辉　吕开阳

三、整形外科

专业主编　江　华　邢　新

专业编委

袁相斌　朱晓海　薛春雨

四、肿瘤基础

专业主编　郑建明

专业编委

郑唯强

五、器官移植

专业主编　傅志仁

专业编委

王立明　倪之嘉　张　雷　傅尚希

六、麻醉与重症监护

专业主编　邓小明

专业编委

范晓华　陈　辉　包　睿

七、甲状腺、乳腺

专业主编　施俊义

专业编委

李　莉　胡　薇

八、腹壁、腹膜

专业主编　陈　腾

专业编委

奉典旭　华　蕾

九、腹腔镜外科

专业主编　郑成竹

专业编委

印　慨

十、肝脏外科

专业主编　沈　锋

专业编委

葛瑞良　卫立辛

十一、胆道外科

专业主编　张柏和

专业编委

孙经建　易　滨

十二、胰腺外科

专业主编　邵成浩

专业编委

经　纬

十三、脾脏外科

专业主编　邵成浩

专业编委

宋　彬

十四、胃肠外科

专业主编　毕建威

专业编委

聂明明

十五、肛肠外科

专业主编　傅传刚

专业编委

张　卫　郝立强

十六、血管外科

专业主编　景在平

专业编委

包俊敏　陆清声

十七、神经外科

专业主编　刘建民　周晓平

专业编委

侯立军　骆　纯　胡国汉　方亦斌　黄清海

郝　斌

十八、普通胸外科

专业主编　赵学维

专业编委

乌立晖　薛　磊　潘铁文　彭　昊

十九、心血管外科

专业主编　徐志云

专业编委

韩庆奇　陆方林　乔　帆

二十、泌尿外科

专业主编　王林辉

专业编委

许传亮　杨　波　叶华茂

二十一、骨科

专业主编　李　明　袁　文

专业编委

许硕贵　朱晓东　汪滋民　陈华江　王新伟

张　颖

# 编者的话

《中国外科年鉴》的编辑出版目的是：及时、全面、准确地向国内外读者反映我国外科各专业在近期的成就与进展，为医疗、教育、科研工作提供必要的资料和信息，同时也为祖国的医学宝库增添连续性的史料图书。自 1983 年首卷出版以来，现已编撰、出版 30 卷。

本卷年鉴包括外科基础与创伤、烧伤、整形外科、肿瘤、器官移植、麻醉、普通外科（包括甲状腺、甲状旁腺、乳腺、腹壁、腹腔、肝、胆、胰、脾、门脉高压、胃、十二指肠、空肠、回肠、阑尾、结肠、直肠、肛管、动脉、静脉和淋巴管及腹腔镜外科）、神经外科、胸心外科、泌尿外科、骨科等内容，辟有一年回顾和文献两个栏目。

本卷包容了 2010 年 11 月至 2011 年 10 月这一阶段内的外科信息，从 121 种医药卫生期刊中选出有关学术论文 11 001 篇，再在其中选出 30%～35%有代表性的论文撰写成一年回顾，又选出约 5%的优秀论文摘写成文选。

一年回顾中全面反映了本年度我国外科各专业在临床与基础研究方面以常见病、多发病为重点的进展情况，同时收录有关新理论、新技术、新经验及罕见病例。文选对所选论文的内容质量要求较高，选文不拘一格，不论老年专家或中青年专业工作者的著作，亦无论期刊属于中央或地方级别，凡符合本年鉴选文标准的，均予选录。述评是表达述评者个人对该文的看法，并酌情介绍其他同类研究的结果及见解，仅供读者参考，并非定论。一年回顾的参考文献序号附有星号（*）者，系已选入文选。

读者和原作者有何建议或希望，恳请及时赐教。联系地址：上海市长海路 168 号长海医院《中国外科年鉴》编辑部，邮政编码：200433。

《中国外科年鉴》编委会

# 目 录

## 外科基础与创伤



## 烧伤外科



## 整形外科



## 肿瘤基础

## 器官移植



## 麻醉



## 甲状腺、甲状旁腺



## 乳腺

## 腹壁和腹腔



## 腹腔镜外科



## 肝脏外科



## 胆道外科



## 胰腺外科

## 脾脏外科



## 门脉高压症外科



## 胃、十二指肠、空肠、回肠



## 阑尾、结肠、直肠和肛管



## 血管外科

## 神经外科



## 胸外科



## 心血管外科

## 泌尿外科



## 骨科

# 外科基础与创伤

本年度收集论文228篇，纳入一年回顾76篇，占33.3%；收入文选12篇，占5.3%。

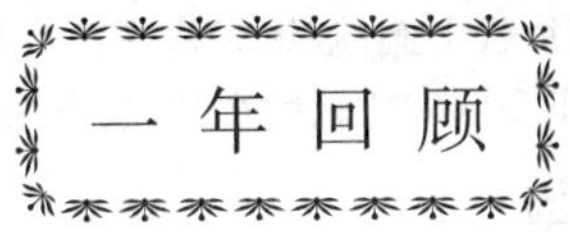


## 一、休克

### (一) 基础研究

1. 失血性休克细胞因子的变化

重度创伤失血性休克严重影响机体的免疫功能，是诱发多器官功能障碍综合征的重要因素。邵仲达等[1]对重度创伤失血性休克大鼠施行复苏并早期加用胸腺五肽(TP－5)，以探讨TP－5对大鼠SIgA的影响。发现复苏前后常规复苏组和TP－5组SIgA含量均明显降低，小肠上皮损伤指数明显升高；随复苏时间的延长，SIgA含量逐渐升高且上皮损伤指数逐渐回降，同时TP－5组优于常规复苏组。认为重度创伤失血性休克大鼠复苏早期联合应用TP－5较常规复苏治疗可显著提高SIgA浓度，加快小肠黏膜形态、结构完整性的修复，保护肠道黏膜屏障，有益于提高机体免疫能力。赵志伶等[2]通过制备大鼠创伤失血性休克模型，观察失血性休克时膜攻击复合物C5b－9的变化及其与肝脏细胞凋亡的关系。此时膜攻击复合物C5b－9的浓度明显高于正常水平，并随时间延长逐渐升高，至24 h后达到高峰。失血性休克时肝细胞水肿变性、肝细胞膜完整性破坏，细胞溶解，至24 h后病理损害最重。认为创伤失血性休克时大鼠肝脏受到膜攻击复合物C5b－9的攻击，且肝脏C5b－9的表达高峰与凋亡高峰在同一时间点出现，低水平的C5b－9提示预后差。

胡森等[3]探讨组蛋白去乙酰化酶抑制剂丙戊酸(VPA)对致死性失血性休克犬器官功能和预后的影响。发现实验动物失血后2 h的平均动脉压(MAP)均显著降低；随后VPA治疗组MAP迅速回升，失血后4、8和24 h显著高于相应休克对照组。VPA治疗组各时间段尿量均显著多于休克对照组，但仍显著少于失血前。两组失血后血丙氨酸转氨酶(ALT)、肌酐(Cr)和肌酸激酶同工酶(CK-MB)均较失血前显著升高；VPA治疗组失血后4 h起各项器官功能指标明显优于休克对照组，VPA治疗组失血后72 h生存率显著高于休克对照组。认为失血后静注VPA能有效提高MAP，增加尿量，减轻器官功能损害，提高72 h早期生存率，可成为战争或突发事故及灾害时低血容量休克现场救治的有效药物。何爱文等[4]观察休克大鼠心肺复苏(CPR)后脑皮质脑红蛋白(NGB)表达、神经功能评分(NDS)、大脑皮质病理的变化及氯化血红素(Hemin)对休克大鼠的保护作用。发现复苏组大鼠自主循环恢复(ROSC)后12 h和24 h，NGB表达显著升高，NDS显著降低，脑组织形态学明显异常；Hemin干预组ROSC后12 h和24 h，NGB表达及NDS显著高于复苏组，且ROSC后脑组织形态学异常明显减轻。认为休克大鼠CPR后大脑皮质区NGB表达增加、NDS降低、脑组织形态学明显异常，Hemin能增加大脑皮层NGB表达、提高NDS、减轻皮层病理损伤，具有一定的脑保护作用。牛春雨等[5]对创伤失血性休克大鼠施行肠淋巴液引流并观察其对休克大鼠多器官功能的影响。发现肠淋巴液引流组在输液80 min后多个时相点的MAP、多个组织器官的ATP含量、ATP酶活性及多项生化指标均明显优于肠淋巴液回流组；淋巴液回流组可见炎症、淤血、变性、坏死等变化。认为休克淋巴液引流可减轻创伤失血性休克大鼠的多器官损伤，其机制与改善能量代谢、维持血压和酸碱状态有关。

2. 失血性休克液体复苏治疗

液体复苏是治疗失血性休克最重要的手段之一，适当的休克液体复苏能够改善组织灌注纠正缺氧逆转休克的发展。韩宇等[6]建立失血性休克大鼠模型，以观察不同液体复苏对失血性休克大鼠心肌病理和核转录因子-κB(NF-κB)活性的影响。发现与对照组相比，其余各种液体复苏组心肌组织中NF-κB的表达均明显增加，且心肌有不同程度的损伤；自身血液复苏组心肌NF-κB的表达增加明显低于乳酸林格液复苏组、羟乙基淀粉复苏组，心肌损伤的程度也较轻。认为不同液体复苏均可使失血性休克大鼠心肌组织NF-κB的表达和损伤程度明显降低，且二者呈显著正相关；自身血液是最理想的失血性休克的复苏液体。张良成等[7]利用7.5%氯化钠/6%羟乙基淀粉液体(HTH)复苏治疗失血性休克大鼠，以探讨高张溶液复苏对肺组织NF-κB细胞核内移位及iNOS活性、NO和TNF-α等相关炎症介质的影响。发现HTH组中肺组织NF-κB p65阳性的细胞核数量、染色深度及细胞核NF-κB p65蛋白含量均明显低于常规复苏组；iNOS活性、NO和TNF-α生成量低于常规复苏组。认为高张溶液复苏治疗失血性休克大鼠，可抑制肺组织中NF-κB蛋白向细胞核内移位和活化，抑制相关炎症介质iNOS的活性和NO、TNF-α的生成。

王成龙等[8]应用大鼠的非控制性失血性休克模型探讨低压复苏在非控制性失血性休克中的机制及意义。发现复苏期MAP控制在(60±5)mmHg的低压复苏组热休克蛋白70(HSP70)、TNF-α、IL-6、ALT、TB在休克后3、5、7 h时明显优于常压复苏组，光镜下肝脏淤血、淋巴细胞及中性粒细胞浸润、肝细胞坏死程度都较常压复苏组轻。认为低压复苏能增强HSP70在非控制性失血性休克后肝组织中的表达，减轻肝脏的继发性损害，同时也表明低压复苏对非控制性失血性休克后肝脏的保护作用与HSP70密切相关。胡森等[9]研究延迟补液复苏对失血性休克犬血流动力学和内脏灌流的影响。发现犬失血后平均动脉压、心排指数、全身血管阻力指数、左室内压最大变化速率、尿量以及肠黏膜血流量在失血后均明显降低，全身血管阻力显著升高。从失血后4 h起，立即补液组上述指标逐渐恢复，失血后72 h除全身血管阻力和肠黏膜血流量外均恢复至失血前水平。而延迟补液组上述指标则持续恶化，5例出现无尿，失血后4 h起各时间点平均动脉压、心输出量、尿量以及肠黏膜血流量均显著低于立即补液组。失血后72 h延迟补液组的病死率明显高于立即补液组。认为延迟补液显著加重失血性休克犬血流动力学紊乱、延迟脏器组织灌流恢复，增加早期病死率。黄强等[10]*利用失血性休克模型分别将大鼠血压维持在不同水平：血压正常组(N组)、平均动脉压(MAP)40 mmHg组(M40组)、M50组、M60组、M70组、M80组，并分别维持30 min、60 min、120 min、180 min，以观察失血性休克大鼠不同血压、时相的心、脑病理改变，探讨失血性休克大鼠可耐受的最低血压及其可维持的时间。发现心组织：M40组30 min时即出现严重病理改变；M50组30 min时出现轻度病理改变，60 min后出现较严重的病理改变；M60组、M70组、M80组改变接近，120 min时才出现轻度的改变。脑组织：M40组60 min时出现轻度病理改变；M50组30 min时病理改变不明显，60 min后出现轻度病理改变；M60组、M70组、M80组180 min内病理改变不明显，只出现脑实质轻度水肿。认为失血性休克时，维持MAP 50 mmHg 60 min时心组织病理改变轻微，60 min后出现较为严重的病理改变，表现为心肌纤维显著肿胀变性，横纵纹不清晰，局部消失，血管极度扩张淤血，局部片状出血；脑组织病理改变较心组织轻，60 min后才出现脑实质轻度水肿，胶质细胞轻度增生。

## 二、感染

### (一) 医院感染病原菌及病例分析

1. 医院感染病原菌分析

现今，细菌耐药与变异已成为医院感染的主要原因。王群兴等[11]探讨医院普外科感染铜绿假单胞菌(PAE)的耐药特性，为临床医师合理用药提供科学依据。发现普外科医院感染的158株PAE对亚胺培南、美罗培南、阿米卡星、哌拉西林/他唑巴坦、头孢哌酮/舒巴坦耐药率较低，为11.4%～14.6%；耐药率最高的抗菌药物是磺胺甲恶唑/甲氧苄啶，为60.1%；PAE广泛耐药菌株检出15株。认为检验科临床微生物室应对细菌耐药性进行动态监测和定期公示，可有效控制多药耐药细菌的医院感染。孙珍等[12]监测烧伤科医院感染中PAE的流行情况，以指导临床合理应用抗菌药物。发现32株PAE共分为7个基因型，其中A型13株，B型7株，C型6株，D和E型各2株，F和G型各为1株。A和C型菌株在不同来源、不同时期均可分离到。在32株PAE中，23株为多药耐药、8株为广泛耐药菌株，对庆大霉素、哌拉西林、哌拉西林/他唑巴坦、氨曲南、头孢哌酮、头孢哌酮/舒巴坦、头孢吡肟、美罗培南的耐药率均>90.0%，对头孢他啶和环丙沙星的耐药率最低为25.0%。认为烧伤病房长期存在PAE多型菌株流行，其对常用抗菌药物呈多药耐药或广泛耐药，头孢他啶和环丙沙星是目前烧伤患者PAE感染的首选药物。凌丽燕等[13]通过回顾性分析2007—2009年送检的224份骨科伤口分泌物标本了解引起骨科术后伤口感染的病原菌分布及耐药性，为临床抗感染治疗提供参考。分析发现所有送检标本中，阳性者124份，阳性率为55.3%；病原菌共检出156株，其中革兰阳性球菌80株占51.3%，革兰阴性杆菌 65 株占 41.7%，真菌 11 株占 7.0%；检出前 5 位的病原菌分别为金黄色葡萄球菌 54 株，大肠埃希菌 22 株，肺炎克雷伯菌 14 株，铜绿假单胞菌 12 株，假丝酵母菌属 11 株。认为对骨科伤口感染提倡针对药敏试验结果实行用药个体化，减少盲目的模式化用药，及时并有的放矢地使用抗菌药物。

丁群等[14]* 分析 2008—2009 年从医院 277 例 DFI 溃疡中分离出的 84 株金黄色葡萄球菌（SAU）及 48 株表皮葡萄球菌（SEP）的耐药特点，及其与下肢血液循环及溃疡深度（Wagner 分级）间的关系。发现耐甲氧西林金黄色葡萄球菌（MRSA）及甲氧西林敏感金黄色葡萄球菌（MSSA）、耐甲氧西林表皮葡萄球菌（MRSE）及甲氧西林敏感表皮葡萄球菌（MSSE）中分离自缺血性和 Wagner3、4 级溃疡的菌株所占比例均高于单纯神经性和 Wagner1、2 级溃疡；与 MSSA 相比，MRSA 更多分离自 Wagner3、4 级溃疡；SAU、SEP 中多药耐药菌分别占 60.7%和 72.9%，MRSA、MRSE 分别占 SAU 与 SEP 的 27.4%和 33.3%，均为多药耐药菌；MRSA、MRSE 对 β-内酰胺类、大环内酯类耐药率均＞75.0%；MRSE 对磺胺甲恶唑/甲氧苄啶耐药率（81.3%）高于 MRSA（34.8%）；MSSA、MSSE 对青霉素 G、大环内酯类耐药率均＞60.0%；未发现耐万古霉素菌株。认为耐药葡萄球菌属多见于合并深部溃疡和下肢血运差，DFI 中葡萄球菌属多药耐药严重，及时进行正确的细菌培养及药敏检测，可以指导临床合理用药。倪英等[15]采用 logistic 回顾性对照分析 2009—2010 年医院内的尿路感染与非尿路感染的病例，了解医院获得性尿路感染的危险因素及病原菌分布特点，以制定预防和控制医院感染的方案。发现女性、年龄≥60 岁、留置尿管、置管时间＞20 d、伴有基础疾病及住院时间＞35 d 这些条件与获得性尿路感染密切相关；尿路感染常见病原菌依次为真菌占 40.85%，革兰阴性菌占 34.15%，革兰阳性菌占 25.00%。认为了解尿路感染的危险因素，对有效预防医院内获得性尿路感染有重要意义。

2. 医院感染病例调查分析

医院感染管理是医院管理的重要内容，加强医院感染管理是全面控制感染、提高医护质量、保证医疗安全的重要环节。林建海等[16]对 102 所不同类别医疗机构、72 所被调查医院的后勤服务管理公司和 516 名卫生勤杂人员进行调查。发现 78.4%的医院制定了卫生勤杂人员医院感染防护管理制度，96.1%的医院和 93.0%的后勤服务管理公司对卫生勤杂人员定期开展医院感染防护知识培训，91.5%的被调查者曾接受培训，71.3%的被调查者进医院工作曾接受健康检查，93.8%的被调查者能按照规定穿戴防护用品，26.9%的被调查者能指出工作中存在主要的危险环节或因素，66.7%被调查者曾接受手卫生知识培训，仅 17.2%的被调查者能描述六步洗手法。认为上海市医疗机构卫生勤杂人员医院感染防护管理受重视程度在增强，但依然需要建立与完善管理制度，落实管理责任，提高培训效果，并加强监督管理，督促规范操作和措施落实。孙健龙等[17]拟在医院感染管理部门建立手术部位医院感染管理规范并予督查，实施目标性监测；同时加强手术医师医院感染预防控制理念，落实医院感染预防控制措施，以控制手术部位的医院感染，减少医源性感染的发生，提高医疗质量。发现通过对医院感染的干预，减少了手术部位的医院感染的发生率。2005—2009 年Ⅰ类手术切口感染率依次为 0.48%、0.36%、0.24%、0.21%、0.19%，Ⅱ类手术切口感染率依次为 0.51%、0.41%、0.27%、0.22%、0.22%，Ⅲ类手术切口感染率依次为 1.62%、1.20%、0.99%、0.49%、0.43%。认为多途径加强围术期医院感染管理，是手术安全的保证。吴燕等[18]对 2009 年医院内 15 个临床手术科室Ⅰ、Ⅱ类切口手术部位医院感染情况进行分析，以了解Ⅰ、Ⅱ类切口手术部位医院感染现状。共监测 8 599 例手术病例，发生手术部位相关性医院感染共 44 例，感染率为 0.51%；其中，Ⅰ类切口手术 4 717 例，发生医院感染 4 例，感染率为0.08%，Ⅱ类切口手术 3 882 例，发生医院感染 40 例，感染率为 1.03%；危险指数评分为 0 分病例共 2 984 例；未发生手术部位感染，危险指数评分为 1 分病例共 4 053 例，发生手术部位感染 22 例，感染率为 0.54%。危险指数评分为 2 分病例共 1 485 例，发生手术部位感染 20 例，感染率为 1.35%。危险指数评分为 3 分病例共 77 例，发生手术部位感染 2 例，感染率为2.60%。认为随着手术切口污染程度的增加和危险指数评分的增高，医院感染发生率与其成正比。

**(二) 感染相关因素分析**

1. 外科手术部位感染分析

手术部位感染是外科手术后常见并发症之一，居医院感染的第 3 位，在外科患者医院感染中居第 2 位。李慧柳等[19]对医院 2009—2010 年行腹部手术后发生切口感染的患者进行回顾性分析，总结外科腹部手术切口感染罹患率，分析其相关因素，以采取有效措施降低切口感染率。在 705 例腹部手术中发生切口感染 51 例，感染率为 7.2%，其中Ⅰ、Ⅱ、Ⅲ类切口感染率分别为 2.6%、7.4%、12.5%；性别、急诊、高血糖、切口类型、切口长度、不合理使用抗菌药物与腹部手术切口感染密切相关。认为执行严格无菌操作，提高医师的操作技能，开展微创手术及手术切口监护，重视围手术期应用抗菌药物，可以有效预防与控制切口感染。马红丽[20]通过以《医院感染诊断标准》为诊断标准的回顾性调查,分析各调查因素对腹部外科手术切口感染率的影响,以筛选出腹部外科手术切口感染的主要危险因素。发现2009年1月至10月医院实行腹部外科手术共1 216例,发生切口感染48例,感染率为3.95%。其中Ⅰ类切口感染率为0.78%,Ⅱ、Ⅲ类切口感染率为6.25%。性别、年龄、肥胖、糖尿病、切口分类、手术性质、手术时间均是腹部外科切口感染的危险因素。认为加强对危险因素的监测与调控有利于降低腹部外科手术切口感染的发病率。吴志广[21]回顾性分析126例胃肠肿瘤术后发生切口感染的病原菌及药敏结果。发现本组手术切口感染中,病原学检测阳性者101例,阳性率为80.1%,检出细菌141株。其中大肠埃希菌40株,占28.4%,粪肠球菌28株,占19.9%,铜绿假单胞菌24株,占17.0%,金黄色葡萄球菌17株,占12.1%,阴沟肠杆菌12株,占8.5%,肺炎克雷伯菌11株,占7.8%,产气肠杆菌9株,占6.4%;检出的病原菌对常用抗菌药物敏感率较低,耐药性高。在革兰阴性菌中,亚胺培南的敏感率最高;而在革兰阳性菌中,万古霉素的敏感率最高。认为胃肠肿瘤患者术后大肠埃希菌、粪肠球菌、铜绿假单胞菌、金黄色葡萄球菌是胃肠肿瘤患者术后切口感染的主要致病菌,应注意合理使用抗菌药物。

2. 气管插管全麻后呼吸道医院感染分析

气管插管是全身麻醉必行的侵入性诊疗措施,由此而引起的术后呼吸道感染是最常见的并发症之一。朱华东等[22]对2007—2011年行气管插管全麻后发生下呼吸道感染的128例进行回顾性分析。发现所有气管插管全麻的患者中,年龄≥60岁发生下呼吸道感染,占6.24%,年龄<60岁,占3.23%;麻醉时间≥3 h,占10.14%,麻醉时间<3 h,占2.06%;拔管延迟≥2 h,占11.15%,拨管延迟<2 h,占3.28%;术后镇痛者占6.98%,未镇痛者占2.39%;插管过深者占10.06%,插管正常者占3.33%;插管不熟练占9.26%,熟练占3.41%;拔管指征不完全占11.74%,拔管指征完全占3.29%,感染部位以胸部手术者最高为33.59%,其次为腹部手术占31.25%。认为全麻气管插管并发下呼吸道感染因素较多,以胸部手术为主,除加强麻醉医师的技术外,对于患者机体的抵抗力也应正确评估。魏成敏等[23]回顾性分析2008—2009年在医院手术室行气管插管全麻择期手术患者,随访术后呼吸道感染的发生率,同时对麻醉机呼吸回路空气分别在术前、术后进行细菌培养,以探讨相关危险因素及预防措施。总共调查180例气管插管全麻手术患者,术后随访确诊38例发生呼吸道感染,发生率为21.1%。感染发生率与患者自身年龄呈正相关,与手术时间无关;麻醉机呼吸回路气体细菌培养术前及术后阳性率均较高。认为麻醉医师要重视无菌操作,做好麻醉机呼吸回路的无菌化管理,采取有效措施,可有效降低气管插管全麻手术患者术后呼吸道感染的发生率。蔡小晖[24]回顾性分析2006—2010年121例医院气管插管全麻手术后肺部感染患者的临床资料,选取影响肺部感染相关因素进行logistic回归分析,以探讨相关危险因素。发现年龄>60岁、长期吸烟史、开胸手术、全身麻醉时间>4 h、无术后镇痛、术后气管导管留置时间>2 h的患者,气管插管全麻后肺部感染发生率明显增高;多因素分析表明,年龄>60岁、长期吸烟史、开胸手术、全身麻醉时间>4 h、无术后镇痛、术后气管导管留置时间>2 h是气管插管全麻后肺部感染独立影响因素。认为气管插管全麻后肺部感染和多种因素有关,年龄>60岁、长期吸烟史、开胸手术、全身麻醉时间>4 h、无术后镇痛、术后气管导管留置时间>2 h均为术后肺部感染的独立因素。对上述因素进行干预有助于肺部感染的预防与控制。

3. 重症监护病房的感染分析

重症监护病房(ICU)是外科围手术期重症易感人群和感染因素集中的场所,是医院感染的高危区域。吴小燕等[25]对2006—2008年ICU收治的723例患者进行医院感染相关因素的回顾性分析,为有效预防和控制SICU医院感染提供切实的依据。发现所有病例中发生医院感染共88例,感染率为12.17%,显著高于全院同期感染率;危险因素主要与侵入性操作,不合理使用抗菌药物,患者的免疫力低,住院时间长和SICU布局设置不合理相关。认为减少侵入性操作,合理使用抗菌药物,规范各项操作规程,加强消毒隔离,科学、规范地设置SICU是有效预防医院感染的重要措施。杨超等[26]对2006—2009年神经外科重症监护病房(NICU)收治的患者痰标本分离出37株鲍氏不动杆菌(ABA)进行细菌鉴定和药敏进行检测,为临床预防医院感染以及合理应用抗菌药物提供依据。发现ABA所致的感染率0.99%,其对抗菌药物表现为多药耐药性;敏感率最高的抗菌药物是阿米卡星,为75.68%,其次为亚胺培南、头孢哌酮/舒巴坦、妥布霉素、美罗培南,分别为56.76%、45.95%、37.84%、32.43%,而耐药率最高的是头孢替坦,为97.30%,其次为氨曲南、头孢噻肟、庆大霉素、甲氧苄啶/磺胺甲恶唑,分别为91.89%、89.19%、86.49%、83.78%。健全医院感染控制制度、培训医护人员、加强临床实验室监控对遏制ABA耐药率的增高和提高治疗效果有重要意义。叶华等[27]回顾性分析32例ICU收治的院内深部真菌感染患者的临床资料,以探讨ICU院内深部真菌感染的临床特点和防治措施。发现ICU院内深部真菌感染的发生率为 9.5%，其中白色念珠菌占 63.3%，以下呼吸道最多，占 57.1%(56/98)；100%合并细菌感染，危险因素主要有气道开放或机械通气、长时间使用广谱抗生素、侵入性操作、住院时间长等。认为深部真菌感染在 ICU 发病率高，应积极消除诱发因素、早期诊断和合理治疗。

**(三) 围手术期抗菌药物应用及干预管理**

1. 围手术期抗菌药物的预防性应用

崔扬文等[28]对上海市医院感染质量控制中心 2010 年 4 月至 10 月对二甲以上医院围术期抗菌药物预防性应用进行调查。发现 35 所医院(16 所三级和 19 所二级)结直肠手术围术期抗菌药物预防静脉用药资料共 673 例，其中结肠手术 482 例，直肠手术 191 例；应用的抗菌药物共 11 类 43 个品种，以头孢菌素类应用率最高，占 40.3%(二代头孢菌素 24.3%，三代头孢菌素 8.9%)，其次是硝基咪唑类，占 37.0%；围术期抗菌药物预防用药单用、二联和三联分别占 19.3%、69.2%、11.5%；联合用药中以头孢菌素类＋硝基咪唑类最为常见，占 46.2%；围术期抗菌药物预防用药的平均使用时间为(5.8±2.9)天。认为上海市结直肠手术的围术期抗菌药物预防用药存在单用、三联用药比例较高、配伍不合理、用药时间过长等问题，应引起重视。孔荣顺等[29]回顾性调查统计外科患者围手术期预防使用抗菌药物的情况，为临床合理使用抗菌药物提供依据。发现外科围手术期患者均使用抗菌药物，应用药物前 3 位依次为克林霉素、甲硝唑、头孢哌酮/舒巴坦；术后用药时间 2～15 d，其中 4 例用药时间≤2 d(1.56%)，95 例 3～5 d(36.79%)，110 例 6～7 d(42.80%)，48 例>7 d(18.67%)；单一用药 129 例占 50.2%，二联用药 125 例占 48.6%，三联用药 3 例占 1.2%；β-内酰胺类药物使用 122 次，克林霉素 90 次；给药 1 次/天 100 例占 47.2%，2 次/天 112 例占 52.8%。认为围手术期抗菌药物应用有较多不规范之处，建议创建二级医院抗菌药物计算机监控管理系统软件，逐步实现抗菌药物临床应用监控自动化，及时发现并纠正不合理用药现象。

王仲书等[30]随机抽查 2009 年 1 月至 12 月 500 例Ⅰ类切口围手术期资料，对预防用药的适应证、用药种类、联合用药、给药时机及持续时间进行回顾性调查分析。发现本组病例中 5 例未使用抗菌药物，495 例预防性使用抗菌药物，不合理或欠合理 80 例(16.00%)。预防性使用抗菌药物总例次为 540，其中头孢菌素类 453 例次(83.89%)，青霉素类(包括酶抑制剂)26 例次(4.81%)，喹诺酮类 44 例次(8.15%)，林可酰胺类 17 例次(3.15%)。头孢唑啉钠使用 178 例次(32.96%)居第 1 位，头孢替唑钠使用 151 例次(27.96%)。认为本组Ⅰ类切口手术围手术期预防性使用抗菌药物较为合理，但仍存在用药指征把握不严，抗菌药物的选择、使用时间较长等问题，有待规范化管理。赵振寰等[31]观察Ⅰ类手术切口(甲状腺、乳腺、腹外疝)用与不用抗菌药物及术前与术后使用抗菌药物后，比较患者手术后切口感染的发生率，以探讨Ⅰ类手术切口预防性抗菌药物的合理应用。发现所有使用抗菌药物的患者中只有 1 例患者发生浅部切口红肿的轻度感染症状，感染率为 0.3%，患者使用抗菌药物与不使用抗菌药物切口感染率无差异；各组手术前后外周血白细胞差异均无统计学意义；Ⅰ类手术切口用与不用抗菌药物，术前与术后体温变化无差异。认为对于Ⅰ类清洁切口不主张预防性应用抗菌药物；当存在可能引起切口感染因素时，如手术时间≤2 h，术前使用一代头孢菌素便可达到预防感染的目的。

2. 围手术期抗菌药物干预管理

围手术期不合理的抗菌药物应用是导致细菌耐药、二重感染的主要原因，仍需要在临床使用中加强管理和控制。覃金爱等[32]*对清洁切口手术围手术期抗菌药物预防性应用进行检查评估，对违反指南的科室进行批评、责令整改，严重者处罚，抽查 2010 年 4 月至 10 月手术病例预防用药的情况，统计围手术期抗菌药物预防性应用和疗程，探讨政策干预规范围手术期抗菌药物预防性应用。清洁切口手术 810 例，涉及甲状腺、乳腺、疝气、鞘膜积液、眼科、肿瘤介入、大血管手术(含支架置入)、疤痕修复、开颅肿瘤切除、腹腔肿瘤切除、脾切除和骨科手术等，清洁切口手术围手术期抗菌药物预防性应用的合理率逐步增加，从督查初期 4 月份的 58.0%上升至 10 月份的 86.5%；预防用药的疗程也逐渐缩短，疗程≤24 h 的比例从 4 月份的 23.6%上升至 10 月份的 50.0%；疗程≥3 d 的比例从 63.4%下降至 23.2%；预防用药从督查开始的 100.0%下降至未用药的比例 12.2%。认为干预措施能使抗菌药物预防性应用品种选择合理率增加，预防的疗程缩短，促进合理规范的围手术期抗菌药物预防。张俐等[33]对 2007 年 5 月至 12 月经皮切开 287 例手术进行回顾性分析，并与对照组北京市 67 所医院同期手术切口部位感染率进行对比分析，以了解住院患者手术切口部位感染和抗菌药物使用现状，为降低手术切口部位感染、规范抗菌药物使用，提供可控的方法和目标。发现医院Ⅰ类手术切口部位感染率试验组为 0%，对照组 0.72%；Ⅱ类手术切口部位感染率试验组为 1.39%，对照组为 0.39%；Ⅲ类手术切口部位感染率试验组为 16.7%，对照组为 4.86%。认为加强Ⅰ类切口感染控制的同时，对Ⅱ、Ⅲ类手术切口部位感染现状应给予更多的关注，采取多重有效的预防控制措施，是降低切口部位感染的关键举措。

王国伶[34]利用北京市医院感染监控系统，设计合理预防应用抗菌药物评价表，对 2008、2009 年完善管理措施后的住院患者抗菌药物应用调查资料进行分析，探讨外科围手术期预防应用抗菌药物的管理重点，了解医院围手术期患者抗菌药物使用现状和存在的问题，确定抗菌药物应用管理重点。发现手术科室围手术期抗菌药物使用率为 95.53%，抗菌药物≤72 h 使用率为 63.23%，Ⅰ类切口手术抗菌药物单次使用率为 5.22%。认为严格控制Ⅰ类切口手术用药，加强对围术期预防用药时间限制，采取有效措施限制高级抗菌药物使用，以减少细菌耐药。刘永华等[35]采用回顾性调查对 266 例清洁手术患者抗菌药物应用情况进行统计分析，以探讨如何对围手术期预防用药进行管理和干预，使其逐步合理。发现 266 例患者中使用抗菌药物者 264 例，抗菌药物使用率为 99.25%；平均用药时间 5.5 d。264 例患者中术前 30 min 至 1 h 给药者 244 例(92.42%)，手术时间>3 h 者 21 例，术中追加抗菌药物 12 例(57.14%)。83.33%的患者选用头孢菌素作为预防用药，其中第一、二代头孢菌素占 65.91%。认为采取一系列管理和干预措施后，围术期预防用药情况明显改善。

## 三、创伤

### (一) 基础研究

#### 1. 创伤后的损伤愈合

石鹏等[36]将 40 只 Wistar 大鼠，随机分成空白组、对照组、实验 1 和实验 2 组，建立软组织损伤模型。对照组损伤后不做处理，实验 1 组用 4℃生物冰袋间断冷敷，实验 2 组用 4℃生物冰袋持续冷敷。48 h 后处死大鼠，观察损伤部位大体改变，用损伤症候指数行评分。取损伤部位肌肉组织，用苏木精-伊红染色观察组织学改变，从肌纤维排列、变性、断裂、连接、肿胀、肌间隔增宽，炎细胞浸润和红细胞渗出 8 个方面进行评分；应用免疫组化检测白细胞介素 1β(IL-1β)、转化生长因子-$\beta_1$(TGF-$\beta_1$)的表达，观察不同冷疗方式对急性软组织损伤的治疗效果。发现与对照组比较，实验 1、2 组损伤症候指数与组织学评分降低，IL-1β 阳性表达降低，TGF-$\beta_1$ 阳性表达升高；与实验 1 组比较，实验 2 组损伤症候指数与组织学评分降低，IL-1β 阳性表达降低，TGF-$\beta_1$ 阳性表达升高。认为冷疗处理可以促进大鼠软组织损伤急性期的愈合，持续冷疗效果优于间断冷疗，其作用可能是通过降低 IL-1β、提高 TGF-$\beta_1$ 表达实现。刘元刚等[37]* 制备机械性创伤小鼠模型和不同浓度的 PTD-SOD 和 SOD 溶液，使用不同方法进行治疗，分组观察创伤愈合情况。于创伤后第 14 天取各组小鼠创伤愈合部位皮肤，一部分制成 10%组织匀浆液用于检测指标，另一部分制成病理组织切片用于皮肤组织学观察。发现与模型对照组、等渗盐水组及复方碘液对照组相比，同时相点 PTD-SOD 各组和 SOD 各组的抗氧化酶活性和 Hyp 含量显著升高，MDA 含量显著降低，创伤收缩率提高，创伤愈合时间缩短。在同等剂量下，从促创伤愈合时间、抗氧化酶活性、MDA 含量、Hyp 含量等方面比较，伤后同时相点 PTD-SOD 组明显优于 SOD 组；1 万 U PTD-SOD 组创伤愈合效果明显差于其他剂量 PTD-SOD 组。认为在创伤愈合的早期特别是炎症期，应考虑氧化应激，抗氧化治疗可以抑制氧化应激态，缩短创面愈合时间，提高创面愈合质量。适当剂量的 PTD-SOD 在皮肤创伤治疗中具有很好的抗氧化应激损伤、抑制炎症和促进愈合的效果。李晓光等[38]分离培养人创伤部位皮肤成纤维细胞(HDFs)，用单核巨噬细胞集落刺激因子(GMCSF)作用后，分别检测 HDFs VEGF 及 ERK 磷酸化水平；应用 ERK 通路特异性抑制剂 PD98059 预处理 HDFs，通过抑制 ERK 信号通路，检测核因子(NF)-κB 的活化水平，以观察创伤愈合过程中 GMCSF 经 ERK 通路活化 NF-κB 诱导创伤后 HDFs 生成 VEGF，及其相关机制。发现随着 GMCSF 浓度的增加，VEGF mRNA 及蛋白水平也逐步增加，呈剂量依赖性；GMCSF 作用于 HDFs 2 h 后，VEGF mRNA 水平开始升高，至 4～6 h 达到峰值。GMCSF 能够显著活化 ERK 磷酸化过程；与 GMCSF 组相比，ERK 信号通路特异性抑制剂 PD98059 能显著抑制 GMCSF 诱导 VEGF 的表达，抑制 ERK 通路后 NF-κB 的活化受到显著抑制。认为 GMCSF 可通过 ERK 信号通路活化 NF-κB 从而诱导 HDFs 表达 VEGF。

#### 2. 创伤后肠黏膜屏障功能损伤的治疗

周世辉等[39]通过钳夹大鼠肠系膜上动脉构建 S-D 大鼠小肠缺血-再灌注(I/R)损伤模型，并随机分成 4 组：I/R 组、缺血前高压氧(HBO)治疗组或 HBO 预处理组(HBO-P)、缺血期 HBO 治疗组(HBO-I)和再灌注期 HBO 治疗组(HBO-R)。缺血再灌注 60 min 后，取回肠末端小肠，检测肠道组织 TNF-α、ATP、半胱氨酸天门冬氨酸特异蛋白酶(Caspase-3)的表达，观察小肠 I/R 不同时期应用 HBO 治疗对小肠黏膜细胞凋亡的影响，探讨其作用机制。发现肠道组织 TNF-α、Caspase-3 和 ATP 含量均在 HBO-I 组最低，其次为 HBO-P 组，前两组明显低于 HBO-R 组和 I/R 组，HBO-R 组略低于 I/R 组。认为 HBO、小肠 I/R 损伤和小肠黏膜上皮凋亡之间存在联系，HBO 治疗可以维持黏膜上皮细胞能量代谢，减少 ATP 耗竭，降低肠道组织 TNF-α 含量，减轻 I/R 损伤小肠黏膜上皮凋亡。缺血期和缺血前应用 HBO 治疗有效，以在缺血期治疗效果最好，再灌注期治疗无效。刘兴东等[40]建立猪多发肠管损伤并发酸中毒、低体温、凝血障碍“致死三联征”实验模型，随机分为三组，修补组施行肠管修补；结扎组行肠道结扎；造口组行肠道造口。监测术后 0、6、12、24 h 二胺氧化酶(DAO)活力，术后 24 h 行门静脉和外周血细菌培养，观察空肠和末端回肠黏膜屏障组织变化，研究严重腹部创伤休克时肠道损伤后不同手术方法对术后肠黏膜屏障的影响。发现 DAO 活力造口组较结扎组和修补组低，门静脉和外周血细菌培养阳性率低。病理学观察结扎组肠黏膜组织损伤最重，修补组次之，造口组损伤最轻。认为肠道造口符合损伤控制手术要求，优于肠道结扎和传统手术，能避免加重肠黏膜屏障破坏，减轻细菌易位和全身炎症反应。

**(二) 临床研究**

*1. 严重创伤后应激障碍*

随着突发性灾害事件的逐年增多，灾民及救援人员的心理健康问题极易导致出现创伤后应激障碍(PTSD)。张佳佳等[41]采用创伤后应激障碍量表平民版和症状自评量表(SCL－90)的抑郁、焦虑和躯体化 3 个因子，在汶川地震后 3、12、18 个月用整群随机抽样法抽取某部队的救援军人进行调查，以了解汶川地震救援军人在不同时期创伤后应激障碍的发病率及心理健康状况。发现在 3、12、18 个月时：①救援军人 PTSD 总分≥38 分的比率分别为 23.80%、14.86%、3.27%，PTSD 发病率显著降低；②救援军人的再体验、回避、高唤醒以及 PTSD 总分均显著降低，PTSD 的 17 个条目症状显著降低，且都具有显著差异；③救援军人的抑郁、焦虑和躯体化得分显著降低。认为汶川地震救援军人创伤后应激障碍发病率呈现逐渐下降趋势，心理健康状况逐渐好转，为今后制定救援后不同时期军人心理健康维护方案提供了依据。朱海涛等[42]在汶川地震一年半后，使用自编的一般情况调查表、创伤后应激障碍量表平民版(PCL-C)、症状自评量表(SCL－90)、抑郁自评量表(SDS)、艾克森人格问卷(EPQ)对空降兵某部参加抗震救灾的 183 名官兵进行调查，以探讨地震后空降兵救援部队的创伤后 PTSD 的发生率及其影响因素。发现空降兵救援部队的 PCL-C 总分≥38 分 6 例，PTSD 发生率为 3.28%；PCL-C 总分与 SCL－90 总分、神经质得分、SDS 总分呈显著正相关，与内外向得分呈显著负相关。受伤组与未受伤组、家庭损失组与未损失组、接触尸体组与未接触尸体组的 PCL-C 总分有差异。回归分析显示军龄、神经质、家庭受损、救灾中受伤、接触死难者尸体为 PTSD 发生的影响因素。认为空降兵救援部队 PTSD 的发生率高于军队的平时水平，值得关注。王玲等[43]对汶川地震灾区救灾患有应激障碍的官兵测定 T、B、NK 淋巴细胞亚群等 6 项免疫指标和心肌酶类等，将其分为急性应激反应阳性组(A)和阴性组(B)，与正常组(C)比较，评价其免疫及心脏功能，并对其身心健康进行评估与干预。发现 A、B 两组各项免疫指标均正常。A 组 $CD3^+$ T 淋巴细胞、$CD3^+/CD4^+$ T 淋巴细胞高于 B 组；B 组 $CD3^+$ 和 $CD3^+CD4^+$ T 淋巴细胞计数低于 C 组，A、B 组 $CD4^+/CD8^+$ T 淋巴细胞均低于 C 组。与 B 组比较，A 组 $CD19^+$ B 淋巴细胞明显降低；与 C 组比较，B 组 $CD19^+$ B 淋巴细胞和 A 组 $CD3^-/CD56^+$ NK 淋巴细胞显著增加，提示应激组官兵免疫功能异常。与 C 组比较，A 组和 B 组 AST、CK、CKMB、LDH 均显著增加。认为应激障碍可致免疫功能异常及心肌酶类指标代谢紊乱。参加一线救助的 PTSD 阳性和 PTSD 阴性部队官兵心肌功能有遭受不同程度损伤趋势。

苏珊珊等[44]对 60 名交通事故伤员、生产事故伤员或经历暴力事件者分别采用创伤后分离体验问卷(PDEQ)和创伤后精神痛苦调查(PDI)对其经历分离体验和精神痛苦进行评估。比较不同 PDEQ 和 PDI 得分在男性与女性中的分布，分析创伤后分离体验和精神痛苦的相关性。发现经历创伤事件 PDEQ 和 PDI 均分中位数分别为 1.00 和 0.92，创伤后分离和创伤后精神痛苦呈正相关。无重度创伤后分离体验的精神痛苦处于低水平；分别有 71.43%和 28.57%的创伤后重度分离者伴有重度和中度创伤后精神痛苦。认为创伤事件后个体心理健康问题至关重要，在创伤事件发生 1 周内应及时对经历创伤事件者进行 PDEQ 和 PDI 心理评定。创伤后分离更趋向于重度创伤后精神痛苦所致或其本身就是重度创伤后精神痛苦的附属现象。李素萍等[45]采用修订的事件影响量表(IES－R)，社会支持评定量表(SSRS)，EPQ 问卷，应对方式问卷对工矿事故 81 例幸存者于 1 周进行临床评估，分析 PTSD 发生情况及影响因素。发现：①本组可疑 PTSD 检出率为 35.8%，其中闯入症状发生率为 41.3%，回避症状发生率为 30.8%，高警觉症状发生率为 27.7%；②相关分析显示幻想与 IES－R总分呈正相关，求助、客观支持与 IES-R 总分呈负相关，EPQ 的 E 量表得分与 IES－R 总分及闯入因子得分、逃避因子得分呈负相关；③多元回归显示，幻想、求助、客观支持得分进入回归方程，入选变量可以解释 IES－R 得分变异量的 73.3%。认为本次矿难可疑 PTSD 发生率较高，闯入症状的频率最高，应引起重视。幻想是发生 PTSD 的危险因素，求助及客观支持是 PTSD 保护因素，可以预防 PTSD，在就医诊疗中建立良好的医患关系是 PTSD 干预的基础。

2. 交通事故伤的救治分析

交通事故伤已被认为是当今世界最大的公害之一。王艳华等[46]* 对 2009 年北京市道路交通事故资料进行分析，探讨交通事故发生特点和规律。发现①本组病例以男性为主，年龄主要分布于 18～59 岁之间，记录相对完整者 2 984 例，其中受伤 2 942 例，死亡 42 例；②机动车与机动车之间的重、特大事故最多，共 11 起。受伤 1 883 人；机动车与行人之间的事故死亡 26 人；③交通事故呈持续频发均匀分布状态，8:00～10:00、14:00～18:00 是事故高峰，死亡事故高峰多发生在 2:00～4:00 和 18:00～20:00；④最常见的损伤部位是头面伤 921 例，其次多发伤 761 例，下肢伤 541 例；⑤事故主要原因中人为因素为主，其次为车辆因素。司机违章驾驶、行人违章穿行车道等人为因素是北京市道路交通伤的主要原因。加强对市民和外来流动人口的交通安全教育，提高市民的交通安全意识，对驾驶员进行交通规章培训，进一步完善事故高发时段和路段的交通管控措施，是预防和控制交通伤害的主要措施。张良等[47] 从道路交通事故与交通伤数据库中调取重庆市城区、城乡结合部和郊县各 1 个行政区 2000—2006 年登记的 0～19 岁人群交通伤害数据资料，分析青少年交通伤害流行病学特征，以比较城乡之间青少年人群交通伤害特点及危险因素，探讨防治策略。发现城乡结合部青少年交通伤发生率和死亡率最高，分别为 95.43/10 万、3.44/10 万；郊县的交通伤害发生率最低，但是危害程度却最高，伤亡人数中死亡和重伤比例分别达 9.06%、17.33%，头部损伤是最主要的致死原因。伤亡青少年中 62.70%为行人，主要为不遵守交通信号、突然横穿公路和不走人行道。不论城乡，90%以上的交通事故发生于缺少交通信号或交警管制的路段。认为青少年交通事故形势严峻，应加强对青少年的交通安全意识和行为教育，加强城乡结合部和郊县青少年交通伤的预防，加强郊县交通伤急救系统的建设，为青少年提供安全的道路交通环境。邱俊等[48] 利用自行设计的道路交通事故调查软件对我国交通事故及伤亡数据资料，及重庆市有代表性的公安交通管理支队 7 年道路交通事故和交通伤案件资料进行统计学分析，以建立道路交通事故与交通伤数据库。发现在设计调查表的基础上编制了“道路交通事故调查数据库软件”，通过软件汇总了 13 年的全国道路交通事故和交通伤害年度数据；采集了重庆市 4 个交警支队 2000—2006 年 33 987 起道路交通事故和 52 369 例交通伤亡人员信息。软件录入：地区事故、具体事故情况、道路环境、事故原因与责任、肇事车辆、人员损伤等信息。成功建立了“道路交通事故与交通伤数据库”。认为根据道路交通事故通常受多因素影响的特点，本数据库从整体和局部收录了道路交通事故及其伤亡的总体和个案详细数据，为深入开展道路交通事故及其伤害研究提供了数据积累和平台。

3. 严重创伤后的预后评估

李曦等[49] 回顾性分析 2010 年 1 至 6 月医院 ICU 科的 37 例重症创伤患者的初始血乳酸值、第 2 次血乳酸值、乳酸清除率及患者的预后，评估乳酸清除率与重症创伤患者预后的关系。发现存活组和死亡组患者年龄、性别、初始血乳酸值差异无统计学意义。存活组血乳酸清除率(48.26±21.57)明显高于死亡组(11.71±20.88)；当乳酸清除率≥13 时，能较好地预测患者生存，其灵敏度为 96%，特异度为 80%。认为乳酸清除率简单易测，计算方法不复杂，在实际的临床工作中可广泛应用于评估重症创伤患者的预后。张茂等[50]* 观察 60 例急诊 ICU 严重创伤后 24 h 的血清 N 末端 B 型利钠肽原（NT-proBNP），比较不同预后组的 NT-proBNP，绘制受试者特征(ROC)曲线分析其对预后判断的价值，及预后良好组 NT-proBNP 水平与住 ICU 时间、机械通气时间的相关性。分析 NT-proBNP 与损伤严重度评分(ISS)、头部简明创伤评分(AIS)、急性生理和慢性健康评分(APACHE)Ⅱ、格拉斯哥昏迷评分(GCS)、心肌型肌酸激酶同功酶(CK-MB)、肌钙蛋白-I(cTn-I)、中心静脉压(CVP)等指标的相关性，应用逐步线性回归分析筛选相关因素，观察患者创伤早期 NT-proBNP，探讨其影响因素及应用价值。预后不良组伤后 24 h 的 NT-proBNP 中位数水平明显高于预后良好组(762 pg/ml vs 200 pg/ml)，其判断预后的价值与 ISS、APACHEⅡ等相似，最佳阈值为 384 pg/ml（灵敏度 0.846，特异度 0.766）。预后良好组 NT-proBNP 与住 ICU 时间($r$=0.32)、机械通气时间具有正相关性（$r$ = 0.37）。逐步线性回归分析提示 APACHEⅡ、CK-MB 与 NT-proBNP 的相关性具有统计学意义。认为严重创伤后 24 h 的 NT-proBNP 水平与病情严重度及预后具有明显的相关性，可作为严重创伤救治病情评估的参考指标。

李荣等[51]* 将腹部择期手术 191 例分为：腹腔镜胆囊切除术组（Ⅰ组)，开腹胆囊切除胆道手术组（Ⅱ组)，结直肠癌根治性手术组和胃癌根治术(Ⅲ组)、胰十二指肠切除术组（Ⅳ组)，以手术创伤应激评分(SSS)评判手术创伤严重度。发现 4 组术后平均尿微白蛋白/尿肌酐比值(ACR)均升高，Ⅰ组 ACR 的升高幅度最小，Ⅱ组和Ⅲ组升高幅度居中，Ⅳ组 ACR 的升高幅度最大，$ACR_{0h}$ 为（40.84 ± 8.80）mg/mmol，$ACR_{6h}$为(21.47±3.68)mg/mmol。统计学分析显示所有 4 组 0、6 h ACR 差异均有统计学意义，0、6 h ACR 值与 SSS 评分呈正相关。Ⅳ组手术日液体正平衡量较Ⅲ组明显增加，0、6 h时 ACR 与手术日液体正平衡量正相关，表明液体正平衡量与创伤程度正相关。ACR 恢复至正常或术前水平较体重达峰值的时间提前。认为腹部手术后病人 ACR 的升高与手术创伤、液体正平衡量正相关，能反映手术的创伤程度。ACR 恢复正常或术前水平较体重达峰值的时间提前，预示是负平衡出现较体重更敏感的指标。徐善祥等[52]* 对41例多发伤患者根据损伤严重度和最终转归分为ISS≥25分组、ISS<25分组、生存组和死亡组。分别分析四组血清肌红蛋白浓度的动态变化及组间的差异，分析血清肌红蛋白浓度与 ISS、GCS、简化急性生理评分Ⅱ(SAPSⅡ)、休克及肌肉软组织受伤面积百分比的相关性，以了解多发伤患者血清肌红蛋白(Mb)浓度动态变化的规律及与损伤严重度的关系。发现在ISS≥25分组血清肌红蛋白下降速度较 ISS<25分组缓慢，且各时相点均高于后者；死亡组先上升再缓慢下降，第3天达到高峰；而生存组呈持续明显下降，在各时相点均低于前者。血清肌红蛋白浓度在各时相点与SAPSⅡ均呈正相关，与 ISS 在第7、14天呈正相关，与受伤面积百分比在第1天呈正相关，与休克在第1、3天呈正相关；而与 GCS 在第3、7、14天呈负相关。认为多发伤患者血清肌红蛋白浓度的动态变化可以反映病情的严重程度、变化趋势及预后，可作为病情监测的有效指标。

4. *老年创伤患者的救治*

兰秀夫等[53]将20例老年创伤根据手术风险分为高风险组(A组)和低风险组(B组)，分别在术前1 d、术后1、3、5、7、14 d清晨取空腹外周静脉血，检测T细胞亚群(CD3、CD4、CD8)变化，探讨手术风险评分与T细胞亚群的变化及手术后并发症的相关性。发现B组并发症2例(肺部感染)；A组死亡1例、并发症5例。两组 CD3、CD4 值在术后1、3 d均明显低于术前对照组，术后第1天降低最明显，术后第5天逐渐回升。A组于术后第7天恢复接近正常，14 d恢复正常，而B组14 d时仍明显低于术前水平。A组 CD8 在术后1、5 d下降，随后升高并维持相对稳定，B组反而增高。两组T淋巴细胞亚群在手术创伤后1～7 d有由低至高向正常恢复的趋势，术前评分越高，下降越明显，恢复越慢。认为手术风险评分与T细胞亚群的变化及术后并发症存在正相关，两者均可用来预测老年患者手术的预后。王项等[54]* 回顾性分析1 090例严重创伤病例，评价老年人严重创伤致伤原因的构成及预后。发现所有病例中老年组(60～91岁)168例，中年组(36～59岁)517例、青年组(18～35岁)405例。用简明损伤定级($AIS_{2005}$)和损伤严重程度评分(ISS)标准进行评估，所有患者 ISS≥16分。老年组主要是意外伤害(64例，占38.1%)，其次是交通事故(63例，占37.5%)，中年和青年组主要是交通事故(分别为246例和153例，占47.6%和37.8%)，其次是高处坠落(分别为128例和102例，占24.8%和25.2%)；老年、中年和青年组主要损伤部位均是头胸部(分别为155例、411例和321例，占92.3%、79.5%和79.3%)；三组的损伤部位数、急诊手术、伤前原有疾病、伤后继发感染、入住ICU的例数、住ICU时间、治愈率和未愈而自动出院率等差异均有统计学意义。但老年组分别与中年、青年组比较，损伤程度差异均有统计学意义；三组的脏器功能不全的发生率及病死率差异无统计学意义。三组的主要死亡原因是严重的头部损伤。认为对于老年严重创伤患者应减少意外伤害和交通事故，积极采取有效的救治措施是提高治愈率、降低未愈及病死率的关键。

5. *创伤后急性肺损伤的治疗*

创伤后急性肺损伤(ALI)是呼吸窘迫综合征(ARDS)中的一种过渡阶段或早期表现。胡波等[55]将60例 ALI 病人随机分为研究组和对照组。两组病人在接受 ALI 常规治疗的同时，均接受等热量、等氮的营养支持，提供的总热量为104.6 kJ/(kg·d)，氮为0.3 g/(kg·d)，其中 EN 部分依据病人肠道耐受情况每天最多提供4 184 kJ热量和相应氮量，剩余部分由PN提供，糖脂比为(1～1.5)∶1，热氮比为(120～150)∶1。研究组仅在对照组基础上 PN 部分加用0.2 g/(kg·d) 10%鱼油脂肪乳剂，疗程7 d，在试验前和试验第7天抽取股动脉血和外周静脉血，检测动脉血气分析、白介素-10(IL-10)、肿瘤坏死因子-α(TNF-α)和超敏C反应蛋白(HS-CRP)等，观察氧合指数变化和机械通气时间，以了解鱼油对 ALI 患者早期血清炎性介质释放和呼吸功能的影响。发现研究组患者血清 HS-CRP、TNF-α水平均明显降低，氧合指数改善，机械通气时间缩短。认为 ALI 患者早期应用鱼油可降低炎性反应，改善动脉血氧合，缩短机械通气时间。秦宗和等[56]* 对28例创伤合并 ARDS，运用间歇正压通气(IPPV)模式，维持8 h后随机在适应性支持通气模式(ASV)加肺复张策略(LRM)和 IPPV 模式两种通气方式中选择一种通气模式继续机械通气，选择ASV+LRM通气模式时，ASV 的分钟通气量设置应与 IPPV 的相同。通气时每一模式按0、5、10 cm $H_2O$依次增加 PEEP 水平，每一 PEEP 水平的通气时间为60 min。4 h后换到另一种通气模式，仍按0、5、10 cm $H_2O$设置 PEEP，每一 PEEP 水平的通气时间仍为60 min。其中使用 ASV 模式时加用 LRM，即每一PEEP水平通气开始时短时间应用高水平持续气道正压(CPAP)，压力设为45 cm $H_2O$，屏气时间持续30 s，然后转为 ASV 模式。以观察 ASV+LRM 与 IPPV 模式对创伤合并 ARDS 患者的疗效。发现与 IPPV 模式比较,在同一 PEEP 水平下,ASV 模式时气道峰值压、平台压和肺内分流均显著下降,氧合指数和氧供增加。两种通气模式的血流动力学数值比较差异无统计学意义。认为 ASV+LPS 模式比 IPPV 模式更有利于创伤合并 ARDS 患者的通气治疗。刘勇等[57]对 2004—2008 年收治的符合急性肺损伤/急性呼吸窘迫综合征(ALI/ARDS)诊断标准的 126 例腹部外科疾病进行回顾性分析,以观察腹部外科疾病并发 ALI/ARDS 的发病情况及预后影响因素。发现并发 ALI/ARDS 原发病因依次是胰腺炎、胆道感染、上消化道穿孔或出血及肠梗阻等;并发 ALI/ARDS 患者,死亡 67 例(病死率 53.17%),且病死率随着受累器官数目的增加而增高,其中 3 个及以下器官衰竭者病死率为 40.28%,3 个以上为 70.37%。表明年龄、器官衰竭数目、氧合指数及白蛋白是影响患者预后的相关因素。认为高龄、多脏器功能不全、损伤脏器多、低氧血症、低蛋白血症的腹部外科疾病更容易发生 ALI/ARDS,应加强高危患者的围术期管理,从而降低 ALI/ARDS 的发病率,减少发病患者的死亡率。

## 四、围手术期营养支持

1. *免疫营养支持治疗*

免疫营养通过刺激免疫细胞,增强应答功能,维持正常、适度的免疫反应,调控细胞因子的产生和释放,减轻有害的或过度的炎症反应。邵伟等[58]将 32 例病人随机分为尤文组和对照组。尤文组病人为常规治疗加 ω-3 多不饱和脂肪酸。于治疗前和治疗后第 5 天检测 C 反应蛋白(CRP)、肿瘤坏死因子 α(TNF-α)、IL-6 和 IL-10,同时观察病情严重程度(APACHEⅡ评分)和氧合指数(OI)的变化,以探讨 ω-3 多不饱和脂肪酸对严重腹腔感染病人的免疫调节和抗炎作用。发现与对照组比,尤文组病人血清 CRP、TNF-α、IL-6 和 IL-10 均明显下降;APACHEⅡ评分和 OI 改善。认为应用 ω-3 多不饱和脂肪酸可使严重腹腔感染病人血清炎性介质表达减少,明显改善预后。陈辉等[59]*将 80 例急性弥漫性腹膜炎随机分为尤文组及对照组,术后分别给予含 ω-3 多不饱和脂肪酸及不含 ω-3 多不饱和脂肪酸的等热量的肠外营养支持,于术后第 1 天及第 6 天分别检测肝功能、C 反应蛋白、外周血内毒素水平。统计两组患者术后住院时间、住院费用、胃肠蠕动恢复时间及吻合口漏、感染等手术并发症情况,以探讨应用添加 ω-3 多不饱和脂肪酸的肠外营养治疗对急性弥漫性腹膜炎患者术后恢复的影响。发现两组患者肝功能、CRP、外周血内毒素水平治疗后均得到改善,其中尤文组丙氨酸氨基转移酶、CRP、外周血内毒素水平改善更为明显。尤文组术后住院时间短且术后并发症发生较对照组少,而两组之间白蛋白水平、住院费用、胃肠蠕动恢复时间差异无统计学意义。认为急性弥漫性腹膜炎患者术后应用添加尤文的肠外营养能够有效减少炎症介质释放,阻断过度的炎症反应,保护重要脏器功能,减少术后并发症,缩短住院时间,不增加患者平均住院费用,改善患者的预后。

纪鹏等[60]将 82 例接受全肠外营养(TPN)的患者随机分为两组,其中对照组给予 TPN;试验组在 TPN 的同时给予还原型谷胱甘肽(GSH)治疗。观察治疗后第 7 和第 14 天时总胆红素(TBIL)、总胆汁酸(TBA)、谷丙转氨酶(ALT)、碱性磷酸酶(AKP)、谷胺酰转肽酶(γ-GT)等的变化,以探讨 GSH 预防 TPN 肝损害的临床价值。发现试验组病人 TPN 治疗第 7 和第 14 天时,静脉血 TBIL、TBA、ALT、AKP 和 γ-GT 均明显低于对照组。认为 GSH 有助于预防短期 TPN 所致的肝损害。唐云等[61]将 40 例健康志愿者随机分为结构脂肪乳剂(STG)组和物理混合的中/长链脂肪乳剂(MCT/LCT)组,分别于早晨 6 h 内匀速输注 20%STG 和 20%MCT/LCT 1.0 g(kg·次),并于给药前和给药后 2、4、6 和 24 h 留取血标本测定血清三酰甘油(TG),中链脂肪酸(C8:0,C10:0)和长链脂肪酸(C18:2n-6,C18:3n-3,C20:4n-6),以比较 STG 与 MCT/LCT 在人体内的脂肪酸代谢情况。发现与 MCT/LCT 组比,STG 组血清 TG 处于较低的平稳状态;血清中链脂肪酸和长链脂肪酸血清水平较低,水解速度较平稳。认为 STG 比 MCT/LCT 的脂肪酸代谢效果更好。

2. *肠内营养支持治疗*

对于消化道手术患者,长期肠外营养(PN)将导致肠道屏障功能受损,易发生内源性感染,肠内营养(EN)有利于维护肠黏膜结构和功能。张勇胜等[62]将 216 例消化道手术患者随机分为 PN 组、EN 组和谷氨酰胺强化的肠内营养(GLN)组。3 组患者分别于术后 3～11 d 给予等氮、等能量[氮 0.2 g/(kg·d),能量 125.4 kJ/(kg·d]的营养治疗。观察术前 1 d、术后 7、12 d 口服含乳果糖 10 g、甘露醇 5 g 的测试液后 6 h 尿中乳果糖和甘露醇排泄率的比值(L/M)及尿中乳果糖和甘露醇的浓度,以研究谷氨酰胺强化的肠内营养对手术患者肠黏膜通透性的影响。发现 3 组术后 7、12 d 甘露醇浓度与术前比较无明显差异,3 组术前及术后 7、12 d 甘露醇浓度组间比较差异无统计学意义;术后 7 d 三组 L/M 比值较术前均升高,PN 组高于 EN 组和 GLN 组,EN 组高于 GLN 组;术后 12 d L/M 比值 PN 组仍高于术前及 EN 组和 GLN 组,而 EN 组与术前和 GLN 组比较无差异。认为术后早期肠黏膜通透性升高，肠内营养有利于维护肠黏膜屏障功能，谷氨酰胺强化的肠内营养有助于加强肠黏膜屏障功能。邢雪等[63]对 37 例腹部大手术患者术后第 1 天即由鼻肠管进行肠内营养支持（EN 组），同时取 37 例行 TPN 的腹部大手术患者（PN）组作为比较，比较营养和体液免疫指标，以研究早期肠内营养支持对腹部大手术患者对机体免疫的影响。发现 EN 组患者均能良好耐受早期肠内营养支，肠内营养开始后第 15 天的血红蛋白、清蛋白、转铁蛋白均比 PN 组升高，第 15 天 IgG 较 PN 组升高，第 3 天 IgA 较 PN 组下降，第 15 天 IgA 下降更明显，第 15 天 IgM 变化与 PN 组差异无统计学意义。认为手术后早期肠内营养的施行能够明显改善患者腹部大手术后的营养状况，同时不影响机体的体液免疫机制，是较理想的营养支持措施之一。

李莎罗等[64]对 2007—2008 年收治 32 例多发伤患者，随机分为肠内免疫营养组（EIN 组）和普通配方肠内营养组（EN 组）。两组患者于伤后第 3 天开始分别接受 EIN 和普通配方 EN 支持至少 14 d。于入组当天、营养支持第 7 天和第 14 天分别检测外周血淋巴细胞计数（TLC），免疫球蛋白（IgG，IgM，IgA）和 T 淋巴细胞亚群（CD3，CD4，CD8，CD4/CD8），观察肠内免疫营养对多发伤患者免疫功能的影响。发现 EIN 组第 7 天和第 14 天 TIC，IgG，IgM，IgA，CD4 及 CD4/CD8 比值均明显高于入组当天，且随 EIN 时间延长而持续增高；EN 组所有免疫指标在第 7 天较入组当天无明显改变，第 14 天 TIC，IgG，IgM，IgA，CD4 及 CD4/CD8 比值均明显高于入组当天，但均明显低于 EIN 组第 14 天测定值。认为多发伤后早期 EIN 比普通配方 EN，更有利于机体体液和细胞免疫功能的恢复和提高。王军等[65]对 30 例老年重症患者应用肠内营养乳剂营养支持治疗 1 月，分别在营养支持前后检测血清总蛋白、清蛋白、前清蛋白、血红蛋白、体重等营养指标及 $CD3^+$、$CD4^+$、$CD8^+$、$CD4^+/CD8^+$ 比值等细胞免疫指标，肝肾功能、血糖等指标，以探讨肠内营养乳剂对老年重症患者的应用价值。发现肠内营养支持治疗 1 月后患者血清总蛋白、清蛋白、前清蛋白、体重等营养指标明显高于治疗前，$CD3^+$、$CD4^+$、$CD8^+$、$CD4^+/CD8^+$ 比值等细胞免疫指标明显改善，肝肾功能、血糖等指标未见明显变化。认为早期、合理的肠内营养支持治疗能改善老年重症患者的营养状况及免疫功能，促进患者康复。刘峰等[66]将 146 例休克后病人分为 EEN 组和 PN 组，检测两组病人营养支持治疗前和治疗后第 1、3、5 d 血浆中内毒素和 TNF-α 水平变化，统计两组病人 28 天的 MODS 患病率和病死率，探讨早期肠内营养（EEN）对休克病人内毒素和肿瘤坏死因子 α（TNF-α）的影响及对多器官功能障碍综合征（MODS）的治疗作用。发现 EEN 组休克病人第 5 天后血浆内毒素和 TNF-α，明显低于 PN 组，两组间 MODS 的患病率无显著性差异，EEN 组病人 MODS 的病死率显著低于对照组。认为 EEN 可显著降低休克后病人血浆内毒素和 TNF-α 水平，降低 MODS 的病死率。

## 五、全身炎症反应综合征与多器官功能障碍综合征

### （一）基础研究

常瑞明等[67]采用盲肠结扎穿孔（CLP）所致脓毒症模型，分别以 CLP 后 6、24、48 h 不同时间段观测肠黏膜损伤程度包括形态学观察及细胞凋亡的测定，损伤修复过程包括肠黏膜修复的杯状细胞变化、黏膜肠三叶因子 3（TFF3）、转化生长因子-β1（TGF-β1）以及肿瘤坏死因子 α（TNF-α）、白介素-1（IL-1）含量以探讨影响脓毒症肠黏膜损害后修复的因素。发现形态学观察显示肠黏膜呈持续损害状态，6 h 的损害积分明显小于 24 h 和 48 h 组，后两组之间无明显差异；3 组磷酸化 Caspase-3 蛋白，黏膜 IL-1，TNF-α 均高于对照组 4 倍以上，其中 24 h 及 48 h 组明显高于 6 h 组。肠黏膜的修复过程不明显，损伤黏膜未见到明显的杯状细胞积聚；TFF3 在 6 h 组轻度增高，24 h 及 48 h 组表达下降；杯状细胞数量在 CLP 的 3 个组明显减少；TGF-β1 在 6 h 组增高，其他两组均接近于 sham 组。认为严重脓毒症肠黏膜持续的高炎症状态、杯状细胞功能以及黏膜重建能力下降，影响了受损肠屏障的修复。岳超等[68]将 72 只大鼠随机分为对照组、生长激素（GH）组、脓毒症组和脓毒症＋GH 组。脓毒症组采用腹腔注射内毒素（LPS）5 mg/kg 建立模型，GH 组和脓毒症＋GH 组皮内注射 GH 1 U/kg。各组分别于肠道置管造口处灌入绿色荧光标记的大肠杆菌。24 h 后，在荧光显微镜下观察大鼠肠系膜淋巴结中标记细菌的数量，用流式细胞仪测定肠黏膜上皮细胞的凋亡率，以研究 GH 对脓毒症大鼠肠道细菌易位的影响。发现脓毒症时大鼠肠系膜淋巴结中荧光细菌计数和肠黏膜上皮细胞凋亡率增加，回肠组更加明显。GH 可减少脓毒症大鼠细菌易位，抑制肠黏膜上皮细胞凋亡。认为 GH 能降低脓毒症大鼠肠黏膜上皮细胞的凋亡率，减少细菌易位的发生。

郭振辉等[69]采用盲肠结扎穿孔复制小鼠脓毒症模型，随机分为健康组、假手术组、造模组和 C5a 反义肽干预组，分别在 2、4、8、12 h 时点观察肺组织损伤的病理改变和凝血指标；并检测血浆组织因子（TF）质量浓度的变化，以观察 C5a 反义肽对脓毒症凝血异常及

ALI发病的影响。发现盲肠结扎穿孔后，2 h后出现肺组织炎症细胞浸润、蛋白渗出和毛细血管内弥漫血栓形成，并进行性加重；而反义肽干预后的不同时间点上述病理改变均显著改善。造模组和C5a反义肽干预组，PT，TT，APTT进行性延长和$D$-二聚体进行性升高，而纤维蛋白原和PLT计数进行性降低；而与造模组比较，反义肽干预后相应时间点的各指标明显改善。认为C5a反义肽能改善脓毒症的促凝亢进与肺组织的病理改变。王俏等[70]将44只Wistar大鼠分为假手术组、脓毒症急性肺损伤(ALI)组和地塞米松(DEX)组。术后6、12、18、24 h后分别处死大鼠测定肺组织热休克蛋白(HSP)mRNA及蛋白的表达，以观察脓毒症ALI大鼠HSP70的表达情况，并应用DEX进行干预，并探讨作用机制。发现随着实验时间的延长，肺组织HSP70 mRNA和HSP70蛋白的表达水平呈逐渐增加趋势，至术后18 h达到高峰。ALI、DEX组在各时间点的肺组织HSP70 mRNA和HSP70蛋白表达水平均显著高于假手术组，DEX组在各时间点的肺组织HSP70 mRNA和HSP70蛋白的表达水平又显著高于ALI组。认为HSP70在脓毒症ALI大鼠中的表达上调，DEX可以通过上调HSP70的表达改善脓毒症肺组织的损伤。焦丽娜等[71]将78只Wistar大鼠随机分为正常对照组、假手术组、CLP组、血必净组，后两组采用CLP制备脓毒症大鼠模型，血必净组于术后2、12、24、36、48、50 h静脉注射4 ml/kg血必净；假手术组及CLP组静脉注射同体积生理盐水。检测术后6、12、24、72 h肝组织凝溶胶蛋白(GSN)、高迁移率族蛋白B1(HMGB1)含量及LPS含量，以观察血必净对脓毒症大鼠肝组织GSN及炎症因子的影响。发现与正常对照组及假手术组比较，CLP组大鼠肝组织GSN含量明显降低，而LPS及HMGB1水平明显升高；与CLP组比较，给予血必净治疗后，肝组织GSN含量显著升高，而LPS及HMGB1水平均明显降低；相关分析显示，各时间点CLP组肝组织GSN含量与LPS水平呈显著负相关，与HMGB1水平无明显相关性。认为血必净可能通过拮抗内毒素的作用而促进肝组织GSN生成，进而减轻脓毒症的病理过程。

**(二)临床研究**

严重创伤常伴有脓毒症，其预后判断一直是临床关注的焦点。刘忠民等[72]选择68例严重创伤患者，根据入院空腹静脉血糖水平将其分为血糖正常组(A组，血糖3.9～6.1 mmol/L)7例，血糖轻度增高组(B组，血糖6.1～11.1 mmol/L)35例，血糖明显增高组(C组，血糖>11.1 mmol/L)26例；检测不同血糖水平组脏器损伤的相关指标，并以APACHEⅡ评分为标准，探讨严重创伤患者血糖水平与脏器损伤严重程度及预后的相关性。发现与A组、B组比较，C组APACHEⅡ评分、ALT、AST、BUN、Cr、CK、CK-MB水平明显升高，$PO_2$明显降低；多脏器损伤发生率及死亡率明显增高；血糖水平与APACHEⅡ评分、Cr、ALT、CK、CK-MB、BUN及AST呈正相关，与$PO_2$呈负相关。认为严重创伤患者血糖水平与脏器损伤严重程度及预后具有一定的相关性。王洪霞等[73]采用前瞻性研究，将56例ICU收治SIRS患者，根据2001年国际诊断标准分为脓毒症组32例、SIRS组24例，同时收集非SIRS患者25例作为对照组，根据28 d转归，将脓毒症组分为生存和死亡两个亚组。入院24 h内测定血常规、血气分析、血生化、降钙素原(PCT)、C反应蛋白(CRP)，记录最高体温(T)，进行急性生理学与慢性健康状况评分系统Ⅱ(APACHEⅡ)评分并检测血浆可溶性髓样细胞触发受体-1(sTREM-1)水平，以探讨sTREM-1对脓毒症早期诊断价值及预后。发现血浆sTREM-1水平脓毒症组高于SIRS组及对照组[分别为250.9(195.8～354.3)ng/L、103.6(89.4～166.2)ng/L、33.6(26.2～43.0)ng/L]，死亡组高于生存组[分别为360.5(262.2～434.5)ng/L、204.1(175.0～269.6)ng/L]；脓毒症组患者血浆sTREM-1水平与APACHEII评分呈正相关；sTREM-1 ROC曲线下面积为0.935，高于PCT、CRP。认为血浆sTREM-1水平对脓毒症早期诊断有帮助，早期sTREM-1水平升高与不良预后相关。康福新等[74]前瞻性的将149例ICU危重病患者按标准分为SIRS组(72例)、脓毒症组(33例)、严重脓毒症组(27例)、脓毒症性休克组(17例)4组，检测各组中前心房利钠肽(pro-ANP)和前肾上腺髓质素(pro-ADM)，并和APACHEⅡ评分及PCT、CRP和IL-6等相比较，以评价pro-ANP、pro-ADM、PCT、IL-6和CRP在脓毒症预测和危险分层中的价值。认为SIRS组、脓毒症、严重脓毒症和脓毒症性休克组，血浆pro-ANP、pro-ADM、PCT浓度逐渐升高，CRP和IL-6浓度无差异。脓毒症组，与其他标志物相比，死亡患者的pro-ANP、pro-ADM浓度比存活患者明显升高；脓毒症患者受试者工作曲线分析中，pro-ANP、pro-ADM和PCT、APACHEⅡ评分的曲线下面积相同，明显高于CRP和IL-6。认为生物标志物pro-ANP、pro-ADM、PCT对脓毒症患者的预测和危险分层是一个有用的工具。

赵永祯等[75]对613例急诊救治的脓毒症进行前瞻性研究，记录急诊脓毒症病死率评分(MEDS)、APACHEⅡ、简化急性生理学评分Ⅱ(SAPS Ⅱ)和改良早期预警评分(MEWS)，随访28 d转归。根据MEDS评分分值将死亡风险分级：极低危险组(0～4

分)、低度危险组(5～7分)、中度危险组(8～12分)、高度危险组(13～15分)、极高危险组(>15分),比较各组间实际病死率,确定预测死亡的独立因素,分析各种评分对预后的预测能力,以验证MEDS评分对于急诊脓毒症病情评估的应用价值。发现MEDS评分各组实际病死率分别为0%,7.7%,18.5%,46.7%,63%,各组间实际病死率有显著区别。生存组(440例)与死亡组(163例)之间年龄和4种评分差异均具有统计学意义。MEDS、APACHEⅡ、SAPSⅡ、MEWS评分均是预测死亡的独立因素,ROC曲线下的面积分别为0.767,0.743,0.741和0.636。认为MEDS评分可以对脓毒症患者死亡风险进行分级,在28 d病死率方面有较好的预测能力,适用于急诊脓毒症。梁道业等[76]*将32例脓毒性休克分为存活组及死亡组,于诊断即刻、6 h、12 h和24 h监测HR、BP、UV和CVP;同时利用PiCCO监测仪测定MAP、CO、全心舒张末期容量指数(GEDVI)、体循环阻力指数(SVRI)、血管外肺水指数(EVLWI)和肺血管通透指数(PVPI),观察脓毒性休克患者在早期目标治疗(EGDT)前后动脉轮廓法(PiCCO)血流动力学监测特点。发现脓毒性休克入院初始GEDVI、MAP较对照组显著降低,HR明显增快,UV减少;18例CO≥7.0 L/min,6例CO≤4.5 L/min;SVRI均≤1 700 mmHg·min/(L·m),EVLWI、PVPI则在正常范围内;CVP≥12 mm Hg的有8例,CVP<6 mmHg有18例。经EGDT方案治疗后,各组的GEDVI、CVP值较前升高,HR下降,MAP回升,但死亡组在6 h甚至12 h仍未至65 mmHg;存活组CO、SVRI、EVLWI和PVPI均优于死亡组,随时间推移,死亡组CO进行性降低、EVLWI及PVPI则进行性升高。认为脓毒性休克存在高排低阻的血流动力学特点;即便开始表现低心排,经液体复苏会表现为高心排;持续低心排、进行性EVLWI、PVPI升高,提示预后不良。与CVP相比,GEDVI更能有效地指导脓毒性休克的液体复苏。

(方国恩　薛绪潮　罗天航)

## 参考文献


1 邵仲达,等.中国急救医学,2011,31(8):704
2 赵志伶,等.中国危重病急救医学,2011,23(3):158
3 胡　森,等.中国危重病急救医学,2011,23(8):471
4 何爱文,等.中华急诊医学杂志,2010,19(12):1287
5 牛春雨,等.中华创伤杂志,2010,26(12):1144
6 韩　宇,等.中国急救医学,2011,31(1):53
7 张良成,等.福建医科大学学报,2011,45(2):88
8 王成龙,等.中国急救医学,2011,31(2):155
9 胡　森,等.中华急诊医学杂志,2011,20(7):722
10* 黄　强,等.中国急救医学,2011,31(3):224
11 王群兴,等.中华医院感染学杂志,2011,21(16):3491
12 孙　珍,等.中华医院感染学杂志,2011,21(18):3774
13 凌丽燕,等.中华医院感染学杂志,2011,21(14):3044
14* 丁　群,等.中华医院感染学杂志,2011,21(3):481
15 倪　英,等.中华医院感染学杂志,2011,21(17):3622
16 林建海,等.中华医院感染学杂志,2011,21(11):2261
17 孙健龙,等.中华医院感染学杂志,2011,21(14):2983
18 吴　燕,等.中华医院感染学杂志,2011,21(7):1307
19 李慧柳,等.中华医院感染学杂志,2011,21(15):3178
20 马红丽,等.中华医院感染学杂志,2011,21(7):1310
21 吴志广,中华医院感染学杂志,2011,21(9):1768
22 朱华东,等.中华医院感染学杂志,2011,21(18):3832
23 魏成敏,等.中华医院感染学杂志,2011,21(17):3606
24 蔡小晖,中华医院感染学杂志,2011,21(9):1780
25 吴小燕,等.中华医院感染学杂志,2010,20(23):3667
26 杨　超,等.中华医院感染学杂志,2011,21(17):3719
27 叶　华,等.广东医学,2011,32(13):1731
28 崔扬文,等.中华医院感染学杂志,2011,21(12):2570
29 孔荣顺,等.中华医院感染学杂志,2011,21(18):3929
30 王仲书,等.华西医学,2010,25(12):2241
31 赵振寰,等.中华医院感染学杂志,2011,21(16):3459
32* 覃金爱,等.中华医院感染学杂志,2011,21

(12)：2562
33 张　俐，等. 中华医院感染学杂志，2011，21(7)：1412
34 王国伶，中华医院感染学杂志，2011，21(3)：543
35 刘永华，等. 中华医院感染学杂志，2010，20(20)：3200
36 石　鹏，等. 青岛大学医学院学报，2011，47(4)：352
37* 刘元刚，等. 中华创伤杂志，2011，27(6)：566
38 李晓光，等. 中华创伤杂志，2011，27(8)：731
39 周世辉，等. 中华急诊医学杂志，2010，19(12)：1281
40 刘兴东，等. 肠外与肠内营养，2011，18(3)：172
41 张佳佳，等. 第三军医大学学报，2010，32(21)：2326
42 朱海涛，等. 中华创伤杂志，2011，27(7)：627
43 王　玲，等. 军医进修学院学报，2010，31(11)：1083
44 苏珊珊，等. 上海交通大学学报(医学版)，2011，31(4)：434
45 李素萍，等. 山西医科大学学报，2011，42(4)：300
46* 王艳华，等. 北京大学学报(医学版)，2011，43(5)：735
47 张　良，等. 中华创伤杂志，2011，27(8)：721
48 邱　俊，等. 中华创伤杂志，2011，27(1)：60
49 李　曦，等. 华西医学，2011，26(8)：1139
50* 张　茂，等. 中华急诊医学杂志，2011，20(9)：966
51* 李　荣，等. 中华医学杂志，2011，91(4)：247
52* 徐善祥，等. 中华创伤杂志，2011，27(1)：12
53 兰秀夫，等. 中华创伤杂志，2011，27(8)：717
54* 王　项，等. 中华老年医学杂志，2011，30(2)：144
55 胡　波，等. 肠外与肠内营养，2011，18(3)：139
56* 秦宗和，等. 中华创伤杂志，2011，27(9)：812
57 刘　勇，等. 中国急救医学，2010，30(12)：1116
58 邵　伟，等. 肠外与肠内营养，2011，18(1)：18
59* 陈　辉，等. 广东医学，2011，32(16)：2090
60 纪　鹏，等. 肠外与肠内营养，2011，18(2)：85
61 唐　云，等. 肠外与肠内营养，2011，18(4)：196
62 张勇胜，等. 第二军医大学学报，2011，32(7)：726
63 邢　雪，等. 中国现代普通外科进展，2011，14(1)：42
64 李莎罗，等. 中华急诊医学杂志，2010，19(11)：1197
65 王　军，等. 中华损伤与修复杂志，2011，6(1)：52
66 刘　峰，等. 肠外与肠内营养，2011，18(3)：142
67 常瑞明，等. 中华急诊医学杂志，2011，20(8)：792
68 岳　超，等. 肠外与肠内营养，2011，18(2)：106
69 郭振辉，等. 中华急诊医学杂志，2011，20(8)：807
70 王　俏，等. 上海医学，2010，33(10)：934
71 焦丽娜，等. 解放军医学杂志，2011，36(1)：14
72 刘忠民，等. 中国急救医学，2010，30(11)：987
73 王洪霞，等. 中华急诊医学杂志，2011，20(8)：803
74 康福新，等. 临床外科杂志，2011，19(3)：164
75 赵永祯，等. 中华急诊医学杂志，2011，20(8)：797
76* 梁道业，等. 中国急救医学，2011，31(7)：655

**失血性休克大鼠不同血压时相心脑病理改变的研究**[中国急救医学，2011，31(3)：224]　黄强等利用失血性休克模型分别将大鼠血压维持在不同水平：血压正常组(N组)、平均动脉压(MAP)40 mmHg组(M40组)、M50组、M60组、M70组、M80组，并分别维持30 min，60 min，120 min，180 min，以观察失血性休克大鼠不同血压、时相的心、脑病理改变，探讨失血性休克大鼠可耐受的最低血压及其可维持的时间。发现心组织：M40组30 min时即出现严重病理改变；M50组30 min时出现轻度病理改变，60 min后出现较严重的病理改变；M60组、M70组、M80组改变接近，120 min时才出现轻度的改变。脑组织：M40组60 min时出现轻度病理改变；M50组30 min时病理改变不明显，60 min后出现轻度病理改变；M60组、M70组、M80组180 min内病理改变不明显，只出现脑实质轻度水肿。认为对于失血性休克早期快速大量输注液体可能会严重扰乱机体对失血的代偿机制，并加速体内环境的恶化，而限制性液体复苏可减少出血量，减轻酸中毒，提高抢救存活率。失血性休克时，维持MAP 50 mmHg 60 min时心组织病理改变轻微，60 min后出现较为严重的病理改变，表现为心肌纤维显著肿胀变性，横纵纹不清晰，局部消失，血管极度扩张淤血，局部片状出血；可能正是由于自身的调节作用，同样的血压大脑的病理改变相对要比心脏组织轻，MAP 40 mmHg 尽管此时大脑已经有严重意识障碍，也要 60 min 后才出现脑实质轻度水肿，部分神经细胞核消失，胶质细胞轻度增生。这意味着脑组织要比心脏组织更能耐受低血压。

（罗天航）

**述评** 最新研究表明，对于非控制性出血休克患者在彻底止血前靠快速大量的液体复苏提高血压可造成出血加速，增加失血性休克的死亡率。近年提出严重创伤/休克低压复苏的概念，但失血性休克不接受液体复苏纠正血压，会增加死亡率和并发症，而低压对机体有何影响，尚需进一步研究阐明。该文利用大鼠非控制性出血休克模型以探讨大鼠可耐受的最低血压及其维持的时间。发现适当低压（MAP 50～60 mmHg）并维持 60 min 内，对机体重要脏器功能影响尚小，太低的复苏压力或低压维持的时间过长均不利于改善休克动物的复苏效果，对临床有参考价值。

（方国恩）

**糖尿病足感染葡萄球菌属临床及耐药特点分析**［中华医院感染学杂志，2011，21(3)：481］ 丁群等分析 2008—2009 年从医院 277 例 DFI 溃疡中分离出的 84 株金黄色葡萄球菌（SAU）及 48 株表皮葡萄球菌（SEP）的耐药特点，及其与下肢血液循环及溃疡深度（Wagner 分级）间的关系，以指导临床用药，及时采取有效措施减少耐药菌传播。发现 MRSA 及甲氧西林敏感金黄色葡萄球菌（MSSA）、耐甲氧西林表皮葡萄球菌（MRSE）及甲氧西林敏感表皮葡萄球菌（MSSE）中分离自缺血性和 Wagner3、4 级溃疡的菌株所占比例均高于单纯神经性和 Wagner1、2 级溃疡；与 MSSA 相比，MRSA 更多分离自 Wagner3、4 级溃疡；SAU、SEP 中多药耐药菌分别占 60.7%和 72.9%，MRSA、MRSE 分别占 SAU 与 SEP 的 27.4%、33.3%，均为多药耐药菌；MRSA、MRSE 对 β-内酰胺类、大环内酯类耐药率均＞75.0%；MRSE 对磺胺甲恶唑/甲氧苄啶耐药率（81.3%）高于 MRSA（34.8%）；MSSA、MSSE 对青霉素 G、大环内酯类耐药率均＞60.0%；未发现耐万古霉素菌株。认为耐药葡萄球菌属多见于合并深部溃疡和下肢血运差的患者，DFI 中葡萄球菌属多药耐药问题较严重，MSSA、MSSE 虽然对大多抗菌药物敏感，但对青霉素 G、红霉素、阿奇霉素耐药率均高，治疗时应尽量避免选用此类药物。及时进行正确的细菌培养及药敏检测，可以指导临床合理用药以减少耐药菌的产生及播散。

（罗天航）

**述评** 糖尿病患者慢性足部感染常见且难治，在所有的糖尿病足部感染的致病革兰阳性菌中，表皮葡萄球菌的比例仅次于金黄色葡萄球菌，同时耐甲氧西林表皮葡萄球菌耐药性严重，常引起致死性的医院感染在临床感染中引起越来越多的关注，给临床治疗带来了新的困难。该文旨在了解糖尿病足部感染中葡萄球菌属的临床及耐药特点，以便为临床用药提供指导，及时采取有效措施减少耐药菌传播。

（薛绪潮）

**清洁切口手术围手术期抗菌药物预防性应用的干预与成效**［中华医院感染学杂志，2011，21(12)：2562］ 覃金爱等以《抗菌药物临床应用指导原则》和《围手术期预防应用抗菌药物指南》的条款作为评价指标，对清洁切口手术围手术期抗菌药物预防性应用情况进行检查评估，对违反指南的病例所在科室进行点名批评、责令整改，严重者给经济处罚等，汇总 2010 年抽查的手术病例预防用药情况，统计围手术期抗菌药物预防性应用选药合理和疗程变化，以探讨政策干预措施在规范围手术期抗菌药物预防性应用的作用。发现总共抽查清洁切口手术病例 810 例，涉及甲状腺、乳腺、疝、鞘膜积液、眼科、肿瘤介入治疗、大血管手术（含支架置入）、疤痕修复、开颅肿瘤切除、腹腔肿瘤切除、脾切除和骨科手术等，清洁切口手术病例围手术期抗菌药物预防性应用的选择合理率逐步增加，从督查初期 4 月份的 58.0%上升至 10 月份的 86.5%；预防用药的疗程也逐渐缩短，疗程≤24 h 的比例从 4 月份的 23.6%上升至 10 月份的 50.0%；疗程≥3 d 的比例从 63.4%下降至 23.2%；预防用药从督查开始的手术病例预防使用抗菌药物比例达 100.0%下降至未用药的比例 12.2%。认为医院内根据指南对围手术期抗菌药物预防性应用进行干预，可以促进抗菌药物预防性应用品种选择的规范和预防疗程的缩短，促进围手术期抗菌药物预防性应用更加规范、合理。

（罗天航）

**述评** 围手术期预防使用抗菌药物主要存在预防性使用抗菌药物指征把握不严，使用率高；抗菌药物种类选择不合理；术后用抗菌药物时间过长；用药时机不当；不合理的联合用药及过度用药等问题。因此加强监控围手术期抗菌药物的使用不仅有利于减轻患者的经济负担，而且可以最大限度地避免药物的附加损害。该文对如何监控和管理围手术期抗菌药物的使用及具体管理的标准进行了有意义的探讨，为医院建立合理应用抗菌药物管理制度提供了具体的方法。

（方国恩）

**局部应用 PTD-SOD 对机械性创伤愈合的影响**［中华创伤杂志，2011，27(6)：566］ 刘元刚等制备机械性创伤小鼠模型和不同浓度的 PTD-SOD（1 000 U、3 000 U、6 000 U、10 000 U）和 SOD（3 000 U、6 000 U）溶液，并对机械性创伤小鼠模型使用不同方法（等渗盐水、复方碘液、SOD溶液、PTD-SOD溶液)进行治疗，观察各组创伤愈合情况，记录创伤收缩率和愈合天数；于创伤后第14天取各组小鼠创伤愈合部位皮肤，一部分制成10%组织匀浆液用于检测抗氧化酶(SOD、CAT、GSH-Px)活性及丙二醛(MDA)、羟脯氨酸(Hyp)含量，一部分制成病理组织切片用于皮肤组织学观察，以探讨氧化应激在机械性创伤愈合发展中的地位、作用和抗氧化剂PTD-SOD对创伤愈合的影响。发现与模型对照组、等渗盐水组及复方碘液对照组相比，同时相点PTD-SOD各组和SOD各组的抗氧化酶活性和Hyp含量显著升高，MDA含量显著降低，创伤收缩率提高，创伤愈合时间缩短。在同等剂量下，从促创伤愈合时间、抗氧化酶活性、MDA含量、Hyp含量等方面比较，伤后同时相点PTD-SOD组明显优于SOD组；10 000 U PTD-SOD组创伤愈合效果明显差于其他剂量PTD-SOD组。认为在创伤愈合的早期特别是炎症期，应考虑氧化应激的存在，抗氧化治疗是一个治疗策略，适时、适当的抗氧化治疗，可以抑制氧化应激态，缩短创面愈合时间，提高创面愈合质量。适当剂量的PTD-SOD在皮肤创伤治疗中具有很好的抗氧化应激损伤、抑制炎症和促进愈合的效果。

(罗天航)

**述评**　创伤延迟愈合是长期困扰外科临床的世界性难题，至今尚无一个良好的促进伤口愈合的解决方案。近年来国内外相关研究表明，氧化应激与创伤愈合关系密切，氧化应激在创伤愈合的发生、发展中起着重要的作用。该文认为适当剂量的PTD-SOD在皮肤创伤治疗中具有很好的抗氧化应激损伤、抑制炎症和促进愈合的效果，为临床治疗延迟创伤愈合提供了全新的治疗理念。

(薛绪潮)

**北京市2009年道路交通事故伤的特点分析**[北京大学学报(医学版)，2011，43(5)：735]　王艳华等对北京市急救中心提供的2009年北京市道路交通事故资料进行整理分析，以探讨北京市道路交通事故发生特点和规律，为事故预防提供依据。①2009年经北京市急救中心参与抢救的道路交通事故伤且病例记录相对完整者2 984人，其中受伤2 942人，死亡42人，伤亡人员以男性为主，年龄主要分布于18～59岁；②机动车和机动车之间的交通事故受伤人数最多，为1 883人；机动车与行人之间的事故死亡人数最多，为26人；机动车与机动车之间的重、特大事故最多，为11起；③一个月中的交通事故呈现持续频发均匀分布的状态，8：00～10：00、14：00～18：00是一天中的事故高峰，死亡事故高峰多发生在2：00～4：00和18：00～20：00；④伤员最常见的损伤部位是头面伤，为921人，其次分别为多发伤761人，下肢伤541人；⑤事故原因中以人为因素为主，其次为车辆因素。认为司机违章驾驶、行人违章穿行车道等人为因素是导致北京市道路交通伤的主要原因；加强对市民尤其是外来流动人口的交通安全教育以及对驾驶员进行严格的交通规章培训，提高市民的交通安全意识，进一步完善事故高发时段和路段的交通管控措施，是预防和控制交通伤害的主要措施。

(罗天航)

**述评**　交通事故伤已被认为是当今世界最大的公害之一。以2009年为例，全国共发生道路交通事故238 351起，造成67 759人死亡、275 125人受伤，而且城市的交通事故占全部事故的70%以上，分析研究其发生特点和分布规律，对预防交通事故的发生具有重要意义。该文对城市交通事故发生的原因、易发时间段、严重性、受伤的部位等因素做了全面的分析，为预防和控制城市交通伤害提供了理论依据。

(方国恩)

**严重创伤患者早期N末端B型利钠肽原的检测**[中华急诊医学杂志，2011，20(9)：966]　张茂等采用前瞻性观察研究，测定60例收住急诊ICU的严重创伤患者伤后24 h的血清N末端B型利钠肽原(NT-proBNP)，比较不同预后组的NT-proBNP水平，绘制受试者特征(ROC)曲线分析其对预后判断的价值；分析预后良好组患者NT-proBNP水平与ICU住院时间、机械通气时间的相关性。分析NT-proBNP与损伤严重度评分(ISS)、头部简明创伤评分(AIS)、急性生理和慢性健康评分(APACHE)Ⅱ、格拉斯哥昏迷评分(GCS)、心肌型肌酸激酶同功酶(CK-MB)、肌钙蛋白-I(cTn-I)、中心静脉压(CVP)等指标的相关性，应用逐步线性回归分析筛选主要的相关因素，以观察严重患者创伤早期NT-proBNP的水平，探讨其可能的影响因素及应用价值。发现预后不良组伤后24 h的NT-proBNP中位数水平明显高于预后良好组(762 pg/ml vs 200 pg/ml)，其判断预后的价值与ISS、APACHE Ⅱ等传统指标相似，最佳阈值为384 pg/ml(灵敏度0.846，特异度0.766)。预后良好组患者NT-proBNP水平与ICU住院时间($r$=0.32)、机械通气时间具有正相关性($r$=0.37)。逐步线性回归分析提示APACHEⅡ、CK-MB与NT-proBNP的相关性具有统计学意义。认为严重创伤后24 h的NT-proBNP水平与病情严重度及预后具有明显的相关性，可作为严重创伤救治中病情评估的简单参考指标。

(罗天航)

**述评**　N末端B型利钠肽原(NT-proBNP)在心室舒张末期容量负荷或压力负荷增高时由心肌细胞分

泌，可以反映心肌细胞受到的容量负荷或压力负荷的大小，是新近发现的在心功能紊乱中最敏感、最特异的指标之一，主要用于呼吸困难急诊患者的鉴别诊断，以及心力衰竭等心血管疾病的诊断、预后和疗效评估等方面。该文探讨了严重创伤患者 NT-proBNP 水平与预后、住院时间、机械通气时间的相关性，为 NT-proBNP 的临床应用提供了一定的理论依据。

（方国恩）

**微白蛋白尿在腹部手术后病人的液体治疗中的价值**［中华医学杂志，2011，91(4)：247］ 李荣等将腹部择期手术病人 191 例，根据手术类型分为 4 组：腹腔镜胆囊切除术组（Ⅰ组），开腹胆囊切除胆道手术组（Ⅱ组），结直肠癌根治性手术组和胃癌根治术（Ⅲ组）、胰十二指肠切除术组（Ⅳ组），以手术创伤应激评分(SSS)评判手术创伤严重度。术后动态监测尿微白蛋白的变化，比较 4 组术后 0、6 h 平均尿微白蛋白/尿肌酐比值（ACR）的差异，对 ACR 与 SSS 评分进行相关性分析。在肿瘤手术两组监测术后体重变化，计算手术日 24 h 液体正平衡量，观察手术日 24 h 液体正平衡量与 0、6 h ACR 变化值（ΔACR）的相关性，比较 ACR 恢复至正常或术前水平与体重达峰值的时间差异，以探讨腹部手术后微白蛋白尿的变化与手术创伤应激程度、液体正负平衡的关系。发现 4 组术后 ACR 均升高，Ⅰ组 ACR 的升高幅度最小，$ACR_0$：(14.36±14.39)mg/mmol，$ACR_6$：(8.62±6.03)mg/mmol，在Ⅱ组 $ACR_0$：(28.94±8.31)mg/mmol，$ACR_6$：(12.66±3.92)mg/mmol 和Ⅲ组 $ACR_0$：(30.46±13.74)mg/mmol，$ACR_6$：(11.67±5.55)mg/mmol 升高幅度居中，Ⅳ组 ACR 的升高幅度最大，$ACR_0$：(40.84±8.80)mg/mmol，$ACR_6$：(21.47±3.68)mg/mmol。统计学分析显示所有 4 组 0、6 h ACR 差异均有统计学意义。0、6 h ACR 值与 SSS 评分呈正相关。Ⅳ组手术日液体正平衡量较Ⅲ组明显增加，0、6 hΔACR 与手术日液体正平衡量正相关，表明液体正平衡量与创伤程度正相关。ACR 恢复至正常或术前水平较体重达峰值的时间提前。认为腹部手术后病人的 ACR 的升高与手术创伤、液体正平衡量正相关，能反映手术的创伤程度。ACR 恢复正常或术前水平较体重达峰值的时间提前，预示其是负平衡出现较体重测定更敏感的指标。

（罗天航）

**述评** 微白蛋白尿（MAU）是指在尿中出现微量白蛋白，微量白蛋白尿反映肾脏异常渗漏蛋白质。最新研究表明其变化与全身毛细血管通透性的变化一致，在烧伤、创伤中与创伤程度密切相关。该研究探讨了在腹部手术中 MAU 与手术创伤程度、液体平衡的关系，对其可否作为毛细血管通透改善和应激性组织液体积聚逆转的指标，有待进一步研究。入组的样本量少，病情的分层分组不足，需要多中心、大样本、前瞻性试验来进一步验证这一指标的临床价值。

（方国恩）

**多发伤患者血清肌红蛋白的动态变化及临床意义**［中华创伤杂志，2011，27(1)：12］ 徐善祥对 41 例严重多发伤患者（ISS≥16 分）伤后 1、3、7、14 d 的血清肌红蛋白（Mb）浓度进行动态检测，同时记录伤后第 1 天的 ISS、GCS、简化急性生理评分Ⅱ（SAPSⅡ）、体表肌肉软组织受伤面积占全身体表面积的百分比、入院时有无休克及最终转归。根据损伤严重度和最终转归分为 ISSI>25 分组、ISS<25 分组、生存组和死亡组。分别分析四组血清肌红蛋白浓度的动态变化及组间的差异，分析血清肌红蛋白浓度与 ISS、GCS、SAPSⅡ、休克及肌肉软组织受伤面积百分比的相关性，以了解多发伤患者 Mb 浓度动态变化的规律及与损伤严重度的关系。发现多发伤患者伤后血清肌红蛋白浓度变化：在 ISS≥25 分组下降速度较 ISS<25 分组缓慢且各时相点均高于后者；在死亡组先上升再缓慢下降，第 3 天达到高峰；而生存组呈持续明显下降，在各时相点均低于前者。血清肌红蛋白浓度在各时相点与 SAPSⅡ均呈正相关，与 ISS 在第 7、14 天呈正相关，与受伤面积百分比在第 1 天呈正相关，与休克在第 1、3 天呈正相关；而与 GCS 在第 3、7、14 天呈负相关。认为多发伤患者血清肌红蛋白浓度的动态变化可以反映病情的严重程度、变化趋势及预后，可作为病情监测的有效指标。

（罗天航）

**述评** 肌红蛋白是一种广泛存在于人及哺乳动物心肌和骨骼肌细胞内的蛋白质，当心肌或骨骼肌有病变时可较早地影响细胞膜结构和(或)功能缺陷导致肌红蛋白漏出而释放到血液中，因此血清肌红蛋白可作为早期诊断心脏、肌肉软组织等创伤患者损伤程度的一个重要客观指标。该文通过动态检测严重多发伤患者伤后的血清肌红蛋白（Mb）浓度，分析其与创伤程度的相关性，这为严重创伤后的病情监测提供了新的观察方法，丰富了严重创伤的临床治疗策略。

（方国恩）

**老年人严重创伤的临床分析**［中华老年医学杂志，2011，30(2)：144］ 王项等回顾性分析严重创伤患者 1 090 例的临床资料，比较不同年龄组的损伤严重度、损伤部位数、致伤原因、致伤部位、急诊手术、伤前的原有疾病、伤后继发感染、脏器功能不全、入住重症监护病房（ICU）的例数、ICU 的住院时间及最终预后。以评价老年人严重创伤致伤原因的构成及预后。发现所有病例中老年组（60～91 岁）168 例，中年组（36～59

岁)517 例、青年组(18～35 岁)405 例。用简明损伤定级($AIS_{2005}$)和损伤严重程度评分(ISS)标准进行评估,所有患者 ISS≥16 分。老年组主要致伤原因是意外伤害(64 例,占 38.1%),其次是交通事故(63 例,占 37.5%),中年和青年组主要致伤原因是交通事故(分别为 246 例和 153 例,占 47.6%和 37.8%),其次是高处坠落(分别为 128 例和 102 例,占 24.8%和 25.2%);老年、中年和青年组主要损伤部位均是头胸部(分别为 155 例、411 例和 321 例,占 92.3%、79.5%和 79.3%);三组的损伤部位数、急诊手术、伤前原有疾病、伤后继发感染、入住 ICU 的例数、ICU 住院时间、治愈率和未愈而自动出院率等差异均有统计学意义,损伤程度的差异虽无统计学意义,但老年组分别与中年、青年组比较,差异均有统计学意义;三组的脏器功能不全的发生率及病死率差异无统计学意义。三组的主要死亡原因是严重的头部损伤。认为对于老年严重创伤患者应减少意外伤害和交通事故,积极采取有效的救治措施是提高治愈率、降低未愈及病死率的关键。

(罗天航)

**述评**　随着老年人口的不断增加,老年人创伤发生率越来越高,创伤已成为老年人的第 5 位死因,由于各脏器的功能状态随年龄增长而降低、对于严重创伤的应激能力减低以及容易出现并发症,导致治疗时间延长和死亡危险因素增加。该研究通过回顾性分析老年创伤患者的临床资料,评价老年人严重创伤致伤原因的构成及预后,为老年创伤患者诊断、治疗等方面做了有意义的补充。

(方国恩)

**创伤合并 ARDS 患者适应性支持通气加肺复张策略的疗效分析**[中华创伤杂志,2011,27(9):812]　秦宗和等对 28 例创伤合并 ARDS 患者,先运用间歇正压通气(IPPV)模式:潮气量 10 ml/kg,呼气末正压(PEEP)为 0,送气流速 32 L/min,吸入氧浓度 60%,维持 8h 后随机在适应性支持通气模式(ASV)加肺复张策略(LRM)和 IPPV 模式两种通气方式中选择一种通气模式继续机械通气,选择 ASV+LRM 通气模式时,ASV 的分钟通气量设置应与 IPPV 的相同。通气时每一模式按 0、5、10 cm $H_2O$ 依次增加 PEEP 水平,每一 PEEP 水平的通气时间为 60 min。4 h 后换到另一种通气模式,仍按 0、5、10 cm $H_2O$ 设置 PEEP,每一 PEEP 水平的通气时间仍为 60 min。其中使用 ASV 模式时加用 LRM,即每一 PEEP 水平通气开始时短时间应用高水平持续气道正压(CPAP),压力设为 45 cm $H_2O$,屏气时间持续 30 s,然后转为 ASV 模式,每个 PEEP 水平通气 50 min 时,用 Swan-Ganz 导管、心电监测仪、呼吸机监测记录血流动力学、呼吸力学和氧代谢数据。以 ASV+LRM 与 IPPV 模式对创伤合并 ARDS 患者的疗效。发现与 IPPV 模式比较,在同一 PEEP 水平下,ASV 模式时气道峰值压、平台压和肺内分流均显著下降,氧合指数和氧供增加。两种通气模式的血流动力学数值比较差异无统计学意义。认为 ASV+LRM 模式比 IPPV 模式更有利于创伤合并 ARDS 患者的通气治疗,不仅可以减少机械通气是的气压伤,并且可以明显增加机体的氧供,提高 ARDS 患者的救治率。

(罗天航)

**述评**　ARDS 是临床上常见的急危病症,临床表现为呼吸窘迫和顽固性低氧血症。机械通气作为一项最基本的治疗手段,其目的在于改善通气和换气,维持组织氧供,但机械通气易产生肺损伤。近年来提出了适应性通气联合肺复张的肺保护策略,可以明显改善 ARDS 患者的氧合。该研究通过对 ARDS 患者实施不同的机械通气方案以得出最佳的肺保护策略,有助于减少机械通气是的气压伤和增加机体的氧供,为 ARDS 患者的机械通气提供了有意义的方案。

(薛绪潮)

**添加 ω-3 脂肪酸的肠外营养在急性弥漫性腹膜炎患者术后恢复的作用**[广东医学,2011,32(16):2090]　陈辉等将 80 例急性弥漫性腹膜炎术后患者随机分为尤文组及对照组,分别给予含 ω-3 多不饱和脂肪酸及不含 ω-3 多不饱和脂肪酸的等热量的肠外营养支持,于术后第 1 天及第 6 天分别检测肝功能、c 反应蛋白、外周血内毒素水平。统计两组患者术后住院时间、住院费用、胃肠蠕动恢复时间及吻合口漏、感染等手术并发症情况,以探讨应用添加 ω-3 多不饱和脂肪酸的肠外营养治疗对急性弥漫性腹膜炎患者术后恢复的影响。发现两组患者肝功能、CRP、外周血内毒素水平治疗后均得到改善,其中尤文组丙氨酸氨基转移酶、CRP、外周血内毒素水平改善更为明显。尤文组术后住院时间短且术后并发症发生较对照组少,而两组之间白蛋白水平、住院费用、胃肠蠕动恢复时间差异无统计学意义。认为急性弥漫性腹膜炎是临床常见的一种急腹症,此类疾病常合并全身炎症反应综合征,甚至感染性休克以及胃肠道功能障碍,因此在急诊手术之后给予适当的免疫调节及肠外营养支持格外重要。急性弥漫性腹膜炎患者术后应用添加尤文的肠外营养能够有效减少介质释放,阻断过度的炎症反应,保护重要脏器功能,减少术后并发症,缩短住院时间,不增加患者平均住院费用,改善患者的预后。

(罗天航)

**述评**　对于急性弥漫性腹膜炎等严重感染性疾

病，手术治疗虽然可以解决原发病，但无法纠正随之而来的 SIRS 及免疫功能紊乱。因此，围手术期的免疫调节治疗对于提高严重感染患者的疗效具有非常重要的意义。该研究表明，ω－3 多不饱和脂肪酸能减少炎症介质释放，阻断过度的炎症反应，保护重要脏器功能，减少术后并发症，提高疗效，改进预后。

（薛绪潮）

**32 例脓毒性休克患者动脉轮廓法血流动力学监测变化特点分析**［中国急救医学，2011，31（7）：655］梁道业等将 32 例脓毒性休克患者分为存活组及死亡组，于诊断即刻、6 h、12 h 和 24 h 监测心率（HR）、血压（BP）、尿量（UV）和中心静脉压（CVP）；同时利用 PiCCO 监测仪测定平均动脉压（MAP）、心排量（CO）、全心舒张末期容量指数（GEDVI）、体循环阻力指数（SVRI）、血管外肺水指数（EVLWI）和肺血管通透指数（PVPI），观察脓毒性休克患者在早期目标治疗（EGDT）前后动脉轮廓法（PiCCO）血流动力学监测的变化特点。发现脓毒性休克患者入院初始 GEDVI、MAP 较对照组显著降低，HR 明显增快，尿量减少；18 例 CO≥7.0 L/min，6 例 CO≤4.5 L/min；SVRI 均≤1 700 mmHg · min/(L · m)，EVLWI、PVPI 则在正常范围内；CVP≥12 mmHg 的患者有 8 例，CVP＜6 mmHg 有 18 例。经 EGDT 方案治疗后，各组的 GEDVI、CVP 值较前升高，HR 下降，MAP 回升，但死亡组在 6 h 甚至 12 h 仍未至 65 mmHg；存活组患者的 CO、SVRI、EVLWI 和 PVPI 均优于死亡组，且随时间的推移，死亡组患者 CO 进行性降低、EVLWI 及 PVPI 则进行性升高。认为脓毒性休克患者存在高排低阻的血流动力学特点；即便一开始表现为低心排，经液体复苏后也会表现为高心排；持续低心排、进行性 EVLWI、PVPI 升高，提示预后不良。与 CVP 相比，GEDVI 更能有效地指导脓毒性休克患者的液体复苏。

（罗天航）

**述评**　血流动力学紊乱是脓毒性休克最突出的表现，因此血流动力学支持是脓毒性休克重要的治疗手段，以期改善血流动力学状态、改善器官灌注，逆转器官功能损害。该研究动态监测了脓毒性休克患者入院即刻、6 h、12 h 和 24 h 的血流动力学指标，以探索脓毒性休克患者在 EGDT 中 PiCCO 血流动力学指标的变化特点，为临床更好的指导脓毒性休克患者的液体复苏，提高抢救成功率做了有意义的探讨。

（方国恩）

# 烧 伤 外 科

本年度共收集论文127篇，纳入一年回顾39篇，占30.7%；收入文选7篇，占5.5%。

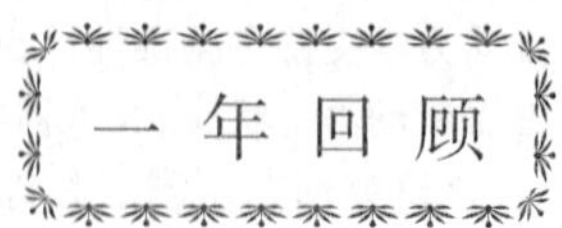


## 一、早期休克和吸入性损伤

为探讨高原地区成人严重烧伤休克期复苏补液量的参考公式，汪家莹等[1]将45例高原严重烧伤成人患者按完全随机法分为按第三军医大学公式补液组(三医大公式组)及高原补液组(高原组)。三医大公式组即按照第三军医大学公式补液，高原组即在按三医大公式组的基础上等比例增加晶胶体补液量，根据中心静脉压的变化调整。根据两组补液前、后不同时相点监测指标，提出高原地区成人严重烧伤休克期复苏补液的参考公式：①第一个24 h预计补液量(ml)＝TBSA(%)×体重(kg)×2.9 ml＋水分2 500 ml，晶胶比为2.2∶1；②第二个24 h预计补液量(ml)＝TBSA(%)×体重(kg)×1.6 ml＋水分2 500 ml，晶胶比为2∶1。

吴祖煌等[2]应用经食道超声多普勒技术对16例危重烧伤休克期患者进行血流动力学动态观察和临床评估。结果危重烧伤后主动脉血流量、每搏输出量、左心室峰值流速、左心室血流最大流速明显下降，伤后12 h达最低值，以后逐渐回升。左心室射血时间伤后早期低于正常，以后逐渐升高，伤后12 h后保持相对平稳。外周血管阻力在伤后早期高于正常，以后逐渐下降，伤后24 h接近正常水平。认为危重烧伤休克期和围手术期应用经食道多普勒超声监测系统进行无创或微创血流动力学监测，能够为休克期和围手术期液体管理提供可靠而灵敏的客观依据。

马玉等[3]观察25例严重大面烧伤早期应用前列地尔(Lipo-$PGE_1$)，对血栓前状态的影响。入院后均给予常规治疗，Lipo-$PGE_1$组加用Lipo-$PGE_1$ 10 μg静脉推注(1次/天，连用7 d)。于烧伤后不同时间点检测相关凝血指标，测定抗凝血酶抗原、抗凝血酶活性、蛋白C活性、蛋白S活性、可溶性纤维蛋白单体复合物和纤溶酶-抗纤溶酶复合物无差；烧伤后3、7 d，Lipo-$PGE_1$组血小板表面P选择素表达低于对照组($P<0.05$)。血栓弹力图分析显示Lipo-$PGE_1$组用药前的凝血活酶生成时间比用药后明显延迟($P<0.05$)。认为严重烧伤早期应用Lipo-$PGE_1$可以有效改善患者的血栓前状态。

黄崇根等[4]* 临床观察果糖二磷酸钠(FDP)及大剂量维生素C联用对烧伤伴中、重度吸入性损伤患者心肌酶谱的影响。选择41例采用随机数字表法分为治疗组(21例)、对照组(20例)，组间一般资料无差异。治疗组和对照组开始治疗即刻，血清CK、CK-MB、LDH及HBDH水平均达到高峰；随时间延长上述指标均明显下降，逐渐接近正常值范围。治疗组治疗8 h、24 h、48 h、72 h、7 d、15 d时各项指标均比对照组低。认为联合应用FDP及大剂量维生素C，可不同程度减轻严重烧伤伴吸入性损伤患者心肌细胞病变，可能与FDP及大剂量维生素C有明显的抗脂质过氧化作用有关。

李志飞等[5]探讨了胰岛素对烟雾吸入性损伤大鼠肺组织细胞凋亡及Bcl-2和Bax蛋白表达的影响。实验证明吸入性损伤后早期给予胰岛素可以直接促进Bcl-2蛋白表达，抑制Bax等促凋亡蛋白的表达，对吸入性损伤后肺脏组织细胞的凋亡有抑制作用，在肺损伤早期起到保护肺组织作用。

方林森等[6]探讨保护性机械通气对大面积烧伤合并重度吸入性损伤的临床疗效。该组22例行保护性机械通气，$SPO_2$、$PaO_2$于通气后1 h恢复正常，与通气前相比，HR明显下降($P<0.05$)；通气前过度通气致$PaCO_2$低于正常，保护性机械通气后$PaCO_2$略高于正

常，但 CVP 在通气前后无明显变化，治愈好转率为 90.91%，未出现与呼吸机治疗相关的并发症。认为保护性机械通气在烧伤合并重度吸入性损伤临床治疗效果满意，可有效预防呼吸机相关性肺损伤的发生。

## 二、系统损害

张庆洋等[7]研究严重烧伤早期 SIRS 发现血必净能拮抗内毒素，下调促炎症介质水平，调节免疫反应，减轻各种炎症介质对主要脏器功能的损害，避免 SIRS 进一步向 MODS 发展。邱啸臣等[8]观察了富氢盐水对延迟复苏烫伤大鼠血压和肺组织抗氧化能力的影响，发现富氢盐水通过增强抗氧化酶的作用，减轻烫伤大鼠行延迟复苏的肺组织细胞损伤。

孙勇等[9]等采用 30%体表面积Ⅲ度烧伤大鼠模型，观察乌司他丁（UTi）对严重烧伤大鼠致肠黏膜损害和炎症因子的影响。发现 UTi 能有效降低血浆炎症因子水平，而对肠黏膜屏障没有直接的保护作用。徐鹏等[10]则回顾性分析大面积烧伤患者临床资料。发现 UTi 组治疗后第 3 天和第 5 天的急性肺组织损伤（ALI）评分均显著低于对照组（$P<0.05$）。UTi 组和对照组的 ALI 发生率分别为 45.6%和 63.9%（$P<0.05$）。认为常规体液复苏联合乌司他丁治疗能降低严重烧伤早期 ALI 的发生率，对患者的肺组织具有保护作用。

为探讨兔严重烧伤早期脑水肿发生、发展过程中 MR 弥散成像诊断价值，张艳伟等[11]将烧伤新西兰大白兔行 MRI $T_1$WI、$T_2$WI、DWI、DTI 颅脑检查，对烧伤组和对照组弥散系数（ADC）值、各向异性分数（FA）值，指数表观弥散系数（eADC）值进行动态观察，检测其脑含水量。与对照组相比，烧伤后 4～6 h，ADC 值明显降低（$P<0.01$），eADC 值明显增高（$P<0.01$），而 FA 值无明显改变。随着观察时间的延长，脑含水量呈逐渐增高趋势，以伤后 3～6 h 表现最为显著。脑含水量与 ADC 值、eADC 值呈明显相关性。认为 MR 弥散成像能够较好的反映严重烧伤后脑含水量的变化，对烧伤早期明确诊断脑水肿具有重要参考价值。

王端祥等[12]* 认为严重烧伤后行胰岛素/GIK 干预治疗，可以减少应激性糖尿病的发生，对脂代谢、蛋白质代谢产生一定的影响，改善心、肝功能，减弱烧伤患者的炎性介质反应。

高海拔地区严重烫伤后引起大量体液丢失，缺血、缺氧成为高海拔地区严重烧伤后肝细胞损伤的主要原因之一。刘毅等[13]实验证明了 HIF－1α 蛋白积聚及 p53 促凋亡途径的激活，在高海拔地区严重烫伤延迟复苏肝损伤中可能发挥重要作用。李毅等[14]观察了硫化氢及其所生成的胱硫醚-γ-裂合酶（CSE）在大鼠严重烧伤后的变化规律，发现硫化氢/CSE 体系可能参与了大鼠烧伤后的病理生理过程。补充外源性硫化氢对严重烧伤大鼠的重要脏器可产生保护作用。吴勇等[15]认为大鼠烫伤后组织器官内 HSP70 的表达情况在一定条件下可以作为判断其损伤程度的指标。

辛国华等[16]* 观察曲马多联合芬太尼在严重烧伤创面换药操作痛中的镇痛效果，发现在创面换药过程中及换药后各时间点，曲马多组、芬太尼组和联合治疗组的疼痛 VAS 评分均显著低于对照组同时间点（$P<0.05$），且联合治疗组又显著低于曲马多组和芬太尼组同时间点（$P<0.05$）。曲马多组和芬太尼组恶心呕吐和头晕的发生率均显著高于联合治疗组（$P<0.05$）。认为针对严重烧伤创面换药操作痛，曲马多联合芬太尼镇痛是一种更为安全、有效的镇痛方案。

## 三、免疫感染

王仁坤等[17]选烧伤怀疑真菌感染的患者，取其创面分泌物、中段尿、痰液、深静脉导管、血液标本做真菌培养及药敏试验。发现检出最多的是近平滑假丝酵母菌和热带假丝酵母菌，少见菌种如曲霉菌、毛霉菌、酵母样真菌；药敏提示除热带假丝酵母菌和白色假丝酵母菌对三唑类药物耐药较严重外，其他真菌对目前临床常用抗真菌药物均较敏感。认为烧伤后真菌感染中，以近平滑假丝酵母菌和热带假丝酵母菌感染为主，临床治疗应注意深部组织培养，结合临床表现及培养结果，早期确诊，尽早确定治疗方案。

吴红等[18]* 为了解烧伤病房细菌变迁，对烧伤重症监护病房实施医院感染综合防控前后的空气和环境细菌培养进行分析。变迁趋势进行研究，发现不动杆菌检出率近年来明显上升，且主要为广泛耐药的鲍曼不动杆菌，对危重烧伤患者的救治构成威胁。而孙珍等[19]对烧伤病房鲍氏不动杆菌耐药性趋势和同源性情况进行检测。认为上海瑞金医院烧伤病房近年来存在鲍氏不动杆菌同一克隆株 A 型的流行，呈多药耐药或广泛耐药趋势。向军等[20]发现鲍氏不动杆菌临床菌株 pgaB 基因转录相对表达量明显高于标准菌株；pgaA 和 pgaC 的表达量与标准菌株比较无统计学意义。认为烧伤患者鲍氏不动杆菌 pgaABC 基因簇中 pgaB 转录水平增高，从而导致细菌 ECM 增多，这可能与鲍氏不动杆菌临床菌株生物膜形成能力和厚度增加有关。

董宁等[21]研究严重烧伤内毒素增敏系统的变化与严重脓毒症的关系及其临床意义。根据烧伤脓毒症的诊断标准将患者分为脓毒症组和非脓毒症组，检测烧伤后不同时间点血浆 LBP、可溶性 CD14(sCD14)及 IL－6 的水平。发现严重烧伤后血浆 LBP、sCD14 及 IL－6 水平均有显著升高($P<0.01$),并发脓毒症的血浆 LBP 水平在伤后较未发生脓毒症患者明显升高,血浆 sCD14 及 IL－6 水平在烧伤后显著高于非脓毒症患者($P<0.05$ 或 $P<0.01$),且与 LBP 水平呈明显正相关。认为严重烧伤后内毒素增敏系统参与了脓毒症的病理生理。动态监测循环 LBP/CD14 变化有助于了解脓毒症的发生与发展。

孙勇等[22]* 将严重烧伤患者随机分为对照组和谷氨酰胺联合乌司他丁观察组,组氨基酸中 0.5 g/kg 由谷氨酰胺提供,静脉注射乌司他丁 1 周。发现治疗后 10 d 观察组氮平衡、前白蛋白、转铁蛋白、IgG、IgA、IgM、CD4、和 CD4/CD8 显著高于治疗前 1 d($P<0.05$, $P<0.01$),与对照组比较差异有显著性($P<0.05$, $P<0.01$)。认为联合使用谷氨酰胺及乌司他丁较单纯营养支持更能有效地改善烧伤后的营养状况,提高免疫力。

窦懿等[23]研究烧伤病房铜绿假单胞菌耐药率和抗菌药物使用变化。发现 5 年间球菌、杆菌菌株数之比差异有统计学意义;各年主要检出细菌是金黄色葡萄球菌、铜绿假单胞菌及鲍氏不动杆菌。认为该院铜绿假单胞菌的耐药情况比较严重,与抗菌药物使用强度相关。赵超莉等[24]研究铜绿假单胞菌在烧伤重症监护病房(ICU)耐药性分布。发现铜绿假单胞菌在烧伤 ICU 大面积烧伤主要分布在烧伤创面,其次是痰液、深静脉导管及尿管;表现为多重耐药,少数为广泛耐药。近年来多重耐药的铜绿假单胞菌广泛存在于大面积烧伤患者中,对常用的广谱抗生素敏感性差。

冯俊明等[25]研究野生型耐药金黄色葡萄球菌的 norA 基因及其启动子的突变。共分离出金黄色葡萄球菌 87 株,对万古霉素 100%敏感,对奎奴普汀和呋喃妥因也很敏感,而对其余抗生素的耐药率则非常高;耐甲氧西林金黄色葡萄球菌(MRSA)的阳性率达到 91.7%。所有 10 株实验菌的 norA 基因编码区都有1 349位 G-A 的点突变,即氨基酸的 291 位处存在 Gly(甘氨酸)-Asp(天冬氨酸)的突变。利血平逆转实验提示 10 株细菌对三种抗生素的 MICs 值均不同程度下降。认为 norA 基因突变是金黄色葡萄球菌耐药的机制之一。

## 四、创面修复

吕国忠等[26]探讨表皮干细胞联合成纤维细胞-丝素蛋白纳米纤维活性支架体内培养,对Ⅲ度烧伤创面的修复和再生作用。发现通过Ⅳ型胶原蛋白黏附法,能够分离得到表皮干细胞,其在Ⅳ型胶原蛋白表面修饰的培养瓶中的生长活力较高。组织工程移植物,即表皮干细胞联合成纤维细胞-丝素蛋白纳米纤维支架,能够修复大鼠Ⅲ度创面,再生皮肤表真皮结构完整;与凡士林纱布敷料相比,能够提高创面的愈合效率,减少创面的愈合时间。

创面愈合的全过程中生长因子不仅直接参与了创面的炎症反应,而且还影响着组织修复细胞周期的转变等一系列生物学过程。邱学文等[27]探讨重组人粒细胞巨噬细胞集落刺激因子(rhGM-CSF)凝胶对烧伤后残余创面愈合的影响,通过观察创面愈合时间、疗效及用药后 7 d 和 14 d 的创面愈合率、创面肉芽组织中毛细血管数和成纤维细胞数等,认为局部应用 rhGM-CSF 凝胶可促进烧伤后残余创面愈合,可能与其促进毛细血管生成及成纤维细胞增殖或迁移有关。

生物敷料为烧伤创面的治疗提供了更多选择。刘健等[28]采用随机、开放、阳性药平行对照的试验方法,对半纤维素单纯闭合性敷料 Veloderm(R)促进烧伤整形手术刃厚供皮区创面愈合的有效性和安全性进行评价,认为纤维素单纯闭合性敷料 Veloderm(R)外敷对烧伤或整形手术供皮区创面的愈合具有显著促进作用,且使用安全性良好。高明辉等[29]发现采用辐照猪皮治疗小儿深Ⅱ度烧伤 48 h 内手术患者各项指标均优于 48 h 外手术和对照组($P<0.05$),使用活血药物可以明显缩短患者住院天数($P<0.05$);伤后 48 h 外手术患者创面疼痛时间明显小于对照组($P<0.05$)。认为生物敷料治疗小儿深Ⅱ度烧伤可以有效促进创面的康复,减少患者痛苦。

传统微粒皮移植采用自体微粒皮加异体皮覆盖方式封闭创面,但因异体皮来源困难,实用性受到一定限制。巴特等[30]采用脱细胞异种(猪)皮作为微粒皮移植术覆盖物。认为应用脱细胞异种(猪)皮作为自体微粒皮移植术的覆盖物,可起到较好的保护作用,微粒皮扩展、融合效果较好,能够有效封闭创面,从而起到稳定病情的作用。黄勇等[31]选用雄性 Wistar 大鼠为移植供体,观察了阶梯比例自体微粒皮与异体脱细胞微粒真皮混合移植后创面的修复效果。发现自体微粒皮与异体脱细胞微粒真皮移植扩张比为 4∶1 时,达到促进创面愈合的最佳比例,有利于微血管长入及 MMP－1、2 的适度表达。

潘云川等[32]*对异体脱细胞真皮(ADM)＋自体刃厚皮复合移植的临床远期效果进行回顾分析。发现:①复合移植组皮肤平整度、挛缩、质地评分显著低于对照组;两组皮肤颜色、感觉、并发症评分相近;②复合移植组仅 1 个供皮区部分区域有轻度瘢痕;③复合移植组和对照组在疼痛、瘙痒和满意度方面,差异均无统计学意义;④病理结果显示手部复合移植后 2 年可见神经纤维结构,ADM 在受体内未引起强烈的炎症反应;⑤复合移植组 11 处关节功能恢复或改善。对照组 2 处关节部位均明显挛缩。认为异体 ADM+自体刃厚皮复合移植在防止瘢痕挛缩,改善功能及外观效果明显,长期存留于成人和儿童患者体内均未出现安全问题。

负压封闭引流(VSD)治疗技术已广泛应用于多种创面的临床治疗。刘洋[33]* 等制成铜绿假单胞菌感染小鼠模型,观察 VSD 对感染创面中铜绿假单胞菌生长的影响。发现与常规换药相比,VSD 治疗在小鼠全层皮肤缺损早期能明显降低创面铜绿假单胞菌含量。其机制可能与增加创面局部血流量、提高创面组织炎性细胞数量、促进 IL-1β 和 VEGF 的 mRNA 表达有关。马建斌[34]等观察了应用 VSD 技术联合皮片移植修复四肢深度烧伤的临床效果。认为 VSD 技术方法简便,易于掌握,能有效减轻患者痛苦、降低创面细菌检出率、促进肉芽组织生长、缩短创面愈合时间。因此,值得在深度创面治疗上进行推广。

皮瓣治疗仍然是修复受伤部位功能的理想方式。张沛等[35]应用尺动脉腕上穿支皮瓣、桡动脉鼻烟窝穿支皮瓣、骨间后动脉单一皮穿支游离皮瓣、骨间后动脉桡背侧肌间隔穿支游离皮瓣 4 种前臂穿支皮瓣修复 24 例患者手、腕部软组织缺损。认为以骨间后动脉单一皮穿支或其桡背侧肌间隔穿支为蒂,均能在前臂背侧形成符合要求的穿点皮瓣,这 2 种穿支游离皮瓣均是修复手指软组织缺损的较佳选择,尤其适合于修复手指较大面积或较远节段软组织缺损。与前者相比,后者因不牺牲骨间后动脉而更具修复优势。

## 五、瘢痕康复

严刚等[36]使用自行研制的透明面具治疗面部烧伤后增生性瘢痕。结果显示 43 例患者采用透明面具治疗后,面部瘢痕表面平整,瘢痕软化、增生受抑制,无明显挛缩。其中 30 例早期开始配戴的效果尤佳;另 13 例面部不同程度瘢痕增生治疗 1～2 年疗效亦较佳。研究表明创面愈合后早期开始配戴透明面具治疗,瘢痕增生不明显,效果尤佳;即使后期出现不同程度瘢痕增生后再开始配戴,效果亦优于以往观察到的弹力面罩治疗,尤其是凹陷处瘢痕。

查选平等[37]探究烧伤后末节指腹与手掌瘢痕粘连畸形的整复处理。对 37 例 52 指烧伤后末节指腹与手掌瘢痕粘连形成的严重畸形采取切疤、松解挛缩、植全厚皮手术,术后变相应用软组织扩张技术,在弹性加压包扎的基础上采用渐进式撑顶方法以延长短缩的肌腱、神经、血管等软组织,逐渐使极度屈曲的患指伸直。随访半年至 3 年,认为采取切疤、松解挛缩、植全厚皮手术,术后变相应用软组织扩张技术的原理,在弹性加压包扎的基础上采用渐进式撑顶方法能较好地矫正烧伤后末节指腹与手掌瘢痕粘连形成的严重腹屈畸形,但对侧偏屈畸形效果不佳。

手功能的正常发挥有赖于拇指的连续复杂运动,烧伤引起的拇指内收畸形主要是限制了第 1 掌骨的运动功能,导致手功能部分或完全丧失。侯春胜等[38]采用弹性骨牵引矫治 6 例烧伤后虎口挛缩畸形,结果 6 例患者顺利完成手术及牵引治疗,拇外展至 85°～90°,虎口加深,对掌功能良好,掌指关节过伸畸形消失、可主动屈曲至 15°～30°。这种自行设计制作的个性化手功能牵引工具,可以进行持续低张力的多方向弹性牵引,能促使挛缩的拇内收肌、骨间肌、侧副韧带、关节囊、肌腱等软组织的持续机械性拉伸延展,最终达到生物性扩张。

为探讨不同皮肤康复护理频次对颜面部烧伤瘢痕康复作用的差异,王淑君等[39]应用回顾性研究 232 例颜面部Ⅱ度烧伤患者面部护理频次高频治疗组 96 例,面部创面愈合后隔日护理面部;低频治疗组 136 例,不定期护理面部。对比两组治疗后的瘢痕评分。结果高频治疗组的瘢痕评分为 2.00±0.16,低于低频治疗组的 4.00±0.37($P<0.001$),高频治疗组有效率为 97%,低频治疗组为 83%差异有统计学意义($P<0.01$)。表明高频的面部皮肤康复护理对面部烧伤后瘢痕的形成具有治疗效果,临床应加强此项宣教。

(吕开阳　朱世辉　夏照帆)

## 参考文献


1 汪家莹,等.青海医药杂志,2010,40(9):6

2 吴祖煌,等.中国急救医学,2010,30(10):880

3 马　玉,等.上海交通大学学报(医学版),2011,31(7):975

4* 黄崇根,等.中华烧伤杂志,2011,27(3):192

5 李志飞,等.中华损伤与修复杂志(电子版),2011,6(2):31

6 方林森,等.安徽医科大学学报,2011,46(9):943

7 张庆洋,等.中华烧伤杂志,2011,27(3):183

8 邱啸臣,等.中华烧伤杂志,2010,26(6):435

9 孙　勇,等.重庆医学,2011,40(26):2601

10 徐　鹏,等.上海交通大学学报(医学版),2010,30(12):1474

11 张艳伟,等.第三军医大学学报,2010,32(24):2619

12* 王端祥,等. 中华损伤与修复杂志(电子版),2010,5(6):21

13 刘　毅,等. 兰州大学学报(医学版),2011,37(1):15

14 李　毅,等. 中华烧伤杂志,2011,27(1):54

15 吴　勇,等. 中华损伤与修复杂志(电子版),2010,5(6):18

16* 辛国华,等. 上海医学,2010,33(12):1106

17 王仁坤,等. 广东医学,2011,32(10):1290

18* 吴　红,等. 中华损伤与修复杂志(电子版),2011,6(3):34

19 孙　珍,等. 中华烧伤杂志,2011,27(2):92

20 向　军,等. 中华烧伤杂志,2011,27(2):100

21 董　宁,等. 解放军医学杂志,2011,36(1):21

22* 孙　勇,等. 广东医学,2010,31(23):3126

23 窦　懿,等. 中华烧伤杂志,2011,27(2):109

24 赵超莉,等. 中华损伤与修复杂志(电子版),2010,5(6):15

25 冯俊明,等. 中华烧伤杂志,2011,27(4):275

26 吕国忠,等. 中华损伤与修复杂志(电子版),2011,6(1):14

27 邱学文,等. 解放军医学杂志,2011,36(8):817

28 刘　健,等. 上海交通大学学报(医学版),2010,30(12):1535

29 高明辉,等. 山西医科大学学报,2011,42(1):72

30 巴　特,等. 中华损伤与修复杂志(电子版),2011,6(1):62

31 黄　勇,等. 中华实验外科杂志,2011,28(9):1441

32* 潘云川,等. 中华烧伤杂志,2010,26(6):439

33* 刘　洋,等. 中华烧伤杂志,2011,27(4):255

34 马建斌,等. 中华损伤与修复杂志(电子版),2011,06(1):30

35 张　沛,等. 中华烧伤杂志,2011,27(3):234

36 严　刚,等. 中华烧伤杂志,2010,26(6):427

37 查选平,等. 中华损伤与修复杂志(电子版),2010,5(3):23

38 侯春胜,等. 中华烧伤杂志,2011,27(3):229

39 王淑君,等. 中华损伤与修复杂志(电子版),2010,5(5):19


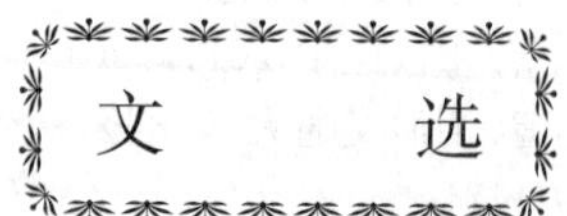


**果糖二磷酸钠与维生素 C 联用对烧伤伴吸入性损伤患者心肌酶谱的影响**[中华烧伤杂志,2011,27(3):192]　黄崇根等以烧伤伴中、重度吸入性损伤患者为研究对象,观察果糖二磷酸钠(FDP)及大剂量维生素 C 联用对患者心肌酶谱的影响,并探讨其可能的机制。选择 41 例严重烧伤伴中、重度吸入性损伤患者,其中男 31 例、女 10 例,年龄 17～52(34±4)岁,烧伤总面积 24%～66%[(37±16)%],Ⅲ度面积 16%～41%[(21±14)%]TBSA,均在伤后 1～3 h 入院。采用随机数字表法将患者分为治疗组(21 例)、对照组(20 例),组间一般资料比较,差异无统计学意义($P>0.05$)。结果治疗组和对照组患者开始治疗即刻,血清 CK、CK-MB、LDH 及 HBDH 水平均达到高峰;随时间延长 2 组患者上述指标均明显下降,逐渐接近正常参考值范围。治疗组患者治疗 8 h、24 h、48 h、72 h、7 d、15 d 时各项指标与对照组比较,差异均有统计学意义。本研究结果说明联合应用 FDP 及大剂量维生素 C,可不同程度减轻严重烧伤伴吸入性损伤患者心肌细胞病变,对其产生保护效应。这可能与 FDP 及大剂量维生素 C 有明显的抗脂质过氧化作用,有助于机体抵抗氧自由基损害、稳定细胞膜有关。

(程大胜)

**述评**　吸入性损伤主要病理生理改变在于呼吸道,心肌也可能受到影响,机制上无特别之处。该文临床上使用 FDP 及大剂量维生素 C 治疗吸入性损伤并发现具有保护心肌作用,已得到广泛证实,同时心肌损害并不是吸入性损伤病人的主要矛盾,因此临床意义有待商榷。

(朱世辉)

**胰岛素/葡萄糖-胰岛素-钾干预对严重烧伤早期的影响**[中华损伤与修复杂志(电子版),2010,5(6):21]　王端祥等为了解胰岛素/葡萄糖-胰岛素-钾(GIK)干预治疗对严重烧伤患者早期的影响,回顾性分析 2008 年 7 月至 2010 年 7 月收治的资料较完整的 58 例大面积烧伤。依据入院后是否给予胰岛素/GIK 干预治疗分为胰岛素/GIK 干预组(30 例)和对照组(28 例),胰岛素/GIK 干预组入院后给予胰岛素/GIK 干预治疗,对照组按临床常规治疗。治疗后 1、3、5、7、9 d 晨抽取两组患者的静脉血,检测血浆血糖、血脂、蛋白质代谢以及心肝功能水平、凝血等各项指标。观察应激性糖尿病及脓毒症的发生。实验发现胰岛素/GIK 干预组应激性糖尿病及脓毒症发生明显低于对照组(<0.05)。胰岛素/GIK 干预组前白(清)蛋白(PA)在伤后第 7 天较对照组升高($P<0.05$);三酰甘油(TG)在伤后第 5 天较对照组降低($P<0.05$);高密度脂蛋白(HDL)在伤后第 5 天较对照组升高($P<0.05$);乳酸脱氢酶(LDH)、$\alpha$-羟丁酸脱氢酶($\alpha$-

HBDH)、肌酸激酶同工酶(CK-MB)较对照组分别在第5、7、9天降低($P<0.05$);丙氨酸转氨酶(ALT)、$\gamma$-谷氨酰转肽酶($\gamma$-GT)在伤后第9天较对照组降低($P<0.05$);活化部分凝血活酶时间(APTT)、凝血酶原时间(PT)在伤后第5天较对照组降低;纤维蛋白原(FBG)伤后第5天较对照组增加($P<0.05$)。认为严重烧伤后行胰岛素/GIK干预治疗,可以减少应激性糖尿病的发生,对脂代谢、蛋白质代谢产生一定的影响,改善心、肝功能,减弱烧伤患者的炎性介质反应。

(马　兵)

**述评**　尽管国外的综合分析认为胰岛素/GIK对降低危重病人的死亡率没有作用,但是在胰岛素/GIK治疗烧伤的研究中,证实其可以改善心功能,降低炎症反应程度。该文结果为降低大面积烧伤病人脓毒症发生率提供了一种可能的治疗方法。

(王广庆)

**曲马多联合芬太尼对严重烧伤创面换药操作痛的镇痛效果**[上海医学,2010,33(12):1106]　辛国华等为了观察曲马多联合芬太尼在严重烧伤创面换药操作痛中的镇痛效果,等将120例烧伤患者随机分成4组:曲马多组、芬太尼组、联合治疗组(曲马多+芬太尼)和对照组(0.9%氯化钠溶液)。记录换药前后不同时间点患者的疼痛视觉模拟评分(VAS评分)和生命体征,以及不良反应发生情况。实验发现4组患者在创面换药前疼痛VAS评分的差异均无统计学意义($P>0.05$),在创面换药过程中及换药后各时间点,曲马多组、芬太尼组和联合治疗组的疼痛VAS评分均显著低于对照组同时间点($P<0.05$),且联合治疗组又显著低于曲马多组和芬太尼组同时间点($P<0.05$)。各组患者在镇痛干预用药前及创面换药开始后不同时间点的心率、呼吸频率、血压和脉搏血氧饱和度的差异均无统计学意义($P>0.05$)。曲马多组和芬太尼组恶心呕吐和头晕的发生率均显著高于联合治疗组($P<0.05$),但各组均未发生严重不良反应。认为针对严重烧伤创面换药操作痛,曲马多联合芬太尼镇痛是一种更为安全、有效的镇痛方案。

(胡晓燕)

**述评**　该实验中由于烧伤创面深度不同、选择的换药时间不同、对疼痛的评估标准等均存在较大差异,因此分组后得出的结论的可靠性就有所下降。而且,芬太尼单独使用的首剂量偏高,是否有呼吸抑制;曲马多的首剂量个人化差异大,镇痛是否有效等问题,该文中均未提及,因而实验所得结论还有待推敲。

(贲道锋)

**烧伤中心分离菌变迁趋势及院内感染综合防控的研究**[中华损伤与修复杂志(电子版),2011,6(3):34]　吴红等了解烧伤病房细菌变迁趋势,为临床抗感染治疗提供依据,制定并实施针对性综合防控措施,减少或避免院内感染的发生。收集2001年至2008年间烧伤中心不同来源标本细菌培养结果分析对比实施院内感染综合防控措施前后各一年。烧伤重症监护病区(BICU)空气及环境采样细菌培养结果,通过部分耐药鲍曼不动杆菌基因分型,了解该菌在交叉感染中传播的情况。发现8年间列前五位的病原菌分别是金黄色葡萄球菌(31.4%)、铜绿假单胞菌(19.1%)、不动杆菌(12.7%)、大肠埃希菌(6.2%)、阴沟肠杆菌(5.4%)。分年度排名显示,不动杆菌检出率近年来明显上升,2006年后升至第二位,2008年超过金黄色葡萄球菌成为检出率最高的细菌。实施院内感染综合防控措施前后各一年BICU空气采样合格率分别为80.5%及95.8%($P<0.01$),环境采样细菌培养合格率分别为82.3%及97.0%($P<0.01$),差异均有统计学意义。随机引物扩增DNA指纹图谱检测未见相同基因型鲍曼不动杆菌在患者间传播。认为8年间烧伤病房的检出细菌谱发生明显变化,不动杆菌近年来超过以往最多见的金黄色葡萄球菌和铜绿假单胞菌上升为第一位,且主要为广泛耐药的鲍曼不动杆菌,对危重烧伤患者的救治构成威胁。综合防控措施对减少病区内感染机会,尤其是细菌的交叉传播能起到明显效果。

(朱世辉　汤　焘)

**述评**　烧伤病房的细菌变迁影响因素较多。首先是抗生素的不合理使用,耐药细菌随之泛滥;其次是患者的烧伤严重程度;再有是消毒隔离不严。该文对研究期间各阶段的抗生素应用情况和烧伤严重程度未能进行严格的统计学分析,对其他单位烧伤治疗指导意义有限。

(朱世辉　吕开阳)

**谷氨酰胺联合乌司他丁对严重烧伤患者营养状况及免疫功能的影响**[广东医学,2010,31(23):3126]　孙勇等观察谷氨酰胺联合乌司他丁对60例18~60岁,烧伤面积31%~50%,Ⅲ度烧伤10%~20%严重烧伤患者营养状况及免疫功能的影响。将本组严重烧伤患者随机分为对照组和谷氨酰胺联合乌司他丁观察组,两组均进行正规烧伤治疗,并给予等氮、等热量的全胃肠外营养(TPN)10 d,热量180 kJ/(kg·d),葡萄糖和脂肪乳剂3:2,氨基酸2.0 g/kg,非蛋白热量:氮量=150 kcal:1 g,观察组氨基酸中0.5 g/kg由谷氨酰胺提供,同时静脉注射乌司他丁1周。检测治疗前1 d及治疗后10 d的氮平衡、血清白蛋白、前白蛋白、转铁蛋白、IgG、IgA、IgM、CD4、CD8和CD4/CD8。发现治疗后10 d观察组氮平衡、前白蛋白、转铁蛋白、IgG、IgA、IgM、CD4、和CD4/CD8显著高于治疗前1 d

($P<0.05$,$P<0.01$),与对照组比较差异有显著性($P<0.05$,$P<0.01$)。认为联合使用谷氨酰胺及乌司他丁较单纯营养支持更能有效地改善烧伤患者的营养状况、提高患者的免疫力。

(贲道锋　房　贺)

**述评**　该文将谷氨酰胺与乌司他丁两者联合应用于严重烧伤患者,通过一些营养指标和免疫指标的测定,从而得出谷氨酰胺及乌司他丁较单纯营养支持更能有效地改善烧伤患者的营养状况、提高患者的免疫力,有一定的临床指导价值。

(夏照帆　胡晓燕)

**异体脱细胞真皮基质加自体刃厚皮复合移植远期随访评价**[中华烧伤杂志 2010,26(6):439]　潘云川等,对异体脱细胞真皮(ADM)+自体刃厚皮复合移植的临床远期效果进行回顾。选择2001年3月至2008年10月,收治的因烧伤、撕脱伤、电损伤、烧伤瘢痕挛缩19例行异体ADM+自体刃厚皮复合移植患者为复合移植组(34个创面),同期9例行自体刃厚皮移植患者为对照组(11个创面)。术后均随访2年以上。设计随访对象评估表,评估移植皮肤的颜色、平整度、质地、挛缩、感觉、并发症情况,分值1～4分,得分越高,情况越差;采用温哥华瘢痕量表评估供皮区瘢痕形成情况;发放问卷调查患者满意度、移植期内健康记录;组织病理学观察4例皮肤组织结构。采用中立位法描述术前、术后及随访关节活动范围。对数据进行非参数秩和检验、$t$检验或$\chi^2$检验。结果:①复合移植组皮肤平整度、挛缩、质地评分分别为(1.6±0.5)、(1.8±0.8)、(1.5±0.8)分,显著低于对照组的(2.0±0.7)、(2.2±0.9)、(2.3±0.7)分(Z值分别为-2.058、-2.220、-2.323,$P<0.05$);两组皮肤颜色、感觉、并发症评分结果相近(Z值分别为-0.628、-0.428、-2.520,$P>0.05$);②复合移植组仅1个供皮区部分区域有轻度瘢痕;③复合移植组和对照组比较疼痛、瘙痒和满意度,差异均无统计学意义($\chi^2$值分别为0.187、0.019、2.628,$P>0.05$);④病理显示,手部复合移植后2年可见神经纤维结构,ADM在受体内未引起强烈的炎症反应;⑤复合移植组11处关节功能恢复或改善,另2处需再次手术。对照组2处关节部位均明显挛缩。他们认为异体ADM+自体刃厚皮复合移植在防止瘢痕挛缩,改善功能及外观方面效果明显,长期存留于成人和儿童患者体内均未出现安全问题。

(王光毅　张　放)

**述评**　该研究证实ADM+自体刃厚皮复合移植明显优于单纯自体刃厚皮移植,在防止瘢痕挛缩,改善功能、质地与外观,减少供区瘢痕,提高患者满意度等方面效果明显。但皮源短缺和价格昂贵是其不足之处。

(路　卫)

**负压封闭引流治疗小鼠创面铜绿假单胞菌感染的效果及机制**[中华烧伤杂志,2011,27(4):255]　刘洋等观察了VSD对感染创面中铜绿假单胞菌生长的影响,选取健康成年雄性$C_{57}$BL/6小鼠40只,随机分为对照组和治疗组,各20只。无菌条件下切除各小鼠背部1 cm×1 cm的全层皮肤,将细菌荧光素酶目的基因luxCDABE标记的野生型铜绿假单胞菌菌株PAO1-lux涂抹于创面,包扎创面24 h,制成铜绿假单胞菌感染小鼠模型。治疗组小鼠创面行VSD治疗(负压为-16.625 kPa),对照组创面常规换药。分别于治疗前和治疗后24 h,用小动物活体成像系统检测2组小鼠创面PAO1-lux荧光强度,激光多普勒血流成像仪检测创面血流量,以实时荧光定量RT-PCR检测创缘组织IL-1β、血管内皮生长因子(VEGF)的mRNA表达水平。观察治疗24 h时2组创缘组织病理学特点。对实验数据行t检验。结果:①治疗前,治疗组小鼠创面PAO1-lux荧光强度与对照组相近($t=0.03$,$P=0.98$);治疗24 h时,治疗组的荧光强度为(2.69±0.75)光子·秒$^{-1}$·厘米$^{-2}$·单位角度$^{-1}$(photons·$s^{-1}$·$cm^{-2}$·$sr^{-1}$),明显低于对照组的(5.18±0.96) photons·$s^{-1}$·$cm^{-2}$·$sr^{-1}$,$t=3.54$,$P=0.02$;②治疗前,治疗组创面血流量与对照组相似($t=0.50$,$P=0.64$);治疗24 h,治疗组创面血流量为(96±9)灌注单位,明显高于对照组的(70±11)灌注单位,$t=3.13$,$P=0.04$;③治疗前,2组创缘皮肤组织中IL-1β、VEGF mRNA表达水平接近($t=0.19$,$P=0.86$;$t=0.07$,$P=0.95$);治疗24 h,治疗组IL-1β、VEGF mRNA表达水平分别为4.72±0.37、2.68±0.39,均明显高于对照组的2.24±0.50、1.22±0.13,$t$值分别为6.90、6.12,P值均为0.00;④治疗24 h,治疗组创缘皮肤组织内炎性细胞浸润数量较对照组增加约77%。认为与常规换药相比,VSD治疗在全层皮肤缺损早期能明显降低创面铜绿假单胞菌含量。可能与增加创面局部血流量、提高创面组织炎性细胞数量、促进IL-1β和VEGF的mRNA表达有关。

(肖仕初　胡晓燕)

**述评**　该文观察了VSD对感染创面中铜绿假单胞菌生长的影响,发现VSD治疗使小鼠全层皮肤缺损创面铜绿假单胞菌含量明显降低,创面局部血流量、组织炎性细胞数量,以及相关细胞因子IL-1β和VEGF的mRNA表达却明显增高。印证了VSD技术清洁创面、控制感染及促进创面血管化的作用。

(马　兵)

# 整形外科

本年度收集论文 641 篇，纳入一年回顾 220 篇，占 34.3%；收入文选 19 篇，占 3.0%。

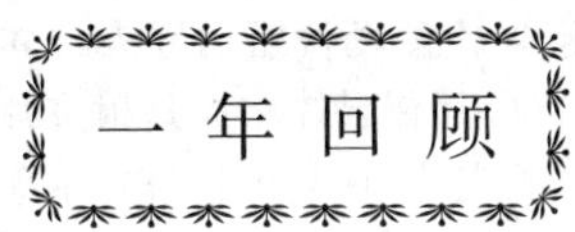

## 一、基础研究

### （一）瘢痕研究

对于瘢痕的发生机制，冷冰等[1]研究发现 P53 蛋白在病理性瘢痕组织中呈高表达，推测在瘢痕增生过程中 p53 基因被激活，并存在基因突变，使瘢痕处于增生状态。李克等[2]研究认为 CD90 可能是瘢痕异常增生的特异表型，且 CD90 与转化生长因子 β1（TGF-β1）、α-平滑肌肌动蛋白（α-SMA）在增生性瘢痕中存在一定的正相关性，在瘢痕增生过程中起协同作用。张凌峰等[3]研究发现 β-actenin 在病理性瘢痕中呈高表达，可能通过 Wnt/β-actenin 信号转导通路的调节影响病理性瘢痕的发生。张丽霞等[4]研究发现胶原三螺旋重复蛋白 1（Cthrc1）在瘢痕疙瘩皮损中表达异常，认为高水平的 Cthrc1 表达可能与瘢痕疙瘩侵袭性有关，并促进真皮乳头血管形成。米兰等[5]通过整合素连接激酶（ILK）cDNA 表达质粒转染人瘢痕疙瘩成纤维细胞，发现 ILK 可以上调 VEGF mRNA 及蛋白水平，并促进成纤维细胞分泌 VEGF；ILK 可能通过提高瘢痕成纤维细胞合成分泌 VEGF 而促进增生性瘢痕血管生成。张维娜等[6]研究发现瘢痕疙瘩中两种小分子蛋白多糖-核心蛋白多糖（decorin）和双糖链蛋白多糖（biglycan）mRNA 的表达在增生性瘢痕疙瘩中性生改变，提示与瘢痕疙瘩的形成有关。闫贵春等[7]通过比较不同程度瘢痕患者和健康对照组的细胞免疫和体液免疫的差异，发现瘢痕患者适应性免疫出现以细胞免疫功能升高，伴随体液免疫功能降低的趋势，并且随着瘢痕程度的加重，这种变化渐趋明显，提示瘢痕组织的形成可能与机体细胞免疫功能异常升高和体液免疫功能水平降低有关。

关于抑制瘢痕发生的研究，刘健等[8]研究发现正义 VEGF 基因重组质粒对人增生性瘢痕成纤维细胞内源性 VEGF 的表达有促进作用；反义 VEGF 基因重组质粒可有效抑制人增生性瘢痕成纤维细胞内源性 VEGF 的表达。王韶华等[9]通过研究水飞蓟宾对体外培养的瘢痕疙瘩成纤维细胞增殖的影响，发现水飞蓟宾通过抑制瘢痕疙瘩成纤维细胞中细胞因子 mTOR 和 HIF-1α 的表达，来抑制瘢痕疙瘩成纤维细胞的增殖，从而抑制瘢痕疙瘩的发生。王少华等[10]通过建立兔耳病理性瘢痕模型，发现结缔组织生长因子（CTGF）反义寡核苷酸、复方倍他米松、醋酸曲安奈得均可抑制病理性瘢痕中 CTGF 的表达，其中 CTGF 反义寡核苷酸抑制效果最明显。程丽英等[11]通过建立兔耳增生性瘢痕模型，发现在增生性瘢痕形成的早期阶段应用姜黄素能减少瘢痕组织中胶原的合成，减少瘢痕局部新生血管的生成，从而减轻瘢痕的增生，可为增生性瘢痕的临床治疗提供一定的理论依据。李昕等[12]通过添加 5-氨基酮戊酸与人增生性瘢痕成纤维细胞共培养 5 小时后，发现成纤维细胞中原卟啉 IX 的积聚达到高峰，此时给予 635 nm 波长的红光照射，照射功率为 10 mW/cm$^2$，能量密度为 0.5～8.0 J/cm$^2$，成纤维细胞的成活率降低，并与照射强度呈量效依赖关系，认为 5-氨基酮戊酸介导的光动力能够杀伤增生性瘢痕中成纤维细胞，是一种治疗增生性瘢痕的新方法。马群等[13]通过核摘除术结合 $^{90}$Sr-$^{90}$Y 敷贴器放射治疗耳部瘢痕疙瘩效果明显，且方便、安全、愈后不易复发。魏斌等[14]报道耳垂瘢痕瓣结合磁铁片加压疗法治疗耳后瘢痕疙瘩，可有效预防耳部瘢痕疙瘩术后复发。

### （二）组织工程学研究

组织工程学是 20 世纪 80 年代提出的一个崭新概念，融合了工程学和生命科学的基本原理、基本理论、基本技术和基本方法,在体外构建一个有生物活性的种植体,植入体内修复组织缺损,替代器官功能。近年来取得了一定的进展。

廖云君等[15]* 将自人吸脂术后抽吸物提取成熟脂肪细胞及脂肪组织来源干细胞,使用天花板贴壁培养法诱导成熟脂肪细胞去分化,获得去分化脂肪细胞(DA)。结果发现,人成熟脂肪细胞在体外培养环境下能去分化为成纤维细胞状 DA,具有很强的增殖活性,表达部分干细胞特征性表面蛋白,有成骨、成软骨及强大的成脂分化能力,有望成为组织工程优秀的种子细胞。刘毅等[16]将人脐带间充质干细胞(HUCMCS)与蚕丝蛋白支架复合培养 10 天后进行成脂诱导,6 周后将其移植到 Wistar 大鼠后肢肌肉内。结果发现,随着时间推移,蚕丝蛋白指甲网眼内脂肪细胞逐渐增多,支架材料在体内呈现逐步降解趋势,说明体内环境有利于组织工程化脂肪的进一步形成。马东洋等[17]将兔骨髓间充质干细胞高密度接种于普通培养皿,在成骨诱导条件下连续培养 2 周后,获得细胞膜片,修剪成长方形,并由一端卷起包裹圆柱状的磷酸三钙材料。静置孵育 24 h 后将构建物移植到裸鼠背部皮下,术后 6 周取材发现所获骨髓间充质干细胞膜片有多层细胞组成,保留了细胞外基质,具有良好的成骨能力。雷华等[18]分别用富含血小板血浆、乏血小板血浆重悬 BMSCs,灌注于三维多孔 PLGA 指甲中,用凝血酶促凝,进行体外培养。结果表明,富含血小板血浆和乏血小板血浆双相接种法均能提高细胞与三维支架的结合效率;富含血小板血浆还可以促进支架内细胞的增殖,同时不影响细胞的分化。杨旭芳等[19]利用胶原酶消化法和贴壁筛选法从人脂肪组织中分离、培养及扩增人脂肪干细胞,应用纤维粘连蛋白与富含多种生长因子的内皮细胞支持液 EGM2-MV 及高浓度血管内皮细胞生长因子(VEGF165)50 ng/ml,协同定向诱导人脂肪干细胞分化为内皮细胞,然后对其进行形态、表型及功能鉴定。结果表明,体外可成功诱导人脂肪干细胞分化为内皮细胞,具备内皮细胞特异性标志物 CD31、CD34 和 KDR 的阳性表达,及内皮细胞的特殊结构和功能。

**(三) 皮瓣研究**

蔺洁等[20]研究报道地塞米松和 bFGF 均能促进皮瓣成活,且地塞米松+bFGF 促进皮瓣成活优于单用地塞米松和单用 bFGF,地塞米松能够延迟血清中 TNF-α 达到峰值时间,显著降低其峰值含量,并通过抑制皮瓣中 ICAM-1,干预炎症反应起过程,从而减轻皮瓣炎症反应。林煌等[21]研究报道热休克预处理能够预防中性粒细胞对皮瓣的损伤作用。林煌等[22]研究报道了腺苷 A2A 激活剂缺血后处理可以抑制炎症因子,具有保护皮瓣作用。张志宏等[23]通过包膜切除与包膜保留,对猪扩张后超长动脉筋膜皮瓣血流动力学、氧代谢及皮瓣活力的影响,认为包膜增加了扩张后动脉筋膜皮瓣的血供,应予以保留。郭文哲等[24]研究报道在应用几丁糖干预扩张皮瓣中纤维包膜的形成过程时,不会减少纤维包膜中毛细血管的数量,因此,不会影响扩张皮瓣的血供与营养。郑胜武等[25]研究报道骨髓中的 EPCs 在体外培养后注射移植于皮瓣内,可以促进缺血性皮瓣的血管新生,提高缺血性皮瓣的存活率。王阳等[26]研究报道采用持续释放的 bFGF 可以上调局部组织 VEGF 及 TGF 的释放,促进新生血管的形成,从而提高缺血再灌注损伤皮瓣的成活率。

**(四) 创面愈合研究**

戴海英等[27]检测钙调蛋白在人自体中厚移植皮片中的表达,得出其在自体中厚移植皮片中的表达较在自体正常对照皮肤组中显著提高,推测钙信号转导途径在自体移植皮片色素过度沉着中起着重要的调控作用。谷廷敏等[28]观察到烧伤创面内不同部位创面内表皮生长因子(EGF)、表皮生长因子受体(EGFr)蛋白的表达强度和分布情况不同,其变化与创面愈合密切相关,提示创面内源性的 EGF、EGFr 蛋白表达变化在促进创面愈合方面有很重要的作用。黄建艳等[29]探讨生物型人工皮肤复合碱性成纤维生长因子对兔创面愈合的影响。认为生物型人工皮肤复合少量碱性成纤维生长因子使创面快速愈合,可作为烧伤科、整形外科进行皮肤重建的良好替代物。盛高铭等[30]观察细菌纤维素(BC)对兔耳创面愈合的影响。认为 BC 能有效促进创面愈合,减轻瘢痕形成,且细菌纤维素(1:8)组是促进创面愈合的最适敷料治疗组。韩喜莉等[31]报道血管紧张素Ⅱ(angiotensinⅡ,AngⅡ)可促使局部创面成纤维细胞增殖,从而加快创面愈合,且呈浓度依赖性。马戈等[32]在游离皮片骨面埋置植皮的实验研究中,观察到成活皮肤层次分明,与骨面无间隙,皮肤内血管丰富;透射电镜下观察见真皮层与骨皮质结合紧密,未见间隙,真皮内胶原纤维部分穿入骨面,提示皮肤-骨面连接紧密。认为中厚皮片骨面埋置植皮是一种可行的方法。

**(五) 体表恶性肿瘤的研究**

宣敏等[33]检测基质金属蛋白酶-12(MMP-12)及其组织抑制物-1(TIMP-1)在皮肤鳞状细胞癌(SCC)中的表达,并探讨其与肿瘤分化、淋巴转移的关系。结果显示 MMP-12、TIMP-1 蛋白的表达可能与 SCC 的癌分化和转移有关,MMP-12 高表达与 TIMP-1 低表达提示 SCC 肿瘤细胞可能有较高的侵袭潜能。尹林等[34]回顾分析 18 例口腔颌面部恶性黑色素瘤临床资料,并随访 5 年以上。认为恶性黑色素瘤预后较差,外科手术+联合化疗+免疫治疗的综合治疗可取得较好的预后。临床检查和病理有助于早期诊断。杜永贵等[35]观察死亡受体(Fas)、Fas相关死亡结构域(FADD)在皮肤鳞状细胞癌(SCC)组织中的表达情况,分析其表达差异及意义。认为:①Fas和FADD共同的低表达,可能参与了皮肤SCC的发生发展;②Fas、FADD蛋白的异常表达程度与皮肤SCC的恶性程度有关,同时检测两个蛋白的表达情况,有助于判断皮肤SCC的病理分级,有可能作为反映鳞状细胞癌预后的指标。王琦等[36]探讨增殖细胞核抗原PCNA、细胞粘附因子CD44v6在皮肤鳞状细胞癌(SCC)和基底细胞癌(BCC)中表达的意义及相关性。认为CD44v6和PCNA与皮肤BCC和SCC的发生、分化密切相关,可作为研究和判断皮肤SCC和BCC生物学行为和预后独立的重要指标。徐宇等[37]* 对18例临床评估无区域淋巴结转移的皮肤恶性黑素瘤患者,应用淋巴核素显像以及术中核素扫描等方法定位前哨淋巴结(SLN),认为前哨淋巴结活检(SLNB)有助于诊断皮肤恶性黑素瘤的淋巴转移,为实施区域淋巴清扫提供重要的临床依据。

**(六)血管瘤和血管畸形研究**

伍尚敏等[38]将不同浓度的地塞米松(DX)作用于3~5代生长旺盛的血管瘤内皮细胞(HEC)。结果DX作用后,光镜下见内皮细胞发生坏死改变,PCR检测示MMP-2表达量明显降低。认为地塞米松可有效抑制血管瘤内皮细胞的增殖,可能通过抑制血管瘤内皮细胞分泌MMP-2,从而抑制了内皮细胞增殖、迁移及血管的形成。段红钰等[39]将不同浓度人血管内皮抑制素(rHES)、平阳霉素(PYM)分别作用于血管内皮细胞(HUVEC)。结果rHES、PYM作用后的吸光度值(OD值)均随浓度增大而减小,VEGF免疫组化染色细胞灰度值均增大,流式细胞仪测得两药均会引起细胞凋亡,联合使用表现出协同效应。光镜下可见rHES作用后可看到大量凋亡细胞,PYM作用后大量细胞悬浮,贴壁细胞数量明显减少。二者均能促进HUVEC细胞凋亡,联合使用有协同作用。袁斯明等[40]采用贴壁筛选法从增生期血管瘤中分离间充质干细胞,应用流式细胞仪和免疫荧光染色检测细胞抗原表型。免疫组化染色观察CD133和PPAR-γ在增生期血管瘤组织中的表达,并以CD31和α-SMA行共染色。证实分离的细胞为间充质干细胞,免疫组化染色证实间充质干细胞存在于血管瘤组织的微血管周围。认为周细胞是血管瘤间充质干细胞的来源。周英晋等[41]对17例海绵状血管瘤患者通过局部多点注射造影剂并行CT扫描后三维重建,以此制定治疗方案及选择治疗方式。认为CT扫描后三维重建,能立体、清晰地显示瘤体的营养及分支血管及骨组织侵犯情况,明确诊断并辅助临床达到有效治疗。

**(七)其他**

王晓燕等[42]报道异体移植的骨髓间充质干细胞(bone marrow-derived mesenchymal stem cells, BM-MSCs)能有效促进扩张皮肤新生,以局部移植的效果明显。蔡淑云等[43]报道通过纳米羟基磷灰石/羧甲基壳聚糖(N-HA/CMCTS)复合生物材料制备注射性软组织填充剂,初步了解其注入大鼠体内后组织反应、包膜形成、在体内吸收及其对胶原生成的影响情况。认为(N-HA/CMCTS)复合生物材料有良好的组织相容性,无毒、无刺激性,吸收慢、可塑形并可促进胶原分泌,有望成为一种新型的注射性软组织填充剂应用于整形美容领域。

## 二、乳房整形

牛兆河等[44]报道经乳房外侧弧形切口皮下乳腺切除术后,带蒂转移背阔肌肌皮瓣与胸大肌肌瓣形成联合肌瓣覆盖乳房假体,进行即刻乳房再造术,再造成乳房形态美观,能够置入较大假体,不增加背部切口,适合于无淋巴结转移、对侧乳房无明显下垂的早期青年乳腺癌患者的即刻乳房再造。周虹等[45]报道采用乳晕双菱形真皮瓣交叉填充支撑法矫正乳头内陷,操作简单,乳头形态自然,血运无障碍,感觉功能正常,切口隐蔽,能保留哺乳功能。汪洪源等[46]报道应用真皮皮下蒂皮瓣环状包绕及牵引乳腺导管矫治重度乳头内陷。经随访,乳头外形满意,感觉良好,无复发,并最大限度保留了哺乳功能。熊凌云等[47]报道应用乳腺组织瓣旋转联合真皮帽悬吊垂乳上提术可塑造饱满、坚挺的乳房,术后瘢痕不明显,远期效果满意。曾昂等[48]* 报道施行脱细胞异体真皮辅助的乳房重建术,脱细胞异体真皮覆盖在假体或扩张器的下、外侧1/3部分,胸大肌覆盖剩余的2/3部分,术后重建乳房外形比较满意。陈刚等[49]报道在胸肌筋膜后间隙假体置入纠正轻中度乳房下垂。该方法将乳腺后间隙假体隆乳术及胸大肌后间隙隆乳术的优点相结合,具有并发症较低和乳房外形良好等优点,是矫正乳房下垂的一种较好方法。杨永胜等[50]报道使用垂直瘢痕上方蒂乳房缩小成形术可有效缩小乳房体积,并使乳房上提,且术后瘢痕较轻,是矫正乳房肥大下垂的良好术式。杨艳清等[51]报道结合垂直瘢痕下方蒂乳房缩小成形术的方法设计手术切口,经乳房皮下行腺体全切术,治疗青春期乳房肥大症,由于腺体组织完全切除,可以有效避免残余乳腺组织引起的复发,是青春期乳房肥大症的可靠治疗方法。杨杰等[52]经回顾分析报道应用肿胀技术行胸大肌后假体隆乳可明显降低假包膜挛缩发生率。吴小尉等[53]报道应用携带 Wuringer 水平中隔的内上方真皮腺体蒂乳房缩小成形术，具有新乳头乳晕感觉良好、乳房形态满意及效果稳定的优点，可作为治疗中、重度乳房肥大伴下垂的可选术式之一。林军等[54]报道采取乳晕内上方"月牙形"切口结合脂肪抽吸的方法治疗男性乳房肥大，既可有效去除多余的腺体和脂肪组织，又可以纠正外下方移位的乳头乳晕位置，术后乳头乳晕血供良好，感觉正常，是安全有效的方法。冷冰等[55]报道对于单侧乳腺癌改良根治术后患者采取即刻背阔肌皮瓣联合硅凝胶假体置入乳房再造，操作简单易行，效果明显，安全性高，成活率高，外形良好，提高了乳腺癌患者术后的生活质量，值得临床应用。辛敏强等[56]研究报道多层螺旋 CT 血管造影对腹部穿支皮瓣乳房再造术前血管的评估，是一种准确、简便的方法，有助于更合理地制定乳房再造的手术方式，节约手术时间，降低手术风险。张文俊等[57]回顾分析易性病女转男型患者乳房切除术的临床资料。认为乳房皮肤过多、皮肤弹性和乳房下垂是转性患者选择乳房切除术具体手术方法的关键因素，根据不同患者的乳房条件采用不同的手术方法能够提高患者满意度并减少并发症。

## 三、鼻整形术

郭科等[58]对要求同时行鼻翼缩小及鼻尖成形术的 18 名就医者，去除双侧鼻翼外侧切除组织表皮，剩余真皮及皮下组织经整修后移植于鼻尖皮下，使鼻尖获得满意的高度和突出度，随访 3 个月至 2 年，无一例并发症出现，就医者十分满意。于晓波等[59]应用扩张额部皮瓣行半鼻再造术修复鼻缺损，手术分三期进行：1 期行额部额肌下扩张器置入术皮肤扩张；2 期行额部扩张皮瓣转移半鼻再造术；3 期行鼻根不皮瓣断蒂修整术。术后患者均愈合良好，无明显并发症，随访 6 月至 1 年，再造鼻形态满意，颜色、质地与周围皮肤较匹配，额部供区无明显瘢痕及畸形。张永玉等[60]切取自体臀部或腹部真皮脂肪复合组织块(7.0 cm×1.0 cm×1.0 cm)作为填充材料，对 13 例鼻背塌陷、鼻形不良者进行修复，酌情配合耳廓软骨加真皮脂肪复合组织块的伞状移植物，重塑鼻背、鼻尖。结果表明真皮脂肪复合组织块存活良好，鼻外形改善、满意。这为鼻整形提供了更可靠便捷的材料。刘翠云等[61]保留同期行切开法重睑术及鼻整形术患者的眼轮匝肌，将其缝合于鼻硅胶假体的成角浅面及需软组织修补的部位，结果表明该方法经 3 个月至 3 年随访无鼻端皮肤变色、变薄、假体凸出等并发症发生，增加了鼻下端皮下组织的厚度，可优化鼻整形手术效果。

## 四、眼部整形

对于眼袋的术式的改良主要仍集中在对于眶脂肪的处理、提高疗效及减少术后并发症方面。陈志鹏等[62]通过上睑整形术中将向外下移位的外侧眶脂肪离断形成蒂在内侧的眶脂肪瓣，在眶隔后移位固定于上睑中内侧矫正上睑凹陷。该方法简单易行，远期效果满意。陈兵等[63]采用眶隔后脂肪移位消除睑袋成形的方法，有效地减少术中出血，防止眼球内陷，减少术后复发概率，达到更为理想的远期效果。陈刚等[64]应用双瓣法应用于下睑袋修复，可有效矫正睑袋畸形，使下睑外观自然，复合美学要求，同时又可使面颊部得到提升，达到中面部年轻化的效果。

上睑松弛也是常见的美容手术之一。杨锋等[65]采用上睑皮肤松弛提升术结合自体真皮片填充的方法治疗眉间皱纹，术后效果好，损伤小，恢复快，切实可行。李万同等[66]回顾 2000 年 7 月至 2010 年 7 月间对 624 例上睑皮肤松弛下垂患者采用眉部皮肤切除术、切开法重睑形成术或二者联合术式的临床效果，对其疗效进行分析。认为对于上睑皮肤松弛的手术治疗，只有根据患者的皮肤松弛程度、眉形的变化等具体情况选择不同的手术方法，才能取得良好的效果。李桂珍等[67]采用眉外侧皮肤类菱形切除的方法矫正老化性上睑松垂和鱼尾纹，手术效果理想可靠。

重度先天性上睑下垂的矫正仍然是临床的难题。潘贰等[68]采用翼状韧带悬吊法治疗重度先天性上睑下垂，疗效可靠。用翼状韧带代替上睑提肌，生理运动方向一致，术后眼睑外形动态与静态均较自然。王卫峻等[69]采用单切口额肌上睑 SMAS 瓣经眶隔后悬吊治疗上睑下垂，术后效果好，可避免眉下切口，符合上睑提肌生理功能的重建，适应证范围较广，手术操作简易，术后提上睑功能和上睑形态均改善良好。宋玫等[70]采用宽大额肌瓣悬吊治疗重度先天性上睑下垂。宽大额肌瓣血供丰富，悬吊牢靠，适用于重度上睑下垂的治疗。手术后效果满意，睑缘外形自然，闭合自如，无复发和并发症。

濮哲铭等[71]通过对外眦锚着术在瘢痕挛缩性下睑外翻中应用的研究，论证了外眦锚着术可应用于长期或多次复发的、瘢痕挛缩性下睑外翻的松解植皮治疗，能明显减少术后复发的可能性，获得持久可靠的手术效果。徐家杰等[72]应用上睑轮匝肌蒂皮瓣修复 Treacher-collins 综合征眼睑畸形，术后恢复良好，皮瓣均完全成活，可Ⅰ期完成下睑缺损和外眦移位的修复，手术方法简单可靠，获得满意的长期效果。曾宪武等[73]应用 Medpor 下睑插片矫正中、重度麻痹性睑内翻，方法简便，术后效果确切，可减少复发及出现暴露性角膜炎等并发症。于浩等[74]对8例小睑裂综合征患者采用上睑结膜瓣旋转推进法外眦开大术，效果满意，可以有效避免小睑裂综合征患者外眦开大术后易重新粘连的弊端。

## 五、耳整形

于晓波等[75]介绍对耳轮部分缺损的患者使用耳后扩张皮瓣联合自体肋软骨支架移植进行修复，再造耳轮轮廓清晰，载卷曲变形，无支架外露，再造耳与对侧基本对称。于晓波等[76]介绍应用颞浅血管为蒂的颞浅筋膜瓣联合中厚皮片植皮的方法进行修复耳再造术后皮瓣坏死、软骨支架外露的患者可获得较为满意的修复效果。赵延勇等[77]介绍了联合软骨划痕法及软骨折叠法矫正Stahl耳畸形简单实用，术后效果满意。万睿等[78]报道应用耳软骨斜向劈开成形术矫治招风耳畸形，自耳后沿对耳轮及其上脚劈开耳软骨，应用Gibson软骨应力释放原理，在前外侧面顺对耳轮作其上脚渐开线方向行软骨膜磨削，将软骨劈开线外侧软骨放在劈开线内侧软骨后方，然后再以Mustarde褥式缝合法缝合软骨，术后形态良好。刘闪等[79]报道应用耳甲腔软骨皮瓣旋转联合耳后舌形皮瓣，修复中重度杯状耳畸形可取得较满意效果。于晓波等[80]介绍应用耳郭Z成形术加植皮术矫治隐耳畸形可获得满意而稳定的外形。杜晓扬等[81]报道应用固体硅橡胶联合肋软骨支架行全耳再造，可减少肋软骨的切取量，避免软骨的吸收萎缩所致的颅耳角变浅，是耳再造手术的一个较好选择。白晓珺等[82]报道在耳郭再造术中，二维和三维超声成像技术联合应用，可清晰显示第6～10软骨及其联合部形态，为选取适合的耳郭支架材料提供了依据。赵延勇等[83]*介绍了小耳畸形“三期法”耳郭再造序列治疗的临床应用效果，一期将50 ml专利扩张器置入残耳后乳突区无毛发的皮肤处；二期将三维肋软骨耳郭支架移植于耳前皮瓣和耳后筋膜之间；三期耳屏成形和耳甲腔加深。术后再造耳郭形态逼真、立体感强，经随访支架稳定，无变形和软骨吸收等现象。黄威等[84]报道了扩张器法与乳突区局部皮瓣法耳再造的临床体会，两种方法均获得了良好的耳再造效果。其中乳突区局部皮瓣法更能出现再造耳的精细结构，应为首选。扩张器法并发症稍多，但对于耳后乳突区皮肤不足者扩张器是可选择的较好方法。潘博等[85]介绍将残耳软骨筋膜瓣应用于再造耳郭对称性调整，方法简单、操作方便。于晓波等[86]介绍外耳再造术后如发生再造耳皮瓣破溃、软骨支架外露的并发症，选择颞顶筋膜瓣旋转包裹外露支架、加游离移植中厚皮片、抗感染的治疗方法，可获得较满意的修复效果。

## 六、面部轮廓整形

徐誉纯等[87]报道联合应用下颌骨外板劈除术及颏前下滑行内缩术，可有效地矫治短面型方颌，使下颌骨轮郭达到较为理想的美学标准。卜祥斌等[88]报道经回顾性分析，头皮冠状切口术后颧面部软组织厚度无明显改变，颞部脂肪垫处软组织均有不同程度的萎缩，部分导致不对称畸形，术中应注意解剖层次，保护血管，避免过分牵拉，以尽量减少术后畸形的发生。郭澍等[89]总结出颌面部骨折的一般治疗原则和方法，对于复杂、疑难病例灵活运用相关技术，并且不局限于本学科，尽可能对患者进行救治。早期复位和内固定可有效恢复颌面部解剖结构和生理功能，同时，采用多学科技术及辅助技术进行联合修复，有助于更好地在外观和功能两方面取得良好效果。陶凯等[90]报道使用克氏针辅助固定复杂性上下颌骨骨折，可简化手术操作，准确、可靠地复位和固定骨段，值得临床推广。夏德林等[91]报道根据颧骨颧弓肥大的程度和特点，经口内入路自颧牙槽外下缘到颧弓与颧骨外缘交接处做二条平行C形截骨线，两截骨线间距由颧弓需缩短程度而定，经来复锯截断截除中间骨块，耳屏前颞部发际内切口，分离至颧弓根部，在关节结节前方由后向前斜行截断颧弓，将颧骨颧弓向内上方移动靠拢后以钛板固定。此方法不损伤上颌窦，面部软组织下垂，术后效果明显，特别是对颧弓肥大者效果更佳。夏德林等[92]报道通过计算机辅助设计、快速成型技术预制个性化修复体在整复大面积颅眶缺损畸形可有效解决修复体塑形难、手术时间长、整复后外形欠佳等治疗难题，具有广泛的临床应用前景。侯敏等[93]报道应用锥型束CT可为上颌Le Fort I截骨提供更精准的结构解剖影像，从而提高手术的准确性与安全性。刘曙光等[94]介绍应用血管化游离腓骨复合组织瓣重建上颌骨较传统中空上颌赝复体修复的方法能够更好的维持患者口鼻腔的封闭性，保证口腔发音器官的完整性，恢复腭部形态和软腭功能，可更好地恢复患者的语音功能。卢建建等[95]介绍了采用口内切口行颏部双阶梯水平截骨前移并坚固内固定，以增加颏突度和颏长度，治疗严重小颏畸形，可明显改善颏部形态，协调面部轮郭比例关系，效果显著。林立新等[96]介绍采用口内切口，对颧骨最高点进行磨骨，然后对颧骨体部的L形不完全截骨，采用耳前切口在颧弓结节前1 cm垂直截断颧弓，将颧骨复合体向后内移位，不需要进行内固定，手术时间短、创伤小，恢复快、并发症少，是一种比较安全有效的矫正颧骨复合体肥大的手术方法。

## 七、手足部整形

赵风景等[97]报道使用吻合血管的第2足趾趾腹皮瓣、趾背皮瓣、趾甲瓣、带趾甲趾腹皮瓣、胫侧复合组织瓣、远节复合组织瓣修复手指软组织缺损12例,包括手指指腹、指背、指甲、远节套状撕脱、末节局部、末节整体缺损,皮瓣全部成活。随访6～18个月,皮瓣色泽、质地良好,手指及指甲外形、功能满意。范钦波等[98]报道采用第1跖骨近端开放性截骨钢板内固定联合外侧关节囊松解、内侧关节囊紧缩、拇收肌松解手术治疗第1、2跖骨间夹角(IMA)大于16°的重度拇外翻患者21例。术后随访5～36个月,无截骨不愈合或延迟愈合,无感染发生。IMA由术前的24.7°改善至术后的6.8°。林涧等[99]报道为6例指背皮肤和肌腱缺损患者急诊行游离移植带1/2趾长伸肌腱的趾背复合组织瓣,修复指背皮肤、肌腱缺损,重建伸指功能,术后皮瓣全部成活,创面一期愈合,经5～10年随访,皮瓣色泽接近正常,质地和外形优良,供受区外形和功能满意。沈尊理等[100]报道了掌腱膜挛缩症中手指屈曲畸形矫治的方法,沿掌腱膜挛缩索带纵轴设计锯齿状切口,彻底切除病变的挛缩腱膜组织及其附近5 mm范围的腱膜组织,然后稍加外力松解指关节周围的挛缩组织,使手指恢复伸直位。术后2周给予手指伸直位石膏托制动,术后锯齿状皮瓣均成活,未见神经、肌腱损伤并发症,未见手指屈曲挛缩复发,入指屈伸活动度恢复优良率100%。刘跃飞等[101]报道对7例拇趾趾端缺损患者,采用拇趾趾背神经筋膜蒂皮瓣修复,趾背供区采用下腹部全厚皮片植皮,术后皮瓣全部成活。随访6～24个月,拇趾趾端外形基本恢复,有效保留了拇指长度,趾甲生长良好,无钩甲嵌甲等畸形,足部行走功能无明显影响,趾背供区植皮存活无破溃及瘢痕挛缩。刘晓燕等[102]*报道结合美容外科原则,对于指尖部分缺损的患者,在第二足趾胫侧以第二趾趾固有动脉为供血血管,以趾背静脉为回流血管设计皮瓣,同时切取第二足趾胫侧部分趾固有神经作为皮瓣的感觉神经。受区于指侧方和指间关节设计切口,显露指间关节离断的指固有神经、血管和掌侧静脉,在显微镜下行血管神经吻合。术后8例患者再造指尖组织完全成活,无并发症的发生。随访2～12个月,患指运动、感觉功能恢复良好,术后侧方和指尖关节瘢痕位置隐蔽,指背无瘢痕,手指外形均恢复良好,指腹两点辩别觉为4～6 mm,供区行走功能无明显影响。李祥军等[103]*报道了对11例13拇指、手指中末节背侧复合组织缺损,应用游离拇指背、第2趾背甲皮瓣并移植自体髂骨进行修复。应用游离拇指背、第2趾背甲皮瓣修复拇指、手指中末节背侧皮肤及指甲的缺损,移植自体髂骨修复中末节指骨的缺损,足部供区自髂腹部取全厚皮片植皮。移植后的皮瓣及指甲全部成活,切口均一期愈合。随访6～36个月,移植后的指甲外形、手指触觉满意,指甲生长速度接近正常。指背皮瓣无臃肿,移植髂骨与指骨达到骨性愈合,未出现骨不连、骨吸收的情况。沈向前等[104]*报道了前臂中段尺动脉穿支游离皮瓣修复指端缺损的临床效果。在前臂尺侧近前臂中段,以豌豆骨与肱骨内上踝的连线为皮瓣轴线,沿轴线在肱骨内上髁下方约9～10 cm处,以多普勒血流探测仪及穿支血管穿出点作为皮瓣中心点设计游离皮瓣,其中带入穿支动静脉和皮肤浅静脉,修复指端缺损,供瓣区直接缝合,皮瓣未缝合皮神经。于临床应用12例,术后所有皮瓣存活,色泽质地良好,无坏死发生,手指外形满意。随访6～36个月,皮瓣感觉均有不同程度地恢复,两点辩别觉为6～12 mm,无畏寒、疼痛及敏感等异常感发生,供区外观良好。金光哲等[105]报道了6例伴有手掌、手背及虎口皮肤软组织缺损的手拇指毁损患者,常规实施第二趾移植再造,采用游离以腹壁浅动脉或旋髂浅动脉为蒂的下腹部筋膜穿支皮瓣修复创面,术后皮瓣及再造指体全部成活。经4～12个月随访,皮瓣质地外形优良,再造手指功能恢复满意,可完成对指、对掌等动作。陈莹等[106]报道应用尺动脉腕上皮支下行支为蒂的游离皮瓣修复手指创面10例,皮瓣全部存活,获得了满意的效果。郑有卯等[107]*报道采用带感觉神经的小指尺掌侧固有动脉为蒂,逆行桡侧小鱼际皮瓣修复手指软组织缺损,效果良好,且具有不牺牲指固有神经,供区损伤小的优点。汪洪源等[108]应用皮肤软组织扩张术治疗四肢关节部位瘢痕25例。畸形矫正彻底,功能正常,外形美观。认为在关节周围有充足可扩张正常皮肤的情况下,通过多方法联合应用可提高正常皮肤的有效扩张和扩张皮瓣的合理利用,有助于关节功能的恢复和外形的美观,减少并发症的发生。陈育哲[109]*选择典型的小腿肌肉肥大病例,采用胫神经的腓肠肌内、外侧头肌支离断法治疗。随访效果满意,小腿围较术前缩减3.63±1.10 cm($P<0.001$),不影响小腿功能。本法操作简单、效果明显,病人痛苦小,恢复快,符合美容手术微创的原则。刘乃军等[110]设计微创蝶形臀上窝锚着术矫治臀部下垂松弛46例,术后均无并发症发生,随访2～6年,效果满意。认为蝶形臀上窝锚着术是一种改良微创臀部上提美容整形手术方法,对复杂臀部畸形联合二种以上臀部美容整形手术方法解决效果会更理想,是未来发展方向。

## 八、创面修复

张绪生等[111]回顾性总结并分析58例撕脱伤的整形修复,依据撕脱面积大小与形态,选择创面的最佳修复方法。认为撕脱伤皮肤利用成功与否,直接关系治疗时间的长短和供皮区瘢痕的多少,并与术后外观和功能恢复呈正比。马慧军等[112]应用胶原蛋白凝胶对各类浅Ⅱ度以下烧伤创面进行护理。认为胶原蛋白凝胶可促进美容性皮肤创面的修复,减少创面色素沉着发生,疗效好,安全性高,值得临床大力推广应用。张斌等[113]总结95例臀部及下肢难愈性创面的综合治疗经验。采用简易封闭负压治疗技术、多种皮瓣及皮片移植等整形外科综合治疗方法,术后0.5～2年随访,创面愈合良好,功能恢复满意。朱飞等[114]将封闭式负压引流(VSD)结合邻近皮瓣转移应用于难治性组织缺损修复。持续负压封闭引流能及时清除引流区渗出物和坏死组织,改善局部微循环和促进组织炎症、水肿消退,刺激肉芽组织生长,加速创面愈合,缩小创面,只需结合相对简单易行的邻近皮瓣应用即可理想地修复多数难治性组织缺损创面。雷林革等[115]报道应用封闭式负压引流(VSD),预防游离中厚皮移植术供区瘢痕增生,可使供区创面愈合时间缩短,愈后瘢痕增生不明显,色素改变较轻。毕宏达等[116]*认为采用负压封闭引流装置(VAC)能够有效地治疗术后淋巴漏。

## 九、皮瓣的临床应用

刁建升等[117]*报道应用颈浅动脉和胸肩峰动脉吻合支跨区供血的颈肩岛状皮瓣修复颈部瘢痕挛缩畸形,术区的外观和质地良好,修复效果明显。胡春梅等[118]报道应用颈肩峰扩张皮瓣修复颈部瘢痕挛缩,效果良好。周晓等[119]报道以踝前皮支为蒂的V-Y推进皮瓣修复足背近端较小创面可获得较好的效果。张功林等[120]报道应用游离前锯肌肌肉筋膜瓣桥式移植修复小腿软组织缺损,适宜修复小腿软组织缺损仅有一条主要动脉者,不损伤健侧小腿胫后动脉,且对供区的损伤也较轻。肖建林等[121]报道应用逆行腓肠肌神经营养血管皮瓣可以有效修复小腿及足踝部皮肤缺损。此皮瓣血运丰富,手术操作简便。项铁等[122]报道带皮穿支血管的腓肠神经营养血管皮瓣血供可靠,切取方便,修复效果好,耐磨。皮瓣的神经近端与受区的皮神经近端吻合,能较好的恢复受区感觉,是修复足底缺损的一种可取方法。郑健生等[123]报道应用颈肩反流轴型皮瓣对26例颈胸部瘢痕切除术后创面进行修复。所修复创面的皮肤颜色和质地与周围皮肤一致,供皮瓣区术后瘢痕不明显。李蠡等[124]报道应用扩张皮瓣修复眶下鼻旁三角区大面积皮肤缺损,移植皮瓣颜色、质地、厚度均良好,能达到美容修复的目的。黄永新等[125]报道应用隐神经-大隐静脉营养血管与胫后动脉皮支为蒂的联合皮瓣修复足部慢性溃疡,特别是足跟部创面具有显著效果。高顺红等[126]*报道对小腿软组织损伤严重且无可携带游离组织瓣的血管,以旋股外侧动脉降支的远端为蒂,将其近端与游离组织瓣的动脉吻接,大隐静脉或小隐静脉与游离组织瓣的动脉伴行静脉吻接,皮瓣均成活,外形及功能恢复均较满意。许瑾等[127]*报道降低腓肠神经筋膜皮瓣的旋转点可用于修复足远端皮肤软组织缺损,解决了足部中远端组织缺损修复这一难题,其血供安全可靠,切取转移简便易行,拓展了该皮瓣的应用范围。程瑞修等[128]报道应用颈部双叶皮瓣修复面颊部较大面积软组织缺损,获得满意效果。李荷欢等[129]报道枕动脉与头皮其他血管之间存在广泛、稳定的吻合支,血运丰富。以枕动脉为供血动脉,跨区切取大面积的头皮瓣,一次修复头部肿瘤切除术后大面积复杂头皮缺损,是一安全、可靠、有效的方法。梁钢等[130]*报道应用带蒂转移的以肩胛下血管为蒂的侧胸皮瓣血供可靠,转移方便,供瓣区损伤小,是修复上肢较大面积组织缺损的理想方法。汪洪源等[131]报道应用保留胸背神经的改进背阔肌皮瓣移植修复巨大头皮恶性肿瘤切除术后形成的软组织缺损供区隐蔽、损伤小、组织量切取灵活、血供丰富,修复后形态美观,是理想的手术方法。陶凯等[132]*报道锁骨上动脉筋膜皮瓣属于轴型皮瓣,血运可靠,操作方便。供瓣区面积大,色泽与质地与颈部相近,可以作为颈部瘢痕挛缩的常规治疗方法。杨磊等[133]报道应用颞区皮下蒂皮瓣修复各种原因所致下睑外翻,皮瓣血供可靠、皮瓣设计灵活,转移后蒂部无臃肿外观,供区瘢痕细小、隐蔽,外形满意。徐学武等[134]报道采用颊部旋转皮瓣覆盖皮肤,鼻中隔软骨黏膜复合组织移植片替代睑板和结膜行全下睑全层缺损再造,效果良好。聂振军等[135]报道应用上臂外侧游离皮瓣修复重建虎口瘢痕挛缩,可兼顾术后外形、皮肤质地及功能,是一较好的手术方法。王从峰等[136]报道应用游离腹直肌肌瓣＋中厚游离植皮治疗胫骨下段的难治性慢性骨髓炎具有血运好、抗感染力强和顺应好等优点,术后踝部外形及功能良好。于晓波等[137]报道应用双蒂额部扩张皮瓣血运可靠,可以较好的修复颈部挛缩瘢痕,功能和外形均能获得较满意的恢复,而且能很好地保留供区的形态功能。章宏伟等[138]报道应用小腿胫前、胫后血管来源的穿支皮瓣带蒂移植和股前外侧皮瓣游离移植,是修复小腿和足部深度缺损的良好方法。董忠根等[139]报道远端蒂腓肠神经营养血管皮瓣的近端不超过小腿下7/9与上2/9交界线时,皮瓣成活可靠,皮瓣近端位于小腿上1/9区段时,皮瓣部分坏死的可能性明显增大。杨功林等[140]报道腓肠肌远端岛状肌瓣血供丰富,血管解剖恒定,血管蒂长,肌瓣较薄,适宜修复膝关节周围和小腿上2/3软组织缺损。

## 十、体表肿瘤

雷华等[141]选择35例患者共40个皮肤病损,均位于皮下脂肪沉积较多部位。于病损及其所在躯体的部位进行肿胀技术吸脂术,然后切除全部病损,产生的创面由周边滑行皮瓣推进覆盖,得到形态和功能的良好修复。但此法对皮肤病损的位置和大小有一定限制。陈誉华等[142]应用负压脂肪抽吸术治疗较大的脂肪瘤(直径>10 cm)40例,效果良好。彭维海等[143]应用内镜技术联合负压吸脂术治疗体表较大脂肪瘤9例,取得良好效果。钱铭钦等[144]报道对于较大范围的肌肉软组织层血肿、脓肿、肿物等患者,应用超声自由扩展成像技术不仅能完整地显示肿物全貌及其与周围组织的关系,而且能较好地显示肿物的形态和结构,弥补了二维高频超声在较大肌肉软组织肿物成像中的不足,值得推广应用。孙强等[145]应用携带眼轮匝肌的斧形皮瓣修复眼睑分裂痣。16例患者术后皮瓣均完全成活。12例随访6~12个月,切除区域的痣无复发,皮瓣颜色与周围皮肤一致,瘢痕轻微,效果满意。认为是修复眼睑分裂痣的良好选择。颉玉胜等[146]报道5-氨基酮戊酸光动力疗法(ALA-PDT)联合手术治疗16例老年面部基底细胞癌、鳞状细胞癌、Bowen病,均获得满意效果。对老年面部皮肤恶性肿瘤,ALA-PDT联合手术治疗是一种损伤小、患者可选择接受的方法之一。王文峰等[147]通过改良术式达到腮腺良性肿瘤手术的美学效果。改良包括:切口设计、耳大神经的保护、腮腺区域性切除、胸锁乳突肌瓣的应用、腮腺残端的处理等。结果表明该术式提高了手术的整体质量,克服了部分经典腮腺手术带来的美观方面的缺陷。苏新等[148]报道对109例面部皮肤恶性肿瘤患者在行扩大切除术后采用局部皮瓣修复,效果满意。袁耀东等[149]报道Ezrin和AQP3的高表达可能在皮肤鳞状细胞癌的发生发展中起重要作用,并与其恶性程度相关。陈华等[150]报道对26例头面部钙化上皮瘤患者的临床资料进行回顾,并对诊断和治疗方法进行评估分析。认为需提高医师对钙化上皮瘤临床特征的认识,可利用影像学手段如B超等检查以提高诊断率。手术切除是治疗该病的较好方法。张斌等[151]报道鳞状细胞癌为老年人外耳常见的皮肤恶性肿瘤临床类型,局部皮瓣是常用的修复方法,对于皮肤和软骨组织缺损较大的残耳应用耳局部皮瓣修复是治疗老年人耳部皮肤恶性肿瘤较为理想的方法。黄威等[152]对14例患者应用手术治疗手部巨大痛风结石,切口均Ⅰ期愈合。随访6~24个月,手外形得到明显改善。认为对于手部巨大的痛风结石应当采用手术切除治疗,同时尽可能保留表面的皮肤。李凡等[153]报道应用MoHs显微外科手术治疗23例皮肤恶性肿瘤患者,Ⅰ期愈合22例,Ⅱ期瘢痕愈合1例。术后随访3~24个月肿瘤无复发、转移。该术式治疗皮肤恶性肿瘤具有损伤小、美容效果好、复发率低和安全性好的优点。赵小瑜等[154]分析26例手部腱鞘巨细胞瘤患者的病历资料认为:手部腱鞘巨细胞瘤是一种良性肿瘤,但可导致局部组织破坏,术后易复发,极少发生恶变,早期手术治疗是一种有效的方法。范声强等[155]报道采用注射膨胀染色法耳前瘘管切除术,取得较好的效果。王涛[156]收集12例腮腺良性肿瘤患者,采用由面部除皱切口改良而来的腮腺美容切口入路,进行保留面神经和耳大神经的腮腺切除术治疗腮腺良性肿瘤。患者对该切口的美观程度十分满意。认为该切口入路隐蔽,美容效果好,腮腺任何部位的良性肿瘤都可以采用此术式。沈尊理等[157]*采用面部旋转皮瓣修复下睑皮肤恶性肿瘤根治术后创面13例,随访1年,皮瓣均存活,肿瘤无复发,下眼睑无外翻或退缩,眼睑闭合正常;皮瓣肤色、厚薄和质地与下睑匹配,手术瘢痕隐蔽细小,面部无明显畸形。认为该方法简单方便,疗效满意,尤其适合于中老年患者的治疗。李谆等[158]报道对36例腮腺良性肿瘤采用改良的腮腺类“3”型切口、耳后筋膜瓣、保留腮腺嚼肌筋膜、保留腮腺总导管及深叶功能等综合术式。切口瘢痕得到有效隐蔽、局部凹陷得以改善、味觉出汗综合征明显降低。本方法可以大大改善上述美学问题。

## 十一、血管瘤治疗

血管瘤是最常见的先天性血管良性肿瘤,多在新生儿期出现。杨荣强等[159]采用1%聚桂醇注射液瘤体内注射治疗血管瘤。在静脉血管内注射后,可损伤血管内皮,形成血栓堵塞血管;在静脉血管旁注射后,形成致密纤维组织,闭塞静脉血管,产生硬化作用。手术患者术前聚桂醇注射可使瘤体周围纤维化,缩小了手术范围并减少了术中出血机会。杨超等[160]报道对126例肥厚型鲜红斑痣患者采用单一术式或联合多种术式进行个性化治疗。认为目前手术仍然是肥厚型鲜红斑痣的首选方法。对于病变组织切除后创面的修复,主要采用直接缝合、自体皮肤移植、皮瓣移植或多种术式相结合的方法修复。樊昕等[161]用595 nm可调脉宽脉冲染料激光仪与强脉冲光(IPL)分组治疗毛细血管扩张共326例。164例经595 nm可调脉宽V-beam激光1~3次治疗后,总有效率90.2%;IPL组的总有效率在第1、2、3次治疗后分别为3.1%、21.6%和43.2%。前者治疗毛细血管扩张疗效明显优于后者，且皮肤反应轻微，疗效确切，临床效果满意。王艳春[162]等随访观察采用IPL及VPW532激光治联合疗面部毛细血管扩张症的患者656例。经过治疗后，有效率98.9%，治愈率91.9%；不良反应发生率为37.5%，无严重并发症出现。认为两者联合应用治疗面部毛细血管扩张症是一种疗效确切、安全的治疗策略。徐纪等[163]报道应用595nm脉冲染料激光治疗皮肤血管异常性疾病患者362例，结果毛细血管扩张、血管痣和蜘蛛痣患者的治疗有效率达100%；鲜红斑痣的有效率为72.1%；婴幼儿血管瘤的有效率为86.2%；血管角皮瘤的有效率为93.8%。治疗中疼痛较轻，不良反应发生率约为3.0%。随访1～2年，对治疗效果均较满意。临床疗效确切，不良反应较少，值得推广应用。陈辉等[164]对17例上睑静脉畸形的患者(排除球后病灶)，使用双针法无水乙醇硬化治疗局限型上睑静脉畸形。所有患者治疗1～3次，平均治疗2.2次；无水乙醇平均用量为1.7 ml，治愈者16例(94.1%)，随访6～24个月，无复发。未出现皮肤水疱、坏死及其他并发症。该方法效果良好，并具有较高的安全性。郭正团等[165]回顾分析治疗大面积静脉畸形的方法变迁及临床疗效。所有治疗病例全部有效，但电化学联合平阳霉素治疗组治愈率明显高于单用电化学治疗或单用平阳霉素治疗组，而且治愈的时间较单用电化学治疗或单用平阳霉素治疗明显缩短，并发症的发生率也显著低于其他两组。联合应用具有治愈率高、疗程短及并发症低等优点，是一种行之有效的方法。

## 十二、美容手术

张旭东等[166]报道通过耳前小切口行颧脂肪垫悬吊术患者12例，探讨该方法的安全性和促进中面部提升的美容效果。随访观察6～12个月，均获得较好的中面部提升效果。认为该法是一种安全、有效、切口隐蔽的中面部年轻化方法。王晓媛等[167]对56例患者采用改进的综合方法，将传统的筋膜悬吊改进为多层次的分段提紧和选择性的连续提紧，对中下面部进行三维除皱术，除皱效果良好，而且使面部轮廓形态得到了显著改善，三维面部年轻化的概念也得到了体现。金宝玉等[168]报道胶原蛋白在面部微创年轻化应用中，短期效果明显且不良反应少，是一种值得推广的微创颜面部年轻化材料。金云波等[169]应用经睑缘切口微创中面部提升和下睑区域年轻化的方法治疗35例患者，认为经此切口离断眼轮匝肌支持韧带并松解颧前间隙，切口小，无面神经损伤的风险，可有效提升中面部，使睑颊沟凹陷明显改善。王太玲等[170]在591例患者除皱术中应用眶外侧眼轮匝肌舒平悬吊法矫正鱼尾纹和外眼角下垂，效果明显，无并发症，操作简单，是一种行之有效的除皱方法。许柯等[171]采用眉缘切口上睑除皱术与眼袋整复术联合并辅以骨膜悬吊除皱，可一次性去除眶周皱纹，迅速达到眶周及中面部年轻化的效果，避免单一手术后的不协调，随访65例，除皱效果显著。张志宏等[172]对52例面部除皱患者采用颊部耳前SMAS折叠，同时将下垂的颧脂垫缝线悬吊于耳前筋膜的中面部年轻化方法，中面部提升效果维持时间长，恢复期短，无面神经损伤等严重并发症出现。此方法可作为独立的中面部手术在局麻下实施，操作简单、安全、效果持久。李万同等[173]回顾624例上睑皮肤松弛下垂患者，采用眉部皮肤切除术、切开法重睑成形术或二者联合术式，对其疗效进行分析。认为对于上睑皮肤松弛的手术治疗，只有根据患者的皮肤松弛程度、眉形的变化等具体情况选择不同的手术方法，才能取得良好的效果。褚晶晶等[174]对6例女性面部老化者采用Slimager射频仪治疗半侧面部，以另半侧作为对照。原有的面部皮肤松弛和皱纹都有明显改善，就医者与医师双方对疗效均感满意。射频技术是一种安全、有效、无创的非手术治疗方法，对紧缩肌肤、改善皱纹、面部年轻化有很好的临床疗效。刘萍等[175]对108例求美患者应用小切口双层剥离法实施额部除皱术，采用额部发际内或眉部小切口在额部进行皮下、骨膜下双层剥离，并提拉固定，术后均获得良好效果。疗效确切、安全，是去除额部皱纹的理想方法。刘成胜等[176]对178例患者通过自体颗粒脂肪移植矫正面部老化。改善满意，无脂肪液化、感染、破溃等严重并发症发生，效果明显、持久。是一种安全有效的面部软组织填充手术技术，可以有效地取得改善面部老化、除皱的效果，值得临床推广应用。王长慧等[177]探讨A型肉毒毒素联合减张压迫法在面部整形美容切口中的应用效果。通过A型肉毒毒素联合减张压迫法在面部整形美容切口中的应用，术后切口愈合理想，患者满意度高，能够更好地促进整形美容术后切口的愈合并防治瘢痕增生。

## 十三、外生殖器整形

梁伟强等[178]报道采用以阴蒂背侧血管神经束为蒂的肥大阴蒂缩小成形术及阴唇成形术对女性假两性畸形患者进行会阴女性化的转变，既可保留阴蒂感觉及勃起功能，形成符合美学和功能要求的阴蒂，适合各种外阴女性化手术。郑泽等[179]*报道应用悬吊式无气腹腹腔镜行乙状结肠阴道成形术64例，其中悬吊式腹腔镜辅助下手术56例，包括先天性无阴道50例，易性癖6例;悬吊式全腹腔镜下手术8例,为先天性无阴道患者。所有患者手术均成功。表明悬吊式无气腹腹腔镜乙状结肠阴道成形术创伤小,操作便利,术后恢复快,生理解剖功能较好,且具有美学效果,是一种比较理想的阴道成形术式。李养群等[180]报道应用口腔黏膜卷管分期修复幼儿期先天性尿道下裂。在矫直阴茎后,应用口腔黏膜卷管游离移植预制缺损段尿道,二期进行吻接,同时应用以阴囊动脉为蒂的阴囊筋膜皮瓣覆盖创面,术后阴茎无弯曲,自行排尿通畅,无尿道狭窄及尿瘘,阴茎外形良好。李强等[181]*报道采用睾丸鞘膜瓣转移结合尿道支架管和弹性包扎治疗尿道下裂术后多发性尿瘘8例。患者均有尿瘘修补失败史,尿瘘数量最少3个、最多7个,平均5个,分别分布于阴茎头至阴茎根部之间。全部患者均Ⅰ期愈合,术后排尿及外形均良好,5例患者随访8～10月无尿瘘复发现象、无排尿困难及阴茎弯曲等问题。丁健等[182]报道利用尿道延伸术接合局部皮瓣治疗远端型尿道下裂,具有手术成功率高,术后并发症少的优点。李养群等[183]报道应用包皮口三瓣法成形治疗包茎患者25例,同时行系带延长18例。术后皮瓣血运均良好,切口Ⅰ期愈合,随访15例患者6个月至2年,阴茎头全部外露,包皮系带及阴茎头外形良好,畸形矫正满意,切口瘢痕细小,无明显内外板皮肤色差,未见有并发症出现。张慧贤等[184]报道采用随机抽样的方法抽取成人尿道下裂患者50例,选用一般情况调查表、十六种人格因素问卷(16PF)进行调查人格特征分析。结果表明成人尿道下裂患者的忧虑性(6.56)、幻想性(6.08)和敏感性(6.44)高于正常人,而恃强性(3.72)低于正常人,其他人格特征与正常人相近。顾胜利等[185]报道应用以尿道口为基底的带蒂阴茎皮肤及包皮瓣连续缝合尿道成形术(Koyanagi)进行修复近端型尿道下裂合并阴茎阴囊转位,术后阴茎外观、尿道功能满意,阴茎阴囊转位得以纠正。陈海天等[186]报道在腹腔镜下用超声刀切取长约15 cm的乙状结肠,将保留完整带血管系膜的移植肠段拉入盆腔,从盆腔直肠凹拉出做人工阴道,乙状结肠的远近端行端端吻合,形成的阴道长度和宽度充分,外观和功能均满意。杨平等[187]报道采用保留阴茎皮下浅静脉系统的包皮环切术,术后阴茎无臃肿状态,外观满意。尤其是保留了完整的浅静脉网络,在性生活中无阴茎感觉异常及勃起障碍等并发症。曹玉娇等[188]报道应用改良的小阴唇中后部去皮法行阴唇缩小整形术,获得了较好的疗效。张斌等[189]介绍对小阴唇肥大伴阴蒂包皮过长者,应用小阴唇分层V形切除和阴蒂包皮U形联合切除手术,获得满意的效果。许澎等[190]介绍对小阴唇肥大患者应用上蒂法小阴唇缩小成形术,以小阴唇上部为蒂,切除小阴唇中下部全层组织,保留小阴唇边缘,蒂部宽度不小于1.2 cm,组织瓣长宽比为3∶1,术后外观形态满意,局部无感觉异常。

## 十四、腋臭治疗

郝伟等[191]观察阿托品在无水乙醇注射法治疗腋臭中的作用及对远期效果的影响。认为阿托品对于注射法治疗腋臭的远期疗效没有影响,无水乙醇注射法治疗腋臭的配方不必加入阿托品。王擎等[192]认为保留蒂部真皮下血管网分支修剪法根治腋臭,充分利用了腋窝顶泌汗腺和真皮下血管网的解剖学基础,保证了手术确切止血和腋窝顶泌汗腺的有效去除,同时又最大限度地保护了皮肤血供。其效果理想,并发症少,值得临床推广。谢群等[193]研究表皮生长因子(EGF)及其受体(EGFR)在腋(臭)区顶泌汗腺细胞中的表达情况及其临床意义。认为EGF和EGFR在腋(臭)区顶泌汗腺细胞中的表达水平的增加与腋臭的发病有着密切关系。粟颖利等[194]对腋臭患者和正常人腋部大汗腺进行形态学观察,认为雄激素受体(AR)和大汗腺分泌物气味结合蛋白(ASOB)在腋臭患者大汗腺组织中的表达量同时增多,它们可能在腋臭发病的过程中起了重要作用。朱麟等[195]采用负压抽吸联合腋横皮纹小切口皮下修剪法治疗腋臭35例,并随访1年。总有效率为100%,治愈率为94.29%,无复发。认为此法治疗腋臭创伤较少、恢复较快、无明显瘢痕、治愈率高,并发症较少,值得临床推广应用。闫迎军等[196]采用负压抽吸术治疗腋臭16例并对获取的标本行病理学检查。术后均一期愈合,无血肿形成、皮肤坏死;组织标本病理学观察证实抽吸物中含有大量的大汗腺。治疗有效率为91.1%。认为负压抽吸术治疗腋臭具有微创、有效、术后并发症少等优点。赵志力等[197]对60例患者采用小切口改良的双层剥离法治疗腋臭,均顺利康复,效果满意。认为此方法治疗腋臭是一种可行的方法。钱升广等[198]对367例双侧腋臭患者分组采用传统绷带8字加压包扎法和宽U缝合打包技术,认为后者术后两上肢活动较自如,无捆绑感,近、远期效果较好。术后血肿总体发生情况和大血肿发生情况明显低于前者($P<0.01$),取得较满意的效果。印国兵等[199]*对25具成人尸体的50侧腋区进行解剖,观测腋窝被毛区肋间臂神经(ICBN)的神经支配情况;另对合并腋臭的20例乳癌患者分两组进行切除或保留ICBN的手术,观察切除ICBN对腋臭的影响。认为切除ICBN或其上支、上干,从而消除腋窝被毛区汗腺的分泌以治疗腋臭是可行的。马博等[200]选择90例腋臭患者,分别进行小切口搔刮法、大汗腺修剪法治疗。认为大汗腺修剪法治疗组的复发率和病理切片大汗腺残

留率均低于小切口搔刮治疗组，两者在术后并发症发生率上的差别没有统计学意义。大汗腺修剪法是手术治疗腋臭的理想术式。刘伟忠等[201]报道皮片翻转器和医用削刮修整器在直视下清除皮下组织、顶泌汗腺和大小汗腺，清除彻底，手术进度快，是一套很好用的组合器械。陈杰等[202]对比顺皮纹小切口综合术式、单纯切除加修剪法、$CO_2$ 激光烧灼治疗 3 种方法治疗腋臭的痊愈率、有效率及并发症的发生率。认为顺皮纹小切口综合术式 A 组治疗腋臭是较好的方法。梁伟中等[203]报道对 100 例腋臭患者采用双纵行切口行腋臭根治术，成功率高，并发症少；手术操作熟练程度及术后患者的配合直接关系到手术的成败。李薇薇等[204]报道收治的腋臭患者 350 例，分别采用小切口切除、肿胀麻醉下吸刮术、肉毒毒素注射治疗。认为三者均为治疗腋臭的有效方法，但小切口切除对异味的祛除能更彻底。考虑到术后的并发症，术后美观及恢复期短的等原因，对局部异味轻中度的患者，肉毒毒素注射治疗更适合；对中、重度的局部异味患者，可采用吸刮术。朱格非等[205]报道对采用腋纹切口皮瓣法腋臭患者术后 3 天开始行创面微波照射，可促进腋部皮瓣局部血液循环和皮瓣成活，减少并发症，利于切口愈合。艾红梅等[206]应用美容微切口同时治疗腋臭和腋毛增多症，创伤小，并发症少，效果可靠。何俭等[207]报道 43 例经腋下小切口切除副乳，此法操作简便，出血少，恢复快，符合美学要求，值得推广应用。

## 十五、毛发移植

王继萍等[208]选择 391 例男性型脱发患者，采用打孔植入同步的方法修复后，毛发生长方向和分布自然，移植区域头皮无瘢痕，表面平整，无炎症表现。认为打孔植入同步的毛囊单位移植技术手术创伤小、出血少，术后毛发生长外观自然，并发症少，是较理想的男性型脱发治疗手段。郭晓波等[209]对 12 例患者行阴毛移植术，探讨单体毛囊单位移植修复阴毛缺失的临床效果和意义。认为此方法用于治疗阴毛稀缺具有创伤小、手术安全可靠、毛发覆盖率高、形态自然等优点，值得临床推广应用。蒋文杰等[210]对 26 例女性求美者应用单株自体毛发移植修饰睫毛。植入毛发生长良好，方向、形态满意，使用电睫毛夹夹烫或睫毛膏修饰，效果更佳，是一种适宜的睫毛修饰方法。张菊芳等[211]对 76 例瘢痕性脱发患者行高密度毛发移植术。脱发区被完全覆盖者 36 例，基本覆盖者 24 例，仍有部分脱发区外露者 13 例，头皮瘢痕明显外露者 3 例。移植后的毛发外形自然，患者满意。本方法具有创伤小、恢复快、移植密度和成活率高、毛发生长形态自然等特点，术后效果满意，值得推广使用。谢祥等[212]应用毛发移植技术治疗小面积眉缺损 18 例，植入的眉毛生长良好，两侧对称，效果满意。张勇等[213]对 67 例男性秃发(雄激素源性)患者应用毛囊单位移植技术进行治疗，并应用含单个毛囊单位进行发际线再造，获得较满意的临床效果，改进了发际线的设计方案，其术后效果更加自然美观。蒋文杰等[214]应用自体毛囊种植修复鬓角缺失患者 67 例，植入毛发生长良好，再造鬓角形态及方向与正常较为一致，效果满意。认为本方法具有形态好，创伤小的特点，是修复小面积及形态不规则的鬓角缺损的最佳选择。孙宇等[215]制作携带同种异体毛发的毛囊单位样可移植假发，观察到其植入后组织相容性良好，具有大规模 T 业化生产并应用的良好前景。

## 十六、脂肪移植

曾海波等[216]应用自体脂肪多层次注射的方法矫治额颞部凹陷 45 例，患者术后未发现有感染、坏死及液化等并发症。该方法充填后原凹陷部位丰满，局部无硬结，质感和外形好，与周围组织无界限，且方法简便，值得临床推广应用。陈俊男等[217]实施自体颗粒脂肪注射移植填充术 12 例，7 例 1 次注射充填术后形态满意，4 例行 2 次注射，1 例注射 3 次。移植脂肪大部存活，改善满意，无明显术后并发症，手术效果满意。自体颗粒脂肪是较为理想的软组织填充材料，方法简单，安全有效。徐向民等[218]对 477 例进行自体脂肪颗粒移植术患者回顾性分析其临床应用情况。认为脂肪颗粒移植是一种有效的填充缺损、凹陷的手段，移植成活后的脂肪颗粒其组织结构与正常脂肪组织结构无异，但是大体标本不完全相同，小部分坏死组织并不一定会引起感染，大量的组织液化多数也被包膜包裹。卢玲等[219]采用自体脂肪颗粒移植治疗颜面部凹陷 31 例，术后随访 6～24 个月，额颞部较前丰满，形态自然，效果满意。认为利用自体颗粒脂肪移植治疗颜面部凹陷，手术易行，创伤小，效果较好，值得推广。宋晓非等[220]观察总结自体脂肪颗粒移植填充治疗各种面部凹陷的临床效果。认为采用自体脂肪颗粒移植治疗面部凹陷是一种较为理想的方法。

（薛春雨 杨 超 吕 川）

### 参 考 文 献

1 冷 冰，等. 中国美容整形外科杂志，2011，22(2)：120

2 李 克，等. 中国美容整形外科杂志，2010，21(11)：699

3 张凌峰，等. 中国美容整形外科杂志，2011，22(7)：402

4 张丽霞,等.四川医学,2011,32(6):822
5 米 兰,等.中华整形外科杂志,2011,27(4):289
6 张维娜,等.中国美容整形外科杂志,2011,22(5):310
7 闫春贵,等.中国美容医学,2011,20(2):247
8 刘 健,等.山东大学学报(医学版),2011,49(5):135
9 王韶华,等.中国美容整形外科杂志,2011,22(2):114
10 王少华,等.中华医学美学美容杂志,2011,17(4):290
11 程丽英,等.中国美容整形外科杂志,2011,22(7):397
12 李 昕,等.中国美容整形外科杂志,2011,22(7):405
13 马 群,等.中国美容整形外科杂志,2011,22(6):360
14 魏 斌,等.中国美容整形外科杂志,2011,22(8):472
15* 廖云君,等.中华整形外科杂志,2011,27(1):51
16 刘 毅,等.中国美容医学,2011,20(5):774
17 马东洋,等.中国美容医学,2011,20(3):408
18 雷 华,等.中国美容医学,2011,20(3):402
19 杨旭芳,等.中华整形外科杂志,2011,27(1):58
20 藺 洁,等.中国美容医学,2011,20(4):591
21 林 煌,等.中国美容医学,2010,19(12):1809
22 林 煌,等.中国美容医学,2011,20(4):585
23 张志宏,等.中国美容医学,2011,20(2):222
24 郭文哲,等.中国美容整形外科杂志,2011,22(2):91
25 郑胜武,等.中国美容医学,2010,19(12):1805
26 王 阳,等.中国美容整形外科杂志,2011,22(2):105
27 戴海英,等.中国美容整形外科杂志,2011,22(9):566
28 谷廷敏,等.中国美容医学,2011,20(3):414
29 黄建艳,等.中国美容医学,2010,19(10):1493
30 盛高铭,等.中国美容医学,2010,19(12):1811
31 韩喜莉,等.中国美容医学,2011,20(4):602
32 马 戈,等.中国美容医学,2011,20(3):438
33 宣 敏,等.中国美容医学,2011,20(2):237
34 尹 林,等.江苏医药,2011,37(6):697
35 杜永贵,等.中国美容医学,2011,20(5):781
36 王 琦,等.中国美容医学,2011,19(10):1487
37* 徐 宇,等.肿瘤,2011,31(1):64
38 伍尚敏,等.中国美容医学,2011,19(11):1645
39 段红钰,等.中国美容医学,2010,19(12):1815
40 袁斯明,等.中国美容整形外科杂志,2011,22(3):178
41 周英晋,等.中国美容整形外科杂志,2011,22(8):463
42 王晓燕,等.中华医学美学美容杂志,2011,17(4):298
43 蔡淑云,等.中国美容医学,2011,20(6):929
44 牛兆河,等.中华医学美学美容杂志,2011,17(4):260
45 周 虹,等.中华医学美学美容杂志,2011,17(4):263
46 汪洪源,等.中华医学美学美容杂志,2011,17(4):266
47 熊凌云,等.中华整形外科杂志,2011,27(3):187
48* 曾 昂,等.中华整形外科杂志,2011,27(4):250
49 陈 刚,等.中国美容整形外科杂志,2011,22(8):469
50 杨永胜,等.中国美容整形外科杂志,2011,22(2):94
51 杨艳清,等.中国美容整形外科杂志,2011,22(3):132
52 杨 杰,等.中国美容整形外科杂志,2011,22(3):137
53 吴小尉,等.中华医学美学美容杂志,2011,17(2):84
54 林 军,等.中国美容医学,2010,19(12):1749
55 冷 冰,等.中国美容整形外科杂志,2010,21(11):660
56 辛敏强,等.中华整形外科杂志,2010,26(5):351
57 张文俊,等.中国美容医学,2011,20(3):355
58 郭 科,等.中国美容医学,2011,20(6):893
59 于晓波,等.中国美容医学,2011,20(9):1327
60 张永玉,等.中华医学美学美容杂志,2011,17(2):98
61 刘翠云,等.中国美容整形外科杂志,2010,21(11):674
62 陈志鹏,等.中国美容医学,2011,20(9):1332
63 陈 兵,等.中华医学美学美容杂志,2011,17(1):1
64 陈 刚,等.中国美容整形外科杂志,2011,22(9):529
65 杨 锋,等.中国美容医学,2011,20(6):891

66 李万同，等. 中国美容整形外科杂志，2011，22(9)：540
67 李桂珍，等. 中国美容整形外科杂志，2010，21(11)：663
68 潘　贰，等. 中华整形外科杂志，2011，27(4)：253
69 王卫峻，等. 中国美容整形外科杂志，2011，22(4)：212
70 宋　玫，等. 中国美容医学，2011，20(9)：1334
71 濮哲铭，等. 中国美容医学，2010，19(11)：1609
72 徐家杰，等. 中国美容医学，2011，20(10)：1540
73 曾宪武，等. 中国美容整形外科杂志，2011，22(6)：371
74 于　浩，等. 中国美容医学，2010，19(11)：1605
75 于晓波，等. 中国美容医学，2010，20(3)：377
76 于晓波，等. 中国美容整形外科杂志，2011，22(9)：548
77 赵延勇，等. 中国美容医学，2010，20(2)：206
78 万　睿，等. 中华医学美学美容杂志，2011，17(1)：19
79 刘　闪，等. 中国美容整形外科杂志，2011，22(4)：225
80 于晓波，等. 中国美容医学，2011，20(6)：887
81 杜晓扬，等. 安徽医科大学学报，2011，46(8)：883
82 白晓珺，等. 中国美容整形外科杂志，2011，22(8)：483
83* 赵延勇，等. 中国美容整形外科杂志，2011，22(2)：68
84 黄　威，等. 中国美容整形外科杂志，2011，22(2)：75
85 潘　博，等. 中国美容整形外科杂志，2011，22(2)：78
86 于晓波，等. 中国美容医学，2010，20(1)：36
87 徐誉纯，等. 中华整形外科杂志，2011，27(1)：15
88 卜祥斌，等. 中华整形外科杂志，2011，26(5)：345
89 郭　澍，等. 中国美容整形外科杂志，2011，22(6)：327
90 陶　凯，等. 中国美容整形外科杂志，2011，22(6)：324
91 夏德林，等. 中华医学美学美容杂志，2011，17(2)：104
92 夏德林，等. 中国美容医学，2010，19(10)：1466
93 侯　敏，等. 中华整形外科杂志，2011，27(4)：246
94 刘曙光，等. 广东医学，211，32(13)：1684
95 卢建建，等. 中国美容医学，2010，20(4)：567
96 林立新，等. 中华医学美学美容杂志，2011，17(4)：269
97 赵风景，等. 中华烧伤杂志，2011，27(4)：283
98 范钦波，等. 中国美容整形外科杂志，2011，22(6)：354
99 林　涧，等. 中华整形外科杂志，2011，27(2)：101
100 沈尊理，等. 中国美容整形外科杂志，2010，21(12)：725
101 刘跃飞，等. 中国美容医学，2010，19(12)：1752
102* 刘晓燕，等. 中国美容整形外科杂志，2011，22(1)：4
103* 李祥军，等. 中国美容整形外科杂志，2011，22(1)：7
104* 沈向前，等. 中华整形外科杂志，2010，26(5)：321
105 金光哲，等. 中国美容医学，2010，19(11)：1596
106 陈　莹，等. 中华整形外科杂志，2011，27(1)：67
107* 郑有卯，等. 中华整形外科杂志，2011，27(2)：92
108 汪洪源，等. 中国美容医学，2011，20(6)：906
109* 陈育哲. 中国美容医学，2010，19(9)：1263
110 刘乃军，等. 中国美容医学，2011，20(9)：1371
111 张绪生，等. 中国美容整形外科杂志，2011，22(8)：466
112 马慧军，等. 中国美容医学，2011，20(2)：235
113 张　斌，等. 中国美容医学，2010，19(9)：1269
114 朱　飞，等. 中国美容医学，2011，20(8)：1199
115 雷林革，等. 中国美容医学，2011，20(7)：1058
116* 毕宏达，等. 中国美容整形外科杂志，2010，21(12)：731
117* 刁建升，等. 中华医学美学美容杂志，2011，17(2)：12
118 胡春梅，等. 中华烧伤杂志，2011，27(4)：277
119 周　晓，等. 中华整形外科杂志，2011，27(4)：266
120 张功林，等. 中华整形外科杂志，2011，27(4)：263
121 肖建林，等. 中国美容医学，2011，20(4)：536
122 项　铁，等. 重庆医学，2011，40(4)：386
123 郑健生，等. 中国美容医学，2011，20(2)：187
124 李　蠡，等. 中国美容整形外科杂志，2011，22(9)：559
125 黄永新，等. 中华医学美学美容杂志，2011，17(4)：254

126* 高顺红,等. 中华整形外科杂志,2011,27(3):201
127* 许　瑾,等.中国美容医学,2011,20(3):372
128 程瑞修,等.中国美容整形外科杂志,2011,22(2):81
129 李荷欢,等.中国美容整形外科杂志,2011,22(3):142
130* 梁　钢,等. 中华整形外科杂志,2010,26(6):426
131 汪洪源,等.安徽医学,2010,31(12):1432
132* 陶　凯,等.中国美容整形外科杂志,2010,21(12):716
133 杨　磊,等.中华医学美学美容杂志,2011,17(3):177
134 徐学武,等.中华医学美学美容杂志,2011,17(2):95
135 聂振军,等.中国美容整形外科杂志,2011,22(6):357
136 王从峰,等.中国美容医学,2010,19(10):1423
137 于晓波,等.中华整形外科杂志,2011,27(1):19
138 章宏伟,等.中国美容整形外科杂志,2010,21(11):657
139 董忠根,等. 中华整形外科杂志,2010,26(5):331
140 杨功林,等. 中华整形外科杂志,2010,26(5):328
141 雷　华,等. 中华整形外科杂志,2011,27(3):197
142 陈誉华,等.中国美容医学,2011,20(8):1224
143 彭维海,等. 中华整形外科杂志,2011,26(6):462
144 钱铭钦,等.中国美容整形外科杂志,2011,22(4):229
145 孙　强,等.中国美容医学,2011,20(4):561
146 颉玉胜,等.中国美容医学,2011,20(9):1417
147 王文峰,等.中国美容医学,2011,20(10):1546
148 苏　新,等.江苏医药,2011,37(19):2337
149 袁耀东,等.中国美容医学,2011,20(5):790
150 陈　华,等.中华医学美学美容杂志,2011,17(3):180
151 张　斌,等.中国美容医学,2011,19(12):1775
152 黄　威,等.中国美容整形外科杂志,2011,22(1):15
153 李　凡,等.中国美容医学,2011,20(1):13
154 赵小瑜,等.苏州大学学报,2010,30(5):1093
155 范声强,等.中国美容医学,2011,20(10):1543
156 王　涛.临床医学,2010,30(11):23
157* 沈尊理,等.中国美容整形外科杂志,2011,22(9):520
158 李　谆,等.中国美容医学,2011,20(3):390
159 杨荣强,等. 中华小儿外科杂志,2011,32(9):715
160 杨　超,等.中国美容整形外科杂志,2011,22(7):409
161 樊　昕,等.中国美容医学,2011,19(11):1656
162 王艳春,等.中国美容医学,2011,19(12):1827
163 徐　纪,等.中国美容整形外科杂志,2011,22(2):87
164 陈　辉,等.中国美容整形外科杂志,2011,22(9):535
165 郭正团,等.中国美容医学,2010,19(9):1337
166 张旭东,等.中国美容医学,2011,20,(5):723
167 王晓媛,等.中国美容医学,2011,20(4):546
168 金宝玉,等.中国美容整形外科杂志,2010,21(11):667
169 金云波,等.中国美容整形外科杂志,2011,22(9):523
170 王太玲,等.中国美容医学,2011,20(4):555
171 许　柯,等.中华损伤与修复杂志,2010,5(4):36
172 张志宏,等.中国美容医学,2011,20(4):529
173 李万同,等.中国美容整形外科杂志,2011,22(9):540
174 褚晶晶,等.中华医学美学美容杂志,2011,17(4):283
175 刘　萍,等.中国美容整形外科杂志,2010,21(11):672
176 刘成胜,等.中华医学美学美容杂志,2011,17(4):286
177 王长慧,等.中国美容医学,2011,20(3):359
178 梁伟强,等.中华医学美学美容杂志,2011,17(4):277
179* 郑　泽,等.中国美容医学,2011,20(1):9
180 李养群,等.中华整形外科杂志,2011,27(1):4
181* 李　强,等.中华整形外科杂志,2011,27(1):1
182 丁　健,等.中国美容医学,2010,19(10):1419
183 李养群,等. 中华整形外科杂志,2011,26(6):457
184 张慧贤,等.中国美容医学,2011,20(9):1375
185 顾胜利,等. 中华整形外科杂志,2011,27(4):269
186 陈海天,等.中国美容整形外科杂志,2011,22(5):281

187 杨　平,等. 中国美容整形外科杂志,2011,22(5):279
188 曹玉娇,等. 中国美容整形外科杂志,2011,22(9):564
189 张　斌,等. 中国美容整形外科杂志,2011,22(9):562
190 许　澎,等. 中国美容整形外科杂志,2011,22(9):554
191 郝　伟,等. 中华医学美学美容杂志,2010,16(6):373
192 王　擎,等. 中国美容医学,2011,20(5):707
193 谢　群,等. 中国美容医学,2010,19(10):1490
194 粟颖利,等. 中国美容医学,2010,19(12):1822
195 朱　麟,等. 中国美容医学,2011,20(10):1525
196 闫迎军,等. 中国美容医学,2011,19(11):1586
197 赵志力,等. 中国美容医学,2011,20(7):1068
198 钱升广,等. 中华整形外科杂志,2010,26(6):464
199* 印国兵,等. 中国临床解剖学杂志,2011,29(5):517
200 马　博,等. 中国美容医学,2011,20(1):15
201 刘伟忠,等. 中国美容医学,2011,20(10):1501
202 陈　杰,等. 四川医学,2011,32(4):547
203 梁伟中,等. 中国现代手术学杂志,2010,14(5):389
204 李薇薇,等. 中华整形外科杂志,2010,26(5):348
205 朱格非,等. 中国美容医学,2011,20(2):198
206 艾红梅,等. 中国美容医学,2011,19(11):1581
207 何　俭,等. 中国美容医学,2011,20(1):24
208 王继萍,等. 解放军医学杂志,2010,35(12):1489
209 郭晓波,等. 中国美容整形外科杂志,2011,22(7):394
210 蒋文杰,等. 中华整形外科杂志,2011,27(2):111
211 张菊芳,等. 中国美容整形外科杂志,2011,22(7):388
212 谢　祥,等. 中国美容医学,2011,20(4):559
213 张　勇,等. 中国美容整形外科杂志,2011,22(7):391
214 蒋文杰,等. 中国美容医学,2010,19(11):1577
215 孙　宇,等. 中国美容整形外科杂志,2011,22(5):318
216 曾海波,等. 中国美容医学,2011,20(8):1204
217 陈俊男,等. 中国美容医学,2011,20(10):1504
218 徐向民,等. 中国美容整形外科杂志,2011,22(3):145
219 卢　玲,等. 齐齐哈尔医学院学报,2011,32(16):2583
220 宋晓非,等. 中国美容医学,2011,20(2):196

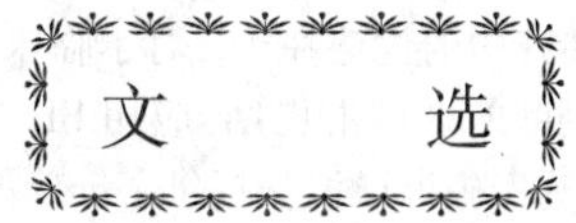


**人脂肪细胞的可塑性**[中华整形外科杂志,2011,27(1):51]　廖云君等自人吸脂术后抽吸物提取成熟脂肪细胞及脂肪组织来源干细胞(ASCs),天花板贴壁培养法诱导成熟脂肪细胞去分化,获得去分化脂肪细胞(DA)。相同条件下,MTT 比色法比较 DA、ASCs 活性并绘制细胞生长曲线;流式细胞仪鉴定 DA、ASCs 表面分子的表达;油红 0 染色、茜素红染色、阿尔辛蓝染色分别鉴定 DA、ASCs 成脂分化、成骨、成软骨分化能力。结果发现,人成熟脂肪细胞在体外培养环境下能去分化为成纤维细胞状 DA;DA、ASCs 均有很强的增殖能力,两者差异无统计学意义;流式细胞仪测定表明 DA、ASCs 中 HLA-ABC、CD29、CD44 均为阳性,CD45、CD34、CD106 均为阴性;成脂分化 2 周,油红 0 染色可见 DA、ASCs 内出现红色脂滴;成骨分化 2 周,茜素红染色可见 DA、ASCs 内红色钙盐沉积;成软骨分化 2 周,阿尔辛蓝染色可见 DA、ASCs 内软骨基质沉积。认为成熟的脂肪细胞在体外培养环境下能去分化为 DA,DA 具有很强的增殖活性,表达部分干细胞特征性表面蛋白,有成骨、成软骨及强大的成脂分化能力,有望成为组织工程优秀的种子细胞。

(朱　吉)

**述评**　2006 年 Takahashi 和 Yamanaka 首次成功地从小鼠成纤维细胞诱导得到诱导多能性干细胞(iPS 细胞)以来,iPS 细胞由于其潜在的广阔应用前景而迅速成为干细胞研究领域的新热点。同样,该研究通过特殊的培养方式将成熟脂肪细胞诱导成去分化脂肪细胞,从形态、增殖能力、分化潜能到表面分子的表达都类似于脂肪组织来源干细胞(ASCs)。这不仅为成体细胞的可塑性提供理论依据,也为组织工程提供更广的种子细胞来源。

(邢　新)

**皮肤恶性黑素瘤的前哨淋巴结活检技术**[肿瘤,2011,31(1):64]　徐宇等介绍皮肤恶性黑色素瘤治疗中应用前哨淋巴结活检(sentinel lymph node biopsy,SLNB)对 18 例临床评估无区域淋巴结转移的皮肤恶性黑素瘤患者,应用淋巴核素显像以及术中核素扫描等方法定位前哨淋巴结。本组共检出SLN34枚,其中阳性7枚(20.6%)。5例SLN阳性患者加行区域淋巴结清扫,包括3例腹股沟清扫、1例腋窝清扫和1例颈部清扫;除SLN以外,共清扫淋巴结84枚,其中阳性39枚(46.4%)。分析认为前哨淋巴结活检(sentinel lymph node biopsy,SLNB)技术在皮肤恶性黑素瘤外科治疗中的优势在于:对于临床传统评估手段无法明确判断的区域淋巴结,应用SLNB可以获得最终诊断,并为实施淋巴清扫提供了准确的临床依据。以SLNB为基准的外科诊治策略,提高了诊断的准确性以及治疗的有效性和精确性,同时缩短了患者的住院时间,节省了医疗成本。

(吕　川)

**述评**　该文认为与TLND相比,ELND并未给患者带来生存上的获益,反而由于盲目地施行ELND而引发淋巴和静脉回流障碍相关并发症,其发生率高达20%。目前临床上常规使用的评估方法判断区域淋巴结转移的准确率都不高,而统计表明SLNB的总检出率为95%,假阴性率和并发症率都很低。SLN阳性是影响预后的独立因素。SLNB技术为皮肤恶性黑素瘤区域淋巴结转移的外科诊断和治疗决策,提供了更为有力而充分的依据,值得深入的研究和推广。

(邢　新)

**脱细胞异体真皮辅助即刻乳房再造术的初步经验**

[中华整形外科杂志,2011,27(4):250]　曾昂等报道应用脱细胞异体真皮辅助即刻乳房重建手术的可行性,并对其早期临床效果作出评价。肿瘤外科医生完成乳腺癌切除后,整形外科医生经原切口完成即刻乳房重建。首先分离胸大肌后间隙,上方至第2肋水平,下方肋骨上的起点予以离断。将乳房表面皮肤平铺,美蓝标记胸大肌外侧缘及乳房下皱襞、外侧皱襞,标记范围即为所需脱细胞异体真皮的面积。将脱细胞异体真皮裁剪至所需面积,先用4-0可吸收线将脱细胞异体真皮与乳房下皱襞及外侧皱襞深面的组织缝合固定,然后将假体或扩张器植入胸肌-脱细胞异体真皮腔穴,连续缝合封闭腔穴,在假体腔穴内及皮下放置2根引流管,关闭切口。本组10例中9例为单侧重建,1例为双侧重建;8例接受扩张器植入术,2例接受假体植入术。接受假体植入者对手术效果均满意。扩张器植入者3例更换了假体,目前仍有5例携带扩张器。认为脱细胞异体真皮辅助的即刻乳房再造术创伤较小,在严格适应证的前提下可以取得较好的临床效果。

(戴海英)

**述评**　即刻乳房重建手术用假体或扩张器辅助的即刻乳房重建手术,具有技术简单、术后恢复快等优点,但由于假体或扩张器表面仍然需要一定的组织覆盖、支托,故需要分离邻近肌肉或后背部肌肉,仍会造成一定程度的额外损伤。该组病例使用脱细胞异体真皮辅助即刻乳房重建,以人工材料取代背阔肌、前锯肌,避免了第2供区,减少了手术创伤,具有一定的优势,为临床即刻乳房重建提供了一新思路。但病例较少,随访时间相对较短,对其应用的长期效果还有待于观察。

(薛春雨)

**小耳畸形“三期法”耳郭再造序列治疗的临床研究**

[中国美容整形外科杂志,2011,22(2):68]　赵延勇等介绍了小耳畸形“三期法”耳郭再造序列治疗的临床应用效果。自2009年3月至2000年1月,共治疗先天性小耳畸形患者637例(667只耳),一期皮肤定量扩张,于发际线后0.5 cm处做3 cm的切口,行“肾形”剥离范围,面积约6.0 cm×4.0 cm,将50 ml专利扩张器置入残耳后剥离腔隙,扩张器置入7 d后行注水治疗,常规每周注水3次,注水量依次为10、5、5 ml,连续注入4周,注水总量约60 ml,注水后维持扩张1个月,期间佩戴保护耳罩;二期制作三维肋软骨耳郭支架并移植。沿第8肋软骨纵轴平行剖开雕刻成厚约3 mm的片状结构,第7肋软骨呈“L”形,比较宽大且有一定的长度,主要用于构建较为复杂的支架主体第6肋软骨较为短粗,主要用于构建支架的基座。设计耳前皮瓣和耳后筋膜瓣均呈“C”形,蒂在前方,将耳郭支架置于耳前皮瓣和耳后筋膜瓣之间,形成“三明治”样结构,筋膜瓣后方表面和颅侧壁的创面行皮片移植。三期耳屏成形和耳甲腔加深,于再造耳郭的耳甲腔区域设计半径为1.0 cm的半圆形切口,切开全层皮肤,在浅筋膜层剥离形成局部皮瓣,将中间部分约1/4面积的皮肤组织去除,形成“燕尾”形的耳屏皮瓣,将耳屏皮瓣中央部的皮肤向内折叠后缝合形成耳屏,继发创面以中厚皮片覆盖。术后大部分患者再造耳郭形态逼真、立体感强,经6~12个月的随访,耳郭支架稳定,无变形和软骨吸收等现象。

(王宇翀)

**述评**　该文通过耳后皮肤扩张的方法覆盖耳郭支架,皮肤扩张后,既增加了皮肤量,又使皮肤变薄,覆盖支架后会使再造耳郭形态逼真,能显现耳郭的基本结构,并避免了采用植皮修复耳后创面而出现的瘢痕和色素沉着。但此方法有治疗时间长、并发症相对较多、扩张皮肤回缩等缺点。耳屏是耳郭重要的表结构,应用“燕尾”形的耳屏皮瓣再造耳屏,方法简单,避免了多次采集肋软骨而引起的胸郭畸形。该文的小耳畸形“三期法”耳郭再造序列治疗是一种值得推广应用的方法。

(薛春雨)

**应用部分第二足趾皮瓣游离移植修复指尖缺损**［中国美容整形外科杂志，2011，22(1)：4］ 刘晓燕等应用部分第二足趾皮瓣游离移植修复指尖缺损。在患指侧方与血管神经束平行处设计切口，在近指间关节掌侧皱褶处横行切口。以第二足趾胫侧趾固有血管、神经蒂方向为轴设计皮瓣，皮瓣的尺寸和轮廓根据受区缺损的模板进行设计，设计位置尽量在第二足趾的侧方，远离跖侧而靠近背侧。切开皮肤、皮下组织，显露患指一侧指固有血管、神经束，标记离断血管、神经的断端，原则是尽量将血管、神经束设计在近指间关节位置，同时在近指间关节背侧处寻找并标记合适口径的静脉备用。切取供区皮瓣。根据皮瓣蒂部的切口设计线，切开皮肤、皮下组织，寻找足趾固有血管、神经蒂，并选择进入皮瓣的较明显的神经束；蒂部分离后，结合顺行、逆行法切取皮瓣，根椐受区缺损组织决定切取组织的厚度、位置，以及是否带有甲床、趾骨等。组织游离移植待供区与受区准备充分后，在手术显微镜下将皮瓣的蒂部切断，以 11－0 无损伤缝线行动脉、静脉端端吻合，吻合后血管通血试验示血流通畅后，以 9－0 无损伤缝线行神经断端外膜缝合，使缝合后的神经断端对合良好，吻合口无张力。皮瓣适当修整后，受区以适度张力缝合。供区皮瓣宽度小于 0.5 cm，可直接拉拢缝合，相反可行局部皮瓣转移或游离植皮修复。本组再造指尖全部成活，无并发症，再造指有运动、感觉功能，外形满意；供区伤口均Ⅰ期愈合，第二足趾功能无明显影响。术后随访 2～12 个月，手指外形均恢复良好，远侧指间关节活动接近正常，指腹两点辨别觉为 4～6 mm，供区行走功能无明显影响。

（吕 川）

**述评** 对于指尖缺损的修复方法主要有局部 V-Y 推进皮瓣、局部推进皮瓣、带蒂或岛状皮瓣修复、残端修整、逆行掌背皮瓣、指固有血管穿支血管皮瓣、掌侧岛状皮瓣等方法，这些方法都有其本身的局限性。该文通过显微外科技术，应用部分第二足趾皮瓣游离移植再造指尖，使其在修复组织缺损的同时，Ⅰ期完成手术重建了缺损组织的感觉功能，且供区损伤小，无继发畸形，外观较满意。值得临床推扩应用。缺点是手术难度较大，需要术者具备娴熟的显微外科技术。

（薛春雨）

**趾背甲皮瓣并髂骨移植修复拇、手指组织缺损**［中国美容整形外科杂志，2011，22(1)：7］ 李祥军等报道应用趾背甲皮瓣并自体髂骨移植修复拇、手指中末节背侧复合组织缺损的手术方法及临床疗效。受区经彻底清创，咬除指骨断端挫平整。累及远端指间关节且无法保留关节者，咬除远端指间关节面，并在手术显微镜下标记出一侧指固有动脉、神经及指背静脉备用，精确测量指骨缺损的长度。根据指甲缺损大小、背侧皮肤及足趾趾甲大小，设计拇趾背及第 2 趾背甲皮瓣的范围。在切取拇趾背甲皮瓣时，供皮瓣的动脉、神经均采用拇趾腓侧的趾底固有动脉和神经或第 1 跖背动脉、趾背神经；皮瓣的回流静脉采用趾背浅静脉。切取第 2 趾背甲皮瓣时，皮瓣的动脉、神经均采用胫侧趾底固有动脉和神经；皮瓣的回流静脉，采用趾背静脉。趾甲根部趾背静脉纤细，不易切取，术前设计皮瓣应携带一舌形皮瓣，以利于静脉切取和预防蒂部过紧。按照指骨缺损的长度，急诊Ⅰ期手术中切取取髂骨条。根据指骨缺损的长度、宽度及指骨的厚薄做精细修整。将髂骨条用 1 枚克氏针固定于指骨断端，远指间关节被破坏者用 1、2 枚克氏针固定于中节指骨，将趾甲皮瓣与受区皮缘缝合数针后，在显微镜下吻合血管，术后按显微外科术后常规进行治疗。本组患者共 11 例(13 指)。术后移植的皮瓣及指甲全部成活，切口均Ⅰ期愈合；足部供区植皮顺利成活，髂腹部供区切口Ⅰ期愈合。术后随访 6～36 个月(平均 15 个月)，移植后的手指指甲外形、触觉满意，生长速度接近正常。指背皮瓣无臃肿，移植髂骨与指骨达到骨性愈合，随访期内未出现骨不连、骨质吸收的情况。

（戴海英）

**述评** 拇、手指中末节背侧复合组织缺损是常见的损伤，多为中末节背侧皮肤软组织的缺损，同时常合并指骨的缺损。伤指掌侧的皮肤完整者，临床上多采用截指术，并用掌侧皮肤覆盖残端，造成手指中末节的缺失，严重影响了手指的外形及功能。近年来，随着显微外科技术水平的提高，应用趾背甲皮瓣修复指甲缺损获得了满意的效果。但临床上经常遇到指甲缺损伴有指骨的缺损，虽然可以利用足趾复合组织进行修复，但常造成足趾部分或完全缺失，使其应用受到限制。而应用趾背甲皮瓣并自体髂骨植修复可以弥补上述不足，一次性完成对伤指指骨及皮肤、指甲等多种组织缺损的修复。但该方法对术者显微操作技术要求相对较高，需要有娴熟的显微外科技术。此外，供区须牺牲足趾甲床及相应皮肤创面。

（薛春雨）

**前臂中段尺动脉穿支游离皮瓣修复指端软组织缺损**［中华整形外科杂志，2010，26(5)：321］ 沈向前等报道应用前臂中段尺动脉穿支游离皮瓣修复指端缺损的临床效果。术前应用彩色多普勒于前臂尺侧豌豆骨与肱骨内上髁连线上探查尺动脉，在前臂中段探及尺动脉穿支血管，在穿出深筋膜处作标记。以豌豆骨与肱骨内上髁连线为皮瓣的轴，结合术前超声探查在肱骨内上髁下方 8～10 cm 的范围内确定皮瓣的中心点。根据创面大小和形状设计皮瓣，皮瓣中带入邻近的皮下浅静脉。静脉宜直而长，直径应与手指静脉相近，大于0.8 mm为宜。对损伤部位进行彻底清创，分离优势侧指掌侧固有动脉及神经断端，并探查指腹侧静脉。如无合适选择，可探查分离指背静脉待吻合。在皮瓣桡侧做直线切口，切开皮肤至深筋膜，将皮瓣向一侧掀起，带人邻近皮下浅静脉，至尺侧腕屈肌与指浅屈肌肌间隙后，仔细探查尺动脉穿支，当发现穿支血管后，重新调整皮瓣设计，使血管蒂位置在皮瓣的一端，以利于血管吻合。并于外科显微镜下进行血管蒂探查与分离，在穿支动脉根部将其离断，其伴行静脉则无需在根部离断，沿深部静脉主干走行向近端分离至足够长度。血管神经蒂分离完成后整体掀起皮瓣。将皮瓣转移至指端缺损位置，穿支动脉与指动脉吻合，穿支动脉的伴行静脉或皮下浅静脉与指腹静脉或指背静脉吻合，缝合皮瓣边缘。皮瓣供区作适当潜行分离后直接拉拢缝合。本组皮瓣切取面积为2 cm×4 cm至3 cm×5 cm，术后12例皮瓣均顺利成活，无血管危象发生。术后随访6～36个月，12例皮瓣均成活良好，皮瓣色泽与邻近组织相近，质地柔软，手指捏物功能良好。患者未有指端疼痛、畏寒、麻木或异常感觉等不适主诉，对治疗效果表示满意。皮瓣两点辨别觉为6～12 mm。

（吕　川）

**述评**　穿支皮瓣是指仅以管径细小(0.5～0.8 mm)的皮肤穿支血管供血的皮瓣，属轴型血管皮瓣范畴。Inoue等于1996年对前臂各主要动脉的穿支区域进行了系统的解剖学研究。近年来，以前臂主要血管穿支为蒂的游离皮瓣相继出现，如尺动脉小鱼际穿支皮瓣、骨间后动脉穿支皮瓣及尺动脉腕上皮支穿支皮瓣等。该文应用前臂中段尺动脉穿支游离皮瓣修复指端缺损，供、受区在同一上肢，采用单一臂丛麻醉；根据创面形态切取皮瓣，缺多少补多少；不损伤主干血管，供区损伤小，创缘可以直接拉拢缝合，切口张力小，避免术后瘢痕过度增生，值得临床推广。但该方法皮瓣对显微技术要求较高；穿支血管的位置存在个体差异，设计皮瓣时必须将解剖学研究结果与个体彩色超声探查结果相结合；部分患者前臂脂肪较为丰富，可能导致皮瓣臃肿，因此在选择使用前应做更具体的个体评估。由于穿支血管的供血面积受到限制，皮瓣切取面积不宜过大。当创面过大时，皮瓣不能用；穿支动脉长度有限，当受区动脉长度受限时皮瓣亦不适用。

（薛春雨）

**逆行桡侧小鱼际皮瓣修复手指软组织缺损**［中华整形外科杂志，2011，27(2)：92］　郑有卯等报道应用逆行桡侧小鱼际皮瓣修复手指软组织缺损的方法及疗效。伤指彻底清创后，解剖游离指神经末端，并作标记。按照软组织缺损情况在小鱼际区域设计逆行桡侧小鱼际皮瓣，以小指近侧指横纹尺侧缘与舟骨结节的连线作为皮瓣的轴心线，旋转点为小指近节或中节指骨颈，以小指尺掌侧指固有动脉为血管蒂，采用Z形切口线设计蒂部及隧道。首先切开蒂部及皮瓣尺侧缘皮肤，显露小指尺侧指固有神经及其发至皮瓣的皮支，继续解剖显露小指尺侧固有动脉及其发出至皮瓣的5条皮支，然后切开皮瓣的桡侧缘，显露掌腱膜并从桡侧掀起，将深层的血管神经游离出来后，在其表面解剖游离皮瓣，两侧解剖面会师后，向近端仔细解剖分离进入皮瓣的各感觉支至足够长度。完全游离皮瓣后，在显微镜下解剖分离穿支血管至其进入真皮下血管网的位置，修剪皮瓣及血管蒂周围的脂肪球，修薄皮瓣至合适且均匀的厚度。将皮瓣逆行转移至受区，供区皮肤直接缝合，皮瓣中感觉神经与手指神经末端端端吻合，缝合皮瓣修复缺损。本组13例14指皮瓣面积：2.0 cm×1.5 cm～4.0 cm×2.0 cm。供区经游离周边皮肤后全部一期直接缝合。术后皮瓣全部成活，切口均一期愈合。有12例13指，获随访1～3年，皮瓣外观与健侧指相似，稍有色素沉着、无手指瘢痕挛缩，主动被动活动功能与健侧无差异。皮瓣感觉恢复达S3+，两点辨距觉为3.2～5.3 mm。参照关节总主动活动度/被动活动度评定标准，优12指，良1指，优良率100%。皮瓣及指体萎缩不明显。

（吕　川）

**述评**　小指指腹缺损的修复方法较多，但大都存在术后皮瓣臃肿，感觉恢复欠佳和供区相对破坏大等不足。该文设计了以小指尺掌侧动脉为蒂的带感觉神经的逆行桡侧小鱼际皮瓣，修复范围较广，皮瓣血供丰富，不牺牲指神经，且可重建感觉，是修复环小指软组织缺损的较好选择。但该皮瓣应用时需牺牲一侧小指动脉，供区位于手的暴露部位，且供区缝合后瘢痕易引起挛缩，是其缺陷。

（薛春雨）

**胫神经腓肠肌肌支离断术治疗小腿腓肠肌肥大**［中国美容医学，2010，19(9)：1263］　陈育哲对小腿腓肠肌肥大患者采用腘窝后切口，行胫神经腓肠肌内、外侧头肌支离断术。使腓肠肌失去运动神经的支配，造成腓肠肌瘫痪、萎缩从而达到瘦小腿的目的，自2005年开始共完成400例手术。随访6～24个月，小腿外观均有改善，尤以足尖站立位时肌肉轮廓减轻最为显著。比较手术前后小腿围度缩减程度，差异有统计学意义($P<0.05$)。术后1个月患者小腿围度较术前缩减3.63±1.10 cm($t=9.35$，$P<0.001$)。认为腓肠肌肥厚是造成小腿粗壮、肌肉轮廓明显的主要原因之一。由于离断了运动神经，腓肠肌除了失去收缩作用外，也失去了运动神经对其的营养作用而逐渐萎缩。

本手术的特点是神经显微解剖的过程，在腘横纹(股骨内外上髁下 1 cm)处做切口，即隐蔽又有利于辨认各分支。本手术操作简单，效果明显。只要熟悉局部解剖，受过显微外科技术训练即能完成。

(吕　川)

**述评**　塑造女性小腿的优美线条一直是比较困难的课题之一，以往治疗腓肠肌肥大的方法均存在较明显的缺陷。该文采用显微外科技术使腓肠肌去运动神经的支配的方法，可有效地缩小小腿围度，且不影响小腿的正常运动功能，达到塑造优美线条的目的。该法操作简单，术后伤口隐蔽，瘢痕短小，值得推广应用。但此方法对操作者解剖基础要求较高，一旦出现误切胫神经主干或者其他重要神经则会产生严重的并发症。对术区神经解剖不熟悉的术者来说应该慎重开展。

(邢　新)

**负压封闭引流治疗体表淋巴漏的初步观察**[中华美容整形外科杂志，2010，12(21)：731]　毕宏达等利用负压封闭吸引(vaccuam assisted closure，VAC)的负压引流及局部正压作用，将自制简易的 VAC 装置用于本单位自 2009 年 9 月至 2010 年 4 月收治的 22 例淋巴漏患者，获得了满意的治疗效果。其中男性 14 例，女性 8 例；年龄(38.4±18.6)岁。病程超过 3 周的 12 例慢性淋巴漏患者经开放式 VAC 治疗；10 例初发淋巴漏患者经闭合式 VAC 受治疗。本组淋巴漏患者经 VAC 治疗后创面全部愈合，淋巴漏消失。12 例慢性淋巴漏患者 VAC 应用时间平均为(14.6±9.6)d。肉芽组织新鲜，死腔闭合，清创后Ⅱ期缝合或植皮覆盖创面，愈合满意。10 例初发淋巴漏患者平均 VAC 治疗时间为(6.7±3.2)d，治疗结束时切口无淋巴液漏出，引流口自行愈合。认为 VAC 对于术后淋巴漏具有一定的治疗作用，该方法取材容易，操作简便，不良反应轻微，可在一定程度上减少患者的住院治疗时间，利于推广应用。初步研究结果表明，VAC 对淋巴渗出性疾病，具有一定的治疗作用。

(吕　川)

**述评**　淋巴漏是淋巴结清扫和活检术后出现的常见并发症。可导致创面迁延不愈、创面感染等并发症。传统的加压包扎、引流治疗恢复缓慢、治疗时间漫长，罹患深静脉血栓、肺部感染等严重并发症的风险显著增加。该文利用 VAC 的负压引流及局部正压作用，将自制简易的 VAC 装置用于治疗慢性淋巴漏，治疗效果明显，明显缩短了淋巴漏的治疗时间，降低了各类并发症的发生几率，是一种有效、安全、成本低廉的治疗淋巴漏的方法。

(邢　新)

**颈肩颈肩跨区供血岛状皮瓣修复颈部瘢痕挛缩畸形**[中华医学美学美容杂志，2011，17(2)：12]　刁建升等应用颈横动脉浅支和胸肩峰动脉吻合支跨区供血的颈肩岛状皮瓣修复颈部瘢痕挛缩畸形，术前在胸锁关节旁约 7.7 cm、锁骨中点上方 1.8 cm 处用多普勒血管探测仪颈横动脉及分支浅出点，并标记。手术时肩下垫高枕，先将颈部瘢痕切除，彻底松解挛缩，使颈部充分后仰，至能恢复正常位置。根据松解后创面大小，采用皮瓣逆转设计法标出皮瓣的范围。皮瓣旋转的轴点即颈横动脉浅支穿斜方肌浅出至浅筋膜处的位置。先切开皮瓣的远端及四周，切开皮肤及皮下组织达深筋膜深层，紧贴斜方肌肌膜浅面在直视下行锐性逆行分离皮瓣，保护深筋膜完整地连同皮瓣一并掀起，在锁骨下胸大肌、三角肌间沟的内侧结扎胸肩峰皮动脉。锐性剥离皮瓣达锁骨水平后改为钝性剥离。在锁骨水平清晰可见进入皮瓣的血管在深筋膜浅层的走行方向。分离至皮瓣蒂部时，要十分小心仔细解剖防止损伤血管蒂，解剖分离至所需长度。保留血管蒂周围软组织，锁骨上区血管蒂周围应保留较多软组织，此为保障皮瓣存活的关键。也可以在血管周围保留部分斜方肌肌袖，以免损伤颈浅血管蒂。皮瓣可旋转 90°～180°，供区由于面积大，多不能直接缝合，而需行皮片移植覆盖，或在皮瓣下先置入扩张器，既扩大了皮瓣的面积，又使皮瓣变薄，并与面颈部正常皮肤相匹配，供区也可拉拢缝合，术后效果更佳。本组 16 例均获成功，经随访 3 个月至 3 年，颈部后仰 45°，侧屈和旋转自如，功能满意；颏颈角生理曲线明显柔和，皮肤色泽质地正常，无下唇受牵拉和乳头移位，外形满意。

(王宇翀)

**述评**　颈部瘢痕挛缩不仅影响颈部下颌功能也影响外形容貌，瘢痕切除松解挛缩后创面的处理也直接影响颈部的功能和外形。该文利用颈横动脉与胸肩峰动脉、胸郭内动脉之间均存在广泛的交通吻合支，设计颈横动脉浅支和胸肩峰动脉吻合支跨区供血的颈肩岛状皮瓣修复颈部瘢痕挛缩畸形，可供移植皮瓣面积大、术后皮瓣色泽与颈部皮肤接近、供区相对隐蔽，取得了满意效果。但该皮瓣为跨区皮瓣，且长度大，需妥善处理蒂部，以及注意保护颈横静脉，避免皮瓣静脉回流障碍。

(薛春雨)

**以旋股外侧动脉降支供血的游离组织瓣修复小腿软组织缺损**[中华整形外科杂志，2011，27(3)：201]　高顺红等报道以旋股外侧动脉降支转位供血的游离组织瓣修复严重的小腿创伤伴软组织缺损。以旋股外侧动脉降支远端为蒂，将其近端与游离组织瓣的动脉吻接，大隐静脉或小隐静脉与游离组织瓣的动脉伴行静脉吻接。旋股外侧动脉降支的解剖：自髂前上棘至髌骨外上缘连线的中点至腹股沟韧带中点连一线，自腹股沟韧带中点至髌骨外上缘切开皮肤、皮下组织、深筋膜，于股外侧肌和股直肌之间进入，在股直肌与股中间肌之间找到旋股外侧动脉降支，根据所需血管蒂的长度顺主干向远端解剖，沿途结扎肌支及肌皮支，术中注意保护降支的终支与膝关节周围动脉之间的吻合支。临床应用36例，均伴有严重的软组织、血管神经损伤及不同程度的骨关节、肌腱外露和骨髓炎。软组织缺损范围：6 cm×12 cm～15 cm×30 cm。游离组织的选择：本组中应用背阔肌肌皮瓣15例、胸脐皮瓣9例、股前外侧皮瓣12例。切取皮瓣(18～35)cm×(8～18)cm。供区吻合血管包括旋股外侧动脉降支＋大隐静脉32例，旋股外侧动脉降支＋小隐静脉4例。逆行旋股外侧动脉降支血管蒂的长度12～20 cm。本组术中和术后过程均顺利，未发生血管危象，皮瓣和肌皮瓣均成活。术后随访6个月至2.5年，供区愈合良好，未见明显功能障碍。皮瓣质地、厚薄及颜色均较好，外形良好，功能恢复满意。

（戴海英）

**述评**　该文采用旋股外侧动脉降支远端为蒂，将其近端与游离组织瓣的动脉吻接，大隐静脉或小隐静脉与游离组织瓣的动脉伴行静脉吻接的方法则避免了上述手术方式的不足及缺陷。但该术式需解剖较长的血管蒂，操作时需防止血管损伤、痉挛，至远端时需保护其周围的吻合支，以保证逆行转位后有足够的血流压力。另在选择游离组织瓣时，尽量选择血管蒂较长的组织瓣如股前外侧皮瓣、背阔肌肌皮瓣、胸脐皮瓣等。

（薛春雨）

**低旋转点腓肠神经筋膜皮瓣修复足部中远端组织缺损的临床应用**[中国美容医学，2011，20(3)：372]　许瑾等报道应用低旋转点腓肠神经筋膜皮瓣修复足部中远端组织缺损的方法。术前超声多普勒血管探测仪探听外踝后间隙处穿支血管，并标记；麻醉成功后，常规消毒铺巾，不驱血，抬高患肢10 min后，置气囊止血带；先行扩创，去除坏死组织；皮瓣设计：以外踝与跟腱中点至腘窝中点连线为皮瓣的轴线，即小隐静脉与腓肠神经的体表投影。旋转点距外踝尖0～3 cm，蒂宽4 cm，皮瓣边缘略大于受区1～2 cm；皮瓣逆行切取，小心解剖外踝后间隙，通常在外踝尖至踝上3 cm范围内能找到2～3支穿支血管，以此作为旋转点，重新调整皮瓣高度，于深、浅筋膜之间形成蒂部，结扎切断高位的肌间隔穿支，保护蒂部。沿设计线从近心端和两侧切开皮瓣达深筋膜层，确认腓肠神经包含在皮瓣内，并随时缝合深筋膜与皮瓣下的软组织，避免深筋膜从皮瓣分离，充分保护皮瓣血运；于深筋膜下逆行分离并掀起皮瓣和筋膜蒂，明道或遂道转移至受区，供区以中厚皮片移植。本组10例中9例皮瓣全部成活，1例皮瓣远端出现约2 cm左右坏死，后行换药、植皮愈合。

（朱　吉）

**述评**　自1992年Maspuelett和Bertelli报道皮神经营养血管皮瓣的解剖和临床应用后，腓肠神经筋膜皮瓣被广泛应用，能很好修复小腿下段、踝关节及足部中近端的创面。但此皮瓣按其传统的应用方式，最远端不能覆盖超过足中部的远端创面，如将皮瓣上缘抬高以达到延长皮瓣而用于修复足远端创面的目的，常需作皮瓣延迟手术，以避免皮瓣远端供血不足。该文作者在应用该皮瓣时将蒂部旋转点下移至外踝尖0～3 cm处，则皮瓣有足够的长度覆盖至足中远端，可一期修复创面。不仅解决了足中远端组织缺损修复的难题，也拓展了该皮瓣的应用范围。

（薛春雨）

**以肩胛下血管为蒂的侧胸皮瓣修复上肢组织缺损**[中华整形外科杂志，2010，26(6)：426]　梁钢等以肩胛下血管为蒂的侧胸皮瓣带蒂转移修复上肢较大面积组织缺损。对于上肢烧(创)伤，先切痂或清创再植术，一期或二期修复损伤的深部组织。再根据创面情况，一期或延迟一期行皮瓣转移术。以胸背血管及其外侧支的体表投影为轴线设计皮瓣，于腋动脉搏动点至腋下3～4 cm的范围内，根据修复的需要确定旋转点。确保胸背血管及其侧胸皮血管、胸背血管外侧支及其皮穿支和背阔肌袖包括在肌瓣内，尽可能将皮瓣向侧胸部设计。皮瓣向前可达锁骨中线，向后可达肩胛下角线，向下可达髂嵴。切取皮瓣时先切开蒂部的皮肤、皮下及深筋膜，分离肩胛下血管和胸背血管，确定其位置和大致走向，适当调整皮瓣的位置，确保胸背血管及其侧胸皮血管、胸背血管外侧支及其皮穿支包括在皮瓣内。继续向远端分离胸背血管，沿途切断旋肩胛血管和前锯肌血管，直至胸背血管入背阔肌血管神经门处。然后切开皮瓣的前缘及远端，将皮瓣翻向背阔肌，距背阔肌外侧缘约2～3 cm处分离胸背血管外侧支及其皮穿支，将上述血管包含于皮瓣内。应在其周围携带2～3 cm宽的背阔肌袖。切开皮瓣的其余部分，逆行分离皮瓣直至背阔肌血管神经门处会师。确认血管蒂无扭转及受压后，将皮瓣带蒂转移至受区。对于环形创面的修复，应将皮瓣由内侧向外侧转移，对于侧胸-脐旁联合皮瓣的切取。本组保留近端的肩胛下血管，切断远端的腹壁下血管，并将其与受区血管吻合。单纯侧胸皮瓣带蒂转移4例，侧胸-脐旁联合皮瓣带蒂转移1例，皮瓣全部成活4例，远端小部分坏死1例与超范围切取有关。4例患者获得2～14个月随访，皮瓣色泽、质地较好,厚薄适中。2 例离断伤的上肢运动及感觉功能部分恢复,另 2 例烧伤的上肢运动及感觉功能恢复满意。

(朱 吉)

**述评** 上肢大面积的软组织缺损修复一直是整形外科的棘手问题。临床上常采用带血管蒂的背阔肌肌皮瓣修复上肢大面积软组织缺损,收至一定效果,但背阔肌瓣转移后,受区往往显得臃肿,且供区损伤亦较大。该文应用以肩胛下血管为蒂的侧胸皮瓣修复此类创面则避免了应用背阔肌肌皮瓣的缺陷。侧胸皮瓣邻近受区、皮肤色泽、质地及厚薄与上肢相近;可切取范围较大,可较好满足上肢超大创面的修复要求。但如切取皮瓣较大需植皮修复供区或直接缝合时会对侧胸壁的外形或乳头位置产生一定影响,特别是女性患者应用时,需慎重选择。

(薛春雨)

**锁骨上动脉筋膜皮瓣在颈部瘢痕挛缩治疗中的应用**[中国美容整形外科杂志,2010,21(12):716] 陶凯等报道应用锁骨上动脉筋膜皮瓣治疗颈部瘢痕挛缩。手术前超声检查确业并标记锁骨上动脉走行。术中先行颈部瘢痕松解达深筋膜,松解时以灰到颈部可充分后仰和侧向运动为度;参考术前超声检查结果及缺损形状和大小设计皮瓣,通常情况下设计成梭形,前界达锁骨下缘,后界达斜方肌上区,内侧起于颈部基底,外侧止于三角肌表面,外侧端宽于内侧端。切开皮肤、皮下直至深筋膜深面,由外侧向内侧掀瓣,透光实验可确定锁骨上动脉在皮瓣内的走行,通常走行于皮瓣中间部分,向内仔细剥离,直至接近锁骨上动脉起点。该起点常位于由胸锁乳突肌、颈外静脉和锁骨中1/3 上缘所组成的三角内,通常走行于肩胛舌骨肌后腹下方,分离过程中注意保护副神经。分离到蒂商终点后,内侧皮肤切开,深达皮下浅层,注意勿损伤蒂部及深筋膜,保持蒂部有一定量的皮下组织,以减少术后淋巴水肿。其后于皮瓣内侧切开与缺损区相隔的皮肤及皮下组织形成明道,皮瓣旋转 120°~180°后就位,分层缝合。本组 15 例患者皮瓣全部存活,13 例患者获随访 0.4~2.2 年,患者颈部挛缩均得以纠正。

(朱 吉)

**述评** 颈部瘢痕挛缩畸形限制了颈部的运动,并继发下唇外翻等症状,明显影响患者面颈部的外观和功能。该区瘢痕挛缩松解后修复的方法较多,包括皮片移植、游离皮瓣、跨区皮瓣、扩张皮瓣等,各有优缺点。该文应用锁骨上动脉皮瓣修复颈部瘢痕挛缩畸形,取得了明显的临床治疗效果,该区皮瓣颜色、质地、厚薄与颈部相近;皮瓣切取面积大,且表面光滑柔软;血管解剖恒定;供区有时可直接拉拢缝合。为临床治疗颈部瘢痕挛缩畸形提供了较好的选择。

(薛春雨)

**面部旋转皮瓣修复下睑皮肤恶性肿瘤根治术后创面**[中国美容整形外科杂志,2011,22(9):520] 沈尊理等采用局部面部旋转皮瓣推进修复皮肤恶性肿瘤根治术后遗留的下睑前层创面。13 例患者中,男性 5 例,女性 8 例;平均 68 岁。皮肤恶性肿瘤根治术后遗留的下睑前层创面为 1.0 cm×0.8 cm~4.0 cm×3.0 cm,睑缘与睑板均未受累。术中皮瓣深层适当固定,避免对下睑的垂直牵引力。术后平均随访 1 年,皮瓣均存活,肿瘤无复发,下眼睑无外翻或退缩,眼睑闭合正常;皮瓣肤色、厚薄和质地与下睑匹配,手术瘢痕隐蔽细小,面部无明显畸形。认为对于下睑皮肤恶性肿瘤根治术后创面,国内外公认首选的修复重建方法是局部皮瓣,但对于中老年下睑前层缺损的患者,面部旋转皮瓣是最佳选择。原因为中老年人下睑和面部皮肤都较松弛,使面部旋转皮瓣修复成为可能。切口沿下睑缘与鼻唇沟,行延长切口,充分游离面部皮瓣,可修复较大创面。术后瘢痕较隐蔽,皮瓣质地与下睑匹配。张力与下睑平行,对下睑无垂直方向上的拉力,不会引起睑外翻等严重并发症。其方法简单、方便,疗效满意。

(吕 川)

**述评** 下眼睑皮肤恶性肿瘤的发生率在中老年人中较高。临床上,如何进行该区域恶性肿瘤根治术,其术后下睑创面如何进行修复,方法有多种。该文采用术中冰冻检测下肿瘤根治,面部旋转皮瓣修复创面的方法,在保证肿瘤的彻底根治的同时,兼有术后瘢痕隐蔽、皮瓣质地近似下睑皮肤、不会引起下睑外翻等优点,可较好的修复下睑恶性肿瘤根治后创面。

(邢 新)

**悬吊式腹腔镜下带血管蒂乙状结肠移植阴道成形术**[中国美容医学,2011,20(1):9] 郑泽等报道应用悬吊式无气腹腹腔镜行乙状结肠阴道成形术 64 例,其中悬吊式腹腔镜辅助下手术 56 例,包括先天性无阴道 50 例,易性癖 6 例;悬吊式全腹腔镜下手术 8 例,均为先天性无阴道患者。悬吊式无气腹腹腔镜铺助下乙状结肠阴道成形术患者采取全身麻醉,改良截石位,选用脐孔和左右下腹处穿刺进入 Trocar,作为腹腔镜操作通路,在下腹壁正中线使用钢针皮下穿刺提起腹壁,连接悬吊链固定于悬吊装置上建立腹腔内手术操作腔隙。于耻骨联合上方横行 3 cm 辅助切口并套用保护帽。腹腔镜下控查乙状结肠,确定系活动度和血管蒂,于直肠、乙状结肠交界部位起用直线切割闭合器切断选择带血管蒂乙状结肠襻 12~5 cm 作为人式阴道移植肠段,经辅助切口牵出体外操作。人工阴道底部作连续缝合,结肠近端行荷包缝合并置入吻合器钉座,检查无活动性出血后将移植肠襻及乙状结肠还纳,并重建操作空间。阴道前庭处切开黏膜,钝性分离尿道、膀胱与直肠间隙,形成人工阴道遂穴,腹腔镜下辅助切开腹膜。将圆形吻合器经肛门进入,行直肠、乙状结肠端端吻合,在浆肌层行减张缝合。移植肠段远端经人工阴道遂穴牵出,与阴道前庭外黏膜间断缝合,置入模具并固定。本组手术均成功,无中转开腹,围手术期未发生严重并发症。随访检查见阴道黏膜湿润、光滑,弹性良好,分泌物呈黏液状,无时显臭味,指检阴道宽两横指,深度可达 15 cm,无阴道及外阴炎症。表明悬吊式无气腹腹腔镜乙状结肠阴道成形术创伤小,操作便利,术后恢复快,生理解剖功能较好,且具有美学效果,是一种比较理想的阴道成形术式。

(朱　吉)

**述评**　阴道再造术经过 100 多年的发展,几乎所有的方法都包括分离膀胱尿道-直肠间隙形成阴道腔穴和腔壁衬里重建二个部分,而各种方法中,阴道腔穴形成的操作步骤大体相同,所不同的主要是如何使腔壁获得衬里方面各有特点。近期国内也开展多种阴道再造术,且疗效评价不一。目前,乙状结肠移植阴道成形术由于术后很少发生阴道狭窄挛缩,能获得更好的效果,而腹腔镜的应用则使肠道移植及阴道成形术具有更加微创和美观的效果。该文报道了临床经验,认为手术操作便利,功能与美学效果好。

(薛春雨)

**鞘膜瓣转移矫治尿道下裂术后阴茎段多发性尿瘘**[中华整形外科杂志,2011,27(1): 1]　李强等报道采用睾丸鞘膜瓣转移结合尿道支架管和弹性包扎治疗尿道下裂术后多发性尿瘘 8 例,均有尿瘘修补失败史,尿瘘数量最少 3 个、最多 7 个,平均 5 个,分别分布于阴茎头至阴茎根部之间。按住尿道近端,在一定压力下行远端尿道美蓝生理盐水液灌注,确定尿瘘的位置和数量,然后在尿瘘部位,沿尿瘘口边缘 1 cm 范围内以美蓝设计近圆形切口,并沿设计线切开尿瘘口部位,适当分离,使尿瘘口成为一个独立的岛状小皮瓣,适当修剪切口边缘,经 7-0 可吸收线连续缝合尿瘘口,然后缝合局部筋膜,使瘘口边缘组织内翻,并增加局部的防水性能。一般选用发育较好、位置较低的一侧睾丸鞘膜作为供区,在所选取睾丸表面阴囊的中部,设计 2～3 cm 的纵形切口,切开皮肤至睾丸鞘膜层,根据尿瘘分布的部位设计并裁剪适当大小的睾丸鞘膜瓣,应尽可能的从睾丸下极开始切取鞘膜瓣,以保证组织瓣的长度,同时要保护局部组织瓣的血运;在阴茎腹侧皮下注射 0.25%利多卡因 5～10 ml 增加局部组织间隙,以组织剪自阴茎根部向阴茎头方向作皮下分离,注意不要伤及尿道及穿透皮肤,使皮下隧道连通各个尿瘘部位,并适当扩大其范围。以牵引线将睾丸鞘膜自阴囊处引导到最远端的尿瘘处,将鞘膜展开平铺在尿瘘浅面。以 6-0 可吸收线将鞘膜适当与周边的皮下组织固定数针,以可靠地覆盖尿瘘部位。褥式缝合各个尿瘘口部的皮肤,缝合阴囊处皮肤并放置引流皮片,自尿道外口置入多孔硅胶尿道支架管,并以细导尿管经尿道支撑管插入膀胱进行尿液引流。8 例患者均Ⅰ期愈合,术后排尿良好,阴茎外形尚可,勃起无弯曲,无明显的睾丸上移现象。5 例患者随访 8～10 月无尿瘘复发现象、无排尿困难及阴茎勃起弯曲,无睾丸不适及囊肿等现象。

(王宇翀)

**述评**　尿瘘是尿道下裂最常见的并发症修补尿瘘并不十分困难。局部缝合和皮瓣转移多能治愈。局部组织瘢痕较多,血运欠佳,组织量匮乏,治疗就变得比较困难,经常由于各种原因导致手术失败尿瘘复发。对于多发性、复发性尿瘘的治疗,其重点在于通过何种措施改善瘘口周围局部组织的血运,而增强局部组织的愈合能力,从而减少尿瘘的复发。该文通过利用血运丰富的睾丸鞘膜组织覆盖直接缝合的瘘口形成一防水层,增加局部血运丰富的组织量,还增加了局部组织的愈合能力,并可避免转移局部皮瓣而对阴茎外形产生影响,为治疗多发性尿瘘提供了较好的选择。但此方法对于睾丸发育不良或在前期尿道成形术中已应用过睾丸鞘膜的,应用有一定的困难。

(薛春雨)

**肋间臂神经切断术治疗腋臭的解剖学基础及临床应用可行性探讨**[中国临床解剖学杂志,2011,29(5): 517]　印国兵等对采用肋间臂神经切断术治疗腋臭进行了解剖学基础和临床应用可行性探讨。通过对 25 具成人尸体的 50 侧腋区进行解剖,观测到 95.83%的肋间臂神经(ICBN)均参与腋窝被毛区的支配,34%的第 3 肋间神经外侧皮支可发支达腋窝被毛区。另对合并腋臭的 20 例乳癌患者分两组进行切除或保留 ICBN 的手术,证实术中切除 ICBN 可消除腋臭,保留 ICBN 者腋臭无变化。认为腋窝被毛区及其内的大汗腺比较严格的接受 ICBN 支配,达 92%,且仅有 6%接受第 3 肋间神经外侧皮支部分支配。通过直视手术或腔镜辅助手术找到并切断 ICBN 或其支配腋窝的分支简便易行。已进行的 20 例保留或不保留 ICBN 对腋臭的治疗作用非常确切。该方法疗效确切、切口隐蔽、创伤较小,值得进一步探讨和临床推广应用。

(吕　川)

**述评**　腋臭的传统根治方法是将整个腋窝的被毛区完整切除,疗效可靠但损伤较大且瘢痕明显。小切口大汗腺清除术是近年来新出现的手术方式，切口及术后瘢痕较小，但损伤亦较大、术后易出血、需加压包扎而使恢复过程痛苦，且有一定的复发率。该文提出的方法有解剖依据，且经过临床验证，效果确切、损伤小、恢复快，有及一定的临床应用前景。除 ICBN 外，被毛区其他次要支配神经的存在的处理方式需进一步验证，以确保手术疗效。该术式神经离断后远期的并发症有待随访。

（邢　新）

# 肿 瘤 基 础

本年度共收集论文344篇,纳入一年回顾122篇,占35.5%;收入文选18篇,占5.2%。

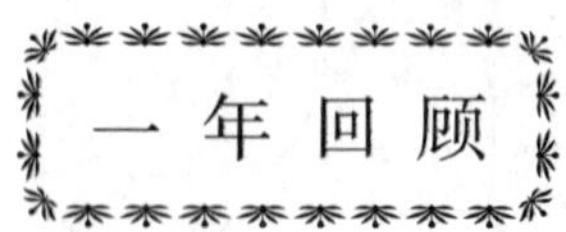

## 一 年 回 顾

### 一、肿瘤流行病学

陈万青等[1]对全国肿瘤登记中心收集的2007年肿瘤的发病和死亡数据进行汇总,描述和分析中国肿瘤登记覆盖地区肿瘤负担情况。结果显示,38个中国肿瘤登记地区恶性肿瘤发病率为276.16/10万(其中男性305.22/10万,女性246.46/10万,城市地区为284.71/10万,农村地区为251.07/10万),0～74岁累积发病率为21.68%。恶性肿瘤死亡率为177.09/10万(其中男性219.15/10万,女性134.10/10万;城市地区为173.55/10万,农村地区为187.49/10万),0～74岁累积死亡率为13.06%。常见肿瘤发病前10位是肺癌、胃癌、结直肠癌、肝癌、女性乳腺癌、食管癌、胰腺癌、膀胱癌、脑瘤和淋巴瘤,占全部恶性肿瘤发病的76.12%。死亡前10位的肿瘤是肺癌、肝癌、胃癌、食管癌、结直肠癌、胰腺癌、乳腺癌、白血病、脑瘤和淋巴瘤,占全部恶性肿瘤死亡的84.37%。结论表明,恶性肿瘤尤其是肺癌、肝癌、胃癌、食管癌、结直肠癌和乳腺癌依然是威胁我国居民健康的重大疾病。

### 二、肿瘤相关基因及蛋白的分子生物学

毛晓韵等[2]用高分辨率熔解曲线和测序研究122例乳腺导管内增生性病变中p53外显子5～8的突变情况。结果提示,p53突变发生于乳腺导管内增生性病变中的ADH与DCIS,其可能为乳腺癌发生发展中的早期事件。蔡鑫泽等[3]利用反相高效液相色谱法检测乳腺癌MCF-7细胞系中基因组DNA的甲基化水平。结果发现MCF-7细胞的甲基化高于正常细胞中基因组DNA甲基化水平。李少英等[4]用聚合酶链反应(PCR)和荧光-单链构像多态性分析法(F-SSCP)检测250例乳腺癌组织中PIK3CA基因7、9、20号外显子突变情况,及其与患者临床病理特征和预后的关系。认为PIK3CA基因突变可能在乳腺癌的发生、发展中起重要作用,而且与肿瘤大小、ER表达情况及生存率有关,可作为判断乳腺癌恶性程度及预后的一个独立的分子生物学指标。黎力等[5]通过激光显微切割等筛选了肺鳞癌患者淋巴转移差异表达基因群及验证其中部分基因。结论认为,肺鳞癌的淋巴转移表型的获得可能是早期事件。这些差异基因的发现有助于探讨肺鳞癌淋巴转移的分子机制和寻找新的治疗靶点。郑磊贞等[6]选取经病理学确诊的胃癌患者93例,采用卡培他滨联合紫杉醇为主的方案进行化疗。以TaqMan-MGB探针方法进行基因分型,包括肿瘤坏死因子A308G(rs1800629)、亚甲基四氢叶酸还原酶C677T(rs1801131)及A1298C(rs1801133)、甲硫氨酸合成酶A2756G(rs1805087)和甲硫氨酸合成还原酶A66G(rs1801394)基因的分型。比较不同基因型患者在化疗后的中位生存时间以及各种因素对其预后的影响。结论认为,检测MTHFR1298C/A位点基因多态性可在一定程度上预测卡培他滨联合紫杉醇化疗后胃癌患者的生存情况。郑海燕等[7]*采用免疫组化检测29例正常大肠黏膜、60例大肠腺瘤、19例腺瘤恶变及50例大肠癌组织中Beclin-1、Bcl-2、Caspase-9、Caspase-3及Ki-67蛋白的表达。结论认为:自噬可能与大肠癌的发生有关,但随着肿瘤的进展,自噬能力降低可能会促进其侵袭转移;大肠癌发生发展过程中,在癌细胞无限增殖的同时,自噬、凋亡通过内在的分子机制相互协调转化,使癌细胞逃脱了机体正常的清除机制,向恶性方向发展。肖耀军等[8]应用寡核苷酸基因芯片检测3例肾透明细胞癌,并比较癌旁正常肾组织的基因表达谱。结论认为,肾透明细胞癌的发生与染色体基因

结构异常相关,异常基因有相对集中区域,如 3p、14q 和 5q 等。

## 三、肿瘤标志物血清学和体液的检测

王杨等[9]采用酶联免疫吸附试验(ELISA 法)检测乳腺癌组 30 例、腺病组 13 例及对照组 13 例血清 COX-2 水平。结果显示,乳腺癌患者血清中 COX-2 水平明显高于对照组及腺病组,血清 COX-2 水平的检测可作为乳腺癌诊断的一项筛选指标。冯云等[10]* 分别检测了 156 例乳腺癌患者血浆、肿瘤组织及癌旁正常组织中 RASSF1A 基因启动子甲基化状况。结果表明,乳腺癌血浆 RASSF1A 甲基化与组织中的变化较为一致,可作为早期病例筛查和判断淋巴结转移的候选指标之一;晚期乳腺癌癌旁 RASSF1A 甲基化可能参与肿瘤复发,可作为预测晚期病例预后的候选指标之一。莫军扬等[11]用 RT-PCR 技术检测 45 例术前乳腺癌患者、30 例乳腺良性病变患者外周血中 CK19 mRNA 的表达情况。结论显示,乳腺癌患者外周血中 CK19 mRNA 显著高于乳腺良性病变者。张智慧等[12]收集了行核芯针穿刺组织印片细胞学(TIC)诊断的乳腺肿物患者 289 例进行研究并作病理对照。结论表明,TIC 诊断乳腺癌的敏感性、特异性和准确率较高,与核芯针活检(CNB)组织病理诊断无明显差异,可以辅助 CNB 为乳腺肿物患者提供快速的细胞学诊断。印片免疫细胞化学方法可以辅助 CNB 作为新辅助化疗前检测乳腺癌患者受体水平的手段之一。马靓等[13]用 RT-PCR 等方法检测非小细胞肺癌(NSCLC)患者外周血中肺特异性 X 蛋白(Lunx mRNA)、黏蛋白基因 1(Mucl mRNA)及 CEA。结论表明,Lunx mRNA 和 Mucl mRNA 是检测 NSCLC 微转移的良好指标。两者联合 CEA 检测可以提高肺癌检出率。毛忠琦等[14]通过放射免疫分析和化学发光检测等方法检测胃肠道恶性肿瘤的 CEA、CA199 等指标,并比较血清胰岛素样生长因子-1(IGF-1)水平。结论认为,IGF-1 在胃肠道恶性肿瘤的诊治中有一定的临床应用价值。黄少军等[15]* 采用 RT-PCR 检测了 40 例胃肠肿瘤患者手术前后外周血 survivin mRNA 表达量。结论认为,检测手术前后外周血 survivin mRNA 水平的变化,可作为观察胃肠肿瘤术后复发转移的一种非侵入性、可测量的客观指标。蔡相军等[16]应用弱阳离子蛋白质芯片(WCX2)及表面增强激光解吸电离飞行时间质谱(SELDI-TOF-MS)技术检测 20 例大肠癌和 20 例大肠癌早期肝转移患者血清中蛋白的相对含量。PCR 基因芯片技术对原发灶和肝转移灶组织进行差异基因筛选。结论认为,利用 SEILDI-TOF-MS 及基因芯片技术可以很好地获得不同的差异基因,可为大肠癌早期肝转移的机制研究及诊断与治疗提供实验数据和资料。陈宾等[17]应用电化学发光免疫分析技术检测肿瘤标志物 CEA、CA125、CA19-9 和 CA72-4;全自动生化分析仪检测 ALP。结论认为,CEA、CA19-9、CA72-4 的联合检测对结肠癌的诊断及疗效观察具有较大价值,可提高结肠癌诊断的敏感性和准确性。李文利等[18]应用多肿瘤标志物蛋白芯片检测系统测定分析 96 例肝癌患者,93 例良性肝病患者和 90 例健康人血清中 12 种肿瘤标志物(CA19-9、NSE、CEA、CA242、CA125、CA153、AFP、Ferritin、f-PSA、PSA、β-HCG、HGH)的水平。结果发现,AFP、CA242、Ferritin、CA19-9 四种标志物水平在肝癌组比良性肝病组明显升高。多肿瘤标志物蛋白芯片检测系统联合检测肝癌的敏感度仅能提高至 75%。李宁等[19]* 测定并分析了 63 例胰腺癌患者、33 例胆管癌和 27 例胰腺良性疾病患者血清中 CA19-9、CA242、CEA 和 CA125 水平。结果表明,单项检测 CA19-9 可以提高胰腺癌诊断的敏感性,联合检测 CA19-9+CA242+CEA 可以提高胰腺癌诊断的特异性,CA19-9 和 CA242 对胰腺癌的治疗效果及预后判断更具有价值。穆晓峰等[20]对 24 例胰腺癌同步放化疗患者血清 CA19-9、CEA 及 CA125 治疗前后及治疗期间进行动态观察,结果显示,在胰腺癌同期放化疗患者中,联合动态检测血清 CA19-9、CA125 及 CEA,可有效评价治疗效果及预后。蔡讯等[21]* 测定了恶性肿瘤患者化疗前后血清胱抑素 C(Cys C)、内生肌酐清除率(Ccr)及尿微量白蛋白(UMA)水平。结论认为,Cys C 和 UMA 均能监测化疗后早期肾功能损害的情况,但 UMA 敏感性不如 Cys C,因此 Cys C 可以作为替代 Ccr 对患者肾功能进行评估的可靠指标。梁建明等[22]采用流式细胞术检测 62 例膀胱癌患者及 20 例健康人外周血中髓系来源的抑制细胞(MDSC)的比例。结果发现,膀胱癌患者外周血 MDSC 细胞水平明显升高,可能与肿瘤免疫功能低下及肿瘤发生发展密切相关。叶见波等[23]对 208 例膀胱癌疑似患者的尿液进行液基细胞学检查和核基质蛋白 22(NMP22)检测。结论认为,液基细胞学与免疫细胞化学结合或与 NMP22 结合可提高对膀胱癌诊断的敏感度。张雪梅等[24]收集前列腺癌伴骨转移、不伴骨转移各 5 例血清样本。血清样本用除白(清)蛋白试剂盒除去血清中的白蛋白后进行双向凝胶电泳,ImageMaster 2D Platinum 软件分析,有意义的差异蛋白质点行基质辅助激光解析离子化飞行时间质谱(MALDI-TOF-MS)鉴定。结果表明,双向凝胶电泳结合质谱鉴定是血清差异蛋白质组学研究的可靠平台和有力工具。所鉴定出的蛋白质与前列腺癌(Pca)骨转移的发生、发展有关,可能是前列腺癌骨转移潜在的血清标志物。刘刚等[25]调查发现前列腺癌(PCa)患者的血清 T-PSA、F-PSA 和 PSAD 与 Gleason 分级和临床分期存在相关性，提示可能通过检测血清 T-PSA、F-PSA 和 PSAD 预测 PCa 恶性程度及预后，有利于 PCa 的筛查及制定合理的治疗方案。

## 四、肿瘤相关基因和蛋白的表达及其临床意义

### (一) 甲状腺和乳腺肿瘤

殷德涛等[26]* 采用反转录-聚合酶链反应和 Western 印迹技术检测了 67 例甲状腺乳头状癌(PTC)及其对应癌旁组织中 Runt 相关转录因子 3 (Runx3) 基因 mRNA 及蛋白的表达。结论认为，Runx3 mRNA 及其蛋白在 PTC 表达均低于癌旁组织，Runx3 基因的表达异常在 PTC 的发生、发展中起着重要的作用。王炜等[27]采用 PCR 测序方法分析 BRAF 基因 V600E 突变在中国汉族人群中 240 例甲状腺病变中的表达情况。结论表明，BRAFV600E 突变与 PTC 的发生、发展可能有着重要联系，BRAF V600E 突变可以作为 PTC 诊断的特异性标记；改良的试剂盒法抽提石蜡组织 DNA 具有高效、简便、价格相对低廉的优点。马静等[28]采用免疫组化检测了 56 例分化型甲状腺癌组织和 10 例正常甲状腺组织 survivin 和 CD34 的表达，并计数微血管密度(MVD)。分析分化型甲状腺癌中 survivin 的表达与血管生成的关系。结论认为，survivin 蛋白在分化型甲状腺癌组织中表达上调，并与微血管生成关系密切，提示 survivin 与甲状腺癌的发生、发展有关。邸金娜等[29]应用免疫组化检测了 80 例浸润性乳腺癌、40 例乳腺导管原位癌和 25 例乳腺增生症术后石蜡标本中 14-3-3σ 和 Cyclin B1 蛋白的表达情况。结果提示 14-3-3σ 和 Cyclin B1 蛋白与浸润性乳腺癌的发生发展可能相关，两者联合检测可能对判断患者的预后有一定帮助。

### (二) 消化系统肿瘤

岳庆峰等[30]应用免疫组化方法检测了 76 例食管鳞状细胞癌组织及 30 例癌旁正常组织中诱骗受体 3 (DcR3)和基质金属蛋白-2(MMP-2)的表达情况。结果表明，高度表达的 DcR3、MMP-2 可能有助于食管鳞癌的发生、发展及早期侵袭转移，联合检测 DcR3、MMP-2 表达有可能作为反映食管鳞癌进展和预后的分子生物学指标。杨正多等[31]应用免疫组化检测了 90 例食管鳞状细胞癌、21 例食管上皮内瘤变及 69 例正常黏膜组织中环氧化酶(COX-2)、细胞周期蛋白 1(CyclinD1)和磷酸化细胞外信号调节激酶 1/2(P-ERK1/2)的表达情况。结论认为，COX-2、Cyclin D1 和 P-ERK1/2 的表达与 ESCC 的发生、发展和预后具有一定的相关性，其高表达可能促进肿瘤的发生、发展。薛英杰等[32]采用免疫组化等方法，定量检测缺氧诱导因子(HIF-1a)及血管内皮生长因子 C(VEGF-C)的表达。结论提示，HIF-1a 及 VEGF-C 介导了贲门癌的发生，与贲门癌临床病理学特征关系密切，HIF1a、VEGF-C 高表达和淋巴结转移相关。李宝江等[33]应用免疫组化方法检测了 DOG1 蛋白在所有胃肠道间质瘤(GIST)和 CD117 在胃肠道外间质瘤(EGIST)中的表达情况。结论认为，DOG1 是 GIST 敏感而特异性标记物，与 CD117 联合检测能够进一步提高 GIST 的诊断水平。韩少山等[34]应用免疫组化方法检测了正常肝脏细胞系及肝癌细胞系和肝癌组织及对应的癌旁组织中 UbcH10 mRNA 的表达水平。发现 UbcH10 mRNA 在肝癌细胞系及肝癌组织中高表达。UbcH10 mRNA 的高表达与肝癌的恶性临床病理特征相关，UbcH10 可能成为潜在的分子标志物或治疗靶点。闫伟伟等[35]* 应用免疫组化方法检测了 55 例肝细胞肝癌(HCC)组织标本中 CD34 和 CD117 的表达。结论显示，CD34 与 CD117 可能在 HCC 发生、发展过程中具有重要作用，有望成为判断预后的指标。马蓉等[36]应用免疫组化检测了 33 例肝内胆管细胞癌组织和 19 例正常肝内胆管细胞，探讨转化生长因子 β (TGF-β)通路中的转化生长因子 βI 型受体(Tβ RI)和 Smad4 蛋白的表达情况。结果表明，Tβ RI 和 Smad4 蛋白在肝内胆管细胞癌组织中的表达与肝内胆管细胞癌的发生、发展密切相关。华颂文等[37]应用免疫组化检测了 40 例胆总管腺癌和 15 例癌旁组织手术切除标本中 PUMA 和 ABCG2 的表达。结果显示，胆总管腺癌 PUMA 和 ABCG2 表达阳性率及其评分明显高于癌旁组织，PUMA 和 ABCG2 在胆总管腺癌中表达评分呈高度正相关。结论认为，PUMA 和 ABCG2 表达与胆总管腺癌发生、临床生物学行为及预后有密切关系；两者的高表达预示预后不良。左石等[38]应用免疫组化方法检测了 DNA 甲基转移酶 3b(DNMT3b)在 24 例人肝外胆管癌组织和 20 例慢性胆管炎组织中的阳性细胞表达率。结果显示，胆管癌 DNMT3b 蛋白的表达较慢性胆管炎组织明显增加，提示 DNMT3b 的高表达可能与胆管癌的发生发展有关，且可能是胆管癌发生中的一个早期分子事件。朱锦辉等[39]应用免疫组化检测了血管内皮生长因子 C(VEGF-C)在原发性胆囊癌和胆囊腺瘤样息肉中的表达情况。结果显示，在原发性胆囊癌组织中 VEGF-C 在 mRNA 和蛋白水平均存在高表达，VEGF-C 阳性表达与胆囊癌肝浸润、淋巴转移和 Nevin 分期明显相关，但与病理分级无明显相关。卢峰等[40]* 应用免疫组化检测了 48 例胰腺癌及癌旁非肿瘤胰腺组织中 EphA2、EphrinA1 和 E-cadherin 的表达。结论提示，EphA2/EphrinA1 与 E-cadherin 蛋白表达异常可能共同参与了胰腺癌的发生、发展与转移；联合检测 3 种蛋白对于评价胰腺癌的预后有一定参考价值。蒋永剑等[41]采用免疫组织化学方法检测胰腺癌组织标本及其淋巴结中 VEGF-C 及 VEGFR-3蛋白的表达，分析 VEGF-C 及VEGFR-3蛋白表达与胰腺癌的临床病理特征和淋巴结转移的相关性。结果发现，VEGF-C 和 VEGFR-3 蛋白的表达与胰腺癌淋巴结转移密切相关，推测其与诱导胰腺癌淋巴管生成，促进肿瘤细胞淋巴道转移有关。刘泽兵等[42]* 应用免疫组化检测了 32 例结直肠癌及癌旁组织 SARI、CCN1 mRNA 表达。结果发现 SARI 与 CCN1 异常表达与结直肠癌恶性生物学行为有关，且 SARI 蛋白阴性表达与结直肠癌患者不良预后有关。王永等[43]应用免疫组化检测了 18 例正常黏膜、84 例结直肠腺瘤、72 例结直肠癌凋亡抑制蛋白 Livin 与凋亡蛋白 Caspase-3 的表达。结论提示，凋亡抑制蛋白 Livin 参与了大肠肿瘤的发生，且对大肠腺瘤-腺癌阶段起到了重要作用；Livin 与 Caspase-3 表达呈负相关，抑制 Caspase3 蛋白的活性可能是 Livin 促进结肠癌发生的途径之一。李慧等[44]应用免疫组化检测了 94 例大肠瘤旁/癌旁组织、92 例腺瘤、54 例腺瘤伴不典型增生或癌变及 60 例腺癌中 NGAL 和 MMP-9 蛋白的表达情况。结论提示，NGAL 蛋白和 MMP-9 蛋白表达的上调可能在腺瘤一腺癌序列的发展过程中发挥一定作用，二者的异常表达可能参与大肠腺癌的发生。陈曦等[45]应用免疫组化检测了 3 种不同组织中蛋白激酶 PKC-ζ 和皮质肌动蛋白(Cortactin)的表达。结论表明，PKC-ζ 和 Cortactin 可作为大肠癌预后判断及肿瘤分期监测的有价值的指标。联合检测 PKC-ζ 和 Cortactin 对预测大肠癌的侵袭转移潜能及评估大肠癌病人的预后有重要意义。PKC-ζ 与 Cortactin 可能作为大肠癌检测的肿瘤标记物和治疗的分子靶点。

**(三) 呼吸系统肿瘤**

宁晖等[46]采用免疫组化方法检测 p53、HER2 与 K-ras 在多原发性肺癌原发灶中的表达。结果提示，p53 是肺癌预后不良的指标，多原发性肺癌存在 HER2 蛋白高表达，且 HER2 蛋白高表达可能促进多原发肺癌细胞的生长增殖和侵袭转移。

**(四) 泌尿系统肿瘤**

胡敬祖等[47]应用免疫组化测定了 96 例肾细胞癌(RCC)中 Mina53 的表达。结果提示 Mina53 在 RCC 组织中的表达与临床病理分期、分级有关，随着病理分级和临床分期的升高而增强，Mina53 的高表达与肾细胞癌的临床进展有关。杨斌等[48]* 应用实时荧光定量 PCR 和免疫组化方法检测了肾透明细胞癌(ccRCC)中组氨酸三聚体核苷结合蛋白 1(HINT1)的表达情况。结果提示，HINT1 可能在 ccRCC 发病机制中发挥肿瘤抑制作用，其表达异常可能与翻译水平之前的异常调控有关。推测 HINT1 mRNA 和蛋白质的异常表达可作为 ccRCC 发生和进展的预后指标。姚欣等[49]应用免疫组化测定了肾透明细胞癌、乳头状癌、嫌色细胞癌中 c-kit 蛋白和 PCNA 的表达情况。结果发现，嫌色细胞癌中 c-kit 表达率明显高于其他肾癌亚型，且与肿瘤局部进展关系密切。崔明宇等[50]应用免疫组化检测 39 例肾母细胞瘤具有磷酸酶活性的抑癌基因 PTEN、PDCD4 mRNA 和蛋白表达。结果发现，肾母细胞瘤中 PTEN 及 PDCD4 mRNA 及蛋白与癌旁对照组织相比表达明显下调，提示可作为评价肾母细胞瘤生物学行为的参考指标。侯恺林等[51]应用免疫组化检测膀胱移行细胞癌中趋化因子受体 7(CXCR7)蛋白的表达。结果表明，CXCR7 蛋白高表达与膀胱移行细胞癌的恶性程度及预后相关，提示 CXCR7 与膀胱癌的发生发展存在相关性。彭鄂军等[52]应用免疫组化检测膀胱移行细胞癌(BTCC)中 DLL4 和 VEGF 的表达情况。结果显示，DLL4 和 VEGF 表达与 BTCC 的分期、分级及肿瘤的预后有关，综合 DLL4 和 VEGF 在 BTCC 组织中的表达情况判断肿瘤预后，可以在早期选择更优化的治疗方案，并且靶定 DLL4 可能成为一个新的抗血管生成的治疗方法。张春霆等[53]采用 RT-PCR 和免疫组化法检测 FHIT mRNA 及蛋白在 62 例膀胱移行细胞癌组织及 35 例正常组织中的表达情况。结论提示，脆性组氨酸三联体(FHIT)基因与膀胱移行细胞癌的发生、发展过程密切相关，FHIT 基因的检测可能成为膀胱移行细胞癌的预测指标。侯轶等[54]应用免疫组化检测了 BTCC 中胞外信号调节激酶类(ERK1/2)和磷脂酰肌醇 3-激酶(PIK3)表达水平并判别其临床病理意义。结论认为，ERK1/2 和 PIK3 可能是反映膀胱尿路上皮癌发生、进展、侵袭潜能及预后的重要生物学标记物。黄伟平等[55]应用免疫组化检测了膀胱癌 Uroplakin Ⅱ(UPⅡ)和血管内皮生长因子(VEGF)的表达情况。结果显示，UPⅡ的表达缺失和 VEGF 的过度表达参与了侵袭性膀胱癌的发展，可作为判断侵袭性膀胱癌预后的分子指标。

**(五) 男性生殖系统肿瘤**

龙启来等[56]应用蛋白质印迹法和比色法酶活性试剂盒检测组蛋白去乙酰化酶(HDAC)在 37 例前列腺癌(Pca)和 27 例良性前列腺增生(BPH)组织中的表达及活性，比较 PCa 和 BPH 组织中酶活性差异，分析 PCa 组织中 HDAC 表达水平与血清 PSA 和 Gleason 评分的相关性。结果发现，PCa 组织中存在 HDAC 表达水平升高和酶活性增强，提示 HDAC 可能成为治疗

PCa 的新靶点。应李雄等[57]应用免疫组化检测了前列腺癌(Pca)GDF15 蛋白的表达和分布情况。结论认为检测 GDF15 在正常前列腺组织、高级别上皮内瘤变(PIN)、前列腺癌组织中的表达,有助于病理学上早期诊断前列腺癌。高双友等[58]应用免疫组化测定了 E-cadherin(E-cad)及 sE-cadherin(sE-cad)在 Pca 侵袭、转移和预后中的意义。结果显示,E-cad 的表达下调、sE-cad 水平升高在 Pca 发生、发展中起重要作用,其共同参与 Pca 的浸润转移过程,二者是判断 Pca 的生物学行为及预后的重要因素。顾正勤等[59]应用免疫组化检测了 Pca 中 EphB4 和 LYVE-1 蛋白的表达,结果表明,EphB4 在 Pca 淋巴管生成中起重要作用。阻断 EphB4 抑制 PCa 淋巴管生成,可能成为 PCa 治疗的新靶点。李春燕等[60]* 应用免疫组化检测了 Pca 中信号转导子与转录活化子(Stat3)、p-Stat3、核转录因子(NF)-κB、p-NF-κB 在两者中的表达情况。结果显示,Stat3 和 NF-κB 的表达可能与前列腺癌的癌变进程有关,Stat3 与 NF-κB 存在相关性。张科等[61]应用免疫组化检测了 34 例男性睾丸生殖细胞瘤和 38 例无精子症睾丸组织中 Survivin 蛋白的表达情况。结果发现,在睾丸生殖细胞瘤和正常睾丸组织中可检测到 Survivin 蛋白的表达,提示 Survivin 蛋白可能是精子发生过程中的一个潜在标志物。

### (六) 骨与软组织肿瘤

胡旭等[62]应用免疫组化检测了骨肿瘤中单核细胞趋化蛋白-1(MCP-1)蛋白的表达水平。结果显示,转移性骨肿瘤组 MCP-1 mRNA 相对表达量高于恶性原发组和良性组。转移性骨肿瘤组织中 MCP-1 免疫组化累积光密度和阳性面积均高于原发性恶性骨肿瘤组和良性骨肿瘤组,且其在原发恶性组中的表达水平也高于良性组。提示 MCP-1 在恶性骨肿瘤中高表达,在转移性骨肿瘤表达更显著。王井等[63]应用免疫组化检测了 27 例骨肉瘤基质金属蛋白酶 9(MMP-9)、PCNA、人端粒酶催化亚单位(hTERT)和早幼粒细胞白血病小体(PML)。结论表明,MMP-9 和 PCNA 在端粒酶途径和端粒替代途径的骨肉瘤细胞中的表达有明显的差异。端粒酶途径骨肉瘤细胞侵袭转移和增殖能力强于端粒替代途径骨肉瘤。陈旻静等[64]应用免疫组化方法检测了 42 例皮肤恶性黑色素瘤(CMM)、20 例皮肤交界痣组织和 20 例正常皮肤组织中 Runt 相关转录因子 3(Runx3)和 Smad4 蛋白的表达。结果显示,CMM 组织中 Runx3 蛋白低表达或失表达,这将有可能抑制 TGF-β/Smad4 信号通路的激活,从而促进细胞的恶性转化和增殖。

### (七) 神经系统肿瘤

赵静等[65]应用免疫组化检测了 53 例脑膜瘤组织中 E-钙黏附素的表达。结果发现,E-钙黏附素在脑膜瘤的侵袭行为、瘤周水肿、肿瘤复发等方面起着重要作用,其表达与脑膜瘤的病理分级具有一定的相关性。李学军等[66]应用免疫组化检测了 36 例胶质瘤 EGFL7 蛋白的表达情况。结论提示,人脑胶质瘤中肿瘤细胞及其血管内皮细胞 EGFL7 均呈增高表达并且与其肿瘤恶性程度具有明显相关性,提示 EGFL7 在胶质瘤的发生发展中发挥重要作用。李进军等[67]应用免疫组化检测了 31 例低级别胶质瘤(Ⅰ、Ⅱ级)和 33 例高级别胶质瘤(Ⅲ、Ⅳ级)以及 10 例正常脑组织中 mTOR 和 eIF4E 蛋白的表达。结果认为 mTOR 和 eIF4E 在脑胶质瘤中的表达明显增加,mTOR/eIF4E 信号通路可能在脑胶质瘤的发生、发展中起一定作用。张广宇等[68]对 40 例垂体腺瘤标本基质金属蛋白酶-9(MMP-9)、促血管生成素(Ang-1、Ang-2 mRNA)的表达进行免疫组化分析。结论认为,MMP-9 和 Ang-2 在侵袭性垂体腺瘤中的高表达及 Ang-1 在侵袭性垂体腺瘤中的低表达,可能与垂体腺瘤的侵袭性生长有关。

## 五、肿瘤的临床病理学分析

### (一) 甲状腺肿瘤

庞飞雄等[69]回顾分析了甲状腺手术后病理 10 000 例,按不同年份(每五年)分析甲状腺疾病病理频谱变迁过程。结果显示,甲状腺疾病谱发生了明显变化,尤其是近 10 多年来(普遍盐加碘后),继发性甲状腺功能亢进、甲状腺癌、慢性淋巴细胞性甲状腺炎以及慢性淋巴细胞性甲状腺炎合并乳头状癌的构成比呈增高趋势。

### (二) 乳腺肿瘤

杨猛等[70]回顾性分析了单纯乳腺粘液癌的临床病理资料。结果显示,25 例单纯乳腺粘液癌占同期治疗女性乳腺癌 960 例的 2.6%,腋淋巴结阳性率为 0%,ER、PR、HER-2 和 p53 的阳性率分别为 96%、92%、0% 和 32%。平均随访 3.5 年,总生存率为 100%。结果表明,单纯乳腺粘液癌恶性程度低,预后较好,应选择适当的尽量减少创伤的手术方式和辅助治疗。须捷平等[71]* 收集了 547 例女性乳腺癌患者的病历及随访资料,将患者分为三阴性组(TNBC 组)和非 TNBC 组,分析 TNBC 的临床病理特征和预后影响因素。结果显示,与非 TNBC 患者相比,TNBC 患者发病年龄轻、有明显乳腺癌家族史、肿瘤体积大、肿瘤分期晚、肿瘤分级高、易复发转移、五年无病生存率(DFS)和五年生存率(OS)低、预后差。仲坚等[72]回顾性分析了确诊为双侧原发性乳腺癌 16 例的临床病理资料。结果显示,同时性双侧原发性乳腺癌较异时性双侧乳腺癌发病年龄早，多见于绝经前。异时性双侧乳腺癌发生间隔时间不定，一侧发生乳腺癌后宜积极随访对侧乳腺，对雌激素受体阳性的患者应坚持内分泌治疗。周菲菲等[73]收集了40年间经病理确诊、随访资料齐全的72例男性乳腺癌患者的临床资料，回顾性分析男性乳腺癌临床病理特征、局部复发率、远处转移率和5年生存率。结果表明，中国男性乳腺癌以无痛性乳晕区肿块为常见首发症状，以浸润性导管癌最常见，ER、PR阳性率高而HER-2阳性率低，治疗以手术为主的包括化疗、放疗、内分泌治疗的综合治疗，预后比较好。

**(三) 呼吸系统肿瘤**

吕旭等[74]分析了复合性小细胞肺癌(CSCLC)44例。结论认为CSCLC属于一种特殊类型的肺混合性癌，治疗应采取以手术为主的综合治疗方案，判定其复合成分的病理类型对于临床上判断预后具有重要的意义。

**(四) 消化系统肿瘤**

张红丹等[75]对163例根治性手术切除的食管-胃结合部腺癌患者的病理资料进行分析，按照肿瘤分化程度分为分化好和分化差二组，比较二组间N分期、T分期、肿瘤大体类型、脉管癌栓等的病例构成情况以及二组间肿瘤大小和淋巴结转移个数的差异。结果提示，食管-胃结合部腺癌肿瘤分化程度对N分期、T分期、脉管癌栓形成、肿瘤大小及淋巴结转移等多种病理学因素具有显著影响。金鑫等[76]*采用单因素及多因素分析法，回顾分析了231例早期胃癌病人的临床及病理学资料。结果显示，淋巴结转移是影响早期胃癌预后的重要指标，肿瘤直径>2 cm、肿瘤浸润至黏膜下层是早期胃癌淋巴结转移的独立危险因子；术前应用影像学技术评估早期胃癌淋巴结转移情况有助于选择合理的治疗方案。谢洪虎等[77]将进行手术治疗的958例胃癌患者作为研究对象，对其一般资料、肿瘤病理类型、发生部位、临床分期等进行回顾性分析。结果认为，胃癌多见于中老年男性患者，以贲门部低分化腺癌多见，贲门癌发病率明显高于胃窦癌；在胃癌患者中，恶性程度较高的低分化、印戒细胞癌中所占比例最高者为相对较年轻的患者(年龄≤45岁组)；行手术治疗的大部 分为中晚期患者，表明胃癌的早期诊断还有待进一步提高。张丹杰等[78]回顾性分析了311例经手术治疗的胃癌患者的临床资料，建立数据库用统计软件进行分析。结果表明，当肿瘤的浸润深度相同时，胃癌组织学类型与患者的预后无关。张茂申等[79]将902例残胃癌患者的年龄、性别、病理类型、TNM分期、手术治疗及预后等临床资料进行分析。结论显示，残胃癌多发生于BillrothⅡ式胃大部切除术后，病变主要位于吻合口，以分化型腺癌居多，就诊时以中晚期居多。联合脏器切除手术率高，早期发现，行根治性手术可提高生存率。武爱文等[80]收集了完整新辅助化疗的胃癌患者病例资料，筛选出原发灶病理学完全缓解(pCR)者5例，复习病理切片，并分别就胃壁的组织结构、肿瘤细胞形态、间质细胞的数量和形态进行分析评价。结论表明，胃癌新辅助化疗后，原发灶pCR病例肿瘤区域间质细胞反应呈现不均一性，原发灶反应与淋巴结不相一致。董锐增等[81]回顾性分析了4 426例胃癌患者的临床病理资料，以及家族性胃癌的临床病理特征，用统计学软件进行资料处理。结果提示，家族性胃癌具有较为独特的临床床病理特征，发病年龄早，发病年龄逐代下降，家系成员中较常发生胃外恶性肿瘤。张渝等[82]回顾性分析了12例胃间质瘤的病例资料。结论认为，CD117标记阳性对胃间质瘤的诊断具有重要价值，胃间质瘤的恶性危险程度要依靠肿瘤大小及核分裂数的多少而定。沈旺等[83]回顾性分析了216例胃肠道间质瘤(GIST)和胃肠道外间质瘤(EGIST)病人的临床资料。结果表明，GIST较EGIST多见；胃肠道以中、高度危险者多见，胃肠道外以高度危险者多见。临床治疗原则首选广泛手术切除。王丹等[84]回顾性分析了29例原发性EGIST的病理及临床资料。结论认为，原发性EGIST临床少见，好发于中老年，性别差异不明显；原发部位以肠系膜和大网膜多见，且瘤体体积较大，出血坏死常见；其恶性度更高，生物学行为具有更强的侵袭性，临床治疗原则首选广泛手术切除。侯君毅等[85]回顾性分析了582例结直肠癌患者的临床病理特征，包括发病年龄、病变部位和病理类型等。结果显示，结直肠癌的高发年龄段为60～79岁，且随着年龄的增加，结直肠癌的恶性程度有所下降。刘骞等[86]回顾性分析了65例结直肠印戒细胞癌和166例结直肠黏液腺癌患者的临床病理资料及生存情况。结果显示，结直肠印戒细胞癌较黏液腺癌具有恶性程度更高的生物学行为，患者生存状况更差。刘彦龙等[87]回顾性分析了2 414例直肠癌患者的临床病理资料及随访资料，并通过Cox回归模型，确立影响预后的独立因素。结果显示，直肠癌患者的预后在逐年改善；其中TNM分期为最重要的预后因素。赵泽亮等[88]回顾性分析了210例直肠癌病人的临床病理资料，并比较不同因素对直肠癌淋巴结转移的影响。结果提示，大体类型、分化程度、组织类型和浸润深度是判断直肠癌生物学行为及淋巴结转移的有效方法；其中大体类型、分化程度和浸润深度是直肠癌淋巴结转移的独立危险因素；肿块型、溃疡型、浸润型的淋巴结转移风险依次增高。李晓姝等[89]回顾性分析了207例胰腺癌患者的临床资料。结果认为，应该重视胰腺癌患者的首发症状及胰腺癌高危人群，优化诊治方案，改善患者预后。李建刚等[90]收集了胰腺标本38例，尸检标本13例，胰腺癌新鲜标本25例，分别从胰腺周围的组织构成、胰腺小叶和胰管的结构中观察正常胰腺和发生癌变的胰腺组织学的异同，研究胰腺癌组织对周边组织的浸润特点。结果认为，胰腺癌术后易发生转移、复发与胰腺组织学特点有关，胰腺组织学特点导致胰腺癌浸润性生长有其自己的特点，即癌组织可通过胰管、小叶间隙或腺泡细胞浸润性生长；小叶间隙是胰腺实质与外界相通的道路，小叶间隙的浸润使肿瘤更早发生转移。魏红权等[91]对25例胰腺实性假乳头状瘤(SPT)进行临床表现、组织病理、免疫表型的观察并复习相关文献。结论认为，SPT是少见的胰腺肿瘤，多见于年轻女性，一般无特异性临床表现，所有病变均发生囊性变，影像学检查有一定特异性。病理特点以温和一致的类圆形或卵圆形细胞增生呈实性结构，并伴出血和囊性变，部分组织退变呈假乳头结构为主要组织学特征。陈颖等[92]光镜下观察491例胰腺导管腺癌、22例其他胰腺恶性肿瘤、41例胰腺良性病变和21例慢性胰腺炎组织中的神经浸润状况，分析其与其他病理学指标的相关性。结论认为，神经浸润是胰腺导管腺癌特征性的生物学行为之一。陶连元等[93]分析了31例肝外胆管癌(ECC)后认为根治性手术、肿瘤有无浸润以及肿瘤的分化程度是ECC病人主要术后预后因素。

**(五) 泌尿系统肿瘤**

李春香等[94]对75例肾嫌色细胞癌进行了回顾性研究。结论认为，该癌是一种具有特殊形态的少见肾癌类型，多数瘤体较大，预后较好；细胞核分级较高，不适用Fuhrman分级系统；FNM分期可作为肾嫌色细胞癌预后的独立因素。杨琳等[95]回顾性分析120例血管平滑肌脂肪瘤(AML)的相关病理形态学因素，将所有病例分为经典型、上皮样型伴或不伴有异型性三组，分别随访并比较三组间形态学的差异。结果显示，肾脏AML以经典型良性为主，近1/3为上皮样型。上皮样AML中仅少数具有明显细胞核异型性的病例可能具有恶性生物学行为。杨雄等[96]运用免疫组化检测了15例肾恶性横纹肌样瘤(MRTK)，并结合临床病理特征进行分析。认为成人MRTK是一种表达多种免疫抗原，独立的可多向分化的肾恶性肿瘤，某些标记物如Vimentin，Myoglobin有助于MRTK的诊断和鉴别诊断。虞巍等[97]对597例上尿路移行细胞癌(UUTUC)的患者进行单因素分析，比较上尿路移行细胞癌病理特点的性别差异。结果显示，我国UUTUC患者多为女性，且与男性相比，女性患者肿瘤局部进展的风险相对较低，表明其可能具有独特的临床病理特点。

**(六) 男性生殖系统肿瘤**

宣寒青等[98]*回顾性分析了29例行根治性切除术的前列腺癌患者的临床资料，术后定期随访。结果显示，当病理Gleason评分≥8分时，精囊侵犯及切缘阳性率高，较早出现生化复发，需谨慎选择前列腺癌根治性手术。术后辅助内分泌治疗联合放疗的综合治疗可显著延长无生化复发生存时间。詹升华等[99]收集原发性睾丸淋巴瘤(PTL)33例，根据WHO淋巴与造血组织肿瘤病理学分类标准进行临床病理学分析。结果表明，PTL类型多样，以弥漫性大B细胞淋巴瘤最多见。PTL确诊依赖于病理学检查。正确的病理诊断，明确免疫表型，进而制定相应的放化疗方案，可有效改善预后。

**(七) 神经系统及软组织肿瘤**

刘忆等[100]回顾性分析了428例脑膜瘤病人的临床资料，同时分析术前MRI瘤周水肿特点。结论认为，脑膜瘤瘤周水肿与该瘤发生部位及病理类型有关。分析肿瘤周围水肿情况，对肿瘤病理类型的初步判断和肿瘤切除方式的选择有重要意义。张勇等[101]回顾性分析了88例腹部纤维瘤病临床病理资料。结果显示，腹部纤维瘤病的复发与性别、既往腹部手术史、肿瘤部位、手术根治度，特别是肿瘤直径有关。临床上应根据上述临床病理因素判断复发风险，提供合适的治疗方案。

## 六、肿瘤治疗的生物学基础

刘文楼等[102]将不同浓度的三氧化二砷($As_2O_3$)与MCF-7细胞共同培养24 h后，采用流式细胞术检测MCF-7细胞凋亡；采用免疫细胞化学及Western blot技术检测FoxO3a和Caspase-3蛋白的表达。结果$As_2O_3$可通过增强FoxO3a蛋白的活性，激活Caspase-3蛋白的表达而诱导MCF-7细胞凋亡。王科等[103]将pAdtrack-CMV/BMP9和pAdtrack-CMV/GFP腺病毒感染MDA-MB-231细胞，RT-PCR法检测MDA-MB-231/GFP和MDA-MB-231/BMP9细胞中BMP9 mRNA的表达，MTT法、平板集落形成实验和FCM法检测细胞增殖和凋亡的情况。结果认为，骨形态发生蛋白9(BMP9)可在体内、外抑制人乳腺癌MDA-MB-231细胞增殖并促进其凋亡。贾慧等[104]研究术前新辅助放化疗对食管肿瘤病理形态学改变及对食管癌细胞增殖的影响，并探讨二者之间的关系。选择了40例食管鳞状细胞癌患者，行新辅助放化疗后加根治性手术治疗，免疫组化染色分别检测治疗前活检标本和手术标本Ki-67表达的标记指数。结果显示，多数食管癌患者接受新辅助放化疗后仍有肿瘤病灶存在，约20%的患者肿瘤组织退缩不明显。放化疗前后食管癌组织中Ki-67表达的标记指数明显下降，提示放化疗后肿瘤的增殖能力较放化疗前下降。李端永等[105]以MTT法检测索拉菲尼对SGC-7901细胞的杀伤抑制作用；免疫细胞化学法检测胃癌细胞内P-ERK蛋白的表达；流式细胞仪检测胃癌细胞凋亡的变化情况。结果发现，索拉菲尼对胃癌细胞生长增殖具有抑制作用，随药物浓度的增加作用也增强，呈剂量-时间双效应关系。提示索拉菲尼在体外对SGC-7901细胞具有明显的抑制作用，主要机制为抑制其P-ERK表达，从而抑制其增殖和促进凋亡。魏素菊等[106]采用MTT法测定不同的顺铂浓度组细胞的增殖抑制率，确定顺铂的工作浓度，以该浓度进行实验。根据Weeb系数判断热化疗联合是否有协同效应。结果显示，热疗协同顺铂对胃癌MGC-803细胞有显著的增殖抑制作用，热化疗联合减少了增殖细胞在S期的分布，下调了CyclinD1、PCNA的表达。闫竞一等[107]收集5对患者的新鲜复发及未复发GIST组织随机配对成组行cDNA微阵列研究，应用荧光定量聚合酶链反应(PCR)方法对芯片结果进行验证。结论认为，运用cDNA芯片进行基因表达谱分析，有助于探讨GIST复发、伊马替尼耐药机制并寻找新的治疗靶标。杨蕾等[108]采用脂质体法将胃肠道间质瘤相关基因突变体KITDe1559-560、KITInsIPYD579、PDGFRAD842V及PDGFRAL839P重组质粒分别瞬时转染中国仓鼠卵巢上皮细胞系(CHO)，表达24h后与格列卫共孵育90 min，用Western-blot法检测相关蛋白表达及其磷酸化状态。另外，用MTT法检测各组稳转PDGFRA基因突变体的CHO细胞与不同浓度格列卫共孵育72 h后的增殖变化。结果显示，格列卫在短时间内可使PDGFRA L839P或KIT Ins IPYD579突变体磷酸化蛋白表达减少，长期作用时对表达PDGFRA L839P突变体的细胞增殖具有明显的抑制作用。王红鲜等[109]建立人结肠癌荷瘤鼠模型。将人结肠癌荷瘤裸鼠随机分为治疗组和对照组。结果表明，靶向抑制CXCR7基因的表达能显著抑制人结肠癌荷瘤裸鼠的瘤体生长，CXCR7是人结肠癌治疗潜在的分子靶标。韩杰等[110]用半定量RT-PCR检测ANGPTL4基因在大肠癌细胞株中的表达情况；通过体外稳定转染，用半定量RT-PCR和直接法ELISA检测shRNA沉默ANGPTL4后HT29细胞的mRNA和蛋白在转染后的表达变化，并利用稳转HT29细胞株通过Transwell细胞迁移实验和细胞免疫荧光实验观察ANGPTL4沉默后，对肿瘤细胞迁移能力和细胞形态的影响。结果显示，ANGPTL4在多数大肠癌细胞株中表达；沉默ANGPTL4基因表达能够抑制大肠癌细胞株HT29的迁移能力和伪足形成。汪理等[111]构建了针对人糖原合成激酶-3β(GSK-3β)基因的shRNA真核表达质粒，并筛选基因沉默效果最明显的shRNA质粒表达载体；转染人胰腺癌细胞株PANC-1后，建立稳定表达GSK-3β shRNA的细胞模型。结果成功构建了携带以GSK-3β为靶向的shRNA的重组质粒。经脂质体途径稳定转染PANC-1细胞，该shRNA能够显著抑制GSK-3β的表达。张志强等[112]化学合成针对VEGF的小干扰RNA，通过脂质体转染至人肾细胞癌细胞株(ACHN)中，利用Western印迹法检测VEGF的表达，采用台盼蓝拒染法测定细胞生长曲线，用MTT比色分析法检测细胞增殖抑制率(IR)，用TUNEL方法检测细胞凋亡率(AR)。结果表明，VEGF在肾癌的发生发展中起着重要作用。化学合成的VEGF-siRNA能特异性抑制肾细胞癌ACHN细胞株中VEGF的表达，抑制细胞生长增殖，促进细胞凋亡。对于VEGF基因高表达的肾细胞癌患者，针对VEGF的RNAi技术有望成为肾细胞癌新的基因治疗手段。高娟等[113]将整合素连接激酶(ILK)特异性siRNA转染人膀胱癌BIU-87细胞，筛选稳定表达ILK siRNA的BIU-87细胞，将其注入裸鼠皮下，检测裸鼠移植瘤的大小和质量，HE染色观察移植瘤组织的形态学变化，利用免疫组化技术检测移植瘤组织中微血管的变化及p-Akt和p-GSK3β的表达。结果提示，特异性ILK siRNA能抑制膀胱癌裸鼠移植瘤的生长，并通过降低p-Akt和p-GSK3β的表达抑制膀胱癌裸鼠移植瘤的增殖。李国灏等[114]采用免疫组化检测膀胱癌BIU-87细胞株血管紧张素Ⅱ型受体(AT1R)的表达，用MMT法检测其拮抗剂坎地沙坦处理后的BIU-87细胞株的生长情况，同时检测BIU-87细胞株的侵袭能力和黏附能力，用ELISA法检测血管内皮细胞生长因子和白介素-8的表达水平。结果发现，AT1R拮抗剂通过降低肿瘤细胞的侵袭黏附能力和抑制血管生成而达到抗癌作用，AT1R拮抗剂将来可能会成为一种抗癌治疗的新方法。刘涛等[115]采用iASPP siRNA慢病毒感染人膀胱癌细胞株5 637和T24，实时定量PCR和蛋白质印迹法检测iASPP的表达；噻唑盐法测定细胞生长；集落形成测定法检测集落形成比率；荧光激活细胞分选术检测细胞周期。结论提示，RNA干扰能够使膀胱癌细胞iASPP表达下调，从而抑制膀胱癌细胞的生长和增殖。杜培革等[116]采用电穿孔方法制备tTA及E6-AP稳定转染细胞株；利用强力霉素(DOX)的调节作用，通过MTT实验观察E6-AP过表达及低表达对LNCaP细胞增殖的影响；利用流式细胞仪进行PI单染色检测E6-AP过表达及低表达对LNCaP细胞周期进程的影响。结果表明,E6-AP过表达可促进LNCaP细胞增殖并促进细胞进入S期,提示E6-AP与雄激素受体信号通路有密切关联。林敬阳等[117]将质粒pAAV-CD151(CD151组)、pAAV-GFP(GFP组)转染人PC3细胞,并设加入等体积PBS的对照组。48 h后采用Western blot检测CD151蛋白、磷酸化细胞外信号调节激酶(ERK)和总ERK的表达。采用MTT法检测CD151基因对PC3细胞增殖的影响,采用Boyden趋化小室研究CD151基因对PC3细胞迁移的影响。结果提示,CD151在前列腺癌细胞的增殖、转移中起着重要作用,是肿瘤转移的重要分子基础,其分子机制可能是CD151对ERK信号通路的激活。张哲等[118]使用MTT法检测不同浓度scytonemin对前列腺癌细胞系22RV1形态及增殖活性的影响,应用激酶活性测定法检测不同浓度scytonemin对PLK1活性的影响。结果显示,当scytonemin达到一定浓度后,可以抑制前列腺癌细胞系22RV1的增殖活性及PLK1活性。邓震等[119]采用RT-PCR验证miRNA-148a在雄激素依赖性与雄激素非依赖性前列腺癌细胞系中的差异表达。采用miRNA-148a及其抑制物(anti-miRNA-148a)改变LNCaP细胞中miRNA-148a的表达量,观察LNCaP细胞神经内分泌分化的差异程度,并检测神经内分泌分化标志物神经元特异性烯醇化酶(NSE)的差异表达。结果显示,miRNA-148a可以抑制LNCaP细胞的神经内分泌分化,可能成为前列腺癌生物治疗的新靶点。刘旭东等[120]* 将人骨肉瘤细胞株SaOS-2细胞和成骨细胞培养后,经裂解提取蛋白,进行双向凝胶电泳,电泳图像扫描后应用ImageMaster 2D图像分析软件进行比较分析,找到在骨肉瘤细胞中差异表达明显的蛋白质点,在MALDI-TOF-MS质谱仪上对这些差异表达的蛋白质点进行鉴定。结果提示,蛋白质组学分析能很好地显示骨肉瘤细胞与成骨细胞之间差异表达的蛋白,这些鉴定出的蛋白质可以为进一步研究骨肉瘤的病理生理学提供新的分子标志物,并为研制新的治疗药物提供依据。樊辉等[121]采用细胞悬液接种法建立裸鼠移植瘤模型;将达到一定瘤体积的裸鼠随机分组后应用免疫组化染色检测各组VEGF和CD34的表达水平。结果显示,β-榄香烯和放疗协同,通过抑制VEGF表达,改善肿瘤血管形成情况,增强了肿瘤细胞的放射敏感性。孙文洁等[122]* 构建了含有4个串联放射反应元件CArG、含或不含巨细胞病毒(CMV)启动子的人端粒酶逆转录酶嵌合启动子,筛选肿瘤特异性及放射诱导性强的嵌合启动子,下游连接自杀基因辣根过氧化物酶(HRP),检测放射线联合基因治疗对肿瘤细胞HeLa、A549和MHCC97增殖及凋亡的影响。结论表明,新型嵌合启动子C4-hTC具有良好的肿瘤特异性及放射诱导性,放射线联合基因治疗对肿瘤细胞具有特异高效的杀伤作用,在肿瘤的基因放疗中具有较强的应用潜力。

(郑唯强　郑建明)

## 参考文献


1* 陈万青,等.中国肿瘤,2011,20(3):162

2 毛晓韵,等.中国医科大学学报,2011,40(1):60

3 蔡鑫泽,等.中国医科大学学报,2010,39(11):898

4* 李少英,等.中华肿瘤杂志,2011,33(8):605

5 黎　力,等.南方医科大学学报,2011,31(5):767

6 郑磊贞,等.肿瘤,2011,31(5):442

7* 郑海燕,等.中国肿瘤临床,2011,38(11):617

8 肖耀军,等.广东医学,2011,32(7):854

9 王　杨,等.吉林大学学报(医学版),2010,36(6):1118

10* 冯　云,等.中国肿瘤临床与康复,2011,18(4):296

11 莫军扬,等.重庆医学,2010,39(20):2741

12 张智慧,等.中华肿瘤杂志,2010,32(12):921

13 马　靓,等.实用肿瘤杂志,2011,26(5):481

14 毛忠琦,等.苏州大学学报(医学版),2011,31(4):642

15* 黄少军,等.肿瘤防治研究,2011,38(9):1050

16 蔡相军,等.第二军医大学学报,2011,32(8):856

17 陈　宾,等.军医进修学院学报,2010,31(12):1180

18 李文利,等.肿瘤防治研究,2011,38(3):294

19* 李　宁,等.中国普外基础与临床杂志,2011,18(3):300

20 穆晓峰,等.肿瘤防治研究,2011,38(9):1038

21* 蔡　讯,等.中国癌症杂志,2010,20(10):764

22 梁建明,等.中国肿瘤临床与康复,2010,17(6):493

23 叶见波,等.广东医学,2010,31(21):2788

24 张雪梅,等.中华男科学杂志,2010,16(8):721

25 刘　刚,等.临床泌尿外科杂志,2011,26(8):597

26* 殷德涛,等.中华医学杂志,2011,91(20):1393

27 王　炜,等.中华肿瘤杂志,2011,33(5):354

28 马　静,等.肿瘤防治研究,2010,37(10):1149

29 邸金娜,等.广东医学,2010,31(19):2530

30 岳庆峰,等.中国临床医学,2010,17(5):655

31 杨正多，等. 安徽医科大学学报，2011，46(6)：580
32 薛英杰，等. 实用癌症杂志，2011，26(1)：22
33 李宝江，等. 广东医学，2011，32(18)：2434
34 韩少山，等. 南方医科大学学报，2011，31(2)：280
35* 闫伟伟，等. 中华肝脏病学杂志，2011，19(8)：588
36 马 蓉，等. 新疆医科大学学报，2010，33(11)：1301
37 华颂文，等. 中国普通外科杂志，2011，20(8)：818
38 左 石，等. 贵阳医学院学报，2011，36(4)：331
39 朱锦辉，等. 浙江医学，2010，32(10)：1489
40* 卢 峰，等. 中华肝胆外科杂志，2011，17(6)：471
41 蒋永剑，等. 上海医学，2010，33(11)：1016
42* 刘泽兵，等. 中华医学杂志，2011，91(34)：2397
43 王 永，等. 华西医学，2011，26(6)：878
44 李 慧，等. 中国肿瘤临床，2011，38(5)：259
45 陈 曦，等. 肿瘤防治研究，2011，38(8)：903
46 宁 晖，等. 中华胸心血管外科杂志，2011，27(8)：483
47 胡敬祖，等. 临床泌尿外科杂志，2011，26(7)：521
48* 杨 斌，等. 肿瘤，2011，31(5)：436
49 姚 欣，等. 中华泌尿外科杂志，2010，31(11)：752
50 崔明宇，等. 中华小儿外科杂志，2011，32(9)：645
51 侯恺林，等. 中华泌尿外科杂志，2011，32(1)：42
52 彭鄂军，等. 临床泌尿外科杂志，2011，26(9)：678
53 张春霆，等. 临床泌尿外科杂志，2011，26(8)：569
54 侯 轶，等. 广东医学，2010，31(19)：2547
55 黄伟平，等. 浙江医学，2011，33(9)：1282
56 龙启来，等. 中华泌尿外科杂志，2011，32(9)：603
57 应李雄，等. 浙江医学，2011，33(8)：1162
58 高双友，等. 重庆医学，2010，39(23)：3240
59 顾正勤，等. 中国男科学杂志，2010，24(6)：10
60* 李春燕，等. 上海医学，2011，34(7)：516
61 张 科，等. 临床泌尿外科杂志，2011，26(6)：457
62 胡 旭，等. 第三军医大学学报，2011，33(9)：924
63 王 井，等. 吉林大学学报(医学版)，2011，37(3)：495
64 陈旻静，等. 郑州大学学报(医学版)，2010，45(6)：980
65 赵 静，等. 广东医学，2010，31(23)：3115
66 李学军，等. 肿瘤防治研究，2011，38(2)：148
67 李进军，等. 第三军医大学学报，2010，32(23)：2549
68 张广宇，等. 中国神经精神疾病杂志，2011，37(6)：333
69 庞飞雄，等. 广东医学，2011，32(12)：1564
70 杨 猛，等. 中华内分泌外科杂志，2011，5(2)：114
71* 须捷平，等. 上海交通大学学报(医学版)，2011，31(5)：637
72 仲 坚，等. 中华内分泌外科杂志，2010，4(5)：316
73 周菲菲，等. 中国肿瘤临床，2010，37(22)：1296
74 吕 旭，等. 中国肿瘤临床，2011，38(13)：769
75 张红丹，等. 实用医学杂志，2010，26(23)：4367
76* 金 鑫，等. 外科理论与实践，2011，16(1)：58
77 谢洪虎，等. 中国普外基础与临床杂志，2011，18(2)：153
78 张丹杰，等. 中国普外基础与临床杂志，2011，18(5)：545
79 张茂申，等. 中华普通外科杂志，2011，26(5)：381
80 武爱文，等. 中华胃肠外科杂志，2011，14(8)：596
81 董锐增，等. 中国肿瘤临床，2011，38(2)：79
82 张 渝，等. 重庆医学，2011，40(5)：485
83 沈 旺，等. 中国实用外科杂志，2011，31(8)：693
84 王 丹，等. 肿瘤防治研究，2011，38(2)：179
85 侯君毅，等. 肿瘤，2010，30(11)：969
86 刘 骞，等. 中华医学杂志，2010，90(44)：3124
87 刘彦龙，等. 中华胃肠外科杂志，2010，13(12)：913
88 赵泽亮，等. 中国实用外科杂志，2011，31(8)：696
89 李晓姝，等. 实用癌症杂志，2010，25(6)：638
90 李建刚，等. 新疆医科大学学报，2011，34(6)：602
91 魏红权，等. 实用肿瘤杂志，2011，26(2)：147
92 陈 颖，等. 中华胰腺病杂志，2011，11(1)：14

93　陶连元,等.肝胆外科杂志,2011,19(4):251
94　李春香,等.中华泌尿外科杂志,2010,31(10):670
95　杨　琳,等.中国肿瘤临床与康复,2011,18(1):1
96　杨　雄,等.临床泌尿外科杂志,2011,26(1):7
97　虞　巍,等.北京大学学报(医学版),2011,43(4):522
98*　宣寒青,等.上海医学,2011,34(7):504
99　詹升华,等.苏州大学学报(医学版),2011,31(4):635
100　刘　忆,等.中国微侵袭神经外科杂志,2011,16(4):168
101　张　勇,等.解放军医学杂志,2011,36(5):518
102　刘文楼,等.肿瘤防治研究,2010,37(10):1100
103　王　科,等.肿瘤,2011,31(5):389
104　贾　慧,等.山东大学学报(医学版),2011,49(7):125
105　李端永,等.中国普通外科杂志,2011,20(4):367
106　魏素菊,等.实用肿瘤杂志,2011,26(1):37
107　闫竞一,等.中华实验外科杂志,2011,28(3):373
108　杨　蕾,等.中国肿瘤临床,2010,37(6):301
109　王红鲜,等.实用癌症杂志,2011,26(2):133
110　韩　杰,等.南方医科大学学报,2011,31(9):1614
111　汪　理,等.华中科技大学学报(医学版),2011,40(2):142
112　张志强,等.临床泌尿外科杂志,2010,25(11):860
113　高　娟,等.第三军医大学学报,2011,33(18):2947
114　李国灏,等.临床泌尿外科杂志,2011,26(3):224
115　刘　涛,等.中华泌尿外科杂志,2011,32(4):239
116　杜培革,等.吉林大学学报(医学版),2011,37(1):64
117　林敬阳,等.华中科技大学学报(医学版),2011,40(2):188
118　张　哲,等.中国医科大学学报,2011,40(9):844
119　邓　震,等.上海医学,2011,34(7):500
120*　刘旭东,等.中国癌症杂志,2011,21(3):187
121　樊　辉,等.实用癌症杂志,2011,26(1):1
122*　孙文洁,等.中华肿瘤杂志,2011,33(4):245

## 文　选

**中国肿瘤登记地区2007年肿瘤发病和死亡分析**

[中国肿瘤,2011,20(3):162]　陈万青等将2010年上报的2007年肿瘤登记资料的登记处共48个进行汇总,其中数据符合标准的登记处有38个。38个登记处覆盖人口59 809 313人(其中城市44 609 139人,农村15 200 174人),其报告新发病例165 171例,死亡病例105 916例。病理诊断比例为65.83%,死亡/发病比为0.64。分别计算38个登记地区发病率、死亡率,地区别、性别、年龄别发病死亡率,年龄调整率,疾病构成比和累积率,以反映登记地区恶性肿瘤的负担情况及其特征。结果显示,38个中国肿瘤登记地区恶性肿瘤发病率为276.16/10万(其中男性305.22/10万,女性246.46/10万,城市地区为284.71/10万,农村地区为251.07/10万),中标率145.39/10万,世标率189.46/10万,0～74岁累积发病率为21.68%。恶性肿瘤死亡率为177.09/10万(其中男性219.15/10万,女性134.10/10万;城市地区为173.55/10万,农村地区为187.49/10万),中标率86.06/10万,世标率116.46/10万,0～74岁累积死亡率为13.06%。登记地区恶性肿瘤年龄别发病率随年龄的升高而上升,到80～85岁年龄组时达高峰,85岁以上年龄组发病率有所下降,城市农村趋势相似。常见肿瘤发病前10位是肺癌、胃癌、结直肠癌、肝癌、女性乳腺癌、食管癌、胰腺癌、膀胱癌、脑瘤和淋巴瘤,占全部恶性肿瘤发病的76.12%。死亡前10位的肿瘤是肺癌、肝癌、胃癌、食管癌、结直肠癌、胰腺癌、乳腺癌、白血病、脑瘤和淋巴瘤,占全部恶性肿瘤死亡的84.37%。结论表明,恶性肿瘤依然是威胁我国居民健康的重大疾病,其中肺癌、肝癌、胃癌、食管癌、结直肠癌和女性乳腺癌负担明显,应进一步加强对主要肿瘤的预防和控制。

(郑唯强)

**述评**　除目前已经开展的8种主要恶性肿瘤的早诊早治外,今后应加强对于胰腺癌、膀胱癌、白血病、脑瘤和淋巴瘤的研究和防治工作。与前几年相比,我国登记地区发病率和死亡率略有上升,但上升幅度不大,而中国人口标化死亡率有所下降,发病率和死亡率分别降低了0.77%和1.31%。可能与目前逐渐加强的肿瘤防治工作有关,然而,最终结论还有待长期监测和评价。我国肿瘤登记地区目前覆盖范围还比较小,分布欠均匀,还不能满足全国代表性的需求。虽然曾经对登记地区代表性问题予以评价，新登记点的建立对数据的影响还需进一步研究。通过专业培训提高工作人员的技术水平，势必对我国肿瘤登记整体水平会有所促进。

（郑建明）

**PIK3CA 基因突变与乳腺癌恶性程度和预后的关系**［中华肿瘤杂志，2011，33（8）：605］　李少英等采用聚合酶链反应（PCR）和荧光-单链构像多态性分析法（F-SSCP）检测 250 例乳腺癌组织中 PIK3CA 基因 7、9、20 号外显子突变情况，及其与患者临床病理特征和预后的关系。结果在 250 例乳腺癌组织中，PIK3CA 基因突变者 88 例（35.2%），其中 7 号外显子突变 8 例（3.2%），9 号外显子突变者 40 例（16.0%），20 号外显子突变者 47 例（18.8%）。7 例乳腺癌包含 2 个外显子的突变。PIK3CA 基因突变率与患者年龄、淋巴结转移、肿瘤分型、分化程度、染色体倍数性、HER－2 表达及 TP53 突变无明显相关性，与肿瘤大小、ER 和 PR 表达有相关性。PIK3CA 基因突变的肿瘤平均直径为 25 mm，高于无 PIK3CA 突变的肿瘤平均直径为 19 mm。高分化肿瘤的 PIK3CA 基因突变率最高（57.1%）。PIK3CA 基因突变的乳腺癌患者平均生存时间为 63.5 个月，低于野生型患者 73.7 个月。经 Log-rank 检验，差异有统计学意义。在 ER 阳性患者中，PIK3CA 基因突变者的平均生存时间为 63.3 个月，低于野生型患者 76.5 个月，差异有统计学意义。尤其是 ER 阳性、PR 阳性及 HER－2 阴性的患者中，PIK3CA 基因突变对乳腺癌有明显的预后价值，可作为乳腺癌预后的一个独立分子生物学指标。结论认为，PIK3CA 基因突变可能在乳腺癌的发生、发展中起重要作用，而且与肿瘤大小、ER 表达情况及生存率有关，可作为判断乳腺癌恶性程度及预后的一个独立的分子生物学指标。

（郑唯强）

**述评**　虽然 PIK3CA 基因突变也与 ER 阳性和 PR 阳性相关，但是这些因素尚无预后价值。对于 HER－2 阴性乳腺癌患者，PIK3CA 基因突变可作为一个独立的预后因素。不过也有相反结果的报道。该研究结果也证实，乳腺癌中 PIK3CA 基因突变率高，远远高于 TP53 基因突变率和 HER－2 过表达率。PIK3CA 基因与淋巴结转移和肿瘤大小的相关性，表明 PIK3CA 基因突变在判定肿瘤恶性程度中起主要作用。尤其是 ER 阳性、PR 阳性和 HER－2 阴性的乳腺癌患者，PIK3CA 基因突变是一个强大的预后因素。PIK3CA 通路的研究对于进一步明确乳腺癌的发病机制、寻找新的分子治疗靶点，指导乳腺癌个体化靶向治疗和科学的综合治疗，具有重大的理论和临床意义。

（郑建明）

**大肠癌发生发展中自噬基因 Beclin1 的表达及其与增殖和凋亡相关基因的关系探讨**［中国肿瘤临床，2011，38（11）：617］　郑海燕等采用免疫组化检测 29 例正常大肠黏膜、60 例大肠腺瘤、19 例腺瘤恶变及 50 例大肠癌组织中 Beclinl、Bcl－2、Caspase－9、Caspase－3 及 Ki－67 蛋白的表达。自噬基因 Beclin1 的表达除了大肠癌与正常大肠黏膜之间的差异有统计学意义外，其余各组间均无显著性差异，且在大肠癌组织中的阳性表达与患者的性别、年龄、组织学分化均无关，但与淋巴结转移有关。Bcl－2 在正常大肠黏膜中的阳性表达率低于大肠腺瘤、腺瘤恶变及大肠癌，但后 3 组间的差异无统计学意义。Bcl－2 在大肠癌中的阳性表达与患者的年龄、性别无关，与组织学分化和淋巴结转移有关，高中分化腺癌中的阳性表达率要高于低分化组，Caspase－9 在正常大肠黏膜和大肠腺瘤中的阳性表达率差异无统计学意义，但二者的阳性表达均与腺瘤恶变及大肠癌之间有差异。Caspase－9 在大肠癌组织中的阳性表达与患者的年龄、性别、组织学分化及淋巴结转移均无关。Caspase－3 在正常大肠黏膜中的阳性率高于大肠腺瘤、腺瘤恶变及大肠癌，但后三组间差异无统计学意义。Caspase－3 在大肠癌组织中的阳性表达与患者的年龄、性别、组织学分化及淋巴结转移均无关。Caspase－9 在大肠癌中的阳性表达与患者的年龄、性别，组织学分化均无关，但与淋巴结转移有关。Beclin1 与 Caspase－9 呈负相关，与 Bcl－2 呈正相关。结论认为，自噬与大肠癌的淋巴结转移有关，提示随着肿瘤的进展，自噬能力降低可能会促进其侵袭转移；大肠癌的发生、发展与细胞分裂增加、增殖旺盛密切相关；Bcl－2 蛋白表达下调可能是肿瘤恶性程度增加的内在机制之一，可作为评价大肠癌临床预后的参考指标；自噬基因 Beclinl 不仅与自噬调控通路有关，而且通过凋亡相关因子参与凋亡通路的调节。

（郑唯强）

**述评**　随着肿瘤的进展，自噬能力降低可能会促进其侵袭转移；在癌细胞无限增殖的同时，自噬、凋亡通过内在的分子机制相互协调转化，使癌细胞逃脱了机体正常的清除机制，向恶性方向发展。大肠癌发生发展过程中自噬水平的变化是一种高度保守的细胞行为，几乎存在于所有的物种，是完整细胞器和大分子蛋白降解的主要途径。自噬与凋亡作为程序性细胞死亡的两种不同形式，二者在功能上可能存在联系。因此，对大肠癌的增殖、自噬与凋亡的深入研究，有助于揭示大肠癌发生发展过程的内在机制。

（郑建明）

**RASSF1A 基因启动子外周血和组织甲基化在乳

**腺癌中的意义**[中国肿瘤临床与康复,2011,18(4):296]　冯云等收集了156例女性乳腺癌手术切除大体标本及手术前外周血,所有患者术前均未接受放疗或化疗,术后病理证实均为浸润性导管癌140例,小叶癌10例,髓样癌6例;早期37例,晚期119例。同时记录其临床病理学变化,包括肿瘤分期、分化程度、淋巴结转移、家族史、ER、PR、CerbB-2。同期采集39例乳腺良性病变的患者肿瘤组织、正常组织和外周血作为对照组。所有乳腺癌患者均获3～5年随访,平均随访时间72个月。采用甲基化特异性PCR方法,分别检测156例乳腺癌患者血浆、肿瘤组织及癌旁正常组织和39例乳腺良性病变血浆及其正常组织中RASSF1A基因启动子甲基化状况。结果显示,早期乳腺癌组织RASSF1A基因启动子甲基化发生率为62.2%(23/37),同一患者外周血甲基化发生率为56.7%(21/37),Kappa值为0.655 3。40例血浆RASSF1A甲基化的患者中,37例发生淋巴结转移92.5%(37/40)。3例未发生淋巴结转移7.5%(3/40),差异有显著性;乳腺癌组织和外周血中的RASSFIA甲基化水平与乳腺癌的年龄、家族史、分型、分期、ER、PR、CerbB-2无关;晚期癌复发的86例中,其中癌组织甲基化病例的复发率为25.5%(13/51),癌旁组织甲基化的复发率为75.7%(53/70),两组差异有显著性。结论认为,乳腺癌血浆RASSF1A甲基化与组织中的变化较为一致,可作为早期病例筛查和判断淋巴结转移的候选指标之一;晚期乳腺癌癌旁RASSF1A甲基化可能参与肿瘤复发,可作为预测晚期病例预后的候选指标之一。

(郑唯强)

**述评**　该研究发现,癌旁组织RASSF1A甲基化可能参与了晚期乳腺癌的复发,与其变化相一致的外周血RASSF1A甲基化水平可作为一个预测复发的判断预后指标。这一结果同时也提示,晚期乳腺癌的癌旁组织已经不再是真正意义上的正常组织,这种改变与复发有关。SSF1A甲基化与乳腺癌家族史关系不大,提示乳腺癌的遗传易感性与RASSF1A甲基化没有明显关系,即遗传因素可能通过其他机制在乳腺癌的发生中发挥作用。

(郑建明)

**胃肠肿瘤患者手术前后外周血survivin mRNA定量检测的临床意义**[肿瘤防治研究,2011,38(9):1050]　黄少军等采用实时荧光定量RT-PCR检测40例胃肠肿瘤患者手术前后外周血survivin mRNA表达量,并进行6个月的随访;同时以10例患胆石症或阑尾炎的非癌手术病人作为对照。结果显示,40例胃肠道肿瘤患者,肿瘤根治术前后外周血survivin mRNA阳性率和平均表达指数比较差异均有统计学意义。82.9%的患者术后survivin mRNA水平降低,17.1%的患者术后survivin mRNA水平增高;5例术前未检出survivin mRNA表达的患者术后均未检出;35例survivin mRNA阳性表达的患者中术后17例未检出,12例survivin mRNA水平明显低于术前,6例survivin mRNA水平增高。非肿瘤组手术前后外周血均未检出survivin基因的表达,与肿瘤组比较,差异均有统计学意义。40例行根治术的患者术后进行了6个月的随访,有7例在随访期间出现明显的转移和复发,其中4例为残部复发,3例为转移。7例复发患者中有4例均为术后survivin mRNA水平增高的患者。术前survivin的表达与肿瘤复发无明显相关性,术后survivin的表达水平与肿瘤复发转移明显相关;术后出现复发转移的患者,survivin mRNA相对表达指数较术前明显增加,而术后未出现复发转移的患者,survivin mRNA相对表达指数较术前明显降低。结果显示,术前外周血survivin基因的表达水平与肿瘤的复发转移无明显相关性,但术后survivin基因表达水平与肿瘤的复发转移明显相关。特别是术后survivin表达增高的患者,更容易出现复发和转移。提示检测手术前后外周血survivin mRNA水平的变化,可作为观察胃肠肿瘤术后复发转移的一种非侵入性、可测量的客观指标。

(郑唯强)

**述评**　从该研究结果可以推断行胃肠道肿瘤根治术的患者,如无残留或其他微小病灶,术前存在的血路播散于术后短期内很快降低。如果外周血survivin mRNA水平在术后未发生明显降低,强烈提示有残留存在,它们在术后仍不断向血液循环中释放癌细胞,只是由于大部分肿瘤组织被切除,释放入血的癌细胞较术前少而已。如果外周血survivin mRNA水平在术后增高,则提示肿瘤存在转移灶。原发肿瘤被切除后,由于反馈的关系,处于细胞周期G1期细胞大量进入增殖期,转移灶的肿瘤细胞倍增时间缩短,生长迅速,从而导致更多的癌细胞释放人血。因此观察survivin mRNA水平可考虑作为观察胃肠肿瘤术后微转移的一种非侵入性、可测量的客观指标。

(郑建明)

**血清CA19-9、CA242、CEA及CA125在胰腺癌诊断和预后中的价值**[中国普外基础与临床杂志,2011,18(3):300]　李宁等测定并分析63例胰腺癌患者、33例胆管癌和27例胰腺良性疾病患者血清中CA19-9、CA242、CEA和CA125水平,并对术后胰腺癌患者进行随访。结果显示CA19-9、CA242、CEA和CA125水平在胰腺良性疾病患者中有22例在正常范围内,5例异常升高。胰腺癌患者血清中CA19-9、

CA242、CEA与CA125水平均明显高于胰腺良性疾病患者和胆管癌患者。胆管癌患者的CA19－9、CA242、CEA与CA125水平也明显高于胰腺良性疾病患者，差异有统计学意义。提示通过术前单项检测肿瘤标志物有助于疾病性质的判断，但对肿瘤发生的部位仍然难以做出正确的判断。当肿瘤位于胰腺体/尾部时CA19－9水平明显高于肿瘤位于头部或全胰腺时，肿瘤位于胰腺头部或全胰腺时CA19－9水平差异无统计学意义；同时分期越晚CA19－9水平越高，即Ⅳ期中的CA19－9水平明显高于Ⅰ或Ⅱ/Ⅲ期者；CA19－9水平与肿瘤大小无关。CA242水平与肿瘤分期有关，Ⅳ期中的CA242水平明显高于Ⅰ或Ⅱ/Ⅲ期者；与肿瘤部位和肿瘤大小无关。CEA和CA125水平与肿瘤部位、肿瘤分期及肿瘤大小均无关。在单项检测中CA19－9的敏感性最高，同时分别联合检测CEA＋CA242、CA19－9＋CA242＋CEA、CA19－9＋CA242＋CEA＋CA125，其特异性均明显提高，以CA19－9＋CA242＋CEA的联合检测最高。胰腺良性疾病患者中有5例CA19－9异常增高的患者，同时其总胆红素和直接胆红素也显著增高。经统计，CA19－9、CA242水平术后0.5及3个月明显低于术前，而CEA和CA125在术前与术后不同时相间比较差异均无统计学意义。结论认为，单项检测CA19－9可以提高胰腺癌诊断的敏感性，联合检测CA19－9＋CA242＋CEA可以提高胰腺癌诊断的特异性，CA19－9和CA242对胰腺癌的治疗效果及预后判断更具有价值。

（郑唯强）

**述评** 在众多肿瘤标志物中，仅少数几种标志物对胰腺癌的诊断具有一定意义。由于单项肿瘤标志物检测尚不具有满意的敏感性和特异性，作用较为局限。故选择相关肿瘤标志物进行联合检测在早期诊断和预后判断中具有重要参考价值。CA19－9、CEA、CA242及CA125这4种肿瘤标志物的检测对胰腺癌的诊断均有一定的价值，以CA19－9的敏感性最佳，CA19－9＋CA242＋CEA联合检测明显提高了其特异性。对胰腺癌的治疗效果及预后判断，CA19－9和CA242价值更高。由于这4种肿瘤标志物是动态变化的，可受到其他因素影响，因此应结合影像学检查及临床症状，以做出正确判断，从而达到提高疾病治疗效果及改善预后的目的。

（郑建明）

**血清胱抑素C、内生肌酐清除率及尿微量蛋白在恶性肿瘤含顺铂化疗患者肾功能评价中的地位**［中国癌症杂志，2010，20(10)：764］ 蔡讯等收集了110例晚期恶性肿瘤患者资料，其中男性62例，女性48例。疾病类型中消化道肿瘤42例、肺部肿瘤28例，乳腺肿瘤22例，头颈部肿瘤6例，生殖系统肿瘤4例，皮肤和软组织肿瘤3例、其他及原发灶不明者5例。ECOG评分0～2分之间。按照患者所应用的化疗方案分为含铂组与不含铂组。所有患者在初次化疗前以及化疗2个周期后分别取血，测定血清肌酐(SCr)和血清胱抑素(Cys C)，同时收集24 h尿液并测定尿肌酐浓度和尿微量蛋白(UMA)。将患者分为含铂与不含铂组，铂用量60～75 mg/mz，结果提示含铂组化疗前后内生肌酐清除率(Ccr)、Cys C和UMA差异均有统计学意义。不含铂组化疗前后Ccr、Cys C和UMA差异无统计学意义。治疗后肾功能轻度受损者化疗前后Cys C差异有统计学意义，而UMA差异无统计学意义。根据治疗后肾功能轻度受损者再分为含铂与不含铂组，含铂组化疗前后Ccr、Cvs C和UMA差异均有统计学意义，而不含铂组化疗前后仅Cys C差异有统计学意义。将含铂与不含铂组治疗后Cys C轻度升高者其治疗前后Ccr、Cys C和UMA值比较。结果提示，含铂组化疗前后Ccr和Cys C差异有统计学意义，而UMA无差异；至于不含铂组化疗前后Ccr、Cys C和UMA差异均无统计学意义。化疗后Ccr、Cys C和UMA的ROC曲线下面积(AUC)分别为0.937、0.942和0.889，Ccr和Cys C分别高于UMA。含铂组化疗后Ccr、Cys C和UMA的AUC分别为0.95、0.946和0.804，其Ccr和Cys C也分别高于UMA值。结论提示，Cys C和UMA均能监测化疗后早期肾功能损害的情况，但UMA敏感性不如Cys C，因此Cys C可以作为替代Ccr对患者肾功能进行评估的可靠指标。

（郑唯强）

**述评** 顺铂(DDP)是具有代表性的肾毒性化疗药物，尤其在用药剂量较大时可能造成严重肾功能损害。在临床应用时，除了采取水化、利尿等措施促进铂的排泄外，在化疗前后对肾小球滤过率的监测也显得非常重要。此外，该研究表明不论是在未分组还是分含铂与不含铂组化疗后，Ccr和Cys C的AUC均高于UMA，都证明Cys C在反映早期肾功能损害方面的敏感性和特异性要高于UMA，并且和Ccr相当。当然，Cys C的检测要在临床上大规模应用还需要更大规模的临床数据加以验证。此外，还要解决一些问题，如顺铂的累积剂量与Cys C升高间的关系、Cys C与其他一些标志物的比较以及联合检测是否更有优势等。

（郑建明）

**甲状腺乳头状癌中Runx3基因mRNA和蛋白表达及其相关性**［中华医学杂志，2011，91(20)：1393］ 殷德涛等收集了67例甲状腺乳头状癌(PTC)及其切缘与癌灶相隔2 cm的非癌上皮(NCE)组织，均经病理证实。所有病例术前均未接受化疗、放疗及其他免疫治疗。67 例患者中男 22 例,女 45 例;年龄 13~77 岁,中位年龄 45 岁;TNM 分期中,Ⅰ期 10 例,Ⅱ期 28 例,Ⅲ期 22 例,Ⅳ期 7 例;病理分级Ⅰ级 45 例,Ⅱ级 22 例;淋巴结转移阳性 36 例,阴性 31 例。采用反转录-聚合酶链反应(RT-PCR)和 Western 印迹技术,检测了 67 例 PTC 及其对应癌旁组织中 Runx3 基因 mRNA 及蛋白的表达。结果在非癌上皮(NCE)中,均可检测到 Runx3 基因 mRNA 的表达,而在 PTC 中表达明显下降,其表达量相对值为 0.31±0.07,低于 NCE 中的 0.92±0.08,两组比较差异有统计学意义。通过 RT-PCR 在 NCE 中均可检测到有 Runx3 基因蛋白的表达,而在 PTC 中表达明显下降。在 PTC 中,A 值为(1 012±221),低于 NCE 中的(1 993±199),两组比较差异有统计学意义。Runx3 基因 mRNA 的表达与患者的病理分级及淋巴结转移有关;Runx3 蛋白表达与患者的 TNM 分期、病理分级及淋巴结转移有关;两者均与患者的年龄、性别、肿瘤大小无关;67 例 PTC 中,Runx3 基因 mRNA 的表达缺失大多伴随有 Runx3 蛋白的表达缺失,二者具有相关性。结论认为,Runx3 mRNA 及其蛋白在 PTC 表达均低于癌旁组织,Runx3 基因的表达异常在 PTC 的发生、发展中起着重要作用。

(郑唯强)

**述评** Runx3 基因作为一个新发现的抑癌基因,调控细胞的生长发育,对细胞的信号转导和其他生物学效应有着重要而复杂的转录调节作用。新近研究发现,Runx3 基因甲基化、杂合性缺失等导致的失活见于人类的一些恶性肿瘤。而在 PTC 中,Runx3 基因的失活机制还有待于进一步研究。从该研究结果发现,在 PTC 组织中,Runx3 基因 mRNA 的表达明显低于相应的 NCE,而 Runx3 蛋白的表达与 TNM 分期、病理分级及淋巴结转移有关,这提示 Runx3 基因表达下调以及 Runx3 蛋白表达的下降可能参与了 PTC 的发生与发展。检测 Runx3 的表达将有助于 PTC 的筛查、早期临床诊断和预后判断。

(郑建明)

**CD34 与 CD117 在人肝癌组织中的表达及其临床意义**[中华肝脏病学杂志,2011,19(8):588] 闫伟伟等应用免疫组织化学检测 55 例肝细胞癌(HCC)CD34 和 CD117 的表达,并与临床病理学指标和术后无瘤生存期进行比较分析,对照组为肝硬化组织 10 例,正常肝组织 6 例。采用统计分析软件对 CD34 和 CD117 表达结果及与临床病理参数的关系进行数据处理。结果 CD34 在 HCC 组、肝硬化组和正常肝组织组表达阳性率分别为 65.4%、20.0%和 16.7%,HCC 组织中的阳性率大于肝硬化组织及正常肝组织组,差异有统计学意义。但正常肝组织组与肝硬化组比较,差异无统计学意义。CD34 表达与肿瘤分期、患者的性别、年龄、肿瘤大小及个数、有无合并 HBV 感染、有无肝硬化、血清甲胎蛋白水平等均无相关性。CD34 表达在 HCC 组中与脉管瘤栓、肿瘤分化程度有密切相关性。CD117 在 HCC 组、肝硬化组和正常肝组织组表达阳性率分别为 47.3%、10%和 0,HCC 组阳性率大于肝硬化组,差异有统计学意义。但正常肝组织与肝硬化组比较,差异无统计学意义。CD117 表达在 HCC 组中与肿瘤分化程度、肿瘤分期有相关性。HCC 组 CD34 阳性组及 CD34 阴性组的中位无瘤生存时间分别为 17 个月和 19 个月,CD34 阳性组较 CD34 阴性组无瘤生存时间缩短,差异有统计学意义。CD117 阳性组及 CD117 阴性组的中位无瘤生存时间分别为 12 个月和 19 个月,CD117 阳性组的无瘤生存时间较 CD117 阴性组也明显缩短,差异有统计学意义。经 COX 多因素分析后认为,只有 CD117 抗原表达、血清甲胎蛋白水平及肿瘤大小是 HCC 术后 2 年内复发的重要风险因素,即为统计学意义上的独立预后因素。结论认为,CD34 与 CD117 可能在 HCC 发生、发展过程中具有重要作用,有望成为判断预后的指标。

(郑唯强)

**述评** 基于作者研究结果,CD34 对 HCC 术后肿瘤的复发可能并无直接影响,而是更多的作用于肿瘤形成后的生长及血行转移过程。COX 多因素分析结果显示,CD117 是 HCC 术后复发的独立预后因素,CD117 阳性组患者的 2 年无瘤生存时间明显低于 CD117 阴性组患者,说明 CD117 的表达对 HCC 术后出现肿瘤复发具有重要意义。该研究较全面的分析了 CD34 在 HCC 肿瘤血管生成系统中可能发挥的促进作用,并同时探讨了 CD117 对于 HCC 患者术后无瘤生存时间和术后复发可能产生的影响,这些结果为进一步深入研究肝癌干细胞表面标志物都具有重要意义。

(郑建明)

**EphA2/EphrinA1 及 E-cadherin 在胰腺癌中的表达及临床意义**[中华肝胆外科杂志,2011,17(6):471] 卢峰等收集了 48 例胰腺癌患者手术切除的癌组织和正常胰腺组织标本。48 例中男性 25 例,女性 23 例;平均年龄 65 岁,中位随访时间 18 个月。采用免疫组织化学法,检测 48 例胰腺癌及癌旁非肿瘤胰腺组织中 EphA2、EphrinA1 和 E-cadherin 的表达,并分析其与临床病理因素的关系。结果显示,EphA2、EphrinA1 和 E-cadherin 在 48 例胰腺癌和胰腺正常组织阳性表达率分别为 83.33%和 35.40%。其表达与患者年龄、性别、肿瘤部位、大小及分化水平等临床病理因素无相关性。随浸润深度的增加 EphA2、EphrinA1 和 E-cadherin 蛋白在浸润深度 $T_3$～$T_4$ 的表达高于其在 $T_1$～$T_2$ 的表达。淋巴结转移组中 EphA2 和 EphrinA1 蛋白的表达高于无淋巴结转移组；而 E-cadherin 蛋白的表达则低于无淋巴结转移组。按病期 JPS 系统进行肿瘤分期后发现，随着肿瘤的进展 EphA2、EphrinA1 阳性率明显增加，EphA2 和 EphrinA1 在Ⅰ～Ⅱ期和Ⅲ～Ⅳ期阳性表达分别 18.75%与 60.41%；而 E-cadherin 在Ⅰ～Ⅱ期和Ⅲ～Ⅳ期高表达为 14.58%与 6.25%。生存曲线显示 E-cadherin 高表达和低表达两组患者术后生存率比较差异有统计学意义。将肿瘤浸润深度、淋巴结转移、JPS 分期、EphA2、EphrinA1 和 E-cadherin 表达等行单因素分析差异有统计学意义的预后因素纳入 Cox 多因素比例风险模型，结果显示，EphA2 阳性表达、E-cadherin 阴性表达和肿瘤 JPS 分期是判断胰腺癌术后患者预后的独立危险因素。随着肿瘤恶性程度的增加，EphA2、EphrinA1 蛋白表达逐渐增高，而 E-cadherin 蛋白表达逐渐降低。结论认为，EphA2/EphrinA1 与 E-cadherin 蛋白表达异常可能共同参与了胰腺癌的发生、发展与转移；联合检测三种蛋白对于评价胰腺癌的预后有一定参考价值。

（郑唯强）

**述评** 该实验显示 EphA2 阳性表达、E-cadherin 阴性表达和 JPS 分期是反映胰腺癌预后的独立指标。鉴于 EphA2、EphrinA1 及 E-cadherin 蛋白表达密切的关联性以及三者同胰腺癌恶性程度及预后的相关性，显示出联合检测三种蛋白对胰腺癌恶性发展的监控及判断预后都具有重要意义。近来，EphA2/EphrinA1 体系在肿瘤的治疗中成为非常引人瞩目的治疗靶点。如应用 EphA2siRNA 可使胰腺癌细胞系的 EphA2 表达明显减少，并降低细胞系的侵袭性和失巢凋亡现象的抵抗性。因此，也许在不久的将来，EphA2 的检测不但可以帮助判断患者的预后，更为胰腺癌患者的治疗带来新的希望。

（郑建明）

**SARI 及 CCN1 基因在结直肠癌中的表达及其意义**［中华医学杂志，2011，91(34)：2397］ 刘泽兵等收集直肠癌根治切除患者 116 例。其中男 61 例，女 55 例；年龄 31～87 岁，平均 64 岁，年龄≤60 岁 40 例，年龄>60 岁 76 例。TNM 病理分期：Ⅰ～Ⅱ期 67 例，Ⅲ+Ⅳ期 49 例；有淋巴结转移 54 例，无淋巴结转移 62 例；患者术前均未接受过化疗、放疗及其他肿瘤相关治疗。实时定量 PCR 检测 32 例冻存新鲜结直肠癌及癌旁组织 SARI、CCN1 mRNA 表达，逆转录 PCR 检测人结直肠癌细胞株（Caco－2、HT－29、Lovo）SARI、CCN1 mRNA 表达。免疫组织化学法检测 116 例结直肠癌根治切除标本癌及癌旁组织 SARI、CCN1 蛋白表达。对 SARI、CCN1 蛋白表达进行关联分析，并分析其与结直肠癌临床病理特征的关系。分析 SARI、CCN1 蛋白表达水平对患者预后的影响。实时定量 PCR 检测结果显示，SARI 在结直肠癌组织、癌旁组织中 mRNA 表达值分别为 6.3 和 22.3，在癌组织中 mRNA 表达显著下调；相反，CCN1 在癌组织与癌旁组织中 mRNA 表达值相比较，前者的 mRNA 值显著上调；与正常对照比较，在 Caco－2、HT－29、Lovo 癌细胞株中 SARI mRNA 表达明显下降，CCN1 mRNA 表达升高，与癌及癌旁组织观察结果一致。癌组织的 CCN1 蛋白阳性表达率要高于癌旁组织。SARI 蛋白表达与 CCN1 蛋白表达呈负相关。SARI 蛋白阴性表达者，肿瘤分化程度差、浸润深度深且 TNM 分期高；CCN1 蛋白阳性表达者，肿瘤浸润深度深且 TNM 分期高。患者的生存率为 58.6%。SARI 蛋白阴性表达组存活时间为 35 个月，阳性表达组为 48 个月，经 Log-rank 检验，CCN1 蛋白表达对结直肠癌术后生存时间无显著影响。当 SARI 蛋白阴性表达同时 CCN1 蛋白阳性表达时患者术后生存时间进一步缩短。结论提示，SARI 与 CCN1 异常表达与结直肠癌恶性生物学行为有关，且 SARI 蛋白阴性表达与结直肠癌患者不良预后有关。

（郑唯强）

**述评** 有报道，SARI 可直接抑制 CCN1 诱导的转化作用，也可通过抑制 c-Jun 表达影响 AP-1 活性，间接抑制 CCN1 诱导的转化作用，该研究结果也支持这一理论。但该研究中 CCN1 表达水平与结直肠癌的预后无关，其原因有待进一步探讨。此外，对新鲜结直肠癌组织以及癌细胞株进行 mRNA 表达检测的结果与在组织中蛋白表达结果一致，进一步证实在结直肠癌中 SARI 与 CCN1 基因表达的差异。综合该研究结果，可以提示 SARI、CCN1 异常表达以及两者表达的相关性与结直肠癌的恶性生物学行为密切相关并影响患者预后。

（郑建明）

**组氨酸三聚体核苷结合蛋白 1 在肾透明细胞癌中的表达及意义**［肿瘤，2011，31(5)：436］ 杨斌等应用实时荧光定量 PCR 和免疫组织化学分别从 mRNA 和蛋白质水平检测组氨酸三聚体核苷结合蛋白 1(HINT1)在 36 例新鲜肾透明细胞癌(ccRCC)组织、37 例新鲜正常肾组织(其中 29 例配对)、30 例石蜡包埋 ccRCC 组织与 12 例石蜡包埋正常肾组织中的表达水平，并分析其与临床病理特征间的关系。结果显示，HINT1 mRNA 在 29 例配对 ccRCC 和癌旁正常肾组织中的表达量分别为0.209±0.033和0.733±0.136，在36例ccRCC和37例癌旁正常肾组织中的表达量分别为0.245±0.035和0.694±0.108。HINT1蛋白在癌旁正常肾组织中的阳性表达率为100%(12/12)，弥漫性分布于细胞核及细胞质中，其中近曲小管表达强度高于远曲小管。肾小球基膜、肾小囊壁层上皮细胞可见HINT1蛋白部分表达，其强度低于肾小管，肾间质未见阳性表达。HINT1蛋白在ccRCC中的阳性表达率为60%(18/30)，同样分布于细胞核及细胞质，癌组织间质阴性。HINT1在mRNA和蛋白质水平表达趋势一致，在ccRCC中表达水平低于癌旁正常肾组织。按肿瘤大小，以4 cm为界分组时，$T_{1\sim2}$期肿瘤中HINT1 mRNA表达量约为$T_{3\sim4}$期肿瘤中表达量的2.1倍，差异有统计学意义。并且在$T_{3\sim4}$晚期肿瘤中表达量低于$T_{1\sim2}$早期肿瘤中的表达量；但二者在不同Fuhrman核分级、性别、年龄和肿瘤大小中的表达差异无统计学意义。结论认为，HINT1可能在ccRCC发病机制中发挥肿瘤抑制作用，其表达异常可能与翻译水平之前的异常调控有关。推测HINT1 mRNA和蛋白质的异常表达可作为ccRCC发生和进展的预后指标。

(郑唯强)

**述评** 该研究发现，HINT1 mRNA和蛋白质在ccRCC中表达趋势一致，提示HINT表达异常可能与翻译水平之前的调控异常有关，与目前HINT1表达异常和启动子甲基化有关的观点相符。目前认为，ccRCC起源于肾近曲小管上皮细胞，因此综合作者的研究结果可推测，HINT1表达降低可能与ccRCC的发生有关。而HINT1可能在ccRCC发病机制中发挥肿瘤抑制作用，其表达异常与翻译水平之前的异常调控有关，当然具体机制还有待进一步研究。因此，可以推测HINT1 mRNA和蛋白质的异常表达可作为ccRCC发生和进展的预后指标。

(郑建明)

**信号转导子与转录活化子3和核转录因子-κB在前列腺癌及前列腺增生组织中的表达**[上海医学，2011，34(7)：516] 李春燕等收集了前列腺癌石蜡标本48例及前列腺增生石蜡标本10例，应用免疫组织化学的方法检测Stat3、p-Stat3、NF-κB、p-NF-κB在两者中的表达情况。根据染色情况分为阴性、弱阳性和强阳性，分析4个抗体在前列腺癌与前列腺增生组织中，以及在前列腺癌的不同Gleason分级、不同年龄、不同术前前列腺特异性抗原(PSA)水平之间表达的差异。同时分析Stat3与NF-κB表达的相关性。结果是前列腺癌组织中Stat3、p-Stat3的弱阳性率分别为37.5%、39.6%，强阳性率分别为45.8%、41.7%，显著高于前列腺增生组织中的30.0%、20.0%、10.0%、20.0%，差异均有统计学意义；低分化/未分化组中，Stat3、p-Stat3、NF-κB、p-NF-κB表达的弱阳性率及强阳性率均显著高于中、高分化组。各个不同年龄组间Stat3、p-stat3、NF-κB、p-NF-κB表达的弱阳性率及强阳性率的差异均无统计学意义。各个不同术前PSA水平组间p-NF-κB表达的弱阳性率及强阳性率的差异有统计学意义，但不随PSA水平的升高而升高；Stat3、p-stat3、NF-κB表达的弱阳性率及强阳性率的差异均无统计学意义；在不同Gleason分级的前列腺癌中，中、高分化组的Stat3、p-Stat3、NF-κB、P-NF-κB表达的弱阳性率及强阳性率均显著低于低分化/未分化组，表明Stat3和NF-κB与前列腺癌的恶性程度相关。Stat3与p-Stat3、NF-κB与p-NF-κB、Stat3与NF-κB、p-Stat3与NF-κB、p-Stat3与P-NF-κB间均存在相关性。结论认为Stat3和NF-κB的表达可能与前列腺癌的癌变进程及发生、发展有关，在此进展过程中Stat3与NF-κB存在相关性；而Stat3和NF-κB作为炎性因子，参与各种炎性病变，Stat3和NF-κB及其磷酸化形式(活化形式)在肿瘤组织中的表达高于增生组织，提示两者可能参与炎症至肿瘤演变的进程。

(郑唯强)

**述评** Stat3是Stat的重要成员，其通过接受细胞因子、生长因子和癌基因蛋白等细胞外信号刺激，促进肿瘤血管生长，调控肿瘤细胞生长周期，抑制细胞凋亡，诱导肿瘤免疫逃逸等影响肿瘤的生长。NF-κB活性的增加可直接影响前列腺癌细胞的侵袭能力。p-NF-κB的表达与前列腺癌的侵袭、复发及转移有关。目前对晚期前列腺癌尚缺乏理想的治疗方法。由于国内前列腺癌患者发现时多已属晚期，而该组数据里中高分化例数较少，可能影响统计结果，需进一步加大样本量进行研究。

(郑建明)

**三阴性乳腺癌的临床病理特征和预后影响因素分析**[上海交通大学学报(医学版)，2011，31(5)：637] 须捷平等收集了547例女性乳腺癌患者的病历及随访资料，患者分为三阴性乳腺癌(TNBC)组和非三阴性乳腺癌(non TNBC)组，分析TNBC的临床病理特征和预后影响因素。结果显示TNBC组共71例患者(13.0%)，中位年龄为57.2岁(32～85岁)，肿瘤中位直径33.6 mm；non TNBC组共476例患者(87.0%)，中位年龄为57.9岁(25～93岁)，肿瘤中位直径26.9 mm。两组患者在年龄<35岁、有乳腺癌家族史、肿瘤直径>50 mm、肿瘤分期、肿瘤分级、有转移或复发等指标的差异具有统计学意义。两组患者绝经状态、转移淋巴结数、病理类型以及手术方式等指标的差异无统计学意义。生存分析显示，TNBC组患者5年无病生存率(DFS)显著低于non TNBC组患者，TNBC组患者5年总生存率(OS)也显著低于non TNBC组患者。TNBC组无病生存期为5～80个月，从确诊到复发或转移的中位时间为41.1个月。将TNBC组年龄、乳腺癌家族史、肿瘤直径、肿瘤分期、肿瘤分级和转移淋巴结数应用Cox比例风险回归模型分析显示，乳腺癌家族史、肿瘤分级、转移淋巴结数是影响DFS的独立预后危险因素。有乳腺癌家族史较无乳腺癌家族史复发的相对危险度高。TNBC组总体复发或转移率显著高于non TNBC组。TNBC组局部复发率和远处转移率均显著高于non TNBC组，TNBC组肝转移率和肺转移率均显著高于non TNBC组，而两组脑转移率和骨转移率差异均无统计学意义。另外，TNBC组>2个脏器同时出现转移的发生率显著高于non TNBC组。结论认为与non TNBC患者相比，TNBC患者发病年龄轻、有明显乳腺癌家族史、肿瘤体积大、肿瘤分期晚、肿瘤分级高、易复发转移、DFS和OS低、预后差。

(郑唯强)

**述评** TNBC的治疗方法有限，侵袭性强，预后较差，远处转移具有一定的器官倾向性，有明显的种族差异。TNBC为一种特殊的乳腺癌亚型值得重视。该研究中TNBC以绝经患者居多，与有关文献不同，推测可能与我国TNBC患者种族遗传因素或环境因素有关。TNBC组与non TNBC组乳腺癌家族史有显著差异，也说明TNBC具有一定家族遗传性的生物学特点。至于TNBC对化疗的敏感性并不比non TNBC差，有的甚至敏感性更高；因此，TNBC生存率低于non TNBC的原因并非是对化疗不敏感所致。TNBC预后差的原因可能与其生物学特征更具有侵袭性、组织学分级较高、发生局部复发和远处转移率较高等因素有关。

(郑建明)

**早期胃癌临床病理学特征与预后的关系**[外科理论与实践，2011，16(1)：58] 金鑫等采用单因素及多因素的分析法，回顾分析231例早期胃癌(EGC)病人的临床及病理学资料。结果显示，肿瘤直径最大7 cm. 直径<2 cm 91例(33.3%)，2～4 cm 123例(53.3%)，4～7 cm 17例(7.4%)，大体类型：隆起型17例(7.3%)，平坦型42例(18.2%)，凹陷型172例(74.5%)。浸润深度：黏膜癌70例(30.3%)，黏膜下层癌161例(69.7%)，组织学类型：低分化80例(34.6%)，分化良好151例(65.4%)，其中，无淋巴结转移者195例(84.4%)，有1～3枚淋巴结转移者27例(11.7%)，余9例(3.9%)有3枚以上淋巴结转移。单因素分析结果表明，影响EGC预后的因素包括肿瘤大小、浸润深度和淋巴结转移，而年龄、性别、肿瘤部位、大体类型、组织学类型、手术方式等因素与其预后无关。肿瘤直径<2 cm的EGC病人术后3年生存率为98.8%，直径2～4 cm者为95.9%，直径>4 cm者则为81.6%；黏膜内癌病人的术后3年生存率为100%，黏膜下层癌病人为94.2%，差异有统计学意义。淋巴结无转移组术后3年生存率为98.6%，预后最好；淋巴结有1～3枚专业组生存率为95.0%，淋巴结有4枚及以上专业组，仅为44.4%。通过对淋巴结转移、浸润深度和肿瘤大小建立的Cox回归模型显示淋巴结转移是影响EGC预后的独立危险因素，而易发生淋巴结转移的独立危险因素为肿瘤浸润深度和肿瘤大小。结论表明，淋巴结转移是影响早期胃癌预后的重要指标，肿瘤直径>2 cm、肿瘤浸润至黏膜下层是早期胃癌淋巴结转移的独立危险因子：术前应用影像学技术评估早期胃癌淋巴结转移情况有助于选择合理的治疗方案。

(郑唯强)

**述评** EGC病人的预后虽较好，但术后仍有部分可出现复发和转移，研究该部分病人的转移复发机制即EGC预后的影响因素有着很重要的临床价值。肿瘤大小、浸润深度在大多数研究中都被认为是EGC的预后因素之一。决定EGC预后的诸多因素中，淋巴结是否转移是最重要的因素之一。影响EGC淋巴结转移的临床因素较多，该研究结果显示，易发生淋巴结转移的独立危险因素为黏膜下癌和肿瘤直径。鉴于淋巴结转移是影响早期胃癌预后最为重要的因素，术前可应用影像学技术评估EGC的淋巴结转移情况，严格掌握各种微创治疗及缩小手术的适应证，选择最为合理的治疗方案。

(郑建明)

**病理Gleason评分≥8分的前列腺癌行根治术预后的影响因素**[上海医学，2011，34(7)：504] 宣寒青等回顾性分析行根治性前列腺切除术的前列腺癌患者的临床资料。应用统计学评估影响预后的因素。结果随访12～102个月，平均随访时间为51.7±25.8个月，16例(55.2%)患者生化复发，中位无生化复发时间为36个月，5年无生化复发率为40.2%。因前列腺癌骨转移死亡1例，因原发性肺癌死亡1例，因心脑血管意外死亡2例。5年肿瘤特异性生存率为95.8%，5年总生存率为84.8%。单因素分析显示，辅助治疗组的5年无生化复发率为75.2%，显著高于未行辅助治疗组的0。辅助内分泌治疗联合放疗组的5年无生化复发率为100.0%，显著高于辅助内分泌治疗组(60.0%)及未行辅助治疗组(0)。未行辅助治疗组、辅助内分泌治疗组和辅助内分泌治疗联合放疗组的5年总生存率分别是92.3%、72.9%、80.0%,5年肿瘤特异性生存率分别是92.3%、100.0%、100.0%。而年龄、术前PSA水平、穿刺Gleason评分、病理Gleason评分、临床及病理分期、精囊侵犯及切缘阳性均不是前列腺癌根治术后生化复发的显著预测因素。将其纳入多因素分析模型,结果显示,辅助治疗类型是高级别前列腺癌根治术后无生化复发生存时间的预测因素HR为0.087。前列腺癌根治术后辅助内分泌治疗联合放疗显著延长,Gleason评分≥8分患者的无生化复发生存时间。而年龄、术前PSA水平、病理Gleason评分、病理分期、手术切缘均与无生化复发生存时间无相关性。结论表明,病理Gleason评分≥8分,精囊侵犯及切缘阳性率高,较早出现生化复发,需谨慎选择前列腺癌根治性手术。术后辅助内分泌治疗联合放疗的综合治疗可显著延长无生化复发生存时间。

(郑唯强)

**述评** Gleason评分系统是目前前列腺癌组织学分级应用最广泛的分级系统,与预后之间存在良好的相关性。高分级前列腺癌定义为Gleason评分≥8分,具有高侵袭性的生物学行为,与淋巴结转移、远处转移、早期生化复发、局部复发以及较差的长期生存期密切相关,通常这类患者并不是行前列腺癌根治术的合适人群。该研究结果显示,辅助内分泌治疗联合放疗显著延长高分级肿瘤无生化复发生存时间,但病例数较少,随访时间较短,尚需要大样本、随机、对照、前瞻性研究验证。此外,治疗可能带来的不良反应也需要加以考虑。

(郑建明)

**人骨肉瘤细胞和成骨细胞的蛋白质组学分析**[中国癌症杂志,2011,21(3):187] 刘旭东等采用比较蛋白质组学理论和技术,筛选在骨肉瘤细胞中差异表达的蛋白,以期发现可能用于早期诊断和治疗骨肉瘤的标志蛋白。将人骨肉瘤细胞株SaOS-2细胞和成骨细胞培养后,经裂解提取蛋白,进行双向凝胶电泳,电泳图像扫描后应用Image Master 2D图像分析软件进行比较分析,找到在骨肉瘤细胞中差异表达明显的蛋白质点,用MALDI-TOF-MS对这些差异表达的蛋白质点进行鉴定。为了验证蛋白质组学实验的结果,取8例临床确诊为骨肉瘤患者的手术切除标本,对鉴定出的3个蛋白质进行Western blot实验。结果对双向凝胶电泳图像分析后发现的13个有显著差异蛋白质点进行质谱鉴定。其中9个点在骨肉瘤组表达显著升高,4个点表达显著降低。异蛋白质点的鉴定和分结果共鉴定出12个蛋白质,其中有2个蛋白质点鉴定为同一的蛋白质,即线粒体热休克蛋白75(Mt hsp75)。双向凝胶电泳图像分析发现,有13个蛋白质点在两组细胞中有显著差异。质谱分析并经过数据库检索后鉴定出在骨肉瘤细胞中热体克蛋白70(HSP70)、肌动成帽蛋白、ATP合成酶、线粒体热休克蛋白75(Mt hsp75)、泛醇细胞色素-c还原酶(UQCRCI)、Ras相关核蛋白、UCH-L1和PRDX4蛋白明显升高;丙酮酸脱氢酶(PDH E1)、KIAA0088、抑制素(PHB)和锚定蛋白(Annexi n V)表达明显降低。Western blot实验证实UQCRC1、UCH-L1和PRDX4蛋白在骨肉瘤细胞中明显升高。结论表明,蛋白质组学分析能很好地显示骨肉瘤细胞与成骨细胞之间差异表达的蛋白,这些鉴定出的蛋白质可以为进一步研究骨肉瘤的病理生理学提供新的分子标志物,并为研制新的治疗药物提供依据。

(郑唯强)

**述评** 骨肉瘤是青少年常见的恶性肿瘤,由于大多数患者发现时疾病已属晚期,虽然手术可以改善患者局部症状,但5年生存率低,所以治疗骨肉瘤的关键是寻找肿瘤特异性靶点,研制出针对性强的化疗药物。近年来,蛋白质组学的迅速发展,为发现肿瘤标志物提供了一种新方法。该研究应用比较蛋白质组学理论和技术分析了骨肉瘤细胞中蛋白质差异表达的情况。这些表达异常的蛋白质大多与肿瘤发生有关。其研究的意义还在于发现了一些蛋白质在骨肉瘤中新的作用,这将有助于对骨肉瘤的病理生理学和分子生物学机制更深刻地了解。

(郑建明)

**射线联合嵌合启动子介导的自杀基因对肿瘤细胞的靶向杀伤作用**[中华肿瘤杂志,2011,33(4):245] 孙文洁等构建了含有4个串联放射反应元件CArG、含或不含巨细胞病毒(CMV)启动子的人端粒酶逆转录酶嵌合启动子,筛选肿瘤特异性及放射诱导性强的嵌合启动子,下游连接自杀基因辣根过氧化物酶(HRP),检测放射线联合基因治疗对肿瘤细胞HeLa、A549和MHCC97增殖及凋亡的影响。结果在人胚肺成纤维细胞MRC-5中,6 Gy射线照射后,仅pGL3-control-Luc-HRP转染组可见HRP表达,而phTERT-HRP、$pC_4$-hTC-HRP及阴性对照pGI3-control-Luc转染组均未见明显的HRP表达。在肿瘤细胞HeLa、A549、MHCC97中,阴性对照转染组均未见HRP表达,阳性对照pGL3-control-HRP转染组在6 Gy射线照射前后HRP表达无明显差异,$pC_4$-hTC-HRP转染组照射后HRP的表达分别为照射前的1.57倍、2.45倍和1.80倍。在肿瘤细胞株HeLa、A549和MHCC97中,嵌合启动子$C_4$-hTC-HRP携带的自杀基因系统SER值分别为2.64、2.75和2.82,显著高于单纯

hTERT启动子。在肿瘤细胞中，除阴性对照质粒pGL3-control-Luc外，自杀基因与放射治疗相联合对肿瘤细胞的生长抑制明显高于单一治疗方法，而联合组中$pC_4$-hTC-HRP/IAA系统与放射联合的生长抑制作用最显著，对HeLa、A549和MHCC97细胞的生长抑制率分别为67.3%、69.0%和64.6%，显示经不同处理后细胞生长抑制率有明显差异。在肿瘤细胞中，除阴性对照质粒pGL3-control-Luc外，单独给药组中其他质粒均有一定程度的凋亡诱导效应，联合组诱导的早期凋亡率明显高于单一治疗方法组，其中$pC_4$-hTC-HRP/IAA系统与放射联合诱导的凋亡率最高，HeLa、A549和MHCC97细胞凋亡率分别为39.6%、33.0%和33.2%。结论表明，新型嵌合启动子$C_4$-hTC具有良好的肿瘤特异性及放射诱导性，放射线联合基因治疗对肿瘤细胞具有特异高效的杀伤作用，在肿瘤的基因放疗中具有较强的应用潜力。

（郑唯强）

**述评** 肿瘤治疗最理想的状态是实现对肿瘤组织的高效杀伤，同时尽可能避免正常组织的损伤。综合治疗成为目前肿瘤治疗的流行理念，其中基因放疗成为肿瘤治疗研究的重要方向之一。该研究利用可经放射诱导表达并对肿瘤具有特异性杀伤作用的基因转入肿瘤细胞，对肿瘤局部进行放疗，诱导目的基因在肿瘤局部特异高效的表达，并与射线协同作用，从而达到靶向高效治疗肿瘤的目的。应用新型嵌合性双启动子介导的自杀基因治疗联合放疗，对多种肿瘤细胞具有特异、高效的杀伤作用，提示这种相对高效、特异又广谱的肿瘤联合治疗策略有望成为肿瘤治疗的新途径。

（郑建明）

# 器 官 移 植

本年度共收集论文 186 篇，纳入一年回顾 56 篇，占 30.1%，收入文选 8 篇，占 4.3%。

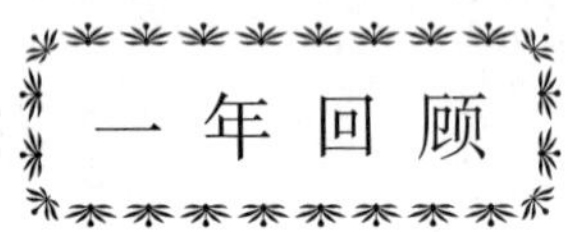


## 一、肾移植

### (一) 临床总结

薛武军等[1]* 通过回顾性分析 2 508 例次同种异体肾移植术的 HLA 配型资料。发现 0 个抗原错配仅有 7 例，2～3 个抗原错配占 74%。0 个抗原错配组急性排斥反应发生率为 5%，显著低于其他各组($P<0.01$)；而 6 个抗原全部错配组急性排斥反应发生率为 23%，显著高于其他各组($P<0.01$)。0 个抗原错配组移植肾 1、5、10 年存活率分别为 97%、90%和 88%；1 个抗原错配组分别为 94%、86%和 83%；2 个抗原错配组为 94%、84%和 82%；3 个抗原错配组为 93%、85%和 81%；4 个抗原错配组为 91%、82%和 74%；5 个抗原错配组为 90%、81%和 72%；6 个抗原错配组为 88%、80%和 7%。认为良好的 HLA 配型可以降低肾移植急性排斥反应发生率；HLA 抗原错配越少，移植肾的长期存活率越高；移植前供、受者 HLA 配型以抗原错配数≤3 个为宜，尽量避免 6 个抗原全部错配。

王庆华等[2]通过采用酶联免疫吸附法(ELISA)监测 384 例肾移植受者术后抗 HLA 抗体水平变化，采用卡方检验和 Ridit 分析确定了新生的抗 HLA 抗体与肾移植后急性和慢性排斥反应的发生及移植肾功能丧失的相关性。结果提示 HLA-DR 位点 0 个抗原错配者 92 例受者中有 7 例新生抗 HLA 抗体，1～2 个抗原错配者 292 例中有 59 例新生抗 HLA 抗体。术后抗 HLA 抗体阴性者中移植肾功能良好者占 87.4%(278/318)，比例高于抗 HLA 抗体阳性者中移植肾功能良好者 65.2%(43/66)。认为 HLA-DR 位点的抗原错配与肾移植后抗 HLA 抗体的产生密切相关，而新生抗 HLA 抗体会造成移植肾功能下降，从而降低移植存活率。肾移植术后监测抗 HLA 抗体有一定的临床意义。

邵琨等[3]分析了 404 例肾移植受者的临床资料。改进免疫抑制方案包括应用小剂量抗胸腺细胞球蛋白(ATG)诱导，术后近期皮质激素快速减量，根据吗替麦考酚酯暴露量调整用药剂量，以及尽可能地减少钙调磷酸酶抑制剂的剂量。免疫抑制方案改变前后活检证实的急性排斥反应发生率相当，改进免疫抑制方案侯重症肺部感染发生率降低，存活率显著提高。认为改进免疫抑制方案后肾移植疗效较前有所提高，得益于重症肺部感染显著减少，同时未增加活检证实的急性排斥反应的发生率。

陈顺平等[4]回顾性分析 17 例移植肾舒张期反向血流频谱形态的变化及其与临床结局的关系。将肾舒张期反向血流频谱形态分为两型：Ⅰ型，即全舒张期反向血流无变化，或从非全舒张期反向血流变化为全舒张期反向血流。Ⅱ型，即非全舒张期反向血流无变化，或从全舒张期反向血流变化为非全舒张期反向血流或反向血流消失。随访发现Ⅰ型 6 例中 5 例行移植肾切除术，1 例保肾成功；Ⅱ型 11 例中 10 例保肾成功，1 例行移植肾切除术。移植肾出现舒张期反向血流时对血流频谱的变化进行动态观察有助于判断预后，Ⅰ型频谱变化中保肾成功率低于Ⅱ型，Ⅰ型血流频谱形态变化患者预后不良。

### (二) 活体肾移植

王宣传等[5]回顾性分析了 130 例亲属肾移植临床资料，观察不同供受体关系亲属活体肾移植的临床疗效及其与微嵌合体之间的关系。46 例(35.4%)行移植肾穿刺活检，病理结果证实发生急性排斥反应 26 例，急性排斥反应发生率为 20.0%(26/130)。26 例中 14 例(53.8%)为母亲子女之间肾移植，12 例(46.2%)

为其他供受者关系肾移植。利用微卫星及性染色体决定基因聚合酶链反应(PCR)技术检测外周血 DNA 微嵌合体,在其中母亲供肾的受者中阳性率25.0%(4/16)显著高于其他关系供肾的受者 14.8%(4/27)。作者认为,母亲子女之间肾移植急性排斥发生率较高;母亲供肾的微嵌合率较高;微嵌合率高的组别急性排斥反应较高;母亲子女之间特殊的免疫学关系可能影响肾移植效果。

热衣汉等[6]分析了 100 例少数民族亲属活体肾移植供受者的临床资料。所有供者术后 1 周内出院,随访 3～6 个月,血肌酐正常,尿蛋白阴性。存活时间最长者达 5 年,9 例死亡,其中 1 例死于心肌梗死,1 例死于失血性休克,其余死于呼吸功能衰竭。91 例存活的受者中,2 例移植肾功能丧失。移植肾 1 年存活率为 91%,3 年存活率为 89%。术前对供、受者进行全面综合评估是亲属活体肾移植成功的保证,亲属活体肾移植的组织配型好,供肾缺血时间短,排斥反应发生少,移植肾长期存活率高。

王强等[7]对 85 例亲属肾移植供体术前、术后血肌酐(Cr)、肾小球滤过率(GFR)的变化规律进行回顾性分析。并观察 15 例捐赠者术前、术后 1 月内肾脏体积的变化。认为活体肾移植供体术后血肌酐会出现明显增高,波动幅度在 50%左右,在术后第 10 日即可缓慢下降;年龄>30 岁捐赠者术后肾脏体积短期内即可出现明显代偿性增大,年龄<30 岁者术后肾脏体积短期内代偿性增大不明显。

**(三)免疫抑制药物**

田普训等[8]回顾性分析了单中心 3 102 例肾移植受者的临床资料,包括免疫抑制方案的效果、不良反应、人/肾存活率。作者认为低剂量 CsA(或 Tac)+MMF+Pred 方案改善了肾移植受者和移植肾的存活,降低了不良反应发生率,尤以低剂量 Tac+MMF+Pred 方案为优;调整免疫抑制方案或剂量,改善饮食习惯,加强锻炼,优化降血压、降血脂、控制血糖的治疗措施对预防和控制不良反应尤为重要。

马麟麟等[9]* 通过分析 204 例肾移植后接受巴利昔单抗诱导治疗者的资料,并与同期 440 例未接受巴利昔单抗以及其他抗体类制剂的肾移植受者比较感染并发症与抗体治疗的关系以及预防感染的效果。诱导治疗方案为移植术前 2 h 和术后第 4 天各滴注巴利昔单抗 20 mg,感染预防方案为更昔洛韦+联磺甲氧苄啶。204 例应用巴利昔单抗诱导治疗者中,预防组感染发生率、重症感染率、感染死亡率分别 19.5%(23/118)、13.0%(3/23)、13.0%(3/23);对照组为 31.4%(27/86)、25.9%(7/27)、14.8%(4/27);同期肾移植后未行抗体诱导治疗 440 例,无诱导预防组感染发生率、重症感染率、感染死亡率分别为 15.0%(31/206)、0%、22.6%(7/31);无诱导对照组为 12.8%(30/234)、10.0%(3/30)、16.7%(5/30)。在未采取感染预防措施的情况下,采用抗体诱导治疗者的感染发生率明显高于无诱导者,差异有统计学意义($P<0.01$)。肾移植后应用巴利昔单抗诱导治疗存在感染风险,但不增加死亡率;联合采取感染预防措施可以降低感染发生率和重症感染率,能有效预防感染并发症。

祝藩原等[10]回顾性分析了 97 例因慢性移植肾肾病、难治性排斥反应、肝功能异常、齿龈增生、多毛等因素将环孢素 A(CsA)转换为他克莫司(Tac)的肾移植受者的临床资料。发现与转换前相比较,慢性移植肾肾病及难治性排斥反应患者转换治疗 1 年后肾功能明显好转,患者第 2、3 年肾功能稳定。肝功能异常者的肝功能较转换治疗前明显改善,齿龈增生和多毛患者的症状也明显改善。第 1、3 年的人/肾存活率分别为 100%/97.9%和 100%/92.8%,患者血浆胆固醇、低密度脂蛋白、甘油三酯和血压均下降($P<0.05$)。转换治疗后,13 例需用药物控制血糖,另发生腹泻和食欲不振 2 例,震颤 5 例。观察期内患者均未发生严重肺部感染和肿瘤。使用 CsA 行免疫抑制治疗的肾移植受者发生相关并发症后转换为 Tac 治疗是安全和有效的。

陈怀周等[11]将 206 例首次接受肾移植的受者按手术时间排序,以奇偶数将受者列入吗替麦考酚酯(MMF)组、咪唑立宾 MZRⅠ组和 MZRⅡ组,分析不同剂量 MZR 在临床肾移植中的应用效果及其安全性。3 组组间人、肾存活率以及急性排斥反应发生率无明显差异;严重肺部感染发生率 MZRⅠ组显著低于 MMF 组,而 MZRⅡ组与其他两组的差异均无统计学意义(P>0.05)。MZRⅠ组和 MZRⅡ组发生严重感染者均经治疗后痊愈,而 MMF 组死亡 11 例,死亡率为 73.3%(11/15)。MZRⅠ组和 MZRⅡ组腹泻发生率均显著低于 MMF 组($P<0.05$),而高尿酸血症发生率均显著高于 MMF 组($P<0.05$)。咪唑立宾对预防肾移植后排斥反应是安全、有效的,受者耐受性好,对于免疫功能低下易发生感染的高危人群,以及使用 MMF 致顽固性腹泻者,可将含咪唑立宾的免疫抑制方案作为首选。

**(四)术后并发症**

范昱等[12]对 22 例肾移植受者发生泌尿系统恶性肿瘤的发病情况、临床资料进行了回顾性分析。膀胱移行上皮细胞癌 9 例,膀胱鳞状细胞癌 1 例,膀胱腺癌 1 例,肾透明细胞癌 3 例,肾低分化癌 1 例,肾盂移行细胞癌 1 例,肾盂+膀胱移行细胞癌 1 例,输尿管移行细胞癌 2 例,输尿管+膀胱移行细胞癌 2 例,输尿管移行细胞癌+膀胱腺癌1例。11例膀胱癌患者中9例存活,均保有全部或部分肾功能;4例肾癌患者均在发病后半年内死亡;肾盂癌、输尿管癌除2例术后早期死亡外,其余5例存活。认为肾移植后泌尿系统恶性肿瘤可见少见的病理类型,治疗中应注意免疫抑制剂的使用和移植肾功能保护的问题,肾实质性恶性肿瘤预后很差。

肖漓等[13]* 回顾性分析了215例肾移植受者的临床资料,探讨HLA-G与肾移植术后巨细胞病毒(CMV)活动性感染的相关性。采用流式细胞术检测膜结合型HLA-G1(mHLA-G1)的表达,酶联免疫吸附试验检测可溶性HLA-G5(sHLA-G5)的表达,逆转录聚合酶链法检测HLA-G mRNA的表达,蛋白质印迹法验证sHLA-G5的表达,免疫组织化学法和HE染色观察移植肾组织中HLA-G的表达;ROC曲线分析sHLA-G5水平预测CMV活动性感染的Cutoff值。发现12例CMV活动性感染受者移植肾活检样本中,10例肾小管上皮细胞HLA-G表达呈阳性。作者认为,HLA-G在外周血中的表达显著升高和移植肾肾小管上皮细胞的阳性表达可能是保护移植肾功能的机制之一。以sHLA-G5表达水平202.9μg/L作为Cutoff阈值,具有很好的判断CMV活动性感染的价值。

肖英明等[14]采用Meta分析的方法对658例肾移植受者维生素D预防和治疗肾移植术后骨质疏松的安全性和有效性进行了评价。纳入9个RCT,均为英文文献,维生素D治疗1年后,试验组受者骨质密度值、Z值(被测人的骨密度与同性别、同年龄对照组平均骨密度的差值)或T值被测人的骨密度与同性别年轻人对照组平均骨密度的差值比对照组受者明显升高;血清甲状旁腺激素(PTH)浓度明显降低;血清钙、磷离子浓度、高钙血症无明显差异。认为维生素D预防和治疗肾移植术后骨质疏松是安全和有效的。

苗芸等[15]对132例首次肾移植受者的临床资料进行Logistic多因素回归分析,包括受者的年龄、性别、是否发生遗移植肾功能延迟恢复、药物暴露量、用药时间、肝功能异常、血清白蛋白水平、红细胞比容以及多药耐药基因(MDR1)和细胞色素P450酶3A5(CYP3A5)基因等共10项指标,总结了在常规免疫抑制方案下和正常血药浓度范围内肾移植受者发生他克莫司(Tac)肾毒性的影响因素。Tac肾毒性经移植肾活检和临床实验室检测结果诊断,其发生率为18.9%(25/132)。肾移植后在常规免疫抑制方案(Tac常规剂量0.15～0.3 mg·kg·d)下及正常血药浓度(8～11 ng/L)内,肝功能异常是导致Tac肾毒性最主要的危险因素,白蛋白水平低下、红细胞比容降低也是导致Tac肾毒性的影响因素,此外还应考虑受者CYP3A5及MDR1的基因多态性,以实现个体化免疫抑制治疗。

**(五)临床实验研究**

王大明等[16]回顾性总结了102例肾移植术后并发肺部感染的受者的临床资料,发现肾移植术后并发肺部细菌感染患者血清中PCT增高明显。认为PCT对肾移植术后是否并发肺部细菌感染患者具有明显的临床诊断价值。

叶俊生等[17]* 研究了血清胱抑素C(SCysC)浓度检测作为肾移植受者随访中移植肾功能测定的可行性。选择了肾移植术后接受长期随访的受者70例,同时检测受者SCysC和血清肌酐(SCr)水平,用$^{99m}$Tc-DTPA肾动态显像测定肾小球滤过率(GFR)。结果表明,SCysC和SCr与GFR均呈负相关,SCysC用于诊断移植肾功能轻度损伤的敏感度、特异度和阳性预测值(PPV)均高于SCr。在肾移植术后的随访中,SCysC可作为评估移植肾功能的较理想指标。

胡小鹏等[18]利用荧光定量PCR和免疫组化方法分别对16例肾移植后尿路上皮肿瘤患者和35例普通人尿路上皮肿瘤患者的肿瘤标本进行了转录信号传导子与激活子1(STAT1)和基质金属蛋白酶3(MMP3)表达情况的检测,并探讨其在肾移植后尿路上皮肿瘤中的临床意义,同时用人全基因组寡核苷酸微阵列芯片筛查两组肿瘤标本的基因表达谱差异。结果显示,两组共同差异表达基因中有23组通路有明显差异,涉及免疫抑制和肿瘤发生发展方面。与普通人比较肾移植术后尿路上皮肿瘤患者STAT1表达下调、MMP3表达上调。移植后尿路上皮肿瘤与普通人群尿路上皮肿瘤基因表达谱差异明显,与肿瘤发生发展相关的基因涉及信号传导通路、细胞增殖、细胞凋亡、肿瘤血管发生、肿瘤转移潜能等方面;STAT1和MMP3可能成为预防移植后尿路上皮肿瘤发生发展的一个靶点。

(傅尚希　王立明)

## 二、肝移植

**(一)活体肝脏移植**

梁雨荣等[19]通过回顾性分析73例成人活体肝移植的临床资料。发现供肝动脉较复杂变异者13例(17.8%),包括9例异位或副肝右动脉起自肠系膜上动脉(SMA),2例副肝右动脉发自腹腔干及2例肝动脉存在交通支。术中对这13例变异供肝动脉采用显微外科技术进行了修整和重建,所有血管均一次吻合成功,围手术期经密切监测动脉血流及给予相应抗凝治疗,术后长期随访中,所有受者均未发生肝动脉血栓形成及动脉狭窄等并发症。认为根据动脉变异的不同，采用显微外科技术进行不同方式的修整，效果良好，其对预防活体肝移植后动脉血栓形成等并发症以及扩大活体供者范围具有重要意义。

陈凯等[20]通过多普勒超声技术对22例成人活体供肝婴儿肝移植患儿术后早期没有严重并发症的受体门静脉流速进行测量，结合Pearson's相关性检验分析受体年龄、受体门静脉管径、受体体重、移植物质量、移植物与受体质量比和受体术后门静脉流速的相关性，并以多元回归分析确定独立因素与受体门静脉流速的关联性。结果提示术后第一个三天受体门静脉流速的平均值是(36±15)cm/s(范围为17～73 cm/s)，移植物与受体质量比和受体术后第一个三天受体门静脉流速平均值存在负相关($r=-0.591$，$P=0.005$)。多元回归分析显示移植物与受体质量比独立地与受体门静脉流速呈负相关($\beta=-10.483$，$P=0.005$)。认为婴儿活体肝移植术后早期，移植物与受体质量比值影响着受体术后门静脉流速，并且受体门静脉血流速在术后早期有一宽量程。

张明满等[21]回顾性分析28例成人活体供肝婴儿活体肝移植供、受者临床资料，手术策略、术后治疗和并发症发生情况及其原因。术后供者均顺利出院、无并发症发生；20例(71.4%)受者术后出现25个并发症，包括：肝动脉血栓形成4例，肝静脉狭窄1例，腹腔出血4例，肠穿孔4例，肠梗阻2例，呼吸道感染7例，排异反应3例等。围手术期因肝动脉血栓形成死亡3例(10.7%)，手术成功率为89.3%。随访期内1例因肝静脉狭窄死亡，另1例因意外食物窒息死亡，其余23例(82.1%)健康生活至本研究结束。认为成人活体供肝婴儿肝移植是治疗婴儿终末期肝病的有效方法，血管并发症是术后婴儿受者死亡的主要原因。

顾莉红等[22]应用彩色多普勒超声观测34例婴幼儿活体肝移植术后2个月内门静脉、肝动脉、肝左静脉最大流速及肝动脉阻力指数变化情况，并观察术后血管并发症的发生情况及其预后。34例受者中，术后超声显示血管通畅者29例(85.3%，29/34)，发生血管并发症5例(14.7%，5/34)。与术后第1天比较，术后1周时门静脉Vmax、肝动脉PSV、肝左静脉Vmax及肝动脉RI的差异均无统计学意义($P>0.05$)；术后2周时门静脉Vmax为(44.26±17.43)cm/s，明显低于术后第1天($P<0.05$)；术后2个月时门静脉Vmax为(40.31±26.29)cm/s，肝动脉PSV为(41.50±8.67)cm/s，均明显低于术后第1天($P<0.01$，$P<0.05$)。5例血管并发症均发生在术后7 d内，其中肝动脉血栓形成3例(2例行取栓术，1例行溶栓治疗)，门静脉血栓形成2例(1例行取栓术，1例行溶栓治疗)，5例中3例死亡。认为婴幼儿活体肝移植术后门静脉Vmax和肝动脉PSV呈下降趋势；血管并发症发生时间早，发生率较高，活体肝移植术后7 d内至少应每天进行1次超声检查。

朱建军等[23]观察44例接受活体肝移植的胆道闭锁患儿及供者，44名供者全部为患者直系亲属，年龄(32.7±8.0)岁，中位数为31岁(20～54岁)。供、受者ABO血型相容，供肝均为供者肝脏的左外叶。术后无供者发生严重并发症和死亡，所有供者均恢复健康。受者中死亡9例，死因分别为门静脉栓塞3例、肝动脉栓塞1例、胆道并发症2例、切口感染1例、腹腔出血1例及肺部感染1例，其余35例健康存活。术后1年和2年累积存活率分别为81.2%和76.1%，无一例受者接受再次肝移植。术后主要并发症有门静脉血栓、肝动脉血栓、胆汁漏及逆行性胆管炎、肺部感染、切口感染及急性排斥反应等。认为活体肝移植是治疗儿童胆道闭锁的有效方法，预后良好。完善缜密的术前评估，熟练精细的手术操作以及精心的术后管理是改善受者预后的关键因素。

**(二) 肝癌肝移植**

卢倩等[24]总结189例肝脏恶性肿瘤患者行肝移植的临床资料。围手术期死亡19例，170例进入随访期，随访率为98.8%。其中166例的原发疾病为原发性肝癌，3例为肝门部胆管癌，1例肝转移癌。166例原发性肝癌肝移植者术后1、3、5和10年的总体存活率分别为52%、38%、36%和36%，其中符合米兰标准者(49例)的存活率分别为96%、87%、87%和87%，超出米兰标准者(136例)的存活率分别为42%、26%、24%和24%($P<0.05$)。肿瘤复发是造成肝癌肝移植受者随访期死亡的最主要原因(92.5%)。3例肝门部胆管癌和1例肝转移癌肝移植受者均于术后2年内肿瘤复发。符合米兰标准的肝癌肝移植受者术后肿瘤复发率(10.2%)显著低于超出米兰标准者(68.4%，$P<0.05$)。而在超出米兰标准者中，无大血管侵犯者移植后肿瘤复发率(55.9%)显著低于肿瘤侵犯大血管者(95.3%，$P<0.05$)。以他克莫司为主要免疫抑制剂的受者的肿瘤复发率(46.2%)低于应用环孢素A者(68.3%，$P<0.05$)。移植术前肝肿瘤经皮穿刺射频消融(RF)治疗可降低受者术后肿瘤复发风险($P=0.039$，$OR=0.293$)，而术前外周血乙型肝炎病毒(HBV)DNA>$10^4$拷贝/L是移植术后肿瘤复发的高危因素($P=0.016$，$OR=2.294$)。认为对于符合米兰标准的肝癌患者而言，肝移植的远期疗效较好；而合并大血管侵犯者肝移植的预后不佳。移植前RF治疗有助于降低术后肿瘤复发风险，移植等待期应高度重视抗HBV治疗。

罗英等[25]回顾分析180例(活体34例，尸肝146

例)肝癌患者接受肝移植治疗的临床资料。尸体肝移植受者术后5年的总体存活率和无瘤存活率分别为53%和58%,活体肝移植者均为60%,两组间比较,差异无统计学意义($P>0.05$)。活体肝移植和尸体肝移植术后肝癌的复发率分别为26.5%和17.8%,两组间比较,差异也无统计学意义($P>0.05$)。COX多因素分析显示,肿瘤血管侵犯(相对危险度2.118,95%可信区间1.201~4.353,$P<0.05$)和是否符合UCSF标准(相对危险度3.490,95%可信区间1.862~8.207,$P<0.05$)是影响肝癌复发的独立危险因素,而影响受者术后存活率的独立危险因素为是否符合UCSF标准(相对危险度8.573,95%可信区间3.016~18.261,$P<0.01$)。认为活体肝移植是治疗肝细胞癌的一项安全、有效的措施,但受者的选择标准和术后肝癌的高复发率现象需要进一步的临床和基础研究。

郑树森等[26]* 分析43例亲属活体供肝移植受者的临床资料。按照是否符合米兰标准、Up-To-Seven标准及杭州标准将受者分组,结果提示符合杭州标准的受者例数比米兰标准增加了61.5%(8/13),比Up-to-Seven标准增加了23.5%(4/17)。符合米兰标准的受者(13例)术后1、3年总体存活率和无瘤存活率分别为100%、80.0%和84.6%、84.6%;符合Up-to-Seven标准的受者(17例)术后1、3年总体存活率和无瘤存活率分别为100%、75.2%和87.5%、81.2%;符合杭州标准的受者(21例)术后1、3年总体存活率和无瘤存活率分别为100%、80.0%和89.5%、84.2%。3组间总体存活率和无瘤存活率的比较,差异均无统计学意义($P>0.05$)。认为杭州标准能将更多的肝癌患者纳入肝移植,且不影响术后总体存活率和无瘤存活率,是筛选肝癌患者接受亲属活体肝移植的有效标准。

何晓顺等[27]总结其中36例(9.6%)为行根治性肿瘤切除术后因肿瘤肝内复发而接受挽救性肝移植者(挽救性肝移植组)的资料。以同期符合米兰标准并接受首次肝移植的147例作为对照,挽救性移植组术中出血量和输血量明显多于对照组($P<0.05$),手术时间也长于对照组($P<0.05$)。随访期间,挽救性肝移植组死亡11例,其中围手术期死亡1例;对照组共死亡36例,其中围手术期死亡3例。两组手术后并发症、肿瘤复发率、受者存活率以及无瘤存活率的差异无统计学意义($P>0.05$)。认为挽救性肝移植虽然较首次肝移植手术难度增加,但不影响患者预后,是根治性肝癌切除术后肿瘤复发患者的有效治疗手段。

李湘竑等[28]对比分析10例肝移植术后肿瘤复发,口服索拉菲尼治疗(400 mg,每日两次)患者(A组);8例未接受索拉菲尼治疗的肝癌肝移植术后肿瘤复发患者(B组);同期接受相同剂量的索拉菲尼治疗的肝癌患者25例(C组)。3组患者的带瘤生存时间分别为5~22个月(中位数10个月)、1~8个月(中位数4个月)和2~21个月(中位数4个月),三组之间整体间差异有统计学意义(K-M法,以log-rank检验,$P=0.045$)。两组肝移植患者没有发生急性排斥反应,但服用索拉菲尼组有1例患者因上消化道出血而死亡,服用索拉菲尼的两组患者不良反应发生率差异无统计学意义($P>0.05$)。认为索拉菲尼能明显延长肝癌肝移植术后肿瘤复发患者的生存期,并不增加排斥反应发生率。

顾劲扬等[29]* 检索1995年至2009年相关英文文献,对符合纳入标准的临床试验用stata10软件对其1、3、5年有效生存率及并发症发生率进行meta分析。共纳入605例胆管癌肝移植患者。1、3、5年总体有效生存率分别为73%(95%CI: 0.65~0.80)、42%(95%CI: 0.33~0.51)和39%(95%CI: 0.28~0.51)。其中,新辅助放化疗组(OLT—PAT组)的1、3、5年有效生存率达到83%(95%CI: 0.57~0.98)、57%(95%CI: 0.18~0.92)和65%(95%CI: 0.40~0.87)。并发症总体有效发生率为62%(95%CI: 0.44~0.78)。与单纯肝移植组(61%,95%CI: 0.33~0.85)和肝移植合并部分胰十二指肠切除组(78%,95%CI: 0.55~0.94)相比,OLT—PAT组(58%,95%CI: 0.20~0.92)的并发症有效发生率可以接受。认为与传统手术局部切除治疗胆管癌5年生存率比较,肝移植治疗胆管癌的总体有效率并无明显优势;新辅助放化疗联合肝移植治疗胆管癌的近、远期有效生存率较高。

**(三)肝移植术后胆道并发症**

金鑫等[30]回顾性分析326例次原位肝移植的临床资料。肝移植术后共发生缺血性胆道病变23例(7.05%),其中肝内胆管病变9例,肝外胆管病变12例,肝内外多发胆管病变2例。通过COX比例风险模型分析,重症肝炎($RR=3.204$;$P=0.014$)和冷缺血时间超过11.5 h($RR=4.895$;$P=0.000$)是与移植术后发生缺血性胆病相关的独立危险因素。总体治疗有效率为73.9%(17/23)。认为针对胆管病变特点选择适宜的治疗方法,是原位肝移植术后ITBL患者获得良好疗效的关键。尽量缩短供肝冷缺血时间和对受体术前仔细评估是预防肝移植术后发生缺血型胆道病变的重要措施。

马毅等[31]分析53例再次肝移植患者的临床资料,其中因首次肝移植术后肝内胆管弥漫性狭窄行再次肝移植手术患者20例(20/53)。发病时间为首次肝移植术后3~16个月,平均6.3个月。胆道狭窄的类型包括肝内弥漫性胆管狭窄16例,肝内外胆管多发性狭窄者4例;20例患者术前均经介入及其他综合治疗无效,行再次肝脏移植。行再次肝移植20例患者中,14例获治愈。6例死于围手术期合并症。术后随访1～5年,平均1.8年;术后1、6个月和1年的累计生存率分别为80.0%、75.0%和70.0%。认为再次肝移植是挽救肝内弥漫性胆管狭窄无法介入治疗或介入治疗失败的最终治疗手段;把握最佳手术时机和提高手术技巧,以及有效防治围手术期感染是提高该类患者生存率的关键。

郜强等[32]分析肝移植术后不同类型胆道并发症的患者的临床资料。肝移植术后胆道并发症患者23例,包括胆漏患者12例,计胆管吻合口漏7例,肝断面胆管漏3例,胆囊管漏1例,迷走胆管漏1例;移植术后胆管狭窄患者11例,其中吻合口狭窄4例,非吻合口性狭窄7例。7例吻合口漏患者中,胆管重建2例(Roux-en-Y吻合和胆肠襻式Warren吻合);胆道吻合口修补1例;单纯依靠外引流管引流1例,活体双供肝肝移植的患者剖腹探查纠正胆漏失败后行再次肝移植1例;行经内镜逆行胰胆管造影(endoscopic retrograde cholangiopancreatography,ERCP)植入支架2例。肝断面胆管漏3例中,行肝断面胆管缝扎1例,ERCP联合B超引导下穿刺引流2例,引流2个月后胆漏闭合,拔除引流管,但是随后又出现胆道狭窄,ERCP术后,病情好转。胆囊管漏1例,行胆囊管缝扎。迷走胆管漏1例,行胆囊床缝扎。吻合口狭窄的患者4例,3例经ERCP治愈,1例行胆肠吻合重建胆道后治愈。非吻合口性狭窄的7例,行ERCP治疗3例,ERCP失败后,行经皮肝穿刺胆管引流(percu*tan*eous transhepatic cholangiographic drainage,PTCD)1例;再次肝移植3例,2例患者术后恢复良好,1例死于严重感染。认为肝移植术后胆道并发症危害大,关键在于预防。

杨德君等[33]对181例肝移植病人的术后资料进行回顾分析。发现6.08%(11/181)肝移植病人发生ITBC,其Clavien分级均在Ⅲb级以上。对ITBC组进行回归分析表明:术后1 d肝动脉阻力指数(RI1d)($P$=0.0500,$OR$=0.916),术后1周肝动脉阻力指数(RI1w)($P$=0.0078,$OR$>999.999)的差异有统计学意义,且对该疾病的发生作用显著。认为缺血性胆道并发症预后不佳,术后肝动脉血流异常是ITBC发生的独立危险因素。提高动脉吻合技术,保持动脉血流通畅有利于预防ITBC的发生。

**(四)肝移植术后血管并发症**

罗毅等[34]分析33例小儿活体肝移植手术相关资料。患儿均接受亲属左外叶供肝,随访1年。共出现肝动脉栓塞3例(9.1%),2例经DSA溶栓后痊愈。认为小儿活体肝移植术术后发生肝动脉血栓几率较高,使用显微外科技术吻合肝动脉可以降低肝动脉血栓发生率,对可疑患者行肝动脉造影可有效诊断和治疗肝动脉血栓。

姜楠等[35]总结21例发生肝动脉狭窄肝移植患者资料,其中19例接受肝动脉支架放置术,2例定期随访观察;同时监测介入治疗前后肝功能、肝动脉通畅程度变化及病人临床转归等情况。肝移植术后肝动脉狭窄发生率为3.43%(21/613),诊断中位时间146d。6例早期肝动脉狭窄病人均接受介入治疗,其中病死2例,存活4例病人中有2例再移植。15例晚期肝动脉狭窄病人中,13例接受介入治疗,其中病死4例,再移植2例,7例存活但肝功能反复出现异常。另外2例在肝门及肝内分支形成良好的侧支循环,肝功能维持稳定。认为移植术后应根据肝动脉狭窄类型、胆道缺血损伤程度以及有无良好侧支循环代偿等综合因素采取个体化治疗策略。

张闻辉等[36]*总结单中心3 100例次尸体全肝移植,其中发生迟发性门静脉血栓形成12例,发生时间平均为移植术后29.8个月。12例中,2例合并严重胆道并发症(肝内胆道狭窄),2例表现为移植肝功能衰竭,1例影像学检查可见肝门部肿物致门静脉受压,均接受再次肝移植;2例表现为急性上消化道出血,分别行经胃镜下套扎、注射硬化剂治疗;余5例无任何临床表现,口服抗凝或抗血小板药物治疗。随访结束时存活8例,包括2例行再次肝移植者。存活者肝功能检查结果均正常。认为肝移植术后发生迟发性门静脉血栓形成,应根据患者的临床表现不同采用不同的治疗方法。

**(五)肝移植术后免疫抑制剂应用**

滕飞等[37]回顾性分析947例原位肝移植的资料。共有329例受者因CNI肾毒性而造成肾功能损害,其中将CNI转换为SRL者40例(转换组),其余289例采取CNI减量+吗替麦考酚酯(MMF)加量方案(减量组)。肝移植术后存活超过1、3和5年者CNI的应用率分别为95.8%、95.3%和97.5%。共有17例受者短期停用免疫抑制剂,停药的主要原因是细菌(部分合并真菌)感染(88.2%);有48例患者将CNI转换为SRL,换药主要原因是肾功能损害(83.3%)。短期暂停CNI者15例,占14.9%(15/101),CNI暂停后感染控制的有效率为73.3%(11/15),排斥反应发生率为6.7%(1/15)。第2阶段感染患者的累积存活率明显高于第1阶段($P$<0.05)。转换组CNI转换前肾小球滤过率为(0.82±0.24)ml/s,CNI转换后6周时为(1.28±0.31)ml/s,6个月时为(1.36±0.32)ml/s,转换后6周和6个月时高于转换前($P$<0.05)。CNI调整后6个月时,转换组患者存活率为85.0%,减量组

为83.7%($P>0.05$)。认为肝移植术后患者发生感染及肾功能损害时可采取CNI减量甚至短时间停用CNI,或转换使用SRL,此方案是安全、有效的。

陈莉萍等[38]将大鼠随机分为5组:正常肝移植组(OLT)-1 h、OLT-12 h组(供肝分别冷保存1、12 h后行原位肝移植术)、抗sIL-6R组(OLT-12 h组术前1 h静脉注射可溶性抗IL-6受体抗体16.7 μg/k,术后每日给予相同剂量直至观察结束)、RPM组(OLT-12 h组术前3 d腹腔注射雷帕霉素0.05 mg/kg,术后每日给予相同剂量直至观察结束)、sham组(假手术组),样本检测时间点为术后1、3、7、14 d。测定血清碱性磷酸酶(ALP)、谷氨酰转肽酶(GGT)含量以评价胆道功能,并进行肝脏组织学检查;采用酶联免疫吸附法检测肝组织IL-6含量;实时定量RT-PCR法检测胆管上皮细胞(BEC)内IL-6 mⅡNA表达;Western印迹法检测BEC内磷酸化STAT3(p-STAT3)、细胞周期蛋白(eyclin)D1的蛋白表达水平;电泳迁移率变动分析法(EMSA)检测BEC内STAT3的DNA结合活性;免疫组化法测定BEC增殖情况。结果与sham组相比,OLT-1 h组术后1、3 d,血清GGT、ALP轻度、短暂升高:其中GGF分别为(69±6)U/L、(34±4)U/L,ALP分别为(86±9)U/L、(45±3)U/L,BEC损伤轻微。肝组织及BEC内IL-6含量、P-STAT 3及cyclinD1表达略增加:其中肝组织IL-6含量分别为(273±20)ng/g、(159 ± 18) ng/g,在BEC内IL-6mRNA表达分别为0.40±0.04、0.234-0.04,BEC内P-STAT3表达分别为0.420±0.023、0.230±0.040,而eyclinD1表达分别为0.580±0.023、0.420±0.015;STAT3的DNA结合活性也相应短暂增加,与sham组之间的积分吸光度(A)比值为38±10、22±7;BEC再生不明显。相反,OLT-12 h组术后1 d,血清GGT、ALP即明显升高,分别为(108±9)U/L、(189±14)U/L,BEC损伤严重,至术后14 d才恢复正常。肝组织及BEC内IL-6含量增加:其中肝组织IL-6含量分别为(659±28)ng/g、(446 ± 23) ng/g,在BEC内IL-6mRNA表达分别为0.73±0.06、0.54±0.04。BEC内P-STAT3和cyclinDⅠ蛋白表达上调,其中BEC内P-STAT3分别为0.72±0.04、0.58±0.06,eyclinDⅠ蛋白表达分别为0.88±0.04、0.74±0.07,STAT3的DNA结合活性明显增加,sham组的A值分别为45 ± 16、31 ± 12;BEC再生活跃。OLT.12h组经抗sIL-6R和RPM处理后,p-STAT3和cyclinDⅠ表达明显降低,STAT3的DNA结合活性及BEC再生受到明显抑制,术后14 d仍可见细胞损伤的形态学表现,ALP、GGT明显高于sham组水平。不同的是sIL-6R还能显著降低OLT-12 h组肝内IL-6的表达,而RPM对IL-6的表达并无明显影响。认为IL-6/STAT3信号通路介导肝移植术后BEC的再生/修复过程,雷帕霉素通过抑制STAT3活化从而影响BEC的再生,可能对肝移植术后胆道功能的恢复产生不利影响。

鞠卫强等[39]* 回顾性分析139例成人肝移植受者接受含巴利昔单抗诱导的免疫抑制方案(诱导组)。以2006年1月至2006年12月间接受常规免疫抑制方案的106肝移植受者为对照组。诱导组术后1个月内急性排斥反应、糖尿病、高血压及感染的发生率分别为7.9%、33.8%、21.6%和22.3%,对照组分别为15.1%、72.6%、40.6%和43.4%,差异有统计学意义($P<0.05$)。术后12个月内,诱导组急性排斥反应、移植后新发糖尿病、高血压以及高脂血症的发生率分别为10.8%、5.0%、4.3%和7.9%,而对照组分别为19.8%、9.4%、8.5%和14.2%,差异有统计学意义($P<0.05$)。诱导组和对照组术后1年的存活率分别为92.1%和88.7%($P>0.05$)。认为免疫抑制方案中应用巴利昔单抗诱导治疗可以早期撤除皮质激素,并可降低急性排斥反应的发生率及减少使用皮质激素引起的不良反应。

**(六)再次肝移植**

韩秋成等[40]分析28次再次肝移植病例资料,并结合文献进行讨论。在连续880例次同种异体原位肝移植中,有24例病人共接受28次再次肝移植术,再次移植率为3.18%。再次移植的指征分别为胆道并发症16例次(57.1%),原发病(肿瘤)复发6例次(21.4%),肝动脉血栓形成4例次(14.3%),慢性排斥反应(3.6%)和原发性移植肝无功能各1例次(3.6%)。再次肝移植13例(17次手术)术后恢复顺利痊愈出院,随访至今已经存活51 d至67个月;11例于1~489 d病死。病死原因:3例术后失血性休克,2例肝癌复发,2例心血管并发症,2例感染性休克,1例神经系统并发症,1例肝动脉血栓形成。病死率为39.3%。认为再次肝移植能有效挽救移植肝失功病人的生命,再移植指征的掌握、手术时机的选择、手术技巧的提高和围手术期的正确处理是提高再次移植成功率的关键。

**(七)肝移植围手术期处理**

赵凯等[41]回顾性分析8例肝移植术后发生脑桥外和脑桥髓鞘溶解症患者临床诊治经过和预后。患者肝移植术后3~11 d发生失语、吞咽困难、癫痫、昏迷,头部MRI提示脑干、基底节、脑叶脱髓鞘改变,经治疗后2例神志清楚但存在智力障碍,4例仍昏迷,2例因并发多器官功能衰竭死亡。认为围手术期血浆渗透压的显著波动是移植术后脑桥外和脑桥髓鞘溶解症的主要病因,临床表现为术后早期发生失语、吞咽困难、癫痫、昏迷等神经系统症状,头部 MRI 提示脑干、基底节、脑叶脱髓鞘改变,治疗上以脏器功能支持为主,血浆置换联合免疫球蛋白治疗可以改善预后。

李敏如等[42]对乙型肝炎相关性终末期肝病行肝移植手术并长期随访的 340 例患者回顾性分析。340 例患者术后发生 HBV 再感染 33 例,术后 1、3、5 年再感染率分别为 7%、10%、13%。HBV 再感染的时间为 1~21 个月,中位数为 5 个月。原发病为原发性肝癌(风险比为 2.98;95%可信区间为 1.08~8.25,$P<0.05$)、术前 HBV DNA 载量>5log10 拷贝/ml(风险比为 3.99;95%可信区间为 1.85~8.62,$P<0.01$)是发生 HBV 再感染的危险因素。原发性肝癌复发者 HBV 再感染发生率高于未复发者,分别为 27.9%和 8.7%(风险比为 4.58;95%可信区间为 1.88~11.12;$P<0.01$)。12 例患者肝移植术后发生 HBV 再感染和原发性肝癌复发,两者的复发时间具有相关性($r=0.583$,$P<0.05$)。认为肝移植术后原发性肝癌复发是 HBV 再感染的危险因素。

李瑞东等[43]回顾分析 378 例尸体肝移植的临床资料。术后发生严重感染者 74 例(感染组),其中 54 例治愈(治愈组),20 例死亡(死亡组),以同期 50 例肝功能正常,未发生感染和排斥反应的肝移植受者为对照组。测定和比较各组受者 T 淋巴细胞亚群及绝对计数的变化。另根据免疫抑制剂个体化调整策略的不同,将感染组受者分为常规调节组(53 例)和个体化调节组(21 例),观察免疫抑制方案个体化调整后的疗效。与对照组比较,其他 3 组术前终末期肝病模型(MELD)评分和术中出血量均明显较高($P<0.05$);且死亡组均显著高于感染组和治愈组($P<0.05$)。对照组术后 1 周到出院时,淋巴细胞和 $CD4^+$ T 淋巴细胞计数均明显升高($P<0.01$)。与对照组术后 1 周时比较,感染组术后 1 周和感染时淋巴细胞和 $CD4^+$ T 淋巴细胞明显较低($P<0.01$)。治愈组感染控制后 $CD4^+$ T 淋巴细胞和淋巴细胞计数较术后 1 周与感染时明显升高($P<0.01$)。死亡组 $CD4^+$ T 淋巴细胞和淋巴细胞计数持续降低($P<0.05$)。术后 1 周和感染时,常规调节组和个体化调节组间各免疫指标的差异无统计学意义($P>0.05$),但两组治愈率分别为 66.0%(35/53)和 90.5%(19/21,$P<0.05$),急性排斥反应发生率分别为 5.7%(3/53)和 0($P>0.05$)。认为淋巴细胞和 $CD4^+$ T 淋巴细胞计数及其动态变化对肝移植术后感染的发生和预后影响较大。根据免疫功能动态变化对严重感染受者个体化调整免疫抑制剂,有助于改善肝移植严重感染者的预后。

阳文新等[44]回顾性分析 159 例原位肝移植(OLT)患者的临床资料,以术后发生中枢神经系统并发症(CNSC)者为Ⅰ组,无 CNSC 者为Ⅱ组。其中 CNSC 发生率为 20.1%(32/159)。弥漫性脑病占 75%(24/32),桥脑中央髓鞘溶解症占 15.6%(5/32),癫痫、脑出血、锥体外系病各占 3.1%(1/32)。术前Ⅰ和Ⅱ组慢加急性肝功能衰竭、慢性肝功能衰竭、原发性肝癌分别占 50.0%、21.9%、28.1%和 18.9%、29.9%、50.4%($P<0.01$);肝功能 ChildC 级占 87.5%和 65.3%($P<0.05$);MELD 评分为 23.30±11.04 和 14.01±12.18($P<0.05$);总胆红素为(359.8±266.8)$\mu$mol/L 和(161.0±229.2)$\mu$mol/L($P<0.01$);血氨为(68.7±25.6)$\mu$mol/L 和(40.2±15.3)$\mu$mol/L($P<0.05$)。术中Ⅰ和Ⅱ组出血量分别为(6 208±3 513)mL 和(4 412±3 160)mL($P<0.05$);MAP<70 mmHg 例数占 93.75%和 66.9%,持续时间为(12.3±6.5)h 和(7.6±4.7)h($P<0.05$)。术后Ⅰ和Ⅱ组 ICU 住院天数分别为(6.6±8.6)d 和(4.2±12.1)d,死亡率为 15.6%和 5.5%($P<0.05$)。认为 OLT 术后可发生多种 CNSC,与原发病种类及严重度、术中出血量及低血压持续时间、术后免疫抑制剂种类或剂量等显著相关。CNSC 患者 ICU 住院时间及死亡率均显著增加。

李瑞东等[45]回顾性总结 299 例尸体肝移植病例并发泛耐药鲍曼不动杆菌(PDR-Ab)的感染和预后情况。将 14 例发生 PDR-Ab 感染者根据免疫抑制方案的调整不同分为 2 组,常规治疗组(6 例)的他可莫司用量不变,停用吗替麦考酚酯和泼尼松,给予头孢哌酮钠/舒巴坦钠静脉滴注;免疫调节组(8 例)在常规治疗的基础上。根据受者的 T 淋巴细胞免疫功能评分(TCIFS)的动态变化进行免疫抑制方案的调整。结果两组间受者的年龄、终末期肝病模型评分、Child-Pugh 评分的差异均无统计学意义($P>0.05$);术中出血量的差异有统计学意义($P<0.01$);术后 1 周,发生 PDR-Ab 感染时 TCIFS 的差异无统计学意义($P>0.05$),但在治疗终点,免疫调节组的 TCIFS 明显高于常规治疗组($P<0.05$);两组间治愈率的差异有统计学意义($P<0.05$)。2 个组均未发生排斥反应。认为肝移植后并发 PDR-Ab 感染时,根据 T 淋巴细胞亚群计数和 $CD_4^+$ T 淋巴细胞 ATP 值对肝移植受者的细胞免疫功能进行量化评分,以进行免疫抑制方案的调整,是降低肝移植后 PDR-Ab 感染病死率的有效方法。

郜强等[46]回顾分析 695 例肝移植患者治疗,53 例(7.6%)出现革兰阳性球菌血行感染率为 7.6%(53/695)出现,共有革兰阳性菌 58 株,以肠球菌(30 株)最为常见。肠球菌对糖肽类、利奈唑胺均为敏感,对克林霉素、红霉素、阿莫西林/克拉维酸、亚胺培南、利福平、庆大霉素、环丙沙星耐药率都在70%以上。针对肝移植术后肠球菌血行感染的危险因素分析发现,再次移植($P=0.03$)、胆道并发症($P=0.02$)是出现肠球菌血行感染的危险因素。肠球菌血行感染和非肠球菌血行感染后15 d病死率差异有统计学意义($P=0.01$),血行感染后30 d、1年病死率差异无统计学意义。认为肝移植术后肠球菌血行感染后的15d死亡率显著增加,对多种抗生素耐药,但对糖肽类、利奈唑胺敏感。再次移植、胆道并发症是出现肝移植术后肠球菌血行感染的危险因素。

**(八)其他**

王海等[47]回顾分析6例行自体肝脏移植(liver autotransplantation,LA)治疗泡型肝包虫病的病例资料。除1例术后因门静脉血栓形成并发多脏器功能衰竭死亡外,余者均取得良好疗效。术后发生出血1例,胆漏1例,小肝综合征1例。存活的5例术后均随访10个月,期间生活正常。认为LA为难以切除或切除困难的肝包虫病病变开辟了新的技术路径。如能术中正确处理和加强预防并发症的发生,LA是部分晚期肝包虫病病人最有效的治疗方法,但远期疗效尚在随访中。

傅斌生等[48]回顾分析232例肝移植受者的临床资料,共有62例患者发生肝移植术后新发糖尿病(PTDM),发生率为26.7%。根据PTDM是否发生逆转,将62例患者分为暂时性PTDM组(34例)和持续性PTDM组(28例)。两组间患者的性别、体重指数、糖尿病家族史、术前空腹血糖水平、免疫抑制方案中皮质激素的持续使用时间、术后血他克莫司浓度及使用环孢素A的患者比例等因素的差异均无统计学意义($P>0.05$)。与持续性PTDM组相比,暂时性PTDM组患者移植时年龄较轻,分别为(54±8)岁和(42±6)岁($P<0.05$);发生PTDM的术后时间较晚,分别为术后(18±23)d和(35±42)d($P<0.05$);免疫抑制方案中联合运用吗替麦考酚酯(MMF)或西罗莫司(SRL)的患者比例较高,分别为0%和8.9%($P<0.05$)。经多因素Logistic回归分析显示,只有移植时年龄是PTDM逆转的独立预测因子(比值比为1.312,95%可信区间为1.005~1.743)。认为患者移植时年龄、发生PTDM时的术后时间及免疫抑制方案中使用MMF或SRL的患者比例等因素与肝移植术后PTDM逆转相关,但只有移植时年龄是PTDM逆转的独立预测因子。

李姗霓等[49]将肝移植后丙型病毒性肝炎复发并使用聚乙二醇干扰素α-2a进行抗丙型肝炎病毒(HCV)治疗的39例患者纳入研究,其中有21例因为抗HCV治疗无效或发生不良反应而中途停药,其余18例接受了全疗程规范治疗。18例患者中,男性13例,女性5例,平均年龄54岁(27~67岁),疗程25~105周。治疗后4、12、24周,病毒转阴后24周及停药后24周,检测HCVRNA的复制水平。停药后24周HCVRNA复制持续阴性为产生持续病毒应答率(SVR)。对患者年龄,性别,治疗前HCVRNA水平,HCV基因型,是否获得早期病毒应答(EVR),治疗前血清AST水平等因素与获得SVR的相关性进行分析。共有4例(22.2%)患者获得了SVR,其平均治疗周期为57周。经统计分析显示,HCV基因型为非1B型($P=0.023$),治疗前HCVRNA载量$<10^6$拷贝/ml($P=0.044$),以及获得EvR($P=0.019$)等3个参数与获得SVR密切相关。认为HCV基因型为非1B型、治疗前低水平HCVRNA复制和获得EVR可作为肝移植后丙型病毒性肝炎复发抗HCV治疗疗效的有效预测因子。

陈新国等[50]回顾性分析作者所在医院实施的13例ABO血型不合肝移植的临床资料,对围手术期可能出现的并发症进行针对性预防,主要采用的措施包括血浆置换、术中显微镜下吻合肝动脉和胆道、切除脾脏、四联免疫抑制治疗,以及术后保持氧饱和度>95%、加强抗凝、预防感染等。13例患者中,7例恢复良好,未出现并发症,其余6例患者中有3例出现急性排异反应,4例出现胆道非吻合口狭窄,4例死亡。认为在供体缺乏而受者病情危急时,进行供受体ABO血型不合的肝移植是可行的,加强围手术期处理,有助于减少术后并发症,提高肝移植的疗效。

(倪之嘉　傅志仁)

## 三、心肺移植、小器官移植

贾一新等[51]回顾性分析了96例心脏移植患者围术期发生移植心脏右心功能衰竭(右心衰)的危险因素及针对肺动脉高压的治疗效果。方法回顾性分析经筛选出的96例心脏移植患者的临床资料,采用logistic回归分析确定危险因素,建立风险模型。以术前肺动脉收缩压(SPAP)为标准分为A组(SPAP<40 mmHg,1 mmHg=0.133 kPa)和B组(SPAP>140 mmHg)。发现年龄、瓣膜病、心衰病史、术前SPAP是移植心脏右心衰的危险因素。术前SPAP的危险系数最高是6.725,其次是心衰病史1.712、瓣膜病1.351、年龄1.051;冠心病和术前应用5-PDEs-I为保护性因素,危险系数分别为0.056和0.034。作者认为心脏移植受者术前的肺动脉高压是移植心脏右心衰的主要风险因素,而针对肺动脉高压的靶向性药物治疗和ECMO辅助循环,虽然缺乏循证医学证据,但临床取得了较好的疗效。

黄雪珊等[52]总结了13例心脏移植后存活超过10年受者的临床特点，占同期心脏移植总例数的48.1%(13/27)，前8例受者采用环孢素A+硫唑嘌呤+皮质激素的经典免疫抑制方案，后5例在该方案基础上进行了免疫诱导，有6例在吗替麦考酚酯(MMF)上市后将硫唑嘌呤替换为MMF。术后近期(1年内)发生的并发症包括AR3例、感染4例、肾功能不全3例、移植物右心功能不全5例、移植后新发糖尿病2例及肝功能不全5例，经对症治疗后均好转；术后远期(1年后)发生的并发症包括CAV2例、AR4例、高胆固醇血症5例、高血压病4例、高尿酸血症10例及慢性肾功能损害3例，1例受者于移植后13年因并发肝癌死亡。同时采用生存质量调查表分析生活状况，发现术后受者心理状态较好，生存质量良好，均能够正常的学习、生活及工作。心脏移植受者长期存活与其心理状态、经济条件、依从性及良好的随访制度等密切相关，并受社会因素的影响。

毛文君等[53]回顾性分析了100例终末期肺疾病患者接受肺移植手术的临床资料。受者原发疾病包括特发性肺间质纤维化47例，慢性阻塞性肺疾病33例，职业性尘肺5例，支气管扩张5例，先天性房室间隔缺损并发艾森曼格综合征4例，肺结核2例，特发性肺动脉高压2例，以及肺淋巴管平滑肌瘤病和原发性肺泡细胞癌各1例。100例肺移植中，单肺移植72例，双肺移植28例，61例在体外循环支持下完成，其中常规体外循环5例，体外膜肺氧合56例。术后随访发现早期(30 d内)死亡18例，死亡原因包括肺部感染10例，原发性移植物功能丧失6例，急性排斥反应1例，肺梗死1例。术后主要并发症包括肺部严重感染11例，原发性移植物功能丧失10例，急性排斥反应3例，气管吻合口狭窄10例，气管吻合口瘘3例，胸腔内活动性渗血3例，肺动脉栓塞3例，肺动脉狭窄1例，下肢深静脉血栓1例，远期随访中出现闭塞性细支气管炎15例及单肺移植后自体肺并发肺癌1例。术后1、2、3、5年累积存活率分别为73.3%、61.6%、53.5%和40.7%。认为肺移植是治疗多种终末期肺病的有效方法，肺移植围手术期死亡率高，完善的围手术期处理是提高肺移植成功率的关键。

周敏等[54]总结了37例肺弥漫性病变患者行肺移植的临床经验。其中原发病包括特发性肺间质纤维化30例，矽肺(硅沉着病)4例，肺淋巴管平滑肌瘤病2例，弥漫性泛细支气管炎1例。术后1周，受者的肺动脉收缩压较术前有明显下降，氧合指数明显改善。术后1个月时，肺功能较术前明显改善，用力肺活量(FVC)由术前的(1.52±0.71)L，上升至(2.26±0.64)L；第1秒用力呼气量(FEV1)由术前的(1.33±0.64)L上升至(1.81±0.57)L；一氧化碳弥散量由术前的(2.87±1.26)L上升至(4.22±2.05)L。认为肺移植是治疗肺弥漫性病变的有效方法，可明显提高患者的存活率和生存质量。

郭可泉等[55]* 建立了改良"灌流法"(PM)+骨髓腔内骨髓细胞输注(IBM-BMT)的方法，观察骨髓移植诱导临床心脏移植后供者特异性免疫耐受的安全性和有效性，采取供心的同时采用改良"灌流法"获取供者的骨髓并置于−80°C冰箱中保存。在常规原位心脏移植术后40 d，取冻存骨髓快速复温，穿刺受者双侧髂后上嵴，立即行骨髓腔内骨髓细胞输注(IBM-BMT)，共输注单核细胞1.2×107/kg，CD34+细胞2.38×105/kg。骨髓输注前3 d行预处理，包括应用氟达拉滨、抗胸腺细胞球蛋白及全身淋巴结照射。骨髓移植后静脉应用他克莫司(Tac)，维持血Tac浓度谷值在10～20 μg/L；3周后改为口服Tac+吗替麦考酚酯(MMF)；6周后改为环孢素A及MMF。心脏移植后1、2及3个月时受者的外周血及髂骨内骨髓细胞中供者来源的细胞比例分别为26.3%、19.1%、4.8%和46.3%、24.4%、7.6%。IBM-BMT后心肌内心电图监测显示心肌阻抗及R波波幅无明显变化。术后3个月行心内膜心肌活检，未见排斥反应征象。术后3个月时行超声心动图检查，提示心脏舒张、收缩功能良好。MIR提示受者对供者特异性刺激呈现低反应性，而对第三者仍保持良好的免疫活性。采取分期骨髓移植免疫耐受诱导方案可安全、有效地建立嵌合体，能成功诱导心脏移植后供者特异性免疫耐受。

王凯等[56]回顾性分析了15例小肠移植受者的免疫抑制治疗方案的有效性和安全性，评估监测指标、方法和频率的合理性。3例患者采用环孢素A+雷公藤+皮质激素；7例采用达利珠单抗+MMF诱导，术后采用Tac+MMF+皮质激素维持治疗；5例采用阿来佐单抗(抗CD52单克隆抗体)诱导，术后单用Tac维持。环孢素组及他克莫司联合用药组10例患者移植肠存活未超过1年，5例单用他克莫司受者(移植物)6个月和1年的存活率分别为100%和83.33%，术后7～12个月间受者共发生9次排斥反应，较术后1～6个月间(6次)有所增加。造口还纳时间由过去的术后6个月调整至术后1年。受者术后1～6个月淋巴细胞水平低下，感染风险较高。作者认为，采用阿来佐单抗诱导+单用Tac维持的免疫抑制方案是有效的，术后1年内采用的监测方法、指标及频率是合理的，能够基本反映出受者的病情变化和监测重大事件。

(傅尚希　王立明　傅志仁)

## 参 考 文 献

1* 薛武军，等. 中华器官移植杂志，2010，31(11)：654
2 王庆华，等. 中华器官移植杂志，2011，32(2)：115
3 邵 琨，等. 中华器官移植杂志，2011，32(7)：388
4 陈顺平，等. 中华泌尿外科杂志，2010，31(11)：764
5 王宣传，等. 中华医学杂志，2011，91(8)：508
6 热衣汉，等. 中华器官移植杂志，2010，31(12)：757
7 王 强，等. 军医进修学院学报，2011，32(1)：44
8 田普训，等. 中华器官移植杂志，2011，32(4)：201
9* 马麟麟，等. 中华器官移植杂志，2011，32(4)：205
10 祝藩原，等. 中华器官移植杂志，2011，32(9)：527
11 陈怀周，等. 中华器官移植杂志，2011，32(7)：403
12 范 昱，等. 中华器官移植杂志，2011，32(8)：471
13* 肖 漓，等. 中华器官移植杂志，2011，32(9)：534
14 肖英明，等. 中华器官移植杂志，2010，31(10)：602
15 苗 芸，等. 中华器官移植杂志，2011，32(9)：523
16 王大明，等. 中华急诊医学杂志，2011，20(5)：524
17* 叶俊生，等. 中华器官移植杂志，2010，31(11)：648
18 胡小鹏，等. 中华泌尿外科杂志，2010，31(10)：687
19 梁雨荣，等. 中华器官移植杂志，2011，32(9)：545
20 陈 凯，等. 中华小儿外科杂志，2010，31(12)：893
21 张明满，等. 中华肝脏病杂志，2010，18(10)：754
22 顾莉红，等. 中华器官移植杂志，2010，31(10)：611
23 朱建军，等. 中华器官移植杂志，2011，32(7)：415
24 卢 倩，等. 中华器官移植杂志，2011，32(6)：334
25 罗 英，等. 中华器官移植杂志，2011，32(6)：339
26* 郑树森，等. 中华器官移植杂志，2011，32(6)：330
27 何晓顺，等. 中华器官移植杂志，2011，32(6)：343
28 李湘竑，等. 南方医科大学学报，2011，31(9)：1608
29* 顾劲扬，等. 中华外科杂志，2011，49(4)：351
30 金 鑫，等. 中华医学杂志，2011，91(4)：251
31 马 毅，等. 中华医学杂志，2011，91(22)：1529
32 郤 强，等. 中华普通外科杂志，2010，25(12)：969
33 杨德君，等. 中国实用外科杂志，2010，30(12)：1050
34 罗 毅，等. 肝胆外科杂志，2010，18(6)：415
35 姜 楠，等. 肝胆外科杂志，2010，16(10)：745
36* 张闻辉，等. 中华器官移植杂志，2011，32(7)：423
37 滕 飞，等. 中华器官移植杂志，2011，32(4)：213
38 陈莉萍，等. 中华医学杂志，2011，91(22)：1523
39* 鞠卫强，等. 中华器官移植杂志，2011，32(9)：542
40 韩秋成，等. 中华肝胆外科杂志，2010，16(10)：748
41 赵 凯，等. 临床肝胆病杂志，2011，27(7)：752
42 李敏如，等. 中华肝脏病杂志，2011，19(4)：271
43 李瑞东，等. 中华器官移植杂志，2011，32(7)：411
44 阳文新，等. 肝脏，2011，16(2)：95
45 李瑞东，等. 中华器官移植杂志，2011，32(6)：347
46 郤 强，等. 中华医学杂志，2010，90(46)：3279
47 王 海，等. 腹部外科，2011，24(2)：99
48 傅斌生，等. 中华器官移植杂志，2011，32(4)：221
49 李珊霓，等. 中华器官移植杂志，2011，32(4)：224
50 陈新国，等. 中国现代普通外科进展，2010，13(12)：950
51 贾一新，等. 中华胸心血管外科杂志，2011，27(8)：466
52 黄雪珊，等. 中华器官移植杂志，2011，32(8)：463

53 毛文君，等. 中华器官移植杂志，2011，32(8)：459

54 周 敏，等. 中华器官移植杂志，2010，31(11)：672

55* 郭可泉，等. 中华器官移植杂志，2011，32(1)：32

56 王 凯，等. 中华器官移植杂志，2011，32(5)：281

# 文 选

**HLA 配型对肾移植长期效果的影响(2 508 例次总结)**[中华器官移植杂志，2010，31(11)：654] 薛武军等回顾性分析了单中心收治的 2 508 例肾移植患者的临床资料，其中 1986 年以前的 33 例，1987 年以后移植的 2 475 例，通过采用特异性单克隆抗体分型盘进行 HLA、B 抗原分型；采用序列特异性引物聚合酶链反应 PCR-SSP 方法进行 HLA-DR 抗原分型。总结 HLA 配型对肾移植受者术后近期和远期效果的影响。结果发现，0 个抗原错配仅有 7 例；1 个抗原错配组 225 例；2 个抗原错配组 625 例；3 个抗原错配组 1 175 例；4 个抗原错配组 300 例；5 个抗原错配组 150 例；6 个抗原错配组 26 例。0 个抗原错配组移植肾 1 年存活率为 97%，5 年存活率为 90%，10 年存活率为 88%，均明显高于其他各组($P<0.01$)；而 6 个抗原错配组 1 年存活率为 88%，5 年存活率为 80%，10 年存活率仅为 70%，均明显低于其他各组($P<0.01$)。0 个抗原错配组移植肾急性排斥反应发生率为 5%，显著低于其他各组($P<0.01$)，而 6 个抗原错配组的急性排斥反应发生率为 23%，显著高于其他各组($P<0.01$)。良好的 HLA 配型可以降低肾移植急性排斥反应发生率；HLA 抗原错配越少，移植肾的长期存活率越高，移植前选择供、受者时，由于适合供者的范围和数量较少，要达到供、受者的完全无错配相当困难，故以 HLA 抗原错配数≤3 个较为适宜，应尽量避免 6 个抗原全部错配。

(周梅生)

**述评** 该中心是国内开展肾移植较早较多的单位之一，目前实施总例数超过 2 500 例，随着手术技术的日趋成熟，早期肾移植成功率明显提高、围手术期并发症大大减少，而影响肾移植患者长期存活因素的研究是目前肾移植领域关注的热点，在很多因素中，作者研究了 HLA 配型错配率与长期存活的关系，结果提示错配率越低长期存活率越高，这和国外文献报道是一致的，应该将 HLA 配型作为肾移植受者选择的一个重要指标，希望通过更多病例资料收集和随访，联合多中心研究，形成肾移植术前供者选择的指南性意见。

(王立明)

**肾移植后采用巴利昔单抗诱导治疗时的感染及预防**[中华器官移植杂志，2011，32(4)：205] 马麟麟等总结了 204 例肾移植术后采用巴利昔单抗诱导治疗时的感染发生情况以及采取感染预防措施的效果。作者回顾性分析了 2001 年 1 月至 2010 年 12 月间接受肾移植的 1 398 例受者临床资料，共分为四组：巴利昔单抗诱导预防组(118 例)、巴利昔单抗诱导对照组(86 例)、无巴利昔单抗诱导预防组(206 例)、无巴利昔单抗诱导对照组(234 例)。结果表明，采用巴利昔单抗诱导的患者中预防组与对照组比较，感染发生率(19.5% vs 31.4%)和重症感染率(13% vs 25.9%)明显减少，而死亡率的差异无统计学意义($P>0.05$)。同期肾移植后未行抗体诱导治疗 440 例，无诱导预防组感染发生率为 15.0%，无重症病例，因感染死亡率 22.6%；无诱导对照组感染发生率为 12.8%，其中重症感染率 10.0%，因感染死亡率 16.7%。在未采取感染预防措施的情况下，采用抗体诱导治疗者的感染发生率(31.4%)明显高于无诱导者(12.8%)，差异有统计学意义($P<0.01$)。使用巴利昔单抗诱导治疗具有使用方便、几乎没有细胞因子释放综合征等优点，多部器官移植指南中将其推荐为诱导治疗首选制剂，肾移植后应用巴利昔单抗诱导治疗存在感染风险，但不增加死亡率；因此肾移植后采取感染预防措施能降低感染发生率和重症感染率，这是移植受者，特别是接受抗体诱导治疗者得到的最大益处之一。

(张 雷)

**述评** 肾移植术后 2～3 个月是受者机体的免疫功能最低阶段，尤其是在使用了抗体诱导治疗后，一旦发生各种机会性感染均比较重，甚至发展为重症肺部感染，死亡率较高。巴利昔单抗是嵌合的或人源化的单克隆 IgG 抗体，靶向活化 T 淋巴细胞表面的 CD25、即 IL-2 受体，在 2009 年被美国 AJT(KDI-GO)和欧洲 EAU 肾移植指南推荐为 A 级用药。巴利昔单抗可以有效降低急性排斥反应发生率，但同时也可能增加了感染的发生率。作者对同期肾移植手术的患者进行比较，发现巴利昔单抗会增加一定的感染风险，但不增加死亡率，建议常规采取感染预防措施，为这类患者术后处理提供了有益的经验。

(曾 力)

**HLA-G 与肾移植术后巨细胞病毒活动性感染的相关性研究**[中华器官移植杂志，2011，32(9)：534] 肖漓等对其将 2006 年 2 月至 2008 年 6 月期间进行的 215 例初次同种异体肾移植病例中巨细胞病毒感染的情况进行了报道，研究 HLA-G 与肾移植术后巨细胞病毒(CMV)活动性感染的相关性。依据 CMV pp65 是否为阳性，将 215 例受者分为 CMV 阳性组和阴性组，通过采用流式细胞仪检测(FACS)、酶联免疫吸附试验(ELISA)法、逆转录聚合酶链反应(RT-PCR)法动态观察肾移植术前和术后患者的外周血和移植肾组织 mHLA-G1、sHLA-G5 和 HLA-GmRNA 水平，采用 ROC 曲线分析 sHLA-G5 水平预测 CMV 活动性感染的 Cutoff 值。CMV 阳性组受者 50 例，CMV 阴性组受者 165 例，术前两组间 HIA-G 表达的差异无统计学意义($P>0.05$)。术后两组间外周血淋巴细胞表面 mHLA-G1 均呈低表达，CMVpp65 阳性时亦无明显变化。CMV 阳性组外周血中 $CD14^+$ mHLA-G1 细胞显著升高($P<0.05$)，达到(45.3±17.32)%，转阴后下降至(10.22 ± 5.78)%。CMV 阳性组外周血中 sHLA-G5 表达水平明显升高($P<0.05$)，其预测 CMV 活动性感染的最适 Cutoff 值为 202.9 μg/L，具有很高的诊断准确性。CMV 阳性组受者外周血中 HLA-GmRNA 的表达水平均显著高于 CMV 阴性组($P<0.05$)。12 例 CMV 活动性感染受者移植肾活检样本中，10 例肾小管上皮细胞 HLA-G 表达呈阳性。作者认为，HLA-G 在外周血中的表达显著升高和移植肾肾小管上皮细胞的阳性表达可能是保护移植肾功能的机制之一。以 sHLA-G5 表达水平 202.9 μg/L 作为 Cutoff 阈值，具有很好的判断 CMV 活动性感染的价值。

(傅尚希)

**述评**　巨细胞病毒感染是肾移植术后常见的感染问题之一，一旦发生巨细胞病毒性肺炎，则加重病情，难以控制。目前早期诊断巨细胞病毒感染的方法较多，但是敏感性和特异性较高的指标较少。作者研究发现，HLA-G 在 CMV 活动性感染时高表达，而 sHLA-G5 评价肾移植受者 CMV 活动性感染具有较高的敏感性和特异性。但研究得出的一些指标还需要更多的验证，希望 HLA-G 可作为一个有效的预测 CMV 活动性感染的良好方法。

(朱有华)

**肾移植术后随访中检测受者血清胱抑素 C 的临床价值**[中华器官移植杂志，2010，31(11)：648]　叶俊生等以肾移植术后半年以上、在门诊接受定期随访的受者为研究对象，采用颗粒增强免疫比浊法(PENIA)测定血清胱抑素 C(SCys C)浓度，探讨其能否作为肾移植受者随访中移植肾功能测定的理想指标。最终共有 70 例受者(男性 46 例，女性 24 例)纳入此项研究，随访当日清晨空腹抽取受者静脉血 2 ml，用于检测 SCr 及 SCys C，当日行 $^{99m}Tc-DTPA$ 肾动态显像，测定移植肾 GFR。结果表明随访的肾移植受者中，SCys C 和 SCr 与 GFR 均呈负相关，相关系数分别为 −0.82 和 −0.66($P<0.01$)。SCys C 用于诊断移植肾功能轻度损伤的敏感度、特异度和阳性预测值(PPV)均高于 SCr。SCys C 的受试者工作特征(ROC)曲线下面积高于 SCr(分别为 0.935 和 0.877)，但两者比较，差异无统计学意义($P>0.05$)。以 GFR% 1 ml/s定义为移植肾功能轻度损伤，绘制 ROC 曲线，计算出 SCys C 用于诊断移植肾功能轻度损伤截断值为 1.55，可以作为临床随访时的参考。血清胱抑素 C 应该作为肾移植术后随访的常规检测指标，这有助于及时发现移植肾功能早期损伤，以提高移植肾的存活率。

(韩　澍)

**述评**　目前临床上肾移植术后患者随访和评估移植肾功能主要根据 SCr，部分移植中心还结合患者的体重、年龄、性别等因素计算 GFR 指数，而其他更精确评估移植肾功能的检测如菊粉或者外源性放射标记物质清除率，由于其操作繁琐、费用昂贵，无法作为常规随访监测方法。而本文的研究结果提供了一种检测患者的移植肾功能及临床评估肾小球滤过率的更加快速和精确的方法，且简便易行。建议进一步大宗样本的深入研究，可能会反映其可靠性及与移植肾功能早期损伤的直接关系。

(王立明)

**肝移植治疗肝癌的受者选择杭州标准在亲属活体供肝移植中的应用价值**[中华器官移植杂志，2011，32(6)：330]　郑树森等回顾分析 43 例亲属活体供肝移植受者的临床资料。按照是否符合米兰标准、Up-To-Seven 标准及杭州标准将受者分组，比较各组纳入受者的例数、术后总体存活率及无瘤存活率。结果：符合杭州标准的受者例数比米兰标准增加了 61.5%(8/13)，比 Up-to-Seven 标准增加了 23.5%(4/17)。符合米兰标准的受者(13 例)术后 1、3 年总体存活率和无瘤存活率分别为 100%、80.0%和 84.6%、84.6%；符合 Up-to-Seven 标准的受者(17 例)术后 1、3 年总体存活率和无瘤存活率分别为 100%、75.2%和 87.5%、81.2%；符合杭州标准的受者(21 例)术后 1、3 年总体存活率和无瘤存活率分别为 100%、80.0%和 89.5%、84.2%。3 组间总体存活率和无瘤存活率的比较，差异均无统计学意义($P>0.05$)。结论：杭州标准能将更多的肝癌患者纳入肝移植，且不影响术后总体存活率和无瘤存活率，是筛选肝癌患者接受亲属活体肝移植的有效标准。

(郭闻渊)

**述评**　我国大多数肝癌患者诊断明确时已经处于

肿瘤中晚期,在接受肝移植的患者中有大约50%为肝癌患者,而其中又有50%左右肿瘤超过米兰标准,国外肝移植标准应用受到限制。作者结合工作实际,提出更适合我国国情的杭州标准,并通过研究证实其与米兰标准的受者五年存活率无统计学差异。该标准有效扩大了肝癌肝移植的适应证范围,使更多的肝癌患者从中受益。同时作者认为杭州标准在肝癌患者行活体供肝移植中亦可取得理想的疗效,是筛选肝癌患者行活体肝移植的有效标准,为推动我国肝移植事业的发展提供了宝贵的经验。

(郭闻渊　傅志仁)

**胆管癌肝移植有效性与安全性的meta分析**[中华外科杂志,2011,49(4):351]　顾劲扬等人为了评估胆管癌患者肝移植的有效性和安全性,检索1995年至2009年相关英文文献,纳入14项独立的临床研究的17篇文献,包括605例胆管癌肝移植患者,采用Stata 10软件对其1、3、5年有效生存率及并发症发生率进行meta分析。统计结果发现,1、3、5年总体有效生存率分别为73%(95%CI:0.65～0.80)、42%(95%CI:0.33～0.51)和39%(95%CI:0.28～0.51)。其中,新辅助放化疗组(OLT－PAT组)的1、3、5年有效生存率达到83%(95%CI:0.57～0.98)、57%(95%CI:0.18～0.92)和65%(95%CI:0.40～0.87)。并发症总体有效发生率为62%(95%CI:0.44～0.78)。与单纯肝移植组(61%,95%CI:0.33～0.85)和肝移植合并部分胰十二指肠切除组(78%,95%CI:0.55～0.94)相比,OLT－PAT组(58%,95%CI:0.20～0.92)的并发症有效发生率可以接受。认为与传统手术局部切除治疗胆管癌5年生存率比较,肝移植治疗胆管癌的总体有效率并无明显优势;新辅助放化疗联合肝移植治疗胆管癌的近、远期有效生存率较高。

(高晓刚)

**述评**　学术界通常认为胆管癌肝移植效果不如肝细胞癌,术后生存率与常规手术切除效果相仿。目前,大多数学者认为胆管细胞癌能做根治性切除时,应首选根治性切除;由于各种原因致使常规手术无法根治切除的胆管细胞癌Ⅰ/Ⅱ期、无区域淋巴结及肝外转移的胆管细胞癌可考虑行肝移植。本文作者通过对1995年至2009年15年间全球相关文献检索分析,认为与传统手术局部切除治疗胆管癌5年生存率比较,肝移植治疗胆管癌的总体有效率并无明显优势;辅助放化疗的治疗方案联合肝移植治疗胆管癌的近、远期有效生存率较高。但是鉴于目前我国器官移植领域稀缺的供体资源胆管癌患者行肝脏移植手术,还须严格掌握适应证。

(高晓刚　傅志仁)

**肝移植术后迟发性门静脉血栓形成12例**[中华器官移植杂志,2011,32(7):423]　张闻辉等总结肝移植术后迟发性门静脉血栓形成的治疗方法,并分析其预后。通过回顾单中心3 100例次尸体全肝移植中发生迟发性门静脉血栓形成12例,发生时间平均为移植术后29.8个月。12例中,2例合并严重胆道并发症(肝内胆道狭窄),2例表现为移植肝功能衰竭,1例影像学检查可见肝门部肿物致门静脉受压,均接受再次肝移植;2例表现为急性上消化道出血,分别行经胃镜下套扎、注射硬化剂治疗;余5例无任何临床表现,口服抗凝或抗血小板药物治疗。结果:12例中,除1例失访外,其他患者至随访结束时存活8例,包括2例行再次肝移植者。存活者肝功能检查结果均正常。认为肝移植术后发生迟发性门静脉血栓形成,应根据患者的临床表现不同采用不同的治疗方法。

(倪之嘉)

**述评**　迟发性门静脉血栓形成的原因,现尚不完全明确。可能与术中门静脉血管搭桥,排斥反应及生活习惯等有关。作者通过单中心大样本资料的回顾,总结了12例迟发性肝移植术后门静脉血栓患者的治疗过程及预后情况。提供了一系列临床预防、诊断和治疗思路,包括术中结扎门体分流血管、外翻法取栓、术后抗凝、再次移植、溶栓等。本文对肝移植术后迟发性门静脉血栓形成的诊疗有一定的借鉴意义。

(倪之嘉　傅志仁)

**肝移植中应用巴利昔单抗诱导治疗的免疫抑制方案的疗效**[中华器官移植杂志,2011,32(9):542]　鞠卫强等探讨了在肝移植中应用巴利昔单抗诱导治疗的免疫抑制方案的疗效。选择2007年8月至2009年7月间139例成人肝移植受者接受含巴利昔单抗诱导的免疫抑制方案,术中及术后第1天各使用甲泼尼龙500 mg,对照组以2006年1月至2006年12月间接受常规免疫抑制方案的106肝移植受者,术中给予甲泼尼龙1 g,术后第1天500 mg,第2天240 mg,之后每天减少40 mg,第9天改为口服,48 mg/天,每3天减少8 mg,直至4 mg/天维持,术后3个月停用。他克莫司及霉酚酸酯两组用法相同。术后随访12个月,记录两组受者排斥反应、代谢并发症的发生情况,以及患者的存活情况。接受含巴利昔单抗诱导免疫抑制方案的受者术后1个月内急性排斥反应、糖尿病、高血压及感染的发生率分别为7.9%、33.8%、21.6%和22.3%,对照组分别为15.1%、72.6%、40.6%和43.4%,差异有统计学意义($P<0.05$)。术后12个月内,诱导组急性排斥反应、移植后新发糖尿病、高血压以及高脂血症的发生率分别为10.8%、5.0%、4.3%和7.9%,而对照组分别为19.8%、9.4%、8.5%和14.2%,差异有统

计学意义($P<0.05$)。诱导组和对照组术后1年的存活率分别为92.1%和88.7%($P>0.05$)。免疫抑制方案中应用巴利昔单抗诱导治疗可以早期撤除皮质激素,并可降低急性排斥反应的发生率及减少使用皮质激素引起的不良反应。

(李瑞东)

**述评**　本文样本量较大,为临床肝移植术后免疫抑制剂方案的选择提供了有益的参考。我国多家移植中心术后免疫抑制剂方案尽管大体原则一致,但用法各不相同,缺乏前瞻性随机对照研究,本文仍然是回顾性研究,仅供参考,尚需进一步临床循证研究。

(李瑞东　傅志仁)

**骨髓移植诱导临床心脏移植后供者特异性免疫耐受方案的探讨**[中华器官移植杂志,2011,32(1):32]　郭可泉等研究了供者骨髓移植对同种异体心脏移植后的免疫调节及诱导供者特异性免疫耐受的可行性。在供心获取同时采用改良"灌流法"获取供者的骨髓350 ml,骨髓输注前3 d行预处理,包括应用氟达拉滨(25 mg/m,输注前第3天至第1天)、抗胸腺细胞球蛋白(ATG,1.5 mg/kg,输注前第2天至输注后第2天)及全身淋巴结照射(4 Gy/次,输注前第2天、输注前第1天)在常规原位心脏移植术后40 d,取冻存骨髓快速复温,穿刺受者双侧髂后上嵴,立即行骨髓腔内骨髓细胞输注(IBM-BMT),共输注单核细胞$1.2\times10^7$/kg,$CD34^+$细胞$2.38\times10^5$/kg。骨髓移植后静脉应用他克莫司(Tac),维持血Tac浓度谷值在10～20 μg/L;3周后改为口服Tac+吗替麦考酚酯(MMF);6周后改为环孢素A及MMF。结果表明心脏移植后1、2及3个月时受者的外周血及髂骨内骨髓细胞中供者来源的细胞比例分别为26.3%、19.1%、4.8%和46.3%、24.4%、7.6%。IBM-BMT后心肌内心电图监测显示心肌阻抗及R波波幅无明显变化。术后3个月行心内膜心肌活检,未见排斥反应征象。术后3个月时行超声心动图检查,提示心脏舒张、收缩功能良好。MLR提示受者对供者特异性刺激呈现低反应性,而对第三者仍保持良好的免疫活性($P<0.01$)。采取分期骨髓移植免疫耐受诱导方案可安全、有效地建立嵌合体,成功诱导心脏移植后供者特异性免疫耐受,但远期效果有待进一步研究。

(傅尚希)

**述评**　有关骨髓移植联合大器官移植的免疫耐受研究已引起国内外学者广泛关注,并且在动物实验上多次证实。该文作者基于前期多种动物模型的研究结果,证实了采用改良"灌流法"采集供者骨髓细胞并在常规心脏移植术后联合骨髓移植可以诱导供者特异性的免疫低反应性,研究具有一定的创新性。该研究结果为骨髓移植在大器官移植领域的临床应用提供了宝贵的经验,但是该文例数较少,且没有具体探讨其对免疫系统包括免疫细胞产生影响的各方面因素及相关并发症,建议扩大例数并远期监测患者能否维持稳定的嵌合体及免疫耐受的状态。

(傅尚希　朱有华)

# 麻　醉

本年度共收集论文 737 篇，纳入一年回顾 226 篇，占 30.7%；收入文选 40 篇，占 5.4%。

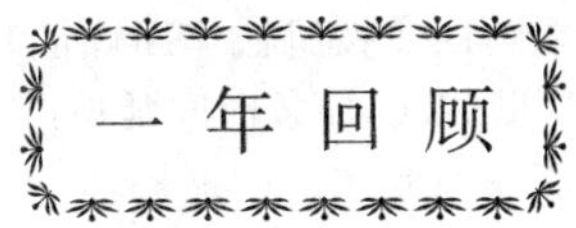

## 一年回顾

### 一、麻醉药物及方法

#### (一) 静脉麻醉药

1. 丙泊酚

潘炳德等[1]观察了丙泊酚对大鼠局灶性脑缺血再灌注(Ischemia reperfusion,IR)时核因子(NF)-κB 活化和 P53 正向凋亡调控因子(PUMA)、Bcl-2 和 Caspase-3 基因表达的影响，并探讨其脑保护的机制。发现丙泊酚的脑保护作用与其抑制 NF-κB 的活化有关，NF-κB 活性降低后抑制 PUMA 表达，最终导致 Bcl-2 基因的上调和 Caspase-3 基因的下调，从而抑制神经组织细胞凋亡。陈岗等[2]* 研究了不同剂量丙泊酚对老龄大鼠慢性缺血性脑损伤后认知功能的影响。结果表明丙泊酚在改善大鼠缺血性脑损伤时对认知功能的损害是加重的，高剂量丙泊酚作用更明显。涂生芬等[3]研究了低氧环境下丙泊酚对新生大鼠学习记忆功能的影响。结果表明在低氧环境下，丙泊酚可诱发新生大鼠海马神经元明显凋亡，降低学习记忆功能。伍佳莉等[4]研究了丙泊酚对氯胺酮诱发新生大鼠脑损伤的影响。结果发现丙泊酚可减轻氯胺酮诱发新生大鼠的脑损伤，可能与其调节 Bcl-2 和 Bax 蛋白表达从而抑制海马神经元凋亡有关。芦滨等[5]* 研究了丙泊酚对肝缺血再灌注大鼠心肌损伤的影响及磷脂酰肌醇-3 激酶/蛋白质丝氨酸苏氨酸激酶(PI3K/Akt)信号通路在其中的作用。结果表明丙泊酚可减轻大鼠肝缺血再灌注诱发心肌损伤，该作用与激活 PDK/Akt 信号通路有关。王晶等[6]研究了丙泊酚对大鼠肝 BRL-3A 细胞缝隙连接功能及顺铂诱导肝 BRL-3A 细胞毒性的影响。结果显示丙泊酚呈浓度依赖性地抑制大鼠肝 BRL-3A 细胞的缝隙连接功能；丙泊酚可减弱顺铂诱导的大鼠肝 BRL-3A 细胞毒性，其机制可能与抑制细胞缝隙连接功能有关。

2. 阿片类药物

于静等[7]研究了舒芬太尼后处理和七氟烷后处理对大鼠离体心脏缺血再灌注损伤的影响。结果显示舒芬太尼后处理可减轻大鼠心肌缺血再灌注损伤，联合七氟烷后处理时心肌保护作用并未增加，其心肌保护的机制与上调 Bcl-2 表达、下调 Bax 表达从而抑制细胞凋亡有关。覃怡等[8]研究了吗啡对人胃癌 MGC-803 细胞 p53 mRNA 和细胞周期转录因子 E2F-1 mRNA 表达的影响。结果表明吗啡可能通过上调人胃癌 MGC-803 细胞 p53 基因表达、下调 E2F-1 基因表达而抑制胃癌细胞增殖，促进胃癌细胞凋亡。

3. 其他药物

焦裕霞等[9]研究了依托咪酯预处理对 HL-60 细胞凋亡相关蛋白表达的影响。结果显示依托咪酯预处理可抑制依托咪酯导致的 proeaspase-3 表达下调和 caspase-8 p20、caspase-9 p35 表达上调，从而抑制依托咪酯诱发的 HL-60 细胞凋亡。高晗等[10]* 研究了苯二氮䓬受体在小鼠丙泊酚、依托咪酯和氯胺酮遗忘效应中的作用。结果表明小鼠丙泊酚、依托咪酯和氯胺酮的遗忘效应与激活苯二氮䓬受体有关。杨春等[11]观察了不同剂量氯胺酮对抑郁大鼠海马脑源性神经营养因子(BDNF)及酪氨酸受体激酶 B(TrkB)的影响。结果发现氯胺酮可呈剂量依赖性地发挥抗抑郁作用，可能与增加大鼠海马 BDNF 和 TrkB 含量有关。王学仁等[12]研究了氯胺酮对大鼠颈上交感神经节神经元烟碱诱发电流的影响。结果显示氯胺酮可呈浓度依赖性地抑制大鼠颈上交感神经节神经元烟碱诱发电流，提示氯胺酮对交感神经节神经元活动具有抑制作用，可能是其在某些特定情况下降低血压的机制之一。

## (二) 吸入麻醉药

### 1. 异氟烷

徐广民等[13]通过观察常温下异氟烷对大鼠缺血-再灌注(IR)损伤肝脏细胞黏附分子-1表达及中性粒细胞浸润的影响,探讨异氟烷抗炎作用参与减轻肝脏IR损伤的可能机制。结果发现1.0MAC异氟烷能够明显减轻对大鼠常温肝IR损伤,不仅减少ICAM-1和TNF-α的表达,同时减少肝组织中MPO的活性。推测异氟烷减轻肝脏IR损伤的机制可能是通过抑制ICAM途径,减轻PMN引起的炎症反应实现。赵以林等[14]研究了异氟烷麻醉对新生大鼠海马激活肌细胞增强因子2(MEF2)信号通路的影响。吸入麻醉浓度的异氟烷可能通过激活新生大鼠海马MEF2信号通路从而影响发育期突触的形成。沈婵等[15]研究了乳化异氟烷预处理对大鼠心肌缺血再灌注时NF-κB活性的影响。结果表明与缺血再灌注组比较,乳化异氟烷组心肌细胞NF-κB活性降低,血清IL-6、心肌肌钙蛋白I(cTnI)浓度及磷酸肌酸激酶同工酶(CK-MB)活性降低,病理损伤程度明显减轻。提示乳化异氟烷预处理通过降低NF-κB活性抑制炎性反应,从而减轻大鼠心肌缺血再灌注损伤。倪诚等[16]*研究了褪黑素对异氟烷麻醉大鼠海马胆碱乙酰基转移酶(ChAT)的影响。结果表明褪黑素可减轻异氟烷麻醉对ChAT表达水平及活性的抑制,从而改善异氟烷麻醉后大鼠的认知功能。

### 2. 七氟烷

穆蕊等[17]观察了七氟烷或缺血预处理对大鼠肺缺血再灌注时细胞外信号调节蛋白激酶(ERK)和钙调素(CaM)表达的影响。结果表明七氟烷预处理和缺血预处理均通过下调CaM表达和上调ERK表达减轻大鼠肺缺血再灌注损伤。杨烨等[18]研究了低温联合七氟烷对兔心室肌单相动作电位和跨室壁复极离散度的影响。结果表明低温联合七氟烷对兔心肌单相动作电位及跨室壁复极离散度无明显影响,七氟烷可抑制低温诱发心肌复极时间延长,从而降低了低温诱发心律失常的发生几率。

### 3. 其他

刘力等[19]*比较了七氟烷和异氟烷对罗库溴铵阻滞大鼠骨骼肌成人型乙酰胆碱受体(ε-nAChR)的影响。结果表明七氟烷或异氟烷与低浓度罗库溴铵阻滞大鼠骨骼肌ε-nAChR的效应呈协同作用,而与高浓度罗库溴铵的效应呈相加作用;低浓度七氟烷强化罗库溴铵阻滞ε-nAChR的效应弱于异氟烷,而高浓度七氟烷的效应强于异氟烷。王兰兰等[20]观察了不同吸入麻醉药对人精子运动功能和体外获能的影响。结果发现七氟烷和异氟烷均可呈剂量依赖性地抑制人精子运动功能和体外获能;七氟烷抑制精子运动功能的作用较异氟烷强。

## (三) 神经肌肉阻滞药

本年度肌肉松弛剂研究集中于多种因素对药物起效、维持、恢复时间的影响方面,研究结果有利于更加个体化地使用肌肉松弛剂。

谷媛媛等[21]*研究了CHRNA1基因多态性对罗库溴铵肌松效应的影响。结果证实CHRNA1基因多态性可影响患者罗库溴铵的肌松效应,提示遗传因素是导致肌松药药效个体差异的原因之一。李春莲等[22]探讨了性别因素对七氟烷增强顺阿曲库铵或罗库溴铵肌松效应的影响。结果显示,与丙泊酚麻醉比较,女性患者七氟烷麻醉时,罗库溴铵TOFR 25%恢复时间延长,顺阿曲库铵肌松作用峰值时间、$T_1$ 25%恢复时间和TOFR 25%恢复时间延长,男性患者七氟烷麻醉时,罗库溴铵起效时间缩短,肌松作用峰值时间、$T_1$ 25%恢复时间和TOFR 25%恢复时间延长,顺阿曲库铵肌松作用峰值时间、$T_1$ 25%恢复时间和TOFR 25%恢复时间延长;七氟烷麻醉时与男性患者比较,女性患者罗库溴铵$T_1$ 25%恢复时间和TOFR 25%恢复时间缩短,顺阿曲库铵起效时间缩短。表明七氟烷对罗库溴铵肌松的增强作用存在性别差异,男性强于女性;对顺阿曲库铵肌松的增强作用无明显性别差异。李金峰等[23]评价了糖尿病因素对患者顺阿曲库铵肌松效应的影响。结果显示,与非糖尿病组(ND组)比较,糖尿病组(D组)患者顺阿曲库铵的起效时间延长,气管插管效果分级、临床作用时间、恢复时间及恢复指数差异无统计学意义。说明糖尿病因素可延长患者顺阿曲库铵的起效时间,但对其维持及恢复无明显影响。赵雪莲等[24]研究了恶性肿瘤对顺阿曲库铵肌松效应的影响。结果显示,与良性肿瘤组(B组,3×$ED_{95}$)比较,$C_2$组(3×$ED_{95}$)顺阿曲库铵临床作用时间、T/Tc恢复至75%的时间及恢复指数延长,起效时间差异无统计学意义。与$C_1$组(2×$ED_{95}$)比较,$C_2$组和$C_3$组(4×$ED_{95}$)顺阿曲库铵起效时间缩短,临床作用时间、T/Tc恢复至75%的时间延长,恢复指数差异无统计学意义。与$C_2$组比较,$C_3$组顺阿曲库铵起效时间缩短,临床作用时间、T/Tc恢复至75%时间延长,恢复指数差异无统计学意义。表明恶性肿瘤患者应用顺阿曲库铵肌松效应的维持和恢复时间延长。陈益等[25]观察了不同性别患者预注顺阿曲库铵加快起效的半数有效剂量($ED_{50}$)。结果显示,男性组(M组)90%起效时间长于女性组(F组),其余肌松效应指标两组比较差异无统计学意义。预注顺阿曲库铵加快起效的$ED_{50}$:男性为21.36 μg/kg,95% CI为20.52~22.23 μg/kg;女性为14.53 μg/kg,95% CI为13.77~

15.33 μg/kg，男性高于女性。表明预注顺阿曲库铵加快起效的 $ED_{50}$ 值男性高于女性。

**（四）局部麻醉**

1. 椎管内麻醉

曹永等[26]观察了小剂量芬太尼-罗哌卡因鞍麻在肛肠手术中的临床应用。结果显示小剂量芬太尼-罗哌卡因鞍麻组（观察组）和罗哌卡因局部麻醉组（对照组）两组感觉阻滞起效时间、运动阻滞起效时间、术后运动阻滞程度、术中镇痛效果均无差异；观察组术中血压、心率及心率与收缩压的乘积（RPP）低于对照组；观察组术中肌松情况及镇痛效果优于对照组。两组患者血浆皮质醇、血糖和C反应蛋白浓度术后2 h时均明显高于麻醉前，而观察组又低于对照组。表明小剂量芬太尼-罗哌卡因鞍麻可减弱患者的应激反应，具有血流动力学影响小、术中肌松满意、术后镇痛时间长的特点。徐敏逸等[27]观察了高龄患者0.5%等比重罗哌卡因低平面脊麻的剂量选择。予以各组高龄患者蛛网膜下隙分别注入0.5%等比重罗哌卡因1.0、1.5、2.0、2.5、3.0 ml。观察麻醉效果，生命体征变化，最高麻醉平面及不良反应。结果表明高龄患者应用0.5%等比重罗哌卡因低平面脊麻剂量以1.5～2.5 ml为宜，显示阻滞完善，生命体征平稳，不良反应少。叶文艳等[28]对轻比重罗哌卡因液腰麻-硬膜外联合麻醉（combined spinal-epidural anesthesia，CSEA）在下肢侧卧位手术中的应用进行了研究。结果表明轻比重罗哌卡因CSEA镇痛、肌肉松弛效果可靠，无需改变体位，对循环影响小，更为方便、有效，不良反应少，尤其适用于老年患者侧卧位下肢骨科手术。闫雨苗等[29]采用Meta分析法比较了气体与液体阻力消失法定位硬膜外间隙的效果。结果显示，与空气阻力消失法组比较，液体阻力消失法困难置管发生率、置管误入血管发生率、阻滞不全发生率和术后头痛发生率较低，两组一过性异感发生率和穿破硬膜发生率无差异。表明与空气阻力消失法比较，液体阻力消失法可更准确地定位硬膜外间隙，阻滞效果更好，且并发症较少。张雪丰等[30]观察了硬膜外注气对脊椎-硬膜外联合阻滞时腰穿的影响。结果以悬滴法验证硬膜外腔组和少量注气试验验证硬膜外腔组腰穿成功率分别为91%和93%，高于少量注气试验验证硬膜外腔组（79%）。表明硬膜外注气与脊椎-硬膜外联合阻滞时腰穿成功有关，大量注气可降低腰穿成功机率。许先成等[31]观察了盐酸甲氧明对腰麻患者血流动力学影响。结果显示麻醉前预先肌注盐酸甲氧明联合适当的胶体扩容治疗能有效地维持腰麻血流动力学的稳定，并减少低血引起的恶心呕吐的发生。钱江等[32]*观察了不同硬膜外阻滞对患者丙泊酚镇静效应的影响。结果显示胸段硬膜外阻滞强化患者丙泊酚镇静效应的程度高于腰段硬膜外阻滞。

2. 神经阻滞麻醉

超声及神经刺激仪引导下神经阻滞仍是今年研究的热点。

林惠华等[33]*对0.5%罗哌卡因用于超声引导侧入路腘窝坐骨神经阻滞的半数有效剂量进行了研究。试验采用Dixon序贯法进行试验，采用Probit概率单位回归法计算0.5%罗哌卡因超声引导侧入路腘窝坐骨神经阻滞时的半数有效剂量及其95%可信区间为［13.0（11.3～14.9）ml］。马浩南等[34]研究了足部手术患者超声引导股骨中点侧入路坐骨神经阻滞的效果。结果与神经刺激仪定位组相比，超声引导定位组穿刺时间短，穿刺针调整次数减少，一次穿刺成功率高，术中麻醉效果好，感觉阻滞起效时间和感觉阻滞维持时间无差异。说明超声引导股骨中点侧入路坐骨神经阻滞技术的阻滞效果较好，有利于引导穿刺，安全性良好。贺端端等[35]探讨了超声联合神经刺激器引导连续股神经阻滞用于全膝关节置换术后镇痛的临床效果。表明该方法较单纯神经刺激器引导连续股神经阻滞操作时间缩短，同时可以减少穿刺导致的术后皮下淤血。联合应用超声和刺激器阻滞特定神经使操作更简便、有效、安全。李挺等[36]研究了不同浓度罗哌卡因用于臂丛神经感觉与运动分离阻滞的效果。试验对0.15%、0.10%和0.05%三种浓度罗哌卡因神经阻滞后10、30、60、240 min感觉与运动阻滞情况、感觉阻滞完善情况和臂丛神经阻滞成功情况进行统计。显示0.10%罗哌卡因用于臂丛神经阻滞可产生感觉与运动分离阻滞效果。何文政等[37]观察了两种神经阻滞方法用于老年糖尿病患者下肢手术中的应用效果。结果显示腰丛-坐骨神经联合阻滞组（A组）患者麻醉后15、30 min的SBP、DBP明显高于、HR明显快于硬膜外神经阻滞组（B组）；B组麻醉后30 min的SBP及麻醉后15、30、60 min的DBP低于麻醉前；术中B组麻黄碱使用率及术中输液量高于A组；A组感觉阻滞维持时间长于B组；B组患者术后48 h尿潴留的发生率明显高于A组。表明腰丛-坐骨神经联合阻滞应用于老年糖尿病患者下肢手术时，对血流动力学影响小，阻滞效果好，术后镇痛时间长，未发现明显并发症。

韩流等[38]比较神经刺激器引导下垂直锁骨下和两点法腋路臂丛神经阻滞的麻醉效率。结果发现垂直锁骨下臂丛神经阻滞操作时间、手术等待总时间和麻醉不适感显著少于两点法腋路臂丛神经阻滞。垂直锁骨下臂丛神经阻滞的麻醉有效率显著高于两点法腋路臂丛神经阻滞。表明与两点法腋路臂丛神经阻滞比较，使用相同局麻药及容量垂直锁骨下臂丛神经阻滞可以提供更短的操作时间、更少的麻醉不适感和更完善的麻醉。汪乐天等[39]*研究了罗哌卡因锁骨下入路臂丛阻滞的最低有效浓度。结果显示罗哌卡因应用于锁骨下入路臂丛阻滞的最低有效浓度为0.176%,此浓度可在临床上使患者产生感觉与运动分离效应。

王祥和等[40]研究了罗哌卡因用于肌间沟臂丛神经阻滞效果与血药浓度的关系。试验予以三组患者等剂量不同容量罗哌卡因进行臂丛神经阻滞,观察感觉、运动阻滞情况,并测定注药后各时点静脉血罗哌卡因浓度。结果发现等剂量高浓度罗哌卡因肌间沟臂丛神经阻滞起效快,扩散范围小,血药浓度达峰时间早;低浓度起效慢,但扩散范围大,达峰时间晚。王爱桃等[41]比较了等剂量不同浓度局麻药用于锁骨下臂丛神经阻滞的效果。试验中分别予以三组患者等剂量不同容量局麻药行垂直法锁骨下臂丛神经阻滞。观察感觉与运动神经阻滞的起效时间、维持时间、麻醉效果及其不良反应。发现相同药物等剂量情况下低浓度的麻醉药可以减少不良反应和增加麻醉阻滞效果,超过一定的容量后,高浓度会延长神经阻滞的时间。

陈剑等[42]观察了喷他佐辛复合罗哌卡因用于臂丛神经阻滞的效果。结果显示0.33%罗哌卡因30 ml+喷他佐辛30 mg组感觉与运动神经阻滞起效时间明显快于0.33%罗哌卡因30 ml组,镇痛持续时间明显延长,术中、术后VAS疼痛评分较低。表明喷他佐辛复合罗哌卡因臂丛神经阻滞可缩短阻滞起效时间,延长持续时间,改善镇痛效果。

**(五)全身麻醉**

1. *优化插管条件*

气管插管时优化插管条件是本年度报导文献的一致方向。

陈恭达等[43]观察了不同剂量布托啡诺复合丙泊酚诱导对全麻患者脑电双频指数(BIS)及气管插管反应的影响。发现在给阿片类药物后至插管后6 min内(除外插管后即刻)时段,布托啡诺30、40、50、60 μg/kg组比芬太尼4 μg/kg组患者的BIS下降更明显,而心率、血压的下降芬太尼组更明显。说明布托啡诺复合丙泊酚诱导可进一步降低全麻患者的BIS,对丙泊酚镇静有较强的协同作用,静脉注射40~60 μg/kg布托啡诺具有较好的镇静作用,可以较好地抑制气管插管反应,同时不会对血流动力学产生严重影响。邵雪泉等[44]观察采用七氟烷-咪达唑仑-瑞芬太尼麻醉诱导用于颈部制动患者无肌松药气管插管的可行性。结果显示使用静脉注射咪达唑仑0.03 mg/kg,面罩吸入5%七氟烷,每30 s递减1%,直至3%。待患者睫毛反射消失时,45 s内缓慢静脉注射瑞芬太尼2 μg/kg,30 s后停止吸入七氟烷,气管插管。该方法一次气管插管成功率为100%,气管插管条件优良率100%。表明七氟烷-咪达唑仑-瑞芬太尼麻醉诱导迅速而平稳,可提供良好的气管插管条件,适用于颈部制动患者无肌松药气管插管,安全可行。张春梅等[45]测定七氟烷诱导无肌松条件下舒芬太尼抑制气管插管反应的效应室靶浓度($EC_{50}$和$EC_{95}$)。用概率单位回归法计算出舒芬太尼抑制气管插管反应的$EC_{50}$为0.325 ng/ml,95%CI为0.307~0.342 ng/ml;$EC_{95}$为0.363 ng/ml,95%CI为0.344~0.498 ng/ml。王森等[46]观察Truview $EVO_2$喉镜用于模拟颈项强直患者气管插管的效果。对经口气管插管全麻手术的患者100例随机先后使用TruviewEVO2喉镜和Macintosh喉镜显露喉部,并采用后一种喉镜辅助气管插管。发现Truview$EVO_2$喉镜Cormack-Lehane分级显著优于Macintosh喉镜,喉部结构显露时间短于Macintosh喉镜,插管一次成功率显著高于Macintosh喉镜;但两种喉镜的气管插管完成时间差异无统计学意义。该研究为临床气管插管时喉镜选择提供了循证依据。

2. *靶控输注*

本年度靶控输注药物用于麻醉维持的文献较为关注对丙泊酚和阿片类药物的研究。

祝娟等[47]*研究了支气管内超声引导针吸活检术患者复合咪达唑仑-吗啡时TCI不同浓度丙泊酚麻醉的效果。结果表明复合咪达唑仑0.03 mg/kg和吗啡0.05 mg/kg时,支气管内超声引导针吸活检术患者TCI丙泊酚(血浆靶浓度3 μg/ml)的麻醉效果好,术后恢复快,安全性良好。周俊等[48]研究复合TCI丙泊酚时瑞芬太尼抑制纤维支气管镜检查患者气道反应的半数有效血浆靶浓度($EC_{50}$)。观察到复合TCI丙泊酚(效应室靶浓度为3 μg/L)时,瑞芬太尼抑制纤维支气管镜检查患者气道反应的$EC_{50}$为4.10 μg/L。BIS不适宜作为反映丙泊酚复合瑞芬太尼麻醉深度的指标。刘少艳等[49]观察复合丙泊酚时舒芬太尼抑制置入输尿管镜时患者体动反应的半数有效效应室靶浓度($EC_{50}$)。按血浆靶浓度2.5~3.0 μg/ml靶控输注丙泊酚,舒芬太尼抑制置入输尿管镜时患者体动反应的$EC_{50}$为0.084 ng/ml,95%可信区间为0.066~0.107 ng/ml。

3. *右旋美托咪啶(Dexmedetomidine,Dex)的应用*

近年来,新型α受体激动剂右旋美托咪啶逐渐成为临床麻醉的热点,相关文献较为丰富。

斯妍娜等[50]研究了全麻诱导中右旋美托咪定(Dex)的镇静效应及对丙泊酚用量的影响。1 μg/kg Dex稀释成10 ml,给药后20 min泵注丙泊酚0.4 mg/(kg·min),托下颌无体动时给予芬太尼1 μg/kg和罗库溴铵0.6 mg/kg,1.5 min后进行气管内插管。用药后5 min、10 min、20 min的反应指数、状态指数试验组显著低于生理盐水对照组，Ramsay 评分明显高于对照组，且试验组明显减少诱导时丙泊酚用量。表明 1 μg/kg Dex 诱导可以产生明显的镇静效应，无呼吸抑制作用，可减少诱导时丙泊酚用量。冀翔宇等[51]* 研究了右美托咪啶对异氟烷抑制切皮时患者体动反应的肺泡气最低有效浓度（minimum alveolar concentration，MAC）的影响。结果显示右美托咪啶可明显降低异氟烷抑制切皮时患者体动反应的 MAC，且与剂量有关。付志强等[52]观察了不同剂量右美托咪啶对七氟烷抑制 50% 下腹部手术患者切皮诱发应激反应的最低肺泡气有效浓度（$MAC_{BAR}$）的影响。发现右美托咪啶 0.4、0.8 和 1.2 μg/（kg · h）连续输注 30 min 可降低七氟烷 $MAC_{BAR}$，增强七氟烷抑制应激反应的效应，且呈剂量依赖性。刘英志等[53]观察了右美托咪啶对舒芬太尼抑制甲状腺切除术患者体动反应的半数有效效应室靶浓度（$EC_{50}$）的影响。将患者随机分为 2 组，D 组经 10 min静脉输注右美托咪啶 0.6 μg/kg，C 组给予等容量生理盐水，停止给药后 5 min 时开始靶控输注丙泊酚，血浆靶浓度为 3.0 μg/ml，输注 10 min 时，2 组开始靶控输注舒芬太尼。第 1 例患者的效应室靶浓度为 0.20 ng/ml，3 min 时置入喉罩，采用序贯法计算舒芬太尼抑制切皮时体动反应的 $EC_{50}$ 及其 95%可信区间（95% CI）。观察到舒芬太尼抑制切皮时体动反应的 $EC_{50}$ 分别为 0.145 4 ng/ml（95% CI 0.133 9～0.158 0 ng/ml）和 0.114 8 ng/ml（95%CI0.105 5～0.124 9 ng/ml），D 组 $EC_{50}$ 低于 C 组。表明术前静脉注射右美托咪啶 0.6 ug/kg 可降低舒芬太尼抑制甲状腺切除术患者切皮时体动反应的 $EC_{50}$。于涛等[54]采用 Meta 分析比较右美托咪啶和咪达唑仑用于重症患者镇静的效果。通过检索 PubMed、EMbase、Cochrane 图书馆、万方数据库、CNKI、VIP 等数据库，收集右美托咪啶和咪达唑仑用于重症患者镇静的临床随机对照研究，经分析共纳入 6 项研究 613 例患者，其中右美托咪啶组 385 例，咪达唑仑组 228 例。结果表明与咪达唑仑组比较，右美托咪啶组 ICU 住院时间缩短，机械通气时间、心动过缓、低血压和谵妄的发生率、病死率差异无统计学意义。提示右美托咪啶有利于重症患者的转归。

4. *术后并发症*

同往年相似，术后并发症仍关注于肌松残余、阿片类药物的副作用、术后恶心呕吐的防治等方面。

陈瑛琪等[55]* 采用多中心、随机、双盲、阳性药物对照研究的方法评价纳美芬拮抗阿片类药物术后呼吸抑制的效果。结果表明纳美芬拮抗阿片类药物诱发术后患者呼吸抑制作用的效果较好。

周洁等[56]比较了丙泊酚与七氟烷维持麻醉时给予小剂量新斯的明拮抗罗库溴铵残余肌松作用的效果。患者分别采用丙泊酚和七氟烷维持麻醉，诱导时罗库溴铵剂量 0.6 mg/kg。术后各分为不拮抗肌松组和拮抗肌松组，后者在肌松监测 TOFR 恢复至 0.7 时，静脉注射新斯的明 20 μg/kg 和阿托品 10 μg/kg。监测 TOFR 由 0.7 恢复至 0.9 的时间，发现七氟烷不拮抗组较丙泊酚不拮抗组显著延长，两药拮抗组较不拮抗组恢复时间显著缩短。表明小剂量新斯的明拮抗罗库溴铵残余肌松的效果确切，且不增加不良反应的发生率。七氟烷维持麻醉时残余肌松的自然恢复慢，更应使用小剂量新斯的明拮抗。李建等[57]利用肌松监测 4 个成串刺激比值（TOF-R）观察（PACU）中患者残余肌松的主要危险因素。统计分析显示患者的肾病病史、血肌酐、血尿素氮、失血量、术中低温、应用肌松拮抗药等 6 种指标是术后发生残余肌松的主要危险因素。

张邓新等[58]比较了昂丹司琼对不同方式全身麻醉下术后恶心呕吐（postoperation nausea and vomiting，PONV）的防治效果。发现七氟烷麻醉比丙泊酚麻醉或七氟烷-丙泊酚联合麻醉更易发生 PONV；昂丹司琼对不同麻醉方式下 PONV 的疗效不一样，对术后 24 h 内呕吐的治疗效果优于恶心的治疗效果，且对七氟烷麻醉所引起的 PONV 治疗效果更好。兰培丽等[59]观察麻醉后恢复室（PACU）各种并发症的发生率及其处理和预后，分析原因并探讨其与预防因素的相关性。统计表明，患者发生术后并发症者占 9.8%，PACU 停留时间为 15 min 至 7 h 不等。最常见的并发症为高血压、心律失常、PONV、躁动、脉搏低氧饱和度、呼吸抑制及体温异常（高热或低体温）。表明高龄（年龄＞80 岁）、ASA 分级Ⅰ～Ⅲ、术前并存疾病、人为因素导致的术前评估不足、困难气道、长期卧床后血栓、麻醉诱导与维持期药物过量或非个体化、术中低血容量、低肺泡气量、低体温等与 PACU 滞留时间及恢复期并发症的发生有相关性。

5. *术后认知功能障碍*

对非心脏手术术后认知功能障碍（postoperative cognitive dysfunction，POCD）的研究随着临床用药的转变和监测技术的不断改进而取得了新的进步。在药物相关性方面七氟烷是研究热点，多项研究均显示出其相对的安全性。

沈耀峰等[60]观察了丙泊酚和七氟烷麻醉对老年患者普通胸外科手术后认知功能的影响。结果发现七氟烷组（七氟烷复合芬太尼吸入麻醉）比丙泊酚组（丙泊酚复合芬太尼全凭静脉麻醉）术后睁眼时间和拔管时间显著延长，前者较后者简易智力状态检查表评分在术后 1、3、6 h 偏低。两组分值分别于术后 24 h 和 6 h 恢复至术前水平。术后血清 S100β 蛋白水平均显著高于麻醉诱导前，且七氟烷组显著高于丙泊酚组。显示丙泊酚和七氟烷麻醉均可引起老年患者普通胸外科手术后短期认知功能下降，使用丙泊酚麻醉者认知功能较早恢复至术前水平。方开云等[61]* 比较了不同全麻对非心脏手术患者术后认知功能的影响。结果显示七氟烷复合瑞芬太尼麻醉对非心脏手术患者术后认知功能的影响较小。彭志友等[62]分析行单肺通气的胸科手术患者发生术后认知功能障碍(POCD)的危险因素。对46例需单肺通气的胸科手术患者于术前1 d和术后7 d分别行神经心理测验，以此评价手术前后认知功能的改变，并分析围术期因素和患者发生POCD的关系。结果共有12例(26.1%)患者发生POCD。显示单肺通气后乳酸升高和脑氧饱和度下降是行单肺通气的胸科手术患者发生POCD的危险因素。

梅伟等[63]探讨非心脏手术患者术后早期谵妄(EPD)与预后的关系。该研究采用前瞻性队列研究设计，收集影响患者预后的相关因素，根据CAM-ICU诊断标准判断是否发生EPD，分为EPD组和非EPD组(NEPD组)，以术后住院时间作为主要预后指标，将EPD和对术后住院时间有影响的混杂因素纳入Cox比例风险回归模型进行分析，筛选影响患者预后的危险因素。结果显示EPD发生率28.2%，EPD组患者术后住院时间长于NEPD组，表明EPD是影响患者预后的独立危险因素之一。

6. 其他

王军等[64]研究了不同多巴胺D1受体(DRD1)基因型48A/G原发性高血压患者全麻气管插管的心血管反应。将高血压患者按照基因型进行分组，A、C组为AG/GG型，B组为AA型，C组气管插管前10 s静注乌拉地尔25 mg。与诱导前比较，A、B组插管后SBP、DBP升高，HR显著增快，C组SBP、DBP升高不明显。插管后A组DBP明显高于及HR快于B、C组，心律失常发生率明显多于B、C组，表明AG/GG型原发性高血压患者气管插管时血流动力学变化明显，麻醉诱导前静注乌拉地尔可以起到预防作用。

黄立宁等[65]观察了全凭静脉麻醉时硫酸镁对瑞芬太尼用量及术后镇痛的影响。通过对术中瑞芬太尼平均每小时用量及术后视觉模拟(VAS)疼痛评分、舒适度(BCS)评分及首次使用镇痛药时间的比较，硫酸镁组瑞芬太尼用量减少，术后VAS疼痛评分降低，BCS评分增高，首次使用镇痛药时间延长。结果表明全凭静脉麻醉术中使用硫酸镁能减少瑞芬太尼用量，并缓解术后疼痛。

李小葵等[66]比较了丙泊酚或七氟烷麻醉应用喉罩或气管插管机械通气时患者支气管黏液运输速度(BTV)的变化。将患者分为四组：喉罩＋丙泊酚组(LP组)，气管插管＋丙泊酚组(TP组)，喉罩＋七氟烷组(LS组)，气管插管＋七氟烷组(TS组)。用药量为丙泊酚6～7mg/(kg·h)或七氟烷1.5%～2%联合雷米芬太尼0.1～0.2μg/(kg·h)。结果机械通气60min后，TP、LS、TS组BTV值下降。四组BTV值LP组＞TP组＞LS组＞TS组。表明丙泊酚静脉麻醉联合喉罩机械通气对呼吸道黏液纤毛传输功能的抑制作用最小。

张代玲等[67]观察了不同赋形剂丙泊酚对患者肝移植术中血脂及肝功能的影响。丙泊酚中/长链甘油三酯注射液组(M组)和丙泊酚长链甘油三酯注射液组(L组)分别静脉输注3～4 mg/(kg·h)和顺阿曲库铵0.2～0.3 mg/(kg·h)，间断静脉注射舒芬太尼0.2～0.3 μg/kg。多时点采集静脉血样，测定血浆甘油三酯、总胆固醇、高密度脂蛋白胆固醇、低密度脂蛋白胆固醇浓度及AST、ALT活性，并计算各指标的相对基线变化值。阳性结果为与L组比较，M组无肝期末至新肝期240 min时甘油三脂降低，其余比较差异均无统计学意义。表明丙泊酚中/长链甘油三酯注射液和丙泊酚长链甘油三酯注射液虽然对肝功能影响无差异，但丙泊酚中/长链甘油三酯注射液对血脂影响小，更有益于肝移植术患者。

**(六)复合麻醉**

范丹等[68]探讨了腰硬联合麻醉复合丙泊酚恒速输注清醒镇静的可行性、理想的药物剂量、术中知晓情况以及麻醉质量和效果。结果显示在下腹部、下肢手术中，应用腰硬联合麻醉复合1.00 mg/kg负荷量的丙泊酚继而以3.75 mg/(kg·h)剂量持续泵注，可取得良好的镇静效果，不良反应小。李宏等[69]观察了椎管内麻醉时咪达唑仑复合布托啡诺镇静对患者血糖、皮质醇及焦虑情绪的影响。结果显示椎管内麻醉期间咪达唑仑复合布托啡诺浅镇静能明显减轻患者的应激水平及焦虑程度。推测椎管内麻醉的术中镇静通过降低应激反应、缓解焦虑等心理情绪反应，可以有效改善外科手术后伤口愈合，有利于患者的术后恢复。周俊等[70]观察了右美托咪啶对上肢手术患者罗哌卡因臂丛神经阻滞效果及上肢缺血再灌注损伤的影响。结果显示，与对照组比较，右美托咪啶组感觉阻滞、运动阻滞维持时间明显延长，血浆MDA和IMA的浓度明显降低，$PaO_2$和BE升高，感觉阻滞和运动阻滞的起效时间无差异；与麻醉前相比，松止血带5、30 min时血浆MDA和IMA的浓度升高，对照组松止血带1 min是pH值减低，两组松止血带1 min时$PaO_2$降低，1、5 min时BE降低。表明右美托咪啶不仅可增强上肢手术患者罗哌卡因臂丛神经阻滞效果，还可减轻止血带又发的上肢缺血再灌注损伤。

杨秀娟等[71]研究了全身麻醉复合硬脊膜外腔阻滞对血流动力学的影响及其机制。结果显示全身麻醉复合下胸段硬脊膜外腔阻滞后，血压下降主要是由外周血管阻力(SVR)降低引起的，其次才是血容量不足。周汾等[72]研究了冠心病心肌损伤患者行非心脏手术丙泊酚全麻联合硬膜外阻滞对心肌的保护作用。结果显示冠心病心肌损伤患者行非心脏手术时，用丙泊酚全麻联合硬膜外阻滞对心肌有良好保护作用，此保护作用可能与调控细胞因子有关。潘熊熊等[73]研究了全麻复合硬膜外麻醉及镇痛对开胸手术患者细胞免疫功能及红细胞糖代谢的影响。结果显示术后 24、48 h 静脉全麻复合胸段硬膜外阻滞及术后硬膜外镇痛组(A 组)和全静脉麻醉及术后静脉镇痛组(B 组)两组血浆 Th1、Th1/Th2 明显低于麻醉前，且 A 组明显高于 B 组。与麻醉前比较，术后 24、48 h 两组红细胞内磷酸果糖激酶(PFK)活性明显降低，术后 24 hB 组葡萄糖-6 磷酸脱氢酶(G-6-PD)和醛糖还原酶(AR)活性明显升高，且明显高于 A 组。说明硬膜外麻醉及镇痛能抑制 Th0 细胞向 Th2 细胞的过度分化，保护机体细胞免疫功能并改善机体红细胞糖代谢，缓解红细胞的氧化应激强度，有利于患者的术后恢复。周获等[74]* 研究了不同麻醉方法对老年结直肠癌患者白细胞糖代谢的影响。结果显示七氟烷吸入全麻联合硬膜外阻滞或单纯吸入七氟烷全麻，两种麻醉方法用于老年结直肠癌手术患者时白细胞计数无明显差别，但七氟烷吸入全麻联合硬膜外阻滞较单纯吸入七氟烷全麻时老年患者白细胞功能增强。

(范晓华　陈辉　包睿　王晓琳)

## 参考文献


1 潘炳德，等. 临床麻醉学杂志，2011，27(2)：185
2* 陈　岗，等. 中华麻醉学杂志，2011，31(6)：720
3 涂生芬，等. 中华麻醉学杂志，2010，30(11)：1336
4 伍佳莉，等. 中华麻醉学杂志，2011，31(6)：717
5* 芦　滨，等. 中华麻醉学杂志，2010，30(10)：1250
6 王　晶，等. 中华麻醉学杂志，2011，31(4)：425
7 于　静，等. 中华麻醉学杂志，2010，30(9)：1069
8 覃　怡，等. 中华麻醉学杂志，2010，30(7)：840
9 焦裕霞，等. 中华麻醉学杂志，2010，30(9)：1074
10* 高　晗，等. 中华麻醉学杂志，2011，31(7)：802
11 杨　春，等. 中华麻醉学杂志，2011，31(4)：460
12 王学仁，等. 中华麻醉学杂志，2011，31(7)：809
13 徐广民，等. 临床麻醉学杂志，2010，26(11)：1004
14 赵以林，等. 中华麻醉学杂志，2011，31(6)：714
15 沈　婵，等. 中华麻醉学杂志，2010，30(12)：1469
16* 倪　诚，等. 中华麻醉学杂志，2011，31(4)：452
17 穆　蕊，等. 中华麻醉学杂志，2010，30(10)：1261
18 杨　烨，等. 中华麻醉学杂志，2010，30(7)：780
19* 刘　力，等. 中华麻醉学杂志，2011，31(7)：805
20 王兰兰，等. 中华麻醉学杂志，2010，30(9)：1065
21* 谷媛媛，等. 中华麻醉学杂志，2010，30(8)：910
22 李春莲，等. 中华麻醉学杂志，2010，30(8)：907
23 李金峰，等. 中华麻醉学杂志，2011，31(6)：671
24 赵雪莲，等. 中华麻醉学杂志，2010，30(8)：904
25 陈　益，等. 中华麻醉学杂志，2010，30(8)：900
26 曹　永，等. 徐州医学院学报，2011，31(5)：350
27 徐敏逸，等. 临床麻醉学杂志，2011，27(9)：907
28 叶文艳，等. 河北医科大学学报，2011，32(3)：300
29 闫雨苗，等. 中华麻醉学杂志，2010，30(11)：1347
30 张雪丰，等. 中华麻醉学杂志，2011，31(2)：211
31 许先成，等. 临床麻醉学杂志，2011，27(5)：491
32* 钱　江，等. 中华麻醉学杂志，2011，31(7)：819
33* 林惠华，等. 中华麻醉学杂志，2010，30(7)：793
34 马浩南，等. 中华麻醉学杂志，2010，30(7)：888
35 贺端端，等. 中国微创外科杂志，2011，11(4)：304
36 李　挺，等. 中华麻醉学杂志，2010，30(12)：1462
37 何文政，等. 临床麻醉学杂志，2011，27(5)：483
38 韩　流，等. 实用医学杂志，2010，26(20)：3732
39* 汪乐天，等. 复旦学报(医学版)，2011，38(4)：329
40 王祥和，等. 临床麻醉学杂志，2011，27(8)：781
41 王爱桃，等. 临床麻醉学杂志，2011，27(1)：39
42 陈　剑，等. 临床麻醉学杂志，2011，27(3)：270
43 陈恭达，等. 临床麻醉学杂志，2010，26(12)：1032
44 邵雪泉，等. 中华麻醉学杂志，2010，30(12)：1435
45 张春梅，等. 临床麻醉学杂志，2011，27(2)：154
46 王　森，等. 临床麻醉学杂志，2011，27(8)：750
47* 祝　娟，等. 中华麻醉学杂志，2010，30(10)：1227
48 周　俊，等. 中华麻醉学杂志，2010，30(7)：790

49　刘少艳,等. 中华麻醉学杂志, 2010, 30(10): 1230
50　斯妍娜,等. 临床麻醉学杂志, 2010, 26(12): 1053
51*　冀翔宇,等. 中华麻醉学杂志,2011,31(1): 28
52　付志强,等. 中华麻醉学杂志,2011,31(6): 677
53　刘英志,等. 中华麻醉学杂志,2011,31(5): 536
54　于　涛,等. 中华麻醉学杂志, 2010, 30(11): 1297
55*　陈瑛琪,等. 中华麻醉学杂志,2011,31(3): 307
56　周　洁,等. 上海医学,2010,33(10): 909
57　李　建,等. 临床麻醉学杂志,2011,27(1): 21
58　张邓新,等. 南京医科大学学报, 2011, 31(5): 746
59　兰培丽,等. 中国医科大学学报, 2011, 40(4): 349
60　沈耀峰,等. 上海交通大学学报(医学版),2011, 31(3): 322
61*　方开云,等. 中华麻醉学杂志,2011,31(5): 556
62　彭志友,等. 临床麻醉学杂志,2011,27(5): 433
63　梅　伟,等. 中华麻醉学杂志, 2010, 30(11): 1330
64　王　军,等. 临床麻醉学杂志,2011,27(8): 747
65　黄立宁,等. 临床麻醉学杂志,2011,27(3): 237
66　李小葵,等. 临床麻醉学杂志,2010,26(11): 936
67　张代玲,等. 中华麻醉学杂志,2011,31(1): 3
68　范　丹,等. 华西医学,2011,26(3): 413
69　李　宏,等. 中山大学学报(医学科学版),2010, 31(6): 847
70　周　俊,等. 中华麻醉学杂志,2011,31(1): 84
71　杨秀娟,等. 上海医学,2011,34(4): 253
72　周　汾,等. 中国中西医结合外科杂志,2010,16(5): 539
73　潘熊熊,等. 临床麻醉学杂志, 2010, 26(12): 1029
74*　周　荻,等. 中华麻醉学杂志,2011,31(4): 404

## 二、各科手术麻醉

### (一) 心脏手术麻醉

1. 风险评估

潘方立等[1]验证心脏麻醉危险评估(CARE)评分是否适用于我国行冠状动脉旁路移植术(CABG)的患者,同时比较前者与欧洲心脏手术危险因素评价系统(EuroSCORE)对CABG预后[术后病死率、术后并发症、住院天数、术后住院天数和住重症监护病房(ICU)天数]的预测能力。结果显示EuroSCORE与行心脏手术患者的住院天数、术后住院天数和住ICU天数呈正相关,前者与患者住院天数不相关,但与术后住院天数和住ICU天数呈正相关。CARE评分和EuroSCORE对术后病死率的校准度均较好,前者对于术后并发症发生率的校准度可以接受,但对术后住院时间延长的校准度较差。CARE评分对于术后病死率的分辨力较好但不如EuroSCORE。两者受试者工作特征曲线下面积(AUC)分别为0.723和0.907,两者术后并发症发生率的分辨力均为中等(AUC分别为0.648和0.684)。表明CARE评分和EuroSCORE对国人CABG后病死率、术后并发症发生率及术后住院天数和住ICU天数均有良好的预测能力。

2. 麻醉处理

麻醉处理集中关注冠脉搭桥等常见心脏手术的麻醉,但随着药物的更新和技术的进步,管理方法有了新的改变。

赵丽云等[2]将36例拟行OPCABG的患者随机分为右旋美托咪啶组(D组)与对照组(C组),对比研究了麻醉诱导时联合应用右旋美托咪啶在冠状动脉旁路血管移植术(OPCABG)的临床效果。其中D组于麻醉诱导前给予右旋美托咪啶负荷量1 μg/kg进行麻醉诱导,C组采用0.9%氯化钠液对照。D组在气管插管时血压下降幅度小,气管插管后平均动脉压及心率升高幅度小,术后VAS评分、拔管时间、ICU停留时间、舒芬太尼总量、Ramsay镇静评分等组间无差异。表明麻醉诱导联合应用右旋美托咪啶于OPCABG患者具有更理想的血流动力学参数,右旋美托咪啶在OPCABG患者麻醉诱导中具有一定的临床应用价值。赵丽云等[3]研究了吗啡-芬太尼复合麻醉非体外循环下冠状动脉旁路移植术患者的转归。结果发现与芬太尼复合麻醉组比较,吗啡-芬太尼复合麻醉组术后恢复质量评分升高,术后发热发生率降低,Ramsay镇静评分和其他不良反应的发生率差异无统计学意义。表明与芬太尼复合麻醉比较,吗啡-芬太尼复合麻醉有利于非体外循环下冠状动脉旁路移植术患者的预后。王刚等[4]总结了非体外循环机器人行肋间小切口冠状动脉旁路移植手术的麻醉处理。麻醉均采用全麻,左侧双腔气管插管。表明高质量的麻醉技术和管理对于保证机器人冠状动脉旁路移植术的成功比传统心脏手术更重要,非体外循环机器人冠状动脉旁路移植手术中的单肺通气和$CO_2$气胸对患者循环和呼吸功能的影响是麻醉管理的关键。

李巅远等[5]评估了ProSeal喉罩用于体外循环心内直视术患儿气道管理的效果。麻醉诱导后,T组置入气管导管,P组置入ProSeal喉罩。结果气管导管和

ProSeal 喉罩全部置入成功。两组术中均未见低氧血症、心动过速、心动过缓、低血压和高血压的发生。与 T 组比较，P 组置入时间缩短，喉头水肿和吞咽困难的发生率降低，最高气道压、呛咳、呼吸困难和声音嘶哑的发生率差异无统计学意义。表明 ProSeal 喉罩置入简单易行，可有效保证通气，对咽喉部刺激较小，用于体外循环心内直视术患儿的气道管理安全可靠。

李锐等[6]观察了不同效应室浓度（Ce）的舒芬太尼复合相同 Ce 的丙泊酚靶控输注（TCI）对心脏瓣膜置换患者气管插管和心肺转流（CPB）前血流动力学的影响。麻醉诱导采用咪达唑仑 0.05 mg/kg，丙泊酚 Ce 1.8 μg/ml TCI，罗库溴铵 0.9 mg/kg，舒芬太尼靶控浓度分别为 0.6、0.8、1.0、1.2 ng/ml。结果发现不同 Ce 的舒芬太尼复合 Ce 为 1.8 ug/ml 的丙泊酚 TCI 均能抑制心脏瓣膜置换术患者气管插管和 CPB 前的血流动力学应激反应，其中 1.0 ng/ml 的舒芬太尼复合 1.8 μg/ml 的丙泊酚 TCI 能更有效维护心脏瓣膜置换术患者气管插管和 CPB 前的血流动力学稳定。

王剑辉等[7]总结了成年患者法洛四联症矫治术的麻醉处理。术中监测有创血压、V 导联心电图、CVP、$SpO_2$、体温和经食道超声心动图。静脉注射咪达唑仑和/或依托咪酯、芬太尼和哌库溴铵麻醉诱导，气管插管后行机械通气。采用吸入异氟烷或七氟烷、间断静脉注射芬太尼和哌库溴铵维持麻醉，轻症患者芬太尼用量为 30 ug/kg，重症患者芬太尼用量为 50 ug/kg。CPB 结束后，给予相应的循环支持，同时加强血液保护和术后呼吸功能的支持。术中 7 例患者（2.9%）因缺氧发作需要紧急进行 CPB，术后 18 例患者（7.6%）发生灌注性肺损伤，2 例患者（0.9%）围术期行体外膜肺氧合辅助支持，术后 3 例患者（1.3%）死于严重低心排综合征或灌注性肺损伤。其余患者心功能及临床表现均明显改善。表明在熟练掌握其病理生理特点的基础上，结合外科矫治情况采取针对性的处理原则，同时加强血液保护和术后呼吸功能的支持，是成年患者法洛四联症矫治术的麻醉处理要点。

3. *心肌保护与抗炎症反应*

戚杨颂等[8]比较了异氟烷和七氟烷对非体外循环冠状动脉旁路移植术患者的心肌保护作用。麻醉维持方法Ⅰ组吸入异氟烷，初始呼气末浓度 1.2%；S 组吸入七氟烷，初始呼气末浓度 1.7%。通过调节异氟烷或七氟烷的呼气末浓度，维持 BIS 值 40～50。结果与Ⅰ组比较，S 组术中室性早搏、心动过速、心动过缓、室颤和 S-T 段抬高＞0.1 mV 的发生率升高，术后血浆 CK-MB 活性和 cTnI 浓度升高。提示非体外循环冠状动脉旁路移植术患者异氟烷的心肌保护作用优于七氟烷。衣玉胜等[9]*观察了氯胺酮对体外循环心脏手术患者血浆 S100-β 蛋白及炎性介质肿瘤坏死因子-α（TNF-α）、白介素-6（IL-6）的影响。结果显示 CPB 心脏手术期间应用麻醉剂量的氯胺酮可明显降低 CPB 诱发的 TNF-α、IL-6 及 S100-β 蛋白的升高。

4. *并发症防治*

董秀华等[10]分析了术前合并低射血分数（EF）的非体外循环冠状动脉旁路移植术（OPCABG）患者围术期相关危险因素。经统计术前 EF＜40%组患者占所有患者的 6.5%，经单因素分析，与术前低 EF 显著相关的危险因素有心肌梗死史、术前室早、房颤、肝功能异常、室壁瘤、合并瓣膜病；经多因素逻辑回归分析，发现术前低 EF 是术中室颤、IABP 以及术后死亡的独立危险因素，但不是术中紧急中转 CPB、术后透析的独立危险因素。宋丹丹等[11]*观察了丙泊酚对 CPB 下心内直视手术患儿脑损伤的影响。结果表明丙泊酚可减轻 CPB 下心内直视手术患儿脑损伤，其机制与降低脑氧代谢率和脂质过氧化反应有关。

5. *再灌注损伤与保护*

翟明玉等[12]观察了瑞芬太尼后处理对 CPB 心内直视手术患者心肌缺血再灌注损伤的影响。选择择期行室间隔缺损修补术和（或）房间隔缺损修补术的先天性心脏病患者 30 例，随机分为 2 组。瑞芬太尼组在主动脉开放前 8 min 从主动脉根部以 4 μg/(kg·min) 的速率输注瑞芬太尼 5 min，对照组给予等容量生理盐水。研究发现，瑞芬太尼组主动脉开放后 4、8 h 时心肌肌钙蛋白 I、丙二醛浓度及 MB 型肌酸激酶同工酶活性较对照组降低，超氧化物歧化酶活性升高，主动脉开放后 24 h 时丙二醛浓度降低。显示瑞芬太尼后处理可减轻 CPB 心内直视手术患者心肌缺血再灌注损伤，其机制与抑制脂质过氧化反应有关。

史春霞等[13]研究了七氟烷后处理对体外循环（CPB）下冠状动脉旁路移植术患者心肌缺血再灌注损伤的影响。七氟烷后处理组于主动脉开放即刻通过体外循环机吸入 2%七氟烷，持续 15 min，对照组不给予任何处理。结果发现，七氟烷后处理组与对照组相比两组间各时点血液动力学和心功能指标比较差异无统计学意义。与对照组比较，七氟烷后处理组复灌 6 h 时血浆 MB 型肌酸激酶同工酶和乳酸脱氢酶活性降低，术后 24 h 时血浆肌酸激酶活性和肌钙蛋白 I 浓度降低，CPB 停机后心肌细胞损伤程度评分降低。表明七氟烷后处理可减轻 CPB 下冠状动脉旁路移植术患者心肌缺血再灌注损伤。

6. *术后认知功能障碍*

穆东亮等[14]观察了中国人冠状动脉旁路移植手术后谵妄与认知功能障碍的关系。研究入选接受择期冠状动脉旁路移植手术的 107 例患者，记录术前基础指标、围术期相关指标及术后并发症发生情况。术后第 17 天采用 CAM-ICU 法每天 2 次评估是否发生谵妄；分别在术前 1 天和术后第 7 天进行 9 项认知功能测验，术后认知功能障碍的诊断采用与 ISPOCD1 研究同样的标准。结果术后谵妄的发生率为 47.7%(51/107)，术后认知功能障碍的发生率为 55.3%(57/103)。多因素 Logistic 回归分析显示术后谵妄的独立危险因素有年龄增加、术前糖尿病史、术后发生并发症和术后监护室停留时间长等因素；术后认知功能障碍的独立危险因素有年龄增加和术后谵妄持续时间长。

**(二) 胸科手术麻醉**

黄东晓等[15]研究了小潮气量联合 PEEP 对单肺通气时胸外科手术患者血管外肺水的影响。采用 $V_T$ 6 ml/kg、PEEP 5 cm $H_2O$ 的单肺通气可维持患者气道压和氧合功能正常，对 CO 无影响，但可一过性的增加血管外肺水。表明该单肺通气模式时可增加患者血管外肺水，但未对肺功能产生有利作用。李明川等[16]观察了雾化吸入小剂量氨溴索对开胸食道手术患者单肺通气时炎性反应的影响。结果发现雾化吸入小剂量氨溴索可抑制开胸食道手术患者单肺通气导致的炎性反应，且与静脉注射大剂量氨溴索效果相似。邱郁薇等[17]* 比较了围术期体温保护对食管癌根治术患者的保温效果及其对患者应激的影响。结果表明术中采用充气毯加温可以给患者提供良好的体温保护，减少围术期低体温的发生，且可以降低血浆去甲肾上腺素、肾上腺素升高幅度，减轻围术期的应激反应。术中保温还可以降低代谢性酸中毒的发生率及严重程度，改善围术期患者内环境紊乱。刘爱杰等[18]比较了胸科患者侧卧位术中双侧上肢无创动脉压与有创动脉压的一致性。胸科侧卧位手术中非开胸侧上肢无创动脉压与有创动脉压的线性相关更好，当 MAP 在 70～100 mmHg 范围内时可与有创动脉压一样有效地反映血压变化，但高于或低于此范围时有创动脉压的监测更准确。石妤等[19]在不使用肌松药的情况下，研究了靶控输注丙泊酚复合瑞芬太尼用于重症肌无力患者胸腺切除术的效果。显示所有患者均顺利完成气管插管，首次气管插管成功率 100%。切皮时无一例患者发生体动反应；苏醒时间 1.0～3.2 min；拔除气管导管时间 2.6～7.0 min；术毕拔除气管导管率 100%。麻醉诱导期间有 3 例患者发生心动过缓，4 例患者发生低血压，对症处理后均恢复正常；术中有 3 例患者发生心动过缓，对症处理后恢复正常。表明靶控输注丙泊酚复合瑞芬太尼麻醉可安全有效地用于重症肌无力患者胸腺切除手术。杨天明等[20]对比研究了三通喉罩(TLMA)与气管导管(TC)通气用于全麻支气管肺灌洗术(BAL)对患者血流动力学、呼吸功能和应激激素水平的影响。结果表明在全麻 BAL 中，TLMA 通气优于 TC 通气，其血流动力学更稳定，应激反应更轻微。

**(三) 颅脑手术麻醉**

吴坛光等[21]研究了连续星状神经节阻滞对重度颅脑损伤患者血清三碘甲状腺原氨酸($T_3$)、甲状腺素($T_4$)、反三碘甲状腺原氨酸($rT_3$)、促甲状腺激素(TSH)及皮质醇(Cor)水平的影响。结果与对照组比较，连续星状神经节阻滞组术后血清 $T_3$ 浓度升高，$T_4$、$rT_3$、TSH 和 Cor 浓度降低，连续星状神经节阻滞组临床疗效分级优于对照组。表明连续星状神经节阻滞可有效减轻重型颅脑损伤患者的应激反应，改善下丘脑-垂体-甲状腺轴功能，有助于患者恢复。陈君等[22]* 研究了颈内动脉输注丙泊酚对胶质瘤切除术患者的脑保护作用。结果发现与静脉输注丙泊酚相比，颈内动脉途径给药不仅可减少胶质瘤切除术患者丙泊酚的用量，而且对其脑保护作用没有影响。王志萍等[23]观察了血管内降温对颅内动脉瘤切除术患者围术期脑损伤的影响。结果显示低温期间浅低温组血液动力学指标均维持在正常范围，与常温组比较差异无统计学意义；与常温组比较，浅低温组 GOS 分级升高，术后血清神经元特异性烯醇化酶(NSE)和 S100B 蛋白浓度降低，电解质水平和凝血功能各指标差异无统计学意义。表明血管内降温可安全有效地减轻颅内动脉瘤切除术患者围术期的脑损伤，改善预后。王涛等[24]观察了神经外科手术中不同时间点的麻醉深度对血浆β-内啡肽、皮质醇和血糖的影响。结果显示颅脑手术患者在实施全身麻醉以前就已经处于应激状态。全身麻醉后患者均有不同程度的应激反应抑制现象，既能抑制气管插管引起的应激反应，又能抑制手术导致的β-内啡肽、皮质醇和血糖升高。黎平等[25]比较了右美托咪定复合瑞芬太尼(D 组)和丙泊酚复合瑞芬太尼(P 组)用于功能神经外科术中唤醒的效果。结果显示两组唤醒成功率相似。D 组苏醒更快，自主呼吸恢复时间短，且呛咳、躁动显著低于 P 组。D 组用药初期血压升高，心率减慢，但唤醒期间组间差异无统计学意义。说明与丙泊酚复合瑞芬太尼相比，右美托咪定复合瑞芬太尼麻醉下能有效实施术中唤醒，唤醒期间血流动力学平稳，不良事件发生率更低。李彩霞等[26]比较了七氟烷、异氟烷和地氟烷对神经外科手术患者经颅电刺激运动诱发电位(MEPs)的影响。结果表明地氟烷对神经外科手术患者经颅电刺激 MEPs 的抑制作用强于七氟烷和异氟烷。术中行 MEPs 监测时，七氟烷和异氟烷适宜的呼气末浓度为 1.00 MAC，地氟烷为 0.75～1.00 MAC。公茂伟等[27]观察了磁共振成像技术用于神经外科手术时对麻醉的影响。结果显示术中磁共振成像(iMRI)用于神经外科手术提高了手术精确度,使肿瘤切除更彻底,但手术时间明显延长,而其他围术期特点与传统神经外科手术并无差别。iMRI用于神经外科手术时的麻醉处理在遵循一般神经外科麻醉处理原则的基础上,还应关注长时间手术的麻醉调控。尤克强等[28]研究了右美托咪啶用于神经外科手术的高血压患者全身麻醉拔管期的有效性和安全性。结果表明右美托咪啶应用于在全身麻醉下行神经外科手术的高血压患者的拔管期,能有效控制拔管刺激所引起的呼吸和血流动力学过度波动的应激反应,有效维持呼吸、循环的稳定,明显减少患者躁动的发生,不影响患者的清醒,且有一定的镇痛作用。

**(四) 骨科手术麻醉**

*1. 关节手术麻醉*

葛叶盈等[29]研究了不同剂量乌司他丁(Uti)对老年髋关节置换患者术后血栓素 $B_2$(TXB$_2$)水平及深静脉血栓形成的影响。结果表明 Uti 具有剂量依赖性抑制 TXB$_2$ 释放的作用,能改善围术期的高凝状态,在一定程度上预防髋关节置换术后深静脉血栓形成。

*2. 脊柱手术麻醉*

沈浩等[30]比较了丙泊酚和依托咪酯在颈椎损伤患者麻醉诱导中对呼吸和循环功能的影响。结果表明依托咪酯用于颈椎损伤患者的麻醉诱导时对呼吸功能的影响较小。应用依托咪酯诱导的患者,其循环功能较丙泊酚诱导者稳定,并可减少诱导后改体位为俯卧位时可能产生低血压的风险,增加麻醉的安全性。表明依托咪酯在颈椎损伤患者麻醉诱导中对循环和呼吸的影响比丙泊酚轻微。林生等[31]研究了右美托咪啶-丙泊酚-芬太尼复合麻醉对颈椎手术患者体感诱发电位及运动诱发电位的影响。结果与对照组比较,右美托咪啶组 P15-N20 波的波幅和潜伏期差异无统计学意义;两组运动诱发电位未引出率均为 0。表明右美托咪啶-丙泊酚-芬太尼复合麻醉对颈椎手术患者体感诱发电位及运动诱发电位无影响。梁冰等[32]研究了靶控输注(TCI)舒芬太尼复合丙泊酚在脊柱手术中控制性降压的效应。结果表明 TCI 舒芬太尼复合丙泊酚用于经后路椎体间植骨、椎弓根钉内固定术患者的控制性降压,不仅起效快,降压平稳,术中出血量少,而且手术时间缩短,血压恢复理想,可控性良好。麻伟青等[33]比较了术中唤醒试验对舒芬太尼镇痛下脊柱侧弯矫形术患者术后谵妄的影响。结果发现对舒芬太尼镇痛下脊柱侧弯矫形术患者,术中唤醒试验并非术后谵妄发生的危险因素,可能与舒芬太尼镇痛有效地抑制围术期疼痛及术中知晓有关。

**(五) 腹部手术麻醉**

本年度腹部手术麻醉报道主要包括,不同麻醉器具(含喉罩)、麻醉方法的实施和管理要点,以及术中麻醉管理对患者围术期的影响等方面。

张光英等[34]* 比较了全身麻醉下不同水平控制性低中心静脉压(CVP)对肝叶切除术患者术中出血量的影响。结果显示肝叶切除术时 CVP 控制在 3 mm Hg 的患者,术中血液动力学平稳且出血量少。严美娟等[35]* 比较了不同二氧化碳气腹时间胆囊切除术患者的凝血纤溶功能和血管内膜损伤程度。结果显示气腹时间短的胆囊切除术患者,凝血纤溶功能变化小,血管内膜损伤不明显;随气腹时间延长,凝血功能增强,纤溶功能受抑制,血管内膜损伤加重。秦培娟等[36]观察了小潮气量加低水平呼气末正压(PEEP)机械通气对肺功能正常患者人工气腹期间呼吸力学及肺氧合功能的影响。分组情况:Ⅰ组 VT=6 ml/kg,RR=18 次/min,PEEP=5 cm $H_2O$;Ⅱ组 VT=10 ml/kg,RR=10 次/min,PEEP=0;Ⅲ组(对照组)同气腹前。分别在气管插管后($T_0$),手术开始($T_1$),气腹后 5 min($T_2$)、30 min($T_3$)、60 min($T_4$),拔气管导管前 15 min($T_5$),拔气管导管后 20 min($T_6$)监测脉搏血氧饱和度($SpO_2$)、呼气末 $CO_2$ 分压($P_{ET}CO_2$)、气道峰压(Ppeak)、平均气道压(Pmean),并计算肺动态顺应性(Cdyn)。结果显示各时点平均动脉压及心率、$PaO_2$ 组间比较差异无显著性。气腹开始后与 $T_0$ 时相比较,Ppeak 升高,Ⅱ、Ⅲ组更明显;$P_{ET}CO_2$、Pmean 升高,pH 值降低,Ⅰ组最明显;Cdyn 降低,Ⅱ组最明显;$PaCO_2$ 升高,Ⅰ、Ⅲ组更明显。与机械通气时($T_0$、$T_3$、$T_4$)相比,拔管后($T_6$),三组患者 A-a$DO_2$ 明显降低,Ⅰ组更明显;氧合指数明显降低,三组组间差异无显著性;呼吸指数明显降低,Ⅰ组最明显。表明小潮气量机械通气加低水平呼气末正压可以有效降低术中气道压,改善肺顺应性,增加肺通气效率,可以安全地应用于腹腔镜手术呼吸管理中。

王忠慧等[37]观察了乌司他丁对直肠癌患者术中凝血功能的影响。研究时点:给药前($T_0$)、给药后 1 h($T_1$)、2 h($T_2$),检测指标:血小板活化标志物血小板膜糖蛋白(CD62P、CD63),凝血酶原时间(PT)、部分凝血酶原时间(APTT)、凝血酶时间(TT)、纤维蛋白原(FIB)及血小板计数(PLT)、血小板分布宽度(PDW)、平均血小板体积(MPV)、大血小板比率(P-LCR)、失血量等。结果发现,与 $T_0$ 时比较,乌司他丁组(U 组)CD62P、CD63 在 $T_1$ 和 $T_2$ 时明显降低;PT 在 $T_1$ 和 $T_2$ 时均明显延长,APTT 在 $T_1$ 时显著延长,TT 在 $T_2$ 时明显延长;生理盐水组(N 组)APTT 在 $T_2$ 时显著缩短,N 组 PDW、MPV、P-LCR 在 $T_1$ 和 $T_2$ 时明显高于 $T_0$ 时。与 N 组比较,U 组 CD62P、CD63、PDW、MPV、P-LCR 在 $T_1$ 和 $T_2$ 时明显降低,PT 在 $T_1$、$T_2$ 时均延长,APTT 在 $T_1$ 时显著延长,TT 在 $T_2$ 时亦延长。说明乌司他丁可能对直肠癌患者的血液高凝状态有一定的改善作用。郝静等[38]研究了右美托咪定对行后腹腔镜手术患者术中血流动力学的影响。结果显示右美托咪定诱导及维持用药可以抑制气腹开始后的心血管反应,降低术中丙泊酚的用量。

何建华等[39]观察了超声引导下腹横肌平面(transversus abdominis plane, TAP)阻滞用于结直肠癌手术患者术中及术后的镇痛效果。结果显示,与生理盐水(S 组,$n=16$)相比,0.375%罗哌卡因 12~15 ml(R 组,$n=16$)切皮时 BP、HR 变化明显减小。两组镇痛效果良好,且 R 组术后 2、6、12 h 的 VAS 评分均低于 S 组。R 组镇痛泵按压次数减少。两组均未见 TAP 穿刺引起的不良反应。说明超声引导下的 TAP 阻滞定位准确,操作成功率高,用于结直肠癌手术能有效镇痛,可明显减少术中及术后静脉镇痛药的需要量。周金锋等[40]观察了在麻醉诱导及维持中应用依托咪酯的麻醉效果。结果发现依托咪酯乳剂用于 ASA Ⅰ或Ⅱ级成年患者的麻醉诱导安全,血流动力学平稳,持续泵注依托咪酯乳剂 10~15 μg/(kg · min)可维持理想的麻醉深度,停药后苏醒迅速、完全且不良反应少。吴晓丹等[41]比较了右美托咪定与咪达唑仑复合舒芬太尼在肝癌微波治疗术中患者的麻醉效果。结果显示两组患者心动过缓、心动过速、低血压和高血压的发生率相比较差异无统计学意义;与咪达唑仑组(Ⅰ组)比较,右美托咪定组(Ⅱ组)呼吸抑制发生率降低,舒芬太尼 PCA 总按压次数和有效按压次数减少。表明在肝癌微波治疗术中,右美托咪定复合舒芬太尼的麻醉效果优于咪达唑仑复合舒芬太尼。许川雅等[42]回顾性分析了 178 例腹腔镜下结直肠癌手术的麻醉资料。结果显示,气腹后 10 min 平均动脉压(MAP)、HR、$P_{ET}CO_2$ 较气腹前显著性升高,经处理,气腹后 30 min MAP、HR 明显降低,$P_{ET}CO_2$ 无明显升高。术中 130 例(73.0%)使用一种以上的血管活性药,61 例(34.3%)使用 2 种以上的血管活性药。132 例在手术间或麻醉恢复室拔除气管导管,停止麻醉至拔除气管导管时间为(39±25)min(6~140 min),恢复室停留时间(71±36)min(25~209 min),46 例(25.8%)带气管导管送入 ICU 病房。表明腹腔镜结直肠癌手术患者应在术前全面评估患者情况,完善围术期监测,加强术中管理,及时纠正处理合并症。

周玲等[43]观察了全身麻醉下 SLIPA 喉罩与气管插管对患者血流动力学和气道阻力的影响。研究时点:插入喉罩/气管导管前($T_0$)、插入喉罩/气管导管后 1min($T_1$)、3min($T_2$)和拔喉罩/气管导管前($T_3$)、拔喉罩/气管导管后 1min($T_4$)、3min($T_5$)。结果两组患者性别、年龄、体重、ASA 分级、麻醉时间以及手术时间差异均无统计学意义。与 $T_0$ 时相比,气管插管组(B 组)$T_1$、$T_3$、$T_4$ 时 SBP、DBP 明显升高,HR 明显增快,且相应时点均高于 SLIPA 喉罩组(A 组);A 组在 $T_1$、$T_2$ 时的 Pmean、Ppeak 低于 B 组;术后咽部不适患者 B 组(9 例)明显多于 A 组(2 例)。显示 SLIPA 喉罩通气用于腹腔镜胆囊手术时,患者应激反应小,术后咽喉部并发症少。段宏军等[44]评价了 i-gel 喉罩用于腹腔镜胆囊手术患者气道管理的应用效果。结果显示该喉罩易于置入,气道密封性可靠,通气效果好,不良反应少,可安全有效地用于腹腔镜胆囊手术患者的气道管理。李成文等[45]比较了经典型喉罩(CLMA 喉罩,C 组)、SLIPA 喉罩(S 组)和食管引流型喉罩(PLMA 喉罩,P 组)用于腹腔镜手术患者气道管理的效果。结果显示 C 组有 1 例患者更换喉罩型号后置入成功,其余患者均首次喉罩置入成功,组间比较差异无统计学意义。与 C 组比较,S 组喉罩置入时间和麻醉恢复时间缩短,喉罩置入容易,P 组喉罩置入时间延长,气道密封压升高,气道密封压<PIP 的患者减少。与 S 组比较,P 组喉罩置入时间和麻醉恢复时间延长,喉罩置入稍难,气道密封压升高,气道密封压<PIP 的患者减少。与气腹前比较,各组气腹至 12 mmHg 时 PIP 升高。三组患者不良反应发生率比较差异无统计学意义。表明 CLMA 喉罩、SLIPA 喉罩和 PLMA 喉罩均可保证有效通气,不良反应少。SLIPA 喉罩置入更简单,而 PLMA 喉罩气道密封效果好,更适用于腹腔镜手术患者。曹江北等[46]评价了低套囊压力下 ProSeal 和 Supreme 喉罩用于腹腔镜手术患者气道管理的效果。结果显示两组患者气腹后机械通气时气道压峰值高于气腹前,两组间比较差异无统计学意义;术中气腹前后均无漏气现象发生;两组气道密闭压比较差异无统计学意义;两组拔除喉罩后表面带有血丝及术后咽痛发生率比较差异无统计学意义。说明低套囊压力(35 $cmH_2O$)下 ProSeal 和 Supreme 喉罩通气效果均较好,可安全地用于腹腔镜手术患者的气道管理。

鲍杨等[47]*探讨了肝胆疾病患者麻醉苏醒期躁动的危险因素。经多因素 Logistic 回归分析,结果显示肝胆疾病患者麻醉诱导给予咪达唑仑、麻醉后导尿、全凭吸入麻醉维持,术后躁动发生率显著增高。王建伟等[48]比较了丙泊酚靶控输注(TCI)与七氟烷吸入麻醉对梗阻性黄疸患者苏醒时间和术后恶心呕吐(PONV)的影响。结果发现两组患者的性别、年龄、体重、手术时间、总胆红素、谷丙转氨酶组间差异无统计学意义。两组患者术中血流动力学平稳,P 组苏醒时间明显短于 S 组,苏醒时 BIS 明显低于 S 组。P 组分别有 3 例和 2 例发生术后恶心和呕吐,S 组分别有 6 例和 4 例。

说明在梗阻性黄疸患者丙泊酚 TCI 麻醉较七氟烷吸入麻醉 PONV 发生率较低，清醒较迅速。

### (六) 器官移植

1. 肝移植手术的麻醉

喻文立等[49]观察了磷酸肌酸钠对活体肝移植术患者围术期心肌损伤的影响。结果与切皮前即刻比较，对照组(C组)和磷酸肌酸钠组(CP组)两组新肝期30 min至术后24 h时血清心肌肌钙蛋白Ⅰ(cTnI)、肌酸激酶同工酶(CK-MB)的浓度和乳酸脱氢酶(LDH)活性升高。与C组比较，CP组新肝期5 min至术毕时MAP和CO升高，新肝期30 min至术后24 h时血清cTnI、CK-MB的浓度和LDH活性降低，室性心律失常发生率降低。表明磷酸肌酸钠可减轻活体肝移植术患者围术期心肌损伤的程度。沈宁等[50]观察了肝移植急性肺损伤患者围手术期血浆Eotaxin和MCP-2变化并研究了其意义。结果发现肝移植手术使血浆肿瘤坏死因子α(TNF-α)、嗜酸性细胞选择性趋化因子(Eotaxin)、单核细胞趋化蛋白2(MCP-2)水平增高，急性肺损伤更显著，Eotaxin和MCP-2可能参与急性肺损伤过程。

2. 肺移植手术的麻醉

胡春晓等[51]观察了肺移植麻醉中Swan-Ganz漂浮导管和脉搏指示连续心排血量(PiCCO)监测的血流动力学指标及其在肺移植手术中的应用价值。结果发现肺移植可引起术中肺动脉压升高和体循环紊乱，正确认识肺移植麻醉期间血流动力学的变化特点并给予相应的处理可明显提高肺移植成功率。PiCCO技术应用于肺移植监测，能有效反映血流动力学指标的特征，监测肺部生理变化；血管外肺水和肺血管通透性指标能反映肺的再灌注损伤。PiCCO技术与Swan-Ganz漂浮导管结合运用能更全面地对肺移植术中的心肺功能进行评估。

### (七) 老年麻醉

本年度老年患者麻醉管理研究主要包括：麻醉药用药方式、方法等进一步的探索，术中管理要点以及术后并发症的危险因素等方面。

李民等[52]观察了靶控输注方式对老年患者麻醉剂用量、血流动力学和苏醒等方面的影响。结果显示在老年患者麻醉过程中，虽然靶控输注系统操作简单，维持过程中调整次数少，但采用靶控输注在诱导和维持期丙泊酚用量、维持血流动力学和麻醉深度的稳定性以及术后苏醒等方面，无明显优势。蒋俊丹等[53]探讨了舒芬太尼复合TCI丙泊酚在老年患者经尿道前列腺电切术(TURP)抑制尿道镜置入反应的半数有效效应室靶浓度($EC_{50}$)。结果显示，除1例患者放置鼻咽通气道效果不佳，改行气管插管全身麻醉外。其余21例患者，年龄(69±8)岁，体重(62±17)kg，在复合TCI丙泊酚(血浆靶浓度4 μg/ml)时，舒芬太尼抑制尿道镜置入反应的$EC_{50}$为0.23 ng/ml，95%可信区间为0.12～0.44 ng/ml。沈耀峰等[54]观察了丙泊酚及七氟烷对行肺切除术的老年患者单肺通气(OLV)时脑氧供需平衡的影响。研究时点：麻醉诱导前($T_1$)、插管后双肺通气(TLV)15 min($T_2$)、OLV 30 min($T_3$)、恢复双肺通气(rTLV)15 min($T_4$)。结果显示，丙泊酚复合芬太尼全凭静脉麻醉组(P组)和七氟烷复合芬太尼吸入麻醉组(S组)患者均顺利完成手术。两组患者在$T_2$时间点的血氧饱和度($SjvO_2$)均较同组$T_1$时间点显著升高，S组$T_2$、$T_3$、$T_4$时间点的$SjvO_2$均显著高于P组同时间点。两组均有患者发生脑氧失衡，S组在$T_3$时间点脑氧失衡的发生率为60%，显著高于P组的30%。两组在$T_3$时间点的Qs/Qt均较同组$T_2$时间点显著增加，动脉血氧分压($p_aO_2$)均较同组$T_2$时间点显著下降。表明在OLV期间，BIS为40～60，与丙泊酚相比，七氟烷并未显著抑制肺血管收缩反应，对机体氧合无显著影响；丙泊酚对脑氧供需匹配良好，优于七氟烷。

张永谦等[55]*通过多中心分析了老年重症患者手术中应用依达拉奉对患者预后的影响。结果显示老年重症患者术中应用依达拉奉可防止丙二醛升高、SOD下降，降低术中低血压发生率，减少老年重症患者总住院日与ICU住院日，特别是行不停跳冠状动脉旁路移植术患者术中应用依达拉奉，术后cTnⅠ与LVEF测量值试验组与术前和对照组相比都有明显改善。朗宇等[56]研究了老年人椎管内麻醉中应用小剂量右美托咪定(DEX)镇静的安全性和可行性。结果发现，患者麻醉期间循环、呼吸参数均在正常范围内。给药10 min后与给药即刻相比，DEX组血压下降10%～15%，对照组无明显改变。DEX组给药10 min后各时间点BIS值与给药即时相比均显著降低；DEX组给药30 min后各时间点BIS值均明显低于对照组[95% CI：(70～95) vs (80～100)]。DEX组给药20 min后各时间点OAA/S评分均低于给药即时，且均明显低于对照组[95% CI：(3～4) vs (4～5)]。表明老年患者椎管内麻醉术中应用小剂量DEX镇静有效、可行，其安全性有待大样本研究验证。朗宇等[57]观察了在老年患者椎管内麻醉中连续输注小剂量右美托咪定(DEX)镇静对心功能指标的影响。结果显示老年患者椎管内麻醉期间持续输注小剂量DEX镇静对心功能指标影响轻微。

张承华等[58]*回顾性分析了髋关节置换术的高龄患者术后谵妄的发生率及危险因素。结果发现高龄、术前合并肺心病、术前合并肺部感染、全身麻醉、术后低氧血症是术后谵妄的独立危险因素。刘伟等[59]观察了七氟烷复合丙泊酚静吸复合麻醉对老年食管癌患者术后早期认知功能的影响。结果与手术前 1 d 比较,七氟烷复合丙泊酚麻醉组(S 组)和丙泊酚全凭静脉组(P 组)患者术后第 3 天简易精神状态量表(MMSE)评分均降低,但组间差异无统计学意义,术后第 7 天恢复正常。S 组术后出现轻度认知功能障碍的患者为 4 例(27%),P 组为 2 例(13%)。与麻醉前相比,两组患者术毕及术后第 3 天 NSE 的含量显著增高,但组间差异无统计学意义。显示与丙泊酚全凭静脉麻醉相比,七氟烷复合丙泊酚静吸复合麻醉并不增加术后早期认知功能障碍的发生率。李宇等[60]研究了老年患者全身麻醉下行上腹部手术术后并发肺部感染的原因。结果显示,1 256 例老年患者中 92 例发生肺部感染,感染率为 7.32%。除性别因素外,年龄、手术时间、术后呼吸道分泌物的清理及术后活动度、是否吸烟均与肺部感染的发生有一定相关性,各项目内比较,差异有统计学意义。年龄>70 岁患者肺部感染率为 10.31%,高于年龄<70 岁者的 5.63%;手术时间>2 h 患者感染率为 10.46%,高于手术时间<2 h 者的 5.40%;术后呼吸道分泌物的清理及时者感染率为 6.59%,低于未及时清除者的 15.69%;术后早期活动者感染率为 5.14%,低于晚期活动者的 12.34%;吸烟者的感染率为 10.54%,高于不吸烟者的 4.90%,差异均有统计学意义;痰菌培养以铜绿假单胞菌、大肠埃希菌及肺炎链球菌等为主,分别占 27.45%、22.55%、19.61%。表明老年患者全身麻醉下进行上腹部手术后并发肺部感染的发生与多种因素有关,感染病原菌种类较多,治疗过程应引起重视。

**(八) 小儿麻醉**

小儿麻醉相关文章仍注重方法学,以各类手术中采用何种麻醉方式获得更好的管理效果为重点。不同种麻醉方法的复合应用以及药物的应用对减少小儿麻醉并发症的效果是研究的主要方向。

*1. 术前用药*

姜丽华等[61]对盐酸戊乙奎醚用于新生儿肠梗阻急诊手术进行了研究。结果显示麻醉诱导前 A 组静注盐酸戊乙奎醚 0.3 mg 后 10、30 min 时鼓膜温度慢于、HR 低于、$SpO_2$ 高于麻醉前静注阿托品 0.1 mg 组。表明盐酸戊乙奎醚具有扩张支气管平滑肌、减少呼吸道分泌物、改善微循环等作用,用于新生儿肠梗阻急诊手术可减轻患儿误吸所致的肺部症状,改善患儿末梢循环,缩短患儿在 ICU 停留时间。

*2. 麻醉诱导与插管*

徐华等[62]* 比较了舒芬太尼与芬太尼对小儿全麻诱导期血流动力学和应激反应。结果表明舒芬太尼能有效抑制小儿全麻诱导期的应激反应,血流动力学更稳定。陈小玲等[63]比较了不同年龄患儿不同方法置入喉罩的效果。结果发现喉罩可安全有效地用于小儿气道管理;反转法并部分套囊充气,相对于侧入法和标准法置入更容易,并发症少,适用于学龄前儿童和幼儿。而前者较后者置入喉罩更容易。推荐反转法并部分套囊充气的方法作为儿科患者插入喉罩的适宜选择。

*3. 术中麻醉维持*

小儿专科麻醉的方法选择多样化,2011 年文献对一些特定手术采用特定麻醉方法以观察效果。

辛忠等[64]比较了丙泊酚全凭静脉麻醉、七氟烷吸入麻醉及静吸复合麻醉在学龄儿童先天性漏斗胸中的应用。结果显示七氟烷丙泊酚静吸复合麻醉诱导平稳,麻醉维持血流动力学稳定,较全凭静脉麻醉或吸入麻醉苏醒更为迅速,术后并发症少。戴锦艳等[65]观察了七氟烷在小儿门诊手术的应用。结果七氟烷组的诱导时间、苏醒时间均短于氯胺酮组;七氟烷组血流动力学变化较氯胺酮组小;两组呼吸抑制作用都有发生,但差异无统计学意义。表明七氟烷吸入全麻应用于皮肤外科小儿门诊短小手术,具有诱导迅速、苏醒快且完全,对血流动力学影响小,手术室停留时间短,操作简单易掌握等优点。戴勇等[66]比较了先天性膈疝(congenital diaphragmatic hernia, CDH)患儿七氟烷诱导维持与氯胺酮诱导复合异氟烷维持麻醉对呼吸循环及术后恢复的影响。结果显示七氟烷诱导与氯胺酮诱导复合异氟烷维持均能保持呼吸循环稳定,七氟烷诱导在缩短患儿苏醒时间方面更具优势。患儿术前氧浓度需求可能是预测术后机械通气时间的指标之一。贺芙云等[67]研究了喉罩吸入七氟烷全麻联合骶麻在小儿尿道下裂手术中的应用效果。喉罩吸入七氟烷联合骶麻组(A 组),喉罩吸入七氟烷组(B 组)和丙泊酚复合氯胺酮麻醉组(C 组)。结果与丙泊酚复合氯胺酮麻醉组相比,喉罩吸入七氟烷联合骶麻组和喉罩吸入七氟烷组诱导平稳,苏醒时间明显缩短。切皮后 30、60 min、术毕时喉罩吸入七氟烷组和丙泊酚复合氯胺酮麻醉组 HR 明显快于喉罩吸入七氟烷联合骶麻组和诱导前,且术中体动、气道辅助处理和苏醒期躁动发生率明显高于七氟烷联合骶麻组。表明喉罩吸入七氟烷全麻联合骶麻气道管理方便,有效抑制应激反应,不良反应少,可安全有效地应用于小儿尿道下裂手术。关雷等[68]对舒芬太尼用于小儿神经外科手术麻醉进行了研究。使用舒芬太尼和芬太尼进行麻醉和诱导,苏醒期自主呼吸恢复时间、睁眼时间、拔管时间差异均无统计学意义;躁动(RS)评分舒芬太尼组低于芬太尼组,Ramsay 镇静(RSS)评分舒芬太尼组高于芬太尼组。显示舒芬太尼在麻醉诱导期血流动力学更稳定，并可以有效预防小儿神经外科手术苏醒期的躁动，在小儿神经外科麻醉中具有很好的临床应用价值。王新河等[69]研究了七氟烷全凭吸入麻醉在婴儿唇裂整复术中应用的可行性和安全性。丙泊酚-芬太尼静脉麻醉组气管插管时 HR 明显快于入室后及七氟烷全凭吸入麻醉组；七氟烷组拔管时间和改良 Aldrete 评分到 9 分的时间均明显短于丙泊酚组；七氟烷组苏醒期躁动例数多于丙泊酚组；两组患儿均无苏醒期呕吐；七氟烷组患儿的维库溴铵用量显著小于丙泊酚组。表明七氟烷全凭吸入麻醉维持平稳，苏醒迅速完全，可安全用于婴儿唇裂整复手术。其不足是苏醒期躁动发生率高，可通过早期镇痛来降低躁动发生率。莫伟波等[70]观察了丙泊酚复合右美托咪定和丙泊酚复合氯胺酮静脉全麻对行先天性心脏病导管封堵术患儿术中血流动力学，以及术后麻醉恢复时间的影响。丙泊酚复合右美托咪定静脉全麻组和丙泊酚复合氯胺酮静脉全麻组两组在心内操作时心率均较麻醉诱导前显著增加，但后者更为明显，且麻醉恢复时间显著较长。表明丙泊酚复合右美托咪定静脉全麻下行小儿先天性心脏病介入治疗对操作过程中的心率影响更小，麻醉恢复更快。易善元等[71]研究了七氟烷全麻在小儿气道异物取出术中的应用。结果发现氯胺酮麻醉组手术时间及麻醉苏醒时间比七氟烷麻醉组长，且术后延迟呼吸抑制、舌后坠的发生率更高，各时点心率较快。结果显示以七氟烷为主复合短效非去极化肌松药的麻醉用于小儿气管异物取出，麻醉更平稳，有利于术者操作，术中术后并发症少，患儿恢复快，是一种安全有效的方法。

4. *药物与术后躁动*

朱焱林等[72]观察了小儿七氟烷麻醉苏醒期在不同年龄和不同麻醉方法时的躁动情况。在学龄前儿童静-吸复合组（A1 组）、七氟烷吸入组（A2 组）、学龄儿童静-吸复合组（B1 组）、七氟烷吸入组（B2 组）四组中，同一年龄不同麻醉方式组患儿术后轻、中、重度躁动发生率 A2 组明显高于 A1 组、B2 组明显高于 A1 组、B2 组明显高于 B1 组。不同年龄同一麻醉方式组的患儿术后轻、中度躁动发生率 A1 组明显高于 B1 组、A2 组明显高于 B2 组；而重度躁动发生率 A2 组明显高于 B2 组。表明学龄前儿童及吸入麻醉苏醒期躁动发生率高。

5. *脏器功能影响*

李刚莲等[73]* 观察了低体温对小儿围术期的影响，并探讨了小儿麻醉的温度管理措施。结果表明小儿围麻醉期低体温使围术期的危险性增加，麻醉医师需积极采用保温措施防止围术期低体温发生，以增加手术和麻醉安全性。邢准等[74]* 研究了滤除白细胞异体血对围术期患儿细胞免疫功能的影响。结果显示输注滤除白细胞的异体血有助于改善围术期患儿的细胞免疫功能。季惠等[75]观察了麻醉期间输注不同张力不同葡萄糖浓度的液体对小儿血电解质和血糖的影响。结果显示 1～6 岁小儿围术期输注等张液更有利于血电解质的稳定，不补或补少量葡萄糖可维持血糖正常。王亚欣等[76]观察了小儿心脏手术前补充小剂量甲状腺激素对围术期甲状腺激素水平的影响及其对心肌的保护作用。患儿分为研究组（A 组）和空白对照组（B 组）。A 组于术前 4 d 至术前 1 d 每天按 0.4 mg/kg 口服甲状腺素片；B 组不进行任何处理。分别于入院后、CPB 前、CPB 体温最低点、术后第 1 天、第 2 天、第 4 天取血测定三碘甲状腺原氨酸（$T_3$）、游离三碘甲状腺原氨酸（$FT_3$）、甲状腺素（$T_4$）、游离甲状腺素（$FT_4$）和促甲状腺激素（TSH）浓度。在手术结束前每组随机选 6 例患儿留取心房标本测定心肌球蛋白重链（MHC）亚型 α、βmRNA 的表达情况，在术后 24 h 取血测定血清肌酸激酶同工酶（CK-MB）及心肌肌钙蛋白（cTnI）阳性率。结果显示甲状腺素组患儿较对照组的 $T_4$ 浓度 CPB 体温最低点时降低，而 B 组患儿的 $T_4$ 浓度 CPB 体温最低点、术后第 1 天和第 2 天时均有下降。A 组患儿 $T_3$ 和 $T_4$ 浓度在术后第 1 天、第 2 天高于对照组；$FT_3$ 在 CPB 体温最低点、术后第 1 天和第 2 天时高于 B 组；$FT_4$ 在 CPB 前、术后第 1 天、第 4 天高于对照组。A 组患儿正性肌力药的使用率低于对照组，CK-MB 含量及 cTnI 阳性率也低于对照组。甲状腺素组 MHCα mRNA 的表达量增强而 MHCβ mRNA 的表达量减弱。说明心脏手术前补充小剂量甲状腺激素可明显纠正术后正常甲状腺病态综合征，减少正性肌力药物的使用并提供良好的心肌保护作用。

**（九）其他**

许立国等[77]观察了低浓度利多卡因局麻复合丙泊酚镇静在乳腺局部病灶切除术中的应用效果。结果显示静脉输注舒芬太尼、咪达唑仑后 TCI 丙泊酚联合低浓度（0.25%）利多卡因局麻在乳腺局部病灶切除术中应用效果良好。张绍刚等[78]* 观察了静脉全麻复合颈丛神经阻滞及术后镇痛，对颈淋巴结结核患者术后呼吸、循环及 T 细胞亚群的影响。结果发现静脉全麻复合颈丛神经阻滞及术后镇痛可减轻颈淋巴结结核患者术后免疫功能的抑制，并改善呼吸、循环功能。

张砭等[79]比较分析了腹主动脉瘤腔内修复术与开腹切除术的麻醉管理特点。结果表明腹主动脉瘤腔内修复术时患者的麻醉手术时间、液体出入量及血管活性药物应用水平均低于腹主动脉瘤开腹切除术，且监护麻醉、全凭静脉麻醉同样适用于该术式。刘志强等[80]研究了自主改进的 Mapleson-D 型（麦氏 D 型）呼吸回路在短小手术静脉麻醉中的使用效果。结果显示,普通面罩组(A组)和改进型麦氏D型呼吸回路(B组)在推药前和推药后3 min的血压、心率的差异无统计学意义。两组中发生呼吸抑制的患者均表现为低氧血症,多合并有其他呼吸抑制的表现,使用改进型麦氏D型呼吸回路患者呼吸抑制的总体发生率低于普通面罩吸氧组,低氧血症的发生率较低,且纠正时间也较短。表明与普通吸氧面罩比较,改进型麦氏D型呼吸回路使用简便,发生呼吸抑制程度较轻且纠正迅速,在短小手术静脉麻醉的呼吸管理中有使用价值。

黄俊梅等[81]通过观察生命体征评价了气管插管麻醉在Peutz-Jeghers综合征小肠息肉行小肠镜治疗中的应用价值。结果显示气管插管全醉下对Peutz-Jeghers综合征患者行电子小肠镜检查治疗安全有效。刘冬冬等[82]研究了舒芬太尼与芬太尼鼻腔给药在无痛肠镜诊疗中的可行性。研究分组:Ⅰ组经鼻滴入芬太尼1 μg/kg;Ⅱ组静注芬太尼1 μg/kg;Ⅲ组静注舒芬太尼0.1 μg/kg;Ⅳ组经鼻滴入舒芬太尼0.17 g/kg。研究时点:用药前($T_0$)、用药后1 min($T_1$)、2 min($T_2$)、静脉推注利多卡因及丙泊酚后1 min($T_3$)、2 min($T_4$)、3 min($T_5$)、4 min($T_6$)及清醒时($T_7$)。结果显示,MAP四组在$T_2$～$T_7$时均低于$T_0$时,组间比较差异无统计学意义;$SpO_2$在$T_4$、$T_5$时Ⅱ组、Ⅲ组低于Ⅰ组、Ⅳ组,Ⅰ组与Ⅳ组比较差异无统计学意义,Ⅱ组$T_2$～$T_6$时低于$T_0$时、Ⅲ组$T_3$～$T_6$时低于$T_0$时;丙泊酚的诱导量Ⅱ组高于Ⅰ、Ⅲ、Ⅳ三组,Ⅰ组、Ⅱ组与Ⅳ组相比较差异无统计学意义。表明0.1 μg/kg舒芬太尼或1 μg/kg芬太尼鼻腔给药配伍静脉丙泊酚用于无痛肠镜诊疗是安全有效的。李渭敏等[83]*比较了瑞芬太尼靶控输注复合不同靶浓度丙泊酚靶控输注在纤维支气管镜检查术术中的麻醉效果。结果显示丙泊酚效应室靶浓度5.5 μg/ml,复合瑞芬太尼效应室靶浓度3.0 ng/ml靶控输注,行纤维支气管镜检查麻醉术麻醉效果最好。曹德钧等[84]研究了改良面罩通气在丙泊酚-芬太尼麻醉下纤维支气管镜(FOB)检查术的效果。研究时点:检查前($T_1$)、FOB刚进入声门时($T_2$)、FOB触碰气管隆突时($T_3$)、拔出FOB后即刻($T_4$)和患者清醒后5 min时(A组检查结束后10 min,$T_5$)。结果显示,$T_3$、$T_4$时利多卡因表面麻醉组(A组,$n$=20)SBP、DBP明显高于丙泊酚-芬太尼麻醉联合改良面罩组(C组,$n$=30),HR明显快于C组。$T_3$时丙泊酚-芬太尼麻醉组(B组,$n$=36)$PaO_2$明显低于A、C组,$PaCO_2$明显高于A、C组。$T_5$时A组皮质醇和血糖均显著高于B、C组和$T_1$时。表明FOB检查术患者丙泊酚-芬太尼麻醉下改良面罩通气效果良好。姚彤等[85]回顾性分析了瑞芬太尼复合丙泊酚或咪唑安定在纤维胆道镜下胆管球囊扩张术中镇痛镇静的安全性和有效性。结果显示瑞芬太尼复合丙泊酚或咪唑安定均可以安全的用于纤维胆道镜下胆管球囊扩张术;瑞芬太尼复合咪唑安定血流动力学稳定,顺行性遗忘作用强,镇静时间适中,不良反应少。

(陈　辉　包　睿)

## 参考文献


1　潘方立,等.上海医学,2011,34(2):102
2　赵丽云,等.心肺血管病杂志,2011,30(3):202
3　赵丽云,等.中华麻醉学杂志,2010,30(10):1156
4　王　刚,等.中华胸心血管外科杂志,2011,27(7):404
5　李巅远,等.中华麻醉学杂志,2010,30(10):1153
6　李　锐,等.临床麻醉学杂志,2011,27(3):242
7　王剑辉,等.中华麻醉学杂志,2010,30(7):787
8　戚杨颂,等.中华麻醉学杂志,2011,31(1):10
9*　衣玉胜,等.临床麻醉学杂志,2010,26(10):854
10　董秀华,等.临床麻醉学杂志,2011,27(6):528
11*　宋丹丹,等.中华麻醉学杂志,2010,30(8):928
12　翟明玉,等.中华麻醉学杂志,2010,30(8):931
13　史春霞,等.中华麻醉学杂志,2010,30(12):1431
14　穆东亮,等.北京大学学报(医学版),2011,43(2):242
15　黄东晓,等.中华麻醉学杂志,2010,30(7):811
16　李明川,等.中华麻醉学杂志,2011,31(4):401
17*　邱郁薇,等.上海医学,2010,33(8):720
18　刘爱杰,等.临床麻醉学杂志,2011,27(9):905
19　石　妤,等.中华麻醉学杂志,2010,30(8):919
20　杨天明,等.中华急诊医学杂志,2011,20(1):65
21　吴坛光,等.中华麻醉学杂志,2011,31(3):334
22*　陈　君,等.中华麻醉学杂志,2011,31(1):17
23　王志萍,等.中华麻醉学杂志,2010,30(12):1416
24　王　涛,等.军医进修学院学报,2011,32(2):158
25　黎　平,等.临床麻醉学杂志,2011,27(8):755
26　李彩霞,等.中华麻醉学杂志,2010,30(12):1409
27　公茂伟,等.解放军医学杂志,2011,36(9):942
28　尤克强,等.上海医学,2010,33(12):1103
29　葛叶盈,等.中南大学学报(医学版),2010,35(12):1278

30 沈　浩，等.上海医学，2010，33(8)：705
31 林　生，等. 中华麻醉学杂志，2010，30(11)：1284
32 梁　冰，等.广东医学，2011，32(4)：510
33 麻伟青，等.中华麻醉学杂志，2011，31(5)：560
34* 张光英，等.中华麻醉学杂志，2011，31(4)：465
35* 严美娟，等.中华麻醉学杂志，2011，31(3)：299
36 秦培娟，等. 中国微创外科杂志，2011，11(3)：210
37 王忠慧，等.临床麻醉学杂志，2011，27(9)：848
38 郝　静，等. 中国微创外科杂志，2011，11(3)：215
39 何建华，等. 临床麻醉学杂志，2010，26(12)：1070
40 周金锋，等.临床麻醉学杂志，2011，27(4)：385
41 吴晓丹，等.中华麻醉学杂志，2011，31(6)：664
42 许川雅，等. 中国微创外科杂志，2010，10(12)：1118
43 周　玲，等.临床麻醉学杂志，2011，27(1)：44
44 段宏军，等.中华麻醉学杂志，2010，30(7)：805
45 李成文，等.中华麻醉学杂志，2010，30(8)：980
46 曹江北，等. 中华麻醉学杂志，2010，30(10)：1236
47* 鲍　杨，等. 第二军医大学学报，2010，31(12)：1333
48 王建伟，等.临床麻醉学杂志，2011，27(4)：394
49 喻文立，等. 中华麻醉学杂志，2010，30(12)：1424
50 沈　宁，等.中山大学学报(医学科学版)，2011，32(5)：612
51 胡春晓，等.临床麻醉学杂志，2010，26(11)：950
52 李　民，等.中华医学杂志，2011，91(9)：600
53 蒋俊丹，等.中华麻醉学杂志，2011，31(5)：542
54 沈耀峰，等.上海医学，2010，33(12)：1088
55* 张永谦，等.中华医学杂志，2011，91(33)：2319
56 朗　宇，等.中华医学杂志，2011，91(28)：1953
57 朗　宇，等.解放军医学杂志，2011，36(9)：976
58* 张承华，等.临床麻醉学杂志，2011，27(5)：455
59 刘　伟，等.临床麻醉学杂志，2011，27(4)：373
60 李　宇，等. 中华医院感染学杂志，2011，21(12)：2469
61 姜丽华，等.临床麻醉学杂志，2011，27(4)：383
62* 徐　华，等.临床麻醉学杂志，2011，27(7)：638
63 陈小玲，等. 中华麻醉学杂志，2010，30(10)：1271
64 辛　忠，等.临床麻醉学杂志，2011，27(3)：290
65 戴锦艳，等. 临床麻醉学杂志，2010，26(12)：1077
66 戴　勇，等.临床麻醉学杂志，2011，27(7)：653
67 贺芙云，等.临床麻醉学杂志，2011，27(4)：369
68 关　雷，等.临床麻醉学杂志，2011，27(7)：644
69 王新河，等.临床麻醉学杂志，2011，27(2)：160
70 莫伟波，等.医学临床研究，2010，27(12)：2261
71 易善元，等. 中华急诊医学杂志，2011，20(3)：310
72 朱焱林，等.临床麻醉学杂志，2010，26(11)：988
73* 李刚莲，等.重庆医学，2010，39(22)：3087
74* 邢　准，等.中华麻醉学杂志，2011，31(7)：816
75 季　惠，等.临床麻醉学杂志，2011，27(9)：858
76 王亚欣，等.临床麻醉学杂志，2011，27(5)：448
77 许立国，等.临床麻醉学杂志，2011，27(4)：396
78* 张绍刚，等.临床麻醉学杂志，2010，26(11)：947
79 张　砥，等. 中国微创外科杂志，2011，11(6)：517
80 刘志强，等. 第二军医大学学报，2010，31(12)：1353
81 黄俊梅，等.徐州医学院学报，2011，31(3)：198
82 刘冬冬，等.临床麻醉学杂志，2011，27(2)：163
83* 李渭敏，等.临床麻醉学杂志，2011，27(2)：129
84 曹德钧，等.临床麻醉学杂志，2011，27(8)：744
85 姚　彤，等.中华医学杂志，2011，91(9)：626

## 三、重症监测与治疗

### (一) 麻醉深度监测

为实现麻醉的快速通路，麻醉深度监测是近年来研究的重要方面。

1. *麻醉深度监测方法*

阳红卫等[1]观察了靶控输注(TCI)丙泊酚预测效应部位浓度(EC)值与麻醉趋势指数(NTI)和脑电双频指数(BIS)的关系。计算5%、50%及95%患者在语言反应消失(LVC)及意识消失(LOC)时的预测EC、BIS和NTI。结果显示TCI丙泊酚时患者出现LVC及LOC时预测EC总是在一定的范围波动。丙泊酚预测EC与BIS和NTI均呈较好的线性关系。与BIS比较，出现意识状态改变时NTI数值变化范围较小，用于反映麻醉中患者LVC及LOC可能更有效。夏江玲等[2]观察了丙泊酚镇静深度对正中神经中潜伏期体感诱发电位的影响，结果显示与清醒时比较，意识消失时BIS明显降低，N35波潜伏期无明显变化，N55波潜伏期明显延长，N35、N55波幅均明显降低。插管后5 min，BIS亦明显降低，N35、N55潜伏期均明显延长，N35、N55波幅均明显降低。表明在全麻诱导期随着镇静深度增加,正中神经中潜伏期体感诱发电位潜伏期延长,波幅降低,N55 波幅能够反映镇静深度。

*2. 麻醉深度监测的临床应用*

张建敏等[3]观察了 BIS 监测不同年龄全麻患儿麻醉深度的可行性。结果显示 BIS 值变化趋势与密西根大学镇静评分相似,且年龄≤3 月的患儿与其他组患儿(3 月至 2 岁,2～6 岁,6～12 岁)相比,麻醉后气管拔管时间明显延长,四组患儿麻醉后自主呼吸恢复时间无统计学差异。表明在不同年龄全身麻醉患儿中,脑电双频指数仪可以有效监测麻醉深度。熊云川等[4]观察了丙泊酚靶控输注期间麻醉深度指数(CSI)对意识状态变化的预测效果及年龄因素对它的影响。结果显示随着丙泊酚效应室浓度增加,CSI 逐渐降低,CSI 与清醒镇静警觉评分(OAA/S)均有较好的相关性,在预测患者在不同 OAA/S 评分时的镇静程度均表现出较高的 PK 值,丙泊酚靶控输注期间,CSI 可以较好地预测老年人与中青年人的意识状态。在相同意识状态下,老年人的 CE 要低于中青年人,其 CSI 值高于中青年人。陈益君等[5]观察了 CSI 指导七氟烷麻醉对老年患者术后认知功能的影响。术中七氟烷吸入浓度以确保 CSI 值在 40～60 的范围为准,结果提示临床麻醉中要根据患者的年龄选择合适的七氟烷吸入浓度,CSI 可以作为调节七氟烷麻醉深度的一个重要监测指标,有利于减少老年患者术后出现认知功能障碍。而吴镜湘等[6]* 联合应用近红外光谱(NIRS)联合脑电双频谱指数(BIS)监测深低温停循环(DHCA)手术中脑氧平衡状况,分析监测指标的相关性。结果显示 NIRS 监测的指标脑组织氧合指数(TOI)与 MAP、BIS 无显著线性相关,但与混合静脉血氧饱和度($S_vO_2$)呈显著正相关。表明近红外脑氧联合 BIS 监测可用于 DHCA 手术脑氧平衡动态监测,可综合判断术中脑保护的效果。

**(二) 容量治疗**

容量治疗目前仍存在一定的争议,但一般提倡目标指导下的容量治疗,故今年收录了容量治疗监测的文献。同时容量治疗不仅仅是影响到患者的循环容量,也会影响到机体的免疫功能。

*1. 容量治疗的监测*

王合梅等[7]观察了每搏变异度(SVV)与患者血容量变化的相关性。结果显示 SVV 与羟乙基淀粉输注量之间的相关系数较高。表明 SVV 与患者血容量变化相关性较高,可用于指导容量治疗。蔡勤芳等[8]计算了不同潮气量通气患者液体治疗时每搏变异度判断扩容效应的阈值。结果显示潮气量为 8 ml/kg 和 10 ml/kg机械通气下,SVV 判断患者液体治疗时扩容有效的阈值分别为 10.5%和 13.5%。王平等[9]观察了每搏变异度指导术中限制性输液对肝叶切除术患者肝肾功能的影响。常规输液组(A 组)和限制性输液组(B 组)术中静脉输注复方电解质注射液和 6%羟乙基淀粉 130/0.4,晶体液和胶体液的比例为 2∶1,A 组和 B 组输液速率分别为 10～20 和 5～12 ml/(kg·min),分别维持每搏变异度值 5～7 和 11～13。与 A 组比较,B 组异体输血率降低,输血量、出血量和尿量减少,术后 1 d 时血清总蛋白和清蛋白的浓度升高。

*2. 容量治疗与免疫功能*

刘慧慧等[10]观察了急性等容血液稀释对脊柱手术患者超敏 C 反应蛋白(hs-CRP)的影响。结果显示术后 24 h 时,急性等容血液稀释组的 hs-CRP 明显较常规输液组升高。表明术前行急性高容量血液稀释对患者血流动力学及凝血功能无明显影响,但 hs-CRP 水平显著增加,预示术后感染机率增大。戴春宇等[11]观察了急性非等容血液稀释(ANIH)对直肠癌手术患者围术期 Th1/Th2 型细胞因子的影响。急性非等容血液稀释组患者麻醉诱导前经桡动脉采血,以 ACD 集血袋收集保存,采血量为 400～600 ml(相当于血容量的 10%～15%),采血后以 50 ml/min 输注 HES 130/0.4 1 000～1 200 ml,并于手术结束前予以自体血回输。术后第 1 天常规液体治疗未输血组 IL-2 水平降低,而 IL-10 水平明显增加,但术后第 4 天均恢复至术前水平,行 ANIH 的直肠癌患者术毕及术后第 1 天 Th1 型及 Th2 型细胞因子无明显改变,但术后 Th1/Th2 比值升高。表明 ANIH 可维持术中 Th1 型及 Th2 型细胞因子的稳定,提高术后 Th1 型细胞因子比例,改善直肠癌患者围术期细胞免疫功能。戴春宇等[12]* 比较了急性非等容血液稀释(ANIH)和急性高容血液稀释(AHH)联合控制性降压(CH)对直肠癌患者围术期自然杀伤(NK)细胞和细胞因子诱导杀伤(CIK)细胞的影响。结果显示,直肠癌患者术前即存在 NK 细胞和 CIK 细胞的降低,围术期实施 AHH4-CH 和 ANIH 不仅能起到维持循环稳定、血液保护的作用,更为重要的是能使直肠癌手术患者术前降低的 NK 细胞和 CIK 细胞增加,提高自身免疫能力。

**(三) 缺血-再灌注损伤**

*1. 缺血-再灌注损伤的保护*

王丽等[13]研究了烟碱预处理对大鼠心肌缺血-再灌注损伤的保护作用及其可能机制。结果显示与缺血-再灌注组比较,烟碱预处理组血浆肌酸激酶同工酶(CK-MB)活性、丙二醛(MDA)含量及心肌组织髓过氧化物酶(MPO)活性均降低,血浆超氧化物歧化酶(SOD)活性升高,心肌病理学损伤减轻。表明烟碱预处理可减轻大鼠心肌缺血-再灌注损伤,其机制可能与减少氧自由基生成、增强心肌抗氧化能力有关。王娜等[14]观察了帕瑞昔布钠对大鼠局灶性脑缺血再灌注损伤的影响。帕瑞昔布钠处理组在缺血前 15 min 和再灌注 11 h 时静脉注射帕瑞昔布钠。结果显示帕瑞昔布钠处理组神经功能评分升高，脑梗死体积缩小，TNF-α 表达下调，脑源性神经营养因子（BDNF）表达上调。表明帕瑞昔布钠可减轻大鼠局灶性脑缺血再灌注损伤，其机制与抑制炎性反应和上调 BDNF 表达有关。段忠心等[15]观察了二氮嗪后处理对大鼠离体心脏缺血再灌注损伤的影响。二氮嗪组（D 组）在再灌注 5 min 时灌注含 50 μmol/L 二氮嗪的 K-H 液 5 min，然后再灌注 20 min；线粒体 ATP 敏感性钾通道阻断剂 5-羟葵酸＋二氮嗪后处理组（5-HD＋D 组）在灌注二氮嗪前灌注含 100 μmol/L 5-羟葵酸的 K-H 液 5 min，再灌注 20 min。结果显示与缺血/再灌注组和 5-HD＋D 组比较，D 组心功能和线粒体呼吸功能改善，心肌细胞线粒体膜电位（MMP）升高，氧自由基（ROS）水平降低。表明二氮嗪后处理可减轻大鼠心肌缺血再灌注损伤，其机制与开放线粒体 ATP 敏感性钾通道而改善线粒体功能有关。

2. 器官保护

朱宏伟等[16]观察了 L-N6-（亚氨乙基）-赖氨酸（L-NIL）对大鼠移植肺缺血再灌注损伤的影响。与肺移植组相比，L-NIL 处理组肺组织干/湿重比（W/D）比和伊文氏蓝含量减少，丙二醛（MDA）含量、髓过氧化物酶（MPO）及诱导型一氧化氮合酶（iNOS）活性降低，内皮细胞性一氧化氮合酶（eNOS）活性升高，肺组织毛细血管内充血减少，炎性细胞浸润减少。显示再灌注早期静脉注射 L-NIL 可减轻大鼠移植肺缺血再灌注损伤。熊军等[17]比较了缺血预处理和缺血后处理对大鼠心肌缺血再灌注时炎性反应的影响。与缺血/再灌注组比较，缺血预处理组（IPC 组）平均动脉压（MAP）升高，缺血后处理组（IPOC 组）MAP 和心肌耗氧指数（RPP）均升高，两组血清 cTnI 和炎性细胞因子浓度降低，心肌梗死体积缩小；与 IPC 组比较，IPOC 组血清炎性细胞因子浓度升高，心肌梗死体积增大。说明缺血预处理减轻大鼠心肌缺血再灌注时炎性反应的作用强于缺血后处理，从而使心肌保护效应较好。牛新环等[18]观察了再灌注初期控制性降压对肝叶切除术患者肝缺血再灌注损伤的影响。与对照组比较，控制性降压组再灌注 25 min 时血浆内皮素、TNF-α 和 IL-1 的浓度降低，血浆 NO 浓度升高。表明再灌注初期控制性降压 10 min 可减轻肝叶切除术患者肝缺血再灌注损伤，其机制与调节肝窦内皮细胞内皮素和 NO 的平衡及抑制炎性反应有关。王莹等[19]观察了依达拉奉对大鼠失血性休克复苏后重要脏器功能及血浆炎症因子表达的影响。结果显示依达拉奉可降低失血性休克大鼠复苏后 24 h 血浆炎症因子（TNF-α、IL－6）水平，在一定程度上改善复苏后重要脏器的功能。

3. 休克与脏器保护

熊响清等[20]研究了亚甲蓝对感染性休克患者术中氧代谢的影响。结果提示与去甲肾上腺素组相比，术中给予亚甲蓝可改善感染性休克患者的血流动力学和组织氧合指标。表明术中应用 0.5～1.0 mg/(kg · min)亚甲蓝不仅可改善感染性休克患者术中血液动力学，还可改善机体氧代谢。陈震等[21]* 研究了去甲肾上腺素对非控制性失血性休克复苏后大鼠肾脏损伤的影响。结果显示在保证血容量的情况下，非控制性失血性休克的复苏过程中使用 NE 较单纯乳酸林格液复苏可减轻大鼠肾脏损伤，提高生存率。

**（四）急性肺损伤**

今年有关急性肺损伤的文献相对较少。陈畅等[22]探讨 p38 分裂原激活蛋白激酶（p38MAPK）信号通路在失血性休克复苏诱发急性肺损伤小鼠血红素加氧酶 1（HO－1）表达上调中的作用。结果显示，用 FR167653 阻断 p38MAPK 信号通路后，肺组织病理学评分、肺湿/干重比、MPO、IL－6、IL－10、HO－1 和 p38 MAPK 激活水平均降低，由此说明 p38MAPK 信号通路介导了失血性休克复苏诱发急性肺损伤小鼠 HO－1 的表达上调。朱敏等[23]* 观察了大鼠急性肺损伤（ALI）过程中信号转导和转录活化因子－3（Signal transducers and activators of transcription 3，STAT－3）的活化对 caspase－3 表达的影响。结果提示大鼠 ALI 过程中 STAT－3 通路的激活可减低 caspase－3 的表达。

（万小健　卞金俊）

## 参 考 文 献


1　阳红卫，等. 临床麻醉学杂志，2010，26(12)：1026

2　夏江玲，等. 临床麻醉学杂志，2011，27(2)：145

3　张建敏，等. 首都医科大学学报，2010，31(5)：664

4　熊云川，等. 南方医科大学学报，2010，30(11)：2558

5　陈益君，等. 中国中西医结合外科杂志，2010，16(5)：544

6*　吴镜湘，等. 上海交通大学学报（医学版），2011，31(3)：317

7　王合梅，等. 中华麻醉学杂志，2010，30(7)：814

8　蔡勤芳，等. 中华麻醉学杂志，2010，30(7)：817

9　王　平，等. 中华麻醉学杂志，2011，31(1)：78

10　刘慧慧，等. 南方医科大学学报，2011，31(6)：1063

11　戴春宇，等. 中华麻醉学杂志，2010，30(10)：1273

12* 戴春宇,等.临床麻醉学杂志,2011,27(6):563
13 王 丽,等.临床麻醉学杂志,2010,26(10):886
14 王 娜,等.中华麻醉学杂志,2010,30(10):1258
15 段忠心,等.中华麻醉学杂志,2010,30(10):1163
16 朱宏伟,等.中华麻醉学杂志,2010,30(8):973
17 熊 军,等.中华麻醉学杂志,2010,30(10):1182
18 牛新环,等.中华麻醉学杂志,2011,31(6):732
19 王 莹,等.第二军医大学学报,2011,32(7):721
20 熊响清,等.中华麻醉学杂志,2010,30(10):1239
21* 陈 震,等.第二军医大学学报,2011,32(3):282
22 陈 畅,等.中华麻醉学杂志,2010,30(10):1247
23* 朱 敏,等.徐州医学院学报,2011,31(3):187

## 四、疼痛机制与治疗

### (一)疼痛机制的研究

周俊等[1]研究了神经病理性痛大鼠背根神经节双孔钾离子通道TRESK mRNA表达的变化。结果与对照组比较,神经病理性痛组大鼠后肢机械缩足反应阈值(MWT)明显降低,背根神经节TRESK mRNA表达明显下调,热缩足潜伏期(TWL)差异无统计学意义。表明神经病理性痛大鼠背根神经节TRESK mRNA表达下调,该变化可能与神经病理性痛的形成有关。冉然等[2]研究未损伤背根神经节(L4背根神经节)γ氨基丁酸A受体($GABA_A$受体)在大鼠神经病理性痛中的作用。结果与对照组比较,L4背根神经节局部注射$GABA_A$受体激动剂蝇蕈醇组大鼠热痛阈差异无统计学意义,机械痛阈升高;而注射$GABA_A$受体拮抗剂荷包牡丹碱组大鼠热痛阈和机械痛阈均降低。表明未损伤背根神经节$GABA_A$受体激活参与了神经病理性痛大鼠机械痛敏的发生发展,对热痛敏的发生发展可能不起主导作用。王英等[3]*研究了环氧化酶(COXs)在神经病理性痛大鼠背根神经节$P2X_3$受体表达上调中的作用。结果显示COXs参与了神经病理性痛大鼠背根神经节$P2X_3$受体表达上调,且COX-1的作用强于COX-2。张红等[4]*观察了神经干细胞(NSCs)移植数量对大鼠神经病理性痛的影响。结果显示NSCs移植减轻神经病理性痛的适宜数量为$10^5$个。

陈解元等[5]研究了神经病理性痛大鼠鞘内注射人前脑啡呔原(PENK)基因修饰人骨髓间充质干细胞(hMSC)的镇痛效果。发现坐骨神经慢性压迫性损伤大鼠鞘内注射hMSC-PENK细胞后PENK mRNA表达明显上调,痛阈明显升高,提示大鼠鞘内注射PENK基因修饰的hMSC可减轻神经病理性疼痛。宗剑等[6]评价加巴喷丁对奥沙利铂诱发神经病理性痛小鼠背根神经节(DRG)神经元高电压激活钙通道的影响。发现奥沙利铂诱发的神经病理性痛小鼠DRG神经元高电压激活钙通道峰电流密度和半数失活电位($V_{i1/2}$)升高,而给予加巴喷丁后峰电流密度和$V_{i1/2}$降低。提示加巴喷丁减轻小鼠奥沙利铂诱发神经病理性痛的机制可能与抑制DRG神经元高电压激活钙通道电流,促进通道失活有关。

尹显和等[7]探讨了脊髓小胶质细胞活化在大鼠术后持续痛中的作用。发现采用皮肤肌肉牵拉法建立大鼠术后持续性痛模型术后3~22 d时MWT降低,术后3、7 d时脊髓背角小胶质细胞特异性标记物Iba-1表达和小胶质细胞计数升高;而给予小胶质细胞活化特异性抑制剂米诺环素后,MWT升高,脊髓背角Iba-1表达和小胶质细胞计数降低。表明脊髓小胶质细胞的活化参与了大鼠术后持续性痛的形成。王蕴欣等[8]研究了背根神经节$P2X_3$受体在大鼠切口痛形成中的作用。结果显示,切口痛组大鼠累积疼痛评分和背根神经节细胞内$Ca^{2+}$浓度升高,背根神经节$P2X_3$受体表达上调;而给予$P2X_3$受体特异性拮抗剂TNP-ATP后,大鼠累积疼痛评分和背根神经节细胞内$Ca^{2+}$浓度降低,$P2X_3$受体表达下调。表明背根神经节$P2X_3$受体参与了大鼠切口痛的形成,其机制可能与升高细胞内$Ca^{2+}$浓度有关。吴焕兵等[9]观察了开胸术后慢性痛大鼠脊髓背角神经元ATP敏感型钾通道($K_{ATP}$通道)表达的变化。结果与对照组比较,开胸术后慢性痛组大鼠机械痛阈降低,爪抓挠皮区次数增加,术后30 d时胸段脊髓背角神经元$K_{ATP}$通道表达下调。表明开胸术后慢性痛大鼠脊髓背角神经元$K_{ATP}$通道表达下调,该变化可能参与了开胸术后慢性痛的病理生理机制。林菁艳等[10]观察了幻肢痛大鼠脊髓背角神经元和突触数量的变化。发现幻肢痛大鼠术后发生自噬,脊髓背角神经元数量未发生变化,突触数量增加。提示突触数量增加可诱发幻肢痛。

王军等[11]*研究了P-糖蛋白(P-gp)表达对晚期癌痛患者吗啡或丁丙诺啡镇痛效果的影响。结果提示P-gp表达阳性可减弱晚期癌痛患者吗啡或丁丙诺啡的镇痛效果。刘希江等[12]观察了胫骨癌痛大鼠脊髓背角5-羟色胺(5-HT)水平的变化。结果显示胫骨上段骨髓腔接种Walker 256大鼠乳腺癌细胞悬液的大鼠,7~21 d时机械痛阈降低,接种后7、14和21 d时脊髓背角5-HT含量升高,且5-HT含量与机械痛阈呈负相关。表明大鼠胫骨癌痛的形成与维持可能与脊髓背角5-HT水平升高有关。仲吉英等[13]研究了右美托咪啶对骨癌痛大鼠脊髓背角磷酸化cAMP反应元件结合蛋白(p-CREB)表达的影响。结果显示骨癌痛大鼠机械痛阈降低,脊髓背角p-CREB表达上调;鞘内注射右美托咪啶后,骨癌痛大鼠机械痛阈升高,脊髓背角p-CREB表达下调,而鞘内注射生理盐水机械痛阈和脊髓背角p-CREB表达无变化。表明鞘内注射右美托咪啶可通过抑制大鼠脊髓背角CREB磷酸化减轻骨癌痛。

翟美丽等[14]*研究了糖皮质激素受体在慢性吗啡耐受大鼠脊髓背角神经元凋亡中的作用。结果显示表明糖皮质激素受体参与了慢性吗啡耐受形成中大鼠脊髓背角神经元凋亡的过程。侯家保等[15]评价了鞘内注射右美托咪啶对大鼠的抗伤害效应和脊髓神经毒性。结果显示鞘内注射右美托咪啶后大鼠机械缩足阈值(PWMT)升高,辐射热甩尾潜伏期(TFL)和最大抗伤害效应(MPE)百分比升高;而鞘内注射3.00 μg/kg右美托咪啶PWMT、TFL和MPE百分比升高最为显著,但给药后24 h可见轻度脊髓损伤,脊髓背角c-Fos蛋白表达上调,48 h后c-Fos蛋白表达无显著差异。表明鞘内注射右美托咪啶对大鼠可产生抗伤害效应;鞘内注射3.00 μg/kg右美托咪啶抗伤害效应最强,但可产生短暂的脊髓神经毒性。

王磊等[16]观察了止血带压迫对大鼠坐骨神经轴浆运输的影响。将大鼠随机分为4组,止血带压迫1 h(A组)、2 h(B组)、4 h(C组)和12 h(D组)。结果与A组比较,其他3组止血带压迫部位远心端类胰岛素样生长因子-1(IGF-1)表达无明显差异;近心端IGF-1表达上调,呈时间依赖性,压迫时间($X$)与近心端IGF-1表达($Y$)间的直线回归方程为$Y=0.422X+0.887$。表明止血带压迫可抑制大鼠坐骨神经的轴浆运输,而且呈时间依赖性。

**(二)术后镇痛**

1. *静脉术后镇痛(PCIA)*

姚玉笙等[17]观察了不同剂量舒芬太尼静脉输注用于尿道下裂修复术患儿术后镇痛的效果。结果显示2～4岁患儿术后持续输注舒芬太尼1 μg/(kg·d)(A组)、1.25 μg/(kg·d)(B组)和1.5 μg/(kg·d)(C组)术后有效镇痛时间分别为25.3 h、39.9 h和43.9 h;A组镇痛效果欠佳,B组和C组术后镇痛效果满意;但C组镇静程度和恶心、呕吐发生率高于A、B组。表明1.25 μg/(kg·d)舒芬太尼静脉输注用于2～4岁小儿尿道下裂修复术术后镇痛效果确切,不良反应少。徐志新等[18]研究了糖尿病患者术后吗啡镇痛的效果。结果显示术后4 h、8 h、24 h、48 h糖尿病组吗啡累积消耗量显著高于非糖尿病组,术后4 h、8 h、24 h的VAS评分,糖尿病组亦显著高于非糖尿病组,术后糖尿病组恶心发生率显著高于非糖尿病组。表明糖尿病患者术后吗啡镇痛的敏感性降低,有效的术后镇痛需要增加吗啡剂量。

刘佩蓉等[19]观察了帕瑞昔布钠联合芬太尼用于腰椎手术后镇痛的效果。将患者随机分为两组,帕瑞昔布钠40 mg术中静注联合芬太尼12 μg/kg术后镇痛组(P组),和芬太尼20 μg/kg术后镇痛组(F组)。结果显示两组患者术后VAS评分及Ramsay镇静评分无统计学差异,而P组术后PONY发生率明显低于F组,P组患者满意率明显高于F组。表明帕瑞昔布钠联合小剂量芬太尼(12 μg/kg)PCIA多模式镇痛效果确切,与单纯芬太尼(20 μg/kg)相似,PONY发生率明显降低。张红斌等[20]观察了右美托咪啶对原发性高血压患者术后舒芬太尼自控静脉镇痛效果的影响。结果显示与单纯使用舒芬太尼PCIA比较,术后同时以0.2 μg/(kg·h)的速度和0.3 μg/(kg·h)的速度静脉输注右美托咪啶可减少PCIA总按压次数,降低舒芬太尼用量,提高Ramsay镇静评分,降低硝苯地平使用率、呼吸抑制和呕吐的发生率;而与以0.2 μg/(kg·h)的速度比较,以0.3 μg/(kg·h)的速度静脉输注右美托咪啶PCIA总按压次数减少,舒芬太尼用量降低,Ramsay镇静评分升高,麻黄碱使用率升高。表明右美托咪啶不仅可减少原发性高血压患者术后舒芬太尼PCIA的用量,还可预防术后高血压进一步恶化。单东海等[21]比较了等效剂量丁丙诺啡与舒芬太尼在口腔外科术后镇痛的效果。结果显示口腔外科术后PCIA分别使用舒芬太尼50 μg或丁丙诺啡0.6 mg,两组VAS疼痛评分、Ramsay镇静评分及PCA有效按压次数无明显差异,而不良反应发生率丁丙诺啡组显著高于舒芬太尼组。表明等效剂量舒芬太尼与丁丙诺啡用于口腔外科术后镇痛效果相当,但舒芬太尼不良反应发生率较低,更适合口腔外科术后镇痛使用。

朱旭等[22]*比较了不同ABO血型患者自控静脉镇痛的药物用量。不同血型患者全麻后使用舒芬太尼行PCIA,结果显示不同ABO血型患者自控静脉镇痛药物用量存在差异。曹汉忠等[23]应用高效液相色谱仪分别测定不同材质的镇痛泵储药囊对枸橼酸芬太尼的吸附效应。结果显示72 h内芬太尼在各储药囊内浓度均随时间延长而下降,其中硅胶囊下降(6.3%)最为明显,其次为非PVC(2.7%),而PVC(1.5%)和玻璃瓶(1.2%)下降最少。

2. *硬膜外术后镇痛(PCEA)*

俞丽君等[24]比较了硬膜外超前镇痛和术后镇痛对食管癌根治术患者细胞因子的影响。全麻下行食管癌根治术的患者随机分为两组,硬膜外超前镇痛组(Ⅰ组)和术后硬膜外镇痛组(Ⅱ组)。Ⅰ组于切皮前、Ⅱ组于术毕分别硬膜外腔注射 0.2%罗哌卡因 10 ml 后接硬膜外腔自控镇痛(PCEA)泵。结果显示与Ⅱ组比较,Ⅰ组 TNF-α 和 IL-6 降低,IL-10 升高。表明与术后硬膜外镇痛相比,硬膜外超前镇痛可更好地抑制促炎细胞因子及增加抗炎细胞因子的释放。陈忠华等[25]* 研究了硬膜外超前镇痛对肺癌根治术患者围术期 Th1/Th2 平衡的影响。结果显示硬膜外超前镇痛能减轻肺癌患者手术后 Th1/Th2 平衡的漂移程度,改善机体手术创伤后免疫受抑状态。

刘镭等[26]观察了极低剂量纳洛酮辅助硬膜外芬太尼-布比卡因术后镇痛对其镇痛效果、不良反应及对应激反应的抑制作用的影响。将患者随机分为两组,对照组 PCEA 配方为 0.125%布比卡因+4 μg/ml 芬太尼,纳洛酮组在对照组的基础上加入纳洛酮 100 μg。结果显示两组均取得了良好的镇痛效果,24 h VAS 评分无显著差异;两组术后血糖、胰岛素较术前均有轻微升高,组间无显著差异;肠蠕动恢复时间纳洛酮组早于对照组;镇痛液总量纳洛酮组少于对照组。表明芬太尼-布比卡因硬膜外镇痛时,辅助极低剂量[0.001~0.1 μg/(kg·h)]的纳洛酮不仅可以保证镇痛效果和对应激反应的抑制作用,而且可以促进肠蠕动的恢复。

熊章荣等[27]观察了术后自控镇痛不同给药途径对食管癌患者 T 淋巴细胞亚群及自然杀伤(NK)细胞的影响。结果显示皮下自控镇痛组(PCSA 组)、PCIA 和 PCEA 都适用于食管癌患者的术后镇痛,PCEA 免疫功能恢复较 PCIA 早,PCSA 与 PCEA 对术后免疫功能的影响无明显不同。吴秀玲等[28]通过观察术后不同自控镇痛(PCA)方式对炎性细胞因子的影响,探讨 PCA 减轻应激反应的可能机制。将患者随机分为 3 组,罗哌卡因和芬太尼 PCEA 组(E 组)、芬太尼和氯诺昔康 PCIA(I 组)和对照组(C 组)。结果显示 TNF-α、IL-8、IL-4、IL-10 浓度在术后 6、24 和 48 h 时 E 组和 I 组明显低于 C 组,术后 6 h 和 24 h 时 E 组明显低于 I 组。术后 6h 和 24 h 时,I 组和 C 组 TNF-α、IL-8 浓度明显高于术后即刻,三组 IL-4、IL-10 浓度明显高于术后即刻。表明术后 PCA 可下调促炎性细胞因子和上调抗炎性细胞因子,减少全身炎性反应综合征的发生,且 PCEA 优于 PCIA。欧珊等[29]观察了硬膜外自控镇痛(PCEA)与静脉自控镇痛(PCIA)对下肢骨折手术患者应激反应及焦虑状况的影响。结果显示 PCEA 组和 PCIA 组心律、平均动脉压在术后各时相点均无明显变化;术后 24 h 和 48 h 时 PCEA 组 VAS 评分低于 PCIA 组;PCEA 组和 PCIA 组术毕和术后 24 h 血浆皮质醇和血糖与麻醉前比明显降低,PCEA 组低于 PCIA 组;术后焦虑评分 PCEA 组和 PCIA 组均低于对照组。表明 PCEA 与 PCIA 均能提供安全有效的术后镇痛,减轻手术后应激反应和焦虑状况,但 PCEA 优于 PCIA。李群杰等[30]比较了术后连续蛛网膜下腔镇痛(PCSA)和硬膜外自控镇痛(PCEA)的效果。结果显示两组各时点 VAS 评分、镇静评级及不良反应均无显著差异;PCSA 组舒适度明显高于 PCEA 组;各时点改良 Bromage 评分>1 分的例数 PCSA 组均高于 PCEA 组;拔管后头痛发生率 PCSA 组高于 PCEA 组。表明妇科术后 PCSA 和 PCEA 镇痛效果满意,但 PCSA 拔管后头痛发生率较高。

3. *其他镇痛方法*

仇澜等[31]比较了布托啡诺与芬太尼干预瑞芬太尼复合丙泊酚静脉全麻患者苏醒后痛觉过敏的效果。静脉全麻下行腹腔镜下胆囊切除术患者随机分为两组,关腹前冲洗腹腔时分别静脉注射芬太尼 2 μg/kg(F 组)和布托啡诺 30 μg/kg(B 组)。结果发现两组患者的手术时间、意识恢复时间和拔管时间无显著差异;而与 F 组比较,B 组在苏醒后即刻、苏醒后 1 h 和苏醒后 6 h 的 Ramsay 镇静评分明显占优,苏醒后 6 h 的 VAS 评分更优,且呼吸抑制的发生率明显降低。表明布托啡诺较芬太尼可更安全、有效的预防丙泊酚复合瑞芬太尼静脉全麻后痛觉过敏的发生。郑羡河等[32]观察了帕瑞昔布钠超前镇痛对老年患者术后认知功能的影响。结果显示,与对照组比较,诱导前静注帕瑞昔布钠 40 mg 组患者术后血浆皮质醇浓度降低,芬太尼和曲马多 PCIA 用量减少,芬太尼补救用药率降低,术后认知功能障碍发生率降低。表明帕瑞昔布钠 40 mg 超前镇痛可降低老年患者术后认知功能障碍的发生。曾彦茹等[33]观察了喷他佐辛超前镇痛对经腹全子宫切除术后 PCEA 效应的影响。患者随机分为 3 组,喷他佐辛超前镇痛组(A 组)、喷他佐辛术后镇痛组(B 组)和对照组(C 组)。结果显示三组患者 24 h 左旋布比卡因和吗啡用量,A 组明显低于 B、C 组,A 组术后静态和动态 VAS 评分明显低于 B、C 组;在 2~4 h、4~6 h、6~8 h 时段中 A 组患者 PCA 泵按压次数和实际有效按压次数明显少于 B、C 组。表明在手术切皮前 15 min 静注喷他佐辛超前镇痛可有效增强患者 PCEA 的术后镇痛效应,减少 PCA 镇痛药用量,镇痛时间延长,不良反应较少。

贾东林等[34]观察了刺激型导管连续股神经阻滞在全膝关节置换术后的镇痛效果。结果显示刺激型导管较普通型导管阻滞起效较快,完善率较高,操作时间延长,而两组 VAS 评分及满意度评分无显著差异。表明目前是否常规使用刺激型导管尚需进一步研究。柯敬东等[35]观察腹腔镜胆囊切除术(LC)后应用罗哌卡因行局部麻醉对术后疼痛的缓解作用。将患者随机分为3组，Ⅰ组用1%罗哌卡因10 ml行胆囊床喷洒，Ⅱ组用1%罗哌卡因5ml行胆囊床喷洒，同时用1%罗哌卡因5 ml对3个切口行局部注射，Ⅲ组为对照组。结果显示术后1、2、4、6 h时Ⅰ组和Ⅱ组的VAS评分显著低于Ⅲ组，术后1、2、4 h时Ⅱ组的VAS评分显著低于Ⅰ组。术后需要哌替啶镇痛的患者数量Ⅲ组显著多于Ⅰ组和Ⅱ组。表明罗哌卡因局部麻醉能显著减轻LC术后疼痛。张延卓等[36]评价了雷米芬太尼复合麻醉及骶管单次注入吗啡用于小儿"快通道"先天性心脏病手术的安全性和有效性。患儿随机分为3组，A组骶管单次注入吗啡50 μg/kg，术中雷米芬太尼持续泵注，B组关胸前静注吗啡30 μg/(kg·h)，C组术中间断静注芬太尼。结果显示拔管后24 h时A、B组血糖、血浆皮质醇和B组ACTH浓度显著高于C组；A组术后2、4、8和12 h客观疼痛评分均低于B组，且不良反应发生率较低。表明与术后静脉持续输注吗啡相比，骶管单次注入吗啡不良反应少，更有利于患儿术后早期镇痛。章明勇等[37]研究了耻骨后间隙持续镇痛(CRA)在经尿道前列腺电切术(TURP)术后镇痛中的作用机理、可行性和安全性。结果显示TURP术后采用CRA疗效确切，操作安全简单，术后并发症少，未发生术后出血而再次手术，值得临床推广应用。

李清等[38]*观察了术前口服普瑞巴林对腹腔镜胆囊切除(LC)术后的镇痛效果。结果显示术前1h口服普瑞巴林150mg可缓解LC术后疼痛，且副作用较小。

4. 其他

吴先平等[39]探讨了影响术后疼痛的高危因素。选择该院手术患者2 856例，采用Logistic多元回归分析，筛选出构成评分系统的影响因素，对术后早期疼痛的发生几率及严重程度做出预测。结果Logistic多元回归分析提示：性别、年龄、术前VAS评分、术前焦虑程度、术前心率、手术类型、手术切口大小、麻醉方式、手术时间为影响术后疼痛的高危因素；术后VAS评分的曲线下面积是0.91±0.01；VAS评分在2.5时，灵敏度为100%，特异度为78.9%；Kappa指数为0.54。

**(三) 慢性疼痛治疗**

王开强等[40]*观察了经皮激光汽化减压联合靶点注射胶原酶治疗腰椎间盘突出症的效果。结果表明经皮激光汽化减压联合靶点注射胶原酶治疗腰椎间盘突出症疗效稳定，优于两者单独应用。雷龙等[41]评价背根神经节脉冲射频治疗难治性腰椎间盘突出症的效果。结果显示与治疗前比较，对照组治疗完成后10周时、试验组治疗完成后2、10周时静态VAS评分降低；与对照组比较，试验组治疗完成后2、10周时静态VAS评分降低。表明背根神经节脉冲射频用于难治性腰椎间盘突出症患者起效较快，疗效较好。雷秋林等[42]观察了硬膜外前间隙置管治疗腰椎间盘源性疼痛腰腿痛的效果。结果显示20例患者治疗5～7 d后VAS评分≤3分，临床疗效显著，全部达到临床治愈出院。随访半年、1年VAS评分≤3分，无临床复发；导管细菌培养均为阴性。表明硬膜外前间隙置管治疗腰椎间盘源性腰腿痛的效果较满意。魏追桂等[43]观察了水冷式双极射频纤维环成形术对椎间盘源性腰痛的治疗效果。结果显示术后患者VAS评分和Oswestry功能障碍指数明显降低，腰椎功能状态优良率术后1周为75%，术后1、3、6、12个月分别为82.5%、80%、77.5%和75%；所有病例未见严重并发症发生。表明水冷式双极射频纤维环成形术治疗椎间盘源性腰痛效果良好，操作简单、安全，是椎间盘源性腰痛较为理想的微创介入治疗方法。黄乔东等[44]观察了椎间盘内电热疗法治疗盘源性腰痛的临床效果及其并发症。结果显示术后患者VAS评分明显降低，功能状态明显改善，优良率达到80%以上，无严重并发症发生。表明椎间盘内电热疗法是治疗盘源性腰痛的一种安全、有效的方法。

(孟　岩)

## 参 考 文 献


1　周　俊，等. 中华麻醉学杂志，2011，31(2)：183
2　冉　然，等. 中华麻醉学杂志，2010，30(12)：1443
3*　王　英，等. 中华麻醉学杂志，2011，31(6)：702
4*　张　红，等. 中华麻醉学杂志，2011，31(2)：186
5　陈解元，等. 中华麻醉学杂志，2010，30(12)：1437
6　宗　剑，等. 中华麻醉学杂志，2011，31(6)：706
7　尹显和，等. 中华麻醉学杂志，2011，31(4)：442
8　王蕴欣，等. 中华麻醉学杂志，2010，30(12)：1453
9　吴焕兵，等. 中华麻醉学杂志，2011，31(6)：699
10　林菁艳，等. 中华麻醉学杂志，2010，30(11)：1326
11*　王　军，等. 中华麻醉学杂志，2010，30(10)：1212
12　刘希江，等. 中华麻醉学杂志，2011，31(6)：695
13　仲吉英，等. 中华麻醉学杂志，2011，31(4)：446
14*　翟美丽，等. 中华麻醉学杂志，2010，30(9)：1045
15　侯家保，等. 中华麻醉学杂志，2011，31(6)：710
16　王　磊，等. 中华麻醉学杂志，2011，31(3)：289
17　姚玉笙，等. 临床麻醉学杂志，2011，27(7)：656
18　徐志新，等. 临床麻醉学杂志，2011，27(2)：157

19　刘佩蓉,等.临床麻醉学杂志,2011,27(2):198
20　张红斌,等.临床麻醉学杂志,2011,31(1):44
21　单东海,等.临床麻醉学杂志,2011,27(3):267
22* 朱　旭,等.中华麻醉学杂志,2010,30(9):1028
23　曹汉忠,等.临床麻醉学杂志,2010,26(12):1064
24　俞丽君,等.河北医科大学学报,2011,32(3):303
25* 陈忠华,等.河北医科大学学报,2011,32(1):52
26　刘　镭,等.广东医学,2011,32(7):901
27　熊章荣,等.临床麻醉学杂志,2010,26(12):1066
28　吴秀玲,等.临床麻醉学杂志,2011,27(5):480
29　欧　珊,等.中华创伤杂志,2010,26(11):1021
30　李群杰,等.临床麻醉学杂志,2010,26(11):986
31　仇　澜,等.徐州医学院学报,2010,30(12):809
32　郑羡河,等.中华麻醉学杂志,2011,31(3):310
33　曾彦茹,等.临床麻醉学杂志,2011,27(2):167
34　贾东林,等.临床麻醉学杂志,2011,27(3):257
35　柯敬东,等.临床麻醉学杂志,2011,27(6):555
36　张延卓,等.临床麻醉学杂志,2010,26(11):994
37　章明勇,等.临床泌尿外科杂志,2011,26(8):617
38* 李　清,等.中华麻醉学杂志,2011,31(7):824
39　吴先平,等.临床麻醉学杂志,2011,27(4):353
40* 王开强,等.中华麻醉学杂志,2010,30(12):1459
41　雷　龙,等.中华麻醉学杂志,2011,31(4):508
42　雷秋林,等.临床麻醉学杂志,2010,26(10):909
43　魏追桂,等.广东医学,2010,31(24):3196
44　黄乔东,等.南方医科大学学报,2010,30(10):2406

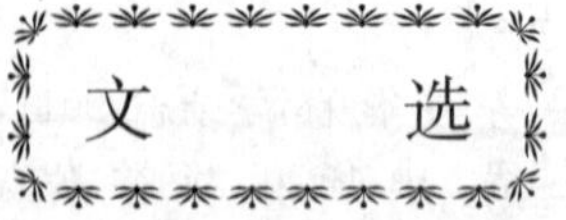


**不同剂量异丙酚对老龄大鼠慢性缺血性脑损伤后认知功能的影响**[中华麻醉学杂志,2011,31(6):720]　陈岗等研究了不同剂量丙泊酚对老龄大鼠慢性缺血性脑损伤后认知功能的影响。将雄性SD大鼠80只,月龄18月,体重400～500 g,采用随机数字表法,将大鼠随机分为4组($n=20$),假手术组(S组)、缺血组(I组)、不同剂量丙泊酚组($P_1$组和$P_2$组)。I组、$P_1$组和$P_2$组采用永久性结扎双侧颈总动脉制备慢性低灌性脑缺血损伤模型,S组仅穿线,不结扎。于术后1 d,S组和I组腹腔注射生理盐水2.5 ml,$P_1$组和$P_2$组分别腹腔注射丙泊酚10、50 mg/kg,容量2.5 ml,2次/天,连续7 d。于末次给药后第3天($T_1$)和第33天($T_2$)行水迷宫测试和离体海马CA1区长时程增强(LTP)的检测。结果与S组比较,I组、$P_1$组和P2组$T_1$和$T_2$时潜伏期延长,经过原平台次数减少,第4象限游泳时间与总游泳时间比值、LTP诱发率明显降低($P<0.05$);与I组比较,$T_1$时$P_1$组和$P_2$组潜伏期延长,经过原平台次数减少,第4象限游泳时间与总游泳时间比值和LTP诱发率降低($P<0.05$),$T_2$时$P_2$组潜伏期延长,经过原平台次数减少,第4象限游泳时间与总游泳时间比值和LTP诱发率降低($P<0.05$),$P_1$组上述各项指标差异无统计学意义($P>0.05$)。表明丙泊酚在改善大鼠缺血性脑损伤时对认知功能的损害是加重的,高剂量丙泊酚作用更明显。

(范晓华)

**述评**　作为常用麻醉药物,丙泊酚脑保护或损害作用的研究不断涌现,并成为研究热点之一。本研究针对丙泊酚在脑损伤中的潜在作用,对缺血性脑损伤动物模型进行了一定探讨。结果表明,丙泊酚无助于缺血性脑损伤后认知功能的改善,反而加重损害。这也从一定角度说明,现有探讨麻醉药物器官保护作用的实验研究,与用药剂量、模型类别均相关,不能笼统地过分强调麻醉药物的潜在保护作用。

(李金宝)

**异丙酚对肝缺血再灌注大鼠心肌损伤的影响及PI3K/Akt信号通路在其中的作用**[中华麻醉学杂志,2010,30(10):1250]　芦滨等研究了丙泊酚对肝缺血再灌注大鼠心肌损伤的影响及磷脂酰肌醇-3激酶/蛋白质丝氨酸苏氨酸激酶(PI3K/Akt)信号通路在其中的作用。将清洁级雄性SD大鼠102只,体重250 g～280 g,采用结扎肝蒂30 min后再灌注的方法制备肝缺血再灌注模型。随机分为5组:假手术组(S组,$n=6$)仅分离肝门,不结扎;缺血再灌注组(I/R组,$n=30$)制备肝缺血再灌注模型;丙泊酚组(P组,$n=30$)缺血前10 min股静脉注射丙泊酚12 mg/kg的负荷剂量,随后以30 mg/(kg·h)的速率静脉输注直至处死;丙泊酚+PI3K抑制剂组(P+LY组,$n=18$)缺血前10 min股静脉注射PDK特异性抑制剂LY294002 1.5 mg/kg(溶于二甲亚砜0.5 ml);溶剂对照组(P+DMSO组,$n=18$)缺血前10 min股静脉注射二甲亚砜0.5 ml。I/R组和P组于再灌注即刻、30、60、120和240 min($T_{1\sim5}$)时,P+LY组和P+DMSO组于$T_{3\sim5}$时取6只大鼠,处死后快速取左心室壁心肌组织,测定总Akt(t-Akt)和磷酸化Akt(p-Akt),并于$T_3$时测定Bcl-2的表达和心肌细胞凋亡情况,取肝左外叶组织,光镜下观察肝组织病理学结果。S组于 $T_1$ 相应时点处死大鼠，测定上述指标。结果与S组比较，其余各组心肌p-Akt表达水平和心肌细胞凋亡率升高($P<0.05$)，P+LY组心肌Bcl-2表达差异无统计学意义($P>0.05$)，其他各组心肌Bcl-2表达均上调($P<0.05$)；与I/R组比较，P组和P+DMSO组心肌p-Akt和Bcl-2表达上调，心肌细胞凋亡率降低($P<0.05$)，P+LY组上述指标差异无统计学意义($P>0.05$)；与P组比较，P+LY组心肌p-Akt和Bcl-2表达下调，心肌细胞凋亡率升高($P<0.05$)，P+DMSO组上述指标差异无统计学意义($P>0.05$)；各组心肌t-Akt表达比较差异无统计学意义($P>0.05$)。P组和P+DMSO组肝组织病理学损伤较I/R组和P+LY组减轻。表明丙泊酚可减轻大鼠肝缺血再灌注诱发心肌损伤，该作用与激活P13K/Akt信号通路有关。

(范晓华)

**述评**　肝脏移植术后肝缺血再灌注损伤，可引起远隔器官的功能障碍，如心肌顿抑。以往研究表明，丙泊酚作为临床常用麻醉药物，可减轻心肌缺血再灌注损伤。该文研究了丙泊酚对肝移植大鼠术后心肌损伤的影响与潜在机制。结果表明，激活PI3K/Akt信号通路在其保护作用中发挥重要作用。这为临床此类手术中应用丙泊酚提供了一定的实验数据与理论基础。

(李金宝)

**苯二氮䓬受体在小鼠不同静脉麻醉药遗忘效应中的作用**[中华麻醉学杂志，2011，31(7)：802]　高晗等研究了苯二氮䓬受体在小鼠丙泊酚、依托咪酯和氯胺酮遗忘效应中的作用。将昆明小鼠288只，雌雄各半，体重18 g～23 g，采用随机数字表法，将其随机分为9组($n=32$)：生理盐水+生理盐水组(NN组)、生理盐水+脂肪乳组(NF组)、氟马西尼+生理盐水组(FN组)、生理盐水+丙泊酚组(NP组)、氟马西尼+丙泊酚组(FP组)、生理盐水+依托咪酯组(NE组)、氟马西尼+依托咪酯组(FE组)、生理盐水+氯胺酮组(NK组)和氟马西尼+氯胺酮组(FK组)。NN组、NF组、NP组、NE组和NK组于训练前10 min时腹腔注射生理盐水10 ml/kg，于训练前5 min时分别腹腔注射生理盐水10 ml/kg、脂肪乳10 ml/kg、丙泊酚25 mg/kg、依托咪酯3 mg/kg和氯胺酮20 mg/kg；FN组、FP组、FE组和FK组于训练前10 min时腹腔注射氟马西尼1 mg/kg，于训练前5 min时分别腹腔注射生理盐水10 ml/kg、丙泊酚25 mg/kg、依托咪酯3 mg/kg和氯胺酮20 mg/kg。分别采用避暗实验、跳台实验和Morris水迷宫实验测试认知功能。结果与NN组比较，NF组和FN组认知功能各指标比较差异无统计学意义($P>0.05$)，NP组跳台实验潜伏期缩短，NE组跳台实验潜伏期缩短，错误次数增多，NK组跳台实验潜伏期缩短，水迷宫实验潜伏期延长($P<0.05$)；与NP组比较，FP组避暗实验潜伏期延长，水迷宫实验潜伏期缩短($P<0.05$)；与NE组比较，FE组避暗实验潜伏期延长，避暗实验和跳台实验错误次数减少($P<0.05$)；与NK组比较，FK组跳台实验潜伏期延长，水迷宫实验潜伏期缩短($P<0.05$)。表明小鼠丙泊酚、依托咪酯和氯胺酮的遗忘效应与激活苯二氮䓬受体有关。

(范晓华)

**述评**　全身麻醉机理是美国《科学》杂志2012年初发布的125个重大科学问题之一。探讨常用麻醉药物的具体效应机制，是本领域内待解决的重大科学问题。本研究基于苯二氮䓬受体介导遗忘作用的特点，结果表明上述三种麻醉药物可激活该受体，为研究麻醉药物对认知功能影响提供了范例。不过，处于不同年龄阶段的啮齿类动物或人类，其脑内苯二氮䓬受体表达差异较大，对影响该受体的药物敏感性不同，进而对认知功能水平产生不同影响。因而在此方面尚有待进一步研究。

(李金宝)

**褪黑素对异氟醚麻醉大鼠海马胆碱乙酰基转移酶的影响**[中华麻醉学杂志，2011，31(4)：452]　倪诚等研究了褪黑素对异氟烷麻醉大鼠海马胆碱乙酰基转移酶(ChAT)的影响。将雄性SD大鼠60只，体重390～440 g，采用随机数字表法，将大鼠随机分为5组($n=12$)：对照组(C组)、1%异氟烷组(I组)、1%异氟烷+褪黑素组(IM组)、2%异氟烷组(J组)和2%异氟烷+褪黑素组(JM组)。IM组和JM组腹腔注射褪黑素10 mg/kg，1次/天，连续7 d，C组、I组和J组给予等容量生理盐水。I组、IM组第7天吸入1%异氟烷4 h，J组、JM组第7天吸入2%异氟烷4 h。于麻醉次日行Morris水迷宫实验，测试逃避潜伏期及原平台象限探索时间；水迷宫实验结束后取血浆及脑组织，采用ELISA法测定血浆褪黑素浓度，Western blot法测定海马ChAT表达水平，采用比色法测定海马ChAT活性，采用免疫荧光法测定海马CA1区和齿状回的ChAT阳性神经元数量。结果与C组比较，I组血浆褪黑素浓度、ChAT表达水平和活性降低($P<0.01$)；J组逃避潜伏期延长，原平台象限探索时间缩短，血浆褪黑素浓度、ChAT表达水平和活性降低($P<0.05$或0.01)。与I组比较，IM组逃避潜伏期缩短，原平台象限探索时间延长，褪黑素浓度升高，ChAT表达水平和活性升高($P<0.05$或0.01)。与J组比较，JM组逃避潜伏期缩短，褪黑素浓度升高，ChAT活性升高($P<$

0.05或0.01)。海马CA1区和齿状回的ChAT阳性神经元数量与ChAT表达水平变化一致。说明褪黑素可减轻异氟烷麻醉对ChAT表达水平及活性的抑制,从而改善异氟烷麻醉后大鼠的认知功能。

(范晓华)

**述评**　全麻术后认知功能障碍(POCD)是近五年来该领域内研究的热点。探索POCD复杂机制以及POCD预防策略,是两大研究方向。本研究针对中枢胆碱能系统受抑可能参与POCD,利用异氟烷大鼠模型,探索调节生物节律的褪黑素在其中作用,具有一定创新价值。不过褪黑素作用广泛,靶点众多,其对POCD改善作用的机理,值得进一步研究。此外,若该研究造模手段应用手术创伤+吸入麻醉,将更具有说服力。

(李全宝)

**七氟醚和异氟醚对罗库溴铵阻滞大鼠骨骼肌成人型乙酰胆碱受体的影响**[中华麻醉学杂志,2011,31(7):805]　刘力等比较了七氟烷和异氟烷对罗库溴铵阻滞大鼠骨骼肌成人型乙酰胆碱受体(ε-nAChR)的影响。通过脂质体转染法构建表达ε-nAChR的HEK293细胞,采用全细胞膜片钳技术分别测定不同浓度七氟烷、异氟烷和罗库溴铵孵育后乙酰胆碱激动ε-nAChR的内向电流,拟合七氟烷、异氟烷和罗库溴铵浓度与ε-nAChR内向电流抑制率的浓度-效应曲线,计算3种药物抑制ε-nAChR内向电流的5%的浓度($IC_5$)、25%的浓度($IC_{25}$)和50%的浓度($IC_{50}$)。分别用$IC_5$、$IC_{25}$和$IC_{50}$七氟烷和异氟烷孵育重组HEK293细胞,然后加入$IC_{25}$罗库溴铵共同孵育;用$IC_{25}$七氟烷和异氟烷孵育重组HEK293细胞,然后用$IC_5$、$IC_{25}$、$IC_{50}$罗库溴铵共同孵育;分别计算ε-nAChR内向电流抑制率。结果显示$IC_5$、$IC_{25}$和$IC_{50}$七氟烷或异氟烷与$IC_5$和$IC_{25}$罗库溴铵抑制ε-nAChR内向电流的效应呈协同作用,而与$IC_{50}$罗库溴铵抑制ε-nAChR内向电流的效应呈相加作用;$IC_5$七氟烷与$IC_{25}$罗库溴铵抑制ε-nAChR内向电流的效应弱于异氟烷,而$IC_{50}$七氟烷与$IC_{25}$罗库溴铵抑制ε-nAChR内向电流的效应强于异氟烷,$IC_{25}$七氟烷与$IC_5$罗库溴铵抑制ε-nAChR内向电流的效应弱于异氟烷。表明七氟烷或异氟烷与低浓度罗库溴铵阻滞大鼠骨骼肌ε-nAChR的效应呈协同作用,而与高浓度罗库溴铵的效应呈相加作用;低浓度七氟烷强化罗库溴铵阻滞ε-nAChR的效应弱于异氟烷,而高浓度七氟烷的效应强于异氟烷。

(范晓华)

**述评**　不同麻醉药物配伍及患者对药物的敏感性、耐受性差异,可能影响患者临床结果。探讨麻醉药物相互作用,是本领域内重要临床问题。本研究针对两种常用吸入麻醉药,探讨其对非去极化肌松药罗库溴铵的影响——协同或相加。应用大鼠模型,以骨骼肌ε-nAChR为着眼点,得出研究结果,可信可服。但是应进一步深化研究,以临床患者为对象,研究麻醉药物相互作用,为临床合理用药提供指导依据。

(李全宝)

**CHRNA1基因多态性对罗库溴铵肌松效应的影响**[中华麻醉学杂志,2010,30(8):910]　谷媛媛等探讨了CHRNA1基因多态性对罗库溴铵肌松效应的影响。选择择期全麻下行腹部手术患者95例,ASA分级Ⅰ或Ⅱ级,性别不限,年龄18～64岁,体重指数18～25 kg/m²,腋温36～37℃,肝肾功能未见异常,无胆道疾病与神经肌肉疾病病史,无酸碱平衡失调或电解质紊乱,未曾服用影响神经肌肉功能的药物,无输血史。患者来自河北省或周边地区,且均为汉族,彼此无血缘关系。术前采集外周静脉血样5 ml,EDTA抗凝,蛋白酶K消化,饱和氯化钠盐析法提取DNA。采用聚合酶链反应-限制性片段长度多态性技术和序列分析法对CHRNA1上游478 bp处AG多态性位点rs16862847进行检测,根据基因型将患者分为野生型纯合子组(AA组,$n=71$)、突变型杂合子组(AG组,$n=19$)和突变型纯合子组(GG组,$n=5$)。入室后静脉注射芬太尼4 μg/kg和丙泊酚2 mg/kg,意识消失后启动TOF-Watch SX型加速度肌松监测仪单刺激模式监测拇内收肌颤搐程度,随后静脉注射罗库溴铵0.2 mg/kg,观察肌松效应。研究结果显示,与AA组相比,AG组和GG组肌松起效时肌颤搐程度降低($P<0.05$);AG组和GG组肌松起效时肌颤搐程度比较差异无统计学意义($P>0.05$)。表明CHRNA1基因多态性可影响患者罗库溴铵的肌松效应,提示遗传因素是导致肌松药药效个体差异的原因之一。

(陈　辉)

**述评**　遗传药理学虽是近年来国际上研究药物药代动力学和药效动力学个体和种族差异的热点之一,但由于受各种条件的限制,国内临床麻醉领域的相关研究还刚刚起步。本研究通过采用PCR-RFLP方法发现,在常规静脉麻醉诱导后,乙酰胆碱受体CHRNA1基因上rs16862847位点的基因多态性对0.2 mg/kg罗库溴铵肌松作用的强度存在显著的影响,提示遗传因素可明显影响肌松剂的药效。但正如作者本人所指出的,要阐明基因多态性对肌松剂药效学的影响尚需更深入的研究。

(倪　文)

**不同硬膜外阻滞对患者异丙酚镇静效应的影响**[中华麻醉学杂志,2011,31(7):819]　钱江等评价了不同硬膜外阻滞对患者丙泊酚镇静效应的影响。将肠癌根治术患者随机分为2组($n=15$):生理盐水对照组(Ⅰ组)和腰段硬膜外阻滞组(Ⅱ组);胃癌根治术患者为胸段硬膜外阻滞组(Ⅲ组)。Ⅰ组和Ⅱ组于$L_{2,3}$间隙行硬膜外穿刺置管,Ⅲ组于$T_{9,10}$间隙行硬膜外穿刺置管,Ⅱ组和Ⅲ组硬膜外注射1.5%利多卡因15 ml(包括试验量3 ml);Ⅰ组给予等容量生理盐水。于硬膜外给药后12 min时TCI丙泊酚,血浆靶浓度4 μg/ml。于输注丙泊酚前记录硬膜外阻滞范围(阻滞脊神经数);分别于输注丙泊酚2、3、4、5 min时采集动脉血样,测定血浆丙泊酚浓度,同时记录各时间点TCI泵计算的丙泊酚血浆浓度和BIS值。与Ⅰ组比较,Ⅱ组和Ⅲ组BIS值降低($P<0.05$),血浆丙泊酚浓度和丙泊酚血浆计算浓度差异无统计学意义($P>0.05$);与Ⅱ组比较,Ⅲ组BIS值降低,硬膜外阻滞范围较广($P<0.05$),血浆丙泊酚浓度和丙泊酚血浆计算浓度差异无统计学意义($P>0.05$)。表明胸段硬膜外阻滞强化患者丙泊酚镇静效应的程度高于腰段硬膜外阻滞。

(王晓琳)

**述评**　相同剂量的局麻药物在不同硬膜外节段的阻滞范围和效果由于其硬膜外腔解剖的不同有所差异,而肠癌根治术和胃癌根治术的手术刺激也不相同,因此麻醉效果也会存在差异。在应用相同血药浓度的丙泊酚镇静时产生的BIS值应该有所不同。该文的研究目的、试验结果以及包含的伦理学问题存有争议,临床意义可能有限。

(侯　炯)

**0.5%罗哌卡因用于超声引导侧入路腘窝坐骨神经阻滞的半数有效剂量**[中华麻醉杂志,2010,30(7):793]　林惠华等确定0.5%罗哌卡因用于超声引导侧入路腘窝坐骨神经阻滞时的半数有效剂量。拟在脊椎-硬膜外联合麻醉下行足踝手术患者23例,在超声引导下行侧入路腘窝坐骨神经阻滞,以坐骨神经分支处的胫神经为阻滞目标点。穿刺点位于股二头肌和股外侧肌间隙内,采用in-plane技术,穿刺针经超声引导指向目标点,当观察到胫神经被针尖推动,同时出现腓肠肌收缩伴足跖屈或内翻时为定位成功,注入0.5%罗哌卡因。采用Dixon序贯法进行试验,0.5%罗哌卡因起始容量为18 ml,阻滞效果完全定义为0.5%罗哌卡因注药后30 min时,胫神经和腓总神经支配区感觉和运动完全阻滞程度均为Ⅲ级。若阻滞效果完全,则下一例减少2 ml;若阻滞效果不完全,则下一例增加量2 ml。采用Probit概率单位回归法计算0.5%罗哌卡因超声引导侧入路腘窝坐骨神经阻滞时的半数有效剂量及其95%可信区间(95%CI)。结果0.5%罗哌卡因超声引导侧入路腘窝坐骨神经阻滞的半数有效剂量及其95%CI为13.0(11.3～14.9)ml。表明0.5%罗哌卡因超声引导侧入路腘窝坐骨神经阻滞的半数有效剂量为13.0 ml。

(王晓琳)

**述评**　由于目前临床手术患者中老年患者的数量越来越多,高龄合并中重度心肺疾病患者增加,由于神经阻滞简单易行,对全身影响小,四肢手术中神经干或神经丛阻滞的需求增加。此研究的结果对于在最小剂量下达到满意的阻滞效果,以提高局麻药物应用的安全性有着很好的意义。

(侯　炯)

**罗哌卡因锁骨下入路单点法臂丛阻滞的最低有效浓度**[复旦学报(医学版),2011,38(4):329]　汪乐天等研究并确定了罗哌卡因在锁骨下入路臂丛阻滞的最低有效浓度,该浓度可达到感觉与运动分离,有利于减少臂丛阻滞的局麻药毒性反应,亦有利于外科医师及时发现术中神经损伤、判断术后效果。所有患者均在神经刺激器引导下行锁骨下入路臂丛阻滞,初始电流设为1.0 mA,目标运动反应出现后,逐渐调整神经刺激器电流,使其在0.2～0.3 mA之间,如仍能观察到运动反应,注入1～2 ml罗哌卡因,若未再次出现运动反应,注入剩余局麻药。采用序贯法进行试验,以60 ml为总量,第1例患者的起始浓度为0.25%,浓度分级为0.01%。设定注药后45 min内患者感觉阻滞2级,运动阻滞3级或3级以上,术中无牵拉痛,不需要静脉辅助用药为有效。出现感觉阻滞1级或0级,或运动阻滞3级以下则为无效。若上一例有效,则下一例采用低一级浓度;若无效,则下一例采用高一级浓度。采用概率单位回归法计算满足手术的半数有效浓度(half-effective concentration,EC50)及其95%可信区间(95%confidenceinterval,95%CI)。结果所有患者均顺利完成研究。罗哌卡因的EC50及其95%CI分别为0.176%和0.116%～0.212%。显示罗哌卡因应用于锁骨下入路臂丛阻滞的最低有效浓度为0.176%,此浓度可在临床上使患者产生感觉与运动分离效应。

(王晓琳)

**述评**　罗哌卡因自临床应用以来,除毒性较布比卡因小的特性外,运动阻滞轻也是其主要特点,但是临床应用中这一优点反映并不突出,主要是应用浓度选择的把握。此研究的结果给临床感觉和运动分离阻滞提供了很好的借鉴,只是锁骨下入路并非传统臂丛阻滞的常用方法,其推广效果可能有限。

(侯　炯)

**支气管内超声引导针吸活检术患者复合咪达唑仑-吗啡时TCI不同浓度异丙酚麻醉的效果**[中华麻醉学杂志,2010,30(10):1227]　祝娟等评价支气管内超声引导针吸活检术患者复合咪达唑仑-吗啡时 TCI 不同浓度丙泊酚麻醉的效果。该研究选择择期行支气管内超声引导针吸活检术患者 40 例，ASA 分级Ⅰ或Ⅱ级，随机分为 2 组($n=20$)，P1 组和 P2 组静脉注射咪达唑仑 0.03 mg/kg 和吗啡 0.05 mg/kg，于咽喉部行表面麻醉，TCI 丙泊酚，P1 组和 P2 组血浆靶浓度分别为 3、4 μg/ml。输注丙泊酚 5 min 时开始手术。手术开始后 30 min 采集动脉血样，进行动脉血气分析；手术结束时记录 $P_{ET}CO_2$。记录连续呛咳次数、体动、利多卡因用量、定向力恢复时间、患者对麻醉满意度、术中及术后不良反应的发生情况。结果发现与 P1 组比较，P2 组 pH 值和 $PaO_2$ 降低，$PaCO_2$ 和 $P_{ET}CO_2$ 升高($P<0.05$)，连续呛咳次数、体动、利多卡因用量、定向力恢复时间、患者对麻醉满意度及不良反应发生率差异无统计学意义($P>0.05$)。表明复合咪达唑仑 0.03 mg/kg和吗啡 0.05 mg/kg 时支气管内超声引导针吸活检术患者 TCI 丙泊酚(血浆靶浓度 3 μg/ml)的麻醉效果好，术后恢复快，安全性良好。

(包　睿)

**述评**　气管内手术麻醉的要点在于既能满足手术需求，同时尽可能减少麻醉药和麻醉技术带来的不良反应，保障患者的安全。本文的研究证实采用不同方式复合麻醉的情况下，手术患者对 TCI 丙泊酚血浆靶浓度的需求是不一样的，既保证了手术的完成，同时又不对患者的循环、呼吸和术后恢复造成较大的不良影响，对保障这类患者的临床安全有一定的指导意义。

(朱文忠)

**右美托咪啶对异氟醚抑制切皮时患者体动反应的肺泡气最低有效浓度的影响**[中华麻醉学杂志，2011，31(1)：28]　冀翔宇等探讨右美托咪啶对异氟烷抑制切皮时患者体动反应的肺泡气最低有效浓度(MAC)的影响。选择择期全身麻醉下行上腹部手术患者，年龄 40～60 岁，ASA 分级Ⅰ或Ⅱ级，体重指数 22～27 kg/m²，将患者随机分为 3 组：对照组(C 组)、小剂量右美托咪啶组(D1 组)和大剂量右美托咪啶组(D2 组)。麻醉诱导前静脉输注右美托咪啶(生理盐水稀释至 15 ml)0.4 μg/kg(D1 组)、0.8 μg/kg(D2 组)及生理盐水 15 ml(C 组)，15 min 内输注完毕。静脉注射芬太尼-丙泊酚-琥珀酰胆碱麻醉诱导，气管插管后机械通气并开启异氟烷挥发罐。采用序贯法确定麻醉维持期间异氟烷的呼气末浓度，C 组、D1 组和 D2 组第 1 例患者异氟烷呼气末浓度分别设定为 1.0%、0.8%和 0.6%，当异氟烷呼气末浓度达到预设水平并维持 15 min以上，且肌颤搐恢复到对照值 90%以上时开始手术，相邻浓度差值为 0.2%。于切皮时评估患者体动反应，以各交叉点异氟烷呼气末浓度的均数为 MAC，并计算 95%可信区间(CI)。结果异氟烷抑制切皮时体动反应的 MAC 及其 95%CI 分别为：C 组(1.03±0.23)%(95%CI：0.83%～1.21%)、D1 组(0.72±0.19)%(95%CI：0.58%～0.85%)、D2 组(0.51±0.27)%(95%CI：0.30%～0.71%)。与 C 组比较，D1 组和 D2 组 MAC 降低($P<0.01$)，D2 组 MAC 明显低于 D1 组($P<0.05$)。提示右美托咪啶可明显降低异氟烷抑制切皮时患者体动反应的 MAC，且与剂量有关。

(包　睿)

**述评**　右美托咪啶的镇痛和镇静效果已被大量的文献和临床实践所证实。使用右美托咪啶后能有效降低吗啡类等其他麻醉药物的用量。该文作者的研究证实右美托咪啶也能降低吸入麻醉药异氟烷抑制切皮时患者体动反应的最小肺泡气有效浓度，且与剂量相关，进一步证实了右美托咪啶能降低其他麻醉药物发挥同等作用时的剂量，为临床上右美托咪啶和吸入麻醉科的复合应用提供了有效的经验。

(朱文忠)

**纳美芬拮抗阿片类药物术后呼吸抑制的效果——多中心、随机、双盲、阳性药物对照研究**[中华麻醉学杂志，2011，31(3)：307]　陈瑛琪等评价纳美芬拮抗阿片类药物术后呼吸抑制的效果。该研究采用多中心、随机、双盲、阳性药物对照研究的方法，选择拟在阿片类药物复合麻醉下的非肝脏、肾脏和神经外科手术的择期手术(手术时间≤3 h)患者。手术结束后存在无肌松药残留作用的呼吸抑制患者 240 例，年龄 18～64 岁，ASA 分级Ⅰ或Ⅱ级，采用随机数字表法，将患者随机分为纳洛酮组和纳美芬组，每组各 120 例。两组分别经 30 s 静脉注射纳洛酮 0.1 mg、纳美芬 0.25 μg/kg，5 min后可重复给药 1 次，直至呼吸频率>10 次/分和 $P_{ET}CO_2$<45 mm Hg 且呼吸暂停时间<15 s，停止给药，累积剂量纳洛酮不超过 0.4 mg，纳美芬不超过 1 μg/kg。分别于给药前即刻、给药后 2、5 min、随后每间隔 5 min 记录 BP、HR、$SpO_2$、$P_{ET}CO_2$、呼吸频率、呼吸暂停时间，直至拔除气管导管后 5 min。记录给药后 30 min 内呼吸恢复情况，记录给药后呼吸恢复时间及拔除气管导管时间和拔除气管导管后5 min时 Ramsay 镇静评分，记录恶心、呕吐、伤口疼痛等不良反应的发生情况。经统计分析，两组给药后30 min 内呼吸恢复率均为 100%；与纳洛酮组比较，纳美芬组拔除气管导管时间缩短($P<0.01$)，Ramsay 镇静评分、BP、HR、$SpO_2$ 变化值及不良反应发生率差异无统计学意义($P>0.05$)。表明纳美芬拮抗阿片类药物诱发术后患者呼吸抑制作用的效果较好，值得临床参考。

(包　睿)

**述评**　全身麻醉后的苏醒延迟，尤其是吗啡类药物的呼吸抑制作用依然是麻醉医师面临的重大挑战。该文的研究从对循环和呼吸等多方面的影响比较了传统吗啡类药物拮抗剂纳洛酮和新型阿片受体拮抗剂纳美芬的效果，证实了纳美芬的效果更佳，为临床上全身麻醉后苏醒延迟，尤其是无肌松药残留作用的呼吸抑制患者的治疗提供了有用的参考价值。

（朱文忠）

**不同全麻对非心脏手术患者术后认知功能影响的比较**[中华麻醉学杂志，2011，31(5)：556]　方开云等比较不同全麻对非心脏手术患者术后认知功能的影响。该研究对拟行非心脏手术患者 1 000 例(年龄 18～60 岁，ASA 分级Ⅰ或Ⅱ级)，采用随机数字表法，将患者随机分为 5 组($n=200$)：异氟烷＋丙泊酚＋芬太尼组(IPF 组)、异氟烷＋瑞芬太尼组(IR 组)、七氟烷＋丙泊酚＋芬太尼组(SPF 组)、七氟烷＋瑞芬太尼组(SR 组)和丙泊酚＋瑞芬太尼组(PR 组)。麻醉维持：IPF 组和 SPF 组分别吸入 1.68%异氟烷或 1.71%七氟烷，TCI 丙泊酚，血浆靶浓度 2～5 μg/ml，间断静脉注射芬太尼；IR 组、SR 组和 PR 组分别吸入 1.68%异氟烷或 1.71%七氟烷或 TCI 丙泊酚，血浆靶浓度 2～5 μg/ml，TCI 瑞芬太尼，血浆靶浓度 2～6 μg/ml。选择同期住院的非手术患者 200 例作为对照组(C组)。于术前 1 d、出麻醉恢复室时、术后 1 和 3d 时，采用 MMSE 量表进行认知功能评分。于出麻醉恢复室时、术后 1 和 3 d 时，采用 Z 计分法评判认知功能障碍。结果发现，与 C 组比较，IPF 组、IR 组、SPF 组、SR 组和 PR 组出麻醉恢复室时 MMSE 评分降低，出麻醉恢复室时及术后 1d 时认知功能障碍的发生率升高($P<0.05$)；与 IPF 组、IR 组、SPF 组和 PR 组比较，SR 组术后认知功能障碍的发生率降低($P<0.05$)。相比其他组合，七氟烷复合瑞芬太尼麻醉对非心脏手术患者术后认知功能的影响较小。

（包　睿）

**述评**　麻醉对认知功能的影响仍旧是现代麻醉的一个热点问题。该文的研究通过 MMSE 量表测量，并采用 Z 计分法评判的方法评测了不同全麻对非心脏手术患者术后认知功能的影响。通过观测证实，七氟烷复合瑞芬太尼麻醉对非心脏手术患者术后认知功能的影响较小。为临床提供了降低术后认知功能发病率的有关麻醉方案选择的一种参考。

（朱文忠）

**不同麻醉方法对老年结直肠癌手术患者白细胞糖代谢的影响**[中华麻醉学杂志，2011，31(4)：404]　周获等评价了不同麻醉方法对老年结直肠癌患者白细胞糖代谢的影响。将患者随机分为七氟烷吸入全麻组(Sevo 组)和七氟烷吸入全麻联合硬膜外阻滞组(S＋E组)，每组 25 例。S＋E 组入室后硬膜外穿刺置管，给予 2%利多卡因 3 ml，5 min 后确认无腰麻征象，给予 1%利多卡因和 0.2%丁卡因混合液 8～10 ml，每隔 50 min 追加 4～5 ml。术中患者呼气末七氟烷浓度S＋E 组维持 0.7MAC，Sevo 组维持 1.0MAC，根据 BIS 值监测调整麻醉深度。分别于麻醉前 10 min($T_1$)、手术结束后 60 min($T_2$)、24 h($T_3$)和 5 d($T_4$)时采集外周静脉血，计数白细胞，检测白细胞内丙酮酸激酶(PK)和葡萄糖 6-磷酸脱氢酶(G6PD)的活性。结果发现与 L 时比较，两组 B 时白细胞计数均升高，S＋E 组 L 时白细胞内 PK 活性、Sevo 组 L 时、S＋E 组 T3-4 时白细胞内 G6PD 活性升高($P<0.01$)；与 Sevo 组比较，S＋E 组 $T_3$ 时白细胞内 PK 活性、T3-4 时白细胞内 G6PD 活性升高($P<0.05$)，白细胞计数差异无统计学意义($P>0.05$)。表明两种麻醉方法用于老年结直肠癌手术患者时白细胞计数无明显差别，但七氟烷吸入全麻联合硬膜外阻滞较单纯吸入七氟烷全麻时老年患者白细胞功能增强。

（王晓琳）

**述评**　本文的研究结果说明硬膜外麻醉由于其良好的镇痛作用对机体的应激和免疫的影响。对老年患者而言，白细胞功能的增强对术后机体功能恢复应该有一定的帮助，研究的结果对临床麻醉方法选择的思考有一定的指导意义。而对术后免疫功能的影响，亦可能影响到老年患者术后认知功能的改变。

（侯　炯）

**氯胺酮对体外循环心脏手术患者血浆 S100-β 蛋白及炎性因子的影响**[临床麻醉学杂志，2010，26(10)：854]　衣玉胜等观察了氯胺酮对体外循环(CPB)心脏手术患者血浆 S100-β 蛋白及炎性介质肿瘤坏死因子-α(TNF-α)、白介素-6(IL-6)的影响。该研究选择择期行二尖瓣置换术患者 40 例，ASAⅡ或Ⅲ级，随机分为氯胺酮组(K 组)和对照组(C 组)，每组 20 例。常规全麻诱导后，K 组以氯胺酮 2 mg/kg 静脉注射，继之以 50 μg/(kg · min)的速度持续泵注至手术结束，C 组给予等量生理盐水。分别于麻醉诱导后(氯胺酮注射前，$T_1$)、CPB 后 20 min($T_2$)、CPB 结束时($T_3$)、术毕($T_4$)、术后 24 h($T_5$)时抽取颈静脉球部血，测定各时点血浆 S100-β、TNF-α 及 IL-6 浓度，并对 S100-β 与 TNF-α、IL-6 之间的相关性进行分析。结果发现，与 $T_1$ 时比较，$T_2$ 时两组患者血浆 TNF-α、IL-6 显著升高，$T_4$ 达到高峰，$T_5$ 时明显下降但仍高于 T1 时($P<0.05$)。$T_2$～$T_5$ 时 K 组 TNF-α 均显著低于 C 组($P<0.05$)。$T_2$～$T_4$ 时 K 组 IL-6 显著低于 C 组($P<0.05$)。$T_2$ 时两组患者血浆 S100-β 浓度较 $T_1$ 时显著

升高;$T_3$ 时达到高峰,$T_5$ 时显著下降但仍高于 $T_1$ 时($P<0.05$)。与 C 组比较,$T_2$～$T_5$ 时 K 组 S100-β 均显著降低($P<0.05$)。$T_2$～$T_5$ 时 S100-β 与 TNF-α 有明显的相关性(r 分别为 0.815,0.791,0.684,0.572,$P<0.05$);$T_2$～$T_4$ 时 S100-β 与 IL-6 有明显相关性(r 分别为 0.785,0.824,0.703,$P<0.05$)。该研究发现 CPB 心脏手术期间应用麻醉剂量的氯胺酮可明显降低 CPB 诱发的 TNF-α、IL-6 及 S100-β 蛋白的升高,提示氯胺酮对 CPB 心脏手术引发的脑损伤有一定的保护作用,且抑制炎症因子释放可能是其发挥脑保护作用的机制之一。

(包　睿)

**述评**　心血管麻醉中脑保护是临床麻醉医生关心的一个重要问题。该文的研究通过对不同时段,血浆 S100-β、TNF-α 及 IL-6 浓度改变的检测,评价了氯胺酮对体外循环心脏手术患者的脑保护效应。该研究证实 CPB 心脏手术期间应用麻醉剂量的氯胺酮可明显降低 CPB 诱发的 TNF-α、IL-6 及 S100-β 蛋白的升高,提示氯胺酮对 CPB 心脏手术引发的脑损伤有一定的保护作用。为临床心血管麻醉脑保护应用提供了有用的参考。

(朱文忠)

**异丙酚对体外循环下心内直视手术患儿脑损伤的影响**[中华麻醉学杂志,2010,30(8):928]　宋丹丹等评价丙泊酚对 CPB 下心内直视手术患儿脑损伤的影响。该研究选择择期 CPB 下行心内直视手术患儿 30 例,年龄 4～10 岁,随机分为 2 组($n=15$):对照组(C 组)和丙泊酚组(P 组)。麻醉诱导:P 组静脉注射舒芬太尼 1 μg/kg、丙泊酚 2.5 mg/kg(C 组给予咪达唑仑 0.2 mg/kg)和哌库溴铵 0.1 mg/kg。麻醉维持:吸入 1%～2%异氟烷,P 组静脉输注 1%丙泊酚 6 mg/(kg·h)、C 组给予 0.05%咪达唑仑 0.2 mg/(kg·h)至术毕,CPB 开始后静脉注射舒芬太尼 1 μg/kg 和哌库溴铵 0.1 mg/kg。于 CPB 前、CPB 30 min、停 CPB 时、停 CPB 后 30 min、术毕、停 CPB 后 24 h 时采集颈内静脉球部血样,测定血浆 8-异前列腺素-2α(8-iso-PGF2α)及 S-100β 浓度;于 CPB 前、降温至 30℃、复温至 36℃、停 CPB 时采集桡动脉和颈内静脉球部血样,进行血气分析,测定颈内静脉球血氧饱和度,计算动脉-静脉血氧含量差和脑氧摄取率。研究发现,与 C 组比较,P 组颈内静脉球部血浆 8-iso-PGF2α 和 S-100β 浓度降低,颈内静脉血氧饱和度升高,动脉-静脉血氧含量差和脑氧摄取率降低($P<0.05$)。丙泊酚在化学结构上具有与抗氧化剂如维生素 E 相似的活性环,因此具有清除氧自由基的能力,从而抑制了脂质过氧化反应,丙泊酚可降低脑氧耗。表明丙泊酚可减轻 CPB 下心内直视手术患儿脑损伤,其机制与降低脑氧代谢率和脂质过氧化反应有关。

(包　睿)

**述评**　心内直视手术中脑保护的策略是临床麻醉医师面临的一大挑战。该文的研究通过对颈内静脉球部血浆 8-iso-PGF2α 和 S-100β 浓度及动脉-静脉血氧含量差和脑氧摄取率的观测,证实了丙泊酚可降低体外循环下心内直视手术中患儿的脑氧耗,并减轻患儿术中脑损伤。为临床心内直视手术脑保护选择提供了一项有意义的参考。

(朱文忠)

**术中保温对食管癌根治术患者应激的影响**[上海医学,2010,33(8):720]　邱郁薇等比较了围术期体温保护对食管癌根治术患者的保温效果及其对患者应激的影响。选取择期行食管癌根治术患者 36 例,ASA 分级为Ⅰ～Ⅱ,根据术中温度处理措施将患者随机分为常规体温管理组(C 组)、充气加温毯保温组(T 组),每组各 18 例。T 组患者在麻醉诱导前以充气毯 43℃预加热 20 min,并保温直至术毕。观察两组患者在麻醉诱导即刻($T_1$),诱导后 30 min($T_2$)、60 min($T_3$)、120 min($T_4$)、180 min($T_5$)和(或)240 min($T_6$),术毕($T_7$)时间点的鼻咽温度。采用酶联免疫吸附试验(ELISA)测定麻醉诱导前及术毕时间点的血浆去甲肾上腺素、肾上腺素质量浓度,记录麻醉诱导后及术毕患者的桡动脉血气。结果两组在不同时间点的鼻咽温度的差异均有统计学意义($P<0.05$),从变化趋势来看,T 组在各时间点的鼻咽温度变化较平稳,而 C 组的鼻咽温度下降较快,在 $T_2$～$T_4$ 时间段下降最快,C 组在 $T_3$ 以后各时间点的平均鼻咽温度低于 36℃,T 组在各时间点的鼻咽温度均在 36℃以上,且两组在 $T_2$ 时间点后鼻咽温度差值进一步增大。C 组在 $T_1$、$T_2$ 时间点的鼻咽温度均显著高于其他时间点($P<0.05$),在 $T_1$ 时间点的鼻咽温度显著高于 $T_2$ 时间点($P<0.05$),在 $T_3$ 以后各时间点的差异均无统计学意义($P>0.05$)。C 组和 T 组在术毕的血浆去甲肾上腺素质量浓度分别为(660.33±89.83)mg/L、(736.46±152.48)mg/L,显著高于麻醉前的(598.28±86.87)mg/L、(721.69±143.72)mg/L($P<0.01$)。C 组和 T 组在术毕的肾上腺素质量浓度分别为(25.14±2.63)mg/L、(25.92±2.95)mg/L,显著高于麻醉前的(22.18±3.43)mg/L、(24.79±3.41)mg/L($P<0.01$);C 组去甲肾上腺素及肾上腺素的增加幅度显著高于 T 组($P<0.05$)。两组间乳酸值(Lac)的增加值或降低值的差异均无统计学意义($P>0.05$)。T 组在术毕有 3 例患者(3/17)发生代谢性酸中毒,显著低于 C 组的 10 例(10/18,$P<0.05$)。表明术中采用充气毯加温可以给患者

提供良好的体温保护，减少围术期低体温的发生，且可以降低血浆去甲肾上腺素、肾上腺素升高幅度，减轻围术期的应激反应。术中保温还可以降低代谢性酸中毒的发生率及严重程度，改善围术期患者内环境紊乱。

（范晓华）

**述评**　麻醉期间低体温现象及其防护，值得每一位麻醉医师关注，在提倡“舒适化医疗”的当下意义尤甚。本研究选取了大面积暴露胸腹腔、手术时间长的食管癌根治术，对充气式加温毯持续保温对该手术患者应激的影响。结果表明，其可减少围术期低体温发生，提高麻醉质量，降低应激相关激素分泌。当然，体温管理不能过分片面强调变温毯或加热导管等技术使用，而应有意识地细化麻醉管理，最大化减少体温丢失。

（李金宝）

**颈内动脉输注异丙酚对胶质瘤切除术患者的脑保护作用**［中华麻醉学杂志，2011，31(1)：17］　陈君等研究了颈内动脉输注丙泊酚对胶质瘤切除术患者的脑保护作用。将择期胶质瘤切除术患者40例和立体定向胶质瘤活检术患者20例，年龄40～64岁，体重48～73 kg。采用随机数字表法，将拟行胶质瘤切除术患者随机分为2组($n$=20)：颈内动脉给药组(IA组)和静脉给药组(IV组)。拟行立体定向胶质瘤活检术患者为对照组(C组)，采用2%利多卡因15～20 ml术野局部浸润麻醉。IA组和IV组采用丙泊酚-瑞芬太尼-罗库溴铵行麻醉诱导。IA组麻醉诱导后行颈内动脉穿刺置管，颈内动脉靶控输注丙泊酚。两组术中调整丙泊酚和瑞芬太尼靶浓度，维持BIS值40～60，间断静脉注射罗库溴铵。术中取胶质瘤组织标本，采用免疫组化法测定胶质瘤组织水通道蛋白1(AQP1)和AQP4表达。于麻醉诱导前($T_1$)、切皮时($T_2$)、术毕时($T_3$)、拔除气管导管时($T_4$)记录MAP和HR；记录手术时间、麻醉用药情况。结果与$T_1$时比较，IV组$T_{2,3}$时MAP和HR降低($P<0.05$)，IA组各时点MAP和HR比较差异无统计学意义($P>0.05$)。与IA组比较，IV组MAP和HR降低($P<0.05$)。与C组比较，IA组和IV组AQP1和AQP4表达下调($P<0.05$)。与IV组比较，IA组丙泊酚用量减少($P<0.05$)，AQP1和AQP4表达、瑞芬太尼和罗库溴铵用量、手术时间比较差异无统计学意义($P>0.05$)。表明与静脉输注丙泊酚相比，颈内动脉途径给药不仅可减少胶质瘤切除术患者丙泊酚的用量，而且对其脑保护作用没有影响。

（范晓华）

**述评**　经动脉输注药物，较少被尝试或应用。本研究针对胶质瘤患者，探索性通过颈内动脉输注丙泊酚，发现该方法可迅速达到麻醉深度，降低药物用量，是安全有效的麻醉方法。不过，该方法需进行颈内动脉穿刺，其是否增加动脉穿刺相关的不良事件，值得重视。因此，现有证据尚不支持或推荐动脉内输注丙泊酚。此外，与静脉输注相比，动脉输注丙泊酚对胶质瘤标本内水通道蛋白1和4影响无差异，与丙泊酚是否产生脑保护作用无明显相关。

（李金宝）

**不同水平控制性低中心静脉压下肝叶切除术患者术中出血量的比较**［中华麻醉学杂志，2011，31(4)：465］　张光英等比较了全身麻醉下不同水平控制性低中心静脉压(CVP)对肝叶切除术患者术中出血量的影响。选择择期全麻下拟行肝叶切除术患者100例，年龄28～78岁，体重39～90 kg，ASA分级Ⅰ或Ⅱ级，采用随机数字表法分为5组($n$=20)：$CVP_{1\sim5}$。5组患者肝叶切除时CVP分别控制在1、2、3、4和5 mm Hg，在肝叶切除术期间通过限制输液、利尿或使用血管活性药物等方法维持CVP在各组要求的水平。$CVP_{1\sim4}$组在肝实质完全离断前严格控制输液量，输入液为乳酸林格氏液。当肝叶切除并完成止血后，静脉快速补充液体恢复血容量，补充液体以胶体(代血浆、血浆等)为主，使CVP恢复至5 mm Hg以上。$CVP_5$组输液按晶胶比2∶1常规进行。记录各组肝实质离断前、离断过程中及完全离断后的出血量($V_{1\sim3}$)，测定肝实质横截面积(TA)，计算肝实质单位横截面积出血量($V_{TA}$)，记录上述3个时段患者输液、输血情况。于术前、肝实质离断5 min及术毕时记录MAP和HR。结果显示，与$CVP_5$组比较，$CVP_{1\sim2}$组肝实质离断过程中MAP降低，$CVP_{1\sim3}$组$V_2$和$V_{TA}$降低，$CVP_{1\sim4}$组术中未输血比例升高，肝实质离断完成前输液量降低($P<0.05$)；与$CVP_4$组比较，$CVP_2$组$V_2$和$V_{TA}$、肝实质离断过程中MAP降低，$CVP_1$组肝实质离断完成前输液量升高($P<0.05$)。表明肝叶切除术时CVP控制在3 mm Hg的患者，术中血液动力学平稳且出血量少。

（陈　辉）

**述评**　由于肝脏血供的特点，探讨控制性低静脉压技术对肝叶切除术中出血量的影响，理论上具有一定的可行性。本研究通过限制输液、调节血管活性药物和麻醉药剂量等方法，发现将CVP控制在3 mmHg可有效减少术中出血量并兼顾血流动力学的稳定。但目前多数认为，CVP的高低与全身血容量及静脉血容量间并不存在明显的相关性，尤其是机械通气情况下易受多种因素的影响。临床上精确控制低CVP的安全性和可行性尚受到质疑，本文也未详述如此精确控制 CVP 时 CVP 的测量方法，因而临床应用前景尚待证实。

(倪　文)

**不同二氧化碳气腹时间胆囊切除术患者凝血纤溶功能和血管内膜损伤的比较**[中华麻醉学杂志，2011，31(3)：299]　严美娟等比较了不同二氧化碳气腹时间胆囊切除术患者的凝血纤溶功能和血管内膜损伤程度。选择择期拟行腹腔镜胆囊切除术患者 64 例，年龄 23～60 岁，体重 45～82 kg，ASA 分级Ⅰ或Ⅱ级，术前 3 个月内无急性炎症发作和急性胰腺炎，凝血功能未见异常，近期未应用影响凝血功能的药物。术后所有患者未使用止血药物及抗凝药物，鼓励患者早期下床活动预防下肢静脉血栓形成。根据气腹持续时间不同分为 3 组：气腹时间＜30 min 组(Ⅰ组，$n=21$)、气腹时间＞30 min 并＜60 min 组(Ⅱ组，$n=23$)和气腹时间＞60 min 组(Ⅲ组，$n=20$)。气腹压力维持 12～14 mmHg，分别于术前($T_0$)、术毕($T_1$)、术后 1、2、3 d($T_{2\sim4}$)时抽取静脉血样，测定凝血酶原时间、激活部分凝血活酶时间、血浆凝血酶原片段 1＋2(F1＋2)、纤维蛋白原(Fib)、组织纤溶酶原激活物和纤溶酶原激活物抑制物-1(PAI-1)的浓度和抗凝血酶-Ⅲ(AT-Ⅲ)、血管性血友病因子(vWF)的活性。结果显示，与Ⅰ组比较，Ⅲ组 $T_2$ 时 vWF 活性和 PAI-1 浓度升高，$T_3$ 时 Fjb、F1＋2、PAI-1 浓度和 vWF 活性升高，AT-Ⅲ活性降低，$T_4$ 时 Fib 和 F1＋2 浓度升高($P<0.05$)；与Ⅱ组比较，Ⅲ组上述指标差异无统计学意义($P>0.05$)。表明气腹时间短的胆囊切除术患者，凝血纤溶功能变化小，血管内膜损伤不明显；随着气腹时间延长，凝血功能增强，纤溶功能受抑制，血管内膜损伤加重。

(陈　辉)

**述评**　腹腔镜气腹手术是否会增加血栓形成的风险，一直是一个缺乏循证医学证据支持的有争议问题。本文通过比较三组不同 $CO_2$ 气腹时间对围手术期凝血纤溶指标的影响，发现长时间的气腹(＞60 min)在术后某些时间点可能会导致纤溶功能受到一定程度的抑制，其他监测指标并无显著差异。考虑到机体凝血与纤溶功能间复杂平衡关系的存在，现有的结果仍难以明确是否具有显著的临床意义。

(倪　文)

**肝胆疾病手术患者麻醉苏醒期躁动危险因素分析**[第二军医大学学报，2010，31(12)：1333]　鲍杨等探讨了肝胆疾病患者麻醉苏醒期躁动的危险因素。选择施行全身麻醉手术的肝胆疾病患者 110 余例，ASA Ⅰ～Ⅱ级。术后 30 min 内按镇静躁动分级法对其苏醒状况进行评分，排除 4 分以下的患者，最终本组患者一共 90 例：年龄 14～84 岁，中位年龄 51 岁，其中男性 36 例，女性 54 例，手术类型包括胆囊切除术 60 例、肝肿瘤切除术 16 例、胆肠吻合术 8 例、胰十二指肠切除术 6 例。对 90 例患者的相关病史资料分别作单因素及多因素 Logistic 回归分析，评价麻醉苏醒期躁动的相关因素。单因素分析发现：年龄、性别、体质量、手术史、术中输血情况、利多卡因、激素、拮抗剂、不同类型的镇痛药、手术性质、胃管放置、麻醉前及麻醉后的有创操作、腹腔镜及开放手术等 14 个因素与躁动的发生均无显著相关；而气道管理方式、麻醉维持方式、手术时间及吸附器的使用与躁动的发生显著相关($P$ 值分别为：0.014、0.011、0.042、0.019)。多因素分析将性别、年龄、手术史、麻醉后留置胃管、麻醉后导尿、手术部位、激素的使用、咪达唑仑、麻醉维持方式、吸附器及拮抗药的使用等变量放入模型进行筛选发现：麻醉诱导使用咪达唑仑、麻醉后导尿、全凭吸入麻醉等与躁动发生显著相关($P$ 值分别为：0.026、0.049、0.04，$OR$ 值分别为：5.481、10.867、11.604)。显示肝胆疾病患者麻醉诱导给予咪达唑仑、麻醉后导尿、全凭吸入麻醉维持，术后躁动发生率显著增高。

(陈　辉)

**述评**　苏醒期躁动(EA)是全麻患者常见的并发症，其发生受多种因素的影响，现有的麻醉技术仍难以完全避免。本研究通过回顾性地采用单因素和多因素 Logistic 回归分析发现，胆道疾病患者术后 EA 的发生率与麻醉诱导给予咪达唑仑、麻醉后导尿、全凭吸入麻醉维持等因素有关，与既往的研究结果基本一致。由于受回顾性研究的限制，该研究就相关药物的剂量、用法等麻醉细节与 EA 的发生间的关系问题并未涉及。

(倪　文)

**老年重症患者术中应用自由基清除剂依达拉奉的多中心疗效分析**[中华医学杂志，2011，91(33)：2319]　张永谦等通过多中心试验分析了老年重症患者手术中应用依达拉奉对患者预后的影响。该试验包括北京 4 家医院的 400 例老年重症手术患者，按随机数字表法分为试验组与对照组，每组各 200 例。试验组患者在麻醉开始前静脉泵入依达拉奉(60 mg/40 ml)直至手术结束；对照组以等量生理盐水代替。分别于桡动脉穿刺、手术开始后 1 h 及缝皮前检测超氧化物歧化酶(SOD)与丙二醛水平，记录术中情况及术后病死率、总住院日、重症监护病房(ICU)停留时间、术后机械通气时间与术后并发症情况。其中行不停跳冠状动脉旁路移植术患者于术前和术后 24 h 检查肌钙蛋白 I(cTnI)与左室射血分数(LVEF)。结果显示，试验组手术开始后1 h 与缝皮前 SOD 水平均高于对照组[(87±14)U/ml 比(78±14)U/ml，(83±13)U/ml 比(77±14)U/ml，$P<0.01$、$P<0.05$]；丙二醛则均低于对照组[(11±5)nmol/L

比(14±7)nmol/L,(11±5)nmol/L比(14±6)nmol/L,$P<0.05$、$P<0.01$]。术中低血压需持续应用血管活性药物支持者对照组多于试验组(37例比19例,$P<0.01$),试验组总住院日、ICU住院日都短于对照组[(21±9)d比(23±9)d,(10±7)d比(13±9)d,$P<0.05$],行不停跳冠状动脉旁路移植术患者试验组术后cTnI和LVEF与术前和对照组相比差异均有统计学意义($P<0.05$)。表明老年重症患者术中应用依达拉奉可防止丙二醛升高、SOD下降,降低术中低血压发生率,减少老年重症患者总住院日与ICU住院日,特别是行不停跳冠状动脉旁路移植术患者术中应用依达拉奉,术后cTnI与LVEF测量值试验组与术前和对照组相比都有明显改善。

(陈　辉)

**述评**　自由基损伤在过度应激、缺血再灌注损伤、高浓度氧损伤等多种病理生理过程中的作用已受到广泛关注。本研究采用多中心RCT方法发现,麻醉前单次应用60 mg依达拉奉可显著降低老年重症患者的ICU住院日和总住院日,抑制术中MDA的升高,提高SOD浓度,并降低不停跳冠状动脉旁路移植术患者术后cTnI、提高LVEF,提示了依达拉奉在危重病患者中的应用前景。但该研究中仅采用了单次用药的方法,SOD、MDA、cTnI及LVEF的变化范围是否具有临床意义尚缺乏证据,且其监测时间可能过短,结果中也未能显示对照组会出现进行性的变化。因而本研究结论中的临床意义尚待进一步证实。

(倪　文)

**高龄患者髋关节置换术后谵妄的发生率及危险因素分析**[临床麻醉学杂志,2011,27(5):455]　张承华等回顾性分析了髋关节置换术的高龄患者术后谵妄的发生率及危险因素。选择2009年9月至2010年2月,择期行髋关节置换术患者120例,对围手术期各项治疗措施不加限制。硬膜外麻醉患者22例,全身麻醉98例。全身麻醉以咪达唑仑0.04 mg/kg、芬太尼2～5 ug/kg、依托咪酯0.15～0.3 mg/kg、维库溴铵0.1 mg/kg诱导插管,术中丙泊酚、瑞芬太尼维持麻醉。硬膜外麻醉采用利多卡因、罗哌卡因。术中监测心电图、有创血压、脉搏血氧饱和度、心输出量、每搏输出变异度、中心静脉压、输液量、出血量、输血量、尿量。术前访视患者,术后当天,术后1、2、3 d密切随访,用谵妄评定法进行谵妄评估。记录患者一般情况、病史、合并症、手术时间、术中失血量、术中输库存血量、术后疼痛评分及谵妄的发生情况,建立数据库。根据是否发生谵妄分为谵妄组和对照组。筛选出术后谵妄的可能危险因素,包括年龄、术前合并冠心病、高血压病、肺心病、肺部感染、术后低氧血症、麻醉方式、手术时间、术中失血量、术后疼痛评分。结果发现,术后发生谵妄28例,发生率为23.33%。多因素Logistic逐步回归分析高龄、术前合并肺心病、术前合并肺部感染、全身麻醉、术后低氧血症为谵妄的危险因素($P<0.05$)。显示高龄、术前合并肺心病、术前合并肺部感染、全身麻醉、术后低氧血症是术后谵妄的独立危险因素。

(陈　辉)

**述评**　术后谵妄是近年来临床麻醉研究的热点和难点问题之一,可显著影响患者的预后和生活质量。本研究采用前瞻性开放性研究,通过多因素Logestic逐步回归分析发现,高龄髋关节置换术患者术后谵妄的独立风险因素包括高龄、术前合并肺心病、术前合并肺部感染、全身麻醉、术后低氧血症等。但该研究中的谵妄多发生在术后24 h内,与通行的谵妄标准可能存在差异,且谵妄组仅28例,样本量明显过小,对相关药物等麻醉细节也未作讨论,因而其临床指导意义可能十分有限。

(倪　文)

**舒芬太尼与芬太尼对小儿全麻诱导期血流动力学和应激反应的比较**[临床麻醉学杂志,2011,27(7):638]　徐华等观察了舒芬太尼对小儿全麻诱导期血流动力学和应激反应的影响。将60例患儿随机均分为两组:舒芬太尼组(S组),诱导用舒芬太尼0.3 μg/kg;芬太尼组(F组),诱导用芬太尼3 μg/kg。分别记录并测定麻醉前5 min($T_0$)、气管插管时($T_1$)、插管后1 min($T_2$)、5 min($T_3$)时的SBP、DBP、HR,并采集8 ml静脉血用高效液相-电化学法测定去甲肾上腺素(NE),用放免法检测皮质醇(Cor),用已糖激酶法测定血糖(Glu)的变化。两组患儿年龄、性别、体重无显著差异。S组血流动力学较F组明显稳定,$T_1$～$T_3$组F组SBP、DBP明显高于$T_0$时和S组($P<0.05$),HR明显快于$T_0$时和S组($P<0.05$);$T_1$～$T_3$时F组NE、Cor、Glu明显高于$T_0$时和S组($P<0.05$),S组各时点NE、Cor、Glu无明显改变。研究证实,与等效剂量的芬太尼比较,舒芬太尼在小儿全麻诱导气管插管过程中,能有效抑制应激激素的分泌,稳定血流动力学,可以安全用于小儿全麻诱导气管插管。

(王晓琳)

**述评**　舒芬太尼由于其脂溶性强,与阿片受体的结合力高,其镇痛强度和作用时间都明显优于芬太尼。此研究的结果也显示在用于小儿诱导时能够更好地抑制气管插管过程中的应激反应。但是由于舒芬太尼对小儿患者的呼吸抑制作用较芬太尼更强,因此在小儿手术尤其是中短期手术时的应用和剂量要加以考虑。

(侯　炯)

**小儿围麻醉期低体温的临床观察与分析**[重庆医

学,2010,39(22):3087]　李刚莲等观察了低体温对小儿围术期的影响,并探讨了小儿麻醉的温度管理措施。将200例全身麻醉(全麻)患儿随机分为轻度低温组(体温34.6～35.9℃)和正常体温组,观察两组间平均动脉压(MAP)、心率(HR)、心电图(ECG)、血栓弹力图(TEG)、血小板、乳酸、术中失血量和输血需要量、术后切口感染、寒战和肺部并发症的发生率等指标。结果发现与正常体温组比较,轻度低温组患儿随低温时间延长,MAP逐渐降低,低温后1 h,MAP下降7～18 mmHg,平均下降8.2±12 mmHg,其变化与术前麻醉开始时及低体温刚出现时比较差异均有统计学意义($P<0.05$);低温组低温刚出现时,心率较术前明显增加,随低温时间延长,心率逐渐减慢,低温后1 h,平均心率下降35次/分,心率变化与术前基础心率比较有差异($P<0.05$);低温组低温1 h后15例患儿术中出现室性心律失常;术后切口感染、寒战和肺部并发症明显增高($P<0.05$);低温出现血小板减少、TEG异常改变和增加术中出血量,输血需要量增加($P<0.01$);两组间血乳酸值差异无统计学意义($P>0.05$)。说明小儿围麻醉期低体温使围术期的危险性增加,麻醉医生需积极采用保温措施防止围术期低体温发生,以增加手术和麻醉的安全性。

(王晓琳)

**述评**　手术患者术中的体温监测和管理一直以来都是术中管理最容易疏忽的部分,手术结束后发生低体温的患者不在少数。此研究结果进一步表明,围术期低体温使小儿患者的危险性明显增加。因此,术中进行体温监测,采取积极措施进行体温保护,对手术患者,尤其是小儿、老年以及长时程手术患者有着非常重要的意义。

(侯　炯)

**滤除白细胞异体血对围术期患儿细胞免疫功能的影响**[中华麻醉学杂志,2011,31(7):816]　邢准等研究了滤除白细胞异体血对围术期患儿细胞免疫功能的影响。选择术中行异体输血患儿359例,随机分为2组:对照组(C组,$n=163$)术中输注未滤除白细胞的异体血;滤除白细胞异体血组(D组,$n=196$)术中输注滤除白细胞的异体血。分别于输血前、输血后2 d和6 d时,采外周静脉血样,采用流式细胞仪测定$CD3^+$、$CD4^+$、$CD8^+$、$CD56^+$的水平,计算$CD4^+/CD8^+$。同时记录术中输血量、手术时间、术后引流时间、抗生素使用时间、住院时间和术后感染的发生情况。结果发现与C组比较,D组输血后6 d时$CD3^+$、$CD4^+$、$CIM^+/CD8^+$和$CD56^+$的水平升高,引流时间、抗生素使用时间和住院时间缩短,术后感染发生率降低($P<0.05$)。两组$CD8^+$水平、术中输血量和手术时间差异无统计学意义($P>0.05$)。显示输注滤除白细胞的异体血有助于改善围术期患儿的细胞免疫功能。

(王晓琳)

**述评**　临床输血对机体特异性和非特异性免疫均有影响,对小儿患者而言,术中大量输入异体血可对机体免疫产生抑制作用。此研究结果显示滤除白细胞后的异体血能够更好地改善患儿的细胞免疫功能,对临床儿童患者输血有着很好的指导意义。

(侯　炯)

**静脉全麻复合颈丛神经阻滞及术后镇痛对颈淋巴结结核患者术后呼吸、循环及T细胞亚群的影响**[临床麻醉学杂志,2010,26(11):947]　张绍刚等观察了静脉全麻复合颈丛神经阻滞及术后镇痛对颈淋巴结结核患者术后呼吸、循环及T细胞亚群的影响。选择60例择期行颈淋巴结结核病灶清除术的患者,随机均分为三组:A组(静脉全麻复合颈丛神经阻滞+患者自控颈丛镇痛),B组[静脉全麻复合颈丛神经阻滞+患者自控静脉镇痛(PCIA)],C组(静脉全麻+PCIA)。A组镇痛药配方:0.125%罗哌卡因+芬太尼2 μg/ml+生理盐水稀释至100 ml。B、C组镇痛药配方:芬太尼15 μg/kg+生理盐水稀释至100 ml。测定麻醉前30 min($T_0$)、术后4 h($T_1$)、24 h($T_2$)、2 d($T_3$)、3 d($T_4$)外周静脉血T淋巴细胞亚群$CD3^+$、$CD4^+$、$CD8^+$的百分比;观察$T_0$～$T_3$时$V_T$、肺活量(Vc)、RR、$SpO_2$、MAP和HR;记录$T_1$～$T_3$时疼痛、镇静评分。结果发现$T_1$、$T_2$时三组患者$CD3^+$、$CD4^+$、$CD4^+/CD8^+$均明显下降($P<0.05$);A组$T_4$时各免疫指标恢复至术前水平;B组和C组$T_1$时RR较$T_0$时明显增快($P<0.05$),而$T_2$时$SpO_2$、Vc均较$T_0$时明显下降($P<0.05$),A组$T_1$时RR低于B、C组($P<0.05$),而$V_T$高于B、C组($P<0.05$),A组$T_1$、$T_2$时Vc、$SpO_2$均高于B、C组($P<0.05$);A组术后$T_1$～$T_3$时MAP、HR均无明显改变。表明静脉全麻复合颈丛神经阻滞及术后镇痛可减轻颈淋巴结结核患者术后免疫功能的抑制,并改善呼吸、循环功能。

(陈　辉)

**述评**　本研究通过比较不同麻醉复合神经从阻滞+不同术后镇痛的方法,再次提示全麻复合神经丛阻滞加上患者自控神经丛镇痛的方法可能有利于术后患者免疫功能的恢复,并减少对呼吸循环功能的抑制。但该研究采用的监测MAP、$SpO_2$和细胞免疫功能的方法可能具有一定的随机性,肺功能等监测也难以保证$V_T$和RR等监测的客观性,因而结论可能会受到质疑。

(倪　文)

**纤维支气管镜检查术中瑞芬太尼复合不同靶浓度**

**丙泊酚的应用**[临床麻醉学杂志，2011，27(2)：129]　李渭敏等比较了瑞芬太尼靶控输注复合不同靶浓度丙泊酚靶控输注在纤维支气管镜检查术术中的麻醉效果。将150例患者按照数字随机方法分成3组，$P_{5.0}$组、$P_{5.5}$组和$P_{6.0}$组。采用丙泊酚复合瑞芬太尼行全凭静脉麻醉，瑞芬太尼效应室靶浓度3.0 ng/ml靶控输注，丙泊酚效应室靶浓度5.0或5.5或6.0 μg/ml靶控输注，二者效应室靶浓度达到目标浓度时开始检查，检查结束停止用药。检查期间采用高频喷射通气供氧，频率150次/分，推动压力0.2 Mpa，I∶E为1∶1.5。记录麻醉诱导前($T_0$)、麻醉诱导后1分钟($T_1$)、纤维支气管镜至鼻道($T_2$)、至声门($T_3$)、至隆突($T_4$)、至主支气管($T_5$)、至叶支气管($T_6$)、灌洗活检($T_7$)、术毕($T_8$)、患者睁眼($T_9$)和清醒($T_{10}$)时的MAP、HR、$SpO_2$、NT值。记录麻醉诱导时间(从用药到检查开始)、检查持续时间、呛咳情况、患者睁眼和苏醒时间。记录利多卡因表麻、麻黄素静注、尼卡地平及艾司洛尔静注的例数。在$T_0$、$T_8$、$T_{10}$三个时点分别抽取患者的动脉血作血气分析，记录$PO_2$和$PCO_2$值。结果显示，3组MAP、HR、$SpO_2$平均值波动均在正常范围内。$P_{6.0}$组的麻醉诱导时间、睁眼时间和苏醒时间比其他组长($P<0.05$)。$P_{5.0}$组的麻醉效果比$P_{5.5}$组和$P_{6.0}$组差($P<0.05$)。$P_{5.5}$组术者的满意度最高($P<0.05$)。3组患者舒适度无统计学差异($P>0.05$)。$P_{5.5}$组不良事件例数最少($P<0.05$)。3组均无$SpO_2<85\%$或心率失常的不良事件。3组间$PO_2$和$PCO_2$值无统计学差异($P>0.05$)。表明丙泊酚效应室靶浓度5.5 μg/ml，复合瑞芬太尼效应室靶浓度3.0 ng/ml靶控输注，行纤维支气管镜检查麻醉术麻醉效果最好。

（陈　辉）

**述评**　纤支镜检查术由于共用气道、刺激性强、患者气道条件各异等因素的影响，相关的麻醉方法和气道控制技术一直都无定式。本研究发现，在使用高频喷射通气，采用瑞芬太尼效应室靶浓度3 ng/ml时，丙泊酚效应室靶浓度为5.5 μg/ml的麻醉效果优于5.0 μg/ml和6.0 μg/ml。但纤支镜操作中影响刺激强度的因素众多，甚至操作者的水平差异即可造成显著影响，因而比较丙泊酚效应室浓度差异如此小的情况下的麻醉效应差异，其临床意义可能较为有限。

（倪　文）

**近红外光谱联合脑电双频谱指数监测在深低温停循环手术脑氧平衡监测中的应用**[上海交通大学学报(医学版)，2011，31(3)：317]　吴镜湘等以近红外光谱(NIRS)联合脑电双频谱指数(BIS)监测深低温停循环(DHCA)手术中脑氧平衡状况，分析监测指标的相关性。选取12例接受DHCA主动脉弓手术的患者，记录麻醉前($T_0$)、麻醉后30 min($T_1$)、主动脉阻断心脏停跳后($T_2$)、停循环5 min($T_3$)、停循环30 min($T_4$)、循环恢复后10 min($T_5$)、心脏复跳($T_6$)、脱离体外循环后10 min($T_7$)、脱离体外循环后30 min($T_8$)和术毕($T_9$)时的BIS、NIRS监测指标脑组织氧合指数(TOI)、平均动脉压(MAP)以及$T_1$～$T_9$时点的混合静脉血氧饱和度($SvO_2$)等指标，观察术后患者意识恢复状况和神经系统并发症发生情况；分析TOI与MAP、BIS、$SvO_2$的相关性。结果显示12例患者中，8例患者麻醉期间BIS为20～50，TOI为55%～75%，停循环期间BIS为0，TOI>58%，术后次日清醒；2例术中出血较多患者TOI<55%的时间>30 min，术后5 d未醒；1例TOI<55%但时间<10 min的患者术后次日清醒时有明显躁动，镇静治疗后延迟1 d清醒；另1例患者疑为外科因素于术后4 h死亡。相关性分析显示，TOI与MAP、BIS无显著线性相关，但与$S_vO_2$呈显著正相关($r=0.581\,9$，$P<0.05$)。表明近红外脑氧联合BIS监测可用于DHCA手术脑氧平衡动态监测。可综合判断术中脑保护效果，TOI与$SvO_2$呈显著正相关。

（万小健）

**述评**　围手术期脑功能的监测越来越受到临床医师的重视。目前常用的监测手段包括NIRS、BIS和脑电图以及经颅多普勒超声等监测。虽各具优势，但单独运用具一定局限性。本文将NIRS和BIS联合使用综合判断术中脑保护效果，结果提示对于术中脑组织保护具有一定的指导作用。但临床病例观察数略少，两种监测放置位置仍具局限性，联合使用的具体意义和临床价值尚需要大量的研究深入探讨。

（卞金俊）

**不同血液稀释方法对直肠癌患者围术期NK细胞和CIK细胞的影响**[临床麻醉学杂志，2011，27(6)：563]　戴春宇等比较了急性非等容血液稀释(ANIH)和急性高容血液稀释(AHH)联合控制性降压(CH)对直肠癌患者围术期自然杀伤(NK)细胞和细胞因子诱导杀伤(CIK)细胞的影响。将择期直肠癌根治术患者45例随机均分为ANIH组、AHH+CH组和对照组。分别于麻醉前1 h($T_1$)、术毕即刻($T_2$)、术后第1天($T_3$)、第4天($T_4$)抽取静脉血检测NK和CIK细胞的数量。结果与$T_1$时比较，$T_2$～$T_4$时AHH+CH组NK细胞明显升高($P<0.05$)，$T_4$时ANIH组NK细胞明显升高($P<0.05$)，而对照组则明显降低($P<0.05$)。与$T_1$时比较，$T_2$时三组CIK细胞均明显降低($P<0.05$)，$T_4$时ANIH组和AHH+CH组均明显升高($P<0.05$)，且明显高于对照组($P<0.05$)。表明AHH联合CH以及ANIH均能使直肠癌患者NK

和CIK细胞增加,AHH联合CH效果更优。

(万小健)

**述评**　血液保护是目前临床关注的热点。血液稀释和控制性降压均为围手术期血液保护的重要措施。异体输血可引起免疫抑制,不同血液稀释方法对患者免疫功能的影响报道较少。本研究对直肠癌患者围术期实施急性非等容血液稀释(ANIH)和急性高容血液稀释联合控制性降压(CH)对围术期NI和CIK细胞的影响。研究具有一定临床意义,但实验手段较单一,仅观察了两种免疫细胞百分比的变化,没有就免疫细胞的功能和活性进行相关检测,数目的增加不一定代表功能和活性的增强。因此,临床参考意义有限。

(卞金俊)

**去甲肾上腺素减轻非控制性失血性休克复苏后大鼠肾脏损伤**[第二军医大学学报,2011,32(3):282]　陈震等研究了去甲肾上腺素对非控制性失血性休克复苏后大鼠肾脏损伤的影响。将非控制性失血性休克复苏大鼠模型随机分为3组:假手术组、乳酸林格液(LR)组和去甲肾上腺素(NE)组。休克180 min,观察并记录各组大鼠的血流动力学变化(平均动脉压,MAP)。复苏时NE组以10 μg/(kg·min)泵注NE;LR组泵注等量的乳酸林格液。同时,两组在70 rain内回输40 ml/kg的乳酸林格液及半量失血。复苏结束后再观察20 min,取血液标本检测尿素氮(BUN)及肌酐(Cr)。复苏后24 h,观察大鼠生存率并取左肾做病理检测。结果显示NE组血清BUN、Cr值较LR组下降,差异有统计学意义($P<0.05$);24 h生存率高于LR组,差异有统计学意义($P<0.05$)。表明在保证血容量的情况下,非控制性失血性休克的复苏过程中使用NE较单纯乳酸林格液复苏可减轻大鼠肾脏损伤,提高生存率。

(万小健)

**述评**　失血性休克状态下应用NE对肾功能的确切影响目前在临床中仍存在较大的争议。本研究以大鼠非控制性失血性休克模型为基础,发现在保证血容量的情况下,非控制性失血性休克的复苏过程中使用NE较单纯乳酸林格液复苏可减轻肾脏损伤,提高生存率,为临床失血性休克救治中应用NE提供了部分实验依据。但大多数啮齿类动物实验的结果在临床中被证实效果欠佳,所以其在临床中的有效性和安全性仍需要进一步的临床实验研究观察。

(卞金俊)

**大鼠急性肺损伤过程中STAT-3的活化对caspase-3表达的影响**[徐州医学院学报,2011,31(3):187]　朱敏等研究了大鼠急性肺损伤(ALI)过程中信号转导和转录活化因子-3(STAT-3)的活化对caspase-3表达的影响。将60只成年雄性SD大鼠随机分为4组:对照组($n=6$),脂多糖组(LPS组,$n=24$),酪氨酸蛋白激酶(JAK)抑制剂AG490组($n=6$,AG490用0.4%二甲亚砜溶解),AG490+LPS组($n=24$);LPS、AG490+LPS组在注射LPS后1、2、4、6 h又被分为4个亚组(每组$n=6$)。分别采用Western blotting检测各组大鼠肺组织中磷酸化STAT-3(pSTAT-3)的表达并采用免疫组织化学法测定caspase-3的表达情况。结果显示注射LPS1、2、4、6 h后STAT-3被明显活化($P<0.05$),而相对应的AG490+LPS组中STAT-3活性较LPS组减弱($P<0.05$)。同时LPS组中caspase-3表达较相应的AG490+LPS组明显减少($P<0.01$)。表明大鼠ALI过程中STAT-3通路的激活可减低caspase-3的表达。

(万小健)

**述评**　酪氨酸蛋白激酶-信号转导子与转录激活子(JAK-STAT)途径是近年来新发现的一条信号转导途径,广泛参与细胞的增殖、分化以及免疫调节等过程,是众多细胞因子信号转导的重要途径。本研究表明STAT-3通路的激活可减低caspase-3的表达。但LPS模型并不能真实模拟临床急性肺损伤模型,加上急性肺损伤涉及多个信号传导通路,急性肺损伤的机制探讨任重道远。本研究为管窥急性肺损伤机制的冰山一角提供了一份实验学证据,有可能为干预和治疗ALI提供新的途径。

(卞金俊)

**环氧化酶在神经病理性痛大鼠背根神经节$P2X_3$受体表达上调中的作用**[中华麻醉学杂志,2011,31(6):702]　王英等研究了环氧化酶(COXs)在神经病理性痛大鼠背根神经节$P2X_3$受体表达上调中的作用。将雄性SD大鼠24只,体重250~280 g,采用随机数字表法,将其分为4组($n=6$),神经病理性痛组(CCI组)、COX-1抑制剂组(Ⅰ组)和COX-2抑制剂组(C组)制备坐骨神经慢性缩窄性损伤(CCI)模型,假手术组(S组)仅暴露坐骨神经。于术后3~14 d Ⅰ组和C组分别以COX-1抑制剂布洛芬40 mg/(kg·d)和COX-2抑制剂塞来昔布30 mg/(kg·d)灌胃。分别于术前(基础状态)、术后3、5、7、10、14 d时测定热缩足潜伏期(PWL)和机械缩足阈值(PWT)。然后处死大鼠,取$L_{4\sim6}$节段背根神经节,测定$P2X_3$受体mRNA及其蛋白表达水平。结果与S组比较,CCI组术后PWL缩短,PWT降低,$P2X_3$受体mRNA及其蛋白表达上调($P<0.05$);与CCI组比较,Ⅰ组和C组术后PWL延长,PWT升高,$P2X_3$受体mRNA及其蛋白表达下调($P<0.05$);与Ⅰ组比较,C组术后PWL延长,

PWT 升高，背根神经节 $P2X_3$ 受体 mRNA 及其蛋白表达上调（$P<0.05$）。表明 COXs 参与了神经病理性痛大鼠背根神经节 $P2X_3$ 受体表达上调，且 COX-1 的作用强于 COX-2。

（孟　岩）

**述评**　本研究发现 COXs 参与了神经病理性痛大鼠背根神经节 $P2X_3$ 受体表达上调，再一次证明炎症在神经病理性疼痛的产生和维持中具有重要的意义，但是否能说明 COX-1 的作用强于 COX-2 有待商榷，布洛芬和塞来昔部是否能作为特异性的工具药及剂量选择的依据均不足，而且行为学试验结果也有一定的矛盾。该研究的临床意义在于：如果能有效地控制药物的副作用，可以适当选用 COXs 抑制剂治疗神经病理性疼痛。

（许　华）

**神经干细胞移植数量对大鼠神经病理性痛的影响**［中华麻醉学杂志，2011，31(2)：186］　张红等观察了神经干细胞（NSGs）移植数量对大鼠神经病理性痛的影响。取出生 1～3 d 的 SD 大鼠，制备 NSCs 悬液。清洁级雄性 SD 大鼠 84 只，体重 150～180 g，采用右侧坐骨神经半切断法制备大鼠神经病理性痛模型。采用随机数字表法，将大鼠随机分为 7 组（$n=12$），假手术组（S 组）：仅暴露坐骨神以，不切断，鞘内注射细胞培养液 30 μl；神经病理性痛组（NP 组）：于模型制备后 3 d 鞘内注射细胞培养液 30 μl；NP＋NSCs $10^3$ 组（$N_1$ 组）、NP＋NSCs $10^4$ 组（$N_2$ 组）、NP＋NSCs $10^5$ 组（$N_3$ 组）、NP＋NSCs $10^6$ 组（$N_4$ 组）和 NP＋NSCs $10^7$ 组（$N_5$ 组）：于模型制备后 3 d，鞘内注射相应浓度的 NSCs 悬液。模型制备前 1 d 和制备后 1、3、7、14 和 21 d 时测右足机械缩足阈值（MWT）和热缩足潜伏期（TWL）；于模型制备后 7 和 21d，痛阈测定结束后，取右侧腰膨大脊髓背角及 $L_5$ 背根神经节，测定脑源性神经营养因子（BDNF）mRNA 及其蛋白的表达水平。结果与 S 组比较，NP 组和 $N_{1\sim5}$ 组 MWT 降低，TWL 缩短，脊髓背角和 DRG BDNF mRNA 表达上调（$P<0.05$），BDNF 阳性细胞数增多，染色加深；与 NP 组比较，$N_{2\sim5}$ 组 MWT 升高，TWL 延长，脊髓背角和 DRG BDNF mRNA 表达上调（$P<0.05$），BDNF 阳性细胞数增多，染色加深；模型制备后 7 d $N_{1\sim5}$ 组 MWT 依次升高，TWL 依次延长，脊髓背角和 DRG BDNF mRNA 表达依次上调（$P<0.05$），BDNF 阳性细胞数依次增多，染色逐渐加深；模型制备后 14、21 d，$N_{1\sim3}$ 组 MWT 依次升高，TWL 依次延长（$P<0.05$），模型制备后 21 d，$N_{1\sim3}$ 组脊髓背角和 DRG BDNF mRNA 表达依次上调，BDNF 阳性细胞数依次增多，染色逐渐加深；$N_{3\sim5}$ 组上述指标比较差异无统计学意义（$P>0.05$）。表明 NSCs 移植减轻大鼠神经病理性痛的适宜移植数量为 $10^5$ 个。

（孟　岩）

**述评**　应用神经干细胞技术治疗神经系统损伤性疾病是机遇也是挑战，其关键是调控，包括干细胞数量及后期的成长分化等。本研究发现移植 $10^5$ 个神经干细胞对坐骨神经半切大鼠的神经病理性疼痛的治疗效果比移植 $10^3$ 个、$10^4$ 个、$10^6$ 个、$10^7$ 个良好。这是有意义的探索，但有两个值得研究者和临床医师需要进一步关注的问题：①神经病理性疼痛大鼠移植神经干细胞后除疼痛减轻外是否还有其他神经系统功能的变化。②移植治疗效果不好时如何争取调整移植数量？值得深入探索。

（许　华）

**P-糖蛋白表达对晚期癌痛病人吗啡或丁丙诺啡镇痛效果的影响**［中华麻醉学杂志，2010，30(10)：1212］王军等观察了 P-糖蛋白（P-gp）表达对晚期癌痛患者吗啡或丁丙诺啡镇痛效果的影响。选择晚期癌痛患者 150 例，其中 50 例肿瘤组织 P-gp 表达阴性患者随机分为 2 组（$n=25$）：$M_1$ 组和 $B_1$ 组，100 例肿瘤组织 P-gp 表达阳性患者随机分为 4 组（$n=25$）：$M_2$ 组、$M_3$ 组、$B_2$ 组和 $B_3$ 组。各组静脉注射负荷量后进行 PCIA，$M_1$ 组、$M_2$ 组和 $M_3$ 组负荷量为吗啡 2.5 mg，$B_1$ 组、$B_2$ 组和 $B_3$ 组负荷量为丁丙诺啡 0.15 mg，各组 PCIA 时药物配方分别为：$M_1$ 组和 $M_2$ 组吗啡35 mg＋氟哌利多 5 mg，$M_3$ 组吗啡 55 mg＋氟哌利多 5 mg；$B_1$ 组和 $B_2$ 组丁丙诺啡 0.9 mg＋氟哌利多 5 mg，$B_3$ 组丁丙诺啡 1.5 mg＋氟哌利多 5 mg，所用药物均用生理盐水稀释至 100 ml，背景输注速率 2 ml/h，PCA 量 0.5 ml，锁定时间 15 min。分别于镇痛开始时、4、12、24、48 h 时进行 VAS 评分，分别于镇痛 4、12、24、48 h 时采集静脉血样，检测血药浓度。结果显示 $M_1$ 组和 $M_3$ 组 VAS 评分低于 $M_2$ 组，$M_3$ 组血药浓度高于 $M_1$ 组和 $M_2$ 组（$P<0.05$）；$B_1$ 组和 $B_3$ 组 VAS 评分低于 $B_2$ 组，$B_3$ 组血药浓度高于 $B_1$ 组和 $B_2$ 组（$P<0.05$）；$M_1$ 组与 $M_2$ 组间及 $B_1$ 组与 $B_2$ 组比较血药浓度差异无统计学意义（$P>0.05$）。表明 P-gp 表达阳性可减弱晚期癌痛患者吗啡或丁丙诺啡的镇痛效果。

（孟　岩）

**述评**　分析导致肿瘤患者应用阿片药物镇痛效果差异及促进耐受形成的相关因素有助于提高癌痛的控制水平，改善癌痛患者的生活质量。本研究发现肿瘤组织 P-糖蛋白表达阳性可减弱晚期癌痛患者应用吗啡和丁丙诺啡的镇痛效果。如果该研究结果能得到进一步验证，则可利用该方法对癌痛患者的疼痛治疗进行正确评估和优化，具有一定的临床意义。

（许　华）

**糖皮质激素受体在慢性吗啡耐受大鼠脊髓背角神经元凋亡中的作用**[中华麻醉学杂志，2010，30(9)：1045]　翟美丽等研究了糖皮质激素受体在慢性吗啡耐受大鼠脊髓背角神经元凋亡中的作用。鞘内置管成功的健康雄性SD大鼠20只，体重300～350 g，随机分为4组($n=5$)：对照组(C组)、慢性吗啡耐受组(M组)、吗啡＋糖皮质激素受体拮抗剂组(MR组)和吗啡＋糖皮质激素受体激动剂组(MD组)分别于8：00和20：00鞘内注射生理盐水10 μl、吗啡10 μg、吗啡10 μg＋RU38486 2 μg、吗啡10μg＋地塞米松4 μg，连续6 d。于每天8：00给药后30 min行甩尾实验，给药第7天处死大鼠，取$L_3$～$L_5$脊髓行TUNEL染色，光镜下观察脊髓背角神经元的凋亡情况，计算凋亡率。结果显示地塞米松、RU38486分别对慢性吗啡耐受的形成起促进、抑制作用。与C组比较，M组和MD组脊髓背角神经元凋亡率升高($P<0.05$)；与M组比较，MR组脊髓背角神经元凋亡率降低，MD组脊髓背角神经元凋亡率升高($P<0.05$)。表明糖皮质激素受体参与了慢性吗啡耐受形成中大鼠脊髓背角神经元凋亡的过程。

（孟　岩）

**述评**　吗啡耐受导致镇痛效果下降是临床慢性疼痛尤其是癌性痛治疗中急需解决的问题，研究吗啡耐受的机制是解决该问题的根本途径。本研究发现拮抗糖皮质激素受体可以降低吗啡诱导的大鼠脊髓背角神经元凋亡率，但对吗啡耐受大鼠行为学的影响令人困惑，结果矛盾。该研究再一次证明吗啡耐受机制的复杂性及基础研究与临床现象之间的差异性。

（许　华）

**不同ABO血型病人自控静脉镇痛的药物用量的比较**[中华麻醉学杂志，2010，30(9)：1028]　朱旭等比较了不同ABO血型患者自控静脉镇痛的药物用量。选择择期全麻下行子宫肌瘤剔除术或子宫全切术患者100例，年龄30～50岁，ASA分级Ⅰ或Ⅱ级，体重指数<30 kg/m²，根据血型分为A组($n=25$)、B组($n=30$)、AB组($n=11$)和O组($n=34$)。手术结束前30 min静脉注射氟比洛芬酯1 mg/kg，术毕时静脉注射舒芬太尼，VAS评分≤4分时行患者自控静脉镇痛，镇痛药物为舒芬太尼1.2 μg/ml，背景输注速率0.5 ml/h，PCA量2.0 ml，锁定时间5 min。记录舒芬太尼的负荷量和术后第1、2天的用量。结果显示舒芬太尼负荷量和术后第1天用量A组和B组最高，AB组次之，O组最低($P<0.05$)；各组患者恶心、呕吐发生率和术后第2天舒芬太尼用量差异无统计学意义($P>0.05$)。表明不同ABO血型患者自控静脉镇痛药物用量存在差异。

（孟　岩）

**述评**　如何判断阿片类药物镇痛的个体化差异并根据差异实施个体化的镇痛方案一直是临床难题。作者观察到不同ABO血型的女性患者术后自控静脉镇痛舒芬太尼用量存在差异，A型血和B型血患者用量最高。虽然导致阿片药物用量差异的原因很多，该研究的结果也有待进一步验证，但遗传因素对阿片类镇痛药的个体差异性的影响值得进一步探索。

（许　华）

**硬膜外超前镇痛对肺癌根治术患者围术期Th1/Th2平衡的影响**[河北医科大学学报，2011，32(1)：52]　陈忠华等研究了硬膜外超前镇痛对肺癌根治术患者围术期Th细胞漂移的影响。选择择期全麻下拟行肺癌根治术的患者40例，ASAⅡ级，随机分为2组，硬膜外超前镇痛组(Ⅰ组)和术后硬膜外镇痛组(Ⅱ组)，每组20例。于$T_7$、$T_8$间隙行硬膜外穿刺并置管。Ⅰ组切皮前约30 min时硬膜外腔注射0.2%罗哌卡因15 mL后接患者自控硬膜外镇痛(PCEA)泵。Ⅱ组患者术毕硬膜外腔注射0.2%罗哌卡因15 ml后接PCEA泵。PCEA药物为罗哌卡因200 mg用生理盐水稀释为100 mL，输注速率2 mL/h，PCEA剂量0.5 mL，锁定时间15 min。于硬膜外穿刺前($T_0$)、术毕($T_1$)、术后24 h($T_2$)和72 h($T_3$)抽取外周血，测定血浆皮质醇(Cor)、干扰素-γ(IFN-γ)、白介素-4(IL-4)浓度。分别监测2组患者麻醉前($T_A$)、插管即刻($T_B$)、去肋开胸($T_C$)、手术探查($T_D$)、拔管时($T_E$)的动脉收缩压(SBP)、舒张压(DBP)、心率(HR)。结果显示与$T_0$时比较，Ⅱ组$T_1$、$T_2$时Cor升高，Ⅰ组Cor仅在$T_1$时升高($P<0.05$)。与Ⅱ组比较，Ⅰ组$T_1$、$T_2$时Cor明显降低($P<0.05$)。Ⅰ组$T_2$时IL-4低于$T_0$($P<0.05$)，$T_3$时IL-4明显降低($P<0.05$)。与$T_0$比较，2组$T_1$、$T_2$、$T_3$时IFN-γ明显上升($P<0.05$)。Ⅰ组$T_1$、$T_2$时IFN-γ明显高于Ⅱ组($P<0.05$)。2组$T_1$、$T_2$、$T_3$时IFN-γ/IL-4均升高($P<0.05$)；Ⅰ组$T_2$时IFN-γ/IL-4明显高于Ⅱ组($P<0.05$)。Ⅰ组患者麻醉及手术过程中血压、HR平稳，Ⅱ组患者血压、HR波动较大。表明硬膜外超前镇痛能减轻肺癌患者手术后Th1/Th2平衡的漂移程度，改善机体手术创伤后免疫受抑状态。

（孟　岩）

**述评**　围手术期不同的镇痛方法是否影响肿瘤患者的康复及远期预后存在争议。作者观察到肺癌手术患者在切皮前硬膜外推注0.2%罗派卡因镇痛与手术结束开始推注0.2%罗派卡因硬膜外镇痛相比，能减轻肺癌患者手术后Th1/Th2平衡的漂移程度，改善机体手术创伤后免疫受抑状态。但研究者并未分析二组患者手术中全麻用药量、手术时间、术后镇痛效果等与免疫功能变化密切相关因素的差异，需要进一步完善。

（许　华）

**术前口服普瑞巴林对腹腔镜胆囊切除术后的镇痛效果：随机、对照、双盲研究**［中华麻醉学杂志，2011，31(7)：824］　李清等观察了术前口服普瑞巴林对腹腔镜胆囊切除术后的镇痛效果。本研究为随机、对照、双盲研究。择期行腹腔镜胆囊切除术患者 60 例，性别不限，ASA 分级Ⅰ或Ⅱ级，年龄 19～72 岁，身高 153～182 cm，体重 46～86 kg，采用随机数字表法，将其随机分为 2 组（$n$=30），安慰剂对照组（C 组）和普瑞巴林组（P 组），术前 1 h 分别口服安慰剂和普瑞巴林 150 mg。静脉注射异丙酚、芬太尼和罗库溴铵进行麻醉诱导，气管内插管后行机械通气，静吸复合维持麻醉。记录术后 6、12 和 24 h 时静息状态和活动状态下 VAS 评分、Ramsay 镇静评分，记录术后 24 h 内吗啡用量、恶心呕吐和头疼头晕等不良反应的发生情况。结果显示与 C 组比较，P 组静息状态、活动状态下 VAS 评分和吗啡用量降低，术后 6 h 时 Ramsay 镇静评分升高（$P<0.05$ 或 0.01），不良反应发生率差异无统计学意义（$P>0.05$）；P 组无一例发生过度镇静。表明术前 1 h 口服普瑞巴林 150 mg 可缓解腹腔镜胆囊切除术后疼痛，且副作用较小。

（孟　岩）

**述评**　普瑞巴林用于围手术期镇痛已引起很多研究者的关注。本研究结果再一次证明术前应用普瑞巴林对术后疼痛的控制可能有益。但目前关于普瑞巴林用于围手术期镇痛的研究均存在样本量小、病种单一、单中心的缺点，所以对其用于围手术期镇痛的实际价值有待进一步的研究。以提高镇痛效果、降低阿片类副作用为核心的多模式镇痛理念越来越得到临床认可，期待更多这样的研究，从而促进多模式镇痛方式更加丰富，让临床医师和患者有更多的选择。

（许　华）

**腰椎间盘突出症患者经皮激光汽化减压联合靶点注射胶原酶的效果**［中华麻醉学杂志，2010，30(12)：1459］　王开强等研究了经皮激光汽化减压联合靶点注射胶原酶治疗腰椎间盘突出症的效果。选择拟行椎间盘松解术的腰椎间盘突出症患者 90 例，年龄 31～52 岁，体重 58～70 kg，随机分为 3 组：经皮激光汽化减压组（P 组，$n$=29）、靶点注射胶原酶组（C 组，$n$=31 例）和两种方法联合治疗组（PC 组，$n$=30）。P 组光纤经穿刺针达病变椎间盘后进行激光汽化减压；C 组在 CT 扫描下调整针尖位置，固定于突出物表面后注入胶原酶 400～600 U，继续进针刺入突出物后注入 200～300 U；PC 组在激光汽化减压完成后行靶点注射胶原酶溶解术。于术前、术后 7、30、60、90 d 采用改良日本骨科学会下腰痛分级（M-JOA）评价疗效。结果显示与术前比较，P 组和 PC 组术后各时点 M-JOA 分级升高，C 组术后 30、60 和 90 d 升高（$P<0.05$），术后 7 d 差异无统计学意义（$P>0.05$）；与术后 7 d 比较，P 组术后 30 d M-JOA 分级降低（$P<0.05$），术后 60、90 d差异无统计学意义（$P>0.05$），C 组和 PC 组术后 30、60 和 90 d M-JOA 分级明显升高（$P<0.05$）；与 PC 组比较，P 组和 C 组术后各时点 M-JOA 分级明显降低，近期疗效分级降低。表明经皮激光汽化减压联合靶点注射胶原酶治疗腰椎间盘突出症疗效稳定，优于两者单独应用。

（孟　岩）

**述评**　经皮激光汽化减压和胶原酶靶点注射均为临床治疗腰突症的常用微创治疗技术，作者观察到将这两种方法联合应用于腰突症治疗的效果优于两者单独应用，是临床非常有意义的探索。但应该注意到这两种微创治疗方法的适应证虽然有重叠，但也有差异，如果研究者能对这两种微创治疗技术分别单独应用、联合应用的适应证的差异性进行更深入的研究则对临床工作会有更大的指导意义。

（许　华）

# 甲状腺、甲状旁腺

本年度收集到论文191篇，纳入一年回顾61篇，占32%；收入文选10篇，占5%。

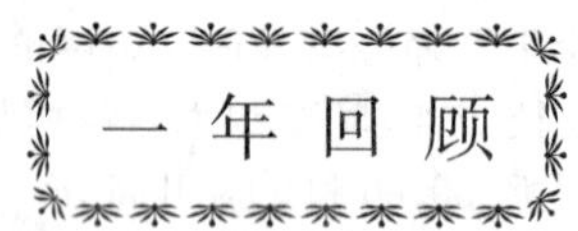

## 一、甲状腺

### (一) 甲状腺癌

1. 诊断

刘磊等[1]* 对2009年8月至2010年2月天津医科大学附属肿瘤医院收治的天津地区240例甲状腺癌、302例甲状腺良性肿瘤患者采集空腹晨尿，采用过硫酸铵消化—砷铈催化分光光度法测定尿中碘含量，用碱性苦味酸法测定尿肌酐含量，并用同法检测400例甲状腺正常人群尿碘含量作对照。结果发现，甲状腺良性肿瘤、恶性肿瘤患者尿碘中位数均处于碘过量状态(良性：519 μg/L；恶性：524 μg/L)，两者比较无统计学意义($P>0.05$)，但均高于无甲状腺疾病对照组(201 μg/L)，差异有统计学意义($P<0.05$)。甲状腺肿瘤患者的经尿肌酐校正的每日尿排碘量(CCDUI)中位数475 μg/d，在性别及不同年龄组之间差异无统计学意义；存在典型胶质改变的甲状腺良性肿瘤组的CCDUI高于无典型胶质改变组，存在乳头状增生及不典型增生组的患者的CCDUI高于未存在乳头状增生及不典型增生组，差异有统计学意义($P<0.05$)。甲状腺癌患者CCDUI中位数458 μg/d，在性别及不同年龄组之间差异无统计学意义；存在颈部淋巴结转移、被膜侵犯组的CCDUI分别高于无淋巴结转移组、无被膜侵犯组，差异有统计学意义($P<0.05$)。这表明了天津地区甲状腺肿瘤患者碘摄入量可能存在偏高现象。

陆磊等[2]回顾性分析了2006年3月至2009年3月行甲状腺手术的1771例患者中甲状腺结节合并不同类型钙化的甲状腺癌发生率，其中恶性肿瘤500例，甲状腺癌的钙化发生率为68.4%显著高于良性疾病中钙化的发生率27.0%($\chi^2=259.5, P<0.05$)。微钙化诊断甲状腺癌的特异性为89.4%，阳性预测值为66.3%，与其在良性疾病中的差异有统计学意义($\chi^2=368.6, P<0.01$)。因此钙化尤其是微钙化对于诊断甲状腺癌具有重要的临床意义。年龄<45岁的甲状腺癌发生率为39.2%，≥45岁的甲状腺癌发生率为22.9%，差异有统计学意义($\chi^2=51.12, P<0.05$)。单发结节的甲状腺癌发生率为31.7%，多发结节为26.4%，两者差异有统计学意义($\chi^2=4.766, P<0.05$)。B超显示淋巴结肿大最终证实为甲状腺癌转移的比例为26.8%。因此，甲状腺单发结节、结节合并微钙化及年龄<45岁者是甲状腺癌的高危人群。

詹维伟[3]* 研究893例甲状腺结节的超声表现，发现甲状腺微小癌的声像图表现多样，应根据病灶形态、边界、边缘、回声水平、微钙化、血流、颈部淋巴结等情况综合分析，以提高超声对甲状腺微小癌的诊断正确率。研究发现，恶性结节中肿瘤前后径和横径的比值(A/T)≥1占55.6%，且与良性组间差异有统计学意义。其诊断结节恶性的敏感性为55.6%，特异性为65.5%；49.7%的甲状腺癌边界模糊；恶性结节中边缘不规则占67.4%，并与良性组间差异有统计学意义；甲状腺微小癌多表现为低回声或极低回声，如将低于颈部带状肌的甲状腺结节定义为极低回声，可将诊断甲状腺良恶性结节的特异性提高至92.2%～94.3%；893例中出现微钙化的甲状腺结节282个(良性49个，恶性233个)，微钙化在甲状腺良性结节中的发生率为8.4%，明显低于在恶性结节中的发生率74.4%；893例甲状腺结节中，实性及以实性为主的857例结节彩色多普勒超声特征统计结果显示，恶性结节直径≤1 cm和>1 cm组中均以低血供为主，但结节变大，高血供所占比例上升。因此当结节为甲状腺内单发、无明显包膜、直径<1.0 cm，A/T≥1，低回声或极低回声及内部出现微钙化者，应高度怀疑为甲状腺微小癌。齐庆玲[4]也指出超声检查诊断甲状腺乳头状腺癌(PTMC)与病理诊断有较高的符合率，可作为PTMC的首选检查方法，提高早期诊断率。回顾性分析217例经病理确诊的PTMC的超声特征，比较超声诊断和病理诊断的符合率。PTMC的声像图56.7%表现为边界不清晰占位；93.5%低回声实性结节；72.3%结节内多发点状、簇状砂粒样钙化点；48.8%颈部淋巴结肿大，淋巴结转移34.1%；68.2%有结节内部血流信号。病理确诊PTMC 217例，超声诊断符合率为70.0%(152/217)；其中病理诊断微小癌88例，超声诊断符合率79.5%(70/88)；病理诊断伴颈部淋巴结转移79例，超声诊断符合率93.7%(74/79)。边学海等[5]研究发现，超声介入微创组织活检技术对甲状腺结节和转移性颈淋巴结诊断的临床符合率高，特别是对于微小结节的术前诊断具有较高的价值，既可避免不必要的过度治疗，又可减少甲状腺癌的漏诊。作者在彩色多普勒超声引导下用美国巴德穿刺活检系统完成甲状腺结节患者微创组织病理活检528例(共591个结节)，结节直径0.4～1.5 cm，平均0.76 cm。穿刺成功率为99.4%(525/528)。活检诊断为甲状腺癌161例、良性病变367例。活检后行手术治疗226例，病理符合率98.7%。假阴性率1.3%(3/226)，无假阳性。同时行颈部肿大淋巴结病理活检27例，活检病理与术后石蜡病理结果一致。活检后患者均未出现明显不适，发生腺体表面及肌间血肿22例，无特殊处置，平均1个月后自行缓解。张广等[6]*回顾性分析347例成功行超声引导下粗针组织活检(CNB)的甲状腺结节患者的临床资料，其中117例患者CNB病理学结果考虑为恶性，230例考虑为良性。行手术治疗的132例中113例穿刺病理学结果为恶性，19例穿刺病理学结果为良性，其中127例穿刺病理学结果与术后石蜡病理学结果相符，5例为假阴性。结节直径≤0.5 cm、0.5～1 cm、1～2 cm、>2 cm者其穿刺病理学结果准确率分别为75.0%、98.3%、97.8%和91.3%，提示结节直径在0.5～2 cm者穿刺病理学结果符合率最高。超声引导下CNB对甲状腺结节良、恶性鉴别诊断的准确率为96.21%、敏感性为95.76%、特异性为100%、阳性预测值为100%、阴性预测值为73.68%、漏诊率为4.24%、误诊率为0。故超声引导下CNB对甲状腺结节具有很高的鉴别诊断价值。

姚晓峰等[7]采用荧光定量逆转录-聚合酶链反应(RT-PCR)，检测细针吸取组织中跨膜丝氨酸蛋白酶4(TMPRSS4)和癌胚纤维连接蛋白(onfFN)mRNA的表达量，比较良恶性组织中两种分子标记物的表达差异。结果显示，甲状腺癌和甲状腺良性病变组织中TMPRSS4和onfFN mRNA的平均表达量分别为：(15.236±9.685)、(0.569±0.374)及(25.318±15.642)、(0.865±0.219)，恶性组织与良性组织中两者表达差异具有统计学意义($P=0.000$)。两种分子标志物在甲状腺癌组织中的表达呈正相关($r=0.374$，$P=0.026$)。TMPRSS4 mRNA和onfFN mRNA的表达与患者性别、年龄、肿瘤大小无相关性，而与肿瘤TNM分期和淋巴结转移密切相关($P=0.009$、$P=0.015$，$P=0.024$、$P=0.08$)。因此TMPRSS4 mRNA和onfFN mRNA与细针吸取细胞学检查联合有利于甲状腺病变的诊断和鉴别诊断。

俞炎平等[8]对40例手术病理证实的直径在1.0～2.0 cm的小甲状腺癌患者共42个经病灶行CT平扫及增强扫描，结果发现81%(34/42)的病灶边缘不光整，包膜不完整。病灶平扫密度均匀或较均匀，未见明显出血或坏死囊变区，平扫密度在40～50 HU之间。增强后97.6%(41/42)病灶明显强化，强化幅度>40 HU，CT值在90～140 HU之间，其中38个病灶均匀强化，3个病灶中央强化明显，边缘可见一环形低密度影，呈镶嵌征。71.4%(30/42)病灶内伴钙化，以砂粒状多见，占47.6%(20/42)，其次为不规则结节状、蛋壳状或桑椹状钙化。60.0%伴颈部淋巴结肿大(24/42)，呈实性、囊实性或囊性，增强后可呈均匀明显强化、不规则环形强化或壁结节样强化，8例淋巴结内可见砂粒状、结节状或蛋壳状钙化。因此，砂粒状钙化、甲状腺包膜不完整、强化明显的甲状腺实性结节及伴钙化、囊变、实性部分明显强化的颈部肿大淋巴结为小甲状腺癌较为特征性的CT表现。李恒国等[9]搜集经手术后病理证实的甲状腺结节40例，术前行CT灌注扫描，计算病灶ROI的血流量(BF)、血容量(BV)、平均通过时间(MTT)和表面渗透性(PS)，通过比较各灌注参数值的差异性，鉴别甲状腺结节的良恶性。结果28例甲状腺良性结节MTT中位数为4.33 s(范围1.42～10.93 s)；12例恶性结节MTT中位数为2.18 s(范围1.95～2.87 s)，差异有统计学意义。甲状腺癌BF中位数为560.23(范围330.66～1 000.00)ml·100/(g·min)；良性结节BF中位数为374.79(范围117.47～1 000.00)ml·100/(g·min)，差异有统计学意义。经判别分析，甲状腺良、恶性结节的CT灌注扫描中，MTT和BF对其鉴别诊断具有价值，但以MTT的诊断准确度更高，以此建立判别函数，经Bayes判别分析，总体诊断准确度为87.5%(35/40)。

任崧等[10]采用平面回波成像技术对60例甲状腺结节病变(良恶性各30例)行磁共振弥散加权成像(MR DWI)检查，分别测量弥散梯度因子(b值)取0、

100、200、300、400 s/mm$^2$ 时病变的表观弥散系数(ADC值),比较其间差异。所有病变均经手术病理证实。结果发现,当选取不同的b值时,所测得的良、恶性结节的ADC值之间均存在统计学差异,且恶性结节组的ADC值小于良性结节组的ADC值($P<0.05$)。根据兼顾DWI图像的信噪比和能够准确测量ADC值的原则,在多种b值的DWI检查中,宜选择400 s/mm$^2$作为检查甲状腺结节性病变的最佳b值。当b值选择400 s/mm$^2$ 时,绘制ROC曲线,并选取ADC值 $1.475\times10^{-3}$ mm$^2$/s作为阈值,诊断甲状腺恶性结节的敏感性、特异性分别为93.3%、96.7%。

孙云钢等[11]对甲状腺手术后及成功"清甲"治疗的36例甲状腺乳头状癌颈部淋巴结转移患者,在转移灶治疗前一周内行$^{18}$F-FDG符合线路显像,并在给予剂量3.7～7.4 GBq$^{131}$I治疗后4d行$^{131}$I-全身显像。根据显像结果分为$^{18}$F-FDG符合线路显像阳性$^{131}$I-全身显像阳性(第Ⅰ组)和$^{18}$F-FDG符合线路显像阴性$^{131}$I-全身显像阳性(第Ⅱ组)两组。半年后随访患者疗效,评价显像结果与疗效之间的关系。结果第Ⅰ组共14例,发现淋巴结转移灶49个,第Ⅱ组共22例,发现淋巴结转移灶76个。在第Ⅰ组患者中,$^{18}$F-FDG符合线路显像总体灵敏度67.3%,低于$^{131}$I-全身显像总体灵敏度89.8%($P=0.027$);$^{18}$F-FDG符合线路显像对颈部转移性淋巴结的总体灵敏度为26.0%低于$^{131}$I-全身显像的94.5%($P<0.001$),因此$^{131}$I-全身显像较$^{18}$F-FDG符合线路显像更容易发现颈部转移性淋巴结;$^{18}$F-FDG符合线路显像阳性组$^{131}$I治疗的有效率为35.7%明显低于$^{18}$F-FDG符合线路显像阴性组81.8%($P=0.011$)。$t$检验显示靶与非靶(T/NT)比值为影响颈部转移性淋巴结$^{131}$Ⅰ疗效因素之一($P<0.001$)。

2. 青少年甲状腺癌

林乐岷等[12]研究发现,青少年甲状腺癌发病率不高,但与成人相比具有一些鲜明的特征,通常表现为甲状腺结节,诊断时多出现颈部淋巴结或远处转移,预后较好,总体存活率高。青少年分化型甲状腺癌宜行甲状腺全切除或近全切除术。对临床上已触及转移颈部淋巴结或超声检查阳性病例,首次手术应同时做颈部中央区淋巴结清扫。对颈侧区淋巴结活检阳性者,则应行改良的颈淋巴结清扫术,经典的颈淋巴结清扫术应避免。$^{131}$I放射碘治疗是青少年分化型甲状腺癌的主要辅助治疗手段,应用左旋甲状腺素抑制治疗是青少年甲状腺癌术后的标准方法,但促甲状腺激素(TSH)最佳水平留有争论。

林韬等[13]探讨青年甲状腺癌患者群的构成、外科治疗方法及效果,回顾性分析44例青年甲状腺癌的临床资料,44例青年患者中,男女比为1∶3.89,存在明显差异;分化型甲状腺癌约占93.18%,其中乳头状癌占86.36%。手术方式主要采取患侧腺叶、峡部切除加对侧叶次全切除术24例,甲状腺全切10例,功能性颈淋巴结清扫7例,姑息性减瘤手术2例。术后并发症2例,发生率为4.65%,其中喉返神经损伤1例,喉上神经损伤1例。术后口服甲状腺激素抑制治疗,根据血清$T_3$、$T_4$、TSH水平调整甲状腺素用量,维持血清$T_3$、$T_4$浓度在正常水平上限,TSH在0.01 mmol/L以下。青少年甲状腺癌以分化型甲状腺癌为主,手术应根据病变性质、TNM分期及患者情况采取个体化方案。规范、系统的激素治疗和必要时的$^{131}$I治疗,可降低术后复发率。

3. 分化型甲状腺癌

徐静等[14]回顾性分析了吉林大学第一医院2000年1月至2010年7月收治的1 018例甲状腺癌患者的临床病理资料,2008年、2009年收治的甲状腺癌患者比之前8年总数高73%以上,2009年1月至2010年7月收治的甲状腺癌患者比之前9年的总数高48%以上;女性患者数明显多于男性,男女发病比例约为1∶4.0;男女发病年龄高峰均为30～59岁。1 018例甲状腺癌患者中病理类型明确者976例,其中91.91%(897例)为乳头状癌,4.41%(43例)为滤泡状癌,2.25%(22例),0.61%(6例)为髓样癌未分化癌;1 018例甲状腺癌患者中淋巴结转移情况明确者804例,淋巴结转移率男性39.24%,高于女性的28.64%;年龄<45岁患者为37.65%,高于年龄≥45岁患者的23.26%,差异均有统计学意义。

孙传政等[15]回顾性分析124例甲状腺乳头状微小癌的临床和随访资料,对其进行Kaplan-Meier法单因素分析和Cox比例模型多因素分析,发现124例甲状腺乳头状微小癌患者预后较好,10年和15年生存率分别为94.9%、92.5%;单因素分析提示,首诊时年龄≥35岁、有远处转移显著影响甲状腺乳头状微小癌患者的预后(均$P<0.05$)。而性别、是否为术中偶然发现、原发癌灶大小、淋巴结转移、是否为术后复发、手术范围等与患者预后无显著相关;多因素分析发现,患者年龄≥35岁是影响甲状腺乳头状微小癌预后的独立因素($P=0.045$),年龄≥35岁者预后较差。符德元等[16]回顾性分析124例甲状腺乳头状微小癌(PTMC)患者的临床资料,采用单因素及多因素分析,探讨PTMC相关临床病理因素与术后复发的相关性。124例患者平均随访57(18～120)个月,复发率为10.5%(13/124),单因素分析显示肿瘤直径≥5 mm、颈部淋巴结转移、多发癌灶及甲状腺包膜侵犯与PTMC复发显著相关;多因素分析显示,颈部淋巴结

转移、多发癌灶及甲状腺包膜侵犯与 PTMC 复发显著相关。

分化型甲状腺癌的手术范围尚有争议。章阳等[17]手术治疗分化型甲状腺癌病人 428 例(506 侧),术后分组检测各区淋巴结转移发生率,比较不同手术方法术后并发症。结果发现,行中央区淋巴结(Ⅵ区)清扫者 441 例侧,转移发生率为 52.83%(233/441);行颈侧区淋巴结清扫(Ⅱa、Ⅲ、Ⅳ、Ⅴb 区)者 385 例侧,转移发生率为 44.42%(171/385),其中Ⅱa 区 23.98%、Ⅲ区 67.84%、Ⅳ区 53.80%、Ⅴb 区 4.68%。由此认为,分化型甲状腺癌即便是微小癌也有较高的颈部淋巴结转移发生率。对于临床颈侧区淋巴结阴性(cN0)病人也应常规行颈部淋巴结清扫术,以消除病变遗漏及复发隐患,应全面准确评价颈部淋巴结状态。张浏阳等[18]对 203 例术前Ⅴ区淋巴结临床阴性、颈侧区阳性的初治甲状腺乳头状癌患者行手术治疗,手术范围包括病变侧甲状腺腺叶切除和同期同侧颈部淋巴结清扫术(Ⅱ～Ⅵ区)。淋巴结清扫标本经病理证实颈侧区(Ⅱ～Ⅴ)有淋巴结转移。单因素和多因素分析分别采用 $\chi^2$ 检验和二分类 Logistic 回归分析。结果显示,颈部Ⅱ、Ⅲ、Ⅳ区淋巴结阳性率分别为 47.3%(96/203)、79.8%(162/203)、81.3%(165/203),Ⅴ区隐匿性淋巴结转移率为 14.3%(29/203)。单因素分析显示,术前 B 超Ⅳ区淋巴结阳性($\chi^2=5.651$, $P=0.017$)和Ⅲ、Ⅳ区淋巴结同时阳性($\chi^2=10.936$, $P=0.001$)与Ⅴ区淋巴结隐匿性转移密切相关。多因素分析显示,术前 B 超颈部Ⅲ、Ⅳ区淋巴结同时阳性是隐匿性Ⅴ区淋巴结转移的独立预测因素($P=0.046$, $OR=4.550$)。因此认为,甲状腺乳头状癌患者术前未发现Ⅳ区淋巴结阳性时可以不对Ⅴ区进行预防性淋巴结清扫。孙建光等[19]回顾性分析 74 例 cN0 甲状腺乳头状癌患者的手术治疗疗效,74 例患者均行中央区淋巴结清扫(Ⅵ区),其中 32 例阳性。32 例中央区淋巴结阳性患者同期或分期行颈侧区淋巴结清扫(Ⅱ-Ⅴ区),其中 19 例阳性。中央区淋巴结转移与原发病灶大小、患者年龄无关,侧颈区淋巴结转移与原发病灶大小有关($\chi^2=5.96$, $P<0.05$)、与患者年龄无关。当中央区淋巴结 1 枚转移时,侧颈区淋巴结转移率 38.89%当中央区淋巴结转移≥2 枚时,侧颈区淋巴结转移率 85.71%($\chi^2=4.61$, $P<0.05$)。因此作者建议,对 cN0 甲状腺乳头状癌行患侧腺叶和峡部切除加中央区淋巴结清扫术;对中央区淋巴结阳性≥2 枚的患者可考虑行侧颈区清扫术。张海峰等[20]* 检索 PTMC 的相关研究,通过 Meta 分析判断多种因素与首次术后复发的关系,对 PTMC 的手术范围进行探讨。共纳入 12 篇回顾性研究,Meta 分析结果显示,PTMC 首次术后复发与男性、肿瘤直径>5 mm、非附带、术前诊断淋巴结阳性、多发病灶、侵及包膜等因素相关,与年龄≥45 岁无关。预防性颈部淋巴结清扫组与未行颈部淋巴结清扫组之间首次术后复发率差异无统计学意义。由于 PTMC 的预后与多因素相关,故应根据预后因素选择腺叶切除范围,预防性颈部淋巴结清扫不应作为 PTMC 的常规术式,术前诊断淋巴结阳性的患者可行双侧中央区淋巴结清扫术。

徐一宁等[21]回顾性分析 2005 年 1 月至 2010 年 6 月收治的 167 例甲状腺癌患者的临床资料,其中共发现双侧甲状腺乳头状癌 19 例,占 11.4%;术前通过超声造影和 CT 检查拟诊为双侧甲状腺癌仅 1 例(5.3%),术中冰冻切片检查确诊为双侧乳头状癌 17 例(89.5%)。行双侧中央区淋巴结清扫术 5 例,一侧中央区淋巴结清扫术 7 例,一侧功能性颈淋巴结清扫术 1 例,术后病理证实 36.8%(7 例)中央区淋巴结转移。双侧甲状腺乳头状癌的术前诊断较为困难,术前超声造影结合 CT 检查可提高甲状腺癌的诊断符合率。PTC 手术时应以全甲状腺切除为主,并行双侧中央区淋巴结清扫. 对明确有中央区淋巴结转移者,可同时行一侧功能性颈淋巴结清扫术。

程刚等[22]为观察外科手术方式对分化型甲状腺癌$^{131}$I 首次残余甲状腺组织的清除或去除治疗(清甲)结果的影响,将 38 例分化型甲状腺癌患者依据清甲效果分为成功组和失败组,手术方式主要以甲状腺床区摄$^{131}$I 率和 B 超测量残余甲状腺体积进行评价。结果发现,手术方式在两组间有明显的差异,成功组 24 h 甲状腺床区摄$^{131}$I 率(8.38±6.85)%、残余甲状腺体积(1.95±1.70)$cm^3$ 明显小于失败组甲状腺床区摄$^{131}$I 率(17.06±6.23)%和残余甲状腺体积(5.71±3.53)$cm^3$($P<0.05$),24 h 甲状腺床区摄$^{131}$I 率与残余甲状腺体积呈正相关($r=0.691$, $P=0.001$)。故甲状腺床区摄$^{131}$I 率和 B 超测量残余甲状腺体积可作为评价 DTC 外科手术方式的良好指标,手术切除越彻底,术后残余甲状腺组织越少,首次清甲效果越好。邵喜艳等[23]* 为探讨血清甲状腺球蛋白(Tg)测定和$^{131}$I 全身扫描($^{131}$I-WBS)在分化型甲状腺癌(DTC)$^{131}$I 清除残余甲状腺后随访中的临床意义。对 64 例接受甲状腺次全切除或部分切除的 DTC 患者,用$^{131}$I 清除残余甲状腺后,测定血清 Tg 和进行$^{131}$I-WBS。64 例患者经临床确诊复发或转移 31 例,血清 Tg 检测灵敏度为 80.6%,特异度为 81.8%,准确度为 81.3%,阳性预测值为 80.6%,阴性预测值为 81.8%。$^{131}$I-WBS 血清检测灵敏度为 93.5%,特异度为 100%,准确度为 96.9%,阳性预测值 100%,阴性预测值 94.3%。Tg 和$^{131}$I-WBS 联合检测灵敏度为 100.0%,特异度为

81.8%，准确度为90.6%，阳性预测值83.8%，阴性预测值100%。甲状腺癌复发或转移的发生率在血清Tg<2 ng/ml、2 ng/ml<Tg<10 ng/ml及Tg≥10 ng/ml 3组间，随Tg水平增高而增加，Tg≥10 ng/mL组中高达100%，组间比较差异有统计学意义($P<0.05$)。因此血清Tg联合$^{131}$I-WBS在行甲状腺全切除或部分切除术并$^{131}$I去除残留腺体治疗后的分化型甲状腺癌患者随诊中有重要的临床价值，临床上对Tg升高而$^{131}$I-WBS阴性者应严密随访，当血清Tg≥10 ng/mL时应予以$^{131}$I治疗。

张彬等[24]* 前瞻性分析23例临床淋巴结阴性(cN0)的甲状腺乳头状癌患者，术前2～5 h在超声引导下瘤体内注入$^{99}T_{cm}$-右旋糖酐($^{99}T_{cm}$-DX)74 MBq，术中在肿瘤周围注入亚甲蓝0.2～0.4 ml。采用核素法(淋巴结闪烁显像法+γ探针法)和染料法定位SLN，并行术中冰冻病理检查，与术后颈清扫标本常规病理进行对照。结果23例甲状腺乳头状癌患者均检测出SLN，检出率达100%(23/23)。其中染料法和核素法的检出率分别为87.0%和100%。23例患者中，SLN冰冻阳性12例。有21例患者的SLN活检结果与术后颈部淋巴结常规病理结果相符，准确度为91.3%(21/23)，阳性预测值为100%(12/12)，阴性预测值为81.8%(9/11)。江国斌等[25]为研究纳米碳混悬液示踪甲状腺前哨淋巴结的可行性及有效性，并进一步探讨前哨淋巴结活检在甲状腺癌中的应用价值，用纳米碳混悬液对43例甲状腺乳头状癌患者行前哨淋巴结定位活检。结果显示，纳米碳标示的前哨淋巴结定位活检的总成功率为93.0%，其准确率为60.5%～88.4%，灵敏度为92.9%。作者指出，使用纳米碳显示甲状腺癌前哨淋巴结的检测具有独特的优势，可以作为一种新的甲状腺前哨淋巴结活检技术，并且这种前哨淋巴结能准确地反映颈部淋巴结的状况，对甲状腺乳头状癌淋巴结转移的判断有较高的参考价值。

4. 甲状腺转移癌

于跃等[26]回顾性分析1958—2010年收治的35例甲状腺转移癌患者的临床资料，探讨甲状腺转移癌的临床特点、诊断、治疗方式及预后。35例患者中，除了3例原发肿瘤不明外，其余原发肿瘤依次为肺癌16例、食管癌9例、乳腺癌2例、肾癌2例、下咽癌1例、鼻咽癌1例、软腭腺样囊性癌1例。所有患者均经病理学证实，其中细针吸取细胞学诊断7例，手术标本组织病理学诊断24例，两种手段结合使用诊断4例。发现甲状腺转移癌后，全部患者的中位生存期为11.5个月，1、3、5年生存率分别为43.8%、27.8%和11.9%。其中手术治疗28例，中位生存期为12.5个月，1、3、5年生存率分别为52%、35.6%和15.2%，非手术治疗7例，中位生存期为5.5个月，1、2年生存率分别为14.3%和0，两组相比差异显著($P<0.01$)。在合并颈淋巴结转移患者中，接受甲状腺切除合并颈清扫组的中位生存期(9.5个月)与接受单纯甲状腺切除组(12月)相比，差异无统计学意义($P>0.05$)。

**(二) 甲状腺炎**

欧文辉等[27]治疗20例急性化脓性甲状腺炎患儿，均联合应用抗生素，部分患儿采取穿刺或手术切开引流，尽量清除化脓病灶，彻底引流。术后做细菌培养及药敏检测，继续应用敏感抗生素。20例均治愈，随访3个月至10年，2例复发。因此对小儿化脓性甲状腺炎采取手术切除感染病灶，并联合应用抗生素，效果良好，可缩短愈合过程，减少复发，降低医疗费用。龙森云等[28]回顾分析了16例小儿慢性甲状腺脓肿的诊治经过。16例彩色多普勒超声可见甲状腺内低回声区或混合回声区，12例(75%)脓肿已穿破甲状腺影响周围组织，可见甲状腺周围组织的低回声或混合回声区。7例(43.75%)可找到皮下潜行的瘘管；12例行甲状腺部分切除术(75%)，4例行一侧甲状腺全切术(25%)，并行脓肿清创术。术后均痊愈，未出现声音嘶哑等并发症，随访3个月至5年无复发。总结经验指出，术前行彩色多普勒超声检查甲状腺，术中清除脓肿并切除瘘管，部分或完整切除一侧甲状腺腺体，术后伤口引流并予敏感菌抗生素是诊治小儿慢性甲状腺脓肿的有效方法。

谭介恒等[29]回顾性分析了经手术治疗病理检查证实的106例慢性淋巴细胞性甲状腺炎(CLT)及合并甲状腺疾病的临床和病理资料，指出慢性淋巴细胞性甲状腺炎及合并甲状腺疾病术前诊断比较复杂，应行颈部B超、穿刺细胞学及甲状腺免疫功能检查。所研究的106例患者中30例B超检查多发散在点状钙化，8例为恶性肿瘤；11例颈部淋巴结肿大，3例为淋巴结转移。术前FNAC检查10例，8例确诊，假阴性2例。CLT合并其他疾病或并发症是外科治疗的适应证，由于CLT合并甲状腺癌发生率较高，故对术前诊断不清，怀疑CLT者需行术中冷冻病理检查，为选择正确术式提供依据。张广等[30]收集2008年6月至2009年12吉林大学中日联谊医院甲状腺外科手术治疗的甲状腺炎合并甲状腺癌患者共210例，占同期甲状腺癌手术病人的26.0%(210/807)，占同期确诊甲状腺炎病人的41.0%(210/512)。术前超声89.1%(187/210)显示边界欠清的局限性低回声区、7.6%(16/210)弥漫性低回声、3.3%(7/210)强回声区，46.7%(98/210)合并钙化；210例均行甲状腺癌根治术，其中164例同时行颈部淋巴结清扫术，淋巴结转移率为50.6%(83/164)。由于甲状腺炎合并甲状腺癌的患者比例较高，因此对超声显示伴边界欠清、局限性低回声区并有颈部淋巴结肿大的甲状腺炎患者，应密切观察病情变化，积极行穿刺组织学检查或手术治疗。徐胜前等[31]回顾性分析98例桥本甲状腺炎合并甲状腺癌的临床资料，发现血清TgAb或TPOAb阳性率79.6%(78/98)，血清Tg高于正常3例，血清Tg的测定无助于甲状腺癌的诊断。术前甲状腺彩超对诊断具有重要参考价值，B超下腺体呈现弥漫性改变，肿瘤表现低回声，形态不规则，内见多发增强小光点，肿瘤血流指数>70%。原发灶直径≤1.0 cm和直径>1 cm，中央区淋巴结转移率分别为25.0%和52.2%，差异无统计学意义。作者认为，桥本甲状腺炎常合并甲状腺乳头状癌，即使为微小癌，也常伴有颈部淋巴结转移.随着肿瘤直径的增大，淋巴结转移亦相应增多。桥本甲状腺炎合并甲状腺癌手术中，应行甲状腺双叶切除，必要时加行中央区及颈侧区淋巴结的清扫。

张良岩等[32]为了解甲状腺局部地塞米松注射治疗对桥本甲状腺功能减退症(甲减)患者短、长期甲状腺结构和功能的影响，将60例经甲状腺细针穿刺及甲状腺功能检查确诊为桥本甲减患者，随机分为优甲乐($L-T_4$)组和$L-T_4$+地塞米松局部治疗组，每组各30例。$L-T_4$组予以$L-T_4$口服至甲状腺功能正常，以维持量服药并随访1年。$L-T_4$+地塞米松局部治疗组以$L-T_4$口服至甲状腺功能正常同时予以地塞米松5 mg甲状腺局部注射qod，共7次。治疗结束后观察甲状腺功能，$L-T_4$用药剂量，甲状腺前后径和峡部的厚度，甲状腺淋巴细胞浸润和甲状腺滤泡的变化。治疗前、治疗后4、12、24周、1年随访测定。结果$L-T_4$组替代治疗后甲状腺功能恢复正常，但患者需终生服药，且多数患者颈粗症状无明显改善；$L-T_4$+地塞米松局部治疗组甲状腺功能正常后$L-T_4$减量或逐渐停药，肿大的甲状腺明显缩小，甲状腺细针穿刺淋巴细胞明显减少。因此局部地塞米松注射治疗可改善桥本甲减患者甲状腺的结构和功能，减少$L-T_4$替代剂量。

**(三)甲亢**

安林等[33]对103例行甲状腺大部切除术的甲亢患者，利用测定原发性甲亢甲状腺比重来估计甲状腺切除后甲状腺的残留量，根据甲亢患者甲状腺比重1.06，即1 $cm^3$的甲状腺组织重量为1.06 g，利用比重行甲状腺次全切除，并同时切除峡部及锥体。全部患者中，腺体残留<4 g者1例，4～6 g者40例，6～8 g者43例，8～10 g者14例，>10 g者5例。术后随访1～6年，残留8～10 g者复发1例，残留10 g以上者复发2例，所有患者均未发生甲状腺功能低下。甲亢患者手术时残留腺体多少应根据个体情况而定，残留甲状腺组织4～8g为外科治疗的最佳残留量。胡如英等[34]回顾性分析了43例手术治疗的甲状腺功能亢进合并甲状腺癌患者的临床资料，发现超声检查有助于术前诊断。43例患者中术前超声检查40例，29例提示甲状腺癌，占72.5%。行双侧甲状腺次全切除术5例、患侧全切对侧大部切除和区域性淋巴结清扫术25例、双侧全切及淋巴结清扫术11例，患侧腺叶+峡部切除术2例。术后病理报告甲状腺乳头状癌38例，滤泡状癌5例。术后暂时性低钙血症3例，饮水呛咳1例，无声音嘶哑和大出血，无再手术和死亡病例。术后随访39例，随访时间2～110个月，中位随访时间45个月，无甲状腺癌及甲状腺功能亢进复发。因此甲状腺功能亢进合并甲状腺乳头状癌的患者手术治疗效果良好，处理原则与甲状腺癌相同，预后较好。

**(四)其他甲状腺疾病**

蒯勇等[35]回顾性总结5例甲状腺结核的临床资料，5例患者术前均误诊，术中病理确诊2例，术后病理确诊3例。其中4例为干酪型，1例为增生型，均属慢性甲状腺结核，无急性甲状腺结核病例。3例根据病灶特点切除甲状腺一叶或大部，2例不能切除者清除坏死组织后局部置药。术后行正规抗结核治疗6～8个月。所有患者均治愈。分别获随访2、5、7、8和15年，无复发。作者指出，甲状腺结核一般术前诊断困难，治疗宜根据甲状腺结核的病理类型、病灶特点和伴发疾病而定，选择手术切除、清创置药、局部注药或全身抗结核治疗。增生型可手术切除，干酪型若切除困难，可选择清除病灶，局部置药。

**(五)甲状腺手术**

1. 微创手术

崔伟等[36]采用腔镜甲状腺手术联合术中超声检查治疗结节性甲状腺肿患者25例，25例患者手术均获成功，无中转开放手术，手术时间(130.2±38.3)min，术中出血量(18.7±8.3)ml，术后引流量(32.2±14.3)ml。术后无纵隔气肿，无声音嘶哑、饮水呛咳、四肢麻木等并发症发生。术后病理证实均为结节性甲状腺肿，随访(6.3±3.2)个月无复发患者。因此，腔镜甲状腺手术联合术中超声检查可以安全准确地切除可疑结节，防止出血和副损伤。

张建文等[37]对比分析腔镜与开放手术治疗原发性甲状腺功能亢进症的临床效果。回顾分析17例腔镜和22例开放手术治疗甲状腺功能亢进的临床资料，对比两组术前与术后1、6、12、24个月的$FT_3$、$FT_4$、TSH、手术时间、出血量、住院时间、住院费用、美容效果、并发症、复发率等指标的差异。结果发现，两组手术前后血清$FT_3$、$FT_4$、TSH差异均有统计学意义($P>0.05$)，腔镜组较开放组出血少、住院时间短、美容效果佳($P>0.05$),并发症、复发率两组差异无统计学意义($P>0.05$),但腔镜组手术时间较长,费用较高,两组差异有统计学意义($P>0.05$)。因此腔镜手术治疗甲状腺功能亢进安全可行,且具有出血少、美容、康复快的效果。鲁瑶等[38]对46例内科正规治疗2年以上症状控制不明显的甲亢经胸乳途径行内镜甲状腺次全切除术。内镜下成功完成手术42例,中转开放手术4例,其中2例甲状腺体积太大,颈部手术操作空间不够,2例由于服碘效果不太满意,游离切除甲状腺时引起难以控制的出血。手术平均时间105 min(95～240 min),术中平均出血量45 ml(20～80 ml)。未损伤喉上神经、喉返神经及甲状旁腺。颈部引流管术后2～3天拔除。术后平均住院4.5天。46例随访6～24个月,平均13个月,2例术后3个月甲亢症状复发,采用放射性$^{131}$I治愈;7例术后出现暂时性甲状腺功能轻度低下,未服左旋甲状腺素钠药物,3个月后甲状腺功能恢复正常;3例出现甲状腺功能低下,3个月后甲状腺功能仍未恢复正常,需要每天口服左旋甲状腺素钠50～75 μg维持甲状腺正常功能。所有患者对术后美容效果非常满意。结论认为,经胸乳途径内镜手术治疗甲亢是安全可行、疗效确切、兼具美容效果的一种外科治疗新方法。

李志宇等[39]*回顾性分析了内镜手术治疗的85例甲状腺乳头状癌患者的临床资料,以探讨经胸乳入路甲状腺乳头状癌内镜手术治疗的方法及其可行性、有效性及安全性。84例患者手术成功。手术平均时间113.3 min。84例均行中央区清扫,其中12例怀疑颈侧区淋巴结转移者加行患侧颈侧区清扫。6例(7.14%)术后暂时性声音嘶哑,4例(4.76%)术后发生一过性低血钙症状。随访9～57月,B超和ECT提示患侧无残留腺体,局部无复发,外观良好,所有患者对手术效果均满意。由此证明,内镜甲状腺手术治疗严格选择的甲状腺乳头状癌是安全可行的。

姚宏伟等[40]对10例甲状腺单发良性结节行经腋窝途径的单孔内镜甲状腺切除术。在腋窝做一长约2.5 cm的切口并放置单孔入路装置(前2例使用自制单孔入路装置,后8例使用Triport三通道单孔入路装置),经此置入30°的5 mm腹腔镜、超声刀以及异型腹腔镜手术器械,建立操作空间,完成甲状腺腺叶次全切除或近全切除手术。10例患者术后病理均为结节性甲状腺肿,结节最大直径20～35 mm,平均25.2 mm,位于甲状腺中下极,均为囊实性结节。10例均顺利完成单侧甲状腺腺叶次全切除或近全切除手术,手术时间125～180 min,平均153 min,术中出血量5～15 ml,平均9.1 ml,无中转常规三孔内镜手术或开放手术,无气管、喉返神经、甲状旁腺损伤等并发症。术后第1天疼痛评分2～4分,平均3.3分.术后住院时间均为2天。术后3个月复查,10例均获得"非常满意"的美容效果,无复发。由此可见,对于单侧甲状腺良性病变,经腋窝途径的单孔内镜下甲状腺切除术是安全、可行的,同时具有很好的美容效果。丁国飞等[41]对9例患者行经乳晕入路单孔腔镜甲状腺切除术,8例患者顺利完成经乳晕入路单孔腔镜甲状腺切除术,1例因术中冰冻病理提示为微小乳头状癌而中转胸乳入路腔镜甲状腺切除术。结节直径平均1.8 cm,手术时间平均110 min,术中出血量20～40 ml,术后平均住院3天。术后随访,美容效果满意,无复发、神经、甲状旁腺损伤等并发症发生。经乳晕入路行单孔腔镜甲状腺切除术安全可行,身体裸露部位无疤痕,具有较好的美容效果,尤其适于对美容要求高或瘢痕体质的患者。

汪玖川等[42]*将甲状腺手术的患者40例,根据手术方式分为观察组($n=20$)和对照组($n=20$),比较不同甲状腺术式对患者免疫状态的影响。对照组患者采用传统开放式甲状腺手术方法,而观察组采用腹腔镜甲状腺手术方法。以自然杀伤细胞(NK细胞)数量、$CD3^+$、$CD4^+$、$CD8^+$及$CD4^+/CD8^+$比值为观察指标比较两组患者术前、术后的免疫状态。结果发现,两组患者术后的NK细胞数量、$CD3^+$、$CD4^+$、$CD8^+$及$CD4^+/CD8^+$比值均明显改善,观察组患者的免疫状态更佳,组间差异均具有统计学意义($P<0.05$)。结论认为,不同甲状腺术式对患者免疫状态影响不同,腹腔镜甲状腺手术方法患者的免疫状态恢复更佳。

买买提·吾斯曼等[43]采用颈部胸锁乳突肌内侧与颈前肌外侧间隙入路(侧入路)法施行巨大甲状腺(直径>6.0 cm)切除术30例,其中4例采取侧入路联合正中入路,26例采取侧入路,两组患者术中均无大血管、喉返神经及喉上神经损伤。侧入路组术后出现短暂的手足抽搐2例,两组患者均无永久性低钙血症及切口感染。作者指出,在巨大甲状腺手术中,与传统正中入路对比,侧入路有手术野暴露充分、无需切断颈前肌、暴露及处理甲状腺上极容易、暴露、保护喉返神经及甲状旁腺方便、损伤小及术后并发症少等优势,是一种简单易行,容易掌握,安全可靠,对巨大甲状腺肿瘤较理想的手术方式。

2. 甲状腺手术并发症及预防

(1) 喉返神经:覃谦等[44]比较甲状腺切除术中472例,639侧次解剖喉返神经(RLN)和232例,296侧次未解剖RLN患者的临床资料,比较两者间并发RLN损伤几率。结果发现,解剖组RLN暂时损伤为1.49%(7/472),无永久性损伤,暂时性甲状旁腺功能低下为1.69%(8/472);未解剖组暂时损伤为6.03%

(14/232),永久性损伤2.16%(5/232),暂时性甲状旁腺功能低下为3.45%(8/232)。术中RLN解剖与未解剖比较,手术时间和RLN永久性损伤均有显著差异($P<0.01$)。因此,甲状腺切除术中RLN解剖虽然增加手术时间,但对预防或避免医源性RLN损伤有重要意义。鲁凯等[45]* 在甲状腺手术中常规显露喉返神经328条,经甲状腺下方径路150条,占45.73%,经甲状腺侧方径路178条,占54.27%。两种方法均未出现永久性喉返神经损伤。经甲状腺下方径路暂时性喉返神经损伤3例,占2%,显露甲状腺段喉返神经平均用时5 min;经甲状腺侧方径路暂时性喉返神经损伤2例,占1.12%,显露甲状腺段喉返神经平均用时3 min。由此认为,侧方分离显露喉返神经是一种用时短、损伤小、出血少的手术方法。王国瑞等[46]探讨了复发性结节性甲状腺肿(RNG)手术中显露喉返神经(RLN)的意义。对比分析183例主动显露RLN和32例未显露RLN的RNG再次手术病例RLN损伤的差异。显露组患者均施行甲状腺一侧全切除+对侧全或近全切除术,术中成功显露双侧RLN,术后出现RLN永久性损伤1例,暂时性损伤2例,损伤率为1.64%。未显露组均行甲状腺次全切除术或甲状腺大部切除术,术后出现RLN暂时性损伤3例,损伤率为9.38%。两组喉返神经损伤率差异有统计学意义($P<0.05$)。因此复发性结节性甲状腺肿再次手术时应常规显露喉返神经,以减少喉返神经损伤的发生率.

王健[47]探讨喉不返神经解剖特点,总结甲状腺手术术前诊断喉不返神经以及术中预防其损伤的经验指出,术前CT影像对预测喉不返神经有一定价值,术中常规未能显露喉返神经时,显露喉不返神经后再切除腺体可有效避免喉不返神经的损伤。作者回顾性分析了3 975例甲状腺占位性病变手术记录,并复习CT影像资料。3 975例患者术中均常规显露喉返神经,其中有9例患者术中被确认存在喉不返神经,发生率为0.23%,均发生于右侧。且9例均可从术前CT片中找出食管后异位锁骨下动脉。神经显露后切除腺体,9例患者均未发生喉不返神经损伤。孙辉等[48]则应用术中神经监测技术(IONM)识别、保护非返性喉返神经(NRLN),减少NRLN损伤。作者总结279例复杂甲状腺术中应用IONM识别、监测喉返神经(RLN)经验,提出NRLN术前预测、术中肉眼识别非常困难,在解剖喉返神经前,通过应用IONM探查迷走神经及喉返神经走行区预测RLN神经变异、识别监测NRLN,可显著减少NRLN损伤风险。279例术中应用IONM迅速准确识别NRLN 6例,均位于右侧,手术均无损伤。

甲状腺手术致喉返神经损伤一经诊断应及时进行手术显微镜下的修复。朱运海[49]对24例甲状腺手术所致喉返神经损伤根据损伤的性质进行修复,其中采用神经探查减压15例、神经端端吻合9例。全部病例随访时间1年,66.7%(16例)声音恢复正常,喉镜检查声带运动恢复正常,16.7%(4例)声音明显好转,喉镜检查声带运动受限。12.5%(3例)声音改善,4.2%(1例)声音未恢复。

(2) 甲状旁腺:齐宏[50]探讨分别采用传统方法行甲状腺癌Ⅵ区淋巴结清扫47例及术中保留甲状腺上下血管后支的方法手术50例,术后观察甲状旁腺的血运及功能变化。保留法术后25.6%甲状旁腺血运障碍,明显低于传统方法术后59.1%甲状旁腺血运障碍;传统组和保留组术前血钙浓度相比无显著性差异,术后血钙浓度传统组(1.77±0.13)mmol/L,明显低于保留组血钙浓度(2.07±0.12)mmol/L,差异有显著统计学意义($P<0.01$);两种方法导致术后甲状旁腺功能低下也有显著性差异($\chi^2=17.95$ $P<0.01$)。因此甲状腺癌Ⅵ区清扫术中保留甲状腺血管后支可有效预防甲状旁腺功静低下。洪浩波等[51]将2004年1月至2010年12月145例手术治疗的甲状腺弥漫性结节和甲状腺癌患者分前、后3年两组,前3年组65例患者保留甲状腺后被膜,未寻找甲状旁腺;后3年组80例患者暴露并保护甲状旁腺,精细解剖观察被膜,尽量保存甲状旁腺的血供及完整性。术后进行动态监测血清钙变化,观察甲状旁腺的功能情况。结果:后3年组术后甲状旁腺功能低下的机率较前3年组患者明显降低,两组比较有统计学意义($P<0.05$)。因此在甲状腺肿瘤手术中,暴露并保护好甲状旁腺,可有效降低术后甲状旁腺功能低下的发生率。吴志勇等[52]总结甲状腺疾病术中甲状旁腺及其功能的保护方法。回顾性分析武汉市中心医院872例甲状腺手术病例资料,其中行一侧甲状腺腺叶手术377例,双侧甲状腺腺叶手术495例。甲状旁腺损伤发生率为2.06%(18/872),永久性甲状旁腺功能低下为0.23%(2/872),均出现在双侧腺体全切除病例中。作者指出,术中保护甲状旁腺的血供,分离甲状旁腺时避免直接挫伤和误切,术后对血钙明显降低者适量补充钙剂是保护甲状旁腺功能的重要措施。

阮立为等[53]对147例甲状腺手术患者进行动态血清钙监测。56%甲状腺手术患者术后出现低钙血症(82/147),其中单侧全切42%出现低钙血症(45/108),双侧全切95%出现低钙血症(37/39)。加行淋巴结清扫术64%出现低钙血症(68/106),未行淋巴结清扫术中34%出现低钙血症(14/41)。手术中使用超声刀处理甲状腺背侧70%(53/76)出现低钙血,未使用超声刀处理甲状腺背侧出现低钙血症例40%(29/

71)。多数低钙血症患者7 d后恢复正常,仅有2例出现难治性低钙血症。因此甲状腺双侧全切或加行淋巴结清扫术或用超声刀处理甲状腺背侧者,低钙血症发生率增加,术中应注意保护甲状旁腺及其供血血管。低钙血症多于术后前3 d出现,故术后前3 d应常规检测血清钙,及时补钙后多能迅速缓解。

(3) 术后淋巴漏:付言涛等[54]回顾性分析9例颈清扫术后淋巴瘘患者的临床资料。其中<50 ml/d 1例,50～200 ml/d 2例,200～500 ml/d 3例,>500 ml/d 3例,均通过保守治疗治愈。作者总结经验指出,熟悉颈部淋巴管道的解剖,术中仔细操作,可预防淋巴瘘发生。淋巴瘘首选保守治疗,措施包括:①持续负压吸引;②持续加压包扎;③饮食控制;④应用生长抑素;⑤局部内镜辅助生物胶粘合治疗;⑥其他非手术治疗措施,如泛影葡胺局部注射,放射线治疗等。多数淋巴瘘经综合非手术治疗措施能够获得治愈,积极非手术治疗无效者2周后采取再次手术治疗。丁华等[55]回顾性分析了18例甲状腺癌联合根治术后乳糜瘘的临床资料。18例中,15例(83.3%)的乳糜瘘发生于手术后的最初3 d;13例采用负压吸引、局部加压、低脂饮食或同时给予皮瓣下注入50%葡萄糖的保守治疗,8例获得痊愈,愈合时间为4～30 d,中位时间9.7 d;5例失败,经手术治疗而痊愈,愈合时间为2～37 d,中位时间15.4 d。另有5例直接接受手术治疗。研究结果提示,甲状腺癌联合根治术后的乳糜瘘经合理地治疗是可以治愈的,并不延长患者的住院时间。对乳糜量每日少于500 ml的早期乳糜瘘可采用保守治疗;对保守治疗短期内无效及乳糜量每日超过500 ml的患者,应及时采用手术治疗。

魏涛等[56]回顾性对比分析了105例使用超声刀及110例使用传统方法行左颈或双颈淋巴结清扫的甲状腺癌患者的乳糜瘘的发生情况,结果发现105例使用超声刀行左颈或双颈淋巴结清扫术后发生乳糜瘘6例,发生率为5.71%。110例未使用超声刀行左颈或双颈淋巴结清扫术后发生乳糜瘘1例,发生率为0.91%,使用超声刀组明显高于传统方法组($P<0.05$)。由此可见,超声刀行左颈或双颈淋巴结清扫增加了术后发生乳糜瘘的风险,在解剖左颈内静脉下段及左颈静脉角时,显露并保护胸导管,使用丝线结扎的传统方法,可有效避免术后发生乳糜瘘。

## 二、甲状旁腺

董建宇等[57]回顾性分析1974年10月至2009年1月间368例在北京协和医院接受手术治疗的甲状旁腺功能亢进患者的临床资料,其中86.4%为原位甲状旁腺(318例),13.6%为异位甲状旁腺(50例),32例异位甲状旁腺位于颈项韧带周围。病理诊断为腺瘤264例(71.7%),增生91例(24.7%),腺癌11例(3.0%),囊肿2例(0.6%),冰冻切片与石蜡病理符合率86.5%。257例(68.0%)患者术后有低钙表现,159例患者(66.0%)1周内恢复。作者指出,绝大多数甲状旁腺功能亢进患者病理诊断为腺瘤,异位甲状旁腺相当常见,应引起手术医师足够重视。双侧探查术为甲状旁腺功能亢进手术的标准术式,术中实施甲状旁腺素快速测定可使手术医师更加准确地判定病变旁腺组织是否被完整切除。付利军等[58]回顾性分析了53例原发性甲状旁腺功能亢进(PHPT)患者的诊疗情况,发现影像学检查对PHPT诊断有重要参考价值。多普勒彩超诊断甲状旁腺肿物阳性率81.1%,CT阳性率78.15,$^{99m}$Tc-MIBI阳性率88.6%,B超、CT及$^{99m}$Tc-MIBI三项结合可使术前定位准确率达94.3%。甲状旁腺切除术是治疗PHPT的有效方法。对定位准确的甲状旁腺瘤术中仅行单侧甲状旁腺探查可减少手术创伤。甲状旁腺增生切除3.5个腺体效果较好,术后无甲状腺功能低下发生。甲状旁腺癌应行肿瘤加周围软组织及同侧甲状腺叶切除,一般无须行预防性颈淋巴结清扫术。

丁洪飞等[59]回顾性分析15例原发性甲状旁腺功能亢进症(PHPT)和26例继发性甲状旁腺功能亢进症(SHPT)患者的临床资料,41例患者的血清甲状旁腺激素(PTH)均升高,PHPT的血钙水平升高,SHPT的血钙水平降低。彩超、$^{99m}$Tc-MIBI定位诊断准确率分别为73.17%和85.71%。15例PHPT和3例SHPT患者行手术治疗,术后均无复发;非手术治疗的23例SHPT患者均能缓解病情进展。因此,PTH和血钙是甲状旁腺功能亢进定性诊断的主要依据,定位诊断首选彩超、$^{99m}$Tc-MIBI。PHPT以外科手术治疗为主;SHPT以非手术治疗为主,非手术治疗无效者可行手术治疗。

刘新杰等[60]*应用术中甲状旁腺素测定(IOPTH)指导37例继发性甲状旁腺功能亢进的手术治疗。分别于麻醉后切开皮肤前及最后一个甲状旁腺次全切除后10 min周围静脉采血测定PTH,记为$PTH_0$和$PTH_{10}$,并计算PTH的下降百分比。甲状旁腺次全切除术后,$PTH_{10}\leqslant150$ pg/ml或$PTH_{10}/PTH_0\leqslant30\%$预示手术成功,IOPTH结果未达标则行残留旁腺补切至符合标准。37例中35例IOPTH符合标准,2例术中仅发现3个甲状旁腺,在3个旁腺全切后IOPTH没有达到标准。术后第1天测PTH均明显低于术前,术后第7天测血钙、磷变化,IOPTH符合标准的35例中31例血钙、磷均明显低于术前,4例血钙与术前相比未发生明显变化而血磷低于术前，2 例 IOPTH 没有达到标准的患者术后血钙、磷与术前比较无明显变化。故作者认为，只要术中检测符合标准，术后血钙、磷均可发生明显变化，可达到治疗继发性甲状旁腺功能亢进的目的。

黄朔等[61]对甲状旁腺手术后 6 个月的 97 例患者，监测甲状旁腺激素；手术前和手术后 6 个月，测定 2,5-羟基维生素 D、血清碱性磷酸酶、骨原蛋白，骨密度。术后 6 个月测定甲状旁腺激素对于钙沉积的反应。30 例术后血钙正常而甲状旁腺激素升高的患者术前甲状旁腺激素和肌酐较高，维生素 D 水平低，有广泛的骨质改变。其余 67 例患者，术后甲状旁腺激素正常，肾功能和维生素 D 正常，无骨质改变。由此推论甲状旁腺功能亢进行甲状旁腺切除手术后患者出现甲状旁腺激素水平升高，而血钙正常的发生机制可能是手术后机体对肾功能衰竭和维生素 D 缺乏的适应性反应。

（施俊义　李　莉）

## 参考文献


1* 刘　磊，等. 中国肿瘤临床，2011，38(1)：24
2 陆　磊，等. 中华普通外科杂志，2011，26(4)：286
3* 詹维伟，等. 中国实用外科杂志，2011，31(5)：383
4 齐庆玲，等. 医学临床研究，2010，27(10)：1960
5 边学海，等. 中国普通外科杂志，2011，20(5)：450
6* 张　广，等. 中国普外基础与临床杂志，2011，18(8)：815
7 姚晓峰，等. 实用癌症杂志，2011，26(2)：144
8 俞炎平，等. 中华放射学杂志，2010，44(10)：1049
9 李恒国，等. 中华放射学杂志，2011，45(9)：831
10 任　崧，等. 中华医学杂志，2010，90(47)：3351.
11 孙云钢，等. 南方医科大学学报，2011，31(9)：1571
12 林乐岷，等. 中国实用外科杂志，2011，31(5)：396
13 林　韬，等. 中华内分泌外科杂志，2011，5(2)：92
14 徐　静，等. 中华普通外科杂志，2011，26(4)：279
15 孙传政，等. 中华普通外科杂志，2011，26(4)：283
16 符德元，等. 中国现代普通外科进展，2010，13(12)：970
17 章　阳，等. 中国实用外科杂志 2011，31(5)：414
18 张浏阳，等. 中华外科杂志，2011，49(7)：611
19 孙建光，等. 中国癌症杂志，2011，21(4)：294
20* 张海峰，等. 中华内分泌外科杂志，2011，5(4)：255
21 徐一宁，等. 临床外科杂志，2011，19(7)：467
22 程　刚，等. 重庆医学，2011，40(8)：776
23* 邵喜艳，等. 广东医学，2011，32(4)：481
24* 张　彬，等. 中华肿瘤杂志，2010，32(10)：782
25 江国斌，等. 中国癌症杂志，2010，20(12)：938
26 于　跃，等. 中华普通外科杂志，2011，26(8)：644
27 欧文辉，等. 临床小儿外科杂志，2010，9(5)：360
28 龙淼云，等. 中华内分泌外科杂志，2011，5(4)：240
29 谭介恒，等. 齐齐哈尔医学院学报，2011，32(5)：751
30 张　广，等. 中国实用外科杂志，2011，31(6)：525
31 徐胜前，等. 中华内分泌外科杂志，2010，4(6)：388
32 张良岩，等. 中华内分泌外科杂志，2011，5(4)：250
33 安　林. 中国现代普通外科进展，2011，14(6)：487
34 胡如英，等. 中华普通外科杂志 2011，26(8)：648
35 蒯　勇，等. 中国普外基础与临床杂志，2011，18(7)：755
36 崔　伟，等. 临床外科杂志 2011，19(1)：33
37 张建文，等. 腹腔镜外科杂志，2010，15(12)：906
38 鲁　瑶，等. 中国微创外科杂志，2011，11(7)：601
39* 李志宇，等. 中华普通外科杂志，2011，26(6)：485
40 姚宏伟，等. 中国微创外科杂志，2011，11(8)：687
41 丁国飞，等. 腹腔镜外科杂志，2011，16(8)：599
42* 汪玖川，等. 齐齐哈尔医学院学报，2011，32(13)：2096
43 买买提·吾斯曼，等. 中华内分泌外科杂志 2011，5(4)：244
44 覃　谦，等. 中华内分泌外科杂志，2010，04(6)：405
45* 鲁　凯，等. 中华内分泌外科杂志，2011，5(2)：99

46　王国瑞,等.苏州大学学报(医学版),2010,30(6):1308

47　王　健.江苏医药,2011,37(8):930

48　孙　辉,等.中华内分泌外科杂志,2010,4(6):402

49　朱运海.中华显微外科杂志,2011,34(1):70

50　齐　宏,等.中国现代普通外科进展,2011,14(2):119

51　洪浩波,等.中国临床解剖学杂志,2011,29(4):461

52　吴志勇,等.中华内分泌外科杂志,2010,4(6):409

53　阮立为,等.河北医科大学学报,2011,32(1):40

54　付言涛,等.中华内分泌外科杂志,2011,5(3):194

55　丁　华,等.江苏医药,2011,37(6):706

56　魏　涛,等.中国普外基础与临床杂志,2011,18(4):411

57　董建宇,等.中华普通外科杂志,2011,26(4):289

58　付利军,等.中华内分泌外科杂志,2010,4(6):396

59　丁洪飞,等.中国普通外科杂志,2010,19(11):1187

60* 刘新杰,等.中华普通外科杂志,2010,25(10):841

61　黄　朔,等.中国普通外科杂志,2010,19(11):1183

**天津地区甲状腺肿瘤患者尿碘检测与临床分析**[中国肿瘤临床,2011,38(1):24]　刘磊等为探讨患者个体化碘摄入的依据,研究了甲状腺肿瘤患者临床表现和尿碘含量的关系。对2009年8月至2010年2月天津医科大学附属肿瘤医院收治的天津地区的240例甲状腺癌,302例甲状腺良性肿瘤患者采集空腹晨尿,采用过硫酸铵消化一砷铈催化分光光度法测定尿中碘含量,用碱性苦味酸法测定尿肌酐含量;并用同法检测400例甲状腺正常人群尿碘含量作对照。结果发现,甲状腺良性肿瘤、恶性肿瘤患者尿碘中位数均处于碘过量状态(良性:519 μg/L;恶性:524 μg/L),两者比较无统计学意义($P>0.05$),但均高于无甲状腺疾病对照组(201 μg/L),差异有统计学意义($P<0.05$)。甲状腺肿瘤患者经尿肌酐校正的每日尿排碘量(CCDUI)中位数475 μg/d,在性别、及不同年龄组之间差异无统计学意义;存在典型胶质改变的甲状腺良性肿瘤组的CCDUI高于无典型胶质改变组,存在乳头状增生及不典型增生组的患者的CCDUI高于未存在乳头状增生及不典型增生组,差异有统计学意义($P<0.05$)。甲状腺癌患者CCDUI中位数458 μg/d,在性别、及不同年龄组之间差异无统计学意义;存在颈部淋巴结转移、被膜侵犯组的CCDUI分别高于无淋巴结转移组、无被膜侵犯组,差异有统计学意义($P<0.05$)。这表明了天津地区甲状腺肿瘤患者碘摄入量可能存在偏高现象。

(李　莉)

**述评**　国内外许多研究认为,碘的摄入过多或过少均可诱发各种甲状腺疾病。而近年来甲状腺癌发病率逐渐增高是否与碘摄入过多有关目前尚有争议。该研究通过检测并对比分析天津地区正常人群及甲状腺肿瘤人群尿碘含量,发现甲状腺肿瘤患者尿碘中位数均处于碘过量状态。为临床上指导甲状腺肿瘤患者科学个体化调整碘摄入提供了理论依据。

(施俊义)

**甲状腺微小癌的超声诊断**[中国实用外科杂志,2011,31(5):383]　詹维伟研究了893例甲状腺结节的超声表现后指出,甲状腺微小癌的声像图表现多样,应根据病灶形态、边界、边缘、回声水平、微钙化、血流、颈部淋巴结等情况综合分析,以提高超声对甲状腺微小癌的诊断正确率。研究发现,恶性结节中肿瘤前后径和横径的比值(A/T)≥1占55.6%,且与良性组间差异有统计学意义。其诊断结节恶性的敏感性55.6%,特异性65.5%;49.7%的甲状腺癌边界模糊;恶性结节中边缘不规则占67.4%;甲状腺微小癌多表现为低回声或极低回声,如将低于颈部带状肌的甲状腺结节定义为极低回声,可将诊断甲状腺良恶性结节的特异性提高至92.2%~94.3%;893例中出现微钙化的甲状腺结节282个(良性49个,恶性233个),微钙化在甲状腺良性结节中的发生率为8.4%,明显低于在恶性结节中的发生率74.4%;893例甲状腺结节中实性及以实性为主的857例结节彩色多普勒超声特征统计结果显示,恶性结节直径≤1 cm和直径>1 cm组中均以低血供为主,但结节变大,高血供所占比例上升。因此当结节为甲状腺内单发、无明显包膜、直径<10 cm,A/T≥1、低回声或极低回声及内部出现微钙化者,应高度怀疑为甲状腺微小癌。

(李　莉)

**述评**　甲状腺微小癌一般无临床症状和体征,大多数是在甲状腺手术中偶然发现或术后病理检查才发现，临床上诊断非常困难，漏诊率高。因此如何提高甲状腺微小癌的早期诊断一直是临床研究的热点之一。近年来随着高分辨率高频超声探头及彩色多普勒超声等技术的应用，超声诊断甲状腺疾病的准确率逐步提高。该文作者总结了甲状腺微小癌超声声像图的多样表现，根据病灶形态、边界、边缘、回声水平、微钙化、血流及颈部淋巴结等情况综合分析，以提高甲状腺微小癌的诊断准确率，对临床工作具有重要的指导意义。

（施俊义）

**超声引导下粗针组织活检对甲状腺结节诊断的意义**[中国普外基础与临床杂志，2011，18(8)：815] 张广等为探讨超声引导下粗针组织活检(CNB)对甲状腺结节的诊断价值，回顾分析了347例成功行超声引导下粗针穿刺的甲状腺结节患者的临床资料，患者在超声引导下行CNB及术后石蜡病理学检查结果进行比较。所有患者均穿刺成功，取材满意度100%，2例穿刺后局部血肿，经保守治疗好转。347例患者中117例患者CNB病理学结果考虑为恶性，230例考虑为良性。行手术治疗的132例中113例穿刺病理学结果为恶性，19例穿刺病理学结果为良性，其中127例穿刺病理学结果与术后石蜡病理学结果相符，5例为假阴性。结节直径≤0.5 cm、0.5～1 cm、1～2 cm、>2 cm者其穿刺病理学结果准确率分别为75.0%、98.3%、97.8%和91.3%，提示结节直径在0.5～2 cm者穿刺病理学结果符合率最高。超声引导下CNB对甲状腺结节良、恶性鉴别诊断的准确率96.21%、敏感性95.76%、特异性100%、阳性预测值100%、阴性预测值73.68%、漏诊率4.24%、误诊率为0。故超声引导下CNB对甲状腺结节具有很高的鉴别诊断价值，对甲状腺结节的治疗具有重要指导意义。

（李 莉）

**述评** 随着健康体检的不断普及与彩色多普勒超声检查技术的不断提高，甲状腺结节的发现率不断上升，如何明确甲状腺结节的性质，防止肿瘤的漏诊、误诊，并指导进一步治疗至关重要。目前临床上常用的细针穿刺针吸细胞学活检，是较公认的甲状腺肿瘤细胞学诊断方法。但由于细针穿刺抽吸的细胞标本量不足且无法进行组织学检查，故在诊断上存在局限性。该文作者在超声引导下采用粗针穿刺组织活检，更好地满足了病理诊断的需要，有效提高了甲状腺良、恶性结节诊断的敏感性、特异性及准确性，值得在临床上推广应用。

（施俊义）

**甲状腺乳头状微小癌预后因素及手术范围的Meta分析**[中华内分泌外科杂志，2011，5(4)：255-259] 张海峰等检索甲状腺乳头状微小癌(PTMC)的相关研究，通过Meta分析判断多种因素与PTMC首次术后复发的关系，对PTMC的手术范围进行探讨。纳入标准：病理学诊断为PTMC患者；研究设计为随机对照试验，病例对照研究，队列研究，病例分析；结局测量指标为首次手术治疗后复发；共纳入12篇回顾性研究，共2 277例PTMC，其中男性386例，女性1 891例，男女比例1∶5。PTMC首次术后复发率4.92%，远处转移率1.05%，病死率0.44%。Meta分析结果显示，PTMC首次术后复发与男性、肿瘤直径>5 mm、术前诊断淋巴结阳性、多发病灶、侵及包膜等因素相关，与年龄≥45岁无关。预防性颈部淋巴结清扫组与未行颈部淋巴结清扫组之间首次术后复发率差异无统计学意义。由于PTMC的预后与多因素相关，应根据预后因素选择腺叶切除范围，具有一项或多项危险因素的PTMC患者应行甲状腺全切或次全切除，危险因素均为阴性的PTMC患者可行甲状腺患侧叶全切+峡部切除术。预防性颈部淋巴结清扫并不能明显减少首次手术后复发率，因此不应作为PTMC的常规术式，术前诊断淋巴结阳性的患者可行双侧中央区淋巴结清扫术。

（李 莉）

**述评** 甲状腺乳头状微小癌是指肿瘤直径≤10 mm的甲状腺乳头状癌，占甲状腺乳头状癌的2%～35.6%。近年来，随着各种诊断技术的不断发展，甲状腺乳头状微小癌的检出率逐渐提高。外科手术是目前治疗甲状腺乳头状微小癌的主要手段，但对于手术范围的选择却存在较多争议，该研究通过回顾相关文献，对甲状腺乳头状微小癌预后因素进行Meta分析并就手术治疗进行讨论，为临床上甲状腺乳头状微小癌的手术范围的选择和预后评价提供了参考。

（施俊义）

**血清Tg和$^{131}$I-WBS在分化型甲状腺癌$^{131}$I清除甲状腺后的随访价值**[广东医学，2011，32(4)：481] 邵喜艳等为探讨血清甲状腺球蛋白(Tg)测定和$^{131}$I全身扫描($^{131}$I-WBS)在分化型甲状腺癌(DTC)$^{131}$I清除残余甲状腺后随访中的临床意义。对64例接受甲状腺次全切除或部分切除的DTC患者，用$^{131}$I清除残余甲状腺后，测定血清Tg和进行$^{131}$I-WBS。结果显示，不同血清Tg水平组间，甲状腺癌复发或转移的发生率随Tg水平增高而增加，组间比较差异有统计学意义($P<0.05$)。血清Tg<2 ng/mL者33例，其中6例$^{131}$I-WBS阳性；血清2 ng/mL<Tg<10 ng/mL者10例，其中4例$^{131}$I-WBS阳性，血清Tg≥10 ng/mL者21例，其中19例$^{131}$I-WBS阳性。血清Tg和$^{131}$I-WBS联合检测灵敏度为100.0%，特异度为81.8%，准确度为90.6%。结论认为，血清Tg联合$^{131}$I-WBS在行甲

状腺全切除或部分切除术并$^{131}$I去除残留腺体治疗后的分化型甲状腺癌患者随诊中有重要的临床价值。

（李　莉）

**述评**　血清甲状腺球蛋白水平及$^{131}$I全身扫描均是目前临床常用的随访指标。分化型甲状腺癌在手术切除原发灶并用$^{131}$I去除残留腺体治疗后长期监测血清甲状腺球蛋白水平及$^{131}$I全身扫描，有利于尽早发现甲状腺癌复发和转移，以便及时治疗，提高生存率。该研究证实血清甲状腺球蛋白联合$^{131}$I-WBS检测灵敏度特异度更高，可在临床应用中进一步证实。

（施俊义）

**甲状腺乳头状癌前哨淋巴结活检的临床意义**［中华肿瘤杂志，2010，32(10)：782－785］　张彬等为探讨甲状腺乳头状癌颈部前哨淋巴结活检(SLN)的准确性和可行性，对23例临床淋巴结阴性(cN0)的甲状腺乳头状癌患者行前哨淋巴结活检，术前2～5 h在超声引导下瘤体内注入$^{99}T_{cm}$-右旋糖酐($^{99}T_{cm}$-DX) 74 MBq，术中在肿瘤周围注入亚甲蓝0.2～0.4 ml。采用核素法(淋巴结闪烁显像法＋γ探针法)和染料法定位SLN，并行术中冰冻病理检查，与术后颈清扫标本常规病理进行对照。结果：23例甲状腺乳头状癌患者均检测出SLN，检出率达100％(23/23)。其中染料法和核素法的检出率分别为87.0％和100％。23例患者中，SLN冰冻阳性12例。1例患者术中冰冻检测SLN未发现转移癌而术后常规病理发现转移；1例SLN冰冻及病理均未发现转移，但颈清标本中非SLN发现转移。有21例患者的SLN活检结果与术后颈部淋巴结常规病理结果相符，准确度为91.3％(21/23)，阳性预测值为100％(12/12)，阴性预测值为81.8％(9/11)，特异度为90％(9/10)，灵敏度为85.7％(12/14)。故SLN活检对预测cN0甲状腺乳头状癌颈部淋巴结转移是可行的。

（李　莉）

**述评**　目前临床上对临床淋巴结阴性的cN0甲状腺乳头状癌是否行颈淋巴结清扫，清扫范围及手术时机等尚有争议。前哨淋巴结是原发灶的肿瘤细胞通过淋巴管引流最先到达的淋巴结，很多学者研究认为根据其有无转移可推断区域淋巴结的组织病理状态，从而明确肿瘤分期，进而指导治疗。但由于甲状腺乳头状癌患者本身预后较好，SLN活检能否提高甲状腺乳头状癌患者长期生存率及减少颈部复发率，尚需更大规模随机化前瞻性研究和长期随访来证实。

（施俊义）

**胸乳入路内镜手术治疗甲状腺乳头状癌85例临床分析**［中华普通外科杂志2011，26(6)：485］　李志宇为探讨经胸乳入路内镜手术治疗甲状腺乳头状癌的可行性、有效性及安全性，回顾分析了内镜手术治疗的85例甲状腺乳头状癌患者的临床资料。85例患者中84例手术成功。手术平均时间113.3 min。84例均行中央区清扫，其中12例怀疑颈侧区淋巴结转移者加行患侧颈侧区清扫。6例(7.14％)术后出现暂时性声音嘶哑，4例(4.76％)术后发生一过性低血钙症状。随访9～57月，B超和ECT提示患侧无残留腺体，局部无复发，外观良好，所有患者对手术效果均满意。内镜甲状腺手术治疗经严格选择的甲状腺乳头状癌是安全可行的。严格把握手术指征是手术成功的关键，对于患者年龄＜45岁，肿瘤直径＜3 cm未侵犯邻近器官，无广泛淋巴结肿大且肿大淋巴无融合固定，上纵隔及对侧均无淋巴结肿大并且有强烈愿望的患者，可行内镜下甲状腺癌根治术。内镜下良好的暴露和仔细的操作可以保证手术的安全性。

（李　莉）

**述评**　内镜下甲状腺手术有美容效果好，术后生活质量高等优点，但多年来内镜下甲状腺手术多用于治疗甲状腺良性结节，治疗甲状腺癌尚有争议。存在的主要问题包括术中、术后肿瘤种植转移，淋巴结清扫困难等。该文作者分析总结了内镜下甲状腺癌根治术的成功经验，对临床工作有良好的借鉴作用，但由于缺乏大样本随机对照研究及长期随访结果，故其安全性有待今后继续研究证实。

（施俊义）

**不同甲状腺术式对患者免疫状态影响研究**［齐齐哈尔医学院学报，2011，32(13)：2096］　汪玖川等为比较不同甲状腺术式对患者免疫状态的影响，将2004年1月至2011年3月间施行甲状腺手术的患者40例，根据手术方式分为观察组($n$＝20)和对照组($n$＝20)，比较不同甲状腺术式对患者免疫状态的影响。对照组患者采用传统开放式甲状腺手术方法，而观察组采用腹腔镜甲状腺手术方法。分别于手术前及术后3天抽取患者晨起静脉血，采用流式细胞仪测定自然杀伤细胞(NK细胞)数量以及$CD3^+$、$CD4^+$、$CD8^+$及$CD4^+/CD8^+$比值为观察指标，比较两组患者术前、术后的免疫状态。结果发现，两组患者术后的NK细胞数量、$CD3^+$、$CD4^+$、$CD8^+$及$CD4^+/CD8^+$比值均明显改善，观察组患者的免疫状态更佳，组间差异均具有统计学意义($P$＜0.05)。由此可见，不同甲状腺术式对患者免疫状态影响不同，腹腔镜甲状腺手术方法患者的免疫状态恢复更佳。

（李　莉）

**述评**　外科手术所致的应激反应会造成机体免疫功能的改变，常表现为术后免疫功能的抑制。这一抑制程度与外科手术应激的严重程度密切相关。“微创手术”的开展减轻了手术对机体的创伤，在一定程度上减轻了机体应激反应，从而使免疫状态更好恢复。该文作者也通过对照研究证实腹腔镜甲状腺手术方法较常规手术患者的免疫状态恢复更佳，这一结论有利于腹腔镜甲状腺手术的进一步推广。

（施俊义）

**甲状腺手术中直视显露喉返神经的意义及方法比较**[中华内分泌外科杂志，2011，05(2)：99] 鲁凯等为探讨甲状腺手术中直视显露喉返神经的意义和方法，在216例甲状腺手术中常规显露喉返神经328条，其中经甲状腺下方径路150条，占45.73%，经甲状腺侧方径路178条，占54.27%。两种方法均未出现永久性喉返神经损伤。经甲状腺下方径路暂时性喉返神经损伤3例，占2%，显露甲状腺段喉返神经平均用时5 min；经甲状腺侧方径路暂时性喉返神经损伤2例，占1.12%，显露甲状腺段喉返神经平均用时3 min。由此认为术中常规显露喉返神经是一种安全而有益的术式，而侧方分离显露喉返神经更是一种用时短、损伤小、出血少的手术方法。

（李　莉）

**述评**　甲状腺手术中喉返神经的显露与保护已经成为重要技术。传统的不显露喉返神经的甲状腺切除术因怕损伤喉返神经和甲状旁腺，常保留甲状腺背侧部分腺体从而易使病变组织残留。目前多数学者赞同手术中常规暴露喉返神经，认为能更彻底而安全地行腺叶切除，同时充分显露并确切安全地保护喉返神经和甲状旁腺。该研究再次证实显露喉返神经是安全有益的，并对比分析了显露喉返神经的两种方法，指出侧方显露法更优，这对临床工作有一定的参考价值。

（施俊义）

**术中甲状旁腺激素测定在继发性甲状旁腺功能亢进手术中的应用**[中华普通外科杂志，2010，25(10)：841] 刘新杰等应用术中甲状旁腺激素测定（IOPTH）指导37例继发性甲状旁腺功能亢进的手术治疗。分别于麻醉后切开皮肤前及最后一个甲状旁腺次全切除后10 min周围静脉采血测定PTH，标记为$PTH_0$和$PTH_{10}$，并计算PTH的下降百分比。甲状旁腺次全切除术后，$PTH_{10} \leqslant 150$ pg/ml或$PTH_{10}/PTH_0 \leqslant 30\%$预示手术成功，IOPTH结果未达标则行残留旁腺补切至符合标准。37例中35例IOPTH符合标准，2例术中仅发现3个甲状旁腺，在3个旁腺全切后IOPTH没有达到标准。术后第1天测PTH均明显低于术前，术后第7天测血钙磷变化，IOPTH符合标准的35例中31例血钙磷均明显低于术前，4例血钙与术前相比未发生明显变化而血磷低于术前，2例IOPTH没有达到标准的患者术后血钙磷、与术前比较无明显变化。故作者认为，只要术中检测符合标准，术后血钙、磷均可发生明显变化，可达到治疗继发性甲状旁腺功能亢进的目的。

（李　莉）

**述评**　目前国外广泛采用术中甲状旁腺激素测定指导甲状旁腺功能亢进的手术治疗。在原发性甲状旁腺功能亢进手术中，在异常甲状旁腺切除后甲状旁腺激素下降的量超过术前的50%，则预示手术成功。而在继发性甲状旁腺功能亢进手术中甲状旁腺激素测定判定手术成功的标准尚不统一。该文作者也就这一标准进行了研究，并证实术中检测甲状旁腺激素符合标准者，可达到治疗继发性甲状旁腺功能亢进的目的，但其具体数值有待进一步大样本研究证实。

（施俊义）

# 乳　　腺

本年度收集论文303篇，纳入一年回顾108篇，占35.6%；收入文选15篇，占13.8%。

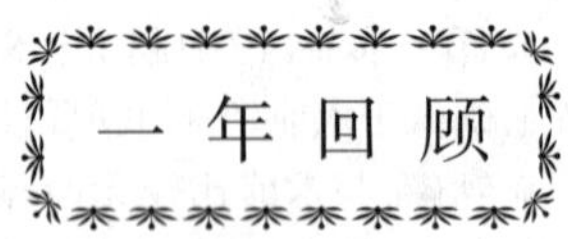


## 一、乳腺癌流行病学研究

### (一) 乳腺癌预后因素分析

陈忠杰等[1]对早期乳腺癌患者预后因素进行了分析，他们回顾分析天津医科大学附属肿瘤医院收治的540例乳腺癌患者资料。进行单因素变量分析及Cox回归分析肿瘤复发和生存的预后因素。>20%阳性腋窝淋巴结率是影响肿瘤局部复发的预后因素(HR=12.816，$P<0.001$)；>20%阳性淋巴结率和浸润性导管癌是影响肿瘤远处转移的预后因素(HR=11.088，$P<0.001$；HR=0.390，$P=0.018$)；1～3枚阳性淋巴结和>20%阳性淋巴结数是显著影响10年总生存率的预后因素(HR=2.110，$P=0.001$；HR=10.244，$P<0.001$)，两者也是影响10年无瘤生存率的预后因素(HR=1.634，$P=0.004$；HR=7.339，$P<0.001$)。结论：腋窝淋巴结有无转移是影响10年局部复发，远处转移，总生存率和无瘤生存率的重要的预后因素，原发肿瘤组织病理是显著影响10年肿瘤远处转移的预后因素。陈波等[2]对2005年1月至2007年12月收治的125例乳腺癌患者进行分子分型，对腋窝淋巴结转移状态进行分析并结合随访结果进行预后分析。结果：Luminal A型63例，16例淋巴结转移，转移率为25.4%；Luminal B型19例，7例淋巴结转移，转移率为36.8%；HER-2过表达型26例，11例淋巴结转移，转移率为42.3%；Basal-like型17例，9例淋巴结转移，转移率为52.9%。其中Luminal A型淋巴结转移率与Basal-like型比较差异有统计学意义($P<0.05$)，其余型间比较差异无统计学意义($P>0.05$)。运用$\chi^2$检验各分子亚型在肿瘤大小的差异无统计学意义($P>0.05$)。经过2～5年随访，8例患者出现局部复发或远处转移，其中Luminal B型2例，HER-2过表达型5例，Basal-like型1例。8例中有3例因肝转移死亡，另5例接受治疗现仍生存。结论：乳腺癌的分子分型可作为腋窝淋巴结转移的预测指标，HER-2过表达型和Basal-like型预后较差，将为今后制定乳腺癌个体化治疗提供重要依据。王延风等[3]回顾分析了1999年1月至2009年12月中国医学科学院肿瘤医院收治的89例乳腺癌脑转移患者的临床资料，其中HER-2阳性患者24例，HER-2阴性患者65例，分析ER、PR、TNM分期、淋巴结转移状态、Karnofsky评分、病情进展、脑转移情况、治疗措施等因素对乳腺癌脑转移生存期的影响。全组患者平均年龄49.0岁(23～74岁)，确诊脑转移后中位生存期8.6个月(0.2～61.5个月)。单因素分析显示：乳腺癌脑转移患者HER-2表达阳性者与阴性者1年生存率分别为12.5%和46.2%($P=0.003$)，中位生存期分别为6.3个月和10.9个月($P=0.003$)；Kamofsky评分>60分患者和<60分患者比较，1年生存率分别为43.5%和15.0%($P=0.017$)，中位生存期分别为10.1个月和5.3个月($P=0.019$)；非综合治疗组与综合治疗组1年生存率分别为21.6%和48.1%($P=0.014$)，中位生存期分别为6.0和13.6个月($P=0.006$)；内分泌治疗组与未采用内分泌治疗组1年生存率分别为66.7%和32.5%($P=0.027$)，中位生存期分别为29.3个月和8.5个月($P=0.003$)。Cox多因素分析提示，HER-2表达状态、Karnofsky评分及是否综合治疗影响患者生存及预后。结论：HER-2表达状态、Karnofsky评分及脑转移后是否综合治疗是影响乳腺癌脑转移生存预后的因素，综合治疗有助于改善预后，延长生存。

### (二) 乳腺癌转移患者预后分析

近年乳腺癌患者生存期在得到延长的同时脑转移

的概率逐步增加，10%～16%患者在治疗过程中会出现脑转移。一旦出现脑转移，预示病情发展及预后较差。目前同步放化疗是肿瘤研究中的热点。董立新等[4]研究观察放疗联合卡培他滨＋紫杉醇化疗在提高乳腺癌脑转移生存期中的作用。2000 年 1 月至 2006 年 12 月在其院接受乳腺癌手术后单纯脑转移接受放疗者，共 124 例，研究通过回顾性分析发现对于乳腺癌单纯脑转移患者，给予放疗联合卡培他滨＋紫杉醇化疗治疗，患者预后良好，提高了患者生存期，延缓了远处转移出现时间。但其结果尚需进一步大量临床样本验证。袁火忠等[5]对收治的 549 例乳腺癌中发生骨转移的 65 例患者的临床病理资料进行单因素分析和多因素逐步回归分析。乳腺癌骨转移发生率 11.8%，术后 3 年内发生率占 67.7%。单因素分析显示患者年龄、肿块大小、腋淋巴结转移数、TNM 分期、雌孕激素受体状态、Her-2 及 Ki-67 表达情况与骨转移相关（$P<0.05$，$P<0.01$）。多因素逐步回归分析显示：肿块＞3 cm、淋巴结转移数目＞4 个、TNM 分期晚、Ki-67 表达细胞数＞50%与骨转移发生呈正相关。结论：肿块＞3 cm、淋巴结转移数目＞4 个、TNM 分期Ⅲ期以上、Ki-67 表达细胞数＞50%是乳腺癌骨转移的高风险因素，此类病例有必要进行骨扫描等检查，并进行积极地治疗及随访。

**（三）乳腺癌患者术后康复相关因素分析**

孔屏等[6]将 86 例中青年患者随机分为对照组和干预组，各 43 例。对照组采取常规护理；干预组在常规护理的基础上，进行心理干预。采用焦虑自评量表（SAS）、抑郁自评量表（SDS）和生活质量核心问卷（EORTC QLQ-C30）以及适用于乳腺癌的特异性量表（EORTC QI Q-BR23）分别于术前和术后半年对 2 组患者进行评分。两组患者在术前 SDS、SAS 评分比较差异无统计学意义（$P>0.05$），术后半年干预组 SDS、SAS 评分显著低于对照组（$P<0.01$），术后半年 QLQ-C30 量表中干预组所有功能量表分值增加，症状量表中疲乏、呼吸困难、食欲不振、失眠和疼痛分值均下降，与对照组相比有明显差异。结论：心理干预能改善中青年乳腺癌根治术后患者的心理状态，提高生活质量。芦文丽等[7]应用系统抽样方法从 1996—2000 年住院的 5 987 例患者抽取 1 197 名患者，分析资料齐全的 1 086 名乳腺癌患者术后 5 年内参加随访检查情况和效果。追踪满 5 年的 847 名乳腺癌患者中，只有 34 名（4.0%）患者接受了 14 次及以上的术后随访复查，131 名（15.5%）患者在术后 5 年内无任何随访服务利用记录。38.3%（18/47）的局部复发或对侧转移和 22.0%（18/82）的远端转移是在定期随访中发现的。结论：乳腺癌患者术后随访服务的利用率相对低，而随访检查的效果亦有待深入研究。

**（四）乳腺癌发病危险因素分析**

徐雅莉等[8]在全国 8 个省市 14 家研究中心开展 1：m 配对病例对照研究，采用调查问卷通过面对面交流收集乳腺癌发病相关危险因素信息。乳腺癌患者及其配对健康对照女性年龄、生活环境相匹配。应用 1：m条件 Logistic 回归分析乳腺癌相关危险因素在病例组和对照组间的分布特点，明确其与乳腺癌发病危险性的相关性。共纳入 416 例乳腺癌患者及 1156 例健康对照女性。中国女性乳腺癌发病相关危险因素包括体重指数（body mass index，BMI）≥24（$OR=4.07$，95%CI：2.98～5.55），乳腺良性病变活检史（$OR=1.68$，95%CI：1.19～2.38），初潮年龄≥14 岁（$OR=1.41$，95%CI：1.07～1.87），生存压力大（1～4 级，$OR=2.15$，95%CI：1.26～3.66；5～9 级，$OR=3.48$，95%CI：2.03～5.95），绝经（$OR=2.22$，95%CI：1.50～3.28）（$P<0.05$），乳腺癌家族史（$OR=1.72$，95%CI：1.15～2.58），肿瘤家族史（乳腺癌除外）（$OR=1.55$，95%CI：1.22～1.98）。口服避孕药（$OR=1.59$，95%CI：0.83～3.05）亦增加乳腺癌发病危险性，但差异未达到显著统计学意义（$P>0.05$）。结论：中国女性乳腺癌发病相关危险因素包括 BMI≥24、乳腺良性病变活检史、初潮年龄≥14 岁、生存压力大、绝经、乳腺癌家族史及其他肿瘤家族史。该研究为个体化评估中国女性罹患乳腺癌危险性及广泛开展乳腺癌防治工作提供了依据。姚燕等[9]查阅 2009—2011 年发表的有关我国女性乳腺癌危险因素的系统评价或大样本的重大项目研究报道，筛选阳性结果变量为研究指标，最终纳入观察的指标包括初潮年龄、初产年龄、流产次数、是否哺乳喂养、绝经年龄、主动/被动吸烟、良性乳腺疾病史、肿瘤家族史、是否服用避孕药和文化程度，应用数学模型方法建立危险分数表，建立女性乳腺癌个体危险因素评价模型，预测个体乳腺癌发生风险。结果：我国女性乳腺癌发病影响因素危险分数为初潮年龄＜17 岁 1.10，初产年龄≥25 岁 1.31，流产次数≥2 次 2.56，哺乳喂养 0.90，绝经年龄＞44 岁 1.01，主动/被动吸烟 1.49，良性乳腺疾病史 2.41，肿瘤家族史 1.93，服用避孕药 1.39，文化程度为大学及以上 2.04。结论：新建立的女性乳腺癌危险度评估模型基本适用于我国不同初潮年龄、初产年龄、流产次数、喂养方式、绝经年龄、主动/被动吸烟情况、良性乳腺疾病史、肿瘤家族史和服用避孕药状况及文化程度的个体。高艳等[10]收集 593 例淋巴结阳性的女性乳腺癌患者的年龄、绝经状态、家族史、体质量指数（body mass index，BMI）、病理检查及临床治疗资料，探讨肥胖对淋巴结阳性的乳腺癌患者预后的影响。

用 log-rank 检验及 COX 回归分析分别进行影响总生存(overall survival,OS)的单因素和多因素分析;用卡方检验进行肥胖组与非肥胖组间临床病理特征的差异比较。结果:肥胖是影响淋巴结阳性乳腺癌预后的独立不良因素($P=0.003$),是影响绝经前患者 OS 的独立不良预后因素($P=0.010$),而对绝经后患者不存在这种影响;肥胖与肿瘤大小具有相关性($P<0.001$)。结论:肥胖是影响淋巴结阳性的乳腺癌患者预后的不良因素,尤其是绝经前患者;肥胖患者的肿瘤直径较非肥胖患者的大,这可能是肥胖者预后不良的一个重要原因。

## 二、乳腺疾病辅助检查

有关乳腺癌早期诊断最重要的问题是需要设计科学、执行有力、操作规范、医师水平良好的普查计划,这是一个浩大的系统工程乳腺癌的早期诊断须充分利用先进的影像学技术,并作出合理选择。汪登斌[11]认为 MRI 对钙化为主的病灶不敏感需借助于 MG 等其他检查;但 MRI 对非钙化性病灶特别是致密型乳腺中的结节显示极佳;若病灶除了钙化,还有其他软组织成分,通常亦能在 MRI 增强后显示。目前一些研究已证实 MRI 能检出其他影像学方法不能检出的乳腺癌。US 因其费用低廉,对致密型乳腺中病灶的检出具有一定的优势,可作为 MG 的主要补充。影像学评估达 BI-RADS 4 类的病灶,建议进行活检,包括影像学引导下的活检,这将进一步提高乳腺癌的早期检出和诊断率。

### (一) 钼靶

荣小翠等[12]分别于 X 线摄影、超声及 MRI 上测量 46 例(46 个)乳腺癌病灶的最大径,与病理学所测肿瘤大小对照并进行统计学分析。结果 46 个病灶病理学测量的最大径为(2.38±1.44)cm,X 线摄影、超声及 MRI 测量病灶的最大径分别为(3.09±2.12)cm、(2.25±1.09)cm、(2.60±1.31)cm。X 线摄影、超声及 MRI 所测病灶的最大径与病理学大小的相关系数 r 分别为 0.51($P=0.000$)、0.71($P=0.000$)、0.84($P=0.000$)。上述 3 种检查方法所测 46 个病灶大小的差异存在统计学意义($\chi^2=10.831, P=0.004$)。X 线摄影评估不同类型病变大小之间差异有显著统计学意义($\chi^2=15.903, P=0.001$)。结论:MRI 对乳腺癌病灶大小的评估最准确,超声次之,X 线评估准确性最差。对于 X 线摄影,根据病变类型不同,其评估准确性有所不同。但各种检查方法均存在低估或高估的情况。白伟等[13]搜集经手术病理证实或穿刺活检证实的 50 例乳腺癌患者和 59 例乳腺良性病变患者。应用数字化乳腺机行乳腺内外侧斜位、头尾位摄片。采用 GEI. 5T 超导磁共振扫描仪,乳腺专用线圈,MR 扩散加权成像(DWI)b 值分别为 400 s/mm、600 s/mm、800 s/ram、1 000 s/mm,测量病灶区域的表观扩散系数(ADC)值,并用 SPSS 11.5 软件进行统计学分析。钼钯 X 线发现钙化灶 36 例,其中乳腺癌 16 例。4 组 b 值乳腺癌及良性病变,恶性组 ADC 值明显低于良性组,差异有统计学意义($P<0.05$)。分别绘制受试者工作特征(ROC)曲线,以 b=1 000 s/mm 时,曲线下面积(AUC)最大,诊断价值最高。以 ADC 值为 1.23×10 mm/s作为诊断阈值与钼靶进行比较,乳腺钼钯 X 线发现乳腺癌的敏感性、特异性、阳性预测值、阴性预测值分别为 56.8%、67.7%、54.3%、69.8%;DWI 分别为 90.0%、59.4%、56.3%、91.1%。结论:DWI 检测乳腺癌的敏感性较高,特异性较低,但乳腺 X 线摄影可以很好地显示钙化灶,两者结合可以明显提高乳腺癌的诊断准确性。

### (二) 超声

李燕等[14]对 95 例女性浸润性乳腺癌患者术前 1 周内进行乳腺超声检查,将病灶大小等二维及血流等彩超征象与术后腋淋巴结状态进行单因素及多因素回归分析。术后病理显示腋淋巴结转移 34 例,未转移 61 例。单因素分析显示病灶测值最大径>2 cm、前后径>左右经(AP/W>1)、边缘有毛刺、病灶边界模糊、病灶血流信号分级(0~Ⅲ级)、血流分布类型及动脉血流峰速值(PSV)>25 cm/s($P<0.05$)是发生腋淋巴结转移的危险因素,*OR* 值分别为 5.6、5.2、5.5、6.0、2.1、1.8 和 3.6。多因素逐步 Logistic 回归分析显示病灶超声最大径>2 cm、AP/W>1 及边缘有毛刺 3 种超声征象进入方程,预测模型为 $P=1/[1+e^{-(2.67+1.21x+1.14y+1.37z)}]$,以 0.45 为界值(cutOff),模型诊断敏感性 79.41%,特异性 67.21%,阳性预测值 57.46%,阴性预测值 85.42%,正确率 71.53%。结论:病灶超声最大径>2 cm、边缘毛刺征及 AP/W>1 为独立预测腋淋巴结转移的超声征象,可于术前帮助无创性诊断腋淋巴结有无转移。刘伟等[15]对天津医科大学附属肿瘤医院 2009 年 3 月至 2009 年 6 月 253 例经手术病理证实乳腺癌病人术前 B 超与钼靶、MRI、PET-CT 资料进行回顾性分析,比较灵敏度、特异度、阳性及阴性预测值和准确性。B 超(253 例)灵敏度,特异度,阳性及阴性预测值,准确性为 70.6%,87.4%,84.8%,75.0%和 79.1%;钼靶(220 例)为 14.6%,100%,100%,53.9%和 573%;MRI(27 例)为 50.0%,100%,100%,71.4%,77.8%;PET-CT(23 例)为 90.0%,92.3%,90.0%,92.3%,91.3%。B 超与病理对照的 Kappa 值为 0.581,与病理的一致性一般;高年资组 B 超医师的灵敏度、特异度、准确性为与低年资组比较差异有统计学意义($P<0.05$)。结论：判断乳腺癌腋窝淋巴结转移状况B超优于其他检查，而且超声检查者的经验影响诊断结果。李明慧等[16]对2008年6月至2009年2月330例(356个病灶)乳腺实性肿瘤患者进行超声检查，同时行超声弹性成像(ultrasonic elastography，UE)。以手术病理为诊断金标准，评价UE评分标准的意义。结果：UE评分为1、2和3分者诊断乳腺良性病变的准确度分别为97.0%、97.5%和79.3%；UE评分为4和5分诊断为恶性病变的准确度分别为77.8%和100.0%。采用UE 5分标准诊断乳腺恶性肿瘤的敏感度和特异度分别为82.8%和90.8%。采用UE 5分标准诊断直径≤1 cm乳腺病变的敏感度和特异度分别为88.0%和100.0%，诊断直径>1 cm乳腺病变的敏感度和特异度分别为82.5%和87.8%。结论：UE 5分法有助于鉴别乳腺良恶性病灶。赵巧玲等[17]对随机检查的103例患者的109个乳腺肿块分别进行二维超声和弹性成像检查，测量肿块组织与周围组织弹性应变率比值，结果与病理对照。109个肿块中，良性71个，恶性38个，良、恶性乳腺肿块弹性应变率比值分别为(2.26±1.39)和(6.95±4.08)，两者差异有统计学意义($P<0.05$)。二维超声、弹性应变率比值诊断恶性病变的敏感性、特异性和准确性分别为81.58%，80.28%，80.73%和86.84%，88.73%，88.07%($P>0.05$)；联合应用则诊断的敏感性、准确性提高至97.37%和93.58%($P<0.05$)。结论：以二维超声为基础，结合弹性成像技术，可提高乳腺肿块的术前诊断符合率。尤厚成等[18]采用普通超声及SonoVue(声诺维，注射用六氟化硫微泡)超声造影分别对65例(70个肿块)乳腺肿块进行检查，通过增强程度、增强模式、增强时病灶边界是否清晰、消退模式等指标来判定包块的良、恶性，并与术后病理结果进行比较。病理学诊断系良性病变37例，恶性病变28例，超声造影检查的敏感性、准确性、阳性预测值及阴性预测值均明显高于普通超声检查($P<0.05$)，而在特异性及误诊率的差异无统计学意义($P>0.05$)。超声造影显示70个病灶均有不同程度增强，其中78.6%(22/28)恶性肿瘤表现为明显增强，75.0%(21/28)为结节状不均匀增强85.7%(24/28)病灶边界不清楚、不规则，周边呈放射状增强；而良性肿块增强较弱，均匀增强，病灶边界较清晰，成团状，仅有18.9%(7/37)病灶边界不清楚，与恶性肿块比较差异有统计学意义($P=0.000$)。消退期，良、恶性病灶均呈现均匀或不均匀消退，两者差异无统计学意义($P=0.791$)。结论：与普通超声相比，超声造影对鉴别诊断乳腺良、恶性肿块的价值更高。

**(三) MRI**

王思奇等[19]对经病理证实的50例乳腺病变57个病灶行MR弥散加权成像及动态增强扫描(DCE-MRI)，绘制病灶感兴趣区(ROI)时间-信号强度曲线(TIC)，分析曲线类型、测量病灶ADC值。结果：在b取50 s/mm$^2$和800 s/mm$^2$情况下，本组良性病变ADC值为$(1.483\pm0.358)\times10^{-3}$ mm$^2$/s，明显大于恶性病变的$(0.952\pm0.148)\times10^{-3}$ mm$^2$/s($P<0.05$)。经受试者工作曲线(ROC)分析得出良恶性病变ADC诊断阈值为$1.219\times10^{-3}$ mm$^2$/s。该值对乳腺恶性病变诊断的敏感性及特异性分别为90.6%和84.0%。DCE-MRI对乳腺恶性病变诊断的敏感性和特异性分别为87.5%和80.8%。ADC值与DCE-MRI结合诊断的敏感性和特异性提高为93.8%和88.0%ADC值与DCE-MRI对乳腺恶性病变诊断的敏感性和特异性差异无统计学意义($P>0.05$)。结论：3.0TMRI DWI定量分析ADC值对于乳腺病变的诊断及鉴别诊断有重要价值。李瑞敏[20]* 对118例乳腺疾病患者行3.0 T定量动态增强MR检查，测量定量参数：容量转移常数($K^{tras}$)、速率常数($K_{ep}$)和血管外细胞外间隙容积比($V_e$)，对恶性病变、良性病变及正常腺体组间定量参数行单因素方差分析及LSD法两两比较；对浸润性癌与导管原位癌组间行独立样本t检验；最后绘制ROC曲线。恶性病变组$K^{tras}$、$K_{ep}$、$V_e$均值分别为$(1.010\pm0.580)\text{min}^{-1}$、$(1.634\pm1.481)\text{min}^{-1}$、$(0.735\pm0.273)\text{min}^{-1}$；良性病变组三者均值分别为$(0.331\pm0.192)\text{min}^{-1}$、$(0.417\pm0.324)\text{min}^{-1}$、$(0.847\pm0.291)\text{min}^{-1}$；正常腺体组间三者均值分别为$(0.051\pm0.028)\text{min}^{-1}$、$(0.133\pm0.125)\text{min}^{-1}$、$(0.597\pm0.354)\text{min}^{-1}$。正常腺体与良性病变、正常腺体与恶性病变及良性病变与恶性病变间$K^{tras}$差异均有统计学意义($t$值分别为9.681、11.189、5.590，$P$值均<0.01)；正常腺体与恶性病变、良性病变与恶性病变间$K_{ep}$差异有统计学意义($t$值分别为5.287、3.874，$P$值均<0.05)；正常腺体与良性病变、正常腺体与恶性病变间$V_e$差异有统计学意义($t$值分别为2.932、2.562，$P$值均<0.05)；正常腺体与良性病变间$K_{ep}$良性病变与恶性病变间$V_e$差异无统计学意义($t$值分别为0.760、0.832，$P$值均>0.05)。浸润性癌与导管原位癌组间$K^{tras}$、$K_{ep}$、$V_e$差异均无统计学意义($t$值分别为0.834、0.075、0.454，$P$值均>0.05)。$K^{tras}$、$K_{ep}$、$V_e$三者ROC曲线下面积分别为0.934、0.941、0.659，以最大约登指数为最佳诊断切点值，则三者判断乳腺良恶性病变的敏感性分别为77.01%、91.95%、56.32%；特异性分别为95.65%、86.96%、78.26%。结论：定量动态增强参数$K^{tras}$、$K_{ep}$值可以对乳腺良恶性病变做出鉴别诊断，并表现出相对高的诊断效能，但对浸润性癌与导管原位癌鉴别效能较低。

### (四) MIBI

刘真真等[21]对 65 例拟行新辅助化疗的可手术乳腺癌患者进行$^{99}$Tc-MIBI 显像，研究$^{99}$Tc-甲氧基异丁基异腈($^{99}$Tc-MIBI)亲肿瘤显像在乳腺癌新辅助化疗疗效及预后预测中的价值。采集 10 和 180 min 两时相的平面像，计算放射性清除率，分析清除率、化疗疗效和患者无病生存率的关系。结果：65 例乳腺癌患者$^{99}$Tc-MIBI 显像的放射性清除率为(17.4±6.8)%。新辅助化疗达完全缓解 4 例，部分缓解 52 例，疾病稳定 8 例，疾病进展 1 例，有效率为 86.2%。新辅助化疗有效组和无效组的放射性清除率分别为(15.5±5.0)%和(29.2±3.2)%，差异有统计学意义($P<0.001$)。高清除率组乳腺癌患者的无病生存率(53.1%)显著低于低清除率组(75.8%，$P=0.046$)。结论：$^{99}$Tc-MIBI 显像清除率可用于可手术乳腺癌新辅助化疗疗效的预测，并具有一定的预后价值。刘真真等[22]对 78 例拟行新辅助化疗的可手术乳腺癌患者进行 Tc-MIBI 显像，采集 10 min 和 180 min 两时相的平面像，计算放射性清除率。新辅助化疗后进行疗效评价，分析清除率与化疗疗效的相关性。结果新辅助化疗有效 64 例$^{99m}$Tc-MIBI 清除率(14.13±5.98)%；化疗无效 14 例，$^{99m}$Tc-MIBI 清除率(24.21±6.38)%，两组比较差异有统计学意义。相关分析显示乳腺癌化疗疗效与$^{99m}$ Tc-MIBI 在肿瘤中的清除率呈负相关($r=-0.539$，$P<0.001$)。结论：$^{99m}$ Tc-MIBI 显像清除率对乳腺癌新辅助化疗疗效具有一定预测价值。

## 三、乳腺手术治疗相关问题(尤其乳腺癌保乳及乳房重建)

### (一) 乳腺癌保乳手术

随着乳腺癌综合治疗手段的进步，术后病人存活率大为提高，同时术式的不断改良(保留乳房的乳腺癌改良根治术，保留皮肤和保留乳头、乳晕的乳房切除术等)，为乳腺癌术后乳房再造提供了更为有利的条件。蒋宏传[23]认为应将手术分层切口设计理念和整形手术技巧的联合应用，加入减少乳房外观破坏的概念，提高乳腺癌保乳及再造手术的成功率，增加病人术后乳房的美容效果，最终将美学和治病有机地结合起来。其次是术前的切口设计，坚持在乳腺癌根治基础上的美容设计理念，坚决杜绝为了美容效果而影响乳腺癌的手术治疗。尽管外科医生普遍认为保乳手术切缘应该是没有肿瘤细胞的干净切缘，而肿瘤残留将可能增加局部复发概率，甚至增加病死率；但是由于保乳手术在各个国家地区的做法不同及切缘评估方法的差异，至今无保乳手术中有关安全切缘宽度的共识或指南。郑新宇[24]认为保乳手术应该保证切缘无瘤。否则肿瘤的残留将使得一个根治性的手术人为转变成为姑息手术及活检手术；将随后的辅助治疗人为转变成为解救治疗。王立泽等[25]通过密切随访 2000 年 1 月至 2008 年 6 月收治的 1 034 例保乳治疗患者，比较分析乳腺癌保乳治疗后局部复发病例与同期非复发病例资料，分析影响局部复发的风险因素。患者年龄 23～94 岁，中位年龄 48 岁。分析年龄、雌激素受体(ER)/孕激素受体(PR)状态、人类表皮生长因子受体 2(HER-2)状态、淋巴结转移状态、肿瘤大小、新辅助化疗、病理类型对局部复发的影响。随访截至 2010 年 6 月，中位随访 42 个月(3～126 个月)，同侧乳房局部复发 35 例(3.3%)，远位转移 47 例(4.5%)，5 年无病生存率 87.7%，5 年无远处转移生存率 94.0%，5 年总体生存率 99.3%。单因素分析显示，淋巴结状态、年龄及 HER-2 表达状态是影响局部复发的风险因索；复发高峰时间为术后第 2～第 3 年，以及第 5～第 6 年；多因素分析显示 HER-2 状态是局部复发的独立影响因素。结论：保乳治疗后出现两个局部复发高峰时间段，HER-2 表达状态是局部复发的独立影响因素，对于具有高危因素的患者需更积极治疗。刘宝胤等[26]对 2002 年 1 月至 2005 年 7 月，180 例接受保乳手术的乳腺癌在术后 5～8 年(平均 6.1 年)进行了随访，探讨乳腺 X 密度等级与乳腺癌保乳术后复发风险的关系。对术前 X 线乳腺钼靶像按照 BI-RADS 标准，以乳腺百分密度分为<25%、25%～50%、51%～75%、>75%4 个等级，以包含乳腺密度在内的 11 个相关因素做单因素分析筛选出有意义的影响因素再进行 logistic 回归多因素分析，评价乳腺密度与乳癌保乳术后复发的关系。logistic 回归多因素分析显示术后放疗和乳腺密度是术后复发的影响因素(WaldX $=9.429$，$P=0.002$；Wald$=9.346$，$P=0.002$)；4 个密度组的复发率依次为 6.2%(3/48)、12.0%(6/50)、11.6%(5/43)、28.2%(11/39)，乳腺密度越高，局部复发风险越大。乳腺密度不是术后转移的影响因素(Wald$=2.944$，$P=0.400$)，各密度组间远处转移率依次为 16.7%(8/48)、14.0%(7/50)、7.0%(3/43)、7.7%(3/39)，远处转移风险不随乳腺密度增高而加大。术后化疗和腋窝淋巴结转移是术后转移的影响因素(WaldX2：4.334，$P=0.037$；Wald$=4.417$，$P=0.036$)。结论：乳腺密度与乳腺癌保乳术后复发有相关性，但不是术后远处转移的危险因素。研究已经证实新辅助化疗不能改善患者的无病生存时间和总生存时间，新辅助化疗的应用主要是降低肿瘤分期获得手术机会或争取保乳手术。对于较大肿瘤新辅助化疗的意义很明确，但对于肿瘤体积较小本身即适合保乳手术的患者，新辅助化疗有怎样的作用仍需要进一步探讨。一般认为新辅助化疗后能够进行保乳治疗的指征应当与直接能够进行保乳治疗的指征相同，即保证完整切除肿瘤和获得良好美容效果的同时，患者能够完成保乳治疗过程。至少进行2个周期的新辅助化疗后再对肿瘤的治疗反应性进行评估。新辅助化疗2～8个周期后，如果局部情况符合保乳指征，可以考虑进行保乳手术。通过查体、超声、钼靶检查获得的残余肿瘤信息与标本病理结果的一致性较差。乳腺MRI是目前评价乳腺癌对新辅助化疗反应的最好方法。乳腺MRI对新辅助化疗后残余肿瘤探查的准确性为76%，阳性预测值和阴性预测值分别为90%和44%。新辅助治疗后部分病例肿瘤退缩，可能出现临床触诊不清的情况，可以采用影像引导金属针定位、化疗前体表纹身等方法进行定位。化疗后保乳手术的禁忌证为弥漫的乳腺内微小钙化灶，多灶肿瘤残留，患者有放疗禁忌证等。张慧明等[27]* 认为通过对肿瘤的分子生物学特性进行研究，新辅助治疗前准确判断治疗的敏感性也是未来的研究方向。新辅助内分泌治疗的最佳用药时限还需要大样本前瞻性对照试验来论证；新辅助内分泌治疗的药物选择也需要进一步的研究与论证。多灶性乳腺癌是指发生于乳腺的多个癌灶，其间有正常乳腺组织分隔，通常存在于同一象限。由于考虑到多灶性乳腺癌存在切缘不净和局部复发等潜在弊端，因而被列为保乳手术的相对禁忌证。但近年来的研究表明，保乳手术配合术后放化疗等综合治疗已经取得与全乳切除术相近的治疗结果。段煜飞等[28]* 回顾性分析了其院2006年1月至2009年6月12例临床诊断Ⅰ、Ⅱ期多灶性乳腺癌行保乳手术的Ⅰ临床资料，发现多灶性乳腺癌行保乳手术的局部复发率为8.3%，与维也纳医科大学外科学系统计的2 082例早期单病灶乳腺癌行保乳手术的局部复发率7%相近。因此，只要患者选择得当，并且重视术后的放化疗等综合治疗，多灶性乳腺癌行保乳手术是基本安全可靠的。林舜国等[29] 研究表明，中央区乳腺癌并非保乳治疗的绝对禁忌证，只要病例选择恰当，治疗规范化，行保乳治疗(必要时同时切除乳头乳晕)同样可获得良好效果。中央区乳腺组织较厚，且紧邻乳头部，其切缘的标记和检测尤为重要。术前须严格排除多发灶、术中合理设计切口并与病理科医师密切配合、对切缘微创全周切取、精确标记并全切片检测、确保切缘阴性、术后严格规范的综合治疗十分重要。但即使是保乳术中为保证切缘阴性而需要同时切除乳头乳晕(如肿瘤紧邻NAC或术中冰冻病理检查证实NAC受浸润)的中央区乳腺癌患者，因术中保留了乳房的基本形态，必要时尚可行乳头乳晕再造，美观和微创程度常优于乳房切除或一般乳房切除术后再造者。因此与切除乳房相比，许多患者更愿意接受这种保乳术式。该组随访时间尚短，其局部复发和远处转移以及远期疗效尚待更长时间进一步观察，而且国内中央区乳腺癌的保乳治疗长期随访资料有限，而且直接累及NAC的乳腺癌常为多发灶，尽管不能单凭MRI决定采取保乳还是全乳切除，但术前在乳腺X线、B超检查基础上仍应尽量联合MRI检查，对于多发灶者宁可放弃保乳。

**(二) 乳腺癌术后乳房重建、修复**

蒋宏传等[30] 认为对乳腺癌患者施行乳房再造应从肿瘤治疗安全及整形美容两方面考虑，需遵循以下两条原则：①再造所采用的技术不干扰乳腺癌治疗的实施、疗效与预后，不影响肿瘤复发的即时检出与再治疗；②再造的乳房应达到理想的美容及功能效果，提高患者的生活质量。从肿瘤方面考虑即时乳房再造主要适合于Ⅰ期和Ⅱ期的乳腺癌患者，包括：①广泛的原位癌；②多灶性浸润癌；③肿瘤相对较大或位于乳房中央不宜行保乳治疗；④保乳治疗后局部复发；⑤乳腺癌高危人群选择预防性乳房切除。另外，有报道局部晚期癌进行即时乳房再造是可行的，但多数学者主张对局部晚期癌应进行Ⅱ期再造术。远处转移是乳房再造的绝对禁忌证。乳房重建术式的选择应遵循以下原则：①根据乳腺癌根治术式及术后放疗对乳房和胸部组织破坏的程度以及组织缺损的量(尤其是否保留乳房皮肤、胸大小肌等)来选择合适的术式；②选择皮瓣转移手术时，应尽量减少供区的破坏和并发症的发生；③供区与受区的处理均应遵循美容原则；④应根据术者所在医疗机构条件及自身技术水平，宁简毋繁，尽量选择简单易行、安全可靠的术式。龚益平等[31] 对2004年3月至2010年6月的37例乳腺肿瘤患者行了乳房切除术后带蒂背阔肌或TRAM皮瓣乳房再造。其中Ⅰ期再造34例，Ⅱ期再造3例；对其中15例TRAM皮瓣再造的供区下腹部应用涤纶补片加强腹壁。结果：1例TRAM皮瓣小部分坏死，6例Ⅰ期再造术后乳房本体皮肤坏死。3例背阔肌皮瓣再造发生背部皮下血清肿；3例TRAM皮瓣下腹中段脂肪液化，无腹壁膨隆或腹壁疝发生。随访2～72月，1例肿瘤局部复发，1例肝转移。乳房外观评价，总体可接受度94.59%。结论：背阔肌或TRAM带血管蒂转移皮瓣再造是乳房切除术后行全乳再造的有效和安全的方法，应用涤纶补片加强腹壁可以有效预防腹壁软弱和腹壁疝形成。付忠平等[32]* 对17例乳腺癌患者行根治术或改良根治术并同期应用腹壁下动脉穿支皮瓣游离移植(deep inferior epigastric perforator，DIEP)再造乳房。其中Ⅱ期9例，Ⅲ期7例，Ⅳ期1例，行改良根治术Ⅰ式13例，Ⅱ式2例，常规根治术2例。Ⅲ、Ⅳ期患者术前常规新辅助化疗 2～3 周期。10 例术后行放化疗。结果全部皮瓣均成活，再造乳房外形可，弹性好，无脂肪液化、皮瓣挛缩变形；无腹壁疝和腹壁膨出。15 例获随访，平均 2.4(1～5)年，1 例 2 年后死于全身转移，1 例 8 个月后胸壁局部复发放弃治疗。结论：乳腺癌术后一期应用 DIEP 皮瓣游离移植再造乳房，具有皮瓣血运良好、再造乳房外形满意、腹部供区并发症少，可同时行腹壁整形等优点，是乳腺癌术后乳房再造的理想方法之一。且放化疗不影响皮瓣的成活。全红等[33]对 2004 年 1 月至 2008 年 12 月手术治疗的 530 例 0～Ⅲa 期女性乳腺癌患者病例资料进行回顾性分析，比较了两组患者术后并发症、局部复发率、远处转移率、病死率的差异。530 例中，91 例行乳腺癌保留皮肤改良根治并即刻假体再造，439 例行传统改良根治术。即刻假体再造组随访患者 84 例，中位随访时间 35 个月，局部复发率 2.4%，远处转移率 8.3%，病死率 6.0%；改良根治组随访患者 439 例，中位随访时间 36 个月，局部复发率 3.3%，远处转移率 9.5%，病死率 6.5%。随访期间两组复发率、转移率、病死率的差异均无统计学意义($P>0.05$)。即刻假体再造组术后美观效果随访 12 个月，医生和患者评估的良好率分别为 93%、87%。结论：乳腺癌保留皮肤改良根治并即刻假体再造可以达到和传统改良根治术相当的疗效，并可显著改善患者术后乳房外形美观及生活质量。刘君等[34]探讨了 24 例乳腺癌患者采用背阔肌皮瓣修复乳腺癌部分乳房切除术后较大范围缺损的治疗和美容效果。肿瘤最大径为 3.0～5.5 cm，平均 3.5 cm。均行保留乳房的病灶广泛切除，所有患者均在术中冰冻切片确定切缘达阴性后，即刻采用背阔肌皮瓣修复局部缺损，术后给予全乳放射治疗、辅助化疗及内分泌治疗。结果全组 24 例患者背阔肌皮瓣全部成活，背部及乳房皮肤无坏死。术后中位随访 23 个月，患者均无病生存。全乳放射治疗对转移的背阔肌皮瓣未见明显影响，乳房外观优良率为 79.2%，患者主观评价满意度为 96.0%。刘君等[34]认为采用转移的背阔肌皮瓣修复部分乳房切除术后的较大缺损可获得满意的治疗效果和美容效果。可利用该皮瓣对存在导管内癌、新辅助化疗后、乳房中央区(乳头乳晕区)及较大肿瘤(>3 cm)等保乳手术相对或绝对禁忌的患者行保乳手术，扩大了及保乳手术的适应证。

### (三) 其他乳腺癌手术相关问题

翟保平等[35]方法对 2008 年 1～12 月河南省人民医院乳腺外科 78 例行乳腺癌改良根治术的临床资料进行回顾性分析，探讨乳腺癌改良根治术中皮瓣厚度的选择与降低术后近期并发症的关系。2008 年 1 至 6 月的病人设为 Haagensen 皮瓣组，2008 年 7 至 12 月的病人设为胸壁浅筋膜外组，对两组术中出血量、手术时间及术后并发症进行对比研究。结果：胸壁浅筋膜外组的手术中出血量、手术时间、手术后总引流量及术后皮瓣坏死发生率均低于 Haagensen 皮瓣组，差异有统计学意义($P<0.05$)；手术后皮下积液发生率两组相比差异无统计学意义($P=0.522$)。紧贴胸壁浅筋膜浅层外侧的脂肪层是游离乳腺皮瓣的“无血管区”，在该层次内进行皮瓣游离可以减少手术出血量和提高皮瓣的游离速度。而且肿瘤周围切缘足够的情况下，皮瓣厚度与肿瘤的复发可能无密切相关性。选择在紧贴胸壁浅筋膜浅层外侧的脂肪层中游离皮瓣，可有效降低乳腺癌根治术后并发症发生率。王志华等[36]* 将 2007 年 8 月至 2010 年 1 月期间 124 例早期乳腺癌患者按手术时间被分为两期进行临床研究。患者均于淋巴结清扫前于患侧进行上肢淋巴定位，即所有患者术前 30 min 于患侧前臂皮下注射亚甲蓝 5 ml，按摩注射部位 5 min 以促进淋巴引流。约 1 h 后行腋窝淋巴结清扫时，打开腋筋膜，观察并记录腋窝淋巴结和淋巴管蓝染情况，并认定上肢淋巴结为沿腋静脉外侧段分布的蓝染淋巴结。一期(2007 年 8 月至 2008 年 7 月)患者 22 例行常规 AI ND，术中分检出上肢淋巴结和水平Ⅱ淋巴结，水平Ⅱ淋巴结进行术中印片细胞学和冰冻切片病理检查。术后分别对水平Ⅰ、Ⅱ、Ⅲ和上肢淋巴结进行常规病理检查，以评估 ALND 过程中保留上肢淋巴结的可行性。二期(2008 年 8 月至 2010 年 1 月)患者 102 例，用抽签法随机分为对照组和选择性保留上肢淋巴结组(保留组)。对照组患者 30 例，所有操作同一期患者；保留组患者 72 例，术中印片细胞学检查和冰冻切片病理学检查确定无水平Ⅱ淋巴结转移且可见蓝染者施行保留上肢淋巴结的 AL ND。观察记录二期的 2 组患者术后上肢淋巴水肿发生情况。124 例患者术中可见上肢淋巴结蓝染者 119 例(96.0%)，术中水平Ⅱ淋巴结联合病理学检查与术后常规病理学检查的符合率为 99.2%(123/124)。一期患者及二期对照组患者术后病理学检查无水平Ⅱ淋巴结转者均未发现上肢淋巴结转移。术后 6 个月时对照组和保留组患者中施行腋窝水平Ⅰ、Ⅱ淋巴结清扫者的上肢淋巴水肿发生率分别为 18.2%(4/22)和 2.0%(1/51)，差异有统计学意义($\chi^2=6.34, P<0.05$)。结论：亚甲蓝上肢淋巴定位可有效显示腋窝上肢淋巴结。术中可选择无水平Ⅱ淋巴结转移的患者施行保留上肢淋巴结的 ALND，可有效预防上肢淋巴水肿的发生。

## 四、乳腺癌前哨淋巴结活检

### (一) 前哨淋巴结活检在乳腺癌中的临床应用

郑刚等[37]* 以国内公开发行的期刊为依据，以“乳腺肿瘤(breast tumor)"、"前哨淋巴结(SLN)"、"前哨淋巴结活检术(SLNB)"为关键词,文献截取时间为1999年1月至2005年12月,通过中国生物医学文献数据库(CBM)、万方数据库和CNKI检索系统进行检索。对检出的文献进行筛选,共入选与乳腺癌前哨淋巴结活检研究相关的88篇论著类文献,增加2篇新近与乳腺癌前哨淋巴结活检研究相关文献。采用SPSS 10.0统计学分析软件进行统计前哨淋巴结活检的成功率,准确性,假阴性率及灵敏度等指标。所有患者(共6 282例)SLNB检出成功率为90.82%(5 705/6 282),总体假阴性率为9.69%(259/2 671)。前哨淋巴结对腋窝淋巴结状况预测的总体敏感性、特异性、假阳性率、准确性、阴性预测值及阳性预测值分别为90.30%、99.64%、0.41%、86.52%、92.11%及99.55%。结论:SLNB能够准确预测腋窝淋巴结的转移状况;SLNB检出率与患者年龄和肿瘤部位有相关性,检出率和假阴性率均与示踪剂注射部位无关,联合法具有较高的检出率和较低的假阴性率;SLN更有可能是乳房整个器官的SLN,而非乳房某个具体部位的SLN,SLN的解剖学定位是固定的,与示踪剂注射的部位无关,也即与原发肿瘤的部位无关。陈翔等[38]采用99m锝硫胶体和亚甲蓝联合示踪法,通过研究连接乳晕和腋窝SLN之间的集合淋巴管(SLC),对可疑淋巴结进行排序。根据蓝染的SLC"顺藤摸瓜"地寻找SLN,能够识别SLN和非SLN,挑选出真正重要的淋巴结,减轻病理科的工作量,基本避免了"跳跃式"转移的影响;对检取的前哨淋巴结(sentinel lymph node, SLN)行连续切片和苏木精-伊红染色法(HE)检查。结果:2008年7月至2010年8月30例早期乳腺癌患者成功行SLNB,检出率为96.8%(30/31),假阴性率为0(0/13)。检出SLN 1~3枚,共39枚,平均1.3枚。连续切片和HE染色检出阳性SLN 13例,其中微转移2例,阴性SLN 17例。结论:通过SLC行SLNB准确可靠,连续切片技术是准确评估SLN的重要病理检测方法,有助于精确指导乳腺癌的腋窝淋巴结分期。崔乐等[39]对其院29例符合内乳淋巴结转移高危因素的患者,经蓝染示踪后,行内乳淋巴结清除,在内乳区标本中确认蓝染的前哨淋巴结。29例患者共检出内乳区蓝染前哨淋巴结22例。最终病理显示,内乳淋巴结有转移者12例,其中8例为蓝染的内乳区前哨淋巴结有转移且内乳淋巴结有转移;2例为仅蓝染的内乳区前哨淋巴结有转移。1例为蓝染前哨淋巴结无转移而内乳淋巴结有转移。另1例为未检出蓝染的内乳区淋巴结者,其内乳区淋巴结有转移。后2例判定为假阴性。检出率为75.9%,灵敏度为83.3%,特异度为100%,假阴性率为16.7%,准确率为93.1%,阳性预测值100%,阴性预测值89.5%。结论:内乳前哨淋巴结可以反映内乳淋巴结的转移状况,内乳前哨淋巴结的检测可以为内乳淋巴结清除提供依据。

**(二)多种淋巴显像方法**

黄秒等[40]对191例乳腺癌患者应用$^{99m}$Tc右旋糖苷($^{99m}$Tc-DX)淋巴显像及美蓝蓝染法进行SLN识别与定位,并行前哨淋巴结活检术(sentinel lymph node biopsy,SLNB)。淋巴显像方法探测SLN的检出率为86.9(166/191),蓝染法为83.8(160/191),淋巴显像联合蓝染法为96.3(184/191);联合法检出率比淋巴显像、蓝染法的检出率高($P<0.05$);淋巴显像法和蓝染法的检出率的差异无统计学意义($P>0.05$);术前淋巴显像是否成功检出SLN与患者年龄、病史长短、显像前是否活检过、原发肿瘤部位、临床分期、病理类型、免疫组织化学染色结果均无关($P>0.05$)。结论:淋巴显像和蓝染法均能较准确的识别与定位乳腺癌SLN,淋巴显像联合蓝染法可以提高SLN的检出率,可用于指导SLNB。葛洁等[41]为了探讨纳米炭混悬注射液在乳腺癌前哨淋巴结(SLN)活检中的应用价值和优势,随机将无腋窝淋巴结(ALN)转移的$T_1N_0M_0$~$T_2N_0M_0$乳腺癌患者116例分为两组,分别给予亚甲蓝注射液和纳米炭混悬注射液示踪。其中亚甲蓝组51例,纳米炭组65例。在摘取SLN后进行乳腺癌保乳根治术或乳腺癌仿根治术,对全部ALN进行清扫,比较两组患者中SLN的检出率、假阴性率、特异性、准确率及灵敏度。亚甲蓝组SLN检出率为88.2%,假阴性率为13.3%,灵敏度为86.7%,准确率为84.3%,特异性为100%;纳米炭组SLN检出率为98.5%,假阴性率为8.7%,灵敏度为91.3%,准确率为95.4%,特异性为100%。纳米炭组的检出率及准确率明显高于亚甲蓝组($P<0.05$),纳米炭组与亚甲蓝组的假阴性率、灵敏度和特异性差异无统计学意义($P>0.05$)。结论:与亚甲蓝注射液相比,纳米炭混悬注射液的稳定性和可操作性较强。

**(三)乳腺癌前哨淋巴结术中分子诊断**

孙晓等[42]选择90例患者行前哨淋巴结活检术。术中获得的SLN均垂直于长轴切割为1.5~3 mm组织块,所有组织块均术中行印片细胞学检测,奇数组织块术中行GeneSearch™乳腺淋巴结检测(BLN),偶数组织块术中行快速冰冻病理检测,并于术后行逐层切片病理检测。将BLN检测结果 病理检测做比较。经过10例的学习曲线,BLN检测可以在35 min内完成,乳腺球蛋白、角蛋白-19的循环阈值与转移灶大小呈明显的负相关性(Spearman相关系数分别为0.67和0.71)。BLN检测的准确性、敏感性、特异性、阳性预测值和阴性预测值分别为 95.6%、93.3%、96.7%、93.3%和 96.7%，其敏感性优于快速冰冻病理($P=0.07$)，显著优于印片细胞学($P=0.04$)。相对于微转移灶的检测，BLN 检测的敏感性显著优于快速冰冻病理及印片细胞学($P=0.03$)。结论：BLN 检测快速，易于操作，具有较高的准确性，其敏感性优于快速病理和印片细胞学，适合在中国进行推广。2009 年 2 至 6 月，王永胜等[43]* 联合全国 6 家乳腺中心，对 479 例乳腺癌患者进行了乳腺癌前哨淋巴结术中分子诊断(GenesearchTM BLN Assay, BLNa)的研究。SLN 均垂直于长轴切割为 1.5～3 mm 组织块，术中奇数组织块行 BLNa 检测，术后偶数组织块行逐层切片病理检测，采用间隔 150um 的逐层切片 HE 染色，每个组织块取 6 张切片。214 例患者的偶数组织块行术中快速冰冻病理(FS)检测，156 例患者的所有组织块术中行印片细胞学(TIC)检测。BLNa 操作呈现良好的学习曲线，各中心的敏感性和特异性差异均无统计学意义(分别 $P=0.672$；$P=0.628$)，中位操作时间约 35 min。以病例数为统计对象分析，BLNa 的准确性、敏感性、特异性、阳性预测值和阴性预测值分别为 91.4%、87.5%、92.9%、81.8%、95.3%，其敏感性与 FS 相似(84.5%，$P=0.576$)，显著优于 TIC(75.0%，$P=0.049$)。以淋巴结数为统计对象分析，BLNa 的准确性、敏感性、特异性、阳性预测值和阴性预测值分别为 93.0%、85.6%、94.6%、76.6%、96.9%，其敏感性与 FS 相似(84.9%，$P=0.885$)，显著优于 TIC(70.0%，$P=0.007$)。对于伴有宏转移的 SLN，BLNa 的敏感性为 93.6%，与 FS 相似(95.6%，$P=0.558$)，显著优于 TIC(80.9%，$P=0.011$)；对于伴有微转移的 SLN，BLNa 的敏感性为 57.5%，有优于 FS 和 TIC 的趋势(分别 44.4%，$P=0.356$；30.8%，$P=0.094$)。结论：GeneSearch™ BLN Assay 检测快速，易于操作，具有较高的准确性和可重复性，其敏感性优于 FS 和 TIC，可作为 SLN 术中诊断的首选。叶春梅等[44]对 32 例可手术的原发性乳腺癌患者，在乳腺癌根治性手术中均行肿块周围或乳晕周围注射亚甲蓝成功定位 SLN，按常规行腋窝淋巴结清扫，术后对 SLN 和非 SLN 行常规病理学检查，并进一步采用 RT-PCR 和 Westem Blot 检测 SLN 冷冻组织中 hMAM 的表达。32 例 SLN 常规病理检查结果 6 例阳性 SLN，阳性率为 18.75%，1 例假阴性，假阴性率为 14.28%。RT-PCR 和 Western Blot 检测 hMAM，阳性 SLN 分别为 12 例和 9 例，阳性率分别为 37.50%和 28.13%，无假阴性。两者与病理检查结果相比差异均有显著性($P<0.05$)。结论：SLN 定位后检测 SLN 中 hMAM mRNA 的阳性表达，相对于 SLN 定位后仅行常规病理检查，明显提高了乳腺癌阳性 SLN 的准确率，降低假阴性率。故 hMAM mRNA 可单独作为标志物来检测乳腺癌 SLN 微转移。

## 五、乳腺病灶活检及超声刀、乳腔镜的应用

### (一) 乳腺肿块微创旋切活检

石剑等[45]在 2009 年 3 月至 2010 年 1 月，对 700 例多发性乳腺肿物(单侧乳腺肿物≥3 个)在超声引导下进行 EnCor 切除术(美国 SenoRx 公司 EnCor 旋切系统)，术中旋切刀刀槽位于肿物下方或侧方进行扇形或大角度旋切，切除组织收纳于标本收集盒中送冰冻病理检查。全部乳腺肿物均采用 EnCor 旋切，均使用 1 把旋切活检针成功完成单侧乳腺肿物切除。术后病理：纤维腺瘤 319 例，纤维囊性乳腺病 241 例，瘤样增生 96 例，导管内乳头状瘤 44 例。术后并发症：皮下瘀斑 24 例，血肿形成 11 例，乳头溢血 1 例。679 例随访 3～12 个月，平均 6 个月，均未发现病灶残留、复发，且无切口瘢痕形成，乳房外形正常，皮肤触觉无异常。结论：超声引导下 EnCor 旋切术可完整切除乳腺多发性病灶，具有微创、美容、操作简单、安全等优点。王建东等[46]* 总结了 2005 年 10 月至 2009 年 9 月中国人民解放军总医院普通外科 1 200 例病人 2 836 个超声检查 BI-RADS 3～4 级的乳腺病灶(3 级 2615 个，4 级 221 个)实施的 Mammotome 切除活检手术，分析了其效果及应注意的问题、手术操作技巧。1 190 例病人的 2 826 个病灶为良性。乳腺癌 9 例，分别接受乳腺癌保乳或改良根治术。交界性叶状肿瘤 1 例，再次手术行局部扩大切除术。良性病变者术后 3、6 个月时复查，随访时间 3～48 个月，平均 16 个月。乳腺外观均无变化，触觉正常。有 9 例(0.32%)出现病变残留。结论：超声引导下 Mammotome 切除活检可以彻底切除乳腺良性肿瘤，严格掌握 Mammotome 切除活检手术的适应证、清晰的立体观念、超声图像与肉眼观察手术标本相结合，有助于彻底切除肿瘤。

### (二) 乳腺钙化灶活检

连臻强等[47]对 2009 年 7 月至 2010 年 10 月 66 例乳腺钙化进行高频超声引导下的微创切除活检。全组病例均为女性，年龄 24～61 岁，中位年龄 40 岁。单侧乳腺钙化 62 例，双侧乳腺钙化 4 例，共 70 侧乳腺钙化病灶。评价钙化取出的活检成功率，采用 $\chi^2$ 检验的单因素分析和 Logistic 多因素回归分析，研究影响钙化微创活检的临床因素。全组 70 侧乳腺钙化的活检成功率为 72.9%(51/70)。弥散性钙化的活检成功率为 65.2%(30/46)，钙化伴肿块的活检成功率为87.5%(21/34)，两者差异有统计学意义($\chi^2=3.960$，$P=$

0.047)。钙化范围>5 mm的病例活检成功率为88.9%(32/36);钙化范围≤5 mm的病例的活检成功率为55.9%(19/34),两者差异有统计学意义($\chi^2=9.633$,$P=0.002$)。Logistic多因素回归分析结果显示,钙化的类型和钙化的范围是影响微创活检成功率的主要因素。结论:高频超声引导下乳腺钙化微创切除活检有较好的临床应用价值,对于钙化伴肿块和钙化范围>5 mm的病例活检的成功率更高。钙化是早期乳腺癌最易察觉的征象,X线发现可疑恶性钙化灶可行X线引导下经皮穿刺导丝定位开放活检。魏冉等[48]对32例共37个临床触诊阴性而X线检查发现有可疑恶性钙化灶的患者,行X线引导下导丝定位开放活检术。所有活检切除标本均立即行X线摄片,确定切除是否完全,再送病理学检查。结果:32例患者共37个病灶有7个为恶性,其中5个导管内原位癌(DCI S),2个浸润性导管癌(IDC);30个良性病灶,其中6个导管内不典型增生(ADH),14个上皮增生,10个腺病,总的恶性率为18.92%。对DCI S病灶进行了患侧乳腺局部扩大切除乳房保留术,对IDC病灶进行了患侧乳房改良根治术。结论:对临床触诊阴性而X线检查发现的可疑恶性钙化灶应行X线引导下导丝定位开放活检,可提高早期乳腺癌及临床触诊阴性乳腺癌的检出率及诊断率,为患者临床治疗方案的制订提供依据。蒋红兵等[49]研究了经手术、病理证实的DCIS 24例。全部病例经全数字化乳腺摄影检查,其中21例表现为微钙化,应用俯卧式X线立体定位系统行病灶术前穿刺活检、切除。结果:24例中,X线表现为微钙化21例,其中单纯钙化18例,钙化伴局灶性非对称性致密2例,钙化伴局部结构扭曲1例;1例X线表现为边缘呈星芒状的小肿块;1例乳腺X线摄影仅见乳晕区皮肤增厚;X线表现阴性1例。结论:全数字化乳腺摄影使乳腺细微结构的显示率及分辨率得到大幅度的提高,越来越多乳腺微钙化病灶被发现,术前结合X线立体定位术活检能发现更多DCIS,使其得以早期治疗,为提高乳腺癌治愈率和广泛开展保乳手术、提高患者的生活质量奠定基础。王红秦等[50]对钙化型乳腺癌、良性钙化患者血清各10例用双向凝胶电泳、基质辅助激光解析离子化飞行时间质谱等对差异蛋白进行分析鉴定和验证。结果:良恶性钙化组比较发现钙化型乳腺癌组血清中特异性的蛋白质2种,上调的蛋白质8种,下调的蛋白质7种。钙化型乳腺癌组触珠蛋白表达高于良性钙化组。结论:乳腺的恶性钙化和良性钙化患者的血清中某些蛋白存在着差异表达,有可能作为鉴别乳腺钙化病变良恶性质的标志物分子。

### (三)乳腺癌手术超声刀的应用

赵建国等[51]回顾性分析了177例乳腺癌全乳切除和腋窝淋巴结解剖术患者的临床资料,其中91例联合使用超声刀与电刀,86例单用电刀,比较两组手术时间、术中出血量、术后引流情况、引流管放置时间以及并发症的发生率。结果:超声刀/电刀联合组手术时间、术中出血量、术后24 h引流量、引流管放置时间均明显优于单用电刀组($P<0.05$);而术后皮下积液的发生率两组差异无统计学意义($P>0.05$)。结论:在乳腺癌全乳切除和腋窝淋巴结解剖术中超声刀/电刀联合应用比单用电刀有明显的优势。田超等[52]回顾性分析了其院2009年5至11月期间166例行乳腺癌改良根治术患者的手术资料,其中51例术中采用超声刀联合腋窝处皮肤外固定技术(联合组),52例术中采用腋窝处皮肤外固定技术(外固定组),63例患者为常规组。比较3组患者手术时间、术中出血量、术中副损伤、术后引流量、引流管留置时间、淋巴结检出数目和皮下积液的发生情况。结果3组患者手术时间及淋巴结检出数目的差异无统计学意义($P>0.05$),均无血管、神经副损伤。联合组术中出血量明显少于外固定组和常规组($P<0.05$)。常规组、外固定组和联合组患者术后引流量及引流管留置时间依次减少或缩短,3组间两两比较差异均有统计学意义($P<0.05$)。联合组患者术后皮下积液发生率低于常规组($P<0.05$)。结论:应用超声刀行乳腺癌手术安全、可行,具有创伤小、术中出血少等优点,联合腋窝处皮肤外固定能显著减少皮下积液的发生率,有利于皮瓣的愈合。

### (四)乳腔镜的临床使用

丁波泥等[53]回顾分析2008年12月以来50例腔镜腋窝淋巴结清扫术和50例传统腋窝淋巴结清扫手术乳腺癌患者的临床资料。分别比较两组平均手术时间、出血量、清扫淋巴结数目、淋巴结转移数、住院时间及术后并发症的发生率。两组平均清扫淋巴结数目、淋巴结转移数、住院时间差异无统计学意义($P>0.05$)。腔镜组平均手术时间为(221.85±19.61)rain,较常规手术组时间显著延长($P=0.000$),但术中出血量少($P=0.012$),术后并发症发生率低($P=0.034$)。结论:乳腔镜腋窝淋巴结清扫术具有创伤小、操作简单、并发症少、术后恢复快、瘢痕小等优点,是一种值得推广的手术方法,但腔镜操作延长了手术时间,其手术技巧有待进一步提高。罗静等[54]将2007年2月至2011年2月行乳腺癌保乳切除手术的27例患者,分成乳腔镜腋窝清扫组(乳腔镜组)11例和常规腋窝清扫组(常规组)16例,比较两组患者手术时间、术中出血量、术中清扫淋巴结数、术后引流时间及引流量等。手术时间:乳腔镜组(186.36±11.20)min,常规组(158.13±25.29)min,两组差异有统计学意义($P=0.002$);术中出血量:乳腔镜组(61.82±51.54)mL,

常规组(103.75±42.56)ml,两组差异有统计学意义($P=0.030$);两组术中清扫淋巴结个数、术后引流时间、引流量比较,差异均无统计学意义($P>0.05$);随访1个月至4年,无一例发生肿瘤局部复发或戳孔转移。结论:乳腺保乳切除加经乳腔镜清扫腋窝淋巴结可以安全应用于早期乳癌的保乳治疗,操作者需学习一定的手术技巧。

## 六、乳腺癌化疗

### (一)乳腺癌新辅助化疗

乳腺癌新辅助治疗已被证实能使肿瘤降期、提高保乳的成功率,故其已被越来越多地应用于乳腺癌的治疗中。陈小松等[55]对乳腺癌个体化新辅助治疗做了综述。在临床实践中,对于肿瘤较小且无明确淋巴结转移的病人,先行手术再进行术后辅助治疗仍是首选。对于计划接受新辅助治疗的病人,推荐其行空芯针穿刺活检.以获取组织病理学诊断证据并进行包括雌激素受体、孕激素受体、人类表皮生长因子受体2和Ki67等指标的检测。对于接受新辅助治疗的病人,需根据4不同的临床病理特点及生物学行为选择适合病人的方案。激素受体阳性、绝经后病人可选择第三代AI治疗,一般推荐至少使用4个月以上;HER2阳性的乳腺癌病人,曲妥珠单抗的应用是要首先考虑的;而对于三阴型乳腺癌病人,最优化疗方案仍在探索中。三阴型乳腺癌病人新辅助化疗后肿瘤仍有残留的病人,目前尚无足够的证据显示额外的辅助化疗能改善其预后,尤其是对于已接受含蒽环类联合紫杉类药物治疗的病人。不推荐在完成6~8疗程新辅助化疗后,再使用额外的术后辅助化疗;而在临床试验中,则可设计使用一些非交叉耐药的化疗药物、双磷酸盐、血管新生抑制剂及其他新型靶向药物等,改善这部分病人的预后。另外,通过对新辅助治疗前后相关临床病理指标、新型的功能影像学成像技术及不同分子生物学或基因表达谱的表达情况的整合,希望建立相应的新辅助治疗疗效预测模型。同时,随着新型化疗药物及靶向治疗药物的发展,相信一定能实现乳腺癌的个体化新辅助治疗,从而提高乳腺癌治疗的疗效。杨俊娥等[56]对比观察了多西他赛联合表柔比星加,不加环磷酰胺(TE/TEC)两种新辅助化疗方案治疗乳腺癌的近期疗效和不良反应。通过回顾性分析2007年6月至2009年3月间其院收治的174例Ⅱ、Ⅲ期的乳腺癌患者临床病理资料。依据患者术前接受新辅助化疗的方案将其分为TE组及TEC组,两组患者均在术前接受2~4个周期化疗,并在术后完成剩余化疗周期。TE方案:多西他赛(DOC)75 mg/m$^2$,第1天静脉滴注,表柔比星(EPI)60 mg/m$^2$,第1天静脉滴注;TEC方案:多西他赛(DOC)75 mg/m$^2$,第1天静脉滴注,表柔比星(EPI)60 mg/m$^2$,第1天静脉滴注,环磷酰胺(CTX)600 mg/m$^2$,第1天静脉滴注。以上方案均21天一个周期。结果:全组总有效率80.5%,其中TE组有效率77.4%,低于TEC组(84.0%),但差异无统计学意义($P=0.278$)。TE组pCR为6.5%,低于TEC组7.4%,差异无统计学意义($P=0.804$)。TE组和TEC组主要不良反应均为中性粒细胞减少、脱发、恶心呕吐、贫血、肝功能异常、心脏毒性。TEC组中性赶细胞减少发生率明显高于TE组,两组间差异有统计学意义($P=0.026$)。结论:在Ⅱ、Ⅲ期乳腺癌患者新辅助化疗中,TE与TEC的3周方案近期疗效相近。但两组在中性粒细胞减少的发生率方面有显著性差异,TEC方案的发生率明显高于TE方案。徐有富等[57]对100例术前确诊的乳腺癌患者行术前化疗,按配对分组法均分为TEC组与CEF组,3个疗程化疗后接受手术治疗,对2组患者化疗疗效和毒性反应进行对比分析。CEF组中4例ⅢB期患者在化疗2个疗程后因效果不佳而退出研究。TEC组患者临床完全缓解(cCR)7例,部分缓解(cPR)34例,病情稳定(SD)9例;总缓解率(RR)为82.0%(41/50),降期率为64.0%(32/50)。CEF组患者cCR 2例,PR 32例,SD 12例,RR为68.0%(34/50),降期率为40.0%(20/50)。TEC组患者在化疗临床疗效和降期率方面明显优于CEF组,差异有统计学意义($P<0.05$)。2组患者淋巴结转阴率分别为54.1%(20/37)和57.1%(20/35),差异无统计学意义($P>0.05$)。脱发和白细胞减少发生率TEC组高于CEF组($P<0.05$),但血小板减少、血红蛋白减少、恶心呕吐、腹泻、心脏毒性和神经毒性发生率的差异均无统计学意义($P>0.05$)。结论:TEC方案在乳腺癌新辅助治疗中的疗效和安全性优于CEF方案,且耐受性好。吴新红等[58]对137例乳腺癌在新辅助化疗前行粗针穿刺或麦默通活检,荧光原位杂交法(FISH)检测HER-2状态。所有病例均进行2~6周期的FEC、TE或AC方案新辅助化疗,术后再次检测HER-2状态。137例术前病人中,FISH检测HER-2阳性22例,化疗后有8例化疗达病理学完成缓解(HER-2阳性3例,阴性5例),部分缓解91例,稳定24例,无效14例。术后FISH检测22例阳性(8例病理学完全缓解患者未做检测),新辅助化疗前阳性患者化疗后仍表达阳性。阴性者有3例转化为阳性,化疗前后变化无统计学差异($P>0.05$)。结论:新辅助化疗对HER-2阳性表达者没有影响,而阴性表达者可转换为阳性,但差异无统计学意义。董华英等[59]从不同周期新辅助化疗后的乳腺癌组织中分离培养乳腺癌干细胞(breast cancer stem cells,BCSCs),观察其体外增殖和分化特性，研究新辅助化疗对 BCSCs 分离培养的影响。在添加生长因子的无血清培养基(serumfree media，SFM)中悬浮培养细胞获得富含 BCSCs 的微球体(mammospheres，MSs)，通过克隆形成实验研究微球体细胞(mammospheres-derived cells MSDCs)的自我更新能力；在添加 5%胎牛血清的培养基中培养 MSDCs 诱导其分化，研究其分化能力；免疫细胞化学检测 ESA 和 Nestin 在 MSDCs 中的表达；流式细胞术(flow cytometry，FCM)检测 MSDCs 中的 ALDH1$^+$细胞含量。化疗 1 个周期的 5 例乳腺癌标本经培养均无 MSs 形成，化疗 2 个周期的 6 例标本经培养其中 3 例有 MSs 形成，化疗 3 个周期以上的 9 例标本中的 5 例可以直接分离出 MSs，其余 4 例仅得到少量坏死的细胞和组织碎片；MSDCs 在含血清的培养基中贴壁分化；MSDCs 均含有 ALDH1 细胞。结论从新辅助化疗后的乳腺癌组织中分离 BCSCs 宜选取化疗 2 个周期后的标本；新辅助化疗可以富集 BCSCs；ALDH1$^+$表型的 BCSCs 比 CD44$^+$CD24$^-$表型的 BCSCs 在乳腺癌中分布更加广泛。

### (二) 乳腺癌术后辅助化疗

金立亭等[60]选择术中植入缓释氟尿嘧啶间质化疗，患者对术中植入缓释氟尿嘧啶 300 mg 予以局部化疗具有良好的耐受性，出现全身不良反应的几率与对照组相比差异无统计学意义。术后出现皮下积液的概率较对照组高，这可能与植入剂所用的医用高分子聚合物在体内无法完全吸收有关，从而造成皮下积液持续时间较长，其余并发症与对照组相比差异无统计学意义。通过一年的随访，植入氟尿嘧啶缓释剂的患者局部复发率较低，表明这种局部化疗方法能有效地降低局部复发率。

### (三) 晚期乳腺癌化疗策略

张一聪等[61]对多西他赛联合蒽环类新辅助化疗治疗 68 例局部晚期乳腺癌患者的资料进行回顾性研究，探讨四种不同乳腺癌分子亚型对化疗疗效的预测价值。通过免疫组化法(IHC)将空芯针穿刺活检确诊的乳腺癌分为四种分子亚型。评价 3～5 个疗程后的疗效，分析其与乳腺癌分子亚型之间的相关性。对各指标单因素分析发现，雌激素受体(ER)阴性、原发肿瘤大小≤5 cm 可预测该新辅助化疗方案的临床完全缓解(cCR)($P<0.05$)。HER-2 过表达及分子亚型可预测其病理完全缓解(pCR)($P<0.05$)。其中，HER-2+/ER-型对该方案的 pCR 率明显高于其他三种分子亚型，Luminal A 型所达的 pCR 率最低。但多因素分析未能进一步肯定乳腺癌分子亚型对该新辅助化疗方案的预测价值($P>0.05$)。仅 HER-2 独立地与其 pCR 密切相关($P<0.05$)。结论：乳腺癌分子亚型尚不能作多西他赛加蒽环类联合方案新辅助化疗 pCR 的独立预测指标。贝伐珠单抗是首个抗血管生成的分子靶向药物，可以与多种化疗药物联合用于治疗复发转移性乳腺癌。黄红艳等[62]观察了贝伐珠单抗联合多西他赛治疗复发转移性乳腺癌的疗效和不良反应。28 例 Her-2 阴性的复发转移性乳腺癌患者均接受贝伐珠单抗联合多西他赛方案治疗，多西他赛 75 mg/m$^2$ 静滴，第 1 天；同时给予贝伐珠单抗 15 mg/kg，第 1 天；21 d 为 1 个周期。每个周期评价疗效同时记录不良反应。结果：27 例患者可评价疗效和不良反应，其中 CR 1 例，PR 21 例，有效率(CR＋PR)为 81.5%。粒细胞减少及白细胞减少是主要的不良反应，Ⅳ度粒细胞减少发生率为 85.2%。研究中观察到高血压 3 例，静脉血栓 1 例，分级均为 1 级。蛋白尿 12 例，鼻衄 15 例，均为 1～2 级。结论：贝伐珠单抗联合多西他赛是治疗 He r-2 阴性的复发转移性乳腺癌患者的有效方案，其不良反应能够耐受。饶智国等[63]对 86 例经蒽环类或紫杉类治疗后转移的乳腺癌患者的治疗方案为：吉西他滨 1 000 mg/m$^2$，第 1、8 天；顺铂 25 mg/m$^2$，第 1～第 3 天；21 d 为 1 个疗程，2 个疗程后评价疗效。86 例中总有效率(CR＋PR)为 48.8%，包括完全缓解(CR) 6 例(7.0%)，部分缓解(PR)36 例(41.9%)，稳定(SD) 28 例(32.6%)，进展(PD)16 例(18.6%)。中位疾病进展时间(TTP)为 7 个月(95%可信区间：5.8～8.2 个月)，中位生存期(OS)为 25 个月(95%可信区间：18.1～31.9个月)，主要治疗相关不良反应为骨髓抑制和胃肠道反应。结论：吉西他滨联合顺铂是治疗蒽环类或紫杉类治疗后转移性乳腺癌的有效方案，患者对其不良反应可以耐受。左丽等[64]对 34 例转移性三阴乳腺癌(advanced triple-negative breast cancer，ATNBC)给予吉西他滨 1.0 g/m$^2$ 第 1、8 天静脉滴注；顺铂 25 mg/m$^2$第 1～第 3 天静脉滴注，21 天为一疗程，直到疾病进展或无法耐受或最多接受 6 周期化疗，观察吉西他滨/顺铂 21 天方案(GP 方案)二、三线治疗的疗效和不良反应。34 例患者共完成 141 个周期化疗，中位化疗周期 3.5 周期。均可评价疗效和不良反应。其中完全缓解 0 例(0%)，部分缓解 11 例(32.35%)，稳定 9 例(26.44%)，进展 14 例(41.18%)。有效率(CR＋PR) 32.4%(95%可信区间 24.15%～40.55%)，疾病控制率(CR＋PR＋SD)58.8%，中位疾病进展时间(TTP)3.9 月，中位生存期(OS)10.0 月。治疗后主要不良反应为血液学毒性，血小板减少发生率为 61.8%。结论：三阴性乳腺癌预后差，GP 方案治疗 ATNBC 患者安全有效，不良反应可以耐受黄文金等[65]收治了 36 例女性乳腺癌化疗后合并肝转移患者，采取吉西他滨 1 000 mg/m$^2$，静脉滴注，第 1、8 天；希罗达 2 000 mg/m$^2$，

口服,第1～第14天。3周为1个周期。连续做2个周期化疗后评价疗效。36例患者CR 0例,PR 6例(16.7%),SD 9例(25.0%),PD 21例(58.3%),有效率(CR+PR)为16.7%(6/36),临床获益率(CR+PR+SD)为41.7%(15/36)。不良反应:白细胞减少Ⅰ～Ⅱ度占72.2%(26/36),Ⅲ～Ⅳ度占16.7%(6/36),血小板减少Ⅰ～Ⅱ度占44.4%(16/36),Ⅲ～Ⅳ度占2.8%(1/36)。消化道反应Ⅰ～Ⅱ度发生率44.4%(16/36),Ⅲ～Ⅳ度恶心呕吐发生率为0。Ⅲ～Ⅳ度腹泻发生率2.8%(1/36)。手足综合征Ⅰ～Ⅱ度发生率19.4%(7/36)。结论:对蒽环类和紫杉类药物治疗失败乳腺癌肝转移患者,在可供选择的方案非常少的情况下,吉西他滨联合希罗达化疗方案是一种不错的选择。赵怡等[66]对32例复发转移性乳腺癌患者给予诺维本25 $mg/m^2$ 静脉滴注,第1、8天;希罗达2 250 mg/($m^2$·d),分早晚2次餐后30 min口服,连用2周,休息1周为1个周期。每例患者至少进行2个周期的治疗。32例可评价疗效和不良反应的患者中,完全缓解(CR)5例,部分缓解(PR)12例,病情稳定(SD)11例,病情进展(PD)4例,总有效率53.12%,临床获益患者(CR+PR+SD)28例(87.5%)。常见不良反应为手足综合征、皮肤色素沉着、恶心、呕吐、厌食、疲劳,少数患者出现口腔炎、头晕、腹泻和胸闷。36.4%的患者有轻至中度贫血和白细胞下降,1例Ⅳ度骨髓抑制,个别患者胆红素和谷丙转氨酶轻度升高。结论:诺维本联合希罗达是治疗复发转移乳腺癌患者的有效疗法,尤其是对紫杉类治疗失败的患者仍有效。治疗过程中患者耐受性好,不良反应轻。周围围等[67]对蒽环类和紫杉类药物失败的晚期乳腺癌患者53例采用长春瑞滨联合顺铂(NP)或联合卡培他滨(NX)方案治疗,其中有8例为老年乳腺癌(≥70岁),采用NX方案,观察和比较了长春瑞滨为基础的两组联合化疗方案二线治疗蒽环和紫杉类药物耐药的晚期乳腺癌的有效率、中位疾病进展时间(mTTP)和不良反应,同时探讨联合化疗对老年乳腺癌的作用及安全性。NP组23例,CR 2例(8.7%),PR 10例(43.5%),总有效率为52.2%,mTTP为8个月(95%CI:6.16～8.80个月)。NX组(<70岁)22例,CR 2例(9.1%),PR 12例(54.5%),总有效率为63.6%,mTTP为8.5个月(95%CI:6.71～9.29个月)。两组有效率差异无显著性($P$=0.436)。8例老年乳腺癌(≥70岁)中,CR 1例,PR 3例,SD 2例,PD 2例,mTTP为6.5个月(95%CI:3.16～12.09个月)。两种化疗方案不良反应主要有骨髓抑制及消化道反应,在<70岁患者中NX方案恶心呕吐发生率较NP方案低,差异有显著性($P$=0.04)。NX方案还可见皮肤色素沉着及手足综合征。结论:含长春瑞滨方案对蒽环类和紫杉类药物失败的晚期乳腺癌均有较好的疗效,但NX方案消化道反应发生率较低。NX方案对于老年晚期乳腺癌治疗具有一定的疗效和安全性。姜晗昉等[68]评价了口服小剂量环磷酰胺节拍疗法治疗转移性乳腺癌的疗效和安全性,环磷酰胺50 mg/d,连续口服,至疾病进展或出现不能耐受的不良反应,若病情稳定,环磷酰胺用至1年后停药。根据RECIST标准评价疗效。按NCI-CTC分级标准3.0进行不良反应评价。23例晚期转移性乳腺癌接受治疗,均可评价疗效和不良反应。完全缓解1例(4.3%),稳定13例(56.5%),进展9例(39.1%),总有效率(CR+PR)4.3%,疾病控制率(CR+PR+SD)60.8%。中位无进展生存期(PFS)5个月(95%CI:0.31～9.70个月),平均PFS为7.65个月(95%CI:4.93～10.38个月),中位生存时间(OS)29个月,1年和2年总生存率分别为67.9%和50.9%。主要不良反应为白细胞减少和乏力(13%),均为Ⅰ～Ⅱ级。结论:小样本研究证实口服小剂量环磷酰胺节拍疗法治疗晚期转移性乳腺癌是一种有效的方案,耐受性好,值得扩大样本量进一步研究。

## 七、乳腺癌放疗

杨波等[69]选取乳腺癌根治术后和保乳术后需照射胸壁和锁骨上区的10例患者,使用CMS XiO治疗计划系统,三维适形放射治疗计划设计,新方法为转床90°,锁骨上野机架角向患者脚侧倾斜,保证射野中心线垂直于乳腺托架底板,统计同侧肺受照绝对体积,以及 $V_5$ 和 $V_{20}$ 情况,并观察125例使用新方法照射锁骨上区与胸壁野衔接处患者局部皮肤的情况。结果:乳腺癌患者锁骨上区照射时,使用常规方法14.9%同侧肺被照射,而新方法仅5.3%同侧肺被照射。比较常规方法,新方法的 $V_5$ 减少53.6%,$V_{20}$ 减少59%。125例使用新方法照射锁骨上区与胸壁野衔接处的患者,局部皮肤未出现严重急性皮肤反应。结论:新方法在不改变患者的治疗体位情况下,只通过旋转床,给一个小角度倾斜的锁骨上野,就能保证锁骨上区靶体积的照射剂量,但却能大大减少同侧正常肺照射体积,可能减少放射性肺炎的发生,值得推广应用。彭世义等[70]选择8例接受保乳手术的T1～2N0M0乳腺癌病例,其中左侧4例,右侧4例,分别在ABC及FB状态下行CT扫描,并在ABC状态下设计IMRT、(ABC-IMRT)与FB状态下常规切线野放疗(WB1)放疗计划。采用DVH及等剂量曲线来比较2种计划中PTV、OARs的剂量学差异。在两种计划中,95 PTV均接受47.5 Gy/25次;ABC-IMRT组与FB-WBI组的V90%、V105%、Ⅵ10%分别为98.29%、97.71%($P$=0.041)、

54.54%、72.22%($P=0.035$)、11.71% vs 30.69%($P=0.014$)；两组同侧肺的V20%、V30%分别为17.89% vs 22.20%($P=0.000$)、14.39% vs 18.15%($P=0.000$)，平均剂量为9.81 Gy vs 12.67 Gy($P=0.004$)；4例左侧乳腺癌患者的心脏V5%、V30%分别为9.40% vs 15.23%($P=0.014$)、0.58% vs 5.95%($P=0.074$)，30 Gy等剂量线包括的心脏最大厚度为0.45 cm vs 1.35 cm($P=0.003$)，心脏的平均剂量为2.36 Gy vs 4.35 Gy($P=0.044$)。结论：呼吸门控加全乳调强放疗改善了靶区的均匀性；降低了同侧肺、心脏的照射剂量和体积，可能降低晚期放射性肺炎及心血管事件的发哇概率。任涛等[71]对19例炎性乳腺癌术前采用三维适形放疗联合紫杉醇单药30 mg/($m^2$·w)每周同步化疗，观察术前适形放疗联合紫杉醇单药周剂量同步化疗炎性乳腺癌的疗效。全组总有效率、完全缓解率和部分缓解率分别为89.5%、21.1%、68.4%，1、2、3年生存率分别为89.5%、73.7%和57.9%，中位生存时间44月，中位肿瘤进展时间29月。接受手术治疗的3年生存率达到76.9%；未接受手术治疗的无3年以上生存率，两者之间比较差异有统计学意义($\chi^2=14.1008$，$P=0.0002$)。严重者副反应(3度+4度)少见。结论：术前适形放疗联合紫杉醇单药每周同步化疗炎性乳腺癌疗效较好。

## 八、内分泌治疗

陈德滇等[72]*分析其中心2002年至今应用戈舍瑞林联合阿那曲唑作为绝经前伴中、高危复发转移因素的68例乳腺癌患者一线内分泌治疗方案的疗效和预后。应用戈舍瑞林3.6 mg，每28 d皮下注射1次；阿那曲唑1 mg口服，每天1次，28 d为1个周期。所有患者按期评价疗效和不良反应。68例患者中2例出现肿瘤复发转移，其余66例患者随访至今未出现肿瘤复发转移；中位治疗时间为3.6年，中位随访时间为48个月，无病生存率(DFS)为97.1%，总生存率(OS)为98.5%。结论：戈舍瑞林联合阿那曲唑治疗绝经前伴有中、高危复发转移因素乳腺癌疗效肯定，不良反应较轻，是一种有效的一线内分泌治疗药物。吴三纲等[73]将戈舍瑞林联合内分泌药物治疗激素受体阳性的绝经前晚期乳腺癌30例，个体匹配，选取同期30例应用三苯氧胺治疗的患者作为对照组，采用Kaplan-Meier法计算生存率，用log-rank方式进行差异的显著性检验，主要研究指标为无疾病再次进展生存时间(progression-free survival，PFS)和总生存时间(overall survival，OS)。结果：治疗组和对照组的中位PFS分别为47.9个月和16.7个月，1、2和3年无疾病再次进展生存率分别为86.7% vs 58.9%，73.0% vs 43.1%和62.6% vs 38.3%($P=0.039$)；治疗组和对照组1、2和3年的总生存率分别为100% vs 83.3%、82.9% vs 57.5%和79.1% vs 48.9%($P=0.010$)。年龄<40岁的患者，治疗组的PFS($P=0.027$)和OS($P=0.007$)较对照组显著提高，年龄≥40岁的患者使用戈舍瑞林则对预后无影响($P>0.05$)。疾病再次进展后继续使用戈舍瑞林中位生存时间较未使用者显著延长(28.2个月 vs 7.0个月)，具有潜在受益($P=0.070$)。结论：对于激素受体阳性的绝经前晚期乳腺癌，戈舍瑞林联合内分泌药物可作为年龄<40岁患者的标准内分泌治疗方法，对于出现疾病再次进展的患者，建议继续使用戈舍瑞林。龙启明等[74]对2004年5月至2010年12月19例老年性局部晚期乳腺癌患者，术前给予口服芳香化酶抑制剂(aromatase inhibitors，AI)2～10个月，进行疗效观察，降期后手术及术后同一有效内分泌药物继续治疗并随访，时间1～66个月。自AI治疗开始至手术时，临床完全缓解2例，部分缓解11例，稳定3例，进展3例；手术14例，另5例由于全身状况差、基础疾病严重不能耐受手术或局部进展而放弃手术，5年总生存率68%，无瘤生存率47%。结论：术前内分泌治疗疗效可靠，不良反应轻，特别适应老年伴有内科疾病不适应化学疗法的患者，可以增加保乳手术率和手术切除率。

## 九、靶向治疗

周琼等[75]*对曲妥珠单抗在乳腺癌治疗中的进展综述了关于如何在曲妥珠单抗辅助治疗中选择合适的联合化疗方案并将其运用于合适的人群目前尚难以定夺。对于HER2阳性的乳腺癌病人，应尽早在辅助化疗中联合使用曲妥珠单抗，以最大限度提高疗效。另外，就目前而言，尚无曲妥珠单抗与蒽环类药物合用的资料，因此是否需在临床实践中尽早以紫杉类药物替换蒽环类药物，如采用CEF-T或TC等方案，从而使曲妥珠单抗尽早参与辅助治疗方案中，目前尚不得而知，仍有待进一步临床研究证实。由于HERA试验结果显示，延迟曲妥珠单抗治疗对处于无病生存的病人仍有获益。认为尽早使用曲妥珠单抗治疗获益较大，而后续接受曲妥珠单抗治疗的病人仍可从治疗中获益，所以对于辅助化疗已结束但尚未复发、转移的病人，仍然可使用1年曲妥珠单抗辅助治疗。对2004年1月至2008年12月王研等[76]对门诊应用曲妥珠单抗治疗的141例乳腺癌患者进行回顾性分析。随访时间为3～319个月。分析患者的无病生存时间(DFS)，比较患者辅助、复发转移一线及二线使用曲妥珠单抗治疗的总生存时间(OS)、治疗失败时间(TTF)和临床有效率的差异结果与曲妥珠单抗治疗联用的新辅助化疗巾,紫杉醇联合卡铂方案占 66.7%;辅助治疗中,蒽环类和蒽环类序贯紫杉类方案占 53.9%,复发转移的患者治疗后中位 DFS 为 17 个月,复发转移的患者经一线曲妥珠单抗联合化疗治疗后,临床总有效率为84.5%,中位 TTF 为 24 月;二线治疗有效牢为44.4%,中位 TTF 为 5 个月。两者比较,差异有统计学意义($P=0.002$)。结论:紫杉醇和卡铂化疗联合曲妥珠单抗,值得在新辅助治疗中推广,紫杉类和蒽环类联合或序贯靶向治疗仍是辅助治疗的标准方案。转移性乳腺癌一线应用曲妥珠单抗联合化疗比二线治疗的临床有效率更高,在继续应用曲妥珠单抗的基础上改用化疗方案,可提高治疗有效率,减少治疗失败的概率。狄诺塞麦是目前第一个也是唯一获批的特异性靶向核因子γB受体活化因子配体抑制剂类药物。在乳腺癌的治疗中,无论是对于癌症治疗相关性的骨质疏松或者骨转移,狄诺塞麦都能起到很好的治疗作用,具有广阔的应用前景。罗静等[77]就狄诺塞麦的药理特性、治疗机制、临床试验及效果作了阐述。狄诺塞麦是一个突破性的完全人源化单克隆抗体,具有独特的作用机制,能高亲和力地和 RANK-L 特异结合,阻断配体和受体的相互作用,从而抑制破骨细胞的形成、功能及存活。多项试验表明狄诺塞麦对于乳腺癌治疗相关性的骨质疏松或者乳腺癌的骨转移都能起到很好的治疗作用,其肾毒性小于双膦酸盐,无显著的不良作用,可以应用于肾功能不全的患者。该药至少为临床工作者提供了一种新的有效选择。2010 年 6 月 1 日,美国食品药品管理局批准该药用于治疗伴有骨折高风险的绝经后妇女的骨质疏松,之后,食品药品管理局又于 2010 年 11 月批准该药用于伴有已扩散(转移)并损害至骨骼的癌症患者,以帮助其预防 SRE,其中包括因癌症而引起的骨折和需要放射治疗的骨痛。可以预见,狄诺塞麦将会在乳腺癌的治疗中发挥非常重要的作用,具有广阔的应用前景。

## 十、乳管内病变

### (一) 乳腺导管乳头状瘤的诊断与治疗

刘超等[78]回顾性分析经手术病理证实的 24 例乳腺导管乳头状瘤(IP)的 MRI 表现,包括形态学、平扫信号强度、增强扫描病变内部强化方式及其动态变化特征和时间-信号强度曲线(TIC)类型、DW1 上 ADC 值。采用配对设计资料 t 检验比较 IP 和正常乳腺组织 ADC 值的差异。结果 24 例 IP 最大径 0.3~2.0 cm。17 例呈圆形或卵圆形,7 例不规则形;边界 18 例清晰,6 例欠清。平扫 $T_1$WⅠ呈等或稍低信号,$T_2$WⅠ呈稍高信号。动态增强扫描早期时相肿瘤均明显强化,15 例呈较均匀强化,9 例强化欠均匀,早期强化率平均值为(156.50±19.67)%,延迟时相 18 例表现为肿瘤边缘部分信号强度高于中心部分,而呈“环形”表现。TIC 19 例呈Ⅲ型,5 例呈Ⅱ型。b 值为 1 000 s/mm² 时,平均 ADC 值为$(1.14\pm0.29)\times10^{-3}$ mm²/s,低于正常乳腺组织的 ADC 值[$(1.83\pm0.32)\times10$ mm²/s],差异有统计学意义($t=5.53$,P:0.000)。结论:IP 的动态增强扫描 TIC 类型和 DWI 上 ADC 值表现与乳腺癌相似,动态增强扫描早期强化率和内部强化方式的动态变化特征上具有特征性。姚宇锋等[79]对 65 例乳头溢液患者行美蓝引导下乳腺区段切除,并对区段切除或者保乳手术的 62 例患者行广基带血管腺体组织瓣Ⅰ期乳房内成形术,术后评估乳房美容效果并行短期随访。其中恶性病变 13 例。行乳房内成形术的 62 例患者均未出现切口局部并发症,美蓝引导下乳腺区段切除能够完全切除病灶,广基带血管腺体组织瓣Ⅰ期乳房内成形术使术后乳腺美容效果全部达优良。结论:重视乳头溢液的病因诊断,美蓝引导下的乳腺区段切除保证乳头溢液的病因诊断和治疗,广基带血管腺体组织瓣Ⅰ期乳房内成形术是区段切除和保乳术的重要辅助术式,具有良好的美容效果。

### (二) 乳腺导管内癌的诊断与治疗

乳腺导管内癌(ductal carcinomain situ,DCIS)为 Gillis 在 1960 年首先描述,近年随着对 DCIS 认识逐步深入和影像学筛选的广泛应用,其检出率明显增加,国外报道约占全部乳腺癌的 15%~20%,我国达到 7.8%~18.8%。2003 年世界卫生组织正式将 DCIS (包括 DCIS2MI)归入癌前病变范畴,称为导管上皮内瘤变,认为只有浸润性癌才是真正的乳腺癌。对于导管内癌的治疗,意见还不统一,龙泉伊等[80]就此进行综述,探讨其诊断与治疗方法。李治等[81]回顾性分析华中科技大学同济医学院附属协和医院乳腺甲状腺外科 2003 年 9 月至 2009 年 2 月收治的 23 例多中心性乳腺导管内癌患者的临床资料。该组患者中 4 例伴有乳头溢液,18 例术前体检无阳性发现(78%)。在术前半年内的检查中,钼靶摄影的阳性率为 90%,主要特点是存在弥漫性和多发性的细小钙化;MRI 的阳性率为 25%,B 超无阳性发现。经术中冰冻切片检查证实多中心性乳腺导管内癌后,均接受了全乳切除和同侧腋窝 L1、L2 组淋巴结清扫术治疗。结论:钼靶摄影发现弥漫性和多发性的细小钙化是多中心性乳腺导管内癌的早期表现之一,该疾病虽然病变范围广泛但仍属早期肿瘤,经综合治疗后预后良好。许玲辉等[82]回顾性分析经手术病理证实,术前行乳腺 MR 检查的纯 DCIS 44 例,DCIS 伴微浸润 27 例,共 71 例,将其分成 N1(乳腺纯 DCIS)和 N2(DCIS 伴微浸润)2 组。参照乳腺影像报告和数据系统(BI-RADS)标准,所有可疑病灶定义为斑点状(直径<5 mm)、肿块和非肿块3类。描述病灶形态特征(M1=斑点状,M2=线样、线样导管样,M3=导管分支样,M4=段样,M5=局灶性,M6=区域性,M7=弥漫性,M8=肿块)和时间-信号强度曲线(TIC,Ⅰ型=持续上升型,Ⅱ型=平台型,Ⅲ型=廓清型,Ⅳ=与腺体同步强化)。应用 $\chi^2$ 检验对病灶的形态学特征进行统计学分析。71例共检出73个DCIS病灶。4个(5.5%)为斑点状病灶,64个(87.7%)为非肿块样病灶,5个(6.8%)为肿块样病灶。在64个非块样强化的病灶中,M3、M4、M5、M6分别有15、34、9和6个,其中以M3、M4最常见;在N1组(45个)中M3、M4、M5、M6分别有7、21、7和3个;N2组(28个)分别有8、13、2和3个;2组形态学表现差异无统计学意义($P>0.05$)。64个非块样强化的病灶中31个内部不均匀强化,M3、M4均占35.5%(11/31);26个簇状小环状强化,M4占88.5%(23/26);网状强化4个;丛状强化2个;均匀强化1个。5个肿块样病灶中,N1组3个,N2组2个;4个形态呈分叶状;4个边缘毛刺,1个边缘光整;5个肿块均为不均匀强化。可绘制TIC的25个病灶中Ⅰ型8个,Ⅱ型11个,Ⅲ型3个,Ⅳ型3个。结论:DCIS的典型形态表现为M3、M4,其中以段样分布的成簇小环状强化最具特点。DCIS的TIC常表现为Ⅰ型和Ⅱ型。

## 十一、少见案例及其他

### (一)乳腺浸润性乳头状癌

耿姗姗等[83]*收集了2000年4月至2008年1月天津医科大学附属肿瘤医院乳腺科收治的72例乳腺浸润性乳头状癌患者的临床病理资料,分析影响浸润性乳头状癌腋窝淋巴结转移的临床病理因素。Kaplan-Meier法计算生存率,Log-rank检验进行生存率显著性检验,Cox比例风险模型用于单因素、多因素分析,评价各因素对预后的影响。72例乳腺浸润性乳头状癌的3年、5年生存率分别为89.7%、83.7%。肿瘤大小及病程长短与浸润性乳头状癌腋窝淋巴结的转移存在相关性。单因素生存分析显示:ER、PR的表达状况及治疗方法的选择是影响乳腺浸润性乳头状癌预后的相关因素。Cox多因素分析则显示仅治疗方法的选择是影响预后的独立因素。结论:乳腺浸润性乳头状癌是一种多发生于绝经后妇女、预后较好的浸润性特殊型癌,其治疗方法的选择对患者的预后有重要影响,该类型乳腺癌应在个体耐受的情况下行手术联合其他治疗方法的综合治疗以提高患者的生存率。

### (二)男性乳腺癌

男性乳腺癌发病率低,预后较女性差。根治性手术为主,辅以化疗、放疗、内分泌治疗是男性乳腺癌的较理想治疗方法。汪令成等[84]回顾性分析14年余其院收治的14例男性乳腺癌患者的临床资料。14例中髓样癌占7.1%(1/14),浸润性导管癌占92.9%(13/14)。长径1.5~5.2 cm。1例(82岁)行单纯乳房切除,3例行乳癌根治术,10例行改良根治术;14例均行患侧腋窝淋巴结清除术,淋巴结转移率71.4%。12例随访9个月至14年,随访期间3例死亡,均死于广泛转移,1例术后13个月死亡,2例术后约2年死亡;3例现带瘤生存,其中2例肝转移,1例肺转移;6例现无病生存。5年生存率为58.3%(7/12),10年生存率为16.7%(2/12)。结论:该组中以浸润性导管癌为主,易发生淋巴转移,预后差,10年生存率低。其他乳腺化生性癌(metaplastic breast carcinoma,MBC)是一组在形态结构和生物化学成分上沿多胚层分化产生异源性成分的乳腺癌,临床十分罕见。刘召波等[85]总结了7例MBC患者资料,结合文献,探讨MBC的临床诊治特点。MBC是一种没有特殊临床及影像学表现的罕见肿瘤,诊断主要依据常规病理切片及免疫组化检查。早期发现、早期治疗仍然是提高治愈率的关键,治疗方法为手术为主的综合性治疗,鉴于肿瘤兼有癌、肉瘤的生物学特性,化疗和放疗可能会使患者受益。ER、PR低表达,预示内分泌治疗可能不敏感,但HER-1/EGFR较高表达,提示其可能会在蛋白激酶抑制剂gefitinib和cetuximab等EGFR抑制剂介导的靶向治疗中受益。原发性乳腺淋巴瘤大多为非霍奇金淋巴瘤(NHL),几乎均为女性,年龄分布广,症状及体征与乳腺癌相似,临床表现缺乏特征性。原发性乳腺淋巴瘤的钼靶和MRI表现也缺乏特征性,术前易误诊为乳腺癌。储东辉等[86]报道了二例乳腺原发非霍奇金淋巴瘤。原发乳腺的NHL的诊断指标:①既往无淋巴瘤病史;②乳腺为临床首发部位;③除同侧腋窝淋巴结受累外,无其他部位淋巴瘤,腋窝淋巴结病变在乳腺病变之后或同时出现;④病变内有淋巴组织及乳腺组织并存。淋巴细胞可侵入乳腺小叶和导管,但无乳腺上皮细胞恶变(癌)之证据,除此外均为继发淋巴瘤。该病一旦病理确诊必须详细检查全身浅表淋巴结及纵膈和腹腔淋巴结、肝、脾有无肿大,以排除全身恶性淋巴瘤。原发性乳腺鳞癌发生率低,病例少见。乳腺鳞癌组织发生多来源于乳腺导管上皮化生、进展或化生鳞状上皮来源于内腔上皮或肌上皮。袁静萍等[87]报道了二例原发性乳腺鳞状细胞癌。原发性乳腺鳞状细胞癌组织病理特点:分化型鳞癌由多角形大细胞构成,呈不规则的实性团索状,细胞间有间桥,细胞不同程度角化,可形成角化珠;而未分化型鳞癌由梭形大细胞构成,细胞异型性明显,易见核分裂象和病理性核分裂象。间质纤维化明显,常伴有玻璃样变,癌巢周围有淋巴细胞浸润。早期可血行转移,腋窝淋巴结转移率低于乳腺浸润性导管癌。免疫表型特点:ER、PR表达率非常低,一般表达CK5/6和p63。诊断标准:①鳞状细胞癌成分>90%;②肿瘤必须与表皮结构无任何关系;③排除乳腺以外鳞状细胞癌转移。为避免取材的局限性,必须对整个肿瘤做充分的组织病理检查后才能确诊。乳腺错构瘤是一种很少见的乳腺良性肿瘤,且没有明确的起因。乳腺X线照相时偶尔发现。根据其主要成分,组织学分型为:腺脂肪瘤、纤维性错构瘤、腺性错构瘤、软骨脂肪瘤和平滑肌错构瘤。廖谦和[88]分析了温州医学院附属第三医院2001—2009年手术后病理证实为乳腺错构瘤的22例患者的临床及病理学资料。本病治疗以局部单纯手术切除为主,手术范围应包括肿瘤及其完整包膜。该组患者术后获得随访的患者预后均良好,未见复发和恶变的病例。冬眠瘤是一种罕见的良性脂肪组织肿瘤,因形态相似于冬眠动物的棕色脂肪,于1914年有Gery命名为冬眠瘤,至今仅报道100多例,周晓聪等[89]也报道了一例。冬眠瘤可见于任何年龄,多为单发,多发生于冬眠动物和胎儿棕色脂肪所在的部位,发生于乳腺实属罕见。病因仍不清楚,有染色体结构异常的报道。临床上表现为缓慢生长的无痛性肿块,肿块界限清楚,质地软,能移动。依据特殊的组织学形态,诊断一般无困难。治疗为局部完整切除。目前尚无转移及复发的报道。

**(三)乳腺增生症**

乳腺增生症是一种慢性乳腺良性增生性疾病,与内分泌功能紊乱有关,是生理性增生与发育不全造成组织结构紊乱,病理形态多样,其发病原因尚未完全清楚,但多数学者认为主要原因是卵巢功能失衡,黄体酮分泌低下而雌性激素分泌过高。谢笃英等[90]* 对其院收治的156例重度乳腺增生病人行被膜松解术治疗。137例患者治疗后有明显的改善,而有14例患者术后改善不明显或无效,另有5例病人因术中快速病检发现不典型增生或恶变改行其他术式结论:被膜松解术对重度乳腺增生病人有明显治疗作用,具有推广的价值。闫云珍等[91]将2009年9月至2010年3月随机选取临床诊断乳腺增生“包块”患者400例,分为针吸治疗组、三苯氧胺药物治疗组、乳腺中频仪治疗组、离子导人治疗组,每组100例。对比针吸治疗乳腺增生“包块”的临床价值,并比较各自的不良反应。针吸治疗组使用针吸治疗,治愈24例,显效52例,有效16例,无效8例,总有效率92%;三苯氧胺药物治疗组单用三苯氧胺治疗乳腺增生,治愈8例,显效36例,有效36例,无效20例,总有效率80%;乳腺中频仪治疗组用乳腺中频仪治疗,治愈6例,显效30例,有效40例,无效24例,总有效率76%;离子导入治疗组用三苯氧胺离子导入治疗,治愈6例,显效32例,有效38例,无效24例,总有效率76%;针吸治疗组与另3组比较,差异有统计学意义($P<0.05$)。以疼痛达到完全缓解的时间作为比较,针吸治疗组疼痛达到完全缓解的时间24 h 60例(60%),36 h 26例(26%),48 h 6例(6%),与其他组比较,差异有统计学意义($P<0.05$),针吸治疗有明显效果且疗效维持时间长,没有明显不良反应。结论:用祖国传统阴阳学说理论指导针吸治疗乳腺增生“包块”,有明显治疗效果,该方法操作方便,不需特殊仪器,无不良反应,在基层适合大规模推广。

**(四)乳腺感染性疾病**

徐卫燕等[92]将64例乳腺脓肿患者根据自愿分成两组:超声引导穿刺置管引流治疗组(A组)和传统手术引流治疗组(B组)。比较两组的治疗效果并观察各组患者切口愈合时间,换药次数,疼痛分级,瘢痕长度以及继续哺乳的例数等指标。结果超声引导穿刺置管引流组手术切口愈合时间(13.4±4.2)d,换药次数(4.3±1.5)次,疼痛程度评分(3.4±1.3),瘢痕长度(1.3±0.7)cm,脓腔愈合时间(10.7±5.4)d,78.1%的患者能继续哺乳,上述方面均优于传统手术引流治疗组($P<0.01$)。结论:超声引导穿刺置管引流治疗乳腺脓肿可以缩短愈合时间,减少换药次数,减轻疾病痛苦,保护乳房功能和美观,是治疗乳腺脓肿较为理想的方法。肉芽肿性乳腺炎(granulomatous mastitis,GM)是一种非干酪样坏死、局限于乳腺小叶、以肉芽肿为主要病理特征的慢性炎症性疾病,后期易破溃,形成窦道,呈地道式蔓延。该病较少见,目前尚缺乏充分认识,就其临床表现而论,许多方面与浆细胞性乳腺炎相似,故易与浆细胞性乳腺炎、乳腺结核、乳腺癌等相混淆。孙建伟等[93]对肉芽肿性乳腺炎的诊治进行了综述。GM病因学仍不清楚。目前多数学者认为属自身免疫性疾病。患者因各种原因导致乳腺腺泡内分泌物淤积。此类腺泡在外力或感染的情况下完整性被破坏,淤积物作为外源性物质破入乳腺间质内,诱发免疫反应。大量炎症细胞的积聚导致炎症反应进一步破坏周围乳管,使更多的淤积物进入间质,形成恶性循环,致肿物迅速增大。GM为自限性疾病,目前尚无致死性报道,最佳的治疗方法目前并不明确,手术是主要的治疗手段。是否及时就诊及排除其他病是治疗的关键。应常规行空芯针活检明确诊断。抗生素联合皮质类固醇激素治疗可使肿块缩小,促进伤口愈合,缩短治疗过程,缩小手术范围。Tuli等建议对经常复发的肉芽肿性乳腺炎患者可以给予免疫抑制剂的治疗,如甲氨蝶呤和硫唑嘌呤等。还应针对病因采取相应的措施,如高泌乳素患者通过降低泌乳素水平;长期应用避孕药的患者停用此类药物;乳头发育不良的患者通过

改善乳管分泌物的排泄等达到预防此病反复发作的目的。

## 十二、实验研究

随着乳腺癌早期诊断和治疗实验研究的进一步发展，以基因工程、蛋白质组学、生物芯片技术为代表的高通量、自动化筛选技术的发展与广泛应用，人们对恶性肿瘤的认识逐步深入；各种细胞周期调控因子、信号传导通路、肿瘤相关基因的发现与功能鉴定，使阐明细胞恶性转化机制成为可能。王深明等[94]对目前围绕乳腺癌的实验研究的热点做了概述。肿瘤干细胞在乳腺癌发病和复发中的作用。肿瘤干细胞的自我更新调控信号通路是决定其细胞命运以及生物学行为的关键，也是针对肿瘤干细胞治疗的靶点所在。目前，已知的参与乳腺干细胞自我更新调控的信号转导通路主要包括 Wnt、Hedgehog 和 Notch 通路，除了能影响乳腺干细胞正常的自我更新和乳腺发育外，这些信号通路还具有诱导乳腺干细胞恶性转化、促进乳腺癌的发生和发展以及乳腺癌干细胞自我更新的调控等重要功能。Mani 等发现永生化的人类乳腺上皮细胞在上皮-间质转换(EMT)过程中表现出肿瘤侵袭特性，同时表达了干细胞标志物，他们认为上皮-间质转换与乳腺癌肿瘤干细胞来源有重要关系。乳腺癌细胞内在的药物抵抗是治疗失败的重要原因，其根源：①肿瘤干细胞的持续存在，针对肿瘤干细胞的治疗方法将是抗肿瘤研究的新靶点，新的治疗策略是诱导肿瘤干细胞分化，同时需致力研究和寻找乳腺干细胞的特异标记，既要杀灭肿瘤干细胞又要保护正常的干细胞。②循环肿瘤细胞检测技术的发展及其应用。深入研究 CTC 有助于对肿瘤转移机制的进一步了解，为抗肿瘤转移的治疗提供新的依据最近，美国 Sloan-Kettering 纪念癌症中心的一项实验研究显示，CTC 可以返回到原发肿瘤病灶生长，他们将这一过程称为“肿瘤自我种植”。这些自我种植的肿瘤细胞较原发肿瘤侵袭性更强，恶性程度更高，说明这些经过筛选的 CTC 与原发肿瘤细胞不完全一样，可能能够解释复发转移的肿瘤为何难以根治的部分原因。CTC 检测的临床应用仍然存在诸多亟待解决的问题：其一，目前尚未发现特异性非常高的肿瘤标志物；其二，CTC 在循环中释放是随机的还是具有周期性和规律性，目前尚无定论，最佳外周血的采集时间有待进一步明确；其三，CTC 脱离原发灶后，在随后的变异中有部分细胞获得了高转移潜能，导致这些 CTC 的基因表型不一定与原发灶一致，这为寻找新的 CTC 特异性标志物提供了思路。③蛋白质组学在乳腺癌研究中的作用。近年来发展的蛋白组织学技术为乳腺癌的早期诊断提供了新的思路。蛋白质组学方法利用高通量的一维或二维电泳、高效液相色谱(HPLC)分离蛋白质，高灵敏的质谱仪进行蛋白质鉴定，加上强大的生物信息学手段，有可能成为早期乳腺癌发现与诊断的重要技术手段，以分辨血浆等体液标本的蛋白组织学特征来实现疾病的早期发现，作为组织病理学的补充而对疾病进行诊断。

### (一) 信号通路研究

韩铭等[95]*选用 HER-2 过表达乳腺癌 SK-BR3 细胞及 HER-2 非过表达乳腺癌 MDA-MB-231 细胞，免疫细胞化学法和 Western blot 法检测两细胞株中 Notch-1 蛋白的表达；应用赫赛汀处理 SK-BR3 细胞，Western blot 法检测 HER-2、Notch-1 通路活性分子 Notch-1IC 的蛋白表达；RT-PCR 法检测 Notch-1 靶基因 HES-1 mRNA 的表达；免疫共沉淀法检测SK-BR3 细胞中 Notch-1 与 HER-2 是否存在相互作用。结果：Notch-1IC 核定位水平及 Notch-1IC 蛋白表达水平在 HER-2 过表达乳腺癌细胞(9.37±0.64)中明显低于 HER-2 非过表达乳腺癌细胞(21.66±1.11)，$P<0.01$；赫赛汀处理 SK-BR3 细胞后，与未处理组比较，细胞内 Notch-1IC 蛋白及 HES-1 mRNA 水平均明显增高($P<0.01$，$P<0.01$)，HER-2 蛋白表达水平在处理前后未发生明显变($F=0.973$，$P>0.05$)；免疫共沉淀结果显示 Notch-1 与 HER-2 蛋白之间存在共沉淀。结论：Notch-1 蛋白在 HER-2 过表达乳腺癌细胞中活性下降；HER-2 与 Notch-1 结合，可能负性调控 Notch-1；赫赛汀活化的 Notch-1 信号通路，可能与细胞耐药发生有关。李超等[96]采用免疫组化法检测 CK5/6，EGFR，P-ERK 在 70 例三阴性乳腺癌组织中的表达。在(70 例)三阴性乳腺癌中，CK5/6 与 EGFR 的阳性表达率分别为 68.6%(48/70)，57.1%(40/70)，共筛出基底细胞样乳腺癌 53 例。在三阴性乳腺癌中P-ERK 在基底细胞样乳腺癌与非基底细胞样乳腺癌的阳性表达率分别为 79.2%(42/53)，47.1%(8/17)，其差异有统计学意义($P<0.05$)。CK5/6 与 EGFR、P-ERK 在基底细胞样乳腺癌的表达中具有正相关性($r=0.471$；0.389，$P<0.05$)。结论：CK5/6，EGFR 是诊断基底细胞样乳腺癌的重要分子标记物；基底细胞样乳腺癌的发生发展与 ERK/MAPK 信号传导通路被异常激活有关；CK5/6 与 EGFR、P-ERK 在基底细胞样乳腺癌的表达中具有相关性。王晓飞等[97]以人乳腺癌细胞株 MDA-MB-231 为研究对象，分 DMSO 对照组和联氨基姜黄素(HC)处理组。采用 MTT 法检测 HC 对 MDA-MB-231 乳腺癌细胞的生长抑制作用，刘氏染色检测细胞形态学改变，Transwell 小室检测细胞侵袭能力，细胞划痕试验检测细胞迁移能力，Western blot 检测 STAT3、p-STAT3、MMP-9 及 MMP-2 的蛋白表达水平。MTT 检测显示，HC 处理的细胞生长受到抑制，

其抑制率呈时间-剂量依赖关系;刘氏染色发现处理细胞形态发生改变,细胞变圆;Transwell小室检测显示对照组穿膜细胞数为(598.00±21.28)/视野,而10.20 μmoL/L HC处理后透膜细胞数分别为(94.00±6.56)/视野和(4.00±1.00)/视野,穿膜细胞数显著低于对照组($P<0.05$);划痕试验表明对照组划痕闭合率约为54%,而10.20 μmoL/L HC处理组基本无闭合($P<0.05$);Western blot检测显示,不同浓度HC处理MDA-MB-231细胞后,P-STAT3明显降低,而总STAT3水平无明显差异,MMP-9、MMP-2的表达也有减少。结论:HC可以通过抑制STAT 3的活化(即p-STAT 3),降低MMP-9、MMP-2的蛋白表达水平,从而抑制乳腺癌细胞MDA-MB-231的侵袭迁移性。俞力等[98]培养人乳腺癌Bcap-37、LCC1、MCF-7、MDA-MB-231、MDA-MB-435、MDA-MB468及ZR75-1细胞株,以荧光实时定量PCR方法检测MK基因mRNA表达;筛选出MK表达最高者。采用MK siRNA转染乳腺癌细胞株,分别以荧光实时定量RT-PCR和免疫荧光方法观察MK基因mRNA和蛋白水平,然后以四唑蓝(MTT)比色法检测细胞黏附性,以Boyden小室方法检测癌细胞侵袭能力。7株乳腺癌细胞中,MK均有不同程度的表达,以MCF-7细胞最高;以MK siRNA转染乳腺癌MCF-7细胞后,癌细胞MK基因mRNA和蛋白水平明显下降,且呈浓度依赖性;siRNA转染组细胞黏附数量明显下降,细胞侵袭力明显下降,均呈浓度依赖性($P<0.01$;$P<0.01$)。结论:MK基因在乳腺癌细胞粘附和侵袭中发挥着重要作用;以siRNA转染乳腺癌细胞,可抑制乳腺癌细胞黏附和侵袭能力。

**(二)肿瘤抑制试验**

三阴性乳腺癌(TNBC)由于其高侵袭和高转移特性,是目前乳腺癌中预后最差的一种亚型。大量研究表明塞来昔布(celecoxib)具有很好的抗肿瘤活性,可以抑制肿瘤生长、减少肿瘤血管发生,防止肿瘤的早期转移。为了进一步明确塞来昔布与TNBC细胞侵袭活性之间的关系,王玲等[99]以不同浓度的塞来昔布(0、40、80、120 μmol/L)作用MDA-MB-231细胞24 h后,研究了塞来昔布作用下人TNBC细胞MDA-MB-231黏附、迁移及体外侵袭能力的变化,并初步探讨其可能的机制。采用细胞基质黏附实验检测塞来昔布对MDA-MB-231细胞黏附能力的影响;采用细胞划痕实验检测塞来昔布对MDA-MB-231细胞平面迁移能力的影响;采用Transwell侵袭小室实验检测塞来昔布对MDA-MB-231细胞体外侵袭能力的影响;RT-PCR检测塞来昔布作用前后基质金属蛋白酶(MMPs)MMP-2和MMP-9 mRNA的表达情况。结果:经80、120 μmol/L塞来昔布作用24 h后,MDA-MB-231细胞与基质的黏附能力分别为(50.2±7.3)%和(31.5±2.2)%,与对照组(96.8±10.9)%相比显著下降,差异具有统计学意义($P<0.05$)。Transwell侵袭小室实验结果显示,经80、120 μmol/L塞来昔布作用后MDA-MB-231细胞趋化运动明显减少,穿过人工基底膜的细胞较对照组显著降低($P<0.05$)。划痕实验结果显示,经塞来昔布作用后MDA-MB-231细胞平面迁移到损伤区的细胞数明显减少($P<0.05$)。RT-PCR结果显示,经塞来昔布作用MDA-MB-231细胞后,MMP-2和MMP-9 mRNA的表达水平显著降低($P<0.05$)。结论:塞来昔布能显著地抑制MDA-MB-231细胞黏附、细胞体外的迁移和侵袭能力,该作用可能与抑制MMP-2和MMP-9 mRNA的表达有关。江隆昌等[100]使用环氧合酶-2(Cox-2)选择性抑制剂NS-398处理乳腺癌MCF-7细胞,同时将针对Cox-2的特异性小干扰RNA(smal interferinRNA,siRNA)转染入MCF-7细胞;利用实时荧光定量-PCR和Western印迹法检测NS-398处理组、Cox-2 siRNA干扰组、干扰阴性对照组和空白对照组细胞中Cox-2和Cdc42的mRNA转录水平以及蛋白表达水平;使用微丝绿色荧光探针观察MCF-7细胞的伪足形态;Transwell小室检测MCF-7细胞的体外侵袭能力。结果:乳腺癌MCF-7细胞经NS-398处理后,细胞丝状伪足消失,体外侵袭能力显著下降($P<0.05$);Cox-2 mRNA转录及蛋白表达水平均未见明显改变($P>0.05$),Cdc42 mRNA及总蛋白表达水平也未见明显改变($P>0.05$),但活化态Cdc42含量显著减少($P<0.05$)。经siRNA干扰Cox-2表达后,MCF-7细胞的丝状伪足消失,体外侵袭能力显著下降($P<0.05$),活化态Cdc42含量显著减少($P<0.05$)。结论:非甾体抗炎药(NSAIDs)在体外抑制肿瘤细胞侵袭的作用可能是通过抑制Cox-2活性,使活化态Cdc42含量减少,最终抑制细胞丝状伪足形成而实现的。李云涛等[101]* 将10 mol/L雌二醇和$10^{-5}$、$10^{-7}$、$10^{-9}$和$10^{-11}$ mol/L睾丸酮单独或联合作用于乳腺癌MCF-7细胞24、48和72 h,MTT法检测细胞的生长情况,FCM检测细胞周期和细胞凋亡的情况,以及cyclinD1和雄激素受体(AR)蛋白的表达情况。结果雌二醇可促进MCF-7细胞的增殖。高浓度($10^{-5}$ mol/L)睾丸酮可抑制细胞增殖,并抑制雌二醇促细胞增殖的作用;低浓度($10^{-9}$ mol/L)睾丸酮可促进MCF-7细胞增殖,并增强雌二醇的促细胞增殖作用。雌二醇联合$10^{-5}$ mol/L睾丸酮作用48 h后促使细胞周期由$G_1$期进入S期,细胞凋亡率上升,cyclinD1蛋白的表达上调,AR蛋白的表达未见明显变化。结论:雌二醇联合高浓度睾丸酮可抑制乳腺癌细胞的增殖和促进细胞凋亡,可能与上调细胞cyclinD1

蛋白的表达有关。

**（三）乳腺癌耐药相关研究**

观察对乳腺癌耐药相关蛋白（breast cancer resistance protein，BCRP）介导的雌激素受体 α（estrogen receptoralpha，ERα）阴性乳腺癌细胞多柔比星（adriamycin，ADR）耐药的影响。方法：王麟等[102]用5'-氮杂-脱氧胞苷酸（5'-Aza-dC）联合不同浓度他莫昔芬（TAM）处理乳腺癌 MDA-MB-435s 细胞后，应用甲基化特异性 PCR 法检测 ERα 基因启动子区甲基化状态，蛋白质印迹法检测 ERα 与 BCRP 蛋白的表达，MTT 法检测 ADR 半数抑制浓度（$IC_{50}$）。结果：5'-Aza-dC 可浓度依赖性去除 MDA-MB-435s 细胞 ERa 基因启动子区甲基化并恢复 ERa 蛋白的表达，0.5 pmol/L 5'-Aza-dC 可获得较高水平 ERa 蛋白的表达；0.5 pmol/L 5-Aza-dC 或 100 pmol/L TAM 单独处理细胞，对 BCRP 蛋白的表达水平无明显影响；0.5 pmol/L 5-Aza-dC 联合 1、10 和 100 pmol/LTAM 处理细胞后，BCRP 蛋白的相对表达量分别降低了 18.3%、41.1%和 75.3%；0.5 omol/L 5'-Aza-dC 联合 10 和 100 pmol/L TAM 处理后，细胞对 ADR 敏感度分别增强至阴性对照组的 1.4 和 4.2 倍。结论：在 5'-Aza-dC 恢复 ERα 表达的前提下，TAM 可显著下调 ERα 阴性乳腺癌细胞 BCRP 蛋白的表达并增强细胞对 ADR 的敏感度，2 者联合可能成为逆转 ERα 阴性乳腺癌细胞多药耐药的一种途径。

**（四）各生物指标表达意义**

吴高松等[103]回顾性分析了 112 例同一医疗组收治的乳腺癌患者，分别检测乳腺癌改良根治术术前、术后以及每次化疗前 1 天的血清趋化因子 SDF-1a 的含量，观察治疗后 SDF-1a 的动态变化并计算其半衰期，分析其与乳腺癌治疗后复发、转移的相关性。结果：乳腺癌治疗后无复发转移组 85 例，手术以及化疗后血清 SDF-1a 逐渐下降至正常水平；而复发转移组 27 例 SDF-1a 下降缓慢，并维持在较高水平；复发转移组的 SDF-1a 半衰期较无复发转移组明显延长（$P<0.01$）；取半衰期≥14 d，预测乳腺癌治疗后复发转移的敏感性、特异性和准确度分别为 81.5%、70.6%及 73.2%。结论：乳腺癌治疗后血清 SDF-1a 的动态变化与肿瘤的复发转移密切相关。检测血清 SDF-1a 半衰期对于预测乳腺癌复发转移有临床价值。刘铁成等[104]应用免疫组织化学 SP 法检测 52 例乳腺癌中雌激素调节蛋白（pS2）、前列腺特异性抗原（PSA）的表达，分析其与临床、病理资料的关系。结果 52 例乳腺癌中 pS2 阳性表达率 65.38%（34/52），PSA 阳性表达率 61.53%（32/52）。pS2、PSA 表达与患者年龄、肿瘤大小无关；与组织学分级、淋巴结转移呈负相关。结论：检测 pS2 蛋白和 PSA 表达有益于决定治疗及判断预后。杨华伟等[105]用逆转录聚合酶链式反应（RT-PCR）检测 56 例乳腺癌组织、56 例正常乳腺组织及 20 例乳腺良性病变组织中赖氨酰氧化酶（LOX）mRNA 与低氧诱导因子 1（HIF-lα）mRNA 的表达；应用免疫组织化学技术检测相应组织中 LOX 蛋白及 HIF-lα 的表达，并行统计学分析。结果：LOX mRNA 在乳腺癌组织、正常乳腺组织及乳腺良性病变组织中的表达率分别为 57.14%、32.14%、25.00%，乳腺癌组织中 LOXmRNA 的表达率明显高于正常乳腺组织及乳腺良性病变组织（$P<0.01$）；LOX 蛋白在乳腺癌组织、正常乳腺组织及乳腺良性病变组织中的表达率分别为 48.21%、26.78%、20.00%，乳腺癌组织中 LOX 蛋白的表达率明显高于正常乳腺组织及乳腺良性病变组织（$P<0.05$）；LOX mRNA 及 LOX 蛋白在不同临床分期及淋巴结转移中的表达率差异有统计学意义（$P<0.05$），其中Ⅲ、Ⅳ期乳腺癌 LOX mRNA 及 LOX 蛋白的表达率明显高于Ⅰ、Ⅱ期（$P<0.01$），但在不同年龄及肿瘤大小患者的癌组织中 LOX mRNA 及 LOX 蛋白的表达率差异无统计学意义（$P>0.05$）；LOX 蛋白的表达与 HIF-1 呈正相关（$r=0.368$）。结论：LOX 蛋白及 LOX mRNA 在乳腺癌组织中的表达率高于正常乳腺组织及乳腺良性病变组织，LOX 与乳腺癌的发生可能有关；LOX 高表达的乳腺癌其恶性程度更高，更易发生远处转移；HIF-lα 与 LOX 在乳腺癌的侵袭转移过程中具有协同作用。徐继等[106]* 通过免疫组化的方法检测 α-平滑肌肌动蛋白 SMA 在乳腺癌及正常乳腺组织间质中的表达，结合 5 年随访资料分析 α-SMA 表达与浸润性导管癌预后的关系。α-SMA 在原位癌间质成纤维细胞和早期浸润性导管癌表达阳性率分别为 12.5%（2/16），42.9%（9/21），两者差异有统计学意义（$P<0.05$）；α-SMA 在浸润性导管癌间质与原位癌及早期浸润癌表达差异均有统计学意义（$P<0.01$）。在浸润性导管癌中，α-SMA 在Ⅲ期、Ⅳ期表达阳性率高于Ⅰ期、Ⅱ期，差异有统计学意义（$P<0.05$）。对 68 例浸润性导管癌进行生存分析，α-SMA 表达阴性组 5 年生存率高于 α-SMA 表达阳性组，两者差异有统计学意义（$P<0.05$）。结论：α-SMA 与乳腺癌浸润机制有一定关系，可能是影响乳腺癌预后的因素之一。苏震东等[107]选取 104 例 $T_{1\sim2}$ 期乳腺导管癌患者，HE 染色法检测腋窝淋巴结生发中心增生（GH）和窦组织细胞增生（SH）情况以及腋窝淋巴结转移、癌细胞分化、癌周浸润和淋巴管浸润情况。免疫组织化学染色法检测乳腺癌组织雌激素受体、孕激素受体、p53、C-erb-B2 和增殖细胞核抗原的表达，分析 GH、SH 及其他临床病理特征的关系以及 GH 和 SH 与淋巴结转移的关系。

结果：32 例(31％)患者有腋窝淋巴结转移,GH 和 SH 均阳性者、GH 和 SH 仅 1 个阳性者以及 GH 和 SH 均阴性者的淋巴结转移率分别为 21％、73％和 81％。GH 和 SH 均阳性者与 GH 和 SH 均阴性者以及 GH 和 SH 仅 1 个阳性者淋巴结转移阳性的比例差异有统计学意义($P=0.017$,$P=0.041$)SH 表现与 p53 表达相关($P=0.037$),GH 表现与 SH 表现相关($P=0.000$)。结论：$T_{1\sim2}$期乳腺癌 SH 的发生与乳腺癌组织 p53 表达相关,而 GH 的发生与 SH 的发生相关。SH 和 GH 同时发生可抑制乳腺癌淋巴结的转移,提示预后较好;而 SH 或(和)GH 阴性提示较高的术后复发可能,需加强术后辅助化疗。

**(五) 干细胞方面研究**

田允鸿等[108]用悬浮培养的方法富集乳腺癌干细胞。用流式细胞仪检测 $CD44^{+}CD24^{-/low}$表型乳腺癌干细胞含量,体内成瘤实验验证其干细胞特性,克隆形成实验检测其辐射敏感性,2’- 7’-二氯荧光素双醋酸盐(DCFH-DA)法检测其活性氧簇水平。结果：贴壁培养和悬浮培养的细胞中 $CD44^{+}CD24^{-/low}$表型乳腺癌干细胞含量分别为(8.10±1.69)、(84.88±1.74),二者比较差异有统计学意义($P<0.01$);悬浮培养细胞致瘤能力明显强于贴壁培养细胞;悬浮培养细胞 2 Gy剂量点存活分数为(0.876±0.061)分,明显高于贴壁培养细胞的(0.783±0.097)分($P<0.01$);贴壁培养和悬浮培养细胞活性氧簇水平分别为 32.91±3.61和 5.39±0.66,二者比较差异有统计学意义($P<0.01$)。结论：悬浮培养能富集乳腺癌干细胞,乳腺癌干细胞活性氧簇水平明显低于分化乳腺癌细胞,这可能在维持其自我更新特性及放疗抵抗中起重要作用。

(胡　薇)

## 参考文献


1　陈忠杰,等.中国肿瘤临床,2011,38(9)：524
2　陈　波,等.华西医学,2011,26(7)：971
3　王延风,等.中国肿瘤临床与康复,2011,18(3)：234
4　董立新,等.中国肿瘤临床,2011,38(17)：1046
5　袁火忠,等.广东医学,2010,31(21)：2833
6　孔　屏,等.医学临床研究,2010,27(10)：1837
7　芦文丽,等.肿瘤防治研究,2011,38(2)：206
8　徐雅莉,等.协和医学杂志,2011,2(1)：7
9　姚　燕,等.吉林大学学报(医学版),2011,37(5)：880
10　高　艳,等.肿瘤,2010,30(11)：960
11　汪登斌.外科理论与实践,2011,16(1)：6
12　荣小翠,等.临床放射学杂志,2011,30(4)：496
13　白　伟,等.临床放射学杂志,2011,30(8)：1124
14　李　燕,等.徐州医学院学报,2010,30(10)：687
15　刘　伟,等.中国实用外科杂志,2011,31(1)：96
16　李明慧,等.肿瘤,2011,31(5)：453
17　赵巧玲,等.中国普通外科杂志,2011,20(5)：481
18　尤厚成,等.中国普外基础与临床杂志,2011,18(8)：861
19　王思奇,等.江苏医药,2011,37(17)：2049
20*　李瑞敏,等.中华放射学杂志,2011,45(2)：164
21　刘真真,等.中华肿瘤杂志,2011,33(7)：544
22　刘真真,等.中华医学杂志,2011,91(6)：382
23　蒋宏传.中国实用外科杂志,2011,31(10)：961
24　郑新宇.中国实用外科杂志,2011,31(10)：928
25　王立泽,等.中华外科杂志,2010,48(24)：1851
26　刘宝胤,等.中国微创外科杂志,2010,10(12)：1060
27*　张慧明,等.中国微创外科杂志,2011,11(3)：268
28*　段煜飞,等.中国微创外科杂志,2010,10(12)：1073
29　林舜国,等.中华外科杂志,2011,49(4)：380
30　蒋宏传,等.中国普外基础与临床杂志,2010,17(12)：1221
31　龚益平,等.肿瘤防治研究,2011,38(5)：551
32*　付忠平,等.中国现代手术学杂志,2011,15(3)：183
33　全　红,等.中华外科杂志,2011,49(4)：299
34　刘　君,等.中华肿瘤杂志,2011,33(4)：305
35　翟保平,等.中国实用外科杂志,2011,31(6)：520
36*　王志华,等.中国普外基础与临床杂志,2011,18(6)：646
37*　郑　刚,等.中华医学杂志,2011,91(6)：361
38　陈　翔,等.南京医科大学学报(自然科学版),2011,31(3)：440
39　崔　乐,等.中国肿瘤临床与康复,2011,18(3)：202
40　黄　秒,等.肿瘤防治研究,2011,38(5)：548
41　葛　洁,等.中华肿瘤杂志,2011,33(3)：226
42　孙　晓,等.中华肿瘤杂志,2011,33(2)：138
43*　王永胜,等.中华医学杂志,2011,91(2)：81
44　叶春梅,等.中国普通外科杂志,2010,19(11)：1207
45　石　剑,等.中国微创外科杂志,2011,11(7)：593
46*　王建东,等.中国实用外科杂志,2011,31(1)：94

47　连臻强，等. 中华外科杂志，2011，49(10)：918
48　魏　冉，等. 中国癌症杂志，2011，21(6)：473
49　蒋红兵，等. 临床放射学杂志，2011，30(7)：961
50　王红秦，等. 中华实验外科杂志，2011，28(3)：391
51　赵建国，等. 临床外科杂志，2011，19(7)：456
52　田　超，等. 中国普外基础与临床杂志，2010，17(12)：1245
53　丁波泥，等. 中国普通外科杂志，2011，20(5)：474
54　罗　静，等. 华西医学，2011，26(7)：968
55　陈小松，等. 外科理论与实践，2011，16(1)：1
56　杨俊娥，等. 中国肿瘤临床，2011，38(7)：405
57　徐有富，等. 中国普外基础与临床杂志，2011，18(8)：880
58　吴新红，等. 肿瘤防治研究，2011，38(8)：930
59　董华英，等. 第三军医大学学报，2010，32(20)：2172
60　金立亭，等. 肿瘤防治研究，2011，38(9)：1076
61　张一聪，等. 中华内分泌外科杂志，2010，4(5)：299
62　黄红艳，等. 中国癌症杂志，2011，21(3)：220
63　饶智国，等. 实用癌症杂志，2011，26(5)：470
64　左　丽，等. 实用肿瘤杂志，2011，26(3)：278
65　黄文金，等. 中国肿瘤临床与康复，2011，18(4)：353
66　赵　怡，等. 实用癌症杂志，2010，25(6)：612
67　周围围，等. 中国肿瘤临床与康复，2010，17(5)：400
68　姜晗昉，等. 中国肿瘤临床，2011，38(2)：104
69　杨　波，等. 南京医科大学学报(自然科学版)，2011，31(6)：920
70　彭世义，等. 肿瘤防治研究，2011，38(7)：814
71　任　涛，等. 实用肿瘤杂志，2011，26(3)：272
72* 陈德滇，等. 中国癌症杂志，2011，21(3)：225
73　吴三纲，等. 中国癌症杂志，2011，21(8)：626
74　龙启明，等. 华西医学，2011，26(7)：975
75* 周　琼，等. 外科理论与实践，2011，16(1)：92
76　王　研，等. 中华肿瘤杂志，2010，32(11)：864
77　罗　静，等. 华西医学，2011，26(7)：1003
78　刘　超，等. 中华放射学杂志，2011，45(5)：449
79　姚宇锋，等. 临床外科杂志，2011，19(9)：605
80　龙泉伊，等. 华西医学，2011，26(7)：1000
81　李　治，等. 中华普通外科杂志，2011，26(2)：109
82　许玲辉，等. 中华放射学杂志，2011，45(2)：159
83* 耿姗姗，等. 中国肿瘤临床，2011，38(6)：349
84　汪令成，等. 中国普通外科杂志，2010，19(12)：1327
85　刘召波，等. 临床外科杂志，2010，18(10)：714
86　储东辉，等. 临床放射学杂志，2011，30(2)：187
87　袁静萍，等. 中华病理学杂志，2010，39(7)：488
88　廖谦和. 中华普通外科杂志，2011，26(6)：519
89　周晓聪，等. 中华普通外科杂志，2011，26(8)：708
90* 谢笃英，等. 医学临床研究，2010，27(11)：2149
91　闫云珍，等. 河北医科大学学报，2011，32(9)：997
92　徐卫燕，等. 临床外科杂志，2010，18(12)：811
93　孙建伟，等. 中华内分泌外科杂志，2011，5(3)：207
94　王深明，等. 中华实验外科杂志，2011，28(5)：647
95* 韩　铭，等. 中国肿瘤临床，2011，38(11)：626
96　李　超，等. 中国医科大学学报，2010，39(12)：1067
97　王晓飞，等. 第三军医大学学报，2011，33(2)：111
98　俞　力，等. 中华内分泌外科杂志，2011，5(3)：148
99　王　玲，等. 中国癌症杂志，2011，21(4)：266
100　江隆昌，等. 肿瘤，2011，31(2)：93
101* 李云涛，等. 肿瘤，2011，31(3)：192
102　王　麟，等. 肿瘤，2011，31(4)：299
103　吴高松，等. 中华普通外科杂志，2010，25(11)：907
104　刘铁成，等. 江苏医药，2010，36(23)：2757
105　杨华伟，等. 山东大学学报(医学版)，2011，49(4)：136
106* 徐　继，等. 重庆医学，2010，39(23)：3195
107　苏震东，等. 上海交通大学学报(医学版)，2010，30(10)：1275
108　田允鸿，等. 重庆医学，2011，40(5)：417

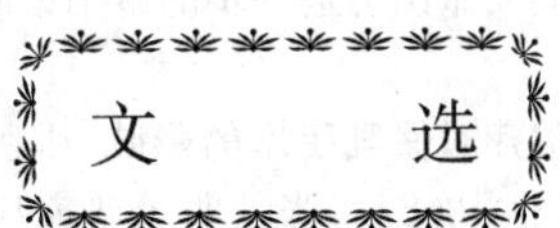


**定量动态增强 MRI 鉴别乳腺良恶性病变的研究**　[中华放射学杂志，2011，45(2)：164]　李瑞敏等对 118 例乳腺疾病患者行 3.0T 定量动态增强 MR 检查，测量定量参数：容量转移常数($K^{tras}$)、速率常数($K_{ep}$)

和血管外细胞外间隙容积比($V_e$),对恶性病变、良性病变及正常腺体组间定量参数行单因素方差分析及LSD法两两比较;对浸润性癌与导管原位癌组间行独立样本 $t$ 检验;最后绘制 ROC 曲线。恶性病变组 $K^{tras}$、$K_{ep}$、$V_e$ 均值分别为(1.010±0.580)$min^{-1}$、(1.634±1.481)$min^{-1}$、(0.735±0.273)$min^{-1}$;良性病变组三者均值分别为(0.331±0.192)$min^{-1}$、(0.417±0.324)$min^{-1}$、(0.847±0.291)$min^{-1}$;正常腺体组三者均值分别为(0.051±0.028)$min^{-1}$、(0.133±0.125)$min^{-1}$、(0.597±0.354)$min^{-1}$。正常腺体与良性病变、正常腺体与恶性病变及良性病变与恶性病变间 $K^{tras}$ 差异均有统计学意义($t$ 值分别为 9.681、11.189、5.590,$P<0.01$);正常腺体与恶性病变、良性病变与恶性病变间 $K_{ep}$ 差异有统计学意义($t$ 值分别为 5.287、3.874,$P<0.05$);正常腺体与良性病变、正常腺体与恶性病变间 $V_e$ 差异有统计学意义($t$ 值分别为 2.932、2.562,$P<0.05$);正常腺体与良性病变间 $K_{ep}$ 良性病变与恶性病变间 $V_e$ 差异无统计学意义($t$ 值分别为 0.760、0.832,$P>0.05$)。浸润性癌与导管原位癌组间 $K^{tras}$、$K_{ep}$、$V_e$ 差异均无统计学意义($t$ 值分别为 0.834、0.075、0.454,$P>0.05$)。$K^{tras}$、$K_{ep}$、$V_e$ 三者 ROC 曲线下面积分别为 0.934、0.941、0.659,以最大约登指数为最佳诊断切点值,则三者判断乳腺良恶性病变的敏感性分别为 77.01%、91.95%、56.32%;特异性分别为 95.65%、86.96%、78.26%。结论:定量动态增强参数 $K^{tras}$、$K_{ep}$ 值可以对乳腺良恶性病变做出鉴别诊断,并表现出相对高的诊断效能,但对浸润性癌与导管原位癌鉴别效能较低。

(胡　薇)

**述评**　随着乳腺癌个体化、规范化综合治疗理念的推广,乳腺 MRI 在综合治疗中的作用日益受到重视。伴随乳腺 MRI 临床应用开展和研究的深入,其在乳腺癌的诊断、保乳治疗、新辅助化疗以及随访监测中的应用价值得到评估。乳腺 MRI 对肿瘤范围的精确显示为多种治疗方式的合理应用、评估及监测治疗效果等方面具有重要价值,对乳腺癌综合治疗起着不可替代的作用。该文提示某些定量动态增强参数可以对乳腺良恶性病变做出更进一步的鉴别诊断。

(胡　薇　施俊义)

**新辅助治疗对保乳手术的影响**[中国微创外科杂志,2011,11(3):268]　张慧明等研究已经证实新辅助化疗不能改善患者的无病生存时间和总生存时间,新辅助化疗的应用主要是降低肿瘤分期获得手术机会或争取保乳手术。对于较大肿瘤新辅助化疗的意义很明确,但对于肿瘤体积较小本身即适合保乳手术的患者,新辅助化疗有怎样的作用仍需要进一步探讨。一般认为新辅助化疗后能够进行保乳治疗的指征应当与直接能够进行保乳治疗的指征相同,即保证完整切除肿瘤和获得良好美容效果的同时,患者能够完成保乳治疗过程。至少进行 2 个周期的新辅助化疗后再对肿瘤的治疗反应性进行评估。新辅助化疗 2～8 个周期后,如果局部情况符合保乳指征,可以考虑进行保乳手术。通过查体、超声、钼靶检查获得的残余肿瘤信息与标本病理结果的一致性较差。乳腺 MRI 是目前评价乳腺癌对新辅助化疗反应的最好方法。乳腺 MRI 对新辅助化疗后残余肿瘤探查的准确性为 76%,阳性预测值和阴性预测值分别为 90%和 44%。新辅助治疗后部分病例肿瘤退缩,可能出现临床触诊不清的情况,可以采用影像引导金属针定位、化疗前体表纹身等方法进行定位。化疗后保乳手术的禁忌证为弥漫的乳腺内微小钙化灶,多灶肿瘤残留,患者有放疗禁忌证等。通过对肿瘤的分子生物学特性进行研究,新辅助治疗前准确判断治疗的敏感性也是未来的研究方向。新辅助内分泌治疗的最佳用药时限还需要大样本前瞻性对照试验来论证;新辅助内分泌治疗的药物选择也需要进一步的研究与论证。

(胡　薇)

**述评**　新辅助化疗在可手术切除乳腺癌患者中得到应用,目的是减小肿瘤体积,避免切除乳房,增加保乳治疗的机会。但肿瘤体积较小本身即适合保乳手术的患者,新辅助化疗有怎样的作用仍需要进一步探讨。

(胡　薇　施俊义)

**保乳手术治疗多灶性乳腺癌的临床研究**[中国微创外科杂志,2010,10(12):1073]　段煜飞等多灶性乳腺癌是指发生于乳腺的多个癌灶,其间有正常乳腺组织分隔,通常存在于同一象限。由于考虑到多灶性乳腺癌存在切缘不净和局部复发等潜在弊端,因而被列为保乳手术的相对禁忌证。但近年来的研究表明,保乳手术配合术后放化疗等综合治疗已经取得与全乳切除术相近的治疗结果。段煜飞等回顾性分析了其院 2006 年 1 月至 2009 年 6 月 12 例临床诊断Ⅰ、Ⅱ期多灶性乳腺癌行保乳手术的Ⅰ临床资料,发现多灶性乳腺癌行保乳手术的局部复发率为 8.3%,与维也纳医科大学外科学系统计的 2 082 例早期单病灶乳腺癌行保乳手术的局部复发率 7%相近。因此,只要患者选择得当,并且重视术后的放化疗等综合治疗,多灶性乳腺癌行保乳手术是基本安全可靠的。

(胡　薇)

**述评**　近年来,大量医学研究和临床试验表明,早期乳腺癌应用保乳手术能取得与全乳切除相同的治疗效果,目前在欧美国家保乳手术、全乳放疗已经成为Ⅰ、Ⅱ期乳腺癌的标准术式。早期的研究表明保乳手术治疗多灶性乳腺癌有着较高的局部复发率。因此，多灶性乳腺癌被列为保乳手术的绝对或相对禁忌证。Cho 等报道强调保证切缘阴性和术后局部放疗是获得满意局部复发率控制的关键，并认为只要措施得当，多灶性乳腺癌不应成为保乳手术的禁忌证。该文也回顾性分析了多灶性乳腺癌行保乳手术的临床经验，认为只要患者选择得当，并且重视术后的放化疗等综合治疗，多灶性乳腺癌行保乳手术是基本安全可靠的。但多灶性乳腺癌能否成为保乳手术的适应证，有待于更大型的前瞻性研究来证实。

（胡　薇　施俊义）

**腹壁下动脉穿支皮瓣在乳腺癌术后一期乳房再造中的应用**[中国现代手术学杂志，2011，15(3)：183]　付忠平等对 17 例乳腺癌患者行根治术或改良根治术并同期应用腹壁下动脉穿支皮瓣游离移植（deep inferior epigastric perforator，DIEP）再造乳房。其中Ⅱ期 9 例，Ⅲ期 7 例，Ⅳ期 1 例，行改良根治术Ⅰ式 13 例，Ⅱ式 2 例，常规根治术 2 例。Ⅲ、Ⅳ期患者术前常规新辅助化疗 2～3 周期。10 例术后行放化疗。结果全部皮瓣均成活，再造乳房外形可，弹性好，无脂肪液化、皮瓣挛缩变形；无腹壁疝和腹壁膨出。15 例获随访，平均 2.4(1～5)年，1 例 2 年后死于全身转移，1 例 8 个月后胸壁局部复发放弃治疗。结论乳腺癌术后一期应用 DIEP 皮瓣游离移植再造乳房，具有皮瓣血运良好、再造乳房外形满意、腹部供区并发症少，可同时行腹壁整形等优点，是乳腺癌术后乳房再造的理想方法之一。且放化疗不影响皮瓣的成活。

（胡　薇）

**述评**　乳腺癌乳房切除术后乳房再造按时机可分为即刻再造术和二期再造术。重建包括自体组织重建和假体重建两大类。乳腺癌术后一期应用 DIEP 皮瓣游离移植再造乳房，具有皮瓣血运良好、再造乳房外形满意、腹部供区并发症少，可同时行腹壁整形等优点，但对适合该术式患者的选择有待商榷，尤其Ⅳ期患者是仅植皮覆盖，还是采用 DIEP 移植，对术后局部复发的观察有无影响，仍需大样本分析。

（胡　薇　施俊义）

**乳腺癌腋窝淋巴结清扫术中选择性保留上肢淋巴结对预防上肢淋巴水肿的作用**[中国普外基础与临床杂志，2011，18(6)：646]　王志华等将 2007 年 8 月至 2010 年 1 月期间 124 例早期乳腺癌患者按手术时间被分为两期进行临床研究。患者均于淋巴结清扫前于患侧进行上肢淋巴定位，即所有患者术前 30 min 于患侧前臂皮下注射亚甲蓝 5 ml，按摩注射部位 5 min 以促进淋巴引流。约 1 h 后行腋窝淋巴结清扫时，打开腋筋膜，观察并记录腋窝淋巴结和淋巴管蓝染情况，并认定上肢淋巴结为沿腋静脉外侧段分布的蓝染淋巴结。一期（2007 年 8 月至 2008 年 7 月）患者 22 例行常规 AI ND，术中分检出上肢淋巴结和水平Ⅱ淋巴结，水平Ⅱ淋巴结进行术中印片细胞学和冰冻切片病理检查。术后分别对水平Ⅰ、Ⅱ、Ⅲ和上肢淋巴结进行常规病理检查，以评估 ALND 过程中保留上肢淋巴结的可行性。二期（2008 年 8 月至 2010 年 1 月）患者 102 例，用抽签法随机分为对照组和选择性保留上肢淋巴结组（保留组）。对照组患者 30 例，所有操作同一期患者；保留组患者 72 例，术中印片细胞学检查和冰冻切片病理学检查确定无水平Ⅱ淋巴结转移且可见蓝染者施行保留上肢淋巴结的 ALND。观察记录二期的 2 组患者术后上肢淋巴水肿发生情况。124 例患者术中可见上肢淋巴结蓝染者 119 例(96.0%)，术中水平Ⅱ淋巴结联合病理学检查与术后常规病理学检查的符合率为 99.2%(123/124)。一期患者及二期对照组患者术后病理学检查无水平Ⅱ淋巴结转移者均未发现上肢淋巴结转移。术后 6 个月时对照组和保留组患者中施行腋窝水平Ⅰ、Ⅱ淋巴结清扫者的上肢淋巴水肿发生率分别为 18.2%(4/22)和 2.0%(1/51)，差异有统计学意义($\chi^2=6.34$，$P<0.05$)。结论：亚甲蓝上肢淋巴定位可有效显示腋窝上肢淋巴结。术中可选择无水平Ⅱ淋巴结转移的患者施行保留上肢淋巴结的 ALND，可有效预防上肢淋巴水肿的发生。

（胡　薇）

**述评**　上肢淋巴水肿是乳腺癌行腋窝淋巴结清扫术后较为常见的远期并发症，临床上处理比较棘手，尚没有很好的办法进行有效的治疗，因此有效的预防显得尤为重要；新近的研究显示，对于早期乳腺癌患者是否行腋窝淋巴结清扫存在争论，本研究通过对腋窝淋巴结染色标记，尝试改进腋窝淋巴结清扫范围，降低上肢淋巴水肿的发生，并且得到了有意义的结果，给我们临床研究提供新的思路，值得进一步的研究。

（刘夕水　施俊义）

**中国乳腺癌前哨淋巴结活检验证阶段研究结果的系统评价**[中华医学杂志，2011，91(6)：361]　郑刚等以国内公开发行的期刊为依据，以“乳腺肿瘤（breast tumor）”、“前哨淋巴结（SLN）”、“前哨淋巴结活检术（SLNB）”为关键词，文献截取时间为 1999 年 1 月至 2005 年 12 月，通过中国生物医学文献数据库（CBM）、万方数据库和 CNKI 检索系统进行检索。对检出的文献进行筛选，共入选与乳腺癌前哨淋巴结活检研究相关的 88 篇论著类文献，增加 2 篇新近与乳腺癌前哨淋巴结活检研究相关文献。采用 SPSS 10.0 统计学分析软件进行统计前哨淋巴结活检的成功率，准确性，假阴性率及灵敏度等指标。所有患者（共 6 282 例）SLNB

检出成功率为 90.82%(5 705/6 282),总体假阴性率为 9.69%(259/2 671)。前哨淋巴结对腋窝淋巴结状况预测的总体敏感性、特异性、假阳性率、准确性、阴性预测值及阳性预测值分别为 90.30%、99.64%、0.41%、86.52%、92.11%及 99.55%。结论:SLNB 能够准确预测腋窝淋巴结的转移状况;SLNB 检出率与患者年龄和肿瘤部位有相关性,检出率和假阴性率均与示踪剂注射部位无关,联合法具有较高的检出率和较低的假阴性率;SLN 更有可能是乳房整个器官的 SLN,而非乳房某个具体部位的 SLN,SLN 的解剖学定位是固定的,与示踪剂注射的部位无关,也即与原发肿瘤的部位无关。

(胡　薇)

**述评**　SLNB 技术已成为乳腺癌外科治疗的重要手段,乳腺癌 SLNB 能够准确定位、检取前哨淋巴结。影像学检查和病理检测技术的发展有助于 SLN 状态的评估,SLNB 的适应证正在不断扩大,该技术并发症少,能够准确判定腋窝分期,指导选择性的腋窝淋巴结清扫。但其操作尚需进一步规范,以降低假阴性的发生;假阳性和有争议的适应证问题仍需继续关注。

(刘夕水　施俊义)

**乳腺癌前哨淋巴结术中分子诊断的研究**[中华医学杂志,2011,91(2):81]　王永胜等 2009 年 2 月至 6 月,联合全国 6 家乳腺中心,对 479 例乳腺癌患者进行了乳腺癌前哨淋巴结术中分子诊断(GenesearchTM BLN Assay, BLNa)的研究。SLN 均垂直于长轴切割为 1.5～3 mm 组织块,术中奇数组织块行 BLNa 检测,术后偶数组织块行逐层切片病理检测,采用间隔 150 um 的逐层切片 HE 染色,每个组织块取 6 张切片。214 例患者的偶数组织块行术中快速冰冻病理(FS)检测,156 例患者的所有组织块术中行印片细胞学(TIC)检测。BLNa 操作呈现良好的学习曲线,各中心的敏感性和特异性差异均无统计学意义(分别 $P=0.672$;$P=0.628$),中位操作时间约 35 min。以病例数为统计对象分析,BLNa 的准确性、敏感性、特异性、阳性预测值和阴性预测值分别为 91.4%、87.5%、92.9%、81.8%、95.3%,其敏感性与 FS 相似(84.5%,$P=0.576$),显著优于 TIC(75.0%,$P=0.049$)。以淋巴结数为统计对象分析,BLNa 的准确性、敏感性、特异性、阳性预测值和阴性预测值分别为 93.0%、85.6%、94.6%、76.6%、96.9%,其敏感性与 FS 相似(84.9%,$P=0.885$),显著优于 TIC(70.0%,$P=0.007$)。对于伴有宏转移的 SLN,BLNa 的敏感性为 93.6%,与 FS 相似(95.6%,$P=0.558$),显著优于 TIC(80.9%,$P=0.011$);对于伴有微转移的 SLN,BLNa 的敏感性为 57.5%,有优于 FS 和 TIC 的趋势(分别 44.4%,$P=0.356$;30.8%,$P=0.094$)。结论:GeneSearch™ BLN Assay 检测快速,易于操作,具有较高的准确性和可重复性,其敏感性优于 FS 和 TIC,可作为 SLN 术中诊断的首选。

(胡　薇)

**述评**　乳腺癌腋窝淋巴结的转移状况是乳腺癌患者最有价值的预后因素。乳腺癌前哨淋巴结活检术的开展有望替代腋窝淋巴结清扫术,从而减少甚至避免腋窝淋巴结清扫带来的疼痛、麻木、水肿、运动障碍等并发症。常规病理技术无法确定存在于淋巴结的微转移灶,而这些微转移灶对乳腺癌的诊断、分期复发与预后判断、综合治疗的选择具有极其明显的意义。较高的假阴性率是前哨淋巴结活检的不利因素,不仅导致分期不准确,更重要的是影响了患者最佳治疗方案的制定。对前哨淋巴结微转移的检测可以提高分期的准确性,改变一部分患者的治疗决策。

(刘夕水　施俊义)

**超声引导下乳腺肿物 Mammotome 切除活检1 200 例报告**[中国实用外科杂志,2011,31(1):94]　王建东等总结了 2005 年 10 月至 2009 年 9 月中国人民解放军总医院普通外科 1 200 例病人 2 836 个超声检查 BI-RADS 3～4 级的乳腺病灶(3 级 2 615 个,4 级 221 个)实施的 Mammotome 切除活检手术,分析了其效果及应注意的问题、手术操作技巧。1 190 例病人的 2 826个病灶为良性。乳腺癌 9 例,分别接受乳腺癌保乳或改良根治术。交界性叶状肿瘤 1 例,再次手术行局部扩大切除术。良性病变者术后 3、6 个月时复查,随访时间 3～48 个月,平均 16 个月。乳腺外观均无变化,触觉正常。有 9 例(0～32%)出现病变残留。结论:超声引导下 Mammotome 切除活检可以彻底切除乳腺良性肿瘤,严格掌握 Mammotome 切除活检手术的适应证、清晰的立体观念、超声图像与肉眼观察手术标本相结合,有助于彻底切除肿瘤。

(胡　薇)

**述评**　随着乳腺癌早期诊断技术的不断进步,使乳腺癌的早期发现越来越多。Mammotome 抽取的标本量是普通粗针的 8 倍,且完整、连续,诊断准确率高,是目前对于钙化灶和微小肿块活检较好的办法。对于恶性病变,行 MMT 切除尚存在争议,建议只作为恶性病变的诊断手段,不能代替手术活检。

(胡　薇　施俊义)

**戈舍瑞林联合阿那曲唑作为一线内分泌方案治疗绝经前伴中、高危复发转移因素乳腺癌的临床研究**[中国癌症杂志,2011,21(3):225]　陈德滇等分析其中心 2002 年至今应用戈舍瑞林联合阿那曲唑作为绝经前伴中、高危复发转移因素的 68 例乳腺癌患者一线内分泌治疗方案的疗效和预后。应用戈舍瑞林 3.6 mg，每 28 d 皮下注射 1 次；阿那曲唑 1 mg 口服，每天 1 次，28 d 为 1 个周期。所有患者按期评价疗效和不良反应。68 例患者中 2 例出现肿瘤复发转移，其余 66 例患者随访至今未出现肿瘤复发转移；中位治疗时间为 3.6 年，中位随访时间为 48 个月，无病生存率(DFS)为 97.1%，总生存率(OS)为 98.5%。结论：戈舍瑞林联合阿那曲唑治疗绝经前伴有中、高危复发转移因素乳腺癌疗效肯定，不良反应较轻，是一种有效的一线内分泌治疗药物。

(胡　薇)

**述评**　国外大型临床试验证实第三代芳香化酶抑制剂阿那曲唑，对于绝经后乳腺癌患者疗效优于他莫昔芬。戈舍瑞林是促黄体激素释放激素类似物，是一种可逆性卵巢去势药物。绝经前乳腺癌患者戈舍瑞林联合芳香化酶抑制剂作为一线内分泌治疗方案(俗称"双得治疗")，尤其是对伴中、高危复发转移因素患者，其疗效是否优于其他治疗方案仍需要其他大型、多中心性的临床研究来证明。

(胡　薇　施俊义)

**曲妥珠单抗在乳腺癌治疗中的进展**[外科理论与实践，2011，16(1)：92]　周琼等对曲妥珠单抗在乳腺癌治疗中的进展综述了关于如何在曲妥珠单抗辅助治疗中选择合适的联合化疗方案并将其运用于合适的人群目前尚难以定夺。对于 HER2 阳性的乳腺癌病人，应尽早在辅助化疗中联合使用曲妥珠单抗，以最大限度提高疗效。另外，就目前而言，尚无曲妥珠单抗与蒽环类药物合用的资料，因此是否需在临床实践中尽早以紫杉类药物替换蒽环类药物，如采用 CEF-T 或 TC 等方案，从而使曲妥珠单抗尽早参与辅助治疗方案中，目前尚不得而知，仍有待进一步临床研究证实。由于 HERA 试验结果显示，延迟曲妥珠单抗治疗对处于无病生存的病人仍有获益。因此，认为尽早使用曲妥珠单抗治疗获益较大，而后续接受曲妥珠单抗治疗的病人仍可从治疗中获益，所以对于辅助化疗已结束但尚未复发、转移的病人，仍然可使用 1 年曲妥珠单抗辅助治疗。

(胡　薇)

**述评**　作为乳腺癌治疗领域中的第一个靶向药物-曲妥珠单抗的出现和投入临床应用毫无疑问具有划时代的意义，其标志着肿瘤治疗更趋精确化。虽然目前曲妥珠单抗在联合方案的制订、治疗时机的把握及适用人群的选择等方面仍存在一些争议，但随着研究的不断深入，这些问题都将迎刃而解。同时，随着新兴靶向药物如拉帕替尼和贝伐单抗(avastin)等研究的开展，必定会有更多具有针对性的药物出现，从而为改善乳腺癌病人的预后带来更多希望。

(胡　薇　施俊义)

**72 例乳腺浸润性乳头状癌的临床分析**[中国肿瘤临床，2011，38(6)：349]　耿姗姗等收集了 2000 年 4 月至 2008 年 1 月天津医科大学附属肿瘤医院乳腺科收治的 72 例乳腺浸润性乳头状癌患者的临床病理资料，分析影响浸润性乳头状癌腋窝淋巴结转移的临床病理因素。Kaplan-Meier 法计算生存率，Log-rank 检验进行生存率显著性检验，Cox 比例风险模型用于单因素、多因素分析，评价各因素对预后的影响。72 例乳腺浸润性乳头状癌的 3 年、5 年生存率分别为 89.7%、83.7%。肿瘤大小及病程长短与浸润性乳头状癌腋窝淋巴结的转移存在相关性。单因素生存分析显示：ER、PR 的表达状况及治疗方法的选择是影响乳腺浸润性乳头状癌预后的相关因素。Cox 多因素分析则显示仅治疗方法的选择是影响预后的独立因素。结论：乳腺浸润性乳头状癌是一种多发生于绝经后妇女、预后较好的浸润性特殊型癌，其治疗方法的选择对患者的预后有重要影响，该类型乳腺癌应在个体耐受的情况下行手术联合其他治疗方法的综合治疗以提高患者的生存率。

(胡　薇)

**述评**　乳腺浸润性乳头状癌是一种多发生于绝经后妇女、预后较好的浸润性特殊型癌，与普通浸润性导管癌有类似的治疗策略。与之有一字之差的乳腺癌浸润性微乳头状癌是乳腺癌中的少见类型，易发生淋巴结转移，预后较差。

(刘夕水　施俊义)

**被膜松解术治疗重度乳腺增生**[临床医学研究，2010，27(11)：2149]　谢笃英等对其院收治的 156 例重度乳腺增生病人行被膜松解术治疗。137 例患者治疗后有明显的改善，而有 14 例患者术后改善不明显或无效，另有 5 例病人因术中快速病检发现不典型增生或恶变改行其他术式。结论：被膜松解术对重度乳腺增生病人有明显治疗作用，具有推广的价值。

(胡　薇)

**述评**　乳腺增生症是女性常见的乳腺良性病变，多以药物治疗，可以缓解病情；其有一定的恶变风险，尤其是重度的增生症，目前外科手术治疗的文献报道较少、治疗经验有限；外科治疗的适应证宜慎重，疗效有待进一步验证。

(胡　薇　施俊义)

**赫赛汀对乳腺癌 SK-BR3 细胞 Notch-1 信号通路的影响及意义**[中国肿瘤临床，2011，38(11)：626]　韩铭等选用 HER-2 过表达乳腺癌 SK-BR3 细胞及 HER-2 非过表达乳腺癌 MDA-MB-231 细胞，免疫细胞化学法和 Western blot 法检测两细胞株中 Notch-1 蛋白的表达；应用赫赛汀处理 SK-BR3 细胞，Western blot 法检测 HER-2、Notch-1 通路活性分子 Notch-1$^{IC}$ 的蛋白表达；RT-PCR 法检测 Notch-1 靶基因 HES-1 mRNA 的表达；免疫共沉淀法检测 SK-BR3 细胞中 Notch-1 与 HER-2 是否存在相互作用。结果：Notch-1$^{IC}$核定位水平及 Notch-1$^{IC}$蛋白表达水平在 HER-2 过表达乳腺癌细胞(9.37±0.64)中明显低于 HER-2 非过表达乳腺癌细胞(21.66±1.11)，$P<0.01$；赫赛汀处理 SK-BR3 细胞后，与未处理组比较，细胞内 Notch-1$^{IC}$蛋白及 HES-1 mRNA 水平均明显增高($P<0.01$，$P<0.01$)，HER-2 蛋白表达水平在处理前后未发生明显变($F=0.973$，$P>0.05$)：免疫共沉淀结果显示 Notch-1 与 HER-2 蛋白之间存在共沉淀。结论：Notch-1 蛋白在 HER-2 过表达乳腺癌细胞中活性下降；HER-2 与 Notch-1 结合，可能负性调控 Notch-1；赫赛汀活化的 Notch-1 信号通路，可能与细胞耐药发生有关。

（胡　薇）

**述评**　伴随着赫赛汀的广泛应用，其肿瘤细胞的耐药性逐渐成为临床的难题，其发生机制尚不清楚，Notch-1 蛋白的表达与 Notch-1 信号通路的活性密切相关，本研究通过对 Notch-1 蛋白和 HER-2 蛋白的共表达的分析提示，Notch-1 信号通路的调控在赫赛汀耐药机制中的具有重要作用，值得进一步深入研究。

（刘夕水　施俊义）

**雌二醇联合睾丸酮对乳腺癌 MCF-7 细胞增殖和凋亡的影响**［肿瘤，2011，31(3)：192］　李云涛等将 10 mol/L雌二醇和 $10^{-5}$、$10^{-7}$、$10^{-9}$ 和 $10^{-11}$ mol/L 睾丸酮单独或联合作用于乳腺癌 MCF-7 细胞 24、48 和 72 h，MTT 法检测细胞的生长情况，FCM 检测细胞周期和细胞凋亡的情况，以及 cyclinD1 和雄激素受体(AR)蛋白的表达情况。结果：雌二醇可促进 MCF-7 细胞的增殖。高浓度($10^{-5}$ mol/L)睾丸酮可抑制细胞增殖，并抑制雌二醇促细胞增殖的作用；低浓度($10^{-9}$ mol/L)睾丸酮可促进 MCF-7 细胞增殖，并增强雌二醇的促细胞增殖作用。雌二醇联合 $10^{-5}$ mol/L 睾丸酮作用 48 h 后促使细胞周期由 $G_1$ 期进入 S 期，细胞凋亡率上升，cyclinD1 蛋白的表达上调，AR 蛋白的表达未见明显变化。结论：雌二醇联合高浓度睾丸酮可抑制乳腺癌细胞的增殖和促进细胞凋亡，可能与上调细胞 cyclinD1 蛋白的表达有关。

（胡　薇）

**述评**　在乳腺癌的发生发展过程中，雌激素的作用占有着重要地位，其促进乳腺癌的发生发展已被大家所公认；但是临床上，有一部分雌激素受体阳性的乳腺癌患者，表现为肿瘤恶性程度高、内分泌治疗效果不佳，其原因尚不清楚；本研究给我们提供一个新的思路，是否在乳腺癌的发生发展中，雄激素也起到重要作用，其机制有待进一步研究证实。

（胡　薇　施俊义）

**乳腺癌间质成纤维细胞 α-SMA 表达的意义**［重庆医学，2010，39(23)：3195］　徐继等通过免疫组化的方法检测 α-平滑肌肌动蛋白 SMA 在乳腺癌及正常乳腺组织间质中的表达，结合 5 年随访资料分析 α-SMA 表达与浸润性导管癌预后的关系。α-SMA 在原位癌间质成纤维细胞和早期浸润性导管癌表达阳性率分别为 12.5 %(2/16)，42.9 %(9/21)，两者差异有统计学意义($P<0.05$)；α-SMA 在浸润性导管癌间质与原位癌及早期浸润癌表达差异均有统计学意义($P<0.01$)。在浸润性导管癌中，α-SMA 在Ⅲ期、Ⅳ期表达阳性率高于Ⅰ期、Ⅱ期，差异有统计学意义($P<0.05$)。对 68 例浸润性导管癌进行生存分析，α-SMA 表达阴性组 5 年生存率高于 α-SMA 表达阳性组，两者差异有统计学意义($P<0.05$)。结论：α-SMA 与乳腺癌浸润机制有一定关系，可能是影响乳腺癌预后的因素之一。

（胡　薇）

**述评**　目前各类癌肿转移研究中的上皮间质化得到众多研究者的关注。关于乳腺癌间质成纤维细胞 α-SMA 蛋白的研究较少，已有的文献报道，α-SMA 蛋白的表达与乳腺癌的分期、浸润转移及预后存在密切的相关性，但其作用机制仍知之甚少，有待进一步研究。

（胡　薇　施俊义）

# 腹壁和腹腔

本年度收集论文196篇，纳入一年回顾62篇，占32%；收入文选10篇，占5.1%。

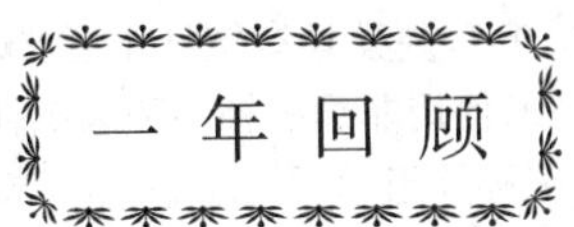

## 一、腹壁

### (一) 腹外疝

腹股沟疝是外科最常见疾病之一，然而关于其发生的确切原因尚未完全阐明。近年研究表明，结缔组织代谢异常参与了腹股沟疝，尤其是直疝的发生。李剑等[1]比较弹性蛋白和原纤维蛋白-1在腹股沟直疝及斜疝患者腹横筋膜的表达与分布，探讨腹股沟疝的发病机制。作者应用免疫组织化学方法检测行疝修补术的30例患者腹横筋膜中弹性蛋白及原纤维蛋白-1的表达与分布(其中直疝13例，斜疝17例)。结果发现，直疝患者腹横筋膜弹性蛋白及原纤维蛋白-1含量较斜疝患者明显下降($P<0.05$)，显示腹股沟直疝患者腹横筋膜弹性蛋白与原纤维蛋白-1的表达异常。基质金属蛋白酶(MMPs)是一组锌依赖的肽链内切酶，可以敏感地降解几乎所有的细胞外基质。其中基质金属蛋白酶-2(MMP-2)又称为明胶酶A，主要降解胶原蛋白Ⅰ、Ⅱ、Ⅲ和弹力蛋白等。张杨等[2]通过分析对照组、直疝组和斜疝组中MMP-2表达和含量与腹横筋膜、腹外斜肌腱膜组织中胶原Ⅰ、Ⅲ含量及各组中的水平差异，探讨MMP-2与成人腹股沟疝的关系。切取40例开放式手术患者腹横筋膜组织和腹外斜肌腱膜组织，其中腹股沟斜疝25例，腹股沟直疝15例，无疝患者10例，同时分别抽取外周血。采用免疫组化、ELISA方法，检测MMP-2在各组织中的表达和血清中的含量、组织中Ⅰ型胶原含量；放射免疫法检测组织中Ⅲ型胶原含量。结果显示，对照组MMP-2弱表达，斜疝组MMP-2阳性表达，直疝组表达最强；血清MMP-2两两比较，差异均有显著性($P<0.05$)；与对照组相比，直疝组组织中Ⅰ型胶原含量和Ⅰ/Ⅲ型胶原比值下降，差异均有显著性($P<0.05$)；与对照组相比，直疝组Ⅲ型胶原含量增加，差异有显著性($P<0.05$)。认为MMP-2对腹横筋膜、腹外斜肌腱膜组织胶原的降解作用与成人腹股沟疝，尤其是直疝的形成有相关性。脱细胞组织基质材料生物补片是以同种或异种皮肤、小肠黏膜下组织或其他胶原基质为材料，经过脱细胞处理后，具有较强的抗张力和良好的生物相容性的生物补片。申英末等[3]* 回顾性分析60例6～18岁腹股沟疝患者的临床资料，以探讨脱细胞组织基质材料生物补片在该年龄段人群腹股沟疝治疗中的应用价值。60例患者分为试验组和对照组，每组30例。试验组男性24例，女性6例；平均年龄(10.5±3.2)岁；按照Gilbert分型：Ⅰ型疝2例，Ⅱ型疝22例，Ⅲ型疝6例；疝环最大直径1.0～3.0 cm，平均(2.3±0.5)cm。对照组男性25例，女性5例；平均年龄(9.8±3.0)岁；Ⅰ型疝8例，Ⅱ型疝20例，Ⅲ型疝2例；疝环最大直径1.0～2.8 cm，平均(2.0±0.6)cm。试验组应用脱细胞组织基质材料生物补片行腹股沟疝Lichtenstein平片无张力修补术，对照组行传统的单纯疝囊高位结扎术治疗。结果显示，试验组手术时间(39±4)min，对照组手术时间(36±4)min。试验组手术时间长于对照组($P=0.001$)，而两组术后24 h VAS评分和术后留院时间无差异($P>0.05$)。随访观察14～20个月，未出现生物材料过敏病例，未出现伤口感染、慢性疼痛或局部异物感。试验组术后出现阴囊积液3例，无复发；对照组出现阴囊积液2例，复发2例。认为在6～18岁儿童和青少年腹股沟疝患者的治疗中，应用生物补片行平片无张力疝修补手术效果良好，不增加伤口感染、阴囊积液、慢性疼痛或局部异物感等并发症。

腹腔镜腹股沟疝修补术具有疼痛轻、恢复快、肠粘连发生率低等优点,临床应用日趋广泛。刘伟红等[4]采用Meta分析方法,系统评价腹腔镜腹股沟疝修补术中应用钉合与免钉合技术的疗效。该研究共纳入8个随机对照试验。Meta分析结果显示,钉合组与免钉合组疝修补术后复发率(RR=1.24,95%CI: 0.36~4.26,$P=0.74$)、并发症发生率(RR=1.18,95%CI: 0.84~1.65,$P=0.34$)、术后恢复正常活动天数(MD=0.14,95%CI: 0.16~0.44,$P=0.37$)均无差异,但钉合组手术时间长于免钉合组(MD=4.52,95%CI: 1.46~7.59,$P=P=0.004$ MD. 95%CI均为统计学用语),且手术费用高,两组患者术后疼痛情况尚不确定。提示钉合与免钉合技术的临床疗效无明显差异,但钉合技术所需手术时间更长,费用更高,术后疼痛仍需更多设计合理的大样本随机对照试验加以明确结论。伍波等[5]回顾性分析腹股沟疝完全腹膜外腔镜疝修补术(total extraperitoneal hernia repair, TEP)和疝环充填式无张力疝修补手术(mesh-Plug)方法的优缺点。方法:将89例行腹腔镜疝修补术组(TEP组)与80例行疝环充填式修补术组(Plug组),就其手术时间、住院时间和恢复工作时间以及各种并发症进行比较。随访时间6~24个月。结果:与Plug组比较,TEP组住院时间短,恢复工作时间快,术后疼痛较轻($P<0.05$),慢性疼痛出现较少。单侧手术时,TEP组比Plug组手术时间长($P<0.001$),但在双侧手术时两组差异无统计学意义($P>0.05$)。Plug组住院费用较TEP组低($P<0.001$)。TEP组复发1例(1.1%),Plug组复发1例(1.3%),两组复发率差异无统计学意义。认为腹腔镜疝修补术是一种安全而有效的微创疝修补手术,较疝环充填式无张力疝修补术后疼痛更轻,恢复时间短,对双侧疝修补更具有优势。术后并发症和复发率两者并无差别。宫轲等[6]比较开腹填充式无张力腹股沟疝修补术与两种腹腔镜腹股沟疝修补术的疗效。作者将164例患有单侧原发性腹股沟疝的患者术前随机分成3组:开腹无张力填充式腹股沟疝修补术组(开腹疝修补术组)、腹腔镜经腹腔腹膜前腹股沟疝修补术(TAPP)组和腹腔镜完全腹膜外腹股沟疝修补术(TEP)组,将临床资料进行对比研究。其中62例行开腹疝修补术,50例行TAPP,52例行TEP,平均随访(16±8)个月。结果显示,开腹疝修补术组的平均手术时间明显短于两种腹腔镜手术组($P<0.01$);住院费用也明显低于腹腔镜组($P<0.01$)。而开腹疝修补术组的术后疼痛评分明显高于两种腹腔镜手术组($P<0.01$);术后住院时间及完全恢复时间也明显长于腹腔镜组($P<0.01$)。三组均无手术严重并发症及术后复发。认为3种疝修补术治疗单侧原发性腹股沟疝是安全有效的。王明刚等[7]* 回顾性分析60例初发腹股沟疝患者行腹腔镜疝修补手术治疗的临床资料,以探讨非编织补片在腹股沟疝腹腔镜疝修补术中应用的安全性、有效性以及术后合并症情况。60例患者被分为两组,非编织补片组30例,按Gilbert分型,其中Ⅱ型疝3例,Ⅲ型疝19例,Ⅳ型疝7例,Ⅶ型疝1例;编织补片组30例,其中Ⅱ型疝3例,Ⅲ型疝22例,Ⅳ型疝5例。60例患者手术无中转,非编织补片组和编织补片组平均手术时间、术后住院天数、术后血清肿以及住院费用方面差异均无统计学意义,术后慢性疼痛非编织组1例(3.3%)明显少于编织组3例(10%),编织组异物感5例(16.7%)明显高于非编织组2例(6.7%)。术后超声实测补片1、3、6、9个月横径皱缩变化,术后1个月起非编织组补片横径皱缩明显低于编织组($P<0.05$),差异具有统计学意义。作者认为,腹腔镜疝修补术使用非编织补片和编织补片均是安全有效的,非编织补片组术后皱缩率、术后慢性疼痛和异物感的发生率低于编织补片组。

申英末等[8]探讨化学性医用胶在腹股沟疝无张力修补术中的应用价值。将100例腹股沟疝患者分为两组,每组50例,试验组使用化学性医用胶在平片无张力疝修补术中将补片与腹股沟管后壁黏合固定,并涂抹创面止血。对照组使用传统缝合方法固定补片。术后所有患者均获随访,随访时间12~18个月,两组均无伤口感染,无复发。手术时间:试验组(38±5)min,对照组(42±5)min;术后24 h的疼痛VAS评分,试验组2.5±0.6,对照组2.8±0.8;试验组术后局部血肿2例,未出现慢性疼痛,对照组术后血肿8例,慢性疼痛6例,差异均有统计学意义($P<0.05$)。认为在腹股沟疝平片无张力修补术中应用化学性医用胶黏合固定补片和创面止血效果良好,不增加术后复发率,可节省手术时间和减轻术后疼痛,减少术后局部血肿的发生。唐黎明等[9]评价改变外形的网塞补片在腹股沟疝腹膜前间隙修补中的安全性和有效性。作者将134例原发腹股沟疝患者,138个疝,分为两组,实验组67例(70侧)疝,采用网塞补片行Rutkow术;对照组67例(68侧)疝,采用外形改良的网塞补片对腹股沟疝进行腹膜前间隙的修补。术后127例得到随访,随访率95%。随访时间2~18个月,平均9.2个月。两组比较在手术时间、术中出血量、住院时间,术后总并发症方面,差异均无统计学意义;术后实验组疼痛轻于对照组,术后第2天疼痛分数差异有统计学意义($P=0.048$)。两组在随访期内均无复发。认为运用改良的网塞补片行腹膜前间隙修补治疗腹股沟疝与传统术式同样安全有效,在舒适性上更具优势。景圆圆等[10]回顾性分析采用聚丙烯疝环充填物及补片修补的1 826例腹股沟疝的临床资料。该组平均手术时间45 min(34~

84 min)；术后平均住院时间 6.4d(4～16d)；阴囊血肿发生率 0.7%(13/1 826)；伤口感染率 0.2%(5/1 826)；腹股沟区慢性疼痛发生率 0.8%(15/1 826)。获得随访 1 628 例，随访率 89.2%，随访时间平均 78 个月(3～127 个月)，复发率为 0.5%(8/1 628)；无手术死亡。认为疝环充填式无张力腹股沟疝修补术是一种操作简单，效果确切，术后复发率低的理想术式。郭志义等[11]回顾性分析 80 例应用下腹正中切口行腹股沟双侧疝和(或)复杂疝(复发疝、复合疝)修补患者的临床资料。该组均采用经腹膜前修补法行无张力疝修补术。单侧疝手术时间为(30±10.2)min，双侧为(50±17.5)min。术后均无缺血性睾丸炎、疼痛等并发症。随访 3 个月，无复发。认为经下腹正中切口腹膜前腹股沟疝修补法疗效确切，术式安全、方便，尤其适合双侧疝及复杂疝患者。

疝内容物包含阑尾的一类疝称为 Amyand's 疝(AH)，此类疝在临床上并不常见，尤其是疝囊内为炎性水肿或穿孔性阑尾的病例更是十分少见。闫学强等[12]回顾性分析 17 例Ⅱ、Ⅲ型 Amyand's 疝的临床资料。该组患儿中，男性 15 例，女性 2 例；中位年龄 1.1 岁(25 d 至 6 岁 5 个月)。临床常见的表现是：腹股沟区疼痛性肿块 17 例，呕吐 9 例，发热(≥38.5℃)9 例；X 线平片显示肠梗阻 5 例；B 超表现为腹股沟区混合性包块 17 例；实验室检查 17 例患儿白细胞均升高。该组患儿顺利完成了疝环松解＋阑尾切除＋疝内容物还纳＋疝囊高位结扎术，术后恢复较快，均痊愈出院。术后病理诊断为单纯性阑尾炎 7 例，化脓性阑尾炎 8 例，坏疽性阑尾炎 2 例。随访 10 个月至 8 年，无一例疝复发。作者指出，Amyand's 疝临床较少见，Ⅰ型 AH 在处理上与一般的嵌顿疝相似，阑尾直接还纳入腹腔；Ⅱ、Ⅲ型 AH 行疝环松解＋阑尾切除＋疝内容物还纳＋疝囊高位结扎术；正确处理不同类型的 AH，是提高治愈率的关键。膀胱滑疝是腹股沟滑动性疝的一种少见病，一般占腹股沟疝的 1%～3%，但 60 岁以上的腹股沟疝患者中可达 10%。部分医师对其缺乏认识，易误认、漏诊或术中误切膀胱。杨维良等[13]回顾性分析 32 例成人膀胱滑疝患者的临床资料。该组患者均有局部不适感，存在大小不等的疝块。29 例有尿频、尿急、排尿时疝块胀痛或发胀等泌尿系症状。15 例有间断性分期排尿；29 例疝块外观呈双峰形，当膀胱充盈时疝块增大，排尿后随即缩小；32 例疝块均有波动感，叩诊呈实音。经导尿管向膀胱注入生理盐水疝块可增大，抽出则缩小；膀胱造影 26 例显示一哑铃形影像；B 超检查 29 例潴尿时显示囊性肿块的液性暗区，其中 2 例有强回声光团，认定为脱出膀胱结石。术前 29 例诊断膀胱滑疝，3 例误诊(误诊率 9.4%)。32 例经手术治愈，其中术中误切膀胱 2 例；脱出膀胱并发结石 2 例；脱出膀胱壁极度薄弱 2 例，均行脱出膀胱切除治愈。32 例随访 1～5 年均无复发。膀胱滑疝一旦确诊，均应手术治疗。手术中熟悉病理解剖、仔细辨认剥离是防止误切或漏诊的关键。

股疝的发病率在腹股沟疝之后，居腹外疝的第 2 位，占腹外疝总发病率的 3%～5%，大多见于中老年妇女，男性股疝临床甚少。吴建国等[14]回顾性分析 37 例男性股疝病例的临床资料。患者均表现为腹股沟韧带下方可复性肿块，右侧 24 例，左侧 13 例；伴有胀痛不适 29 例，发生嵌顿绞窄 19 例，合并肠梗阻 7 例。除 2 例保守治疗外，余 35 例均行手术治疗，行 McVay 疝修补术 19 例，无张力疝修补术 13 例，经股部股疝修补术 3 例。术后随访 6 个月至 5 年均无复发。作者指出，男性股疝相对较少，临床症状和体征是诊断的关键，超声可协助诊断，手术修补是唯一有效的治疗手段。乔峰等[15]回顾性分析 52 例股疝患者的临床资料，采用两种方法治疗，对比手术前后股静脉受压情况，评价其临床效用。该组股疝患者男 3 例，女 49 例。年龄 34～75 岁，平均(58±10)岁。按手术方式分为 2 组：A 组 5 例，接受疝环充填式无张力股疝修补手术；B 组 47 例，接受高位腹膜前股疝无张力修补手术。手术方法：A 组游离疝囊至颈部后还纳，把网塞(已剪除内瓣)从股管外口置入固定，注意保护股静脉；B 组游离疝囊颈部以上的腹膜前间隙，疝囊推入腹腔，将聚丙烯网塞充分展平置于腹膜前间隙内，网塞的内瓣与联合肌腱弓内侧腹横筋膜、耻骨梳韧带及 Henle 韧带缝合固定；尽量修复腹横筋膜，将平片于子宫圆韧带(或精索)后方铺平后缝合固定。A 组术后股静脉内径及血液流速较术前无明显变化；B 组术后股静脉内径比术前内径增大，差异有统计学意义($P<0.01$)，术后股静脉血流速度较术前明显减缓($P<0.01$)。术后 A、B 两组比较：术前术后内径及血液流速改善的差异均有统计学意义($P<0.05$)。认为相对疝环充填式无张力股疝修补手术而言，旷置股环的高位腹膜前股疝无张力修补手术对股静脉的保护具有不可比拟的优势，可以在临床推广。闭孔疝是一种发病率低的腹外疝，是腹膜前脂肪或肠袢经闭孔的异常突出，占所有疝的 0.05%～0.7%，常见于老年瘦弱女性，术前误诊率高。韩晓鹏等[16]回顾性分析 46 例闭孔疝患者的临床资料。该组男 5 例，女 41 例，年龄 39～79 岁，平均58.2 岁。46 例均选择经右侧腹直肌切口剖腹入路，全部顺利完成手术。均于术中证实为闭孔疝。其中 2 例嵌顿内容物为卵巢，1 例卵巢坏死，遂行患侧附件切除术。嵌顿内容物为肠管者经疝囊松解、小肠复位、穿孔修补或切除坏死肠段并行肠吻合，6 例行肠修补术，36 例行

肠切除术,2例回纳嵌顿肠管后血供良好,故未处理。术后死亡4例,2例死于肺部感染,2例死于弥漫性腹膜炎、感染中毒性休克、水电解质紊乱致全身多器官衰竭。余病例均痊愈出院。术后发生切口感染、愈合不良7例,肠瘘1例,肺部感染5例,褥疮1例。术后随访5年,随访的42例患者中,1例于术后3年发生患侧闭孔疝,3例发生对侧闭孔疝而行手术治疗,26例5年内无复发,16例死于其他疾病。夏国兵等[17]回顾性分析25例闭孔疝患者的临床资料。该组男性4例,女性21例,年龄61～82岁,平均72岁。均因腹痛、腹胀、恶心、呕吐,以肠梗阻收住院。其中5例出现感染性休克症状,2例伴有急性肾功能衰竭。主要腹部体征: 压痛25例,反跳痛20例,肠型21例,肠鸣音亢进5例,肠鸣音减弱或消失20例。均采用剖腹探查术,手术方法为回纳疝内容物,闭孔疝修补术。8例因肠坏死,行肠切除、肠吻合术。该组23例治愈出院,2例因感染致多器官功能障碍而死亡。作者指出,由于闭孔疝疝内容物易发生嵌顿、绞窄、坏死,故临床一旦诊断,应尽早手术。

腹股沟疝修补术后的两大并发症是疝复发和慢性疼痛。王荫龙等[18]对100例原发单侧腹股沟疝病人采用单盲法进行研究。作者将病人随机分为两组,在实施Lichtenstein平片式无张力疝修补术时,一组预防性切断髂腹下神经,另一组保留髂腹下神经。在术后3、6、12个月进行随访,对比两组病人的疼痛及其他不适感。结果两组病人术后3、6、12个月时慢性疼痛发生率无统计学差异,术后6个月切断神经组病人局部麻木的发生率较高。该研究显示,为预防术后慢性疼痛,应当规范手术操作,术中注意辨认、保护腹股沟区神经。常规切断髂腹下神经不能降低术后慢性疼痛的发生率。

**(二) 腹壁疾病**

马绍英等[19]研究猪脱细胞真皮基质修复兔腹壁缺损的效果,探讨异种脱细胞真皮基质应用的可行性。方法: 健康小白猪1头,取背部及两侧皮肤制备脱细胞真皮基质。选取26只日本大耳白兔,雌雄不限,体重2.2～2.3 kg,随机分为对照组($n$=6)和实验组($n$=20)。对照组制备5.0 cm×0.5 cm腹壁缺损,单纯缝合关闭缺损。实验组制备5.0 cm×2.5 cm腹壁缺损,用同样大小的猪脱细胞真皮基质补片(简称"补片")修复,补片基底膜面朝向肠管。术后观察是否有疝形成,比较两组腹腔内脏器粘连情况,以及对照组腹壁肌筋膜单纯缝合处和实验组补片-腹壁肌筋膜吻合处的最大张力,组织学观察补片是否有纤维血管组织长入及其在体内的生物学转归。结果显示,实验动物均无疝形成。术后5周,实验组补片和腹壁融为一体,补片皮肤面和脏器面均有纤维血管组织长入,补片处于新生组织掺入重建过程。两组粘连分级比较差异无统计学意义。实验组补片-腹壁肌筋膜吻合处的最大张力与对照组腹壁肌筋膜单纯缝合处比较,差异无统计学意义。组织学观察显示,实验组补片中有大量小血管,并有中性粒细胞及淋巴细胞为主的炎性浸润,补片边缘偶见巨噬细胞,补片-腹壁肌筋膜吻合处由纤维结缔组织连接;术后6个月,补片及周围炎性反应消退,胶原纤维结构发生了改建,补片和肌筋膜层由有纤维结缔组织愈合。该研究显示补片修复兔腹壁缺损取得了较好效果,补片-腹壁肌筋膜层愈合,其吻合处的力学强度达到了自体腹壁单纯缝合的力学强度。补片修补切口疝术后可能发生感染,采用载药补片预防感染是解决方法之一。刘飞德等[20]通过制备大鼠切口疝金黄色葡萄球菌感染模型,观察固载去甲万古霉素缓释微球聚丙烯补片修补切口疝术后对感染的预防作用。采用复乳溶剂挥发法制备去甲万古霉素缓释微球,并将其固载至聚丙烯补片(50 mg/片)。扫描电镜观察去甲万古霉素缓释微球形态,采用高效液相色谱法检测微球中去甲万古霉素含量以及补片中去甲万古霉素释放率。取健康10～11周龄雄性SD大鼠40只,体重200～250 g;制备切口疝金黄色葡萄球菌感染模型,分别植入固载去甲万古霉素缓释微球聚丙烯补片(实验组,$n$=20)和聚丙烯补片(对照组,$n$=20)。术后观察两组大鼠切口愈合情况,3周时处死大鼠取补片及周围组织进行组织学观察,并进行炎症程度分级。扫描电镜观察示去甲万古霉素缓释微球形态完整,表面平滑;微球粒径较均一,64%微球粒径位于60～100 μm;去甲万古霉素载药量为19.79%。固载去甲万古霉素缓释微球聚丙烯补片表面均匀,载药量为(7.90±0.85)mg/cm$^2$,去甲万古霉素体外释放达28 d以上,累计释放率达72.6%。两组大鼠术后均存活至实验完成。22只大鼠切口发生感染,其中实验组2只(10%),对照组20只(100%);两组感染率比较,差异有统计学意义($P$=0.000)。实验组镜下见局部炎性反应不明显,炎症程度分级Ⅰ级16只,Ⅱ级4只;对照组补片有大量炎性细胞浸润,炎症程度分级Ⅱ级3只,Ⅲ级17只。两组炎症程度分级比较,差异有统计学意义($P$=0.000)。该研究显示,固载去甲万古霉素缓释微球聚丙烯补片对大鼠切口疝金黄色葡萄球菌污染具有抗感染作用。

李亮等[21]结合腹壁解剖特点,制作腹直肌肌皮瓣用于修补中线切口疝,取得与无张力修补术相当的效果,并与无张力疝修补进行了回顾性研究。该组中线中、大型切口疝48例(中型切口疝疝环最大直径>2.5 cm,≤5 cm;大型切口疝疝环最大直径>5 cm,<

10 cm)。年龄23～65岁，中型切口疝28例，大型切口疝20例，采用腹直肌肌皮瓣修补。与同期52例中、大型中线切口疝开放法肌后补片无张力修补术对照，该组年龄20～67岁，中型切口疝29例，大型切口疝23例。结果：腹直肌肌皮瓣在腹部中线切口疝修补术与补片修补术相比，在中型切口疝中，复发率分别为7.1%和3.4%；在大型切口疝中复发率分别为15.0%和4.3%，差异均无统计学意义。腹壁异物感及术后慢性疼痛观察，在中型切口疝中，皮瓣修补组发生率分别为0%和10.7%，补片修补组分别为41.3%和95.7%，差异有统计学意义（$P<0.05$）；在大型切口疝中，皮瓣修补组分别为0%和30%，补片修补组分别为34.5%和47.8%，差异有统计学意义（$P<0.05$）。该研究显示腹直肌肌皮瓣在中、大型中线切口疝修补效果与无张力修补术相当，但在减少术后不适及慢性疼痛方面具有明显优势。费阳等[22]* 回顾性分析41例腰疝患者的临床资料，通过与常规Sublay技术进行比较，分析以原切口行扩大的Sublay技术对腰疝患者进行腹壁重建的临床疗效。该研究分为扩大修补组18例及常规修补组23例，两组患者一般资料比较，差异均无统计学意义，具有可比性。手术方法：扩大修补组采用以原切口行扩大的Sublay技术修补，即将腹膜外间隙进行大范围游离，前内侧游离至腹直肌后筋膜后鞘前间隙，后内侧游离至腰大肌外缘，上方游离至进入肋弓后方，下方需暴露髂耻束及Cooper韧带。所用聚丙烯补片的大小要求能覆盖整个游离面积，并以不可吸收的Prolene线将补片的周边与腹直肌及腰大肌表面的筋膜、肋弓后方、髂耻束及Cooper韧带进行缝合固定。常规修补组采用常规Sublay技术修补，腹膜外间隙仅游离超过疝环周边3 cm范围，不进行更扩大的游离，补片放置和固定与扩大修补组基本相同。结果：扩大修补组补片面积为（618.2±40.6）$cm^2$，大于常规修补组的（512.2±36.5）$cm^2$（$P<0.05$）；两组疝环面积、手术时间及住院时间比较，差异均无统计学意义（$P>0.05$）。扩大修补组18例均获随访，随访时间17～35个月，平均26.2个月。术后1个月内发生血肿2例，血清肿1例，慢性疼痛2例，早期并发症发生率为27.8%；随访期间无腰疝复发及腹壁膨出，无晚期并发症发生。常规修补组23例均获随访，随访时间14～35个月，平均24.5个月。术后1个月内发生血清肿1例，慢性疼痛2例，早期并发症发生率为13.0%；术后1～3个月腰疝复发3例，腹壁膨出4例，晚期并发症发生率为30.4%。两组早期并发症发生率比较无无统计学差异；晚期并发症发生率比较，差异有统计学意义（$P<0.05$）。认为以原切口行扩大的Sublay技术是修补腰疝的可靠方法之一，熟悉腰区解剖、充分的补片覆盖以及妥善固定是保障手术成功的关键。剑突下切口疝被列为中线切口疝中修补难度最大的疝。单纯缝合修补术后复发率高达80%。刘飞德等[23]* 回顾性分析34例采用Sublay方法修补剑突下切口疝的临床资料。其中男性21例，女性13例，年龄42～76岁，平均53岁。切口疝病史8～62个月，平均28个月。初发疝25例，复发疝9例，复发病例先前手术方法均为缝合修补。手术修补材料为Marlex网片和ProLite网片。结果显示，34例患者均成功施行Sublay方法修补切口疝手术，6例患者术后2周内网片前有少量积液（未处理），无切口感染，所有患者伤口均一期愈合。9例术后近期修补区有牵拉感，3例有轻度的刺痛感。28例患者获得随访，随访时间7～65个月，平均35.4个月。1例患者于术后8个月复发（2.9%）。认为在剑突的后方存在疏松的脂肪组织，可在不损伤腹膜情况下打开剑突后间隙，自剑突向上游离出5 cm间隙放置补片是可行的。杨玉辉等[24]分析51例采用补片行开放式腹壁大切口疝和巨大切口疝修补术患者的临床资料。采用肌前补片修补法3例，肌肉间补片修补法3例，肌后腹膜前补片修补法39例，腹腔内补片修补法6例。手术时间109～195 min，平均135.2 min；术中出血15～90 ml，平均35.6 ml。术中无血管和内脏损伤等并发症。术后3～7 d（平均4.9 d）下床活动。住院时间7～19 d，平均9.7 d。2例患者术后出现浆液肿，经穿刺抽吸、负压吸引和腹带加压包扎后治愈。51例患者随访12～36个月（平均24.5个月），3例（5.9%）患者复发，后行开放式腹腔内补片修补手术，恢复良好，无再复发。所有病例无慢性疼痛。认为应用补片行开放式腹壁大切口疝和巨大切口疝修补术是一种安全、可靠的方法，复发率低。

造口术后并发造口旁疝的发生率一直较高，其中回肠造口旁疝的发病率约为28%，而结肠造口旁疝发病率更高达48%。吴卉等[25]回顾性分析永久性经腹膜外结肠造口术164例病人的临床资料，确诊有造口旁疝的病人9例，作为病例组；按1∶2比例匹配同样手术而未并发造口旁疝者18例作为对照组。按文献报道中的10项引起造口旁疝的危险因素，进行回顾性病例组与对照组的对照研究。该研究病人的随访率为87.2%，造口旁疝的发生率为6.3%（9/143）；其中2/3的病例发生于术后2年内。腹压升高、造口过大（直径>2.5 cm）、术前未行造口定位、未经腹直肌造口及病人肥胖（体质量指数≥26）等5个危险因素有统计学意义，相对危险度（RR）依次分别为16.0、12.2、10.0、9.1和7.0。既往有腹部手术史者发生造口旁疝的RR为8.5，但无统计学意义。认为经腹膜外结肠造口术后的造口旁疝发病率较低;腹压升高、造口过大、术前未行造口定位、未经腹直肌造口和病人肥胖是引起经腹膜外结肠造口术后发生造口旁疝的主要原因。谷春伟等[26]回顾性分析了15例应用腹腔镜下补片修补术治疗Miles术后造口旁疝患者的临床资料。15例皆为直肠癌Miles术后病人,其中男9例,女6例。年龄45～79岁,平均62岁。补片材料为Bard CK™ Parastomal造口(旁)疝修复补片。15例病人手术均取得成功。手术时间45～90 min,平均65 min。术中发现疝环直径为4～8 cm。平均6 cm。术后住院时间4～9 d,平均5.5 d。经随访3～32个月。所有病人的临床症状缓解,未见复发,体型外观和自我感觉明显改善。

为比较腹部二次手术行改良腹直肌后鞘入路与直接经腹直肌后鞘入路的效果,赵玉洲等[27]将68例胃肠道肿瘤术后二次手术探查患者随机分为改良腹直肌后鞘入路和直接经腹直肌后鞘入路组,对照研究两组进腹出血量、进腹手术时间、肠管损伤例数、术后排气时间、切口疝和粘连性肠梗阻发生率等指标。结果:改良腹直肌后鞘入路组在进腹出血量、进腹手术时间和肠管损伤例数方面均少于直接经腹直肌后鞘入路组,两组差异有统计学意义($P<0.05$),而术后排气时间两组差异无统计学意义。两组患者术后均无切口疝及粘连性肠梗阻发生。该研究显示改良腹直肌后鞘入路较直接腹直肌后鞘入路分离腹腔粘连具有操作简单、出血少、损伤小等优点。感染或污染的腹壁缺损的修复是外科治疗的一道难题,其治疗方法存在许多争议。陈革等[28]回顾性分析36例腹壁缺损伴有感染或污染并行手术治疗患者的临床资料。其中采用可吸收补片修补1例,采用大网孔聚丙烯补片修补3例,采用组织生物补片修补32例;Ⅰ期愈合33例,Ⅱ期愈合3例,术后无严重并发症。随访3～30个月,采用组织生物补片修补者术后3个月起发现膨出6例,采用可吸收补片修补者术后6个月腹壁切口疝复发1例。认为感染和污染的腹壁缺损的处理方法要根据患者的具体情况来治疗,但是生物材料为这类患者的治疗提供了很好的支持。

## 二、腹膜

腹膜恶性间皮瘤(PMM)是一种少见的腹膜原发恶性肿瘤,发病高峰年龄常在50～60岁,石棉接触史是PMM发病最主要的高危因素。此病起病隐匿,确诊时多数已为晚期,临床表现无特异性。邵华江等[29]* 回顾性分析了26例女性PMM患者的诊治资料,以探讨PMM的病因、临床病理特点及预后。该组患者年龄41～78岁,21例(81%)有石棉接触史。临床以腹胀(54%)、腹痛(46%)、腹水(88%)和盆腹腔肿块(77%)为主要表现,部分有恶液质,晚期均有肠梗阻。26例患者血清和腹水肿瘤标志物CA125升高16例,CA199升高3例,CA153升高2例。腹水均为渗出性,部分(31%)腹水脱落细胞阳性。B超和CT检查可见腹水、腹膜增厚和腹盆腔肿块,大网膜呈“饼状”。病理大体分为弥漫型23例,局限型3例;组织病理结合免疫组化检查,上皮型14例,肉瘤型3例,混合型9例。手术行肿瘤细胞减灭术16例,仅行腹腔镜检查术10例;接受化疗23例。随访23例,失访3例,随访时间4～26个月。行肿瘤细胞减灭术与仅行腹腔镜检查的生存期比较,差异无统计学意义;化疗≤6疗程与>6疗程的生存期比较,差异无统计学意义。认为血清和腹水肿瘤标志物以CA125升高为主,是PMM诊断的实验室参考依据之一。CT检查是PMM主要的辅助诊断手段,便于临床分期。但PMM的确诊有赖于组织病理和免疫组化检查,手术和化疗不能有效延长患者生存期,预后极差。腹膜恶性间皮瘤在临床上罕见,与结核性腹膜炎、胸膜转移瘤难以鉴别,易被漏诊。魏斌等[30]分析总结了12例恶性腹膜间皮瘤临床特点,并与手术病理对照。结果显示,腹膜恶性间皮瘤多数以腹痛、腹胀、腹水以及腹部包块等临床表现为主,影像学检查对诊断有参考价值,腹腔镜有辅助诊断作用,确诊仍依赖于病理学检查。

腹膜假性黏液瘤(PMP)是一种以黏液分泌细胞在腹膜或网膜上广泛种植,导致腹腔内以充满大量胶冻状黏液为特征的疾病,发病率低,预后较差。王玉锦等[31]回顾性分析了9例PMP的多层螺旋CT表现。该组经手术、病理证实者4例,经腹腔积液抽吸活检证实者5例;CT平扫5例,CT平扫+增强扫描4例。结果9例患者中病灶延伸至肠管周围9例、膈下7例、腹腔实质脏器周围7例、盆腔7例、小网膜囊4例、双侧结肠旁沟4例、脾周围6例、胰腺周围5例,3例病灶蔓延至肝纵裂,1例病灶经脐向皮下蔓延。病灶呈大小不等的囊状分布4例,囊壁钙化1例,片状分布5例,片状病灶中可见明显分隔4例,病灶CT值8～37 HU,平均约17 HU,4例增强扫描病例中,病灶及其囊壁、分隔均未见明显强化。肝脏边缘见“扇贝”样或“结节”状压迹者7例,脾边缘见4例,胰腺边缘见2例。腹腔肠管受压向周围分散分布者3例,受压向中央聚拢者2例。CT怀疑阑尾病变者3例。伴有胸腔积液及心包积液者1例,伴有空肠不全梗阻者1例,无腹腔脏器转移病例。作者指出PMP的CT征象具有一定特点,可以明确显示其分布范围,是辅助诊断PMP的重要方法。艾克热木·玉苏甫等[32]回顾性分析 8 例腹膜假性黏液瘤患者的临床资料。患者主要以腹胀、腹部包块为主诉,术前超声检查提示不均质肿块及腹水,腹部 CT 提示腹水、肝肾脾多发囊性占位,腹膜不均匀增厚,5 例查 CEA 不同程度升高。所有患者均经手术治疗,包括切除原发病灶、网膜或其他脏器及尽可能清除黏性病变组织,无手术死亡及严重并发症发生。辅助治疗包括腹腔热疗、腹腔局部及全身化疗。术后病理证实 4 例来自阑尾黏囊腺瘤或腺癌,2 例来自卵巢黏囊腺瘤,2 例来源不明。术后随访率 100%(8/8),1 年存活率 87.5%(7/8),3 年存活率 75%(6/8),5 年存活率 50%(4/8)。认为腹膜假性黏液瘤术前诊断很困难,B 超、CT 和 CEA 检查对其诊断可能有帮助,反复侵袭性手术并辅以腹腔热疗、化疗能明显提高生存率。周海涛等[33]* 回顾性分析 31 例腹膜假性黏液瘤患者的临床资料,并探讨其临床特点和治疗方法。该组男 10 例,女 21 例。年龄 37～74 岁,平均 55 岁。28 例患者中,11 例自觉腹部肿物(35.5%),9 例出现腹胀伴有肠梗阻(29.0%),7 例出现进行性腹胀(22.6%)。平均发病时间 4.5 个月,术前确诊率 6.5%。手术方式主要包括外科肿瘤细胞减灭术 12 例、减瘤术 15 例和开腹活检术 4 例。所有患者的总 3,5 年生存率分别为 76.8%和 48.4%。行肿瘤细胞减灭术患者的 3,5 年生存率分别为 90.0%和 70.0%;行减瘤术患者的 3,5 年生存率为 54.2%和 21.7%。两组患者的生存状况比较存在显著统计学差异($P=0.015$)。行活检术的患者均于术后 3 年内死亡。认为 PMP 是一种进展缓慢但易复发的疾病,应积极行广泛的肿瘤细胞减灭术以提高生存率。巴明臣等[34] 通过文献检索评估腹腔热灌注化疗(HIPC)对于预防与治疗腹膜假性黏液瘤减瘤术后复发的疗效和安全性。通过文献的纳入、排除标准和质量评估,最终有 11 篇文献入选。入选文献中的患者中位随访时间 22～60 个月;中位生存期 25.6～156.0 个月;1、2、3、5 和 10 年的生存率分别为 72%～100%、55%～96%、59%～96%、52%～96%和 55%～96%。减瘤术后 HIPC 化疗药物不良反应发生率为 2%～15%,围手术期死亡率为 0～7%。分析结果显示 PMP 患者减瘤术后予以 HIPC 治疗安全、有效。

## 三、网膜、系膜

大网膜囊肿和肠系膜囊肿均为儿童罕见的腹部良性肿块,缺乏特异性临床症状和体征。余东海等[35] 回顾性分析 34 例大网膜囊肿和肠系膜囊肿患儿的临床资料。该组肠系膜囊肿 25 例,大网膜囊肿 9 例。所有患儿均行手术治疗,术后均恢复满意,术后 10 d 内治愈出院。术后无出血、感染、梗阻、肠瘘等近期并发症。认为儿童肠系膜囊肿和大网膜囊肿是儿童少见疾病,尽管手术治疗效果佳,但是还需要进一步提高诊断准确率,避免误诊。

特发性节段性大网膜梗死是一种急性大网膜血供障碍性疾病,在临床上极为罕见。李建胜等[36] 回顾性分析 6 例特发性节段性大网膜梗死患者的临床资料。患者均为男性,年龄 28～48 岁,平均(38.5±0.5)岁。首发症状:右下腹痛 5 例;脐周痛 1 例。伴有发热 3 例;伴有呕吐 4 例。4 例患者行开腹手术,术中见右侧大网膜下缘呈紫黑色并与阑尾粘连形成坚韧团块,考虑为大网膜梗死,遂行阑尾切除术和坏死大网膜切除术,2 例患者选择腹腔镜手术。6 例患者术后病理诊断为大网膜出血性梗死,网膜静脉血栓形成。6 例患者均手术成功,开腹手术时间平均(45±7)min,术后所有患者腹痛症状均消失,仅稍述切口疼痛,术后住院天数平均(9.0±1.0)d,4 例患者获得随访,随访时间 1～2 月,平均(35±0.5),无右下腹疼痛再发。肠系膜脂膜炎是累及肠系膜脂肪组织的一种少见慢性非特异性炎症反应,病因不明,主要侵及小肠系膜,偶可累及结肠系膜、后腹膜、网膜等,病理表现多样,主要根据影像学资料、手术活检做出诊断。王锋等[37] 收集 20 例肠系膜脂膜炎病例临床资料,1 例手术证实,其余经临床综合诊断,并对所有病例的 CT 影像学资料进行回顾性分析。20 例均发生于小肠系膜,表现为起自肠系膜根部,沿肠系膜血管向腹部延伸的片状影或块状影,可直达肠袢,CT 值为－82～－19 HU,增强扫描无明显强化,边缘清晰,周围肠襻可被推移,20 例均见结节影及“假包膜征”,15 例可见“脂环征”。认为多数肠系膜脂膜炎病例可依据 CT 影像资料明确诊断或与其他疾病鉴别,少数没有特征性表现并难以鉴别的病例可采用手术或穿刺活检明确诊断。硬化性肠系膜炎(SM)是一种临床罕见的特发性非肿瘤性瘤样肠系膜炎性病变。因该病发病率低,且缺乏特征性临床表现,故极易误诊。吴培等[38] 回顾性分析 9 例 SM 的临床资料。其中男 4 例,女 5 例,年龄 38～63 岁,平均年龄 49.2 岁。患者临床症状主要是腹部隐痛不适(7 例,77.8%)和腹部包块(4 例,44.5%)。患者均接受手术治疗,其中 7 例行包括肿块在内的肠管部分切除术,1 例术中活检证实为肠系膜炎未行切除手术,1 例术前诊断为肠梗阻患者手术探查时发现梗阻系粘连束带卡压结肠所致,遂仅行肠粘连松解术。患者术后恢复良好,无手术并发症,但术前均未能正确诊断。6 例患者随访 8 个月至 7 年,未见复发。作者指出 SM 缺乏特异性症状、体征,术前诊断困难。CT 检查如有特征性的“脂环征”、“梳齿征”和假肿瘤包膜有助于 SM 的诊断,确诊有赖于病理检查。

肠系膜上动脉压迫综合征(SMAS)是指十二指肠第3、第4段受到肠系膜上动脉或其分支压迫引起的急、慢性十二指肠梗阻。SMAS患者尤其是重症者，因长时间进食障碍，易出现中枢神经系统病变的症状，表现为眼肌麻痹、共济失调、精神异常三联征，称为Wernicke脑病(WE)。陈少全等[39]回顾性分析11例SMAS并发WE患者的临床资料。所有患者均给予补充维生素$B_1$及营养神经等治疗。结果9例精神意识障碍患者中8例逐渐清醒，精神意识恢复正常时间为7 d～9周，平均5.2周；1例患者因病情重出现多脏器功能衰竭而死亡。另2例患者眼肌麻痹、共济失调症状改善。所有共济失调、眼球震颤、耳鸣、恶心、出汗等症状均逐渐消失，其中5例患者眼球震颤消失时间为3 h～4 d，平均2.3 d；4例患者共济失调消失时间为3 d～12周，平均7.0周；6例有耳鸣、恶心、出汗表现的患者经治疗后症状在1周内均消失。翟保平等[40]*回顾性分析28例SMAS患者的临床资料，对SMAS的诊断及术式选择进行评价。该组男11例，女17例；年龄6～57岁，平均28.6岁，病程2个月至10年，平均3.6年。23例表现为反复发作性餐后上腹部胀痛、恶心、呕吐，17例术前有消瘦、体重明显减轻。患者均行X线钡餐检查，有23例呈典型的十二指肠水平段与升段交界处纵行受压迫征象(笔杆征)。22例同时行立位X线腹部平片检查，均可见胃泡扩大，18例于左上腹及右上腹可见“双液平面”。手术治疗28例，其中Treitz韧带切断松解术4例，单纯胃空肠吻合术2例，Treitz韧带松解加十二指肠空肠Roux-en-Y吻合术11例，胃大部切除、胃空肠吻合术(BillrothⅡ式)7例，肠系膜上血管前十二指肠空肠吻合术4例。全部病例均治愈出院。认为对于SMAS患者，病程长、症状重、十二指肠中重度扩张以及非手术治疗无效者，应考虑手术治疗。手术效果以Treitz韧带松解加十二指肠空肠Roux-en-Y吻合术为最佳。杨维良等[41]回顾性分析27例Treitz韧带切断松解术治疗肠系膜上动脉综合征患者的临床资料。该组男11例，女16例，年龄21～57岁，平均年龄33岁。病程1.5～2.5年。临床表现为反复发作性餐后上腹部胀痛不适，呕吐频繁，呕吐量较大，呕吐物含有胆汁、无粪臭味。呕吐多发生在餐后15～40 min，进食后改为俯卧位亦不能缓解呕吐。手术方式为上腹正中切口进入腹腔，将横结肠向上翻起，于空肠起始部横行切开后腹膜，长约4 cm，同时切断Treitz韧带，然后再仔细分离空肠起点及十二指肠与肠系膜上动脉夹角的粘连，使十二指肠下移3～4 cm，此时可见十二指肠第三段不再受SMA压迫，梗阻解除。术中所见梗阻部位在十二指肠第三段与SMA交叉处16例；Treitz韧带处11例。27例均行Treitz韧带切断松解术，术后症状、体征消失，均痊愈出院，经1～7年随访，无复发病例。

肠系膜上动脉栓塞(SMAE)可以导致小肠广泛缺血坏死，具有起病急、发展迅速、病死率极高的特点。该病相对少见，临床表现易与其他急腹症混淆，常常延误诊治。赵鑫等[42]回顾性分析24例急性肠系膜上动脉栓塞患者的临床资料。根据从发病到手术的时间分为两组：A组7例，发病后8 h内行手术；B组17例，发病8 h后行手术者。均行取栓术，术中在动脉内灌注尿激酶，术后应用肝素抗凝。根据肠管是否发生坏死，行或不行肠管部分切除。结果：A组取栓术后，4例小肠血运恢复正常，3例行肠切除；B组17例均行肠切除，其中12例为长段肠管切除。A组肠坏死率为42.9%，B组为100%；A组病死率为0，B组为41.2%($P<0.05$)。说明早期诊断和及时治疗SMAE有助于降低肠坏死率及病死率。王凯等[43]*回顾性分析9例急性肠系膜血管缺血(AMI)病人的临床资料，探讨AMI早期确定性手术治疗后营养支持的方法和应用价值。该组男6例，女3例，年龄36～79岁。9例均急性起病，起病后(5.44±3.43)d出现腹膜炎体征，平均(9.67±5.34)d收入病房，诊断为肠系膜上动脉栓塞1例，肠系膜上静脉血栓6例，非闭塞性肠系膜缺血2例。9例病人均顺利完成早期确定性手术。遵循损伤控制性手术原则，7例病人待全身情况稳定(5.01±2.58)d后行二次手术。切除小肠长度(102.22±53.33)cm，残存有效小肠长度(238.89±47.29)cm。其中4例吻合口瘘病人均经保守治疗痊愈。术后(3.67±3.35)d行肠外营养(PN)治疗，持续(14.44±15.33)d，术后(8.11±6.17)d行肠内营养(EN)治疗，持续(13.67±10.62)d，肠功能基本恢复正常出院。7例病人患病后(11.14±5.76)d联合溶栓治疗，治疗时间为(4.71±2.63)d，在溶栓治疗过程中，严密监测出凝血指标，均未出现溶栓并发症。随访6个月，9例病人均逐渐恢复经口饮食，体重和营养状况较前改善。作者认为，早期确定性手术和营养支持治疗能提高AMI病人的治愈率，改善病人的营养状况，临床效果好。夏洪芬等[44]回顾性分析17例急性肠系膜上动脉栓塞取栓术后患者的临床资料。按照腹膜刺激征阳性和阴性分为A组和B组。所有患者术前均由CTA三维重建和动脉造影确诊。手术采用肠系膜上动脉切开取栓或肠切除吻合术。术后予抗凝、全胃肠外营养。肾功能不全及脓毒血症者接受血液滤过治疗。术后死亡10例，病死率58.8%，A组病死8例，B组死亡2例。A组病死率、术后外科监护室住院时间、升压药物应用时间、机械通气时间、血液滤过时间均高于B组

($P<0.05$)。作者指出早诊断、早治疗,合理的手术方式及术后处理与预后密切相关。

## 四、腹腔

腹腔手术后几乎所有病例均可发生不同程度的腹腔粘连,可出现肠梗阻、不孕症和术后反复阵发性腹痛等,如何减少术后肠粘连及其并发症的发生一直是外科的难题。任黎等[45]* 回顾性分析 240 例腹部外科手术病例的临床资料,研究改性壳聚糖防粘连膜用于预防开腹手术后肠粘连的临床效果。将 240 例患者随机分成两组,试验组 120 例,男 61 例,女 59 例,关闭腹部切口前在手术创面和切口下放置改性壳聚糖防粘连膜;对照组 120 例,男 64 例,女 56 例,关腹前不放置改性壳聚糖防粘连膜。结果显示,试验组术后腹痛症状较对照组明显减轻,术后肠道功能恢复和进食时间明显早于对照组,术后 1 年内粘连性肠梗阻发生率明显下降。认为使用改性壳聚糖防粘连膜可缓解患者术后早期腹痛,有利于患者尽早起床活动,并能减少粘连性肠梗阻的发生。

腹内高压(IAH)和腹腔间隔室综合征(ACS)是危重患者常见的并发症,也是导致死亡的重要原因,多发生于严重创伤、休克、大量补液复苏等疾病状态下。ACS 高危患者有必要进行腹内压(IAP)监测,测量膀胱内压力来间接反映 IAP 是目前最常用的方法,但参照点的选择目前仍存在争议。刘田等[46]分析 9 例具有腹腔高压危险因素并放置有腹腔引流管患者的临床资料。采用经膀胱测量法(间接法)及经腹腔引流管测量法(直接法),并分别选取耻骨联合、右心房对应点及腋中线与髂嵴交点为参照点测定患者 IAP,记录不同参照点测得的 IAP,结果分别标记为 IAPS、IAPP、IAPI。应用 Bland Altman 分析直接法和间接法测量的一致性;配对 $t$ 检验比较不同参照点下 IAP 测量结果的差异,计算各参照点下直接法和间接法测量的直线相关系数。从 9 例患者获得 60 组测量结果显示,直接法测量的 IAPI 为($13.8\pm3.9$) mmHg,高于同法测量的 IAPP($12.8\pm3.6$) mmHg 和 IAPs($9.1\pm3.6$) mmHg的水平($P<0.05$);间接法测得 IAPI 为($12.7\pm3.2$) mmHg,也高于同法测量的 IAPP($11.7\pm2.9$) mmHg 和 IAPs($7.94\pm3.0$) mmHg 的水平($P<0.05$)。两种测量方法中 IAPP 均高于 IAPs($P<0.05$)。不同参照点直接法和间接法测量结果具有良好的相关性,直接法和间接法测量结果之间的相关系数 Rs、Rp 及 RI,分别为 0.791,0.755,0.759。作者指出,间接法测得的膀胱压能较好地反映 IAP,耻骨联合和右心房对应点不能代替腋中线与髂嵴交点作为 IAP 监测的参照点。王林等[47]回顾性分析 344 例腹部手术患者的临床资料。其中并发 ACS 66 例(A 组),无 ACS 278 例(B 组)。比较两组患者并发多脏器功能衰竭的发生情况。结果 A 组患者有 40 例发生多脏器功能衰竭,发生率为 60.61%(40/66),明显高于 B 组的 23.02%(64/278)($P<0.01$)。Spearman 相关分析显示,腹部手术患者并发 ACS 与多脏器功能衰竭具正相关($r=0.322$,$P<0.01$)。宣卓琦等[48]回顾性分析 32 例经手术证实为腹内疝患者的临床资料。该组男性 22 例,女性 10 例;年龄 9~81 岁,平均 48 岁;发病至入院时间为 4 h~11 d;入院后至手术时间为 1 小时至 1 周。先天性腹内疝 4 例,后天性腹内疝 28 例。术前均诊断为肠梗阻,32 例均经过手术治愈。作者指出腹内疝临床诊断困难,误诊率高,早期手术是治愈的唯一方法。

在产前诊断的胎儿结构畸形中,胎儿腹腔囊性占位病例逐渐增多。沈淳等[49]回顾性分析胎儿腹腔囊性占位病例 32 例,分析病因、就诊年龄、占位大小、手术治疗效果及随访情况,总结预后与转归。该组患儿男女比例为 7∶25,女性占绝对多数。新生儿期就诊 23 例,其余生后 3 个月内就诊。就诊时囊性占位较产前明显增大者 7 例(21.9%)。病因包括卵巢囊肿、畸胎瘤,肠源性囊肿、肾上腺来源性占位及胆总管囊肿。27 例经Ⅰ期手术预后良好。2 例经Ⅱ期手术恢复良好,2 例未行手术预后良好,1 例因恶性肿瘤死亡。该研究显示胎儿腹腔囊性占位以女性多见,其中以卵巢囊肿最多见。肠重复畸形、囊性畸胎瘤亦是常见病因。多数患儿因产前发现肿块在新生儿早期就诊,巨大腹腔囊性肿块造成消化道梗阻症状是早期就诊的主要原因,腹腔囊性占位的胎儿多数预后良好。炎性肌纤维母细胞瘤(IMT)多发生于肺、眼眶等,发生于腹腔者少见,临床上常被误诊为恶性肿瘤。李明信[50]回顾性分析 10 例 IMT 患者的临床资料,探讨该疾病的临床病理特点。该组包括脾 IMT 2 例,肝 IMT 3 例,肠壁 IMT 2 例,胆囊 IMT 1 例,肝脾 IMT 1 例,脾、腹膜后 IMT 1 例;男 4 例,女 6 例,年龄 12~61 岁,平均($39.8\pm18.1$)岁。影像学检查示绝大部分为单发局限性包块,多发及多脏器发生少见。B 超检查为腹腔不均匀回声包块,大多数边界清楚,部分周边可见环状强回声。CT 检查示腹腔内均匀或不均匀低密度肿块,极少部分为等密度肿块,大多数边界清楚,增强各期强化不明显,部分周边有少许强化,延迟期病灶有强化,以周边较明显,或增强各期强化,呈延迟强化趋势,边缘环形强化。病理学检查可见增生的梭形细胞及浸润的慢性炎细胞包括淋巴细胞、浆细胞浸润及胶原纤维形成,多种成分相互混杂;免疫组化示 Vimentin、SMA、MSA 等表达阳性。随访 6 个月至 4 年,1 例术后2年后复发,复发率为10%。作者指出腹腔IMT是较罕见的间叶性肿瘤,临床表现无特征性;影像学检查有一定特点,尤其是CT检查;术前易误诊为恶性肿瘤,确诊依靠病理学检查和免疫组化;手术切除是有效的治疗方法,预后良好,但存在复发与转移,术后需长期随访。

胃癌腹盆腔区域性转移多形成腹膜转移癌(PC),临床预后差,中位生存期不足4个月。近年研究表明,细胞减灭术(CRS)加腹腔内热灌注化疗(HIPEC)可延长患者生存期,改善生存质量。唐利等[51]采用动物模型观察CRS+HIPEC治疗胃癌PC的疗效和安全性。该研究取成年雄性新西兰大白兔42只,将VX2癌细胞注入胃窦部黏膜下,制成溃疡型胃癌PC模型,随机分为空白组($n=14$)、单纯CRS组($n=14$)、CRS+HIPEC组($n=14$)。种瘤后第8～9天行治疗,HIPEC药物为多西紫杉醇(10毫克/只)、卡铂(40毫克/只),42℃腹腔灌注30 min。主要疗效指标为生存期,次要疗效指标为体质量、生化指标及安全性。结果:模型制作成功率100%;空白组动物生存期18～30 d(中位数24 d);单纯CRS组20～40 d(中位数27 d);CRS+HIPEC组23～55 d(中位数46 d),单纯CRS组与空白组比较无显著性差异($P>0.05$);CRS+HIPEC组与单纯CRS组比较差异显著($P<0.01$);与CRS组比较,HIPEC至少能使生存期延长70%。体质量变化趋势提示HIPEC可延缓肿瘤所致的体质量减轻。各组动物种瘤术前及术后第8天外周血细胞计数及血生化指标差异无统计学意义($P>0.05$)。该研究显示对胃癌PC大动物模型,CRS不能改善预后,而CRS+HIPEC能显著延长生存期,安全可行。

## 五、腹膜后间隙

腹膜后间隙是后腹膜与腹后壁以及盆腔后壁肌肉群之间的潜在间隙。由于解剖部位的特殊性,腹膜后血肿及腹膜外脏器损伤常被掩盖,临床上诊断困难,处理棘手。任培土等[52]回顾性分析57例创伤性腹膜后血肿患者的临床资料。该组男51例,女6例;年龄14～63岁,平均37岁。非手术治疗15例(26%),其中腰椎骨折3例,骨盆多处骨折10例,肾周血肿2例。手术治疗42例(74%),肝破裂行缝合修补、医用胶和止血纱布粘贴止血13例,脾破裂切除14例,6例胰腺血肿作清创后修补,2例十二指肠严重挫伤者行十二指肠修补+引流,1例十二指肠破裂严重行胰十二指肠切除术,4例结肠挫裂伤行Ⅰ期修补后用医用胶和大网膜包裹黏合。腹膜后血肿治愈52例(91%),其中手术治愈37例(88%),非手术治愈15例(100%)。手术组术后发生并发症5例(12%),其中胰瘘1例,膈下脓肿1例,肺脂肪栓塞2例,多器官功能衰竭(MOF)1例。胰瘘和膈下脓肿者经引流、抗感染及营养支持治疗后治愈出院。非手术组未出现并发症。手术组合并多发伤死亡5例(占总数的9%,占手术例数的12%)。

腹膜后间隙占位性病变除了原发性腹膜后肿瘤以外,还包括胰腺、肾脏、肾上腺和大血管等部位的肿瘤以及腹膜后淋巴结转移性肿瘤等,早期临床上缺乏特异症状和体征。为获得组织学诊断,常常需对腹膜后肿瘤进行活检。王越华等[53]回顾性分析26例因腹膜后占位病变行超声内镜介导下细针穿刺抽吸活检术(EUS-FNA)患者的病理诊断情况。其中24例有明确病理结果,组织学诊断率为92.3%。患者均未发生出血、感染、腹腔内脏器损伤等并发症。病理诊断为良性肿瘤8例,占33.3%;恶性16例,占66.7%。2例因取材较少无明确病理学诊断,8例患者避免了手术治疗。作者指出,对于腹膜后占位的定性诊断,EUS-FNA具有并发症少、诊断率高的优点,值得临床推广。原发性腹膜后肿瘤(PRPT)是指起源于腹膜后结缔组织,包括脂肪、筋膜、肌肉、血管、神经、淋巴组织及胚胎残留组织的非器官源性肿瘤,以恶性居多。肿瘤较小时可无明显临床症状,常不易发现。马俊锋等[54]回顾性分析27例经病理证实的原发性腹膜后肿瘤患者的CT表现,并与病理结果对照。27例PRPT的CT定位准确性为85.2%(23/27),定性准确性为66.7%(18/27)。良性肿瘤形状多为圆形或椭圆形,恶性肿瘤多表现为不规则形(51.9%,14/27),两者差异有统计学意义($P=0.000$);而边界、密度及有无强化,二者间差异无统计学意义;所有的良性后腹膜肿瘤对周围组织器官均表现为推压改变,而93.3%(14/15)的恶性肿瘤病变则表现为周围组织器官受侵,二者差异有统计学意义($P=0.000$)。脂肪肉瘤因CT可出现脂肪密度影较易诊断(100%,7/7);嗜铬细胞瘤多表现为不同程度的中心区域囊性改变(100%,5/5)。认为CT能较准确定位和定性PRPT,脂肪肉瘤和嗜铬细胞瘤的CT表现有一定的特征性。何晓军等[55]回顾性分析经手术治疗的PRPT 78例临床资料。其中恶性肿瘤38例,肿瘤最大径3～25 cm,平均9.94 cm;良性肿瘤40例,肿瘤最大径7～42 cm,平均18.36 cm。完整切除59例,姑息性切除15例,探查活检4例;完整切除组中联合脏器切除18例(30.51%),联合切除的器官依次为结肠、小肠、肾脏、胰腺和脾脏;血管重建3例。无围手术期死亡。恶性肿瘤完整切除者1、3、5年的生存率分别为88.04%,73.68%,42.10%;姑息性切除者1、3、5年的生存率分别为66.67%,33.33%,0,差异均具有统计学意义($P<0.01$)。术后复发再手术15例。认为完备的术前准备、恰当的手术入路和受累器官的

联合切除是手术治疗的关键，复发后积极再手术仍可提高生存率。徐果等[56]回顾性分析249例恶性PRPT患者的临床资料。249例患者共手术302例次，肿瘤完全切除176例次。恶性PRPT完全切除患者的1、3、5年生存率分别为89.4%、73.7%、55.3%($P<0.01$)，部分切除患者的1、3、5年生存率分别为72.3%、34.5%、5.9%($P<0.01$)。肿瘤是否完全切除、肿瘤大小、部位、肿瘤分化等级是影响肿瘤复发和生存期的重要因素($P<0.01$)。认为充分做好手术前准备，提高肿瘤完全切除率，是降低肿瘤复发和提高生存率的关键。唐裕福等[57]回顾性分析9例PRPT患者手术中应用微波固化止血患者的临床资料。手术暴露瘤体后，应用微波治疗仪多点固化瘤体，手术切除肿瘤，不能完整切除者则再次应用微波治疗仪固化瘤床创面，尽量灭活残余肿瘤。9例患者肿瘤切除后创面几乎无渗血，术中失血量(275.56±81.26) ml，手术时间(150.56±36.18) min，住院时间(14.67±2.30)d，无术后并发症发生。术后随访(10±3.97)个月，9例患者均未见复发。认为腹膜后肿瘤手术过程中应用微波固化止血效果良好。陆朝阳等[58]回顾性分析了43例PRPT患者的临床资料。其中男23例，女20例。年龄64～9岁，平均(43±13)岁；临床表现为腹痛、腹胀或恶心、呕吐等消化道症状25例，尿频、腰背部胀痛、下肢肿胀7例，无明显症状而例行体检发现病变11例。均手术治疗，34例行根治性切除术。联合脏器切除18例，其中切除1个脏器11例，2个脏器6例，3个脏器1例，联合切除率由高至低分别是肾、小肠、脾、胰体尾、结肠、肾上腺等。大血管切除3例。作者指出，对于PRPT的外科治疗，根治性切除仍是目前改善预后和防止复发的最重要手段。汪景洲等[59]回顾分析70例PRPT患者的临床表现、影像学检查、手术治疗及随访情况。该组患者均进行手术治疗。其中良性肿瘤20例(28.57%)，恶性肿瘤50例(72.43%)，良恶之比为1∶2.5；完整切除肿瘤者58例(82.86%)，肿瘤部分切除者7例(10%)，肿瘤广泛转移行组织活检者5例(7.14%)，联合器官切除者18例(25.71%)。术后随访1～5年恶性肿瘤患者45例，其中肿瘤完全切除组1、3、5年的生存率分别为91.67%、66.67%、22.22%，肿瘤部分切除组分别为66.67%、33.33%、0%。两组比较差异有统计学($P<0.01$)。认为肿瘤的大小、病理类型、是否完整切除是影响肿瘤局部复发、患者生存率的重要因素。早期诊断、充分的术前准备、肿瘤的全切除率能显著改善患者术后远期生存率。

脂肪肉瘤多发生在下肢及腹膜后，由于病灶部位隐蔽，无明显症状，通常在病灶体积较大的时候才被发现，并且易与很多脏器紧密相连，难以行根治性或扩大切除，术后容易复发。孙平等[60]回顾性分析38例有完整随访资料的原发性脂肪肉瘤患者的临床资料。该组行2次以上手术23例(60.5%)，3次以上手术11例(28.9%)，联合脏器切除14例(36.8%)，5年生存率47.4%，10年生存率28.9%。腹膜后脂肪肉瘤有术后易于复发的特点，对于复发病例争取再次手术是延长患者生存期的重要手段，扩大切除(包括联合脏器切除)是降低复发率的重要手段。姜勇等[61]回顾性分析47例原发性腹膜后良、恶性神经鞘瘤患者的临床资料。良性神经鞘瘤36例，中位年龄41岁，体检发现25例，有症状者11例；恶性神经鞘瘤11例，中位年龄38岁，体检发现5例，有症状者6例。术前CT和MRI诊断阳性率分别为36.2%(17/47)和58.3%(7/12)。免疫组化染色良性组S-100阳性率100%；恶性组S-100阳性率81.8%(9/11)。47例患者均行手术治疗，良性组手术切除率100%，恶性组手术切除率90.9%(10/11)，两组均无围手术期死亡患者，术后并发症5例(10.6%)。良、恶性神经鞘瘤术后5年生存率分别为100%与45.5%。良性组术后复发2例；恶性组术后复发4例，远处转移3例。作者认为，腹膜后神经鞘瘤确诊依靠病理及免疫组化检查，手术完整切除是治疗的主要方法。良性神经鞘瘤预后良好，恶性神经鞘瘤易转移和复发。周海涛等[62]* 回顾性分析134例原发性腹膜后软组织肉瘤的临床资料。该组男75例(56.0%)，女59例(44.0%)。年龄20～81岁，中位年龄51岁。首发症状为腹部肿块92例(68.7%)，腹痛47例(35.1%)，腹胀39例(29.1%)，腰背部疼痛26例(19.4%)，食欲下降19例(14.2%)，小便困难8例(6.0%)。术前诊断主要依照CT或MRI检查结果，术后诊断则以病理诊断为准。治疗方式包括手术、化疗及放疗。患者总的5年生存率为37.8%，行根治性切除术患者的5年生存率为46.5%，行姑息性切除术患者的5年生存率为6.7%，仅行剖腹探查患者的3年生存率为0。作者认为，根治性手术切除是原发性腹膜后软组织肉瘤治疗的首选方法，辅助性化疗、放疗的作用有待进一步研究。

(奉典旭　陈　腾)

## 参考文献

1 李　剑，等. 重庆医学，2011，40(4)：370

2 张　杨，等. 安徽医科大学学报，2011，46(10)：1043

3* 申英末，等. 中华外科杂志，2011，49(10)：914

4 刘伟红，等. 第二军医大学学报，2010，31

(12)：1337
5 伍　波,等.临床外科杂志,2010,18(12)：829
6 宫　轲,等.中华普通外科杂志,2010,25(12)：966
7* 王明刚,等.首都医科大学学报,2011,32(3)：401
8 申英末,等.中华普通外科杂志,2011,26(2)：94
9 唐黎明,等.中华普通外科杂志,2010,25(11)：913
10 景圆圆,等.临床外科杂志,2011,19(6)：377
11 郭志义,等.中国普外基础与临床杂志,2010,17(11)：1168
12 闫学强,等.中华小儿外科杂志,2011,32(3)：183
13 杨维良,等.中华普通外科杂志,2010,25(11)：880
14 吴建国,等.中国普通外科杂志,2010,19(10)：1132
15 乔　峰,等.中华普通外科杂志,2011,26(4)：343
16 韩晓鹏,等.中国现代普通外科进展,2011,14(4)：322
17 夏国兵,等.临床外科杂志,2011,19(1)：66
18 王荫龙,等.外科理论与实践,2010,15(6)：627
19 马绍英,等.中国修复重建外科杂志,2011,25(7)：884
20 刘飞德,等.中国修复重建外科杂志,2011,25(5)：582
21 李　亮,等.中国临床解剖杂志,2011,29(1)：109
22* 费　阳,等.中国修复重建外科杂志,2010,24(12)：1506
23* 刘飞德,等.中华外科杂志,2011,49(5)：464
24 杨玉辉,等.中国普外基础与临床杂志,2011,18(8)：890
25 吴　卉,等.外科理论与实践,2010,15(6)：632
26 谷春伟,等.外科理论与实践,2010,15(6)：658
27 赵玉洲,等.中华实验外科杂志,2011,28(9)：1577
28 陈　革,等.临床外科杂志,2011,19(6)：379
29* 邵华江,等.中华医学杂志,2011,91(33)：2336
30 魏　斌,等.齐齐哈尔医学院学报,2011,32(16)：2607
31 王玉锦,等.临床放射学杂志,2011,30(3)：369
32 艾克热木·玉苏甫,等.新疆医科大学学报,2011,34(6)：616
33* 周海涛,等.中国肿瘤临床与康复,2010,17(5)：410
34 巴明臣,等.中华胃肠外科杂志,2011,14(2)：132
35 余东海,等.临床外科杂志,2011,19(8)：565
36 李建胜,等.中华普通外科杂志,2010,25(10)：846
37 王　锋,等.临床放射学杂志,2011,30(7)：1010
38 吴　培,等.南京医科大学学报(自然科学版),2010,30(12)：1827
39 陈少全,等.中国普外基础与临床杂志,2011,18(1)：73
40* 翟保平,等.中华普通外科杂志,2011,26(9)：726
41 杨维良,等.中国现代普通外科进展,2010,13(10)：819
42 赵　鑫,等.江苏医药,2010,36(24)：2912
43* 王　凯,等.肠外与肠内营养,2011,18(2)：75
44 夏洪芬,等.四川医学,2011,32(6)：853
45* 任　黎,等.中华普通外科杂志,2011,26(5)：414
46 刘　田,等.中华外科杂志,2011,49(1)：49
47 王　林,等.江苏医药,2011,37(11)：1318
48 宣卓琦,等.腹部外科,2011,24(4)：253
49 沈　淳,等.中华小儿外科杂志,2011,32(8)：581
50 李明信.广东医学,2011,32(6)：778
51 唐　利,等.中华实验外科杂志,2011,28(3)：332
52 任培土,等.中华创伤杂志,2010,26(10)：889
53 王越华,等.中国肿瘤临床与康复,2011,18(2)：146
54 马俊锋,等.临床放射学杂志,2011,30(6)：823
55 何晓军,等.中国普通外科杂志,2011,20(9)：967
56 徐　果,等.重庆医学,2010,39(23)：3246
57 唐裕福,等.中国普外基础与临床杂志,2010,17(11)：1201
58 陆朝阳,等.中华普通外科杂志,2010,25(11)：923
59 汪景洲,等.华西医学,2010,25(11)：1952
60 孙　平,等.中国肿瘤临床,2010,37(24)：1421
61 姜　勇,等.中华普通外科杂志,2011,26(3)：222
62* 周海涛,等.中国肿瘤临床,2010,37(24)：1401

**脱细胞组织基质材料生物补片治疗6～18岁腹股沟疝患者的疗效分析**[中华外科杂志,2011,49(10):914] 申英末等选择2009年6月至12月间60例符合入选标准的6～18岁单侧原发性腹股沟斜疝患者,随机分两组进行对照研究,以探讨脱细胞组织基质材料生物补片在该年龄段人群腹股沟疝治疗中的应用价值。60例患者分为试验组和对照组,每组30例。试验组男性24例,女性6例;平均年龄(10.5±3.2)岁;体质量指数(BMI)为(18.9±2.1)kg/m$^2$;按照Gilbert分型方法:Ⅰ型疝2例,Ⅱ型疝22例,Ⅲ型疝6例;疝环最大直径1.0～3.0 cm,平均(2.3±0.5)cm。对照组男性25例,女性5例;平均年龄(9.8±3.0)岁;BMI为(18.7±2.2)kg/m$^2$;Ⅰ型疝8例,Ⅱ型疝20例,Ⅲ型疝2例;疝环最大直径1.0～2.8 cm,平均(2.0±0.6)cm。手术均采用局部神经阻滞加静脉强化麻醉。试验组应用脱细胞组织基质材料生物补片行腹股沟疝Lichtenstein平片无张力修补术,对照组行传统的单纯疝囊高位结扎术治疗。记录两组患者手术前后的临床参数,观察并分析术后并发症发生情况及疝复发情况。结果:试验组手术时间(39±4) min,术后24 h目测类比疼痛评分法(VAS)评分为(2.8±0.9)分,术后留院时间(31±8)h;对照组手术时间(36±4) min,术后24 h VAS评分(2.6±1.0)分,术后留院时间(34±11)h。试验组手术时间长于对照组($t=3.357, P=0.001$),两组术后24 h VAS评分和术后留院时间无差异($P>0.05$)。两组随访观察14～20个月,未出现生物材料过敏病例,未出现伤口感染、慢性疼痛或局部异物感。试验组术后出现阴囊积液3例,无复发;对照组出现阴囊积液2例,复发2例。认为对于一些年龄较大、病史较长、内环口较大,并存在腹横筋膜缺损的腹股沟疝患儿,单纯行疝囊高位结扎,易出现术后复发,应对腹股沟管后壁及腹横筋膜用补片进行修补和加强。儿童在生长发育期不宜用聚丙烯补片修补腹股沟缺损,这种补片会发生挛缩而引起牵拉、异物感及慢性疼痛,甚至影响生育。脱细胞组织基质材料生物补片具有较强的抗张能力和良好的生物相容性,植入体内不产生排异反应,会逐渐被降解吸收,最终被自体组织替代,用于儿童腹股沟疝无张力修补,更安全可靠。

(华 蕾)

**述评** 儿童腹股沟疝以斜疝多见,病因主要是先天性腹膜鞘状突闭锁不全所致,大部分采用传统的疝囊高位结扎即可达到治疗目的。但对一些年龄较大、病史长且内环口大的儿童患者,由于存在不同程度的腹横筋膜缺损,单纯行疝囊高位结扎是不够的,易出现术后复发,应对腹股沟管后壁及腹横筋膜进行修补和加强。由于儿童处于生长发育阶段,如采用不可降解的合成材料补片,术后可能会产生牵拉、异物感、慢性疼痛等症状,甚至造成精索粘连影响生育。该研究选择可被组织降解和吸收的脱细胞组织基质材料生物布片,用于6～18岁儿童及青少年患者腹股沟斜疝的治疗,近期效果满意。但该研究病例数较少,随访时间短,年龄段上限选择过宽(达18岁),因此该补片的远期疗效还有待进一步验证。

(陈 腾)

**非编织补片和编织补片在腹腔镜腹股沟疝修补术中应用的对比研究**[首都医科大学学报,2011,32(3):401] 王明刚等对2009年1月至6月间60例初发腹股沟疝患者应用非编织补片和编织补片行腹腔镜疝修补手术治疗,观察两种补片在腹股沟疝腹腔镜疝修补术中应用的安全性、有效性以及术后合并症和补片的皱缩率情况。60例患者被分为两组,非编织补片组30例:男性27例,女性3例,平均年龄(56±15)岁,按Gilbert分型,Ⅱ型疝3例,Ⅲ型疝19例,Ⅳ型疝7例,Ⅶ型疝1例;编织补片组30例:男性29例,女性1例,平均年龄(61±14)岁,Ⅱ型疝3例,Ⅲ型疝22例,Ⅳ型疝5例。非编织组选用法国通用公司的新型非编织补片,编织组选用普通编织聚丙烯补片。手术采用丙泊酚静脉麻醉。分析两组患者手术时间、术后住院时间、住院费用、围手术期合并症发生率,术后9～14个月随访慢性疼痛、异物感的发生率以及复发率和测定补片皱缩率等指标。结果:60例患者手术无中转,非编织补片组和编织补片组平均手术时间、术后住院天数、术后血清肿以及住院费用方面差异均无统计学意义,术后慢性疼痛非编织组1例(3.3%)明显少于编织组3例(10%),编织组异物感5例(16.7%)明显高于非编织组2例(6.7%)。术后超声实测补片1、3、6、9个月横径皱缩变化,术后1个月起非编织组补片横径皱缩明显低于编织组($P<0.05$),差异具有统计学意义。认为编织聚丙烯补片植入人体组织后产生瘢痕化皱缩,导致术后疼痛和异物感;热压成型的非编织补片减少了皱缩这一缺点,从而减少了慢性疼痛和异物感。腹腔镜疝修补术使用非编织补片术后皱缩率、术后慢性疼痛和异物感的发生率均低于编织补片。非编织补片是一种安全可靠、值得推荐的新型腹股沟疝修补材料。

(华 蕾)

**述评** 自从应用人工补片行腹股沟疝无张力修补

以来,复发率明显降低,同时避免了传统张力修补带来的手术近期局部牵拉疼痛、早期活动受限等不适。目前无张力修补通常采用的补片为编织聚丙烯补片,有文献报道其植入人体半年后皱缩率达15%~30%,是患者术后出现慢性疼痛和异物感的重要原因。作者采用前瞻性随机对照方法,观察了非编织补片在腹腔镜腹股沟疝修补术中的应用情况。结果显示该补片安全、有效,在术后慢性疼痛、异物感和补片皱缩率方面优于常规编织型补片。

(陈　腾)

**两种修复方法重建腰疝腹壁的对比研究**[中国修复重建外科杂志,2010,24(12):1506]　费阳等于2004年5月至2009年5月收治腰疝患者41例,通过与常规Sublay技术进行比较,分析以原切口行扩大的Sublay技术对腰疝患者进行腹壁重建的临床疗效。患者分为扩大修补组和常规修补组。扩大修补组18例,男11例,女7例;年龄32~61岁,平均45.2岁。腰疝发生原因:肾、肾上腺、大血管等术后12例,车祸伤后6例。病灶位置:左腰区11例,其中上三角7例,下三角4例;右腰区7例,其中上三角5例,下三角2例。病程8~23个月,平均14.5个月。常规修补组23例,男14例,女9例;年龄33~64岁,平均48.7岁。腰疝发生原因:肾、肾上腺、大血管等术后15例,车祸伤后6例,坠落伤后2例。病灶位置:左腰区10例,其中上三角5例,下三角5例;右腰区13例,其中上三角9例,下三角4例。病程11~27个月,平均18.2个月。两组患者一般资料具有可比性。手术方法:扩大修补组采用以原切口行扩大的Sublay技术修补,即将腹膜外间隙进行大范围游离,前内侧游离至腹直肌后筋膜后鞘前间隙,后内侧游离至腰大肌外缘,上方游离至进入肋弓后方,下方需暴露髂耻束及Cooper韧带。所用聚丙烯补片的大小要求能覆盖整个游离面积,并以不可吸收的Prolene线将补片的周边与腹直肌及腰大肌表面的筋膜、肋弓后方、髂耻束及Cooper韧带进行缝合固定。常规修补组采用常规Sublay技术修补,腹膜外间隙仅游离超过疝环周边3 cm范围,不进行更扩大的游离,补片放置和固定与扩大修补组基本相同。结果:扩大修补组补片面积为(618.2±40.6)$cm^2$,大于常规修补组的(512.2±36.5)$cm^2$($P<0.05$);两组疝环面积、手术时间及住院时间比较,差异均无统计学意义($P>0.05$)。扩大修补组18例均获随访,随访时间17~35个月,平均26.2个月。术后1个月内发生血肿2例,血清肿1例,慢性疼痛2例,早期并发症发生率为27.8%;随访期间无腰疝复发及腹壁膨出,晚期并发症发生率为0。常规修补组23例均获随访,随访时间14~35个月,平均24.5个月。术后1个月内发生血清肿1例,慢性疼痛2例,早期并发症发生率为13.0%;术后1~3个月腰疝复发3例,腹壁膨出4例,晚期并发症发生率为30.4%。两组早期并发症发生率比较,差异无统计学意义($P>0.05$);晚期并发症发生率比较,差异有统计学意义($P<0.05$)。认为以原切口行扩大的Sublay技术是修补腰疝的可靠方法之一,熟悉腰区解剖、充分的补片覆盖以及妥善固定是保障手术成功的关键。

(华　蕾)

**述评**　腰疝在临床上较少见,因其嵌顿及绞窄发生率较高,须积极手术治疗。由于腰区腹壁解剖复杂,易导致血管、神经损伤,加上外科医师对该部位解剖结构不熟悉,导致手术不规范,复发率较高。作者介绍及总结了18例以原切口扩大的sublay技术修补腰疝的方法,结果显示其远期效果明显优于常规sublay技术修补组。该研究对规范腰疝的外科治疗具有积极意义。由于该研究采用原切口扩大的sublay技术修补术患者的例数较少,随访时间尚短,其确切疗效有待进一步验证。

(陈　腾)

**Sublay技术修补剑突下切口疝**[中华外科杂志,2011,49(5):464]　刘飞德等总结了2005年4月至2010年10月34例采用Sublay方法修补剑突下切口疝的经验。该组男性21例,女性13例,年龄42~76岁,平均53岁。切口疝病史8~62个月,平均28个月。初发疝25例,复发疝9例(复发1次3例,2次3例,3次3例),复发病例先前手术方法均为缝合修补。因心脏手术行正中胸骨切开术所致疝12例,上腹部正中切口手术所致11例,延伸至剑突下的右肋缘下切口手术所致5例,肝脏手术取人字型切口所致6例。疝环缺损大小为3.0 cm×5.0 cm~6.0 cm×14.0 cm,平均5.1 cm×9.4 cm。伴随病有慢性支气管炎伴轻中度肺气肿者5例,高血压冠状动脉粥样硬化性心脏病者17例,伴糖尿病者12例。手术方法:手术均在全身麻醉下施行,修补材料为Marlex网片和ProLite网片。自剑突向下作正中或人字切口,游离皮下组织找到疝环缘,在疝环下方及两侧游离出腹直肌后间隙,然后沿腹直肌后鞘向上达剑突两侧,从剑突背面打开腹膜前剑突后间隙,在此间隙向头端钝性分出3~5 cm。将聚丙烯网片平铺于肌后(位于疝环侧下端)和剑突后腹膜前间隙中(位于疝环的上端),用3-0的可吸收缝线将网片两侧缘分别缝合固定于半月线,下缘固定于白线,上缘固定于两侧胸骨缘筋膜上。34例患者均成功施行Sublay方法修补切口疝手术,其中6例患者术后2周内网片前有少量积液(未予处理),无切口感染,所有患者伤口均一期愈合。9例术后近期修补区有牵拉感,3例有轻度的刺痛感。28例患者随访时间7～65个月,平均35.4个月。1例患者于术后8个月复发(2.9%)。认为剑突下切口疝为中线切口疝中修补难度最大的疝之一。单纯缝合修补,其术后复发率高达80%。在剑突的后方存在疏松的脂肪组织,可在不损伤腹膜情况下打开剑突后间隙,自剑突向上游离出5 cm间隙放置补片是可行的。应用Sublay方法修补剑突下切口疝,具有并发症少和复发率低的优点。

(华　蕾)

**述评**　随着上腹部及心脏手术的增加,剑突下切口疝发生率也呈逐年上升趋势。由于剑突下切口疝所在位置特殊,其修补具有一定难度,单纯缝合修补术后复发率可高达80%。因此,剑突下切口疝被列为中线切口疝中修补难度最大的疝。虽然对剑突下切口疝采用布片修补已是大部分专家的共识,但采用哪种补片及技术效果更好仍有待探讨。作者应用Sublay方法修补剑突下切口疝取得较为满意的效果,并对该手术的方法和经验进行了较为详尽的介绍和总结。其经验值得借鉴。

(陈　腾)

**女性腹膜恶性间皮瘤26例诊治分析**[中华医学杂志,2011,91(33): 2336]　邵华江等回顾性分析了2000年3月至2010年12月间26例女性腹膜恶性间皮瘤(PMM)患者的诊治资料,探讨PMM的病因、临床病理特点及预后。该组患者年龄41～78岁,21例(81%)有石棉接触史。临床以腹胀(54%)、腹痛(46%)、腹水(88%)和腹盆腔肿块(77%)为主要表现,部分有恶液质,晚期均有肠梗阻。患者血清和腹水肿瘤标志物CA125升高16例,CA199升高3例,CA153升高2例。腹水均为渗出性,部分(31%)腹水脱落细胞阳性。B超和CT检查可见腹水、腹膜增厚和腹盆腔肿块,大网膜呈"饼状"。26例病理大体分为弥漫型23例,局限型3例;组织病理结合免疫组化检查,上皮型14例,肉瘤型3例,混合型9例。直接行剖腹探查术10例,术中切取大网膜、腹膜等病灶及卵巢组织行冰冻切片病理检查,提示PMM后行肿瘤细胞减灭术,同时尽可能切除其他病灶,包括腹膜、肠系膜和肠管表面1～2 cm以上的病灶。先行腹腔镜检查6例,镜下活检组织冰冻切片病理检查提示PMM后,再中转经腹行肿瘤细胞减灭术;仅行腹腔镜活检确诊10例,其中7例因病期较晚难以切除放弃手术,3例因年龄大、体质弱,难以承受手术和化疗放弃治疗。经腹手术或腹腔镜检查确诊后化疗23例,其中腹腔-静脉联合化疗16例,单纯静脉化疗7例。化疗方案为顺铂加紫杉醇(PT方案)12例,顺铂加环磷酰胺加阿霉素(PCA方案)9例,培美曲塞加顺铂2例。化疗时间2～14个疗程。26例患者随访23例,失访3例,随访时间4～26个月。从确诊后开始计算生存时间,行肿瘤细胞减灭术16例随访15例,生存时间6～26个月,平均(14±6)个月;仅行腹腔镜检查的10例随访8例,生存时间4～19个月,平均(11±5)个月;两者生存时间比较,差异无统计学意义($t=1.271$, $P>0.05$)。获得随访的23例中有21例接受化疗,化疗≤6疗程者12例,生存时间4～21个月,平均(13±5)个月,化疗>6疗程者9例,生存时间7～26个月,平均(14±7)个月;两者生存时间比较,差异无统计学意义($t=0.454$, $P>0.05$)。作者认为,石棉接触是PMM发病的高危因素,PMM临床表现无特异性,应结合实验室和影像学检查及时作出临床诊断,确诊有赖于组织病理和免疫组化检查,手术和化疗不能有效延长患者生存期,预后极差。

(华　蕾)

**述评**　PMM临床少见,预后很差。石棉接触史是PMM发病最主要的高危因素。该病临床表现无特异性,晚期均表现为肠梗阻,主要由肿块压迫和肿瘤浸润、肠系膜挛缩、脏-壁层腹膜粘连等因素所致,也是主要致死原因。近年来报道采用腹腔镜诊断具有创伤小、准确率高的优点,尤其对不明原因的腹水患者是首选的诊断方法。该研究26例患者中,有石棉接触史21例,占81%,且手术及化疗均不能延长患者生存期,杜绝接触石棉粉尘,是预防PMM发生和改变其不良预后的根本措施。

(陈　腾)

**腹膜假性黏液瘤的临床诊治分析**[中国肿瘤临床与康复,2010,17(5): 410]　周海涛等收集1995年6月至2009年12月所收治的31例腹膜假性黏液瘤(PMP)患者的临床资料,回顾性分析和探讨其临床特点和治疗方法对患者生存状况的影响。31例患者中,男10例,女21例。年龄37～74岁,平均55岁。28例患者因有症状和体征就诊,其中11例自觉腹部肿物(35.5%),9例出现腹胀伴有肠梗阻(29.0%),7例出现进行性腹胀(22.6%),1例为间断性腹痛(3.2%);另有3例因体检时发现腹部肿物而就诊(9.7%)。平均发病时间4.5个月,术前确诊率6.5%。手术方式主要包括: 外科肿瘤细胞减灭术12例、减瘤术15例和开腹活检术4例。外科肿瘤细胞减灭术为切除阑尾及肉眼可见的所有脏层和壁层腹膜上种植的肿瘤,可能时需要切除受侵的肠管、女性的卵巢。减瘤术则指在保留器官功能的前提下,尽可能切除肉眼可见的大部分肿瘤以缓解腹胀、呼吸困难、营养不良等症状。术中可见腹腔大量黄色黏液或胶冻样液体,壁层腹膜、肝脾被膜、胃肠浆膜、肠系膜、网膜、膈下、盆腔可见胶冻结节或囊实性肿瘤结节。31例患者中,有14例患者术中探查可见阑尾肿瘤,另有16例患者术中无法明确探及阑尾。在21例女性患者中,有14例患者术中可见双侧卵巢布满黏液性肿瘤,而其余7例患者均为右侧卵巢病变。无围手术期死亡病例,发生肠瘘3例,腹腔感染2例,肠梗阻2例,腹壁感染1例。该组31例患者随访3~126个月,中位随访时间53个月,失访4例,随访率87.1%。患者的总3,5年生存率分别为76.8%和48.4%。行肿瘤细胞减灭术患者的3,5年生存率分别为90.0%和70.0%;行减瘤术患者的3,5年生存率为54.2%和21.7%,两组患者的生存状况比较存在显著统计学差异($P=0.015$)。行活检术的患者均于术后3年内死亡。作者指出,腹膜假性黏液瘤是一种进展缓慢但易复发的疾病,应积极行广泛的肿瘤细胞减灭术以提高患者的生存率。

(华 蕾)

**述评** PMP发病率低,是一种进展缓慢但易复发的临床罕见疾病,其特征为腹腔内弥漫性胶冻样积液并伴腹膜、网膜、系膜、卵巢、阑尾表面黏液种植,又被称为"胶冻腹"。目前认为PMP多起源于阑尾或卵巢的黏液性肿瘤或上皮增生。PMP临床表现无特异性,术前确诊率很低。传统的治疗主要为减瘤术,但易复发,再次手术困难。目前采用广泛的肿瘤细胞减灭术联合腹腔内热灌注化疗治疗PMP,提高了患者生存率,改善了患者预后。由于该研究仅有4例患者应用腹腔灌注化疗,该疗法在改善预后中的作用如何,有待进一步验证。

(陈 腾)

**肠系膜上动脉压迫综合征的外科治疗**[中华普通外科杂志,2011,26(9):726] 翟保平等对2000年1月至2010年12月期间收治的28例肠系膜上动脉压迫综合征(SMACS)患者的临床资料进行回顾性分析,并对SMACS的诊断及术式选择进行评价。该组28例患者中,男11例,女17例;年龄6~57岁,平均28.6岁,病程2个月至10年,平均3.6年。23例表现为反复发作性餐后上腹部胀痛、恶心、呕吐,多发生在餐后30~60 min,呕吐物以胃内容物为主,含胆汁及隔餐食物,酸臭,无粪臭味。呕吐后症状常可减轻,进食常为呕吐诱因,其中餐后取左侧卧位或胸膝位时症状可缓解24例。17例术前有消瘦、体重明显减轻。该组病例均行X线钡餐检查,均显示胃及十二指肠第1和第2部扩张;有23例呈典型的十二指肠水平段与升段交界处纵行受压迫征象(笔杆征)。22例同时行立位X线腹部平片检查,均可见胃泡扩大,于左上腹及右上腹可见"双液平面"者18例。15例行胃镜检查,发现4例有胃窦部溃疡,2例十二指肠溃疡,1例十二指肠憩室。21例行CT检查显示十二指肠水平段扩张,其中5例小肠系膜增厚粘连,壁腹膜结节样增厚。13例同时行彩超检查,腹主动脉与肠系膜上动脉夹角<20°者8例,20°~30°者5例。该组28例全部行手术治疗,共施行手术31例次。其中包括Treitz韧带松解加十二指肠空肠Roux-en-Y吻合术11例;因合并溃疡等行胃大部切除、胃空肠吻合术(Billroth Ⅱ式)7例;肠系膜上血管前移加十二指肠空肠端侧Roux-en-Y吻合术4例;Treitz韧带单纯切断松解术4例,其中术后2例患者因效果不佳改行十二指肠空肠Roux-en-Y吻合术;单纯胃空肠吻合术2例,其中术后1例患者因效果不佳改行十二指肠空肠Roux-en-Y吻合术。该组28例经首次手术治疗后,有3例术后仍存在程度不等的恶心、呕吐现象,行钡剂X线造影显示十二指肠仍有较强的逆蠕动。其中行Treitz韧带单纯切断松解术2例,单纯胃空肠吻合术1例。经第二次行十二指肠空肠Roux-en-Y吻合术后痊愈。全部患者出院前均可进食半流质或普食,获得随访25例,随访时间为1~10年,仅有轻度上腹胀满不适1例,25例患者体重增加至正常值。认为X线钡餐造影是SMACS的主要确诊手段,手术效果以Treitz韧带松解加十二指肠空肠Roux-en-Y吻合术为最佳。

(华 蕾)

**述评** SMACS是由于先天性和后天性的病理解剖因素导致的肠系膜上动脉压迫十二指肠水平部所引起的十二指肠部分或完全梗阻而出现的一系列症状的综合征。患者以反复餐后腹胀、腹痛、呕吐为主要症状,与消化不良、胃动力障碍、消化性溃疡等疾病的表现不易鉴别,易造成误诊。上消化道X线钡餐造影对诊断有着重要的价值。近年来研究报道CT扫描三维重建及彩色多普勒超声检查测量肠系膜上动脉和腹主动脉之间的夹角及夹角之间的距离,可提高该疾病的正确诊断率。对于病程长、症状重和十二指肠中、重度扩张以及非手术治疗无效者,应考虑手术治疗。据不完全统计,SMACS的手术治疗方法有十余种之多,但哪种术式是最佳方法尚无定论。由于导致SMACS的原因各不相同,笔者认为通过术前充分评估,结合术中仔细探查,选择具有针对性的、个体化的手术治疗方式,是取得满意疗效应该遵循的原则。

(陈 腾)

**急性肠系膜血管缺血早期确定性手术后病人的营养支持**[肠外与肠内营养,2011,18(2):75] 王凯等回顾性分析了2008年1月至2009年9月期间收治的9例急性肠系膜血管缺血(AMI)病人的临床资料,探讨AMI早期确定性手术治疗后营养支持的方法和应用价值。9例病人男6例,女3例,年龄36~79岁。9例均急性起病,起病后(5.44±3.43)d出现腹膜炎体征，平均(9.67±5.34)d收入病房。诊断为肠系膜上动脉栓塞1例，肠系膜上静脉血栓6例，非闭塞性肠系膜缺血2例。该组患者均行血管造影检查，并将导管保留至肠系膜上动脉开口处，经此导管给予溶栓、扩血管和抗凝等治疗。7例病人患病后(11.14±5.76)d联合溶栓治疗，治疗时间为(4.71±2.63)d，在溶栓治疗过程中，严密监测出凝血指标，并记录血压、皮肤黏膜和颅腔、胸腔、腹腔的出血情况，7例病人均未出现溶栓并发症。9例病人均顺利完成早期确定性手术，遵循损伤控制性手术原则，7例病人待全身情况稳定(5.01±2.58)d后行二次手术。切除小肠长度(102.22±53.33)cm，残存有效小肠长度(238.89±47.29)cm。术中即建立早期EN支持途径和减压通道。术后早期行TPN治疗，持续时间为(14.44±15.33)d。TPN热量根据静息能量消耗(REE)测定值决定，其中3例病人TPN中补充谷氨酰胺和鱼油脂肪乳。待胃肠道功能基本恢复后，尽早采用EN支持。EN于术后(8.11±6.17)d即经胃肠造口管给予，持续(13.67±10.62)d。两者同时治疗10d，并于术后(21.78±15.0)d出院。4例病人出院后继续家庭肠内营养至3周至2个月。随访6个月，9例病人均逐渐摆脱营养支持恢复经口饮食，体重和营养状况较前改善。作者认为，早期确定性手术和营养支持治疗能提高AMI病人的治愈率，改善病人的营养状况，临床效果好。

（华　蕾）

**述评**　AMI可导致小肠广泛缺血坏死，具有起病急、发展迅速、病死率高的特点。该病临床上相对少见，临床表现易与其他急腹症混淆，常造成误诊和漏诊。AMI病人由于肠道结构及功能均不同程度地受到损害，易造成消化、营养吸收障碍而导致肠道功能不全，是患者围手术期死亡的重要原因。该研究报道及总结了9例AMI早期确定性手术后病人营养支持方法的成功经验，具有一定的借鉴意义。由于该组患者病例数较少，只能初步探讨AMI病人术后早期营养支持的有效性及可行性，其长期疗效和并发症等问题还有待进一步研究。

（陈　腾）

**改性壳聚糖防粘连膜预防腹部手术后腹腔粘连的临床观察**［中华普通外科杂志，2011，26(5)：414］　任黎等采用前瞻性随机对照方法，研究改性壳聚糖防粘连膜用于预防开腹手术后肠粘连的临床效果。选择2006年1月至12月间的240例腹部外科手术病例，包括胃癌根治术、结直肠癌根治术、腹膜后肿瘤切除术等。按随机表随机分成两组，试验组120例，男61例，女59例，关闭腹部切口前在手术创面和切口下放置改性壳聚糖防粘连膜；对照组120例，男64例，女56例，常规关腹，关腹前不放置改性壳聚糖防粘连膜。所有病例均由同一组医师完成手术，避免了手术操作习惯不同导致的偏差。两组间在性别、年龄、手术部位以及随访时间等方面差异均无统计学意义($P>0.05$)。试验组中，手术完毕和清洗腹腔后，吸尽腹腔内积液，在手术区域创面上放置两小张(100 mm×50 mm)，关腹前切口下方放置一大张改性壳聚糖防粘连膜(150 mm×100 mm)。观察术后胃肠道功能恢复情况，术后腹痛程度和持续时间，手术后并发症发生率，并随访术后1年内腹痛和粘连性肠梗阻的发生率。结果显示：术后使用镇痛泵的48 h内，两组患者腹痛症状无明显差异，停止镇痛泵后使用改性壳聚糖防粘连膜组患者术后腹痛症状比对照组明显减轻，尤其是术后第3天，试验组的平均疼痛评分为2.7±1.4，而同日对照组的评分为3.8±1.2，两组间的差异有统计学意义($t=7.65$，$P<0.01$)。两组均无围手术期死亡，在术后感染性并发症、吻合口瘘及心肺功能等方面，两组无显著差异。试验组术后肠道排气时间平均为(2.8±0.8)d，明显快于对照组的(3.6±1.1)d($t=5.43$，$P<0.01$)。试验组术后开始进食时间平均为(3.6±1.2)d，较对照组提前，对照组为(4.2±1.2)d($t=3.76$，$P<0.01$)。术后住院天数试验组为(7.2±0.5)d，短于对照组的(7.5±0.6)d，两组差异有统计学意义($t=4.28$，$P<0.01$)。试验组术后1年内出现频繁腹痛13例，对照组32例，两组间差异有统计学意义($\chi^2=9.87$，$P<0.01$)。试验组术后1年内发生肠梗阻2例(占1.67%)，对照组则为11例(占9.17%)，两组间的差异有统计学意义($\chi^2=10.56$，$P<0.01$)。作者认为，改性壳聚糖防粘连膜的使用有助于改善腹部外科手术后腹腔粘连，减少粘连性肠梗阻的发生。

（华　蕾）

**述评**　腹腔手术后几乎所有病例均可发生不同程度的腹腔粘连，可出现肠梗阻、不孕症和术后反复阵发性腹痛等情况。减少腹腔粘连及术后肠梗阻等并发症的发生一直是腹部外科尚未攻克的难题之一。改性壳聚糖防粘连膜是近年来研发的一种新型防粘连膜，其主要成分是改性壳聚糖，放置于体内后，可降解成一种纤维网状结构，起到生物屏障隔离作用，可完全降解成液态氨基葡萄糖单体被机体吸收，还具有抑制成纤维细胞增殖，刺激上皮细胞生长和再上皮化，促进浆膜修复的特点。该研究观察应用改性壳聚糖防粘连膜预防腹部手术后腹腔粘连的临床效果，证实了改性壳聚糖防粘连膜可减轻患者术后早期腹痛，有利于肠道功能恢复、减少术后1年内粘连性肠梗阻的发生率，取得满意的疗效。建议进一步开展前瞻性、随机双盲的多中心研究，为该新型防粘连膜的临床应用提供更有说服力的循证医学证据。

（陈　腾）

**134例原发性腹膜后软组织肉瘤的临床诊治分析**［中国肿瘤临床，2010，37(24)：1401］　周海涛等收集1999年1月至2010年7月所收治的134例原发性腹膜后软组织肉瘤的临床资料，回顾性分析和探讨其临床特点和治疗方法对患者生存期的影响。该组患者男75例(56.0%)，女59例(44.0%)，年龄20～81岁，中位年龄51岁。除8例患者为健康体检发现肿瘤外，其余患者首发症状为腹部肿块92例(68.7%)，腹痛47例(35.1%)，腹胀39例(29.1%)，腰背部疼痛26例(19.4%)，食欲下降19例(14.2%)，小便困难8例(6.0%)。病程半个月到2年不等，中位病程8个月。术前诊断主要根据CT或MRI检查结果，术后诊断则以病理诊断为准。治疗方式包括手术、化疗及放疗。手术分为肿瘤根治性切除、姑息性切除和剖腹探查。手术完整切除病灶，切缘经病理证实无肿瘤残留，且无远处转移时为肿瘤根治性切除；手术未完全切除病灶或切缘阳性，或有远处转移者为姑息性切除；术中探查发现肿瘤无法切除、仅行肿瘤活检者为剖腹探查。化疗方案则主要基于蒽环类药物，放疗采取对术区或肿瘤区域的外照射，剂量36～55 Gy。采用电话和信件的方式进行随访，共失访12例，随访率91.0%，中位随访时间49个月。该组患者均行手术治疗。其中行根治性切除93例，姑息性切除27例，仅行探查加活检术14例。在根治性切除术患者中，18例患者行联合脏器切除手术，所切除的器官包括肾脏7例，小肠4例，脾脏3例，胰体尾2例，结肠2例。术后有13例患者行化疗，其中1例患者行根治性切除，9例行姑息性切除，2例行单纯探查加活检术。术后有11例行放疗，其中1例患者行根治性切除，8例行姑息性切除，2例行单纯探查加活检术。术后另有3例既行化疗又行放疗，其中2例行姑息性切除，1例行单纯探查加活检术。术后病理结果为：脂肪肉瘤73例，平滑肌肉瘤24例，横纹肌肉瘤17例，恶性神经鞘瘤8例，恶性纤维组织细胞瘤6例，纤维肉瘤6例。该组患者总的5年生存率为37.8%，行根治性切除术患者的1、3、5年生存率分别为97.5%、73.7%、46.5%；行姑息性切除术患者的1、3、5年生存率分别为91.0%、43.1%、6.7%；仅行剖腹探查患者均于术后15个月内死亡，1年生存率18.2%，3年生存率为0。根治性切除与姑息性切除两组患者的生存率比较有显著性差异($P=0.00$)。认为根治性手术切除是原发性腹膜后软组织肉瘤治疗的首选方法，辅助性化疗、放疗的作用有待进一步研究。

（华　蕾）

**述评**　腹膜后肿瘤位置较深，潜在腔隙大，适容性强，早期不易发现，往往首次就诊时肿瘤体积巨大并可能已压迫和浸润邻近脏器和组织结构，切除率低，预后差。国内外已有多项临床研究显示根治性切除可提高患者的生存率。由于手术风险大，预防和处理术中大出血并完整切除肿瘤实施大血管重建，是此类手术成功的关键。术后辅助性化疗、放疗的作用长期以来一直存在争议。作者分析及总结了134例原发性腹膜后软组织肉瘤的诊治经验，再次证明了根治性手术切除是原发性腹膜后软组织肉瘤治疗的首选方法。该研究为原发性腹膜后软组织肉瘤的手术治疗提供了有益经验。

（陈　腾）

# 腹腔镜外科

本年度共收集论文 445 篇，纳入一年回顾 100 篇，占 22.47%；收入文选 24 篇，占 5.39%。

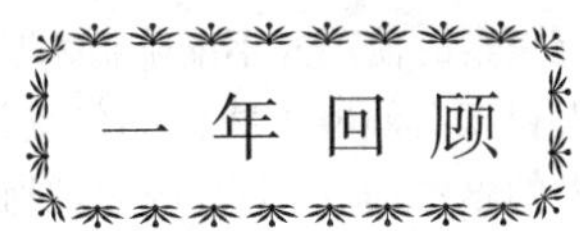


## 一、基础研究

陈图锋等[1]* 探讨高脂血症状态对直肠癌手术合并症的影响。作者回顾分析接受开腹或腹腔镜直肠癌根治术的 382 例患者的临床资料，根据患者术前的血脂水平，分为高脂血症组及正常血脂组，采用卡方检验和 $t$ 检验处理相关临床数据。结果显示，术前合并高脂血症的直肠癌患者 201 例，血脂正常者 181 例。高脂血症组患者与正常血脂组患者相比，手术出血量增多($t=11.318, P<0.01$)、术后恢复进食时间($t=5.956, P<0.01$)及拔除引流管时间延长($t=4.781, P<0.01$)、伤口脂肪液化发生率升高($\chi^2=3.988, P<0.05$)，术后住院天数亦增加($t=2.449, P<0.05$)，而手术时间($t=0.374, P>0.05$)及吻合口瘘发生率($\chi^2=0.239, P>0.05$)两者差异无统计学意义。直肠癌接受腹腔镜手术患者，与开腹手术患者相比，手术出血量少($t=10.078, P<0.01$)、术后恢复进食($t=6.366, P<0.01$)及拔除引流管时间短($t=7.654, P<0.01$)、住院天数少($t=4.241, P<0.01$)、伤口脂肪液化发生率低($\chi^2=5.203, P<0.05$)，但手术时间延长($t=8.456, P<0.01$)。接受腹腔镜手术的患者中，高脂血症组患者与正常血脂组患者相比，虽然术中出血仍较多($t=8.784, P<0.01$)，但在术后恢复进食时间($t=0.356, P>0.05$)、术后住院天数($t=0.248, P>0.05$)、拔除引流管时间($t=0.261, P>0.05$)等方面，差异无统计学意义。认为直肠癌患者术前合并高脂血症会导致手术出血量增加、术后恢复时间延迟、伤口脂肪液化发生率升高，应用腹腔镜技术进行直肠癌根治术可消除因高脂血症所导致的术后恢复延迟。

鲍连生等[2]探讨了小儿腹腔镜术后感染铜绿假单胞菌(PAE)的耐药性，并检测 PAE 产 β-内酰胺酶现状。PAE 采用法国生物梅里埃公司的 VITEK-32 细菌鉴定系统鉴定到种，药敏试验按 CLSI 规定的 K-B 法进行；ESBLs 和 AmpC 酶的表型检测分别采用双纸片扩散试验和头孢西丁三维试验。结果显示，262 株 PAE 产 β 内酰胺酶率为 37.4%。其中产 ESBLs 和 AmpC 酶率分别为 63.3%、36.7%；产酶菌株对常用抗菌药物的耐药率已非常严重。因此得出结论认为，对 PAE 的耐药性监测可帮助临床合理选用抗菌药物，减少细菌耐药性的产生与传播。

周斌等[3]探讨了经脐单孔腹腔镜胆囊切除术(TSPALC)对应激相关细胞因子的影响。作者将近 2 年期间行 TSPALC 术的 30 例患者作为观察组(TSPALC 组)，并将同期施行 LC 术的 30 例患者作为对照组(LC 组)。两组患者均分别于手术前 1d，术后即刻，术后 1、3、5 d 抽取静脉血，测定内皮素(ET)，一氧化氮(NO)，血清白介素 6(IL-6)，C 一反应蛋白(CRP)的变化。结果观察组手术后腹部未见明显瘢痕。手术前 1d，术后即刻，术后 1、3、5 d 观察组各项指标与对照组比较，均无统计学意义(均 $P>0.05$)。结论认为 TSPALC 术与传统 LC 术应激反应同样轻，创伤小，而且具有腹部无明显手术瘢痕的优点。

$CO_2$ 气腹对于肿瘤的影响一直是人们研究的热点问题。王剑平等[4]通过检测不同压力 $CO_2$ 气腹环境下结直肠癌细胞周期和 microRNA-221(miR-221)及 CDKN1C/p57 表达的变化，探讨 $CO_2$ 气腹对结直肠癌细胞增殖的影响。作者将人结直肠癌 $CaCO_2$ 细胞系分别置于 0、10、12 和 15 mmHg 的 $CO_2$ 气腹环境下培养 4 h，应用实时荧光定量 PCR 检测 $CaCO_2$ 细胞中 miR-221 表达状况，运用 Western-blot 分析 CDKNIC/p57 蛋白表达状况，并通过噻唑蓝(MTT)比色法和流式细胞仪观察细胞的增殖状态和分析细胞周期。结果，与对照组相比，15 mmHg 的 $CO_2$ 气腹组结直肠癌细胞中 miR-221 表达量下降[(1.212±0.159) vs (1.937±0.208)]，而 CDKNIC/p57 蛋白表达增高[(2.017±0.808) vs (0.972±0.416)]，同时细胞增殖抑制率[(32.7±5.1)% vs (21.8±3.6)%]增加，且 GO/G1 期细胞比例明显增加，5 期细胞比例显著下降，差异均有统计学意义($P<0.01$)；0、10、12 mmHg 的 $CO_2$ 气腹组结直肠癌细胞增殖抑制率及 miR-221、CDKNIC/p57 表达水平与对照组相比差异均无统计学意义($P>0.05$)。认为临床常用压力的 $CO_2$ 气腹对结直肠癌细胞增殖无明显影响；15 mmHg 的 $CO_2$ 气腹可抑制癌细胞增殖，其原因可能与 miR-221 表达下降，继而 CDKNIC/p57 蛋白表达增高有关。陶国全等[5]探讨开腹及不同气腹环境对直肠癌 COLD-320 细胞侵袭能力的影响。作者将 64 只裸鼠均分为开腹(O)组、$CO_2$ 气腹(A)组、$N_2$ 气腹(B)组和无气腹腹腔镜(LC)组。术前 30 min 裸鼠腹腔内注入 IX107 直肠癌 COLD-320 细胞。模拟开腹手术及相应腹腔镜手术时的 60 min 气腹环境。3 周后每组取 10 只裸鼠处死，观察腹腔及各脏器的成瘤情况；剩余 6 只观察生存时间。结果显示，裸鼠致瘤率：O 组，100%(10/10)；A 组，100%(10/10)；B 组，90%(9/10)；LC 组，90%(9/10)($P>0.05$)；LC 组腹腔内瘤结节数和不同脏器成瘤率最低($P<0.05$)，其余三组间相仿($P>0.05$)。四组裸鼠生存时间差异元统计学意义($P>0.05$)。该研究得出结论认为，与开腹手术相比，$CO_2$ 或 $N_2$ 气腹并不增加直肠癌细胞在腹腔内以及对各脏器的侵袭转移能力，对致瘤裸鼠的生存时间无影响；而无气腹腹腔镜在减少肿瘤细胞侵袭及转移有一定的作用。

## 二、腹腔镜胆囊手术

腹腔镜胆囊切除术已经成为治疗胆囊良性疾病的金标准术式，在国内外开展极为广泛，是目前腹腔镜手术中所占比例最高的术式，当前关于该类手术的关注热点主要集中于围术期处理、手术适应证及治疗效果、术中和术后并发症的预防和处理、术后康复、新方法新技术及新器械的应用等方面。

围术期预防性应用抗生素在 LC 中非常普遍，那么这些做法是否真的有意义呢？闫瑞承等[6]*用 Meta 分析的方法评价了择期低风险的腹腔镜胆囊切除术预防性抗生素使用的效果。作者通过检索 1933 年—2010 年 10 月发表的有关择期低感染风险的腹腔镜胆囊切除使用抗生素的随机对照临床试验。按入选和排除标准，有 18 项临床试验纳入本研究，Jadad 评分低于 3 分为低质量试验并被排除，最终有 12 项纳入研究。由 2 名评价者对入选研究中有关试验设计、研究对象的特征、研究结果等内容独立进行摘录，用RevMan4.2 软件进行分析 *OR* 值。结果显示，对于择期低感染风险的腹腔镜胆囊切除术抗生素使用组和无抗生素使用组两组之间整体感染($OR=1.11$，95% CI：0.68～1.82，$P=0.98$)、切口感染($OR=1.07$，95% CI：0.59～1.94，$P=0.99$)、腹腔感染($OR=2.88$，95% CI：0.3～28.09，$P=0.98$)、其他部位感染($OR=1.0$，95% CI：0.43～2.35，$P=0.65$)、胆囊内胆汁细菌培养($OR=0.84$，95% CI：0.55～1.12，$P=1.08$)等差异均无统计学意义。住院时间抗生素组较未使用组明显缩短(WMD=－0.16，95% CI：－0.22～－0.09，$P<0.01$)。认为择期低感染风险的腹腔镜胆囊切除围手术期预防性抗生素的使用并不能降低术后感染的发生率。这在很大程度上颠覆了我们的传统认识，也应引起临床工作者的思考，我们平时认为理所当然的一些做法，未必有实际意义。

LC 的手术适应证仍然值得关注，随着技术水平的提高，一些曾经的禁忌证或相对禁忌证，在当前已不再是禁区。张峻[7]探讨了腹腔镜胆囊切除术(LC)对肝硬化患者肝、肾功能的影响。作者通过回顾分析胆囊结石行 LC 的 40 例临床资料，以单纯慢性结石性胆囊炎 10 例作为对照组；胆囊结石合并肝硬化 30 例作为观察组，并按肝功能 Child 标准分级分为两组：ChildA 组 18 例，ChildB 组 12 例。手术由同一组医师采用标准三孔法完成。患者分别于术前 1 d 及 LC 术后第 1，3 天晨抽取外周静脉血 3 ml，测定谷丙转氨酶(ALT)，谷草转氨酶(AST)，总胆汁酸(TBA)，总蛋白(TP)，尿素氮(BUN)，肌酐(Cre)，并计算尿素氮/肌酐(BUN/Cre)值等项目。结果显示，对照组，ChildA 组，ChildB 组 LC 术后第 1，3 天 TP 和 TBA 均有明显下降，ALT，AST 均显著升高；其中以术后第 1 天和 ChildB 组变化最为明显，各组间差异均有统计学意义($P<0.01$)。对照组，ChildA 组，ChildB 组 LC 术后第 1，3 天 BUN 及 BUN/Cre 值均有明显下降，Cre 均显著升高，其中以术后第 1 天和 ChildB 组变化最为明显，各组间差异均有统计学意义($P<0.01$)。因此得出结论认为肝功能正常的患者与肝功能 ChildA，B 级的肝硬化患者 LC 术后肝肾功能均有不同程度的损害，但以 ChildB 级损害更加明显。李进军等[8]探讨了老年人急性胆囊炎采用腹腔镜手术治疗的临床效果与应用价值。他们回顾性分析 105 例因急性胆囊炎实施胆囊切除术的老年患者的临床资料，按手术方式分为腹腔镜组(LC 组)和剖腹胆囊切除术组(OC 组)。结果两组患者手术时间、肠功能恢复时间及住院天数差异均有统计学意义($P<0.01$)，LC 组优于 OC 组；术中出血、腹腔引流量

和术后并发症两组差异无统计学意义($P>0.05$)。结论认为老年急性胆囊炎患者行腹腔镜治疗是安全可行的。尹光平等[9]也比较了腹腔镜与剖腹胆囊切除术治疗老年人良性胆囊疾病的临床效果。作者将169例老年良性胆囊疾病患者随机分腹腔镜胆囊切除术(LC组,89例)和剖腹胆囊切除术(OC组,80例)两组。回顾性比较两组的手术时间、术后住院时间及术后并发症。结果LC组手术时间和术后住院时间均明显短于OC组[(50.13±7.24)min vs(61.34±7.52)min]和[(5.13±1.06)d vs(9.20±1.26)d]($P<0.01$)。LC组术后感染率、腹胀发生率和需腹腔引流率均低于OC组(1.1% vs 10.0%)、(3.4% vs 25.0%)和(4.5% vs32.5%)($P<0.01$)。可见在老年患者,LC比OC手术更具有优势。

LC的疗效也依然是人们关注的热点问题。何伦新等[10]比较研究了腹腔镜胆囊切除术(laparoscopic cholecystectomy, LC)与开腹胆囊切除术(open cholecystectomy, OC)治疗急性胆囊炎的效果。作者通过回顾性比较行胆囊切除术治疗的急性胆囊炎患者114例,其中LC 53例,OC 61例,比较两种手术的手术时间、术中出血量、下床活动时间、术后排气时间、住院时间、住院综合费用、切口感染率和置引流管率的差异。结果与OC组比较,LC组手术时间、下床活动时间和术后排气时间短,术中出血量少,住院时间短,住院费用低,切口感染率低,置引流管的比率低,差异均有统计学意义($P<0.05$)。两组患者中均无胆道损伤、胆漏病例。均获随访,平均时间13.3(2~48)个月,均未发现胆管损伤、胆漏损伤、胆囊残株炎、胆囊切除术后综合征等并发症。结论认为与OC相比,LC治疗急性胆囊炎具有创伤小、并发症少和综合费用少等优点,是治疗急性胆囊炎可行的手术方式。赵刚等[11]评价了腹腔镜胆囊切除术(LC)过程中低压气腹(low-pressure pneumoperitoneum, LP)的安全性及有效性。本研究从MEDLINE、EMBASE、ISI数据库、Cochrane Library、CBM、VIP、CNKI以及万方数据库检索并纳入了在1987年1月至2009年12月间发表的LP下LC的随机对照试验,语种不限,并对纳入研究的方法学质量进行评价,最后用RevMan5.0软件进行分析。结果共纳入7个英文RCT,包括518例患者。与传统的标准气腹压(standard pneumoperitoneum, SP)下LC相比,LP下行LC明显减少术后肩痛发生率(RR为0.50,95% CI: 0.37,0.68)、缩短住院时间(WMD: −0.13,95% CI: −0.23,−0.02);手术安全性评价上,LP组和SP组间的差异无统计学意义(RR为0.84,95% CI: 0.46,1.54);两组的手术时间相当(WMD: 1.54,95% CI: −0.85,3.76)。结论认为LP下行LC是安全有效的,更具微创优势。

LC的经济卫生学也逐渐引起人们的重视。赖锐等[12]比较了腹腔镜胆囊切除术(LC)与开腹胆囊切除术(OC)的费用,并进行卫生经济学评价。作者通过对2009年5~7月行胆囊择期手术的124例患者,随机分为LC组72例、OC组52例。比较两组的手术住院情况、直接和间接医疗成本、总成本。结果显示LC组的直接医疗成本、间接医疗成本、总成本分别为(4 891±231)元、(338±76)元、(5 229±387)元,均低于OC组的(5 505±389)元、(540±82)元、(5 945±412)元,两组间各项成本比较有统计学意义($P<0.001$)。本研究得出结论认为LC能缩短手术时间、住院时间,降低医疗费用,加快床位周转,提高卫生资源的利用效率。

即使LC技术已经相当成熟,随着微创观念深入人心,人们也没有停止过追求技术创新的脚步,黄建峰等[13]比较了单孔法和三孔法腹腔镜胆囊切除术(LC)的临床疗效,探讨单孔法LC应用的可行性。作者收集LC患者94例,其中单孔法41例,三孔法53例,比较两种术式的手术时间、术中破胆例数、术后疼痛、术后肛门排气时间、术后下床活动时间、术后住院天数及术后并发症。结果所有患者均顺利完成手术,无一例中转开腹,单孔法组1例因粘连较重改行三孔法,单孔法组术后疼痛较轻($P<0.05$),术中破胆率较高($P<0.05$),其余各项指标差异均无统计学意义。所以作者认为相对于三孔法,单孔法同样安全,可靠,并且具有患者术后疼痛轻,腹部美容效果好等优点。张利国等[14]探讨了胆囊结石合并肝硬化的患者使用超声刀行腹腔镜下胆囊切除术中的应用价值。作者对56例合并肝硬化的胆囊结石患者在腹腔镜下使用超声刀行胆囊切除术的资料进行回顾性分析。结果56例均成功完成胆囊切除术,无中转开腹;平均手术时间46 min,术中平均出血15 ml,无术后出血、胆管损伤、胆漏、腹腔感染、肝功能衰竭等并发症。术后平均住院4 d,均顺利出院。认为腹腔镜下应用超声刀对合并肝硬化的胆囊结石患者行胆囊切除术具有止血彻底、出血少、肝功能损害小、并发症少、操作简单容易掌握等优点,是治疗胆囊结石症有效、安全的好方法。免气腹技术目前越来越受到人们的关注。陈伟鑫等[15]探讨了腹壁悬吊替代气腹腹腔镜下胆囊切除术可行性和安全性。作者将胆囊炎需胆囊切除的患者68例随机分为观察组和对照组,每组34例,观察组采用腹壁悬吊下腹腔镜胆囊切除术;对照组采用传统腹腔镜下胆囊切除术,依靠$CO_2$气腹机维持气腹。观察2组患者手术时间、术中出血量和患者虹门排气时间。结果显示,2组患者均手术成功,无中转开腹手术病例。观察组

手术时间为(50.1±26.3) min;术中出血总量为(9.2±4.7) ml;对照组手术时间为(70.1±30.3) min;术中出血总量为(13.2±6.7) ml。2组间差异有统计学意义($P<0.05$)。观察组术后肛门排气时间为(2.3±0.7) d;对照组术后肛门排气时间为(2.5±0.7) d,2组间差异无统计学意义($P>0.05$)。认为通过腹壁悬吊替代气腹建立手术通路,使腹腔镜下胆囊切除更加简便,使用安全,手术效果较好。

手术操作,术中特殊情况的处理,以及术后并发症的处置,一直是人们最为关注的重点问题,本年度的文献中,该部分主题的文献依然占据相当的比例。王明俊等[16]通过总结LC中意外胆囊癌(unexpected gallbladder carcinoma,UGC)的临床病理特点,探讨了手术方法及预防转移复发的对策。他们回顾分析5 586例LC术中26例(0.470%)UGC患者的临床资料,应用Kaplan-Meier法对比单纯胆囊切除术组、胆囊癌根治术组及pTis、$pT_1$期与$pT_2$、$pT_3$、$pT_4$期患者的累积生存率。结果显示26例UGC患者中,术前诊断以胆囊结石和胆囊息肉为主。按病理分期,$pT_{is}$期2例,$pT_{1a}$期4例,$pT_{1b}$期3例,$pT_2$期10例,$pT_3$期5例,$pT_4$期2例。胆囊癌根治组患者累积生存率优于单纯胆囊切除组,$pT_{is}$、$pT_1$期患者预后显著优于$pT_2$、$pT_3$、$pT_4$期。可见,具有胆囊癌高危因素的患者,术前应全面分析临床资料,术中仔细剖检胆囊,标本行冰冻切片检查,一旦确诊应早期行根治性切除术,术中需采取措施预防肿瘤种植和转移。张辉等[17]*通过对5年间实施LC的845例患者术前、术中临床资料进行单因素分析,筛选引起手术困难的危险因素后进行Logistic多元回归分析,并对诸因素进行赋值,建立LC难易程度的评分标准。认为LC难易度评分标准的建立有利于临床选择LC或中转OC。同样的,张立明[18]也研究了这一课题,他通过分析术前预测急症LC中转开腹的可能性,以期找到客观、实用、准确率高的预测LC手术难易度的方法,并选择适当的手术方式。他的研究结论显示,胆囊炎发作>72 h,胆囊三角解剖不清,胆囊壁厚度>0.5 cm,坏疽性胆囊炎是中转开腹的危险因素。患者含有上述危险因素越多,手术难度越大,中转开腹的可能性越大。认为术前综合评估患者具有的危险因素对选择手术方案,降低中转开腹率有较高的临床指导意义,可避免单纯追求LC带来的严重并发症。王振亮等[19]分析腹腔镜胆囊切除术并发症发生的原因,结合文献及自身体会探讨如何从细节着手避免副损伤。他们通过回顾性分析4 126例LC患者资料。其中男性1 078例,女性3 048例,年龄8~102岁,平均51岁。急性胆囊炎409例,胆囊结石伴慢性胆囊炎2 872例,胆囊息肉样病变786例,非结石性胆囊炎59例。结果4 126例腹腔镜胆囊切除术并发症共33例,约占0.8%。其中胆道损伤4例,术中胆囊动脉或胆囊床出血25例,术后戳孔处出血2例,术后继发胆总管结石2例。另外,病理检查发现胆囊癌5例。作者认为腹腔镜胆囊切除术术后有一定的并发症,应该从手术开始、术中处理的多处细节预防。王宏等[20]*分析了LC胆管损伤的危险因素,并对胆管损伤术后进行分析。作者回顾性分析作者所在单位1999年10月至2010年12月行LC的4 531例患者所出现的41例胆管损伤,对胆管损伤的各影响因素进行$\chi^2$检验,分析胆管损伤的独立危险因素;同时分析胆管损伤是否能在术中及时发现。结果,单因素分析显示:患者性别、炎症分期、B超示胆囊壁厚度、胆囊三角解剖和手术经验与胆总管损伤有关联($P<0.05$)。多因素非条件Logistic回归分析结果显示:胆囊三角解剖和手术经验是胆管损伤的独立危险因素($P<0.05$)。胆管损伤术中发现例数明显多于术后发现例数($\chi^2=12.868, P<0.05$)。结论认为,患者性别、炎症分期、B超示胆囊壁厚度、胆囊三角解剖和手术经验与胆总管损伤密切相关。胆囊三角解剖和手术经验是胆管损伤的独立危险因素。胆管损伤一般能在术中及时发现及处理。

随着技术水平的提高,人们对于手术舒适性的期望值也在升高,该问题目前已逐渐引起外科医师的重视,如术中$CO_2$气腹所致的术后肩背部疼痛、术后消化道症状等。侯景文等[21]系统评价了拉司琼联合地塞米松预防LC后恶心呕吐(PONV)的疗效和副作用。他们通过计算机检索Cochrane Library(ISSUE4, 2009),PUBMED(1966~2010.1),EMBASE(1974~2010.1),SCI(1974~2010.1),CBM(1978~2010.1),CNK1(1994~2010.1),VIP(1989~2010.1)查找有关格拉司琼联合地塞米松预防腹腔镜胆囊切除术后恶心呕吐的相关随机对照试验。由两名评价者独立选择试验、提取资料和评估方法学质量并采用RevMan 5.0软件进行统计分析。结果最终纳入12个随机对照试验共956例患者。Meta分析结果显示:格拉司琼联合地塞米松与单用格拉司琼相比预防腹腔镜胆囊切除术后的恶心、呕吐差异有统计学意义[RR=0.44,95% CI(0.31,0.61),$P<0.0001$],副作用方面两者差异无统计学意义[RR=0.58,95% CI(0.28,1.20),$P=0.14$]。结论认为,与单用格拉司琼相比,格拉司琼联合地塞米松能更好的预防腹腔镜胆囊切除术后的恶心、呕吐。由于纳入研究质量和数量有限,上述结论尚需要高质量、大样本的随机双盲对照试验加以证实。

## 三、腹腔镜肝胆管手术

随着腹腔镜技术水平的提高与器械的更新，以往开腹胆总管切开探查取石术治疗胆总管结石逐渐被微创方式替代，如逆行胰胆管造影术或者腹腔镜胆总管切开取石术。近年来，腹腔镜肝胆管手术的开展越来越多。其疗效及安全性受到人们的关注。

陈建荣等[22]探讨腹腔镜辅助胆道镜下胆总管切开取石的可行性及临床应用价值。作者将择期手术的60例胆囊合并胆总管结石患者随机分为腹腔镜辅助胆道镜下胆总管切开取石治疗组(以下简称二镜组)和传统开腹胆囊切除＋胆总管切开取石治疗组(以下简称开腹组)，对两组手术时间、术后、并发症例数、伤口疼痛、术后肛门排气恢复时间、术后住院时间及住院总费用等指标进行分析。结果显示两组病例均无死亡，二镜组未发生中转开腹手术。术后随访6个月以上者二镜组21例、开腹组22例。两组的手术时间、住院总费用比较无明显差异。而术后肛门恢复排气时间、伤口疼痛率、术后住院时间、术后并发症发生率比较，二镜组明显优于开腹组($P<0.01$)。作者得出结论认为腹腔镜辅助胆道镜下胆总管切开取石是一种新兴的微创手术，只要正确掌握适应证和禁忌证，手术成功率高，并发症少，是目前治疗胆囊合并胆总管结石较为理想的微创手术方式。楼晓楼等[23]探讨了十二指肠镜、腹腔镜续贯治疗老年胆囊结石合并肝外胆管结石的效果。作者通过回顾分析123例胆囊结石合并肝外胆管结石老年患者的临床资料，分为微创组(62例，采用ERCP,EST取石后行腹腔镜胆囊切除术)和传统手术组(61例采用传统开腹胆囊切除术＋胆总管切开取石T管引流术)，对比两组疗效。结果显示微创组住院天数、术后胃肠功能恢复时间均明显短于传统手术组($P<0.05$)，总并发症发生率低于传统手术组($P<0.05$)，两组手术时间无统计学差异($P>0.05$)。本研究得出结论认为十二指肠镜、腹腔镜联合续贯治疗老年胆囊结石合并肝外胆管结石，具有微创、安全、疗效确切等优点。纪柏等[24]探讨与腹腔镜胆总管T管引流相比，腹腔镜胆总管一期缝合的优点，手术操作的技术关键，手术适应证以及并发症的预防。作者通过回顾对照分析24例行腹腔镜胆总管一期缝合的患者以及同期24例行腹腔镜T管引流的患者的临床病历资料，分为一期缝合组和T管引流组。结果显示，一期缝合组与T管引流组的平均手术时间、术中出血量，两组差异无统计学意义($P>0.05$)。而一期缝合组与T管引流组的首次肛门排气时间、术后补液量、术后住院时间、住院费用、带管时间等指标，组间差异有统计学意义($P<0.01$)。一期缝合组4例术后2～3 d发生胆汁漏，经保守治疗治愈，无严重并发症，全组患者均痊愈出院，随访1个月到2年，无结石复发和胆管狭窄等并发症。研究结论认为，胆总管一期缝合有利于患者快速恢复。术中确保胆道无残余结石和胆总管下端通畅是开展胆总管一期缝合的前提条件；严格掌握手术适应证，注重操作技术要点是取得良好疗效的关键。王博等[25]* 对经腹腔镜胆囊切除、胆总管探查取石、T管引流术与经腹腔镜胆囊切除、胆总管探查取石、内引流并一期缝合术的治疗效果和效益进行比较评价。他们选择79例胆囊结石合并胆总管结石的患者行腹腔镜胆囊切除、胆总管探查取石、T管引流术(对照组)，62例行腹腔镜胆囊切除、胆总管探查取石、内引流并一期缝合术(观察组)。对2组患者治疗成功率、并发症发生率、胆红素完全恢复正常时间、住院时间、休养时间及治疗费进行综合测量及比较分析。结果显示，2组患者间治疗成功率、并发症发生率及胆红素完全恢复正常的时间差异均无统计学意义($P>0.05$)；观察组患者的住院时间及休养时间明显短于对照组($P<0.05$)，治疗费用也明显少于对照组($P<0.05$)。本研究得出结论认为内置管引流在达到传统T管引流治疗效果的同时，住院时间、休养时间及治疗费用均显著优于后者，值得进一步推广应用。张继军[26]探讨腹腔镜胆总管探查取石术(LCBDE)的常见并发症及其防治，比较LCBDE与开腹胆总管探查术(OCBDE)两种手术方式的疗效及机体应激反应的大小。作者通过收集780例胆囊结石并胆总管结石患者资料，其中实施OCBDE 598例，实施LCBDE 182例。参照LCBDE患者的军龄、性别、疾病类型、疾病程度等因素，在OCBDE患者中选取52例，进行配对研究。术前及术后第1天晨、术后第2天晨采取血样，检测血浆C-反应蛋白(C-reactive protein,CRP)。结果显示LCBDE与OCBDE两组患者的取石成功率、手术用时差异无统计学意义($P>0.05$)，LCBDE组的术中失血量、肠功能恢复时间、术后住院时间明显少于OCBDE组，差异有统计学意义($P<0.05$)。术后两组患者的血浆CRP均升高，与术前比较差异有统计学意义($P<0.05$)；血浆CRP在术后第1天的实验室检查结果提示：OCBDE组明显高于LCBDE组，两组间比较均差异有统计学意义($P<0.05$)。认为LCBDE是合理、有效的手术方式，具有创伤轻，痛苦小，恢复快的优点；CRP的研究分析进一步证实LCBDE术后应激反应小于OCBDE，说明LCBDE具有微创手术的优势，可望取代绝大多数OCBDE手术。汤雨等[27]探讨腹腔镜下左肝外叶切除治疗肝胆管结石的临床价值。作者选取所在医院实施的25例腹腔镜下行左肝外叶切除的肝胆管结石患者作为实验组(腹腔镜组)，同时期

39例满足腹腔镜治疗但自愿选择开腹手术的患者作为对照组(开腹组)。结果两组患者在年龄、性别,术前结石类型及生化指标等方面差异无统计学意义($P>0.05$)。腹腔镜组术后有1例并发肝创面胆漏,开腹组切口感染3例,肺部感染1例。与开腹组相比,腹腔镜组术中出血量差异无统计学意义($P=0.075$);腹腔镜组手术时间明显长于开腹组[(270.4±125.9) min与(156.1±76.2) min($P<0.001$)];腹腔镜组与开腹组在术后住院天数[(8.4±2.5)d与(14.0±3.7)d($P<0.001$)]、术后血清T-BIL[(14.1±3.8) IU/L与(16.7±1.5)IU/L($P=0.003$)],ALT[(128.1±71.7) IU/L与(185.5±85.9) IU/L($P=0.007$)]和AST[(143.2±67.1) IU/L与(187.7±93.3) IU/L($P=0.043$)]变化等方面差异有统计学意义。该研究得出结论认为腹腔镜下左肝外叶切除治疗肝胆管结石是一项有前途的微创外科技术,具有创伤小、并发症少、住院时间短、恢复快等优点。田刚等[28]总结了腹腔镜胆管探查术的临床应用经验。作者回顾性分析所在医院已开展的腹腔镜胆管探查(LCBDE)1 273例的临床资料。结果显示1 273例中有1 260例成功施行了LCBDE。其中安放T管564例,1期缝合690例,腹腔镜下胆肠内引流术6例。术后漏胆42例,其中因T管脱出或腹膜炎加重再行腹腔镜下重置T管5例,余经引流保守治愈。无术中死亡。手术后1个月内死亡7例,均为老年患者。手术病死率0.54%(7/1 273)。胆管阴性探查85例,阴性探查率6.75%(85/1 260)。术中平均失血30.7 ml,平均手术时间147 min,术后平均住院时间9.1 d。成功病例的治愈好转率99.44%(1 253/1 260)。结论认为LCBDE术是一种有效、安全、适应证广泛的胆管结石的微创治疗方法。在有技术条件的医院,可以作为胆管结石,尤其是肝外胆管结石的首选术式。陈开运等[29]总结了腹腔镜治疗Mirizzi综合征的经验,作者回顾分析45例Mirizzi综合征患者行腹腔镜治疗的临床资料,并与同期25例开腹手术进行对比研究。结果显示所有手术均获成功,腹腔镜组无一例中转开腹。腹腔镜组与开腹组平均手术时间分别为(79±12) min与(82±15) min($t=0.915$,$P>0.05$);术后下床活动时间分别为(14±0.5)h与(24±1.5)h($t=41.003$,$P<0.05$);术后住院时间分别为(4±0.5)d与(7±0.8)d($t=19.317$,$P<0.05$)。70例患者均获电话或门诊随诊,症状均消失,未发现手术相关并发症发生。作者认为应用腹腔镜治疗Mirizzi综合征在技术上切实可行。但腹腔镜下缝合修复胆管壁缺损较困难,适宜在腹腔镜技术较成熟的单位开展。

一些新技术、新理念在腹腔镜肝胆管外科中也得到了体现。谭黄业等[30]探索了快速康复外科理念在腹腔镜胆总管探查取石术(LCBDE)中的应用价值。作者对60例择期行LCBDE患者,采用快速康复外科理念指导下的围术期处理方法($n=28$)和传统的围术期处理方法($n=32$),比较两组术后下床活动时间、进食时间、排气排便时间、住院天数及住院费用、并发症的差异。结果显示快速康复外科组术后进食时间、排便排气时间、下床活动时间、住院天数明显缩短、住院费用明显减少($P<0.05$),两组术后并发症比较差异无统计学意义($P>0.05$)。因而作者认为快速康复外科理念在LCBDE患者中的应用安全、经济、有效,具有较高的临床应用价值。王家兴等[31]探讨了腹腔镜下胆道镜联合钬激光治疗难取性肝胆管结石的临床应用价值。作者回顾性分析了18例难取性肝胆管结石病人在腹腔镜下通过胆道镜联合钬激光,将肝胆管结石击碎后注水冲出或用取石篮套出的临床资料。结果显示本组18例均取石成功,取石时间10～18 min,平均15 min。术后无胆道出血、胆漏。术后随访6个月,腹部B型超声或经T管胆道造影检查,取石成功者未发现结石复发及残留,无胆道狭窄。因而作者认为腹腔镜下胆道镜联合钬激光治疗难取性肝胆管结石,具有创伤小、恢复快、安全有效等优点,为治疗肝胆管结石开辟了一条新的治疗途径。

## 四、腹腔镜食管胃肠手术

随着腹腔镜技术的发展和成熟,其在食管胃肠疾病的治疗上应用得到了进一步的推广。

朱坤寿等[32]探讨了腹腔镜联合胸腔镜辅助小切口行食管癌根治术的安全性及可行性。作者通过回顾分析为43例患者行腹腔镜联合胸腔镜辅助小切口食管癌根治术的临床资料。结果43例手术均获成功,无中转开腹或开胸,无围手术期死亡。手术时间115～300 min,平均(191.51±45.59) min,胸部切口长度、术后肛门排气时间及住院时间分别为(17.88±3.77)cm、(3.37±1.09)d、(17.33±4.06)d。淋巴结清扫总数、纵隔及腹腔淋巴结清扫数分别为(23.49±5.93)、(12.09±4.81)枚及(11.35±4.26)枚。6例发生手术相关并发症,均经治疗痊愈。全组术后近期随访效果良好。作者认为腹腔镜联合胸腔镜辅助小切口行食管癌根治术安全可行,是微创、有效的手术方法。

近年来,腹腔镜胃癌根治术的开展日益广泛,对于腹腔镜胃癌手术与传统开腹手术疗效对比的研究也成为人们关注的热点。黄昌明等[33]*探讨了腹腔镜辅助胃癌根治术中淋巴结清扫的可行性及临床效果。作者通过对934例胃癌患者施行根治性手术(R0切除),其中行腹腔镜手术患者(腹腔镜组)506例,行开腹手术患者(开腹组)428 例。对比两组患者淋巴结清扫数目的差异,并分析两组淋巴结清扫数目与术后并发症发生率的关系。结果显示全部患者平均淋巴结清扫数目为(29±10)枚/例,两组平均淋巴结清扫数目相似($P>0.05$),但腹腔镜组 No.7、8 组淋巴结清扫数目明显多于开腹组($P<0.05$)。按浸润深度分层分析,除 $pT_3$ 期腹腔镜组平均淋巴结清扫数目多于开腹组外,$pT_{1\sim2}$期差异无统计学意义($P>0.05$);按淋巴结清扫范围和胃切除方式分层分析,腹腔镜组平均淋巴结清扫数目均与开腹组相当($P>0.05$);按手术时期分层分析,≤50 例腹腔镜组平均淋巴结清扫数目少于开腹组($P<0.05$),51～100 例和≥101 例则与开腹组相当($P>0.05$)。腹腔镜组并发症发生率为 11.1%,明显低于开腹组的 20.1%,但两组淋巴结清扫数目与术后并发症的相关性均无统计学意义($P>0.05$)。因此作者得出结论认为随着腹腔镜外科医师技术逐渐成熟,腹腔镜胃癌根治手术能够达到与开腹手术相当的淋巴结清扫效果;合理增加腹腔镜辅助胃癌根治术的淋巴结清扫数目不会增加术后并发症发生率。李佑等[34]*探讨了腹腔镜胃癌根治术在早期胃癌治疗中的临床应用。作者回顾性分析 2004 年 10 月至 2009 年 12 月间分别接受腹腔镜胃癌根治术(LAP 组)及开腹胃癌根治术(OPEN 组)的 204 例早期胃癌患者的临床资料。其中 LAP 组 78 例,OPEN 组 126 例;比较两组患者手术方式、手术时间、术中失血量、术后肛门排气时间、术后住院天数、并发症、术后病理和随访结果。结果显示手术时间 LAP 组为(202.9±45.6) min,显著低于 OPEN 组的(219.8±45.2) min ($P<0.05$);术中失血量 LAP 组为(144.5±146.5)时,显著低于 OPEN 组的(245.0±146.4) ml ($P<0.05$)。术后第 1 次肛门排气时间 LAP 组为(3.1±1.1)d,OPEN 组为(4.5±1.6)d($P<0.05$);术后第 1 次进食时间 LAP 组为(5.2±1.9)d,OPEN 组为(7.0±3.6)d($P<0.05$);术后住院天数 LAP 组为(10.8±1.2)d,OPEN 组为(12.4±3.8)d($P<0.05$)。术后短期并发症发生率 LAP 组 10.3%,OPEN 组 12.7%($P>0.05$)。手术上、下切缘距离肿瘤为 LAP 组为(4.0±1.9)cm 和(3.6±1.7)cm,OPEN 组则为(4.2±1.7)cm 和(3.5±1.8)cm($P>0.05$),差异无统计学意义。手术平均清扫淋巴结数 LAP 组为(13.1±6.5)枚,OPEN 组则为(14.5±8.2)枚($P>0.05$),差异也无统计学意义。术后 LAP 组中位随访 22(2～64)个月,无肿瘤复发和远处转移;OPEN 组中位随访 24(3～65)个月,1 例死于肿瘤腹膜转移。两组患者住院期间的总费用比较,差异无统计学意义($P>0.05$)。因此作者得出结论认为腹腔镜胃癌根治术是治疗早期胃癌安全、可行、微创、有效的手术方法。何慧菊等[35]对比分析了腹腔镜辅助胃癌根治术与开腹胃癌根治术的术后早期疗效。作者通过回顾分析了 21 例患者行腹腔镜辅助胃癌根治术的临床资料(腹腔镜组,laparoscopic gastrectomy,LG 组),以同期 66 例开腹胃癌根治术作为对照(开腹组,open gastrectomy,OG 组)。对比两组患者的术后疼痛时间、出血量、术后排气时间、术后进食流质半流质时间及短期并发症等指标。结果显示两组人口统计学指标、肿瘤发生部位及生物学特性无明显差别。LG 组术中出血量明显少于 OG 组,术后恢复肛门排气时间、进流质时间及进半流质时间明显早于 OG 组($P<0.05$),术后住院时间明显缩短($P<0.05$)。结论认为腹腔镜辅助胃癌根治术安全可行,能满足肿瘤根治的严格要求,在术中失血、术后恢复饮食时间、住院时间、术后并发症等方面均优于开腹手术。李勇男等[36]探讨了腹腔镜辅助胃癌根治术的安全性和可行性。作者通过对 28 例胃癌患者进行腹腔镜辅助下胃癌根治术,其中根治性全胃切除术 3 例,近端胃大部切除术 3 例,远端胃大部切除术 22 例;淋巴结清除 D1 式 7 例,D2 式 21 例。结果显示 28 例均成功完成腹腔镜手术。平均手术时间:全胃切除(182.4±32.2) min,近端胃切除(162.7±27.5) min,远端胃切除(152.3±29.2) min。平均术中出血量:全胃切除(137.5±72.1) ml,近端胃切除(129.6±86.3) ml,远端胃切除(157.2±74.7) ml。清除淋巴结数平均(17.1±5.3)枚/例。术后平均胃肠功能恢复时间(3.2±0.5)d。术后无吻合口出血、吻合口瘘、吻合口梗阻、十二指肠残端瘘等并发症。术后住院时间平均(7.2±1.5)d。因此作者得出结论腹腔镜辅助胃癌根治术安全、可行;严格遵守肿瘤的手术原则,腹腔镜辅助胃癌根治术能够保持肿瘤的根治性,同时能体现手术的微创性。李平等[37]探讨了腹腔镜保脾的脾门淋巴结清扫在胃上部癌根治术中应用的可行性。作者通过对 18 例胃上部癌患者施行腹腔镜保脾的脾门淋巴结清扫,所有患者均行 $D_2$ 淋巴结清扫加全胃切除术,全组患者均成功实施手术,无一例中转开腹,手术时间 215～310 min,平均(271±26) min,术中出血量 55～150 ml,平均(96±36) ml,脾门淋巴结清扫 1～11 枚,平均(3.6±2.8)枚,术后住院时间 9～16 d,平均(11.3±1.8)d。术后 2 例患者出现并发症,无手术后死亡。全组患者术后随访 2～8 个月,未发现肿瘤复发及转移。因此作者得出结论认为腹腔镜保脾的脾门淋巴结清扫治疗胃上部癌是安全可行的。方钱等[38]探讨腹腔镜在胃恶性肿瘤中应用的安全性及可行性。27 例早期及进展期胃癌行腹腔镜辅助下根治性胃切除术,术区及切口用氟尿嘧啶(5-FU)蒸馏水冲洗,术后 TNM 分期Ⅱ期及以上予奥沙利铂联合亚

叶酸钙和 5 - FU(FOLFOX)方案化疗。该研究得出结论认为腹腔镜胃癌根治术安全、可行,具有创伤小、术后恢复快等优点。王德臣等[39]探讨了腹腔镜胃癌根治术的可行性和效果。作者对所在单位实施腹腔镜胃癌根治术 61 例患者的术后随访资料进行回顾性分析。结果随访率 85.2%(52/61),随访时间为 3~42 个月,中位时间 22 个月。随访期间死亡 8 例,带瘤生存 2 例。复发和死亡病例均为进展期胃癌。复发率Ⅰ期为 0(0/19),Ⅱ期 20%(2/10),Ⅲ期 25%(5/20),Ⅳ期 100%(3/3)。1、2、3 年总生存率分别为 97.4%、85.6%、71.0%,无瘤生存率分别为 92.7%、81.2%、67.8%。结论认为早期胃癌腹腔镜切除手术预后良好,可以推荐。进展期胃癌腹腔镜手术预后并不差于开腹手术,但有待于进一步探索。廖艺等[40]* 评价了腹腔镜辅助下胃癌 $D_2$ 根治性远端胃大部分切除术的安全性与有效性。作者检索了 Pubmed、Medline、EMBASE 和中国生物医学数据库(CBM)2001 年 1 月至 2010 年 2 月间发表的 $D_2$ 根治性远端胃大部分切除术治疗胃癌的对照试验研究,用 Revman5.0 统计软件进行分析。结果共纳入 7 个对照试验,其中 1 项研究为随机对照试验,6 项为非随机对照研究。腹腔镜辅助远端胃大部分切除组(LADG)与开腹远端胃大部切除术(ODG 组)相比,术中出血量少[加权均数差(WMD)=−132.04,95% CI: −207.32~−56.77],术后第 1 次排气时间早(WMD=−0.82,95% CI: −1.20~−0.45),术后并发症发生率低[相对危险度($OR$)=0.45,95% CI: 0.26−0.78],术后住院时间短(WMD=−3.63,95% CI: −4.19~−3.07),清扫的淋巴结数目多(WMD=1.93,95% CI: 0.36~3.50);但术后复发率、转移率和近期(3 年内)生存率差异无统计学意义($P>0.05$)。结论认为腹腔镜辅助下胃癌 $D_2$ 根治性远端胃大部分切除术的短期效果优于开腹手术。

肥胖症或 2 型糖尿病等代谢性疾病越来越引起人们的重视,其微创外科治疗开展例数也逐年上升。丁丹等[41]* 探讨了腹腔镜下胃肠外科手术治疗单纯性肥胖症及其合并 2 型糖尿病(T2DM)患者的效果及安全性。作者对上海第二军医大学附属长海医院微创外科 2003 年 6 月至 2010 年 6 月间 219 例肥胖症患者腹腔镜下胃肠外科手术其中 201 例行腹腔镜下可调节胃绑带术(LAGB 组),13 例行腹腔镜下改良简易型胃肠短路术(LMGB 组),5 例行腹腔镜下管状胃胃切除术(LSG 组)。总结分析该组患者的临床和随访资料。结果显示,LAGB 组患者体质量指数(BMI)平均 37.9 kg/m²,术后 6 个月及 12 个月 BMI 分别为平均 32.4 kg/m² 和 29.7 kg/m²;43 例术前合并 T2DM 者,11 例(25.6%)术后临床部分缓解,16 例(37.2%)完全缓解;有 26 例(12.9%)术后出现并发症。LMGB 组患者 BMI 平均 34.7 kg/m²,术后 6 个月及 12 个月 BMI 分别为平均 31.6 kg/m² 和 26.9 kg/m²;10 例术前合并 T2DM 者,2 例(20.0%)术后临床部分缓解,7 例(70.0%)完全缓解;有 2 例(15.4%)术后出现并发症。LSG 组患者 BMI 平均 43.8 kg/m²,术后 6 个月及 12 个月 BMI 分别为平均 38.1 kg/m² 和 34.3 kg/m²;3 例术前合并 T2DM 者,术后 1 例达到临床部分缓解,1 例完全缓解;有 1 例术后出现并发症。所有术式组均无围手术期死亡。作者认为,腹腔镜下胃肠外科手术对单纯性肥胖症有效,并能使合并的 T2DM 得到缓解同时手术并发症较少。赵伟等[42]探讨了胃肠外科手术在治疗 T2DM 合并肥胖症中的意义。作者对 26 例 T2DM 合并肥胖症的患者行胃减容和胃肠短路手术,观察术后血糖、体质指数(BMI)等指标的变化。结果显示,术后 1 年在空腹血糖 4.9~8.8 mmol/L,平均 6.3 mmol/L。治疗 T2DME 有效率 100%,治愈率 42.3%,体质量降低 5~42 kg。平均降低 17.5 kg。BMI 降至 20.8~32.0,平均 25.5。认为胃减容和胃肠短路手术是治疗 T2DM 合并肥胖症可行、有效的方法。

腹腔镜其他胃肠手术:秦鸣放等[43]探讨了腹腔镜胃底折叠术(GERD)治疗胃食管反流病的可行性和临床应用价值。作者对 372 例 GERD 病人实施腹腔镜胃底折叠术,其中 Nissen 胃底折叠术 146 例,Toupet 胃底折叠术 79 例,前 1 800 胃底折叠术 147 例,记录围手术期相关指标,随访观察治疗效果。结果 372 例均完成腹腔镜手术,无中转开腹者。手术时间 50~210 min,平均 85 min;术中出血 40~150 ml,平均 86 ml。术后住院 3~21 天,平均 4.3 天。术后临床症状均得到缓解,无严重并发症及死亡病例。术后 3 个月复查胃镜、上消化道造影、食管测压和 24 h 食管 pH 值检测均恢复正常。350 例随访 3~63 个月,平均 27.3 个月,对手术效果满意率 92.57%,19 例有进固体食物时轻度梗噎感,6 例反酸症状复发,使用抑酸药物可控制,1 例食管裂孔疝复发。研究结论认为腹腔镜胃底折叠术治疗中、重度 GERD 充分体现了微创手术创伤小、恢复快、安全可行、疗效可靠的特点;3 种胃底折叠方式根据病人具体情况应用,能够最大限度地保证手术效果、降低操作难度,减少术后并发症。赵滢等[44]比较了胃间质瘤腹腔镜手术与开腹手术的临床疗效,探讨腹腔镜技术在胃间质瘤治疗中的应用价值。作者通过对中国医科大学附属盛京医院收治胃间质瘤患者 51 例,其中腹腔镜手术 32 例,开腹手术 19 例,分析 2 组患者临床资料,对比手术时间,术中出血量,术后排气时间，进食时间，住院天数，随访结果。结果显示腹腔镜组手术时间与开腹组比较无显著性差异，术中出血量明显少于开腹组，术后排气时间少于开腹组，住院时间短于开腹组，短期随访 1～25 个月，无复发。因此作者得出结论认为腹腔镜胃间质瘤手术安全、有效，具有可行性。於林军等[45]比较了比较腹腔镜与开腹手术治疗先天性肥厚性幽门狭窄的临床疗效。作者通过回顾性分析 84 例先天性肥厚性幽门狭窄的临床资料，其中 50 例在腹腔镜下行幽门环肌切开术，34 例行开腹手术。比较两组手术时间、术后进全奶时间、住院总费用、术后住院时间、术后呕吐及手术并发症发生率。该研究得出结论认为经过一定的学习曲线后，腹腔镜手术治疗先天性肥厚性幽门狭窄是安全、有效的。段栩飞等[46]探讨完全腹腔镜下 Meckel 憩室切除肠吻合术的可行性。作者通过总结分析用腹腔镜诊断治疗的 15 例 Meckel 憩室患儿的临床资料。其中 13 例于腹腔镜下找到憩室后，予以基底部切除，镜下全层连续缝合、浆肌层连续缝合。结果显示 13 例完全腹腔镜下行 Meckel 憩室切除肠吻合术，2 例经延长脐部切口将憩室提出腹腔外行 Meckel 憩室切除肠吻合术。13 例完全腹腔镜手术时间 29～78 min，平均(41.38±14.59) min，术后第五天开始进食流质，术后 7 d 治愈出院。随访 1～12 个月，无并发症。因而作者认为完全腹腔镜下 Meckel 憩室切除肠吻合术是诊断治疗小儿 Meckel 憩室安全、可行、有效的方法之一。

## 五、腹腔镜阑尾手术

腹腔镜阑尾手术的开展越来越多，它不仅具有患者创伤小、痛苦轻、恢复快等优点，还具有视野清晰、探查范围广，能同时发现并治疗腹腔内并存的其他疾患的特点。但是 LA 的手术疗效、手术适用范围、术中及术后并发症等问题仍然受到人们的关注。覃程等[47]*探讨腹部手术史对急性阑尾炎腹腔镜阑尾切除术(LA)的影响。通过对 111 例既往有腹部手术史并行 LA 的患者纳入观察组，同期随机抽取无腹部手术史行 LA 的 220 例患者纳入对照组。入选患者排除多次手术史、免疫功能低下、肝肾功能不全及血液病。比较两组中转开腹率、手术时间、术中出血量、术后并发症及住院时间的差异。结果发现两组均未出现术中并发症及死亡，两组患者的中转开腹率、手术时间、术中出血量、术后并发症及住院时间比较，差异均无统计学意义($P>0.05$)。因此作者认为既往腹部手术史对急性阑尾炎 LA 没有明显影响。陈一尘等[48]通过对 LA135 例和传统开腹阑尾切除术(OA)156 例进行对比分析，探讨了腹腔镜阑尾切除术(LA)的优缺点及临床应用价值。结果显示 LA 组术后镇痛剂使用率 7.4%，术后尿潴留发生率 5.2%，术后下床活动时间 18.7 h，术后肛门排气时间 18.2 h，术后进食时间 24.6 h，住院时间 5.2 d，平均住院费用 5 964.6 元，与 OA 组比较，差异有统计学意义。因此认为与 OA 相比，LA 有损伤小、疼痛轻、恢复快、住院时间短等优点，而住院费用略高。随着微创治疗观念深入人心，单孔腹腔镜的阑尾手术也得以开展。赵立刚等[49]探讨了利用传统腹腔镜手术器械实施经脐单切口腹腔镜阑尾切除术的临床应用价值。作者选择临床确诊的阑尾炎患者 22 例，采用经脐 2.0 cm 单切口置入 10 mm trocar 2 枚。利用传统腹腔镜手术器械完成阑尾切除术。结果 21 例手术均获成功，其中 1 例因阑尾周围脓肿而改为传统三孔腹腔镜手术。21 例经脐单切口双 trocar 法平均手术时间为 83.7 min。术后平均住院时间为 3.7 d。21 例术后随访 1～6 月，无切口感染、无切口疝等并发症发生。徐延波等[50]探讨了经脐单孔腹腔镜在儿童急性化脓性阑尾炎引起腹膜炎和肠管粘连病例中的可行性及疗效。作者总结了 59 例儿童阑尾炎化脓穿孔或坏疽造成腹膜炎和肠管粘连患儿的临床资料，均选择经脐单孔腹腔镜手术，其中男 47 例，女 12 例，年龄 8 个月～15 岁，平均 4.5 岁。结果 59 例均痊愈，单孔法完成手术 54 例，成功率 91.53%。中转三孔腹腔镜手术 4 例、开腹手术 1 例；切口感染 1 例，缝线反应 1 例，无其他并发症。因此认为单孔腹腔镜对儿童阑尾炎化脓穿孔或坏疽引起腹膜炎和肠管粘连病例疗效确切、安全可行，适应证与三孔法相同，能用于各种类型儿童阑尾炎，而且操作更微创简便，无腹壁瘢痕更美观。余东海等[51]*对比了单纯经脐腹腔镜阑尾切除术(TULA)与传统腹腔镜阑尾切除术(LA)治疗儿童阑尾炎的临床疗效和差异。结果显示 TULA 组术中手术时间(95.7±25.3) min 较 LA 组(80.9±23.8) min 长，差异有统计学意义($P<0.01$)，而 TULA 组术中出血量、术后肠功能恢复时间、术后住院时间、切口感染、置腹腔引流率、拔腹腔引流管时间、腹腔脓肿发生率、肠梗阻发生率、再次手术率与 LA 组相比，差异均无统计学意义($P>0.05$)，但是美容效果 TULA 法更佳。认为经脐腹腔镜阑尾切除术(TULA)适于治疗各型儿童阑尾炎，与传统腹腔镜阑尾切除术(LA)临床疗效类似，但美容效果更佳，也是开展其他单纯经脐腹腔镜手术的基础。

## 六、腹腔镜结直肠手术

腹腔镜结直肠手术因其创伤小、手术时间短、术后恢复快、并发症少等优点已渐渐为人们所接受。梁建伟等[52]探讨了腹腔镜辅助结直肠癌手术的学习曲线。作者回顾性分析了接受腹腔镜辅助直肠癌手术的患者

160例。按手术先后顺序,以每15例和每20例为一学习曲线阶段,将所有病例分为11阶段和8阶段两种比较方式,采用单因素方差分析,分别比较各阶段在淋巴结检出数目、下切缘长度、手术时间、术中出血量、手术并发症、中转开腹及术后住院时间等方面的差异,同时分析两种比较方式除外第1阶段,剩余阶段在上述指标间的差异。结果各阶段手术病例在淋巴结检出数目、下切缘长度、术中出血量及术后住院时间等方面差异均无统计学意义,第1阶段的手术并发症、中转开腹率稍高,但差异无统计学意义。两种比较方式第1阶段的手术平均时间与其余各阶段比较差异有统计学意义($P<0.001$),仅第2种比较方式的手术时间在剩余各阶段无明显差异。认为腹腔镜辅助直肠癌手术经过16～20例手术可达较熟练和稳定程度。腹腔镜手术操作过程中的暴露也是手术成功的一个关键因素,王振波等[53]探讨了腹腔镜结直肠手术的暴露技巧。作者回顾分析429例实施腹腔镜结直肠手术的临床资料。结果381例成功完成腹腔镜手术,成功率88.8%,中转开腹48例,中转率11.2%。手术时间95～265 min,平均146 min,术中均未输血,术后3～8 d痊愈出院。术后随访4～53个月,平均37个月。认为腹腔镜结直肠手术通过合适的术前准备、体位暴露、器械暴露、系带悬吊和助手协助暴露等方法可实现对手术部位的暴露。明显降低腹腔镜结直肠手术的操作难度。

腹腔镜结直肠手术的疗效一直是人们关注的一个焦点问题。官国先等[54]探讨了中间入路腹腔镜辅助$D_3$淋巴结廓清术治疗右半结肠癌的可行性及短期疗效。作者对61例右半结肠癌患者施行中间入路$D_3$淋巴结廓清手术,其中腹腔镜辅助手术(LARH组)29例,传统开腹手术(ORH组)32例。比较两组患者的淋巴结清扫数目、手术情况、术后恢复情况、并发症发生率和住院死亡率。结果LARH组和ORH组患者淋巴结清扫数目差异无统计学意义($P>0.05$)。LARH组手术时间显著长于ORH组,但术中出血量、术后首次肛门排气时间、进流质时间、住院时间均显著少于ORH组。LARH组手术并发症发生率与ORH组相比差异无统计学意义($P>0.05$)。认为右半结肠癌行腹腔镜辅助$D_3$淋巴结廓清术,可达到与开腹相当的根治切除效果,技术上安全可行,具有创伤小、术后恢复快的优点。何嘉琦等[55]分析了腹腔镜Miles术的近远期疗效。作者回顾分析了59例施行腹腔镜Miles术的患者临床资料,并随访18个月以上。结果显示57例顺利完成手术,2例中转开腹。手术时间平均156.8 min,术中出血(含会阴部)平均95.0 ml。术后会阴部切口感染2例,尿潴留4例,造口旁疝3例,粘连性肠梗阻2例。随访18～113个月,中位时间56个月,无切口种植,局部复发4例,远处转移8例,死亡11例。3年总生存率和无病生存率分别为88.7%、80.2%,5年生存率和无病生存率分别为70.7%、70.2%。认为腹腔镜Miles术患者创伤小,出血少,康复快,近远期疗效与开腹手术相当,值得推广应用。何军强等[56]对比分析了腹腔镜结直肠癌根治术与传统根治术的临床疗效。作者回顾分析了56例实施腹腔镜和86例实施传统结直肠癌根治术的临床资料,对比分析其手术操作、并发症及术后情况等。结果显示8例中转开腹,占14.3%。腹腔镜组平均住院时间多于开腹组[(8.3±1.4)d vs(5.2±1.6)d]。腹腔镜组术中无其他脏器损伤、大出血、气体栓塞等并发症发生。术后1例肠漏,2例肠粘连,无一例死亡。随访12～36个月,平均18个月,所有患者均未发现切口种植,局部复发和远处转移差异无统计学意义。认为腹腔镜结直肠癌根治可达到传统结直肠癌根治术的效果,且患者创伤小,康复快。手助腹腔镜应手的参与,增加了直接的触觉反馈,在结直肠手术中也受到较多外科医师的喜爱。宋武等[57]*比较了手辅助腹腔镜与腹腔镜外科在结直肠肿瘤根治手术中的临床疗效,并探讨手辅助腹腔镜的手术安全性和适应证。作者前瞻性选取了2009年11月至2010年12月中山大学附属第一医院胃肠外科64例结直肠癌患者,随机数字表法分为2组,每组32例,分别进行手辅助腹腔镜及腹腔镜手术治疗。比较2组患者的临床病理特点、手术安全性、根治程度及术后恢复情况。结果显示64例结直肠癌患者无中转开腹手术,无死亡病例。2组年龄、性别、体质指数、肿块大小等临床病理特点差异均无统计学意义(均$P>0.05$)。手辅助组手术时间明显短于腹腔镜组[(127±31) min vs (184±71) min,$P=0.022$];术中出血量及术后48 h平均引流量均明显高于腹腔镜组[(150±42) ml vs (82±31) ml、(208±58) ml vs (170±52)时,$P=0.008$、$0.020$];Trocar使用数少于腹腔镜组(2.4个 vs 5.0个,$P=0.015$)。腹腔镜组和手辅助腹腔镜组在肠段切除长度[(19±5) cm vs (18±4)cm]、淋巴结清扫数量[(16±4)个比(16±3)个]、术后并发症发生率[12.5%(4/32) vs 25.0%(8/32)]、术后排气时间[(1.7±0.9)d vs (1.8±0.7)d]、术后耐受半流时间[(2.9±1.3)d vs (2.8±1.2)d]、住院费用[(4.8±0.6)万元 vs (4.9±0.4)万元]及术后住院时间[(6.7±2.3)d vs (6.6±2.3)d]等方面,差异均无统计学意义(均$P>0.05$)。认为手辅助腹腔镜手术治疗结直肠癌可以保证手术的安全有效性,是结直肠癌手术治疗的良好术式之一。

随着技术水平的提高,人们不会停下技术求新的脚步，并向着传统的禁区探索。低位或超低位直肠癌根治术成为当前外科界研究的热点问题。李世拥等[58]探讨腹腔镜低位直肠癌根治套入式吻合保肛术式的安全性和可行性。作者对5例施行腹腔镜低位直肠癌经肛门切除套入式吻合保肛术的低位直肠癌患者，用超声刀完成肠系膜根部周围淋巴结清扫，肠系膜下动静脉根部结扎切断，直肠游离至尾骨尖肿瘤远端5 cm；采用5针悬吊法暴露肛门术野，距齿状线上1 cm处环形切开，沿黏膜下锐性向上剥离至肛提肌平面，切断直肠，将直肠肿瘤及远端乙状结肠一并从肛门移出体外切除，行套入式近端结肠全层与直肠黏膜及黏膜下吻合。认为腹腔镜低位直肠癌根治套入式吻合保肛术安全、可行，腹部无手术切口。杨海春等[59]探讨了腹腔镜下全直肠系膜切除术（total mesorectal excision，TME)治疗中低位直肠癌的临床疗效，作者回顾行TME治疗的123例中低位直肠癌患者资料，其中66例于腹腔镜下行TME(观察组)，57例开腹手术行TME(对照组)，对比分析两组手术情况、患者术后恢复情况、围手术期并发症及标本肿瘤学指标等。结果显示，观察组手术时间比对照组长；但切口长度、术中出血量、术后VAS评分、肛门排气排便时间及围手术期并发症总发生率比较，观察组均优于对照组，且观察组保肛率与对照组相近。两组标本的上下切缘均为阴性，标本长度和清除淋巴结数目比较差异均无统计学意义。观察组患者术后性功能、排尿功能障碍发生率明显低于对照组，两组在死亡、复发和转移方面差异均无统计学意义。结果表明，腹腔镜下TME治疗中低位直肠癌是安全、可行的，可以达到与传统开腹TME手术一样的远期疗效，且创伤小，患者痛苦小，恢复快。周振旭等[60]探讨腹腔镜TME联合经肛内括约肌切除(intersphincteric resection，ISR)保肛术治疗超低位直肠癌的可行性及疗效。作者对接受腹腔镜TME联合经脏ISR手术的35例超低位直肠癌患者的临床和随访资料进行回顾性分析。结果35例患者肿瘤下缘距肛门2～5(平均3.4)cm；高、中分化腺癌32例，绒毛状腺瘤癌变3例；pTNMⅠ期16例，ⅡA期15例，ⅢA期3例，ⅢB期1例。术后末端回肠造口狭窄1例，吻合口瘘3例(均为未行末端回肠造口者)。经4～49(中位时间16)个月的随访，1例患者出现吻合口复发，1例死于肝转移。随访满1年的19例患者术后1年排粪次数为1～4次/天，控便时间5 min以上。结论认为腹腔镜TME联合经肛ISR治疗超低位直肠癌具有根治、保肛和微创的优点；但应进行严格的病例选择。王哲近等[61]*也探讨了腹腔镜TME联合经肛ISR保肛术治疗超低位直肠癌的可行性和疗效。他们对18例超低位直肠癌患者行腹腔镜TME联合ISR术。结果18例均在腹腔镜下顺利完成手术，无围手术期死亡。手术时间180～300 min，平均220 min。术中出血40～160 ml，平均100 ml。手术切缘均阴性。10例未行回肠造口者中发生吻合口漏3例，加行回肠造口术及充分引流后痊愈。全组随访12～46个月，平均23个月。术后早期肛门经常粪污，每日排便3～10次。术后1年排便次数减为每日1～4次，控便时间可达5 min以上。根据Kirwan分级，1年后肛门功能Ⅰ级＋Ⅱ级16例，Ⅲ级2例。结论认为选择合适的超低位直肠癌，特别是没有侵犯外括约肌的早期患者，采用腹腔镜TME联合经肛内括约肌切除保肛术是可行的，能体现根治、保肛、微创和经济的优点。

无论何时，无论哪种手术方式，手术安全性、并发症的预防与控制和手术疗效一样备受人们的强烈关注。龚铖等[62]*系统评价了腹腔镜与开腹手术切除治疗结直肠癌的疗效及安全性。作者采用Cochrane系统评价方法，检索EMbase，PubMed、Cochrane图书馆、Sciencedirect、Springer、VIP、CNKI、CBMdisc等数据库中2000年1月至2010年10月公开发表的腹腔镜与开腹手术切除治疗结直肠癌的随机对照试验(RCT)，对符合纳入标准的研究进行质量评价和资料提取，并采用RevMan5.0对腹腔镜与开腹手术切除治疗结直肠癌的疗效及安全性进行meta分析。结果共纳入13项RCT，共计4 603例患者。其中6项为多中心RCT。meta分析结果显示腹腔镜组手术时间长于开腹组(加权均数差值WMD＝38.91，95% CI：33.89～43.93，$P<0.001$)，术中失血量少于开腹组(WMD＝－138.14，95% CI：－195.79～80.50，$P<0.001$)，总住院时间少于开腹组(WMD＝2.91，9%CI：－4.65～1.17，$P=0.001$)；两组淋巴结清扫数量、术后并发症(30 d)发生率、3年总生存率、5年总生存率、5年总复发率的差异均无统计学意义(均为$P>0.05$)。认为腹腔镜辅助下行结直肠癌根治术的短期和长期结果均表明其有效并且安全，有望成为结直肠癌治疗的新选择。沈雄飞等[63]*探讨了腹腔镜辅助结直肠癌手术并发症的相关风险因素。作者收集了165例行腹腔镜辅助手术治疗的结直肠癌患者，建立数据库。选择性别、年龄、合并症、ASA分级，腹部手术史、TNM分期、手术时间、术中失血、中转开腹等因素，以及吻合口漏、肠梗阻、切口病、深静脉血栓、术后出血、肺部感染、低蛋白血症、切口感染、裂开等术后并发症。用SPSS17.0统计软件进行单因素(卡方检验以及对数似然比检验)和多因素分析(Logistic回归检验)，寻找引起术后并发症发生的相关因素。研究结果中，单因素分析显示，肺部疾病($P=0.046$)以及手术时间≥180 min($P=0.034$)与腹腔镜辅助结直肠癌手术并发症有关;多因素分析显示,肺部疾病(*OR* 值为 4.474,95%可信区间 1.282～15.617),手术时间(*OR* 值为 5.018,95%可信区间 1.592～15.815)是腹腔镜辅助结直肠癌手术并发症发生的独立危险因素。认为合并肺部疾病和手术时间是腹腔镜辅助结直肠癌手术并发症发生的独立危险因素。腹腔镜辅助结直肠癌手术需要术前严格评估,适当的病例选择提高患者对气腹和手术等因素的耐受能力;手术困难时果断中转开腹,有结直肠手术经验的医生实行手术缩短手术时间,才能取得较好的临床效果。吴霁晖等[64]* 探讨了腹腔镜与开腹结直肠癌术后下肢深静脉血栓(deep venous thrombosis, DVT)发生率的差异。作者收集了 1989 年 1 月至 2010 年 5 月已公开发表的腹腔镜与开腹结直肠癌手术后 DVT 发生情况的随机对照研究结果,按照 Meta 分析的要求对初步检索到的所有研究结果的质量进行评估和筛选,对入选的所有研究结果进行 Meta 分析,计算腹腔镜手术组相对开腹手术组术后发生 DVT 的优势比(odds ratio, OR),评价腹腔镜手术和开腹手术后 DVT 发生率有无统计学差异。结果符合纳入标准的共 9 篇文章,总样本量 2 606 例。其中腹腔镜手术组 1 453 例,发生术后 DVT11 例:开腹手术组 1 153 例,发生术后 DVT15 例。合并 *OR*=0.63,95%可信区间为 0.31～1.27。结论认为与开腹结直肠癌手术相比,腹腔镜手术不会增加术后 DVT 发生的风险。

人们对于技术创新的追求从未止步,一些新材料和新方法也层出不穷。陈小伍等[65]探讨了生物可降解吻合环在腹腔镜结肠癌根治术消化道重建中的应用价值。他们回顾性分析了 31 例腹腔镜结肠癌根治术应用 Valtrae 吻合环进行消化道重建的患者的临床资料。其中升结肠 13 例,横结肠 8 例,降结肠 6 例,乙状结肠 4 例。腹腔镜下完成肠管及系膜游离、淋巴结清扫操作,经腹壁 5～8 cm 切口入腹,切除肿瘤后用生物可降解吻合环进行肠管端端吻合。结果显示 31 例手术均获得成功,完成肠吻合时间 12.5～17 min,平均 14.5 min。术中出血 20～100 ml,平均 30 ml。13 例行回肠-结肠吻合,吻合环直径 28 mm、闭合间隙 2.0 mm,18 例行结肠-结肠吻合,吻合环直径 31 或 33 mm、闭合间隙 2.5 mm。未发生术后吻合口出血、吻合口漏。1 例术后 3 个月结肠-结肠吻合口狭窄,直径约 1.2 cm,肠镜下扩张。术后肠功能恢复时间 28～56 h,平均 42.2 h。31 例术后随访 6～24 个月,平均 10 个月,无肿瘤复发、远处转移及伤口种植转移。因此作者认为在腹腔镜结肠癌根治术中应用生物可降解吻合环进行消化道的重建是一种安全、微创、高效、可标准化的术式。李松岩等[66]* 研究了腹腔镜下植入缓释氟尿嘧啶治疗直肠癌的安全性及疗效。分析 172 例行腹腔镜辅助下直肠癌根治术患者,其中观察组 90 例,术中在腹腔镜下将缓释氟尿嘧啶撒布在盆腔的瘤床周围及肝脏表面进行区域化疗;对照组 82 例未行区域化疗。结果两组患者术前、术后及组间肝、肾功能和白细胞比较差异无统计学意义(*P*>0.05)。观察组术后 1 年、2 年局部复发率分别为 1.11%(1/90)、7.78%(7/90),对照组分别为 8.54%(7/82)、17.07%(14/82),1 年局部复发率两组比较差异有统计学意义(*P*<0.05)。观察组术后 1、2 年肝转移率分别为 5.55%(5/90)、17.78%(16/90),对照组分别为 15.85%(13/82)、26.83%(22/82),1 年肝转移率两组比较差异有统计学意义(*P*<0.05)。认为缓释氟尿嘧啶在腹腔镜下直肠癌根治术中进行区域性化疗安全有效,是减少直肠癌局部复发及肝脏转移的有效方法。

在保证肿瘤根治效果的同时,人们对术后患者生存质量的关注也越来越高。郭炜等[67]探讨了腹腔镜直肠癌根治术保留盆腔自主神经对男性患者术后排尿及性功能的影响。作者回顾分析了 96 例施行腹腔镜手术的男性直肠癌患者临床资料,总结其对患者术后排尿及性功能的影响,并与 114 例开腹手术对比。结果显示腹腔镜组术后排尿功能障碍率 10.42%,勃起功能障碍率 13.54%,射精功能障碍率 19.79%;开腹组分别为 18.42%、25.43%、29.82%,两组差异均有统计学意义(*P*<0.05)。认为腹腔镜直肠癌根治术保留盆腔自主神经可有效降低男性患者术后排尿功能及性功能障碍的发生率,提高患者的生活质量。

腹腔镜其他结直肠手术:江滨等[68]评估了腹腔镜回肠直肠侧侧吻合分流术治疗顽固性结肠慢传输型便秘(colon slow transit constipation, STC)的疗效。作者选了 15 例符合纳入标准的 STC 患者,行腹腔镜回肠直肠侧侧吻合分流术。收集患者的临床资料和术后随访结果进行分析。主要分析指标为:手术相关指标(手术时间,出血量,首次排气排便时间,术后进食时间,住院时间,术后并发症);术前、术后 3 个月患者生活质量评分以及术后 1 周、1 个月 3 个月便质评分、便意感次数、排便次数、腹胀程度。结果显示 15 例患者均成功施行手术,无肠瘘、盆腔感染、吻合口狭窄、切口感染、术后粘连性肠梗阻、肛门失禁发生。手术后平均住院时间(8.13±2.26)d,术后第一天进流质,平均 1.5 d 排气,2 d 排便。术后随访 3～6 个月,患者便秘症状指标明显改善,均达到治愈标准。全部停用泻剂、灌肠以及其他针对 STC 的治疗,恢复正常饮食。Bristol 便质评分达正常;术后患者生活质量指标中身体不适、心理不适、便秘相关的焦虑和关心、满意度四方面分值及总分差值均明显下降(*P*<0.01)。腹胀减

轻或消失。认为回肠直肠侧侧吻合分流术治疗结肠STC近期疗效和生活质量满意，远期疗效尚待观察。韩高雄等[69]评价了腹腔镜辅助改良Soave术治疗成人先天性巨结肠症(HD)的临床价值。作者回顾性分析28例行腹腔镜辅助改良Soave术的术前诊断为成人HD患者的临床资料。结果显示28例患者均成功实施了腹腔镜辅助改良Soave术，无中转开腹。手术时间135～185(165±12)min，术中出血量50～250 ml，无一例术中输血。术后病理诊断示：19例符合HD，9例符合先天性巨结肠类缘病。术后直肠肌鞘感染2例，肛门口轻度污粪3例，平均住院时间(17.5±1.0)d。术后随访无排粪失禁及便秘复发。结论认为腹腔镜辅助改良Soave术治疗成人HD安全、有效。汤绍涛等[70]评价了腹腔镜下高位肛门闭锁成形术后临床疗效和直肠肛门功能。作者对收治高位肛门闭锁患儿61例，33例行腹腔镜下肛门成形术(LAARP)，平均年龄5.3个月；28例行后矢状入路肛门成形术(PSARP)，平均年龄4.9个月。随访包括手术时间、住院时间和并发症。手术后3～4年对患儿进行排便功能的Kelly评分(KCS)、磁共振成像(MRI)和直肠肛管向量测压(AVVM)评估。结果显示LAARP和PSARP组手术时间无明显差异，LAARP组住院时间短于PSARP组。两组患儿KCS无显著差异。MRI显示：LAARP组33例患儿中在Ⅰ线上和M线上各有1例存在直肠位置偏移；PSARP组28例患儿中Ⅰ线上有4例存在直肠位置偏移，M线上有3例存在直肠位置偏移。直肠肛管向量测压结果显示：与PSARP组相比，LAARP组非对称指数小，向量容积大，静息时和收缩时肛管压力高($P<0.05$)。但高压带长度和直肠肛管抑制反射阳性率无显著差异。结论高位肛门闭锁患儿LAARP术后排便控制满意，与PSARP相比，LAARP术后住院时间短、直肠位置更准确。长期随访对评估LAARP术后功能非常必要。于增文等[71]探讨了经脐单一腹腔镜监视下联合经肛门直肠内拖出次全结肠切除术治疗长段型先天性巨结肠及其类缘性疾病的可行性和效果。对6例长段型先天性巨结肠及其类缘病的病儿实施经脐单一腹腔镜监视下联合经肛门直肠肌鞘入路游离全部结肠，然后拖出体外完成次全结肠切除术。结果全部病儿均顺利完成手术，无术中并发症。1例术后6天因小肠梗阻开腹探查。大便次数由术后近期的每天5～15次降至2个月后的3～5次，随访2～10个月，平均6个月，无大便失禁或便秘复发，复查肛管直肠测压反应接近正常。作者结论认为经脐单一腹腔镜联合经虹肛拖出次全结肠切除术安全、可行，使手术创伤更小，无腹部可见的手术瘢痕，达到经自然腔道内镜手术(NOTES)的美观效果。李索林等[72]总结了单纯腹腔镜监视下经肛门直肠拖出次全结肠切除术治疗先天性巨结肠及其同源病的临床经验并评价其可行性和安全性。作者对8例先天性长段型巨结肠及其同源病行腹腔镜Soave手术。作者改进了这种技术，在单纯腹腔镜监视下通过肛门直肠肌鞘入路游离全部结肠，然后拖出体外完成次全结肠切除术。结果全部操作均顺利完成，6例单一腹腔镜经脐部放置，2例经关闭剥离结肠造口后的小切口导入。手术时间155～240 min，平均(178±23)min，术后1～2 d恢复肠蠕动。1例因小肠梗阻开腹探查。随访2～10个月大便次数由术后近期的每天5～15次降至2个月后的3～5次，临床效果良好，无大便失禁或便秘复发。结论认为单纯腹腔镜监视下经肛门拖出次全结肠切除术安全、有效、可行，使手术创伤更小，经脐单孔腔镜手术可达到NOTES的美观效果。刘海军等[73]比较了腹腔镜与开腹结肠憩室切除术的临床疗效。作者将43例结肠憩室患者随机分为腹腔镜组和开腹组，对比两组手术时间、术后4 d疼痛评分、肛门排气排便时间、术后并发症发生率及术后住院时间。结果显示两组手术时间、术后疼痛及术后并发症发生率等方面差异无统计学意义，术后排气排便时间及住院时间差异有统计学意义。认为腹腔镜结肠憩室切除术安全、有效，患者痛苦小，并发症少，手术时间短。严想元等[74]探讨了腹腔镜辅助下冗长结肠切除术治疗成人结肠冗长症的效果。对已确诊为成人结肠冗长症的成年病人12例，病程5～27年，顽固性便秘，保守治疗效果差的患者行腹腔镜辅助下冗长结肠切除术，切除冗长肠管。结果9例症状消失、排便正常；3例出现大便次数增多，保守治疗后症状改善。认为腹腔镜辅助下手术切除冗长结肠不失为一种保守治疗无效的慢性便秘病人的治疗方法。

## 七、腹腔镜疝手术

近年来，随着腹腔镜技术的发展，腹腔镜疝修补术成为一种微创外科新技术，为腹股沟疝的治疗提供了更多的选择。同时，食管裂孔疝、脐疝、造口旁疝等各种疝病的腹腔镜治疗也开展得越来越多。

萧金丰等[75]研究了腹股沟区以及内环周围局部解剖学特点，为腹腔镜完全腹膜化腹腔内置补片修补术(TIIPOM)提供准确的临床应用解剖。利用18具尸体，男11具，女7具，共36侧，解剖腹股沟区以及内环周边结构，测量该区域神经及血管与相应解剖学。结果显示，髂腹下神经髂前上棘内侧(4.10±0.89)cm处穿越腹内斜肌，在距耻骨联合上缘(5.02±1.46)cm处穿过腹外斜肌腱膜；髂腹股沟神经在髂前上棘内侧(3.09±0.81)cm处穿过腹内斜肌，于耻骨结节上方距耻骨联合上缘(3.84±0.89)cm处穿过腹外斜肌腱膜;建立内环周边局部解剖学模型。认为量化测量腹股沟区重要结构以及建立内环周边局部解剖学模型对减少TPIPOM术中、术后并发症可提供重要的参考价值。

郭兢津等[76]评价了传统腹股沟疝修补术、无张力疝修补术及腹腔镜疝修补术的临床疗效。作者通过收集239例接受传统疝修补的腹股沟疝患者(传统组)、150例接受无张力疝修补术的患者(无张力组)及82例接受腹腔镜疝修补术的患者(腹腔镜组)。比较3组患者手术时间、术后恢复情况、术后并发症、住院费用及术后3年复发率。结果显示,3组患者术后第2天疼痛分数、下床活动时间、术后住院时间及恢复正常活动时间均以腹腔镜组为最优,传统组最差。传统组、无张力组及腹腔镜组术后并发症发生率分别为21.3%、10.7%和3.7%,差异有统计学意义($P<0.05$)。3组术后分别有218例(91.2%)、148例(98.7%)和82例(100%)接受了至少3年的随访,分别有16例(7.3%)、3例(2.7%)和3例(1.2%)于术后3年内复发,差异有统计学意义($P<0.05$)。而手术时间腹腔镜组和传统组则明显高于无张力组;住院费用则以腹腔镜组最高,传统组最低。认为无张力疝修补术和腹腔镜疝修补术应作为腹股沟疝的首选术式,尤以腹腔镜疝修补术具有痛苦少、术后恢复时间快、并发症发生率低、复发率低等优点。然而,手术费用和手术时间依然是限制腹腔镜手术推广的主要原因。张文海等[77]比较了腹腔镜疝修补术与开放式无张力疝修补术治疗成人腹股沟疝的效果。作者回顾性分析122例成人腹股沟疝手术的临床资料,其中54例行腹腔镜疝修补术,68例行开放式无张力疝修补术;比较两种术式手术时间、患者住院时间、术后并发症、住院费用及术后复发率。结果显示,腹腔镜组患者的住院时间和术后疼痛时间分别为(3.2±1.2)d和(0.9±0.4)d,显著短于开放组的(6.2±1.8)d和(2.1±0.7)d ($P<0.05$),但是住院费用腹腔镜组为(7 603±511)元,高于开放组的(4 667±280)元 ($P<0.05$),两组的手术时间、术后并发症及术后复发率差异无统计学意义($P>0.05$)。认为腹腔镜与开放式无张力病修补术治疗成人腹股沟疝各有优势,可根据患者的个体差异选择合适的治疗方式。赵宏志等[78]探讨了腹腔镜手术治疗食管裂孔疝的可行性和临床应用价值。作者对143例食管裂孔疝行腹腔镜食管裂孔疝修补术的资料进行分析。结果显示,143例均完成腹腔镜手术,无中转开腹病例,手术时间55~210 min,平均86 min;术中出血量40~150 ml,平均76 ml;术后住院时间3~21 d,平均4.6 d。术后临床症状均得到缓解,无严重并发症及死亡病例。134例得到随访,随访时间3个月至9年,平均3.8年,手术结果满意率91.67%。8例进固体食物时有轻度哽噎感,5例反酸症状复发,其中4例应用抑酸药物后可控制,1例行开腹手术治疗。认为腹腔镜治疗食管裂孔疝,充分体现了手术创伤小、恢复快、安全可行、疗效可靠的特点。

小儿腹股沟疝的腹腔镜治疗受到外科医生的重视。姚干等[79]评价了微型腹腔镜治疗小儿腹股沟疝的安全性、可行性。作者回顾性分析应用微型腹腔镜缝扎内环口治疗小儿腹股沟斜病6 100例的临床资料,患儿年龄1个月至14岁,平均5岁。结果手术过程均顺利,手术时间5~8 min,切口无需缝合。术中发现对侧内环口未闭1 455例,占23.9%。27例发生并发症,均得到及时处理,未影响手术效果。术后1~2 d出院已随访患儿症状消失,术后无瘢痕。术后复发41例,复发率0.67%。认为腹腔镜缝扎内环口治疗小儿腹股沟斜疝切口小,损伤小,疼痛轻,康复快,手术时间及住院时间短,操作简单,安全,疗效可靠;可同时发现及处理隐性内环口未闭,并发症少,复发率低,值得临床推广。汪雪等[80]探讨了自制双孔导线针在腹腔镜小儿腹股沟疝手术中的应用价值。作者回顾性分析行腹腔镜小儿腹股沟疝手术655例患儿的临床资料。其中单孔针手术组452例,双孔针手术组203例,将两组患儿术中、术后资料进行对比分析。结果单孔针组手术时间(17.7±3.5) min;术中出血(5.4±1.3) ml,住院时间(2.5±1.0)d发生腹壁下小血肿15例,术后复发3例;双孔针组手术时间(8.2±2.3) min,术中出血(1.4±0.3) ml,住院时间(2.1±0.8)d,发生腹壁下小血肿2例,术后复发1例。双孔针组的手术时间、术中出血、并发症发生率等均明显优于双孔针组($P<0.05$),两组住院天数、复发率差异均无统计学意义($P>0.05$)。认为自制双孔导线缝扎针在腹腔镜小儿腹股沟疝手术中应用能够缩短手术时间,操作安全快捷,创伤更小等优点,值得推广应用。黄河等[81]对比了腹腔镜疝囊高位结扎加脐内侧襞覆盖内环口与经腹股沟区疝囊高位结扎术(传统手术)治疗小儿腹股沟斜疝的疗效。作者对179例行腹腔镜疝囊高位结扎加脐内侧襞覆盖内环口术治疗腹股沟斜疝患儿,与169例同期行传统手术治疗小儿腹股沟斜疝,对比分析两组临床资料及术后随访情况。结果显示,两组手术时间、术后住院时间、术后并发症及术后复发率等差异有统计学意义($P<0.05$)。认为腹腔镜疝囊高位结扎加脐内侧襞覆盖内环口术治疗小儿腹股沟斜疝手术时间短,患儿创伤小,术后康复快,并发症少,复发率低,并可同时发现及处理对侧隐性疝,值得临床推广应用。刘海金等[82]探讨了改良的腹腔镜下疝囊高位结扎术治疗小儿腹股沟斜疝的效果。结果发现,改良的腹腔

镜下疝囊高位结扎术操作简单，易于掌握，疗效肯定，且取材容易，值得进一步实践以用于临床推广。

## 八、腹腔镜肝脏手术

随着技术的不断成熟和器械的改进，腹腔镜技术在肝脏疾病上适应证正在逐渐扩大，已经从肝边缘良性肿瘤的切除发展到肝脏良、恶性肿瘤切除及转移瘤的肝段规则切除。

郑树国等[83]探讨了腹腔镜肝切除术的应用适应证、技术要点和疗效。作者回顾分析所在单位 463 例腹腔镜肝切除术患者的临床资料和随访结果。结果显示，手术时间(244.71±105.07) min，术中出血量(460.26±425.81)时，无手术死亡，术后并发症发生率 9.29%，平均住院时间(15.51±4.36) d。194 例肝脏恶性肿瘤患者中 185 例获得 2～50 个月随访，术后 1 年、3 年总体生存率为 90.8%和 84.2%，无瘤生存率为 87.9%和 73.7%。认为腹腔镜肝切除术作为一种微创治疗手段，可选择性应用于肝脏各个部位、各类病变的手术治疗。该法且具有创伤小、恢复快、切口美观的优点。其近期疗效优于开腹手术，远期疗效与开腹手术相当。肝脏良性病变、小肝癌和转移性肝癌是现阶段腹腔镜肝切除术较理想的适应证。詹茜等[84]探讨手助式腹腔镜肝切除术的安全性、可行性与临床价值。通过回顾分析 82 例患者行选择性腹腔镜肝切除术的临床资料，其中手助式腹腔镜手术 57 例，传统腹腔镜手术 25 例。并选择 25 例同期常规开腹肝切除的患者，对比分析手助式、完全腹腔镜及开腹肝切除术的差异。结果显示 3 组患者的年龄、性别、肝硬化表现、术前实验室检查和肿瘤大小差异无统计学意义。与传统腹腔镜肝脏手术相比，手助式腹腔镜肝脏手术的手术时间较长[(189.5±47.1) min vs (155.1±54.9) min]，中转开腹率较低(4.0% vs 5.2%)。两组术后肝功能、并发症发生率及死亡率差异无统计学意义。传统腹腔镜组饮食恢复较早[(1.6±1.3) d vs (2.5±1.5) d]，住院时间较短[(5.6±5.1) d vs (8.8±1.8) d]。与传统开腹手术相比，手助式腹腔镜肝脏手术的手术时间较长[(189.5±47.1) min vs (138.5±4.3) min]，但术中出血、术后肝功能、死亡率、并发症发生率及术后住院时间差异均无统计学意义。手助式腹腔镜组的饮食恢复也较早[(2.5±1.5) d vs (3.6±1.5) d]。认为手助式腹腔镜肝脏手术安全可行，但并无足够的证据表明手助式腹腔镜肝脏手术优于传统开腹手术。外科医师应积极掌握传统腹腔镜肝脏手术的技巧，手助式腹腔镜肝脏手术更适于经验较少的腹腔镜外科医师对初级腹腔镜技能的学习。

靳小建等[85]探讨了腹腔镜肝血管瘤手术的可行性和疗效。回顾性分析 43 例实施腹腔镜肝血管瘤手术病例的临床资料。肝门阻断采用自制的肝门阻断器或进行半肝阻断，根据肿瘤的部位和血管的关系进行血管瘤剔除术、肝左外叶切除或部分切除术。使用电刀、超声刀等进行切除。结果 41 例成功应用腹腔镜完成手术，2 例因大出血中转开腹手术，中转率为 4.6%(2/43)。无死亡病例，肿瘤直径为(6.24±2.87) cm，手术时间为(125.27±74.76) min，肝门阻断时间为(11.27±14.11) min，术中出血量为(285.50±425.04) ml，术中输血(1.22±2.57)单位，术后引流量为(169.61±224.43) ml，术后恢复活动时间为(2.20±0.99) d，术后住院时间为(8.5±3.6) d。总住院时间为(17.5±7.4) d，总住院费用为(11 441.6±9 668.7)元。术后 2 例出现并发症，发生率为 4.8%，胆漏 1 例，肝下脓肿 1 例，均经保守治疗痊愈。认为选择合适的病例，掌握肝门阻断技术，腹腔镜肝血管瘤手术是安全、可行的。

手术的规范化是目前亟待解决的一个重要课题。赵国栋等[86]介绍了一套模式化腹腔镜肝左外叶切除方法。方法分 7 步：①患者取平卧位，4 孔法操作；②按序离断肝周韧带，游离肝左叶；③超声刀粗分离出Ⅱ段及Ⅲ段血管蒂；④切割闭合器离断Ⅱ/Ⅲ段血管蒂；⑤超声刀粗分离出肝左静脉，断肝角度偏左；⑥切割闭合器离断肝左静脉；⑦处理创面，留置引流，取出标本。结果完成的 71 例手术，无中转。手术时间(75±30.8) min，出血量(58±36.4) ml，术后平均住院(4.8±1.5) d。术后腹水 2 例，胆瘘 1 例，保守治愈。认为本“模式化”方法简便，安全、可行，重复性好，术中出血及术后并发症少，术者腔镜技术要求低，适合各级医院借鉴，利于腹腔镜肝脏切除术的普及和推广。

## 九、腹腔镜脾脏手术

朱安龙等[87]*探讨了将腹腔镜脾切除术的操作流程应用于开腹脾切除术的借鉴价值。作者总结了以往的腹腔镜脾切除术，设计新的开腹脾切除术的流程(改进开腹脾切除术)。选择 61 例脾切除术病例，分为传统开腹组和改进手术组，统计手术时间，术中出血量，术后 24 h 引流量，术后住院时间，手术费用和并发症，比较两组之间差异。结果传统手术组手术时间(97.3±23.6) min，术中出血量(264.4±46.6) ml，24 h引流量(285.5±76.5) ml。改进开腹手术组：手术时间(52±13.7) min，术中出血量(105.0±31.0) ml，24 h 引流量(110.3±39.5) ml；上述指标两组均有统计学差异(均 $P<0.05$)。两组术后并发症差异无统计学意义($P>0.05$)，改进手术组无术中大出血和胰瘘发生，改进手术组的术中治疗费用较传统开腹组高($P<0.05$)，两组术后住院时间差异无统计学

意义($P>0.05$)。认为改进后的开腹脾切除术在控制手术时间和出血风险上具有优势。合理地应用先进手术器械可以更好地实现微创理念。刘昶等[88]* 探讨了肝硬化门脉高压症继发食管胃底静脉曲张、脾功能亢进患者行手助腹腔镜(hand-assisted laparoscopic surgery, HALS)脾切除、贲门周围血管离断术与开腹脾切除、贲门周围血管离断术(open splenectomy, OS)的肝功能变化及临床疗效。作者回顾分析 2002 年 1 月至 2008 年 5 月施行脾切除贲门周围血管离断术治疗肝硬化门静脉高压症 94 例,其中手助腹腔镜手术(HALS组)38 例,开腹手术(OS 组)56 例。术前按 Child 法进行肝功能分级,对比分析两组手术时间、术中失血、术后并发症发生率、肝功能损害和病死率。结果手助腹腔镜组与开腹组两组手术用时差异无显著性($P>0.05$);术中平均出血量、并发症发生率分别为 5.6%和 10.8%,差异有统计学意义($P<0.05$);两组术后 ALT 比较差异无统计学意义,ALB 比较差异有统计学意义($P<0.05$),AST 第 5 天比较差异有统计学意义($P<0.05$);HALS 组 ALT、AST 术后均较术前升高,但只有 AST 升高有统计学意义($P<0.05$);OS 组 ALT、AST 术后均比术前显著升高,差异均有统计学意义($P<0.05$);两组 ALB 术后均比术前降低,OS 组差异均有统计学意义($P<0.05$),HALS 组仅第 1、3 天差异有统计学意义($P<0.05$)。认为手助腹腔镜脾切除、贲门周围血管离断术对肠道和肝功能影响较开腹组小,术后并发症少,是安全可行的。于增文等[89] 总结儿童经脐单切口腹腔镜脾切除术的初步经验,并探讨其可行性和安全性。他们回顾分析了 5 例脾相关疾病儿童经脐单切口入路腹腔镜脾切除术的临床资料,男 3 例,女 2 例,年龄 4~12 岁,包括遗传性球形红细胞增多症 3 例和特发性血小板减少性紫癜 2 例。使用自行改进的三通道套管和弯曲器械,超声刀切断脾周围韧带,切割钉合器或生物夹处理脾蒂,脾脏从单切口取出。结果 5 例腹腔镜脾切除术均经脐单切口入路获得成功,没有中转常规腹腔镜入术。手术时间 125~220 min,估计术中出血量 10~30 时,无围手术期并发症,术后 5~8 d 痊愈出院。随访 3~12 个月,5 例患儿均生长发育良好,贫血得到纠正,血小板计数正常。认为经脐单切口腹腔镜脾切除术较常规腹腔镜脾切除术对腹壁创伤更小、美容效果更好,可在儿童安全实施;但需要更多数量和进一步前瞻性研究来评价其真正益处。

## 十、腹腔镜胰腺手术

当前腹腔镜在胰腺疾病中的应用仍处于探索阶段。赵国栋等[90]* 对比了腹腔镜胰体尾切除术(LDP)与开腹胰体尾切除术(ODP)临床疗效,探讨 LDP 优缺点。作者通过回顾性收集 30 例 LDP 及同期所行 42 例 ODP 临床病理资料,比较两组手术及术后恢复情况。结果显示,LDP 组手术时间长于 ODP 组[(18 6.33±58.98min) vs (149.29±29.00min),$P=0.001$],术中出血与 ODP 组相当[(223.33±143.68 ml)vs(251.19±103.29 ml),$P=0.341$],良性病变保脾率两组无差异(42.3% vs 61.8%,$P=0.192$),LDP 组术后排气[(2.37±0.85d)vs(2.81±0.67d),$P=0.016$]、进食[(2.67±0.61d)vs(3.33±0.79d),$P=0.000$]、住院时间[(7.43±1.57d)vs(9.67±1.41d),$P=0.000$]均短于 ODP 组。两组术后胰瘘发生率相同(16.67% vs 21.43%,$P=0.619$),但 ODP 组术后切口感染 3 例,肺部并发症 2 例,LDP 组无切口感染及肺部并发症。认为 LDP 是安全、可行的,外科疗效与 ODP 相当,短期预后明显优于 ODP。手术技术及器械要求高限制了 LDP 临床开展。周凡等[91] 探讨了腹腔镜辅助下胰十二指肠切除术治疗十二指肠乳头癌的可行性及其疗效。作者通过总结作者所在医院 17 例确诊为十二指肠乳头癌已行胰十二指肠切除术患者的围手术期的临床资料,其中腹腔镜辅助下胰十二指肠切除术(laparoscopically-assisted pancreaticoduodenctomy, LAPD) 7 例,开腹手术患者(open pancreaticoduodenectomy, OPD) 10 例。分析手术方法、术中出血量、手术时间、术中难点及对策、术后恢复情况等相关指标。结果显示 LAPD 组平均手术时间为(334.29±32.07) min,与 OPD 组比较差异无统计学意义($P=0.053$),LAPD 组手术时间和身体质量指数成正相关($r=0.809$,$P=0.028$)。而两组中平均失血量,输血例数、切口平均长度、平均首次离床活动时间、平均肠鸣恢复时间、平均住院时间等比较差异均有统计学意义($P<0.05$),LAPD 组均优于 OPD 组,两组术后并发症差异无统计学意义。因而认为,腹腔镜辅助下胰十二指肠切除术在十二指肠乳头癌的临床应用中是安全可行的,具有一定的优势,肿瘤位置合适、体型偏瘦的病例是开展该术式的理想条件。随着机器人手术的开展,其触角亦伸向了胰腺疾病。韩波等[92] 探讨达芬奇 S 机器人外科手术系统辅助胰腺手术的可行性、手术难点以及手术适应证。作者通过回顾性分析所在医院在达芬奇 S 机器人外科手术系统辅助下完成的 20 例胰腺切除术患者的临床资料,其中胰腺中段切除术 5 例,胰体尾切除术 4 例,Beger's 术 3 例,胰十二指肠切除术 8 例。观察患者术中、术后恢复以及术后并发症的情况。结果 20 例患者均成功完成手术,手术时间为 40~510 min,中位手术时间为 306 min;术中出血量为 50~1 100 ml,中位出血量为 385 ml。术后并发症发生率为 30%(6/20),其中胰瘘发生率为 25%(5/20)。术

后随访 1～6 个月，所有患者均恢复良好，未发现肿瘤复发转移，无 1 例死亡。作者认为达芬奇 S 机器人外科手术系统辅助胰腺手术安全可行，并能降低胰腺微创手术的难度，具有微创的优势。

## 十一、腹腔镜急诊和其他手术

机器人手术进展：鲍扬等[93]探讨了达芬奇机器人手术系统辅助结肠癌手术的安全性与可行性。作者回顾性总结 13 例实施达芬奇机器人手术系统辅助结肠癌手术的治疗效果。结果显示 13 例结肠癌患者行右半结肠切除 5 例、左半结肠切除 3 例、乙状结肠切除 5 例。手术均顺利完成，无中转开腹。手术时间 (171.5 ±31.8) min，术中失血量(54.6±21.8) ml，术后肠蠕动恢复时间为(60.9±15.8)h，术后住院时间(6.4±3.6)d。术后除 1 例切口脂肪液化外，未出现出血、吻合口瘘、吻合口狭窄等并发症。认为达芬奇机器人手术系统应用于结肠癌手术安全可行。周宁新等[94]总结了“达芬奇”机器人手术系统进行普通外科手术 180 例的临床经验。作者所在医院应用“达芬奇”机器人手术系统进行了 180 例普外科手术，对病例的分布、手术过程以及术后恢复情况进行总结。结果，171 例患者在全机器人下完成手术，9 例中转开腹手助完成，中转率为 5.0%(9/180)。行肝门部手术 63 例，包括肝门部胆管癌手术 36 例，胆囊癌手术 10 例，复杂肝内胆管结石手术 12 例和医源性胆管损伤手术 5 例；胰腺手术 44 例，包括胰十二指肠切除术 16 例，胰体尾切除术 6 例，胰腺中段切除术 1 例，胰腺假性囊肿-空肠吻合术 1 例和姑息性手术 20 例；肝脏手术 19 例；胃肠手术 12 例；其他手术 42 例，包括胆总管探查取石术、腹膜后淋巴结清扫、脾脏切除术等。10 例梗阻性化脓性胆管炎患者均在全机器人下顺利完成急诊手术，术后感染症状得以控制，休克很快纠正，无围手术期死亡病例。12 例患者术后出现并发症，总并发症发生率为 6.7%(12/180)；死亡 2 例，死亡率为 1.1%(2/180)。认为“达芬奇”机器人手术系统可以独立完成各种类型普通外科手术，尤其是复杂疑难的肝胆膜手术，拓展了腹腔镜外科的手术适应证，推动了微创外科的进程。

腹腔镜治疗门脉高压症：罗宏武等[95]* 探讨了腹腔镜脾切除贲门周围血管离断术联合内镜下食管曲张静脉套扎术(EVL)治疗门静脉高压症的可行性及疗效。将 105 例肝硬化门静脉高压症患者分为 3 组，40 例行内镜套扎术(套扎组)，35 例行开腹脾切除贲门周围血管离断术(开腹组)，30 例行腹腔镜脾切除贲门周围血管离断术联合食管曲张静脉套扎术(联合组)，分析 3 组术前 1 d 及术后 1、3、7 d 血谷丙转氨酶(ALT)、谷草转氨酶(AST)、总胆红素(TBIL)、直接胆红素(DBIL)变化，比较其住院时间、术中出血、手术时间、术后肛门排气时间及奇静脉内径、血流速度及血流量、食管静脉曲张复发、再出血率等相关资料。结果显示联合组与开腹组术后第 1 天 TBIL，DBIL 比较差异有统计学意义($P<0.05$)，第 7 天 AST 比较差异有统计学意义($P<0.05$)，两组住院时间、术中出血、手术时间、术后肛门排气时间差异有统计学意义($P<0.05$)；联合组、开腹组及套扎组在治疗前后奇静脉血流量及食管静脉曲张复发、再发出血比较差异无统计学意义($P<0.05$)。认为腹腔镜断流联合食管静脉套扎治疗门静脉高压症，具有创伤小、恢复快、并发症少、复发率低、能减少奇静脉血流量等优点，疗效确切。王卫东等[96]探讨了全腹腔镜下贲门周围血管离断术的技巧和方法。采用完全腹腔镜方法，对 34 例肝硬化门脉高压并上消化道出血的患者行贲门周围血管离断术。术中切脾方法采用一级脾蒂离断法或者二级脾蒂离断法，断流方法采用选择性或非选择性贲门周围血管离断术。结果 33 例在全腔镜下完成(其中 2 例为选择性贲门周围血管离断术)，1 例需手助。手术时间 170～430 min，平均 250 min。术中失血 100～1 000 ml 时，平均 533 ml。1 例术后肝功能衰竭死亡。33 例术后住院 8～20 d，平均 10.6 d。30 例术后随访 3～25 个月，平均 13 个月，2 例再出血，1 例原发性肝癌。认为全腹腔镜下贲门周围血管离断术治疗门脉高压症是一种安全、微创、可行的方法。吕国悦等[97]探讨了腹腔镜脾脏切除术治疗肝硬化门静脉高压症脾功能亢进的适应证、手术技巧及临床应用价值。对比分析吉林大学第一医院 32 例门静脉高压症脾功能亢进病人行腹腔镜脾切除术及开腹脾切除术的方法体会及治疗效果。结果显示，腹腔镜脾切除组 16 例手术 14 例获得成功，2 例中转开腹；开腹脾切除组 16 例手术均获成功，两组病人在手术时间、术中出血量、医疗费用上差别无显著意义；腹腔镜组平均住院日 5.50 d，进食时间为术后 20.50 h，拔出引流管时间为 1.65 d，与开腹组的 8.50 d、68.00 h、5.26 d 相比，具有明显优势($P<0.01$)。认为与传统的开腹脾切除手术相比，腹腔镜脾切除术具有微创外科创伤小、恢复快的优点，掌握好手术适应证，选择轻中度静脉曲张的肝硬化门静脉高压症脾功能亢进者行 LS 是安全可行的，但必须有充分的术前准备、良好的腹腔镜手术训练、细致的手术操作。

段栩飞等[98]探讨了腹腔镜在小儿急腹症中应用的价值。作者对所在医院的 769 例小儿急腹症行腹腔镜探查术病例资料进行回顾分析。结果显示，术前确诊率 86.22%(663/769)。术中确诊率 99.74%(767/

769),2例消化道出血未能确诊,转院继续治疗。完全腹腔镜下进行治疗667例,手术时间25～132(37.3±12.6)min,手术成功率87.26%(671/769)。住院3～10 d,平均5 d。1例过敏性紫癜、2例大网膜血肿、1例肠系膜血肿术中无需进一步手术处理;5例中转开腹(1例脾破裂、2例消化道出血、1例肠系膜裂孔疝并嵌顿、1例慢性阑尾炎急性发作);93例腹腔镜辅助切口完成手术。735例随访2～60个月,其中1例未能确诊的消化道出血死亡,另1例未能确诊的消化道出血失访。3例出现脐部线头反应,换药取出线头治愈。余病例无并发症发生。认为,腹腔镜确诊率较高,有助于使急腹症患者得到及时、合理、有效的治疗。急诊腹腔镜手术不仅可以对腹部病变及时作出诊断和处理,而且可使一些患者避免不必要的剖腹手术。

杨玉辉等[99]探讨手助腹腔镜(hand-assisted laparoscopic surgery, HALS)与传统开腹手术相比在消化道肿瘤治疗中的微创性及可行性。作者将31例消化道肿瘤根治患者分为两组,16例行手助腹腔镜肿瘤根治术,15例行传统开腹肿瘤根治术,比较两组的手术时间、术中出血量、切口长度、术后肛门排气时间、术后住院时间、费用、术后并发症。结果显示,手助腹腔镜组与传统开腹组的平均手术时间(214.3 min vs 205.8 min)和切缘距肿瘤边缘(4.22 cm vs 4.13 cm)差异无统计学意义($P>0.05$)。手助腹腔镜组术中平均出血量明显少于开腹组(56 ml vs 106.5 ml,$P<0.05$),切口长度差异有统计学意义(4.85 cm vs 22 cm,$P<0.01$)。手助腹腔镜组术后胃肠功能恢复时间明显早于开腹组(术后肛门排气时间2.54 d vs 3.27 d,$P<0.05$)。手助腹腔镜组住院时间明显短于开腹组(10.35 d vs 12.8 d,$P<0.05$)。手助腹腔镜组与开腹组均无严重并发症发生。认为手助腹腔镜消化道肿瘤根治术安全可行,并且具有创伤小、术后康复快等特点,是值得选择的微创手术方式。

崔书中等[100]*探讨了腹腔镜辅助持续循环腹腔热灌注化疗(continuous circulatory hyperthermic intraperitoneal chemotherapy, CHIPC)治疗恶性腹水的方法、可行性及临床初步疗效。作者对收治的21例恶性腹水患者应用腹腔镜辅助CHIPC,每例患者治疗3次,首次治疗在手术室内全麻醉下腹腔镜辅助完成,随后2次在病房或ICU内进行,持续循环灌注生理盐水500 ml/min,治疗温度43℃,灌注90 min,灌注药物根据原发病的不同而选择5-FU加奥沙利铂(艾恒)或卡铂,对治疗效果进行随访,直至死亡。结果显示21例患者手术均进行顺利,平均手术时间(80±18) min,无与腹腔镜辅助CHIPC技术相关的并发症发生。患者腹腔镜辅助CHIPC治疗后卡氏(Karnofsky, KPS)评分上升10～40分,平均上升(22.2±2.4)分($P<0.01$),19例患者腹水全部消失,2例部分缓解,有效率为100%,近期临床疗效满意。全部患者均获随访,随访时间1～9个月,中位随访时间6个月;中位生存期6个月,其中2例部分缓解患者术后出现戳孔种植转移,分别在治疗后1个半月及2个月死亡。认为腹腔镜辅助CHIPC治疗恶性腹水可充分应用微创外科的优势,对消除恶性腹水、改善患者的生活质量具有较好的临床疗效。

(卓光钻　印　慨　郑成竹)

## 参考文献


1* 陈图锋,等.中华普通外科杂志,2011,26(1):18
2 鲍连生,等.中华医院感染学杂志,2011,21(1):148
3 周　斌,等.中国普通外科杂志,2011,20(8):877
4 王剑平,等.腹腔镜外科杂志,2011,16(4):267
5 陶国全,等.江苏医药,2011,37(13):1517
6* 闫瑞承,等.中国普通外科杂志,2011,20(8):797
7 张　峻.中国普通外科杂志,2011,20(8):880
8 李进军,等.中国普通外科杂志,2011,20(8):808
9 尹光平,等.江苏医药,2011,37(16):1930
10 何伦新,等.中国现代手术学杂志,2010,14(6):417
11* 赵　刚,等.复旦学报(医学版),2010,37(6):724
12 赖　锐,等.华西医学,2010,25(10):1825
13 黄建峰,等.江苏医药,2011,37(1):105
14 张利国,等.临床外科杂志,2011,19(4):230
15 陈伟鑫,等.河北医科大学学报,2011,32(7):835
16 王明俊,等.腹腔镜外科杂志,2011,16(7):522
17* 张　辉,等.中国普通外科杂志,2011,20(8):793
18 张立明.腹腔镜外科杂志,2011,16(6):450
19 王振亮,等.第三军医大学学报,2011,33(15):1645
20* 王　宏,等.肝胆胰外科杂志,2011,23(4):296
21 侯景文,等.南方医科大学学报,2010,30(10):2318
22 陈建荣,等.肝胆胰外科杂志,2011,23(2):109
23 楼晓楼,等.中国普通外科杂志,2011,20

(8)：811
24* 纪　柏，等. 临床肝胆病杂志，2011，27(3)：298
25* 王　博，等. 中国普外基础与临床杂志，2011，18(8)：876
26 张继军. 中国现代普通外科进展，2010，13(8)：617
27 汤　雨，等. 临床外科杂志，2010，18(11)：754
28 田　刚，等. 四川医学，2011，32(8)：1217
29 陈开运，等. 腹腔镜外科杂志，2011，16(7)：488
30 谭黄业，等. 中国普通外科杂志，2011，20(2)：146
31 王家兴，等. 腹部外科，2011，24(4)：240
32 朱坤寿，等. 腹腔镜外科杂志，2010，15(12)：909
33* 黄昌明，等. 中华外科杂志，2011，49(3)：200
34* 李　佑，等. 中华胃肠外科杂志，2010，13(12)：899
35 何慧菊，等. 腹腔镜外科杂志，2011，16(4)：262
36 李勇男，等. 中国现代普通外科进展，2010，13(9)：713
37 李　平，等. 中华外科杂志，2011，49(9)：795
38 方　钱，等. 中国微创外科杂志，2011，11(5)：394
39 王德臣，等. 中国普通外科杂志，2010，19(10)：1053
40* 廖　艺，等. 中华胃肠外科杂志，2010，13(11)：825
41* 丁　丹，等. 中华胃肠外科杂志，2011，14(2)：128
42 赵　伟，等. 中国现代普通外科进展，2011，14(6)：458
43 秦鸣放，等. 中华胸心血管外科杂志，2011，27(3)：144
44 赵　滢，等. 中国肿瘤临床，2011，38(8)：463
45 於林军，等. 中国微创外科杂志，2011，11(6)：508
46 段栩飞，等. 中华小儿外科杂志，2011，32(7)：498
47* 覃　程，等. 华西医学，2011，26(3)：375
48 陈一尘，等. 江苏医药，2011，37(19)：2317
49 赵立刚，等. 江苏医药，2011，37(19)：2325
50 徐延波，等. 中华小儿外科杂志，2011，32(10)：746
51* 余东海，等. 中华小儿外科杂志，2011，32(10)：749
52 梁建伟，等. 中华医学杂志，2011，91(24)：1698
53 王振波，等. 腹腔镜外科杂志，2011，16(5)：359
54 官国先，等. 中华胃肠外科杂志，2010，13(12)：917
55 何嘉琦，等. 腹腔镜外科杂志，2011，16(6)：442
56 何军强，等. 腹腔镜外科杂志，2011，16(4)：281
57* 宋　武，等. 中华医学杂志，2011，91(35)：2485
58 李世拥，等. 中华胃肠外科杂志，2011，14(7)：532
59 杨海春，等. 中国肛肠病杂志，2011，31(4)：9
60 周振旭，等. 中华胃肠外科杂志，2011，14(6)：440
61* 王哲近，等. 中国微创外科杂志，2011，11(2)：135
62* 龚　铖，等. 中华外科杂志，2011，49(4)：346
63* 沈雄飞，等. 中国肿瘤临床，2010，37(23)：1354
64* 吴霁晖，等. 中国微创外科杂志，2011，11(2)：130
65 陈小伍，等. 中国微创外科杂志，2011，11(9)：782
66* 李松岩，等. 军医进修学院学报，2011，32(5)：423
67 郭　炜，等. 腹腔镜外科杂志，2011，16(6)：436
68 江　滨，等. 临床外科杂志，2010，18(12)：822
69 韩高雄，等. 中华胃肠外科杂志，2010，13(11)：839
70 汤绍涛，等. 中华小儿外科杂志，2011，32(7)：509
71 于增文，等. 中国微创外科杂志，2011，11(6)：505
72 李索林，等. 中华小儿外科杂志，2011，32(7)：501
73 刘海军，等. 腹腔镜外科杂志，2011，16(3)：200
74 严想元，等. 腹部外科，2011，24(3)：158
75 萧金丰，等. 南方医科大学学报，2010，30(12)：2715
76 郭兢津，等. 实用医学杂志，2010，26(22)：4128
77 张文海，等. 实用医学杂志，2010，26(21)：3911
78 赵宏志，等. 中国实用外科杂志，2011，31(2)：159
79 姚　干，等. 腹腔镜外科杂志，2011，16(1)：18
80 汪　雪，等. 华西医学，2011，26(3)：378
81 黄　河，等. 腹腔镜外科杂志，2011，16(4)：300
82 刘海金，等. 第二军医大学学报，2011，32(6)：654
83 郑树国，等. 中华肝胆外科杂志，2011，17(8)：614
84 詹　茜，等. 腹腔镜外科杂志，2010，15(11)：806

85 靳小建,等. 中国实用外科杂志,2011,31(4):313
86 赵国栋,等. 南方医科大学学报,2011,31(4):737
87* 朱安龙,等. 中国普通外科杂志,2011,20(3):282
88* 刘 昶,等. 中华肝胆外科杂志,2011,17(4):285
89 于增文,等. 中华小儿外科杂志,2011,32(7):495
90* 赵国栋,等. 南方医科大学学报,2010,30(11):2756
91 周 凡,等. 中国肿瘤临床,2011,38(3):166
92 韩 波,等. 上海医学,2011,34(1):12
93 鲍 扬,等. 中华胃肠外科杂志,2011,14(5):327
94 周宁新,等. 中国普外基础与临床杂志,2011,18(7):698
95* 罗宏武,等. 中南大学学报(医学版),2011,36(8):786
96 王卫东,等. 中国微创外科杂志,2011,11(6):524
97 吕国悦,等. 中华肝胆外科杂志,2010,16(12):928
98 段栩飞,等. 临床外科杂志,2011,19(8):524
99 杨玉辉,等. 四川医学,2011,32(6):861
100* 崔书中,等. 中华普通外科杂志,2010,25(11):869

**高脂血症对直肠癌开腹及腹腔镜手术合并症的影响**[中华普通外科杂志,2011,26(1):18] 陈图锋等探讨高脂血症状态对直肠癌手术合并症的影响。作者回顾分析接受开腹或腹腔镜直肠癌根治术的 382 例患者的临床资料,根据患者术前的血脂水平,分为高脂血症组及正常血脂组,采用卡方检验和 t 检验处理相关临床数据。结果显示,术前合并高脂血症的直肠癌患者 201 例,血脂正常者 181 例。高脂血症组患者与正常血脂组患者相比,手术出血量增多($t=11.318, P<0.01$)、术后恢复进食时间($t=5.956, P<0.01$)及拔除引流管时间延长($t=4.781, P<0.01$)、伤口脂肪液化发生率升高($\chi^2=3.988, P<0.05$),术后住院天数亦增加($t=2.449, P<0.05$),而手术时间($t=0.374, P>0.05$)及吻合口瘘发生率($\chi^2=0.239, P>0.05$)两者差异无统计学意义。直肠癌接受腹腔镜手术患者,与开腹手术患者相比,手术出血量少($t=10.078, P<0.01$)、术后恢复进食($t=6.366, P<0.01$)及拔除引流管时间短($t=7.654, P<0.01$)、住院天数少($t=4.241, P<0.01$)、伤口脂肪液化发生率低($\chi^2=5.203, P<0.05$),但手术时间延长($t=8.456, P<0.01$)。接受腹腔镜手术的患者中,高脂血症组患者与正常血脂组患者相比,虽然术中出血仍较多($t=8.784, P<0.01$),但在术后恢复进食时间($t=0.356, P>0.05$)、术后住院天数($t=0.248, P>0.05$)、拔除引流管时间($t=0.261, P>0.05$)等方面,差异无统计学意义。作者认为,直肠癌患者术前合并高脂血症会导致手术出血量增加、术后恢复时间延迟、伤口脂肪液化发生率升高,应用腹腔镜技术进行直肠癌根治术可消除因高脂血症所导致的术后恢复延迟。

(卓光钻)

**述评** 高脂肪、低纤维饮食与直肠癌的发生有关,那么高脂血症对直肠癌手术是否有影响?这是一个备受肛肠外科医师关心的问题。该研究通过回顾性分析 382 例接受开腹或腹腔镜直肠癌根治术的患者的临床资料及术前的血脂水平,探讨高脂血症对直肠癌手术的影响和手术方式的选择。结果认为直肠癌患者术前合并高脂血症会导致手术出血量增加、术后恢复时间延迟、伤口脂肪液化发生率升高,应用腹腔镜技术进行直肠癌根治术可消除因高脂血症所导致的术后恢复延迟。值得临床参考。

(郑成竹)

**预防性使用抗生素在腹腔镜胆囊切除术的作用**[中国普通外科杂志,2011,20(8):797] 闫瑞承等用 Meta 分析的方法评价择期低风险的腹腔镜胆囊切除术预防性抗生素使用的效果。作者通过检索 1933 年至 2010 年 10 月发表的有关择期低感染风险的腹腔镜胆囊切除使用抗生素的随机对照临床试验。按入选和排除标准,有 18 项临床试验纳入该研究,Jadad 评分低于 3 分为低质量试验并被排除,最终有 12 项纳入研究。由 2 名评价者对入选研究中有关试验设计、研究对象的特征、研究结果等内容独立进行摘录,用 RevMan 4.2 软件进行分析 *OR* 值。结果显示,对于择期低感染风险的腹腔镜胆囊切除术抗生素使用组和无抗生素使用组两组之间整体感染($OR=1.11$, 95% CI: 0.68~1.82, $P=0.98$)、切口感染($OR=1.07$, 95% CI: 0.59~1.94, $P=0.99$)、腹腔感染($OR=2.88$, 95% CI: 0.3~28.09, $P=0.98$)、其他部位感染($OR=1.0$, 95% CI: 0.43~2.35, $P=0.65$)、胆囊内胆汁细菌培养($OR=0.84$, 95% CI: 0.55~1.12, $P=$

1.08)等差异均无统计学意义。住院时间抗生素组较未使用组明显缩短(WMD=−0.16,95% CI:−0.22～−0.09,$P<0.01$)。因此作者得出结论认为择期低感染风险的腹腔镜胆囊切除围手术期预防性抗生素的使用并不能降低术后感染的发生率。

(卓光钻)

**述评** 传统的观念认为,围术期预防性应用抗生素能降低术后发生感染的可能性曾经是外科界的传统性认识,但对于低感染风险的择期LC是否需要围术期应用抗生素治疗一直存在争议。本文通过对国内外文献进行系统评价,得出围术期应用抗生素治疗并不能降低术后感染发生率的结论,这在很大程度上颠覆了我们的传统认识,也应引起临床工作者的思考,我们平时认为理所当然的一些做法,未必有实际意义。

(郑成竹)

**不同气腹压下腹腔镜胆囊切除术疗效的Meta分析**[复旦学报(医学版),2010,37(6):724] 赵刚等评价了腹腔镜胆囊切除术(LC)过程中低压气腹(low-pressure pneumoperitoneum, LP)的安全性及有效性。本研究从MEDLINE、EMBASE、ISI数据库、Cochrane Library、CBM、VIP、CNKI以及万方数据库检索并纳入了在1987年1月至2009年12月间发表的LP下LC的随机对照试验,语种不限,并对纳入研究的方法学质量进行评价,最后用RevMan 5.0软件进行分析。结果共纳入7个英文RCT,包括518例患者。与传统的标准气腹压(standard pneumoperitoneum, SP)下LC相比,LP下行LC明显减少术后肩痛发生率(RR=0.50,95% CI:0.37,0.68)、缩短住院时间(WMD=−0.13,95% CI:−0.23,−0.02);手术安全性评价上,LP组和SP组间的差异无统计学意义(RR=0.84,95% CI:0.46,1.54);两组的手术时间相当(WMD=1.54,95% CI:−0.85,3.76)。结论认为LP下行LC是安全有效的,更具微创优势。

(卓光钻)

**述评** 腹腔镜胆囊切除术中通过气腹获得操作空间和视野,方便了手术的进行。然后由气腹产生的腹腔内压力升高导致的一系列心肺功能的改变,一直受到人们的关注。目前临床上LC操作常用的气腹压力为12～15 mmHg,近年来,低压气腹甚至免气腹的LC逐渐开展。该项研究利用Meta分析的方法评价了LC过程中LP的安全性及有效性。并得出结论认为LP下行LC是安全有效的,更具微创优势。这为临床上一些老年病人或者心肺肾方面有基础疾病的患者实施LC手术提供了新的途径。

(郑成竹)

**腹腔镜胆囊切除术难易度相关因素分析及其评分标准的初探**[中国普通外科杂志,2011,20(8):793] 张辉等通过对5年间实施LC的845例患者术前、术中临床资料进行单因素分析,筛选引起手术困难的危险因素后进行Logistic多元回归分析,并对诸因素进行赋值,以期建立LC难易程度的评分标准。结果显示,LC难易程度与下列因素相关:术前病史资料中,患者年龄、有无发热、白细胞计数是否升高,总胆红素是否正常、有无临床症状和是否急性发作有关;辅助检查中,胆囊壁厚度、胆总管直径、胆囊体积、颈部结石是否嵌顿、Calot三角是否清晰、胆囊壁炎症严重程度、术者熟练程度也是危险因素。经Logistic回归分析,发现胆囊壁增厚(≥4 mm),胆总管直径(CBD≥8 mm),胆囊体积(≥103 $cm^3$或<6.3 $cm^3$),胆囊本身炎症状况,胆囊三角致密粘连等因素是导致手术困难乃至中转开腹(OC)的独立危险因素。根据上述因素建立LC难易程度评分标准。认为LC难易度评分标准的建立有利于临床选择LC或中转OC。

(卓光钻)

**述评** 术前如何有效地对手术难度进行预估,是外科医生一直关注的问题。我们临床工作中通常根据患者病史来初步评判,但该研究结果显示,病史并不是决定LC难易程度的因素,这与我们的既往认识相左,可能与该研究纳入患者多为高龄病例有关。而该研究结果对临床工作的指导意义非常明显,它有利于临床工作中,对拟行LC的患者行术前评估,以更方便地做针对性的准备,也有利于预测中转开腹的可能性,或者有助于术中选择合适的中转时机。也有利于在术前与家属告知过程中,更准确地告知中转开腹的可能性。

(郑成竹)

**LC术胆管损伤的危险因素及术后分析**[肝胆胰外科杂志,2011,23(4):296] 王宏等分析了LC术胆管损伤的危险因素,并对胆管损伤术后进行分析。作者回顾性分析作者所在单位1999年10月至2010年12月行LC术的4 531例患者所出现的41例胆管损伤,对胆管损伤的各影响因素进行$\chi^2$检验,分析胆管损伤的独立危险因素;同时分析胆管损伤是否能在术中及时发现。结果,单因素分析显示:患者性别、炎症分期、B超示胆囊壁厚度、胆囊三角解剖和手术者的经验与胆总管损伤有关联($P<0.05$)。多因素非条件Logistic回归分析结果显示:胆囊三角解剖和手术者的经验是胆管损伤的独立危险因素($P<0.05$)。胆管损伤术中发现例数明显多于术后发现例数($\chi^2=12.868, P<0.05$)。结论认为,患者性别、炎症分期、B超示胆囊壁厚度、胆囊三角解剖和手术经验与胆总管损伤密切相关。胆囊三角解剖和手术者的经验是胆管损伤的独立危险因素。胆管损伤一般能在术中及时发

现及处理。

(卓光钻)

**述评**　胆管损伤是LC严重的并发症,腹腔镜医师总希望尽量避免,但仍有0.3%～3.4%的发生率,因此,LC时提高对胆管损伤的认识及处理至关重要。该研究通过分析胆管损伤发生的危险因素及术后处理,为临床上行LC时避免胆管损伤及胆管损伤出现后的出后处理提供了一定的经验,值得参考。

(郑成竹)

**腹腔镜胆总管探查胆道一期缝合与T管引流疗效的比较**[临床肝胆并杂志,2011,27(3):298]　纪柏等探讨与腹腔镜胆总管T管引流相比,腹腔镜胆总管一期缝合的优点,手术操作的技术关键,手术适应证以及并发症的预防。作者通过回顾对照分析2008年7月至2010年7月间行腹腔镜胆总管一期缝合的24例患者以及同期行腹腔镜T管引流的24例患者的临床病历资料,分为一期缝合组和T管引流组。结果显示,一期缝合组与T管引流组的平均手术时间分别为(54.03±8.46)、(49.83±7.25)min,术中出血量分别为(15.13±4.26)、(16.23±5.25)ml时,两组差异无统计学意义($P>0.05$)。而一期缝合组与T管引流组的首次肛门排气时间分别为(1.16±0.46)与(2.02±0.19)d、术后补液量分别为(8.05±2.73)与(11.56±4.72)L、术后住院时间分别为(7.73±1.76)与(13.85±4.09)d、住院费用分别为(11393±283)与(15836±296)元,带管时间分别为(6.45±2.15)与(73.68±9.15)d。一期缝合组的平均带管时间较T管引流组缩短(67.23±7)d。以上观察指标,两组差异有统计学意义($P<0.01$)。一期缝合组4例术后2～3 d发生胆汁漏,经保守治疗治愈,无严重并发症,全组患者均痊愈出院,随访1个月到2年,无结石复发和胆管狭窄等并发症。研究结论认为,胆总管一期缝合有利于患者快速恢复。术中确保胆道无残余结石和胆总管下端通畅是开展胆总管一期缝合的前提条件;严格掌握手术适应证,注重操作技术要点是取得良好疗效的关键。

(卓光钻)

**述评**　腹腔镜胆总管一期缝合体现了微创的优势,减轻了患者的痛苦,避免了长期带管的痛苦和T管引起的一系列并发症。该研究显示腹腔镜胆总管一期缝合相对于T管引流在首次肛门排气时间、术后补液量、术后住院时间、住院费用等指标更具优越性,而这4项指标结果的比较均提示胆总管一期缝合较T管引流,更有利于患者康复。研究的结果可为临床工作提供一定的参考。

(郑成竹)

**腹腔镜胆囊切除、胆总管探查、内引流并一期缝合术的疗效分析**[中国普外基础与临床杂志,2011,18(8):876]　王博等对经腹腔镜胆囊切除、胆总管探查取石、T管引流术与经腹腔镜胆囊切除、胆总管探查取石、内引流并一期缝合术的治疗效果和效益进行比较评价。他们选择79例胆囊结石合并胆总管结石的患者行腹腔镜胆囊切除、胆总管探查取石、T管引流术(对照组),62例行腹腔镜胆囊切除、胆总管探查取石、内引流并一期缝合术(观察组)。对2组患者治疗成功率、并发症发生率、胆红素完全恢复正常时间、住院时间、休养时间及治疗费进行综合测量及比较分析。结果显示,2组患者间治疗成功率、并发症发生率及胆红素完全恢复正常的时间差异均无统计学意义($P>0.05$);观察组患者的住院时间及休养时间明显短于对照组($P<0.05$),治疗费用也明显少于对照组($P<0.05$)。该研究得出结论认为内置管引流在达到传统T管引流治疗效果的同时,住院时间、休养时间及治疗费用均显著优于后者,值得进一步推广应用。

(卓光钻)

**述评**　胆囊合并胆总管结石的传统手术方法为开腹胆囊切除、胆总管探查取石并T管引流术,但随着内镜技术的迅猛发展,以及微创观念深入人心,近年来,微创治疗方案逐渐有取代开腹手术成为首选方案的趋势。目前常用的有两种方案:一为ERCP+LC,优点是均为最微创的方式,缺点为费用高,ERCP后需间隔1个月以上再行LC治疗,期间有胆囊结石落入胆总管的风险;二为LC+LCBDE。LCBDE过程中,近年来,已经有越来越多的证据表明内引流并一期缝合的安全性和有效性。该研究进一步证实了这一观点,为临床实践提供了更多的循证医学依据。

(郑成竹)

**腹腔镜辅助胃癌根治术淋巴结清扫效果的临床对照研究**[中华外科杂志,2011,49(3):200]　黄昌明等探讨了腹腔镜辅助胃癌根治术中淋巴结清扫的可行性及临床效果。作者通过对934例胃癌患者施行根治性手术(RO切除),其中行腹腔镜手术患者(腹腔镜组)506例,行开腹手术患者(开腹组)428例。对比两组患者淋巴结清扫数目的差异,并分析两组淋巴结清扫数目与术后并发症发生率的关系。结果显示全部患者平均淋巴结清扫数目为(29±10)枚/例,两组平均淋巴结清扫数目相似($P>0.05$),但腹腔镜组No.7、8组淋巴结清扫数目明显多于开腹组($P<0.05$)。按浸润深度分层分析,除$pT_3$期腹腔镜组平均淋巴结清扫数目多于开腹组外,$pT_{1\sim2}$期差异无统计学意义($P>0.05$);按淋巴结清扫范围和胃切除方式分层分析,腹腔镜组平均淋巴结清扫数目均与开腹组相当($P>0.05$);按手术时期分层分析,≤50例腹腔镜组平均淋巴结清扫数目少于开腹组($P<0.05$),51～100 例和≥101 例则与开腹组相当($P>0.05$)。腹腔镜组并发症发生率为 11.1%,明显低于开腹组的 20.1%,但两组淋巴结清扫数目与术后并发症的相关性均无统计学意义($P>0.05$)。因此作者得出结论认为随着腹腔镜外科医师技术逐渐成熟,腹腔镜胃癌根治手术能够达到与开腹手术相当的淋巴结清扫效果;合理增加腹腔镜辅助胃癌根治术的淋巴结清扫数目不会增加术后并发症发生率。

(卓光钻)

**述评** 腹腔镜胃癌根治术具有出血少、术后胃肠功能恢复快、住院时间短等微创有点,目前已广泛开展,但是腹腔镜胃癌手术能否符合肿瘤根治原则,能否达到与开腹手术相同的淋巴结清扫效果,目前尚存争议。本研究通过对比腹腔镜与开腹胃癌根治术患者淋巴结清扫数目,探讨腹腔镜辅助胃癌根治术淋巴结清扫的可行性及临床效果,得出结论认为腹腔镜胃癌根治手术能够达到与开腹手术相当的淋巴结清扫效果;合理增加腹腔镜辅助胃癌根治术的淋巴结清扫数目不会增加术后并发症发生率。为腹腔镜胃癌根治术的进一步开展提供了临床循证医学证据。

(郑成竹)

**腹腔镜与开腹胃癌根治术治疗早期胃癌的临床对照研究**[中华胃肠外科杂志,2010,13(12):899] 李佑等探讨了腹腔镜胃癌根治术在早期胃癌治疗中的临床应用。作者回顾性分析 2004 年 10 月至 2009 年 12 月间分别接受腹腔镜胃癌根治术(LAP 组)及开腹胃癌根治术(OPEN 组)的 204 例早期胃癌患者的临床资料。其中 LAP 组 78 例,OPEN 组 126 例;比较两组患者手术方式、手术时间、术中失血量、术后肛门排气时间、术后住院天数、并发症、术后病理和随访结果。结果显示手术时间 LAP 组为(202.9±45.6) min,显著低于 OPEN 组的(219.8±45.2) min ($P<0.05$);术中失血量 LAP 组为(144.5±146.5)时,显著低于 OPEN 组的(245.0±146.4) ml($P<0.05$)。术后第 1 次肛门排气时间 LAP 组为(3.1±1.1)d,OPEN 组为(4.5±1.6)d($P<0.05$);术后第 1 次进食时间 LAP 组为(5.2±1.9)d,OPEN 组为(7.0±3.6)d($P<0.05$);术后住院天数 LAP 组为(10.8±1.2)d,OPEN 组为(12.4±3.8)d($P<0.05$)。术后短期并发症发生率 LAP 组 10.3%,OPEN 组 12.7%($P>0.05$)。手术上、下切缘距离肿瘤为 LAP 组为(4.0±1.9)cm 和(3.6±1.7)cm,OPEN 组则为(4.2±1.7)cm 和(3.5±1.8)cm ($P>0.05$),差异无统计学意义。手术平均清扫淋巴结数 LAP 组为(13.1±6.5)枚,OPEN 组则为(14.5±8.2)枚($P>0.05$),差异也无统计学意义。术后 LAP 组中位随访 22(2～64)个月,无肿瘤复发和远处转移;OPEN 组中位随访 24(3～65)个月,1 例死于肿瘤腹膜转移。两组患者住院期间的总费用比较,差异无统计学意义($P>0.05$)。因此作者得出结论认为腹腔镜胃癌根治术是治疗早期胃癌安全、可行、微创、有效的手术方法。

(卓光钻)

**述评** 日本和韩国大样本的回顾性研究和小样本的 RCT 研究均证实,腹腔镜辅助胃癌根治术治疗早期胃癌具有创伤小、术后疼痛轻、胃肠功能恢复快和住院时间短等优点。回顾性分析接受腹腔镜胃癌根治术(LAP 组)及开腹胃癌根治术(OPEN 组)的早期胃癌患者的临床资料。比较两组患者手术方式、手术时间、术中失血量、术后肛门排气时间、术后住院天数、并发症、术后病理和随访结果。评价腹腔镜辅助胃癌根治术治疗早期的安全性、可行性和根治性,为腹腔镜辅助胃癌根治术的临床应用和推广提供了一定的临床依据。

(郑成竹)

**腹腔镜辅助下胃癌 $D_2$ 根治性远端胃大部切除术安全性与有效性的系统评价**[中华胃肠外科杂志,2010,13(11):825] 廖艺等评价了腹腔镜辅助下胃癌 $D_2$ 根治性远端胃大部分切除术的安全性与有效性。作者检索了 Pubmed、Medline、EMBASE 和中国生物医学数据库(CBM)2001 年 1 月至 2010 年 2 月间发表的 $D_2$ 根治性远端胃大部分切除术治疗胃癌的对照试验研究,用 Revman 5.0 统计软件进行分析。结果共纳入 7 个对照试验,其中 1 项研究为随机对照试验,6 项为非随机对照研究。腹腔镜辅助远端胃大部分切除组(LADG)与开腹远端胃大部切除术(ODG 组)相比,术中出血量少[加权均数差(WMD)=－132.04,95% CI:－207.32～－56.77],术后第 1 次排气时间早(WMD=－0.82,95% CI:－1.20～－0.45),术后并发症发生率低[相对危险度($OR$)=0.45,95% CI:0.26～0.78],术后住院时间短(WMD=－3.63,95% CI:－4.19～－3.07),清扫的淋巴结数目多(WMD=1.93,95% CI:0.36～3.50);但术后复发率、转移率和近期(3 年内)生存率差异无统计学意义($P>0.05$)。结论认为腹腔镜辅助下胃癌 $D_2$ 根治性远端胃大部分切除术的短期效果优于开腹手术。

(卓光钻)

**述评** 腹腔镜辅助胃癌根治术在操作技术上的可行性、安全性已经得到了证实,并与开腹手术取得了相似的近、远期疗效。但腹腔镜 $D_2$ 根治术用于治疗胃癌患者,由于手术技术难度较大,其能否满足无瘤原则、能否达到根治标准尚有争议。该文对已发表的腹腔镜

辅助远端胃癌 $D_2$ 根治术的对照试验研究进行系统评价，并得出结论认为腹腔镜辅助下胃癌 $D_2$ 根治性远端胃大部分切除术的短期效果优于开腹手术，为临床实践提供了循证医学依据。但因纳入本研究的文献多为回顾性对照性，质量和可靠程度一般，样本含量小，随访时间不够长，尚需大样本、多中心、长时间随访的随机对照试验以进一步论证。

(郑成竹)

**腹腔镜手术治疗219例肥胖症疗效分析**[中华胃肠外科杂志，2011，14(2)：128]　丁丹等探讨了腹腔镜下胃肠外科手术治疗单纯性肥胖症及其合并2型糖尿病(T2DM)患者的效果及安全性。作者对上海第二军医大学附属长海医院微创外科2003年6月至2010年6月间219例肥胖症患者进行了腹腔镜下胃肠外科手术其中201例行腹腔镜下可调节胃绑带术(LAGB组)，13例行腹腔镜下改良简易型胃肠短路术(LMGB组)，5例行腹腔镜下管状胃胃切除术(LSG组)。总结分析该组患者的临床和随访资料。结果显示，LAGB组患者体质量指数(BMI)平均37.9 $kg/m^2$，术后6个月及12个月BMI分别为平均32.4 $kg/m^2$ 和29.7 $kg/m^2$；43例术前合并T2DM者，11例(25.6%)术后临床部分缓解，16例(37.2%)完全缓解；有26例(12.9%)术后出现并发症。LMGB组患者BMI平均34.7 $kg/m^2$，术后6个月及12个月BMI分别为平均31.6 $kg/m^2$ 和26.9 $kg/m^2$；10例术前合并T2DM者，2例(20.0%)术后临床部分缓解，7例(70.0%)完全缓解；有2例(15.4%)术后出现并发症。LSG组患者BMI平均43.8 $kg/m^2$，术后6个月及12个月BMI分别为平均38.1 $kg/m^2$ 和34.3 $kg/m^2$；3例术前合并T2DM者，术后1例达到临床部分缓解，1例完全缓解；有1例术后出现并发症。所有术式组均无围手术期死亡。认为腹腔镜下胃肠外科手术对单纯性肥胖症有效，并能使合并的T2DM得到缓解同时手术并发症较少。

(卓光钻)

**述评**　随着外科减肥的不断发展，我们逐渐发现，除了为患者减重，治疗单纯脂肪过剩引起的伴发病也逐渐成为治疗肥胖病患者的关键。欧美等西方国家大量的临床资料已经表明，许多类型的减重手术均具有一定的治疗代谢紊乱综合征的效果，特别是对于血糖的控制效果甚佳，甚至可以治愈伴发的2型糖尿病。本研究通过对219例行腹腔镜手术治疗肥胖症的患者术后随访分析，评价手术对单纯性肥胖症的疗效。并得出了肯定的结果，为临床上进一步开展手术治疗肥胖症的外科手术治疗提供了一定的依据。

(郑成竹)

**腹部手术室对急性阑尾炎腹腔镜阑尾切除术的影响**[华西医学，2011，26(3)：375]　覃程等探讨腹部手术史对急性阑尾炎腹腔镜阑尾切除术(LA)的影响。通过对111例既往有腹部手术史并行LA的患者纳入观察组，同期随机抽取无腹部手术史行LA的220例患者纳入对照组。入选患者排除多次手术史、免疫功能低下、肝肾功能不全及血液病。比较两组中转开腹率、手术时间、术中出血量、术后并发症及住院时间的差异。结果两组均未出现术中并发症，均无死亡或许二次手术的患者。对照组217例顺利完成腹腔镜手术，3例因局部炎症重、粘连或技术困难中转开腹，术后切口感染3例、切口血清肿2例，盆腔残余脓肿2例、切口疝1例、肺炎1例，术后并发症发生率3.64%；观察组109例顺利完成腹腔镜手术，2例中转开腹(1例阑尾根部坏死穿孔，另1例为阑尾周围粘连严重)，术后切口感染2例、切口血清肿1例，盆腔残余脓肿1例、系膜出血1例、肺炎1例，术后并发症发生率5.41%。两组患者的中转开腹率、手术时间、术中出血量、术后并发症及住院时间比较，差异均无统计学意义($P>0.05$)。因此认为既往腹部手术史对急性阑尾炎LA没有明显影响。

(卓光钻)

**述评**　相比于开腹手术，LA具有创伤小、术后疼痛轻、恢复快、胃肠功能干扰少及切口感染发生率低等优点。随着手术技术的成熟，腹部手术史已不再是腹腔镜手术的禁忌证。既往研究表明，有腹部手术史的患者，原腹壁切口下方一般都有肠管或网膜粘连，粘连率可达83%，且往往超过切口长度2～5 cm。腹腔粘连一般在术后半年至1年内最为严重，随着时间的推移，粘连逐渐减轻。但本研究表明，与对照组相比，观察组的中转开腹率、手术时间、术中出血量、术后并发症及住院时间比较，差异均无统计学意义，说明既往腹部手术史对急性阑尾炎实施LA没有明显影响。但该研究为回顾性研究，且病例数较少，可待更大样本量的前瞻性临床RCT研究以获取更有力证据。

(郑成竹)

**经脐腹腔镜与传统腹腔镜治疗小儿急性阑尾炎的比较研究**[中华小儿外科杂志，2011，32(10)：749]　余东海等探讨单纯经脐腹腔镜阑尾切除术(TULA)治疗儿童阑尾炎的经验。本研究回顾性分析作者医院从2009年9月至2011年4月行经脐腹腔镜阑尾切除术(TULA)的43例儿童阑尾炎患儿，对比作者医院从2006年1月至2008年12月83例传统腹腔镜阑尾切除术(LA)患儿临床资料，比较术中出血量、术后肠功能恢复时间、术后住院时间、切口感染、置腹腔引流率、拔腹腔引流管时间、腹腔脓肿发生率、肠梗阻发生率、再次手术率差异、手术时间。结果TULA组术中手术时间(95.7±25.3)min 较 LA 组(80.9±23.8)min 长，差异有统计学意义($P<0.01$)，而 TULA 组术中出血量(12.9±9.4) ml、术后肠功能恢复时间(43.3±10.3)h、术后住院时间(3.8±1.4)d、切口感染(2.4%)、置腹腔引流率(9.3%)、拔腹腔引流管时间(25.9±5.4)h、腹腔脓肿发生率(4.6%)、肠梗阻发生率(4.6%)、再次手术率(2.3%)与 LA 组的(12.9±9.2) ml、(46.1±11.1) h、(0.7±1.5) d、2.4%、12.0%、(24.7±7.1)h、4.8%、6.0%、2.4%相比，差异均无统计学意义($P>0.05$)，但是美容效果 TULA 法更佳。结论经脐腹腔镜阑尾切除术(TULA)适于治疗各型儿童阑尾炎，与传统腹腔镜阑尾切除术(LA)临床疗效类似，但美容效果更佳，也是开展其他单纯经脐腹腔镜手术的基础。

(卓光钻)

**述评** LA 因其创伤小、恢复快的特点，在儿童中的应用越来越多。近年来经脐单孔腹腔镜阑尾切除术也逐渐开展。该研究对比腹腔镜及开腹小儿急性阑尾炎的围术期及术后并发症等资料。结果表明 TULA 较传统 LA 术中出血量、术后肠功能恢复时间、术后住院时间、切口感染、置腹腔引流管率、拔腹腔引流管时间、腹腔脓肿发生率、肠梗阻发生率、再次手术率均无明显差异，但手术时间略长，美容效果更佳，是开展小儿其他单纯经脐腹腔镜手术的必经之路。

(郑成竹)

**手辅助腹腔镜与腹腔镜外科治疗结直肠癌的临床疗效观察**[中华医学杂志，2011，91(35)：2485] 宋武等比较了手辅助腹腔镜(hand-assistedlaparoscopic surgery, HALS)与腹腔镜外科在结直肠肿瘤根治手术中的临床疗效，并探讨手辅助腹腔镜的手术安全性和适应证。作者前瞻性选取了 2009 年 11 月至 2010 年 12 月中山大学附属第一医院胃肠外科 64 例结直肠癌患者，随机数字表法分为 2 组，每组 32 例，分别进行手辅助腹腔镜及腹腔镜手术治疗。比较 2 组患者的临床病理特点、手术安全性、根治程度及术后恢复情况。结果显示 64 例结直肠癌患者无中转开腹手术，无死亡病例。2 组年龄、性别、体质指数、肿块大小等临床病理特点差异均无统计学意义(均 $P>0.05$)。手辅助组手术时间明显短于腹腔镜组[(127±31) min vs (184±71) min，$P=0.022$]；术中出血量及术后 48 h 平均引流量均明显高于腹腔镜组[(150±42) ml vs (82±31) ml、(208±58) ml vs (170±52)时，$P=0.008$、0.020]；Trocar 使用数少于腹腔镜组(2.4 个 vs 5.0 个，$P=0.015$)。腹腔镜组和手辅助腹腔镜组在肠段切除长度[(19±5)cm vs (18±4)cm]、淋巴结清扫数量[(16±4)个 vs (16±3)个]、术后并发症发生率[12.5%(4/32) vs 25.0%(8/32)]、术后排气时间[(1.7±0.9)d vs(1.8±0.7)d]、术后耐受半流时间[(2.9±1.3)d vs(2.8±1.2)d]、住院费用[(4.8±0.6)万元 vs (4.9±0.4)万元]及术后住院时间[(6.7±2.3)d vs (6.6±2.3)d]等方面，差异均无统计学意义(均 $P>0.05$)。结论认为手辅助腹腔镜手术治疗结直肠癌可以保证手术的安全有效性，是结直肠癌手术治疗的良好术式之一。

(卓光钻)

**述评** HALS 在微创外科往往被认为是初学者的一种过渡手段，缺乏对其在临床应用的正确认识。有文献报道与 LAC 手术相比，HALS 具有手术时间短、中转开腹率低以及良好的学习曲线，进而可以提高治疗效果。该研究采用前瞻性的临床病例对照研究方法，比较 HALS 和 LAC 组间淋巴结清扫数目、病灶切除范围、切口大小及术后并发症情况、术后肠功能恢复、住院天数等，结果显示以上方面两组间差异无统计学意义，可见 HALS 与 LAC 手术可以达到一样的肿瘤根治目的，并同 LAC 手术一样具备微创及手术根治性。但本研究病例数较少，随访时间较短，研究结果可能存在偏倚，且远期疗效尚缺乏说服力，有待于将来大规模、多中心的临床 RCT 试验研究并行长期随访以获取更具说服力的临床证据。

(郑成竹)

**腹腔镜全直肠系膜切除联合经肛内括约肌切除保肛术治疗超低位直肠癌**[中国微创外科杂志，2011，11(2)：135] 王哲近等探讨腹腔镜全直肠系膜切除(total mesorectal excision, TME)联合经肛内括约肌切除(intersphincteric resection, ISR)保肛术治疗超低位直肠癌的可行性及疗效。作者收集 2006 年 5 月至 2009 年 5 月间 18 例超低位直肠癌(肿瘤直径 0.8～5.5 cm，下缘距肛缘 1.9～4.5 cm)行腹腔镜 TME 联合 ISR 术。病例选择标准：肿瘤下缘距肛门<5 cm；直肠指诊肿块可以推动；腔内 B 超、MRI 或 CT 提示无外括约肌受累；无远处转移；肛门括约肌功能正常。腹部：在腹腔镜下 TME 法分离直肠及其系膜至肛提肌水平。肛门部：切开脏管黏膜至内外括约肌间隙，沿间隙向盆腔分离，与腹部操作部位会合，移除标本，结肠肛管吻合。术后进行随访。结果显示 18 例均在腹腔镜下顺利完成手术，无围手术期死亡。手术时间 180～300 min，平均 220 min。术中出血 40～160 ml，平均 100 ml。手术切缘均阴性。10 例未行回肠造口者中发生吻合口漏 3 例，加行回肠造口术及充分引流后痊愈。全组随访 12～46 个月，平均 23 个月。术后早期肛门经常粪污，每日排便 3～10 次。术后 1 年排便次数减为每日 1～4 次，控便时间可达 5 min 以上。

根据 Kirwan 分级,1 年后肛门功能Ⅰ级+Ⅱ级 16 例,Ⅲ级 2 例。因而作者得出结论认为选择合适的超低位直肠癌,特别是没有侵犯外括约肌的早期患者,采用腹腔镜 TME 联合经肛内括约肌切除保肛术是可行的,能体现根治、保肛、微创和经济的优点。

(卓光钻)

**述评**　腹腔镜手术相对于开放手术不仅创伤小、美容效果好,病人数后恢复快,疼痛轻,生活质量高,且可以安全地根治结直肠癌,对手术患者可以达到与开放手术相同的缘起生存,可以常规地应用于结直肠癌的治疗。ISR 作为治疗低位直肠癌的保肛术式之一,遵循 TME 的根治原则。腹腔镜 TME 比传统手术视野清晰,对肿瘤组织干扰更小,无瘤技术实施地更彻底。该文通过评价 TME 联合 ISR 保肛术治疗超低位直肠癌的可行性和疗效,得出结论认为选择合适的超低位直肠癌,特别是没有侵犯外括约肌的早期患者,采用腹腔镜 TME 联合经肛内括约肌切除保肛术是可行的,为临床实践提供了理论上的支持。

(郑成竹)

**腹腔镜结直肠癌手术疗效及安全性的系统评价**[中华外科杂志,2011,49(4):346]　龚铖等系统评价了腹腔镜与开腹手术切除治疗结直肠癌的疗效及安全性。采用 Cochrane 系统评价方法,检索 EMbase, PubMed、Cochrane 图书馆、Sciencedirect、Springer、VIP、CNKI、CBMdisc 等数据库中 2000 年 1 月至 2010 年 10 月公开发表的腹腔镜与开腹手术切除治疗结直肠癌的随机对照试验(RCT),对符合纳入标准的研究进行质量评价和资料提取,并采用 RevMan 5.0 对腹腔镜与开腹手术切除治疗结直肠癌的疗效及安全性进行 Meta 分析。结果共纳入 13 项 RCT,共计 4 603 例患者。其中 6 项为多中心 RCT。Meta 分析结果显示腹腔镜组手术时间长于开腹组(加权均数差值 WMD=38.91,95% CI:33.89~43.93,$P<0.001$),术中失血量少于开腹组(WMD=-138.14,95% CI:-195.79~80.50,$P<0.001$),总住院时间少于开腹组(WMD=2.91,9%CI:-4.65~1.17,$P=0.001$);两组淋巴结清扫数量、术后并发症(30 d)发生率、3 年总生存率、5 年总生存率、5 年总复发率的差异均无统计学意义(均为 $P>0.05$)。得出结论认为腹腔镜辅助下行结直肠癌根治术的短期和长期结果均表明其有效并且安全,有望成为结直肠癌治疗的新选择。

(卓光钻)

**述评**　结直肠癌的发病率在世界不同地区差异较大,以北美洲、大洋洲最高,欧洲居中,亚非地区较低。我国南方,尤其是东南沿海地区明显高于北方地区。近年来,结直肠癌发病率呈上升趋势。该研究采用系统评价的方法,共纳入了 13 项 RCT 研究,其中 6 项来自多中心随机对照试验,均为 2000 年以后发表的结果,所有研究均经过严格设计与实施,方法学质量评价较高。目前在临床上存在争议主要在腹腔镜手术的安全性和远期疗效方面。在手术时间、术中失血量、总住院时间上,研究结果很明确。本研究结果显示,腹腔镜手术是安全且有效的,能为结直肠癌患者缩短围手术期康复时间,提高工作生活质量,而又不影响淋巴结的清扫,并且在远期疗效上与传统手术相当。但因纳入的研究中,不同研究者采用的测量指标、手术方式的差异,结果可能存在一定偏倚,这些有待于进一步的研究以提供更有力的证据。

(郑成竹)

**腹腔镜辅助结直肠癌手术并发症相关风险因素分析**[中国肿瘤临床,2010,37(23):1354]　沈雄飞等探讨了腹腔镜辅助结直肠癌手术并发症的相关风险因素。作者收集了 165 例行腹腔镜辅助手术治疗的结直肠癌患者的临床资料,建立数据库。选择性别、年龄、合并症、ASA 分级,腹部手术史、TNM 分期、手术时间、术中失血、中转开腹等因素,以及吻合口漏、肠梗阻、切口病、深静脉血栓、术后出血、肺部感染、低蛋白血症、切口感染、裂开等术后并发症。用 SPSS17.0 统计软件进行单因素(卡方检验以及对数似然比检验)和多因素分析(Logistic 回归检验),寻找引起术后并发症发生的相关因素。研究结果中,单因素分析显示,肺部疾病($P=0.046$)以及手术时间≥180 min($P=0.034$)与腹腔镜辅助结直肠癌手术并发症有关。多因素分析显示,肺部疾病($OR=4.474$,95%可信区间 1.282~15.617),手术时间($OR=5.018$,95%可信区间 1.592~15.815)是腹腔镜辅助结直肠癌手术并发症发生的独立危险因素。作者得出结论认为合并肺部疾病和手术时间是腹腔镜辅助结直肠癌手术并发症发生的独立危险因素。腹腔镜辅助结直肠癌手术需要术前严格评估,适当的病例选择提高患者对气腹和手术等因素的耐受能力;手术困难时果断中转开腹,有结直肠手术经验的医生实行手术缩短手术时间,才能取得较好的临床效果。

(卓光钻)

**述评**　腹腔镜结直肠癌手术较传统开腹手术有减轻术后疼痛、缩短住院时间、加快患者恢复等优势,在肿瘤的复发和患者的远期生存上,两者不存在差异。但由于手术病例选择、手术复杂性、学习曲线等因素,目前腹腔镜结直肠癌手术并发症较高,如何减少术后并发症的发生,更好地发挥腹腔镜手术的优势成为目前亟待解决的问题。该研究通过对腹腔镜辅助结直肠癌手术并发症的相关因素分析,为临床治疗、有效预防和减少术后并发症提供必要依据。但由于本研究纳入的病例为同一组医生治疗的患者，且属于回顾性病例研究，可能存在一定偏倚，有待于进一步的研究以提供更有力证据支持。

（郑成竹）

**腹腔镜结直肠癌术后下肢深静脉血栓的 Meta 分析**[中国微创外科杂志，2011，11(2)：130] 吴霁晖等探讨了腹腔镜与开腹结直肠癌术后下肢深静脉血栓(deep venous thrombosis，DVT)发生率的差异。作者收集了1989年1月至2010年5月已公开发表的腹腔镜与开腹结直肠癌手术后DVT发生情况的随机对照研究结果，按照Meta分析的要求对初步检索到的所有研究结果的质量进行评估和筛选，对入选的所有研究结果进行Meta分析，计算腹腔镜手术组相对开腹手术组术后发生DVT的优势比(odds ratio，OR)，评价腹腔镜手术和开腹手术后DVT发生率有无统计学差异。结果符合纳入标准的共9篇文章，总样本量2 606例。其中腹腔镜手术组1 453例，发生术后DVT 11例；开腹手术组1 153例，发生术后DVT 15例。合并 $OR=0.63$，95%可信区间为0.31～1.27。结论认为与开腹结直肠癌手术相比，腹腔镜手术不会增加术后DVT发生的风险。

（卓光钻）

**述评** DVT是外壳术后常见并发症之一，其最严重的并发症肺动脉栓塞可对患者造成致命性伤害。腹腔镜手术术中操作时间相对较长，术中气腹、头低脚高的体位可使下肢血液回流受阻，增加DVT发生的风险。该研究纳入9篇临床RCT文章，总样本量2 606例。Meta分析结果提示与开腹结直肠癌手术相比，腹腔镜手术不会增加术后DVT发生的风险，为临床实践提供了一定的参考。但由于不同研究者对术后DVT发生的界定标准不同，且纳入的研究中，近5年的数据较少，研究结果可能存在一定局限性。

（郑成竹）

**缓释氟尿嘧啶在腹腔镜直肠癌根治术中的安全性及疗效**[军医进修学院学报，2011，32(5)：423] 李松岩等研究了腹腔镜下植入缓释氟尿嘧啶治疗直肠癌的安全性及疗效。回顾性分析172例行腹腔镜辅助下直肠癌根治术患者，其中观察组90例，术中在腹腔镜下将缓释氟尿嘧啶撒布在盆腔的瘤床周围及肝脏表面进行区域化疗；对照组82例未行区域化疗。结果两组患者术前、术后及组间肝、肾功能和白细胞比较差异无统计学意义($P>0.05$)。观察组术后1年、2年局部复发率分别为1.11%(1/90)、7.78%(7/90)，对照组分别为8.54%(7/82)、17.07%(14/82)，1年局部复发率两组比较差异有统计学意义($P<0.05$)。观察组术后1年、2年肝转移率分别为5.55%(5/90)、17.78%(16/90)，对照组分别为15.85%(13/82)、26.83%(22/82)，1年肝转移率两组比较差异有统计学意义($P<0.05$)。因而得出结论认为缓释氟尿嘧啶在腹腔镜下直肠癌根治术中进行区域性化疗安全有效，是减少直肠癌局部复发及肝脏转移的有效方法。

（卓光钻）

**述评** 肿瘤的转移与复发是影响患者生存率的主要原因，对于结直肠癌术后则主要是由于局部复发和肝脏转移，因而如何阻止或降低局部复发或肝脏转移成为肛肠外科医师关注的热点问题之一。复发部位常见于术野、腹主动脉旁、腹膜表面盆底和卵巢等，肝脏转移率目前报道约30%～40%。本研究选用缓释氟尿嘧啶应用于腹腔植入，药效缓慢释放，达到防止和治疗肿瘤远处转移的目的。研究结果显示，术后1年观察组局部复发率和肝脏转移率均低于对照组，而术后2年两组间差异已无统计学意义，故而尚需更大样本量的临床病例纳入统计，已获得有说服力的结论。

（郑成竹）

**利用腹腔镜技术改进开腹脾切除术的操作流程**[中国普通外科杂志，2011，20(3)：282] 朱安龙等探讨了将腹腔镜脾切除术的操作流程应用于开腹脾切除术的借鉴价值。总结了以往的腹腔镜脾切除术，设计新的开腹脾切除术的流程(改进开腹脾切除术)。选择61例脾切除术病例，分为传统开腹组和改进手术组，统计手术时间，术中出血量，术后24 h引流量，术后住院时间，手术费用和并发症，比较两组之间差异。结果传统手术组手术时间(97.3±23.6) min，术中出血量(264.4±46.6) ml，24 h引流量(285.5±76.5) ml。改进开腹手术组：手术时间(52±13.7) min，术中出血量(105.0±31.0) ml，24 h引流量(110.3±39.5) ml；上述指标两组均有统计学差异($P<0.05$)。两组术后并发症差异无统计学意义($P>0.05$)，改进手术组无术中大出血和胰瘘发生，改进手术组的术中治疗费用较传统开腹组高($P<0.05$)，两组术后住院时间差异无统计学意义($P>0.05$)。作者认为，改进后的开腹脾切除术在控制手术时间和出血风险上具有优势。合理地应用先进手术器械可以更好地实现微创理念。

（卓光钻）

**述评** 腹腔镜手术的应用范围越来越广，操作流程上出现了与开腹手术的较大差别，在开腹手术为主的今日，将腹腔镜技术优势应用于开腹手术可以改进手术操作流程。作者在总结LS的优势的基础上，改进了开腹手术流程，设计了改进术式，并在临床应用，取得了良好的临床效果，值得广大医务工作者借鉴。

（郑成竹）

**手术腹腔镜与开腹脾切除、贲门周围血管离断术的临床研究**[中华肝胆外科杂志,2011,17(4):285] 刘昶等探讨了肝硬化门脉高压症继发食管胃底静脉曲张、脾功能亢进患者行手助腹腔镜(hand-assisted laparoscopic surgery, HALS)脾切除、贲门周围血管离断术与开腹脾切除、贲门周围血管离断术(open splenectomy, OS)的肝功能变化及临床疗效。作者回顾分析2002年1月至2008年5月施行脾切除贲门周围血管离断术治疗肝硬化门静脉高压症94例,其中手助腹腔镜手术(HALS组)38例,开腹手术(OS组)56例。术前按Child法进行肝功能分级,对比分析两组手术时间、术中失血、术后并发症发生率、肝功能损害和病死率。结果手助腹腔镜组与开腹组两组手术用时差异无显著性($P>0.05$);术中平均出血量、并发症发生率分别为5.6%和10.8%,差异有统计学意义($P<0.05$);两组术后ALT比较差异无统计学意义,ALB比较差异有统计学意义($P<0.05$),AST第5天比较差异有统计学意义($P<0.05$);HALS组ALT、AST术后均较术前升高,但只有AST升高有统计学意义($P<0.05$);OS组ALT、AST术后均比术前显著升高,差异均有统计学意义($P<0.05$);两组ALB术后均比术前降低,OS组差异均有统计学意义($P<0.05$),HALS组仅第1、3天差异有统计学意义($P<0.05$)。作者认为手助腹腔镜脾切除、贲门周围血管离断术对肠道和肝功能影响较开腹组小,术后并发症少,是安全可行的。

(卓光钻)

**腹腔镜胰体尾切除术与开腹胰体尾切除术对比分析**[南方医科大学学报,2010,30(11):2756] 赵国栋等对比了腹腔镜胰体尾切除术(LDP)与开腹胰体尾切除术(ODP)临床疗效,探讨LDP优缺点。通过回顾性收集30例LDP及同期所行42例ODP临床病理资料,比较两组手术及术后恢复情况。结果显示,LDP组手术时间长于ODP组[(186.33±58.98 min) vs (149.29±29.00 min),$P=0.001$],术中出血与ODP组相当[(223.33±143.68 ml) vs (251.19±103.29 ml),$P=0.341$],良性病变保脾率两组无差异(42.3% vs 61.8%,$P=0.192$),LDP组术后排气[(2.37±0.85 d) vs (2.81±0.67 d),$P=0.016$]、进食[(2.67±0.61 d) vs (3.33±0.79 d),$P=0.000$]、住院时间[(7.43±1.57 d) vs (9.67±1.41 d),$P=0.000$]均短于ODP组。两组术后胰瘘发生率相同(16.67% vs 21.43%,$P=0.619$),但ODP组术后切口感染3例,肺部并发症2例,LDP组无切口感染及肺部并发症。该研究结论认为,LDP是安全、可行的,外科疗效与ODP相当,短期预后明显优于ODP。手术技术及器械要求高限制了LDP临床开展。

(卓光钻)

**述评**　胰体尾切除术是治疗胰体尾良恶性疾病的规范术式。近年来,随着技术的成熟和器械的改进,使得腹腔镜胰体尾切除术成为可能,临床报道也逐渐增多,但缺乏与开腹手术的大样本量的对比研究。该研究通过对比分析LDP和ODP的临床病理资料,探讨了腹腔镜胰体尾切除术的优缺点,得出结论认为LDP是安全、可行的,外科疗效与ODP相当,短期预后明显优于ODP,为临床实践提供了一定的参考意义。但该研究中作者有倾向地选择手术方式,可能会导致结果偏倚,故需进一步的临床RCT研究以获得更有力的证据。

(郑成竹)

**述评**　LALS是近年兴起的一种新型腹腔镜手术方式,可降低复杂腹腔镜手术的难度和风险。HALS技术的出现,在保留微创优势的同时,数着可以借助手的触觉分离组织、牵引以及控制出血。结合超声刀和LigaSur的应用,极大地降低了此类手术的风险和难度。该文作者将HALS应用于脾切除贲门周围血管断流术,认为该术式安全可行,疗效与开腹手术相当,并发症较少,对肝功能影响小,近期疗效满意,具有广阔的应用前景,可供临床参考。

(郑成竹)

**腹腔镜联合内镜治疗门静脉高压症**[中南大学学报(医学版),2011,36(8):786] 罗宏武等探讨了腹腔镜脾切除贲门周围血管离断术联合内镜下食管曲张静脉套扎术(EVL)治疗门静脉高压症的可行性及疗效。将105例肝硬化门静脉高压症患者分为3组,40例行内镜套扎术(套扎组),35例行开腹脾切除贲门周围血管离断术(开腹组),30例行腹腔镜脾切除贲门周围血管离断术联合食管曲张静脉套扎术(联合组),分析3组术前1 d及术后1、3、7 d血谷丙转氨酶(ALT)、谷草转氨酶(AST)、总胆红素(TBIL)、直接胆红素(DBIL)变化,比较其住院时间、术中出血、手术时间、术后肛门排气时间及奇静脉内径、血流速度及血流量、食管静脉曲张复发、再出血率等相关资料。结果显示联合组与开腹组术后第1天TBIL, DBIL比较差异有统计学意义($P<0.05$),第7天AST比较差异有统计学意义($P<0.05$),2组住院时间、术中出血、手术时间、术后肛门排气时间差异有统计学意义($P<0.05$);联合组、开腹组及套扎组在治疗前后奇静脉血流量及食管静脉曲张复发、再发出血比较差异无统计学意义($P<0.05$)。研究结论认为腹腔镜断流联合食管静脉套扎治疗门静脉高压症,具有创伤小、恢复快、并发症少、复发率低、能减少奇静脉血流量等优点,疗效确切。

(卓光钻)

**述评** 静脉曲张出血是肝硬化的致命并发症，几乎一半的肝硬化病人在诊断时即有胃底静脉曲张。目前外科治疗门脉高压静脉曲张出血仍存在不少亟待解决的问题，断流术及食管曲张静脉套扎术是目前处理肝硬化、门脉高压合并上消化道出血的主要办法。探索既有利于肝功能改善，又有确切的治疗效果，且创伤小、恢复快的治疗方法在临床上具有重要意义。该文采用腹腔镜脾脏切除加断流联合 EVL 术能够有效治疗肝硬化门脉高压症引起的上消化道出血，有效阻断门奇静脉高压症引起的上消化道出血，具有一定的临床参考意义。

（郑成竹）

**腹腔镜辅助持续循环腹腔热灌注化疗治疗恶性腹水**[中华普通外科杂志，2010，25(11)：869] 崔书中等探讨了腹腔镜辅助持续循环腹腔热灌注化疗(continuous circulatory hyperthermic intraperitoneal chemotherapy，CHIPC)治疗恶性腹水的方法、可行性及临床初步疗效。对收治的 21 例恶性腹水患者应用腹腔镜辅助 CHIPC，每例患者治疗 3 次，首次治疗在手术室内全麻醉下腹腔镜辅助完成，随后 2 次在病房或 ICU 内进行，持续循环灌注生理盐水 500 ml/min，治疗温度 43 ℃，灌注 90 min，灌注药物根据原发病的不同而选择 5-FU 加奥沙利铂(艾恒)或卡铂，对治疗效果进行随访，直至死亡。结果显示 21 例患者手术均进行顺利，平均手术时间(80±18) min，无与腹腔镜辅助 CHIPC 技术相关的并发症发生。患者腹腔镜辅助 CHIPC 治疗后卡氏(Karnofsky，KPS)评分上升 10～40 分，平均上升(22.2±2.4)分($P<0.01$)，19 例患者腹水全部消失，2 例部分缓解，有效率为 100%，近期临床疗效满意。全部患者均获随访，随访时间 1～9 个月，中位随访时间 6 个月；中位生存期 6 个月，其中 2 例部分缓解患者术后出现戳孔种植转移，分别在治疗后 1 个半月及 2 个月死亡。作者认为，腹腔镜辅助 CHIPC 治疗恶性腹水可充分应用微创外科的优势，对消除恶性腹水、改善患者的生活质量具有较好的临床疗效。

（卓光钻）

**述评** 恶性腹水是腹腔恶性肿瘤晚期常见的并发症，恶性肿瘤患者一旦出现大量腹水，即表示已经失去手术或再次手术的机会，预后及生存质量极差，临床治疗困难。控制腹水快速生长或消除腹水在晚期肿瘤的综合治疗中有重要意义。腹腔热灌注化疗是近年来兴起的一种腹腔恶性肿瘤辅助治疗手段，该研究表明腹腔镜辅助 CHIPC 治疗恶性腹水可充分应用微创外科的优势，对消除恶性腹水、改善患者的生活质量具有较好的临床疗效。具有一定的临床参考价值。但由于该研究纳入病例较少，该技术对于长期存活率的影响尚待进一步研究。

（郑成竹）

# 肝 脏 外 科

本年度共收集论文338篇,纳入一年回顾90篇,占26.6%;收入文选15篇,占4.4%。

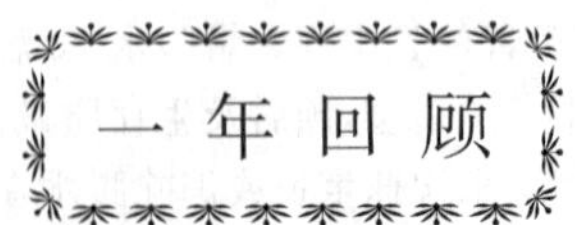

## 一、肝脏基础研究

### (一)肝脏的病理生理学

近年来,众多学者对该方面的研究集中于对肝脏缺血再灌注损伤、非酒精性脂肪性肝炎和肝纤维化的发生以及肝功能衰竭、肝再生等相关机制进行探讨。

肝脏缺血再灌注损伤是指休克复苏期、肝脏手术术中夹闭肝蒂或肝移植中离体供肝缺血后重新再灌注所造成的局部和全身的损伤,它是肝脏外科手术中常见的病理过程。目前众多研究认为细胞凋亡、细胞内钙超载、氧自由基生成过多及炎性细胞因子的激活等是其主要的病理生理机制。针对损伤机制的药物干预仍是防止肝缺血再灌注损伤的主要措施,这类药物能够增强组织或细胞对缺血再灌注损伤的耐受性,从而减轻损伤。郭凌燕等[1]探讨前列地尔对兔肝脏缺血再灌注损伤时,如何有效减少肝细胞凋亡的机制。方法是将健康新西兰兔36只随机分为3组:对照组、缺血再灌注组和前列地尔组。3组分别在再灌注60 min和90 min时,检测血清谷丙转氨酶(ALT)、谷草转氨酶(AST)、乳酸脱氢酶(LDH)水平。取肝中叶检测诱导型一氧化氮合酶(iNOS)、髓过氧化物酶(MPO)以及bcl-2、bax和Caspase-3蛋白表达;并用原位缺口末端标记法(TUNEL)染色比较各组肝细胞凋亡。结果显示,与对照组比较,缺血再灌注组和前列地尔组在再灌注后ALT、AST、LDH水平均大幅上升;但前列地尔组兔在再灌注60、90 min时ALT、AST、LDH水平明显低于缺血再灌注组;与对照组比较,缺血再灌注组肝细胞bcL-2、bax、Caspase-3的表达明显增强;前列地尔组与缺血再灌注组比较表达均减弱,但仍强于对照组。TUNEL法显示前列地尔组、缺血再灌注组与对照组比较凋亡细胞数增多,前列地尔组与缺血再灌注组比较凋亡细胞数减少;与对照组比较,缺血再灌注组与前列地尔组iNOS与MPO的活性明显增强,前列地尔组与缺血再灌注组比较,该两者活性明显减弱。结论提示,前列地尔在肝脏缺血再灌注损伤时能有效地保护肝功能,减少肝细胞的损伤,其作用机制可能是通过减少细胞脂质过氧化,从而降低bcL-2、bax、Caspase-3等凋亡基因的表达。

非酒精性脂肪性肝炎(NASH)是成人及儿童慢性肝病的主要原因之一,部分可发展成肝纤维化、肝硬化、甚至肝癌,有效的防治NASH对预防肝硬化形成具有重要的研究意义。经小珍等[2]研究异甘草酸镁对非酒精性脂肪性肝炎(NASH)的治疗作用及其作用机制。方法是将雄性SD大鼠50只随机分为5组:正常组(N组)普通饲料喂养;模型Ⅰ组(M1组)和模型Ⅱ组(M2组)高脂饲料喂养;异甘草酸镁治疗组(T1组)和饮食治疗组(T2组)在喂饲高脂饲料12周后改为普通饲料喂养,其中T1组同时给予异甘草酸镁120 $mg \cdot kg^{-1} \cdot d^{-1}$尾静脉注射。12周末处死N组和M1组大鼠;16周末处死M2、T1和T2组大鼠。观察各组大鼠肝脏组织病理学改变,并测定各组大鼠肝功能(血清AST、ALT)、脂代谢(血清TC、TG、HDL、LDL-C)及脂质过氧化(肝匀浆MDA、SOD、GSH)指标。结果显示,12周末M1组大鼠出现NASH,肝脏的脂肪变性程度和炎症活动度均显著增高,TC、TG、LDL-C、MDA明显升高,HDL、SOD和GSH明显降低;16周末M2组大鼠NASH程度进一步加重,并出现AST和ALT的明显升高。和M1、M2组相比,T1组脂肪变性和炎症活动程度明显减轻,肝功能、脂代谢和脂质过氧化各项指标均改善;而T2组差异无统计学意义。结论认为,异甘草酸镁可能通过抗脂质过氧化、调节血脂代谢、抑制炎症反应等作用减轻 NASH 大鼠肝脂肪变性和炎症，对 NASH 有治疗作用。

肝脏衰竭是由于各种病因作用于肝组织后，导致肝内某种或数种细胞功能逐渐丧失，由肝功能不全逐渐发展为肝功能衰竭。孙琳琳等[3]* 探索人脐带间充质干细胞（UC-MSCs）旁分泌物质对实验性暴发性肝衰竭大鼠的治疗作用，研究其对大鼠肝功能及肝细胞增殖的影响。方法是体外分离培养人脐带间充质干细胞后，流式细胞仪检测 UC-MSCs 的表面标志，制备含有 UC-MSCs 旁分泌物质的条件培养基（MSC-CM）；腹腔注射 D-氨基半乳糖制备暴发性肝衰竭大鼠模型。实验分为 3 组：MSC-CM 组、生理盐水（NS）组和促肝细胞生长素（PHGF）组。在模型制备后 24 h 从大鼠尾静脉分别注射三组治疗药物；每组 8 只大鼠治疗后 12、24、36、60 h 分别经内眦取血测定谷丙转氨酶（ALT）、总胆红素（TBIL）。每组另取 5 只大鼠在治疗后 36 h 取肝脏组织制备切片进行 PCNA 免疫组化染色，检测大鼠肝细胞增殖情况，观察并记录各组大鼠的生存状态及生存时间。结果显示，MSC-CM 组及 PHGF 组大鼠治疗后 24 h ALT 及 TBIL 的含量均低于 NS 组；MSC-CM 组与 PHGF 组比较差异无统计学意义；大鼠治疗后 36 h 肝脏切片 PCNA 染色显示 MSC-CM 组和 PHGF 组 PCNA 肝细胞阳性数显著高于 NS 组，MSC-CM 组与 PHGF 组比较差异无统计学意义。生存分析显示，MSC-CM 组和 PHGF 组大鼠的生存率高于 NS 组；MSC-CM 组与 PHGF 组比较差异无统计学意义。结论提示，人脐带间充质干细胞的旁分泌物质可以刺激暴发性肝衰竭大鼠肝细胞增殖，改善暴发性肝衰竭大鼠的肝功能，为暴发性肝衰竭的治疗提供了一种新的思路。

肝部分切除术后残肝的再生能力对患者的预后有巨大影响。肝再生是一个非常复杂和精细调节的过程，机体除通过激活各种因子促进肝脏再生外，还存在抑制因子及拮抗系统调节肝脏再生。袁晟光等[4]探讨 IL-6 和 PIAS3 在肝硬化大鼠肝部分切除后的变化规律及其与肝脏再生的关系。方法是将实验分为肝硬化切除组（E 组）和正常肝切除组（C 组），观察比较术后 0、1、2、4、12、24、48、72 h 肝再生率、增殖细胞核抗原（PCNA）及肝组织 IL-6 mRNA、PIAS3 mRNA 的表达。结果显示，术后 72 h E 组肝再生率明显低于 C 组；E 组 PCNA 的表达在 12 h 前均高于 C 组，呈缓慢上升趋势，于 48 h 达高峰，但远低于 C 组；E 组 IL-6 mRNA 水平缓慢升高，峰值延迟，且远低于 C 组峰值；C 组 PIAS3 mRNA 的水平于术后 4 h 开始下降，而 E 组于术后 12 h 开始下降，且 E 组术后 0～12 h 均高于 C 组。结论提示，硬化肝脏部分切除术后肝再生障碍机制与 IL-6 和 PIAS3 表达失衡有关。

**（二）肝癌的复发和转移**

肝癌的发生是一个十分复杂的过程，其中间质成分构成的微环境、免疫系统在肝癌的发生、发展过程中的作用日益受到重视。以影响和改变肝癌微环境为目标，将有助于更深入的了解肝癌发生、发展的规律。此外，肝癌是一种高消耗性疾病，因此肝癌病人多存在异常营养代谢等情况。众所周知，生长激素具有代谢调理和免疫调节的作用。朱晨芳等[5]* 研究重组人生长激素（rhGH）对裸鼠肝癌移植瘤生长和转移能力的影响及相关信号转导通路的变化。方法是通过 RNA 干扰技术抑制 MHCC-97H 肝癌细胞中胰岛素样生长因子-1 受体的表达，建立裸鼠皮下和原位肝癌移植模型，研究 IGF-1R 基因沉默前后，rhGH 对裸鼠肝癌移植瘤成瘤、生长和转移的影响，并用 Western 印迹法检测 PI-3K 信号转导通路中信号分子 AKT 的蛋白表达和磷酸化水平。结果显示，注射 rhGH 可使荷瘤裸鼠体重明显增加，肝癌原位移植瘤体积显著增大；但肝癌在裸鼠体内的转移并未显著增加。IGF-1R 基因沉默后，裸鼠皮下移植瘤的成瘤率、原位肝癌接种模型中的肝癌移植瘤体积均显著减小。同时，注射 rhGH 后，裸鼠肝癌移植瘤体积无明显增大。对 PI-3K 信号通路的研究显示，rhGH 能显著促进 MHCC-97H 肝癌细胞信号分子 AKT 磷酸化，IGF-1R 沉默后 AKT 磷酸化水平明显降低。结论提示，rhGH 在体内具有显著促进荷瘤裸鼠体重增加及移植瘤生长的作用，但并不促进肝癌的转移；IGF-1R 基因沉默后，rhGH 对裸鼠移植瘤的成瘤和促生长作用明显减弱；PI-3K 信号通路可能在 rhGH 促肝癌生长中发挥了重要的介导作用。

王燕等[6]研究肝细胞癌（HCC）患者的前列腺素 $E_2$（$PGE_2$）、微粒体型前列腺素 $E_2$ 合成酶-1（mPGES-1）与乙型肝炎病毒 X 蛋白（HBx）的表达情况、相关性和临床意义。方法采用酶联免疫法检测 65 例 HCC 患者外周血和癌组织的 $PGE_2$ 水平，用免疫组织化学法检测癌组织及癌旁肝组织 mPGES-1 和 HBx 的表达，并分析这些指标与患者的临床病理特征的关系。结果肝癌组织 $PGE_2$ 含量明显高于癌旁肝组织，分别为（9.10±2.03）ng/g 和（2.78±0.19）ng/g；肝癌患者外周血中 $PGE_2$ 含量为（128.74±14.44）pg/ml，与肝癌组织中 $PGE_2$ 含量呈正相关；HCC 组织中 HBx 和 mPGES-1 的阳性表达率分别为 86.2% 和 78.5%，而癌旁肝组织的 HBx 和 mPGES-1 阳性表达率分别为 81.5% 和 46.2%，其中 mPGES-1 蛋白在肝癌组织及癌旁肝组织的阳性表达率差异有统计学意义。HBx 和 mPGES-1 的表达升高与肝癌分化程度和肝外是否转移相关；HBx 的表达与 mPGES-1 的表达呈正相关；

外周血 $PGE_2$ 水平和组织 mPGES-1 的表达呈正相关。结论提示,肝细胞癌的发生与 $PGE_2$、HBx、mPGES-1 的表达相关,可以通过检测肝细胞癌患者外周血的 $PGE_2$ 水平来辅助评估肝癌的复发转移的可能;HBx 和 mPGES-1 可作为肝癌的治疗靶点进行更深入的研究。

**(三)肝癌的诊断和预后判断**

肝癌的早期诊断尤为重要,能否在第一时间发现肝癌与其预后密切相关。目前获得肝癌诊断的主要方法是依赖血清学和影像学。近年来,对血浆或血清 DNA 甲基化的分析成为一种重要的肿瘤诊断、预后判断的标志物。王丰等[7]运用自行建立的甲基化敏感性限制性内切酶-定量 PCR(methylation-sensitive restriction enzymes-based quantitative PCR, MSRE-qPCR)方法检测血浆 GSTP1 和 SFRP1 基因的 DNA 甲基化状态,探讨其在肝细胞癌(hepatocellular carcinoma,HCC)早期诊断中的价值。方法:收集 150 例血浆标本,包括 72 例 HCC,37 例肝良性病变和 41 名健康对照者。用 MSRE-qPCR 法检测血浆 GSTP1 和 SFRP1 基因 DNA 甲基化水平。结果:HCC 患者血浆 GSTP1 和 SFRPI 甲基化阳性率分别为 54.2%和 27.8%,显著高于健康对照组和肝良性病变组;同时检测血浆 GSTP1 和 SFRP1 可检出 63.9%的 HCC;而联合血清 AFP 分析可进一步将 HCC 诊断率提高至 73.6%。结果显示,联合检测血浆 GSTP1 和 SFRP1 基因 DNA 甲基化对于 HCC 早期非侵入性诊断具有重要价值。

郑纪虎等[8]研究血小板源性生长因子 D(PDGF-D)对人肝癌细胞株 BEL-7402 增殖及其血管内皮生长因子(VEGF)表达的影响。方法是体外培养肝癌细胞株 BEL-7402 和肝癌旁非瘤性细胞株 QSG-7701,采用 RT-PCR 方法检测 PDGF-D 与 PDGFRβmRNA 在 BEL-7402 和 QSG-7701 的表达情况;将浓度分别为 0(对照)、5、10、20、50、100、200 μg/mL 的人重组 PDGF-DD 蛋白加入 BEL-7402 中,采用四甲基偶氮唑蓝比色法检测肝癌细胞的生长曲线;流式细胞仪检测细胞周期变化;半定量 RT-PCR 检测 VEGF 及 PDGFRβmRNA 表达情况,ELISA 检测 PDGF-DD 干预细胞后培养上清中 VEGF 蛋白的表达情况。结果显示,PDGF-D 及 PDGFRβmRNA 在 BEL-7402 中高表达。PDGF-DD 干预细胞后,可促进 BEL-7402 增殖,浓度为 100 μg/L 时达最高峰;细胞周期分布变化,G0/G1 期细胞数减少,S 期细胞数增加;RT-PCR 结果显示 VEGF 及 PDGFRβRI 值,实验组(除 5 g/mL 组外)与对照组相比差异有统计学意义;ELISA 结果显示,加入 PDGF-DD 各浓度组 VEGF 蛋白浓度较对照组增高,差异有统计学意义,并呈量效依赖性关系。结论提示,PDGF-D 能促进 BEL-7402 的增殖,上调 PDGFRβ 及 VEGF 的表达。PDGF-D 及其信号传导系统在肝癌的发生、发展中可能发挥重要的作用,可作为肝癌预后预测指标和治疗靶点。

**(四)肝癌的治疗**

1. *凋亡诱导*

细胞凋亡是目前研究抗肿瘤机制的热点之一。王进等[9]建立荷瘤小鼠模型,探讨川楝素对肝癌的抑瘤作用及其机制。方法:建立 H22 肝癌移植瘤小鼠模型,随机分为 0.9%氯化钠溶液对照组、环磷酰胺(cyclophosphamide,CTX)组(20 mg/kg)、川楝素低剂量组(0.173 mg/kg)和川楝素高剂量组(0.690 mg/kg)共 4 组。各组药物处理后,测量小鼠体内肿瘤大小,观察肿瘤的生长曲线;剥瘤后称重,计算小鼠的肿瘤抑制率;行肿瘤组织病理形态学及 HE 染色观察,透射电子显微镜观察其超微结构改变;同时,观察川楝素对荷瘤小鼠心、肝、脾、肾、胸腺及睾丸组织的影响;免疫组织化学法检测肿瘤组织内 BcL-2、Bax 和 Fas 蛋白的表达。结果显示,川楝素可显著抑制小鼠体内肿瘤的生长,川楝素低剂量组(0.173 mg/kg)和高剂量组(0.690 mg/kg)的抑瘤率分别为 66.23%和 87.01%;透射电子显微镜观察可见肿瘤组织超微结构中出现凋亡小体;HE 染色显示小鼠心、肝、脾、肾及睾丸脏器形态正常,而胸腺组织中可见胸腺小叶的数量及面积减少甚至消失;免疫组织化学检测证实,小鼠肿瘤组织内 BcL-2 蛋白表达下调,Bax 和 Fas 蛋白表达上调。结论提示,川楝素能够明显抑制小鼠移植瘤的生长,此作用可能与抑制肿瘤细胞增殖及促进肿瘤细胞凋亡有关。

2. *生物免疫治疗*

手术切除、化疗及放射治疗为目前原发性肝脏淋巴瘤的主要治疗方法,然而免疫方法可弥补治疗措施的不足并取得了一定的疗效。脱帅等[10]* 探讨树突细胞(DC)与细胞因子诱导的杀伤细胞(CIK)共培养后产生的 DC-CIK 细胞对原发性肝恶性淋巴瘤生长和术后复发转移的抑制作用。制备健康人和原发性肝淋巴瘤患者来源的 DC 和 CIK 细胞,共培养后获得 DC-CIK 细胞。取上述原发性肝淋巴瘤患者的恶性淋巴瘤组织,采用外科原位移植技术建立人原发性肝恶性淋巴瘤裸鼠原位移植模型 HLBL-0102。另外建立术后肝淋巴瘤肝内复发转移裸鼠模型 HLBL-0701。将以上 2 种模型裸鼠按照以下干预措施分为 7 组,分别给予 CHOP 方案化疗、健康人 CIK 细胞输注、健康人 DC-CIK 细胞输注、肝淋巴瘤自体 CIK 细胞输注、肝淋巴瘤自体 DC-CIK 细胞输注、肝淋巴瘤自体 DC-CIK 输注联合 CHOP 方案化疗,以及生理盐水对照。连续干预 21 d,末次用药后 72 h,经心脏采血,测定乳酸脱氢酶(LDH)浓度。取死亡裸鼠测量肿瘤体积,计算抑瘤率和肝内复发转移率。分析DC-CIK细胞治疗与化疗的协同作用。结果显示,在HLBL-0102模型中,瘤体积与LDH浓度呈显著正相关,协同分析证实肝淋巴瘤自体DC-CIK细胞与化疗具有相加作用。作者认为,共培养DC-CIK细胞输注能抑制裸鼠原发性肝淋巴瘤生长和肝淋巴瘤根治切除术后的复发转移。肝淋巴瘤患者来源的自体DC-CIK细胞疗效优于健康人来源的细胞,DC-CIK联合化疗的抑瘤效果更佳。

3. *干细胞治疗*

冯刚等[11]观察转染pCE质粒的干细胞对肝癌的治疗作用。方法是采用尾静脉直接注射法治疗大鼠肝脏转移瘤,设立阴性对照、干细胞、转染pCE质粒的干细胞组和5-Fu组,通过观察转移瘤在肝脏组织中的生长情况和卫星灶形成,肝脏组织的病理学改变,检测基质衍生因子-1(stromal cell derived factor-1, SDF-1)表达,比较4组对肝癌的治疗作用。结果显示,转染pCE质粒的干细胞组对肿瘤细胞的生长抑制率(56%)与阴性对照组(0)、干细胞组(8%)和5-Fu组(78%)比较差异有统计学意义。转染pCE质粒的干细胞组SDF-1在治疗后分泌增加,与阴性对照组、干细胞组和5-Fu组比较差异有统计学意义。结论提示,转染pCE质粒的干细胞有抑制肝癌生长的作用,SDF-1表达水平上升是其机制之一。

孙力超等[12]* 研究抗人肝癌干细胞鼠单抗15B7的生物学特征、体内外功能,探讨靶向肝癌干细胞是否能够有效抑制肝癌移植瘤复发、自发性肺转移以及延长荷瘤小鼠的生存期。方法是采用双色免疫荧光、双色流式细胞技术、皮下成瘤实验,检测、鉴定15B7单克隆抗体能够识别肝癌干细胞(hepatoeellular carcinomacancer stem cells, HCC-CSC)。从人肝癌细胞系BEL7402中以流式细胞仪分选具有CD133+或ESA+表型的细胞。在此基础上采用CCK-8细胞增殖实验、侵袭实验、迁移实验等检测分析15B7单抗对CD133+表型的细胞增殖、侵袭、迁移的作用以及对细胞周期的影响。裸鼠体内治疗实验研究15B7单抗对BEL7402移植瘤生长的抑制作用。研究提示,15B7单抗能明显抑制裸鼠体内人肝移植瘤的生长,为肝癌干细胞的靶向治疗提供有重要应用价值的候选抗体药物。

(卫立辛　高璐)

## 二、原发性肝癌的临床治疗

### (一) 肝癌的病因与诊断

刘利波等[13]研究HBV DNA、HBsAg、HBeAg、HBeAb、HBcAb及抗-HCV与原发性肝癌发生的相关性。采用回顾性调查分析方法,对58例原发性肝癌患者(病例组),同期收治的58例其他恶性肿瘤患者(对照组)HBV和HCV感染情况进行统计,并分析HBV血清标志物及HBV DNA与原发性肝癌发生发展的规律。结果发现,两组资料的HBV感染率分别为82.76%和44.83%,病例组与对照组比较有显著性差异,单纯HCV感染及HBV/HCV混合感染率两组无明显差异;血清HBV DNA阳性率在病例组和对照组分别为72.92%、23.08%;HBsAg、HBeAb和HBcAb检出率病例组高于对照组;而HBeAg阳性率两组比较无显著性差异。结论提示,在慢性HBV感染的肝癌高发人群中,HBV DNA、HBsAg、HBeAg、HBeAb及HBcAb所反映的HBV感染状态及不同临床演变过程与肝癌的发生发展密切相关,共同参与肝癌的发病机制。

影像学诊断对于肝癌的临床诊治有着重要的作用。吴嘉兴等[14]探讨CT灌注成像在肝细胞癌(HCC)诊断中的价值。对21例肝占位患者共26个病灶行CT灌注扫描,获得以下灌注参数:肝血流量(HBF)、肝血容量(HBv)、平均通过时间(MTT)、血管表面通透性(PS)以及肝动脉分数(HAF)等,并对比病灶和非病灶区灌注参数。HCC患者同时测定血清甲胎蛋白(AFP)值,并与相应病灶的灌注参数作直线相关分析。结果显示,HCC组病灶灌注参数与非病灶相比较,HAF增大,MTT及PS减小,差异有统计学意义,其中以HAF的差异最为显著;HBF和HBV无统计学差异,血清AFP与HCC病灶的灌注参数无相关性,肝血管瘤组病灶和非病灶各灌注参数的改变与HCC类似,但血管瘤病灶区的HBF较HCC大,肝局灶性结节增生和非结节的灌注参数无明显差异。结论提示,CT灌注成像在AFP阴性和(或)增强CT表现不典型的HCC诊断及鉴别诊断中具有重要的参考价值。缪小芬等[15]探讨原发性肉瘤样肝细胞癌的CT表现。回顾性分析7例经手术病理证实的原发性肉瘤样肝细胞癌的CT表现,均行CT平扫和动态增强扫描。结果显示,7例病灶平扫均为低密度,其中6例病灶内见不规则更低密度影,增强扫描动脉期所有病灶均有强化表现,门静脉期显示原动脉期强化区域密度减低,延迟期4例病灶边缘及内部实性区有轻度延迟强化。结论提示,原发性肉瘤样肝细胞癌具有肝细胞癌和肉瘤的双重特征,CT有助于提高该病的诊断准确性。

### (二) 肝脏术前影像学指导

陈刚等[16]建立中国人的可视化三维虚拟肝脏系统,为临床诊断、治疗提供决策依据,为肝外科虚拟手术的发展提供可视化平台。选取中国可视化人的腹部断层图像资料,开发三维可视化软件,对肝脏重要结构进行精确分割，联合运用表面重建与体积重建的方法，建立数字肝脏模型系统，并赋予该系统多种交互功能。结果三维数字肝脏模型系统成功建立。该系统具有任意移动、旋转、缩放、切割和多种显示等功能；具备多种测量功能，具备一定的虚拟手术功能，重建效果准确、逼真。结论提示，三维肝脏系统能真实展示肝内、外重要结构的解剖特征，功能全面，它的建立为临床诊疗提供了有效的参照系统，为肝外科虚拟手术的发展提供了平台。廖雯俊等[17]亦评价三维模拟技术在精准肝脏切除中的应用价值。对16例手术治疗的原发性肝癌患者，于术前进行了三维模拟成像及模拟手术操作，并对二者切除的肝脏组织在三维径线上的绝对长度进行统计学分析。结果显示，模拟手术切除的肝脏组织形状及大小与实际手术切除的非常相似，两者肝脏切除边缘长度明显相关，且没有统计学差异($P>0.05$)，模拟手术与实际手术两者切除肝脏在长度、宽度和高度上的差值分别为0.611 8、0.449 0、0.319 9 cm。结论提示，三维模拟技术可以准确预测目标病灶的切除范围，为精准肝脏切除提供术前指导。

蒋鸥等[18]探讨脾与残肝体积比在肝癌手术中对肝脏储备功能的评估价值。应用影像学方法和水浸法计算脾脏与肿瘤切除后残肝的体积比，分析脾与残肝体积比与患者术后肝功能情况及住院时间的关系。多元回归分析结果显示，肝功能Child-Pugh评分与脾与残肝体积比有关，该比值越小，其评分越低，即肝功能越好；当脾与残肝体积比≤0.9时，患者中位住院时间为14(12～16)d，>0.9时为22(15～29)d，差异有统计学意义。结论提示，脾与残肝体积比能有效评估肝脏的储备功能，预测肝癌手术后患者的恢复能力，当预计肝癌手术后脾与残肝体积比≤0.9时，手术可安全实施。

**(三) 肝脏的手术技巧**

肝脏血流阻断在肝切除术中具有重要的作用。梁刚等[19]探讨肝提带配合半肝血流阻断在肝切除手术中的价值。回顾性分析64例肝癌肝切除术患者的临床资料，比较行肝提带配合半肝血流阻断(实验组 $n=24$)和半肝血流阻断法(对照组 $n=40$)在肝切除手术中的应用价值。结果显示，对照组平均手术时间(205.1± 55.4) min，实验组平均手术时间(214.3±54.6) min，两者之间无显著性差异；对照组平均失血总量(497.3±63.0) ml，实验组平均失血总量(203.0±39.4) ml；两者之间存在统计学差异；术后第1、3 d实验组ALT浓度低于对照组，术后第1 d实验组TBIL低于对照组。结论提示，肝提带配合半肝血流阻断在肝切除术中是安全可行的，能显著减少术中出血，缩短手术时间，有利于降低手术风险和术后恢复。穆振国等[20]探讨减轻肝硬化患者复杂肝切除缺血再灌注损伤的措施。回顾性分析46例肝硬化患者复杂肝切除术中保留半肝动脉血供入肝血流阻断+肝缺血预处理(实验组)的临床资料，并与同期全肝入肝血流阻断(Pringle法)肝切除术61例(对照组)作对比研究。结果显示，实验组平均阻断时间(38.75±6.2) min，对照组(21.67±4.60) min，两组差异有统计学意义；两组术后3、7和15 d血清谷丙转氨酶(ALT)、术后3 d血清总胆红素及术中、术后出血量差异无统计学意义。结论提示，保留半肝动脉血供入肝血流阻断+肝缺血预处理技术对减少肝硬化患者复杂肝切除术后肝衰竭的发生有重要意义。石刚等[21]探讨Pringle's法联合选择性肝静脉阻断技术在肝切除中的应用价值。对92例肝肿瘤手术患者临床资料进行回顾性分析，将患者分为A、B两组，A组43例应用Pringle's法联合选择性肝静脉阻断技术行肝切除，B组49例行常规Pringle's法阻断入肝血流行肝切除，观察术中出血量、术后肝功能的变化及术后并发症。结果显示，所有患者均顺利完成手术并恢复出院，A组与B组相比，术中出血量明显减少，术后肝功能恢复快，术后并发症发生率低。结论提示，与常规Pringle's法肝叶切除术比较，Pringle's法联合选择性肝静脉阻断技术可明显减少术中出血，且术后肝功能损害程度较轻，并发症少，是一种安全有效的方法。

阳书华等[22]探讨肝段门静脉球囊导管阻断联合区域性肝动脉阻断下的肝切除术治疗肝细胞癌的临床应用效果。48例肝细胞癌病人行应用肝段门静脉球囊导管阻断联合区域性肝动脉阻断下的肝切除术(A组)，同时将应用常规肝切除术70例病人分为Pringle法阻断组(B组，$n=36$)和肝门区域性血管阻断组(C组，$n=34$)。比较三组的手术时间、术中出血量和术后肝功能指标。结果显示，三组病人均无手术死亡，A组手术时间较C组短，A组与B组比较差异无统计学意义；A组术中出血量少于C组，A组与B组比较差异无统计学意义；A组术后肝功能恢复较B组快，A组与C组比较差异无统计学意义。结论提示，肝段门静脉球囊导管阻断联合区域性肝动脉阻断下的肝切除术是安全有效的手术方式，对于有适应证的肝细胞癌病人采用此术式可获得较好的疗效。朱建平[23]探讨无需阻断肝门的区域无血肝切除技术的临床应用价值。分析性48例肝切除患者的治疗过程，其中肝段或联合肝段切除37例，左或右半肝切除8例，中肝叶切除3例，采用特制的直型肝针和普通肝针行肝脏预切区域外的交锁缝扎，形成肝脏局部区域无血，术中无需阻断肝门，轻松进行肝切除手术。结果显示，择期手术平均出血142(15～800) ml，无需输血，4例肝癌破裂腹腔大出血患者成功施行了急诊肝切除手术,平均出血 2 475(2 000~3 000) ml,输血 750(400~1 000) ml;另 3 例急诊手术出血 310(50~800) ml,均无需输血,全组术后恢复良好,无术后并发症,无手术死亡。术后平均 10(7~15) d 出院。结论提示,本方法为一种安全可靠、简易、快捷的区域无血肝切除方法,容易掌握,值得临床推广应用。

尹涛等[24]总结肝蒂横断法解剖性肝段切除治疗肝细胞肝癌的安全性及疗效。回顾性分析 36 例应用该法治疗肝癌患者的临床资料。结果显示,36 例肝癌患者均顺利完成肝蒂横断法解剖性肝切除,无术中死亡,术中平均出血量为 320(80~1 000)ml,其中80.5%(29/36)不需输血,肿瘤平均最大直径 7.6(3~20)cm,术后并发症发生率为 20%,无出血、肝功能衰竭等严重并发症;术后平均住院时间 12 d,1 年复发率为 13.8%,1 年生存率为 86.1%。结论提示,肝蒂横断法解剖性肝段切除术治疗肝癌安全可行,提高了手术根治率,该方法简单,易于掌握,值得推广应用。罗志强等[25]亦报告 Glisson 蒂横断式肝段切除术在肝癌手术切除中的应用体会。对 15 例不同肝段肝癌的临床资料进行分析,均按 Glisson 蒂横断式肝段切除法行解剖性肝段切除术,结果顺利完成解剖性肝段切除,平均手术时间 130(100~180) min,术中平均出血量 180(80~320) mL,术中均未输血,无术后并发症。结论提示,Glisson 蒂横断式肝段切除法技术简便、快速安全,是一种理想的解剖性肝切除的手术方式。

王东等[26]* 探讨螺旋水刀在复杂肝脏切除手术中对肝脏组织分离的效果。回顾性分析 47 例患者使用螺旋水刀进行复杂肝脏切除手术的临床资料,观察术中出血量、手术时间、术后肝功能恢复及术后并发症等指标。本组 47 例患者中肝脏巨大海绵状血管瘤 10 例,原发性肝癌 34 例,其他肝脏肿瘤 3 例;手术方式包括肝尾状叶切除、肝中叶(Ⅳ+Ⅴ+Ⅷ段)切除、肝脏Ⅷ段、肝右三叶切除等。结果显示,手术时间(240±85) min,术中出血量(950±650) ml,输血在 400 ml 以上者 13 例,占 27.7%,术后肝功能在一周左右恢复接近正常,术后平均住院时间(12.5±4.7) d。术后并发症包括腹水 6 例,胸水 4 例,肺不张 2 例,肺部感染 4 例,无严重并发症及手术死亡发生。结论提示,螺旋水刀能提高肝脏手术的精准性,减少术中大出血危险和术后并发症发生,在复杂肝脏切除手术中值得推广应用。

尾叶肿瘤因为位置深在,手术风险较大。姚和祥等[27]从外科实用角度研究肝全尾状叶的解剖,估计在尾状叶切除中和背驮式肝移植中可能遇到的问题。对 35 个正常新鲜肝标本施行解剖,事前经门静脉灌注硫酸钡胶以便观察尾状叶的门脉系分支状况。结果显示,全尾状叶由 3 个部分组成:①Spigel 叶(固有尾状叶):位于下腔静脉左侧,约呈三角锥形,有三个面,顶部和底部;②腔静脉旁部:位于下腔静脉右侧和前侧,上达肝右静脉根部,外侧为右后叶门静脉上段支;③尾状突:位于下腔静脉与第一肝门之间的嵴状肝组织。结论提示,尾状叶位于肝后,环绕肝后下腔静脉。全尾状叶切除时需充分游离肝脏。手术的关键步骤是结扎切断汇入下腔静脉的尾叶静脉,这在背驮式肝移植中也是一个重要步骤。

张成武等[28]探讨中央区肝脏肿瘤手术切除方式的选择及手术安全性。总结分析 31 例中央区肝脏肿瘤患者的临床资料,其中包括原发性肝癌 22 例(肝细胞癌 17 例,胆管细胞癌 5 例),肝海绵状血管瘤 5 例,肿瘤大小 4~15 cm,平均(7.2±5.3)cm;肿瘤累及第 1 肝门者 6 例,累及第二肝门者 7 例,第一、第二肝门均累及者 3 例;其中 29 例行开腹手术,2 例行经腹腔镜下肿瘤局部切除手术;29 例开腹手术患者中行包括右半肝切除术、左半肝切除术、中肝叶切除术、扩大左半肝切除术、扩大右半肝切除术等;术后并发症发生率为 29.0%(9/31),无围手术期死亡。结论提示,在术前充分准备的情况下,选择合理手术方式,中央区肝脏肿瘤手术切除是安全可行的。李志民等[29]亦评价中肝叶切除术治疗中央型肝肿瘤的安全性和疗效,报告 9 例并系统性综述中肝叶切除术治疗中央型肝肿瘤的中英文文献。结果显示,9 例病人围手术期病死率和并发症的发生率分别为 0 和 66.6%,在 3~38 个月的随访期间,8 例病人存活。系统性综述共纳入 20 项临床试验,中肝叶切除术外科病死率为 0~7.4%,常见的并发症有:胆漏(0.4%~18.5%)、胸腔积液(5.7%~23.5%)、腹水(1.9%~11.6%)和肺炎(1.7%~2.5%)。4 项非随机研究结果均显示中肝叶切除术组与肝叶切除或扩大的半肝切除术组之间围手术期病死率和早期术后并发症无显著差异。结论提示,中肝叶切除术治疗中央型肝肿瘤安全、有效。

巨大肝肿瘤手术较困难,柴天桥等[30]总结复杂巨大肝肿瘤的精准切除经验。回顾性分析复杂巨大肝肿瘤精准切除 52 例临床资料,术前仔细进行肝脏储备功能、肝脏影像学等评估,术中选择适当的手术入路、血流阻断方式、断肝新技术、结合术中 B 超等方法。结果显示,本组病例平均手术时间为 350(210~440)min,半肝血流阻断时间平均为 43(8~57)min,术中平均出血量为 370(250~1 150)ml,谷丙转氨酶恢复正常平均时间为 10(7~14)d,总胆红素恢复正常平均时间为 4.5(3~10)d;术后并发症发生率低,无肝功能衰竭等重大并发症,无死亡病例。结论提示,精准肝切除治疗复杂巨大肝肿瘤安全、可行。陈中等[31]探讨巨大肝癌患者行肝切除的安全性评价指标。回顾性分析69例巨大原发性肝癌患者的临床资料,综合分析评估巨大肝癌肝切除的术前肝功能、肝储备功能、肝切除量、残肝体积等指标,观察患者术后恢复及生存情况。结果显示,全组术前肝储备功能ICGR15均在≤15%,术前估计解剖性肝切除量在50%～70%,43例接受根治性切除,26例为姑息性切除;切除术后1个月内死亡3例,手术病死率为4.4%,术后并发症发生率为27.5%,经治疗后均顺利恢复。结论提示,肝储备功能评估结合计算机辅助的肝体积精确测量,为确定肝切除安全限量和适当肝切除范围提供了可靠依据。

**(四)肝癌的外科治疗**

李传云等[32]比较3种不同方法治疗早-中期原发性肝癌的效果。回顾性分析428例早-中期原发性肝癌的临床资料,根据治疗方法的不同分为三组:手术切除(A)组231例、射频消融治疗(B)组63例、肝移植(C)组134例;比较三组患者的1、3、5年累计生存率及复发率。结果显示,A组1、3、5年累计生存率分别为93.3%、71.9%、57.2%;B组为86.7%、46.5%、38.8%;C组为95.7%、78.3%、72.1%。A组1、3、5年累计复发率分别为30.3%、49.7%、68.6%;;B组为39.3%、58.7%、79.3%;C组为7.0%、12.1%、12.1%。三组患者生存率及复发率差异显著,C组5年生存率显著高于A、B两组。C组1、3、5年复发率均显著低于A组和B组,A组与B组复发率无显著差异。结论提示,肝移植治疗早-中期原发性肝癌可获得较好的5年生存率及较低的近、远期肿瘤复发率,可作为首选治疗方案。朱晓峰[33]*等亦探讨肝切除、原位肝移植及射频消融三种疗法对原发性肝癌的治疗效果,为原发性肝癌的治疗选择恰当的方法。原发性肝癌患者1 198例,按上述三种不同治疗方案分别分为三组,Ⅰ组为小肝癌组,Ⅱ组为大肝癌无血管侵犯组,Ⅲ组为大肝癌并血管侵犯组;分别比较三组间1、2、3年治疗后生存率,3年肿瘤复发率;并对接受上述三种疗法各组患者肝功能Child-Pugh分级进行比较。结果显示,符合米兰标准的小肝癌患者行肝移植较肝切除3年生存率高,复发率低;射频消融者3年生存率及复发率均比肝切除好;射频消融的疗效及复发率与肝移植差异无统计学意义,但接受射频消融及肝切除者肝功能绝大部分为Child A级,而肝移植者大部分为B及C级。超出米兰标准的大肝癌进行肝移植、肝切除或射频消融效果差异无统计学意义,但肝移植的3年复发率偏低。结论提示,对于符合米兰标准的小肝癌患者,肝移植的中远期疗效优于肝切除;射频消融(3 cm以下肿瘤)疗效比肝切除好,射频消融的疗效及复发率与肝移植相当,小肝癌合并肝功能不全者或衰竭者肝移植应为首选。超出米兰标准的大肝癌进行肝移植、肝切除或射频消融效果差别不大,但肝移植三年复发率偏低,在供肝短缺的情况下不主张首选肝移植。

宋天强等[34]*观察精准肝切除治疗原发性肝癌患者的安全性和有效性。86例原发性肝癌患者按频数匹配原则随机分为两组,常规对照组($n=44$)采用常规手术处理方法,精准组($n=42$)采用精准肝切除,观察比较两组手术失血量、术后肝功能、住院时间、并发症发生及预后等情况。结果显示,精准组与常规对照组相比,术中出血量少[(320±315) ml vs (613±526) ml],术后肝功能恢复快(术后7 d ALT为82.7 U/L比321.7 U/L),并发症发生率低(7.1% vs 20.5%),住院时间缩短(12.3 d vs 18.6 d);术后1年肿瘤复发率分别为26.2%和38.6%;术后1年生存率分别为78.6%和65.9%,两组预后比较差异有统计学意义。结论提示,肝切除患者在准确的术前评估后采用精准肝切除,手术打击较小,可以减少术后并发症与住院时间,加速患者的康复。江涛等[35]评价精准肝切除术治疗肝脏肿瘤的近期疗效。143例肝脏肿瘤患者采用前瞻性、非随机对照临床试验的方法行精准肝切除84例(精准组)和行传统肝切除59例(对照组),比较两组手术后的近期效果,精准组采用肝段或肝叶切除方式,术中以半肝阻断或不阻断入肝血流为主;传统组采用肝门血流全阻断下大块钳夹缝扎法。结果显示,精准组手术切除时间显著长于对照组,两组术中出血量无统计学差异($P=0.055$)。术后精准组当日引流量显著少于对照组,精准组术后3 d内血清ALT、AST、总胆红素、C反应蛋白峰值与对照组差异显著,精准组和对照组术后并发症发生率差异有统计学意义,但均无围手术期死亡。结论提示,精准肝切除以最小创伤和最大肝脏保护获得了较佳的康复效果,是一种安全、低创的肝切除方法。安东均等[36]亦探讨精准肝切除与非规则性肝切除术治疗肝癌的临床效果。结果显示,全组无围手术期死亡,术后1年肿瘤复发率精准组较非规则组低,术后1年生存率两组无统计学差异。结论提示,精准肝切除较之非规则性肝切除术治疗肝癌并发症少、疗效较好。田云鸿等[37]探讨肝癌解剖性切除与非解剖性切除对患者术后近期病死率的影响,并分析肝癌切除术后与近期死亡相关的因素。肝癌根治性切除52例,随机分为两组,甲组25例,采用解剖性肝癌切除术;乙组27例采用非解剖性肝癌切除术,随访患者术后存活时间。结果显示,两组间近期并发症发生人次及病死率无明显差异,但解剖性切除组术中出血量较非解剖性切除组少,单因素分析和多因素分析提示,肝癌门静脉癌栓与近期病死率有关。结论提示,肝癌解剖性切除与非解剖性切除对患者术后近期病死率无明显影响，肝癌门静脉癌栓可以成为预测术后早期死亡的主要因素。

肝癌常伴随肝硬化、门脉高压。乔谦等[38]* 系统评价肝脾联合切除治疗肝癌伴肝硬化脾功能亢进的安全性和疗效。计算机检索 Medline、Embase、Cochrane 图书馆、中国生物医学文献数据库、万方数据库中的相关文献，并用 Minors 量表进行质量评估，RevMan5. 0 软件进行统计分析。共纳入 5 个非随机对照试验，患者总数 476 例(肝脾联合切除组 232 例，单纯肝癌切除组 244 例)。结论提示，根据已有文献，肝脾联合切除术治疗肝癌伴肝硬化脾功能亢进未增加手术病死率及术后并发症发生率，且可显著提高患者术后白细胞和血小板计数，改善机体免疫功能，但目前证据未表明能提高术后 5 年生存率。

赵炜等[39]探讨同期行肝切除术和门奇联合断流术治疗原发性肝癌合并肝硬化、门静脉高压症病人的安全性和有效性。病人随机分为单纯肝癌切除组(Ⅰ组)和联合手术组(Ⅱ组)，进行实验指标、术后临床观测情况等方面的对比。结果显示，联合手术组病人术后肝性脑病、腹水、应激性溃疡等并发症的发生率与单纯手术组无明显差异，联合手术组病人术后肝功能的恢复亦与单纯手术组无明显差别，在血常规对比中，联合手术组术后白细胞、血小板水平均较单纯手术组明显升高，有显著性差异；术后 1 年和 2 年出血发生率联合手术组较低。结论提示，同期联合手术是治疗原发性肝癌合并肝硬化、门静脉高压症的安全有效的方法。毕新宇等[40]探讨肝癌联合脾切除对原发性肝癌合并肝硬化脾功能亢进患者手术安全性的影响以及围手术期处理原则。回顾性分析 177 例患者的临床资料，年龄 25～76 岁，平均(55±12)岁。按照是否联合脾切除术，将患者分为切脾组($n=71$)和不切脾组($n=106$)，比较两组在手术安全性、术后并发症发生率、术后肝功能恢复、术后白细胞计数和血小板计数方面的差异。结果显示，两组患者术前一般情况及白细胞计数和血小板计数的差异无统计学意义，切脾组术后第 1、10、30 d 血小板计数与不切脾组相比差异有统计学意义，切脾组手术时间高于不切脾组，但两组术中出血量及输血的差异无统计学意义。结论提示，只要严格掌握适应证，提高围手术期处理水平，肝癌合并肝硬化脾功能亢进患者行肝脾联合切除术是安全的。邢谦哲等[41]分析肝炎肝硬化门静脉高压症病人脾切除术后门静脉系统血栓形成的相关因素。回顾性分析 154 例患者临床资料，根据是否形成血栓将病例分为门静脉系统血栓形成和无血栓形成两组，用 Logistic 回归分析术前术后门静脉压力下降水平、术前凝血酶原比值(PTR)、术前纤维蛋白原水平(FIB)、术前及术后 1、7、14 d 血小板水平、术前门静脉直径、术前胆红素水平、术中出血量各指标与门静脉系统血栓形成的关系。结果显示，门静脉系统血栓形成 31 例，Logistic 单因素分析和多因素回归分析均显示门静脉系统血栓形成与门静脉压力下降水平有关；术前凝血酶原比值(PTR)、术前纤维蛋白原水平(FIB)、术前及术后 1、7、14 d 血小板水平、术前门静脉直径、术前胆红素、术中出血量水平与门静脉血栓形成无关。结论提示，术前、术后门静脉压力下降水平可能是影响门脉高压脾切除术后门脉系统血栓形成的重要因素。

周进学等[42]探讨原发性肝癌合并胆管癌栓的诊断、外科治疗及疗效。回顾性分析 16 例原发性肝癌合并胆管癌栓患者的临床资料。16 例患者均接受外科手术治疗，结果术后发生胆瘘 1 例，持续引流 34 d 后拔出引流管治愈；无其他严重并发症，无围手术期死亡，全组均得到随访，平均生存时间 23. 6(4～63)个月，现存活 6 例，最长的存活时间为 5 年余。结论提示，原发性肝癌合并胆管癌栓的患者明确诊断后行积极的外科治疗，可获得较好的治疗效果。

苏昭然等[43]探讨腺苷蛋氨酸是否对肝部分切除术后残余肝脏功能具有保护作用。对肝细胞癌行肝部分切除术的患者，术后随机分为治疗组(SAMe)和空白对照组，SAMe 组患者术后连续 5 天静脉给予 SAMe 1 000 mg，其余术后治疗两组一致，观察患者术后肝功能的恢复情况。结果显示，10 例患者术后出现肝功能不全，对照组明显高于 SAMe 组，以肝门阻断时间大于 15 min 做分层分析后发现，SAME 组患者术后第 5 和第 7 天的总胆红素水平及术后胆红素峰值均明显低于对照组。结论提示，腺苷蛋氨酸能减少肝切除术后高胆红素血症的发生，当术中肝门阻断时间大于 15 分钟时，其保护作用更加明显。刘义树等[44]观察缬沙坦和乌司他丁联合用药对原发性肝癌合并肝硬化门静脉高压患者，肝脏缺血再灌注损伤的保护作用。结果发现，乌司他丁对邻近肝门的原发性肝癌合并肝硬化门静脉高压患者肝脏缺血再灌注损伤具有明显的保护作用，联合使用缬沙坦的预期效果尚需进一步研究。

**(五) 肝癌的预后**

苗雄鹰等[45]* 比较 CLIP 评分、JIS 评分、2001 年中国肝癌分期对肝细胞癌肝切除术后患者预后的判断能力，探讨其在我国肝癌患者人群中的临床应用价值。回顾性分析肝细胞癌病例的临床病理及随访资料，利用病例构成比、Kaplan-Meier 生存曲线分别比较各种分期方法的病例分层能力、组间生存差异识别能力和对早期患者的鉴别能力，采用似然比卡方检验(LR $\chi^2$)

和线性趋势卡方检验(line trend $\chi^2$)评估各分期系统的同质性、判别力和梯度单一性. 利用COX比例风险模型计算不同分期对模型预后预测价值的贡献大小。结果发现,JIS评分和中国分期对早期患者的鉴别能力较强,而CLIP评分对预后较差患者的识别能力较强;分期的同质性、单调性、梯度单一性比较,中国分期>CLIP评分>JIS评分;对模型预后预测价值的独立贡献大小比较,中国分期>CLIP评分>JIS评分。结论提示,在我国肝癌肝切除患者人群中,2001年肝癌中国分期的预后价值优于CLIP评分和JIS评分,CLIP评分对中晚期肝癌患者的识别能力优于JIS评分和中国分期。吴力群等[46]探讨影响原发性肝细胞癌(HCC)患者肝切除术后短期复发的危险因素。回顾性分析502例HCC患者术后1~2个月的评估结果与无瘤生存率和总体生存率的关系。结果显示,综合术中所见、病理学检查、随访和术后2个月评估的结果,术中肉眼可见血管癌栓、姑息切除、切缘病理阳性、区域淋巴结转移、术后血清甲胎蛋白(AFP)持续阳性、术后1个月经导管肝动脉化疗栓塞术(TACE)肿瘤血管染色并在1个月后肝脏CT扫描相应区域有碘油沉积和术后1个月肺转移是短期复发的危险因素,其中位无瘤生存时间<6个月。高危组患者大多数为大肝癌、分化程度较差、肿瘤侵及肝包膜和伴有卫星灶者,TNM分期大多数处于Ⅲ、Ⅳ期。结论提示,具有短期复发的危险因素之一时意味着肿瘤残留,应采取针对性的治疗措施以达到消灭肿瘤、延长总体生存期的目的。

刘立国等[47]* 总结符合米兰标准的肝癌患者肝切除术经验,探讨影响术后生存和复发生存的临床及病理因素。回顾性分析104例符合米兰标准并经手术切除的早期肝癌患者的临床及病理资料,中位随访时间24个月,54例复发,复发组与无复发组之间临床病理参数差异无统计学意义,单因素分析显示输血、累及肝被膜、术后介入治疗与生存显著相关;多因素分析则显示输血和累及肝被膜是影响生存的独立预后因素。结论提示,对于符合米兰标准且肝功能处于代偿期的早期肝癌患者,在治疗策略上可以将肝切除作为首选治疗方案。

王健等[48]* 探讨克隆分析对肝癌多中心发生(multicentric occurrence, MO)与肝内转移(intrahepatic metastasis, IM)的鉴别意义。用微卫星多态性技术检测多癌灶肝细胞癌的杂合性缺失(loss of heterozygosity, LOH)和微卫星不稳定性(microsatellite instability, MSI),用Southern Blot法检测HBV整合位点,分析癌灶间的克隆来源,判断MO与IM,并与临床病理和影像学分析结果进行比较。结果显示,35例多发肝癌病人79个瘤结节与非癌组织进行LOH和MSI检测,29例(82.9%)为IM;来自34例多发肝癌病人的77个瘤结节能够进行HBV整合位点分析,其中27例(79.4%)为IM,两种方法所得分类结果具有显著的正相关关系,但是它们与临床病理及影像学结果无明显相关性。另外,在克隆分析确定的MO与IM病人中,MO组的复发时间明显晚于IM组。结论提示,使用微卫星多态性技术检测LOH和MSI,用Southern Blot法检测HBV整合位点,进而推测多癌灶肝癌间的克隆系来源,有助于鉴别MO与IM,从而指导临床治疗及预后评估。

**(六) 肝癌的介入治疗**

金鑫等[49]* 探讨大肝癌经肝动脉插管化疗栓塞降期治疗后,实施二期肝切除和肝脏移植手术的可行性。回顾性分析58例首次诊断为切除困难的大肝癌患者(直径>5 cm),实施肝动脉插管化疗栓塞降期治疗后,分别实施肝移植术(36例),二期肝切除(22例),利用Kaplan-Meier法和COX风险比例模型计算累积总体生存率、无瘤生存率和影响预后的因素。结果显示,58例患者术后中位随访22个月,平均生存时间为(23.57±1.54)个月;肝移植组其中28例患者降期至Milan标准,1、2、3年总体生存率和无瘤生存率优于非降期组;肝切除组平均复发时间为(9.3±4.5)个月,经TACE肝移植组患者远期预后优于肝切除组,多因素分析只有病理肿瘤总直径≥7 cm、微血管侵犯、低分化因素与肿瘤复发显著相关。结论提示,部分大肝癌经肝动脉栓塞化疗治疗降期后可以成功实施根治性肝切除和肝移植,并获得满意的远期预后。翁志成等[50]探讨经导管微球加碘化油化疗栓塞治疗巨块型肝细胞癌的临床疗效。对156例确诊的巨块型HCC患者,按随机数字表法分成M、L、M+L3组,每组52例,M组选用微球进行栓塞至肿瘤血管血流基本截断,L组单纯选用超液态碘化油栓塞,M+L组先用总量1/3~1/2的碘化油栓塞,然后选用微球栓塞至肿瘤血管不显影,对比3组患者对栓塞的反应、肝功能和血清甲胎蛋白(AFP)变化、有效率(病灶完全消失+病灶缩小的比例)、获益率(病灶完全消失+病灶缩小+病灶稳定的比例)、180 d及360 d生存率以及是否有栓塞并发症等,以探讨疗效,计数资料采用$\chi^2$检验,计量资料采用方差分析。结果显示,采用$\chi^2$检验比较,M+L组与M组、L组的有效率及获益率差异有统计学意义。术后M组、L组与M+L组的发热发生率、恶心呕吐发生率、肝区疼痛发生率,采用$\chi^2$检验比较差异也有统计学意义。结论提示,微球+碘化油联合栓塞治疗原发性巨块型HCC较单独使用碘化油或微球栓塞更有效,且不良反应发生率低。

刘曦等[51]通过分析巨块型肝癌伴后腹膜侵犯病变的滋养动脉血供来源及数字减影血管造影表现特点,探索完全性阻塞肿瘤血液供应的方法。对75例巨块型肝癌伴后腹膜侵犯病变的患者,找寻其潜在的肿瘤滋养动脉并行超选择性插管化学治疗栓塞术,术后行CT或MRI检查以评价治疗效果。结果显示,75例巨块型肝癌后腹膜侵犯病变患者经1～4次肝癌经导管肝动脉化学治疗栓塞术治疗后发现61例分支供血,后腹膜病变大部分或全部由肝外侧支动脉滋养的患者分别为24例、51例;后腹膜病变滋养动脉为右侧膈下动脉后支48例,为右侧肾上腺动脉25例,为右侧第1腰动脉2例;超选择性肿瘤滋养动脉插管成功75例,栓塞术后3～6个月CT复查,病变区碘油完全充填72例;术后6、12、24、36个月生存人数分别为68、61、37、30例。结论提示,超选择性插管行肝癌经导管肝动脉化学治疗栓塞术的成功率及安全性高、临床疗效显著,肿瘤滋养动脉完全性充填栓塞可提高患者的生存率及生活质量。

朱锦辉等[52]探讨分析肝脏经导管动脉栓塞化疗术(TACE)后胆管狭窄致梗阻性黄疸的外科治疗方法。回顾性分析行肝脏TACE治疗后出现胆管狭窄的15例患者的临床资料,7例为原发性肝癌,5例为肝脏血管瘤,3例为转移性肝癌。肝脏TACE后出现梗阻性黄疸的时间为5～16个月,中位时间为9个月。结果显示,15例胆管狭窄病例均出现不同程度的梗阻性黄疸,13例经外科手术或经皮肝穿刺胆管造影(PTC)+放置胆管支架,2例仅行经皮肝穿刺胆道引流(PTCD),术后梗阻性黄疸均获得明显缓解。5例肝血管瘤状况良好,2例原发性肝癌TACE后梗阻性黄疸随访2年,无胆管梗阻再发和肿瘤复发;其余8例随访3～18个月,均死于原发病恶化。结论提示,手术或介入手段治疗肝脏TACE术后胆管狭窄致梗阻性黄疸可获得良好的治疗效果,应根据原发病和胆管梗阻的部位、范围决定治疗方式。

林征宇等[53]探讨1.5 T MR引导下对肝脏恶性肿瘤射频消融治疗的可行性。23例44个经病理证实、不能或不愿手术的肝脏恶性肿瘤病灶,其中11例为原发性肝癌、12例为肝转移癌,肿瘤最大径平均(3.3±1.8)cm,均采用MR兼容多极射频针在1.5 T MR引导下进行射频消融治疗,术后MR扫描观察消融情况。结果显示,所有消融均顺利完成,平均手术时间(93±33) min,消融灶均完全覆盖病灶,无胆瘘、膈肌穿孔、黄疸、气胸等并发症发生。射频电极针在MR图像上呈低信号,消融灶在$T_2$WI序列上呈低信号,周围可见薄层高信号环绕;$T_1$WI序列上消融灶呈明显高信号,边界清晰,DWI上消融灶呈等低信号,周围呈环状稍高信号。结论提示,1.5 T MR引导下肝脏恶性肿瘤射频消融是安全、有效的技术。付京等[54]评价射频消融(RFA)与手术切除治疗老年性原发性小肝细胞癌的临床疗效。127例老年性小肝细胞癌患者,按所接受的治疗方法分为RFA组76例与手术组51例,回顾性分析两组患者术后的住院时间、并发症发生率、生存率及复发率等临床资料,并进行对比研究。结果显示,RFA组患者平均住院时间与手术组比较差异有统计学意义;RFA组患者术后并发症发生率为22.4%,与手术组比较差异有统计学意义;手术组与RFA组生存曲线经Log-rank检验,差异无统计学意义;手术组术后1、2、3年肝内肿瘤累积复发率分别为7.8%、21.6%和31.4%,RFA组为7.9%、19.7%和34.2%,两组同期复发率的比较差异无统计学意义。结论提示,RFA治疗老年性小肝细胞癌的疗效与手术切除无明显差异,但在住院时间和并发症发生率方面优于手术切除,可成为首选治疗方法之一。周泉波等[55]评价RFA及经皮无水乙醇注射(PEI)在小肝癌治疗中的价值。计算机检索MEDLINE(1966—2009年)、EMBASE(1966—2009年)、中国生物医学文献数据库(CBMdisc,1978—2009年)、Cochrane图书馆、循证医学评价(Ovid版)和Cancerlit(1993—2009年)等数据库,纳入比较RFA与PEI治疗小肝癌的随机对照试验和非随机对照试验,统计分析采用RevMan4.2版软件。结果显示,纳入4个随机对照试验和1个非随机对照试验比较了RFA和PEI治疗小肝癌,Meta分析结果表明:RFA与PEI治疗小肝癌后肿瘤完全坏死率、3年生存率、1、3年无瘤生存率和1、3年局部复发率比较,有统计学差异;两种治疗方法的1年生存率和引起主要并发症比较,无统计学差异。结论提示,RFA治疗小肝癌的总体疗效优于PEI,而这种优势可能主要体现在肿瘤大于2 cm小肝癌的治疗。

对于特殊位置的肝癌,李嘉鑫等[56]探讨人造胸水和术中超声造影辅助下超声引导的经皮射频消融治疗肝穹窿部肿瘤的安全性和可行性。回顾性分析在术中超声造影和人造胸水辅助下行经皮射频消融治疗的9例肝穹窿部肝癌患者的临床资料,并对围手术期和随访复发情况进行分析。结果9例患者共12个病灶均成功完成了人造胸水辅助下的射频消融治疗。术中未发生血胸、气胸等,无手术相关死亡发生。术后1例患者出现腹腔中量积液,胸腔引流液总量为(717±372) ml (250～1 420 ml);1例术后6个月复发患者因高血压心脏病和肝功能恶化于术后16个月死亡。其余患者在随访期内均存活,未见复发、转移。结论提示,术中超声造影和人造胸水辅助经皮射频消融治疗肝穹窿部肝癌安全、有效。于杰等[57]评价经皮微波消融结合温度监测及无水乙醇注射治疗近胃肠道肝细胞癌的安全性及临床疗效。101个距胃肠道≤5 mm的肿瘤为近胃肠道组,218个距肝表面、胃肠道和肝内一、二级分支管道>5 mm肿瘤为对照组,近胃肠道组对有手术切除史患者边缘温度控制在最高50℃,对该组62个病灶近胃肠道边缘肿瘤组织内注射无水乙醇治疗。结果显示,近胃肠道组96个肿瘤(95.0%)及对照组208个肿瘤(95.4%)获得完全消融,近胃肠道组与对照组第6个月局部肿瘤进展率分别为6.9%、7.3%,第12个月分别为11.9%、8.3%;两组均无并发症发生。结论提示,在严格温度监测下,微波消融联合无水乙醇注射可以安全治疗邻近胃肠道肝细胞癌并取得较好的完全消融效果。杜俊东等[58]探讨经皮穿刺射频消融联合瘤体边缘无水乙醇注射治疗大血管旁肝癌的效果。将75例大血管旁肝癌患者分为治疗组和对照组,治疗组38例患者接受经皮穿刺射频消融+无水乙醇注射方法治疗,对照组37例患者接受经皮穿刺射频消融方法治疗,选择肿瘤坏死率、甲胎蛋白水平、局部复发率和中位生存期、累积生存率为评价指标。结论提示,瘤体边缘无水乙醇注射作为经皮穿刺射频消融的补充治疗,可以显著提高疗效,提高远期生存率。

王能等[59]分析经皮肝穿刺射频消融治疗肝恶性肿瘤的严重并发症及其预防和治疗。939例经病理或临床证实为原发性肝癌或转移性肝癌的患者共进行1 098例次经皮肝穿刺射频消融治疗。结果发生并发症9例(发生率0.82%),其中胆道损伤4例,胸腔内出血2例,腹腔内出血3例,并发症相关病死率11.1%。结论提示,经皮肝穿刺肝癌射频消融术对于肿瘤位于肝门区以及凝血功能较差的患者,仍有一定危险性。正确的术中操作,术后及时发现,可以避免和治疗一些严重并发症。唐裕福等[60]探讨肝癌微波消融术后出血的原因和防治措施。回顾性总结156例肝癌患者实施226次微波消融术的临床资料,术后共有11例次出血,出血率为4.87%,其中胆道出血2例,腹腔出血9例,1例因大出血死亡。单因素分析结果表明,合并肝硬变、血小板数量少、凝血酶原时间延长、肿瘤位于肝脏表面、Child-PughB/C级及再次行微波消融的肝癌患者更容易发生微波消融术后出血,进一步的多因素logistic回归分析结果表明,肝硬变、血小板数量、凝血酶原时间、肿瘤位置及肝功能分级是影响微波消融术后出血的独立因素。

饶圣祥等[61]*评价探讨原发性肝细胞癌射频消融(RFA)治疗后的MR随访表现特征及规律。回顾性分析110例原发性肝细胞癌患者RFA治疗后的MR资料,根据MR检查时间分为3组:消融后48 h内、1~6个月、6个月以上,采用卡方检验分析比较肝细胞癌RFA治疗后肿瘤MR表现的动态变化。结论提示,原发性肝细胞癌RFA治疗后,动态MR随访能显示肿瘤完全坏死、肿瘤残留或局部进展及并发症的相关特征。

**(七)肝癌的放化疗**

李业飞等[62]评价探讨大体肿瘤体积(gross tumor volume, GTV)和最大肿瘤直径(greatest tumor diameter, GTD)预测PLC放射治疗后生存时间的价值。回顾性分析102例行放射治疗的Child-Pugh A级PLC患者资料,生存情况的单因素分析采用Kaplan-Meier法和Log-rank检验,多因素分析采用Cox比例风险回归模型,Spearman相关分析研究GTV、GTD与全肝体积间的相关性;受试者工作特征(receiver operator characteristic, ROC)曲线评估GTV、GTD预测child-Pugh A级的PLC放射治疗后2年内死亡的准确性并在两者之间进行比较。结果显示,单因素分析提示UICC/AJCC T分期、门静脉癌栓(portal vein tumor thrombi,PVTT)、GTV、GTD影响预后;Cox回归分析提示GTV是独立的预后因子;GTV、GTD预测child-Pugh A级的PLC放射治疗后2年内死亡率的ROC曲线下面积分别为0.810和0.710,差异有统计学意义。结论提示,GTV是独立预后因素,是简单有效的评价PLC放射治疗预后的指标。GTV和GTD判断预后的价值的能力差异有统计学意义,GTV判断预后的价值优于GTD。

马旭辉等[63]观察沙利度胺联合吉西他滨及奥沙利铂(GEMOX方案)治疗原发性肝癌的有效性和安全性。对15例中晚期肝癌患者行沙利度胺(400 mg/d),吉西他滨(1 000 mg/m$^2$,第1、8天)及奥沙利铂(130 mg/m$^2$,第1天)方案联合化疗,21天为1个周期,以RECIST标准评价疗效,以NCI标准评价不良反应。结果15例患者均可评价客观疗效及不良反应,其总有效率为40.0%,疾病控制率为73.3%,中位疾病进展时间5.5个月,治疗后KPS评分明显改善。结论提示,沙利度胺联合吉西他滨及奥沙利铂治疗原发性肝癌安全有效。

李建旺等[64]观察晚期肝癌患者行自体CIK细胞及树突状细胞联合索拉非尼治疗的临床疗效及不良反应。采用患者自体外周血进行细胞因子诱导的杀伤细胞(cytokine induced killer, CIK)及树突状细胞(dendritic cell, DC)扩增,并应用流式细胞术检测其CIK、DC-CIK表型,然后采取静脉回输方法,对原发性肝癌进行自体的CIK细胞及DC细胞联合索拉非尼治疗。结果显示,索拉非尼联合1个疗程DC-CIK治疗后,总缓解(CR+PR+MR)率为84.1%,患者免疫功能提高,生活质量改善。结论提示,自体CIK细胞及树突状细胞联合索拉非尼治疗晚期肝癌患者疗效尚可。

## 三、肝脏其他恶性肿瘤

迟天毅等[65]探讨原发性肝血管肉瘤的诊断、治疗及预后。回顾性分析7例原发性肝血管肉瘤的临床资料和随访结果,并复习相关文献。结果显示,7例原发性肝血管肉瘤占同期收治的肝脏恶性肿瘤0.68%(7/1 027),男5例,女2例,平均年龄43.3岁(33～74岁),3例有氯乙烯接触史,肿瘤单发4例、多发3例,临床表现和实验室检查均无特异性,CT或MRI检查常误诊为肝脏良性病变及肝转移性病变,造影超声显示病变显示较为特征性的表现,PET-CT检查可明确为恶性肿瘤,2例未治疗病例分别存活了3个月和5个月,2例手术切除后辅助靶向药物病例的生存期分别为14个月和19个月。结论提示,原发性肝血管肉瘤临床极为少见,恶性度高,预后差,临床表现缺乏特异性,超声造影和PET-CT对诊断有一定的帮助,手术切除可明显延长生存期,术后辅助靶向药物治疗可能会改善预后。

付芳芳等[66]探讨原发性肝脏透明细胞癌(primary clear cell carcinoma of the liver, PCCCL)的多层螺旋CT(MSCT)表现。回顾性分析经手术病理证实的8例PCCCL患者的临床及MSCT资料,8例均有乙肝病史,其中男性患者7例,甲胎蛋白(AFP)阴性6例,8例均为单发病灶,6枚病灶发生于肝右叶,多呈圆形、椭圆形或浅分叶,无包膜,边界不清,以实性成分为主,瘤内可见坏死区。CT平扫示肿瘤实性部分呈低密度或等密度,增强后5例呈轻度强化,以病灶的边缘区强化明显,2枚病灶呈典型普通型肝细胞癌的“速升速降”强化方式。结论提示,PCCCL MSCT影像学表现,结合相关的临床资料,对该病的诊断有一定提示作用,确诊依赖病理。

郑贤应等[67]探讨肝胆管囊腺瘤(hepatobiliary cystadenoma, HBC)及肝胆管囊腺癌(hepatobiliary cystadenocarcinoma, HBCC)的CT表现。回顾性分析经手术病理证实的8例HBC及1例HBCC患者的CT表现。结果9例均表现为多房性、多分叶的囊样占位,囊内均见分隔,分隔强化均低于周围肝实质;1例HBC及1例HBCC见壁结节,壁结节强化均高于周围肝实质,3例囊壁上见结节状钙化,病灶近端及远端胆管同时扩张者3例,远端胆管扩张者2例,4例行增强扫描示门静脉分支受压变窄。结论提示,肝内单个多房性、分叶状的囊样占位是HBC的主要CT表现。

## 四、肝脏良性肿瘤

### (一)肝海绵状血管瘤

冯志强等[68]评估肝良性疾病切除手术的安全性。回顾性研究和分析955例连续性肝切除手术病例。结果显示,主要疾病是肝血管瘤和肝内胆管结石,分别占所有良性疾病的44.3%和27.8%,术中失血<200 ml者596例(62.4%),>1 000 ml者73例(7.9%),手术时间平均(240.6±98.3) min,术后住院天数平均(13.6±9.4)d,术后并发症发生率为13.7%,围手术期病死率为0.21%,经多因素Logistic回归分析,与并发症相关的独立影响因素是手术时间和ALB值,其中手术时间的延长为危险因素,ALB值的升高为保护因素。结论提示,在重视优化围手术期处理和创新手术技术的前提下,能够使肝脏良性疾病的肝切除术保持低并发症发生率和低病死率,手术治疗安全可靠。张宗利等[69]比较手术切除、肝动脉栓塞术、经皮肝穿刺微波治疗3种方式治疗肝血管瘤的疗效,探讨肝血管瘤合理的治疗方法。回顾性分析肝血管瘤病例152例,其中91例行手术切除,31例行肝动脉栓塞术,23例行经皮肝穿刺微波治疗,7例进行分期治疗,通过病例对照分析及随访结果综合评价肝血管瘤的治疗效果。结果显示,肝动脉栓塞术及经皮肝穿刺微波治疗与手术切除在减少手术时间、缩短术后住院天数、节省总住院费用、降低术后并发症方面有明显优势,但肝血管瘤的复发率比手术切除高。结论提示,肝血管瘤的治疗需依照个体化原则,根据病人全身状况,血管瘤的数目、大小和位置选择合理的治疗方法。张正东等[70]探讨肝血管瘤的诊断、手术指征及外科治疗效果。回顾性分析37例肝血管瘤患者临床资料,手术指征包括:①血管瘤直径>5 cm,位于左外叶或边沿部,伴有较明显临床症状;②血管瘤直径>10 cm或短期生长迅速。所有病例术前肝功能Child评级均为A级。结果显示,手术方式包括右半肝切除、左半肝切除、尾叶切除、肝中央叶段切除等。术中第一肝门阻断28例,阻断时间8～36 min,平均(22.2±14.3) min;全肝血流阻断7例,阻断时间10～40 rain,平均(21.6±12.1) min。所有手术病例过程顺利,切除标本直径5～20 cm,无手术死亡,术后并发症:胸腔积液、膈下积液等,所有病例随访6个月～4年无复发。结论提示,在严格把握手术指征的前提下,应用肝切除术治疗肝血管瘤是安全有效的。

张宇华等[71]*探讨肝静脉肝外阻断在近第二肝门肝脏巨大血管瘤切除术中的应用。回顾性分析19例近第二肝门肝脏巨大血管瘤切除术患者的临床资料,分为肝静脉阻断(hepatic vein exclusion, HVE)组(9

例)与下腔静脉阻断(inferior vena cava exclusion,IVE)组(10例),记录患者术中出血量、输血量、术后肝功能恢复情况和术后2 d平均腹腔引流量和并发症发生率等指标。结果显示,两组患者年龄、性别和瘤体大小的差异均无统计学意义,HVE组中未发生切肝前肝静脉分离过程中损伤,9例肝血管瘤均采用血管瘤体剥除术顺利切除,HVE组术中出血及输血量分别为(220±121) ml和(44±88) ml,明显少于IVE组(945±978) ml和(560±717) ml;HVE组5例切除肝脏血管瘤过程中出现肝静脉损伤未发生大出血,而IVE组4例肝静脉损伤2例术中大出血;术后第1天丙氨酸转氨酶,术后第3天总胆红素HVE组均低于IVE组,术后2 d平均引流量HVE组明显少于IVE组。结论提示,应用肝静脉阻断技术可以增加近第二肝门巨大血管瘤手术切除的安全性,减少治疗费用。胡智明等[72]探讨右肝静脉阻断技术在累及第二肝门巨大肝血管瘤切除术中防止右肝静脉破裂大出血、空气栓塞的作用。回顾分析12例累及第二肝门巨大肝血管瘤患者施行右肝静脉阻断技术行巨大肝血管瘤切除的临床资料,右肝静脉阻断方法采用血管带阻断或血管夹夹闭,有肝硬化患者采用半肝入肝血流阻断。结果:12例患者中无1例分破肝静脉,1例患者由于肝炎后肝硬化施行交替半肝血流阻断,12例患者血管瘤切除顺利,出血量200～5 800 ml,平均出血量680 ml,无1例因肝静脉破裂而出血或发生空气栓塞。结论提示,切除累及第二肝门巨大肝血管瘤时施行右肝静脉阻断技术是安全、有效的。

刘驰等[73]总结肝尾状叶海绵状血管瘤手术切除的指征及技巧。对8例肝尾状叶海绵状血管瘤切除病例的临床资料进行分析,结果显示,全组患者均在无血流阻断下顺利完成手术,无手术死亡,术中出血量为1 000～5 000(2 500±800) ml;术后并发症包括:1例腹水,3例右侧胸腔积液,1例不全性肠梗阻,术后应用B超每半年复查肝脏情况,除1例患者死于心肌梗死,所有病例均未复发。结论提示,肝尾状叶海绵状血管瘤手术应充分显露、精准操作,彻底切除肿瘤,减少和防止残肝的热缺血再灌注损伤。罗昆仑等[74]探讨紧邻肝门及重要血管的肝血管瘤的手术方式及其安全性,17例患者紧邻肝门及肝内外重要血管的肝血管瘤施行肝切除手术,无手术死亡,行规则性肝叶切除术6例,外膜剥离术8例,肝实质劈开加外包膜剥离术3例;术后并发症包括胸腔积液5例,伤口感染1例,肺部感染1例。结论提示,根据患者肝血管瘤的不同部位、大小以及与肝门、肝内、外重要血管的关系,采用不同的手术切除方式,有助于提高手术安全性。

**(二)肝囊肿和肝脓肿**

徐力善等[75]比较腹腔镜与开腹开窗术治疗肝囊肿的疗效。采用前瞻性病例对照研究,其中开腹肝囊肿开窗术32例(开腹组),腹腔镜肝囊肿开窗术31例(腔镜组),比较两组患者的手术时间、术中出血量、胃肠功能恢复时间、离床活动时间、术后住院时间。结论提示,腹腔镜肝囊肿开窗术具有手术时间短、出血少、恢复快、住院时间短等优点。

李海涛等[76]探讨手术联合化疗药物治疗多器官复杂泡型包虫病的诊疗经验。总结分析17例多器官泡型包虫病患者的1～7年临床随访资料。结果显示,17例患者中行根治性肝切除3例、肺切除1例,8例给予单纯阿苯达唑脂质体口服液疗效良好,1例肺转移姑息行肝移植并术后化疗;另1例肝移植术后继发肺、脑转移行化疗,疗效良好;3例因胆道或脑内病灶并发症行姑息手术,辅以化疗。结论提示,多器官泡型包虫病因存在两个以上脏器的受累,临床确诊较为复杂,而且可手术根治病例极少,手术在解决患者严重并发症的基础上,结合药物治疗的综合治疗方法可明显提高患者的生活质量并延缓患者生存期,有较大的临床价值。阿依甫汗·阿汗等[77]探讨肝泡型包虫病手术治疗的方式和疗效。43例肝泡型包虫病患者分成两组回顾性分析,根治性手术组19例、姑息性手术组24例。结果显示,姑息性手术组围手术期病死1例,2例术后出现远处转移,2例术后出现肝内播散。根治性手术组3例术后出现胆瘘。术后30例获得随访(≤3年至≤8年),姑息性手术组长期生存率为28.5%(4/14),根治性手术组长期生存率为93.7%(15/16)。结论提示,根治性手术是治疗肝泡型包虫病的首选方法,而姑息性手术多用于解决梗阻性黄疸或并发症,以便为进一步治疗争取时间。

赵艳萍等[78]* 探讨MSCT积分对肝囊型包虫病开腹手术方式选择及难度评估的价值。依据肝包虫囊肿CT征象,制定肝包虫囊肿CT积分系统,包括7个项目。回顾性分析71例93个肝囊型包虫病灶,进行CT积分,根据积分分为3组,A组:0～5分,适宜行完全外囊剥除术;B组:6～10分,适宜行外囊切除术;C组≥11分或只要1项单项积分为4分,行内囊摘除术。结果显示,采用CT积分预测手术方式与实际手术方式的符合率为81.7%,可以较好的预测手术方式,血管积分、胆系积分与实际手术方式均有相关性;胆管积分不同,术后残腔并发症发生率不同。结论:CT积分是一种简单易行,能较准确预测肝囊型包虫病开腹手术方式及难度的方法。

吐尔干艾力等[79]探讨肝囊型包虫病胆道并发症的诊断和治疗经验。对284例肝囊型包虫病合并胆道并发症及胆道相关并发症患者的临床资料进行对比分析。结论：①MRCP对肝囊型包虫合并胆道并发症的诊断具有准确率高和无创等优点，ERCP不仅对肝囊型包虫胆道并发症有确诊意义，而且又是一种有效的治疗方法；②缝合胆瘘、胆总管减压是治疗肝囊型包虫破入胆道的简单、安全、有效的方法；③术中经胆囊管探查减压可有效解决肝囊型包虫病术后残腔胆漏，且维系胆总管完整性，从而减少了T管相关并发症。

朱朝庚等[80]探讨肝胆管结石合并肝脓肿和胆管癌的诊断和治疗方法。回顾性分析14例肝胆管结石并肝脓肿和胆管癌的临床资料进行。结果显示，全组肝胆管结石并肝脓肿和胆管癌的发生率为0.58%(14/2 432)，术前确诊5例，另术中快速病检发现7例，术后病检发现2例。结论提示，有多年肝胆管结石病史患者合并肝脓肿时要考虑胆管癌的可能，早期诊断及早行肿瘤根治切除是提高疗效的关键。王向东等[81]探讨肝脏嗜酸性脓肿的病因、诊断与治疗。回顾10例经手术和病理学证实的肝脏嗜酸性脓肿的临床病理资料，分析其病因、影像学表现、病理学特点与治疗效果。结论提示，多种因素如寄生虫感染、肿瘤性疾病等均可导致肝脏嗜酸性脓肿；结合病史、影像学(如MRI、超声波检查、CT)、实验室检查，特别是术中冰冻活检对判断肿块性质、决定手术方式尤为重要，尤其是在疑有胃肠道肿瘤肝转移或肝脏恶性肿瘤时价值更大，手术切除治疗效果及预后均良好。

**(三) 其他肝良性肿瘤**

杨维良等[82]总结肝脏局灶结节性增生(FNH)的诊断和外科治疗经验。回顾性分析63例经手术病理证实的肝脏局灶性结节患者临床资料。结果显示，31～50岁者占79.4%，男女之比2.94∶1，89%无明显临床症状，肝功能正常者92.1%，AFP、CEA、CA19-9均为阴性，肝脏局灶性结节的病灶多为单发(95.2%)，肿瘤直径平均为4.5 cm。61例行CT动态扫描(96.8%)，增强后早期均匀明显强化，其中6例出现中央星状瘢痕，59例行MRI检查(93.7%)，早期明显增强、均匀，5例出现中央星状瘢痕$T_2$WI高信号。本组63例患者均行手术治疗，无手术死亡，无严重并发症。结论提示，FNH是一种肝脏良性病变，术前误诊率高达25.4%；提高对FNH认识，结合临床及各种影像检查的资料，可明显提高诊断率。

徐鹏举等[83]探讨FNH在MR DWI上的表现特征。同顾性分析24例26个FNH病灶临床资料，和36例39个小肝癌病灶进行对比，对两组病灶信号特点分布行Fisher确切概率法检验。结论提示，FNH在DWI上表现为等或略高信号，病灶ADC值和病灶与周围肝实质ADC值比高于HCC，应用ADC参数分析有助于FNH与HCC的鉴别。陈广礼等[84]探讨16层螺旋CT血管成像(CTA)在FNH影像学诊断中的应用价值。18例FNH患者均进行16层螺旋CTA检查。结果　18例患者共发现22个FNH病灶，动脉期明显强化，延迟期呈等或稍高密度，发现30支增粗供血动脉，34支引流静脉，22个病灶中12个发现中心瘢痕和纤维间隔，8个存在假包膜，15个具有占位效应。结论提示，16层螺旋CTA能充分显示FNH粗大供血动脉、引流静脉、中心瘢痕、网格状强化等特征性影像学表现，具有重要诊断价值。

余锋等[85]探讨肝脏血管平滑肌脂肪瘤的诊断方法和治疗原则。对169例肝脏血管平滑肌脂肪瘤患者的临床表现、诊断方法、治疗方法和随访资料进行回顾性分析，其中男女比例1∶2.7，年龄17～73岁，中位年龄45岁。169例患者中，96例(56.8%)肿瘤见于肝右叶，149例(88.2%)呈单发，术前确诊率为13.6%，119例(70.4%)术前误诊为原发性肝癌或肝海绵状血管瘤。MRI鉴别肿瘤良恶性的准确率高于CT。168例患者行手术切除，1例行经皮肝穿刺微波热凝术，1例术后肝创面出血，3例术后胸腔内大量积液，无围手术期死亡发生。所有患者术后病理学诊断均证实为肝脏血管平滑肌脂肪瘤，全组随访未见复发和转移。结论提示，MRI是诊断肝脏血管平滑肌脂肪病瘤的主要方法，治疗主要取决于肿瘤的大小、部位和生长速度等，肿瘤最大径>5 cm、有临床症状、肝肿瘤位于肝中叶或尾状叶及生长速度较快者，均应手术切除。

李培坤等[86]探讨肝脏罕见肿瘤的诊断和治疗方法。回顾性分析25例肝脏罕见肿瘤患者的临床病理资料，肝局灶性结节性增生6例，肝血管平滑肌瘤、肝门部神经鞘瘤、肝左叶动脉瘤、肝胆管囊腺瘤、肝错构瘤、肝胆管绒毛状腺瘤、肝弥漫性大B细胞淋巴瘤各1例，肝血管平滑肌脂肪瘤2例，肝原发间质瘤2例，肝母细胞瘤5例，肝胚胎性肉瘤3例；术前仅有3例(16.7%)检查和术后病理结果一致，术前诊断和术后病理符合5例(20%)，25例均行手术切除治疗，5例恶性肿瘤随访中3例术后复发行再次手术切除，术后随访无复发，另2例死亡，平均术后生存期4个月。结论提示，肝脏罕见肿瘤影像学诊断率低，手术切除是主要的治疗手段，对能切除的复发性肿瘤性病变应争取再次手术切除。

## 五、肝外伤

罗昆仑等[87]分析严重肝外伤的伤情特点，探讨不同手术方式的治疗效果。总结分析109例严重肝外伤临床资料，采用肝周纱布堵塞术5例，清创加缝合术

32 例,清创性肝切除术 59 例,规则性肝切除术 13 例。结果显示,109 例中治愈 92 例,病死 17 例,病死病例中包括Ⅲ级 5 例,Ⅳ级 9 例,Ⅴ级 3 例。结论提示,严重肝外伤以右肝严重损伤为主,多伴合并伤,根据不同伤情采取最适宜的手术方式是提高救治成功率的关键。

董志涛等[88]评价成人钝性肝损伤非手术治疗的效果。回顾性分析非手术治疗 96 例成人钝性肝损伤患者的临床资料,其中肝外伤Ⅰ级者 51 例(53.1%),Ⅱ级 30 例(31.3%),Ⅲ级 12 例(12.5%),Ⅳ级 3 例(3.1%)。结果提示,非手术治疗成功 87 例,成功率 90.6%,中转手术治疗 9 例,共发生并发症 15 例,经对症处理后均痊愈。结论提示,对钝性肝损伤施行非手术治疗是可行的;严格选择适应证、注意监测血流动力学、超声及 CT 等辅助检查,是提高成功率的关键。赵永昌等[89]探讨肝动脉栓塞术治疗外伤性肝破裂出血的临床疗效、关键技术及其并发症。回顾性分析经 B 超及 CT 证实的外伤性肝破裂出血患者 50 例,采用超选择插管至病变血管,用明胶海绵和(或)弹簧圈栓塞,术后观察止血效果。结果:9 例单纯用明胶海绵颗粒栓塞,41 例用明胶海绵颗粒+钢圈联合栓塞;47 例一次肝动脉栓塞后即成功止血,3 例于首次栓塞后 12～72 h 复发出血,行第二次肝动脉栓塞后有 2 例完全止血康复,1 例于第二次栓塞后 2 周并发肝脓肿和腹腔感染而死亡。存活 49 例随访 3 个月～3 年无复发出血。结论提示,肝动脉导管栓塞治疗外伤性肝破裂出血安全、有效。

武礼琴等[90]探讨损伤控制(damage control, DC)理念在救治严重肝脏创伤中的临床应用。回顾性分析采用损伤控制理念救治出现血流动力学不稳定、低体温、代谢性酸中毒和凝血障碍等情况的 20 例严重肝脏创伤(Ⅲ～Ⅵ级)患者的临床资料,总结出应用损伤控制理念救治严重肝创伤的适应证、并发症和死亡率。结果显示,20 例患者中痊愈 16 例(治愈率 80%),死亡 4 例(死亡率为 20%),术后共 10 例发生各种并发症(占 50%)。结论提示,对于严重肝脏创伤出现血流动力学不稳、低体温、代谢性酸中毒和凝血障碍等情况时,选择损伤控制策略为比较安全的救治方法,可有效地降低严重肝脏创伤的死亡率和并发症发生率。

(沈 锋 葛瑞良)

## 参考文献

1 郭凌燕,等. 中华实验外科杂志, 2011, 28(7): 1130

2 经小珍,等. 临床肝胆病杂志,2011,27(3): 295

3* 孙琳琳,等. 中华肝胆外科杂志, 2011, 17(4): 313

4 袁晟光,等. 重庆医学,2011,40(14): 1373

5* 朱晨芳,等. 外科理论与实践,2011,16(2): 176

6 王 燕,等. 临床肝胆病杂志,2011,27(2): 174

7 王 丰,等. 中国癌症杂志,2011,21(1): 12

8 郑纪虎,等. 中国肿瘤临床,2010,37(22): 1268

9 王 进,等. 肿瘤,2010,30(12): 1009

10* 脱 帅,等. 解放军医学杂志, 2010, 35(12): 1449

11 冯 刚,等. 肿瘤防治研究,2010,37(12): 1370

12* 孙力超,等. 肿瘤防治研究,2011,38(6): 609

13 刘利波,等. 胃肠病学和肝病学杂志,2011,20(4): 338

14 吴嘉兴,等. 中华肝胆外科杂志, 2011, 17(7): 543

15 缪小芬,等. 临床放射学杂志,2011,30(8): 1143

16 陈 刚,等. 中华肝胆外科杂志, 2010, 16(10): 734

17 廖雯俊,等. 中华肝胆外科杂志, 2011, 17(4): 292

18 蒋 鸥,等. 中国普外基础与临床杂志,2011,18(5): 528

19 梁 刚,等. 中国现代手术学杂志,2011,15(2): 86

20 穆振国,等. 中国现代普通外科进展,2010,13(7): 550

21 石 刚,等. 重庆医学,2011,40(2): 137

22 阳书华,等. 中国实用外科杂志, 2011, 31(4): 319

23 朱建平. 中国现代手术学杂志,2011,15(4): 249

24 尹 涛,等. 临床外科杂志,2011,19(7): 469

25 罗志强,等. 中国实用外科杂志, 2011, 31(6): 506

26* 王 东,等. 中华普通外科杂志, 2010, 25(10): 818

27 姚和祥,等. 中华肝胆外科杂志, 2011, 17(8): 624

28 张成武,等. 肝胆胰外科杂志,2011,23(2): 129

29 李志民,等. 中华肝胆外科杂志, 2010, 16(12): 900

30 柴天桥,等. 中国普外基础与临床杂志,2011,18(9): 952

31 陈 中,等. 中国普通外科杂志,2011,20(1): 20

32 李传云,等. 中华肝胆外科杂志, 2011, 17(5): 376

33* 朱晓峰，等. 中华肝胆外科杂志，2011，17(5)：372
34* 宋天强，等. 中华肝胆外科杂志，2011，17(7)：547
35 江 涛，等. 中国普通外科杂志，2011，20(7)：665
36 安东均，等. 中国普通外科杂志，2011，20(7)：784
37 田云鸿，等. 中国普通外科杂志，2011，20(1)：23
38* 乔 谦，等. 中华肝胆外科杂志，2011，17(3)：203
39 赵 炜，等. 中华肝胆外科杂志，2010，16(12)：903
40 毕新宇，等. 中华外科杂志，2010，48(20)：1539
41 邢谦哲，等. 中华肝胆外科杂志，2010，16(12)：918
42 周进学，等. 中国普通外科杂志，2011，20(2)：119
43 苏昭然，等. 肝胆外科杂志，2011，19(1)：20
44 刘义树，等. 肿瘤防治研究，2011，38(3)：305
45* 苗雄鹰，等. 中华肝胆外科杂志，2011，17(5)：367
46 吴力群，等. 中华外科杂志，2011，49(9)：784
47* 刘立国，等. 中华医学杂志，2010，90(46)：3251
48* 王 健，等. 中华肝胆外科杂志，2010，16(12)：906
49* 金 鑫，等. 中华医学杂志，2011，91(14)：950
50 翁志成，等. 中华放射学杂志，2011，45(3)：274
51 刘 曦，等. 中华肝脏病杂志，2010，18(12)：890
52 朱锦辉，等. 中华普通外科杂志，2011，26(4)：296
53 林征宇，等. 中华放射学杂志，2010，44(12)：1304
54 付 京，等. 吉林大学学报(医学版)，2011，37(4)：733
55 周泉波，等. 中华肝胆外科杂志，2011，17(3)：189
56 李嘉鑫，等. 中国普外基础与临床杂志，2011，18(2)：172
57 于 杰，等. 中华肝脏病杂志，2011，19(2)：106
58 杜俊东，等. 中华肝脏病杂志，2011，19(5)：352
59 王 能，等. 中华肝胆外科杂志，2011，17(3)：186
60 唐裕福，等. 中国普外基础与临床杂志，2010，17(12)：1294
61* 饶圣祥，等. 中华放射学杂志，2010，44(12)：1244
62 李业飞，等. 中国癌症杂志，2010，20(10)：775
63 马旭辉，等. 实用癌症杂志，2011，26(5)：498
64 李建旺，等. 实用癌症杂志，2011，26(5)：459
65 迟天毅，等. 中华医学杂志，2011，91(24)：1694
66 付芳芳，等. 临床放射学杂志，2011，30(2)：202
67 郑贤应，等. 临床放射学杂志，2011，30(4)：513
68 冯志强，等. 中国现代普通外科进展，2011，14(7)：513
69 张宗利，等. 中国现代普通外科进展，2011，14(4)：281
70 张正东，等. 中华肝胆外科杂志，2011，17(7)：550
71* 张宇华，等. 中华普通外科杂志，2011，26(1)：37
72 胡智明，等. 中华普通外科杂志，2011，26(2)：123
73 刘 驰，等. 中国普外基础与临床杂志，2011，18(9)：1001
74 罗昆仑，等. 中华普通外科杂志，2011，26(2)：120
75 徐力善，等. 肝胆胰外科杂志，2011，23(1)：66
76 李海涛，等. 中华医学杂志，2010，90(40)：2839
77 阿依甫汗·阿汗，等. 中华肝胆外科杂志，2011，17(3)：213
78* 赵艳萍，等. 中华放射学杂志，2011，45(1)：55
79 吐尔干艾力，等. 中华肝胆外科杂志，2011，17(2)：104
80 朱朝庚，等. 中国普通外科杂志，2011，20(7)：743
81 王向东，等. 四川大学学报(医学版)，2011，42(5)：733
82 杨维良，等. 中华普通外科杂志，2011，26(6)：452
83 徐鹏举，等. 中华放射学杂志，2011，45(8)：747
84 陈广礼，等. 临床放射学杂志，2010，29(11)：1491
85 余 锋，等. 中华外科杂志，2010，48(21)：1621
86 李培坤，等. 中华普通外科杂志，2010，25(12)：959
87 罗昆仑，等. 中华肝胆外科杂志，2010，16(10)：725
88 董志涛，等. 中国普通外科杂志，2011，20(7)：740
89 赵永昌，等. 临床放射学杂志，2011，30(7)：1043
90 武礼琴，等. 中华创伤杂志，2011，27(5)：392

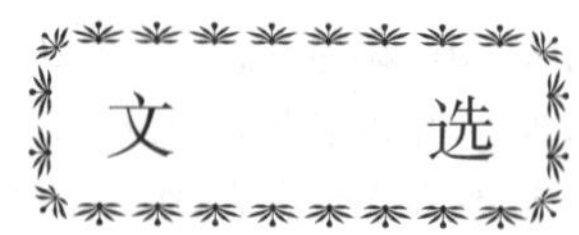

# 文　选

**脐带间充质干细胞旁分泌物质对暴发性肝衰竭大鼠肝功能及肝细胞增殖的影响**[中华肝胆外科科杂志，2011,17(4)：313]　孙琳琳等探讨人脐带间充质干细胞(UC-MSCs)旁分泌物质对实验性暴发性肝衰竭大鼠的治疗作用，研究其对大鼠肝功能及肝细胞增殖的影响。方法是体外分离培养人脐带间充质于细胞，流式细胞仪检测 UC-MSCs 的表面标志，制备含有 UC-MSCs 旁分泌物质的条件培养基(MSC-CM)，腹腔注射 D-氨基半乳糖制备暴发性肝衰竭大鼠模型。结果发现，MSC-CM 组及 PHGF 组大鼠治疗后 24 h ALT 及 TBIL 的含量均低于 NS 组，MSC-CM 组与 PHGF 组比较差异无统计学意义。大鼠治疗后 36 h 肝脏切片 PCNA 染色显示，MSC-CM 组和 PHGF 组 PCNA 肝细胞阳性数显著高于 NS 组，MSC-CM 组与 PHGF 组比较差异无统计学意义。生存分析显示，MSC-CM 组和 PHGF 组大鼠的生存率高于 NS 组，MSC-CM 组与 PHGF 组比较差异无统计学意义。结论认为，人脐带间充质干细胞的旁分泌物质可以刺激暴发性肝衰竭大鼠肝细胞增殖，改善暴发性肝衰竭大鼠的肝功能，为暴发性肝衰竭的治疗提供了一种新途径。

(高　璐)

**述评**　暴发性肝功能衰竭(FHF)为大面积肝细胞坏死所致，以进展迅速的肝性脑病及严重的肝功能损坏为特点，病死率极高。目前，生物人工肝及肝移植治疗是最有效的治疗手段，但病情的迅速进展及病程的不确定性限制了其应用。肝细胞移植治疗 FHF 也是一有效的手段，但由于其来源问题也限制了其应用。目前，间充质干细胞是众多研究者关注的热点，其旁分泌作用也受到了很大的关注。有学者曾收集骨髓间充质干细胞分泌的细胞因子治疗 FHF 大鼠，发现其可以促进肝细胞再生，提高肝衰大鼠的生存率。与 BM-MSCs 相比，脐带间充质干细胞(UC-MSCs)是更为原始的干细胞，而且取材更方便、免疫原性低，不受伦理、道德及法律方面的限制。UC-MSCs 分化能力强、扩增迅速、生物性能稳定，可替代 B M-MSCs 成为新的种子细胞。该研究通过收集 UC-MSCs 的旁分泌物质治疗暴发性肝衰竭大鼠，探讨其对 FHF 大鼠肝功能及肝细胞增殖的影响，预期可以为临床治疗 FHF 提供一种新的思路。

(卫立辛　高　璐)

**重组人生长激素对裸鼠肝癌移植瘤生长转移的实验研究**[外科理论与实践，2011,16(2)：176]　朱晨芳等研究重组人生长激素(rhGH)对裸鼠肝癌移植瘤生长和转移能力的影响及相关信号转导通路的变化。方法是通过 RNA 干扰技术抑制 MHCC-97H 肝癌细胞中胰岛素样生长因子-1 受体的表达。建立裸鼠皮下和原位肝癌移植模型，研究 IGF-1R 基因沉默前后，rhGH 对裸鼠肝癌移植瘤成瘤、生长和转移的影响，并用 Western 印迹法检测 PI-3K 信号转导通路中信号分子 AKT 的蛋白表达和磷酸化水平。结果表明，rhGH 在体内具有显著促进荷瘤裸鼠体重增加及移植瘤生长的作用；但并不促进肝癌的转移。IGF-1R 基因沉默后，rhGH 对裸鼠移植瘤的成瘤和促生长作用明显减弱。而 PI-3K 信号通路在 rhGH 促肝癌生长中发挥重要的介导作用。

(寇兴瑞)

**述评**　肝癌是一种高消耗性疾病，因此，肝癌病人多存在异常代谢旺盛、营养不良等情况。生长激素具有代谢调理和免疫调节作用，可改变肿瘤病人的异常代谢状态，增强机体抵抗力，从而达到改善其营养状况的目的。GH/IGF-1R 轴在 GH 功能的发挥中起了重要作用。该研究以免疫缺陷的裸鼠作为研究对象，通过构建 IGF-1R 基因稳定低表达的 MHCC-97H 肝癌细胞株，建立裸鼠肝癌移植瘤模型，观察 IGF-1R 基因沉默前、后 rhGH 对 MHCC-97H 肝癌细胞在裸鼠体内生长、侵袭、转移能力的影响及相关的信号分子的变化，探索 rhGH 对裸鼠肝癌生长转移的影响及其可能机制。近年来，许多学者试图通过代谢支持和代谢调理的手段来达到改变肿瘤病人异常代谢状态的目的，但 rhGH 应用于肿瘤病人的安全性一直有争议。该研究提示，rhGH 在体内具有显著促进荷瘤裸鼠体重增加及移植瘤生长的作用；但并不促进肝癌的转移 IGF-1R 基因沉默后。rhGH 对裸鼠移植瘤的成瘤和促生长作用明显减弱，而 PI-3K 信号通路在 rhGH 促肝癌生长中发挥重要的介导作用。

(卫立辛　寇兴瑞)

**树突细胞联合细胞因子诱导的杀伤细胞对原发性肝脏淋巴瘤生长和术后复发转移的抑制作用**[解放军医学杂志，2010,35(12),1449]　脱帅等探讨树突细胞(DC)与细胞因子诱导的杀伤细胞(CIK)共培养后产生的 DC-CIK 细胞对原发性肝恶性淋巴瘤生长和术后复发转移的抑制作用。作者通过制备健康人和原发性肝淋巴瘤患者来源的 DC 和 CIK 细胞，共培养后获得 DC-CIK 细胞。取上述原发性肝淋巴瘤患者的恶性淋巴瘤组织，采用外科原位移植技术建立人原发性肝恶性淋巴瘤裸鼠原位移植模型 HLBL-0102。另外，在此模型基础上，通过根治性切除术，建立术后肝淋巴瘤肝内复发转移裸鼠模型 HLBL-0701。将以上两种模型裸鼠按照以下干预措施分为 7 组，分别给予 CHOP 方案化疗、健康人 CIK 细胞输注、健康人 DC-CIK 细胞输注、肝淋巴瘤自体 CIK 细胞输注、肝淋巴瘤自体 DC-CIK 细胞输注、肝淋巴瘤自体 DC-CIK 输注联合 CHOP 方案化疗，以及生理盐水对照。CHOP 方案和生理盐水为 0.3 ml/(kg·d)，CIK 或 DC-CIK 细胞均以 $6\times10^7$/(kg·d)[约 0.3 ml(kg·d)]输注。连续干预 21 d，末次用药后 72 h，经心脏采血，测定乳酸脱氢酶(LDH)浓度。取死亡裸鼠，测量肿瘤体积，计算抑瘤率和肝内复发转移率。分析 DC-CIK 细胞治疗与化疗的协同作用。该研究表明，共培养 DC-CIK 细胞输注能抑制裸鼠原发性肝淋巴瘤生长和肝淋巴瘤根治切除术后的复发转移。肝淋巴瘤患者来源的自体 DC-CIK 细胞疗效优于健康人来源的细胞，DC-CIK 联合化疗的抑瘤效果更佳。

（李　蓉）

**述评**　原发性肝脏恶性淋巴瘤发病率占肝脏恶性肿瘤的 0.1%，与肝脏其他肿瘤相比，有关原发性肝脏恶性淋巴瘤的基础与临床研究明显滞后。该研究首次应用 4 种抗肿瘤效应细胞，即健康人的 CIK 和 DC-CIK 细胞，以及肝恶性淋巴瘤患者自体的 CIK 和 DC-CIK 细胞，发现 4 种免疫效应细胞均具有抑制肝淋巴瘤的生长及术后肝内复发转移的作用。该研究发现，共培养 DC-CIK 细胞较单用 CIK 细胞更能显著地抑制肝淋巴瘤生长和术后肿瘤复发转移。这为临床上应用 DC-CIK 细胞治疗原发性肝淋巴瘤提供了一种新的有效手段。该研究是对主动特异免疫治疗与过继免疫治疗相结合，探索有效治疗方法的尝试。

（卫立辛　李　蓉）

**肝癌干细胞抗体靶向治疗的实验**[肿瘤防治研究，2011，38(6)：609]　孙力超等研究抗人肝癌干细胞鼠单抗 15B7 的生物学特征、体内外功能，探讨靶向肝癌干细胞是否能够有效抑制肝癌移植瘤复发、自发性肺转移以及延长荷瘤小鼠的生存期。分别采用双色免疫荧光、双色流式细胞技术、皮下成瘤实验的方法，检测、鉴定 15B7 单克隆抗体能够识别肝癌干细胞(hepatoeellular carcinomacancer stem cells，HCC-CSC)。从人肝癌细胞系 BEL7402 中以流式细胞仪分选具有 CD133＋或 ESA＋表型的细胞。在此基础上采用 CCK-8 细胞增殖实验、侵袭实验、迁移实验等检测分析 15B7 单抗对 CD133＋表型的细胞增殖、侵袭、迁移的作用以及对细胞周期的影响。裸鼠体内治疗实验研究 15B7 单抗对 BEL7402 移植瘤生长的抑制作用。以 Western blot 方法鉴定该功能性单抗的抗原。该研究认为，15B7 单抗能明显抑制裸鼠体内人肝移植瘤的生长，为肝癌干细胞的靶向治疗提供有重要应用价值的候选抗体药物。

（张建伟）

**述评**　近年来研究认为，肿瘤干细胞是恶性肿瘤复发、转移的根源，它具有自我更新、复制的能力、不定向分化潜能、高致瘤性、表达特定的标志物、抵抗放化疗等特定的生物学特性。而现有的治疗手段常终导致肿瘤复发、转移和治疗失败。因此针对肿瘤干细胞的靶向治疗有望克服临床上现有这些治疗手段的缺陷，改善肿瘤患者的预后。该研究不仅确定了 15B7 单抗是抗肝癌干细胞的功能性单抗，从而为临床上提供了一个全新的治疗肿瘤复发转移的思路，作者有望还将继续通过分离获得相应的功能性分子靶标，为筛选靶向肝癌干细胞的其他药物奠定基础，最终可能为靶向肿瘤干细胞治疗肝癌及其复发、转移提供抗体靶向候选药物。

（卫立辛　张建伟）

**螺旋水刀在复杂肝脏切除手术中的应用**[中华普通外科杂志，2010，25(10)：818]　王东等探讨螺旋水刀在复杂肝脏切除手术中对肝脏组织分离的效果。回顾性分析 47 例患者使用螺旋水刀进行复杂肝脏切除手术的临床资料，观察术中出血量、手术时间、术后肝功能恢复及术后并发症等指标。结果显示，本组 47 例患者中肝脏巨大海绵状血管瘤 10 例，原发性肝癌 34 例，其他肝脏肿瘤 3 例，手术方式包括肝尾状叶切除 6 例，肝脏Ⅵ段＋Ⅶ段切除 19 例，肝中叶(Ⅳ＋Ⅴ＋Ⅷ段)切除 9 例，肝脏Ⅷ段切除 5 例，肝右三叶切除 8 例。手术时间(240±85) min，术中出血量(950±650) ml，输血在 400 ml 以上者 13 例，占 27.7%，术后肝功能在一周左右恢复接近正常，术后平均住院时间(12.5±4.7)d。术后并发症包括腹水 6 例，胸水 4 例，肺不张 2 例，肺部感染 4 例，无严重并发症及手术死亡发生。结论提示，螺旋水刀能提高肝脏手术的精准性，减少术中大出血危险和术后并发症发生，在复杂肝脏切除手术中值得推广应用。

（葛瑞良）

**述评**　肝脏手术过程中，螺旋水刀利用高压水流击碎肝组织而保留管道，可清晰显露实质内结构，在减少断面出血的同时，亦显著降低肝脏缺血性损伤的机会，与传统的指捏钳夹法断肝相比具有优势。与术前三维影像技术相结合，有助于实现肝脏肿瘤的精准切除。但手术时间明显延长，且我国肝癌患者常伴随肝硬化，应视硬化程度进行水压调节，压力较大时易将血管、胆管一并打断，需在实践中掌握。

（沈　锋　葛瑞良）

**原发性肝癌三种根治性方法疗效的多中心对比研究**[中华肝胆外科杂志，2011，17(5)：372]　朱晓峰等探讨肝切除、原位肝移植及射频消融三种疗法对原发性肝癌的治疗效果，以便为原发性肝癌的治疗选择恰当的方法。统计广州市三家医院近5年来采用射频消融、肝切除及原位肝移植治疗原发性肝癌患者1 198例，接受上述三种不同治疗方案的患者分别分为三组，Ⅰ组为小肝癌组，Ⅱ组为大肝癌无血管侵犯组，Ⅲ组为大肝癌并血管侵犯组，分别比较三组间1、2、3年治疗后生存率，3年肿瘤复发率；并对接受上述三种疗法各组患者肝功能Child-Pugh分级进行比较。结果显示，符合米兰标准的小肝癌患者行肝移植较肝切除3年生存率高($P<0.05$)，复发率低($P<0.05$)；射频消融者3年生存率及复发率均比肝切除好($P<0.05$)；射频消融的疗效及复发率与肝移植差异无统计学意义($P>0.05$)；但接受射频消融及肝切除者肝功能绝大部分为Child A级，而肝移植者大部分为B及C级($P<0.01$)。超出米兰标准的大肝癌进行肝移植、肝切除或射频消融效果差异无统计学意义($P>0.05$)，但肝移植的3年复发率偏低($P<0.05$)。结论提示，对于符合米兰标准的小肝癌患者，肝移植的中远期疗效优于肝切除；射频消融(3 cm以下肿瘤)疗效比肝切除好；射频消融的疗效及复发率与肝移植相当，但接受射频消融及肝切除者肝功能绝大部分为Child A级，而肝移植者大部分为B及C级。因而小肝癌合并肝功能不全者或衰竭者肝移植应为首选，超出米兰标准的大肝癌进行肝移植、肝切除或射频消融效果差别不大，但肝移植三年复发率偏低，在供肝短缺的情况下不主张首选肝移植。

(葛瑞良)

**述评**　长期以来手术切除一直肝癌的首选治疗方法，近年来局部消融治疗对小肝癌的疗效已接近手术，小肝癌合并肝功能不全者或衰竭者行肝移植治疗亦得到认可。该研究通过多中心验证，显示对于符合米兰标准的小肝癌，采用射频消融，损伤小并可反复多次进行，疗效比肝切除好。此类小肿瘤行肝移植的中远期疗效优于肝切除，3年生存率高，复发率低。小肝癌合并肝功能不全者或衰竭者肝移植应为首选。在国内供体短缺的现状下，对于伴肝硬化肝功能轻度不全的小肝癌，可先行手术切除或消融治疗，术后出现肝内复发或肝功能失代偿时，再行移植可能更加切实可行。

(沈　锋　葛瑞良)

**精准肝切除治疗原发性肝癌的安全性及有效性**［中华肝胆外科杂志，2011，17(7)：547］　宋天强等观察精准肝切除治疗原发性肝癌患者的安全性和有效性。方法，对86例原发性肝癌患者按频数匹配原则随机分为两组，常规对照组($n=44$)采用常规手术处理方法，精准组($n=42$)采用精准肝切除，术前进行强化CT进行肝血管重建或三维CT重建，并根据术前评估结果，在计算机辅助下进行手术方案的设计，确定合理的切肝平面，术中依靠CUSA刀和电刀断肝。观察比较两组手术失血量、术后肝功能、住院时间、并发症发生及预后等情况。结果显示，精准组与常规对照组相比，术中出血量少［(320±315) ml vs (613±526) ml；$P<0.001$］，术后肝功能恢复快(术后7 d ALT为82.7 U/L vs 321.7 U/L；$P<0.001$)，并发症发生率低(7.1% vs 20.5%；$P<0.001$)，住院时间缩短(12.3 d vs 18.6 d；$P<0.001$)。术后1年肿瘤复发率分别为26.2%(11/42)和38.6%(17/44)；术后1年生存率分别为78.6%(33/42)和65.9%(29/44)，两组预后比较差异有统计学意义($P=0.010$；$P=0.018$)。结论提示，肝切除患者在准确的术前评估后采用精准肝切除，手术打击较小，可以减少术后并发症与住院时间，加速患者的康复。

(葛瑞良)

**述评**　肝癌的手术切除受肝功能基础情况制约，有效控制出血及最大限度的保护残肝功能是安全手术的关键。近年来，在肝脏结构可视化与影像导航技术、计算机辅助手术规划基础上，精准肝切除取得了良好的效果。该方法实施过程中，有赖于术前精确的肝储备功能评估，术中精细的操作技巧。同时，作者术中应用的低中心静脉压、选择性肝血流阻断等措施是良好的借鉴。

(沈　锋　葛瑞良)

**肝脾联合切除治疗肝癌合并肝硬化脾功能亢进的Meta分析**［中华肝胆外科杂志，2011，17(3)：203］　乔谦等系统评价肝脾联合切除治疗肝癌伴肝硬化脾功能亢进的安全性和疗效。计算机检索Medline、Embase、Cochrane图书馆、中国生物医学文献数据库、万方数据库中的相关文献，所有检索均截止至2009年8月，由2名评价员筛选和提取资料，并用Minors量表进行质量评估，对符合纳入标准的研究采用RevMan5.0软件进行统计分析。共纳入5个非随机对照试验，患者总数476例(肝脾联合切除组232例，单纯肝癌切除组244例)。结果显示，肝脾联合切除组(HS组)与单纯肝癌切除组(H组)手术病死率和术后并发症发生率比较无统计学差异，*OR*值(95%CI)分别为0.57(95%CI：0.12～2.66，$P=0.47$)和0.93(95%CI：0.59～1.46，$P=0.75$)；与H组相比，HS组术后$CD4^+$ T细胞比例、$CD4^+$ T细胞/$CD8^+$ T细胞比值、白细胞和血小板计数均明显上升，其WMD值(95%CI)分别为7.90(7.01～8.79，$P<0.01$)、0.75(0.70～0.80，$P<0.01$)、5.47(5.13～5.82，$P<0.01$)、174.89(116.61～233.18，$P<0.01$)。术后$CD8^+$ T细胞下降，其WMD

值(95%CI)为$-7.66$($-8.53\sim-6.79$,$P<0.01$)。两组术后5年生存率的$OR$值(95%CI)为1.37(0.86~2.18,$P=0.18$)。结论提示,根据已有文献,肝脾联合切除术治疗肝癌伴肝硬化脾功能亢进未增加手术病死率及术后并发症发生率,且可显著提高患者术后白细胞和血小板计数,改善机体免疫功能,但目前证据未表明能提高术后5年生存率。

(葛瑞良)

**述评** 合并脾功能亢进时,肝硬化常较重,在切除肝癌的同时是否联合行脾切除术存在争议,手术的并发症、术后肝功能的恢复等都是问题的焦点。该文作者应用Meta分析,综合定量评价肝脾联合切除治疗HCC的疗效及预后,为HCC并肝硬化的治疗提供了参考。但该文纳入的研究均为非随机对照研究,因此结论尚需高质量、多中心大样本的RCT试验进一步证实。具体临床治疗中,合理的术前评估、适宜的治疗方案、妥善的围手术期处理仍是改善此类病人预后的关键。

(沈 锋 葛瑞良)

**不同肝癌分期方法对肝癌肝切除患者预后价值的比较研究**[中华肝胆外科杂志,2011,17(5):367] 苗雄鹰等比较CLIP评分、JIS评分、2001年中国肝癌分期对肝细胞癌肝切除术后患者预后的判断能力,探讨其在我国肝癌患者人群中的临床应用价值。回顾性分析2000年1月至2005年7月经手术切除的肝细胞癌病例的临床病理及随访资料,利用病例构成比、Kaplan-Meier生存曲线分别比较各种分期方法的病例分层能力、组间生存差异识别能力和对早期患者的鉴别能力,采用似然比卡方检验(LR $\chi^2$)和线性趋势卡方检验(line trend $\chi^2$)评估各分期系统的同质性、判别力和梯度单一性,利用COX比例风险模型计算不同分期对模型预后预测价值的贡献大小。结果显示,病例构成比:中国分期Ⅰa、Ⅰb、Ⅱa、Ⅱb、Ⅲa组病例分别占全部病例的14.3%、17.4%、21.9%、31.7%、14.7%,各期分布均匀、分层能力突出。CLIP评分中0~2分占全部病例数的81.6%,早期患者比例较大,分层能力不足。JIS评分中0分组仅有3.1%,提示病例分层能力不足。生存曲线比较:CLIP评分2分与3分间的生存率差异无统计学意义,JIS评分和中国分期各分组间生存率两两比较,差异均有统计学意义;JIS评分和中国分期对早期患者的鉴别能力较强,而CLIP评分对预后较差患者的识别能力较强。分期的同质性、单调性、梯度单一性比较:中国分期>CLIP评分>JIS评分;对模型预后预测价值的独立贡献大小比较:中国分期>CLIP评分>JIS评分。结论提示,在我国肝癌肝切除患者人群中,2001年肝癌中国分期的预后价值优于CLIP评分和JIS评分,CLIP评分对中晚期肝癌患者的识别能力优于JIS评分和中国分期。

(葛瑞良)

**述评** 近年来HCC分期方法较多,在欧美国家,BCLC分期和CLIP评分较常用,而在日本由于早期肝癌占比较大,JIS评分更被接受。针对我国HCC特点,2001年全国肝癌学术会议通过了新的中国肝癌分期。作者通过研究,发现JIS评分和中国分期对早期患者的鉴别能力较强,而CLIP评分对预后较差患者的识别能力较强。与CLIP评分评分和JIS评分相比,中国分期虽然略显复杂,但可根据影像学和实验室检查评分,资料更易获取,分期准确,可能更适合我国HCC患者预后的判断。该研究做了很好的工作,但如何使国际主流杂志认可中国分期,值得进一步思考。

(沈 锋 葛瑞良)

**符合米兰标准的早期肝癌患者肝切除术后生存分析**[中华医学杂志,2010,90(46):3251] 刘立国等总结符合米兰标准的肝癌患者肝切除术经验,探讨影响术后生存和复发生存的临床及病理因素。回顾性分析北京协和医院2003年4月至2009年6月期间收治的104例符合米兰标准并经手术切除的早期肝癌患者的临床及病理资料,应用Kaplan-Meier生存分析计算生存时间及无复发时间,应用Log-rank检验进行单因素分析,应用Cox比例风险模型进行多因素分析。结果显示,中位随访时间24个月,54例复发,1、3、5年累积无复发生存率分别为63.0%、32.6%和22.4%,复发组与无复发组之间临床病理参数差异无统计学意义,单因素及多因素分析均未提示与复发显著相关的因素($P>0.05$)。1、3、5年累积生存率分别为88.8%,68.1%和68.1%,单因素分析显示输血($P=0.000$)、累及肝被膜($P=0.000$)、术后介入治疗($P=0.049$)与生存显著相关;多因素分析则显示输血($P=0.001$)和累及肝被膜($P=0.000$)是影响生存的独立预后因素。结论提示,对于符合米兰标准且肝功能处于代偿期的早期肝癌患者,在治疗策略上可以将肝切除作为首选治疗方案。

(葛瑞良)

**述评** 如何减低肝细胞癌患者切除术后复发率一直是肝脏外科努力解决的问题,该文作者通过对104例符合米兰标准的早期肝癌患者临床资料的回顾性分析,归纳了其临床和病理特点,证明输血、累及肝被膜、术后介入治疗与生存显著相关。同时,在治疗策略上可以将肝切除作为首选治疗方案,而肝移植作为肝癌复发或肝功能失代偿的补救性治疗方式。但我国肝癌患者多发生于病毒性肝炎基础上,现多认为病毒活动与肿瘤关系密切，该研究如能将 HBV-DNA 统计在内，可能对肝癌的抗复发治疗提供更有说服力的证据。

(沈　锋　葛瑞良)

**应用克隆分析鉴别肝癌多中心发生与肝内转移**[中华肝胆外科杂志，2010，16(12)：906]　王健等探讨克隆分析对肝癌多中心发生(MO)与肝内转移(IM)的鉴别意义。用微卫星多态性技术检测多癌灶肝细胞癌的杂合性缺失(LOH)和微卫星不稳定性(MSI)，用 Southern Blot 法检测 HBV 整合位点，分析癌灶间的克隆来源，判断 MO 与 IM，并与临床病理和影像学分析结果进行比较。结果显示，对 35 例多发肝癌病人 79 个瘤结节与非癌组织进行 LOH 和 MSI 检测，5 例(14.3%)判断为 MO，29 例(82.9%)为 IM，1 例(2.9%)既存在 MO 又存在 IM 瘤灶。来自 34 例多发肝癌病人的 77 个瘤结节能够进行 HBV 整合位点分析，其中 6 例(17.6%)判断为 MO，27 例(79.4%)为 IM，1 例(2.9%)包含两种类型的瘤灶。两种方法所得分类结果具有显著的正相关关系($rs=0.909$，$P<0.001$)，但是它们与临床病理及影像学结果无明显相关性($rs=0.133$，$P=0.468$；$rs=0.262$，$P=0.155$)。另外，在克隆分析确定的 MO 与 IM 病人中，MO 组的复发时间明显晚于 IM 组($P=0.001$)。结论提示，使用微卫星多态性技术检测 LOH 和 MSI，用 Southern Blot 法检测 HBV 整合位点，进而推测多癌灶肝癌间的克隆系来源，有助于鉴别 MO 与 IM，从而指导临床治疗及预后评估。

(葛瑞良)

**述评**　原发性肝癌 MO 与 IM 在临床上经常难以区别，IM 预后较差，但现缺乏区别二者的金标准。应用分子生物学技术比较各癌灶的分子遗传学特征，进而推测克隆起源的异同，可区分 MO 与 IM，进而指导临床治疗，改善预后。该研究选择了杂合率较高的 7 条染色体上的 10 个微卫星标志物，并进一步分析 HBV 整合位点进行验证，可信度较高。进一步研究可以筛选差异明显的临床病理学因素，为临床区分肝癌 MO 与 IM 提供方便可靠的指标，为进一步的个体化治疗和预后奠定基础。

(沈　锋　葛瑞良)

**大肝癌 58 例患者经肝动脉插管化疗栓塞降期治疗体会**[中华医学杂志，2011，91(14)：950]　金鑫等研究大肝癌经肝动脉插管化疗栓塞降期治疗后，实施二期肝切除和肝脏移植手术的可行性。回顾性分析 2006 年 6 月至 2010 年 3 月 58 例首次诊断为切除困难的大肝癌患者(直径>5 cm)，实施肝动脉插管化疗栓塞降期治疗后，分别实施肝移植术(36 例)，二期肝切除(22 例)。利用 Kaplan-Meier 法和 COX 风险比例模型计算累积总体生存率、无瘤生存率和影响预后的因素。结果，58 例患者术后中位随访 22 个月，平均生存时间为(23.57±1.54)个月；肝移植组(36 例)1、2、3 年总体生存率(OS)、无瘤生存率(RFS)分别是 94%、84%、73%和 88%、75%、64%；肿瘤平均复发时间为(12.3±6.4)个月(3～23 个月)。其中 28 例患者降期至 Milan 标准，1、2、3 年总体生存率和无瘤生存率优于非降期组。肝切除组 1、2、3 年总体生存率、无瘤生存率分别为 100%、64%、52%和 72%、49%、49%，平均复发时间为(9.3±4.5)个月。经 TACE 肝移植组患者远期预后优于肝切除组(OS，$P=0.178$；RFS，$P=0.139$)。多因素分析只有病理肿瘤总直径≥7 cm($P=0.002$，$RR=6.578$)、微血管侵犯($P=0.001$，$RR=5.737$)、低分化($P=0.048$，$RR=4.335$)因素与肿瘤复发显著相关。结论提示，部分大肝癌经肝动脉栓塞化疗治疗降期后可以成功实施根治性肝切除和肝移植，并获得满意的远期预后。

(葛瑞良)

**述评**　对大肝癌患者临床上主要采用 TACE 等姑息性治疗措施，然而预后不尽如人意。反复的 TACE 必须考虑肿瘤的坏死程度和受损肝功能的平衡。合理选用 TACE 作为手术的桥接手段，可以控制肿瘤进展，减少术中癌细胞播散的概率。虽然该研究提示，经 TACE 肝移植组患者远期预后优于肝切除组，但是考虑到供体的缺乏，多数大肝癌患者经 TACE 降期后行肝切除术更为实际，如肿瘤复发或肝功能衰竭时，再考虑行抢救性肝移植。

(沈　锋　葛瑞良)

**原发性肝细胞癌射频消融治疗后 MR 动态随访研究**[中华放射学杂志，2010，44(12)：1244]　饶圣祥等探讨原发性肝细胞癌射频消融(RFA)治疗后的 MR 随访表现特征及规律。回顾性分析 2008 年 8 月至 12 月住院的 110 例原发性肝细胞癌患者 RFA 治疗后的 MR 资料，根据 MR 检查时间分为 3 组：消融后 48 h 内、1～6 个月、6 个月以上，采用卡方检验分析比较肝细胞癌 RFA 治疗后肿瘤 MR 表现的动态变化。结果显示，110 例短期(48 h 内)RFA 区域在 GRE-$T_1$WI 表现为高信号，快速自旋回波(TSE)-$T_2$WI 则呈低信号，增强扫描无强化。1～6 个月，GRE-$T_1$WI 示 RFA 区域信号呈不均匀下降，72 例呈高信号，4 例呈等低信号；>6 个月时，60 例呈高信号，17 例呈等低信号，此改变在 6 个月后与 48 h 内和 1～6 个月比较差异均有统计学意义($P$ 值均<0.015)。TSE-$T_2$WI 示 RFA 区域信号呈不均匀轻度增高，1～6 个月 65 例呈低信号，11 例呈等信号；>6 个月时，47 例呈等信号，30 例呈低信号，而此信号改变在 6 个月后与 48 h 内和 1～6 个月比较差异均有统计学意义($P<0.015$)。增强后早期RFA区域主要表现为环状强化伴或不伴异常灌注,而随着时间延长趋向无强化,1～6个月,37例无强化;>6个月,63例无强化,此改变在3组间差异均有统计学意义($P<0.015$)。6例肿瘤残留或局部进展,表现RFA区边缘结节,TSE-$T_2$WI抑脂像呈中等高信号,GRE-$T_1$WI呈低信号并伴有不同程度的强化。结论提示,原发性肝细胞癌RFA治疗后,动态MR随访能显示肿瘤完全坏死、肿瘤残留或局部进展及并发症的相关特征。

(葛瑞良)

**述评** RFA对于肝实质内小肝癌效果较好,可以达到根治目的,但受肝功能、影像、肿瘤的部位等影响,肿瘤残留、局部进展亦不可避免。临床上,应及时评价,必要时与其他治疗手段联合应用,以提高射频消融的治疗效果。该研究探讨RFA治疗后的MR随访表现特征及规律,提出术后肿瘤消融完全或残留的MR短期、长期表现特点。临床应结合术前影像资料、AFP水平、随访动态变化等做出判断,对于射频后残留肿瘤的合理治疗方法,仍需进一步前瞻性研究给出答案。

(沈 锋 葛瑞良)

**肝静脉阻断技术在近第二肝门巨大肝血管瘤切除术中的应用**[中华普通外科杂志,2011,26(1):37] 张宇华等评价肝静脉肝外阻断在近第二肝门肝脏巨大血管瘤切除术中的应用。回顾分析2003年1月至2009年12月施行19例近第二肝门肝脏巨大血管瘤切除术患者的临床资料,分为肝静脉阻断(HVE)组(9例)与下腔静脉阻断(IVE)组(10例),记录患者术中出血量、输血量、术后肝功能恢复情况和术后2 d平均腹腔引流量和并发症发生率等指标。结果显示,两组患者年龄、性别和瘤体大小的差异均无统计学意义,HVE组中未发生切肝前肝静脉分离过程中损伤,9例肝血管瘤均采用血管瘤体剥除术顺利切除,IVE组1例行右半肝切除;HVE组术中出血及输血量分别为(220±121) ml和(44±88) ml,明显少于IVE组(945±978) ml和(560±717) ml($P<0.05$);HVE组5例切除肝脏血管瘤过程中出现肝静脉损伤未发生大出血,而IVE组4例肝静脉损伤2例术中大出血;术后第1天丙氨酸转氨酶,术后第3天总胆红素HVE组均低于IVE组,术后2 d平均引流量HVE组明显少于IVE组,治疗总费用HVE组低于IVE组。结论提示,应用肝静脉阻断技术可以增加近第二肝门巨大血管瘤手术切除的安全性。

(葛瑞良)

**述评** 选择性肝静脉阻断技术具备了Pringle法与全肝血流阻断的优点,又克服了两者的缺点,理论上是一种更合理的肝血流阻断方法。作者在临床肝血管瘤切除中,应用肝静脉阻断技术的经验也有较大的参考价值。但在具体实施过程中,由于肿瘤的压迫,肝静脉走行往往发生改变,易损伤大出血,手术技术和安全保障条件是不同治疗者必须考虑的问题。所以临床上针对具体病例,仍需根据各术者不同的技术经验,以及不同的病变解剖状况才能确定合适的手术方法。

(沈 锋 葛瑞良)

**CT积分对肝囊型包虫病开腹手术方式选择及难度评估的价值**[中华放射学杂志,2011,45(1):55] 赵艳萍等探讨MSCT积分对肝囊型包虫病开腹手术方式选择及难度评估的价值。依据肝包虫囊肿CT征象,制定肝包虫囊肿CT积分系统,包括7个项目。回顾性分析2008年行开腹手术治疗的71例93个肝囊型包虫病灶,进行CT积分,根据积分分为3组,A组:0～5分,适宜行完全外囊剥除术;B组:6～10分,适宜行外囊切除术;C组:≥11分或只要1项单项积分为4分,行内囊摘除术。采用Spearman相关分析方法分析WHO囊型包虫分型与实际手术的相关性、CT积分预测手术方式与实际手术方式的相关性、囊肿血管积分和胆系积分与实际手术的相关性,不同胆系积分残腔并发症的发生率比较采用Fisher确切概率法和$\chi^2$检验。结果显示,CT积分0～5分39个病灶,6～10分45个病灶,≥11分9个病灶;其中30个行完全外囊剥除术,40个病灶行外囊切除术,23个囊肿行内囊摘除术。采用CT积分预测手术方式与实际手术方式的符合率为81.7%(76/93),可以较好的预测手术方式($P<0.01$)。血管积分、胆系积分与实际手术方式均有相关性($r$值分别为0.587和0.327,$P<0.01$);胆管积分不同,术后残腔并发症发生率不同,胆系积分非0组(积分1+2+3+4分)术后残腔并发症发生率30.3%(10/33),高于胆系积分为0组8.3%(5/60);胆系积分>1分组(2+3+4分)术后残腔并发症发生率(6/9)高于胆系积分1分组(4/24)的残腔发生率。结论提示,CT积分是一种简单易行,能较准确预测肝囊型包虫病开腹手术方式及难度的方法。

(葛瑞良)

**述评** 肝囊型包虫病目前尚无有效药物,手术切除囊肿仍是首选的治疗方法,手术方式的确定主要依赖术者经验。该研究在CT影像基础上结合临床,根据临床客观因素及其权重,结合影像资料制定评分标准,能较好的指导临床治疗。需要注意的是,包虫囊肿与胆管的关系比较复杂,术中囊肿旁胆管需注意保护,有时囊肿可与胆道想通,必要时可术中注射染料明确,避免发生术后残腔胆瘘。

(沈 锋 葛瑞良)

# 胆 道 外 科

**本年度共收集论文332篇，纳入一年回顾115篇，占34.6%；文选17篇，占5.1%。**

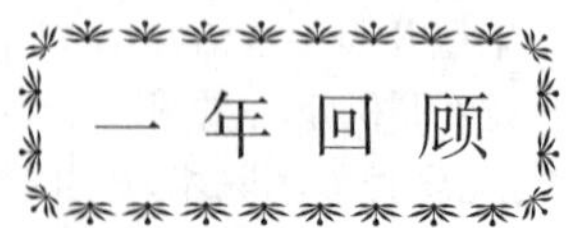

## 一、胆道疾病的影像学诊断

彭德红等[1]* 回顾性分析经手术病理证实的肝内胆管细胞癌32例螺旋CT动态扫描和临床表现特征。9例动脉期病灶周边呈花边样、环状强化，静脉期及延时期进一步强化，中心大片低密度坏死；近半数动脉期周边轻度强化，静脉期及延时期向心性强化，伴病灶内及周围胆管扩张。10例合并胆管结石，25例AFP检查为阴性，8例肿瘤CA19-9、CA125及CA242均有明显升高。郑贤应等[2]的报道显示，肿块型肝内胆管细胞癌54例中环状强化21例(38.9%)，片状强化24例(44.4%)，延迟强化39例(72.2%)，无明显强化1例(1.9%)；门静脉变窄或闭塞37例(68.5%)，门静脉癌栓15例(27.8%)；周围胆管扩张35例(62.5%)；子灶18例(32.1%)；胆道结石21例(37.5%)，合并同叶肝内胆管结石17例(30.4%)；肝叶萎缩20例(35.7%)；包膜皱缩38例(67.9%)；肝十二指肠和(或)腹膜后淋巴结肿大31例(55.4%)；胆囊炎36例(64.3%)。分析表明，环状或片状强化、延迟强化、门静脉狭窄/闭塞、包膜皱缩是肿块型肝内胆管细胞癌的主要CT特征性表现。俞世安等[3]采用胆道造影联合CT血管成像对7例肝门部胆管癌病人进行术前评估，结果显示，2例肝动脉受侵犯病人CT血管成像结果与手术探查一致；4例门静脉系统侵犯病人，3例一致；7例病人中6例Bismuth分型T分期术前评估结果与手术探查一致。4例经联合影像学检查评估可根治性切除的病人中有3例得到根治性切除，另1例因手术探查时发现肿瘤有腹膜转移而行内引流手术。3例影像学评估不能根治性切除的病人均未得到根治性切除。汪斌等[4]应用64排螺旋CT对295例梗阻性黄疸患者进行中上腹部的常规及增强扫描，同时行三维系重建成像，对胆道梗阻的原因进行定位和定性诊断，并与手术所见及术后病理进行比较。结果显示，181例胆总管结石患者，除3例阴性结石未显示外，其余178例术前均清晰显示结石所在，定位定性诊断准确率达98.34%。14例肝胆管结石症及3例急性胆源性胰腺炎患者均得到正确定位及定性诊断，诊断准确率达100%。87例胆管肿瘤或壶腹部肿瘤的定位诊断准确率达98.85%(86/87)，定性及定位诊断准确率达91.95%(81/87)。顾清华等[5]回顾性分析15例胆囊腺肌增生症的CT表现。CT术前正确诊断13例，其中显示罗-阿氏窦(Rokitansky-Ashoff sinus，RAS)9例；B超术前仅正确诊断2例。CT表现为胆囊壁弥漫性或局限性增厚，部分腔内、外面毛糙不整。增强扫描后动脉期病变区黏膜及部分黏膜下组织明显强化，门静脉期及延迟期强化逐渐向肌层及浆膜面扩展，呈明显均匀或不均匀强化；增厚胆囊壁内大小不等无强化的RAS及壁内微小结石，为胆囊腺肌增生症的特征性CT征象。

## 二、胆道系统结石

秦俭等[6]研究了解固醇12$\alpha$羟化酶(CYP8B1)基因单核苷酸多态性(SNP)与中国汉族人群胆囊结石病的关系。在5119bp测序长度中，共发现11个SNP，其中3个为新发现的SNP，而数据库中有12个SNP在本次研究没有检测到。SNPrs3732860的等位基因频率在病例-对照组之间分布差异有统计学意义，病例组A等位基因频率明显低于对照组($P=0.022$)，携带A等位基因者发生胆石病的危险低于携带G等位基因者($OR=1.465$，95%CI：1.055～2.034，$P=0.023$)。研究表明，CYP8B1基因SNPrs3732860和中国汉族人群胆囊结石形成有关，A等位基因可能对胆囊结石病有保护作用。彭戈等[7]在2003年10月至2004年5月对克拉玛依地区26万余人采用PPS抽样，对油区、市区及农区进行胆囊结石的筛查。结果显示，克拉玛依地区胆囊结石总体患病率为15.45%，高于我国胆囊结石患病率(7%～10%)，接近西方国家成人胆囊结石患病率(15%～20%)。油区、市区和农区胆囊结石患病率油区＞市区＞农区。其可能原因与本地区饮食结构和生活习惯有关：油区人员多以高脂肪、高胆固醇饮食为主；农区体力工作多，饮食以低脂低胆固醇饮食为主；市区介于两者之间。于强等[8]在临床工作中发现肝移植术后胆管铸型患者与某些肝内外胆管结石患者的表现相似，大都表现为高热，黄疸，肝功能异常等，而且胆管铸型与结石在外观上亦类似，故对之进行比较研究。研究表明，肝移植术后胆管铸型和肝胆管结石是不同的物质。在组成成分上，铸型中有血管和纤维，结石中则没有发现，但两者的主要成分均为胆红素。超微结构观察亦未见两者有明显差异。

李汉军等[9]、刘仁胜等[10]分别报告Mirizzi综合征的诊治体会。他们认为该病术前较难，李汉军等报告26例，术前确诊14例；刘仁胜等报告43例，术前确诊17例。诊断均按照Csendes分型，并根据分型选择术式，均获得良好预后。他们认为，结合MRCP和ERCP可以提高Mirizzi综合征术前诊断率，依据Csendes分型选择不同的手术处理方式可降低术后并发症，取得良好的治疗效果。韩非等[11]*、王金龙[12]回顾性分析肝内胆管结石的临床资料。该病的诊断方式以B型超声、MRCP及CT为主要手段。手术主要有开腹胆管探查、肝叶切除、肝胆管狭窄切开成形胆肠吻合、腹腔镜胆管探查等，根据病理类型的不同采取个体化治疗。手术的主要目的应达到：尽可能取尽结石；清除病灶；纠正胆管的病变；建立通畅的胆汁引流；为手术后的辅助治疗创造条件。钟水新等[13]回顾性分析53例肝内胆管结石合并胆管狭窄患者，其治疗均采用高位胆管切开＋肝左外叶切除联合取石＋胆肠内引流术，术中使用纤维胆道镜取石42例，术后使用胆道镜取石11例治疗效果优良49例，优良率为92.5%。徐智等[14]回顾性分析肝内胆管结石符合做留置皮下通道的病例156例，手术采用保留Oddi括约肌功能、肝门部胆管切开成形、狭窄纠正、病变肝组织切除和留置皮下通道的方式。所有患者均成功手术，无围手术期死亡，手术并发症发生率为35.9%(56/156)。146例获得随访，随访率94.8%，中位随访时间为7年，随访发现胆管炎发作者占13.0%(19/146)，再发结石者占21.9%(32/146)，新发现胆管狭窄者占8.2%(12/146)，另外，利用皮下通道切开胆道置管引流、取石或狭窄支撑35例，占24.0%(34/146)。袁通立等[15]报道胆管残余和复发结石再手术128例体会。残余和或复发结石位于肝外胆管68例，肝内胆管48例，肝内、外胆管12例。采取的手术方式有残株胆囊切除、肝部分切除、胆总管切开取石、狭窄胆管切开整形胆管空肠吻合、单独或联合胆管空肠吻合术等。术后痊愈出院124例，自动出院2例，死亡2例。术后出现并发症18例(14.1%)，均经保守治疗痊愈。10例患者(10/117，8.5%)术后再次复发胆管结石，其中6例再次手术治愈。

应用纤维胆道镜并其他技术治疗胆道难取性结石及术后残余结石效果良好。罗惠林等[16]*报道119例胆道术后残留结石经微爆破碎石和胆道镜取石术下全部完成碎石取石。单次手术时间为(70.23±45.34)。碎石成功率为100%，其中一次碎石115例，两次碎石4例。一次取尽结石84例，两次取尽结石31例，三次取尽结石4例。碎石过程中25例胆道出血，出血率为21.01%。其中19例为黏膜出血，颜色为淡洗肉水样；6例出现胆道出血并伴血凝块，经用稀释后的去甲肾上腺素液冲洗通过纤维胆道镜取出血凝块。11例术中呕吐，发生率9.24%。1例术后发生败血症，发生率为0.84%。纤维胆道镜下联合体内冲击波碎石治疗肝内外胆管结石术后残余结石安全易行，疗效确切，结石取净率95.1%～100%[17~19]，无胆道大出血、胆漏、急性胰腺炎等并发症的发生。刘强等[20]报道内镜下钬激光碎石治疗胆总管结石23例，其中腹腔镜结合胆道镜手术8例，开腹胆总管切开取石12例，经T管窦道硬质输尿管镜下钬激光碎石治疗胆道残余结石3例。23例均获成功，无胆道损伤、胆漏；其中1例腹腔镜结合胆道镜行胆总管探查者因胆总管下段结石嵌顿、胆管黏膜水肿严重致视野不清仅行T管引流，二期经T管窦道钬激光碎石，余病例均获得一次性结石清除，2例术后胆道少量出血未行特殊处理自愈，随访3～6月无残留结石。

范吉利等[21]、王舟翀等[22]、梅卫国等[23]报道胆总管下段嵌顿性结石的治疗体会，所采用的方法为：胆道镜探查并指导术中取石钳取石；胆道镜下网篮或活检钳取石；胆道镜联合钬激光碎石取石，以及经十二指肠Oddi括约肌切开取石。手术均成功，未出现大出血、胆漏、胰漏、肠漏等严重并发症。术后胆道造影无结石残留，胆总管下段通畅。范吉利等[21]认为，对该类病人以胆道镜探查，明视下或指导术中取石钳(网篮或活检钳)取石较为常用，且简便、安全。刘加升等[24]采用改良胆总管十二指肠吻合术治疗复发性胆总管结石8例，效果良好。其手术方法：胆总管十二指肠吻合口尽量做大、做低。然后用双7号丝线在幽门上1 cm处将胃环扎，阻断食物进入十二指肠。将距屈氏

50 cm处空肠与胃大弯(最低位置)作袢式侧侧吻合(吻合口长4 cm),并在胃空肠吻合口下20 cm处作空肠侧侧吻合(吻合口长5 cm)。由于食物不再通过十二指肠,克服了食物进入胆管的问题,故而不易发生胆道感染。作者认为,该手术方法具有时间短、效果佳、安全、术后并发症少等优点,尤其适用于病情重、年老体弱、有多次腹腔手术史或腹腔内广泛粘连的患者。朱克祥等[25]对经内窥镜逆行胰胆管造影(ERCP)明确诊断胆道探查取石术后胆总管结石复发同时合并有壶腹周围憩室的31例患者均采取胆总管远端关闭,胆总管空肠Roux-en-Y吻合术,术后均治愈出院。术后随访5年,患者胆总管结石无再次复发,表明该术式疗效确切。对憩室伴有胆管结石者,理想的手术方式应为胆道探查取石同时合并憩室切除术。但作者认为,该方法不仅复杂,且常有胆漏、胰漏、十二指肠漏的危险,仅适用于极少数患者。若选择单纯的胆道探查取石,因为没有解决憩室合并胆总管结石形成的原因,故术后胆总管结石的复发率很高,以致患者需反复多次再手术,亦不宜采用。邹浩等[26]回顾性分析胆囊结石合并胆总管结石病例153例的病历资料。行腹腔镜胆囊切除+胆道探查(LC+LCBDE)45例,腹腔镜胆囊切除+经胆囊管胆道探查(LC+LTCBDE)50例,腹腔镜胆囊切除+十二指肠乳头切开取石(LC+EST)58例,无手术死亡,LC+LTCBDE组在术后住院时间、住院费用优于其他两组($P<0.05$),LC+EST组术中出血量低于其他两组($P<0.05$),术后并发症、结石残余和复发等方面3组差异无统计学意义($P>0.05$)。3种治疗方式各有优势,故应针对不同病例,合理选择之。张力峰等[27]*采用内窥镜十二指肠乳头括约肌切开(EST)治疗胆总管结石326例,结石排出301例(92.3%)。术后发生并发症20例(6.13%),其中急性胰腺炎10例(3.07%),术后出血7例(2.14%),急性胆管炎4例(1.22%),十二指肠穿孔1例(0.09%),病死1例。随访病人195例,随访时间6个月至10年。发生反流性胆管炎20例(10.25%),结石复发18例(9.23%)。

李宇等[28]报道术中胆道镜诊断术前未能发现的胆总管下段肿瘤4例,其中3例术前诊断为胆总管下段结石。由于术中采用胆道镜探查,发现并诊断了胆总管下段肿瘤,及时采取了胰十二指肠切除术治疗。认为对术前未能发现的与继发性胆总管结石同时存在的胆总管下段肿瘤,或对一些原因不明的胆总管下段梗阻的病例,可在术中应用胆道镜探查,以免漏诊。

## 三、胆道梗阻、狭窄及胆道感染

李华等[29]建立大鼠胆道梗阻及再通模型,检测血清ALT、AST、GGT、TBIL、IBIL水平;检测肝组织丙二醛(MDA)的含量;光镜观察肝组织病理学改变;采用RT-PCR及Western blot方法检测尿苷二磷酸葡萄糖醛酸基转移酶1A1(UGT1A1)基因及蛋白的表达。结果显示,胆道梗阻后,血清中ALT、AST、GGT、TBIL、IBIL水平及肝组织MDA含量明显升高;肝细胞水肿,炎细胞浸润,胆管上皮及结缔组织增生,假小叶逐渐形成;肝组织UGT1A1基因及蛋白的表达明显下降。胆道梗阻14 d再通后以上变化逐渐恢复,再通7 d后已接近正常。胆道梗阻28 d再通后以上变化恢复速度明显变慢,再通7 d后与对照组相比,仍有显著差异。研究认为,随着胆道梗阻时间的延长,肝组织UGT1A1的表达明显下降;胆道再通后,UGT1A1的表达恢复缓慢。这可能是大鼠梗阻性黄疸术后肝内胆汁淤积发生的主要机制之一。陈振勇等[30]观察脾脏在梗阻性黄疸中对肠黏膜屏障的作用。将50只Wistar大鼠随机分组,梗黄组开腹结扎胆总管;梗黄+脾切除组,同时切除脾脏。术后7 d观察内毒素水平的变化,用乳果糖/甘露醇(L/M)比值检测肠黏膜通透性;采用免疫组织化学、Western印迹检测末端回肠紧密连接蛋白闭锁小带-1(ZO-1)、闭锁蛋白的表达,并利用图像分析系统对Western印迹图像进行定量分析。结果表明,梗黄后肠黏膜通透性增加,肠黏膜屏障受损。同时切除脾脏,肠紧密连接蛋白成分的数量和分布改变,肠黏膜屏障的损害减轻。

徐旭东等[31]根据年龄将338例梗阻性黄疸患者分为老年组(年龄≥60岁)和非老年组(年龄<60岁),检测2组患者常规ERCP后6、24和48 h血淀粉酶(AMY)和肝功能的变化,对2组患者造影成功率、诊断准确率及并发症发生率进行分析。除老年组ERCP诊断准确率(98.5%,192/195)明显高于非老年组(84.6%,110/130)外,其他方面均无明显差异。2组患者ERCP后均无死亡病例。从而表明,ERCP对老年梗阻性黄疸患者是一种安全、有效、准确的诊断方法。刘孟刚等[32]回顾性分析291例65岁以上胆道梗阻患者的临床资料。良性病变195例,恶性病变96例。合并心血管疾病151例,呼吸系统疾病27例,糖尿病29例严重前列腺增生3例。加强围手术期处理,并根据不同的病情采取相应的措施,如先安置临时心脏起搏器;先行PTCD减黄,改善营养状况和肝功能;控制血糖;先行膀胱造瘘术等。术中术后亦予以密切观察治疗。治愈率为98.3%,并发症发生率为21.6%,病死率为1.7%。

陈志良等[33]*对有绝对或相对手术禁忌证的恶性梗阻性黄疸病人行经内镜胆道支架置入术。51例病人中,置入金属支架31例,置入塑料支架15例,2例单纯置入鼻胆管引流。其中黄疸指数下降48例，总胆红素从(279.6±143.7) μmol/L一周后下降到(125.7±78.3) μmol/L)($P<0.01$)。出现急性胰腺炎3例，高胰淀粉酶血症9例，贲门撕裂伴大出血1例，胆绞痛1例，并发症发生率27.4%；支架通畅时间119 d；置入支架组随访39例，3个月、6个月生存率为91%和74%。刘勇等[34]对内镜下塑料支架引流术(ERBD)和金属支架引流术(EMBE)治疗恶性梗阻性黄疸进行对比观察。ERBD组17例患者中14例发生支架堵塞和移位(82.35%)，支架平均引流时间为(71.2±40.6)d。EMBE组34例患者中3例支架堵塞(8.82%)，支架平均引流时间为(189.6±59.8)d。结果表明，EMBE具有较低的再堵塞率和较长的引流时间(两组比较差异显著)，对于晚期无法手术的胆道梗阻患者，是一种安全、微创、有效的姑息性治疗手段。林美举等[35]采用内镜下胆道金属支架置入联合鼻胆管引流治疗恶性梗阻性黄疸患者17例。行ERCP操作22例次，一次置管成功21例次，操作成功率95.45%。术后1周黄疸明显减退，肝功能改善，生活质量提高。术后2例鼻胆管引出血性胆汁、6例胆汁引流不畅，经对症处理恢复正常。2例术后发生高淀粉酶血症，无出血、穿孔、急性胰腺炎、胆管炎发生。

陈中等[36]回顾性分析36例胆道恶性梗阻需行胆肠吻合术患者的临床资料，其中行改良Roux-en-Y胆肠吻合术21例(改良组)，同期行经典Roux-en-Y胆肠吻合术15例(经典组)。改良Roux-en-Y胆肠吻合术在传统袢式吻合的基础上作了两项改进：(1)不切断空肠，输入袢和输出袢之间行侧侧吻合；(2)近段输入袢空肠结扎，阻断肠内容物进入肠道。结果显示，改良组术中胆肠吻合时间、术后住院时间及肠功能恢复时间明显缩短，返流性胆管炎发生率显著减少，差异有统计学意义($P<0.05$)，两组术后减黄效果均明显，但组间比较无明显差异($P>0.05$)。刘文艺[37]分析82例梗阻性黄疸患者术后出现肾功能衰竭7例，发生率为8.54%，年龄、术前肝功能、手术时间、出血量、术前有无胆道感染，是梗阻性黄疸术后出现急性肾功能衰竭的重要影响因素。李加起等[38]回顾性分析43例单纯胆总管下段狭窄患者资料。43例中，12例行内窥镜下括约肌切开术(EST)，9例手术行Oddi括约肌切开成形术，5例行胰十二指肠切除术，8例行胆总管空肠Roux-en-Y吻合术，5例行胆总管十二指肠吻合术，4例胆道探查扩张后T管引流。未行根治的37例患者有6例于术后5～9个月出现占位性病变，5例再次行胰十二指肠切除术。故认为对单纯胆总管下段狭窄患者临床上应慎重处理。

尹大龙等[39]采用多中心、前瞻性、随机、对照、非盲平行研究，选择中国13家医院普外科2009年3～12月间急性胆道感染患者319例，随机入组后在外科治疗的同时给予莫西沙星400 mg，1次/天静脉点滴为A组；B组采用头孢哌酮/舒巴坦(2.0 g 2次/天静脉点滴)联合甲硝唑(250 ml 1次/天静脉点滴)作为阳性对照，比较两组对急性胆道感染治疗的临床有效性和细菌学疗效，同时观察治疗期间的不良事件。结果，在A组入选的159例患者中有138例进入疗效评价，B组有160例患者入选，其中144例进入评价，两组基线情况相似。A组疗程(7.6±2.6) d，治疗总有效率尾86.2%，B组疗程(8±3) d，治疗有效率为84.7%，差异无统计学意义($P=0.7192$)。两组从血液或胆汁中分别分离出55株和61株细菌，主要分离菌为大肠埃希菌、肺炎克雷伯杆菌和肠球菌，清除率分别为85.4%和82.0%，两组差异无统计学意义($\chi^2=0.2568$，$P=0.6123$)。两组用药期间均无严重不良事件发生，依从性良好。研究认为，大肠埃希菌、肺炎克雷伯杆菌和肠球菌是肠道感染主要致病菌。莫西沙星单药可安全有效治疗急性胆道感染，疗效不亚于头孢哌酮/舒巴坦＋甲硝唑联合治疗。赵昕等[40]回顾性分析307例胆道术后患者资料，按诊断标准和排除标准将其分为脓毒症组与非脓毒症组并加以比较。研究认为，糖尿病、胆肠吻合术是胆道术后发生脓毒症的相关危险因素，对这类患者应尽可能避免长期滞留ICU或留置深静脉导管并采取预防尿毒症的措施，一旦发生脓毒症应及时清除或引流感染灶，并针对性应用抗菌药物治疗；胆道术后脓毒症患者预后良好。

## 四、胆道系统肿瘤

### (一) 胆囊癌

何小伟等[41]* 将人胆囊癌细胞GBC-SD裸小鼠脾脏、足垫注射建立脾-脾静脉-肝转移模型、足垫-腹股沟淋巴结转移模型，转移灶中筛选血行途径和淋巴途径转移的亚群细胞。在形态学、遗传背景、细胞增殖、迁移、侵袭、黏附方面，比较淋巴转移、血行转移亚群细胞与亲代细胞的差异。研究结果显示，所构建的胆囊癌经不同转移途径的高转移细胞亚群包括淋巴转移亚群、血行转移亚群，连同亲代胆囊癌细胞GBC-SD，有同样的遗传背景，是胆囊癌的转移机制研究的理想细胞体系。上皮-间皮化形态改变在胆囊癌血行转移中具有重要意义，而胆囊癌淋巴途径转移更依赖瘤细胞更强的黏附能力。

刘栋才等[42]* 收集1996年至2006年收治的108例胆囊腺癌、46例癌旁组织、15例腺瘤性息肉和35例慢性胆囊炎患者手术切除标本常规制作的石蜡包埋切片。应用EnVision免疫组化法检测其中Eph基因家族A7(EphA7)和异黏蛋白(MTDH)水平并分析其临床意义。结果显示,胆囊腺癌 EphA7 和 MTDH 表达阳性率明显高于癌旁组织、腺瘤性息肉组织和慢性胆囊炎组织(均 $P<0.01$);EphA7 和(或)MTDH 表达阳性的良性病例的胆囊上皮均呈中至重度不典型增生。高分化、肿块最大径<2 cm、无淋巴结转移、未侵犯周围组织的病例 EphA7 和 MTDH 表达阳性率明显低于低分化、肿块最大径≥2 cm、淋巴结转移和侵犯周围组织的病例,均有统计学差异;EphA7 和 MTDH 在胆囊腺癌中表达水平呈高度一致性($P<0.01$)。经 Kaplan-Meier 生存分析发现 EphA7 和 MTDH 表达阳性病例术后生存期明显低于阴性表达病例;Cox 多变量回归分析显示 EphA7 和(或)MTDH 阳性表达是反映胆囊腺癌预后不良的一个重要指标。温德才等[43]采用免疫组化 SP 法检测 61 例胆囊癌组织中乙酰肝素酶及 CD34 的表达,分析其与胆囊癌临床病理参数及微血管密度的相关性。结果显示,有淋巴结转移和 TNM 分期Ⅲ-Ⅴ期者胆囊癌组织中乙酰肝素酶阳性表达率明显高于无淋巴结转移和Ⅰ-Ⅱ期者($P<0.01$)。表明胆囊癌组织中乙酰肝素酶呈高表达,且与胆囊癌转移及临床分期有关;乙酰肝素酶能促进胆囊癌的转移及血管生成。

武峤等[44]* 回顾性分析 197 例原发性胆囊癌的临床病理资料。胆囊癌的诊断主要依赖于临床表现及影像学检查,76.6%(151/197)的患者接受了手术治疗。统计学分析表明 Nevin 分期和手术方式是影响预后的独立因素;Nevin Ⅰ、Ⅱ期胆囊癌单纯胆囊切除术组与胆囊癌根治术组生存差异无统计学意义,Ⅲ-Ⅴ期胆囊癌根治术组患者预后优于单纯胆囊切除术组,但二者均优于仅行剖腹探查组。段伟宏等[45]* 将 91 例 Nevin Ⅳ期胆囊癌患者分为胆囊底体部癌和胆囊颈部癌,分别施行扩大清扫术、常规清扫术及姑息手术,并对中位生存期、淋巴结转移率、R0 切除率等指标进行比较。结果显示,扩大清扫术组中位生存期(月)明显高于常规手术组合姑息手术组,胆囊底体部癌的中位生存期分别为(27.1±2.4)、(10.7±2.2)、(4.7±2.2)个月,胆囊颈部癌的中位生存期分别为(8.5±2.1)、(6.7±1.9)、(3.1±1.1)个月;胆囊底体部癌和颈部癌的 R0 切除率不同,胆囊底体部癌的扩大清扫术和常规手术 R0 切除率分别为 16/18(88%)和 7/12(58%),胆囊颈部癌的扩大清扫术和常规清扫术 R0 切除术分别为 6/16(38%)和 3/13(23%)。研究提示,Nevin Ⅳ期胆囊底体部癌扩大清扫术的中位生存期、R0 切除率等均高于胆囊颈部癌。邱应和等[46]回顾分析 181 例进展期胆囊癌病例。胆囊癌的总体中位生存时间为 6 个月,其中胆囊癌根治切除组(R0)为 19.5 个月,与 R1 切除组、R2 切除组、姑息手术组间差异有显著意义($P<0.01$);对 Nevin 不同病理分期手术 R0 发现,Nevin Ⅱ、Ⅲ、Ⅳ、Ⅴ期 R0 切除率分别为 95.5%、62.2%、14.1%及 4.7%,各组间比较均具有显著差异($P<0.01$);Cox 多因素分析显示肿瘤的 Nevin 病理分期、总胆红素、CA-199 和治疗方法与胆囊癌的预后显著相关。胡智明等[47]报道 113 例胆囊癌患者中 103 例获随访,患者平均生存时间(19.6±18.4)个月,1、3、5 年生存率分别为 55.0%、25.0%、8.0%;根治性切除组患者 1、3、5 年生存率分别为 81.0%、42.0%、19.0%,与姑息手术组、剖腹探查组比较差异有统计学意义($P<0.05$);其中扩大根治术生存(16.2±3.7)个月,明显长于姑息性切除术者的(9.2±1.1)个月($P<0.05$)。Cox 多因素分析显示,肿瘤的浸润程度、淋巴结转移、远处转移和治疗方法与胆囊癌的预后独立相关。王越等[48]报道 96 例胆囊癌的总体 5 年生存率为 6.32%,胆囊癌根治切除组的 1、3、5 年生存率分别为 78.36%、48.54%和 23.87%,与姑息手术组、剖腹探查组、非手术组间的差异有统计学意义;Cox 多因素分析表明手术方式和肿瘤浸润深度与胆囊癌的预后显著相关,其中手术方式为保护性因素。耿诚等[49]报道原发性胆囊癌 143 例中 86 例行手术治疗,行非手术治疗以及放弃治疗者 57 例。获得随访 123 例(86%),美国癌症联合委员会(AJCC)标准Ⅰ期与Ⅱ期患者预后远好于Ⅲ期与Ⅳ期患者。多因素分析显示:是否存在梗阻性黄疸症状,肿瘤 AJCC 分期及治疗方式与胆囊癌预后显著相关。陈宗静等[50]报道Ⅳ-Ⅴ期胆囊癌患者(30 例)的 5 年生存率为 3.3%;对于Ⅲ-Ⅴ期患者,采用根治术和扩大根治术对胆囊癌患者远期生存率的影响无统计学意义,故早期发现和治疗是影响胆囊癌患者预后最关键的因素。4 例Ⅰ-Ⅱ期胆囊癌患者的生存时间均>5 年。孙勇等[51]结合 AJCC 第七版 TNM 分期及 Nevin 分期,将 Tis、T1、T2 期规定为早期胆囊癌,不考虑淋巴结转移情况,分析 42 例早期胆囊癌资料。$T_{is}$、$T_{1a}$期 6 例行胆囊切除术,术后 5 年生存率 100%。$T_{1b}$期根治组行肝脏楔形切除,5 年生存率为 71.4%,而单纯胆囊切除术组生存率为 55.6%,差异无统计学意义($P>0.05$),可能与样本较少有关(共 15 例)。$T_2$ 期采用肝叶切除+局部淋巴结清扫,效果优于未根治组($P<0.05$)。胆汁漏出亦是腹腔种植转移的重要危险因素,应引起注意。徐庆祥等[52]分析 17 例中晚期胆囊癌资料,认为通过术前多种影像学资料相互印证,可以诊断中晚期胆囊癌并对分期做出判断,但是不能避免误诊;手术治疗之要点在于手术范围的确定,特别是淋巴结彻底清扫的程度。该组 13a 淋巴结阳性率 35.3%,8 淋巴结阳性率 23.5%,说明为了尽量保证肿瘤无残留,必要时可适当扩大手术范围,从

而提高治疗效果。

**(二) 胆管癌**

魏洪亮等[53]采用免疫组化法检测44例肝门部胆管癌、7例胆管炎病变组织中Hedgehog信号通路核心蛋白Sonic hedgehog(Shh)和Patched(Ptch)的表达，分析Shh、Ptch与肝门部胆管癌临床病理特征及根治术后复发的关系。结果显示，肝门部胆管癌Shh和Ptch阳性表达强度明显高于胆管炎病变组织；Shh和Ptch表达与肝门部胆管癌侵袭性呈正相关；Shh和Ptch表达与肝门部胆管癌根治术后早期复发呈正相关；单因素生存分析显示Shh和Ptch高表达组肝门部胆管癌根治术后复发时间更短($P<0.01$)；多因素回归分析显示Shh和Ptch表达是影响肝门部胆管癌根治术后复发的独立因素。

陈东等[54]*分析肝门部胆管癌切除术中血管切除重建17例，其中男性10例，女性7例，年龄30～72岁，平均53岁。病程4～30 d，平均(21±8)d。门静脉部分切除端端吻合6例，门静脉壁楔形切除、缝合修补3例，肝动脉结扎切除1例，肝动脉切除端端吻合2例，门静脉动脉化1例，1例同时行门静脉壁楔形切除＋肝动脉结扎切除，2例同时行门静脉部分切除端端吻合＋肝动脉部分切除端端吻合，1例同时行门静脉部分切除端端吻合＋肝右动脉、胃十二指肠动脉端端吻合。结果住院死亡4例，3例为术后出现肾功能不全后继发多器官功能衰竭，1例死于感染性休克。未死亡的13例患者中，6例恢复过程顺利，无并发症；7例发生并发症：3例胆瘘，1例呼吸衰竭，1例因U管阻塞发生胆管炎，1例腹腔内感染、门静脉血栓形成，1例远期门静脉狭窄、肝脓肿。中位生存期18个月，4例至今尚存活。研究认为，肝门部胆管癌切除联合血管切除重建有利于提高切除率，但术后风险仍高，术后应警惕并发症的发生；肝动脉切除重建可能有利于降低术后风险。

目前肝门部胆管癌的治疗方法仍以根治性切除为主，因其是提高疗效和改善预后的有效手段。近一年文献资料表明，根治性手术、姑息性手术、内引流术及外引流术的中位生存期分别为29～35.4个月[55～58]、12.6～16个月[55～58]、10.5个月[58]及8.3个月[58]。根治性手术的1年生存率为70.0%～88.8%[56～61]，3年生存率为28.0%～55.6%[56][58～61]，5年生存率为2.6%～44.4%[56][5～62]。姑息性手术的1年生存率为45.0%～72.7%[56][58,59]，3年生存率为4.2%～22.2%[56][58,59]，5年生存率为0～11.1%[56][58,59]。严德辉等[58]认为，对无法切除的肝门部胆管癌以支撑T管加盆式吻合内引流为首选，尽量避免外引流。骆明德等[61]对12例BismuthⅢ型和Ⅳ型肝门部胆管癌患者施行包括部分肝脏、受侵门静脉和肝动脉在内的整块切除，术后病理证实9例(75%)获根治性切除，3例(25%)为姑息性切除。术后发生胆漏、肝功能不全和肺部感染各一例，无严重并发症和手术死亡。訾志远等[63]对肝门部胆管癌患者施行手术时采用了两种不同的胆-肠吻合方法。25例患者切除后采用了将空肠袢断端前壁与胆管残端开口上方肝脏断面缝合的新胆管空肠吻合方法，19例患者采用了传统的胆-肠吻合方式，新的吻合方式较传统吻合方式可明显减低胆瘘的发生。杨星奎等[64]报道肝门部胆管癌根治性切除并发症9例，发生率为32.1%(9/28)，姑息性切除并发症3例，发生率为16.7%(3/18)，术后并发症有腹腔活动性出血、膈下脓肿、应激性溃疡、肺部感染、胆瘘、肝肾综合征，其中肝肾综合征于术后5 d死亡，病死率为1.3%(1/79)，腹腔出血经再手术治愈，其余并发症经保守治疗治愈。

蔡云峰等[65]比较可切除的肝门部胆管癌术前行PTBD(35例)和ERCP(23例)减黄患者的临床资料。结果显示，PTBD组的操作成功率100%，ERCP组为87%($P=0.057$)；PTBD组2例出现胆道出血，ERCP组出现十二指肠穿孔1例，十二指肠乳头出血2例，急性胰腺炎4例。ERCP组胆道感染的发生率高于PTCD组(43% vs 17%，$P=0.028$)；两组均能于开腹手术前达到有效减黄，但ERCP组需时长于PTBD组(7周 vs 4.5周，$P=0.035$)，且更换引流物次数更多(2.5次 vs 1.2次，$P=0.029$)。ERCP组8例(34.8%)需转为PTBD处理，其胆道感染的发生率为75.0%，平均需要进行4次更换引流物，术前平均引流时间为8周。PTBD组2例(5.7%)因胆汁引流量大(超过2 000 ml/d)转为ERCP内支架引流。王俊等[66]回顾性分析肝内外胆管结石合并胆管癌54例的临床资料。全组肝内外胆管结石合并胆管癌者为5.45%；术前诊断率为83.3%。54例均行手术治疗，其中根治性切除率38.9%；病理诊断为腺癌；45例患者(占总数的83.3%)术后平均随访24个月，行根治性手术病例平均存活21个月，行姑息性引流手术病例平均存活8.5个月，仅行探查手术病例存活平均3.5个月。冯志强等[67]对5例BismuthⅣ型肝门部胆管癌合并胆总管远端狭窄行胆道置入金属支架联合γ刀治疗，先行B超下左侧肝内胆管穿刺置管，再行右侧肝内胆管置管引流(PTCD)，置入3枚胆道支架解除梗阻。黄疸消退后行体部γ刀治疗。结果5例患者术后生存期分别为10、13、14、17、24个月，其中3例仍存活，中位生存期15个月，无手术并发症发生。作者认为，胆道支架置入联合γ刀治疗是复杂型肝门部胆管癌的一种安全有效的治疗方法，对于不能手术的局部晚期病例可提高局控率和生存率。高道键等[68]对24例肝门部胆管恶性梗阻患者采取内镜下同期双侧金属支架置入,完成随访21例,平均随访时间39个月。技术成功率100%,平均耗时(36.2±13.9) min,引流有效率为95.45%(21/22)。ERCP后发生胆管炎2例,无胰腺炎、消化道出血、穿孔及ERCP相关性死亡病例。7例患者随访内支架失效,其中4例患者再次置入塑料支架,1例行PTCD后症状缓解,其余2例行保守治疗。支架中位通畅期为253 d,Bismuth Ⅱ、Ⅲ、Ⅳ型间通畅期差异无统计学意义;中位生存期为229 d,Bismuth Ⅱ、Ⅲ、Ⅳ型间生存期差异无统计学意义。

肝内胆管细胞癌的发生较肝外胆管癌少,且预后差。胡少辉等[69]报道术前诊断率72.7%(16/22);根治性切除中位生存期28个月(13～46个月),1、3年生存期48%和16%;姑息性切除中位生存期7.6个月(8～12个月),1、3年生存期13%和0。祈付珍等[70]报道56例胆管细胞癌,其中合并胆管结石17例。术前诊断率75%(42/56)。根治性切除率51.79%(29/56),姑息性切除率35.71%(20/56),探查活检术10.71%(6/56)。根治性切除1、3、5年生存率分别为80.83%、36.11%、12.90%;姑息性切除1、3、5年生存率分别为38.77%、0、0;两组比较差异有显著性($P<0.05$)。淋巴结阴性组28例,1、3、5年生存率分别为72.26%、33.68%、14.03%;淋巴结阳性组19例,1、3、5年生存率分别为51.05%、7.29%、0,两组相比差异有显著性($P<0.05$)。而肿瘤生长部位及是否合并肝内外胆管结石对生存无影响。王燕等[71]对14例经病理确诊的肝内胆管细胞癌患者(19个结节)行B超引导下经皮热消融(微波或射频消融)治疗。18个结节完全消融(94.7%),1个(5.3%)消融不全。14例无一发生于消融相关的死亡,仅出现1例门静脉血栓。生存1年、1～5年、5年以上的患者分别为10例(71.4%)、2例(14.3%)、2例(14.3%)。刘源等[72]回顾性分析17例肝内胆管囊腺瘤患者的临床资料。其主要临床表现为上腹部不适或疼痛。2例曾误诊为肝囊肿行开窗引流术。6例CA19-9升高,1例甲胎蛋白轻度升高,癌胚抗原水平均正常。7例术前影像学检查确诊。均行根治性肝切除手术。病理结果显示肝内胆管囊腺瘤14例,胆管囊腺瘤恶变3例。术后随访8～60个月无复发。作者认为,肝内胆管囊腺瘤术前确诊较难,易恶变,根治性肝切除术疗效满意。

## 五、胆管先天性畸形

毛永忠等[73]采用免疫组化和实时荧光定量PCR方法对小儿胆道畸形肝组织中的Notch信号通路Notch配体Jag1、Jag2和受体Notch1-4进行研究,探讨其在小儿胆道畸形发生中的作用。结果显示,Jag1在胆道闭锁增生胆管表达明显增强,胆道闭锁组及胆总管扩张组Jag1 mRNA的表达明显高于对照组(正常肝组织)($P<0.01$);Jag2在各组门管区表达为阴性,其mRNA的表达在三组间差异无统计学意义($P>0.05$)。Notch1、Notch2在对照组及胆总管扩张组主要表达于肝细胞和成熟胆管细胞,胆道闭锁组胆管细胞无阳性表达。Notch3在胆道闭锁汇管区新生血管、基质中有较为明显的表达。荧光定量PCR显示:Notch1、Notch2 mRNA的表达在三组间差异无统计学意义($P>0.05$),胆道闭锁组Notch3 mRNA的表达高于对照组($P<0.01$)。Notch4表达为阴性。研究表明,胆道闭锁肝脏组织Notch配体、受体表达异常,增生胆管细胞Jag1的过表达及Notch受体表达缺陷可能参与了胆道闭锁的病理过程。赵瑞等[74]收集7例胆道闭锁及非肝脏病变患儿外周血2 ml,CD2磁珠分离T淋巴细胞,以BSP法对ITGAL基因启动子区甲基化状态进行检测,Real-time PCR法对ITGAL基因mRNA表达情况进行检测;同时收集7例胆道闭锁及10例胆总管囊肿患儿肝门淋巴结,CD2磁珠分离T淋巴细胞,以BSP法和Real-time PCR法分别对ITGAL基因启动子区甲基化状态及mRNA表达情况进行检测。5-azaC处理Jurkat细胞分析ITGAL基因启动子区低甲基化对该基因表达的影响。结果显示,胆道闭锁肝门淋巴结中T淋巴细胞存在ITGAL基因启动子区低甲基化改变,同时ITGAL基因高表达,提示甲基化异常是胆道闭锁中T淋巴细胞功能异常的潜在原因。已有研究表明,神经细胞特异性烯醇化酶(NSE)具有良好的表达神经节细胞功能;蛋白基因产物S-100蛋白具有良好的表达神经星形胶质细胞功能。徐伟立等[75]*应用免疫组化方法观察比较先天性胆管扩张症(CBD)胆道和中晚期终止妊娠胎儿胆道不同部位神经丛中NES和S-100的免疫表达结果、分布特点,探讨CBD发病与肠神经发育的关系。结果表明,胆道远端神经节细胞和神经纤维的发育和分布受限于CBD发病关系密切,与其囊肿大小呈负相关;NSE与S-100表达在CBD发病中协同互补,可为CBD术中囊肿切除范围的正确判断提供理论依据。王会等[76]随机选取经手术和病理活检的12例胆道闭锁和8例婴儿肝炎综合征、2例胆总管扩张症的男性肝脏组织石蜡切片中,采用荧光原位杂交染色体计数探针,标记细胞中的X、Y染色体,计数细胞核中2条X染色体的母体细胞,探讨胆道闭锁与母源性微嵌合体的相关性。结果在12例胆道闭锁肝脏组织切片中均可发现母体细胞,在10例对照组肝脏组织切片中也可发现母体细胞;在肝脏组织切片中的30个可读视野中,母体细胞

的数量分别是 11±2.59 和 1.8±1.69($P<0.01$),差异有显著统计学意义。研究提示,母源性微嵌合体可能与胆道闭锁的发病机制相关。李颀等[77]回顾分析产前诊断10例先天性胆管扩张症患儿,产前囊肿均随孕周逐渐增大。产后5例患儿曾经出现黄疸,4例曾经出现白便。4例超声提示囊肿增大明显,6例ALT升高。均行手术治疗,手术年龄27天至2岁,9例接受腹腔镜胆总管囊肿切除、肝管空肠Roux-en-Y吻合术,1例接受开腹手术。术中造影见全部发生胆总管远端梗阻。5例患儿术中及术后病理可见肝硬化、肝脏损伤表现。全部10例患儿术后恢复好。作者认为,产前诊断的先天性胆管扩张症可能是由于胆总管远端梗阻,造成胆管扩张形成。产前诊断先天性胆管扩张症的患儿,应密切观察,发现黄疸白便表现ALT和AST升高明显、超声提示囊肿短期增大明显应尽快手术治疗。张金山等[78]对62例胆道闭锁患儿在Kasai术中收集从肝门流出的胆汁,以25例胆总管囊肿患儿术中收集的胆汁作为对照组,分析胆道闭锁术中胆汁成分变化与预后的关系。结果表明,胆道闭锁术中胆汁成分与预后有明显的关系,胆汁中胆汁酸较高、总胆红素较高的患儿术后3个月黄疸消退较好;胆汁中胆汁酸较高、ALT较低的患儿术后1年存活情况较好。胆汁胆汁酸和ALT浓度可作为评价胆道闭锁短期和中期预后的可靠指标。张金山等[79]用固相pH梯度双向凝胶电泳分离胆道闭锁(21例)和正常肝脏组织(12例)总蛋白,获得了背景清晰、分辨率和重复性较好的双向凝胶电泳图谱,蛋白质匹配达80%以上。胆道闭锁和正常组比较发现表达量变化达2倍以上的蛋白点有33个,表达量变化达4倍以上者8个。胆道闭锁预后较好者和预后不好者比较发现表达量变化达4倍以上的蛋白点有22个,表达量变化达5倍以上者18个。质谱鉴定其中15个点,其中7个点鉴定成功,分别是Viperin、SARM1、GPC3、APC、THUM2、MIA3和KIAA0649。

宋再等[80]用根据具有地域代表性的四家儿童医院确定的胆道闭锁诊疗方案,2007年1月开始对胆道闭锁进行诊断及治疗。收集2004年1月至2006年12月四家医院经确诊为胆道闭锁并进行根治手术的病例作为对照组;2007年1月至2009年12月病例作为观察组。符合诊断标准498例,实施Kasai术456例,其中对照组184例,手术168例;观察组314例,手术288例。二组首次就诊年龄无明显差异,使用标准化诊断方案后平均手术年龄由(74±31)d下降为(64±24)d,$P<0.05$;观察组术后3个月、6个月及1年退黄率(53.9%、56.9%、58.0%)较对照组(38.9%、39.9%、43.4%)明显提高($P<0.05$);其术后胆管炎发生率亦显著降低(31.8% vs 47.8%,$P<0.05$);对照组2年自体生存率39.3%,观察组56.1%($P<0.05$)。黄磊等[81]*对35例胆道闭锁患儿的临床资料应用二项分类logistic回归分析方法作回顾性分析。结果显示,胆道闭锁患儿术后近期胆管炎发生与术后胆汁引流效果、术后辅以激素治疗及术中预留胆支长度有显著相关性,而与患儿性别、手术年龄、术前总胆红素及肝功能、手术前后辅以熊去氧胆酸和苯巴比妥利胆退黄治疗、术中设置防反流瓣及术后抗感染力度等因素无关。沈文俊等[82]*回顾性分析Ⅲ型胆道闭锁Kasai术后281例临床资料。根据治疗方案分为一般治疗A组与术后大剂量激素和抗生素治疗B组。结果显示,胆道闭锁Kasai术后早期急性胆管炎是影响术后生存的危险因素;术后大剂量应用激素和抗生素疗法明显降低早期急性胆管炎,提高术后2年生存率(54.0% vs 40.0%,$P<0.05$)。侯文英等[83]在腹腔镜下胆道造影或探查术确诊Ⅲ型胆道闭锁82例,行微小切口肝门空肠Roux-en-Y吻合术。手术切口长度平均4.2 cm(4~4.5 cm)。开腹手术操作时间平均71.8 min(55~90 min);平均出血量8.3 ml(5~20 ml),无术中输血者。均未放置腹腔引流。术后24~48 h拔除胃管,48~72 h进食。无围手术期死亡病例。术后第2天消化道出血1例,术后切口裂开2例。82例随访6~18个月,平均10.5月,术后4周获得胆汁引流率(直接胆红素降至正常水平或较术前下降超过60%)占69.5%(57/82),术后胆管炎发作3次以上占29.3%(24/82)。吕志葆等[84]*分析小儿先天性胆管扩张症行囊肿切除、肝管空肠Roux-en-Y吻合术中的12例再手术患儿的临床资料及再手术方法。12例中首次开放性手术10例,腹腔镜手术2例;其中多次手术2例。出现并发症于肝管空肠Roux-en-Y吻合术后2~50个月,术后并发症包括吻合口狭窄伴结石5例,囊肿残留伴结石2例,肝总管囊性扩张伴结石1例,左肝管扩张伴结石1例,胰管囊性扩张1例,胰腺假囊肿形成1例;肝支肠管内疝形成1例。再手术在出现相关并发症后4 d至63个月,平均13.7个月。再手术方式包括肝支吻合口狭窄段完全切除、肝支重建术5例,残余囊肿切除术2例,扩张肝管切除、肝支重建1例,肝管切开取石、肝管成形术1例,胰管空肠Roux-en-Y吻合术1例,胰腺假囊肿外引流术1例,肠管造瘘术1例。住院天数8~69 d,平均17.8 d。12例患儿随访无胆管狭窄及结石等并发症发生,肝功能短期内恢复正常。所有患儿短期内体重明显增加,学习、生活与同龄儿逐渐相仿。作者认为,反复胆道感染继发结石或吻合口狭窄引起黄疸者,残余囊肿形成以及其他并发症影响患儿生活质量是再手术的主要原因。病因不同,所采取

手术方式不同,囊肿切除、肝(胰)管小肠 Roux-en-Y 吻合术是再手术的基本术式;首次手术时注意探查胆道,切除囊肿彻底,注重吻合技术,可减少并发症的发生。

张国伟等[85]回顾性分析近 10 余年来共收治的 78 例成人先天性胆总管患者的临床资料。78 例患者中,接受手术治疗 74 例,术式包括:①囊肿完整切除、肝总管空肠端侧吻合 52 例;②囊肿大部分切除、肝总管空肠端侧吻合 9 例;③胰十二指肠切除术 2 例(其中 1 例为胆总管下端囊肿癌变);④11 例癌变患者 1 例行胰十二指肠切除术,7 例行胆管癌根治术,3 例行姑息性外引流术;⑤1 例患者因合并胆总管囊肿破裂出血并胆汁性腹膜炎而行单纯外引流术。随访率 73.0%(54/74),随访 2 个月至 7 年,平均 39 个月,良性患者情况良好。癌变患者中,1 例行胰十二指肠切除术患者失访,7 例行胆管癌根治术患者 5 例得到随访,生存期 2～5 年,中位生存时间 2.3 年,3 例行姑息性手术患者生存期 2～16 个月,中位生存时间 7.8 个月。刘源等[86]分析 48 例先天性胆总管囊肿术后远期并发症,包括胆管结石形成 31 例,反流性胆管炎 25 例,吻合口狭窄 16 例,囊肿癌变 3 例。手术治疗方式以囊肿彻底切除、肝总管空肠 Roux-en-Y 吻合术为主,其他有胆肠吻合口切除再吻合术、胆道探查取石术、囊肿切除加胰十二指肠切除术等。胡志坚等[87]报道胆总管再次手术患者 11 例,其中Ⅰ型 9 例,Ⅳa 型 1 例,Ⅳb 型 1 例;既往一次手术者 9 例,两次手术者 2 例;就诊时症状,右上腹痛 8 例,发热 4 例,黄疸 2 例;就诊原因,胆总管结石伴胆管炎 5 例,胆总管下端良性狭窄 3 例,残余胆囊 1 例,胆瘘 1 例,单纯性胆管炎 1 例。11 例患者均行胆肠吻合术后痊愈出院,无死亡病例,随访中无明显并发症。

## 六、胆道疾病手术及并发症

倪平志等[88]报道胆总管一期缝合手术患者 137 例,所有患者手术均成功。13 例(9.5%)患者术后出现胆漏,均未作特殊处理,于术后 3 周内好转出院。113 例(82.5%)患者获得随访 2～54 个月,无一例患者出现胆管残石、胆总管结石复发和胆管狭窄。作者认为胆总管一期缝合术的手术适应证为:①患者年龄<65 岁;②术前无胆管炎表现;③既往及术前无合并肝内胆管结石;④比较孤立的胆总管结石,数量不超过 3 枚,包括胆总管探查阴性情况;⑤胆总管下端通畅;⑥患者全身及营养状况良好。王俊等[89]比较胆总管探查后胆总管置胆道内支架引流并一期缝合(A 组 61 例)与常规胆总管切开探查放置 T 管(B 组 58 例)术后拔管时间和住院时间。结果显示,A 组 61 例手术均获成功,拔除内支架时间为术后第 7 天,术后住院时间为 9～12 d,平均 10 d;B 组 59 例手术均获成功,拔除 T 管时间为术后第 17 天,术后住院时间为 20～23 d,平均 22 d。两组均未发生严重并发症。该文认为,胆总管探查后胆总管置胆道内支架引流并一期缝合是安全可行的。

荣万水等[90]报道国内 11 所医院于 2009 年 10 月始进行了为期 8 个月胆囊结石术后不良反应的随访调查,调查患者 10 449 例,其中胆囊切除术 6 750 例,内镜微创保胆取石术 3 699 例。保胆手术组除有 9.76% 胆囊结石复发外,其余并发症和不良反应(胆道功能障碍、肝外胆管损伤、胆汁漏、术后肠梗阻、肝外胆管结石、结肠癌、术后腹泻、返流性胃炎、返流性食道炎)发生率均显著低于胆囊切除术组。结果提示,内镜微创保胆取石术后不良反应发生率及复发率低,是一种安全、有效的治疗方法。宋小怡等[91]对 32 例胆囊结石和 13 例胆囊息肉,术前经 B 超或磁共振确诊,采用腹腔镜联合胆道镜行保胆手术,均手术顺利。其中 3 例术后第 2 天引流管有少量胆汁流出,经保守治疗好转出院。故认为腹腔镜联合胆道镜行保胆手术是安全有效的微创手术方式。

医源性胆管损伤是肝胆外科手术严重并发症之一,每年均有不少病例的报道。周勇等[92]报道 64 例患者中发生于开腹胆道手术 41 例,腹腔镜胆囊切除术 16 例,其他手术 7 例。4 例损伤较轻,术后出现胆汁瘘,行鼻胆管引流术;5 例首次术中发现行损伤处 T 管引流术;55 例行胆管空肠 Roux-en-Y 吻合术。1 例死亡,2 例吻合口狭窄再次手术,1 例术后支架管脱落后吻合口狭窄再次手术,63 例痊愈。作者认为,术中发现胆管较小损伤(<3mm)慎用单纯缝合修补,应积极实施 T 管引流。术中发现胆管横断,术后数天发现胆管损伤或重建术失败者,胆肠 Roux-en-Y 吻合术为首选术式。胆肠吻合应慎用环型吻合器。王彦铭等[93]对该类患者采取的手术方式有:腹腔引流、胆管修补并 T 管支撑引流、胆总管端端吻合并 T 管支撑引流、胆管空肠 Roux-en-Y 吻合及胆总管十二指肠吻合等。文章认为,医源性胆管损伤以胆囊切除术多见,多发生于胆囊三角区。早发现早诊断的有效措施是术中常规手术视野敷白纱布,疑有胆管损伤时即行胆管造影、胆总管探查;常规手术区低位置引流管,术后 1 周严密观察腹腔引流液性状及量、胆汁性腹膜炎体征、巩膜皮肤黄染情况,B 超动态监测胆管直径及腹腔游离液体;术后 2 周常规 T 型管造影或 ERCP 等。李昱骥等[94]对术中及术后确诊的 12 例胆管横断性损伤及 2 例腹腔镜胆囊切除术(LC)远期胆管瘢痕性狭窄行胆管空肠 Roux-en-Y 吻合术。2 例时间较短(<6 个月)效果难以评估。12 例无胆道感染及胆管炎等吻合口狭窄表

现。1例LC术后5 d黄疸行开腹手术发现2枚钛夹夹闭胆总管，拆除钛夹行胆总管T管引流术。1例小切口胆囊切除术术后胆漏，内镜下鼻胆管引流术4周后痊愈。陈祖兵等[95]回顾性分析胆囊切除术后胆道损伤病人的临床资料和Strasberg分型。按胆道损伤Strasberg分型标准，20例中A型（胆漏）7例，非手术治疗有效，恢复良好；D型（肝外胆管外侧壁损伤）4例，均为术中发现，行胆管修补，随访良好；E（胆道狭窄）1型1例，术后外引流，3个月后择期行胆肠吻合术，随访良好；E2型2例，术中发现，行胆肠吻合术，随访良好；E3型3例，其中1例术中行肝胆管空肠吻合术，随访良好，另2例3个月后择期行胆肠吻合术，1例恢复不良；E4型3例，均择期行胆肠吻合，1例恢复不良。卢华东等[96]、王辉等[97]、杨成林[98]认为，胆管修补术或胆管端端吻合术中，放置T管支撑引流有助于减少术后胆漏和狭窄。损伤胆管对端吻合时采用5～0无损伤可吸收缝线缝合，亦可获得良好的治疗效果[99]。胆管空肠Roux-en-Y吻合术则是目前最常用且疗效肯定的胆道重建方法。王辉等[97]认为T管一般留置3个月左右。唐铭骏等[100]*的文章认为，4 d以内的早期胆道损伤处理较易。处理胆道损伤时，胆管断端分离需适当，吻合口直径要尽可能大，尽量用可吸收无创单股缝线做缝合，务必将胆管黏膜及肠管黏膜平行吻合，以减少胆肠吻合口瘢痕收缩。吻合口安置引流管作支撑，支撑管需放置8个月以上。王辉等[97]则认为T管一般留置3个月左右。黄强等[101]回顾性分析31例医源性胆管损伤一期修复的病例资料。术中发现即时修复4例，修复方式为胆管修补＋胆管引流术。合并胆汁性腹膜炎6例，均先行腹腔＋胆管引流术，2个月后再行胆管空肠Roux-en-Y吻合术。合并黄疸21例，均行胆管空肠Roux-en-Y吻合术，其中损伤后10 d内修复5例，10 d后修复16例，10 d内进行修复者所需手术时间较10 d后修复长（$P<0.05$）。全组病例术后均无胆漏出现，获得随访28例，随访4～60个月，2例术后1年出现吻合口狭窄，一期修复成功率为92.9%（26/28）。金立等[102]回顾性分析损伤性肝外胆管狭窄21例的临床资料。B超、CT、MRCP和ERCP是确诊肝外胆管狭窄常用的诊断方法。高位狭窄12例，其中6例为修复后再狭窄；低位狭窄9例。16例施行肝胆管-空肠Roux-en-Y吻合术，3例施行肝胆管-十二指肠间置空肠吻合术，2例施行胆总管-十二指肠侧侧吻合术。1例术后发生吻合口胆漏，经持续低负压吸引治愈。无死亡病例。全组均随访1年以上，其中10例已5年以上，均效果良好（95.23%）。作者认为，肝外胆管狭窄一经诊断明确，即应考虑手术治疗；若胆管有急性炎症，应在炎症得到控制1个月后尽早手术为妥；肝胆管-空肠Roux-en-Y吻合术是最常用的手术。王思珍等[103]分析152例肝外胆道再手术原因：胆道残余结石（36例），结石复发（80例），胆道感染（12例），胆道损伤（18例）及其他（6例），其中主要是胆道残余或复发结石，胆道损伤亦不容忽视。再次手术则以胆总管探查＋胆肠吻合为主。

梁刚等[104]*回顾性分析22例医源性胆总管远段损伤的病例，损伤部位多为胆总管后壁，占72.7%（16/22）。术中胆扩裸露征（95.5%）、注水试验阳性（100%）是胆总管远段损伤的有效诊断手段。长臂T管支撑胆总管是有效的治疗手段。全组18例获得随访，平均20.8个月，效果满意。吴金术等[105]回顾性分析94例胆管壁坏死病人的临床资料。引起胆管壁坏死的原因以结石性胆囊炎行胆囊切除术致医源性胆管损伤为主（85%，80/94），其次为急性炎性胆管壁坏死和外伤性胆管壁坏死。胆管壁坏死分为点状坏死、片状坏死及节段性坏死。处理方式：①单纯缝合、T管引流；脐静脉片修补，T管支撑；②肝圆韧带修补，T管搭桥；③大网膜包绕，导管外引流及盆式Roux-en-Y术。根据胆管壁坏死的特点采用相应的手术方式，无手术死亡，无胆瘘、大出血等严重并发症。吴金术等[106]报道医源性胆道损伤并肝蒂血管损伤6例。肝蒂血管损伤包括肝左、右动脉及门静脉左、右支损伤。2例因病情危重未能再次手术，分别于首次手术后第3天和5个月死亡，其他4例产生一系列严重并发症，经积极处理及再次手术治疗后痊愈。该类病人预防的关键是正确处理好肝蒂血管的出血。

温锋等[107]回顾性分析先期行介入治疗的医源性胆管损伤病人51例的临床资料。27例并发术区积液，行经皮腹腔积液穿刺引流术治疗，其中有6例证实为胆管瘘的病人尝试留置胆道内涵管。26例并发肝内和（或）肝外胆管扩张（包括2例术区积液病人），24例行经皮经肝胆道穿刺引流术治疗，其中3例择期行胆道球囊扩张治疗，另2例行内镜下胆道支架植入术。经皮腹腔积液穿刺引流治疗的技术成功率为100%，术后临床症状缓解率100%，影像学检查显示积液逐渐减少直至消失。4例留置胆道内涵管的病人胆管瘘即时封堵成功，2例长期留置胆道内涵管的病人胆管瘘自行愈合。经皮经肝胆道穿刺引流治疗的技术成功率100%，24例病人术后1周平均胆红素水平较术前显著下降（$P<0.01$）。3例胆道梗阻病人行胆道球囊扩张治疗均成功，术后即刻胆道均开通，1例病人在24 h内出现胆道再狭窄。2例胆道梗阻病人行经内镜留置胆道支架均成功，但半年后均发生了支架再狭窄。

柴宁莉等[108]*研究并随访95例接受内镜下Oddi括约肌切开术（EST）病人，按术中乳头切开的程度分为大、中、小切开3组,统计EST术近期及远期并发症的发生情况。95例EST病人近期并发症发生率为18.94%(18/95),包括术中出血11例、迟发出血3例、术后急性胰腺炎1例及胆管炎2例,经对症治疗后好转出院,但1例行EST大切开的憩室内乳头病人因并发十二指肠穿孔,抢救无效死亡;95例随访者中出现远期并发症11例(11.57%),其中胆系感染5例、再发结石3例、乳头狭窄1例及慢性复发性胰腺炎2例,分别经再次ERCP治疗及对症治疗好转。经统计学分析,EST大、中、小切开的近期及远期并发症发生率之间无显著性差异,且切开大小与术中出血并发症及总的近期、远期并发症之间无相关性。

## 七、其他

徐勇等[109]体外培养并纯化大鼠骨髓间充质干细胞(MSCs),定向诱导分化为胆管平滑肌细胞及内皮细胞,通过形态学及PCR法加以鉴定。种子细胞与高分子材料聚乳酸乙醇共聚物(PLGA)支架复合培养,测定细胞黏附率,观察细胞在支架上的生长情况。结果显示,体外分化MSCs4周后,细胞呈现典型树枝状胆管内皮细胞形态学改变,PCR法显示分化细胞对细胞表面标记CK19高表达;8周后,细胞呈现典型类纺锤样平滑肌细胞形态学改变,RT-PCR法显示分化细胞对细胞表面标记抗平滑肌抗体(ASMA)、平滑肌抗原22(SM22)、钙调素结合蛋白高表达。分化细胞与支架复合培养,通过测定细胞黏附率及MTT法证明细胞在支架上增殖良好,扫描电镜显示分化细胞在PLGA支架上生长良好。

李甫等[110]探讨一氧化氮(NO)在胆囊收缩素(CCK)调节犬Oddi括约肌(SO)舒张的通路中发挥的作用。方法:打开犬十二指肠后逆行插入测压管至胆总管及SO,测定SO压力及CCK与NO对其产生的影响。结果显示,NO与生理剂量(20 ng/kg)CCK合用后舒张SO的效应,相比单独注射CCK增强,却与单独使用NO无异;而与药理剂量(100 ng/kg)CCK合用后,相对降低了SO的运动性,但不能改变其快速兴奋SO的趋势。CCK存在着兴奋和抑制SO的两种作用途径,该研究结果提示,NO作为一种非肾上腺素能非胆碱能神经(NANC)的递质,可能在CCK的舒张通路中起到了重要作用。

尚现章等[111]采用ERCP或多普勒超声、CT、MRI、选择性肝动脉造影等检查方法明确12例胆道出血原因,肝内胆道结石并感染7例,肝破裂3例,胆管肿瘤2例。非手术治疗3例;手术治疗8例,其中胆总管探查+肝左叶病灶切除5例,术中同时采用气囊导尿管压迫2例,肝破裂修补+左肝动脉缝扎1例,肝部分切除术2例;选择性肝动脉栓塞治疗1例。全部12例均成功止血,所有病人均存活。詹世林等[112]对23例胆道大出血(13例为肝外伤术后、6例为肝胆管结石术后、4例为原发性肝癌)施行肝动脉造影。肝动脉分支中断、动脉瘤及造影剂外溢与胆道显影是其典型表现。23例均顺利完成选择性出血血管栓塞,其中多个出血点分支血管栓塞11例。止血成功率100%。无继发出血及开腹止血病例,无出血死亡病例。全组随访0.5~3.0年,无胆道再出血及栓塞所致并发症。

李龙等[113]对8例进行性家族性肝内胆汁淤积症患儿行胆囊结肠Y型吻合胆汁部分分流术,男7例,女1例。年龄12~69个月,平均31.5个月。7例患儿手术前表现为持续黄疸和奇痒,高胆红素(血清总胆红素浓度51.5~185.5 μmol/L)和高胆汁酸血症(血清总胆汁酸浓度251.8~528 μmol/L),1例患儿仅表现为奇痒,高胆汁酸(376.5 μmol/L),而血胆红素正常(6.2 μmol/L)。术前GGT均低,平均27.2 U/L(5~32 U/L)。8例患儿在横结肠起始部横断结肠肠管及系膜三级血管弓,保留二级血管完好无损,在横结肠的脾曲肠系膜对侧横行切开肠管的1/2管腔,用5-0PDS可吸收缝线将结肠肝曲的近端与结肠脾曲行端侧吻合,单层连续缝合。然后在胆囊底的游离面沿着胆囊的长轴根据结肠的口径劈开胆囊,最后将横结肠近端与胆囊底行端侧吻合。8例患儿术中经胆囊造影检查显示,肝内外胆道直径和形态均在正常范围。术后黄疸和奇痒症状全部消退,其中黄疸消退时间为7~20 d;奇痒消退时间最快为术后第三天,7例患儿2周内逐渐减轻消失,另外1例逐渐减轻,无明显诱因反复数次后1年内彻底消失。随访3~88个月,无黄疸和奇痒再发者。术后3个月,AST和ALT均在正常范围。全消化道造影检查,未见结肠Y型胆支结肠反流显影者;经肛门钡灌肠检查中,未见造影剂反流胆总管显影者。所有患儿随访3~88个月,无腹泻和脱水者,生长发育正常。表明胆囊结肠Y型吻合胆汁部分分流术治疗进行性家族性肝内胆汁淤积症是一种安全的治疗方法,有效地去除黄疸和瘙痒症状,促进肝功能恢复。

吴舟锋等[114]回顾性分析经手术切除和病理证实的267例胆囊息肉样病变(PLG)的临床资料。PLG好发于中青年,267例中,女101例,男166例。其中,胆固醇性息肉(CPs)241例(90.3%)为最常见的PLG,临床上无特异性症状。作者认为,单发、年龄>60岁、直径>10 mm或合并结石的PLG,应行外科手术治疗;直径<10 mm无症状者可定期B超随访。

杨维良等[115]报道胆管支气管瘘29例。患者均有腹痛、寒战发热、黄疸、肝肿大;胸闷、咳嗽并咯血及咯胆汁痰，量为 100～200 ml/d；右下肺闻及湿性啰音或呼吸音减弱或消失。29 例患者均采用手术治疗，治愈 26 例，死亡 3 例。作者认为，胆管支气管瘘来自胆管梗阻和感染导致胆源性肝脓肿及肺脓肿，手术解除梗阻、去除病灶、通畅引流是治愈胆管支气管瘘的关键措施。

（孙经建　张柏和）

## 参考文献


1* 彭德红，等. 临床放射学杂志，2011，30(1)：51
2 郑贤应，等. 临床放射学杂志，2011，30(8)：1138
3 俞世安，等. 中华肝胆外科杂志，2010，16(9)：692
4 汪　斌，等. 临床外科杂志，2011，19(1)：20
5 顾清华，等. 临床放射学杂志，2011，30(5)：664
6 秦　俭，等. 中华医学杂志，2011，91(30)：2092
7 彭　戈，等. 中华肝胆外科杂志，2010，16(11)：875
8 于　强，等. 中华外科杂志，2011，49(7)：650
9 李汉军，等. 腹部外科，2010，23(5)：290
10 刘仁胜，等. 临床外科杂志，2010，18(10)：686
11* 韩　非，等. 腹部外科，2010，23(5)：279
12 王金龙. 中国现代普通外科进展，2011，14(8)：662
13 钟水新，等. 河北医科大学学报，2011，32(5)：582
14 徐　智，等. 北京大学学报(医学版)，2011，43(3)：463
15 袁通立，等. 中国普外基础与临床杂志，2011，18(8)：896
16* 罗惠林，等. 中华肝胆外科杂志，2011，17(8)：642
17 王国斌，等. 肝胆外科杂志，2011，19(3)：193
18 汪正广，等. 肝胆外科杂志，2011，19(2)：97
19 张爱民. 临床外科杂志，2011，19(3)：169
20 刘　强，等. 中国现代手术学杂志，2011，15(1)：8
21 范吉利，等. 肝胆胰外科杂志，2011，23(2)：125
22 王舟翀，等. 肝胆外科杂志，2011，19(4)：288
23 梅卫国，等. 肝胆外科杂志，2011，19(4)：296
24 刘加升，等. 肝胆胰外科杂志，2011，23(2)：152
25 朱克祥，等. 中华肝胆外科杂志，2011，17(8)：677
26 邹　浩，等. 广东医学，2011，32(10)：1319
27* 张力峰，等. 中华肝胆外科杂志，2010，16(9)：664
28 李　宇，等. 临床肝胆病杂志，2011，27(3)：312
29 李　华，等. 西安交通大学学报(医学版)，2011，32(3)：335
30 陈振勇，等. 中华肝胆外科杂志，2011，17(4)：309
31 徐旭东，等. 中国普外基础与临床杂志，2011，18(1)：55
32 刘孟刚，等. 重庆医学，2010，39(21)：2940
33* 陈志良，等. 中华肝胆外科杂志，2010，16(11)：842
34 刘　勇，等. 胃肠病学和肝病学杂志，2010，19(12)：1139
35 林美举，等. 肝胆胰外科杂志，2010，22(6)：479
36 陈　中，等. 中国现代手术学杂志，2011，15(3)：204
37 刘文艺. 中华医院感染学杂志，2011，21(14)：2924
38 李加起，等. 中华肝胆外科杂志，2010，16(11)：820
39 尹大龙，等. 中华普通外科杂志，2011，26(3)：212
40 赵　昕，等. 中华医院感染学杂志，2011，21(4)：697
41* 何小伟，等. 中华医学杂志，2011，91(26)：1852
42* 刘栋才，等. 中华外科杂志，2011，49(3)：250
43 温德才，等. 江苏医药，2011，37(19)：2302
44* 武　峤，等. 中华普通外科杂志，2010，25(12)：945
45* 段伟宏，等. 中华普通外科杂志，2011，26(9)：739
46 邱应和，等. 中华肝胆外科杂志，2010，16(9)：655
47 胡智明，等. 肝胆胰外科杂志，2010，22(5)：398
48 王　越，等. 中华肝胆外科杂志，2010，16(11)：828
49 耿　诚，等. 中国实用外科杂志，2011，31(7)：602
50 陈宗静，等. 中华肿瘤杂志，2011，33(6)：475
51 孙　勇，等. 中华肝胆外科杂志，2011，17(7)：588
52 徐庆祥，等. 中华肝胆外科杂志，2011，17(2)：110
53 魏洪亮，等. 华中科技大学学报(医学版)，2011，40(2)：213
54* 陈　东，等. 中华外科杂志，2011，49(7)：607
55 俞富祥，等. 中华肝胆外科杂志，2011，17

(7)：587
56 梁 毅,等.中国现代手术学杂志,2011,15(2)：89
57 胡家平,等.南昌大学学报(医学版),2010,50(11)：19
58 严德辉,等.中国普外基础与临床杂志,2011,18(9)：978
59 杨星奎,等.中国现代普通外科进展,2010,13(8)：613
60 刘付宝,等.肝胆外科杂志,2011,19(4)：267
61 骆明德,等.肝胆胰外科杂志,2010,22(6)：460
62 王 海,等.临床外科杂志,2011,19(2)：89
63 訾志远,等.中国普通外科杂志,2011,20(2)：114
64 杨星奎,等.中国现代普通外科杂志,2010,13(10)：821
65 蔡云峰,等.中国普通外科杂志,2011,20(8)：844
66 王 俊,等.中国普通外科杂志,2011,20(2)：111
67 冯志强,等.解放军医学杂志,2011,36(5)：515
68 高道键,等.中国普外基础与临床杂志,2011,18(6)：585
69 胡少辉,等.中华肝胆外科杂志,2011,17(5)：422
70 祁付珍,等.肝胆外科杂志,2010,18(6)：421
71 王 燕,等.中华肝胆外科杂志,2011,17(7)：539
72 刘 源,等.中国实用外科杂志,2011,31(5)：429
73 毛永忠,等.中华小儿外科杂志,2010,31(11)：826
74 赵 瑞,等.中华小儿外科杂志,2011,32(3)：174
75* 徐伟立,等.中华小儿外科杂志,2011,32(9)：667
76 王 会,等.中华小儿外科杂志,2011,32(9)：663
77 李 颀,等.中华小儿外科杂志,2011,32(2)：89
78 张金山,等.中华小儿外科杂志,2011,32(9)：658
79 张金山,等.中华小儿外科杂志,2011,32(3)：169
80 宋 再,等.中华小儿外科杂志,2011,32(2)：81
81* 黄 磊,等.中华小儿外科杂志,2011,32(1)：17
82* 沈文俊,等.中华小儿外科杂志,2011,32(5)：342
83 侯文英,等.中国微创外科杂志,2011,11(8)：683
84* 吕志葆,等.中华小儿外科杂志,2010,31(12)：897
85 张国伟,等.中国普通外科杂志,2011,20(2)：176
86 刘 源,等.中国实用外科杂志,2011,31(1)：86
87 胡志坚,等.肝胆外科杂志,2011,19(3)：174
88 倪平志,等.中国普外基础与临床杂志,2011,18(3)：320
89 王 俊,等.中国普通外科杂志,2011,20(8)：851
90 荣万水,等.中国普通外科杂志,2011,20(8)：814
91 宋小怡,等.肝胆胰外科杂志,2011,23(4)：306
92 周 勇,等.中国实用外科杂志,2011,31(7)：596
93 王彦铭,等.中国现代普通外科进展,2010,13(9)：709
94 李昱骥,等.中国实用外科杂志,2011,31(6)：508
95 陈祖兵,等.腹部外科,2010,23(6)：346
96 卢华东,等.肝胆外科杂志,2011,19(2)：115
97 王 辉,等.外科理论与实践,2011,16(4)：355
98 杨成林.肝胆外科杂志,2011,19(2)：117
99 吴庆宇,等.中华普通外科杂志,2011,26(3)：256
100* 唐铭骏,等.中华普通外科杂志,2011,26(8)：638
101 黄 强,等.中国实用外科杂志,2011,31(3)：228
102 金 立,等.肝胆胰外科杂志,2010,22(6)：483
103 王思珍,等.中国普通外科杂志,2011,20(2)：172
104* 梁 刚,等.中华肝胆外科杂志,2011,17(2)：99
105 吴金术,等.中华肝胆外科杂志,2010,16(11)：817
106 吴金术,等.中国普通外科杂志,2011,20(2)：180
107 温 锋,等.中国实用外科杂志,2011,31(7)：587
108* 柴宁莉,等.中华肝胆外科杂志,2010,16(9)：659
109 徐 勇,等.江苏医药,2011,37(1)：12
110 李 甫,等.肝胆胰外科杂志,2011,23(2)：102

111 尚现章，等. 腹部外科，2011，24(1)：18
112 詹世林，等. 中国普通外科杂志，2011，20(2)：169
113 李 龙，等. 中华小儿外科杂志，2011，32(10)：741
114 吴舟锋，等. 中华肝胆外科杂志，2010，16(10)：764
115 杨维良，等. 中华普通外科杂志，2011，26(4)：303

## 文选

**肝内胆管细胞癌的螺旋CT动态扫描及临床表现特点分析**[临床放射学杂志，2011，30(1)：51] 彭德红等为探讨肝内胆管细胞癌的螺旋CT动态扫描和临床表现特征，回顾性分析了2006年12月至2008年10月经病理证实的肝内胆管细胞癌32例，所有病例均行CT平扫和动态增强扫描。结果显示：9例动脉期病灶周边呈花边样，环状强化，静脉期及延时期进一步强化，中心大片低密度坏死；14例动脉期周边轻度强化，静脉期及延时期向心性强化，伴病灶内及周边胆管扩张；4例表现为轻度不均匀强化；1例表现为肿块向肝外生长，1例表现为肝内多发肿块及结节，明显强化；3例表现为肝内胆管轻度扩张，未见明显肿块。10例合并胆管结石，25例AFP检查为阴性，8例肿瘤指标有明显升高。患者总结后认为：胆管结石及炎症的长期慢性刺激使胆管上皮出现多种类型的不典型增生，是一种重要的癌前病变。并且病灶内或周围胆管扩张是肿瘤较为有力的支持征象，尤其是在延迟强化的病灶内看到扩张的胆管，被认为是胆管细胞癌比较典型的表现。

(易 滨 张柏和)

**述评** 肝内胆管细胞癌临床表现及实验室检查缺乏特异性，目前影像检查及相关肿瘤标志物的检测是临床上诊断该病的主要检测手段。本研究总结分析肝内胆管细胞癌发病机制、病理与CT表现及肿瘤标志物的检测关系。可资临床医生借鉴。正如本文作者所述，本文未对所有病例进行肿瘤标志物的检测，并且未能对具体数字进行统计学分析，是本次研究的局限所在。

(易 滨 张柏和)

**肝内胆管结石70例诊治体会**[腹部外科，2010，23(5)：279] 韩非等通过回顾性分析2006年1月至2007年12月期间收治肝内胆管结石70例的临床资料。男女比例22：48，平均43.3岁，病程6个月至40年不等，临床主要表现有三：一是上腹痛60例，二是寒战、发热，34例，三是黄疸37例。术前诊断方法有三项：B型超声(49例)，CT(12例)，MRCP(39例)。根据中华医学会外科分会胆道外科学组对肝内胆管结石分型标准，本组病例中Ⅰ型(局限型)17例，Ⅱ型(区域型)31例，Ⅲ型(弥漫型)22例，其中Ⅲa型11例，Ⅲb型9例，Ⅲc型2例。本组70例均行肝外胆管切开胆道探查取石。对Ⅱ型获Ⅲ型病人伴有肝纤维化或肝萎缩者，采取肝部分切除和胆道镜取石，其中肝Ⅴ、Ⅵ段切除和胆道镜取石9例。肝Ⅶ段切除和胆道镜取石3例，肝Ⅱ、Ⅲ段切除和胆道镜取石21例，肝Ⅲ、Ⅲ、Ⅳ段切除和胆道镜取石4例。对合并胆囊结石或胆总管结石的17例Ⅰ型病人采取胆总管切开胆道镜取石＋T管引流。对16例伴有肝胆管狭窄的Ⅲ型病人采取肝胆管狭窄切开成形胆肠吻合＋胆道镜取石。本组70例全部治愈，无围手术期死亡。术中发现有3例全肝内充满型肝内胆管结石，4例右肝内远端胆管有数枚嵌顿性结石。术中胆道镜无法一次性取净。术中通过T管窦道进行多次胆道镜取石。术后并发症：胆漏4例，伤口感染2例。全部病人随访6个月至1年，均未复发。作者认为B型超声＋MRCP是肝内胆管结石术前最佳的诊断方法。术前准确定位结石，了解胆管扩张与狭窄情况、肝纤维化和萎缩程度等，并按肝内胆管结石病理分型进行充分估计，选择合适的手术方式，可以达到减少残留结石、结石复发、手术并发症的发生或癌变的目的。

(邱智泉 谭蔚峰)

**述评** 肝内胆管结石病近年来的流行病学研究发现在全国总体发病率呈现下降趋势。但在华东和中南地区，这种疾病在农村的发生率还是比较高的，因此专家们称之为并不罕见的疾病。肝内胆管结石多发生在女性，可能与年轻女性易患胆道蛔虫病有关。病因学研究发现致病因素很多，也比较复杂。肝内胆管结石病是一种难治性疾病，术后残石率、复发率很高。病人甚至接受手术治疗可达8次之多，预后不佳。作者回顾性分析70例肝内胆管结石的诊断治疗经验，有可取之处。结合术中胆道镜的使用，可降低残石率。这一组病人近期疗效尚有可圈点之处，但远期疗效未必能达到预期目的。肝内胆管结石的治疗原则还是十六个字：去除病灶、取尽结石、解除梗阻、通畅引流。有一点要着重指出的是，凡肝内胆管有狭窄未能解除或不易解除者，胆管-空肠吻合术是不可施行的。

(张柏和)

**胆道镜联合体内微爆破胆道碎石仪治疗胆道残留结石**[中华肝胆外科杂志，2011，17(8)：642] 罗慧林等回顾性分析了2005年10月至2009年12月共119

例胆道术后残留结石应用胆道镜联合体内微爆破碎石器碎石的临床资料。结果提示：本组119例患者共计击碎直径1cm以上结石307枚，其中一次碎石115例，两次碎石4例，成功率为100%。并且本119例患者中1次性取尽结石84例，两次取尽结石31例，三次取尽结石4例，治愈率为100%。其中25例患者出现胆道出血，出血率为21.01%。其中19例为黏膜出血，颜色为淡洗肉水样；6例出现胆道出血并伴血凝块，经用稀释后的去甲肾上腺素液冲洗通过纤维胆道镜取出血凝块。11例术中呕吐，发生率为9.24%。1例术后发生败血症，发生率为0.84%。所有发生并发症的病例均经妥善处理后痊愈。据此作者认为：对于较大的胆道残留结石、嵌顿结石和胆道取石篮套取困难的结石，利用微爆破将结石击碎，再用胆道镜套取出是安全有效的方法。

（易　滨　张柏和）

**述评**　胆道探查术后结石残留是多年来肝胆外科医生感到棘手的问题。尤其是术后存在残留较大结石、结石嵌顿、结石位于肝内胆管且肝内胆管开口狭窄的情况，处理起来更加困难。本研究报道总结了胆道镜联合体内微爆破胆道碎石仪治疗胆道残留结石的临床经验，对临床工作有一定的指导意义。

（易　滨　张柏和）

**经内镜乳头括约肌切开(EST)治疗胆总管结石326例临床分析**［中华肝胆外科杂志，2010，16(9)：664］　张力峰等总结了1990年10月至2009年1月间实施的326例次内窥镜十二指肠乳头括约肌切开(EST)治疗胆总管结石的经验，并对其中的195例病人进行长期随访。结果提示：EST后结石立即自行排出49例(15.03%)，应用取石篮取出结石205例(62.88%)，一次手术后两周内排石47例(14.41%)。取石未成功25例(7.67%)；切开后出血不止2例，开腹手术止血。1例十二指肠镜进入后发现十二指肠憩室穿孔终止手术入手术室开腹手术。326例患者中，20例(6.13%)发生短期并发症，其中急性胰腺炎15例，治愈；术后出血4例，2例行手术止血；发生十二指肠穿孔1例，行手术引流后痊愈。病死1例。随访195例，其中发生反流性胆管炎者20例(10.25%，20/195)，结石复发18例(9.23%，18/195)，11例经再次EST取石成功，其余行开腹胆总管切开取石手术。笔者总结后得出结论：经内镜括约肌切开治疗胆总管结石创伤小、安全性高、疗效满意，术后恢复快，是一种理想的微创外科方法。

（易　滨　张柏和）

**述评**　近年来经内窥镜十二指肠乳头括约肌切开术，以其创伤小、安全性高、疗效好等优点被广泛应用于胆总管结石的治疗。笔者提出EST治疗胆总管应结合使用激光碎石或鼻胆管及支架置入，尽量行小切口取石，并且术前预防使用胰酶抑制剂，术中避免反复插管，以及采用分期取石和放置鼻胆管引流可以很好的减少术后胰腺炎的发生。对临床工作有指导意义。

（易　滨　张柏和）

**经内镜胆道支架置入术姑息性治疗恶性梗阻性黄疸的临床应用**［中华肝胆外科杂志，2010，16(11)：842］　陈志良等为探讨经十二指肠镜放置胆道支架(EMBD、ERBD)和鼻胆管引流姑息治疗恶性梗阻性黄疸的有效性及临床应用价值，回顾分析了2002年6月至2009年3月51例有绝对或相对手术禁忌证的恶性黄疸病人成功行经内镜胆道支架置入术的有效率、并发症发生率、支架通畅时间及生存时间。53例患者中男女比例：33∶18，年龄44～84岁，平均65岁。所有患者均为B超、CT、MRCP证实为无法手术或是不愿手术的高龄恶性梗阻性黄疸病人。其中肝门部胆管癌22例，胆囊癌肝门部浸润3例，胆总管中下段癌4例，肝门部淋巴结转移性癌2例，胰腺癌18例，十二指肠乳头癌2例。全组患者均有中到重度黄疸，血清总胆红素平均值为(279.6±143.7)μmol/L，直接胆红素(198.4±97.7)μmol/L。谷氨酰转肽酶和碱性磷酸酶均有不同程度的升高。主要临床表现为皮肤瘙痒、腹痛、白陶土样大便、发热及体重下降等。51例患者中置入金属支架31例，塑料支架15例，2例行鼻胆管引流。48例患者术后黄疸指数下降，1周后，总胆红素从(279.6±143.7)μmol/L下降至(125.7±78.3)μmol/L($P<0.01$)。3例患者无效。有效率94.2%。全组并发症发生率27.4%(14/51)，其中急性胰腺炎并发腹痛者3例，高淀粉酶血症9例，胆绞痛1例，贲门撕裂大出血1例。39例置管成功且治疗有效者获得随访，3个月、6个月生存率分别为91%和74%，支架通畅期(186.2±156.7)天，中位支架通畅时间为125.3天。结论：经内镜放置胆道支架是姑息性治疗恶性黄疸的安全有效的方法，具有创伤小、并发症少、疗效确切的优点。

（邱智泉）

**述评**　不论是胆道系统恶性肿瘤还是因为胰腺、十二指肠乳头、胃的恶性肿瘤造成梗阻性黄疸，经十二指肠镜放置胆道支架达到引流胆汁，减除黄疸的目的，这一姑息性的治疗方法，在临床已为肝胆外科医师、消化内科医师采纳，并无争议。当然，这一方法有利也有不足之处。除去文中所列举的并发症，反流性胆道感染、因操作造成胆道感染、发生肝脓肿往往难以控制，特别是肝门胆管癌病人，在决定性EMBD、ERBD、ENBD时，应谨慎而行，最好行PTCD，并发症会少些。

（张柏和）

**胆囊癌不同转移途径的高转移能力亚群细胞体系构建和生物学行为分析**[中华医学杂志，2011，91(26)：1852] 何小伟等将人胆囊癌细胞 GBC-SD 裸小鼠脾脏、足垫注射建立脾-脾静脉-肝转移模型、足垫-腹股沟淋巴结转移模型，转移灶中筛选血行途径和淋巴途径转移的亚群细胞。在形态学、遗传背景、细胞增殖、迁移、侵袭、黏附方面，比较淋巴转移、血行转移亚群细胞与亲代细胞的差异。结果筛选出血行转移亚群细胞 GBC-SD/M3 和淋巴转移亚群细胞 GBC-SD/HL。与亲代细胞 GBC-SD 相比，血行转移亚群 GBC-SD/M3 具有上皮-间皮化形态改变（EMT），淋巴转移亚群 GBC-SD/HL 则无 EMT 样改变。血行转移亚群体外迁移能力最强，淋巴转移亚群在黏附力更具有优势。据此作者认为：所构建的胆囊癌经不同转移途径的高转移细胞亚群包括淋巴转移亚群、血行转移亚群，连同亲代胆囊癌细胞 GBC-SD，有同样的遗传背景，是胆囊癌的转移机制研究的理想细胞体系。EMT 在胆囊癌血行转移中具有重要意义，而胆囊癌淋巴途径转移更依赖瘤细胞更强的黏附能力。

（张向化）

**述评** 胆囊癌恶性程度高，治疗困难，易转移是其主要特点。构建良好的胆囊癌经不同转移途径的高转移细胞亚群，是临床科研的基础，是研究胆囊癌转移机制的主要工具。本研究结果提示，胆囊癌血行转移和淋巴转移途径不同，其生物学行为方式亦不同。这对于寻找干预靶点来阻断转移有重要意义。由于胆囊癌肿瘤生物学行为复杂，转移机制与多种因素相关，利用该构建细胞亚群研究得出的结果，尚需在临床实际工作中进一步检验及论证。

（孙经建 张向化）

**胆囊良恶性病变组织中 EphA7 和 MTDH 表达及临床意义**[中华外科杂志，2011，49(3)：250] 刘栋才等收集了 1996 年 6 月至 2006 年 6 月间 108 例胆囊腺癌、46 例癌旁组织、15 例腺瘤性息肉和 35 例慢性胆囊炎患者手术切除标本常规制作石蜡包埋切片，应用 EnVision 免疫组化法检测其中酪氨酸蛋白激酶受体家族中重要成员之一 Eph 基因家族 A7(EphA7)和近年发现的一个癌基因异黏蛋白（MTDH）水平。结果提示：胆囊腺癌 EphA7 和 MTDH 表达阳性率明显高于癌旁组织、腺瘤性息肉组织和慢性胆囊炎组织（$P<0.01$）；EphA7 和(或)MTDH 表达阳性的良性病例的胆囊上皮均呈中至重度不典型增生。高分化、肿块最大径<2 cm、无淋巴结转移、未侵犯周围组织的病例 EphA7 和 MTDH 表达阳性率明显低于低分化、肿块最大径≥2 cm、淋巴结转移和侵犯周围组织的病例（$P<0.01$、$P<0.05$）；EphA7 和 MTDH 在胆囊腺癌中表达水平呈高度一致性（$P<0.01$）。Kaplan-Meier 生存分析发现 EphA7 和 MTDH 表达阳性病例术后生存期明显低于阴性表达病例（$P=0.023$、$P=0.034$）；Cox 多变量回归分析显示 EphA7 和(或)MTDH 阳性表达是反映胆囊腺癌预后不良的一个重要指标（$P=0.023$、$P=0.034$）。据此作者认为：EphA7 和 MTDH 表达与胆囊腺癌发生、进展、临床生物学行为及预后有密切关系，EphA7 和 MTDH 阳性表达者预后不良。

（张向化）

**述评** 胆囊癌发病隐匿，发现时常为晚期，预后非常差。如何早期发现并能够对其预后进行分析，是临床研究重要课题之一。本研究首次报道了胆囊良恶性病变组织中 EphA7 和 MTDH 的表达及其临床意义，对胆囊腺癌发生、进展、临床生物学行为及其预后判断可资参考。由于胆囊癌肿瘤生物学行为复杂，预后不良与多种因素相关，研究结果尚需在临床实际工作中进一步检验及论证。

（孙经建 张向化）

**原发性胆囊癌的外科诊治与预后分析**[中华普通外科杂志，2010，25(12)：945] 武峤等回顾性分析了 1986 年 1 月至 2009 年 10 月 197 例原发性胆囊癌的临床病理资料，根据手术方式及 Nevin 分期进行分组，应用 Kaplan-Meier 生存分析进行统计学分析。结果提示：胆囊癌的诊断主要依赖于临床表现及影像学检查，本组 76.6%(151/197)的患者接受了手术治疗。统计学分析表明 Nevin 分期和手术方式是影响预后的独立因素；Nevin Ⅰ、Ⅱ期胆囊癌单纯胆囊切除术组与胆囊癌根治术组生存差异无统计学意义（$\chi^2=8.932$，$P=0.794$），Ⅲ、Ⅳ、Ⅴ期胆囊癌根治术组患者预后优于单纯胆囊切除术组（$\chi^2=5.221$，$P=0.021$），且二者均优于仅行剖腹探查组（$\chi^2=9.76$，$P=0.002$；$\chi^2=4.415$，$P=0.036$）。作者总结认为：对于胆囊癌的高危人群，应联合临床症状、影像学检查以及血清学检查，做到早期诊断，及时行手术治疗。对于 Nevin Ⅰ、Ⅱ期患者，单纯胆囊切除术即已达到根治的目的；对于Ⅲ、Ⅳ、Ⅴ期患者胆囊癌根治术是首选的治疗方案，但是仅行单纯胆囊切除术也能改善患者预后。

（易 滨 张柏和）

**述评** 原发性胆囊癌是胆道系统最常见的恶性肿瘤，其恶性程度高，预后差。本文总结临床资料，结合原发性胆囊癌的临床病理特点，探讨诊断与手术方案的选择已指导原发性胆囊癌的规范化治疗。对临床工作有指导意义。

（易 滨 张柏和）

**不同部位胆囊癌扩大根治术的价值**[中华普通外科杂志,2011,26(9):739]　段伟宏等人回顾分析2000—2008年91例Nevin Ⅳ期胆囊癌切除手术的资料。该研究将91例Nevin Ⅳ期胆囊癌患者分为胆囊底部癌和胆囊颈部癌,并分别施行扩大清扫术、常规清扫术及姑息手术,并对中位生存期、淋巴转移率、R0切除率等指标进行比较。结果提示:扩大清扫数组中位生存期(月)明显高于常规手术组合姑息手术组,胆囊底体部癌的中位生存期分别为(27.1±2.4)、(10.7±2.2)、(4.7±2.2)个月,胆囊颈部癌的中位生存期分别为(8.5±2.1)、(6.7±1.9)、(3.1±1.1)个月;胆囊底体部癌和颈部癌的R0切除率不同,胆囊底体部癌的扩大清扫术和常规手术R0切除率分别为16/18(88%)和7/12(58%),胆囊颈部癌的扩大清扫术和常规手术R0切除率分别为6/16(38%)和3/13(23%);胆囊底体部癌和胆囊颈部淋巴结转移率分别为:No. 12a(64%,81%,$P=0.088$),No. 12b(58%,83%,$P=0.01$),No. 13(32%,70%,$P=0.000$),No. 14(17%,18%,$P=0.961$),No. 16(12%,17%,$P=0.392$),No. 8a(28%,41%,$P=0.215$),No. 8p(22%,42%,$P=0.051$)。作者总结资料后结论:Nevin Ⅳ期胆囊底体部癌扩大清扫术的中位生存期、R0切除率等均高于胆囊颈部癌。

(易　滨　张柏和)

**述评**　胆囊癌恶性程度高,治疗困难,不易根治,作者总结资料为探讨不同手术方式岁胆囊癌Nevin Ⅳ期患者R0切除率及患者中位生存期的影响,结论表明Nevin Ⅳ期胆囊底体部癌扩大清扫术的中位生存期、R0切除率等均高于胆囊颈部癌。对临床工作有指导意义。

(易　滨　张柏和)

**肝门部胆管癌切除术中的血管切除重建**[中华外科杂志,2011,49(7):607]　陈东等回顾性分析2000年1月至2009年9月收治的肝门部胆管癌手术切除的患者资料,其中17例合并血管切除或重建。其中门静脉部分切除端端吻合6例,门静脉壁楔形切除、缝合修补3例,肝动脉结扎切除1例,肝动脉切除端端吻合2例,门静脉动脉化1例,1例同时行门静脉壁楔形切除+肝动脉结扎切除,2例同时行门静脉部分切除端端吻合+肝动脉部分切除端端吻合,1例同时行门静脉部分切除端端吻合+肝右动脉、胃十二指肠动脉端端吻合。结果提示:住院死亡4例,病死率4/17。未死亡的13例患者中,6例恢复过程顺利,无并发症;7例发生并发症:3例胆漏,1例呼吸衰竭,1例发生胆管炎,1例腹腔内感染,1例远期门静脉狭窄。作者总结后认为:门静脉切除重建可以提高进展期肝门部胆管癌的生存率。并且肝门部胆管癌根治性手术联合肝动脉切除后,应行动脉重建,这有利于减低术后的风险,如不能行肝动脉端端吻合,门静脉动脉化处理也有一定的好处。

(易　滨　张柏和)

**述评**　肝门部胆管癌具有淋巴转移和嗜周围神经生长的特性,因此门静脉和肝动脉常受侵犯,而门静脉和(或)肝动脉切除重建,扩大手术范围,可提高手术切除率,但也带来较高的术后风险。本研究回顾患者资料,探讨学管切除重建在肝门部胆管癌切除术中的价值。其经验可资临床医生借鉴。

(易　滨　张柏和)

**NSE和S-100在先天性胆管扩张症发病机制中的协同作用**[中华小儿外科杂志,2011,32(9):667]　徐伟立等为探讨神经细胞特异性烯醇化酶(NSE)和S-100蛋白在先天性胆管扩张症(CBD)发病中的作用及临床意义,选取2007—2009年其单位连续收治并行囊肿、胆囊切除、肝管空肠吻合术的36例CBD患儿的囊肿远、近端囊壁和胆囊壁作为实验组,选取其单位妇产科非正常怀孕或因其母亲特殊原因需终止妊娠胎儿15例的肝外胆管及胆囊作为对照组,进行免疫组织化学染色检测对比其NSE和S-100表达,比较其染色结果和分布特点,并对囊肿直径和胆道不同部位NSE和S-100的表达进行相关分析。实验组36例患儿男女比例11∶25,年龄(4.95±3.70)岁(1个月至18岁)。对照组15例胎儿男女比例6∶9,胎龄(6.90±0.83)个月(6～8.5个月)。所有组织标本尽可能新鲜,经固定、包埋后用于免疫组化研究。研究结果显示,实验组:NSE和S-100在囊肿远端表达均弱于囊肿近端表达($P<0.05$),囊肿近端与胆囊间无统计学差异($P>0.05$)。对照组:胎儿胆管和胆囊间NSE和S-100差异均无统计学差异($P>0.05$)。组间比较:囊肿远端NSE及S-100表达均弱于胎儿胆管($P<0.05$)及胎儿胆囊($P<0.05$);囊肿近端NSE及S-100表达与胎儿胆管、胆囊比较均无统计学差异;两组胆囊间NSE及S-100表达均无差异。囊肿直径与囊肿近端、远端和胆囊NSE及S-100表达均呈负相关,且均有统计学意义($P<0.05$)。作者的研究提示:胆道远端神经节细胞和神经纤维的发育及分布受限与CBD发病密切相关,NSE与S-100表达在CBD发病中协同互补,可为CBD术中囊肿切除范围的正确判断提供理论依据。

(邱智泉)

**述评**　作者的研究从胆管神经发育方面进一步揭示了CBD的发病机制。关于CBD的形成原因,众说纷纭。正如作者文中提到,最常见,也最为广大医学工作者认可的是胆胰管汇合异常学说。我们都知道绝大多数的CBD患者其胆管远端往往存在着狭窄，这就让我们对胆管囊肿的发生产生了一些疑问：为什么近段囊状扩张，而远端狭窄呢？为什么不是全部扩张？是什么因素参与引起了胆管扩张，并决定了胆管扩张的范围？80年代Wong等人认为CBD患者远端胆管存在着痉挛性狭窄，而引起这种狭窄的原因是胚胎时期胆管神经发育异常，并提出了胆胰管合流异常与胆管神经发育异常的同时存在是胆管囊肿形成原因的理论。作者正是在这一理论的基础上，对已知与神经发育相关的两种蛋白NSE和S-100进行研究。作者的研究结果显示囊肿远端的确存在着NSE和S-100的低表达，提示CBD患者囊肿远段胆存在着神经发育的异常，而这或许正是CBD形成的重要原因之一。这一研究具有重大的意义。

（张柏和）

**胆道闭锁患儿Kasai术后早期胆管炎相关危险因素分析**［中华小儿外科杂志，2011，32(1)：17］ 黄磊等回顾性分析了35例胆道闭锁患儿行经典Kasai术的临床资料，应用二项分类logistic回归分析方法对术后早期胆管炎发生的相关危险因素进行统计分析。结果提示：胆道闭锁患儿术后近期胆管炎发生与术后胆汁引流效果、术后辅以激素治疗及术中预留胆支长度有显著相关性，而与患儿性别、手术日龄、术前总胆红素及肝功能、手术前后辅以熊去氧胆酸和苯巴比妥利胆退黄治疗、术中设置防反流瓣及术后抗感染力度等因素无关。据此作者认为：胆道闭锁患儿Kasai术后胆汁引流效果好，辅以激素治疗，同时术中预留胆支长度充分的患儿，其术后不易发生早期胆管炎；反之，患儿发生早期胆管炎风险增加。

（张向化）

**述评** 早期胆管炎是Kasai手术治疗胆道闭锁患儿术后最常见的并发症，且难以防治。本文总结分析了该并发症发生的相关危险因素，对指导临床工作，避免与减少该并发症的发生具有重要意义。但本组研究为回顾性分析，缺乏前瞻性分组对照，且病例数少，使统计资料的科学性受到一定限制。如以多中心前瞻性对照分组进行研究，则可得出更加科学的结论，为临床治疗做出准确的指导。

（孙经建 张向化）

**胆道闭锁Kasai术后早期并发症的分析**［中华小儿外科杂志，2011，32(5)：342］ 沈文俊等回顾性分析了1994年8月至2008年8月Ⅲ型胆道闭锁Kasai术后281例临床资料，探讨了其术后早期并发症与激素抗生素治疗方案、生存预后的关系。作者将治疗方案分为一般治疗A组和术后大剂量激素和抗生素治疗B组。结果显示：术后共93例(33.1%)发生早期并发症，急性胆管炎最常见。无并发症与并发症相比，术前总胆红素及手术日龄无差异；危险因素分析，急性胆管炎、上消化道出血分别与术前胆红素及手术日龄无明显相关。B组并发症较A组明显降低(25.7% vs 63.6%，$P<0.01$)，其中反流性胆管炎较A组明显降低(23.9% vs 56.4%，$P<0.01$)，但术后早期消化道出血无统计学差异。2年随访率92.5%，术后2年以上存活率51.2%，早期并发症2年生存率较无早期并发症明显降低(34.4% vs 59.6%，$P<0.01$)。急性胆管炎2年生存率亦明显降低($P<0.01$)。B组2年生存率高于A组(54.0%比40.0%，$P=0.043<0.05$)。据此作者认为：胆道闭锁Kasai术后早期急性胆管炎是影响术后生存的危险因素；术后大剂量应用激素和抗生素疗法明显降低早期急性胆管炎发生率，提高术后2年生存率。

（张向化）

**述评** 经典Kasai手术是治疗胆道闭锁患儿的常用手术，临床应用广泛，但术后并发症较多，部分防治困难。本研究表明术后大剂量激素和抗生素治疗方案对术后早期急性胆管炎的预防和治疗有重要作用，改善了患儿Kasai术后2年的生存率。可资临床医生借鉴。正如本文作者所述，本文为一项回顾性队列研究，在治疗分组方面无法做到随机化，是本次研究的局限所在。

（孙经建 张向化）

**小儿先天性胆管扩张症根治术后再手术原因分析及并发症防治**［中华小儿外科杂志，2010，31(12)：897］ 吕志葆等回顾性分析了1996年至2009年间小儿先天性胆管扩张症行囊肿切除、肝管空肠Roux-en-Y吻合术中的12例再手术患儿的临床资料及再手术方法。12例均因术后并发症而再次手术，术后并发症包括吻合口狭窄伴结石、囊肿残留伴结石、肝总管囊性扩张伴结石、左肝管扩张伴结石、胰管囊性扩张、胰腺假囊肿形成、肝支肠管内疝形成等。再手术在出现相关并发症后4天至63个月，平均13.7个月。再手术方式包括肝支吻合口狭窄段完全切除、肝支重建术，残余囊肿切除术，扩张肝管切除、肝支重建，肝管切开取石、肝管成形，胰管空肠Roux-en-Y吻合术，胰腺假囊肿外引流术，肠管造瘘术。再手术后患儿均恢复顺利，无明显并发症。作者认为：反复胆道感染继发结石或吻合口狭窄引起黄疸者，残余囊肿形成以及其他并发症影响患儿生活质量是再手术的主要原因。应根据不同病因，采取不同手术方式。囊肿切除、肝(胰)管小肠Roux-en-Y吻合术是再手术的基本术式；首次手术时注意探查胆道，切除囊肿彻底，注重吻合技术，可减少并发症的发生。

（张向化）

**述评**　随着囊肿切除、肝管空肠 Roux-en-Y 吻合术治疗先天性胆管扩张症在临床上普遍开展，其远期并发症日益受到重视，部分病例保守治疗无效，需再手术治疗。本文总结了再手术的原因、原则、具体术式，提出首次手术时注意探查胆道、彻底切除囊肿、注重吻合技术，是减少并发症发生的关键，对临床工作有指导意义。

（孙经建　张向化）

**胆囊切除致胆道损伤的处理经验**[中华普通外科杂志，2011，26(8)：638]　唐铭骏等对该院于 2005—2009 年收治的 24 例胆道损伤的病例资料进行分析。该组男性 6 例，女性 18 例，年龄 22～72 岁，均诊断为胆囊结石而行胆囊切除手术。24 例中，术中发现胆总管横断时即行胆道修复 3 例；术后第 2 天出现黄疸立即手术 3 例；术后第 4 天发现黄疸立即手术 2 例；术后 2 周发现黄疸，疑有“黄疸性肝炎”复发入院，PTCD 造影证实胆管损伤后手术 3 例；腹腔镜胆囊切除时部分胆管被钛夹夹闭引起反复黄疸 3 例，经 ERCP 证实后手术 1 例，其他 2 例黄疸自行消退后出院；术后感染、胆漏 2 例；曾先后两次行胆肠吻合后黄疸，经 PTCD 造影证实后再次手术 1 例；另有 5 例在当地医院行胆肠吻合术，因阻黄再次在作者所在医院手术治疗。具体治疗方法：①胆道损伤早期手术病例处理：本组有 8 例为早期(术后 4 天内)损伤，其中 3 例术中发现胆管横断即行手术，5 例经磁共振胆管成像证实后手术，均在距第一次手术 4 天内再次手术。按照黄志强院士胆道损伤分类。IC(2)型 1 例，ⅡA 型 1 例，ⅢB 型 6 例。其中 IC(2)型因为左右肝胆管分离，右肝管两支开口，即将 3 支肝胆管开口整形缝合成盆状并行胆-肠吻合，T 管支撑引流。ⅡA 型为右肝管损伤，缝合右肝管破损，T 管支撑引流。ⅢB 型均行胆-肠吻合手术。②胆道损伤后期病例处理：本组 14 例为胆道损伤后期病例，选择择期手术。所有手术病例均经分离粘连，纵行切开胆管断端狭窄处至正常胆管 0.5 cm 处，再行胆-肠吻合(黏膜对黏膜)。T 管支撑8～14 月。随访 1 年 6 个月至 5 年，患者未出现再次胆道梗阻症状。结论：4 天以内早期胆道损伤处理交易，晚期胆道损伤应择期手术。黄疸患者需行 PTCD 造影和 ERCP 观察胆道损伤情况。手术要力争做到胆管断端分离适当，吻合口直径要尽可能大，尽量用可吸收无创单股缝线缝合，务必将胆管黏膜及肠管黏膜平行吻合，以减少吻合口瘢痕收缩。吻合口安置引流管支撑，支撑管需放置 8 个月以上。

（邱智泉　谭蔚峰）

**述评**　近几年来，国内核心期刊上登载有关胆囊切除手术所导致胆管损伤的论文和专家经验介绍及述评的文章平均每年在 20 篇左右，可见肝胆外科学界的医师和专家们对医源性胆管损伤这个问题十分重视，在如何预防此类并发症的发生这一问题上提出了许多建设性的建议。但不幸的是医源性胆管损伤的发生，胆囊切除手术是主要原因，占 67.2%，胆囊切除导致胆管损伤的发生率达到 0.5%，腹腔镜胆囊切除导致胆管损伤的发生率科达到 1%～3%。有一位阿根廷的医师曾说过，一旦发生医源性胆管损伤，必将以病人的后半生进行修复。我们必须认识到这类并发症的严重性。关于治疗，现在仍颇有争议，集中在修复时间和修复方法上，作者根据他们的临床实践，总结出经验，值得重视，但将早期的概念定义在 4 天以内，尚值得商榷。

（张柏和）

**医源性总胆管远段损伤的术中诊治与预防**[中华肝胆外科杂志，2011，17(2)：99]　梁刚等通过回顾分析 1990 年 2 月至 2005 年 2 月湖南省人民医院收治的 22 例医源性总胆管远段损伤的病例来总结探讨医源性总胆管远段损伤的术中诊治及预防措施。22 例患者中男性 15 例，女性 7 例，年龄在 40～65 岁，平均 51.5 岁，术前诊断均为总胆管嵌顿。其中择期手术 16 例，因诊断 AOSC 行急诊手术 6 例。致伤因素主要是手术过程中术野显露不良，致伤器械均为取石钳或胆道扩张器。损伤部位主要是总胆管远段后壁，占 72.7%(16/22)，其次是总胆管远段前壁 22.7%(5/22)及总胆管十二指肠壁内段 14.5%(1/22)。总胆管远段损伤的术中表现为胆管扩张器或取石钳入腹膜腔裸露征(95.5%)，注水试验阳性(100%，指用牛角灌洗器向总胆管远段注水，从胰头后、胰头前溢水或十二指肠壁水肿)。全组患者术中通过长臂 T 管支撑总胆管，术后 3 个月经 T 管造影，胆道通畅，拔除 T 管，取得了较好的效果：全组 18 例获随访，随访时间 3 个月至 3 年(平均 20.8 个月)其中 13 例随访 24 个月以上，均无胆道狭窄、胆管炎及胰腺炎征象。

（邱智泉）

**述评**　医源性胆总管远端损伤的发生率总的说来并不高。作者报道的胆总管远段损伤占他所在医院医源性胆道损伤的 11.8%，这个比例是比较高的。此类损伤往往后果严重，正如作者文中形容的“悲惨结局”。这一并发症的发生往往是因为术者的处理不当，动作粗暴引起，完全可以避免。这就需要术者在操作时要耐心、慎重、规范，不能急躁、随心所欲，强行为之。我的学生在行胆总管结石手术时，也是远段小结石嵌顿，他无奈之下强行以取石钳将结石经十二指肠乳头插入十二指肠，造成十二指肠损伤穿孔，患者因此而丧失生命。现在完全可以借助十二指肠镜逆行取石来取远端嵌顿结石。作者的经验值得借鉴。

（张柏和）

**95例Oddi括约肌切开术后近期及远期并发症的临床分析**[中华肝胆外科杂志，2010，16(9)：659] 柴宁莉等人统计2007年6月至2008年6月期间行Oddi括约肌切开95例病人近期及随访1年所发生远期并发症情况，并探讨并发症发生与乳头切开程度之间是否存在某种联系，分析各种并发症发生的原因和如何在操作中减少ERCP术后并发症的发生率。该组病人男：女＝51：44，年龄18～85岁，包括十二指肠乳头良性狭窄2例，慢性胰腺炎5例，Oddi括约肌运动功能障碍7例，胆管结石81例。手术方法：经十二指肠乳头插入导丝，超选胆总管成功后，透视下缓慢推入造影剂。观察胆管形态及结石或乳头狭窄长度和部位。十二指肠乳头开口时钟11～12点方向，利用弯角钮或通过提拉镜身逐步分次切开乳头。胆管结石病人，根据不同情况进行乳头切开、碎石、取石，最后球囊清扫胆道，乳头切开长度应以恰好拉出结石为度，对于过大的结石可先行网篮拉碎。乳头切开的大小一般根据乳头的形态，狭窄的程度及结石的直径来确定，分为小、中、大3种切开方式：小切开指乳头切开长度未及缠头皱襞；中切开指仅切开缠头皱襞；大切开指切开长度达到乳头侧隆起。EST病人近期并发症的发生率为18.94%(18/95)，病死1例。其中术中出血11例，小、中、大切开者出血分别为3例、1例、7例；迟发出血3例，中切1例，大切2例；急性胰腺炎1例；胆管炎2例；十二指肠穿孔1例(大切开者)。95例随访病人中出现远期并发症共11例(11.57%)，其中胆系感染5例，再发结石3例，乳头狭窄1例及慢性胰腺炎2例，分别经再次ERCP治疗和对症药物治疗症状缓解。经统计学分析，EST大、中、小切开近期($\chi^2=2.433$，$P=0.296$)及远期并发症($\chi^2=1.151$，$P=0.562$)发生率之间无统计学意义，且切开大小与术中出血并发症($P=0.109$)以及总的近期($P=0.124$)、远期并发症($P=0.402$)之间无相关性。结论：EST术后存在很多近期及远期并发症，乳头切开程度与术后并发症之间无明确相关性。ERCP操作时精确把握切开方向，避免血管损伤，保持胆汁、胰液引流通畅及尽量保护Oddi括约肌功能免受损伤能有效避免术后并发症的发生。

（邱智泉　谭蔚锋）

**述评**　作者总结95例Oddi括约肌切开术后近期及远期并发症的临床处理经验并对发生的原因进行分析，提出预防发生的建议，无疑对内镜治疗相关疾病的消化科医师是有指导意义的。内镜诊断治疗消化系统疾病的发展在国内十分迅速，消化内科医师和普外科医师都希望掌握这一十分有吸引力的诊断方法和治疗措施。近十年来在这一领域的临床实践中也积累了丰富的经验，但争议之声从未平息、我认为内镜在治疗某些胆道疾病时应采取审慎态度。特别是Oddi括约肌切开，治疗胆总管结石所发生的并发症会给病人带来终生难以平复的痛苦。在治疗这类病人时应征求外科医师的意见，此举于消化内科医师们并无损失。

（张柏和）

# 胰 腺 外 科

本年度共收集论文 407 篇，纳入一年回顾 91 篇，占 22.4%；收入文选 16 篇，占 3.9%。

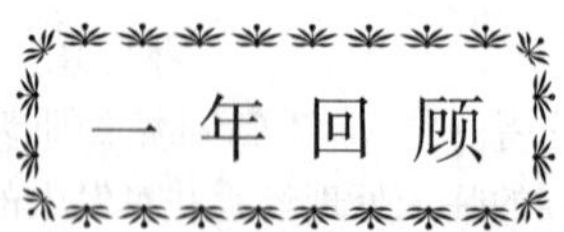


## 一、急性胰腺炎

急性胰腺炎(AP)的发病机制复杂、临床表现多样、诊断及治疗方法各异。王磬等[1]探讨了趋化细胞因子 MIP-2 在 AP 大鼠胰腺病变和胰外脏器损伤中的意义，结果提示，AP 大鼠并发肺损伤时，血清中的 MIP-2 可能来源于胰腺组织；AP 时 MIP-2 在大鼠肝脏高表达，在肝脏损伤中起重要的上调作用；AP 时 MIP-2 在肺的表达明显增加，趋化中性粒细胞，造成肺部的损害。李宁磊等[2]研究了汉防己碱(Tet)用于治疗重症急性胰腺炎(SAP)的作用及其机制，结果显示，Tet 作为钙离子的阻滞剂可明显抑制钙离子进入胰腺腺泡细胞，有效减轻实验大鼠胰腺的病理损害；钙超载在 SAP 发展中起重要作用。荣忠厚等[3]动态观察 SAP 患者外周血 $CD4^+$ CD25 high 调节性 T 细胞(Treg)和 Foxp3 及细胞因子 IL-10、IFN-γ 及 IL-4 的变化，作者认为，Treg 可能通过抑制 IFN-γ 的分泌及促进 Il-4 的产生，对抗过度炎症反应对机体造成的损害。康新等[4]等认为急性肺损伤和急性呼吸窘迫综合征是重症急性胰腺炎(SAP)最常见的早期并发症，发病率高达 33%，发病 1 周内病死的 SAP 患者中 60%～80%与急性肺损伤和急性呼吸窘迫综合征有关，Toll 样受体(TLR)家族成员在识别病原体并介导天然免疫反应中具有重要作用，其信号转导通路主要包括 NF-κB、p38 丝裂原活化蛋白激酶和应激活化蛋白激酶信号转导通路，血必净干预后血清淀粉酶、内毒素水平、肺损伤评分、肺湿/干重比均较 ANP-ALI 组明显降低；肺组织 TLR4、NF-κB 表达也较 ANP-ALI 组明显下降，其下游的 TNF-α、IL-1β 促炎症因子表达也降低。作者认为，血必净可能在 ANP-ALI 病程早期抑制肠道内细菌易位，减少了肠源性内毒素的产生，降低了内毒素对 TLR4 的刺激能力，随后通过抑制 NF-κB p65 活化，下调 TNF-α、IL-1β 等促炎细胞因子的释放，从而减轻肺组织损伤，阻止 SAP 的病程进展。杨恒等[5]探讨了丙酮酸乙酯对大鼠重症急性胰腺炎(SAP)肾损伤的治疗作用及其机制，作者认为，丙酮酸乙酯对 SAP 大鼠肾损伤有一定的保护作用，其机制可能与抑制 TNF-α、IL-6、HMGB-1 的释放和抑制 NF-κB 的活化有关。王庆刚等[6]研究了急性坏死性胰腺炎(ANP)大鼠肠道屏障功能改变及己酮可可碱(PTX)对肠道屏障的保护作用，作者认为，PTX 可减轻 ANP 大鼠肠黏膜屏障功能的损伤，其机制可能是通过减少肠黏膜上皮 ZO-1 的降解。倪海滨等[7]评价了腹腔高压状态对急性坏死性胰腺炎模型猪血流动力学的影响。作者认为，腹腔高压对急性坏死性胰腺炎模型猪的血流动力学产生明显影响，及时采用合适的方式减轻、解除腹腔高压是胰腺炎治疗的重要环节之一。金魁等[8]研究了急性胰腺炎(AP)时是否存在 T 淋巴细胞亚群改变及高压氧治疗对其的影响。作者认为，7 d 的高压氧治疗对胰腺超微结构及 T 淋巴细胞 $CD4^+$、$CD8^+$ 亚群和 $CD4^+/CD8^+$ 比值有改善作用，可能通过改善细胞免疫功能对胰管结扎诱导的 AP 起到一定治疗作用。金洲祥等[9]评价了肥胖对急性胰腺炎病程及预后的影响。结果提示，肥胖组急性胰腺炎患者在重症急性胰腺炎患者所占比例、局部并发症发生率、系统并发症发生率和死亡率均显著高于非肥胖组。作者认为，肥胖急性胰腺炎患者更易发展为重症急性胰腺炎，肥胖增加了急性胰腺炎患者局部并发症、系统并发症发生率和死亡率。叶健等[10]探讨了 CT 分级诊断对急性胰腺炎临床治疗的价值。作者认为，急性胰腺炎 CT 分级能直观反映病变范围、程度及病程变化，与临床严重程度分级相关性好。徐辉等[11]探讨了重症急性胰腺炎(SAP)并发深部真菌感染(deep fungal infection, DFI)的特点及防治。作者认为,SAP合并DFI具有较高发生率及病死率,应采取防治结合的措施,如:恰当处理原发病,严格无菌操作,合理应用抗生素和预防性应用抗真菌药等,可降低SAP合并DFI的发生率、病死率。马威等[12]探讨了短时静脉-静脉血液滤过(SVVH)在小儿重症急性胰腺炎治疗中的策略和疗效。作者认为,药物联合早期SVVH治疗小儿急性胰腺炎效果满意。张清河等[13]探讨了妊娠晚期并发高血脂性重症急性胰腺炎(HSAP)的临床特点和诊疗方法。结果显示,三酰甘油,总胆固醇,血淀粉酶较正常孕妇均升高,9例均行剖宫产、胰腺周围及腹腔引流和综合治疗,所有患者均痊愈。作者认为,妊娠晚期高脂血症并发重症急性胰腺炎早期诊断非常重要,即时中止妊娠并采取胰岛素、非诺贝特等药物和综合治疗是关键。潘耀振等[14]总结了暴发性胰腺炎(FAP)的临床特点及诊治经验。作者认为,FAP的治疗与一般重症急性胰腺炎相比,有其专有的特点,更注重整体一体化治疗,要求外科医师和ICU医师协同,保护好患者的脏器功能,在全程监护的条件下给予呼吸、循环支持,同时第一时间针对患者的病情采取血液滤过、腹腔灌洗、微创手术等治疗。陈宏等[15]探讨了暴发性胰腺炎(FAP)早期器官功能保护策略,分为以传统治疗方法为主(简称传统治疗组,$n=21$)和在传统治疗基础上早期实施器官功能保护策略(简称加强治疗组,$n=16$)。结果显示,入院后第3天,APACHEⅡ和Marshall评分加强治疗组和传统治疗组比较差异虽无统计学意义,但是加强治疗组较传统治疗组有降低APACHE1评分趋势;同样入院7 d内病死率和住院病死率加强治疗组与传统治疗组比较差异虽无统计学意义,但加强治疗组较传统治疗组也有降低APACHE1评分趋势,胰腺感染率2组差异无统计学意义($P=1.000$)。作者认为,早期器官功能保护策略在一定程度上是能够改善FAP患者预后的,不过需要有待更多病例进一步验证。周东等[16]探讨了重症急性胰腺炎(SAP)的手术时机及是否进行肠内营养(EN),作者认为,在早期维持SAP患者生命体征及内环境稳态的情况下,延期行创伤小的手术方式,充分引流,尽早进行肠内营养可明显降低患者病死率、并发症、住院时间及费用。殷涛等[17]评估了综合治疗重症急性胰腺炎(SAP)患者的生存质量,分析其精神健康相关影响因素。作者认为,综合治疗的SAP患者出院后与对照人群相比,总体生存质量较好,但是导致焦虑倾向的相关精神健康影响因素主要有对疾病的了解、出院后的并发症和回想住院的经历等。李小彦等[18]*调查了重症急性胰腺炎(SAP)患者器官功能衰竭的患病率,并分析其发病的危险因素。作者认为,SAP患者器官功能衰竭的患病率为51.6%,与之相关的病死率为49.0%,年龄、并存病数目、APACHEⅡ评分、胰腺坏死程度(CECT)、CT严重性指数(CTSI)和腹腔间隔室综合征(ACS)是SAP患者器官功能衰竭的独立危险因素。胡智明等[19]探讨了重症急性胰腺炎(SAP)合并腹内高压(IAH)的外科治疗。作者认为,SAP合并IAH患者应首选微创手段,疏通肠道,尽早肛门排气、排便减压;腹腔、后腹膜有积液的患者均予早期B超、CT定位下穿刺置管引流减压,后期如果发生感染,直至形成脓肿,如穿刺置管引流效果不佳则手术引流。陈德烽等[20]探讨了急性胰腺炎术后合并急性肾衰的再次手术经验。作者认为,重症急性胰腺炎术后出现急性肾衰经CRRT仍不能缓解时.应考虑胰周的坏死性感染或包裹性积脓或肠瘘,要及时再次手术。迟强等[21]比较了加入谷氨酰胺(Gln)和精氨酸(Arg)的肠内营养配方与标准配方肠内营养对重症急性胰腺炎(SAP)炎性介质反应和患者感染预后的影响。结果认为,早期加入Gln和Arg的肠内营养配方与标准配方肠内营养都能明显减轻SAP患者的炎性反应,改善营养状况,但前者在预防SAP患者继发感染反应方面优于标准配方肠内营养。倪海滨等[22]*评价了液体复苏对重症急性胰腺炎(SAP)患者酸碱平衡及电解质的影响程度,22例SAP患者平均复苏时间(15.0±2.4)h;复苏液体总量3 459~4 203 ml,平均(3 910±102) ml,液体复苏后血$Na^-$和血$Cl^-$均较复苏前升高,血pH值、血细胞比容(Hct)、阴离子隙(AG)、血乳酸较复苏前下降,血$Cl^-$与复苏液体总量之间存在正相关($r=0.720\ 8$, $P<0.01$)。作者认为,对SAP患者应制定适宜的液体复苏目标,控制晶体液输入总量,在液体复苏同时,应注意监测患者内环境的变化。袁云峰[23]评价了经胃镜置三腔鼻空肠管在重症胰腺炎肠内营养中的应用价值。结果显示,经胃镜置三腔鼻空肠管进行肠内营养安全可靠,与完全肠外营养相比具有更好的耐受性和较少的并发症。张勇胜等[24]*探讨了肠外营养(TPN)与肠内营养(EN)联合应用对重症急性胰腺炎(SAP)的影响。作者认为,肠外与肠内营养联合应用能缩短平均住院时间、降低SAP患者并发症的发生率,是合理、有效的营养治疗方法。钱琼信等[25]探讨了早期区域动脉灌注治疗重症急性胰腺炎的适应证。作者认为,适应早期非手术治疗者可采用区域动脉灌注治疗,早期未局限化的胰腺坏死继发感染病例可采用区域动脉灌注抗生素治疗,排除腹腔室间隔综合征后诊断“暴发性胰腺炎”者也是区域动脉灌注的适应证,需要早期手术的危重患

者如腹腔室间隔综合征可联合区域动脉灌注治疗,以提高疗效。易黔川等[26]观察了血液滤过(HF)对SAP的治疗效果。作者认为,HF对SAP患者的体温、呼吸频率、心率、血常规、电解质、肝功能、肾功能、肺功能、腹胀及腹痛等自觉症状均有明显的改善作用,能缩短患者住院时间,对SAP的治疗有积极意义,HF对患者的死亡率无明显改变作用。宋雪霞等[27]观察了连续性血液净化(CBP)的高容量血液滤过(HVHF)和常规剂量的连续性静脉-静脉血液滤过(CVVH)治疗重症急性胰腺炎(SAP)患者的效果,作者认为,在SAP患者连续性血液净化治疗方式选择上,更适宜选用HVHF治疗;连续的血清C反应蛋白(CRP)检测有助于判断SAP患者HVHF治疗的预后。秦静等[28]探讨了治疗急性胆源性胰腺炎(acute biliary pancretitis, ABP)的优化方案。结果显示,不伴梗阻的95例患者均经非手术治疗治愈,且轻症组与重症组各指标比较,差异无统计学意义($P>0.05$);伴有梗阻的64例中,入院后24 h内均行手术治疗,开腹手术组(26例)各指标与内镜治疗组(38例)比较,前者治疗效果差于后者($P<0.05$)。作者认为,胆源性胰腺炎应分型而治,非梗阻型ABP(轻型和重症)早期非手术治疗效果好;梗阻型ABP在非手术治疗的基础上早期解除胆道梗阻,通畅引流是治疗关键,内镜途径解除胆道梗阻与开腹手术比较,具有创伤小,安全性高,疗效更满意,是治疗梗阻型ABP的首选途径。张焰平等[29]探讨了早期内镜介入治疗急性重症胆源性胰腺炎(SABP)的临床价值。作者认为,早期内镜治疗SABP是安全有效的,可降低患者的死亡率,减少患者住院天数。金安琴等[30]探讨了急性胆源性胰腺炎患者早期行ERCP和内镜治疗的临床疗效及安全性。作者认为,急性胆源性胰腺炎患者早期行ERCP能够明确病因,而且内镜治疗微创、安全、有效,能明显缩短住院时间。李汛等[31]探讨了经内镜胰管支架置入在预防ERCP术后胰腺炎(PEP)高危患者中的作用。作者认为,在PEP高危患者行ERCP治疗中置入胰管支架,可明显降低PEP的发生率。

## 二、慢性胰腺炎

杜冰清等[32]回顾分析32例行保留十二指肠的胰腺次全切除+胰管切开减压术(Frey手术)的慢性胰腺炎(CP)患者临床资料,观察围手术期并发症发生率和疼痛缓解率,着重了解胰腺内、外分泌功能,探讨Frey手术治疗CP的疗效。结果表明,在严格掌握手术指证的前提下,采用Frey手术治疗CP是一种安全、有效的方法。淦宇等[33]* 回顾性分析50例胰管结石患者的临床资料,探讨胰管结石的诊断和治疗方法。所有患者均行手术治疗,包括胰十二指肠切除术8例;胰管切开取石、胰空肠Roux-Y吻合术42例,同时行胆囊切除术12例,Oddi括约肌切开、T管引流术6例,胆肠Roux-Y吻合术2例。作者认为,影像学检查是诊断胰管结石的重要手段,准确率高,一旦诊断应根据合并症和胰管扩张程度选择合适的手术方式,可取得良好治疗效果。吴志勇等[34]对CP并发门静脉高压症的诊治进展作综述。认为慢性胰腺炎并发门静脉高压症(PHT)的主要发病机制为脾静脉受压或血栓形成,造成脾静脉闭塞;通常同时表现慢性胰腺炎和PHT症状。通过多普勒超声、CT、MRI以及血管成像多可得出明确诊断。治疗应既针对原发病又要针对门静脉高压症,强调个体化治疗。由慢性胰腺炎引起的PHT是可以治愈的。苗毅等[35]对CP合并胰管结石的诊治进展作综述。认为慢性胰腺炎是由多种原因(酗酒、胆道系统疾病等)造成的胰腺组织结构和功能持续性损害,常合并胰管结石。疼痛是其最主要症状,常伴有消化不良、脂肪泻、糖尿病等。结合多种影像学检查方法如B超、CT、ERCP和MRCP等能明显提高慢性胰腺炎合并胰管结石的确诊率。在体外震波碎石及内镜取石不彻底而症状不能控制或结石复发者应尽早手术治疗,根据结石分布范围选择相应的治疗方式,彻底去除病灶,取净结石,解除胰、胆管梗阻,充分引流胰液,同时尽量保存胰腺组织,可明显改善病人生存质量。

## 三、胰腺癌

### (一)基础研究

宋堃[36]等主要研究吉西他滨(GEM)单药与以吉西他滨为基础的两种药物联合用药(GEMCOM)对于进展期胰腺癌的治疗效果。作者认为,吉西他滨联合用药的客观缓解率、1年生存率、获益率高于吉西他滨单独用药组。王葆春等[37]探讨RNA干扰沉默STAT3基因表达对人胰腺癌细胞SW1990侵袭能力的影响。结果表明,STAT3 siRNA能特异地阻断胰腺癌细胞中STAT3信号的活化,并进一步通过下调MMP-2和MMP-9的表达,从而抑制胰腺癌细胞的侵袭能力。方圆等[38]探讨二氢嘧啶脱氢酶(DPD)在胰腺导管腺癌中的表达及与预后的相关性。结果表明,DPD表达水平与胰腺癌肿瘤分化程度、TNM分期有相关性,DPD表达水平高者较低者生存时间短。DPD、淋巴结转移是胰腺癌的独立预后因素。张志华等[39]探讨CD151、c-Met及整合素α3、α6在胰腺导管腺癌中的表达及其与预后的关系。作者认为,CD151、c-Met及整合素α3、α6在胰腺癌的发展、转移及预后中发挥重要作用,CD151、c-Met可考虑作为临床评价胰腺癌生物学行为及评估预后的指标。任艳等[40]研究粪便microRNAs检测用于胰腺癌筛查诊断的价值评价。作者认为,粪便 RNA 的抽提和 microRNAs 检测为无创性,且具有可重复性。miR-181b 和 miR-210 在胰腺癌患者粪便中的表达增高,有可能是胰腺癌潜在的分子标志物。万汝根等[41]研究血清血管生成素 2(Ang-2)水平在胰腺癌诊断中的价值。作者认为,血清 Ang-2 水平可以作为胰腺癌诊断的参考指标之一。赵晓娇等[42]通过检测胰腺癌患者血清 KL-6 水平,探讨其临床诊断价值。作者认为,KL-6 可作为诊断胰腺癌的血清学指标,且对胰腺癌和慢性胰腺炎的鉴别诊断有一定意义。刘建强等[43]通过检测胰腺癌患者血浆 miR-155 表达量,评价其对胰腺癌的诊断价值。作者认为,胰腺癌患者血浆 miR-155 表达量显著升高,对胰腺癌的诊断可能有一定的应用价值。

**(二) 诊断和鉴别诊断**

姚秀忠等[44]探讨 3.0 T MR 灌注加权成像和扩散加权成像在胰腺肿块诊断中的应用。评价 3.0 T MR 灌注参数和 ADC 值在胰腺癌和胰腺肿块诊断中的应用价值。结论认为,3.0 T MR PWI 显示胰腺癌的 $K^{trans}$ 和 $K_{ep}$ 较低,而 $V_e$ 较高;呼吸门控 DWI 序列的 ADC 值能够较好地反映正常胰腺及胰腺肿块的组织病理生理特征,有助于胰腺肿块的诊断与鉴别。何少武等[45]探讨黄疸前期壶腹周围癌的临床特点,以提高早期诊断率和手术疗效。结果表明,黄疸前期壶腹周围癌的临床症状多为非特异性,主要包括上腹部饱胀不适(92.6%)、上腹部胀痛或隐痛(55.6%)以及不规则发热等(29.6%)。B 超、CT、MRCP、ERCP 和内镜超声(EUS)等影像学检查有助于早期诊断,其阳性率分别为 75.6%、85.2%、83.3%、84.6%和 88.9%。27 例患者中,19 例行区域性胰十二指肠切除术,5 例行胰十二指肠切除联合血管切除,3 例行胆管或胆囊空肠 Roux-en-Y 吻合术,总切除率为 88.9%。无手术死亡,术后并发症发生率为 7.4%。术后 1、3、5 年生存率分别为 100%、70.8%、41.7%。作者认为,壶腹周围癌在黄疸前期有其临床特点和影像学异常改变。如能在黄疸前期作出明确诊断,是提高手术切除率和改善预后的一个重要途径。余天雾等[46]探讨经皮经肝淋巴造影术(PTL)在胰头癌区域淋巴结转移中的诊断价值。作者认为,PTL 在胰头癌区域淋巴结转移的诊断中有较高的临床应用价值。李栋等[47]探讨胰腺肿块伴黄疸对肿瘤标志物诊断的影响分析,评价有无黄疸在肿瘤标志物对胰腺良恶性占位中的意义。作者认为,对于胰腺肿瘤的诊断,CA199+CEA 联合诊断价值最高,优于 CA199 等单项指标组及三者联合组。陶冶等[48]探讨多层螺旋 CT(multi-slice spiral CT, MSCT)对胰腺癌血管侵犯的定量评估及可切除性的应用价值。结果显示,MSCT 评估血管侵犯的敏感性为 91.2%,特异性为 98.7%,准确性为 96.4%;在测量血管侵犯长度和受侵段血管与血管分叉距离方面,仅 2 支血管测量不准确。作者认为,MSCT 判断胰腺癌血管侵犯的准确性很高,可准确量化血管侵犯的程度及范围,对胰腺癌的诊治有重要的参考价值。

**(三) 手术治疗**

李勇等[49]总结胰十二指肠切除术(pancreaticoduodenectomy, PD)的手术经验,分析并发症和远期疗效。回顾性分析了 328 例 PD 的临床资料,包括标准 PD 281 例,保留幽门的 PD 8 例,扩大 PD 39 例。结果显示,严格掌握扩大切除的手术指征、提高手术技巧和加强围手术期处理是减少 PD 术后并发症和病死率的关键。淋巴结有无转移是壶腹周围癌和胰头癌的重要预后因素。联合胰十二指肠切除术可作为非壶腹周围癌如局部进展期胃肠癌的治疗选择,可延长部分患者的生存期。马晋峰等[50]评估了胰十二指肠切除术在 75 岁以上高龄患者中应用的指征和结果。结果表明,75 岁以上高龄患者和小于 75 岁的患者一样能够耐受胰十二指肠切除术,并能从中获益;高龄的壶腹周围肿瘤患者中,胆管癌的发病率最高,提示在对高龄人群进行体检或疾病筛查时,要高度重视对胆道系统的详细检查。虞先濬等[51]* 介绍了残端封闭型内置管嵌入式胰-空肠吻合法在胰十二指肠切除术中的应用。手术步骤:胰腺残端修剪成鱼口状("V"型),显露 0.2～0.3 cm胰管后内置相应支架管,内翻缝闭胰腺断端;游离空肠,在距闭合端 4～6 cm 的肠壁对系膜缘切开浆膜,潜行分离后间断缝合肠壁的浆肌层与胰腺后唇;于胰管开口相对应的肠壁上戳孔,直径为 0.2～0.3 cm,将内支架管经戳孔处送入肠腔,胰管周围 0.3～0.5 cm 的胰腺组织与戳孔的肠壁作全层吻合 4～8 针;剥离的肠壁浆肌层后缘继与残端胰腺后唇缝合;胰-空肠吻合口呈线状,完全被肠壁浆肌层覆盖。结果 21 例患者的胰-空肠吻合中位时间为 15 min,均未发生吻合口瘘及出血等并发症。残端封闭型内置管嵌入式胰肠吻合法简单易行,能缩短手术时间。罗昆仑等[52]探讨改良式胰管-空肠黏膜吻合术对胰十二指肠切除术后胰瘘发生的影响。作者认为,改良式胰管-空肠黏膜吻合术应用于胰十二指肠切除术中,术后胰瘘的发生率低,是预防胰十二指肠切除术后胰瘘发生的较好方法。何天时等[53]探讨改良胰-空肠端端吻合术对胰十二指肠切除术后胰瘘发生的影响。认为改良胰-空肠端端吻合术能显著降低胰十二指肠切除术后的胰瘘发生率。陈涛等[54]评价姑息性外科手术在无法切除的晚期壶腹周围癌治疗中的作用。对接受姑息性外科手术治疗的 292 例晚期壶腹周围癌患者的临床资料进行回顾性分析。结果表明,对于无法切除的晚期壶腹周围癌,姑息性外科手术是一种安全、有效的治疗方法,手术方式以Roux-en-Y胆管-空肠吻合联合胃-空肠吻合为宜。刘双海等[55]* 探讨在胰十二指肠切除术中利用连续缝合法进行套入式胰-肠吻合对预防胰瘘发生的作用。采用4～0可吸收线连续缝合法对22例胰十二指肠切除患者进行端侧套入式胰肠吻合,并以同期实施的12例端侧套人式间断缝合、23例胰管-空肠黏膜吻合术进行比较。结果表明,连续套入式胰-肠吻合适用于任何情况下的残余胰腺,且操作简便、省时、并发症少,是胰-肠吻合技术的一种有效改进。苏力担卡扎·仇曼等[56]* 探讨不同胰管引流方式对胰-肠吻合术后胰瘘发生的影响。122例中36例胰管内置管外引流,67例胰管内置管内引流,19例胰管内未置管引流。结果显示,胰管引流组术后胰瘘发生率与胰管非引流组比较无统计学差异($P>0.05$)。胰管内引流组术后胰瘘发生率与胰管外引流组比较无统计学差异($P>0.05$)。作者认为,胰十二指肠切除术中胰-肠吻合时胰管内安置引流与否似与术后胰瘘的发生率无明显关系。仇爱峰等[57]* 研究无接触分离技术(no-touch isolation technique, NTIT)在胰头癌根治性切除术中的应用。共57例胰头癌患者,NTIT组32例,常规手术组25例测定手术病例肿瘤切除前、后门静脉血细胞角蛋白20(CK20) mRNA表达情况。作者认为,胰头癌根治性切除术中采用NTIT技术能有效减少癌细胞播散,减少术后肝转移发生率.改善预后。江涛等[58]依据实践,结合文献,提出应避免主动性姑息性胰十二指肠切除术,提倡淋巴结廓清至少应达二站淋巴结,建议将肝十二指肠韧带骨骼化清扫和腹膜后组织切除作为根治性胰十二指肠切除术的常规手术步骤,无论有无证据支持第13组淋巴结(胰头后淋巴结)已发生转移,均应对可切除胰头癌进行限制性腹膜后组织切除。显露肠系膜上动脉并辨清钩突下缘和左侧缘与动脉的关系,是保证钩突切除完整性的技术要点。术前评估血管成像等影像学资料,可提高主动性联合血管切除的手术比例。胰-肠吻合方式的选择,手术者的经验非常重要,从自己熟悉和熟练的两三种方法中选择最适合患者的方式,作者更倾向于胰肠端侧双层套入吻合法。刘双海等[59]对22例PD患者的手术流程及方法进行改进,并与传统术式患者的手术时间、并发症、术后住院时间、住院费用进行比较。结果显示:所有患者均顺利施行根治性胰十二指肠切除术,改良组较传统组明显缩短了手术时间、减少了胰瘘的发生、术后住院时间及住院费用。因此,作者认为改良的胰十二指肠切除术操作简便、省时,减少了手术并发症、术后住院时间及住院费用,是一种有效方法,值得推广。

**(四)围手术期处理和预后**

楼文晖等[60]探索加速康复外科策略在胰腺切除术后的应用前景。作者选择性地在部分行胰腺切除手术的患者中,按标准治疗流程实施围术期加速康复策略,包括限制液体入量、早期拔除胃管和引流管、早期进食、早期下床活动。记录并发症发生率、再入院率、出院时间和总医疗费用。结果表明,胰腺手术后的加速康复策略有一定的可行性。杨延辉等[61]探讨PD术后早期经口肠内营养(EOF)的安全性和可行性。结果显示,PD术后EOF不仅能改善病人的营养状况,不增加并发症的发生率,而且还可降低二次手术的发生率、缩短住院时间。伍炜等[62]探讨PD术后胰瘘(PF)发生的危险因素。结果显示,重度黄疸(TIBL ≥ 171 μmol/L)、上腹部手术史及胰管直径细小和胰腺质地软预示着较高的胰瘘发生率。戴月娣等[63]* 探讨了胰腺癌治疗方式评价及预后分析。结果表明,302例胰腺癌患者中位生存期为6.1个月,1、2和3年生存率分别为30.1%、10.6%和2.6%。Cox单因素分析显示肿瘤部位、分期、治疗方式影响胰腺癌生存期($P\leqslant0.01$),未治疗或仅行支持治疗患者中位生存期为1.3个月,手术、化疗、胆汁引流、经动脉介入化疗及多种方法综合治疗后患者中位生存期分别为11.0、7.3、3.5、9.0和11.0个月,死亡风险显著降低($P<0.05$);Cox多因素分析显示肿瘤分期、治疗方式是胰腺癌独立预后因素($P<0.01$)。王慧玲等[64]探讨$^{18}$F-FDG PET在胰腺癌患者预后评估中的价值。结果提示肿瘤分期和PET检查的标准摄取值(standard uptake value, SUV)是胰腺癌患者预后的独立危险因素。陈戎等[65]探讨胰腺癌根治术后应用吉西他滨联合替吉奥胶囊(S-1)化疗对患者生存率的影响。作者认为,胰腺癌根治术后予吉西他滨和S-1联合化疗可提高患者术后生存率,降低血清肿瘤标志物水平且毒副反应较轻,是胰腺癌根治术后有益的辅助治疗方案。

**(五)非手术治疗**

牛立志等[66]前瞻性观察经皮冷消融治疗的不良反应、肿瘤变化及近期疗效,探讨该技术治疗局部进展性胰腺癌的可行性。进展性胰腺癌患者采用氩/氦为基础的冷冻系统,在超声引导下行经皮冷消融治疗。结果表明,超声引导下的经皮冷消融是一种安全可行的局部进展性胰腺癌微创治疗技术。刘凌晓等[67]* 探讨介入化疗及介入化疗联合三维适形放疗(three-dimensional conformal radiation therapy, 3DCRT)的疗效和影响胰腺癌预后的重要因素。作者认为,对于不能手术的局部晚期及Ⅳ期胰腺癌,放疗联合介入治疗给患者带来生存获益。王雪峰等[68]探讨解决晚期胰头恶性肿瘤患者的胆道梗阻和肠道梗阻的内镜治疗方法。作者通过对晚期胰头恶性肿瘤患者采用 ERCP 放置胆道支架治疗胆道梗阻,于内镜下放置肠道支架治疗肠道梗阻。作者认为,晚期胰头恶性肿瘤患者放置胆道支架和肠道支架治疗后,可明显改善临床症状,并可有效提高此类晚期癌症患者的生活质量。

## 四、其他胰腺肿瘤

在胰腺实性假乳头状肿瘤的诊治中,陆炯炯等[69]报导了 25 例胰腺实性假乳头状瘤病人的临床资料和诊治经验。作者认为,胰腺实性假乳头状瘤是一种多见于年轻女性的低度恶性胰腺肿瘤。术前确诊率低,手术切除是最有效的方法。戚建树等[70]回顾性分析实性假乳头状瘤(SPN)及假乳头状癌(SPC)的影像学特征。作者认为,胰腺实性假乳头状肿瘤具有相对特异的影像特征,对符合影像特征且合并胰管、胆管扩张或血管包绕者,应诊断 SPC。刘志敏等[71]分析了 15 例胰腺实性假乳头状瘤患者的多层螺旋 CT 影像资料。11 例为囊实性结构,2 例以实性结构为主,其内伴有少量低密度区,2 例以囊性结构为主,伴少量实性成分。15 例肿块实性部分静脉期均较动脉期明显强化,且增强扫描各期肿块 CT 值均低于胰腺实质。尹勇等[72]荟萃分析了国内胰腺实性假乳头状瘤(SPT)的临床诊治现状及其预后。临床资料完备的 42 篇文献中共 439 例 SPT,其中男性 38 例,女性 401 例,平均年龄 28 岁(8~76 岁)。377 例有临床表现描述,主要为腹痛、腹部包块、腹胀不适,101 例无任何症状,为体检发现。439 例 SPT 均行手术治疗,手术根治性切除率高达 97.3%,平均肿瘤直径 7.8 cm(1.5~25.0 cm)。394 例对肿瘤侵犯转移有记载,80 例有恶性表现。418 例获得术后随访。平均随访时间 34 个月(1 月至 25 年)。随访期间 403 例无瘤存活,4 例局部复发,6 例发生肝转移,4 例因该病死亡。作者认为,SPT 是一种少见的潜在低度恶性肿瘤,好发于年轻女性,确诊依赖于病理组织学检查。手术是 SPT 唯一有效的治疗手段,预后良好。

在胰岛素瘤的诊治中,杨峻峰等[73]回顾性分析了 22 例胰岛素瘤的临床资料。均有 Whipple 三联征。术前 B 超、CT、MRI、门静脉穿刺分段取血胰岛素测定诊断的阳性率分别为 15.8%(3/19)、67.5%(10/16)、71.4%(5/7)、100%(2/2),术中 B 超的诊断阳性率 85.7%(6/7)。行肿瘤局部切除 13 例,胰体尾切除 3 例,胰体尾切除+脾脏切除 1 例,胰十二指肠切除 1 例,保留十二指肠的胰头切除 1 例,腹腔镜下胰岛素瘤切除 3 例。22 例均为良性肿瘤。术后低血糖症状均消失。作者认为,Whipple 三联征结合 IRI/G 比例的测定是定性诊断的主要依据。多层螺旋 CT 双期胰腺薄层扫描是定位诊断的主要手段,术中 B 超是对术前定位诊断的检验和补充。肿瘤切除是胰岛素瘤的主要术式,腹腔镜胰岛素瘤切除应得到推崇。党同科等[74]对报道了 28 例术前行动脉钙刺激后肝静脉血清胰岛素测定(ASVS)检查的胰岛素瘤患者的资料,探讨 ASVS 术前定位胰岛素瘤的临床应用价值。作者认为 ASVS 术前定位胰岛素瘤较 CT、MRI 有优势,但 ASVS 创伤大,应作为 CT、MRI 等常规影像学检查阴性时定位胰岛素瘤的补充定位手段。展翰翔等[75]* 回顾性分析 245 例胰岛素瘤病例资料,以了解胰岛素瘤患者围手术期血糖变化规律。术前平均空腹血糖水平(1.47+0.57) mmol/L,87.4%患者胰岛素/血糖比值大于 0.3。术中切除肿瘤后血糖逐步升高,79.6%患者肿瘤切除后 1 h 血糖升至基础空腹血糖值 2 倍以上;其余患者血糖上升缓慢,至术后第 1 天早晨可达此标准。术后患者出现不同程度反跳性高血糖,后逐渐下降,至出院时患者血糖接近正常,均值为 5.56 mmol/L。作者认为,胰岛素瘤患者血糖在围手术期经历了一个“低-高-正常”的变化过程,血糖监测结合术中 B 超、冰冻切片等技术可大大减少病灶残留率,避免再次手术,对于术后的反跳性高血糖应采用胰岛素泵积极调整,减少并发症的发生。王宪伟等[76]对 29 例无功能胰岛细胞瘤患者的临床资料进行回顾性分析。均无明显临床症状,最常见的临床体征为腹部包块(25/29)。B 超和 CT 为最常用的术前检查手段,其阳性率分别为 100% 和 96.5%。其中良性占 65.5%,恶性占 34.5%。手术切除率为 100%。作者认为,无功能胰岛细胞瘤症状缺乏特异性,B 超及 CT 应为首选的检查方法。包膜不完整和浸润性生长者可确诊为恶性,外科手术是首选方法,疗效优于胰腺外分泌肿瘤。訾志远等[77]对 31 例胰岛细胞瘤患者的临床特点、诊断和治疗方法进行回顾性分析总结,探讨其诊断治疗方法。其中功能性胰岛细胞瘤 26 例,无功能性胰岛细胞瘤 5 例。31 例患者中,功能性胰岛细胞瘤有各种各样的低血糖症状,均有典型的 whipple 三联征;后者主要是腹部包块就诊。血清胰岛素测定对诊断功能性胰岛细胞瘤有重要价值。26 例功能性胰岛细胞瘤中 CT 发现 21 例(80.8%),而薄层 CT 扫描的敏感性可达 91.7%(11/12)。术中行 B 超探查有助于术中肿瘤的定位;对于功能性胰岛细胞瘤患者胰腺局部包括肿瘤在内的切除可取得理想的治疗效果,而切除前后血糖检测,对判断肿块切除的完全性有重要价值。而无功能性胰岛细胞瘤往往需要切除较大的范围。作者认为典型的临床表现,CT 薄层扫描、结合胰岛素水平测定是诊断胰岛素瘤的有效手段。

王雷等[78]报道了 78 例胰管内乳头状黏液性肿瘤

(IPMN)病例资料。结果显示,黄疸、急性胰腺炎、血CA19-9>37 U/ml、AKP、肿块边界不清为恶性及浸润性预测因子;主胰管扩张、分支胰管直径>30 mm、出现壁结节等为恶性预测因子;CEA>6 ng/ml为浸润性预测因子。多因素分析显示,肿块边界不清为恶性及浸润性预测因子;急性胰腺炎为浸润性预测因子。良性IPMN患者的5年生存率为100%;恶性IPMN的2年生存率为78.9%、5年生存率为68.5%,其中浸润性IPMN的2年生存率为64.6%、5年生存率为43.1%。匡天涛等[79]* 收集手术切除的76例IPMN的病史资料,并进行随访,分析其临床特征及手术疗效。非浸润性及浸润性肿瘤患者5年生存率分别为100%及35%;非浸润性肿瘤患者7例切缘阳性,其中1例术后67个月复发转移;多因素分析显示肿瘤直径及淋巴结状况是影响浸润性癌患者预后的独立因素。作者认为,非浸润性IPMN手术疗效极佳,而浸润癌患者的预后较差;及早手术是防止病变进展及改善预后的关键;术后必须进行长期随访。匡天涛等[80]回顾总结分析手术切除并经病理证实的70例资料完整的IPMN患者在临床表现、实验室检查结果及影像学特征等方面的差异,并进行分析,比较良恶性IPMN的不同临床特征。结果显示,良恶性IPMN在临床表现,实验室检查及影像学特征方面存在一定差异,对于术前两者的鉴别有一定意义,并有助于治疗方式的选择。徐彬等[81]比较分析了29例IPMN和46例胰腺导管腺癌的临床、生化、病理和随访资料,探讨IPMN与胰腺导管腺癌的差异。结果显示,IPMN患者术后的生存时间长于胰腺导管腺癌,而ⅡB期及以上的恶性IPMN患者术后生存时间与胰腺导管腺癌比较无明显差异。作者认为,IPMN更易被早期诊断,其预后明显好于胰腺导管腺癌。高春涛等[82]对IPMN的诊治进展做了综述。良性和交界性IPMN完整切除肿瘤即可,恶性IPMN一般需要根治性切除加淋巴结清扫术,对于无症状的分支胰管型,如无明显壁结节、细胞学检查阴性、囊肿小于30 mm的可临床观察。主胰管型和混合胰管型的IPMN则应全部手术切除。术中送冰冻病理确定手术范围。

刘骞等[83]报道了10例胰腺神经内分泌癌的诊断和外科治疗经验。作者认为,胰腺神经内分泌癌术前诊断困难,对疑似病例应进行激素检测。胰腺神经内分泌癌应积极手术治疗,无法手术切除者应积极进行化疗、化疗栓塞以延长生存时间。杨斌等[84]* 探讨胰腺内分泌肿瘤的临床特点和外科治疗方法。33例中胰岛素瘤18例,无功能性胰岛细胞瘤9例,胃泌素瘤4例,胰高血糖素瘤2例。其中29例进行根治行切除,4例因肿瘤无法切除而放弃手术,总手术切除率为87.8%。26例平均随访时间为(4.7±3.5)年,其中恶性14例患者1年和3年生存率为71.4%和50.0%,在随访期间19例良性患者全部存活。作者认为,手术切除是胰腺内分泌肿瘤最理想的治疗方法。术前定性及术中定位尤为重要,术中胰腺探查结合术中B超是定位的关键。

林晓珠等[85]* 探讨了CT能谱成像定量分析在鉴别胰腺寡囊型浆液性囊腺瘤(SOA)与胰腺黏液性囊性肿瘤(MCNs)中的价值。结果表明,多参数联合[年龄、症状、病灶大小、40～50 keV的CT值、有效原子序数、动脉晚期碘(水)浓度及门静脉期钙(水)浓度]鉴别两者的准确率可达100%。作者认为,SOA与MCNs的囊性部分在CT能谱成像上具有不同特征,CT能谱成像多参数联合诊断可以准确区分SOA与MCNs。杜丽娟等[86]回顾性分析21例浆液性囊腺瘤、12例黏液性囊腺瘤、6例黏液性囊腺癌的CT影像学资料。作者认为,胰腺囊腺瘤与囊腺癌的CT表现具有一定的特征性,但对于少数不典型表现病例,诊断仍存在困难。

## 五、胰腺外伤

杨秀峰等[87]报道行胰腺十二指肠切除术治疗严重胰腺十二指肠损伤5例的诊治经验。4例为方向盘挤压伤,1例为砸伤。分别为胰头毁损伤、胆总管胰腺段断裂、十二指肠不同程度损伤。门静脉胃结肠干分支撕裂2例,腹膜后大血肿1例,胰十二指肠上动脉断裂3例。入院后予以快速术前准备,5例均在4 h内行手术探查,术中诊断为严重胰十二指肠损伤,按美国创伤协会分级为Ⅴ级。5例均痊愈,无胰瘘、胆瘘。并发胃排空障碍2例、胸腔积液4例、切口感染1例,经相应治疗后均痊愈。随访1～5年,1例出现肠梗阻,余4例无远期并发症。作者认为,胰腺损伤的治疗原则是控制出血,寻找胰管,适当清创,处理合并伤,充分引流。石朋飞等[88]回顾性分析52例胰腺损伤患者的临床资料。作者认为,胰腺损伤早期诊断困难,结合受伤史,体格检查以及淀粉酶、B超、CT等辅助检查有助于早期诊断,术中探查胰腺对于胰腺损伤的诊断最为可靠。对胰腺损伤进行准确分级,选择合适的治疗手段,可以降低死亡率、改善预后。何铁英等[89]回顾分析15例严重胰腺损伤合并多脏器损伤临床资料,探讨严重胰腺损伤合并多脏器损伤的治疗方法。作者认为,严重胰腺损伤手术方式需个体化,术中遵循损伤控制性理念,胰周放置多根双套管,术后持续冲洗和负压引流,早期肠内营养等是提高治疗效果的关键。张建平[90]也报道了12例经手术治疗的重度胰腺损伤经验。Ⅱ级损伤1例做局部清创、止血、修补,Ⅲ级损伤

5 例行胰腺远端胰组织切除，Ⅳ级 4 例行头侧主胰管结扎并缝合胰腺断端、尾侧断端与空肠 Roux-en-Y 吻合术，Ⅴ级 2 例行十二指肠憩室化手术。所有病例均治愈。作者认为，重度胰腺损伤病情危急，实验室及辅助检查阳性发现率低，需结合患者的具体情况及时进行剖腹探查，并采取合适的手术方式积极治疗，并做好术后处理。徐定银等[91]* 对 73 例闭合性胰十二指肠损伤的诊治进行回顾性分析，探讨闭合性胰十二指肠损伤的诊治方法。作者认为，由于胰腺十二指肠的解剖结构和生理特点及较多合并伤，使闭合性胰十二指肠损伤早期诊断较为困难复杂，术中对胰管损伤的准确判断是胰十二指肠损伤严重程度分级的重要标准和术式选择的主要依据，早诊断、早手术、合理的术式是减少并发症率、降低死亡率、提高疗效的关键。

（邵成浩）

## 参考文献


1 王 磬，等. 苏州大学学报（医学版），2010，30（6）：1186
2 李宁磊，等. 中华内分泌外科杂志，2011，5（1）：21
3 荣忠厚，等. 中华普通外科杂志，2010，25（12）：992
4 康 新，等. 中华胰腺病杂志，2010，10（6）：437
5 杨 恒，等. 肝胆胰外科杂志，2011，23（2）：89
6 王庆刚，等. 中华胰腺病杂志，2011，11（2）：117
7 倪海滨，等. 中华外科杂志，2011，49（5）：428
8 金 魁，等. 中国危重病急救医学，2010，22（9）：525
9 金洲祥，等. 肝胆胰外科杂志，2010，22（6）：476
10 叶 健，等. 中国普外基础与临床杂志，2010，17（12）：1322
11 徐 辉，等. 中华普通外科杂志，2010，25（11）：886
12 马 威，等. 中华小儿外科杂志，2011，32（3）：179
13 张清河，等. 肝胆胰外科杂志，2011，23（4）：317
14 潘耀振，等. 中国普外基础与临床杂志，2011，18（3）：255
15 陈 宏，等. 中国普外基础与临床杂志，2011，18（3）：250
16 周 东，等. 中国普通外科杂志，2011，20（3）：309
17 殷 涛，等. 中华肝胆外科杂志，2011，17（5）：405
18* 李小彦，等. 中华急诊医学杂志，2011，20（2）：156
19 胡智明，等. 肝胆胰外科杂志，2011，23（1）：53
20 陈德烽，等. 肝胆胰外科杂志，2010，22（6）：495
21 迟 强，等. 中华损伤与修复杂志（电子版），2010，5（6）：25
22* 倪海滨，等. 中国危重病急救医学，2010，22（9）：522
23 袁云峰. 肝胆胰外科杂志，2010，22（5）：418
24* 张勇胜，等. 第二军医大学学报，2011，32（7）：737
25 钱琼信，等. 肝胆胰外科杂志，2011，23（4）：290
26 易黔川，等. 中华内分泌外科杂志，2011，5（1）：34
27 宋雪霞，等. 中国急救医学，2011，31（6）：534
28* 秦 静，等. 中国普通外科杂志，2011，20（3）：249
29 张焰平，等. 安徽医科大学学报，2011，46（7）：716
30 金安琴，等. 中国普外基础与临床杂志，2010，17（10）：1001
31 李 汛，等. 中国普外基础与临床杂志，2010，17（10）：1006
32 杜冰清，等. 中国普外基础与临床杂志，2011，18（2）：187
33* 淦 宇，等. 华西医学，2011，26（8）：1170
34 吴志勇，等. 中国实用外科杂志，2011，31（9）：803
35 苗 毅，等. 中国实用外科杂志，2011，31（9）：800
36 宋 堃，等. 中华外科杂志，2011，49（9）：839
37 王葆春，等. 吉林大学学报（医学版），2011，37（4）：636
38 方 圆，等. 中华外科杂志，2011，49（4）：330
39 张志华，等. 中华胰腺病杂志，2011，11（3）：190
40 任 艳，等. 中华胰腺病杂志，2011，11（2）：104
41 万汝根，等. 中华肿瘤杂志，2011，33（1）：47
42 赵晓娇，等. 中华胰腺病杂志，2011，11（3）：155
43 刘建强，等. 中华胰腺病杂志，2011，11（2）：79
44 姚秀忠，等. 中华放射学杂志，2011，45（7）：646
45 何少武，等. 中华胰腺病杂志，2010，10（6）：398
46 余天雾，等. 重庆医学，2011，40（20）：2008
47 李 栋，等. 胃肠病学和肝病学杂志，2010，19（10）：939
48 陶 冶，等. 中国实用外科杂志，2011，31（8）：705
49 李 勇，等. 中国普通外科杂志，2011，20

(9)：905
50 马晋峰，等. 山西医科大学学报，2011，42(7)：589
51* 虞先濬，等. 上海医学，2010，33(11)：1010
52 罗昆仑，等. 中国普通外科杂志，2011，20(9)：909
53 何天时，等. 中国普通外科杂志，2010，19(9)：966
54 陈 涛，等. 中国普外基础与临床杂志，2011，18(4)：423
55* 刘双海，等. 中华胰腺病杂志，2011，11(3)：167
56* 苏力担卡扎·仇曼，等. 中国普通外科杂志，2011，20(3)：238
57* 仇爱峰，等. 南京医科大学学报(自然科学版)，2010，30(11)：1644
58 江 涛，等. 中华肝胆外科杂志，2011，17(6)：446
59 刘双海，等. 中国普通外科杂志，2011，20(3)：234
60 楼文晖，等. 上海医学，2010，33(11)：1000
61 杨延辉，等. 肠外与肠内营养，2011，18(1)：25
62 伍 炜，等. 中国普通外科杂志，2011，20(3)：241
63* 戴月娣，等. 中国癌症杂志，2011，21(3)：211
64 王慧玲，等. 中华普通外科杂志，2010，25(11)：892
65 陈 戎，等. 中国普通外科杂志，2011，20(3)：217
66 牛立志，等. 中华胰腺病杂志，2011，11(1)：1
67* 刘凌晓，等. 中国癌症杂志，2011，21(1)：46
68 王雪峰，等. 上海医学，2010，33(11)：1006
69 陆炯炯，等. 腹部外科，2011，24(2)：82
70 戚建树，等. 临床放射学杂志，2010，29(11)：1495
71 刘志敏，等. 临床放射学杂志，2011，30(3)：428
72 尹 勇，等. 中华胰腺病杂志，2010，10(5)：341
73 杨峻峰，等. 中国实用外科杂志，2010，30(10)：883
74 党同科，等. 中华普通外科杂志，2011，26(5)：406
75* 展翰翔，等. 中华肝胆外科杂志，2011，17(1)：13
76 王宪伟，等. 中国普通外科杂志，2011，20(8)：861
77 訾志远，等. 肝胆外科杂志，2011，19(3)：213
78 王 雷，等. 中华胰腺病杂志，2010，10(5)：321
79* 匡天涛，等. 中华普通外科杂志，2011，26(4)：292
80 匡天涛，等. 中国临床医学，2010，17(6)：886
81 徐 彬，等. 中华肝胆外科杂志，2011，17(1)：39
82 高春涛，等. 中国肿瘤临床，2010，37(23)：1377
83 刘 骞，等. 实用肿瘤杂志，2011，26(3)：262
84* 杨 斌，等. 中国普通外科杂志，2011，20(3)：230
85* 林晓珠，等. 中华放射学杂志，2011，45(8)：713
86 杜丽娟，等. 中华胰腺病杂志，2011，11(3)：170
87 杨秀峰，等. 中华内分泌外科杂志，2011，5(1)：71
88 石朋飞，等. 临床外科杂志，2011，19(5)：321
89 何铁英，等. 中国普通外科杂志，2011，20(9)：1008
90 张建平. 南方医科大学学报，2010，30(11)：2594
91* 徐定银，等. 中国中西医结合外科杂志，2010，16(6)：688

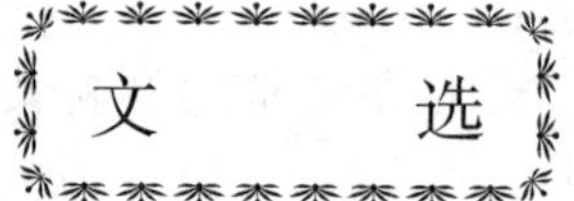


**重症急性胰腺炎患者器官功能衰竭的患病率及其危险因素分析**[中华急诊医学杂志，2011，20(2)：156] 李小彦等调查了重症急性胰腺炎(SAP)患者器官功能衰竭的患病率，并分析其发病的危险因素。结果显示，186例SAP患者中，96例患者器官功能衰竭，其中47例死亡，SAP患者器官功能衰竭患病率与年龄、并存病数量、APACHE Ⅱ评分、CECT(胰腺坏死程度)、CTSI和ACS显著相关；器官功能衰竭数目随着年龄、并存病数量、APACHEⅡ评分，CECT(胰腺坏死程度)增加。进入非条件多因素Logistic回归方程的因素有年龄、并存病数量、APACHE Ⅱ评分、(CECT)胰腺坏死程度、CTSI和ACS。作者认为，SAP患者器官功能衰竭的患病率为51.6%，与之相关的病死率为49.0%，年龄、并存病数目、APACHEⅡ评分、(CECT)胰腺坏死程度、CTSI和ACS是SAP患者器官功能衰竭的独立危险因素。

(经 纬)

**述评** 重症急性胰腺炎是一种病情凶险、并发症多、病死率较高的外科急腹症，而SAP常见的并发症器官功能衰竭是其病死率较高的主要原因。明确SAP患者器官功能衰竭的患病率，识别其发病危险因素，有助于正确判断疾病预后及采取及时有效的防治措施以改善预后。在SAP的临床工作中，对于年龄较大、并存病较多、APACHE Ⅱ评分较高、胰腺局部病变严重和腹内压增高的患者，要高度警惕器官功能衰竭发生的可能性，严密观察病情变化，以便及时采取有效的防治措施。

（邵成浩）

**液体复苏对重症急性胰腺炎患者内稳态影响的临床分析**[中国危重病急救医学，2010，22（9）：522]　倪海滨等评价了液体复苏对重症急性胰腺炎（SAP）患者酸碱平衡及电解质的影响程度。结果显示，22 例 SAP 患者平均复苏时间（15.0±2.4）h；复苏液体总量 3 459～4 203 ml，平均（3 910±102）ml；液体复苏后血 $Na^+$（mmol/L）和血 $C1^-$（mmol/L）均较复苏前升高（均 $P<0.05$），血 pH 值、血细胞比容（Hct）、阴离子隙（AG，mmol/L）、血乳酸（mmol/L）较复苏前下降；血 $C1^-$ 与复苏液体总量之间存在正相关（$r=0.720\ 8$，$P<0.01$）。作者认为，对 SAP 患者应制定适宜的液体复苏目标，控制晶体液输入总量，在液体复苏同时，应注意监测患者内环境的变化。

（经　纬）

**述评**　重症急性胰腺炎（SAP）早期由于炎症介质的大量释放、毛细血管的渗漏、第三间隙液体的渗出和积聚，导致患者有效血容量下降，影响血流动力，出现心率加快、尿量减少、甚至血压下降等低血容量休克的表现，早期快速有效的液体输注有助于减轻组织的缺血、缺氧，改善微循环。复苏液体的选择和复苏目标的确定直接关系到患者内环境的稳定。在 SAP 患者的液体复苏过程中，应加强床边监测，及时修正复苏目标，适当控制晶体液输入总量，在液体复苏的同时，应注意监测患者内环境的变化。

（邵成浩）

**肠外与肠内联合营养治疗重症急性胰腺炎**[第二军医大学学报，2011，32（7）：737]　张勇胜等探讨了 126 例肠外营养（TPN）与肠内营养（EN）联合应用对重症急性胰腺炎（SAP）的影响。重症急性胰腺炎患者分为 3 组：TPN 组（$n=42$）行全胃肠外营养治疗；TPN+EN 组（$n=42$）先行 TPN，再过渡为 PN+EN，最后 EN；EN 组（$n=42$）行肠内营养治疗。肠内营养选短肽型制剂，通过空肠造瘘管或鼻空肠管给予，观察 3 组临床指标变化。结果表明，治疗前 3 组 APACHE Ⅱ评分、Ranson 评分和 C 反应蛋白浓度差异无统计学意义；治疗后，TPN 组血总胆红素明显升高（$P<0.05$），而治愈率、病死率、血浆白蛋白、前白蛋白、尿素氮、肌酐、胆固醇、三酰甘油、血糖差异无统计学意义，与 TPN 组、EN 组相比，TPN+EN 组平均住院时间缩短，感染并发症发生率降低（$P<0.05$）；与 TPN 组相比，EN 组感染并发症发生率明显降低（$P<0.05$），作者认为，肠外与肠内营养联合应用能缩短平均住院时间、降低 SAP 患者并发症的发生率，是合理、有效的营养治疗方法。

（经　纬）

**述评**　重症急性胰腺炎患者处于高分解代谢状态，负氮平衡严重，加之禁食和胃肠减压，多存在营养不良及水电解质紊乱，导致并发症和病死率增加。全胃肠外营养（TPN）和肠内营养（EN）是治疗 SAP 的有效途径，两者在维持氮平衡和临床耐受性方面效果相当，但 EN 并发症明显少于 TPN，且更经济。肠外肠内营养联合应用是指在整个 SAP 的治疗过程中，根据患者病理特点、代谢状态和胃肠道功能阶段性采用肠外营养、肠外肠内营养联合应用，最后完全肠内营养治疗，其要点是急性期用 TPN，稳定期过渡为 PN+EN，待胰腺功能基本康复后完全 EN，对临床具有重要指导意义。

（邵成浩）

**急性胆源性胰腺炎不同治疗方法的疗效分析**[中国普通外科杂志，2011，20（3）：249]　秦静等探讨了治疗急性胆源性胰腺炎（Acute biliary pancretitis，ABP）159 例的优化方案。结果显示，不伴梗阻的 95 例患者均经非手术治疗治愈，且轻症组与重症组各指标比较，差异无统计学意义（$P>0.05$）；伴有梗阻的 64 例中，入院后 24 h 内均行手术治疗，开腹手术组（26 例）各指标与内镜治疗组（38 例）比较，治疗效果差异有统计学意义，前者差于后者（$P<0.05$）。作者认为，胆源性胰腺炎应分型而治，非梗阻型 ABP（轻型和重症）早期非手术治疗效果好；梗阻型 ABP 在非手术治疗的基础上早期解除胆道梗阻，通畅引流是治疗关键，内镜途径解除胆道梗阻与开腹手术比较，具有创伤小，安全性高，疗效更满意，是治疗梗阻型 ABP 的首选疗法。

（经　纬）

**述评**　急性胆源性胰腺炎是普外科常见的急腹症之一，在我国约占 AP 的 50%以上，具有起病急、发展快、病死率高的特点，故对 ABP 早期的及时诊断，选择恰当的治疗方式，不仅能提高治愈率，而且能降低并发症及病死率。ABP 的治疗原则首先是鉴别有无胆道梗阻，不伴有胆道梗阻的 ABP 患者可采用非手术治疗，伴有胆道梗阻的 ABP 患者在非手术治疗的基础上应早期解除胆道梗阻，内镜胆道引流创伤小，术后并发症发生率和病死率低，痛苦少、恢复快，是解除胆道梗阻治疗 ABP 的首选方法。

（邵成浩）

**胰管结石的诊断及治疗**[华西医学，2011，26（8）：1170]　淦宇等回顾性分析收治的 50 例胰管结石患者临床资料，探讨胰管结石的诊断和治疗方法。其中男

37例,女 13 例;年龄 36～70 岁,平均 49 岁。病程 7 天至10 年,平均 6.8 年。46 例出现腹正中及左上腹间歇疼痛,伴腰背部放射痛。50 例均行 B 型超声和 CT 检查,诊断阳性率分别为 90%和 96%;27 例行磁共振胰胆管成像检查,诊断阳性率为 92.6%。所有患者均行手术治疗,包括胰十二指肠切除术 8 例;胰管切开取石、胰空肠 Roux-Y 吻合术 42 例,同时行胆囊切除术 12 例,Oddi 括约肌切开、T 管引流术 6 例,胆-肠 Roux-Y 吻合术 2 例。结果:所有患者均取出胰管结石,结石大小为 0.2～2.0 cm,结石数目为 1～50 枚。1 例患者术后发生切口感染,经积极抗感染及伤口换药处理后治愈。46 例治愈出院,2 例好转出院,2 例术后出现并发症死亡。术后 40 例获随访,平均 24 个月。随访期间 2 例胰管结石伴胰头癌患者因术后胰头癌复发死亡。余 38 例中有 8 例术后胰管结石复发,再次行手术治疗后治愈;其中有 2 例术后仍有腹痛,但较术前有明显好转。作者认为,影像学检查是诊断胰管结石的重要手段,准确率高,一旦明确诊断,应根据并发症和胰管扩张程度选择合适的手术方式,可取得良好治疗效果。

(郝　骏)

**述评**　胰石症多以上腹痛为首发症状,诊断主要依靠影像学检查,确诊率高。在临床诊断中多综合运用 B 超、CT、ERCP、MRCP 等影像学检查以提高结石检出率并为治疗提供可靠的依据。胰管结石的治疗原则是取出结石,降低胰管压力,使胰液引流通畅。胰管结石的主要手术方法有两大类:一类为胰管引流减压术,方法为将胰管切开取石并行胰管-空肠吻合,主要是胰管-空肠侧侧吻合术;另一类为胰腺切除术,包括胰十二指肠切除术、Beger 手术、Frey 手术等。术式的选择需根据结石在胰腺内的分布、胰管狭窄是否多发、慢性胰腺炎症状的严重程度等因素决定。一般来说,对于有主胰管扩张的病人宜行胰管引流术,而对于胰管无扩张或扩张不严重且有胰腺局部病变者宜行胰腺部分切除术。

(胡先贵)

**残端封闭型内置管嵌入式胰-空肠吻合法在胰十二指肠切除术中的应用(附 21 例分析)**[上海医学,2010,33(11):1010]　虞先濬等介绍了一种改良的胰-空肠端侧吻合方法,即残端封闭型内置管嵌入式胰-空肠吻合术。胰腺残端修剪成鱼口状("V"型),显露 0.2～0.3 cm 胰管后内置相应支架管,内翻缝闭胰腺断端。游离空肠,在距闭合端 4～6 cm 的肠壁对系膜缘切开浆膜,潜行分离后间断缝合肠壁的浆肌层与胰腺后唇。于胰管开口相对应的肠壁上戳孔,直径为 0.2～0.3 cm,将内支架管经戳孔处送人肠腔,胰管周围 0.3～0.5 cm 的胰腺组织与戳孔的肠壁作全层吻合 4～8 针。剥离的肠壁浆肌层后缘继续与残端胰腺后唇缝合。胰-空肠吻合口呈线状,完全被肠壁浆肌层覆盖。结果 21 例患者的中位胰-空肠吻合时间为 15 min,均未发生吻合口瘘及出血等并发症。作者认为,残端封闭型内置管嵌入式胰肠吻合法简单易行,能缩短手术时间,初步结果显示安全。

(郑楷炼)

**述评**　胰瘘及出血是胰腺手术常见的并发症。该研究在比较了目前临床常用的胰腺-空肠套入式端端吻合与黏膜对黏膜端侧胰管-空肠端侧吻合这两类胰肠吻合方法的基础上,设计和采用了一种改良的胰-空肠吻合方法,即残端封闭型内置管嵌入式胰-空肠吻合术,在预防术后胰瘘和出血方面取得了良好效果。残端封闭型内置管嵌入式胰-空肠吻合技术,简化了操作,安全有效,值得进一步在临床行随机对照研究和推广。

(邵成浩)

**连续缝合法在套入式胰肠吻合中的应用**[中国胰腺病杂志,2011,20(3):234]　刘双海等探讨胰十二指肠切除手术流程及技术的改进和效果。作者对 22 例胰十二指肠切除患者的手术流程及方法进行改进,并与传统术式患者的手术时间、并发症、术后住院时间、住院费用进行比较。结果显示,所有患者均顺利施行根治性胰十二指肠切除术,改良组较传统组明显缩短了手术时间、减少了胰瘘的发生及术后住院时间与住院费用。作者认为改良的胰十二指肠切除术操作简便、省时,减少了手术并发症及术后住院时间与费用,是一种有效方法,值得推广。

(郑楷炼)

**述评**　连续缝合方法是一种成熟的外科缝合技术,随着缝线材料的改进,连续缝合快捷、简便。因此,连续缝合技术在消化道重建的操作中逐渐得到了更广泛的应用。作者将可吸收缝线连续缝合技术应用到胰肠吻合中,连续缝合技术操作简单易行,该技术适用于所有的残胰情况,且明显降低了术后胰漏的发生,对患者的术后顺利恢复起到了积极作用,值得临床进一步研究。但如果胰管没有扩张、胰腺质地软,连续缝合抽拉缝线时易导致胰腺切割,根据述评者经验,这种情况下以间断缝合更加安全。

(邵成浩)

**不同胰管引流方式在胰肠吻合术后的疗效比较**[中国普通外科杂志,2011,20(3):238]　苏力担卡扎·仇曼等探讨不同胰管引流方式对胰肠吻合术后胰瘘发生的影响。作者对 122 例胰十二指肠切除患者的临床资料进行回顾性地分析,122 例中 36 例胰管内置管外引流,67 例胰管内置管内引流,19 例胰管内未置管引流。结果显示,胰管内置管引流103例中21例(20.4%)发生胰瘘,胰管内置管外引流36例中4例(11.1%)发生胰瘘,胰管内置管内引流67例中17例(25.4%)发生胰瘘;而19例胰管内未置管引流病例中5例(26.3%)发生胰瘘。胰管引流组术后胰瘘发生率与胰管非引流组比较无统计学差异($P>0.05$)。胰管内引流组术后胰瘘发生率与胰管外引流组比较无统计学差异($P>0.05$)。因此,作者认为,胰二指肠切除术中胰肠吻合时胰管内安置引流与否似与术后胰瘘的发生率无明显关系。

(郑楷炼)

**述评** 胰瘘是胰十二指肠切除术(PD)术后最常见的严重并发症之一。虽然近年来对减少PD术后胰瘘发生进行了广泛研究,发生率有所下降,但胰瘘的发生率仍高达5%~25%。作者对122例胰十二指肠切除患者的临床资料进行了回顾性分析,得出胰瘘的发生与胰管内是否置管及引流方式无关。作者认为,在胰肠吻合术中,无法找到胰管时反复探查可能会导致胰管损伤,加大胰瘘的发生。如胰肠吻合技术熟练、胰腺质地较硬、术中无法找到胰管等情况下可不必行胰管引流。在技术不熟练、胰腺质地较软,预计吻合不满意等情况下,放置胰管内引流可以减少胰瘘的发生。

(邵成浩)

**无接触分离技术在胰头癌根治性切除术中应用价值探讨**[南京医科大学学报(自然科学版),2010,30(11):1644] 仇爱峰等研究无接触分离技术(no-touch isolation technique,NTIT)在胰头癌根治性切除术中的应用,探讨以NTIT技术为重点的胰十二指肠切除术对肿瘤转移及预后的影响。作者对57例胰头癌患者进行对照研究。其中NTIT组32例,常规手术组25例,测定手术病例肿瘤切除前、后门静脉血细胞角蛋白20(CK20) mRNA表达情况。分析两组生存期、肝转移率和死亡率。结果显示,两组患者术后并发症发生率无明显差异。切除肿瘤病灶前,门静脉血内CK20 mRNA的阳性表达率常规手术组和NTIT组分别为16.00%、18.75%,无统计学差异。肿瘤切除后,常规手术组CK20mRNA的阳性率显著高于NTIT组。术后随访,NTIT组、常规手术组术后1、3、5年生存率分别为76.6%、50.0%、40.0%和75.0%、33.3%、8.8%。NTIT组5年生存率高于常规手术组。术后死亡原因分析显示NTIT组肝转移率显著低于常规手术组。作者认为,胰头癌根治性切除术中采用NTIT技术能有效减少癌细胞播散,减少术后肝转移发生率,改善预后。

(郑楷炼)

**述评** 胰十二指肠切除目前仍是胰头癌根治的主要术式。传统的胰十二指肠切除术操作步骤是先探查肿瘤与下腔静脉、门静脉及肠系膜上静脉的关系。在此探查过程中,因术者反复触摸肿瘤、对肿瘤组织不同程度的挤压而引起肿瘤细胞的脱落而造成血行播散。而采用NTIT技术行胰十二指肠切除减少了手术的牵拉、触摸乃至挤压造成的微转移病灶。有益于解决手术因素带来的肝转移、腹腔转移与局部复发。表明NTIT技术对提高远期生存率有明显的益处,对患者的手术治疗起到了积极作用,值得临床推广应用。

(邵成浩)

**胰腺癌治疗方式评价及预后分析**[中国癌症杂志,2011,21(3):211] 戴月娣等研究分析胰腺癌患者的临床特征、治疗方式与生存期关系,探讨胰腺癌的预后因素及最佳治疗方式。研究结果表明,302例胰腺癌患者中位生存期为6.1个月,1、2和3年生存率分别为30.1%、10.6%和2.6%。Cox单因素分析显示肿瘤部位、分期、治疗方式影响胰腺癌生存期,未治疗或仅行支持治疗患者中位生存期为1.3个月,手术、化疗、胆汁引流、经动脉介入化疗及多种方法综合治疗后患者中位生存期分别为11.0、7.3、3.5、9.0和11.0个月,死亡风险显著降低;Cox多因素分析显示肿瘤分期、治疗方式是胰腺癌预后因素。因此,肿瘤分期、治疗方式是胰腺癌独立预后因素。肿瘤部位位于胰头颈部、分期早,手术、经动脉介入化疗、化疗、胆汁引流及多种方法综合治疗患者生存期显著延长。

(郑楷炼)

**述评** 胰腺癌是一种死亡率较高的恶性肿瘤,多数患者明确诊断时已处于晚期。胰腺癌的治疗方式目前遵循以手术为主的多种治疗方法相结合的综合治疗模式,但诸多治疗方法获益程度不等,其预后与多种因素有关,手术、化疗、经动脉介入化疗可作为胰腺癌的有效治疗手段,对合并梗阻性黄疸患者应争取胆汁引流治疗改善症状。该研究对随访到生存期的胰腺癌患者进行回顾性分析,探讨胰腺癌患者最佳治疗模式及生存期预测指标,以期为临床胰腺癌的预后判断和治疗方法的选择提供参考。

(邵成浩)

**介入治疗联合三维适形放疗治疗不能手术切除的胰腺癌患者疗效分析**[中国癌症杂志,2011,21(1):46] 刘凌晓等对不能手术切除的胰腺癌患者进行回顾性分析,探讨介入化疗及介入化疗联合三维适形放疗(three-dimensional conformal radiation therapy,3DCRT)的疗效和影响胰腺癌预后的因素。作者回顾性分析105例局部晚期和伴远处转移的胰腺癌患者,并对影响胰腺癌预后的因素和治疗模式进行单因素及Cox多因素分析。结果显示,全组中位生存时间

(MST)为9.0个月,1年总生存率(OS)为31.2%,2年OS为12.2%。局部晚期胰腺癌MST为9.1个月,1年和2年OS分别为33.2%和14.7%。Ⅳ期胰腺癌MST为7.6个月,1年和2年OS分别为29.3%和9.1%。影响全组胰腺癌生存的单因素有:介入治疗次数、是否联合放疗、是否选用吉西他滨方案及肿瘤原发部位。在全组105例胰腺癌中,多次介入者的MST较单次介入者长4.9个月(12.5 vs 7.6个月,$P=0.010$),1年和2年OS分别为51.5%、22.2%和20.7%、8.1%。联合放疗者的MST较单纯介入治疗者长4.3个月(11.9 vs 7.6个月,$P=0.003$),1年和2年OS分别为48.5%、21.8%和27.7%、2.7%;吉西他滨方案的MST较其他方案者长2.2个月(9.8 vs 7.6个月,$P=0.018$),1年和2年OS分别为37.5%、18.8%和20.3%、3.1%。胰头癌的MST较体尾部者长3.0个月(10.5 vs 7.5个月,$P=0.031$),1年和2年OS分别为40.2%、22.0%和6.3%、8.8%。多因素分析显示,介入联合放疗可以使全组胰腺癌死亡风险下降46%(95%CI:0.272～0.891,$P=0.047$)。作者认为,对于不能手术的局部晚期及Ⅳ期胰腺癌,放疗联合介入治疗给患者带来生存获益。

(郑楷炼)

**述评**　胰腺癌是乏血供肿瘤,常规化疗效果欠佳,经动脉介入化疗方法通过区域性靶向药物灌注和首过效应能增加肿瘤局部的抗癌药物浓度和作用时间、提高对肿瘤组织的毒性作用并减小不良反应,是一种可供选择的治疗途径。中晚期胰腺癌的主要症状如黄疸、癌性疼痛及十二指肠梗阻等都也通过介入途径获得较好的对症治疗。作者的经验提示规范化介入治疗方案值得进一步探讨。

(邵成浩)

**胰岛素瘤患者围手术期血糖变化规律及处理**[中华肝胆外科杂志,2011,17(1):13]　展翰翔等回顾性分析北京协和医院近20年手术治疗的胰岛素瘤病例资料(除外多次手术及手术未涉及胰腺患者),以了解胰岛素瘤患者围手术期血糖变化规律,指导临床诊断及治疗。共收集到完整病例资料245例,男性103例,女性142例。平均年龄(42.2±14.6)岁。术前平均空腹血糖水平(1.47+0.57) mmol/L,87.4%患者胰岛素/血糖比值大于0.3。术中切除肿瘤后血糖逐步升高,79.6%患者肿瘤切除后 th 血糖升至基础空腹血糖值2倍以上;其余患者血糖上升缓慢,至术后第1天早晨可达此标准。术后患者出现不同程度反跳性高血糖,后逐渐下降,至出院时患者血糖接近正常,均值为5.56 mmol/L。作者认为,胰岛素瘤患者血糖在围手术期经历了一个"低-高-正常"的变化过程,血糖监测结合术中B超、冰冻切片等技术可大大减少病灶残留率,避免再次手术,对于术后的反跳性高血糖应采用胰岛素泵积极调整,减少并发症的发生。

(郝　骏)

**述评**　胰岛素瘤是最常见的功能性胰岛细胞瘤,随着对其认识水平的提高和影像学技术的进步,目前在临床并不罕见。该病会导致低血糖反复发作,且临床症状复杂多变,易于误诊,低血糖反复发作会导致不可逆脑损伤,手术切除肿瘤是治疗胰岛素瘤唯一有效的方法。围手术期处理中血糖监测是关键:术前应严密监测血糖,特别是空腹,如晨起时,防止低血糖昏迷的发生,术中监测血糖主要是判断肿瘤是否有残留或多发肿瘤。

(邵成浩)

**76例胰腺导管内乳头状黏液性肿瘤的外科治疗及预后分析**[中华普通外科杂志,2011,26(4):295]　匡天涛等回顾分析76例资料完整的胰腺导管内乳头状黏液性肿瘤患者在临床表现、实验室检查结果及影像学特征等方面的差异,并对相关数据进行统计学分析,比较良恶性IPMN的不同临床特征。结果显示,70例IPMN患者中,良性21例(腺瘤15例,交界性肿瘤6例);恶性49例(原位癌8例,浸润癌41例);良恶性病例组在发病年龄、临床表现(皮肤及巩膜黄染、体质量下降、无症状患者、糖尿病)及实验室检查结果显示CA19-9升高、血糖升高、血总胆红素升高及影像学特征(囊肿附壁结节病例所占比率及肿瘤和主胰管平均直径)方面均有显著差异;两者在性别、肿瘤部位、腹痛及急性胰腺炎发病率、CEA异常比率等方面无显著差异。作者认为,良恶性IPMN在临床表现,实验室检查及影像学特征方面存在一定的差异,对于术前两者的鉴别有一定的借鉴意义,并有助于治疗方式的选择。

(郝　骏)

**述评**　自从日本大桥医师在1982年首次报告黏液生成性胰腺肿瘤以来,有关这类肿瘤的诊断、分型、治疗和预后一直备受关注、也存在争议。但随着对疾病认识的深入和影像学的进步,报告的病例数大幅度增加。IPMN有良性、交界性、恶性三种类型,其治疗方式和预后区别甚大。该文总结了上海中山医院76例胰腺导管内乳头状黏液性肿瘤的诊治经验,病例数多,其经验有临床参考价值。

(胡先贵)

**胰腺内分泌肿瘤的外科治疗**[中国普通外科杂志,2011,20(3):230]　杨斌等对收治的胰腺内分泌肿瘤33例患者的临床资料进行回顾性分析,探讨胰腺内分泌肿瘤的临床特点和外科治疗方法。33例中胰岛素瘤18例,无功能性胰岛细胞瘤9例,胃泌素瘤4例,胰高血糖素瘤2例。其中29例进行根治行切除,4例因肿瘤无法切除而放弃手术，总手术切除率为87.8%，术后发生胰瘘5例，肠梗阻2例，无住院期间死亡病例。26例平均随访时间为(4.7±3.5)年(9个月至14年)，其中恶性14例患者总的1年和3年生存率为71.4%和50.0%，在随访期间19例良性患者全部存活。作者认为，手术切除是胰腺内分泌肿瘤最为理想的治疗方法。术前定性及术中定位尤为重要，术中胰腺探查结合术中B超是定位的关键。选择合适的术式有助于避免术后并发症的发生。

(郝　骏)

**述评**　胰腺神经内分泌肿瘤是由胰岛Langerhan细胞增生发展而成的肿瘤。按有无分泌功能可分为两类。一类为有分泌功能的肿瘤，另一类为血清激素水平正常、无特异性临床表现的肿瘤，称为无功能胰腺神经内分泌肿瘤。第一类最常见的是胰岛素瘤，其次为胃泌素瘤，更为少见的还有胰高糖素瘤、血管活性肠肽瘤、生长抑素瘤等，多因特定激素水平的异常增高而产生不同的临床症状。无功能胰腺神经内分泌肿瘤多为胰腺巨大肿瘤，因压迫症状可经影像学检查诊断。目前认为，胰腺神经内分泌肿瘤除胰岛素瘤外，均为潜在恶性的肿瘤，但恶性无功能性胰腺神经内分泌肿瘤的生物学行为与预后明显优于胰腺导管细胞癌。手术切除是胰腺内分泌肿瘤最为理想的治疗方法。选择合适的术式有助于避免术后并发症的发生。

(邵成浩)

**CT能谱成像在鉴别胰腺寡囊型浆液性囊腺瘤与黏液性囊性肿瘤中的价值**[中华放射学杂志，2011，45(8)：713]　林晓珠等回顾性分析行能谱CT检查并经手术切除的胰腺囊性肿瘤27例，探讨CT能谱成像定量分析在鉴别胰腺寡囊型浆液性囊腺瘤(SOA)与胰腺黏液性囊性肿瘤(MCNs)中的价值。其中SOA为15例，MCNs为12例。采用$\chi^2$检验比较两组间的非定量指标(性别、症状及病灶位置)；采用$t$检验和Mann-Whitney检验比较定量指标(年龄、病灶大小、不同keV水平的CT值，有效原子序数，碘一水浓度，钙一水浓度)，差异有统计学意义的指标通过判别分析法评估多参数联合诊断的价值。结果显示，与MCNs相比，SOA患者年龄较小、较少有症状、病灶较小。SOA的动脉期40～60 keV及门静脉期40～50 keV CT值低于MCNs组上述期相和keV的CT值($P<0.05$)；SOA有效原子序数(动脉期和门静脉期分别为7.80+0.16和7.87+0.15)低于MCNs(动脉期和门静脉期分别为8.05±0.21和8.02+0.22)($P<0.05$)；SOA动脉期的钙(水)浓度和碘(水)分别为(5±3)和(0.38+0.24) g/L，门静脉期分别为(7±3)和(0.48+0.24) g/L，均低于MCNs，动脉期分别为(11±4)和(0.78+0.32)g/L，门静脉期分别为(10±5)和(0.72+0.34) g/L($P<0.05$)。判别分析结果显示，多参数联合年龄、症状、病灶大小、40～50 keV的CT值、有效原子序数、动脉晚期碘(水)浓度及门静脉期钙(水)浓度鉴别两者的准确率可达100%。作者认为SOA与MCNs的囊性部分在CT能谱成像上具有不同特征。CT能谱成像多参数联合诊断可以准确区分SOA与MCNs。

(郝　骏)

**述评**　胰腺囊性肿瘤的发生率约占所有胰腺肿瘤的10%～15%，占胰腺肿瘤的5%以下。可分两大类：一类是浆液性囊腺瘤，另一类是黏液囊腺瘤或囊腺癌。临床上以黏液性囊性肿瘤多见，好发于中、老年女性。既往认为，浆液性囊腺瘤是良性肿瘤，黏液囊腺瘤有潜在恶性倾向，但近年来也有浆液性囊腺瘤恶性转化的报道。该文通过回顾性研究证实，SOA与MCNs的囊性部分在CT能谱成像上具有不同特征，CT能谱成像多参数联合诊断可以准确区分SOA与MCNs，该方法有助于临床上对SOA与MCNs的鉴别，值得进一步研究。

(胡先贵)

**闭合性胰十二指肠损伤的诊治**[中国中西医结合外科杂志，2010，16(6)：688]　徐定银等对73例闭合性胰十二指肠损伤的诊治进行了回顾性分析，探讨闭合性胰十二指肠损伤的诊治方法。73例患者均行手术治疗，其中行十二指肠憩室化8例，胰十二指肠切除术6例，单纯修补30例，胰体尾切除14例，近端胰缝合修补、远端胰肠吻合4例，单纯腹腔引流11例。结果：术后并发症31例，再手术6例，死亡6例。作者认为，由于胰腺十二指肠的解剖结构和生理特点及较多的合并伤，使闭合性胰十二指肠损伤早期诊断较为困难复杂，术中对胰管损伤的准确判断是胰十二指肠损伤严重程度分级的重要标准和术式选择的主要依据，早诊断、早手术、合理的术式是减少并发症率、降低死亡率、提高疗效的关键。

(郝　骏)

**述评**　闭合性胰十二指肠损伤早期诊断困难，症状和体征可以在出现剧痛和深压痛后减轻，由于消化液不断流出，数小时后可加重，X线肾周气影、右腰大肌影模糊等均有助诊断。怀疑胰十二指肠破裂应行探查，如贻误时机等到形成腹膜后感染，效果将很差，且易形成十二指肠瘘或胰瘘。术中应充分暴露，分开腹膜后血肿，剪开十二指肠外侧腹膜，分开屈氏韧带探查十二指肠，仔细观察腹膜后有无胆汁染色和捻发音、横结肠系膜有无气泡。对胰腺主要了解有无胰腺、胰管损伤及胰液漏出，尽量早期探查清楚及时处理，选择合适的手术方式，才能提高治愈率。

(胡先贵)

# 脾 脏 外 科

本年度共收集论文31篇，纳入一年回顾10篇，占32%；收入文选2篇，占6.5%。

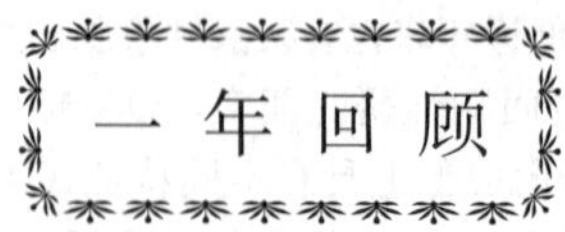

## 一、脾外伤与脾外科手术

### (一) 脾外伤的治疗

随着对脾脏功能的重新认识，保脾手术越来越受到重视。白明辉等[1]回顾性分析了各种保脾手术35例，按2000年全国第六届脾脏外科研讨会制定的《脾脏损伤程度分级标准》，该组Ⅰ级损伤13例，Ⅱ级17例，Ⅲ级5例。行缝合修补术22例，脾部分切除术11例，脾动脉结扎+脾部分切除术4例。无死亡病例，随访1个月至3年，未见暴发性感染发生。作者认为，脾脏破裂者原则上在保命的前提下尽量保脾，特别是儿童。吴宝强等[2]*对36例行保脾手术患者的临床资料进行分析，保脾手术方法包括：脾切后自体脾片移植、脾脏部分切除或修补、脾大部切除后保留有边缘血供的残留脾。共有3例出现严重并发症，后经再次手术或保守治疗治愈，自体脾移植和保留有边缘血供的残留脾患者术后脾脏功能恢复良好。卢庆华等[3]探讨了二级脾蒂离断术在外伤性脾破裂脾切除术中的应用价值，将126例外伤性脾破裂患者随机分成传统脾蒂离断组($n=62$)和二级脾蒂离断组($n=64$)，就胰瘘、术后发热、脾蒂继发出血、手术时间和出血量进行对比分析。结果显示，二级脾蒂离断组术后无脾蒂继发出血；胰瘘的发生率明显低于传统脾蒂离断组($P<0.05$)，手术时间和出血量无显著差异($P>0.05$)。作者认为，二级脾蒂离断术可预防外伤性脾破裂脾切除术术后脾蒂继发出血和胰瘘。张小弟等[4]回顾分析31例外伤性脾破裂病人，入腹后解剖二级脾蒂，控制出血，切除破裂引起出血的脾段。31例病人全部保留脾脏成功，无再次手术，无死亡病例，保留脾脏血流正常。结果表明，规则性脾段切除治疗外伤性脾破裂安全、可行。腹部外科手术中医源性脾损伤并不罕见。汪波等[5]*对21例与手术有关的脾损伤患者的临床资料进行回顾分析。发生于胃手术9例(42.8%)，结肠手术6例(28.6%)，肝脏手术3例(14.3%)，其他手术3例(14.3%)。各例均经手术治愈，其中行脾切除术12例(57.1%)，脾修补术4例(19.1%)，局部止血5例(23.8%)。作者指出，医源性脾损伤大多数是可以预防的，根据脾损伤的程度选择合理术式是治疗的关键。

### (二) 脾外科

大部分肝硬化患者合并有脾功能亢进症，表现为脾脏肿大、一种或几种血细胞(主要是血小板、白细胞)减少，传统治疗措施存在较大的局限性和/或并发症。刘全达等[6]在国际上率先开展的脾脏射频消融治疗脾亢的新型微创措施，采用腹腔镜下或超声引导下脾脏射频消融术。结果显示，脾脏射频消融术可改善血细胞计数、明显缩小脾脏体积、改善肝功能、降低门静脉压力和预防食管胃底静脉曲张出血，具有较好的临床疗效与安全性。姚惠明等[7]对51例脾动脉栓塞术后12例脾亢复发再行脾切除进行回顾总结，12例脾切除均获得成功，手术时间90～240 min，平均输血810 ml，1例术后胰漏，引流4周后治愈，1例术后14个月发生上消化道出血，行肠腔分流术。作者认为，脾动脉栓塞应严格掌握适应证，栓塞术后再行脾切除术难度大。

脾切除术后门静脉(portal vein thrombosis，PVT)和肠系膜静脉(mesenteric venous thrombosis，MVT)可形成静脉血栓，诊治困难。李铁汉等[8]回顾分析脾切除术后PVT及MVT形成12例患者的临床资料。全组病例脾切除后静脉系血栓的发生率为4.3%(12/280)，其中PVT发生率为3.2%(9/280)，MVT发生率为1.1%(3/280)。PVT和MVT患者均出现白细胞增多,血小板计数升高,$D$-二聚体检测阳性和凝血功能异常。彩色多普勒超声、增强CT检查及MRA门静脉成像确诊9例,同时行肠系膜上动脉血管造影确诊1例,因急性肠梗阻剖腹探查术确诊2例。9例经积极的全身抗凝、祛聚、溶栓治疗1～2周后好转出院。2例MVT因肠坏死行小肠切除肠吻合术,术后全身抗凝、祛聚治疗,痊愈出院。1例PVT血栓急性发展至肝内门静脉,死于肝功能衰竭。作者认为,脾切除后门静脉系统血栓形成与多种因素有关;早期诊断与及时抗凝治疗对预后有重要影响;非手术治疗效果不佳者应及时手术治疗。孟健等[9]回顾性分析了100例因肝硬化门静脉高压症行脾切除或脾切除加断流术的患者,对比研究了脾静脉直径与术后门静脉系统血栓形成的关系。结果发现,脾静脉直径是脾切除术后形成血栓的危险因素,血栓组术前脾静脉直径大于无血栓组,手术前后血栓组脾静脉直径变化率大于无血栓组($P<0.01$)。作者推荐在行脾切除术前进行脾静脉直径的测量,以判断术后门静脉血栓形成的概率。

## 二、脾脏疾病

脾动脉或其分支阻塞导致脾脏相应部位的坏死称为脾梗死,脾梗死是外科少见病。刘东斌等[10]总结了7例脾梗死患者的临床资料。有明确病因者5例,无明确病因者2例。7例患者均行增强CT检查明确诊断。除1例患者胰体尾囊腺癌侵犯脾动脉行胰体尾部、远端胃及全脾切除术外,其余6例均经保守治疗好转。增强CT检查对诊断脾梗死有重要价值,大多数脾梗死可经保守治疗痊愈。

（宋　彬　邵成浩）

### 参考文献

1　白明辉,等.中国现代普通外科进展,2010,13(8):660
2*　吴宝强,等.肝胆胰外科杂志,2010,22(6):502
3　卢庆华,等.肝胆胰外科杂志,2010,22(6):504
4　张小弟,等.肝胆外科杂志,2010,18(6):427
5*　汪　波,等.中国临床医学,2010,17(6):849
6　刘全达,等.临床肝胆病杂志,2011,27(2):119
7　姚惠明,等.中华肝胆外科杂志,2011,17(4):283
8　李铁汉,等.中华普通外科杂志,2010,19(12):1324
9　孟　健,等.中华普通外科杂志,2011,26(8):697
10　刘东斌,等.中国普外基础与临床杂志,2011,18(2):200

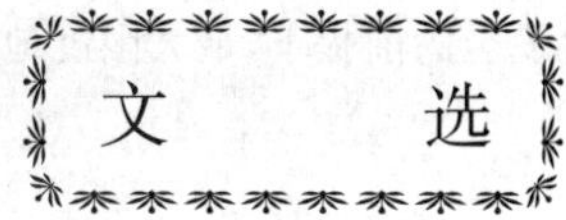

## 文　选

**外伤性脾脏破裂行保脾手术36例临床分析**[肝胆胰外科杂志,2010,22(6):502]　吴宝强等探讨了外伤性脾破裂保脾手术的方法和疗效。作者采用的保脾手术方式包括:脾切后自体脾片移植、脾脏部分切除或修补、脾大部切除后保留有边缘血供的残留脾。根据脾脏不同的损伤程度采用不同的术式。对于Ⅲ、Ⅳ级脾损伤多采取脾切后自体脾片移植;而Ⅱ、Ⅲ级损伤或脾破裂者多采取脾部分切除术;对脾上级或下级离断者可采取保留有边缘血供的残留脾。作者对36例行保脾手术患者的临床资料进行分析,有3例出现严重并发症,后经再次手术或保守治疗治愈。作者认为,保脾手术是安全的,也是防止脾切除术后凶险性感染(OPSI)发生的重要措施。

（宋　彬）

**述评**　脾破裂是腹部闭合性损伤中最常见的损伤,占20%～40%。近年来随着人们对脾脏功能的深入了解,发现脾脏有重要的免疫功能,脾切除术后可导致严重的OPSI,因此,脾破裂手术已从单纯的脾切除术发展到目前各类的"保脾"手术。然而,脾破裂为外科重症,一味强调保脾也不切实际,因此,应根据患者的不同年龄、一般状况和脾脏损伤程度行个体化手术方案。

（邵成浩）

**医源性脾损伤的防治对策**[中国临床医学,2010,17(6):849]　汪波等分析了医源性脾损伤的原因,并探讨其预防和治疗对策。作者对21例医源性脾损伤病例进行了回顾性分析。21例脾损伤发生于胃手术9例(42.8%),结肠手术6例(28.6%),肝脏手术3例(14.3%),其他手术3例(14.3%)。发生原因:①对局部解剖不熟悉;②切口选择不好,暴露不充分,导致手术操作困难;③术中操作粗暴;④术中出血时盲目钳夹止血。预防措施:①掌握良好的解剖学知识和娴熟的手术操作技巧;②手术有良好的麻醉和充分的手术视野;③探查脾脏动作要轻柔、仔细;④要有良好的心理素质。

（宋　彬）

**述评**　脾脏是人体内最大的淋巴器官,质软而脆,其表面由一层纤维结缔组织被膜包裹。脾脏与多个脏器毗邻,这些毗邻脏器的手术皆可引起医源性脾损伤,脾脏周围粘连较重或肿瘤侵犯者更易发生。然而,大部分医源性脾损伤是可以通过提高术中的细致操作、改进显露技巧和手术方法避免的。一旦发生脾损伤,要在确保生命安全的前提下,最大限度地保留脾脏或脾组织;根据患者的具体情况和脾损伤的程度采取不同的处理方式。

(邵成浩)

# 门脉高压症外科

本年度共收集论文 59 篇，纳入一年回顾 19 篇，占 32%；收入文选 3 篇，占 5%。

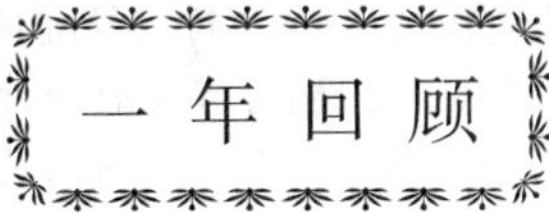

## 一年回顾

### 一、临床研究

食管、胃底曲张静脉破裂出血是门静脉高压症患者死亡的主要原因，以贲门周围血管离断术为代表的门奇断流术是国内治疗门静脉高压症的主要术式，但“单纯”断流并未阻断食管肌层和黏膜下的曲张静脉，可能是断流术后再出血的原因。陈紫千等[1]* 对 78 例门静脉高压症患者中 28 例行断流术加胃肠吻合器食管下段横断术，50 例行单纯门奇断流术，术后再出血率分别为 4.17%(1/24)和 52.8%(23/44)($P<001$)。两组食管下段及胃底静脉曲张消失率为 79.17%(19/24)和 11%(5/44)($P<0.001$)。结果表明，门奇断流术联合胃肠吻合器食管下段横断术治疗门静脉高压症能有效地预防或减少术后食管、胃底曲张静脉破裂再出血。倪家连等[2]* 探讨了近段胃壁内外双重断流术式治疗门静脉高压症、上消化道出血的远期疗效。共 367 例，择期手术 309 例，急诊手术 58 例。随访 1～19 年，平均随访 16 年。结果显示急诊手术止血率 100%，术中断流后门静脉压力平均下降 4.3 cm $H_2O$，术后 6～19 年再出血共 8 例，再出血率 2.5%。存活率 1～5 年，6～10 年，11～19 年分别为 83.05%，91.85%，92.80%。作者认为，近段胃壁内外双重断流术式治疗门静脉高压症、上消化道出血即时止血率高、并发症少、再出血率低、长期生存率高。田明国等[3]报道了“三贴近法”脾切除加贲门血管离断术的经验。即在保持脾脏原位状态下紧贴脾脏离断脾蒂及脾周韧带，最后离断脾上极的胃短血管；在贲门周围血管离断时采取紧贴胃及食管分离，保留迷走神经前后干；经脾静脉插管并于术后向脾静脉内持续滴注肝素盐水以预防门静脉血栓形成。用该法治疗 31 例，术后门静脉自由压力平均下降 8 cm $H_2O$，手术出血量平均 420 ml，无手术死亡，术后近期无胃排空障碍及门静脉血栓形成。随访 12～36 个月，无复发出血及肝性脑病，术后 6 个月彩超发现门静脉矢状部血栓 3 例(9.68%)。作者认为，该方法术中出血少，可有效降低门静脉压力；经脾静脉插管滴注肝素盐水可有效降低术后门静脉血栓发生率。何军明等[4]在经典的贲门周围血管离断术的基础上进一步改良，具体手术步骤包括：①断扎胃短动静脉，行全脾切除；②断扎胃后动静脉；③离断左膈下动静脉；④断扎胃冠状静脉的胃支，打开食管贲门区的表层浆膜，保留食管旁静脉主干，由下往上离断进入食管壁的穿支静脉，食管下段游离大于 6 cm；⑤常规行幽门成形术；⑥取肝组织活检后小网膜孔及脾窝置引流管。施术 36 例，围手术期无死亡、无再出血和肝功能衰竭。术后再出血率：1 年 2.8%(1/36)，2 年 2.8%(1/36)，3 年 8.3%(3/36)，随访中死亡 5 例(13.9%)，因合并肝性脑病导致多器官衰竭 3 例(8.3%)，消化道再出血导致多器官衰竭 1 例(2.8%)，原发性肝癌 1 例(2.8%)。作者认为，该改良方法安全可行。胡建平等[5]分析了 120 例门静脉高压症上消化道出血病例，58 例急诊行改良的 Sugiura 手术，47 例急诊行贲门周围血管离断术，延期手术 15 例行改良的 Sugiura 手术。105 例急诊手术者术后均立即获得确切的止血效果；改良的 Sugiura 手术组无吻合口漏及吻合口狭窄发生；术后两组病人门脉高压性胃病发生率无统计学差异。作者认为，改良的 Sugiura 手术并未增加手术风险，近期、远期疗效满意，是治疗门静脉高压症上消化道大出血的较佳方法。陈中等[6]* 回顾性分析了 21 例区域性门静脉高压症患者的临床资料。其中合并胰腺疾病 16 例。临床表现和原发病有关，上腹疼痛不适(以左上腹为主)12 例(57%)；呕血或黑便

9例(43%),体检发现腹部肿块6例(29%),不明原因发热2例(10%);所有病例均有不同程度的脾脏肿大。2例HBsAg(B超检查无肝硬化及门脉高压症表现)阳性,其余病例均无肝炎病史,所有病例术前肝功能检查均在正常范围。合并脾功能亢进11例(52%)。所有病例均经外科手术治疗。术后随访3年,除1例发生上消化道出血经内镜治疗外,其余均未发生出血。笔者认为,多普勒超声和内镜检查并结合临床特点,可诊断区域性门静脉高压症。治疗上在积极治疗原发病的同时,根据术中探查胃底静脉曲张,尤其是术前有上消化道出血病史者同时行脾切除加贲门周围血管离断术。张小弟等[7]对18例门静脉高压患者采用门奇静脉断流术加大网膜经肝圆韧带腹壁固定仿自然分流治疗门静脉高压症。无手术死亡病例。术后2周,彩超检查提示门静脉血流量减少,血流速度无明显变化;术后3～6个月,门静脉血流量较术前明显降低,血流速度略升高,脐静脉内径增宽,腹壁后方脐静脉旁发现1条或多条伴行的扩张静脉,脐静脉血流速度增宽。结果显示,该术式治疗门静脉高压症操作简单,对患者生理干扰少、患者恢复快、手术并发症少。

王立胜等[8]采用改良限制性门-腔静脉分流术治疗肝硬变门脉高压症患者26例。术中采用不吸收缝线连续缝合门-腔静脉吻合口前后壁,形成吻合口自然限制环,并外套硅胶限制环。术中门-腔静脉吻合口直径不超过1 cm。术后定期随访肝功能和腹部超声。随访13～49个月,无再出血病例,无肝性脑病发生;1例出现顽固性腹水;术后6个月肝功能较术前明显改善($P<0.01$)。术后门-腔静脉吻合口直径与术中吻合口直径无明显差异($P>0.05$)。结果显示,附加限制环的改良限制性门-腔静脉侧侧分流术可预防术后分流口的扩大,减少术后脑病的发生。

胰源性门静脉高压症是各种胰腺疾病导致门静脉系统的血管梗阻,血液回流障碍而引起的门静脉高压症。赵德希等[9]回顾分析7例胰源性门静脉高压症患者的临床资料。6例有慢性胰腺炎病史,其中4例合并假性囊肿;1例为胰体尾部癌。术前肝功能检查均正常,5例出现上消化道出血,胃镜检查发现胃底静脉曲张。均行手术治疗:单纯脾切除2例,胰周坏死组织清除+脾切除+门奇静脉断流术1例,胰尾囊肿切除+脾切除术1例,假性囊肿内引流+脾切除术2例,胰体尾、脾切除术1例。术后随访,胃底静脉曲张消失,均未再发生出血。

随着CT技术的快速发展,多层螺旋CT(MSCT)在门脉高压症诊断、预测食管胃底静脉曲张破裂出血等方面都有应用。王芸等[10]对17例区域性门静脉高压症患者的MSCT增强扫描及腹腔血管显像(CTA)的结果进行回顾性分析,观察脾静脉及侧支循环的CT表现。胰源性14例,脾源性1例,白血病2例。CT显示脾静脉闭塞占35.3%,狭窄占64.7%;可见胃底静脉曲张占70.6%,胃体静脉曲张占76.5%。作者认为,多层螺旋CT能显示区域性门静脉高压症的病因及侧支循环情况,对区域性门静脉高压的临床诊断具有重要意义。宋兵等[11]应用16层螺旋CT对74例肝硬化门静脉高压症患者和200名正常对照者行上腹部增强扫描,采用多平面重组(MPR)、最大密度投影(MIP)对胃左静脉进行血管重建,观察胃左静脉和食管胃底静脉曲张情况,并测量胃左静脉最大内径进行统计学分析。结果表明,门静脉高压组胃左静脉最大内径与正常对照组比较明显增宽($P=0.00$),肝硬化门静脉高压出血组、未出血组胃左静脉最大内径与正常对照组比较均显著增宽,差异具有统计学意义($P<0.05$)。以胃左静脉最大内径7.0 mm为判断出血的标准,其敏感性、特异性、准确性分别为61.5%、77.1%、71.6%。作者认为,MSCTA可以清晰显示胃左静脉和食管胃底静脉曲张情况;胃左静脉增宽是肝硬化门静脉高压食管胃底静脉曲张破裂出血的一个危险因素,胃左静脉内径的测量对食管胃底静脉曲张破裂出血具有一定的预测价值。

刘全达等[12]探讨脾动脉阻断技术联合脾脏射频消融(RFA)治疗门静脉高压性脾功能亢进症(脾亢)的有效性和临床应用前景。阻断或未阻断脾动脉主干的接受脾脏RFA治疗的门脉高压性脾亢患者各15例,术后均未发生严重并发症。阻断脾动脉后实施脾脏RFA组消融(56±35)%脾脏体积,较未阻断脾动脉组消融体积(38±21)%显著增加($P<0.01$);且阻断脾动脉组治疗后血小板计数、Child-Pugh评分和分级改善明显优于未阻断脾动脉组。合并巨脾的脾动脉阻断组15例患者经影像学诊断都符合脾动脉盗血综合征诊断,经脾动脉栓塞(13例)和脾动脉结扎(2例)后肝动脉内径显著增粗,肝动脉供血明显改善。作者认为,脾动脉阻断联合脾脏射频消融术可以显著提高脾亢治疗的安全性和有效性,同时纠正脾动脉盗血综合征和有效改善肝功能。

经TIPS入路及经皮经肝入路是目前常用的治疗门静脉高压性食管胃底静脉曲张破裂出血的介入方法,经脾入路较少采用。张强等[13]采用经脾入路栓塞治疗20例门静脉高压上消化道出血患者,8例为右叶巨大肝癌;10例为肝癌合并门静脉癌栓,门静脉主干闭塞;2例为肝硬化并发门静脉主干血栓性闭塞。所有患者采取经脾穿刺,脾静脉插管至胃冠状静脉,用液态栓塞剂加弹簧圈栓塞曲张的食管胃底静脉。结果18例患者手术成功,2例失败;共栓塞35支胃冠状静脉，栓塞成功患者均获有效止血，未出现并发症。结果显示，经脾穿刺插管栓塞治疗门静脉高压上消化道出血的方法安全有效，适合于患有巨大肝癌及（或）门静脉主干闭塞等无法采用经皮经肝入路或TIPS栓塞食管胃底静脉曲张的患者。张清华等[14]研究了选择性断流术后门静脉压力梯度（portal pressure gradient，PPG）的改变与门静脉高压症患者术后并发症及远期疗效的关系，探讨PPG在评价患者再出血中的作用。共135例门静脉高压症患者接受断流手术治疗，术后死亡2例（1.5%）。依据断流术后PPG＜12 mm Hg、PPG≥12 mm Hg，但与切脾前比较至少下降20%、PPG≥12 mm Hg但与切脾前比较下降＜20%，将患者分为3组，分别为62例、41例和32例。3组术后并发症发生率之间相比差异无统计学意义（$P>0.05$）。3组1、2、3年累计未出血率分别为100%∶100%∶95%、100%∶97%∶90%、100%∶93%∶87%，3组之间相比差异均有统计学意义（$P=0.032$）。COX风险回归亦显示PPG是影响门静脉高压症患者术后上消化道出血复发的独立因素（$P=0.002$）。3组1、2、3年累计生存率分别为100%∶100%∶94%、98%∶95%∶92%、97%∶93%∶88%，3组之间相比差异均无统计学意义（$P=0.233$）。作者认为，选择性断流术后PPG变化是门静脉高压症患者上消化道出血复发的一项预测指标，但不是生存率的一项预后指标。陆京京等[15]总结了175例肝硬化食管胃底静脉曲张破裂出血首次住院的患者临床资料，记录患者入院时生命体征、化验结果、治疗方案、出院情况，按公式计算Child-Pugh分级、MELD评分。住院死亡11例。单因素Cox回归分析显示Child-Pugh分级、MELD评分、出血次数、血白细胞计数、凝血酶原时间、国际标准化比率（INR）是肝硬化食管胃底静脉曲张破裂出血短期预后的危险因素，HR分别为8.956、1.020、3.449、1.112、1.134和2.359（$P<0.05$）；血钠、血白蛋白和凝血酶原活动度是保护因素，HR分别为0.856、0.857和0.919（$P<0.05$）。研究表明，Child-Pugh分级、MELD评分、血白细胞计数以及血钠是影响肝硬化食管胃底静脉曲张破裂出血患者住院死亡的预后因素。

## 二、术后并发症的处理

门脉高压症术后发热和腹腔出血为常见并发症。石建伟等[16]收集了205例肝炎后肝硬化门静脉高压脾切除术后的病情资料。术后持续发热达2周以上者58例，占28.3%。发热时间14～68天，平均23.6天。其中门脾静脉血栓形成29例，脾窝积血、积液合并感染14例，左膈下积液感染4例，肺炎、胸腔积液或积脓3例，切口感染3例，腹水感染2例，术后胰尾部脓肿、胰瘘各1例，另有3例发热原因不明。肝功能A、B、C级患者发热率比较有统计学意义（$P<0.01$）。发热与门静脉高压症的手术方式无明显相关性。作者认为，发热的原因主要是由各种并发症引起，做好术前准备及术中、术后处理，减少并发症是预防发热的关键。胡少辉等[17]报道了门静脉高压症术后近期腹腔出血患者18例，术后即自腹腔引流管引流出大量新鲜血液，平均引流量为800～2 500 ml。13例采用保守治疗的患者均在术后48 h内止血，另5例采用手术止血。2例出现切口感染，无术后死亡病例。作者认为，术前充分准备极为重要，应充分改善患者的凝血功能，术中仔细操作，对于胃短血管尽量采取逢扎的方法，切脾处理脾蒂时尽量注意不要损伤胰腺尾部，损伤后要及时确切止血。黄永刚等[18]总结联合断流术（改良Sugiura术）治疗门静脉高压症的经验，分析术后并发症发生的原因并探讨处理要点。共35例，近期复发上消化道出血2例，肝功能不全3例，胃功能障碍2例，胃瘘、胰瘘各1例，切口感染1例，腹腔感染1例，脾静脉血栓3例。作者认为，减少术后并发症应注意：①积极有效的围手术期处理；②合理把握手术时机；③规范手术操作。

## 三、基础研究

经皮肝穿刺胃冠状静脉栓塞术是治疗食道胃底静脉曲张破裂出血的方法之一，但存在异位栓塞危险。汤照峰等[19]*将10条食道静脉曲张破裂出血动物模型（犬）随机分为栓塞治疗组和对照组，观察纳米磁流体靶向栓塞食道曲张静脉破裂出血的止血效果及安全性。治疗组经股静脉注射吸附纤维蛋白原的磁流体10 ml，食道内磁控30 min，观察出血量及止血时间，并取食道、脑组织、肝、肺、肾、心肌进行病理学检查。结果表明，治疗组出血量（46±18）ml小于对照组（66±15）ml，差异有统计学意义（$P<0.05$）。治疗组止血时间（4.60±0.44）min小于对照组（5.00±0.52）min，差异有统计学意义（$P<0.05$）。病理学检查发现治疗组食道黏膜下静脉及穿支静脉内有新鲜血栓形成（食道内预置磁场），经外周静脉注射纳米磁流体有望为治疗食道曲张静脉破裂出血提供一种新的有效方法。

（宋　彬　邵成浩）

## 参考文献

1* 陈紫千，等. 临床外科杂志，2010，18（10）：680
2　倪家连，等. 中国普通外科杂志，2010，19（9）：1016
3　田明国，等. 中国现代普通外科进展，2010，13（8）：633

4 何军明,等.广东医学,2011,32(13):1733
5 胡建平,等.腹部外科,2010,23(6):350
6* 陈　中,等.中国现代普通外科进展,2010,13(8):624
7 张小弟,等.中国普通外科杂志,2011,20(1):106
8 王立胜,等.江苏医药,2011,37(8):948
9 赵德希,等.中国普通外科杂志,2011,20(3):298
10 王　芸,等.中国普通外科杂志,2011,20(6):618
11 宋　兵,等.临床放射学杂志,2011,30(7):979
12 刘全达,等.临床肝胆病杂志,2011,27(2):136
13 张　强,等.中华放射学杂志,2010,44(11):1194
14 张清华,等.中华普通外科杂志,2011,26(2):116
15 陆京京,等.中国微创外科杂志,2011,11(6):520
16 石建伟,等.中国现代普通外科进展,2011,13(11):906
17 胡少辉,等.中国现代普通外科进展,2011,13(8):655
18 黄永刚,等.肝胆胰外科杂志,2011,23(4):310
19* 汤照峰,等.中华实验外科杂志,2011,28(8):1337

**断流术加食管下段横断术治疗门静脉高压症上消化道出血**[临床外科杂志,2010,18(10):680]　陈紫千等探讨了贲门周围血管离断术加食管下段横断术治疗门静脉高压症上消化道出血的效果。将78例门静脉高压症患者分为两组,断流术加胃肠吻合器食管下段横断术(28例)和单纯门奇断流术(50例)。术后再出血率分别为4.17%(1/24)和52.8%(23/44)。两组再出血发生率比较,差异有统计学意义($P<0.001$)。两组食管下段及胃底静脉曲张消失率为79.17%(19/24)和11%(5/4),两组比较,差异有统计学意义($P<0.001$)。作者认为,门奇断流术联合胃肠吻合器食管下段切割术治疗门静脉高压症能有效地预防、减少术后食管、胃底曲张静脉再出血,止血效果较单纯门奇断流术要好。

(宋　彬)

**述评**　门奇断流术的止血效果取决于断流的彻底程度,联合食管下段横断术理论上切断了经胃食管肌层和黏膜下层的反常血流,增加了断流的彻底性,减少了术后再出血风险,但断流术加食管下段横断术也增加了吻合口瘘合并腹腔感染、吻合口狭窄及出血的风险,不宜作为常规的手术方式。该文中,常规门奇断流术组术后再出血率达52.8%,而国内最普及的贲门周围血管离断术术后再出血率低于5%,差别很大。述评者认为,门脉高压症应强调个体化治疗,即根据患者身体条件、术者技术熟练程度、肝功能分级及血流动力学状态等方面因素综合分析选择最佳治疗方案。

(邵成浩)

**区域性门静脉高压症的诊断与治疗**[中国现代普通外科进展,2010,13(8):624]　陈中等总结了区域性门静脉高压症的临床、影像学特点以及治疗方法。作者回顾性分析了21例区域性门静脉高压症患者的临床表现、诊治及预后。其中合并胰腺疾病16例,临床表现和原发病有关,上腹疼痛不适(以左上腹为主)12例(57%);呕血或黑便9例(43%),体检发现腹部肿块6例(29%),不明原因发热2例(10%);所有病例均有不同程度的脾脏肿大。2例HBsAg阳性(B超检查无肝硬化及门脉高压症表现),其余病例均无肝炎病史,所有病例术前肝功能检查均在正常范围。合并脾功能亢进11例(52%)。所有病例均经外科手术治疗,术后随访3年,除1例发生上消化道出血经内镜治疗外,其余均未发生出血。作者认为,多普勒超声和内镜检查并结合临床特点,可诊断区域性门静脉高压症。治疗上在积极治疗原发病的同时,根据术中探查胃底静脉曲张尤其是术前有上消化道出血病史者同时行脾切除加贲门周围血管离断术。

(宋　彬)

**述评**　区域性门静脉高压症也称左侧门静脉高压症,根本原因是脾静脉阻塞,在临床上有以下特点:①多有胰腺疾病,炎症、肿瘤均可;②孤立性胃底静脉曲张;③脾肿大;④无肝硬化、一般门脉高压症。符合以上特点者,诊断并不困难。相对于肝硬化引起的门静脉高压症,区域性门静脉高压症的治疗效果和预后都比较良好。在治疗原发病的基础上,脾切除术是最佳选择,而并不一定要联合贲门周围血管离断术。对于不能耐受手术者,可行选择性脾动脉插管栓塞和经皮脾动脉栓塞术。

(邵成浩)

**纳米磁流体靶向栓塞食道曲张静脉破裂出血的研究**[中华实验外科杂志,2011,28(8):1337]　汤照峰等利用动物模型探讨了纳米磁流体靶向栓塞食道曲张静脉破裂出血的止血效果及安全性。作者将10条食道静脉曲张破裂出血动物模型(犬)随机分为栓塞治疗组和对照组。治疗组经股静脉注射吸附纤维蛋白原的磁流体 10 ml,食道内磁控 30 min,观察出血量及止血时间,并取食道、脑组织、肝、肺、肾、心肌进行病理学检查。结果显示治疗组出血量(46±18) ml 小于对照组(66±15) ml,差异有统计学意义($P<0.05$)。治疗组止血时间(4.60±0.44) min 小于对照组(5.00±0.52) min,差异有统计学意义($P<0.05$)。病理学检查发现治疗组食道黏膜下静脉及穿支静脉血栓形成,脑组织、肝、肺、肾、心肌均未发现异位栓塞。研究结果表明,利用食道内置磁场,经外周静脉注射纳米磁流体有望为治疗食道曲张静脉破裂出血提供一种新的有效方法。

(宋　彬)

**述评**　经皮肝穿刺胃冠状静脉栓塞术是治疗食道胃底静脉曲张破裂出血的方法之一,但存在异位栓塞危险。该实验的研究结果表明,利用食道内置磁场,经外周静脉注射纳米磁流体能达到良好的止血效果,同时没有异位栓塞的危险,有望为治疗食道曲张静脉破裂出血提供一种新的有效方法。然而,由于动物模型和患者长期门静脉高压造成贲门周围复杂的侧支开放,存在一定差异,确切的疗效有待临床进一步验证。另外,血栓形成后可能发生再通,因此,如何在获得止血效果后进一步实现永久性栓塞曲张的血管,值得进一步研究。

(邵成浩)

# 胃、十二指肠、空肠、回肠

本年度共收集论文305篇，纳入一年回顾104篇，占34.1%；收入文选16篇，占5.3%。

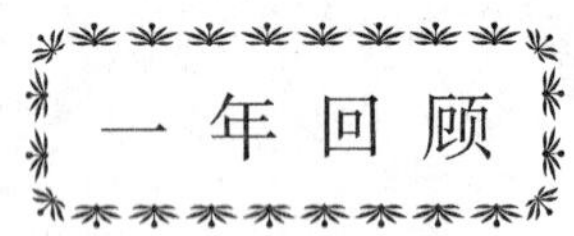

## 一、基础研究

### (一) 胃癌

肿瘤出芽是反映某些实体肿瘤恶性生物学行为和估计预后的良好指标。刘文等[1]研究了胃癌中肿瘤出芽对淋巴结转移判断的价值。共收集了91例有完整淋巴结病理学资料的胃癌 $D_2/D_3$ 手术患者，全数淋巴结检查，参照Ueno等的研究判断肿瘤出芽，即在肿瘤浸润的前沿间质内见有孤立单个的癌细胞或有不到5个癌细胞组成的癌巢，判断为肿瘤出芽；当肿瘤浸润的前沿间质内未见单个或小的群集细胞时，则判断为肿瘤无出芽。全组共切除淋巴结3 475枚，平均每例取(38.18±18.25)枚，91例胃癌中有72例出芽。肿瘤出芽与淋巴结转移程度(pN分期)、肿瘤浸润深度呈显著性相关。肿瘤出芽对预测胃癌淋巴结转移的灵敏度、特异性、阳性预测值、阴性预测值、诊断准确度分别为95.38%、61.54%、86.11%、84.21%,85.71%。认为通过HE染色镜下检测胃癌中肿瘤有无出芽来判断有无局部淋巴结转移，有助于快速确定胃癌患者局部淋巴结转移的状况。曾金艳[2]通过计算机文献检索中国生物医学文献数据库、CNKI中国学术期刊网全文数据库、万方数据库和维普数据库，收集国内2005～2009年公开发表的关于胃癌组织中环氧合酶-2(COX-2)表达的文献及COX-2表达与胃癌淋巴结转移关系的资料。分析了胃癌组织中COX-2的表达及其与淋巴结转移之间的关系，结果显示，COX-2在胃癌组织中的表达显著高于正常组织，$OR=24.70$，95%CI：15.93～38.31，在肿瘤转移组中COX-2的表达明显高于非转移组，$OR=4.94$，95%CI：3.50～6.77。提示COX-2高表达与胃癌的发生有统计学关联，并与淋巴结转移相关。翁厚光等[3]应用免疫组织化学方法检测了干细胞标记物Oct4蛋白在胃癌组织及其相应癌旁组织中的表达，共收集54例患者手术切除的胃癌组织及对应的癌旁组织标本。结果显示，胃癌组织Oct4蛋白阳性表达率显著高于癌旁组织(75.9% vs 33.3%)($P<0.05$)；胃癌组织中Oct4蛋白的表达与肿瘤分化程度呈正相关($P<0.05$)，且与胃癌的浸润深度、淋巴结转移密切相关($P<0.05$)。赵敬柱等[4]选取60例胃癌组织蜡块，用免疫组化方法检测胃癌局部浸润的记忆性T细胞、树突状细胞和细胞毒性T淋巴细胞的数量及分布，分析了局部免疫活性细胞与胃癌患者临床病理特征及预后的关系。结果表明，胃癌局部免疫活性细胞高表达者，淋巴结转移率较低。单因素分析显示，淋巴结转移、肿瘤直径、TNM分期、肿瘤组织局部浸润的记忆性T细胞、细胞毒性T淋巴细胞和树突状细胞及免疫细胞联合表达是胃癌患者预后的影响因素。多因素分析显示，淋巴结转移和记忆性T细胞是胃癌患者预后的独立影响因素。认为：胃癌局部浸润的免疫活性细胞可以很好地预示淋巴结的转移情况；胃癌局部浸润的记忆性T细胞对判断患者的预后有一定意义。李春梅等[5]用塞来昔布体外处理人胃癌细胞株SGC-7901后，通过透射电镜下可观察到典型凋亡小体和自噬体；Akt mRNA表达水平的改变无统计学意义，P-Akt蛋白的表达下调并呈时间和剂量依赖性，差异有统计学意义($P<0.05$ 或 $P<0.01$)；Caspase-8 mRNA表达水平上调，呈时间和剂量依赖性，差异有统计学意义($P<0.05$ 或 $P<0.01$)；Caspase-9 mRNA表达水平较对照组均上调，但125 μmol/L塞来昔布作用24 h组mRNA表达量与对照组相比差异无统计学意义，48 h和72 h组与对照相比差异有统计学意义($P<0.05$ 或 $P<0.01$)。塞来

昔布作用 72 h 后，75 μmol/L 组 Caspase-9 mRNA 表达量与对照组相比差异无统计学意义，100 μmol/L 和 125 μmol/L 组与对照相比差异有统计学意义（$P<0.05$或 $P<0.01$）；procaspase-8 和 procaspase-9 蛋白被活化，表达量下调，呈时间和剂量依赖性，差异有统计学意义（$P<0.05$ 或 $P<0.01$）。说明塞来昔布可能通过 PI3K/Akt 通路诱导细胞凋亡和细胞自噬两种程序性死亡方式导致细胞死亡，诱导胃癌细胞凋亡的分子机制为线粒体途径和死亡受体途径。黄雯雯[6]用不同浓度的塞来昔布处理 BGC823 细胞株后，用 ELISA 法检测胃癌细胞前列腺素 $E_2$（$PGE_2$）的分泌；24 h，48 h 后用 RT-PCR 检测多药耐药 MDR1 mRNA 的表达，48 h 后用免疫细胞化学染色法检测 P-gp的表达。结果发现，塞来昔布可显著抑制胃癌细胞株 BGC-823 的 $PGE_2$ 分泌，并呈浓度依赖性（$P<0.05$）。不同浓度塞来昔布作用于细胞后，胃癌细胞株 BGC823 的 MDR/P-gp 表达受不同程度抑制，100 μmol/L的塞来昔布对 MDR1 mRNA 表达抑制作用强于 10 μmol/L（$P<0.01$）。作用 48 h 与 24 h 相比，塞来昔布对 MDR1 mRNA 表达的抑制作用更强（$P<0.01$）。说明塞来昔布可抑制 BGC-823 MDR1/P-gp 的表达，且呈量效关系，其可能通过抑制 COX-2 活性而抑制 $PGE_2$ 表达，最终抑制 P-gp 的表达。冯强等[7]采用 ATP 生物荧光法分析比较了化疗药奥沙利铂（L-OHP）、顺铂（DDP）、氟尿嘧啶（5-Fu）、阿霉素（ADM）、丝裂霉素（MMC）分别与热疗联合对人胃癌细胞 BGC-823 的抑制率的差异；并采用体外 HDRA 法对比研究上述 5 种化疗药物联合热疗对 48 份胃癌组织的敏感性。结果显示，5 种化疗药在 37～45℃温度区间内对 BGC-823 细胞的杀伤效应随温度的升高及作用时间的延长而增强，具有温度和时间依赖效应，其中 L-OHP 的热杀伤效应最强。43℃条件下作用 60 min，不同化疗药对胃癌组织的敏感性为 L-OHP＞DDP＞ADM＞MMC＞5-Fu。可见 L-OHP 联合热疗对胃癌具有较强的协同杀伤效应，有可能是治疗胃癌理想的热化疗药物之一。赵滨等[8]将 60 例患者随机分成生长抑素预处理组和安慰剂组，采用酶联免疫法、实时定量 PCR 法和免疫组化法检测患者 VEGF 水平。结果：生长抑素预处理组血清 VEGF 水平明显下降，但 mRNA 水平并无明显变化，并且血清 VEGF 水平下降是由于蛋白降解而非 mRNA 转录下降引起的。同时，预处理组 VEGF 受体-3 蛋白明显下降。提示，生长抑素通过下调血清 VEGF 水平和 VEGF 受体-3 的表达，从而达到抗血管生成作用。

### （二）胃转流术

胃空肠旁路术（gastric bypass，GBP）治疗 2 型糖尿病（非胰岛素依赖型糖尿病，non-insulin dependent diabetes mellitus，NIDDM）正成为近几年胃肠外科热点之一。周建平等[9]用成年雄性 C57BL/6 小鼠经腹腔注射链脲霉菌素（STZ）（200 mg/kg）构建非肥胖型糖尿病小鼠模型，观察 Roux-en-Y 胃空肠旁路术（GBP）对所致非肥胖型糖尿病小鼠模型血糖等的影响，及血糖与体质量变化的关系及手术的安全性。成模后小鼠随机分为 3 组：GBP 组（DMOP 组）、假手术组（DMFOP 组）、未处理组（DM 组），另设立正常对照组 3 组：正常未手术组（N 组）、正常假手术组（NFOP）组和正常手术组（NOP）。分别测术前和术后第 1、2、3、4、5、6 周各组实验动物的随机血糖及体质量变化。结果显示：与 DM、DMFOP 组相比，DMOP 组的小鼠血糖下降明显，并可维持到术后 6 周以上（实验观察结束）；GBP 后，糖尿病小鼠的体质量不降低；DMFOP 组（15/16）与 DMOP 组（2/16）比较，小鼠围手术期死亡率差异有高度统计学意义（$P<0.01$）。证明 GBP 对非肥胖型糖尿病小鼠具有降血糖作用，且降糖作用与体质量变化无明显相关性，且 GBP 术式较为安全的。焦亚彬等[10]将 24 只雄性 Goto-Kakizaki（GK）大鼠随机分 3 组，分别采用 Roux-en-Y 式、毕Ⅱ式胃转流术和毕Ⅰ式。检测术前（0 周）及术后 1、3、6、12、24 周空腹血糖及空腹血清胰岛素水平，采用稳态模型法计算胰岛素抵抗指数（HOMA-IR）。与术前比较，毕Ⅰ式组空腹血糖、空腹胰岛素、HOMA-IR 术后 1～24 周未见明显变化（$P>0.05$）；而 Roux-en-Y 式、毕Ⅱ式组术后 1～24 周空腹血糖较术前显著降低（$P<0.01$），术后 24 周，空腹血糖由（12.56±2.97）mmol/L、（12.96±3.01）mmol/L 下降到（7.87±0.75）mmol/L、（9.21±1.53）mmol/L；空腹胰岛素术后 1～24 周未见明显变化（$P>0.05$），HOMA-IR 术后 1～24 周显著降低（$P<0.01$），术后 24 周，HOMA-IR 由（11.92±1.45）、（12.69±2.03）下降到（6.66±1.25）、（7.97±0.68）。说明：毕Ⅰ式胃-肠吻合术对 2 型糖尿病大鼠可能无治疗作用，Roux-en-Y 式和毕Ⅱ式胃转流术可改善 2 型糖尿病大鼠胰岛素抵抗程度，有效控制血糖水平，且 Roux-en-Y 式胃转流术疗效优于毕Ⅱ式胃转流术。王跃生等[11]采用链脲佐菌素建立糖尿病 SD 大鼠模型，随机分为糖尿病手术组（DO 组，$n=10$）和糖尿病对照组（DC 组，$n=10$），另取 20 只非糖尿病大鼠随机分为正常手术组（NO 组，$n=10$）和正常对照组（NC 组，$n=10$）。DO 组和 NO 组大鼠行胃转流术，DC 组和 NC 组大鼠行假手术，分别检测各组大鼠术前、术后 72 h 和 1、4 及 8 周空腹血糖水平以及血清二肽基肽酶-Ⅳ（DPP-Ⅳ）和胰高血糖素样肽-1（GLP-1）浓度。结果发现，术前 DO 组与 DC 组以及 NC 组与 NO

组间大鼠空腹血糖差异均无统计学意义($P>0.05$);DO组大鼠术后空腹血糖进行性下降,至术后4周达最低,术后8周略有上升,均明显低于术前($P<0.05$),DO组大鼠术后各时相空腹血糖均明显高于相应时相的NO组和NC组,但低于DC组($P<0.05$);DC组大鼠术前及术后各时相空腹血糖水平的差异均无统计学意义($P>0.05$);NO组和NC组大鼠组内不同时相以及相同时相两组间空腹血糖水平差异均无统计学意义($P>0.05$)。术前4组大鼠血清DPP-Ⅳ浓度间的差异均无统计学意义($P>0.05$);与术前相比,DO组和NO组大鼠术后血清DPP-Ⅳ浓度进行性下降,且均明显低于同组术前结果($P<0.05$);DO组大鼠术后各时相血清DPP-Ⅳ浓度均明显低于相应时相DC组($P<0.05$),NO组大鼠术后各时相血清DPP-Ⅳ浓度也明显低于相应时相NC组($P<0.05$);DC组和NC组大鼠手术前、后各时相血清DPP-Ⅳ浓度的差异均无统计学意义($P>0.05$)。术前DO组与DC组间以及NO组与NC组间大鼠血清GLP-1浓度的差异均无统计学意义($P>0.05$);DO组和NO组大鼠术后血清GLP-1浓度开始明显升高($P<0.05$),至术后4周达最高,术后8周稍下降,均明显高于术前($P<0.05$);DO组大鼠术后各时相血清GLP-1浓度均高于相应时相DC组($P<0.05$),也高于相应时相NO组(除术后72 h外,均$P<0.05$);NO组大鼠术后各时相血清GLP-1浓度均明显高于相应时相NC组($P<0.05$),NO组内术后血清GLP-1浓度无明显变化($P>0.05$);DC组和NC组同组内大鼠手术前、后血清GLP-1浓度无明显变化($P>0.05$)。提示DPP-Ⅳ低分泌和GLP-1的升高在胃转流术对2型糖尿病大鼠的降糖作用起着重要作用,而胃转流术但对正常大鼠血糖无影响。张秀忠等[12]*将健康雄性SD大鼠随机分为正常组(NO组,$n=10$)和造模组($n=32$)。成模大鼠随机分为糖尿病手术组(DO组)、假手术组(DS组)和对照组(DC组),每组8只。检测手术前后各组空腹血糖、胰岛素、口服葡萄糖30 min后的血糖及HOMA-IR。检测DO组术前与术后第4周口服葡萄糖耐量实验后0、10、30、60、120、180 min血糖,计算糖耐量曲线下面积。结果DO组GBP术后第8周空腹血糖由术前的(17.80±2.26)mmol/L下降到(6.18±0.53)mmol/L($P<0.05$),NO组手术前后空腹血糖无明显变化。口服葡萄糖30 min后血糖DO组下降更为明显,由术前的(29.20±1.46)mmol/L至术后第8周下降到(13.55±0.86)mmol/L($P<0.05$)。术后4周DO组各时间点OGTT曲线下面积(AUC)下降约40.1%。DO组术后8周HOMA-IR明显下降,由术前的9.36±0.90下降至4.03±0.34($P<0.05$)。也证明胃转流术能明显降低2型糖尿病大鼠的血糖水平,且能明显改善糖耐量和胰岛素抵抗,并对正常血糖值无影响。

叶再元等[13,14][15]*对远端胃大部切除术后不同胃肠重建手术方式对血糖、胃肠激素、营养指数的影响做了比较全面的研究。他们将消化道重建方式分为连续间置组、毕Ⅰ组、毕Ⅱ组、孤立间置组和对照组,通过口服糖耐量试验检测各组实验犬血糖和胰岛素水平的变化。结果显示,与对照组相比,葡萄糖灌注后各消化道重建组血糖均显著升高,60 min达到峰值,尤以毕Ⅱ组升高最为显著;之后血糖开始回落,以毕Ⅱ组回落最为缓慢。与对照组相比,葡萄糖灌注后各消化道重建组胰岛素水平均显著升高,60 min达到峰值,但毕Ⅱ组升高不如其他3组显著。说明保留十二指肠食物通道(连续空肠间置、毕Ⅰ和孤立间置)有利于缓和远端胃大部分切除术后餐后血糖的波动,并提高相应胰岛素水平;对于胃大部切除术后不能行毕Ⅰ重建者,可优先考虑行连续性空肠间置。他们还比较了连续性空肠间置组(连续间置组)、毕Ⅱ组、空肠孤立间置组术后犬血浆胃泌素、胃动素和胆囊收缩素的水平。术后2个月,连续间置组血浆胃泌素水平餐前为(2.2±0.7) ng/L、餐后为(3.9±0.8) ng/L,均低于术前的(3.8±1.0) ng/L、(5.3±1.6) ng/L($P<0.05$)。连续空肠间置组术后2个月餐后血浆胃泌素水平为(3.9±0.8) ng/L,高于其他2组的(2.7±1.0) ng/L和(3.6±0.6) ng/L($P<0.05$);连续间置组术后2个月血浆胃动素水平餐前为(577±204) ng/L、餐后为(1 003±209) ng/L,均高于术前的(429±128) ng/L、(854±218) ng/L($P<0.05$)。连续间置组术后2个月餐后血浆胃动素水平为(1 003±209) ng/L,高于其他两组的(840±205) ng/L、(986±189) ng/L($P<0.05$);连续间置组术后2个月血浆胆囊收缩素水平为(19.6±2.0) ng/L,高于术前的(19.0±2.0) ng/L($P<0.05$),低于其他2组的(22.2±2.1) ng/L、(20.1±2.5) ng/L。证明远端胃大部切除术后行连续性空肠间置能使犬血浆胃动素和胃泌素在术后维持一个相对较高的水平,而血浆胆囊收缩素则维持一个相对较低的水平。他们还比较了远端胃次全切除术后分别行残胃-十二指肠-连续性空肠间置、毕Ⅱ式、Roux-en-Y式消化道重建各组手术前后摄食、体重、预后营养指数(PNI)和外周血Ghrelin浓度的变化。结果显示,各组术后摄食量、体重及PNI均较术前下降,然后缓慢回升,术后12周,残胃-十二指肠-连续性空肠间置组摄食量、体重及PNI(26.8±3.3)均优于毕Ⅱ式组和Roux-en-Y式组,后两组的PNI分别为(25.4±3.0)和(25.6±3.0),差异有统计学意义($P<0.05$),而后两组间比较差异无统计学意

义。各组组术后第1天外周血Ghrelin浓度均较术前明显下降,1周后,Ghrelin浓度开始回升,术后12周,残胃-十二指肠-连续性空肠间置组Ghrelin浓度[(280±15)pg/ml]明显高于毕Ⅱ式组[(180±10)pg/ml]和Roux-en-Y式组[(185±10)pg/ml,均$P<0.05$]。进一步提示残胃-十二指肠-连续性空肠间置术是一种较理想的重建术式。

**(三)其他**

胃促生长素(ghrelin)是从大鼠胃中发现的生长激素促分泌素受体的第1个具有生物学活性的内源性配体,主要合成于胃,通过旁分泌、自分泌和内分泌的方式促进胃酸和生长激素(GH)等激素的分泌,具有促进摄食和胃酸分泌、促进胃肠动力、保护消化系统黏膜等作用。于嵩等[16]对胃大部切除术后应用外源性胃促生长素,观察对大鼠早期恢复的影响。12只胃大部切除(毕Ⅰ式)大鼠随机均分为2组,分别于腹腔内注射生理盐水或胃促生长素,称量术前和术后1~7 d的大鼠体重和每日摄食量;术后第7天处死大鼠,实时荧光定量PCR法测定大鼠胃底组织中胃促生长素mRNA表达相对量,并检测吻合口爆破压和吻合口组织中羟脯氨酸含量。结果两组大鼠之间术前及术后1~7 d体重的差异均无统计学意义($P>0.05$)。生理盐水组大鼠体重术后逐渐降低,并均明显低于术前($P<0.01$),且在术后第5天达到最低($P<0.01$),后逐渐增加,但仍均低于术前($P<0.01$);胃促生长素组大鼠体重术后逐渐降低,除术后1 d与术前比较的差异无统计学意义($P=0.693$)外,均明显低于术前($P<0.01$),在术后第4天达到最低($P<0.01$),后逐渐增加,但仍均低于术前($P<0.05$或$P<0.01$)。胃促生长素组大鼠的累积摄食量为(52.50±6.77)g,明显高于生理盐水组大鼠的(45.67±7.47)g($P<0.05$)。术后第7天胃促生长素组大鼠胃底组织中胃促生长素mRNA表达相对量为0.08±0.04,明显低于生理盐水组大鼠的0.22±0.07($P<0.01$)。胃促生长素组大鼠吻合口爆破压为(172.33±10.44)mmHg,明显高于生理盐水组的(155.83±6.62)mmHg ($P<0.05$)。胃促生长素组大鼠吻合口组织中羟脯氨酸含量为(0.50±0.29)μg/mg湿组织,明显高于生理盐水组大鼠的(0.43±0.05)μg/mg湿组织($P<0.01$)。认为胃促生长素能有效促进胃大部切除术后大鼠的早期恢复,而外源性胃促生长素的摄入可抑制机体术后早期的负反馈性代偿作用。

李惠珍等[17]*对消化道吻合口对合缝合与内翻缝合微循环及组织愈合过程进行了比较研究。将成年家兔随机分为A、B两组,距Trietz韧带以远20 cm和40 cm处分别完全切断小肠,行端端吻合,A组在20 cm处吻合口采取对合缝合法,40 cm处吻合口行内翻缝合法;B组则在20 cm处吻合口行内翻缝合法,40 cm处行对合缝合法。于术后3、7、14及28 d进行活体肉眼观察两组吻合口均无出血、裂开、渗漏以及肠梗阻和腹腔脓肿。对合缝合吻合口各层组织对合严密、整齐,炎性反应轻,创面符合Ⅰ期愈合;内翻吻合口组织错位,对合不良,炎性反应较重,创面接近Ⅱ期愈合。两种缝合方法术后3 d吻合口处即可测得吻合口局部微区血流,并见微血管增生;7 d开始微区流速加快,微血管增生明显;至28 d,对合缝合吻合口微区血流和微血管分布达到正常水平,但内翻缝合吻合口仍低于正常水平。术后各个检测时间点,对口缝合吻合口微区血流、毛细血管计数、炎性反应积分、黏膜上皮细胞再生积分及平滑肌厚度均高于内翻缝合吻合口,胶原组织密度低于内翻缝合吻合口($P<0.05$)。认为采用对合缝合法,吻合口局部微循环重建和各期组织修复均优于内翻缝合法。

(聂明明　毕建威)

## 参考文献


1 刘　文,等.临床外科杂志,2010,18(10):660
2 曾金艳.肿瘤防治研究,2011,38(5):584
3 翁厚光,等.江苏医药,2011,37(1):71
4 赵敬柱,等.中国肿瘤临床,2010,37(22):1290
5 李春梅,等.中国肿瘤临床,2011,38(15):882
6 黄雯雯.中国普通外科杂志,2010,19(10):1076
7 冯　强,等.中国肿瘤临床与康复,2011,18(2):117
8 赵　滨,等.实用癌症杂志,2011,26(1):27
9 周建平,等.苏州大学学报(医学版),2010,30(6):1182
10 焦亚彬,等.中华实验外科杂志,2011,28(3):377
11 王跃生,等.中国普外基础与临床杂志,2011,18(8):849
12* 张秀忠,等.中华实验外科杂志,2010,27(12):1892
13 叶再元,等.中华胃肠外科杂志,2011,14(3):210
14 叶再元,等.中华普通外科杂志,2010,25(11):900
15* 叶再元,等.中华医学杂志,2010,90(38):2704
16 于　嵩,等.中国普外基础与临床杂志,2011,18(7):728
17* 李惠珍,等.中华胃肠外科杂志,2011,14(1):57

## 二、临床研究

### (一) 胃癌

1. *影像学诊断*

胃癌根治手术不仅要切除足够范围胃及可能侵及的器官、组织外,还要在保留胃周主要主干动脉(如腹腔干、肝总动脉、肝固有动脉)的基础上进行淋巴结清扫,而大多数淋巴结分布在这些血管周围,如果这些血管病变及变异往往给手术增加了难度和危险性。腹部多层螺旋CT血管成像(multislice spiral CT angiography,MSCTA)检查可以正确地评估胃周主要血管的位置、走向及变异情况。对于胃癌根治手术能起到一定的指导作用。谢锷等[1]将103例胃癌患者,根据本人意愿分成术前行MSCTA检查组57例(Ⅰ组)和未行MSCTA检查组46例(Ⅱ组)。由同一组术者进行手术。Ⅰ组患者经MSCTA检查,发现有6例(10.5%)供胃血管发生变异,全组患者胃周主要血管的位置、走向及与病变的关系与术中所见实际情况符合率为100%;Ⅰ组的手术时间[(206±23)min]比Ⅱ组[(257±32)min]短(95%CI:-22.452～0.919,$P$=0.044);Ⅰ组供胃动脉解剖异常患者的手术时间[(190±50)min]比Ⅱ组术中发现异常的3例患者手术时间[(255±62)min]短(95%CI:-100.141～-3.193,$P$=0.048)。而两组病例(包括供胃动脉解剖异常者)术中平均出血量、淋巴结清扫量、并发症发生率、术后住院天数、住院费用比较,差异无统计学意义(均$P$>0.05)。因此,术前行MSCTA检查,对于胃癌根治手术能起到一定的指导作用,对防止因缺乏了解而误伤变异血管或组织器官可提供一定的保障。

2. *血清学检查*

胡建华等[2]采用联合动态监测血清血管内皮生长因子(vascular endothelial growth factor, VEGF)、CEA和CA199水平,探讨其与胃癌肝微转移灶的相关性及临床意义。将168例胃癌患者分为未发生同时性肝转移组(未转移组)和发生同时性肝转移组(转移组),分别在治疗前及治疗后第1、3、6、12、18、24月,采用ELISA法检测血清VEGF、CEA水平,采用微粒子酶免分析法检测血清CA199水平。结果显示:治疗前血清VEGF、CEA、CA199阳性率未转移组和转移组分别为25.0%和87.5%、16.1%和51.8%、33.0%和50.0%,($P$<0.01)。治疗后1、3、6、12、18、24月转移组VEGF、CEA、CA199的阳性率均明显高于未转移组。未转移组中无复发转移的患者43例、有微转移患者40例、有复发或肝外转移的患者29例,其CEA和CA199两者同时阳性率分别为30.2%、77.5%、75.9%,VEGF、CEA和CA199三者同时阳性率分别为34.8%、92.5%、86.2%。认为:联合动态检测胃癌患者的血清VEGF、CEA及CA199水平可以早期发现胃癌肝微转移。

3. *淋巴结转移及清扫*

黄源等[3]对60例进行远端胃癌$D_2$根治术的胃癌患者的正常肝动脉及源自肠系膜上动脉异常肝动脉周围淋巴脂肪组织行重组人细胞角蛋白20(CK20)和CEA微转移免疫组化检查,发现正常肝动脉周围淋巴结转移率为27%,患者年龄、肿瘤大小、Borrmann分型、TNM分期均为转移的影响因素。存在源自肠系膜上动脉异常肝动脉的患者共7例,变异率为12%,其中走行于胰腺前方的1例,胰腺后方的6例,胰前、后型异常血管周围淋巴组织中未发现淋巴结转移。认为对于年龄≥60岁、肿瘤>3 cm、BorrmannⅢ～Ⅳ型的远端胃癌患者,走行正常的肝动脉周围淋巴结转移率甚高,而发自肠系膜上动脉的异常肝动脉周围淋巴结转移率则很低。邵永胜等[4]*对119例食管胃结合部腺癌行根治性切除手术,术后记录每例患者的淋巴结数目和大小,计算淋巴结总数和平均值,以及总体淋巴结转移率以及分组淋巴结转移率。119例手术标本共检出淋巴结6 537枚(30～157枚),平均(54.93±19.20)枚/例。119例中89例有淋巴结转移,总体淋巴结转移率74.79%,SiewertⅠ、Ⅱ和Ⅲ型患者的淋巴结转移率分别为47.62%、71.11%和88.68%($\chi^2$=13.968,$P$<0.01)。SiewertⅠ型患者有No.1～4、No.19～20和No.110～112淋巴结转移,No.5～6和No.10～11淋巴结无转移;不同的是,SiewertⅡ型和Ⅲ型患者有No.5～6和No.10～11淋巴结转移,而No.111～112淋巴结无转移。各型的食管胃结合部腺癌的淋巴结转移有明显规律。但是该研究的病例数略显不足。继去年有研究者认为No.12b组淋巴结清扫对于进展期远端胃癌是必要且可行的,今年陈浩等[5]对进展期胃癌门静脉周围淋巴结(No.12 p)清扫的必要性、可行性进行了研究。将进展期胃癌病例51例分为2组:①研究组30例,行$D_2$或选择性$D_3$根治术,外加No.12 p清扫;②对照组,21例。$D_2$或选择性$D_3$根治术,但均未行No.12 p清扫。研究组30例患者共检查552个淋巴结,平均每例清扫18.4个淋巴结,发现有112个淋巴结发生转移,转移度为21.24%;30例中发现4例No.12 p转移,转移率为13.33%,其中BorrmannⅢ,Ⅳ型No.12 p转移率为16.67%,$N_{2\sim3}$期为25%,$T_{3\sim4}$者为16.67%,肿块大于4 cm者淋巴结转移率为33.33%;No.12 p淋巴结转移率在BorrmannⅢ,Ⅳ型,$N_{2\sim3}$期,$T_{3\sim4}$及肿块大于4 cm者中明显高于BorrmannⅠ,Ⅱ型(0%),$N_{0\sim1}$期(0%),$T_{1\sim2}$(0%),肿块小于4 cm(0%)(均$P$<0.05),且No.12 p淋巴结的转

移与 No. 5 淋巴结转移之间存在相关性；胃体癌及肿块超过 1/3 胃区域的胃癌亦有较高 No. 12 p 转移率；组织分型与 No. 12 p 转移无明显关系。两组间除手术时间研究组长于对照组外（$P<0.05$），平均术后住院时间、平均术中出血量均无显著性差异（$P>0.05$）；术后并发症分别为 2 例（6.67%），3 例（14.29%）（$P>0.05$），均无严重并发症发生。两组均无死亡病例。认为 No. 12 p 清扫术对于部分进展期胃癌是可行且有一定临床意义的。但远期效果有待大样本的前瞻性研究进一步证实。吴迪等[6]收集了 20 年的胃癌患者数据，其中 255 例 $T_{2\sim4}$ 期胃癌接受了胃切除＋腹主动脉旁淋巴结切除手术，经统计分析，性别、肿瘤位置、Borrmann 分型和其他脏器转移等四个因素是腹主动脉旁淋巴结转移的独立危险因素。张宇龙等[7]则对 $D_2$＋腹主动脉旁淋巴结清扫（$D_4$）术治疗进展期胃癌的临床疗效与安全性进行了评价。通过电子检索 Cochrane 图书馆的 Cochrane 对照试验注册数据库（2009 年第 2 期），PubMed，MEDLINE，EMBASE，CBM，CNKI，VIP，万方数据资源的 $D_2$ 和 $D_4$ 淋巴结清扫治疗进展期胃癌的相关文献（截至 2009 年 4 月）。由两名评价者独立评价并交叉核对纳入研究的质量，对同质研究采用 RevMan 5.0 软件进行 Meta 分析，共纳入 $D_2$ 和 $D_4$ 淋巴清扫的对照研究 4 个，包括 1 120 例患者，$D_2$ 和 $D_4$ 两种淋巴清扫术治疗进展期胃癌，患者术后生存率无统计学意义（$P>0.05$）；两组的 5 年复发率、术后病死率、手术并发症发生率也无统计学差异（均 $P>0.05$）。得出的结论是 $D_2$ 和 $D_4$ 两种淋巴结清扫术治疗进展期胃癌的临床效果相似。以淋巴显影示踪技术为指导的淋巴结清扫在胃癌根治术中的应用仍未被广泛接受，目前仍处于临床研究中。刘江文等[8]比较了进展期胃癌在 $D_2$ 基础上以术中淋巴显影为指导的个体化清扫与常规 $D_2$ 根治术的淋巴结清扫效果。20 例进展期胃癌患者术中在肿瘤周围注射纳米炭混悬液者为纳米炭组，在 $D_2$ 根治术的基础上以黑染淋巴结为指导进行个体化清扫。21 例常规行 $D_2$ 根治术的进展期胃癌为对照组。纳米炭组平均清扫淋巴结（35.1±13.4）枚/例，高于对照组的（26.2±7.8）枚/例，两者相比差异有统计学意义（$t=2.126$，$P=0.034$），主要体现在 $N_2$、$N_3$ 淋巴结的清扫；纳米炭组淋巴结黑染率为 52.7%，黑染淋巴结中发生转移的阳性率（27.6%）高于未黑染淋巴结（10.8%）及对照组（16.9%），差异均有统计学意义（$\chi^2=6.034$，$P=0.016$；$\chi^2=5.142$，$P=0.023$）；认为术中淋巴显影技术为指导对进展期胃癌进行淋巴结清扫，能增加淋巴结清扫的效率。

进展期近端胃癌根治术或全胃切除根治术中，是否要联合切除脾脏以彻底清扫脾门淋巴结曾是学术界争论之一，目前统一的观点是不支持预防性脾切除来去除肉眼阴性的脾周淋巴结，但对于保留脾脏的脾门淋巴结清扫需要一定的技术保障。袁建保等[9]回顾性分析 28 例近端胃癌 $D_2$ 根治采用保脾的脾门淋巴结清扫的临床资料，并与同期行脾脏切除组 21 例病人资料相对比。28 例保脾手术均顺利完成，无术中中转切脾病例。保脾组与切脾组术中出血量分别为（71.6±30.3）ml 和（72.9±31.6）ml，脾门淋巴结阳性率分别为 17.9%（5/28）和 19.0%（4/21），两组比较差异无统计学意义（$P>0.05$），而手术时间分别为（3.6＋0.4）h 和（4.8±0.8）h，住院时间分别为（10.9±1.8）d 和（14.0±3.1）d，差异有统计学意义（$P<0.05$）。保脾组术后无一例脾坏死、脾扭转或静脉血栓形成。说明保脾脾门淋巴结清扫是切实可行的。张成海等[10]* 回顾性分析了 590 例行近端或全胃切除术并标准 $D_2$ 淋巴结清扫术患者的临床资料，对进展期胃癌脾门区淋巴结（No. 4sa、No. 10 和 No. 11 d）转移状况及清扫方式进行了探讨。全组病例脾门区淋巴结转移度（阳性淋巴结数目占清扫淋巴结总数）为 17.5%（99/565），其中 No. 4sa、No. 10、No. 11d 淋巴结转移度分别为 17.8%（41/230）、13.9%（29/209）和 22.8%（29/127）。脾门区淋巴结转移率（转移患者数/患者总数）为 7.1%（42/590）。多因素分析结果显示，年龄、肿瘤大小、浸润深度、No. 4sb 淋巴结转移是脾门区淋巴结转移的独立危险因素（均 $P<0.05$）。联合脾或胰体尾切除病例（23 例）和未行联合脏器切除病例数（553 例）脾门区淋巴结转移度分别为 14.8%（4/27）和 17.2%（91/527），差异无统计学意义（$P>0.05$）；术后并发症发生率分别为 26.1%（6/23）和 5.4%（30/553），差异有统计学意义（$P<0.05$）；围手术期死亡率分别为 4.3%（1/23）和 0.9%（5/553），差异无统计学意义（$P>0.05$）。提示脾门区淋巴结存在一定的转移规律，其与肿瘤部位、大小、浸润深度及 No. 4sb 淋巴结转移密切相关。联合脾或胰体尾切除并未增加脾门区淋巴结的清扫数目和阳性淋巴结的检出，反而增加了术后并发症的发生率，应谨慎施行。丁杰等[11]以 Medline、the Cochrane Library 数据库作为已发表国外文献的主要来源，以万方数据知识服务平台及中国知网数据出版平台作为已发表国内文献的主要来源，检索收集 1990～2010 年公开发表的有关胃癌根治性手术切除与保留脾脏两种术式疗效的中文和英文文献，对切脾组和保脾组术后并发症发生率及 5 年生存率进行 Meta 分析。共筛选出符合纳入标准的研究 12 项（2 628 例）切脾组 900 例，保脾组 1 728 例。两组术后并发症发生率的差异有统计学意义（$OR=1.91$，95%

CI: 1.28～2.87,$P<0.05$);5年生存率的差异无统计学意义($HR=0.90$,95%CI: 0.73～1.11,$P>0.05$)。结果联合脾切除的胃癌根治性手术不能改善胃癌患者的预后,且术后并发症增多。陈焰等[12]开展了脾部分术切除术在胃癌根治术中应用的安全性和可行性研究。对12例胃底贲门癌患者施行了保脾的根治术,其中根治性全胃切除10例,根治性近端胃切除2例。12例均达到了$D_2$根治术。平均手术时间: 全胃切除(190±33)min,近端胃切除(160±36)min;平均淋巴结清扫数目: 全胃切除腹腔淋巴结(33.3±8.0)枚/例,第10,11组淋巴结(5.1±2.0)枚/例,近端胃切除腹腔淋巴结(23.6±5.2)枚/例,第10、11组淋巴结(6.0±1.1)枚/例。无胰瘘发生,无脾静脉血栓形成、膈下脓肿发生。术后随访6～34个月,1例出现肝转移,2例出现腹腔积液考虑腹膜种植转移,均带瘤生存至今(7～13月);其余9例患者无瘤生存。提示脾部分切除同样适用于胃癌根治性切除术,在保证R0切除的基础上是安全可行的。

4. 胃肠道重建

对于近端胃癌的手术切除范围也曾有过一段时间的争论,现在达成的共识是对于早期胃癌,可以行近端胃大部切除;而对于进展期胃癌建议一律行全胃切除。代斌等[13]回顾了98例食管胃结合部腺癌(AEG)(Siewert分型Ⅱ/Ⅲ型),部分病人行近端胃切除(PG),其余病人行全胃切除(TG)术、食管空肠单管Roux-en-Y重建。术后6个月后行电话随访,采用欧洲癌症研究和治疗组织生活质量问卷(QLQ)-C30和QLQ-STO22量表评估术后生活质量,随访期内死亡30例,失访8例,纳入分析PG组40例,TG组20例。两组病人的性别、年龄、肿瘤大小、TNM分期、术后住院时间等基线指标差异无统计学意义。TG组总体健康状况评分略优于PG组,但差异无统计学意义($P=0.072$)。术后单项症状方面,PG组在反流症状,进食困难、进食限制、恶心呕吐、食欲下降、味觉改变、社交能力以及睡眠方面评分差于TG组($P<0.05$);TG组呼吸困难症状评分差于PG组($P=0.027$)。提示行全胃切除术后生活质量较近端胃切除为优,尤其在控制反流、改善食欲等方面优势更为明显。李林浩等[14]*比较了120例行近端胃癌根治术的3种消化道重建方式术后生活质量的差异,其中食管胃前壁吻合组50例,间置空肠组26例,管状胃组44例。管状胃组烧心症状、反流性食管炎评分高于其他两组(Ⅲ级评分分别为6、3、27和6、6、27),吻合口瘘、吻合口狭窄发生率(18.2%)明显高于其他两组(4.0%、3.8%),而患者血红蛋白增加值、体重增加值小于其他两组($P<0.05$);120 min以及180 min胃排空百分数,管状胃组与食管胃前壁吻合组比较差异无统计学意义($P>0.05$),但高于间置空肠组($P<0.05$);食管胃前壁吻合组与间置空肠组各个指标差异,差异均无统计学意义(均$P>0.05$)。认为近端胃癌手术中胃前壁食管侧端吻合对于近端胃癌来说是一种良好的消化道重建方式,可以使患者的术后生活质量得到明显改善。丁杰等[15]以Medline, Embase, The Cochrane Library数据库作为已发表国外文献的主要来源,以万方数据知识服务平台及中国知网数据出版平台作为已发表国内文献的主要来源,将文献中提取的数据按照其对应的术式分别纳入近端胃切除术组和全胃切除术组,对2组的并发症、病死率、5年生存率进行Meta分析。共筛选出符合纳入标准的研究13项(2 219例),其中随机对照研究2项。近端胃切除术组和全胃切除术组并发症发生率($OR=1.00$,95%CI: 0.44～2.28,$P>0.05$)、病死率($OR=1.25$,95%CI: 0.62～2.48,$P>0.05$)的差异无统计学意义,5年生存率($HR=0.87$,95%CI: 0.76～0.99,$P=0.04$)的差异有统计学意义,全胃切除术组的5年生存率优于近端胃切除术。对于全胃切除术后消化道重建方式目前尚无定论,方式也五花八门,缺乏有力的循证医学依据。杨玉赏等[16]检索了有关Roux-en-Y加空肠储袋对比单纯Roux-en-Y的随机对照试验(RCT)资料,共纳入12篇RCT,577例病人。Meta分析显示: 与单纯Roux-en-Y相比,Roux-en-Y加空肠储袋有助于改善术后3个月和6个月的体重,提高术后1和2年的生活质量,降低术后3、6和12～15个月倾倒综合征发生率。另外,两者的手术死亡率、手术并发症发生率及手术时间的差异无统计学意义。提示Roux-en-Y加空肠储袋与单纯Roux-en-Y吻合术相比在术后近期内存在优势。丁佩剑等[17]比较了胃癌患者全胃切除术行P型空肠袢食管空肠Roux-en-Y吻合术(PRY,120例)和改良"P"型空肠间置代胃术(mPJIP,122例)2种不同消化道重建术式的临床疗效。PRY组和mPJIP组手术时间分别为(3.8±0.2)h和(3.6±0.1)h($P>0.05$);PRY组手术并发症和病死率[13例(10.8%),4例(3.3%)]明显高于mPJIP组[9例(7.4%),3例(2.5%)](均$P<0.05$);营养指标比较,mPJIP组在体质量改变、总蛋白改变、预后营养指数上显著优于PRY组(均$P<0.05$)。陈映波等[18]则比较了功能性空肠间置代胃重建术(FJI)和P型Roux-en-Y全胃切除空肠代胃术(PR)两种不同消化道重建方式对胃癌患者全胃切除术后生活质量、营养状态及术后辅助化疗耐受性的影响。共实施全胃切除的107例,49例行FJI重建术,58例行PR重建术。其中79例患者(FJI组40例,PR组39例),术后3周按XELOX方案行辅助化疗。107例患者均未

发生严重手术并发症，无围手术期及化疗相关死亡。FJI组反流性食管炎、倾倒综合征、滞留综合征及消瘦的发生率分别为18.4%、6.1%、4.1%和8.2%，PR组分别为19.0%、19.0%、15.5%和22.4%，两组倾倒综合征、滞留综合征及消瘦的发生率差异有统计学意义（均$P<0.05$）。FJI组接受辅助化疗的患者中，28例完成了6个周期的辅助化疗，中断化疗12例；PR组接受辅助化疗的患者中，19例完成了6个周期的辅助化疗，中断化疗20例。两组Ⅲ～Ⅳ度毒副反应发生率及化疗完成率差异有统计学意义（均$P<0.05$）。认为FJI和PR消化道重建术均安全可行，但FJI组术后远期并发症的发生率低于PR组，术后辅助化疗的耐受性优于PR组。吴亮亮等[19]*对全胃切除术后四种消化道重建术式的进行了比较分析。159例胃肿瘤患者按全胃切除术后重建消化道方式的不同，分为A组（功能性连续空肠间置贮袋代胃，46例）、B组（改良BraunⅡ式，38例）、C组（P形空肠袢食管空肠Roux-en-Y吻合术，25例）和D组（Orr式空肠食管Roux-en-Y吻合术，50例）。4组患者术后近期并发症发生率的差异无统计学意义（$P>0.05$）。术后1年，A组患者生活质量（Visick分级指数）优于其他3组，而D组则劣于其他3组（均$P<0.05$）。A组患者单餐进食最及体质、血红蛋白、总蛋白增加幅度高于其他3组，D组低于其他3组（均$P<0.05$）。四组患者预后营养指数比（PNIR）分别为1.21±0.15、1.14±0.97、1.15±0.16和1.10±0.16，A组高于其他三组，D组低于其他三组（均$P<0.05$）。A组患者倾倒综合征、反流性食管炎、Roux-en-Y滞留综合征发生率分别为4.3%(2/46)、2.2%(1/46)和2.2%(1/46)，均显著低于其他三组（均$P<0.05$）。说明全胃切除术后功能性连续空肠间置贮袋代胃可有效改善患者营养、降低术后发症、提高生活质量，是一种较好的消化道重建术式。

5. 手术方法及手术技巧

对于胃上部癌（尤其是食管胃结合部腺癌）的手术入径也曾是学界的一个争论问题之一，现在普遍主张能进腹完成的手术，尽量进腹手术；对于Siewert Ⅰ型的食管胃结合部腺癌可考虑经胸或胸腹联合切口手术。李威等[20]回顾了1964—2004年经手术治疗的803例胃上部癌的临床资料，其中经腹手术341例，经胸或胸腹联合路径462例，经腹入路组平均手术时间170 min，术中平均输血量200 ml；经胸或胸腹联合入路组则分别为220 min和650 ml。两组比较，差异有统计学意义（分别为$P<0.01$和$P<0.05$）。经腹入路组切缘癌残留发生率5.6%，术后并发症发生率3.2%；而经胸或胸腹联合入路组则分别为6.7%和5.0%；两组比较，差异无统计学意义（均$P>0.05$）。平均住院时间经腹入路组（平均21.0 d）明显短于经胸或胸腹联合入路组（平均26.6 d，$P<0.05$）。因此，在可能的情况下，胃上部癌切除术可优先考虑经腹路径。

近年来，随着早期胃癌发现的增多，以及缩小根治性手术的展开，不仅使胃癌的治疗效果得到改善，而且使病人术后生活质量得到提高。胡祥等[21]*回顾了1995年8月至2005年12月间开展的52例早期胃癌患者行保留幽门和迷走神经的胃分切除病例（PPG组）的临床资料和随访结果：并与同期行远端胃切除术伴淋巴结清除的159例早期胃癌患者（对照组）的临床资料进行比较。PPG组早期胃癌的淋巴结转移率为9.6%，对照组淋巴结转移率为17.0%，两组比较差异无统计学意义（$P>0.05$）。PPG组淋巴结清除范用$D_1$为25%，$D_1+\alpha$（$\alpha$=No. 7）为25%，$D_1+\beta$（$\beta$=No. 8a和No. 9）为34.6%，$D_2$为15.3%；对照组121例(76.1%)$D_2$以下，33例(20.7%)，5例(3.1%)$D_3$；两组比较差异无统计学意义（$P>0.05$）。术后累计5年生存率PPG为92.3%，对照组931%，两组差异无统计学意义（$P=0.881$）。其中淋巴结不同清除程度的累计5年生存率PPG：$D_1$为100%，$D_1+\alpha$为92.3%，$D_1+\beta$为88.9%，$D_2$为87.5%；对照组：$D_1$为92.3%，$D_1+\alpha$为93.3%，$D_1+\beta$为91.7%，$D_2$为93.9%；两组比较，差异无统计学意义（$P>0.05$）。PPG组术后的复发率为5.7%，对照组则为5.6%，两组差异无统计学意义（$P>0.05$）。说明PPG对于早期胃癌是有效的。陈志红等[22]对22例中、下部早期胃癌（离幽门均在5 cm以上）行PPG，通过术后随访期间观察，也认为采用PPG手术，既能达到理想的根治效果，又能满意地保存了幽门功能，有利于患者的康复。梁冀望等[23]计算机检索1995年1月至2010年12月PubMed、Wiley Online Library、中国生物医学数据库(CBM)、CNKI、VIP及万方数据库关于PPG和传统远端胃切除术(CDG)治疗早期胃癌的随机对照试验，纳入2个随机对照试验和11个临床对照试验，共1 011例病人。PPG和CDG相比，术后能减少倾倒综合征、残胃炎的发生，病人营养状况和体重恢复较好；但总并发症、胆结石、反流性食管炎无显著差别。现有研究表明，早期胃癌行PPG后生活质量较好。胡英斌等[24]将128例胃癌病例随机分为两组，各64例，分别实行保留迷走神经腹腔支胃癌根治术（观察组）和传统胃癌根治术（对照组），观察组在术后首次排气时间、首次排便时间优于对照组（$P<0.05$），而淋巴结清扫个数与对照组无明显区别（$P>0.05$）。观察组血清胃泌素和基础胃酸分泌量明显低于对照组（$P=0.001$或$P<0.05$），而空腹血浆胰多肽水平明显高于对照组（$P<0.05$）。空腹血清胰岛素水平两组无明显差异（$P>$

0.05)。认为：保留迷走神经腹腔支的胃癌根治术能加快病人胃肠道功能的恢复和更好的营养吸收。孙鹏达等[25]* 将32例早期及部分 $T_2$ 期贲门癌患者随机分为施行保留迷走神经的近端胃癌根治术(保迷组16例)和传统近端胃癌根治术(对照组16例),保迷组和对照组平均手术时间分别为2.8 h和2.5 h,术后并发症发生率分别为25.0%(4/16)和31.3%(5/16),差异均无统计学意义($P>0.05$)。经1年以上的随访,两组均无复发和死亡病例。术后1年,保迷组患者餐后不适感(3例)、胆汁反流(3例)、萎缩性胃炎(1例)、胆囊病变(1例)均分别少于对照组(分别为12例、10例、9例和8例),两组比较,差异有统计学意义($P<0.05$ 和 $P<0.01$);体质量及习惯性腹泻情况保迷组亦优于对照组($P<0.05$)。所以对于早期贲门癌患者,施行保留迷走神经的近端胃癌根治术不会降低其近期生存率,且可改善其生活质量。

赵忠扩等[26]评价了荷包包埋法在胃癌根治术十二指肠残端处理中的临床应用价值。在2 034例因胃癌行全胃切除或胃次全切除术患者中,采用十二指肠残端行荷包包埋(A组)465例,十二指肠残端行直线切割闭合器关闭+浆肌层包埋(B组)835例,十二指肠残端行全层+浆肌层包埋(C组)734例。各组之间切口感染、腹腔内出血、吻合口漏等并发症差异均无统计学意义(均 $P>0.05$)。A组患者术后未发生十二指肠残端漏,与B组(6例,0.72%)和C组(5例,0.68%)比较,差异有统计学意义($P=0.048$)。A组和C组的手术费用均显著低于B组[(9 902±312)元和(9 896±281)元比(13 129±237)元,均 $P=0.000\,1$],A、C两组之间差异无统计学意义。A组和B组十二指肠残端处理时间均明显短于C组[(7.1±0.9)min和(7.6±0.8)min比(11.5±1.4)min,均 $P=0.000\,1$],A、B两组之间差异无统计学意义。3组术中出血量、术后恢复情况差异均无统计学意义(均 $P>0.05$)。认为荷包包埋法处理十二指肠残端手术时间短,费用低廉,十二指肠残端漏发生率低,是胃癌手术十二指肠残端关闭的一种安全可靠、简单快捷的理想术式。

继去年刘凤林等报道了9例人工智能辅助胃癌手术,今年余佩武等[27]完成5例机器人胃癌根治术,其中全胃切除2例,远端胃切除3例,均为 $D_2$ 手术,认为机器人胃肿瘤手术治疗是安全、可行的,并且对于胃癌手术的精细化、规范化具有极大的促进作用。

6. 辅助治疗

(1) 新辅助化疗

近年来,新辅助化疗作为晚期胃癌的治疗手段之一,已越来越被临床医师接受,但是,目前尚无确定的方案被大家接受。不同方案均有一定的疗效,很多研究仍属于单中心的临床实践。刘超等[28]观察了FOLFOX4和XELOX新辅助化疗方案对局部进展期胃癌的近期治疗效果以及毒副反应。70例进展期胃癌患者随机分为3组,FOLFOX4新辅助化疗组25例,XELOX组20例,单纯手术组25例。新辅助化疗组行术前化疗2个疗程,化疗结束后4周进行胃癌根治术;单纯手术组行胃癌标准根治术($D_2$ 或 $D_2^+$)。结果显示FOLFOX4组总有效率为52.0%,XELOX组总有效率为55.0%($P>0.05$)。FOLFOX4组恶心、呕吐、白细胞减少和口腔黏膜炎等毒副反应发生率高,而XELOX组毒副反应发生率低,仅表现为轻度的手足综合征。新辅助组患者根治性手术切除率为88.9%,单纯手术组为72.0%($P<0.05$)。因此,作为胃癌的新辅助化疗方案XELOX与FOLFOX4疗效相似,但XELOX方案毒副作用较轻,进展期胃癌患者在新辅助化疗后,手术切除率和根治率提高。甄亚男等[29]则采用了DOF方案新辅助化疗治疗进展期胃癌的疗效及安全性。共入组68例晚期胃癌患者,方案为多西他赛75 mg/m²,第1 d,静脉滴注2 h;亚叶酸钙200 mg/m²,第1、2 d,应用5-氟脲嘧啶(5-Fu)前静脉滴注30 min;5-Fu 400 mg/m²,第1、2 d,静脉注射,5-Fu 1200 mg/m²,持续46 h经静脉泵入;奥沙利铂75 mg/m²,d2,静脉滴注2 h;每21 d为1个周期,连续应用3个周期,化疗结束21 d后评价化疗效果,于21~28 d期间行手术治疗。并与同期收治的未经新辅助化疗的进展期胃癌68例对照分析。化疗组:完全缓解(CR)5例,部分缓解(PR)43例,疾病稳定(SD)18例,疾病进展(PD)1例,总有效率为70.6%。主要不良反应为粒细胞减少,胃肠道不良反应,外周神经毒性等;R0切除率(88.2%)明显高于对照组(62.3%)($P=0.01$),术后并发症率(2.9%和1.5%),差异无统计学意义($P=0.559$)。两组1年生存率均为100%,化疗组2年生存率(73.5%)明显高于对照组(54.3%)($P=0.013$)。DOF方案新辅助化疗治疗进展期胃癌,有效率高,可提高R0切除率和生存率。李涛等[30]* 回顾性分析66例进展期胃癌患者临床病例资料。32例患者予以术前SOX方案化疗(新辅助化疗组)。SOX方案具体为替吉奥胶囊80 mg/m²·d,第1~14天,注射用奥沙利铂130 mg/m²,第1天;3周重复。每2个治疗周期后进行化疗有效性和安全性评估。其余34例患者直接行外科手术(对照组)。新辅助化疗组化疗有效率为68.8%,疾病控制率为93.8%;Ⅲ~Ⅳ度不良反应主要为呕吐(12.5%)、肝功能异常(9.4%)、贫血(6.3%)、中性粒细胞减少(6.3%)和食欲减退(6.3%);化疗后进行外科手术,其中25例(78.1%)行胃癌 $D_2$ 根治术。R0切除率为81.3%。对照组中,行 $D_2$ 根治术23例(67.6%),与新辅助化疗

组比较，差异有统计学意义（$P=0.028$）；R0 切除率为73.5%，与新辅助化疗组比较，差异亦有统计学意义（$P=0.040$）。提示进展期胃癌应用 SOX 新辅助化疗具有较高的有效性，而不良反应率较低，能够提高 $D_2$ 根治率和 R0 切除率。

(2) 辅助化疗

上文中提及的替吉奥胶囊，简称 TS-1 或 S-1，是一种新型口服氟尿嘧啶类抗肿瘤药物，在日本已被批准用于胃癌、结直肠癌、头颈部肿瘤、非小细胞肺癌、无法手术或复发的乳腺癌、胰腺癌、胆管癌 7 类肿瘤。于 2009 年在中国首先获批的适应证为不能切除的局部晚期或转移性胃癌。国内正在开展新辅助化疗的多中心研究，预期不久将来会有一个较高级别的循证医学结果。现在已广泛用于胃癌的辅助化疗。刘莉等[31]对 45 例有可测量病灶、无手术指征或手术后复发转移的中晚期老年胃癌患者随机分组，替吉奥组 22 例采用替吉奥 60 mg/m² · d，分早晚 2 次口服，第 1～14 天，休息 7 天，为 1 个周期，连用 3 个周期评估疗效。对照组 23 例采用奥沙利铂 130 mg/m²，静脉点滴 2 h 第 1 天，四氢叶酸 200 mg/m² 静脉点滴第 1～5 天，5 氟尿嘧啶 300 mg/m²，静脉点滴第 1～5 天，3 周为 1 个周期，3 个周期后评估疗效。替吉奥组中 CR 2 例，PR 6 例，客观有效率 36.37%。对照组 CR 0 例，PR 7 例，客观有效率 30.43%。2 组有效率比较差异无统计学意义（$P>0.05$）。替吉奥组和对照组便秘腹泻发生率分别为 22.72%，56.52%，差异有统计学意义（$P<0.05$）。周围神经毒性比较 2 组差并有统计学意义（$P<0.01$）。2 组病例Ⅲ～Ⅳ度不良反应发生率分别为 4.55% 和 34.78%，差异有统计学意义（$P<0.05$）。口服替吉奥治疗老年晚期胃癌的近期疗效肯定，较目前常规化疗安全、方便，患者耐受性好。邱国钦等[32]将 56 例老年进展期胃癌患者随机分为两组：治疗组 28 例口服替吉奥胶囊 40 mg/m²，2/日，d1～28，每 5 周一个疗程；对照组 28 例口服卡培他滨片 1 250 mg/m²，2/日，d1～14，每 3 周一个疗程；化疗 3 个周期后评价近期疗效及不良反应。治疗组和对照组的近期有效率（RR）分别为 46.4% 和 42.9%，两组比较差异无显著性（$P>0.05$），但治疗组的不良反应及严重反应发生率均明显低于对照组（$P<0.01$）。说明替吉奥治疗老年进展期胃癌的疗效较好，且不良反应轻。陈殿森等[33]低剂量（50 mg/m² · d）和常规剂量（80 mg/m² · d）替吉奥联合奥沙利铂治疗 75 岁以上晚期贲门癌的近期疗效和安全性，完成 4 个周期后，2 组有效率（RR）分别为 59.4%、59.3%；疾病控制率（DCR）分别为 93.8%、88.9%，差异均无统计学意义（$P>0.05$）；不良反应发生率低剂量组、对照组中性粒细胞减少分别为 46.9%、75.0%；贫血分别为 53.1%、78.6%；血小板减少分别为 43.8%、71.4%，差异均具有统计学意义（$P<0.05$）。认为低剂量联合奥沙利铂治疗高龄晚期贲门癌与常规剂量组比较疗效相近，不良反应发生率低。杨全良等[34] 46 例晚期胃癌患者（其中肝转移 9 例，肺转移 7 例，腹腔淋巴结转移 16 例，盆腔转移 6 例，左锁骨上淋巴结转移 7 例，胰腺转移 1 例）采用替吉奥胶囊每天 80 mg/m²，分 2 次，餐后口服，d1～d14；紫杉醇 60 mg/m²，d1、d8、d15，静脉滴注 3 h。28 d 为 1 个周期，至少完成 2 个周期。按 RECIST1.1 标准评价客观疗效和不良反应。结果 CR 3 例（6.5%），PR 18 例（39.1%），SD 14 例（30.4%），PD 11 例（23.9%），RR 45.6%，DCR 76.0%。中位疾病进展时间（mTTP）为 9.5 个月，中位生存期（MST）为 12.6 个月。不良反应主要是骨髓抑制、胃肠道反应、脱发及口腔黏膜炎。认为紫杉醇联合替吉奥方案治疗晚期胃癌的疗效较好，不良反应可以耐受。骆梅青等[35]比较了多西紫杉醇加顺铂联合 5-Fu（DCF）方案或奥沙利铂（L-OHP）联合氟尿嘧啶（5-Fu）双周方案（FOLFOX4 方案）一线治疗晚期胃癌患者的临床资料，DCF 组患者平均化疗 4.0（2～6）个周期，其中 CR 1 例，PR 17 例，SD 13 例，PD 4 例，有效率为 51.4%（18/35）；FOLFOX4 组平均化疗 4.8（2～6）个周期，PR 15 例，SD 14 例，PD 5 例，有效率为 44.1%（15/34）。两组近期疗效差异无统计学意义（$P=0.549$）。DCF 组和 FOLFOX4 组中位 TTP 分别为 5.2 月和 5.7 月（$P=0.336$），中位生存时间分别为 11.8 月和 8.5 月（$P=0.211$），差异均无统计学意义。两种方案近、远期疗效相近，不良反应可耐受。赵文英等[36]观察并比较伊立替康（CPT-11）联合卡培他滨（CAP）与奥沙利铂（L-OHP）联合 CAP 治疗晚期胃癌的近期疗效和毒副反应。CPT-11+CAP 组 32 例，L-OHP+CAP 组 31 例，2 个周期后评价疗效及毒副反应，有效病例 4 周后进行疗效确认。两组有效率分别为 40.6% 和 38.7%，中位无进展生存期分别为 6.3 个月和 6.1 月。两组有效率及中位无进展生存期比较，差异均无统计学意义（$P>0.05$）。两组的主要毒副反应为胃肠道反应、周围神经毒性和骨髓抑制。CPT-11+CAP 组Ⅲ、Ⅳ度腹泻的发生率（28.1%）高于 L-OHP+CAP 组（3.2%，$P=0.018$），Ⅲ、Ⅳ度周围神经毒性的发生率（3.1%）低于 L-OHP+CAP 组（25.8%，$P=0.027$）。两组均无化疗相关性死亡。提示这两种方案对晚期胃癌均有较好的疗效，毒副反应均可耐受。李伟等[37]观察性研究了胃癌术后辅助化疗中的两药方案（氟尿嘧啶联合铂类）与三药方案（在两药基础上联合蒽环类）对患者预后的影响。共计 316 例接受过胃癌根治性手术且无远处转移的患者术后4～6周开始接受辅助化疗,化疗方案的选择根据主治医师和患者双方的讨论后决定。两药组210例,三药组106例。其中三药组较两药组略年轻(51岁 vs 57岁,$P<0.01$),余基线情况两组间差异无统计学意义($P>0.05$)。中位随访时间47个月,两药组中位无进展生存期16个月,3年总体生存率59.6%;三药组则分别为23个月和64.8%,两组差异无统计学意义($P=0.656$和$P=0.293$)。严重不良反应发生率两药组21.9%(46/210),三药组30.2%(32/106),两组差异无统计学意义($P=0.107$)。胃癌术后辅助化疗中的三药联合方案并不比两药方案更有优势。王居峰等[38]对28例经组织学及影像学证实的晚期胃癌患者,二线按CPT-11/DDP方案化疗。具体方案:CPT-11 70 mg/m²,d1,8静脉输注1 h;DDP70 mg/m²,d1,静脉输注2 h,3周为1周期。所有患者随访30月,CR 1例,PR11例,SD6例,PD10例,有效率(CR+PR)42.9%。中位至疾病进展时间(TTP)5个月,中位总生存时间(OS)8个月。3～4级血液学毒性:白细胞减少、血小板减少及贫血分别为35.7%、25%及14.3%。3～4级非血液学毒性发生率最高的是消化道反应:恶心呕吐发生率为35.7%;腹泻发生率为17.8%。认为伊利替康联合顺铂二线治疗晚期胃癌疗效显著,耐受性好。紫杉醇脂质体是中国第一个被批准上市的脂质体药物,采用磷脂和胆固醇为膜材,既亲水又亲脂,具有很好的组织相容性与细胞亲和性,从而提高药物稳定性,并在体内缓慢释放形成缓释效果。李建璜等[39]*对紫杉醇脂质体联合小剂量顺铂及5-Fu治疗晚期胃癌的近期疗效及安全性进行了探讨。紫杉醇脂质体60 mg/m²,第1、8、15天,静滴;顺铂15 mg/m²·d,第1～5天;5-Fu 500 mg/m²·d,持续静脉泵入,第1～5天(共120 h);21 d为1个周期,2个周期后评价疗效和毒副反应。60例晚期胃癌患者中,有59例患者可评价疗效。其中CR 3例,PR 29例,总有效率为54.2%,中位疾病进展时间(TTP)为7.1个月。40例初治患者中,CR 3例,PR 22例,总有效率为62.5%,中位TTP为7.6个月;20例复治患者中,19例患者可评价疗效,PR 7例,总有效率为36.8%,中位TTP为6.3个月。全组不良反应主要为血液学毒性及消化道反应,大部分为Ⅰ、Ⅱ度。认为紫杉醇脂质体联合顺铂及5-Fu治疗晚期胃癌疗效肯定,特别对初治患者,不良反应轻,患者均能耐受,值得临床进行大样本研究。

(3) 腹腔化疗

冯强等[40]对40例进展期胃癌患者进行回顾性分析,热化疗组(实验组)20例行根治性手术联合术中腹腔热灌注化疗(HIPEC),采用奥沙利铂350 mg溶于右旋糖酐4 000 ml中,加热至41.5～42.5℃腹腔内循环灌注40～60 min;选择同期单纯根治性手术治疗的20例胃癌患者作为对照组。热化疗组仅少数病例治疗后出现短期血压降低、心率增快及肝肾功能、凝血功能指标异常,两组并发症发生率无明显差异;术后腹腔种植转移率热化疗组为5.0%(1/20),对照组15.0%(3/20);术后1,2年生存率热化疗组分别为90.0%(18/20)和75.0%(15/20),对照组分别为80.0%(16/20)和60.0%(12/20)。HIPEC可有效防治腹膜转移、提高生存率,且并发症少。

(4) 介入化疗

印春涛等[41]对50例进展期胃癌患者进行术前介入化疗,其中26例合并栓塞治疗,介入术后7～14天行外科手术治疗,术后病理学改变总有效率为74.0%。23例出现一过性恶心、呕吐,2例出现黑便,经保守治疗后症状消失。手术切除率得到提高,并发症少,并降低术后复发率。王利等[42]将80例Ⅲ～Ⅳ期胃癌按随机数字表法随机分为治疗组(40例,术前1～2个疗程经动脉药盒导管植入系统区域灌注化疗加手术再加术后4个疗程区域灌注化疗)和对照组(40例,手术加术后化疗)。治疗组术中见肿瘤病灶周围出现不同程度的纤维化,浸润粘连少,局部组织疏松水肿,肿瘤缩小且易于剥离;术后2年生存率为72.5%,明显高于对照组(47.5%,$P<0.05$)。提示进展期胃癌经介入方法留置经动脉药盒导管植入系统区域灌注化疗能使肿瘤缩小,提高手术切除率,改善远期生存率。

(5) 放疗

涂向阳[43]将79例胃癌患者随机分为A组和B组。A组39例,第1次ECF化疗结束3周后开始同步放化疗。放疗采用常规四野照射、$^{60}$Co和6/15MV直线加速器、三维适型放疗,35天为1周期。放疗第1天及放疗结束前3天均分别行CF+5-Fu方案化疗1周,后继续ECF方案化疗3周期。B组40例,术后单纯ECF方案化疗6周期。结果A组1、2、5年复发率分别为12.8%、17.9%、23.1%,B组1、2、5年复发率分别为20.0%、32.5%、45.0%,两组比较差异有统计学意义($P<0.05$);A组1、2、5年生存率分别为89.7%、71.8%、48.7%,B组为80.0%、50.0%、30.0%,差异有统计学意义($P<0.05$)。同步放化疗治疗局部晚期胃癌药优于单纯化疗。周红斌等[44]对局部晚期胃癌术后辅助放疗同步卡培他滨的剂量限制性毒性(DLT)和最大耐受剂量(MTD)进行了初步临床研究。21例局部晚期胃癌术后经病理组织学检查证实为胃腺癌患者分为5组,行全程常规分割放射治疗,总剂量45 Gy/25 f;同期行化学治疗。卡培他滨初

始剂量为 1 000 mg/m$^2$，用药剂量依次递增，2 次/天，放疗期间周一至周五服用，周末暂停。组间递增剂量为 200 mg/m$^2$，每个剂量组 3 例；如无 DLT 出现，该组进入下一剂量组，直至出现 DLT；DLT 的次一级剂量水平即为 MTD。结果卡培他滨用药剂量为 1 800 mg/m$^2$ 时，出现 DLT，表现为 3 级胃肠道反应和 3 度血液毒性；用药量在 1 600 mg/m$^2$ 时为 MTD，表现为腹泻、恶心、呕吐、手足综合征、骨髓抑制和放射性皮炎。提示胃癌术后同步放化疗卡培他滨的 MTD 为 1 600 mg/m$^2$，2 次/天，放疗期间周一至周五服用，周末暂停。葛海燕等[45]* 对 15 例术中发现胃癌向胰腺浸润，并难以彻底切除者，在姑息性切除胃癌的同时，在胰腺残留癌组织内植入$^{125}$I 放射性粒子。其中胃癌向胰腺头部浸润 5 例，向胰腺颈、体部浸润 10 例。术后发生胰瘘 1 例，继发性出血 1 例，经随访，CR 5 例（33.3%），PR 9 例（60%），NC（无恶化）1 例（6.7%），无 PD 病例。对晚期胃癌浸润胰腺患者采用姑息性胃大部切除加术中植入$^{125}$1 粒了的方法是安全可行的，不会增加术后并发症的发生率，可能具有较好的临床应用价值。

7. 快速康复外科

近几年，国内有些单位也在开展胃癌的快速康复外科（fast-track surgery, FTS），但仍没有多中心的临床研究，因此，单中心的结果仍缺乏信服力。王东升等[46]将 106 例胃癌病人随机分为对照组（$n=53$，采用常规围手术期处理方案）和 FTS 组（$n=53$，采用加速康复围手术期处理方案）。动态检测比较两组病人术前和术后第 1、3、7 天血清白介素 - 6（IL - 6）、肿瘤坏死因子 - α（TNF - α）和 C - 反应蛋白（CRP）水平，同时记录空腹血糖（FBG）、空腹胰岛素定量（FINS）。根据稳态模式评估法（HOMA）计算胰岛素抵抗指数（HOMA - IR），并比较两组病人术后发热时间、肛门排气时间、住院天数、住院费用和并发症的发生等情况。FTS 组病人术后第 1 天和第 3 天 IL - 6、TNF - α 和 HOMA - IR 明显低于对照组；术后第 1、3、7 天，CRP 明显低于对照组（$P<0.05$）；FFS 组病人术后发热时间、肛门排气时间、住院天数和住院费用明显少于对照组（$P<0.05$），而术后并发症的发生并未增加（$P>0.05$）。认为 FTS 措施能降低胃癌病人手术后的胰岛素抵抗，减轻应激反应，从而加速病人的康复。张献义等[47]选取胃癌患者 62 例 FTS 组 30 例，应用传统治疗方法作为对照组 32 例，FTS 术后住院时间缩短，治疗费用减少，术后肠排气时间提前，手术后体质量下降缓慢，差异有统计学意义（$P<0.01$），而 2 组患者的术后并发症的发生率差异无统计学意义（$P>0.05$）。

8. 胃癌合并门脉高压症

胃癌是消化道常见的恶性肿瘤，而我国肝硬化发病率较高，胃癌合并肝硬化的患者临床上时可见。但患者条件较差，手术并发症增多，难度及风险大。治疗要综合考虑肿瘤根治及门静脉高压症的血流动力学改变。郭景泉等[48]对 17 例胃癌合并肝硬化患者行手术治疗，其中根治性近端胃次全切除术、脾切除、贲门周围血管离断术 4 例；全胃切除、脾切除、贲门周围血管离断术 5 例；根治性远端胃次全切除术、脾切除、贲门周围曲张血管缝扎术 3 例；根治性远端胃次全切除、脾脏切除、贲门周围血管离断术 2 例；根治性远端胃次全切除、脾切除术 2 例；姑息性远端胃大部切除术 1 例。17 例术后有不同程度的腹水，早期肝昏迷 1 例，创面渗血 3 例，腹腔脓肿 1 例，切口感染 2 例，均经积极治疗后恢复。认为：手术方式须根据肝硬化程度以及胃癌的部位等采用“个体化”处理原则。王向昱等[49]回顾分析手术治疗的 22 例胃癌合并门静脉高压症临床资料，其中肝功能 Child A 级 12 例，Child B 级 10 例。具体术式：全胃切除＋贲门周围血管离断术 11 例，远端胃切除术 9 例，远端胃切除＋脾切除术 1 例，远端胃切除＋贲门周围血管离断术＋保留胃后及左膈下动脉 1 例。肝功能 Child A 级患者均行胃癌 $D_2$ 根治术，Child B 级患者均行胃癌 $D_1$ 根治术。术中均行肝活检。手术并发症发生率为 50%，死亡率为 9%。肝功能 Child A 级患者行 $D_2$ 根治术的术后肝功能恶化率为 42%，Child B 级患者行 $D_1$ 根治术的术后肝功能恶化率为 70%，两者相比差异无统计学意义（$P>0.05$），但前者并发症发生率为 25%，后者并发症发生率为 80%，两者相比差异有统计学意义（$P<0.05$）。同期处理门静脉高压症的术后并发症发生率为 77%，未处理门静脉高压症的术后并发症发生率为 11%，两者相比差异有统计学意义（$P<0.05$）。因此，胃癌合并门静脉高压症的外科治疗须根据患者的肝功能分级和门静脉高压程度等因素采取个体化处理。潘明等[50]回顾性分析 60 例胃癌合并门静脉高压症患者的临床资料，其中肝功能 Child A 级 30 例，Child B 级 30 例；胃癌Ⅰ期、Ⅱ期和Ⅲ期分别为 10 例、38 例和 12 例，分别行胃癌根治术或（和）脾切除＋胃冠状静脉结扎术。其中 26 例行胃癌根治手术或（和）脾切除术＋胃冠状静脉结扎术都导致术后 Child - Pugh 分级的降低，发生率 100%；34 例只行胃癌根治术，未进行门静脉高压症外科处理，有 7 例出现 Child - Pugh 分级降低，发生率为 20%，两者比较差异有统计学意义（$P<0.01$）。围手术期死亡率为 3%，均为胃癌Ⅲ期合并 Child - Pugh B 级患者。对Ⅲ期胃癌合并 Child B 级若同时处理 PHT，则患者的 1 年生存率极低。因此，胃癌合并门静脉高压症外科治疗的原则是限制性手术，以胃癌根治和切勿损伤肝功能为前提。重视围手术期处理，尤

其是加强保肝治疗，更是手术成功的关键。

9. 预后评估

淋巴结转移是胃癌预后的重要影响因素，除了淋巴结转移的数量是临床分期的指标之一，淋巴结清扫的数目、淋巴结的转移率也是影响预后的重要因素之一。如果淋巴结清扫达到了根治术的要求，胃癌原发灶的病理参数是影响预后的主要因素。柯彬等[51]回顾性分析了138例接受根治性胃切除手术治疗，且术后病理证实为淋巴结转移阴性的胃癌患者的临床资料，总的5年生存率为62.4%，单因素分析结果显示，肿瘤大小、肿瘤部位、分化程度、浸润深度、胃切除方式、Lauren分型与患者预后有关($P<0.05$)；多因素分析结果显示，肿瘤大小、分化程度和浸润深度是影响预后的独立因素($P<0.05$)。曾长青等[52]通过回顾性分析236例行$D_2$胃癌根治术的淋巴结清扫数目在12枚以上、无淋巴结转移的进展期胃癌患者的临床病理资料，单因素预后分析显示，浸润深度、Lauren分型及淋巴结清扫数目与胃癌患者预后有关($P<0.05$)。多因素预后分析证实，浸润深度是本组患者的独立预后因素($P<0.05$)。可见对于淋巴结阴性的进展期胃癌，肿瘤浸润深度是影响预后的主要因素。郭治[53]对234例接受$D_2$根治术后无淋巴结转移胃癌患者的临床资料进行回顾性分析，患者的总体5年生存率为82.1%，单因素分析结果显示：影响5年生存率的因素有肿瘤大小、浸润深度和淋巴结切除数目。多因素分析结果显示：浸润深度和淋巴结切除数量是影响预后的独立因素。建议淋巴结阴性胃癌患者行$D_2$淋巴结清扫术，以确保切除足够数量的淋巴结，提高长期生存率，降低复发。而且适当增加切除淋巴结数量不会增加术后并发症的发生率。淋巴结是转移率越来越被认为是影响胃癌预后的一个重要因素。查勇等[54]回顾性分析了238例胃癌根治术患者的术后病理资料，患者术后5年累计生存率为42.0%，UICC/AICC N分期和淋巴结转移率均是胃癌患者的预后预测因素。根据UICC/AICC N分期系统，获得淋巴结总数大于15枚和少于15枚的同一N分期患者术后5年生存率存在显著差异。但根据淋巴结转移率分期系统，淋巴结总数大于15枚和少于15枚的同一淋巴结转移率分期患者预后无显著差异。认为淋巴结转移率是胃癌患者的简单、可靠的预后预测因素，可以防止获得淋巴结总数不足导致的N分期降低。喻存俊等[55]回顾性分析1 247例胃癌患者的临床资料，从准确性、均一性和适用性3个方面比较淋巴结转移率分期和pN分期的预后价值。结果显示：淋巴结转移率和pN均与送检淋巴结数目呈正相关(均$P<0.01$)。不同淋巴结转移率分期及不同pN分期患者5年累计生存率的差异均有统计学意义(均$P<0.01$)；进一步经多因素预后分析显示：淋巴结转移率分期和pN分期均可作为独立的预后因素(均$P<0.01$)。ROC曲线显示，淋巴结转移率分期预测预后所对应的曲线下面积大于pN分期，但差异并未达到统计学意义($P>0.05$)。相同淋巴结转移率组中不同pN组间5年累计生存率的差异无统计学意义($P>0.05$)；而相同pN组中不同淋巴结转移率组间5年累计生存率的差异有统计学意义($P<0.05$)。同一pN分期患者，送检淋巴结数目不同，其5年累计生存率的差异均有统计学意义$P<0.05$)；而同一淋巴结转移率分期患者5年累计生存率则与送检淋巴结数目无关($P>0.05$)。认为淋巴结转移率是预测胃癌生存的独立预后因素，淋巴结转移率分期评估胃癌预后的准确性与pN分期相当，但均一性和适用性均优于pN分期。

赵敬柱等[56]对收治的163例进展期胃癌根治术后复发的患者进行回顾性研究，根据诊断复发时患者有或无临床症状及体征，分为症状复发组和无症状复发组。症状复发组有72例，无症状复发组有91例。两组患者的淋巴结分期差异有统计学意义($P<0.05$)。无症状复发组中位总体生存期为19.8个月，显著长于症状复发组的15.7个月($P<0.05$)；无症状复发组复发后中位生存期为9.5个月，显著长于症状复发组的4.8个月($P<0.01$)；症状复发组的中位无复发间期为10.0个月，长于无症状复发组的9.2个月($P<0.05$)。单因素分析结果显示：胃癌术后化疗($P<0.05$)、复发类型($P<0.01$)、临床分期($P<0.01$)、无复发间期($P<0.05$)和复发后手术($P<0.01$)是影响胃癌复发患者预后的主要因素；多因素分析结果显示：临床分期($P<0.01$)、复发类型($P<0.01$)、无复发间期($P<0.05$)和复发后手术($P<0.05$)是影响胃癌复发患者预后的独立因素。总体胃癌复发患者的预后较差，胃癌术后2年内是检测随访的重点，积极行再手术治疗有助于延长患者的生存时间。施伟等[57]完整随访行胃癌根治术的1 340例患者(Ⅰ～Ⅲ期)，对其临床病理特征和术后辅助化疗等因素进行统计分析。总体术后1、3、5年累积生存率分别为87%、63%、52%。单因素、多因素分析显示：年龄、肿瘤直径、脉管神经侵犯、浸润深度、区域淋巴结转移数目及TNM分期是胃癌根治术患者的独立预后因素($P<0.05$)，以上因素可为临床判断胃癌预后及选择合理治疗方案提供参考。吴亮亮等[58]*回顾性分析了141例行胃癌根治术后复发转移患者的临床病理资料，探讨胃癌术后早期复发(≤1年，82例)的临床病理因素及其预后。早期复发组与对照组(1年后复发转移，59例)的1、3年存活率分别为36.6%、2.4%和

100%、45.8%，两组存活率差异有统计学意义（$P<0.05$）；早期复发组、对照组复发转移后中位生存时间分别为3、5个月，两组差异有统计学意义（$P<0.05$）。单因素分析显示：年龄、肿瘤大体分型、肿瘤部位、浸润深度、淋巴结转移、TNM分期、淋巴结转移率、术式、腹腔热灌注化疗与胃癌根治术后早期复发转移的发生相关（$P<0.05$）；多因素分析发现淋巴结转移、淋巴结转移率及腹腔热灌注化疗是影响胃癌根治术后早期复发转移发生的独立因素（$P<0.05$）。汪慧访等[59]回顾性分析了19例具有神经内分泌特征胃癌病例的临床资料，胃神经内分泌癌14例，其中9例位于胃底贲门，5例位于胃体；另5例胃癌伴神经内分泌分化者中2例位于胃底贲门，2例位于胃窦，1例位于全胃。根据2000年WHO肿瘤国际组织新分类标准，19例患者可分为Ⅰ型胃类癌2例（10.5%），Ⅲ型散发性胃类癌9例（47.4%），胃小细胞癌3例（15.8%），胃癌伴神经内分泌分化5例（26.3%）。临床无特异性表现，诊断主要依靠病理及免疫组织化学检查。18例患者接受手术治疗，手术采用根治性胃大部切除术或全胃切除术，3例伴肝转移者行同时性肝转移灶切除，另1例胃体小细胞癌伴肝转移无法手术切除者予以单纯化疗。1年及3年生存率分别为73.7%和38.6%。该病诊断主要依靠免疫组织化学染色，总体预后不佳，治疗应尽可能行根治性切除术。

**（二）胃肠道间质瘤（GIST）**

GIST是具有不同恶性潜能的肿瘤，术前对其做出正确诊断并评估侵袭危险度，对GIST治疗方案的选择及预后的判断具有临床实用意义。徐熠琳等[60]回顾性分析经手术病理和免疫组织化学检查证实的27例GIST患者资料，病理上依据病变大小和有丝分裂率分为低危、中危、高危三组。磁共振图像分析包括病变的部位、大小、形态、边界、平扫信号强度、动态增强表现、扩散加权成像（DWI）上表观扩散系数（ADC）值，以及有无周围侵犯及远处转移，并将MRI上述征象与各侵袭危险组做进一步相关性分析。根据病理结果，低危11例，中危6例，高危10例。形态不规则、边界不清、信号不均匀、周围侵犯及远处转移的例数随着低危、中危、高危的顺序而逐渐增多。动态增强检查，27例GIST中22例时间-信号强度曲线呈渐增型，5例呈延迟期轻度流出型，曲线类型在低、中、高危三组之间无明显统计学差异（$P>0.05$）。高危组GIST的ADC值为$(1.127\pm0.205)\times10^{-3}\,mm^2/s$，中危组ADC值为$(1.436\pm0.254)\times10^{-3}\,mm^2/s$，低危组ADC值为$(1.478\pm0.344)\times10^{-3}\,mm^2/s$，高危组ADC值明显低于中危和低危组，差异具有统计学意义（$P<0.05$）。磁共振平扫、增强扫描表现和DWI上ADC值有助于GIST术前诊断和对侵袭危险度的评估。罗建飞等[61]回顾性分析19例经手术病理证实小肠间质瘤的螺旋CT扫描与CT血管造影（MSCTA）结果。简单定性为良性（12例）和恶性（7例）；肿瘤大小为2～15 cm。19例中CT及MSCTA发现病灶有16例，即定性诊断准确率为84.21%。根据手术中探查结果，CT及MSCTA定位诊断的准确率为73.68%。小肠间质瘤螺旋CT及MSCTA影像表现有肿瘤呈软组织块影，平扫密度均匀9例，其中2例见坏死灶，1例见钙化。密度不均匀7例，肿块呈分叶状，同时伴有肠腔狭窄。2例小肠梗阻病人有肠套叠表现。增强扫描显示9例呈不均匀的明显强化，7例呈均匀的明显强化，在动脉期较明显，可以看到病灶中心坏死，周围呈花边样强化。CT显示1例肝转移，1例腹膜多发转移。16例MSCTA见15例肿瘤由肠系膜上动脉供血，1例由腹腔动脉供血，肿瘤供血血管明显增粗，并且可以看到明显增粗的回流静脉。认为螺旋CT与MSCTA无创伤性，在小肠间质瘤定性、定位诊断及指导治疗方面有着一定的临床意义。

王刚等[62]回顾性分析56例首次手术后出现复发转移的GIST病例，发现复发转移的中位时间为17.3个月。单纯手术治疗19例，单纯靶向治疗8例，手术联合靶向治疗14例，3年生存率分别为65%、66%、89%。再次手术切除后的复发率为76%。单因素分析显示，预后与手术、靶向治疗及年龄有关（$P<0.05$）；多因素分析显示：手术和靶向治疗是预后的独立影响因素（$P<0.05$）。对于复发转移的GIST患者，手术联合靶向治疗能获得最佳的预后。十二指肠间质瘤发生相对较少，在处理方面也比较为难。施勇等[63]回顾性分析18例经手术切除、病理证实的十二指肠胃肠道间质瘤的临床资料，其中11例行十二指肠肿瘤局部切除术，3例行胰十二指肠切除术（Child术），2例行肠段切除术，2例行胃大部切除术；经24个月到7年随访，5例死于转移和复发，其余13例生存，生活质量良好。随访资料显示导致病人复发和死亡唯一危险因素是肿瘤的危险度分级。手术方式要根据肿瘤部位和大小。李正荣等[64]对12例直径小于4 cm，肿瘤位置距离十二指肠乳头1 cm以上的十二指肠间质瘤采用局部切除，术后无吻合口漏发生，切缘无肿瘤细胞残留。术后病理学检查均为低度危险间质瘤。随访9～38个月，无复发患者。对该部分的十二指肠间质瘤采取局部切除是安全可靠的手术方式。王春萌等[65]分析了行伊马替尼治疗GIST获得完全缓解的4例病人的临床资料，比较术后病理与术前影像学的差异。4例病人中，2例为影像学评估，其中1例同时接受CT和PET—CT评估；另外2例同时接受影像学和病理

学评估,两者评估结果完全不同。认为 GIST 病人伊马替尼疗效评估中,Choi 标准有可能取代 RECIST 标准,成为新的评估标准。

酪氨酸激酶抑制剂伊马替尼可显著改善晚期 GIST 患者的临床预后,并且副反应轻微,耐受良好。伊马替尼已成为不能手术切除和复发转移的 GIST 患者的一线治疗方案。然而,在临床实践中发现,随着服用时间延长,伊马替尼耐药的患者而逐渐增多;此外还有少数患者表现为原发耐药或不能耐受伊马替尼治疗。多靶点小分子抑制剂苹果酸舒尼替尼已被批准 GIST 患者,作为二线药物治疗伊马替尼不耐受或耐药进展的 GIST 患者。张信华等[66*]回顾性分析接受舒尼替尼治疗的 18 例晚期 GIST 患者的临床病理资料。舒尼替尼口服,每天 1 次。按照 50 mg/d,连续用药 4 周,停药 2 周(4/2 方案)和 37.5 mg/d 持续给药方案治疗。18 例晚期 GIST 患者中位无进展生存期 44.0 周(95%CI: 22.7~65.3 周)。部分缓解 1 例,疾病稳定 11 例,疾病进展 5 例,1 例不能评价。不良反应最常见为手足综合征和白细胞减少。中国患者基本可耐受 37.5 mg/d 的持续给药方案,不良反应可通过减量、间断停药或对症治疗处理。王彬等[67]回顾性分析 117 例 GIST 病例,1,3,5 年无病生存率分别为(96.1±1.9)%、(85.2±3.7)%、(80.1±4.2)%,中位生存期 28 个月。单纯手术组 80 例,复发 21 例,死亡 20 例,带瘤生存 1 例;手术联合靶向治疗 37 例,复发 3 例,死亡 3 例。发病部位、核分裂像和危险度分级是 GIST 患者预后的独立影响因素($P<0.05$),术后辅助靶向治疗能够延长 GIST 患者无病生存期($P<0.05$)。

**(三) 胃转流手术治疗糖尿病**

胃转流手术治疗肥胖及/或糖尿病越来越受到关注,国内临床研究也越来越多。冯超等[68]回顾性分析 16 例因为胃癌或胃溃疡接受 Roux-en-Y 胃肠转流术,且不合并肥胖的糖尿病患者的临床资料。随访 6 个月,空腹血糖、餐后 2 h 血糖、糖化血红蛋白较术前下降($P<0.05$)。8 例病人不需要药物和饮食控制达到糖尿病治愈标准,5 例病人治疗药物较前减少,糖尿病明显改善,总体有效率 81.25%。李桢等[69]*观察了 37 例非肥胖 2 型糖尿病患者接受 Roux-en-Y 胃旁路术后血糖和血脂代谢的变化。手术前、手术后 3 个月和 6 个月体质量指数变化之间相比差异均无统计学意义($P>0.05$);手术前、手术后 3 个月和 6 个月空腹血糖[(8.8±0.9)mmoL/L、(7.0±2.0)mmol/L、(6.3±0.6)mmol/L,$P<0.01$]、糖化血红蛋白[(8.2%±1.2%、7.0%±0.8%、6.2%±0.7%),$P<0.01$]、空腹胰岛素[(10.6±1.2)mU/L、(9.0±0.9)mU/L、(9.0±0.8)mU/I,$P<0.05$]、空腹 C 肽[(1.9±0.5)nmol/L、(1.2±0.6)nmol/L、(1.2±0.4)nmol/L,$P<0.01$]、空腹三酰甘油[(3.3±0.8)mmol/L、(2.7±0.9)mmol/L、(2.6±0.7)mmol/L,$P<0.05$]、空腹总胆固醇[(6.5±1.8)mmol/L、(4.6±0.9)mmol/L、(4.2±1.0)mmol/L,$P<0.05$]、空腹低密度脂蛋白[(3.6±1.2)mmoL/L、(2.8±0.8)mmol/L、(2.7±0.2)mmol/L,$P<0.01$]、餐后 2 h 血糖[(18.6±3.0)mmo/L、(12.7±2.3)mmoL/L、(11.4±2.0)mmoL/L,$P<0.01$]、胰岛素抵抗指数[(3.2±1.7)、(2.6±1.6)、(2.5±1.3),$P<0.05$]之间相比差异均有统计学意义。空腹高密度脂蛋白[(1.2±0.1)mmoL/L、(1.4±0.4)mmol/L、(1.4±0.2)mmol/L,$P<0.01$]、餐后 2 h 胰岛素(17.2±3.4)mU/L、(26.3±4.7)mU/L、(28.6±4.1)mU/L,$P<0.01$]、2 h C 肽(4.2±1.0)nmo]/L、(6.3±1.5)nmol/L、(6.2±1.4)nmol/L,$P<0.01$]在手术后均明显升高。说明 Roux-en-Y 胃旁路术可改善非肥胖性 2 型糖尿病患者血糖和血脂代谢,而与体质量指数变化无关。石力等[70]观察了 20 例 2 型糖尿病患者行胃转流术后血清游离脂肪酸的变化,其中 15 例完全缓解,3 例部分缓解,2 例无效。术前血清游离脂肪酸、胰岛素抵抗指数、空腹血糖、餐后 2 小时血糖、糖化血红蛋白均显著高于健康对照组。术后 3~6 个月血清游离脂肪酸,胰岛素抵抗指数呈进行性下降,均显著低于术前(均 $P<0.01$)。空腹血糖、餐后 2 小时血糖、糖化血红蛋白、体质量指数亦明显低于术前(均 $P<0.01$)。血清游离脂肪酸与胰岛素抵抗指数在术前,术后 3,6 个月的相关系数分别为 0.58($P<0.01$)、0.46($P<0.05$)、0.48($P<0.05$)。认为胃转流术通过降低 2 型糖尿病患者血清游离脂肪酸减轻患者胰岛素抵抗,可能是胃转流术治疗 2 型糖尿病的作用机制之一。蔡景理等[71]通过回顾 23 例胃癌合并 2 型糖尿病患者的临床资料,并按消化道重建方式的不同分为 BillrothⅠ式组(13 例)和胃肠旁路组(10 例,其中 BillrothⅡ式吻合 4 例,Roux-en-Y 吻合 6 例)。胃肠旁路术组和 BillrothⅠ式组术后糖尿病好转率分别为 90%(9/10)和 23%(3/13),差异有统计学意义($P<0.01$)。与术前相比,胃肠旁路组术后糖化血红蛋白 Alc 和糖化血红蛋白 HbA1 显著降低($P<0.01$)。而 BillrothⅠ式组则无明显改善($P>0.05$)。口服糖耐量结果显示,胃肠旁路组空腹血糖及糖负荷后各个时间点的血糖水平均显著低于 BillrothⅠ式组;在糖负荷后 30 min 和 60 min,胃肠旁路术组胰岛素水平和胰岛素释放指数明显高于 BillrothⅠ式组(均 $P<0.05$)。胃肠旁路组的胰岛素分泌指数和早期胰岛素分泌反应同样明显高于 BillrothⅠ式组。说明采用胃肠旁路术进行胃切除术后消化道重建可有效控制 2 型糖尿病,并明显改善术后胰岛功能。

**（四）糖尿病轻瘫**

糖尿病胃轻瘫是糖尿病常见的慢性并发症之一，它是以胃排空延迟为主要特征的一组临床症候群。随着社会的发展和饮食结构的改变，我国糖尿病发病率日益升高，糖尿病胃轻瘫发病率也逐年上升。孙琛明等[72]评价了莫沙比利联合胃肠起搏治疗糖尿病胃轻瘫(DGP)的疗效。将60例糖尿病胃轻瘫患者随机分为两组，治疗组采用莫沙比利联合胃肠起搏治疗，对照组单用莫沙比利治疗。治疗前后进行消化道症状评分。2周疗程结束后，治疗组消化道症状积分下降显著高于对照组。治疗组总有效率90.0%，对照组总有效率63.3%，两组比较差异有统计学意义($P<0.05$)。认为使用莫沙比利联合胃肠起搏治疗能有效缓解糖尿病胃轻瘫的症状。

**（五）小肠疾病**

1. 肿瘤

原发性小肠肿瘤因发病率低，起病隐匿，缺乏特异性临床表现，早期诊断困难。徐佶等[73]回顾分析51例原发性小肠肿瘤患者的临床资料，其中良性肿瘤6例，恶性肿瘤45例，恶性肿瘤中术后病理类型为腺癌20例，淋巴瘤14例，间质瘤10例，类癌1例。临床最常见症状是消化道出血。51例患者均经手术治疗，术前诊断率为47.1%。45例恶性肿瘤根治性切除率为46.7%(21/45)。37例获随访患者中，平均生存期(30±14)个月。原发性十二指肠癌发病率更低，江斌等[74]回顾性分析38例原发性十二指肠癌的临床资料，位于球部4例，降部30例，水平部2例，升部2例。腺癌33例。上腹部压痛22例，无阳性体征3例，腹块3例，黄疸10例。钡餐、B型超声、CT、纤维十二指肠镜以及经内镜逆行胰胆管造影(ERCP)对十二指肠肿瘤有诊断价值。38例中30例行胰十二指肠切除术，3例行节段性十二指肠切除术，5例行姑息性手术。切除率为86.8%。23例得到随访，1年生存率为76.4%，3年生存率为43.7%，5年生存率为33.5%。纤维十二指肠镜和ERCP是诊断本病的可靠方法，手术切除是治疗的主要手段。肿瘤部位不同，手术方法也不一样。十二指肠乳头上方肿瘤以胃十二指肠切除为主，乳头下方以十二指肠节段性切除为主，乳头周围肿瘤根据肿瘤生物学特性选择胰十二指肠切除术或经十二指肠肿瘤局部切除。淦宇等[75]手术治疗的54例原发性十二指肠乳头癌患者，纤维十二指肠镜检查和ERCP检查准确率均为100%。其中44例行胰十二指肠切除术，10例行姑息性减黄手术。患者术后1、3及5年的累积生存率分别为68%、50%及29%。也认为纤维十二指肠镜及ERCP是诊断十二指肠乳头肿瘤最有效的检查方法，合理的根治性切除手术是治疗的关键。

2. 损伤

十二指肠损伤较少见，常合并其他重脏器损伤，诊断困难，漏诊误诊较常见。十二指肠损伤的预后在很大程度上取决于早期诊断及合理治疗。阿不都外力·吾守尔等[76]回顾性分析20例十二指肠损伤患者的临床特点、诊断和治疗结果，术前确诊8例(40%)，手术漏诊3例(25%)。19例治愈出院，1例死亡。术后并发症发生率为35%，十二指肠瘘是其主要的并发症。早期诊断、减少漏诊率是十二指肠损伤成功救治的关键；选择合理的术式，建立有效的减压和引流和控制感染是影响预后的重要因素。解传仁等[77]收治外伤性十二指肠破裂56例，十二指肠第一段破裂8例，第二段16例，第三段23例，第四段9例。致伤原因：车祸伤18例，坠落伤15例，重物冲撞挤压伤9例。杠杆伤8例。锐器伤6例。单纯性十二指肠破裂21例，合并其他脏器损伤35例。除常规处理合并伤外，其中单纯十二指肠修补加腹腔引流术加十二指肠减压者8例，单纯性十二指肠修补加腹腔和腹膜后引流加十二指肠减压14例，胃造瘘6例，十二指肠造瘘5例，十二指肠憩室化6例，胰十二指肠切除2例，十二指肠远端与空肠近端端侧或侧侧吻合9例，空肠十二指肠Roux-en-Y吻合6例。54例经手术治疗后痊愈出院。术后15例患者出现并发症。也认为彻底清创、有效减压和充分引流是预防术后并发症的关键措施。

3. 麦克尔憩室

胡俊等[78]回顾性分析25例经手术及病理证实的儿童美克尔憩室患者的临床及CT资料，CT直接征象：5例未发现明确憩室；20例于脐周或右下腹见憩室影，其中平扫呈含液管形表现9例，增强后均呈环形强化。憩室平扫呈实性结节样表现11例，增强后4例不强化，7例强化，其中3例呈均匀强化，4例呈不均匀强化。间接征象：肠梗阻表现8例，憩室周围脂肪层肿胀、模糊9例，憩室周边游离气体影3例，邻近肠系膜和(或)网膜增厚异常强化8例，腹水4例，继发肠套叠呈“同心圆”征1例。CT分型：合并憩室炎和(或)出血型20例；合并小肠梗阻和(或)肠套叠型8例，其中索带压迫粘连7例，肠套叠1例；合并穿孔周围炎症型3例。认为儿童美克尔憩室出现合并症后具有特征性CT表现，可以清楚地显示其形态、内部成分和周边结构。陈永波等[79]回顾性分析110例麦克尔憩室患儿的临床表现，以便血为首发症状48例、误诊急性阑尾炎21例、急性肠穿孔17例、急性肠梗阻11例、急性肠套叠7例、急性腹膜炎4例、腹部异物2例。认为梅克尔憩室常以并发症就诊，且常规检查对其诊断缺乏帮助，是该病易误诊的主要原因。范开春等[80]对的经小肠镜和(或)手术确诊的55例麦克尔憩室出血患者进行临床和病理分析。患者中位年龄25岁,所有患者均为反复或持续出血,34.55%(19/55)慢性中小量出血患者突然出现1次或以上大出血。憩室距回盲瓣中位距离67 cm,憩室中位长度3.5 cm,87.27%(48/55)憩室为单发。32.73%(18/55)患者的麦克尔憩室存在溃疡,44.74%(17/38)患者有胃黏膜异位,5.26%(2/38)患者有异位胰腺组织,5.26%(2/38)患者合并有间质瘤。对上述不明原因的小肠出血患者进行口服小肠钡剂造影或全消化道钡剂造影、小肠插管钡灌肠检查、结肠镜检查、胶囊内镜检查、双气囊小肠镜检查、$^{99}$锝同位素扫描、肠系膜上动脉造影检查及术中肠镜检查等,分别有22.22%(2/9)、90.91%(20/22)、33.33%(6/18)、25.00%(2/8)、82.21%(16/19)、88.89%(8/9)、9.09%(1/11)、100.00%(2/2)的患者明确了麦克尔憩室诊断。口服小肠钡剂造影发现憩室的阳性率显著低于小肠插管钡灌肠检查($P<0.001$),胶囊内镜检查发现憩室的阳性率显著低于双气囊小肠镜检查($P<0.01$)。87.18%(34/39)的患者行开腹手术治疗,12.82%(5/39)的患者行腹腔镜手术,术后均恢复良好并未再复诊。认为麦克尔憩室出血多见于青年,确诊前常被诊断为不明原因的消化道出血;憩室多为单发,距回盲瓣距离多为50～100 cm;憩室内异位胃黏膜是导致溃疡、出血的主要原因;小肠插管钡灌肠检查、$^{99}$锝同位素扫描和小肠镜检查对诊断麦克尔憩室敏感高;手术切除疗效肯定。

4. 梗阻

苏义林等[81]回顾近10年来收治的47例十二指肠梗阻患儿临床资料。包括先天性肠旋转不良26例,十二指肠闭锁狭窄15例,环状胰腺4例,肠系膜上动脉综合征2例。均予手术治疗,其中行Ladd手术31例次,十二指肠菱形吻合手术9例,隔膜切除十二指肠成型手术10例,十二指肠空肠吻合手术1例。部分患儿有2种病因。47例中,42例存活,3例死亡,2例放弃治疗,自动出院。对于先天性十二指肠梗阻一旦确诊应尽早选择合理的手术方法进行治疗。平晓春等[82]回顾性分析150例粘连性小肠梗阻的病人的临床资料。150例病人住院162例次,手术治疗119例次(73.5%),保守治疗43例次(26.5%)。手术治疗组平均缓解时间为(64.5±2.1)个月,5年累积复发率为(18±5)%;保守治疗组平均缓解时间为(54.0±4.6)个月,5年累积复发率(32±8%),组间差异具有统计学意义($P=0.020$)。认为对于粘连性小肠梗阻,手术治疗较保守治疗更能减少肠梗阻的复发。但该研究为非对照研究,不能避免组间差异。

5. 小儿肠套叠

小儿肠套叠是最常见的婴幼儿急腹症,居婴幼儿肠梗阻因之首位。张英豪等[83]回顾性分析326例小儿肠套叠病例资料,其中321例B超初步诊断,5例B超未诊断但临床怀疑采用空气灌肠诊断。300例在压力83～120 mmHg下复位,7例中转手术;超过48 h的1例用75 mmHg复位成功;18例手术治疗,均顺利恢复出院。认为对于小儿原发性肠套叠,B超是非常有价值的辅助检查,X线和结肠造影是诊断肠套叠的金标准,空气灌肠复位是最简便有效的复位方法,对不适合空气灌肠复位和空气灌肠复位失败者应及时手术治疗。

6. 肠扭转

肠扭转是引起肠梗阻的原因之一。余招焱等[84]回顾性分析18例小肠扭转患者的临床资料。全组患者均表现为肠梗阻征象。病程为3.0～36.5 h。其中16例患者入院时即存在腹膜刺激征。全组共施行手术27例次,其中2例患者行单纯肠扭转复位术;12例患者行一期坏死肠管切除者;4例患者在肠管减压后关腹观察,其中1例观察期间死亡,3例在20～36 h后行"二视"(second-look)手术。全组行肠切除肠吻合术者共14例,其中有9例患者出现术后并发症,包括吻合口瘘4例,腹腔脓肿形成6例,切口感染或裂开4例,短肠综合征5例。全组住院期间死亡患者5例。因此,对于小肠扭转患者应根据术中扭转肠管缺血的程度及肠管血供恢复的状况,合理有效地选择手术方式。

7. 肠闭锁

先天性消化道闭锁是新生儿期常见的严重畸形,可以发生在从食管到肛门之间的任何一个部位。手术是唯一的治疗方法,术后的一些并发症仍可造成一定的病死率。郭卫红等[85]* 回顾性分析近40年来302例先天性肠闭锁患儿的病例资料,发现闭锁在肠道的发病例数依次为回肠152例(50.3%)、空肠115例(38.1%)、十二指肠19例(6.3%)和结肠16例(5.3%),病理分型依次为Ⅰ型45例(14.9%)、Ⅱ型4例(1.3%)、Ⅲ-a型188例(62.3%)、Ⅲ-b型8例(2.6%)和Ⅳ型57例(18.9%)。由宫内肠套或宫内肠扭转原因引起的闭锁发生率为16.8%。病死率由上个世纪70年代的50%显著降至近年的27.5%。闭锁发生的部位对于手术方式的选择和预后有显著影响,闭锁部位越高,其预后愈差。术后肠梗阻(包括功能性梗阻)和剩余肠管长度是影响其预后最为显著的因素。肠闭锁的病死率下降与近几年新生儿外科和重症监护的发展有显著关系,但闭锁发生的部位和术后并发症(梗阻和短肠)是影响其治疗和预后的重要因素。唐维兵等[86]*收治的68例肠闭锁患儿，根据手术方法将患儿分为二组，38例在切除闭锁盲端肠吻合基础上加肠折叠术（折叠组），30例行扩张段斜行切除肠成形术（对照组）；二组在胎龄、出生体重、伴发疾病、手术年龄上差异无统计学意义；折叠组手术时间（1.21±0.24）h、住院时间（12.2±2.5）d比对照组（1.77±0.31）h、（17.3±3.2）d显著减少（$P<0.05$）；折叠组术后经口喂养时间、术后经口喂养达40 ml/3 h的时间和全静脉营养持续时间分别是（8±2.3）d、（13.1±1.9）d、（8.3±1.8）d，均比对照组（12.9±1.7）d、（18.7±1.1）d、（13.6±2.5）d显著缩短（$P<0.05$）；术后半年内折叠组有1例因粘连性肠梗阻需再次手术，对照组共有6例术后半年内再次手术，其中术后功能性肠梗阻3例、吻合口漏2例、粘连性肠梗阻1例，比折叠组显著增加。术后平均随访时间为2.7年（6个月至5年），二组生长发育达到正常标准，差异无统计学意义。认为肠闭锁手术时在肠吻合基础上加肠折叠术，方法简单，创伤小，并发症少，有助于保留肠管吸收面积和促进肠功能恢复，可以作为预防肠闭锁扩张肠管功能性梗阻的一种有效方法。

8. **出血**

王晓玲等[87]通过开展双气囊小肠镜检查技术，发现了6例胶囊内镜漏诊的小肠病变，其中胃肠间质瘤（GIST）1例、溃疡1例、Meckel憩室4例。胶囊内镜在消化道内移动主要依赖肠道的蠕动，其前行方式是非匀速和跳跃式的，可能发生突然加速、翻转、倾斜，甚至逆行。摄像镜头位于胶囊的一侧，内镜视角140°，摄片速度为每秒2帧，不能完全拍摄到所有的肠黏膜，所以导致病变被漏诊。因此，对于小肠出血患者，即使胶囊内镜未发现病灶，或者发现的病灶不能作为解释出血的原因时，应进行小肠镜检查，进一步查找出血病灶。

（聂明明　毕建威）

## 参考文献

1 谢　锷，等. 中华胃肠外科杂志，2011，14(1)：31
2 胡建华，等. 肿瘤防治研究，2010，37(12)：1394
3 黄　源，等. 中华普通外科杂志，2011，26(9)：717
4* 邵永胜，等. 中华实验外科杂志，2011，28(9)：1574
5 陈　浩，等. 中国普通外科杂志，2011，20(4)：325
6 吴　迪，等. 肿瘤防治研究，2010，37(11)：1273
7 张宇龙，等. 中国普通外科杂志，2010，19(10)：1085
8 刘江文，等. 中华普通外科杂志，2011，26(8)：655
9 袁建保，等. 中国现代手术学杂志，2011，15(3)：191
10* 张成海，等. 中华胃肠外科杂志，2011，14(8)：589
11 丁　杰，等. 中华胃肠外科杂志，2011，14(2)：120
12 陈　焰，等. 中国普通外科杂志，2011，20(4)：338
13 代　斌，等. 中国实用外科杂志，2011，31(2)：147
14* 李林浩，等. 中华医学杂志，2011，91(14)：961
15 丁　杰，等. 中南大学学报（医学版），2011，36(6)：570
16 杨玉赏，等. 中国实用外科杂志，2011，31(6)：514
17 丁佩剑，等. 中国普通外科杂志，2011，20(9)：975
18 陈映波，等. 中华肿瘤杂志，2011，33(2)：126
19* 吴亮亮，等. 中华胃肠外科杂志，2010，13(12)：895
20 李　威，等. 中华胃肠外科杂志，2010，13(12)：924
21* 胡　祥，等. 中华胃肠外科杂志，2010，13(12)：907
22 陈志红，等. 中国普通外科杂志，2011，20(4)：330
23 梁冀望，等. 中国实用外科杂志，2011，31(8)：688
24 胡英斌，等. 中国现代手术学杂志，2011，15(2)：98
25* 孙鹏达，等. 中华胃肠外科杂志，2011，14(2)：117
26 赵忠扩，等. 中华医学杂志，2011，91(21)：1475
27 余佩武，等. 中华外科杂志，2010，48(20)：1592
28 刘　超，等. 中国现代普通外科进展，2010，13(12)：960
29 甄亚男，等. 中国肿瘤临床，2011，38(10)：564
30* 李　涛，等. 中华胃肠外科杂志，2011，14(2)：104
31 刘　莉，等. 实用癌症杂志，2011，26(3)：294
32 邱国钦，等. 中国肿瘤临床与康复，2011，18(1)：61
33 陈殿森，等. 中国肿瘤临床，2011，38(7)：396
34 杨全良，等. 中国肿瘤临床与康复，2011，18

(4)：359
35　骆梅青,等.肿瘤防治研究,2011,38(5)：591
36　赵文英,等.中华肿瘤杂志,2011,33(4)：295
37　李　伟,等.中华胃肠外科杂志,2011,14(6)：432
38　王居峰,等.肿瘤防治研究,2011,38(7)：817
39* 李建璜,等.中华肿瘤杂志,2011,33(3)：229
40　冯　强,等.中国肿瘤临床与康复,2011,18(3)：238
41　印春涛,等.实用癌症杂志,2010,25(6)：624
42　王　利,等.中华胃肠外科杂志,2011,14(2)：144
43　涂向阳.实用肿瘤杂志,2011,26(1)：62
44　周红斌,等.中国现代普通外科进展,2010,13(7)：530
45* 葛海燕,等.中华内分泌外科杂志,2011,5(1)：52
46　王东升,等.肠外与肠内营养,2010,17(6)：338
47　张献义,等.河北医科大学学报,2011,32(9)：1000
48　郭景泉,等.中国中西医结合外科杂志,2010,16(5)：526
49　王向昱,等.中华普通外科杂志,2011,26(5)：384
50　潘　明,等.中华普通外科杂志,2011,26(8)：674
51　柯　彬,等.中华胃肠外科杂志,2011,14(3)：192
52　曾长青,等.中华胃肠外科杂志,2011,14(2)：111
53　郭　治.中国医科大学学报,2011,40(7)：669
54　查　勇,等.肿瘤防治研究,2011,38(7)：788
55　喻存俊,等.中华胃肠外科杂志,2011,14(7)：516
56　赵敬柱,等.中华胃肠外科杂志,2011,14(2)：107
57　施　伟,等.南京医科大学学报(自然科学版),2011,31(9)：1310
58* 吴亮亮,等.中华外科杂志,2010,48(20)：1542
59　汪慧访,等.中华胃肠外科杂志,2011,14(2)：96
60　徐熠琳,等.临床放射学杂志,2011,30(3)：373
61　罗建飞,等.腹部外科,2011,24(3)：166
62　王　刚,等.中华普通外科杂志,2010,25(10)：801
63　施　勇,等.外科理论与实践,2011,16(2)：188
64　李正荣,等.中华普通外科杂志,2011,26(1)：8
65　王春萌,等.中国实用外科杂志,2011,31(4)：308
66* 张信华,等.中华普通外科杂志,2010,25(11)：904
67　王　彬,等.中国肿瘤临床与康复,2011,18(1)：36
68　冯　超,等.南方医科大学学报,2011,31(3)：551
69* 李　桢,等.中华普通外科杂志,2011,26(6)：474
70　石　力,等.中国普通外科杂志,2011,20(9)：960
71　蔡景理,等.中华胃肠外科杂志,2011,14(6)：415
72　孙琛明,等.胃肠病学和肝病学杂志,2011,20(2)：161
73　徐　佶,等.复旦学报(医学版),2011,38(1)：51
74　江　斌,等.腹部外科,2010,23(6)：344
75　淦　宇,等.中国普外基础与临床杂志,2010,17(12)：1299
76　阿不都外力·吾守尔,等.新疆医科大学学报,2011,34(4)：390
77　解传仁,等.中华胃肠外科杂志,2011,14(5)：386
78　胡　俊,等.中华放射学杂志,2011,45(4)：358
79　陈永波,等.重庆医学,2010,39(23)：3269
80　范开春,等.解放军医学杂志,2011,36(7)：729
81　苏义林,等.临床小儿外科杂志,2010,9(5)：350
82　平晓春,等.中国实用外科杂志,2011,31(4)：304
83　张英豪,等.中国中西医结合外科杂志,2010,16(6)：641
84　余招焱,等.中国普通外科杂志,2010,19(10)：1161
85* 郭卫红,等.中华小儿外科杂志,2011,32(6)：434
86* 唐维兵,等.中华小儿外科杂志,2011,32(5)：347
87　王晓玲,等.中华胃肠外科杂志,2011,14(3)：219

**胃转流术对 2 型糖尿病大鼠的降糖作用及对糖耐**

量和胰岛素抵抗的影响[中华实验外科杂志，2010，27(12)：1892] 张秀忠等通过给40只SD雄性大鼠喂食高糖高脂饲料(猪油18%+蔗糖20%+蛋黄3%+基础饲料59%)加注射链脲佐菌素构建2型糖尿病大鼠模型，将成模的24只大鼠随机均分为对照组、假手术组和胃转流术组，每组8只，分别检测手术前后各组空腹血糖、胰岛素、口服葡萄糖30 min后的血糖及胰岛素抵抗指数(HOMA-IR)，并检测随胃转流术组的术前与术后第4周口服葡萄糖耐量实验(OGTT)0、10、30、60、120、180 min的血糖及计算糖耐量曲线下面积(AUC)。结果显示：胃转流术后第1周血糖已开始下降，第2周起空腹血糖由术前的(17.80±2.26)mmol/L下降至(14.93±1.78)mmol/L，至术后第4、8周分别下降到(12.88±1.92)mmol/L、(6.18±0.53)mmol/L；术后第2周口服葡萄糖30 min后，血糖已明显下降，第8周口服葡萄糖30 min后，血糖由术前的(29.20±1.46)mmol/L下降到(13.55±0.86)mmol/L；HOMA-IR由术前的(9.36±0.90)mmol/L降至(4.03±0.34)mmol/L；与术前比较，胃转流术后4周各时间点OGTT血糖值均显著低于术前，术前峰值在60 min，而术后4周峰值提前至30 min，各时间点OGTT曲线下面积显著减少，AUC下降约40.1%。结论显示：胃转流术能明显降低2型糖尿病大鼠的血糖水平，且能明显改善糖耐量和胰岛素抵抗，对正常血糖值无影响。

(杨俊驰)

**述评** 近年来，胃转流术(GBP)对于重度肥胖合并糖尿病患者减重的同时所伴随的糖尿病具有长期改善或治愈的作用已得到肯定，其机制在GBP术后消化道神经内分泌学(肠-胰岛轴、脂肪-胰岛轴、生长激素-胰岛素样生长因子1轴)的改变。GBP术后食物生理流向发生改变，绕过了Ghrelin分泌细胞最密集的近端胃，促进胰高血糖素样多肽、葡萄糖依赖性促胰岛素释放肽、多肽YY及脂联素的分泌，从而促进胰岛素分泌，增加胰岛素敏感性，最终达到降低血糖的效果。该实验成功构建了糖尿病大鼠模型，通过比较GBP手术前后空腹血糖、糖耐量及OGTT曲线下面积，证实了GBP对2型糖尿病的治疗作用。为临床实践提供了实验依据。

(毕建威)

**远端胃次全切除术后不同消化道重建方式的实验观察**[中华医学杂志，2010，90(38)：2704] 叶再元等研究远端胃切除术后消化道重建方式对术后营养的影响，将32只Beagle犬行随机分为4组：对照组为施假手术组，仅行剖腹探查术；实验组于远端胃切除术后分别施行残胃-十二指肠-连续性空肠间置术(大弯侧胃残端与距Treitz韧带20 cm空肠行侧端吻合，距该吻合口远端30 cm的空肠与十二指肠残端行侧端吻合，距Treitz韧带15 cm的空肠与空肠十二指肠吻合口远端10 cm的空肠行侧侧吻合，分别在残胃-空肠吻合口近侧2 cm及十二指肠一空肠吻合口远侧5 cm处粗丝线束扎肠管)、毕Ⅱ式、Roux-en-Y式等消化道重建术式，检测各组动物术前1 d和术后1、4、8、12周的摄食量、体重及术前1 d和术后1、4、8、12周预后营养指数(PNI)、外周血Ghrelin的动态变化。结果表明术后各实验组动物摄食量、体重、PNI较术前降低；术后8周、12周，行残胃-十二指肠-连续性空肠间置术的实验组动物摄食量及术后12周，体重及Ghrelin水平较毕Ⅱ式、Roux-en-Y两组均有显著回升，而远端胃次全切除术后行毕Ⅱ式、Roux-en-Y消化道重建术式的两实验组间各指标均无显著差异。作者由此认为：远端胃次全术后行残胃-十二指肠-连续性空肠间置术使术后的摄食量、体重、PNI恢复更快，外周血Ghrelin代偿性分泌更明显，可有效改善术后营养情况，优于毕Ⅱ式、Roux-en-Y等术式，是一种理想的消化道重建方式。

(杨俊驰)

**述评** 胃切除术后食物贮器容量减少以及胃动素、胃泌素、Ghrelin等胃肠道激素水平的改变是影响营养状态恢复的重要因素。目前认为，全胃切除或胃次全切除术后，保持摄入食物通过十二指肠更符合生理，更有利于营养物质的消化吸收。作者通过随机对照动物实验，对远端胃次全切除术后三种消化道重建方式进行了对比分析，认为残胃-十二指肠-连续性空肠间置术在促进胃肠道激素分泌、改善术后营养状况等方面优于其他术式。这对临床实践提供了实验依据，有一定的指导意义。但是，这种手术方式相对复杂，增加了吻合口，势必会增加一定的手术并发症。

(毕建威)

**对合缝合与内翻缝合消化道吻合口微循环及愈合过程的对比观察**[中华胃肠外科杂志，2011，14(1)：57] 李慧珍等比较对合缝合与内翻缝合消化道吻合口微循环及愈合过程，将64只成年家兔随机分为两组，距Trietz韧带约20 cm及40 cm离断空肠后，A组于20 cm吻合口采取对合吻合法，40 cm吻合口采取内翻缝合法；B组于20 cm吻合口采取内翻缝合法，于40 cm采取对合缝合法，于术后3，7，14及28 d肉眼观察并检测吻合口微区血流、增生毛细血管数量、胶原密度、炎性反应和黏膜上皮细胞的再生情况。结果显示：行两种吻合法的小肠吻合口均无出血、裂开、渗漏以及肠梗阻和腹腔脓肿；内翻缝合后3 d可见吻合口直径较对合缝合吻合口为小，有大量纤维蛋白膜覆盖，黏膜开始爬行；7 d尚未完全修复创面；14 d吻合口内层黏膜以瘢痕组织修复,吻合口内径较两侧肠腔明显缩小,28 d吻合口基本愈合,可见明显瘢痕,创面接近Ⅱ期愈合;对合缝合后 3 d吻合口黏膜开始爬行,7 d黏膜基本完全对合,14 d黏膜创面愈合,28 d黏膜层组织柔软,无明显瘢痕,创面符合Ⅰ期愈合。术后各个检测时间点,对合缝合法吻合处微区血流、毛细血管计数、黏膜上皮细胞再生积分及平滑肌厚度均高于内翻缝合吻合法,胶原组织密度、早期炎性反应(3 d和 7 d)高于内翻缝合吻合法,术后 14 d则低于内翻缝合法。作者认为:内翻缝合使吻合口缺血组织较多,组织坏死明显,再生血管远迟于对合缝合,再生血管量也较为稀少,因坏死组织促进肉芽组织的大量增生,肉芽组织演变为纤维结缔组织来修复,最终演变为瘢痕组织,导致吻合口狭窄;而对合缝合具有良好的组织对合性,吻合口局部组织修复良好、瘢痕较轻、吻合口狭窄率低。采用对合缝合法,吻合口局部微循环重建和各期组织修复均优于内翻缝合法。

(杨俊驰)

**述评**　吻合方法是决定术后吻合口愈合的重要因素,断端的确实对合和局部良好的微循环有利于术后吻合口的愈合,而术后吻合口狭窄的多因纤维组织修补导致瘢痕形成,局部肠管收缩所导致。该文的结果表明:应用对合吻合法吻合消化道,在术后吻合口愈合、减少局部瘢痕形成等方面较传统的内翻吻合法更具有优势,该结论对临床实践有一定的指导意义。

(毕建威)

**食管胃结合部腺癌的淋巴结转移规律**[中华实验外科杂志,2011,28(9):1574]　邵永胜等通过分析食管胃结合部腺癌(AEG)的淋巴结转移规律,为其手术范围提供参考依据。对我院 1989 年 1 月至 2010 年 12 月行根治性切除手术的食管胃结合部腺癌 119 例行研究分析,按照 Siewert 分型,Ⅰ型 21 例、Ⅱ型 45 例、Ⅲ型 53 例。采用淋巴结显示技术,记录每例患者的淋巴结数目和大小,计算淋巴结总数和平均值,计算总体淋巴结转移率以及分组淋巴结转移率,并对 No. 10 淋巴结相关因素进行分析。结果发现:119 例手术标本共检出淋巴结 6 537 枚(30～157 枚),平均(54.93±19.20)枚/例。6 537 枚淋巴结最大径 1～22 mm,其中最大径≤5 mm 的淋巴结占 82.94%(5 422/6 537)。119 例中 89 例有淋巴结转移,总体淋巴结转移率 74.79%,SiewertⅠ、Ⅱ和Ⅲ型患者的淋巴结转移率分别为 47.62%、71.11%和 88.68%($\chi^2=13.968$, $P<0.01$)。SiewertⅠ型患者有 No. 1～4、No. 19～20 和 No. 110～112 淋巴结转移,No. 5～6 和 No. 10～11 淋巴结无转移;不同的是,SiewertⅡ型和Ⅲ型患者有 No. 5～6 和 No. 10～11 淋巴结转移,而 No. 111～112 淋巴结无转移。结果可见,No. 10 淋巴结转移与患者的性别(女性)、肿瘤部位(SiewertⅡ、Ⅲ型)、侵犯深度($T_3/T_4$ 期)和 Lauren 分型(弥漫型)相关。作者认为食管胃结合部腺癌的淋巴结转移有明显规律,有助于指导手术范围。

(吴建国)

**述评**　尽管 R0 切除是食管胃结合部腺癌(AEG)治愈性治疗的目标,但其手术方式和淋巴结切除范围尚无统一意见。目前,近端胃癌根治术已作为治疗进展期食管胃结合部腺癌的标准术式,为达到淋巴结清扫,减少复发可能,既往曾有学者主张对 AEG 均施行全胃切除术。该研究结果显示:Ⅰ型病例只需行食管下段和近端大部分胃切除。而对于 SiewertⅡ型和Ⅲ型病例,尤其是女性、$T_3/T_4$ 期和 Lauren 分型弥漫型病例,宜行联合脾切除术。与近期国内外文献报道的结果基本一致。对于保留了脾脏及部分胃的近端胃癌根治术,可减少手术失血量并可保留脾脏的正性免疫作用,更好的促进术后恢复。因此,该研究对食管胃结合部腺癌手术患者的手术方式的选择及淋巴结清扫范围具有一定的指导作用。

(毕建威)

**进展期胃癌脾门淋巴结转移及其清扫方式**[中华胃肠外科杂志,2011,14(8):589]　张成海等人通过回顾分析 2006 年 1 月至 2009 年 12 月北京肿瘤医院收治的 590 例行近端或全胃切除术并标准 D2 淋巴结清扫术患者的临床资料,分析临床病理因素对该区淋巴结转移的影响。并分析联合脾或胰体尾切除对该区淋巴结清扫的影响。590 例胃癌病人中,男 469 例,女 121 例,年龄 23～87 岁(平均 60 岁)。胃中上部癌 540 例,胃下部癌 35 例,弥漫浸润性癌 15 例。BorrmannⅠ型 4 例,Ⅱ型 39 例,Ⅲ型 476 例,Ⅳ型 71 例。术前行新辅助化疗者 149 例,直接手术者 441 例,R0 切除 572 例,R1 或 R2 切除 18 例;联合脾或以胰体尾切除 23 例,联合其他脏器切除 14 例,剩余 553 例患者无联合脏器切除术。根据日本胃癌治疗指南的要求,所有手术都按照胃癌标准手术执行,脾门区淋巴结清扫按照:沿胰后解剖间隙进入脾周围间隙、游离脾结肠韧带及脾膈韧带、将脾移至腹腔外清扫淋巴结、解剖显露胃短血管行根部结扎(清扫 No. 4sa 淋巴结)、由脾门逐步沿脾动脉干清扫血管前面和周围淋巴结(清扫 No. 10、11 d淋巴结)、完成脾门区淋巴结清扫后将脾放回。结果显示,全组病例脾门区淋巴结转移度(阳性淋巴结数目占清扫淋巴结总数)为 17.5%(99/565),其中 No. 4sa、10、11 d 淋巴结转移度分别为 17.8%(41/230)、13.9%(29/209)和 22.8%(29/127)。脾门区淋巴结转移率(转移患者数/患者总数)为 7.1%(42/

590)。多因素分析结果显示，年龄、肿瘤大小、浸润深度、No. 4sb 淋巴结转移是脾门区淋巴结转移的独立危险因素($P<0.05$)。联合脾或胰体尾切除病例(23 例)和未行联合脏器切除病例数(553 例)脾门区淋巴结转移度分别为 14.8%(4/27)和 17.2%(91/527)，差异无统计学意义($P>0.05$)；术后并发症发生率分别为 26.1%(6/23)和 5.4%(30/553)；差异有统计学意义($P<0.05$)。围手术期死亡率分别为 4.3%(1/23)和 0.9%(5/553)，差异无统计学意义($P>0.05$)。因此，脾门区淋巴结存在着一定的转移规律，其与肿瘤部位、大小、浸润深度及 No. 4sb 淋巴结转移密切相关。联合脾或胰体尾切除并未增加脾门区淋巴结的清扫数目和阳性淋巴结的检出，反而增加了术后并发症的发生率，应谨慎施行。

(邱衍哲)

**述评** 胃癌根治术脾门区淋巴结清扫与否一直存有争议。该研究通过回顾分析 590 例行胃近端或全胃切除术并标准 $D_2$ 淋巴结清扫术患者的临床资料，分析临床病理因素对该区淋巴结转移的影响。并分析联合脾或胰体尾切除对该区淋巴结清扫的影响。得出联合脾或胰体尾切除并未增加脾门区淋巴结的清扫数目和阳性淋巴结的检出，反而增加了术后并发症的发生率，应谨慎施行。该结论支持了保留脾脏进行脾门淋巴结清扫的观念，至少在技术上是安全、可行的，近期的效果要好于联合脾或胰体尾切除进行淋巴结清扫。但是，目前国内临床医师的手术经验参差不齐，全面普及有一定的难度，应首先在一些有经验的胃癌治疗中心推广。同时可考虑多中心大样本临床研究，以验证远期的疗效。

(毕建威)

**胃癌近端胃大部切除术消化道重建方式的临床观察**[中华医学杂志，2011，91(14)：961] 李林浩等对近端胃癌根治术中合理的消化道重建方式进行分析，以提高患者的生存质量。通过回顾性分析我院 2000 年至 2009 年间 120 例手术治疗的近端胃癌患者的临床资料，所有患者皆行近端胃癌根治术，其中包括 3 种消化道重建方式：食管胃前壁吻合组 50 例，间置空肠组 26 例，管状胃组 44 例。对所有 120 例患者均随访 12 个月，通过内镜、吻合口造影及放射性核素检查进行评估，比较并分析 3 组术后生活质量的差异。结果发现管状胃组烧心症状、反流性食管炎评分高于其他两组(Ⅲ级评分分别为 6、3、27 和 6、6、27)，吻合口瘘、吻合口狭窄发生率(18.2%)明显高于其他两组(4.0%、3.8%)，而患者血红蛋白增加值、体重增加值小于其他两组($P<0.05$)；在实验中 120 min 以及 180 min 胃排空百分数，管状胃组与食管胃前壁吻合组比较差异无统计学意义($P>0.05$)，但高于间置空肠组($P<0.05$)；食管胃前壁吻合组与间置空肠组各个指标差异，差异均无统计学意义($P>0.05$)。作者认为近端胃癌手术中胃前壁食管端侧吻合对于近端胃癌来说是一种良好的消化道重建方式，可以一定程度上预防术后并发症，使患者的术后生活质量得到明显改善。

(吴建国)

**述评** 传统行食管胃后壁吻合的近端胃癌根治术患者的术后反流性食管炎发生率甚高，食管黏膜炎症及糜烂程度较重，致使吻合口狭窄机会增多。目前在胃食管反流的手术治疗中，运用最多的是采用胃底折叠术以及部分胃底折叠术，对于防止反流性食管炎的发生起到了一定的作用。在该研究中行食管胃前壁吻合，发现其在降低反流性食管炎、吻合口瘘、吻合口狭窄的发生率方面优于其他传统术式。而在胃排空百分数(GE)方面无明显差异。国内大量临床病例研究分析也证实：食管胃前壁吻合患者术后生活质量要明显好于食管胃后壁吻合患者。近端胃癌根治术行食管胃前壁吻合加吻合口深埋高套、胃底折叠术是一种省时、简便、安全的新术式，具有预防术后反流性食管炎、吻合口瘘、吻合口狭窄的确切效果，将是近端胃癌根治术后消化道重建的理想术式。

(毕建威)

**全胃切除术后四种消化道重建术式的比较分析**[中华胃肠外科杂志，2010，13(12)：895] 吴亮亮等对全胃切除术后最适宜的消化道重建术式进行了初步探讨。通过将 2005 年 1 月至 2007 年 12 月间天津医科大学附属肿瘤医院收治的 159 例胃肿瘤患者按全胃切除术后重建消化道方式的不同，分为 A 组(功能性连续空肠间置贮袋代胃，46 例)、B 组(改良 Braun Ⅱ式，38 例)、C 组(P 形空肠袢食管空肠 Roux-en-Y 吻合术，25 例)和 D 组(Orr 式空肠食管 Roux-en-Y 吻合术，50 例)。比较 4 组患者术后 1 年生活质量、营养状况及并发症情况。结果证实 4 组患者术后近期并发症发生率的差异无统计学意义($P>0.05$)。术后 1 年 A 组患者生活质量(Visick 分级指数)优于其他 3 组，而 D 组则劣于其他 3 组($P<0.05$)。A 组患者单餐进食量及体质量、血红蛋白、总蛋白增加幅度高于其他 3 组，而 D 组则低于其他 3 组($P<0.05$)。4 组患者预后营养指数比(PNIR)分别为 $1.21\pm0.15$、$1.14\pm0.97$、$1.15\pm0.16$ 和 $1.10\pm0.16$，A 组高于其他 3 组，D 组低于其他 3 组($P<0.05$)。A 组患者倾倒综合征、反流性食管炎、Roux-en-Y 滞留综合征发生率分别为 4.3%(2/46)、2.2%(1/46)和 2.2%(1/46)，均显著低于其他 3 组($P<0.05$)。作者认为全胃切除术后功能性连续空肠间置贮袋代胃可有效改善患者营养、降低

术后并发症、提高生活质量,是一种较好的消化道重建术式。

(吴建国)

**述评**　目前,全胃切除后消化道重建争论的焦点主要在于是否构建空肠贮袋代胃、是否要空肠间置和是否保持空肠连续性。国内 Orr 式的食管空肠 Roux-en-Y 吻合是全胃切除术后最常用的术式之一。其最大优势在于操作简单,但食物贮存功能不足,食物排空过快,倾倒综合征及 Roux-en-Y 吻合术后淤积综合征发生率较高;加之十二指肠处于旷置状态会使胰液、胆汁与食物异步化,引起三者混合不良以及胃肠激素分泌障碍。该研究发现全胃切除术后行功能性连续空肠间置贮袋代胃,并不会增加手术并发症发生率。并且,可增加患者术后进食量、改善营养状态、减少患者术后消化道症状。构建贮袋不会增加手术死亡率及并发症发病率。国内外临床研究显示,连续空肠间置代胃术保持了全胃切除术后消化道神经-肌肉的连续性并且恢复了食糜所经的十二指肠通道,从而使患者生活质量得以提高,术后并发症得以减少。因此,全胃切除术后行功能性连续空肠间置贮袋代胃,应该可以取得不错的临床效果。

(毕建威)

**保留幽门和迷走神经的胃部分切除手术对早期胃癌的疗效观察**[中华胃肠外科杂志,2010,13(12):907]　胡祥等对早期胃癌行保留幽门和迷走神经的胃部分切除手术(PPG)的疗效进行初步探讨。通过回顾性分析 1995 年 8 月至 2005 年 12 月间 52 例早期胃癌患者行保留幽门和迷走神经的胃部分切除术(PPG 组)的临床资料和随访结果;并与同期行远端胃切除术伴淋巴结清除的 159 例早期胃癌患者(对照组)的临床资料进行比较。结果显示:PPG 组早期胃癌的淋巴结转移率为 9.6%,对照组淋巴结转移率为 17.0%;两组比较,差异无统计学意义($P>0.05$)。PPG 组淋巴结清除范围 $D_1$ 为 25%,$D_1+\alpha$($\alpha$=No. 7)为 25%,$D_1+\beta$($\beta$=No. 8a 和 No. 9)为 34.6%,$D_2$ 为 15.3%;对照组 121 例(76.1%)$D_2$ 以下,33 例(20.7%)$D_2$,5 例(3.1%)D3;两组比较,差异无统计学意义($P>0.05$)。术后累计 5 年生存率 PPG 组为 92.3%,对照组 93.1%,两组差异无统计学意义($P=0.881$)。其中淋巴结不同清除程度的累计 5 年生存率 PPG 组:$D_1$ 为 100%,$D_1+\alpha$ 为 92.3%,$D_1+\beta$ 为 88.9%,$D_2$ 为 87.5%;对照组:$D_1$ 为 92.3%,$D_1+\alpha$ 为 93.3%,$D_1+\beta$ 为 91.7%,$D_2$ 为 93.9%;两组比较,差异无统计学意义($P>0.05$)。PPG 组术后的复发率为 5.7%,对照组则为5.6%,两组差异无统计学意义($P>0.05$)。从本研究可以认为 PPG 对于早期胃癌的治疗是有效的,且并不增加复发率。

(吴建国)

**述评**　有报道早期胃癌行保留幽门和迷走神经的胃部分切除术(PPG)可提高患者术后的生活质量,减少并发症,而且与传统的胃癌根治术相比 5 年生存率及复发转移率相当。该组临床资料也证实:传统的伴有淋巴结清除的远端胃癌根治术与 PPG 患者对于早期胃癌,两者具有相同的治疗效果。但是 PPG 手术有着较为明确的指征,其手术适应证是以胃中、下部的肿瘤距幽门环 3.5~4.0 cm 的早期胃癌病例为主,淋巴结的清除范围可以根据临床需要选择 $D_1$、$D_1+\alpha$、$D_1+\beta$ 和 $D_2$。早期胃癌虽有良好的长期生存率,但其术后仍有一定程度的复发率,其主要的复发形式是淋巴管浸润、淋巴结转移。PPG 手术为了保存功能,对一些淋巴结的清除,由于技术原因常不彻底,可能对以后的复发转移造成一定的影响。因此,对于早期胃癌患者可行 PPG 手术,但必须注意对相应部位的淋巴结清扫。

(毕建威)

**保留迷走神经的近端胃癌根治术临床应用**[中华胃肠外科杂志,2011,14(2):117]　孙鹏达等对保留迷走神经的近端胃癌根治手术的可行性及必要性进行了研究分析。选择 2007 年 5 月至 2009 年 5 月期间吉林大学第二医院收治的早期及部分 T2 期贲门癌患者 32 例入组。术前行腹部 CT、胃镜、超声胃镜及病理活检等检查,以评估患者术前状况。按随机数字表法对其进行随机分组,行保留迷走神经的近端胃癌根治术(保迷组 16 例)和传统近端胃癌根治术(对照组 16 例),比较两组患者的手术时间、围手术期并发症以及术后 1 年消化道症状、体质量、近期存活率。结果发现:保迷组和对照组平均手术时间分别为 2.8 h 和 2.5 h,术后并发症(出现少量胸腔积液、肺炎、肺膨胀不全)发生率分别为 25.0%(4/16)和 31.3%(5/16),差异均无统计学意义($P<0.05$)。所有病例均获 1 年以上的随访,两组均无复发和死亡病例。术后 1 年,保迷组患者餐后不适感(3 例)、胆汁反流(3 例)、萎缩性胃炎(1 例)、胆囊病变(1 例)均分别少于对照组(分别为 12 例、10 例、9 例和 8 例),体质量及习惯性腹泻情况保迷组亦优于对照组($P<0.05$)。作者认为:对于早期贲门癌患者,施行保留迷走神经的近端胃癌根治术不会降低其近期生存率,且可改善其生活质量。

(吴建国)

**述评**　胃癌根治术时保留迷走神经对减少术后并发症,最大限度地恢复患者的生理功能十分重要。施行保留迷走神经的近端胃癌根治术可以有效地降低患者术后萎缩性胃炎、胆汁反流、餐后不适感及习惯性腹泻的发生率,且术后体质量恢复更好。与传统的近端胃癌根治术相比,该组保留迷走神经手术时间和术后并发症发生率并未见增加。然而开展保留迷走神经的胃癌根治术,需要有良好的传统胃癌根治术基础。并且熟练掌握胃的血管及迷走神经解剖走行的基础,术者应当具备丰富的胃癌 $D_2$ 手术经验,方能保证保留迷走神经同时也达到根治的目的。虽然临床研究证实保留迷走神经的近端胃癌根治术较传统的胃癌根治术具有一定的优势,但在实施该术式治疗时需严格把握适应证,目前原则上仍主要适用于早期及部分 T2 期贲门癌患者的治疗。在该研究中,初步证实施行保留迷走神经的近端胃癌根治术在临床上是安全可行的。因此,可尝试进行多中心临床研究,明确远期生存率。

(毕建威)

**SOX 方案新辅助化疗应用于进展期胃癌的有效性和安全性研究**[中华胃肠外科杂志,2011,14(2):104] 李涛等对 SOX 方案新辅助化疗应用于进展期胃癌的有效性和安全性进行了初步研究。共回顾性分析解放军总医院普通外科 2009 年 11 月至 2010 年 9 月收治 66 例符合入组条件的进展期胃癌患者临床病例资料。32 例患者予以术前 SOX 方案化疗(新辅助化疗组)。SOX 方案具体为:替吉奥胶囊 80 mg $(m^2)^{-1} \cdot d^{-1}$,第 1~14 天;注射用奥沙利铂 130 mg/$m^2$,第 1 天;3 周重复。每 2 个治疗周期后进行化疗有效性和安全性评估。其余 34 例患者直接行外科手术(对照组)。统计所有手术患者 R0 切除率和 $D_2$ 淋巴结清扫率。结果显示新辅助化疗组化疗有效率为 68.8%,疾病控制率为 93.8%;3~4 级不良反应主要为呕吐(12.5%)、肝功能异常(9.4%)、贫血(6.3%)、中性粒细胞减少(6.3%)和食欲减退(6.3%);化疗后进行外科手术,其中 25 例(78.1%)行胃癌 $D_2$ 根治术。R0 切除率为 81.3%。对照组中,行 $D_2$ 根治术 23 例(67.6%),与新辅助化疗组比较,差异有统计学意义($P=0.028$);R0 切除率为 73.5%,与新辅助化疗组比较,差异亦有统计学意义($P=0.040$)作者认为:进展期胃癌应用 SOX 新辅助化疗具有较高的有效性,而不良反应率较低,能够提高 $D_2$ 根治率和 R0 切除率。

(韩 廷)

**述评** 胃癌新辅助化疗的相关研究越来越受到学者的关注,国内外学者在探索进展期胃癌新辅助化疗联合外科手术治疗模式的同时,也在寻求疗效更好、安全性更好的化疗方案。2009 年 ASCO 会议上,日本学者 Yamada 等首次报道的针对 51 例无法切除或复发的晚期胃癌患者应用 SOX 方案进行化疗,结果显示:总体有效率为 59%,疾病控制率为 84%,具有成为一线治疗胃癌化疗方案的潜力。该研究的初步结果显示,SOX 方案对于进展期胃癌具有较高的有效性和安全性,并能够提高患者 R0 手术切除率。但是,SOX 方案新辅助化疗能否最终提高胃癌患者的 5 年生存率,延长生存时间,还需要进行大样本的随机对照研究结果证实。

(毕建威)

**紫杉醇脂质体联合顺铂及 5-氟尿嘧啶治疗晚期胃癌的临床观察**[中华肿瘤杂志,2011,33(3):229] 李建璜等对紫杉醇脂质体联合小剂量顺铂及 5-氟脲嘧啶(5-Fu)治疗晚期胃癌的近期疗效及安全性进行评价。方法:紫杉醇脂质体 60 mg/$m^2$,第 1,8,15 天,静滴;顺铂 15 mg $\cdot m^{-2} \cdot d^{-1}$,第 1~5 天;5-Fu 500 mg $\cdot m^{-2} \cdot d^{-1}$,持续静脉泵入,第 1~5 天(共 120 h);21 d 为 1 个周期,2 个周期后评价疗效和毒副反应。结果显示 60 例晚期胃癌患者中,有 59 例患者可评价疗效。其中完全缓解(CR)3 例,部分缓解(PR)29 例,总有效率为 54.2%,中位疾病进展时间(TTP)为 7.1 个月。40 例初治患者中,CR 3 例,PR 22 例,总有效率为 62.5%,中位 TTP 为 7.6 个月;20 例复治患者中,19 例患者可评价疗效,PR 7 例,总有效率为 36.8%,中位 1 为 6.3 个月。近期疗效评价参照实体瘤客观疗效评价标准(RECIST),分为完全缓解(CR)、部分缓解(PR)、稳定(SD)和进展(PD)。不良反应按美国国立癌症研究所的常规毒性判定标准(NCI-CTC),分为 0~Ⅳ度。疾病进展时间为患者人组到出现疾病进展的时间。全组不良反应主要为血液学毒性及消化道反应,大部分为Ⅰ、Ⅱ度。作者认为:紫杉醇脂质体联合顺铂及 5-Fu 治疗晚期胃癌疗效肯定,特别对初治患者,不良反应轻,患者均能耐受,值得临床进行大样本研究。

(韩 廷)

**述评** 胃癌是对化疗中度敏感的肿瘤,治疗晚期胃癌的方案众多,但疗效不甚理想。目前,胃癌的化疗仍以顺铂和 5-Fu 为基础的联合化疗方案,但总有效率低,尤其是 CR 率过低(0~5%)而导致治疗效果欠佳,中位生存期无明显改善。紫杉醇是由红豆杉属植物中提取的一种紫杉烷二萜类抗癌化合物,对多种肿瘤(如乳腺癌、肺癌等)均有效。自 1998 年 Ajani 等用紫杉醇治疗晚期胃癌,单药有效率达 20%以上。该研究结果表明:周剂量紫杉醇脂质体联合小剂量顺铂及 5-Fu 持续滴注治疗晚期胃癌疗效肯定,特别对初治患者不良反应较轻,可以作为晚期胃癌的一线化疗方案,或其他方案治疗失败的二线方案,值得临床推广。

(毕建威)

**姑息性胃大部切除加 $^{125}$I 粒子术中植入治疗胃癌浸润胰腺的观察**[中华内分泌外科杂志,2011,5(1):

52]　葛海燕等对姑息性胃大部切除加术中植入[125]I放射性粒子治疗胃癌浸润胰腺患者的可行性和安全性进行初步探讨。方法：对术中发现胃癌向胰腺浸润，并难以彻底切除者，在姑息性切除胃癌的同时，在胰腺残留癌组织内植入[125]I放射性粒子。结果：选取自2004年12月至2009年6月用该方法治疗晚期胃癌15例，男9例，女6例；年龄41～78岁（中位年龄64岁）；其中胃癌向胰腺头部浸润5例，向胰腺颈、体部浸润10例。所有患者术前未经化疗或放射治疗；主要脏器功能如肝、肾、心、肺功能等基本正常，对手术有良好的耐受性；原发病灶能获得姑息性切除；腹腔内没有弥漫性播散性转移病灶；胃癌组织已向胰腺浸润、固定，尤其是在胰腺组织中的浸润性病灶已难以完整切除（除外只侵犯胰尾的病例），或预计在切除部分胰腺组织后，仍可能有较多癌组织残留；于术前充分告知，并签署知情同意书。术后发生胰瘘1例，继发性出血1例，经随访，CR5例（33.3%），PR9例（60%），NC1例（6.7%），无PD病例。作者认为：对晚期胃癌浸润胰腺患者采用姑息性胃大部切除加术中植入[125]I粒子的方法是安全可行的，不会增加术后并发症的发生率，具有较好的临床应用价值。

（韩　廷）

**述评**　放射性粒子植入治疗肿瘤是近年来兴起的肿瘤综合治疗措施之一，对手术难以切除的肝癌、胰腺癌、结肠癌、肺癌等，用[125]I粒子植入肿瘤组织内，都能收到一定的治疗效果。也有作者将[125]I粒子行组织间植入应用于晚期胃肠道恶性肿瘤的治疗，所以合理分布的放射性[125]I粒子植入可以作为不能手术切除的进展期胃癌的重要补充治疗手段。该文采用的术中放置[125]I粒子的方法是根据患者肿瘤的切除情况，有针对性地将粒子植入到所需要的部位，通过近距离的放射线作用，直接杀伤残留的癌细胞，不仅更加有效地控制癌细胞的增殖，并可使周围正常组织、器官尽可能少地避免照射，功能得到更好的保护。但对这些患者的远期生存率、生活质量需长期随访观察。

（毕建威）

**胃癌根治术后早起复发转移的相关因素分析**[中华外科杂志，2010，48(20)：1542]　吴亮亮等人通过回顾分析2001年1月至2004年12月天津医科大学附属肿瘤医院收治的141例胃癌术后早起复发转移患者的临床病理资料，探讨胃癌术后早期复发（≤1年，82例）的临床病理因素及其预后。141例早期复发病人中，男86例，女55例，中位年龄56岁（30～82岁）。患者均经术后病理学检查证实为胃腺癌，术前均无远处淋巴结或脏器转移。复发形式包括区域局部复发（包括残胃、吻合口、胃软组织床、邻近脏器、腹腔内胃周和腹主动脉旁淋巴结复发）、血源性转移复发（包括肝、肺、骨骼转移）、腹膜复发和远处淋巴结转移复发（Virchows淋巴结）。依复发时间将患者分为两组：早期复发组（1年内复发）82例（58.2%），对照组（1年后复发）59例（41.8%）。其中对对肿瘤浸润浆膜层且无心血管疾病及肝肾功能不全的患者，手术切除胃肿瘤后用生理盐水冲洗腹盆腔并在盆腔和左右上腹腔分别各放置一条硅胶导管，将已加热到43～45℃的灌注液通过热疗机经上腹导管灌入，并分别在输入端和引流端导管置热探头测温传感器监控入温和出温，调控机器控温装置使入温、出温分别保持在43～44℃、41～42℃。恒温后加入化疗药物。结果显示，早期复发组与对照组（1年后复发转移，599例）的1、3年存活率分别为36.6%、2.4%和100%、45.8%，两组存活率差异有统计学意义（$P<0.05$）；早期复发组、对照组复发转移后中位生存时间分别为3、5个月，两组差异有统计学意义（$P<0.05$）。单因素分析显示年龄、肿瘤大体分型、肿瘤部位、浸润深度、淋巴结转移、TNM分期、淋巴结转移率、术式、腹腔热灌注化疗与胃癌根治术后早期复发转移的发生相（$P<0.05$）；多因素分析发现淋巴结转移、淋巴结转移率及腹腔热灌注化疗是影响胃癌根治术后早期复发转移发生的独立因素（$P<0.05$）。因此，早期复发转移病例生存率低、复发转移术后生存时间短。淋巴结转移、淋巴结转移率及腹腔热灌注化疗是影响胃癌根治术后早期复发转移的独立危险因素。

（邱衍哲）

**述评**　胃癌术后早期复发是决定胃癌病人术后生存时间的主要因素，而决定胃癌术后早期复发的因素包括，患者年龄、肿瘤大体分型、肿瘤部位、浸润深度、淋巴结转移、TNM分期、淋巴结转移率、术式、腹腔热灌注化疗等。该研究通过回顾分析141例胃癌术后早起复发转移患者的临床病理资料，探讨胃癌术后早期复发（≤1年，82例）的临床病理因素及其预后。得出淋巴结转移、淋巴结转移率及腹腔热灌注化疗是影响胃癌根治术后早期复发转移发生的独立因素（$P<0.05$）。另外，该研究也证明腹腔热灌注化疗能降低术后早期复发风险，因此，标准规范的淋巴结清扫及腹腔热灌注化疗可能是降低胃癌术后复发转移、改善患者预后的有效方法，对临床有一定的指导意义，对于有条件的单位可施行腹腔热灌注化疗。

（毕建威）

**舒尼替尼治疗晚期胃肠道间质瘤的临床分析**[中华普通外科杂志，2010，25(11)：904]　张信华等对舒尼替尼治疗伊马替尼耐药或不耐受的晚期胃肠道间质瘤（GIST）患者的临床疗效进行探讨。方法：回顾性分析自2008年3月至2009年9月接受舒尼替尼治疗的18例晚期GIST患者的临床病理资料。舒尼替尼口服，每天1次。按照50 mg/d，连续用药4周，停药2周(4/2方案)和37.5 mg/d持续给药方案治疗。记录患者不良反应并评价疗效。结果显示：符合要求的18例晚期GIST患者中位无进展生存期44.0周(95% CI：22.7～65.3周)。部分缓解1例，疾病稳定1例，疾病进展5例，1例不能评价不良反应最常见为手足综合征和白细胞减少。作者认为：舒尼替尼可有效治疗伊马替尼耐药或不能耐受的晚期GIST，中国患者基本可耐受37.5 mg/d的持续给药方案，不良反应可通过减量、间断停药或对症治疗处理在接受舒尼替尼二线治疗后大多数患者可从中获益，延长生存期，并且基本可以耐受37.5 mg/d持续给药的治疗方案，出现相关的不良反应经过减量、间断停药，或必要时对症治疗，患者的症状可以缓解，并能够坚持治疗。

(韩　廷)

**述评**　目前，舒尼替尼已被我国批准用来治疗伊马替尼不耐受或耐药进展的GIST患者。作为口服的多靶点酪氨酸激酶抑制剂，其同时具有抗血管生成和抗肿瘤活性。该组患者以男性为主，原发灶多在小肠，中位无进展生存期达44周，客观缓解率和临床获益率与试验公布的数据十分接近。回顾我们总结的晚期GIST病例，在接受舒尼替尼二线治疗后大多数患者可从中获益，延长生存期，并且国人基本可以耐受37.5 mg/d持续给药的治疗方案，出现相关的不良反应经过减量、间断停药，或必要时对症治疗，患者的症状可以缓解，并能够坚持治疗。舒尼替尼治疗失败的患者目前治疗的选择很有限，国外应用尼洛替尼三线治疗晚期GIST患者的初步研究发现，总获益率为47%，中位生存期34周，但多中心临床试验的结果仍未公布。其他新型靶向治疗药物也在研究当中。

(毕建威)

**先天性肠闭锁病死率40年回顾性分析**[中华小儿外科杂志，2011，32(6)：434]　郭卫红等人通过回顾性分析北京儿童医院40年302例先天性肠闭锁患儿的病例资料，总结先天性肠闭锁病理分型及不同部位的发病率，分析影响各型肠闭锁病死率的因素。302例患者中男∶女比例2.37∶1，有19例为早产儿，平均出生体重2.75±0.71 kg。其中，回肠闭锁152例(占总的发病率50.3%)、空肠115例(38.1%)、十二指肠19例(6.3%)、结肠16例(5.3%)；病理分型：Ⅲ-a型(62.3%)、Ⅳ型(18.9%)、Ⅰ型(14.9%)、Ⅲ-b型(2.6%)、Ⅱ型(1.3%)；手术方式：Ⅰ型31例均采取隔膜切除术，Ⅱ型、Ⅲ-a型肠闭锁206例中149例行Ⅰ期端端吻合术、34例行肠造瘘术，Ⅲ-b型8例中6例放弃手术、2例行Ⅰ期吻合术，Ⅳ型57例行切除多发闭锁肠管＋Ⅰ期端端吻合术。结果发现：各型的病死率从70年代的50%降至近10年的27.5%，特别是90年代以后，病死率显著下降($\chi^2$检验，$P<0.01$)，呈现出闭锁位置越高，病死率越高的趋势。

(邱衍哲)

**述评**　先天性肠道闭锁是最严重消化畸形之一，是新生儿外科医生面临的最常见的疾病。近40年来，随着在诊断(包括产前诊断)技术和设备的发展，新生儿外科、麻醉、监护等各方面的发展和进步，我国对肠闭锁的诊断和治疗的水平也逐步提高，病死率的显著下降得益于同期发展起来的新生儿重症监护和静脉营养支持，那些术后有如早产、感染性并发症、不能耐受经口喂养、高位造瘘、短肠综合征等并发症的病死率大大降低。该研究通过回顾40年302例先天性肠闭锁患儿的病例资料，发现闭锁发生的部位对于手术方式的选择和预后有显著影响，闭锁部位越高，其预后愈差，术后肠梗阻(包括功能性梗阻)和剩余肠管长度是影响其预后最为显著的因素，对今后治疗先天性肠闭锁有一定的指导意义。

(毕建威)

**肠折叠术在肠闭锁手术中的应用**[中华小儿外科杂志，2011，32(5)：347]　唐维兵等人通过回顾分析2005年4月至2009年4月南京医科大学附属南京儿童医院收治的68例肠闭锁患儿术前、术中和术后恢复过程的临床资料，比较手术方法、胎龄、出生体重、伴发疾病、手术年龄和时间、住院时间、全静脉营养持续时间、肠功能恢复时间、生长发育以及是否需再手术等方面的差异，评价肠折叠术在肠闭锁手术中的应用效果。肠闭锁患儿68例中，男33例，女35例，空肠闭锁24例，回肠闭锁41例，结肠闭锁3例。Ⅰ型闭锁13例，Ⅱ型闭锁7例，Ⅲ型闭锁43例，Ⅳ型5例。手术方法分两种：2005年4月至2007年7月间30例，在切除闭锁近端8 cm和远端2 cm肠管后行Ⅰ期斜行端端吻合肠切除术；2007年8月至2009年4月期间共38例，在切除闭锁近端8 cm和远端2 cm肠管Ⅰ期吻合术，在吻合口近端扩张肠管加做内陷折叠切除术。结果显示：折叠组手术时间(1.21±0.24)h、住院时间(12.2±2.5)d比对照组(1.77±0.31)h、(17.3±3.2)d显著减少($P<0.05$)；折叠组术后经口喂养时间、术后经口喂养达40 ml/3h的时间和全静脉营养持续时间分别是(8±2.3)d、(13.1±1.9)d、(8.3±1.8)d，均比对照组(12.9±1.7)d、(18.7±1.1)d、(13.6±2.5)d显著缩短($P<0.05$)；术后半年内折叠组有1例因粘连性肠梗阻需再次手术，对照组共有6例术后半年内再次手术，其中术后功能性肠梗阻3例、吻合口漏2例、粘连

性肠梗阻 1 例，比折叠组显著增加。术后平均随访时间为 2.7 年(6 个月至 5 年)，二组生长发育达到正常标准，差异无统计学意义。因此，肠闭锁手术时在肠吻合基础上加肠折叠术，方法简单，创伤小，并发症少，有助于保留肠管吸收面积和促进肠功能恢复，可以作为预防肠闭锁扩张肠管功能性梗阻的一种有效选择方法。

(邱衍哲)

**述评**　先天性肠闭锁是新生儿常见的消化道畸形，多由于胎儿期肠扭转、血管畸形、内疝、继发性压迫、坏死等多方面原因造成。以前该病病死率较高，近年来随着麻醉和手术技术的改进、术后营养支持和围手术期管理水平的提高，存活率明显提高。该研究通过回顾分析 68 例肠闭锁患儿术前、术中和术后恢复过程的临床资料，比较两种手术方式住院时间、全静脉营养持续时间、肠功能恢复时间、生长发育以及是否需再手术等方面的差异。得出肠闭锁手术时在肠吻合基础上加肠折叠术，方法简单，创伤小，并发症少，有助于保留肠管吸收面积和促进肠功能恢复，可以作为预防肠闭锁扩张肠管功能性梗阻的一种有效方法。

(毕建威)

# 阑尾、结肠、直肠和肛管

本年度共收集论文326篇，纳入一年回顾114篇，占34.69%。收入文选27篇，占8.3%。

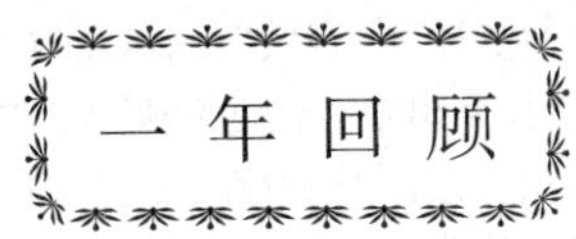

## 一年回顾

### 一、阑尾

#### (一) 小儿阑尾炎

邓仕华等[1]对该院收治的45例小儿急性阑尾炎的临床资料进行回顾性分析，45例经手术治疗后，切口感染3例，切口裂开2例，盆腔脓肿1例，均治愈出院。他指出，早期诊断、早期手术是治疗小儿急性阑尾炎成功的关键。

#### (二) 腹腔镜和开腹治疗比较

姜耕等[2]对比了腹腔镜阑尾切除术(LA)和开腹阑尾切除术(OA)治疗复杂阑尾炎241例患者的治疗效果。结果指出LA组与OA组比较，具有术中出血少、术后并发症少、住院时间短等优点，但在住院总费用方面没有明显差异。复杂阑尾炎行LA，疗效可靠，安全可行。

#### (三) 超声对阑尾炎的诊断

谢景来等[3]探讨高低频超声相结合对提高急性阑尾炎的检出率及其分型符合率的应用价值。结果显示，高频超声检出率94.7%，低频探头检出率26.9%，高低频探头相结合检出率96.5%。高频超声分型符合率：单纯性阑尾炎符合率96.6%，化脓性阑尾炎符合率98.2%，坏疽性及穿孔性阑尾炎符合率80.0%，阑尾周围脓肿符合率77.8%。因此，高频超声对急性阑尾炎的检出率远较低频超声高，高低频超声相结合能提高超声对急性阑尾炎的检出率，高频超声对急性阑尾炎的分型具有重要价值，低频超声有助于阑尾炎的鉴别诊断。

#### (四) 妊娠期急性阑尾炎

盛建等[4]分析了该院收治手术的37例妊娠期阑尾炎患者的诊断与治疗。发病至手术时间＜24小时者22例，无阑尾穿孔及早产、流产发生；＞24小时者15例，阑尾穿孔5例，流产、早产4例。因此，妊娠期急性阑尾炎的发病至手术的间隔时间与阑尾穿孔率、早产及流产率正相关。妊娠期急性阑尾炎的早期诊断与治疗是减少母婴并发症的关键。

#### (五) 阑尾炎手术治疗

申红刚等[5]回顾性分析2010年3月到2011年2月住院收治的130例急性阑尾炎患者的临床特点和手术治疗的临床资料。术后显示，阑尾切除病人全部痊愈出院，术后5天拆线30例，7天拆线99例，延期愈合1例。住院7～13天，平均住院8天。无肠瘘、肠腔内出血、近期粘连性肠梗阻等严重并发症发生。所以，急性阑尾炎一经确诊，应积极采取阑尾切除术，可避免肠瘘、肠腔内出血等严重并发症的发生。

### 二、直肠脱垂

朱家明等[6]对2003年至2009年间收治的32例肛门松弛型直肠全脱垂病例进行了报道总结，其中肛门重度松弛7例，中度松弛15例，轻度松弛10例。探讨运用结扎、注射、缩肛3种方法综合治疗所取得的疗效，结果示临床疗效确切，弥补单一治疗方法或两种治疗方法容易复发或无效的不足，无不良反应和术后并发症，手术简单、损伤小，缩肛作用肯定，值得推广。杜明国等[7]报道10例完全直肠脱垂，平均年龄38岁，平均病程14年。采用消痔灵注射液与生理盐水1∶1稀释液作两侧骨盆直肠间隙浸润注射及福爱乐医用胶直肠后间隙注射的方法进行治疗，结果全组获得临床控制，术后随访3个月至5年，患者肛门功能不全均有不同程度好转，疗效确切，但仍有稀便污裤及部分大便失禁，发生率100%。其中1例完全性直肠脱垂并嵌顿，经会阴行脱垂肠管切除延期吻合的方法治疗效果好。李东冰等[8]报道31例经肛门直肠部分切除吻合术治疗直肠脱垂。Ⅰ度脱垂6例,Ⅱ度9例,Ⅲ度9例,脱垂长度均未超过15 cm。PPH吻合器切除脱垂直肠,残余脱垂同样方法再次切除,一次手术可重复切除3～4次。术后观察有脱垂时,第一次手术后15～20 d行第二次手术。术后随访12个月者16例,另15例随访超过6个月,均未见复发。缪红卫等[9]报道PPH加双层4步注射消痔灵治疗直肠脱垂11例。PPH吻合器1次或多次切除脱垂的直肠下端黏膜。采用消痔灵注射治疗,吻合口上下1 cm内避免注射。11例患者均1次治愈,1例术中吻合口出血,予缝合止血。随访1～2年未复发。

## 三、缺血性肠炎

陈萍等[10]回顾分析16例中老年缺血性结肠炎患者的临床诊治资料及内镜特征。结果显示:女性多见,且多数患者伴有心脑血管疾病、糖尿病、便秘等基础疾病及腹部手术史或诱因。临床主要表现为突发性左下腹疼痛、便血、腹泻三联症。病变部位主要发生在左半结肠,内镜下表现为与正常黏膜界限分明的结肠黏膜水肿、充血、糜烂、溃疡及增生性改变,病变多为一过型,如能早期诊断与治疗,多数预后良好。结果表明,中老年人出现急性腹痛及便血时应警惕缺血性肠炎可能,早期诊断和治疗是预后良好的关键。张莉莉等[11]研究了内科保守联合介入治疗缺血性结肠炎的临床疗效。作者选择了25例疗缺血性结肠炎患者随机分为单纯保守治疗组(A组,13例)和内科保守联合介入治疗组(B组,12例),比较治疗前后腹痛及便血转归情况、红细胞沉降率(ESR)、血细胞比容(HCT)和纤维蛋白原(FIB)指标。结果单纯保守治疗组较内科保守联合介入治疗组的腹痛持续时间[(91.23±31.17)h、(50.30±20.12)h]和便血持续时间[(64.62±16.64)h、(48.00±13.54)h]更长,差异有统计学意义($P<0.01$);治疗前后红细胞沉降率,血细胞比容和纤维蛋白原指标变化在各组内比较有明显改善,差异有统计学意义($P<0.01$),而在两组间比较则无显著性差异($P>0.05$)。与单纯保守治疗相比,内科保守治疗联合介入治疗显著改善血液流变学,能更快缓解患者症状,并有可能改善预后。李学化等[12]研究了前列地尔注射液联合香丹注射液治疗缺血性结肠炎的临床疗效。作者选择了34例疗缺血性结肠炎患者随机分为两组,每组17例。所有患者均给予单纯抗生素和其他常规支持对症治疗;治疗组在此基础上加用前列地尔注射液和香丹注射液,观察记录腹痛缓解、大便潜血阴性及肠黏膜愈合时间等指标。结果显示治疗组在腹痛缓解、大便潜血阴性及肠黏膜愈合时间方面明显优于对照组($P<0.05$)。结果显示前列地尔注射液联合香丹注射液治疗缺血性结肠炎疗效显著。

## 四、肛周脓肿

保勇等[13]报道了47例经肛管后间隙的肛周脓肿和肛瘘患者,目的为探讨手术治疗肛管后深间隙的肛周脓肿和肛瘘的疗效,选择肛尾韧带外侧缘为切口,切开肛管后深间隙处的脓肿或瘘管,彻底处理好内口,支管采用挂浮线的方法处理,保护好肛尾韧带,以免造成术后肛门移位。其中一次治愈45例,二次治愈2例,无肛门移位、畸形,疗效满意。结果表明,该手术治疗经肛管后深间隙肛周脓肿或肛瘘安全有效,后遗症少。高智亭等[14]为观察切开引流挂线术治疗肛周脓肿的临床效果,对57例肛周脓肿患者均采用切开引流挂线术治疗,结果治愈21例,有效34例,无效2例,总有效率96.5%。术后无出血,无肛管狭窄。结果表明,切开引流挂线术治疗肛周脓肿疗效确切。并发症少。关键在于正确寻找原发感染灶,即内口。该疗法可一期手术治愈肛周脓肿而不遗留肛瘘等并发症,尤其适用于婴幼儿以及蹄铁型肛周脓肿。殷文明等[15]为了探讨改良二期切开挂线对口引流术治疗蹄铁型肛周脓肿的临床疗效,对32例采用二期切开引流术治疗蹄铁型肛周脓肿的患者资料进行回顾性分析,所有32例患者全部一次性治愈,随访1年无复发,改良二中期切开挂线对口引流术治疗蹄铁型肛周具有安全,损伤小,恢复快,疗效可靠等优点。王连生等[16]为探讨一次性根治肛周脓肿的临床效果,回顾性分析了601例采用一次性根治术治疗肛周脓肿的患者,术后随访6个月至1年,593例治愈无复发,2例延迟愈合,6例进行二次手术,治愈率98%。根治术操作简洁,易于施行,可以缩短病程,患者容易接受,是一种可行的,疗效可靠的治疗肛周脓肿的术式。

## 五、脂肪瘤

陈巍峰等[17]回顾总结了1993—2007年20例结直肠脂肪瘤的诊断与治疗的经验,指出结直肠脂肪瘤的临床表现无特异性,可并发肠梗阻或肠套叠,超声内镜的诊断准确率为93.8%。本组病例中9例行内镜下脂肪瘤切除术,11例行开腹手术(局部切除术或肠部分切除、吻合术),17例(85%)随访1～168个月,均无复发或转移。超声内镜是诊断胃肠道脂肪瘤的有效方法,开腹手术切除或内镜下手术治疗脂肪瘤是有效的治疗手段,内镜下手术是结直肠脂肪瘤微创治疗的发展方向。任黎等[18]回顾性分析1993—2005年收治的11例结肠脂肪瘤患者的临床资料,指出11例结肠脂肪瘤患者的临床症状主要有腹痛、便血和大便习惯改变。肿瘤位于横结肠5例(45.5%),盲升结肠4例

(36.4%),乙状结肠2例(18.2%),均为单发。肿瘤最大直径2.5~6 cm,平均4.1±1.3 cm。10例(90.9%)患者手术前行纤维结肠镜检查发现结肠肿块,活检病理结果均为阴性。所有患者均按结肠癌接受了相应的手术治疗。结肠脂肪瘤诊断较为困难,CT是诊断结肠脂肪瘤正确率较高的检查手段,治疗以手术为主,仅需行局部肠段切除。

## 六、结肠、直肠、肛管损伤

苟丽等[19]采用手术治疗37例直肠肛管外伤的患儿。7例单纯行直肠裂伤修复术,术后均1期愈合,未出现大便失禁及肛门狭窄等并发症。14例行损伤修补术+早期结肠造瘘术,其中,11例1期愈合,3例出现轻度狭窄,给予扩肛治疗3~6个月后恢复正常排便。16例行损伤修补术+延期结肠造瘘术,其中有12例患儿因会阴部感染较重,术后肛周形成瘢痕导致肛门狭窄。9例肛门狭窄的患儿经扩肛治疗6~12个月后恢复正常排便,3例肛门狭窄的患儿2期行肛门成形术。张连阳等[20]采用结肠损伤修补或吻合后腹膜外外置术治疗了24例结肠损伤的患者。其中钝性伤17例,穿透伤5例,医源性损伤2例。损伤的部位分别为盲肠、升结肠、降结肠或乙状结肠,12例伴腹腔其他多器官的损伤。结果23例获得治愈,1例因严重骨盆碾压伤、失血性休克死亡。术后5例出现并发症,其中切口感染3例,结肠修补处瘘1例(经局麻下回肠端式造口等处理后治愈),低位小肠梗阻1例(经非手术治愈)。这表明修补或吻合后腹膜外外置治疗结肠损伤是一种安全、有效的术式。李景华等[21]采用一期手术治疗了21例外伤性结肠破裂。其中开放性16例,车祸引起的闭合性损伤5例。8例行一期手术修补,13例行切除吻合。结果全组无死亡,1例发生吻合口漏,3例发生切口感染。这说明在严格掌握手术适应证的情况下,对外伤性结肠破裂作一期手术修补或吻合是可行的。陆艳军等[22]采用蕈形胶管结肠造口治疗结肠损伤22例。其中,17例因腹腔污染严重、有全身严重多发伤和腹腔多脏器损伤或合并肝硬化、糖尿病,不能行一期修复手术;5例因伴有失血性休克过长过重、伤后至手术时间超过12 h、年龄>70岁三种情况中两种未行一期修复手术。结果22例全部治愈;3例术后出现腹腔感染,经充分引流、抗感染和营养支持治疗后治愈;2例发生了切口感染,经清创引流后治愈。表明蕈形胶管结肠造口为不宜行一期手术的结肠损伤患者提供了一个安全合理的手术方式。杨系伦等[23]采用一期手术修补治疗了5例外伤性横结肠破裂。其中,男性4例,女性1例;年龄17~35岁,平均24.0岁。开放性损伤4例,均为刀刺伤;闭合性损伤1例,为腹部撞击伤。全组病例均进行了手术剖腹探查,游离破裂结肠部提出切口外经肠破口进行减压及冲洗后一期双层缝合修补。结果4例伤口均一期愈合,1例术后产生术后早期炎性肠梗阻及伤口感染,无腹腔感染、肠瘘、肠狭窄及其他并发症发生。

## 七、先天性疾病

杨合英等[24]通过回顾性分析32例巨结肠患儿术后恢复情况,并选取32例行单纯改良Soave根治术的患儿做对照。观察术中扩张段肠管断端病理切片、术后复查肛诊、肛门镜、钡灌肠及直肠肛管测压并对二组患儿排便功能进行评分。结果发现,两组间扩张段断端神经节细胞数量正常及神经节细胞数量减少的例数无差别。肛诊及肛门镜示术后半年以上缩口缝合结肠黏膜皱褶基本消失。钡灌肠示结肠均无明显扩张,结肠形态恢复良好。两组间术后1年排便功能评分及直肠肛管测压中的肛管高压区长度、肛管静息压、直肠感觉阈值均无统计学差异。术后并发症观察组有吻合口狭窄1例,二组轻度污粪各1例。徐小松等[25]通过回顾性分析48例先天性肛门直肠畸形的新生儿行I期Pena术,并对其中31例进行2个月至4年4个月随访,发现术后早期仅1例因肺部感染加重出现呼吸循环衰竭死亡,2例切口部分感染裂开,其余患者均恢复良好。随后的随访资料显示,所有病例均无完全大便失禁、瘘管复发、吻合口狭窄等严重并发症出现。3例便秘,3例稀便时污粪,1例用力时污粪,2例直肠黏膜脱垂,1例切口感染,1例肛门狭窄。肛门功能临床评分标准评价患儿排便功能发现,优:30例,中:1例,差:0例。17例中高位肛门直肠畸形术后行肛门直肠测压检查,有3例存在RAIR。17例中高位肛门直肠畸形术后行肛门直肠测压检查,有3例存在RAIR。王若义等[26]对13例患脊髓拴系综合征并行脊髓拴系松解手术,且术后观察2年以上未见大便有明显改善的患儿施行臀大肌瓣移位术。所有患者在手术前均行盆底肌电图检查、盆底肌MR、结肠传输试验检查,严格掌握手术适应证,手术前后均行肛门直肠测压、临床疗效评价。术前盆底肌电图均表现为神经源性损害,且为失代偿期。结肠传输试验表现为混合型10例,出口梗阻型3例,盆底肌MR见所有患儿肛提肌发育不对称或肛提肌不能清楚显示。结果发现,肛门直肠测压手术前后均未见明显变化,临床评分结果示13例患儿均表现为完全性大便失禁,评分差,术后患儿的临床表现优0例,良8例,差4例。术后经过一段时间的腹压排便训练和生物反馈训练后,可以调节臀大肌瓣与盆底肌协调作用,可以一次尽可能多的将直肠内的大便排出,肛门刺激症状出现的机会减少,可以表现为排便次数减少，污粪减少。詹江华等[27]取23例先天性肛门闭锁病例(其中高位闭锁4例，低位闭锁19例)以及4例死于与肠道疾病无关新生儿或婴儿尸检距直肠末端(盲端)3 cm处的直肠后壁黏膜或全层组织标本，使用冰冻切片、免疫组化等方法通过病理学的方法发现，先天性肛门闭锁患儿直肠盲端肠壁中可见典型神经节细胞而部分只能见到神经丛，未见明显神经节细胞肠道盲端ICC减少或完全缺失表达。而且无论神经节细胞、神经丛以及ICC细胞数方面，高位闭锁组均明显低于低位闭锁组。因肠道神经节细胞和神经丛与肠道末端感觉和运动有关，ICC和神经节细胞与肠道动力有关，过多保留闭锁盲端势必造成肛门直肠畸形患儿术后排便功能障碍。张廷冲等[28]通过回顾性分析顽固性便秘合并巨结肠23例临床资料，其中患儿首次手术年龄3 d至6岁，术前诊断均为中低位肛门直肠畸形。23例患儿均以肛门成形术后便秘就诊。均采用Soave巨结肠根治术。临床结果显示：术前见肛门外观大致正常13例，外观正常合并直肠尿道瘘1例，肛门开口位置前移6例，瘢痕回缩2例，肛门外口狭窄1例。术中进入盆腔后即为扩张肠管，系膜增生增厚，肠壁血管增生粗大。13例单纯经会阴手术，10例经腹会阴手术，其中1例同时回肠末端造瘘。9例巨结肠切除同时，再次行肛门成形术，1例巨结肠切除同时行前矢状入路直肠尿道瘘修补术。病理检查15例切除肠管远近段，可见神经节细胞者，8例肠管远端无神经节细胞者，23例均见肌层增生肥厚，肌纤维变性，肌层排列紊乱。二次术后随诊肛门功能李氏评分5～6分。

## 八、直肠前突

余文芳等[29]报道分析30例患者应用RPH(自动痔疮套扎术)治疗直肠前突，30例均为女性，平均45岁，均经过2～5年不等的非手术治疗。术后根据临床症状、体征及排粪造影结果评定疗效，结果痊愈20例，显效6例，有效3例，无效1例，总有效率96.7%，术后出现尿潴留2例，经保守治疗后缓解。无其他并发症出现。随访6～12个月无复发。RPH方法治疗直肠前突操作简便，疗效确切。创伤较小，可重复进行。朱向琥等[30]对5例直肠前突患者应用STARR(肛肠合器直肠切除术)手术治疗，患者平均年龄53岁，均为女性，术后根据患者粪便性状及排便次数评估手术疗效。5例均一次手术成功，术后尿潴留1例，无大出血、感染、肛门失禁、狭窄、肠瘘等并发症。术后随访2～3个月，5例患者均缓解。STARR手术开展时间较短，无长期随访结果，应进一步行大宗病例长期随访观察，和研究以确定其长期疗效。王焕丽等[31]报道分析58例直肠前突患者，均为已婚已产女性，平均年龄51岁，经正规手的非手术治疗3个月无效。其中应用TST(选择性痔上黏膜切除)加直肠前部修补手术治疗30例，28例应用传统的Sehapayah法。随访6个月至2年，TST组除有1例轻微的肛门坠胀感外，其余未发现并发症及后遗症，28例Sehapayah法患者，复发7例，其余21例仍有肛门下坠、排便梗阻感症状。TST法与传统方法相比，手术简单、创伤小、疼痛轻、恢复快、复发率低，疗效肯定。陈辉等[32]回顾分析了63例直肠前突患者，均为已婚、已产女性，平均年龄42.5岁，病程2～10年，以排便困难、伴肛内坠胀、排便不尽感等为主要症状。均应用改良Block修补术治疗。随访6个月34例痊愈、18例显效，11例有效，术后均无并发症及后遗症出现。改良Block修补术是治疗直肠前突的一个简单有效的手术方法。

## 九、藏毛窦

高利强等[33]报道了7例藏毛窦患者，均行一期切除缝合，术后二周拆线，所有患者均一期愈合出院，随访1～3年无复发。贠健等[34]报道8例藏毛窦患者3例一期缝合、1例部分缝合、4例创口敞开。结果3例一期愈合，5例二期愈合，创口感染2例，1例经换药5周后愈合，1例再次手术治愈。詹学斌等[35]报道分析43例藏毛窦手术患者，12例切口开放，18例一期缝合，13例行皮瓣转移。随访10～51个月，切口开放组愈合时间平均10天，7例患者出现瘢痕不适，2例出现反复脱皮。一期缝合组平均愈合时间34.3天，10例出现伤口渗出，5例切口裂开，1例皮肤坏死，3例瘢痕瘙痒、疼痛。皮瓣转移组平均愈合21.2天，2例出现部分皮瓣边缘表层坏死，3例切口渗出，2例裂开1针，1例切口疼痛，1例皮瓣下积液、感染，2个月后复发，再次手术后愈合。尽管藏毛窦为感染性疾病，只要充分的术前准备，彻底切除、选择合理的切口闭合方法，藏毛窦切除后的切口闭合是可行的，皮瓣转移术是一种有效的方法。

## 十、痔病

杨高红等[36]报道了采用吻合器痔上黏膜环切术PPH联合外痔切除术治疗45例混合痔(Ⅲ度混合痔28例，Ⅳ度混合痔17例)患者，发现PPH联合外痔切除术治疗混合痔手术时间短，术后疼痛轻，术后并发症少，近期效果良好。平均住院时间3天，术后随访1年以上，无1例复发，无1例出现吻合口狭窄、肛瘘及大便失禁者。林宏城等[37]对比分析了TST和PPH两种手术方法对86例(Ⅱ度11例，Ⅲ度62例，Ⅳ度13例)痔患者的治疗效果。两种手术方法在手术时间、术中出血量、治疗效果(出血治愈率和脱垂治愈率)、伤口愈合时间、住院时间、住院费用和满意评分等方面均无统计学差异。而在术后并发症方面,TST组患者在术后12小时和术后第7天的疼痛评分较PPH组低,在初次排便、术后第3、7天急便感患者少于PPH组,同时肛门失禁的发生率也较PPH组低。TST的优越性可能体现在其并发症较低。环状混合痔是常见病、多发病,一次性根治避免术后并发症及复发仍是当前的难题。李建平等[38]分析了64例环状混合痔者,发现原位皮瓣移植齿线保留术在治愈时间、术后疼痛、肛门狭窄和术后水肿等方面均明显优于外剥内扎术。张旗等[39]总结了66例(Ⅰ度8例,Ⅱ度17例,Ⅲ度25例,Ⅳ度16例)接受多普勒引导下痔动脉结扎术(Doppler-guided hemorrhoidal artery ligation, DGHAL)DGHAL的痔患者,发现治愈率为89.4%,随访1～6月,复发率16.9%。秦澎湃等[40]前瞻性研究了DGHAL和PPH治疗Ⅰ～Ⅲ度内痔及以内痔为主的混合痔患者92例,结果显示,两组患者在疗效、手术时间、术后满意度和术后1年复发率相近。而DGHAL在恢复正常生活的时间、住院时间、治疗费用方面明显优于PPH,且术后疼痛、尿潴留、肛门坠胀、出血、肛周感染、水肿、肛裂等并发症发生率相对较少。TST的远期疗效尚有待进一步观察。刘向伟等[41]报道了100例急性嵌顿痔患者,行分段外剥内扎内痔注射术并肛门内括约肌部分切断术患者,在术后疼痛、肛缘水肿和肛门狭窄等方面均优于单纯行分段外剥内扎内痔注射术的患者,采用两种手术方法的全部病例均痊愈出院。说明肛门内括约肌部分切断术对治疗急性嵌顿痔具有显著的疗效,并能有效减少患者的痛苦和术后并发症。术中应注意切断的内括约肌纤维要适中,使其张力松紧适度,切断太多会损害肛门收缩功能,太少则达不到松解痉挛的目的;同时注意保留肛管皮肤及皮桥,以防肛门狭窄发生。

## 十一、便秘

孙基伟等[42]报道了回肠-直肠吻合和盲肠-直肠吻合的对比研究。两组均开腹手术,大肠切除至骶岬直肠上缘水平。回-直吻合术回肠切除不超过回盲部5 cm与直肠端端吻合,盲直吻合术则在回盲部最大直径近升结肠5 cm范围内与直肠端端吻合。26例接受盲直吻合(其中MC14例),22例接受回直吻合(其中MC14例)。术后第3年,盲直吻合组伴MC与无MC病人随访资料差异有统计学意义。曹志新等[43]报道31例采用直肠低位切除治疗满传输性便秘。全组行结肠次全切除、保留6 cm升结肠,腹膜反折下切断直肠,行升结肠直肠低位端端吻合术,距回盲部15 cm行末端回肠预防性造口术,3月后还纳。其中23例异常深陷的盆底腹膜行抬高和盆底重建。全组无近期并发症。30例排便功能满意,每日大便次数平均4次。1例术后便秘症状复发,但症状较轻。1例术后出现焦虑,8例术后出现肛门坠胀,均治疗后好转。潘晟等[44]报道45例结肠次全切除术腹腔镜与开腹手术的对比研究。25例子开腹手术,保留升结肠8～10 cm。与直肠上端吻合。20例腹腔镜辅助结肠次全切除。两组术后疗效差异无统计学意义。腹腔镜组术后腹腔引流量少于开腹组,但手术时间长于开腹组。罗吉孔等[45]报道47例子出口梗阻性便秘的手术治疗,采用经肛双吻合器直肠前后壁黏膜切除钉合术。用强生33 mmPPH吻合器分两次切除直肠前壁及后壁黏膜。第一把吻合器在直肠前壁切除直肠套叠脱垂的前半部分,同时吻合,纠正直肠前壁的解剖结构异常,清除直肠阴道隔的薄弱区域;第二把吻合器在直肠后壁切除直肠套叠脱垂的后半部分,同时完成吻合,纠正直肠后壁的解剖结构异常,恢复盆底解剖结构,使患者病灶解除,排便通畅。6月后随访39例排便通畅,7例偶有排便困难,1例无明显效果。刘海泉等[46]报道中西药合用治疗老年满传输性便秘84例,其中42例采用自拟中药方口服并配合中药外敷神阙穴、莫沙必利口服,对照组42例口服福松治疗。结果治疗组有效率优于对照组。作者认为,中西药合用治疗老年性满传输性便秘疗效肯定。

## 十二、炎性肠病

周欣等[47]选择78例肠镜检查确诊的UC患者,分为治疗组40例,对照组38例。治疗组给予美珍颗粒剂灌肠配合音乐疗法同时口服美沙拉嗪肠溶片治疗,对照组单纯口服美沙拉嗪肠溶片,均以4周为一疗程。2个疗程后对比治疗组总有效率(95.0%,38/40)明显高于对照组(68.4%,26/38),$P<0.01$。治疗组和对照组患者Ⅱ-6和Ⅱ-8表达水平均降低($P<0.01$),其中治疗组降低更明显($P<0.01$)。朱维铭等[48]回顾性分析行肠切除肠吻合术的94例CD患者的临床资料,比较实施侧侧吻合(SSA组,56例)与端侧或端端吻合(非SSA组,38例)两组患者的术后内镜复发和临床复发情况。结果SSA组和非SSA组术后1年和2年累计内镜复发率分别为10.7%、46.4%和29.2%、66.7%,差异有统计学意义($P=0.037$);两组术后1年和2年累计临床复发率分别为3.6%、8.9%和7.9%、21.1%,差异亦有统计学意义($P=0.041$)。谢颖等[49]回顾性分析接受手术治疗的33例活动期复杂CD患者。有14例行一期手术,19例分期手术。一期手术组与分期手术组术后并发症发生率分别为71%(10/14)和26%(5/19),两组比较差异有统计学

意义($P=0.015$)。术后3个月内,两组患者早期临床复发率分别为36%(5/14)和0,两组比较.差异有统计学意义($P=0.008$);术后分期手术组临床和内镜下累计无复发率明显优于一期手术组(分别为$P=0.000$和$P=0.006$)。谢颖等[50]回顾性分析接受EN治疗的37例活动期CD并发不全性肠梗阻患行的临床资料,CD活动度评分(CDAI)均介于150分和450分之间。通过鼻饲管或经皮内镜下胃(或空肠)造口,每日总热量125 kJ/kg。治疗4周后临床有效率43.2%(16/37),临床缓解率72.9%(27/37);治疗12周后,临床有效率70.2%(26,/37),临床缓解率78.4%(29/37);与治疗4周比较,差异有统计学意义($P<0.05$)。杨荣萍等[51]对既往无肠切除手术史的216例连续CD病例资料及其随访资料进行回顾性分析。应用COX比例风险模型分析初次手术的危险因素。应用Logistic回归模型分析术后复发的危险因素。结果在平均55个月的随访期间内,有44例(20.4%)行初次肠切除手术,发病后1年、5年和10年累计手术率分别为11%、25%和45%。多因素分析显示,诊断年龄和疾病行为是初次肠切除手术的独立危险因素($P<0.05$)。44例手术患者有40例接受了平均20.4个月的术后随访。术后1年内镜复发率为52.6%(10/19);临床复发率为22.5%(9/40),平均临床复发时间为术后22.6个月。多因素分析显示,合并肛周病变是临床复发的独立预测因素($P<0.05$)。2例患者接受了再次肠切除手术,外科复发率为5%(2/40),再次手术原因均与初次相同。

## 十三、肛瘘

毛文建[52]为探讨结核性肛瘘的诊治特点,以提高其一次性治愈率,减少误诊、误治,回顾分析2001年10月至2009年9月收治的21例结核性肛瘘患者的资料。结果显示,21例患者均一次性治愈,创口均一期愈合,愈合时间为17～52 d,平均34 d。术后无肛门畸形及肛门功能障碍等后遗症,随访1～5年,无复发。结果表明,结核性肛瘘的病理检查具有特征性改变。结核性肛瘘一次性治愈的关键,除早期手术彻底清除病灶外,全程、足量、规律、联合的正规抗结核治疗亦十分重要,术后中药熏洗坐浴和利福平纱条换药,可加速创口愈合。徐琴等[53]对25例高位肛瘘在术前进行MRI扫描,以手术结果为标准,将MRI检查结果及术前检查结果与手术结果进行比较。结果与手术探查结果相比,术前MRI在诊断肛瘘侵犯位置高低方面的准确率为84%,术前一般检查的准确率为52%;术前MRI在肛瘘内口诊断方面的准确率为80.0%,术前一般检查的准确率为52%。结论应用MRI检查,能较准确地显示内口的位置、瘘管走行及肛提肌受侵范围和程度,为提高手术的成功率及手术时避免肛门括约肌的损伤具有重要指导意义。李峨等[54]观察高位肛瘘术中不同程度挂线后肛门功能改变情况。共观察病例45例,分为3组,每组15例,均行低位切开高位挂线手术,以挂线勒割肌束收紧长度为分组观察依据。结果显示肛管压力下降以静息压为著,1/4组(挂线勒割力量以所包绕的肌束收紧1/4周长,术后7～8 d后紧线,分次紧线均收紧1/4周长,每次紧线相隔7～8 d及1/3组(挂线勒割力量以所包绕的肌束收紧1/3周长,术后7～8 d后紧线,分次紧线均收紧1/3周长,每次紧线相隔7～8 d)是较理想的挂线方案,对肛门功能保护较好,带刻度的橡皮筋应用于挂线疗法操作简便,安全可靠,值得推广使用。杨明[55]为探讨隧道式瘘管切除术治疗高位肛瘘的治疗效果。回顾性分析2007年以来采用隧道式瘘管切除术治疗的26例高位肛瘘患者病例资料。结果显示全部病例一次手术治愈,无严重并发症,创口愈合时间平均为18 d,随访1～3年未见复发,发现隧道式瘘管切除术治疗高位肛瘘效果满意,与经典的挂线法相比并发症少,疗程短。吴瑶等[56]为肛瘘继发黏液腺癌临床特点、病理、治疗和预后,对4例病例的临床表现、治疗方法进行回顾性分析。结果发现反复发作的慢性炎症刺激是肛瘘癌变的主要诱因,确诊依靠瘘管及相关肿物的病理学活检。对于长期不愈的脓肿和/或肛瘘患者,应保持警惕黏液腺癌可能,对于瘘道或脓肿周围组织活检有助于早期诊断和治疗。罗先文等[57]为探讨CT瘘管造影在复杂性肛瘘中的临床应用价值。对17例复杂性肛瘘患者进行64排CT瘘管造影检查,CT图像进行三维表面重建(3D-SSD)处理。并与术中所见进行比较。结果显示CT瘘管造影及其后处理影像可以清晰显示复杂肛瘘瘘管的分支系统,在其指导下行肛瘘根治术的患者,经过至少1年随访,治愈率100%。结果发现CT瘘管造影结合三维重建技术可以指导复杂性肛瘘的临床手术治疗,是提高手术治愈率的重要诊断方法,值得进一步推广。

## 十四、大肠癌的基础研究

王琳等[58]探讨了重组人生长激素(rhGH)及联合5-氟尿嘧啶(5-Fu)对人结肠癌荷瘤裸小鼠的影响。作者建立人结肠癌Lovo裸小鼠皮下移植瘤模型,将荷瘤裸小鼠随机分为对照组、GH组、5-Fu组、GH/5-Fu组,每组8只,同时治疗10天,观察裸鼠体重、皮下移植瘤体积、重量的变化,以流式细胞术测定细胞周期及凋亡情况。将另外32只小鼠编为第二大组,同法分为4组,并分别给予上述处理,观察生存期。结果与对照组比较，GH 组裸鼠的体重明显增加($P<0.05$)。与5 - Fu 组比较，GH/5 - Fu 组裸鼠的体重明显增加($P<0.05$)。与对照组比较，5 - Fu 组、GH/5 - Fu 组肿瘤体积、重量明显减少($P<0.05$)。与 5 - Fu 组比较，GH/5 - Fu 组裸鼠的肿瘤体积、重量差异无统计学意义($P>0.05$)。与对照组比较，GH 组 $S/G_2/M$ 期细胞百分比及增殖指数(PI)差异无统计学意义($P>0.05$)。与 5 - Fu 组比较，GH＋5 - Fu 组的 $S/G_2/M$ 期细胞百分比及 PI 差异学统计学意义($P>0.05$)。与对照组比较，5 - Fu 组、GH＋5 - Fu 组的凋亡率均升高($P<0.05$)。与 5 - Fu 组比较，GH＋5 - Fu 组的凋亡率差异也无统计学意义($P>0.05$)。与对照组比较，5 - Fu、GH/5 - Fu 组明显延长($P<0.05$)；与 5 - Fu 组比较，GH/5 - Fu 组延长，但无统计学意义($P>0.05$)。因此得到结论：生长激素在荷瘤裸鼠体内不刺激肿瘤生长，对机体也无不良影响。联合化疗时，未发现增敏现象。徐光辉等[59]研究了结直肠癌组织中核苷酸切除修复交错互补基因 1(ERCC1)及乳腺癌易感基因 1(BRCA1)的表达及临床意义。作者采用免疫组化的方法检测结直肠癌组织中 ERCC1 及 BRCA1 蛋白的表达水平。结果显示：结直肠癌组织中 ERCC1 阳性表达率为 43.1%；ERCC1 表达与组织病理学分级有关；ERCC1 阴性患者术后应用奥沙利铂为主的方案化疗后，中位生存期(MST)高于阳性患者，两者采用有统计学意义($P=0.013$)。结直肠癌组织中 BRCA1 阳性表达率为 52.8%；BRCA1 表达与组织病理学分级有关；BRCA1 阴性患者术后应用奥沙利铂为主的方案化疗后，MST 高于 ERCC1 和 BRCA1 均为阳性的患者，两者间差异有统计学意义($P=0.025$)。ERCC1 和 BRCA1 的表达在结直肠癌中有显著的正相关性($r=0.485, P=0.007$)。认为 ERCC1 阴性患者应用奥沙利铂为主的方案化疗可获得生存受益，但 BRCA1 阴性患者生存获益不明显；ERCC1 和 BRCA1 的表达水平有可能作为结直肠癌患者术后辅助化疗方案的选择及预后判断指标。

## 十五、大肠癌临床病理研究分析

柴瑞等[60]分析了影响 $T_{1\sim2}$ 期结及预后的因素，作者采用多因素 Logistic 回顾分析了 132 例行结直肠癌根治术并病理证实的患者资料。发现直肠癌淋巴结转移率明显高于结肠癌，从 $T_1$ 期，$T_2$ 浅期到 $T_2$ 深期的淋巴结转移率逐步增加，肿瘤部位和浸润深度是影响 $T_{1\sim2}$ 期结直肠癌患者淋巴结转移的独立危险因素(分别为 $P<0.01$ 和 $P<0.05$)，而性别、年龄、肿瘤大体类型、肿瘤组织学类型、分化程度、CEA 水平、肿瘤直径均于其淋巴结转移无关(均 $P>0.05$)。淋巴结转移和术后随访过程中远处脏器的转移是影响患者生存的独立危险因素(分别为 $P<0.05$ 和 $P<0.01$)。因此术后密切随访十分重要，便于及时对转移情况进行治疗处理，近而改善总体预后，提高生存率。

王晏等[61]总结了 114 例保留盆腔植物神经的直肠癌扩大根治术中直肠周围各组淋巴结的转移规律，探讨侧方淋巴结清扫的意义。结果发现有 46 例发生淋巴结转移，总体淋巴结转移率 40.4%，其中直肠系膜淋巴结转移率为 39.5%，肠系膜下动脉根部淋巴结转移率为 3.9%，侧方淋巴结转移率 9.6%；共取出淋巴结 2463 枚，转移淋巴结数 209 枚，总转移度为 8.5%，其中直肠系膜淋巴结转移度为 14.8%，肠系膜下动脉根部淋巴结转移度为 1.7%，侧方淋巴结转移度为 1.9%。直肠系膜淋巴结的转移率及转移度明显高于肠系膜下动脉根部淋巴结即侧方淋巴结($P<0.05$)；直肠系膜淋巴结的转移率及转移度与 Duke's 分期、肿瘤浸润深度有明显关联性($P<0.05$)。因此选择性的直肠癌扩大根治术在现阶段是可行的。

高强等[62]利用多因素回归分析总结探讨了影响结肠癌患者术后并发症发生的风险因素，作者选取了华西医院结直肠外科收治并经病理确诊的结肠癌患者 114 例，根据术后并发症发生情况分为并发症组和无并发症组，对两组患者病理指标和手术情况进行比较，对相关风险因素进行多因素回归分析。结果发现：2 组患者在手术时间、患糖尿病、肿瘤分化程度、住院时间和 ASA 分级方面差异显著，有统计学意义；手术时间＞200 min 者并发症发生率明显高于≤100 min 者和 100～200 min 者；ASA 分级中Ⅳ级者并发症发生率明显高于Ⅰ级；肿瘤分化程度中高分化者并发症发生率明显高于中分化和低分化者。多因素分析显示住院时间、年龄、是否患糖尿病是结肠癌患者术后并发症发生的独立影响因素。认为结肠癌患者术后并发症的风险因素多体现在患者术前身体素质指标方面，提高对高危因素的重视，针对性地制订治疗方案，对改善患者预后有重要意义。

张银旭等[63]探讨了直肠充气 MSCT 检查对直肠癌术前分期的诊断价值，作者对 68 例经手术病理证实的直肠癌患者进行术前直肠内充气 MSCT 检查，以术后病理结果作为金标准，比较直肠内充气 MSCT 的诊断肠系膜浸润及淋巴结转移方面的准确性、敏感度、特异度、阳性预测值及阴性预测值。结果发现：直肠内充气 MSCT 扫描直肠及乙状结肠充分扩张，直肠周围脂肪间隙与相对较高密度的肠壁及极低密度肠腔对比清晰。直肠内充气 MSCT 扫描对直肠癌肠系膜浸润Ⅰ、Ⅱ、Ⅲ度的准确性分别为 92.6%、91.1% 及 95.6%，敏感度分别 91.2%、85.0% 及 92.9%，特异度分别为 94.1%、93.8%及 96.3%,阳性预测值分别 93.9%、85.0%及 86.7%,阴性预测值为 91.4%、93.8%及 98.1%;直肠癌肠系膜淋巴结转移 $N_0$、$N_1$、$N_2$ 分期的准确性分别为 92.6%、85.3%及 92.6%,敏感度分别为 86.2%、90.0%及 66.7%,特异度分别为 97.4%、81.6%及 96.6%,阳性预测值分别为 96.2%、79.4%及 75.0%,阴性预测值为 90.5%、92.1%及 95.0%。因此得出结论:直肠内充气 MSCT 扫描能够清晰显示直肠癌直肠系膜浸润深度,对肠系膜淋巴结转移术前 N 分期诊断与病理 N 分期具有较高的敏感度和特异度,在直肠癌术前分期中有重要应用价值,可作为术前影像学评估的常规手段,为制定个体化的治疗方案提供指导。

刘文等[64]研究了结直肠癌局部淋巴结浸出液癌胚抗原含量与淋巴结分期的关系,作者选择了结直肠癌根治性切除术病例,每例整块切除的新鲜标本中分别摘取原发灶肠管旁淋巴结和顶端淋巴结各 2 枚,分别测定 CEA 浓度,并送组织学检查,其余标本全数取出淋巴结送病理学检查。结果发现 pN0 期 48 例,CEA 浓度 30.16 ng/mg;pN1 期 22 例,CEA 浓度 93.26 ng/mg;pN2 期 22 例,CEA 浓度 359.74 ng/mg,3 组比较差异有统计学意义($P<0.01$)。认为结直肠癌局部淋巴结浸出液 CEA 浓度与 pN 分期显著相关,可用于指导术后辅助化疗。

刘健培等[65]采用改良的体外经直肠上动脉注射亚甲蓝法来增加直肠癌标本淋巴结检获数,选取 20 例直肠癌患者的手术标本作为自身对照,先后采用传统触摸法和改良亚甲蓝注射法在同一标本上检获淋巴结,结果用配对 $t$ 检验和交叉分类资料的卡方检验进行统计学分析。结果发现 20 例手术标本经传统触摸法检获淋巴结共 194 枚,平均(9.7±0.7)枚/例。标本进一步循亚甲蓝染色多检获 201 枚淋巴结,其中 57.2% 为直径≤5 mm 的小淋巴结。经过两次处理后 20 例直肠癌标本共检获淋巴结 395 枚,(19.8±0.9)枚/例,$P<0.01$。用传统触摸法共发现有 4 例标本有淋巴结转移,经亚甲蓝注射法多发现 4 例阳性标本,经过两次处理后共有 8 例标本有淋巴结转移,转移率为 40%,$P=0.0455$。认为改良的体外经直肠上动脉注射亚甲蓝法是一种简单、安全、经济的方法,不但能提高术后直肠癌标本淋巴结的检获数目,而且能发现更多的阳性淋巴结,提供更准确的分期,值得在临床推广和应用。

李海军等[66]利用 Kruskal-Wallis 铁和检验、Logistic 多因素回归分析研究影响直肠癌患者淋巴结转移的相关因素。作者选取性别、年龄、癌肿部位、大小、累及肠管周径、大体类型、组织类型、病理分级、浸润深度等临床病理因素,进行统计分析来发现它们与淋巴结转移之间关系。结果发现单因素分析显示直肠癌患者淋巴结转移与其年龄、肿瘤大小、累及肠管周径、大体类型、组织类型、病理分级、浸润深度有关($P<0.05$);多因素分析显示肿瘤大小、病理分级即浸润深度为影响淋巴结转移的主要因素($P<0.05$)。所以直肠癌患者淋巴结转移的主要因素包括肿瘤大小、病理分级和浸润深度。

刘峰等[67]回顾性分析 873 例结直肠癌患者的临床病理资料,研究结直肠癌腹膜种植转移与临床和病理因素的关系。发现 873 例患者中,腹膜种植转移 97 例(11.1%)。单因素分析显示,患者的年龄、肿瘤大小、肿瘤分化程度、肠壁浸润深度、淋巴结转移、术前 CEA 和 CA19-9 水平与结直肠癌腹膜种植转移有关。Logistic 多因素回归分析显示,肠壁浸润深度、淋巴结转移以及术前 CEA 和 CA19-9 水平与结直肠癌腹膜种植转移有关。认为肠壁浸润深度、淋巴结转移、术前 CEA 及 CA19-9 水平是影响结直肠癌腹膜种植转移的独立危险因素。

姜可伟等[68]探讨淋巴结转移度(LNR)与结直肠癌术后 5 年无病存活率和总存活率的关系,通过对 124 例Ⅲ期结直肠癌进行分析,依据 LNR 分为 3 组:LNR<0.167、LNR≥0.167~<0.562、LNR≥0.562。发现 LNR 和转移淋巴结数目均与结直肠癌术后 5 年无病存活率和总存活率相关,而 LNR 是总存活率的独立相关因素。对淋巴结病理检查数目未超过 12 枚的病例,LNR 与 5 年无病存活率相关。认为 LNR 与Ⅲ期结直肠癌的预后相关;对伴淋巴结转移的结直肠癌,特别是淋巴结病理检查数目相对较少的病例,应考虑将 LNR 作为临床病理分期的补充。

## 十六、影像学术前分期

俞金龙等[69]应用 Philips/Brilliance 64 层 CT 对 10 例术后病理标本证实的结肠癌(8 例)和结肠息肉(2 例)进行容积扫描。Mimics 软件用 MC (Marching Cubes)算法对肠管进行面及用虚拟内镜法重建三维图像及基于 CTA 二维图像对大肠及周围结构等各种组织进行三维重建。分析病变部位、大小及形态,将影像结果与病理对照。结果 10 例三维成像效果良好,图像诊断与病理符合率 100%。虚拟内镜与 CT 仿真内镜显示基本一致。虚拟结肠镜结合多结构数字模型重建,可以提供更多信息,有助于病变的准确定位,不仅无创、有效,更能准确反映病变定位极其复杂的解剖结构及空间毗邻关系,清晰显示肠壁及肠外的转移情况,对结直肠癌的临床分期和手术方案的选择具有重要意义。

## 十七、中、低位直肠癌的手术治疗

孙学军等[70]回顾性分析76例中低位直肠癌患者行外翻肛门外切除结直肠(肛管)吻合术,发现无手术死亡,切缘均经病理证实无肿瘤残留,无吻合口漏发生,术后5年肿瘤局部复发率12.5%,术后5年存活率73.6%,术后3～6个月排便功能基本恢复正常,排便次数达到1～2次/天。认为中低位直肠癌外翻肛门外切除结直肠(肛管)吻合术优点:切除肿瘤充分、吻合简单可靠、手术污染轻、保持良好的排便功能。

## 十八、腹腔镜治疗

张辉等[71]回顾性总结乙状结肠癌根治性手术的115例患者的临床资料,对比手辅助腹腔镜技术和传统开腹技术在乙状结肠癌治疗中的安全性及围手术期疗效。结果:手助腹腔镜(HALS)组与开腹组对比术中清扫淋巴结总数、手术时间无明显差异;HALS组术中出血量明显少于开腹组;术后围手术期并发症发生率明显低于开腹组;HSLS组术后胃肠功能恢复快、术后平均住院日缩短。认为手辅助腔镜用于乙状结肠癌切除术与开腹手术相比,可达到同样的近期根治效果,并具有安全、微创的优势。

于海华等[72]回顾60例行经肛门内镜显微手术(TEM)的直肠癌患者的临床资料,分析直肠癌疗效及复发危险因素,以探讨直肠癌TEM适应证。多因素复发危险因素分析证实,浸润深度和肿瘤大小是TEM术后复发的独立风险因素,认为pTis、pT1期及肿瘤小于3 cm的早期直肠癌患者,TEM安全有效,值得推广。

刘波等[73]总结经肛门内镜微创手术(TEM)治疗直肠肿瘤的手术经验及技巧。回顾分析106例直肠肿瘤TEM手术,认为TEM是针对于直肠中上段肿瘤的手术方式,应根据肿瘤位置调整患者正确的体位,切除过程遵循一定的手术步骤,良性肿瘤可行黏膜下切除,怀疑恶性肿瘤建议行全层切除,安全切缘距离应≥1 cm,切除创面缝合关闭。TEM手术慎用于距齿状线10 cm以上的女性直肠前壁肿瘤。

## 十九、结肠系膜切除(CME)

叶颖江等[74]回顾性分析31例非转移结肠癌(不合并肠梗阻)的临床资料,探讨完整结肠系膜切除(CME)在结肠癌手术治疗中的应用。认为CME可以达到结肠癌的根治性完整切除,达到系膜和淋巴组织切除的最大化,但并未增加手术风险,甚至术中出血量较传统根治手术有减少趋势。术后短期效果良好,不影响病人康复,但能否提高远期疗效尚待随访。

## 二十、局部复发直肠癌

姜勇等[75]回顾分析187例局部复发直肠癌(LRRC)患者的临床资料,其中行局部切除术34例,腹会阴联合切除术35例,后盆腔脏器切除术17例,全盆腔脏器切除术(TPE)98例,TPE联合骶尾骨切除2例,TPE联合半骨盆切除1例。R0、R1、R2切除分别为87、60、40例;手术根治性与初次手术方式及盆壁受侵固定程度有关。手术根治性和淋巴结转移是影响预后的独立危险因素。认为术前准确评估肿瘤固定范围、提高R0切除率是提高LRRC患者手术疗效的关键。

## 二十一、盆腔自主神经

林鸿悦等[76]前瞻性非随机对比122例腹腔镜直肠癌根治术(LS组)和74例开腹直肠癌根治术(OS组)后排尿功能和性功能的差异,发现LS组合OS组术后排尿功能障碍发生率分别为5.7%和8.1%,男性术后勃起功能障碍发生率分别为16.7%和20.7%,男性术后射精功能障碍发生率分别为20.8%和20.7%,女性术后性功能障碍发生率分别为37.5%和42.9%,差异均无统计学差异。认为腹腔镜直肠癌根治术不会增加患者术后排尿功能和性功能障碍的发生率。

## 二十二、腹腔乳糜漏

卢星榕等[77]比较1 259例不同术式(开腹与腹腔镜)、不同部位(左半、右半与直肠)结直肠肿瘤根治术后腹腔乳糜漏的发生率,发现术后乳糜漏发生率3.6%,开腹组和腹腔镜组的发生率分别为3.2%和4.1%,差异无统计学意义;右半结肠根治术后腹腔乳糜漏的发生率为9.6%,显著高于左半结肠2.6%和直肠2.8%。45例患者经保守治疗治愈,1例行腹腔淋巴管漏口结扎术并局部喷洒医用胶治愈,无死亡病例。认为根治性右半结肠切除是术后发生乳糜漏的高危因素;术后腹腔乳糜漏保守治疗有效。

## 二十三、直肠癌术后吻合口漏

邵春法等[78]回顾分析行开放(504例)或腹腔镜(65例)直肠癌前切除术569例,术后发生吻合口漏39例(6.8%)。对不同医院、术者、患者年龄(≥55岁或<55岁)、性别、吻合方式(手工或吻合器)、手术方式(腹腔镜或开放)、是否近端肠管预防性造瘘、肿瘤位置(腹膜反折以上或以下)、Duke分期的吻合口漏的发生率进行单因素分析和多因素非条件Logistic回归分析,发现直肠癌前切除术后吻合口漏的发生与肿瘤分

期及肿瘤部位密切相关。冯超等[79]探讨了直肠癌前切除手术术后吻合口漏的相关危险因素,628 例直肠癌前切除术后共发生吻合口漏 54 例(8.6%),患者术前有糖尿病病史、术前血清白蛋白<35g/L、术中没有行预防性近端肠造口、肿瘤下端距肛缘距离≤7 cm、肿瘤病灶直径>5 cm 是患者术后发生吻合口漏的危险因素。并且肿瘤下端距肛缘≤7 cm 是术后发生吻合口漏的独立危险因素($P<0.05$),因此低位直肠癌、肿瘤较大、合并糖尿病及营养不良是直肠癌术后吻合口漏的危险因素,行保护性近端肠造瘘可以预防吻合口漏的发生。

秦光远等[80]分析了直肠癌术后吻合口漏的危险因素及防治策略,发现 1 256 例手术患者术后发生吻合口漏 88 例(7.0%),吻合口漏的发生与性别、年龄、是否合并糖尿病、低蛋白血症、手术时间、手术者、肠道准备情况、肿瘤位置、肿瘤分期等有关,与手术方式、术中是否使用生物蛋白胶、是否使用吻合器等无关。严格掌握手术指征、术中规范细致操作、围手术期完善的处理有利于吻合口漏的放置。

梁家强等[81]回顾性分析了 235 例老年人低位直肠癌保肛手术的临床资料,发现术后发生吻合口漏 15 例(6.4%),认为直肠癌保肛术发生吻合口漏的原因与术前个人营养状况、术前肠道准备、术中的手术方式和术后吻合口张力等有关。术前良好的肠道准备、术后营养支持和保持骶前引流是至关重要的。

## 二十四、感染

阮燕萍等[82]回顾性分析 208 例结直肠癌择期手术病例,进行病历对照研究,采用单因素、多因素 logistic 回归分析的方法筛选与发生术后手术部位感染(SSI)相关的危险因素,发现结直肠癌手术部位感染的主要致病菌是产生广谱β-内酰胺酶(ESBLs)的大肠埃希菌,手术时间、术前空腹血糖、高密度脂蛋白和是否腔镜手术是 SSI 的影响因素。

## 二十五、抗生素的应用

谈凯等[83]分析了不同时间应用抗菌药物在结直肠癌手术切口感染预防中的效果。作者将所有患者在手术治疗的过程中均应用抗菌药物预防切口感染,按使用抗菌药物时间的不同分为 3 组,A 组:术前 1~2 d 开始使用;B 组:在麻醉诱导期即仅在手术开始前 30 min 至 1 h 使用;C 组:在手术结束后送回病房是 30 min 至 1 h 内使用;一般情况下均应用头孢三代抗菌药物,3 组患者均用 100 ml 生理盐水稀释后快速静脉滴注,1~2 次/天,连用 3 d。结果显示:共 563 例患者,总的切口感染率为 2.66%,其中 A 组切口感染率 3.19%,B 组 1.06%。C 组感染率为 3.74%,C 组与 A、B 组比较差异有统计学意义($P<0.05$),A 与 C 组比较差异无统计学意义。因此结结直肠癌手术预防性应用抗菌药物预防切口感染的最佳时间是手术开始前 30 min~1 h,临床医师应严格控制用药时间,真正做到合理地使用预防性抗菌药物。

## 二十六、排便功能障碍

徐向明等[84]采用前瞻性自身对照的研究方法,对 32 例低位直肠癌保肛术后的患者服用非比麸 2 周,记录治疗前后大便性状的改变,发现患者服用非比麸后大便次数显著减少,Bristol 分型评分表明大便性状有明显改善,治疗后 7 d 较治疗前平均有效率为 61.2%,治疗后 14 d 平均有效率 90.2%,证明非比麸对改善和纠正直肠癌术后患者的排便功能障碍具有肯定的作用。

## 二十七、营养

结直肠恶性肿瘤病人是营养不良的高发人群,手术治疗使营养不良病人的免疫功能严重下降。在围手术期进行营养支持对提高该类病人生存质量至关重要,也是减少术后并发症的有效手段。郑伟等[85]为评价ω-3 鱼油脂肪乳对结直肠癌病人术后肝肾功能、免疫功能、炎性反应和营养状况等方面的影响,探讨ω-3 鱼油脂肪乳在结直肠癌病人术后应用的价值,将 40 例结直肠癌病人随机分为试验组和对照组,每组 20 例。两组病人术后均使用等氮、等热量肠外营养(PN),试验组病人添加ω-3 鱼油脂肪乳。于术前、术后 PN 前和术后 1 周分别检测病人免疫功能和营养学指标。结果显示结直肠恶性肿瘤病人术后应用ω-3 鱼油脂肪乳,有利于改善营养状况,调节免疫功能,减低炎性反应,有助于术后康复。

## 二十八、新辅助治疗

直肠癌的介入治疗是进展期直肠癌的主要治疗手段之一,经导管动脉栓塞(transcatheter arterial embolization,TAE)是其中较为安全有效的治疗方法。传统 TAE 主要依靠常规化疗药物及栓塞达到治疗目的,但化疗药物的副作用较为明显。沙培林是 A 族链球菌的灭活冻干制剂,也是目前已知最强的生物反应调节剂。其杀伤肿瘤细胞、调节宿主免疫状态的作用已经实验证实,并已应用于肝癌、结肠癌及多种恶性胸腹腔积液的治疗。但用于直肠癌的介入治疗尚未见报道。曹化祥等[86]为探讨沙培林联合抗癌药在进展期直肠癌治疗中的应用价值,将 78 例进展期直肠癌患者分为试验组 38 例和对照组 40 例,分别进行沙培林 TAE 治疗及传统 TAE 治疗，对术后反应及疗效进行对比分析。显示试验组在治疗效果、生存率方面优于对照组，两组毒副作用大致相同。发现沙培林联合抗癌药选择性直肠上动脉栓塞治疗进展期直肠癌是一种安全有效的治疗方法。新辅助治疗能够减少直肠癌局部复发，提高保肛率，但对总生存率的提高不明显。浸润于肿瘤组织内的淋巴细胞作为一个特殊的异质性群体，在肿瘤免疫中具有重要作用。在患者体内，它处于机体免疫系统与肿瘤相互作用的最前沿，其组成和功能学特征一定程度上反映了机体抗瘤反应的性质、强度和总体水平。董功航等[87]为进一步了解直肠癌新辅助治疗后肿瘤组织局部免疫状态的改变，为直肠癌新辅助治疗提供更多认识。选取新辅助治疗(FOLFOX6 方案)的中低位直肠癌患者 60 例(治疗组)及未行新辅助治疗的中低位直肠癌患者 60 例(对照组)的术后石蜡包埋组织进行对照研究。在高倍镜下对 2 组癌组织标本切片进行肿瘤浸润淋巴细胞(TIL)计数，采取鼠抗人单克隆抗体 S－100，采用免疫组织化学 SP 法检测两组癌组织中树突状细胞(DC)的形态和分布特征，并对其阳性细胞计数。结果发现新辅助治疗可使肿瘤的局部 TIL 减少，DC 增加，对患者肿瘤局部免疫功能产生影响

## 二十九、大肠癌化疗

鲁明良等[88]为研究盆腔不同温度热灌注化疗对进展期大肠癌的疗效及其预防术后早期肿瘤局部复发的作用，将行根治性手术治疗的 174 例直肠癌患者分成 3 组，即单纯灌注组(低渗常温灌注，简称单灌组，60 例)、温化灌注组(低渗温热灌注化疗，简称温化组，57 例)和热化灌注组(低渗高热灌注化疗，简称热化组，57 例)，其中温化组和热化组统称为温热组。单灌组用常温(24～27℃)无菌蒸馏水进行盆腔灌注；温热组将 5－氟尿嘧啶(5－FU)2.0 g 和顺铂(DDP)80 mg 稀释加温后进行盆腔灌注；测定并对比各组手术前后血清中癌胚抗原(CEA)、糖蛋白抗原 199(CA199)和恶性肿瘤特异性生长因子(TSGF)的含量，以及术前及盆腔灌注后腹水中 CEA 的含量。结果显示单灌组盆腔灌注后腹水 CEA 含量呈上升趋势，而温热组术后腹水 CEA 含量明显降低，且热化组术后 CEA 含量明显低于温化组。单灌组术后血清 CEA、CA199、TSGF3 项指标回升幅度较温热组明显，而温化组与热化组比较差异无统计学意义。结果表明，进展期大肠癌根治术中行盆腔低渗热灌注化疗可显著降低患者相关肿瘤指标含量，清除、杀灭术中脱落的肿瘤细胞，防止肿瘤早期局部复发，近期疗效肯定，对提高患者生存率和生存质量意义重大。

朱庆超等[89]对 54 例结直肠癌术后患者采用奥沙利铂联合替吉奥方案治疗(奥沙利铂 130 mg/m$^2$、第 1 天、静脉滴注 2 h；替吉奥口服 40～60 mg/次、第 1～14 天)，每 3 周重复 1 次，治疗 3 个周期后评价疗效。结果 52 患者例完成 6 个周期化疗，其中完全缓解 6 例(11.5%)，部分缓解 28 例(53.8%)，近期有效率为 65.4%。主要不良反应为血液学毒性、胃肠道反应和感觉神经毒性，经对症处理后患者均可耐受，无肝肾功能等严重不良反应发生，无化疗相关性死亡。认为奥沙利铂联合替吉奥作为结直肠癌术后化疗方案疗效显著，安全性高，无肝肾等严重不良反应发生，可作为结直肠癌患者术后化疗的一种供选择方案。

丁丽等[90]对比观察奥沙利铂联合氟尿嘧啶和亚叶酸钙方案(FOLFOX4)治疗 70 岁及以上转移性结直肠癌患者与 70 岁以下患者的不良反应和疗效。发现主要不良反应为骨髓抑制、胃肠道反应及神经毒性，≥70 岁组腹泻的发生率高于＜70 岁组，但主要为 1～2 度不良反应。≥70 岁组白细胞和中性粒细胞下降的发生率高于＜70 岁组，但差异无统计学意义。≥70 岁组神经系统毒性发生率为高于＜70 岁组，均为 1～2 度，两组间差异无统计学意义。两组患者近期有效率、疾病控制率、中位疾病进展时间差异无统计学意义。认为 FOLFOX4 方案同样适用于≥70 岁转移性结直肠癌患者，其耐受性较好且疗效肯定。

章青等[91]回顾性分析 $Pt_3N_0M_0$ 期直肠癌 74 例，所有患者均接受了直肠癌根治手术，联合盆腔淋巴结清扫。其中 39 例患者接受了手术联合单纯术中放疗及术后化疗，35 例患者接受了手术联合术后辅助放化疗。发现 $Pt_3N_0M_0$ 直肠癌患者接受术中放疗或术后同期放化疗后的局部控制率、总生存率及无瘤生存率均无明显差异，但术中放疗缩短了手术和放疗时间间隔及疗程，且急性不良反应明显低于术后放疗组。

刘欣红等[92]对 40 例直肠癌术后复发患者应用三维适形放疗(1.8～2.0 Gy/次，5 次/周，总剂量 54～65 Gy)同步口服替吉奥胶囊化疗(40 mg/m$^2$，2 次/天，口服。连服 28 d，42 d 为 1 个周期，放疗结束后继续化疗 2 个周期)。发现全组患者均完成治疗，依从性好，总有效率为 70.0%，症状改善率为 90.0%，1 年生存率为 70.0%，1 年局部控制率为 62.5%，主要毒副反应为消化道反应、血液学毒性、放射性皮肤反应，多为 1、2 级，仅见 1 例 3 级腹泻。认为三维适形放疗同步替吉奥化疗治疗直肠癌术后复发的疗效确切，毒副反应可耐受，能明显改善患者的生活质量。

侯冰宗等[93]评估低位直肠癌手术前行改良新辅助放化疗＋术中温热灌洗治疗的近期疗效及肿瘤的病理学改变，探索治疗低位直肠癌的新途径。45 例低位

直肠癌患者 DukesB 期(17)、DukesC 期(28),随机分组:A组15例行自行设计改良的新辅助治疗:术前放疗、区域动脉介人微泵灌注化疗,按时辰多通道程控输液泵给药;B组15例,术前放疗+区域动脉介入一次性灌注化疗;C组15例诊断明确后手术;45例患者均行术中腹腔温热灌洗化疗。结果A、B、C组在术前降低肿瘤临床分期、提高保肛率和复发率方面相比较有显著性差异,A、B、C组肿瘤的病理改变相比较差异有统计学意义。认为改良新辅助放化疗+术中腹腔温热灌洗化疗治疗低位直肠癌具有较好的临床疗效,能提高保肛率和生存率。

## 三十、预后

张建文等[94]探讨直肠癌神经周嗣浸润(PNI)的临床意义。回顾直肠前切除低位吻合术的204例直肠癌患者的临床资料,标本常规石蜡切片后行苏木精-伊红染色,以肿瘤细胞浸润神,束或神经束膜判定为PNI阳性,分析PNI与直肠癌临床病理特征和预后的关系。结果:204例直肠癌患者中PNI阳性65例(31.9%)。PNI与肿瘤大小、浸润深度、淋巴结转移、TNM分期、肿瘤生长方式、分化程度、肿瘤切除情况有关。PNI阳性组患者术后生存时间为(43.8±1.5)个月,明显短于PNI阴性组的(57.2±1.5)个月。PNI阳性的Ⅱ期患者术后平均生存时间为(46.5±3.2)个月,显著低于Ⅲ期患者的(55.7±1.2)个月。认为PNI可作为直肠癌的预后判断指标。

杨小冬等[95]探对121例结直肠癌患者预后资料进行回顾性分析,讨论结直肠癌患者术后长期预后相关因素。单因素分析显示,侵犯浆膜、TNM分期、淋巴结转移、手术性质、化疗周期、生长激素受体(GHR)表达与结直肠癌患者术后生存率显著相关;COX多因素回归分析显示:pTNM分期、浸润深度、GHR表达等3项指标是结直肠癌患者术后长期存活的独立预后因素。认为TNM分期、浸润深度、生长激素受体表达是判断结直肠癌患者独立的预后指标。

## 三十一、直肠肛管黑色素瘤

王墨飞等[96]总结33例肛管直肠恶性黑色素瘤患者的临床资料,发现肛管直肠恶性黑色素瘤以女性多见,发病年龄22~77(54.5 ±7.6)岁,便血、肛门疼痛为最常见的临床表现,首次就诊误诊率为67%,肿瘤平均直径(3.5 ± 1.7)cm,31例(94%,31/33)的肿瘤距肛缘不足5 cm。术后平均生存期(14.0 ± 6.5)个月,1、3、5年总生存率分别为48%、22%、10%。腹会阴联合切除组与局部切除组术后局部复发率比较,差异有统计学意义($P=0.049$),3年特异性生存率差异无统计学意义($P=0.582$)。认为肛管直肠恶性黑色素瘤极易误诊,扩大切除并不能有效延长患者的生存期。

## 三十二、遗传性大肠癌

李建胜等[97]对18个家系64例遗传性非息肉病性大肠癌的诊断、治疗、随访、发病部位、病理诊断等进行回顾性分析。认为遗传性非息肉病性大肠癌是一种常染色体显性遗传病,具有垂直传播特征,发病年龄早,好发近侧结肠,易患多原发癌,及早识别与随访对病人预后有重要意义,MMR基因突变检测具有较好的科学性和使用前景。

## 三十三、先天性肛门直肠畸形研究

先天性肛门直肠畸形(anorectal malformations, ARMs)是小儿外科常见的消化道畸形,也是一种严重影响患儿生活质量的一种疾病,遗传流行病学研究显示先天性肛门直肠畸形为多基因遗传的复杂疾病,贾慧敏等[98]为探讨WNT5a基因突变与先天性肛门直肠畸形(anorectal malformations, ARMs)发生的关系,采用PCR和DNA直接测序的方法,检测88例ARMs患儿和120名健康儿童WNT5a基因第1、2外显子突变情况,结果显示3例ARMs患儿存在WNT5a基因第2外显子多点突变,正常对照组未见突变发生,结果显示WNT5a基因第2外显子的突变与ARMs可能存在相关性。

## 三十四、肠梗阻

### (一)粘连性肠梗阻

孟凡斌等[99]对行肠减压导管治疗的23例难治性肠梗阻病例的临床资料进行回顾性分析。23例中,19例为治疗性置管者,其中9例(47.4%)治愈,10例失败;10失败者中8例手术探查,术中证实为粘连性肠梗阻6例,肿瘤性肠梗阻2例。另4例为结肠癌性梗阻,置管行肠道准备,3例获得一期吻合,术后无吻合口瘘发生。认为肠减压导管用于治疗难治性肠梗阻可取得一定的效果,发病距首次手术时间长、既往手术次数多、既往肠梗阻发作次数多、完全性肠梗阻等可能为治疗失败的危险因素。张爱平等[100]对收治的65例粘连性肠梗阻进行报道总结,所有患者均有腹部手术史,临床表现均有不同程度腹痛、腹胀、呕吐和停止排便排气等症状。将应用醋酸奥曲肽联合山莨菪碱治疗的34例作为治疗组,应用禁食、胃肠减压、纠正水电解质与酸碱失衡、预防感染等常规治疗的31例作为对照组。结果显示治疗组恢复排气排便时间短于对照组,有统计学意义;治疗组主诉腹痛需要治疗的例数较对照组明显减少。该治疗方法主要适用于无绞窄存在的粘连性肠梗阻，可使腹痛明显缓解，效果较好。需要注意的是，在使用过程中应动态观察腹部体征、X线表现及WBC计数；必要时行腹腔穿刺，疑有绞窄及时手术。方锡才等[101]报道分析单纯常规治疗与常规治疗基础上联合应用奥美拉唑、奥曲肽及山莨菪碱两种非手术疗法的比较结果。常规治疗加3种药物联合的方法总有效率100%，单纯常规治疗总有效率84.6%；联合法胃肠减压引流量较单纯治疗明显减少。3种药物在肠梗阻的不同病理时期和环节上起了不同的作用，有效减轻患者症状体征，缓解了病情。常规治疗联合应用3种药物疗效明显，在粘连性肠梗阻治疗中有一定价值。王东红等[102]探讨并报道茴香枳术汤（HX-S）对粘连性肠梗阻的治疗作用，采用浆膜剥脱法复制大鼠粘连性肠梗阻模型，随机分为空白组、生理盐水组、大承气汤组、HX-S低、中、高剂量组；观察大鼠营养状况并做一系列相关检查。结果示HX-S可明显改善大鼠营养状况，降低肠系膜上动脉主干血流速度，恢复小肠管壁厚度，降低血浆D-乳酸含量，升高组织SOD活性和降低MDA含量，使大鼠肠粘连逐渐松解，小肠黏膜逐渐恢复正常。指出茴香枳术汤具有良好的治疗粘连性肠梗阻的作用，高剂量最适合应用，且其治疗阳虚所致粘连性肠梗阻的效果优于大承气汤。

**（二）炎性肠梗阻**

姚剑锋等[103]回顾性分析了早期炎性肠梗阻31例患者的临床资料。所有患者经胃肠减压、营养支持、应用生长抑素及激素等非手术治疗痊愈，平均治愈时间13 d(4～21 d)。保守疗法治疗术后早期炎性肠梗阻效果良好，并发症少而安全。阮俊钢等[104]回顾性分析了54例腹部手术后早期肠梗阻的临床资料。经胃肠减压、抗感染、营养支持及激素等综合治疗后54例均治愈，平均治愈时间12.5 d。54例均获得随访，随访时间1～4周，未见复发病例。术后早期肠梗阻多发生在术后2周内，临床上有典型的肠梗阻症状和体征，多为小肠炎性水肿所致，非手术治疗效果好。刘乃军等[105]回顾性分析了26例术后早期炎性肠梗阻的临床资料，所以患者均给予包括禁食、胃肠减压、维持水电解质平衡、完全胃肠外营养、应用生长抑素。糖皮质激素等保守治疗，所有患者均痊愈，一般6 d作用开始好转，2例治疗时间大于21天。术后早期炎性肠梗阻以非手术治疗为主，在治疗期间需要耐心观察，可能持续时间比较长，个别病例需要2～3周以上。有些患者在治疗期间可行全腹部CT检查，口服水溶性造影剂检查，一旦确诊为机械性绞窄性肠梗阻应立即手术治疗。郑才勇等[106]回顾性分析了38例术后早期炎性肠梗阻的临床资料，所以患者均经胃肠减压、应用生长抑素、糖皮质激素、营养支持等综合治疗，均保守治疗痊愈，平均治愈时间15.6 d。术后早期炎性肠梗阻对发生在术后4～8天，有典型的肠梗阻症状和体征，但亦有其自身的临床特点，多由腹腔炎症反应至广泛肠粘连所致，多经以营养支持为主的保守治疗可以痊愈。黄尚进等[107]回顾性分析了86例术后早期炎性肠梗阻患者的临床资料。结果73例患者经保守治疗痊愈，平均治愈时间10 d。13例中转手术治疗后痊愈，其中8例保守治疗时出现绞窄性肠梗阻而中转手术，5例保守资料5周无效而中转手术。术后早期炎性肠梗阻应以保守治疗为主。小剂量低分子肝素、胃肠外营养及生长抑素的联合应用具有较佳的疗效。

**（三）恶性肠梗阻**

李丹[108]和倪红飞[109]及谭志军[110]等分别探讨了经肛型肠梗阻减压导管在急性结直肠梗阻治疗中的应用价值；李丹等对19例急性完全性机械性结直肠癌性梗阻患者在结肠镜和X线辅助下，行经肛肠梗阻导管植入术，冲洗7～10天后全部行一期根治手术，无吻合口漏、感染等并发症发生，认为经肛肠梗阻导管在治疗急性结直肠癌性梗阻中，具有有效、安全、经济、创伤小的特征，值得推广；倪红飞等认为肠梗阻导管治疗急性结直肠癌性梗阻，能够有效缓解患者的梗阻症状，显著降低患者的创伤和痛苦，增加手术安全性，提高患者的生活质量；谭志军等认为经肛型肠梗阻减压导管治疗结直肠恶性肠梗阻是安全、有效的，可作为治疗结直肠恶性梗阻的首选措施。

唐胜利等[111]回顾分析158例结直肠癌合并肠梗阻病人的手术处理方法和治疗效果，探讨结直肠癌合并肠梗阻的治疗方法。认为右半结肠合并梗阻可行一期切除吻合；在一定条件下，左半结肠癌合并梗阻可考虑行一期切除吻合，但要注意吻合口漏。直肠癌DIXON＋横结肠预防性造口术是值得应用的手术证。

王栋亭[112]和高友福[113]等通过回顾分析，都认为严格掌握手术适应证，重视的结肠癌至急性肠梗阻的认识，正确掌握手术时机，术中有效肠道减压，正确的吻合技术及做好围手术期的处理，一期切除吻合术治疗左半结肠癌并肠梗阻是可行的。

杨建国等[114]对57例左半结肠癌并急性肠梗阻采取术中一期切除、浆肌瓣隧道式肠吻合治疗患者的临床资料进行回顾性分析，认为浆肌瓣隧道式一期肠吻合既能有效防止吻合口漏发生，又能避免行肠造口及二期手术及给患者带来的痛苦及减轻经济负担，可显著提高患者术后生活质量，是治疗梗阻性左半结肠癌的一种安全有效术式。

（郝立强　邢俊杰）

## 参考文献


1 邓仕华,等. 齐齐哈尔医学院学报,2011,32(11):1769
2 姜　耕,等.临床外科杂志,2011,19(7):497
3 谢景来,等. 齐齐哈尔医学院学报,2011,32(11):1752
4 盛　建,等.南京医科大学学报(自然科学版),2010,30(12):1809
5 申红刚,等. 齐齐哈尔医学院学报,2011,32(8):1275.
6 朱家明,等.结直肠肛门外科,2011,17(3):177
7 杜明国,等.结直肠肛门外科,2011,17(1):47
8 李东冰,等.中国中西医结合外科杂志,2010,16(5):582
9 缪红卫,等.中国中西医结合外科杂志,2010,16(6):686
10 陈　萍,等.中国肛肠病杂志,2011,31(2):59
11 张莉莉,等. 胃肠病学和肝病学杂志,2011,20(9):822
12 李学化,等.中国肛肠病杂志,2010,30(9):36
13 保　勇,等.中国肛肠病杂志,2011,31(9):33
14 高智亭.中国肛肠病杂志,2011,31(7):41
15 殷文明,等.结直肠肛门外科,2011,17(1):15
16 王连生,等.结直肠肛门外科,2011,17(2):91
17 陈巍峰,等.中国临床医学,2010,17(6):835
18 任　黎,等.中国临床医学,2010,17(6):824
19 苟　丽,等.中华创伤杂志,2011,27(7):664.
20 张连阳,等.解放军医学杂志,2011,36(5):520.
21 李景华,等.结直肠肛门外科,2010,16(6):376.
22 陆艳军,等.临床外科杂志,2010,18(10):713.
23 杨系伦,等.腹部外科,2010,23(6):380.
24 杨合英,等.中华小儿外科杂志,2011,32(2):98
25 徐小松,等. 中华小儿外科杂志,2011,32(5):351
26 王若义,等. 中华小儿外科杂志,2011,32(2):116
27 詹江华,等. 中华小儿外科杂志,2011,32(2):154
28 张廷冲,等. 中华小儿外科杂志,2011,32(2):103
29 余文芳,等.结直肠肛门外科,2010,16(6):373
30 朱向珑,等. 新疆医科大学学报,2011,34(3):299
31 王焕丽,等. 中国现代普通外科进展,2011,14(7):554
32 陈　辉,等.腹部外科,2011,24(3):162
33 高利强,等.中国肛肠病杂志,2010,30(11):54
34 负　健,等.中国肛肠病杂志,2010,30(9):45
35 詹学斌,等. 中国微创外科杂志,2010,10(12):1127
36 杨高红. 齐齐哈尔医学院学报,2011,32(14):2263
37 林宏城,等.广东医学,2011,32(11):1457
38 李建平.临床外科杂志,2011,19(6):429
39 张　旗,等. 中华胃肠外科杂志,2011,14(3):221
40 秦澎湃,等.中华医学杂志,2010,90(44):3131
41 刘向伟,等.广东医学,2011,32(8):1024
42 孙基伟,等.腹部外科,2011,24(3):148
43 曹志新,等.腹部外科,2011,24(3):151
44 潘　晟,等.临床外科杂志,2011,19(9):652
45 罗吉孔,等. 中国现代手术学杂志,2011,15(2):101
46 刘海泉. 中国肛肠病杂志,2011,31(7):50
47 周　欣,等.中国肛肠病杂志,2011,31(4):19
48 朱维铭,等. 中华胃肠外科杂志,2011,14(3):168
49 谢　颖,等. 中华胃肠外科杂志,2011,14(3):171
50 谢　颖,等. 中华胃肠外科杂志,2010,13(12):891
51 杨荣萍,等. 中华胃肠外科杂志,2011,14(3):176
52 毛文建.中国肛肠病杂志,2011,31(6):43
53 徐　琴,等.结直肠外科杂志,2011,17(1):38
54 李　峨,等.临床外科杂志,2011,19(8):538
55 杨　明.临床外科杂志,2010,18(10):697
56 吴　瑶,等.结直肠肛门外科,2011,17(2):96
57 罗先文,等.临床外科杂志,2010,18(10):699
58 王　琳,等.实用肿瘤杂志,2010,25(6):623
59 徐光辉,等.复旦学报,2011,38(4):315
60 柴　瑞,等. 中华胃肠外科杂志,2011,14(4):245
61 王　晏,等.吉林大学学报,2011.37(2):345
62 高　强,等.中国普外基础与临床杂志,2011,18(2):159
63 张银旭,等.中国普外基础与临床杂志,2011,18(8):902
64 刘　文,等.中华实验外科杂志,2011,28(1):32
65 刘健培,等.中国肿瘤临床,2011,38(4):225
66 李海军,等. 西安交通大学学报,2011,32

(4)：493
67 刘 峰，等. 中华胃肠外科杂志，2011，14(4)：254
68 姜可伟，等. 中国实用外科杂志，2011，31(6)：501
69 俞金龙，等. 南方医科大学学报，2011，31(9)：1585
70 孙学军，等. 中国现代普通外科进展，2010，13(9)：734
71 张 辉，等. 中华胃肠外科杂志，2011，14(6)：462
72 于海华，等. 中华胃肠外科杂志，2011，14(1)：37
73 刘 波，等. 中国微创外科杂志，2011，11(3)：240
74 叶颖江，等. 中国实用外科杂志，2011，31(6)：494
75 姜 勇，等. 中华胃肠外科杂志，2011，14(8)：582
76 林鸿悦，等. 中华胃肠外科杂志，2011，14(4)：289
77 卢星榕，等. 中华胃肠外科杂志，2010，13(11)：808
78 邵春法，等. 中国微创外科杂志，2011，11(5)：400
79 冯 超，等. 中华胃肠外科杂志，2011，31(5)：908
80 秦光远，等. 中国现代手术学杂志，2011，15(3)：198
81 梁家强，等. 结直肠肛门外科，2011，17(4)：227
82 阮燕萍，等. 中华医院感染学杂志，2011，21(13)：2691
83 谈 凯，等. 中华医院感染学杂志，2011，21(18)：3932
84 徐向明，等. 中华普通外科杂志，2011，26(6)：516
85 郑 伟，等. 肠外与肠内营养，2011，18(3)：29
86 曹化祥，等. 中国肿瘤临床与康复，2011，18(2)：138
87 董功航，等. 中国普外基础与临床杂志，2011，18(5)：537
88 鲁明良，等. 中国肛肠病杂志，2011，31(6)：9
89 朱庆超，等. 中华肿瘤杂志，2011，33，(5)：388
90 丁 丽，等. 中华老年医学杂志，2011，30(2)：129
91 章 青，等. 中华癌症杂志，2011，21(7)：575
92 刘欣红，等. 中华肿瘤杂志，2011，33(4)：299
93 侯冰宗，等. 中山大学学报(医学科学版)，2010，31(6)：892
94 张建文，等. 中华胃肠外科杂志，2011，14(4)：264
95 杨小冬，等. 江苏医药，2010，36(24)：2903
96 王墨飞，等. 中华普通外科杂志，2011，26(5)：388
97 李建胜，等. 中国中西医结合外科杂志，2010，16(6)：619
98 贾慧敏，等. 中华小儿外科杂志，2010，31(12)：910
99 孟凡斌，等. 中国普通外科杂志，2010，19(12)：1354
100 张爱平，等. 中国现代普通外科进展，2010，13(9)：746
101 方锡才，等. 齐齐哈尔医学院学报，2011，32(15)：2454
102 王东红，等. 中华胃肠外科杂志，2011，14(7)：550
103 姚剑锋，等. 腹部外科，2011，24(4)：251
104 阮俊钢，等. 腹部外科，2010，23(5)：309
105 刘乃军，等. 河北医科大学学报，2010，11(11)：1380
106 郑才勇，等. 四川医学，2010，31(11)：1664
107 黄尚进，等. 四川医学，2011，32(6)：907
108 李 丹，等. 中国现代手术学杂志，2011，15(1)：13
109 倪红飞，等. 结直肠肛门外科，2011，17(4)：240
110 谭志军，等. 中国现代普通外科进展，2011，14(4)：289
111 唐胜利，等. 腹部外科，2011，24(3)：171
112 王栋亭，等. 结直肠肛门外科，2011，17(2)：89
113 高友福，等. 结直肠肛门外科，2011，17(20)：71
114 杨建国，等. 中国普通外科杂志，2010，19(10)：1126

**局部切除术治疗早期低位直肠癌27例疗效分析**

[腹部外科 2011，24(4)：232] 童仕伦等对27例行局部切除术治疗的早期低位直肠癌的临床资料进行了回顾性分析。结果显示：27例病例中Tis期5例，T1期18例，T2期4例；全组无围手术期死亡病例，术后并发症发生率7.4%(2/27)，其中1例直肠内出血，1例

直肠创口感染。平均随访时间6.8年,5年总体复发率14.8%(4/27),复发时间为1.4～3.5年。5年总体生存率88.9%(24/27)。研究结果提示应用局部切除手术治疗早期低位直肠癌,具有并发症发生率低和保留肛门的优点;在严格掌握适应证的前提下,可获得与根治性手术接近的远期疗效。

(卫旭彪)

**述评**　低位直肠癌的传统术式是经腹会阴联合根治性切除术,但手术创伤大,术后生活质量低。经肛门局部切除术无上述缺点,但局部复发和远期生存率又令人担忧。本文对27例行局部切除术治疗的早期低位直肠癌进行了分析,就术后疗效进行了探讨,结果显示经肛门局部切除应用于早期低位直肠癌具有并发症发生率低和保留肛门的优点,经严格选择的早期直肠癌病人,局部切除手术也可以达到类似根治性手术的远期效果。本文对于进一步认识经肛门局部切除术治疗早期低位直肠癌的临床预后具有一定意义。但是由于样本量较小,缺乏对照等原因,其研究结论有待进一步考证。

(傅传刚)

**改良性结肠造瘘治疗外伤性结肠损伤**[中国普通外科杂志 2011,20(7):760]　易晓雷等回顾性分析了33例结肠损伤病例的临床资料,探讨了创伤性结肠损伤的诊断和最佳手术方式。所有病例中术前确诊7例,术中确诊26例。损伤部位:升结肠2例,横结肠1例,降结肠16例,乙状结肠14例。其中闭合性7例,开放性26例。32例患者采用改良性结肠造口术治疗,用橡皮筋于肠管上下两端阻断肠内容物流动,修剪破口(不大于2 cm),4号丝线做一荷包缝合,经破口植入26号菌型管,收紧荷包,再取大网膜涂上医用创面胶贴于结肠创面,造瘘口紧贴腹壁垂直引出造瘘管于腹壁外,彻底清洗腹腔,造瘘口周及盆腔分别置引流管引流。术后3月拔出造瘘管,均一期痊愈;其中1例结肠多处破口者行传统法造瘘,3个月后行肠造口还纳术。术后均无严重并发症发生,均治愈。研究结果提示改良式结肠造口对绝大多数结肠损伤的治疗是安全可靠的,值得推广应用。

(卫旭彪)

**述评**　结肠损伤在腹部外伤中的发生率相对较高,占开放性腹部损伤的15%～20%,占闭合性损伤的3%～5%,处理较为困难,其并发症也较多。本文回顾性分析了33例结肠损伤行改良性结肠造瘘病例的临床资料,指出内置管引流改良结肠造口术治疗结肠损伤,具有操作简便,手术、住院时间短,不增加损伤,能避免其他手术治疗的风险,并发症少等优势,值得推广应用。本文对于进一步认识内置管引流改良结肠造口术治疗结肠损伤的疗效具有一定意义,但其研究结果还需进一步的临床工作验证。

(傅传刚)

**结直肠肿瘤高级别上皮内瘤变临床诊断意义的相关基础与临床研究**[中华胃肠外科杂志 2011,14(4):300]　WHO提出对于组织学上具有癌的特征,但是缺乏黏膜下层浸润证据的结直肠肿瘤性病变只能诊断为高级别上皮内瘤变。傅传刚等针对结直肠高级别上皮内瘤变在临床病理诊断,尤其是在肠镜活检诊断中的应用问题进行了相关综述和分析,发现肠镜活检诊断的高级别上皮内瘤变有相当一部分术后确诊为浸润性癌,过低诊断发生率很高;同时对浸润性癌的术前肠镜活检标本进行回顾性阅片,发现不能明确黏膜下层浸润的病例比例高达60%以上。发生的原因主要是由于取材的局限性、腺瘤癌变组织的不均一性等。因此,文章认为对于临床疑癌但是活检无法明确黏膜下层的组织应该高度重视,应结合肿瘤的临床大体病理学特点以及辅助检查结果进行诊断,同时积极行局部整块切除活检明确诊断。对于不涉及保留肛门的高度疑癌肿瘤,也可以直接行开腹根治性切除术防止延误治疗。

(卫旭彪)

**述评**　为了防止过度诊断、过度治疗,WHO在结直肠肿瘤的病理诊断领域提出了高级别上皮内瘤变一词,用于指代组织学上具有癌的特征,但是缺乏黏膜下层浸润的病变,包括之前诊断的重度异型增生、原位癌、黏膜内癌等等。但是由于肠镜取材的局限性,临床上经常遇到临床高度怀疑为癌,但是肠镜活检无法明确黏膜下层浸润的病变,根据WHO标准只能诊断为高级别上皮内瘤变,但术后诊断均为浸润性癌。这样的问题给临床及病理医师都带来了一定的困惑,也在一定程度上导致了过低诊断、过低治疗的风险上升。因此,临床上正确认识高级别上皮内瘤变的诊断意义至关重要。本文很好的归纳了相关的临床研究文献,同时提出了针对性的解决措施,对结直肠肿瘤的诊断和治疗具有一定的指导意义。

(傅传刚)

**老年复发性结直肠癌的外科治疗**[中华胃肠外科杂志,2011,14(8):586]　楼征等回顾性分析第二军医大学长海医院2000年1月至2009年6月间收治的24例老年复发性结直肠癌患者(直肠癌复发14例,结肠癌复发10例)的临床和随访资料。结果24例患者中男14例,女10例;年龄(76.9±5.3)岁。单纯局部复发15例,局部复发伴远处转移9例。予以根治性切除术15例,姑息性切除术8例;另外1例因腹腔广泛转移并累及十二指肠和胆总管而行腹腔开关术,术后接受胆总管支架置入术并化疗。7例患者(29.2%)术后出现并发症,包括肠梗阻1例,肺部感染1例,尿路感染1例,切口感染2例,腹部切口裂开1例,切口脂肪液化1例;无围手术期死亡病例。全组患者中位生存时间6个月,其中R0切除组中位生存时间33个月,1、3、5年生存率分别为71.4%、28.6%和14.3%;姑息性切除组中位生存时间为3个月,1年生存率为0;两组生存差异有统计学意义($P<0.01$)。作者体会只要术前认真评估病情和重视围手术期处理,对于老年复发性结直肠癌患者予以积极的根治性切除仍可获得满意疗效。

(窦维龙)

**述评**　随着外科技术、麻醉和围手术期治疗水平的提高,年龄似乎已不再是术后高并发症和死亡率的独立危险因素。但老年复发结直肠癌患者手术风险仍较大。在决定对老年复发结直肠癌患者进行手术前,须谨慎系统的进行术前评价及围手术期处理。术前全面的影像学评价十分重要,既能指导手术方案制定,又可避免不必要的手术探查。本文提示根治性切除术明显优于姑息性切除术,但例数较少,且未对年龄进行分组对照。须进一步分析年龄与手术并发症及预后的关系。

(傅传刚)

**直肠癌腹腔镜与开腹手术肿瘤清除及远期疗效的随机对照试验荟萃分析**[中华胃肠外科杂志,2011,14(8):606]　黄美近等利用电子数据库和手工检索等方法检索Pubmed、Embase、Webof Science及Cochrane Library截止至2010年6月30日的所有随机对照试验(RCT)文献。评价指标为淋巴结获取数、肿瘤长期疗效(局部复发、切口复发、总体复发、总体生存率及无病生存率)。采用固定效应模型和随机效应模型对直肠癌腹腔镜手术与开腹手术的肿瘤切除情况及长期疗效指标进行荟萃分析。结果符合入选标准的RCT文献有6篇共纳入1 033例患者,腹腔镜手术组与开腹手术组分别为577例和456例。两组的淋巴结获取数差异无统计学意义(WMD=-0.38,95%CI:-1.35～0.58,$P=0.43$)。腹腔镜组环周切缘阳性率(7.94%)高于开腹手术组(5.37%),但差异无统计学意义[风险比(RR)=1.13,95%CI:0.69-1.85,$P=0.63$]。局部复发率比较差异无统计学意义(RR=0.55,95%CI:0.22-1.40,$P=0.21$)。两组3年总体生存率比较[危险比(HR)=0.76,95%CI:0.54-1.07,$P=0.11$],差异无统计学意义;两组3年无病生存率比较(HR=1.16,95%CI:0.61-2.20,$P=0.64$),差异亦无统计学意义。结果显示,直肠癌腹腔镜手术在肿瘤切除及长期疗效方面至少与开腹手术相当。

(窦维龙)

**述评**　腹腔镜技术在结直肠外科的应用逐渐增多,但目前仍存在较多争议。焦点主要集中在肿瘤切除的彻底性、复发率、长期生存率及术后生存质量。报道腹腔镜直肠癌手术的相关RCT数目较少,大多为非随机对照试验。本文纳入文献较少,未作亚组分析及偏移分析。目前国际多中心RCTs如欧洲COLOR Ⅱ试验和美国外科医师协会肿瘤学组ACOSOG Z6051试验正在研究中,期待结果能提供有力证据。

(傅传刚)

**慢传输型便秘合并盆底疝和直肠黏膜内脱垂手术治疗的远期疗效**[中华普通外科杂志,2011,26(2):112]　李红岩等对2007年6月至2008年5月35例结肠慢传输合并盆底疝、直肠黏膜内脱垂所致顽固性便秘患者行结肠次全切除+升结肠直肠吻合、盆底疝修补、功能性直肠悬吊、子宫悬吊术。术后随访患者的排便情况、并发症、生活质量及满意度。结果平均随访期2年。35例患者术后无严重并发症及死亡。术后1个月每天平均排便5(2～8)次,为半固体状大便。术后2年平均每天排便2(1～3)次,为固体状大便。随访期间35例患者控便能力良好,无大便失禁发生。35例中对手术效果满意者19例,非常满意者16例。35例患者生活质量均得到明显改善,其中术后需间断性使用泻药者3例。结果显示,结肠次全切除+升结肠直肠吻合、盆底疝修补、功能性直肠悬吊、子宫悬吊术是慢传输型便秘合并盆底疝、直肠黏膜内脱垂的有效治疗方法,远期效果满意。

(窦维龙)

**述评**　结肠STC病人其结肠是功能性损害而非器质性病变,仅少数需要手术治疗,故需要严格掌握手术适应证。STC手术方式较多,各有利弊,术式尚未完全定型。国内多主张行保留回盲瓣的结肠次全切除+盲直吻合术。有研究表明腹腔镜辅助结肠次全切除术亦安全有效。本研究强调对于盆底疝和直肠黏膜内脱垂等有出口梗阻因素患者的盆底结构重建的重要性,但例数较少,未进行对照分析。结果有待进一步研究验证。

(傅传刚)

**青年人结直肠癌的外科治疗**[中国实用外科杂志,2011,31(5):435]　邢军等对哈尔滨医科大学附属第三临床医学院1976—2007年收治的216例30岁以下结直肠癌病人的发生率、部位、临床症状、术前合并症、术式、病理、术后并发症等因素进行回顾分析。结果显示:男性137例,女性79例,占同期手术病人的5.2%。病变部位以直肠(136例)和乙状结肠(41例)多见,占总数81.9%。直肠癌距肛缘平均距离4.5 cm。右半结肠13例,占总数6%。以大便习惯改变和间歇性黏液血便为主要症状。术前合并肠梗阻、肠穿孔、严重贫血等 33 例。159 例行根治术，57 例行姑息术。根治术和姑息术 5 年存活率分别为 46.4% 和 0。急诊手术 13 例。术后 15 例出现肠梗阻、出血、感染等并发症。因此认为青年结直肠癌病人，发病部位以直肠多见。病理以低分化腺癌、印戒细胞癌较多，易发生转移与种植，预后差。加强直肠指诊检查，以期早期诊断和早期治疗。术式以保留神经的扩大根治术为首选，可达到较高的根治率和生活质量。

(刘启志)

**述评** 近 10 年来，我国结直肠癌的发病率逐渐增加，总的趋势是结直肠癌的老龄化和发病部位的右移，但我国青年人结直肠癌的所占比例依然较高，发病部位以左侧为主。青年误诊率高的原因如下：缺乏医学知识，对轻度不适及早期出现的一些症状不足以引起重视；医生对青年人的体检不全面，对症状缺乏分析和鉴别，忽视直肠指诊。因此青年人如果出现了便血、次数增多、腹痛、大便形状改变(如黏液便、大便变细等)等情况要引起足够的重视，积极就诊，早期诊断早期治疗。门诊要详细询问病史，认真体格检查，重视直肠指诊，结合相关检查可提高青年人结直肠癌的诊率。如果发现患结直肠癌的青年人，因肿瘤恶性程度高，病情发展迅速，早期易出现淋巴结转移、局部浸润等病理特点，应尽早行手术治疗为主的综合治疗。

(傅传刚)

**腹腔镜与开放手术治疗结肠癌的远期疗效比较**

[复旦学报(医学版)，2011，38(3)：211] 江弢等通过分析上海交通大学附属第一人民医院 2006 年 1 月到 2009 年 5 月同期行腹腔镜结肠癌根治术与开腹结肠癌根治术的相关资料作前瞻性非随机对照研究，旨在探讨腹腔镜结肠癌根治术的远期疗效。方法采用前瞻性非随机对照的方法比较腹腔镜结肠癌根治术与开腹结肠癌根治术在死亡率、转移复发率、总生存期及无瘤生存期方面的差异。研究纳入 155 例腹腔镜手术患者(LAP 组)和 162 例开腹手术患者(OP 组)。两组比较，患者的围手术期临床病理资料无显著差异；患者的 5 年总生存率及无瘤生存率的差异无统计学意义；Ⅰ、Ⅱ、Ⅲ期患者的生存率及无瘤生存率的差异无统计学意义；患者的累积复发的差异无统计学意义。作者指出腹腔镜结肠癌手术患者可达到与开放手术相当的远期生存率，可安全地用于结肠癌的治疗，并获得较好的Ⅰ临床效果。

(刘启志)

**述评** 随着腹腔镜设备和器械的改进，腹腔镜技术在结肠癌治疗中的应用已为大部分外科医师所认可。大量临床研究发现，腹腔镜结肠癌根治术具有创伤小、对机体免疫功能干扰小、胃肠道功能恢复快、住院时间短等优点，其在切缘长度、淋巴结清扫数目及肿瘤环周切缘状况等方面与开腹手术相似。随着经验的积累和技术的提高，腹腔镜结肠癌根治术的手术时间、并发症、死亡率与开腹手术相似。腹腔镜结肠癌根治术围手术期和肿瘤学根治的安全性已得到证实，而腹腔镜结肠癌根治术的远期疗效包括术后生存期、复发率、穿刺孔种植发生率等一直是外科医师关注的问题。近年来大样本随机对照研究发现，腹腔镜结肠癌根治术切口及穿刺孔种植发本研究发现，腹腔镜结肠癌根治术能够达到与开腹手术相似的切除范围，随着经验积累和技术改进，手术时间、术后并发症的发生率和死亡率与开腹手术相似，Ⅲ期结肠癌患者行腹腔镜手术略优于开腹手术，提示腹腔镜结肠癌根治术可达到开腹手术同样效果。

(傅传刚)

**前哨淋巴结定位检测在结直肠癌中的临床应用**

[中华胃肠外科杂志，2011，14(4)：239] 傅传刚等概括性阐述前哨淋巴结(sentinel lymlcIh node, SLN)在结直肠癌预后判断和术后辅助治疗方案中的重要作用，同时也就前哨淋巴结在临床中的应用和问题进行了探讨。目前临床上通过常规方法检出的阳性淋巴结的数量和位置与实际的淋巴结转移情况常存在一定的差距，导致分期过低。前哨淋巴结定位检测可在一定程度上帮助发现隐匿转移，使术中或术后对区域淋巴结转移状况的判断更加精确，以解决上述结直肠癌淋巴结转移诊断中存在的不足。虽然，通过多层连续切片、免疫组织化学(IHC)及反转录聚合酶链(RT-PCR)等技术，能够提高对淋巴结转移检测的准确性。发现隐匿转移的淋巴结，但尚不能对手术获取的所有淋巴结均采用这些昂贵而复杂的检测方法。因此，需要更准确的评估方法帮助判断肿瘤周围淋巴结的转移情况。从而针对不同患者实施个性化治疗。文章从以下四个方面阐述了相关问题：①SLN 在结直肠癌中的定位方法及注意事项，包括体内定位法和体外定位法。②体内 SLN 定位及检测对手术范围的指导作用。③体外 SLN 定位及检测对术后辅助治疗策略的影响。④结直肠癌 SLN 定位的准确性及临床应用存在的问题。

(刘启志)

**述评** 淋巴结转移是影响结直肠癌预后的重要因素，同时也是制定术后治疗方案的重要依据。所谓 SLN 是指沿肿瘤淋巴管引流方向最先接受原发肿瘤病灶及周围组织引流的第 1 个或多个淋巴结，是肿瘤发生转移时最先累及的淋巴结。1992 年，Mouon 等首先将 SLN 定位检测用于指导恶性黑色素瘤的手术治疗。SLN 定位的理论基础在于肿瘤的淋巴结转移是沿肿瘤周围淋巴系统逐步前进发展的。SLN定位采用示踪剂模拟肿瘤细胞在肿瘤周围淋巴系统的转移过程,将来自原发肿瘤部位最先和最直接引流的1～4枚淋巴结定义为SLN。通过对SLN定位后获取的1～4枚淋巴结予以精确检测,可以准确判断整个区域淋巴结情况,如果确诊SLN无癌转移.则在SLN后引流的其他淋巴结也极少发生转移。其不仅可以发现肿瘤按正常淋巴引流规律累及的淋巴结,而且可以找到肿瘤不按正常淋巴播散规律播散的跳跃性转移。因此。对SLN定位检测不仅可以准确判断区域淋巴结的转移情况,而且可以发现区域外更大范围淋巴系统的转移状况。SLN临床应用的价值还受其定位的准确性、淋巴结清扫数和定位方法等的制约,但对临床治疗具有很大的帮助。

(傅传刚)

**结直肠癌病检淋巴结数目与TNM分期及预后的关系**[中华普通外科杂志,2011,26(6):493] 邱成志等研究了病理检查出的淋巴结数目与不同分期的结直肠癌患者预后的关系。1999年至2005年期间,共有567例在该院行手术治疗的散发性结直肠癌患者,均为首次手术,术前未行化疗或放疗,具有完整的病理资料和临床随访资料。其中,男312例,女255例;右侧结肠癌119例,左侧结肠癌27例,乙状结肠癌108例,直肠癌313例;Ⅰ期93例,Ⅱ期157例,Ⅲ期248例,Ⅳ期69例。年龄18～89岁,平均年龄(58.9±14.1)岁。研究发现:567例结直肠癌患者的平均病检淋巴结数目为(16.75±9.88)枚。根据病检的淋巴结数目分为≤6枚、7～11枚、≥12枚三组,三组患者的5年生存率分别为32.3%(21/65)、43.8%(53/121)、57.7%(220/381),单因素分析表明,病检淋巴结数目≥12枚的结直肠癌5年生存率明显高于其他两组(≤6枚组、7～11枚组)($P<0.05$)。然后分别对Ⅰ、Ⅱ、Ⅲ、Ⅳ期结直肠癌根据病检淋巴结数目分为<12枚和≥12枚两组。在Ⅰ期和Ⅳ期结直肠癌中,<12枚组和≥12枚组的5年生存率无明显差异(89.5% vs 89.1%,8.0% vs 18.2%,$P>0.05$);而在Ⅱ期和Ⅲ期结直肠癌中,≥12枚组的5年生存率明显高于<12枚组(71.1% vs 32.6%,48.8% vs 30.0%,$P<0.05$)。多因素COX回归分析显示病检淋巴结数目是Ⅱ、Ⅲ期结直肠癌独立的预后因素。研究表明:病理检查出的淋巴结数目是Ⅱ、Ⅲ期结直肠癌患者的独立预后因素。

(高显华)

**述评** 病检淋巴结的数目是准确进行病理分期和指导术后辅助治疗的重要影响因素。NCCN明确指出,病检淋巴结数目必须≥12枚才能准确地判断患者的TNM分期。邱成志等人的研究表明病理检查出的淋巴结数目≥12枚的患者预后好,是Ⅱ、Ⅲ期结直肠癌的独立预后因素。手术切除范围不够可以导致淋巴结检出数目不足,病理取材人员的态度和技术对淋巴结检出数目影响很大,采用脂肪溶解技术可以提高淋巴结的检出率。如果在上述几个方面加以注意,基本上可以使病理检出淋巴结的数目达到12枚以上。

(傅传刚)

**全直肠系膜切除术后吻合口瘘的早期预测与预防**[临床外科杂志,2010,18(11):770] 马留学等研究了骶前引流液中CRP、MMP-8、MMP-9的表达水平用于预测直肠癌TME术后吻合口瘘的意义。2009年1月至2009年12月期间,166例行全直肠系膜切除(TME)术的直肠癌患者,收集术后第1天(术后24小时)的骶前引流液,采用ELISA法检测骶前引流液中炎症因子CRP、MMP-8、MMP-9的含量及外周血白细胞计数、体温。166例直肠癌患者中,154例未发生吻合口瘘,9例发生早期吻合口瘘(术后3～5天),3例发生晚期吻合口瘘(术后5～8天)。未瘘组的CRP、MMP-8、MMP-9的水平(445±210 mg/ml、4 120±1 380 mg/ml、190±98 mg/ml)明显低于早期瘘组(1 020±480 mg/ml、7 000±2 100 mg/ml、420±113 mg/ml)及晚期瘘组(704±395 mg/ml、5 300±1 250 mg/ml、306±102 mg/ml),差异均有统计学意义($P<0.05$);而三组的外周血白细胞计数、体温差异无统计学意义($P>0.05$)。在发生了早期吻合口瘘的病例中,MMP-8和MMP-9的表达水平呈正相关。研究显示:在直肠癌术后24小时检测骶前引流液中炎症因子CRP、MMP-8、MMP-9的表达水平可以预测吻合口瘘的发生。

(高显华)

**述评** 吻合口漏是直肠癌术后的一个最严重的并发症,是困扰着结直肠外科一大难题。如果能够早期诊断,并早期做出相应的处理,可以大大降低吻合口漏的严重程度。但是目前尚没有很好的预测吻合口漏的方法,马留学等人的研究结果则恰好填补了这一空白。但是该研究还是存在一些问题,如"吻合口瘘"应当为"吻合口漏"。"瘘"指的是一条与外界相通的管道,如肛瘘。"漏"是指某一物体存在缺损,导致内容物漏出。其次,发生吻合口漏的高峰期为术后5～7天,而该研究中大部分吻合口漏发生在术后3～5天,与实际情况不符。另外,检测术后第1天的骶前引流液中CRP、MMP-8、MMP-9的表达水平是否真的能预测吻合口漏的发生还有待于更大样本的临床研究的证实。

(傅传刚)

**臀大肌瓣移位治疗大便失禁**[中国现代普通外科进展,2010,13(12):957] 王若义等研究了臀大肌瓣移位肛提肌加强术在治疗儿童神经源性大便失禁中的作用。2006年1月至2009年12月期间,山东大学第二医院共行臀大肌瓣移位肛提肌加强术22例。其中,男16例,女6例;先天性肛门闭锁8例,脊髓拴系综合征13例(骶尾部畸胎瘤5例,脊髓脊膜膨出6例,椎管内囊肿2例),外伤1例;平均年龄为12.4岁(7～16岁)。22例患者中,有18例术后获得随访。18例患者术前均行盆底肌电图、结肠传输试验、盆底肌MRI检查、肛门直肠测压和临床疗效评价。术前盆底肌电图均表现为神经源性损害;结肠传输试验示混合型14例,正常型4例;盆底肌MRI示16例患儿肛提肌发育不对称或肛提肌不能清楚显示,2例患儿肛提肌未见明显异常。18例患儿的术前临床评价结果均为完全性大便失禁。手术后再次进行肛门直肠测压和临床疗效评价。结果显示术后肛门直肠测压结果无明显变化;术后临床疗效评价为优0例、良11例、差7例,明显好于术前,差异有统计学意义($P<0.05$)。研究显示:臀大肌瓣移位肛提肌加强术有助于改善神经源性大便失禁患儿的控便功能。

(高显华)

**述评**　目前,对于神经源性大便失禁的患儿尚缺乏一种十分有效的治疗方法。王若义等采用臀大肌瓣移位肛提肌加强术治疗儿童神经源性大便失禁,尽管效果并不是很好,但是仍然在一定程度上改善了患儿的临床症状,有一定的临床意义。在临床实践中,应该根据患儿的具体情况,选择性地应用臀大肌瓣移位肛提肌加强术、股薄肌移位肛门外括约肌重建术和Malone术,才能取得比较满意的手术效果。

(傅传刚)

**警惕结直肠癌治疗过程中的过度治疗与治疗不足**[中华胃肠外科杂志,2011,14(8):573]　顾晋就结肠癌的过度治疗和直肠癌的治疗不足谈了以下问题:一、结直肠癌治疗中凸显的临床分期问题。当前,国际上结直肠癌的术前分期通常采用的是美国AJCC颁布的TNM分期。这个临床分期已经被全世界的专家学者所公认,但一些基层的外科医生对消化道肿瘤治疗没有做术前的临床分期,甚至根本不知道要进行临床分期。而直肠癌、特别是局部进展期直肠癌,术前的综合治疗非常普遍,显示了正确的临床分期十分重要。二、结肠癌治疗过度的问题。结肠癌手术后的病理分期是指导临床辅助治疗的重要参考依据?问题是对Ⅱ期结肠癌,即ⅡA期(T3N0M0)和ⅡB期(T4N0M0)者,外科医生最容易掌握不准,规范的治疗原则应该是:Ⅱ期结肠癌如果没有高危因素,可以不进行手术后的辅助治疗。高危因素包括:①病理脉管癌栓;②肿瘤侵犯神经;③术中穿孔;④T4型肿瘤;⑤分化差的肿瘤。三、直肠癌治疗不足的问题。对于$T_3$期的直肠癌或任何T而淋巴结阳性的直肠癌患者,应该进行术前的新辅助放化疗,这一点与结肠癌有显著不同。但对$T_3$期直肠癌患者,我国大多数医疗单位较少采用规范的术前放化疗,甚至一些大城市的中心医院都没有进行术前的规范治疗。四、外科医生应不断学习。努力学习有关结直肠癌的治疗规范和指南,真正做到尽可能地规范我们的治疗方法和手段。

(于志奇)

**述评**　随着我国经济的快速发展,医疗技术设备和临床诊疗水平有了极大的提高。但是,在肿瘤的临床治疗方面还存在诸多问题:主要包括肿瘤治疗前的正确分期、过度治疗和治疗不足、治疗中的临床多学科协作机制尚未有效建立等。这些问题严重影响了我国肿瘤的治疗水平,笔者根据自己的体会,具体谈了结肠癌的过度治疗和直肠癌的治疗不足等4个方面,切中要害及关键问题,对于推广结直肠癌诊疗规范、指导临床实践、提高临床诊疗水平具有重要意义。

(张卫)

**急诊肠镜诊疗技术在急性结直肠梗阻中的应用评价**[中华医学杂志,2011,91(8):524]　急性结直肠梗阻是临床常见的急症,据报道,有15%～20%的结直肠癌以急性肠梗阻为首发症状。腹部X线立卧位平片和CT检查被认为是诊断急性结直肠梗阻的经典方法,一经确诊,外科传统的治疗观念是急诊手术,剖腹探查解除梗阻和结肠造口。由于患者无法进行肠道准备、且肠镜检查穿孔风险较大,急性结直肠梗阻一直被认为是肠镜检查的禁忌证。钟芸诗等为评价急诊肠镜诊疗技术在急性结直肠梗阻中的安全性和有效性,回顾性分析复旦大学附属中山医院内镜中心2002年7月至2010年7月459例施行急诊肠镜检查和治疗的急性结直肠梗阻患者的病历资料。结果显示急诊肠镜检查的成功率100%(459/459),无检查相关穿孔等并发症发生。结直肠癌占71.3%(327/459)、乙状结肠扭转占11.3%(52/459)、膈疝占0.4%(2/459)、先天性巨结肠占0.6%(3/459)、粪石性梗阻占2.7%(12/459)、无异常发现占13.7%(63/459)。肠镜下获得治疗的患者比例83.2%(385/459),包括结直肠癌327例、乙状结肠扭转52例和先天性巨结肠3例。操作成功率95.8%(369/385),并发症发生率1.4%(5/385),无操作相关死亡病例。在327例结直肠癌患者中,93.9%(307/327)行经肠镜下引流术(支架或肠梗阻导管引流)避免了急诊手术和腹壁结肠造瘘,其中232例患者在内镜引流术后获得了Ⅰ期手术切除,另75例因肿瘤较为晚期,选择了放/化疗或最佳支持治疗。作者认为急诊肠镜技术在诊断和治疗急性结直肠梗阻中具有安全、有效等特点,除可明确病因外,还能施行各种有效的治疗措施，应予推荐。

（于志奇）

**述评** 不同的病因引起的急性结直肠梗阻在肠镜下有特征性的表现。对于为了明确结直肠梗阻的患者，急诊肠镜检查可作为其他影像学检查的有效补充，在直观地发现病变并获取活检病理检查的同时，还能采取进一步的治疗措施，最为突出的就是对于结直肠癌造成梗阻的内镜下引流术。此外，局部肿瘤进展或伴有远处转移的患者，内镜下引流术可避免手术，在较短的时间内恢复并开始进一步的辅助治疗。但需要注意在检查前了解相关的病史，并在检查过程中少打气循腔镜。

（张 卫）

**西妥昔单抗联合化疗治疗 K-ras 基因不明的晚期结直肠癌**［中华肿瘤杂志，2010，32(10)：777］ 郭桂芳等为探讨西妥昔单抗(Cetuximab)联合化疗对 K-ras 基因状态不明的晚期结直肠癌患者的疗效和安全性，收集 2005 年 3 月至 2008 年 12 月间在中山大学肿瘤防治中心接受西妥昔单抗联合化疗的 102 例晚期结直肠癌患者的资料，统计患者的有效率(ORR)、疾病控制率(DCR)、无进展生存时间(PFS)和总生存期(OS)。比较一线与非一线化疗联合应用西妥昔单抗、含奥沙利铂方案与含伊立替康方案的 ORR、DCR、PFS 和 OS 的差异。结果显示：102 例患者的 ORR 和 DCR 分别为 43.1%和 74.5%，中位 PFS 和 OS 分别为 4.0 个月和 28.5 个月，1、3 和 5 年生存率分别为 89.2%、50.9%和 27.5%。一线与非一线应用西妥昔单抗联合化疗患者的 ORR(50.0%和 40.0%，$P=0.344$)、DCR(78.1%和 72.9%，$P=0.571$)和 OS(51.0 和 35.0个月，$P=0.396$)差异均无统计学意义，但一线应用西妥昔单抗联合化疗患者的 PFS(5.5 个月)较非一线者显著延长(3.0 个月，$P=0.001$)。应用含奥沙利铂方案治疗与应用含伊立替康方案治疗患者的 ORR(54.2% 和 40.0%，$P=0.223$)、DCR(79.2% 和 74.7%，$P=0.654$)、PFS(5.0 个月和 3.0 个月，$P=0.726$)和 OS(36.0 个月和 40.0 个月，$P=0.759$)比较，差异均无统计学意义。常见的不良反应有痤疮样皮疹(80.4%，3～4 级 9.8%)、中性粒细胞下降(66.7%，3～4 级 18.6%)、腹泻(19.6%，3～4 级 5.9%)，无与治疗相关性死亡病例。作者认为西妥昔单抗联合化疗治疗 K-ras 基因状况不明的晚期结直肠癌患者的有效率较高，中位生存时间较长，不良反应少且程度轻。

（于志奇）

**述评** 晚期结直肠癌患者的自然中位 OS 约 5～6 个月，化疗使中位 OS 提高至约 20 个月。近几年来，以 EGFR 为靶点的西妥昔单抗联合化疗治疗 K-ras 基因野生型结直肠癌已是共识，将晚期结直肠癌患者的中位 OS 延长到约 24 个月。需要关注西妥昔单抗应该放在哪一线治疗，与哪种化疗方案联合，在完成化疗方案后是否需要维持治疗等问题。由于价格昂贵和在中国上市比较晚，至今还未见有西妥昔单抗联合化疗治疗中国结直肠癌患者的大宗病例报道，有关其疗效，尚需进一步研究观察。

（张 卫）

**粪便基因甲基化检测在结直肠癌及其癌前病变筛查中的作用**［中华胃肠外科杂志，2011，14(1)：52］ 康燕平等探讨了粪便中 T 淋巴细胞成熟相关蛋白(MAL)、细胞周期依赖性激酶抑制因子 2A(CDKN2A)和 6-氧-甲基鸟嘌呤 DNA 甲基转移酶(MGMT)基因甲基化状态及其在结直肠癌和癌前病变筛查中的价值。作者收集 69 例结直肠癌、24 例腺瘤、19 例增生性息肉患者及 26 名健康人群的清晨粪便标本。提取其 DNA 并进行亚硫酸氢盐修饰处理，采用甲基化特异性 PCR 技术分析 MAL、CDKN2A 及 MGMT 甲基化状态。分析其与结直肠癌临床病理特征的关系，并比较 3 个基因甲基化联合检测与粪隐血试验(FOBT)的诊断敏感性。结果显示：结直肠癌患者粪便 DNA 中 MAL、CDKN2A、MGMT 基因启动子甲基化率分别为 78.3%、52.5%、55.1%，腺瘤患者分别为 58.3%、41.7%、37.5%，增生性息肉患者分别为 26.3%、15.8%、10.5%，正常对照人群分别为 3.8%、0、3.8%；结直肠癌和腺瘤患者 3 个基因甲基化水平均显著高于增生性息肉患者和正常对照人群(均 $P<0.05$)。3 个基因甲基化联合检测诊断结直肠癌和腺瘤敏感度分别为 92.8%和 70.8%，明显高于 FOBT 的 29.0%和 25.0%(均 $P<0.05$)。3 个基因甲基化状态与结直肠癌患者的性别、年龄、肿瘤部位、淋巴结转移、远处转移及 TNM 分期均无关(均 $P>0.05$)。作者认为粪便中 MAL、CDKN2A、MGMT 基因启动子甲基化水平在结直肠癌和腺瘤患者中明显升高。其联合检测可望成为结直肠癌及其癌前病变筛查的非侵入性检测方法。

（左志贵）

**述评** 如何早期发现结直肠癌及癌前病变成为学术界关心的一个重要问题，目前多采用粪隐血试验(FOBT)进行筛查，但是敏感性太低是其最主要的问题，电子结肠镜检查虽然敏感性高，但是作为一种侵入性检查往往让患者望而却步，因此尚未成为常规体检项目。本研究作者比较研究了结直肠癌、腺瘤、增生性息肉及健康人群的粪便中 MAL、CDKN2A、MGMT 基因启动子甲基化水平，结果显示这 3 个指标在结直肠癌和腺瘤患者中明显升高。这三个基因甲基化联合检测诊断结直肠癌和腺瘤敏感度分别达到 92.8%和 70.8%,明显高于 FOBT 的 29.0%和 25.0%(均 $P<0.05$)。因此其联合检测可望成为结直肠癌及其癌前病变筛查的非侵入性检测方法。但是作者研究的样本量太小,需要大样本的对照研究才能显示其临床价值,同时基因检测费用太高也将严重影响其在临床实践中的具体应用,因此对于结直肠癌的早期诊断的研究还有很长的路需要科学工作者向前走。

(郝立强)

**直肠癌前切除术的吻合口瘘的防治**[中国癌症杂志,2010,20(10):782]　应伟青等回顾性分析了 2000 年 5 月至 2009 年 5 月期间收治的 337 例直肠患者行直肠癌经腹前切除术后出现吻合口漏的临床资料。探讨直肠癌前切除术后吻合口漏的发生原因及防治手段。结果 337 例患者中有 21 例发生吻合口漏,发生率为 5.57%。19 例患者行保守治疗,仅仅 2 例行再次手术,均获治愈。研究显示年龄在 60 岁以上,合并贫血、低蛋白、糖尿病或肠梗阻,肿瘤位置较低(<7 cm),直肠内未置肛管减压者易发生吻合口漏($P<0.05$);而性别、肿瘤临床分期、吻合方式等与吻合口漏的发生相关性较小($P>0.05$)。

(左志贵)

**述评**　吻合口漏是直肠癌经腹前切除术后最严重的并发症之一,一直受到结直肠癌外科医生的密切关注,国内外进行吻合口漏危险因素分析的论文非常多,而不同的论文则分别提出了不同的危险因素,本文作者提出患者年龄在 60 岁以上、合并贫血、低蛋白血症、糖尿病或肠梗阻、肿瘤位置较低(<7 cm)、直肠内未置肛管减压是吻合口漏发生的高危因素,而性别、肿瘤临床分期、吻合方式等与吻合口漏的发生关系不大。但是作者的结论是基于单因素统计分析的结果,而且是一项回顾性研究,所以其结果的可靠性不够,其临床价值也很有限。因此只有在病例对照基础上进行更加科学的多因素回归分析才能排除临床研究中诸多混杂因素的干扰,从而得出更加可靠的结论。

(郝立强)

**165 例下消化道出血的临床诊断**[腹部外科,2010,23(5):320]　郭震等总结了 2002 年 1 月至 2009 年 12 月期间收治的下消化道出血病人 165 例的诊治情况。资料显示病因病变部位依次为结肠肿瘤 61 例(37.0%)、结肠息肉 36 例(21.8%)、痔 26 例(15.8%)、炎症性肠病 15 例(9.1%)、血管畸形 8 例(4.8%)、小肠肿瘤 5 例(3.0%)、憩室炎 4 例(2.4%)、血液疾病 3 例(1.8%),另有 7 例(4.2%)不明原因。除血液疾病、不明原因外,本组病例病变部位以结肠为多,计 97 例,占 58.8%,其中右半结肠 48 例(29.1%)、横结肠 11 例(6.7%)、左半结肠 28 例(17.0%)、全结肠病变 10 例 (6.1%);小肠病变 21 例,占 12.7%,其中空肠 5 例(3.0%),末端回肠 9 例(5.4%),小肠中部 7 例(4.2%);直肠病变 37 例,占 22.4%。各种检查手段阳性率分别为:结肠镜检查例数最多,计 112 例,阳性率为 71.4%。血管造影(腹腔动脉、肠系膜上动脉、肠系膜下动脉)60 例,阳性率为 75.0%。全消化道钡餐检查阳性率为 2.2%,钡灌肠检查阳性率为 22.7%,肛门镜检查阳性率为 28.1%,$^{99m}$Tc-RBC 扫描阳性率为 0.4%(6/15)。作者认为在无禁忌证的情况下,结肠镜检查应列为首选,在结肠镜检查无异常时,应行全消化道钡剂造影、放射性核素扫描、选择性血管造影检查。

(左志贵)

**述评**　下消化道出血是普通外科和消化内科医师面临的常见临床症状之一,如果出现大出血则病情凶险,尤其要引起临床医师重视。其发病原因纷繁复杂,作者通过一组病例回顾性分析,发现其常见的原因为肿瘤(良性或恶性)、息肉、炎症性肠病、结肠憩室、血管畸形、内痔和肛周疾病等,各种病因的预后有十分显著的差异。对于下消化道大出血则需要在监测患者生命体征的前提下积极抗休克治疗,与此同时积极查找患者下消化道出血病因并给予病因治疗,下消化道出血常用的诊断方式包括内镜、核素扫描,血管造影等。总体而言目前下消化道出血的诊治已经存在完善临床路径及诊治指南,临床医师应该在临床路径及指南的指导下开展工作。但是,这种例数很少的病例报道临床指导价值非常有限。

(郝立强)

**改良新辅助放化疗加术中温热灌洗治疗低位直肠癌的临床应用**[中山大学学报,2010,31(6):892]　低位直肠癌传统的新辅助治疗为:术前放疗+外周静脉化疗,或术前放疗+区域动脉介入一次性灌注化疗,然后进行全直肠系膜切除术,虽然取得一定的疗效,但在预防局部复发、淋巴结转移方面仍存在不足。侯冰宗等根据肿瘤细胞的生物学特性、化疗药物的作用时段、浓度、持续时间与癌细胞的杀伤作用之间的关系原理,自行设计了辅助疗法:术前放疗、区域动脉介入时辰微泵灌注化疗、术中腹腔温热灌洗化疗综合治疗低位直肠癌。并选取中山大学附属第五医院 2003 年 10 月至 2007 年 3 月住院的 45 例低位直肠癌患者,DukesB 期(17 例)、DukesC 期(28 例)随即分为:A 组 15 例行自行设计改良的新辅助治疗:术前放疗、区域动脉介入微泵灌注化疗,按时辰多通道程控输液泵给药;B 组 15 例,术前放疗+区域动脉介入一次性灌注化疗;C

组15例，诊断明确后收视；45例患者均行术中腹腔温热灌洗化疗。A、B、C组在术前降低肿瘤临床分期、提高保肛率和复发率方面相比较有显著性差异($P<0.05$)，A、B、C组肿瘤的病理改变相比较差异有统计学意义($P<0.05$)。作者认为改良新辅助放化疗+术中腹腔温热灌洗化疗治疗低位直肠癌具有较好的临床疗效，能提高保肛率。

(单永琪)

**述评** 微泵持续区域性动脉灌注化疗可以延长药物作用时间，局部的药物分布浓度高，提高杀灭局部浸润、种植、转移的淋巴、脉管癌栓等手术无法彻底清除的病灶的几率。时辰微泵灌注新辅助放化疗可通过优化时间调节给药方案，可提高受体的耐受性，从而提高抑制肿瘤的疗效。术中腹腔温热灌洗治疗可显著提高药物在组织中的浓度，肿瘤组织内温度，促使肿瘤细胞凋亡。联合应用上述方法可能降低术前临床TNM分期，提高保肛率、降低局部复发率。本研究中样本较少，观察时间略短，可进一步行大宗病例长期临床观察研究。

(于恩达)

**动脉介入化疗在晚期结直肠癌中的应用**[中国肛肠病杂志，2010，30(10)：9] 动脉介入化疗是通过向区域肿瘤动脉内注入化疗药物，提高肿瘤病灶区域化疗药物浓度，从而提高疗效的手段。颜登国等为探讨动脉介入化疗对晚期结直肠癌患者预后的影响，回顾分析了贵阳医学院附属医院1997年1月至2008年1月91例经手术或影像学证实为晚期结直肠癌的患者的资料。其中行动脉介入化疗59例(Ⅰ组)(包括灌注化疗和栓塞化疗)，全身化疗32例(Ⅱ组)，通过Kaplan-Meier法分析患者生存情况，对比两组患者近期疗效和远期生存时间。结果显示Ⅰ组和Ⅱ组的化疗有效率分别为69.5%(41/59)和62.5%(20/32)，差异无统计学意义($P>0.05$)；治疗后平均生存时间分别为(22.5±3.0)个月和(21.7±2.0)个月，差异无统计学意义($P>0.05$)；累计1、2、3、5年生存率分别为60.3%、33.8%、21.2%、6.1%和56.3%、25.7%、16.5%、0，差异无统计学意义($P>0.05$)。Ⅰ组59例患者共接受244次介入化疗，不良反应发生率为89.3%(218/244)。作者认为经动脉介入化疗能够延长晚期结直肠癌患者的生存时间，使患者获得较长时间的带瘤生存，是一种比较安全的辅助治疗手段。

(单永琪)

**述评** 动脉介入化疗能延缓肿瘤细胞的增值速率，并能明显的降低化疗药物的全身毒副作用，提高患者的生活质量，延长生存时间，尤其适合不能手术的转移和复发的晚期肿瘤患者。同时介入治疗之侧重于局部，总体疗效不太理想，在远期生存方面动脉介入化疗与全身化疗相比较优势不明显，但动脉介入化疗作为一种姑息治疗手段，能在一定程度上抑制肿瘤细胞的生长，对于不能手术治疗的患者是一种可供选择的辅助治疗手段。动脉介入化疗有一些特定的不良反应，治疗前应对可能发生的风险进行全面的评估。

(于恩达)

**低位直肠癌经肛门局部切除40例疗效分析**[中华胃肠外科杂志，2010，13(11)：836] 低位直肠癌局部切除具有手术创伤小、术后恢复快、并发症发生率和病死率低、可避免永久性结肠造口、膀胱功能和性功能保持正常与正常人相似等优点。若病例选择得当，其远期疗效与经腹前切除、经腹会阴联合根治性切除术相比无明显差别。吴泽宇等为探讨低位直肠癌经肛门局部切除的适应证和疗效。回顾性分析了广东省人民医院普通外科40例低位直肠癌经肛门局部切除的患者的临床资料。患者平均手术时间50(30～85)min，术中出血量40(10～100)ml，平均住院时间5(2～10)d。全组患者平均随访时间40(6～120)个月。术后局部复发率为20.0%(8/40)，5年生存率为90.0%。$T_1$期患者术后局部复发率为17.9%(5/28)，低于$T_2$患者的25.0%(3/12)，但两组差异无统计学意义($\chi^2=0.268$，$P=0.61$)；高分化腺癌患者术后局部复发率为12.9%(4/31)，明显低于中分化腺癌4/9，两组差异有统计学意义($\chi^2=4.337$，$P=0.04$)；肿瘤直径小于3 cm者术后局部复发率为10.7%(3/28)，明显低于大于或等于3 cm者的41.7%(5/12)，两组差异有统计学意义($\chi^2=5.030$，$P=0.03$)。经肛门局部切除术后局部复发率与肿瘤部位($\chi^2=0.139$，$P=0.93$)、分型($\chi^2=1.290$，$P=0.53$)和手术切除方式($\chi^2=0.667$，$P=0.41$)无关。作者认为低位直肠癌经肛门局部切除适应证为肿瘤直径小于3 cm和高分化的$T_1$、$T_2$期患者。只要严格掌握手术适应证，经肛门局部切除治疗低位直肠癌可获取良好的疗效。

(单永琪)

**述评** 早期直肠癌患者经肛门局部切除术后生活质量明显提高。但经肛门局部切除的主要缺点是不能切除引流淋巴结，使病理分期无法进行。潜在的淋巴结转移和切缘残留是局部切除术后复发的重要原因。而浸润深度和肿瘤分化程度与直肠癌淋巴结转移密切相关。经肛门局部切除对于分化良好，肿瘤较小(<3 cm)和$T_1$期的直肠癌是一个可供选择的治疗方法，尤其对于高龄、合并基础疾病不能耐受开腹或经腹会阴联合手术的患者；$T_2$期患者术后应加辅助性放疗，$T_3$期则不适合行局部切除术。

(于恩达)

**老年人结肠癌并发急性肠梗阻的治疗体会**[临床外科杂志,2011,19(9)：610]　李胜龙等回顾性分析了1997年1月至2006年12月收治367例60岁以上结肠癌合并肠梗阻患者的临床资料,其中手术治疗348例,非手术治疗19例。手术治疗的348例中330例痊愈出院(89.9%),其中41例经急诊内镜放置支架,充分评估病情准备肠道后经手术全部痊愈出院,18例(4.9%)围手术期死亡,161例因远处转移、多器官功能衰竭等死亡。结论：重视老年结肠癌并发急性肠梗阻的围手术期处理,选择合适的外科处理方法是提高疗效、减少并发症的关键。

(张　畅)

**述评**　癌性肠梗阻是老年结肠癌患者常见表现之一,但绝大部分患者并未丧失肿瘤根治的机会。首先要重视患者术前围手术期的处理,其次根据患者病情及情况不同选择不同的术式。

(于恩达)

**结直肠非霍奇金淋巴瘤32例诊治分析**[中华外科杂志,2011,49(4)：290]　周皎琳等通过对1988年1月至2006年12月收治的32例患者的临床资料进行了回顾性分析,探讨结直肠非霍奇金淋巴瘤(NHL)的临床特点及诊治经验。该研究包括B细胞NHL患者22例,T细胞MHL患者10例。B细胞型男性14例,女性8例,中位年龄60.5岁。T细胞型男性5例,女性5例,中位年龄31.0岁。回盲部为最常见发病部位,分别占B细胞及T细胞的77.3%及60.0%,常见的临床表现为腹痛、消瘦和腹部包块。有明确亚分型的14例B细胞NHL患者中,弥漫大B细胞淋巴瘤(DLBCL)占64.3%。B细胞型中病变局限(Ⅰ-Ⅱ1期)者占40.9%。10例T细胞NHL为Ⅳ期,3例伴消化道大出血,4例伴穿孔。B细胞型患者均接受了手术及CHOP为主的化疗。5例患者于术后2个月内死亡,已知3例患者存活23个月以上。结论：结直肠NHL好发于回盲部,B细胞型更为常见,且绝大多数为DLBCL。手术加化疗为目前主要的治疗手段。B细胞型患者治疗后预后良好,T细胞型预后差,诊治应更为积极。结直肠NHL保留器官治疗的前景仍有待于进一步的研究来明确。

(张　畅)

**述评**　结直肠NHL好发于回盲部,分类不同,临床表现和相对的预后也不尽相同。需针对相应的分类进行个体评估,明确诊断,获得病理分型、分期采用相应的手术非手术方式,同时预防出血、梗阻等并发症。

(于恩达)

**大肠癌同时伴肝转移67例临床治疗分析**[腹部外科,2010,23(6)：348]　龚光伟等人对2003年1月至2007年12月67例大肠癌伴肝转移经外科手术治疗的临床资料进行了回顾性分析,其中13例全肝多个转移灶病人行原发病灶切除加门静脉化疗泵植入术,余54例行原发灶和肝转移灶同期切除,术后1、2、3年生存率分别为91.0%(61/67),71.6%(48/67),40.3%(27/67)。结论：大肠癌肝转移病人行原发灶和肝转移灶同期切除辅以局部及全身化疗,亦可取得满意效果。

(张　畅)

**述评**　肝脏是大肠癌最常见的转移部位,既往多不主张手术治疗而采用放化疗和支持对症治疗或者采用分期手术治疗,现认为只要患者全身情况尚可,重要脏器功能基本正常,肝脏功能可以耐受肝脏切除术,大肠原发病灶可完整切除,可进行同期手术,并辅以化疗就可达到较满意的治疗效果。

(于恩达)

**生长抑素治疗术后急性粘连性肠梗阻**[中华普通外科杂志,2011,26(1)：22]　崔龙等探讨生长抑素在治疗术后急性粘连性肠梗阻中的作用。采用方法：将87例术后急性粘连性肠梗阻患者分为治疗组(46例)及对照组(41例)。对照组采用常规治疗,包括胃肠减压、灌肠、补液及抗感染治疗等;治疗组在常规治疗的基础上加用奥曲肽(生长抑素类似物)0.1 mg ihq8 h,治疗72 h,观察两组患者症状体征缓解情况及中转手术率的情况。结果示：治疗组患者应用生长抑素后腹痛缓解较快,为(1.9±0.9)h,而对照组则为(35.1±14.1)h;其次,胃肠减压量明显减少,且恢复排气时间较快。与对照组相比均有显著差异,从而证实了生长抑素在术后急性粘连性肠梗阻的治疗中疗效肯定,具有良好的应用前景。

(徐小雯)

**述评**　该研究对生长抑素在治疗术后急性粘连性肠梗阻中的重要作用进行了系统的分析与论证。为术后急性粘连性肠梗阻的治疗提出了更有效的方法。同时,讨论中也对此研究的不足作出了总结,由于病例数较少,对于生长抑素是否可以降低手术治疗的比例这一问题没有明确、可靠地反映,这需要大样本量试验来进一步研究。目前对于急性肠梗阻的治疗,国内外学者均提倡要严格把握手术指征,遵从保守治疗与手术治疗的原则,因此在应用生长抑素缓解梗阻症状的同时,应该注意防止其掩盖症状而延误手术时机,以致造成肠壁不可逆缺血坏死。

(傅传刚)

**结直肠癌伴梗阻病人新辅助化疗与营养支持的作用**[肠外与肠内营养,2010,17(6)：335]　范朝刚等探讨了结直肠癌并发肠梗阻的病人中新辅助化疗和营养支持的作用，选取结直肠癌伴梗阻的病人16例，按改良FOLFOX6方案给予新辅助化疗2个疗程，间隔2周，并同时按照肠道功能情况给予肠外或肠内营养支持，化疗结束后2周内予以手术治疗。结果示：在化疗过程中病人肠梗阻均得到了不同程度缓解，化疗前后病人血清总蛋白和清蛋白水平无显著性变化；所有病人在化疗结束后均接受了一期切除吻合手术，术后恢复良好，无并发症发生。由此证实，在结直肠癌伴梗阻病人的治疗中，新辅助化疗可以缓解梗阻，为一期切除吻合手术创造条件。但本研究尚处于初步，为避免严重的不良反应，在病人的选择方面比较严格，实践中有较多限制，并不能针对所有结肠癌伴梗阻的病人进行同样处理。因此将在后续研究中进一步探讨其有效性。

（徐小雯）

**述评** 术前缓解肠梗阻症状，消除梗阻肠管炎性水肿，进而为一期吻合创造条件，是很多外科学者努力的方向。此篇论著为结直肠癌伴梗阻病人的治疗提供了一种新的治疗途径，为一期吻合增加了可能。但正如文章所分析的，延期手术会增加延误病情的风险，因此对病人的选择以及处理均有较多限制，其应用缺乏广泛性。但也为此病治疗的进一步发展提出了努力的方向，如怎样扩大病人选择范围、与其他治疗方法相结合等，值得广大学者深入探讨。

（傅传刚）

**功能性直肠癌扩大根治术对男性性功能的影响** [中华实验外科杂志，2011，28(9)：1492] 耿长辉等分析了直肠癌扩大根治术对男性性功能的影响，作者根据解剖学依据，分析在全直肠系膜切除基础上行保留神经的功能性直肠癌扩大根治性术对保留男性直肠癌患者性功能的应用价值，并与传统扩大根治术比较。采用对6例盆腔器官作解剖学研究，观察盆腔自主神经的走行及分布结果，并通过调查表的方式调查306例男性中下段直肠癌扩大根治术病例保留神经组和传统扩大根治术组性功能障碍的发生率。结果显示：两组患者术后勃起功能障碍、性兴趣减退、射精功能障碍的发生率分别35.2%(44/125)、62.2%(46/74)，76.8%(19/125)、52.7%(30/74)，15.2%(29/125)、40.5%(35/74)，差异有统计学意义($P<0.05$)。在非保留神经组术后及时通过心理辅导和局部治疗等各种措施，其勃起和射精功能并无明显改善，提示不可逆的神经损伤是主要原因。试验表明双侧保留神经效果最好，单侧保留神经效果较好，普通根治术较差，扩大根治术最差。从而证明，尽可能保留盆腔自主神经的直肠癌扩大根治术可以改善患者术后性功能。

（徐小雯）

**述评** 此篇研究通过对尸体盆腔自主神经的解剖观察，明确了盆腔植物神经系统核心——下腹下丛的任何部分受到损伤都可能导致男性性功能障碍，同时对男性直肠癌患者保留神经扩大根治术组和传统扩大根治术组的术后性功能进行了随访和评价。将解剖依据与临床试验结果相结合，为直肠癌手术操作中更好地保留男性性功能提供了可靠借鉴和要点指导。紧跟国内外先进步伐，深刻认识到在保证肿瘤彻底切除的基础上，运用扎实的解剖基础和恰当的手术技巧尽可能地保留神经，是今后直肠癌手术治疗的重点。

（傅传刚）

# 血 管 外 科

本年度共收集论文227篇,纳入一年回顾75篇,占33%;收入文选13篇,占5.7%。

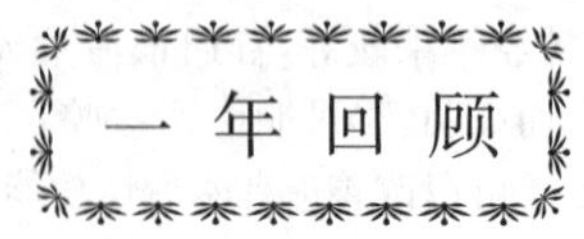

## 一、动脉扩张性疾病

### (一) 腹主动脉瘤

本年度关于腹主动脉瘤研究文献纳入回顾5篇。内容涉及腹主动脉瘤腔内手术并发症处理,腹主动脉瘤开放与腔内手术对比,腹主动脉瘤腔内手术技术等方面。

冯家烜等[1]* 总结单中心应用纤维蛋白胶栓塞治疗腹主动脉瘤腔内隔绝术(EVAR)中Ⅰ型内漏的经验,回顾性分析了2002年8月至2010年6月953例接受腹主动脉瘤腔内隔绝术的患者中,有51例(5.4%)使用了纤维蛋白胶栓塞术治疗术中Ⅰ型内漏。其中男性45例,女性6例,年龄49～88岁,平均年龄(72±8)岁。在栓塞术前后监测瘤腔内压力,在术后3、6和12个月及此后每年采用CT血管造影对患者进行随访。结果经过栓塞治疗之后,有50例(98.0%)Ⅰ型内漏消失,瘤腔内收缩压、舒张压、平均压、脉压差和平均压力指数均有明显降低。围手术期3例死亡(5.9%),其中1例高龄患者是由于Ⅰ型内漏无法消除,转开放手术后死于多器官功能衰竭;另2例死因与主动脉疾病无关。48例获得长期随访,中位随访时间45个月,腹主动脉瘤最大径从术前的(62±15)mm减至(49±10)mm($P$=0.000)。随访过程中3例患者死亡,其中1例死于瘤体持续增大压迫肾动脉造成的肾功能衰竭,另2例死因与主动脉无关;这3例患者随访期CT血管造影均未再发现内漏。认为内漏是EVAR术的常见并发症,包括术中内漏和迟发型内漏。在5型内漏中,Ⅰ型内漏与术后瘤体持续增大和破裂关系最为确切。应用球囊贴附、短段移植物或裸支架往往能处理绝大多数Ⅰ型内漏。先前已有研究证实了纤维蛋白胶栓塞术治疗Ⅱ型内漏的安全性和有效性,这些研究中有的是经动脉将纤维蛋白胶注射到瘤腔中,有的是直接经皮穿刺瘤腔。该研究中,在注射纤维蛋白胶之前,必须先用一球囊在肾下腹主动脉近端阻断主动脉血流5 min,这样纤维蛋白胶能在一个稳定的环境中充分形成纤维蛋白血栓,从而实现整个瘤腔的血栓化,而且这一操作能防止栓塞剂及形成的血栓块栓塞分支动脉。经过平均45个月的随访,瘤体平均缩小了12.7 mm,无纤维蛋白胶相关的并发症和死亡,认为纤维蛋白胶能有效治疗Ⅰ型内漏,远期疗效确切。陈忠等[2]* 比较腹主动脉瘤开放手术与腔内修复的治疗效果。回顾性分析了2009年1月至2011年1月随机入组既符合开放手术又符合腔内修复指征的腹主动脉瘤患者84例,分别行开放手术及腔内修复。其中腔内修复组48例,男性42例(87.5%),女性6例(12.5%);年龄50～83岁,平均70.8岁;开放手术组36例,其中男性31例(86.1%),女性5例(13.9%);年龄50～80岁,平均67.4岁。对围手术期及随访结果进行对比分析。结果两组手术时间($t$=9.863,$P$=0.000)、术中出血量($t$=4.647,$P$=0.000)、术中输血量($t$=3.334,$P$=0.002)和住院时间($t$=2.327,$P$=0.022)、住院费用($t$=2.314,$P$=0.023)差异有统计学意义。随访3～6个月,两组围手术期并发症发生率($\chi^2$=0.480,$P$=0.488)、术后3个月并发症发生率($\chi^2$=0.664,$P$=0.415)及病死率($P$=0.429)、术后6个月并发症发生率($\chi^2$=0.128,$P$=0.720)差异无统计学意义。作者认为:开放手术走过了60年的历程,技术已经相当成熟,也积累了相当多的经验,远期疗效十分理想。EVAR自1991年首次应用于临床后,发展迅速,技术及器材不断改进,并已经有多个随机对照研究的结果,显示其在降低围手术期病死率等方面具有比较明显的优势。腹主动脉瘤腔内修复在手术时间、出血量、输血量、住院时间等方面优于开放手术,但有较高的住院费用。围手术期及术后随访两组的并发症发生率无差异,生存率及远期并发症发生率比较尚需更长时间随访及更大的样本量。何玉祥等[3]* 总结腹主动脉瘤(AAA)行腔内隔绝术时髂动脉的处理方式。回顾性分析了 2004 年 7 月至 2010 年 11 月对 43 例瘤体累及单侧或双侧髂动脉分叉的 AAA 行腔内隔绝术,其中单侧髂动脉分叉受累 27 例,双侧髂动脉分叉受累 16 例。根据髂动脉病变情况,分别采取髂内动脉单纯覆盖、髂内动脉栓塞后覆盖、髂动脉外环结扎、一侧髂内动脉重建等不同的处理方法。结果所有病例均操作成功,手术结束时无Ⅰ型内漏存在。术后出现臀部间歇性跛行 6 例(14.0%),便血 1 例(2.3%),无病例发生臀部或会阴部皮肤坏死、肠坏死及死亡。作者认为:术中避免同时封闭双侧髂内动脉,尽量保留一侧髂内动脉是很重要的。张宏鹏等[4]* 回顾性分析了 2008 年 5 月至 2010 年 4 月,36 例腹主动脉瘤患者完全穿刺下行腔内修复术治疗。其中男性 30 例,女性 6 例;平均年龄 68 岁。所应用的支架型血管包括:3 例 Endurant,13 例 Talent,20 例 Zenith。18～24 F 的鞘管预置两把 ProGlide,14～16 F 的鞘管预置单把 ProGlide,缝合动脉切口时取出鞘管并将线结下滑收紧,统计技术成功率、相关并发症及手术操作时间。术后 3、6、9、12 个月及其后每年进行 CT 血管造影随访。结果 20 例局部麻醉,16 例全身麻醉。68 条股动脉共应用 128 把 ProGlide,其中 38 条股动脉各应用 2 把,8 条各应用 3 把,2 条各应用 4 把,20 条各应用 1 把。63 条股动脉(63/68,92.6%)技术操作成功,2 条中转切开缝合,3 条出现血肿,无需手术处理。平均随访时间(12±3)个月。1 例于术后 3 个月出现无症状的动脉夹层。认为完全穿刺技术在腹主动脉瘤腔内修复术中的应用是安全和有效的,由于可能需要切开缝合,建议在杂交手术室中操作。舒畅等[5]对 2003 年 1 月至 2011 年 3 月接受经股动脉植入分体式覆膜支架治疗解剖条件复杂的 48 例腹主动脉瘤患者的临床资料进行回顾性分析。男性 37 例,女性 11 例;年龄 50～81 岁,平均 71.4 岁。其中近端短瘤颈(<15 mm)14 例,近端瘤颈成角大(>60°)13 例,复杂髂动脉解剖者 21 例,其中髂动脉严重扭曲者 15 例,髂动脉狭窄(直径<7 mm)者 6 例。结果所有病例治疗均获成功,术中无中转开腹手术者,围手术期生存率 100%。40 例患者获得随访,随访时间 4～122 个月,平均 63 个月,死亡 2 例,均为心脑血管意外,其余生存良好,累积生存率 95.8%。Ⅰ型内漏 2 例,其中 1 例 2 周后消失,1 例长期存在,随访过程中未发现新的内漏、支架移位或堵塞、瘤体扩大或瘤体破裂等并发症;2 例封堵一侧大部分肾动脉的患者恢复良好,术后未出现肾功能不全。认为腔内修复术治疗复杂解剖条件肾下型腹主动脉瘤安全、有效。随着经验的不断积累,腔内修复术在治疗解剖条件复杂的肾下型腹主动脉瘤中将发挥更重要的作用。

**(二) 主动脉夹层**

本年度关于腹主动脉瘤相关研究文献纳入回顾 3 篇。文献内容主要涉及 StanfordB 型胸主动脉夹层腔内隔绝术的回顾性分析及梗阻性呼吸睡眠暂停综合征与主动脉夹层相关性等方面内容。

龚昆梅等[6]* 回顾分析了 2006 年 7 月至 2010 年 6 月共 85 例 Standford B 型主动脉夹层患者接受腔内隔绝术,13 例累及内脏动脉并引起脏器缺血,其中 8 例累及肠系膜上动脉,5 例累及肾动脉。7 例行胸主动脉腔内修复术(thoracic endovascular aortic repair,TEVAR)后缺血改善,4 例行 1 期支架重建内脏动脉,2 例未予处理。结果 4 例支架重建内脏动脉均获成功,无围手术期死亡。随访 1～18 个月,平均 7.5 个月,随访率 100%;4 例重建病例无内脏缺血;2 例未处理病例,1 例存在慢性肾功能不全,另 1 例于术后 2 个月因全身衰竭死亡。作者认为,主动脉夹层多数存在远端破口,如破口距离腹腔干、肠系膜上或者肾动脉很近,多数应放弃处理。如果夹层造成腹腔脏器缺血则可能导致肠坏死,肾衰竭等严重后果,此时需考虑是否须处理远端破口。在主动脉夹层腔内隔绝术中,当胸主动脉原始破口封堵后,真腔压迫型和内膜破裂型中,真假腔同时供血者内脏血供大多能明显改善;但内膜破裂和断裂型中,完全假腔供血者则可能因假腔内压力减低、血栓形成造成血供锐减发生脏器坏死,除非内脏动脉开口远端尚存在较大破口,继续维持假腔供血。而内膜断裂型中无供血者在术后大多没有明显改善。对于上述内脏动脉血供无改善、且无侧枝循环供应者,须在腔内隔绝术前或术中重建内脏动脉。重建肠系膜上动脉和肾动脉的方式包括外科旁路术(人工血管和自体静脉)、内膜片开窗术和腔内支架重建,手术效果和患者预后主要与肠道缺血严重性和持续时间有关,各种手术方式的区别在于手术风险及并发症不同。杨志强等[7]回顾分析了 78 例 Stanford B 型胸主动脉夹层的临床资料。术前均采用 CT 血管造影(CTA)或磁共振血管造影(MRA)对患者进行评估;在数字减影血管造影(DSA)的监控下经股动脉将带膜支架型人工血管置入胸主动脉内膜破口处,封闭夹层近端第一破口;术后即行 DSA。于术后 1、3、6 个月及 1 年以后每隔 1 年行 CTA 随访,随访患者生存状况、内漏类型及残余夹层真假腔内径。结果腔内修复后,术中造影发现Ⅰ型内漏 6 例,其中 2 例内漏在 cuff 植入后消失;2 例近端内漏行球囊扩张后内漏消失;2 例漏血少,假腔显影浅淡,未予处理;术后 3 个月发现 1 例内漏仍持续存在,但假腔直径未见增大;Ⅱ型内漏 2 例,因漏血少,未予处理。术后 6 个月发现其中自行封闭 1 例;另 1 例内漏仍存在,但假腔直径未见增大。78 例患者中,术中封闭左锁骨下动脉者 15 例。其中 2 例出现左上肢窃血综合征,并伴有乏力症状;2 例 2 年后出现脑梗死;1 例 6 个月后出现 Stanford A 型夹层而行升主动脉置换术。其余患者无心、肺、肾功能衰竭及截瘫等严重并发症。认为腔内修复术治疗 Stanford B 型胸主动脉夹层安全、有效,内漏是该手术的主要并发症。张学民等[8]通过回顾性问卷调查对主动脉夹层患者梗阻性呼吸睡眠暂停综合征(obstructive sleep apnoea syndrome, OSAS)的相关症状进行研究。参考 Berlin 问卷对夹层患者和非夹层患者进行问卷调查。回收调查问卷并对两组患者的一般资料和相关症状进行比较。作者再将对照组中合并高血压者和主动脉夹层患者的相关症状进行比较。结果一共收回 70 份问卷,其中夹层组 33 例;对照组 37 例。夹层组打鼾的有 29 例(87.88%),高于对照组的 22 例(59.46%)($P<0.05$);几乎每天都打鼾的夹层组为 19 例(57.58%),高于对照组的 12 例(32.43%)($P<0.05$);鼾声影响他人的夹层组为 23 例(69.70%),高于对照组的 10 例(27.03%)($P<0.05$);家人注意到有呼吸暂停现象的夹层组有 15 例(45.45%),其中每天都有的有 9 例(27.27%),对照组分别为 8 例(21.62%)($P<0.05$)和 5 例(13.51%)($P<0.05$)。醒来后感觉不解乏的夹层组为 23 例(69.70%),几乎每天都感觉不解乏的为 10 例(30.30%),对照组分别为 15 例(40.54%)($P<0.05$)和 6 例(16.22%)($P<0.05$);夹层组合并高血压的有 28 例(84.85%),对照组为 20 例(54.05%)($P<0.05$);合并高血压的非夹层患者平均年龄(62±16)岁,较夹层组年龄大($P<0.05$);鼾声影响他人休息的有 7 例(35%),明显少于夹层组(69.7%)($P<0.05$)。夹层组患者比非夹层高血压患者身材更高($P<0.05$),腰臀比更小($P<0.05$)。作者认为:主动脉夹层患者中普遍存在 OSAS 症状。

### (三) 主动脉弓疾病

本年度关于主动脉弓相关研究文献纳入回顾 2 篇。内容主要涉及主动脉弓疾病的腔内手术技术等方面。

赵珺等[9]为了探讨开窗型覆膜支架腔内修复术联合颈-颈动脉搭桥的新方法治疗主动脉弓部动脉瘤的临床价值,回顾了 2 例先行右颈动脉-左颈动脉人工血管搭桥术,然后经股动脉将开窗型覆膜支架送入主动脉弓,使窗口对准无名动脉。开放支架后将弓部主动脉瘤隔绝,并保持无名动脉通畅。结果,此 2 例主动脉弓部动脉瘤,瘤腔被完全隔绝,且无名动脉通畅,脑部血供无影响。1 例出现支架后移,补充植入第二段覆膜支架后治愈。作者认为,此术式可避免开胸,仅行腔内覆膜支架联合颈部血管手术,方法简单,创伤小,对弓部动脉瘤的治疗有独特优势。舒畅等[10]为了探讨"烟囱"技术在主动脉夹层腔内隔绝术中保留分支动脉的作用及疗效,对 2009 年 6 月至 2010 年 2 月收治的 8 名第一破口位于主动脉弓部重要分支附近、腔内修复治疗近端锚定区不足的主动脉夹层患者的临床资料进行回顾分析。在 DSA 下对夹层第一破口及左颈总动脉、左锁骨下动脉开口行腔内隔绝的同时,以"烟囱"支架重建左颈总动脉的血流。术后 2 周行螺旋 CT 检查,观察疗效以及有无内漏、支架移位等并发症。手术成功率为 100%,无Ⅰ型内漏的发生,2 例发生左锁骨下动脉延迟性返流。术后随访 2～10 月,主动脉内支架型人造血管位置良好,左颈动脉内"烟囱"支架保持通畅,无移植物相关的漏血发生。2 例左锁骨下动脉延迟性返流的患者中,1 例术后两周返流消失,1 例仍在随访中。作者认为,"烟囱"技术可以为第一破口位于弓部重要分支动脉附近的动脉夹层患者,提供腔内隔绝的治疗机会,避免主动脉弓部血管重建开放手术带来的大创伤。短期随访结果满意,远期疗效有待进一步观察。

### (四) 其他主动脉疾病

#### 1. 假性动脉瘤及溃疡

陈跃鑫等[11]* 分析评价降主动脉假性动脉瘤腔内修复(EVAR)的可行性、疗效和结果。回顾性分析 2007 年 4 月至 2010 年 11 月 20 例降主动脉假性动脉瘤患者的临床资料。其中男性 18 例,女性 2 例;年龄 28～82 岁,平均(58±16)岁。20 例中有贝赫切特综合征 4 例,确诊感染性假性动脉瘤 6 例,疑诊感染性假性动脉瘤 5 例,医源性损伤 1 例,合并慢性粒一单核细胞白血病 1 例,原因不明 3 例。假性动脉瘤分布部位以腹主动脉多见(88.5%)。20 例中 EVAR15 例,开放手术 2 例,未手术治疗 3 例。回顾性分析 15 例腔内修复术(EVAR)患者的治疗情况及随访结果。结果 15 例降主动脉假性动脉瘤 EVAR 技术成功率 15/15,共放置腹主动脉分叉型覆膜支架 6 个,腹主动脉直筒型覆膜支架 6 个,胸主动脉直筒型覆膜支架 2 个和肾上腹主动脉裸支架 1 个。1 例采用了裸支架支撑下弹簧栓栓塞术。围手术期病死率为 0,除 2 例原发性Ⅳ型内漏外,无原发性Ⅰ型内漏发生。14 例获得随访,随访率 14/15,平均随访时间 538 d,随访期间总病死率 4/14,动脉瘤相关事件发生率 6/14,二次手术率 1/14,无动脉瘤相关事件存活率 8/14。结论认为,对降主动脉假性动脉瘤行EVAR,具备一定的技术可行性,其技术成功率高,围手术期间病死率低,但随访期间动脉瘤复发、增大、破裂以致死亡的风险较大。病因治疗、严密随访可能有助于改善主动脉假性动脉瘤 EVAR 的预后。章希炜[12]等回顾分析 2004 年 9 月至 2010 年 4 月治疗的 12 例症状性穿透性主动脉溃疡患者的临床资料,所有患者均有突发胸背部疼痛等急性主动脉综合征的临床表现,计算机断层扫描血管成像(computer tomography angiography, CTA)确诊为 StanfordB 型穿透性主动脉溃疡,其中 8 例合并主动脉壁间血肿,所有患者均在全麻下接受支架型人工血管腔内修复术,两例附加杂交旁路手术延长近远侧锚定区。该 12 例中有 10 例患者获得随访,随访率 83.3%。随访时间 1～4 年(中位时间 36 个月),随访率 83.3%(10/12)。结果 12 例患者共植入支架型人工血管 12 枚,其中植入支架直径 32～40 mm,平均(35.7±2.5)mm,长度 152～202 mm,平均(163±19)mm。1 例溃疡较大病例支架人工血管植入后存在极少量内漏外,其他溃疡均隔绝满意。技术成功率 100%。围手术期无不良事件发生。随访中患者无症状复发及死亡。CTA 检查结果满意,无内漏,1 例少量内漏患者术后 3 个月复查内漏消失。作者认为:支架型人工血管腔内修复术因其微创、有可能成为现阶段症状性穿透性主动脉溃疡的首选治疗手段,术后严格的血压控制是长期疗效的有效保证。陆华等[13]回顾性分析 2007 年 1 月至 2010 年 1 月期间收治的主动脉感染性假性动脉瘤病人的临床资料,包括临床表现、治疗方式、治疗效果及预后。6 例病人(平均年龄 53 岁)均行腔内修复术。1 例病人并发主动脉支气管瘘,1 例病人并发主动脉十二指肠瘘,4 例为肾下腹主动脉假性动脉瘤(其中 1 例于麻醉后出现包裹性破裂)。所有病人于术中均行隔绝成功,静脉使用抗生素 1～4 周伴随终身口服抗生素,平均住院 22 d。围手术期无死亡及并发症。2 例主动脉瘘的病人在随访期中死亡。1 例病人术后随访发现并发腰大肌脓肿;其余病人在术后随访期间恢复良好。作者认为,腔内修复术可作为主动脉感染性假性动脉瘤病人挽救生命的良好选择,但主动脉支气管瘘或主动脉肠瘘等意味着持续性感染存在的可能,必须于术后严密随访,必要时需行进一步外科手术治疗。

2. *脑脊液引流在主动脉疾病中的应用*

尹存平等[14]* 为了探讨脑脊液引流在胸降、胸腹主动脉瘤腔内修复术中对截瘫的预防保护作用,回顾性分析了 2007 年 9 月至 2009 年 12 月期间 32 例胸降、胸腹主动脉瘤行腔内修复术的患者,在术中及术后予以脑脊液引流的效果。27 例患者覆膜支架长度超过 200 mm,范围从主动脉弓开始至正常降主动脉 $T_8$ 以下,其中 2 例累及至 $L_1$ 水平。5 例腹主动脉瘤同时腔内隔绝,3 例左锁骨下动脉被同时隔绝。术后 4 例患者出现轻瘫症状,经脑脊液引流后痊愈;其余患者围手术期及随访期内未出现截瘫表现,治疗期间无严重并发症。作者认为,脑脊液引流可在胸降、胸腹主动脉瘤腔内修复术中有效预防及治疗轻瘫及截瘫。

3. *大血管损伤*

梁绍诚等[15]* 回顾性分析 88 例腹部大血管损伤患者的临床资料及手术方法,88 例患者分别采用单纯修补、人工血管移植等手术治疗。其中男 66 例,女 22 例,年龄 14～73 岁,平均 37.4 岁。受伤至就诊时间 10～120 min,平均 45 min。失血量 1 000～9 500 ml。开放性损伤 51 例,其中刀刺伤 42 例,枪弹伤 9 例;闭合性损伤 23 例,其中车祸伤 13 例,高处坠落伤 8 例,挤压伤 2 例;医源性损伤 14 例。结果:救治存活 63 例,死亡 25 例,病死率 28.4%,其中术中死亡 8 例,术后 72 小时内死亡 17 例,包括腹主动脉破裂死亡 5 例,肠系膜上动脉及其分支破裂死亡 5 例,肝后下腔静脉破裂死亡 1 例,髂血管破裂死亡 7 例,肠系膜上静脉及门静脉破裂死亡 5 例。死亡原因主要是失血过多术中死亡及术后严重并发症,如低体温、严重酸中毒、消耗性凝血病、急性呼吸窘迫综合征、肾衰竭、多器官功能衰竭、腹腔感染、上消化道出血等。作者认为,对于腹部大血管损伤患者,判断伤情,有效复苏,控制休克,紧急剖腹止血是抢救成功的关键。术中应注意全面探查,视伤情尽量采用简单而合理的术式。

**(五) 周围动脉扩张性疾病**

1. *假性动脉瘤及动静脉瘘*

黄建华等[16]对 2003 年 9 月至 2011 年 3 月诊治的 10 例假性动脉瘤和动-静脉瘘患者并行腔内治疗。其中假性动脉瘤 7 例,先天性动静脉畸形 2 例,外伤性动-静脉瘘 1 例。假性动脉瘤的病因为外伤性或医源性损伤,临床表现为颈部或锁骨下搏动性肿块,病程 2 h至 40 年不等。10 例均经股动脉穿刺造影明确病变性质、部位、大小,然后采用放射介入方法,用带膜支架封堵病变破口,重塑血管。8 例假性动脉瘤或外伤性动静脉瘘达到满意疗效,1 例先天性动-静脉瘘畸形明显好转,动-静脉瘘流量明显减少。作者认为,头臂部假性动脉瘤或动静脉畸形,只要病例选择得当,采用带膜支架腔内隔绝技术能达到微创,快速修复血管,术后恢复迅速,疗效确切,值得推广应用。

2. *颈动脉瘤*

孙岩等[17]回顾性分析 2005 年 8 月至 2010 年 5 月收治的 16 例颈动脉瘤患者的临床资料。发病至入院时间平均(31.0±0.7)个月。1 例为双侧发病,15 例为单侧发病;发病部位颈总动脉 5 例,颈内动脉 9 例,颈外动脉2例。7例患者无明显临床症状。5例伴有不同程度神经压迫症状,4例患者颈部外伤后出现颈部包块就诊。所有患者均行外科手术或血管腔内治疗。16例患者均一期手术成功,无手术死亡。其中9例行外科手术,7例行血管腔内治疗。术后随访11例,随访时间平均(23.3±0.7)个月。超声检查发现5例移植大隐静脉血管通畅;4例行覆膜支架患者颈动脉通畅,瘤腔完全闭塞;2例支架内血栓形成,颈动脉闭塞,但无临床症状,未再外科干预。认为颈动脉瘤发生率虽低,但潜在风险高,一旦确诊,应积极治疗。开放手术疗效确切,血管腔内治疗微创,两者均为有效的外科治疗手段。

3. 内脏动脉瘤

郭建明等[18]回顾性分析2002年2月至2010年6月收治的19例内脏动脉瘤患者外科治疗的临床资料,包括脾动脉瘤7例、肝右动脉瘤1例、胃左动脉瘤1例、胰十二指肠动脉瘤3例、胃十二指肠动脉瘤2例、肠系膜上动脉瘤、结肠中动脉瘤和左结肠动脉瘤各1例、肾动脉瘤2例。其中瘤破裂12例。按照手术方式分为两组,介入栓塞治疗组13例,开放手术组6例。结果4例栓塞后再出血,2例行手术探查止血、2例行二次栓塞后得以成功止血。8例动脉瘤破裂伴休克患者术后均停止出血。1例胰十二指肠动脉瘤栓塞后出现十二指肠不全梗阻。2例脾动脉瘤患者术后出现部分脾梗死。术后随访18例,随访2~103个月,无动脉瘤复发。结论认为,以支配脏器和动脉解剖的特点作为内脏动脉瘤选择手术方案的主要依据。腔内治疗和开放手术在治疗内脏动脉瘤方面均有效,而对于假性动脉瘤破裂患者,腔内治疗效果满意。

4. 肠系膜上动脉夹层

蒋京军[19]等探讨自发性孤立性肠系膜上动脉夹层的临床特点和诊治方法。方法回顾性分析2006年1月至2010年3月收治的9例自发性孤立性肠系膜上动脉夹层的临床资料,其中8例表现为急性腹痛,1例无症状。结果2例保守治疗,4例行腔内自膨式支架植入,3例行手术治疗(1例行腹主动脉-肠系膜上动脉转流术,2例行内膜修补、人造血管补片成形术)。8例有症状者,腹痛均在治疗后3 d内完全缓解。该组病例随访1个月至51个月,未再出现腹部不适症状,增强CT显示肠系膜上动脉血流通畅,未见明显瘤样扩张。作者认为:对有自发性孤立性肠系膜上动脉夹层可能的患者应及早诊断和处理,根据患者具体情况选择合理的治疗方案。栾韶亮等[20]探讨自发性孤立性肠系膜上动脉夹层患者的分型及保守治疗情况。回顾性分析2007年6月至2009年6月间10例自发性孤立性肠系膜上动脉夹层患者资料,进行分型并对影像结果及临床表现进行随访。患者经保守治疗后腹部症状均缓解,其中3例未采取抗凝治疗。患者无突发腹痛症状,1例进食后腹部隐痛,自发性孤立性肠系膜上动脉夹层未发展,假腔血栓均有不同程度消失,未见新发血栓,远端狭窄血管均扩张。临床研究结果提示,无肠道缺血及腹膜炎者均可采取保守治疗,近、中期效果较满意。

5. 感染性假性动脉瘤的外科诊治体会

卢辉俊[21]等回顾性分析2009年1月至2010年6月期间收治的13例感染性假性动脉瘤吸毒患者的临床资料,采用切除瘤体及周围炎性组织、瘤腔清创及动脉结扎或人工血管置换术,观察移植效果及并发症发生情况。结果13例手术均获成功,无一例发生肢体坏死;伤口一期愈合5例,二期愈合8例;7例发生程度不等的淋巴瘘。随访2~12个月(平均7个月),其中1例术后2个月瘤腔下端感染形成脓肿伴出血,行切开引流而痊愈;2例术后4个月人造血管感染行人造血管摘除,切口换药痊愈;有2例左肘部假性肱动脉瘤直接行血管结扎,未用人工血管移植;余8例复查B超显示移植血管通畅,无血栓形成。作者认为:彻底清创、血管移植、控制感染是治疗感染性假性动脉瘤的有效方法。

6. 腘动脉瘤的外科治疗

舒畅[22]等回顾性分析2004—2010年收治的腘动脉瘤9例临床资料。结果:全组9例(患肢11条)中,男6例,女3例;平均年龄为53.8岁。双侧腘动脉瘤2例,左侧4例,右侧3例,合并双侧髂动脉瘤1例。无症状1例,搏动性肿块2例,肿块伴局部疼痛3例,慢性下肢缺血1例,急性下肢缺血2例。外科手术7例,7个腘动脉瘤;非手术治疗2例(其中1例行双髂动脉瘤手术)。手术方法均采用腘动脉瘤切除+人工血管或大隐静脉重建术。随访0.5个月至6年,术后搏动性肿块消失,疼痛消失,足背动脉搏动良好,患肢症状均有明显改善。作者认为:动脉粥样硬化是最主要的病因。有症状及直径大于2 cm的腘动脉瘤应早期手术治疗,特别是瘤腔内有附壁血栓更有手术指征。动脉瘤切除后行人工血管和自体静脉的置换近远期通畅率无明显差别。

## 二、动脉闭塞性疾病

### (一)颈动脉狭窄性疾病

本年度颈动脉狭窄性疾病相关研究文献纳入回顾3篇。内容主要涉及颈动脉狭窄内膜切除及支架成形术。

叶志东等[32]* 对颈内动脉狭窄>70%的220例患者进行颈内动脉内膜切除术227次。其中148例患者术后临床症状改善，包括 TIA 消失，记忆力明显好转、语言障碍恢复等；2 例患者术后 1 周内出现脑出血，其中 1 例治疗后好转出院，1 例死亡。30 d 病死率 0.45%。1 例出现舌下神经损伤，4 例面神经下颌缘支损伤，术后出现口角下垂；2 例因伤口大量出血二次止血。术后随访 6～72 个月，随访到 155 例，随访率 70.5%(155/220)；经超声、造影、CTA(MRA)检查未发现有意义的再狭窄，1 例随访期间死于心肌梗死，余均病情稳定。作者认为，颈动脉内膜切除术是治疗颈内动脉严重狭窄的有效的手术方法。欧明辉等[24]也对 2004 年 5 月至 2009 年 6 月间接受外科治疗 133 例颈动脉狭窄患者围手术期脑部并发症的原因及其处理方式作回顾性分析，其中男 97 例，女 36 例。年龄 62～78 岁，平均年龄(67±8)岁；有临床症状者 103 例(77.4%)，主要表现为黑蒙、视物模糊、头昏、头痛、失眠、记忆力减退、嗜睡、多梦以及短暂性脑缺血发作。表现如一侧肢体感觉或运动功能短暂障碍、一过性单眼失明等；其余 30 例(22.5%)患者无特殊临床症状。所有患者术前均行颈动脉多普勒超声检查、CT 造影或磁共振血管造影以及颈动脉造影等检查，检查结果显示，所有患者病变侧颈动脉狭窄程度均在 60%～90%之间。78 例(58.6%)病变部位在颈总动脉分叉处，55 例(41.3%)同时累及同侧颈内动脉。结果显示，133 例患者中 94 例 CEA 均顺利完成，术中 36 例使用转流管转流；术中 13 例选用补片修补颈动脉；41 例拟行 CAS 的患者中 39 例完成手术。133 例患者 16 例曾出现各种脑部并发症，其中 3 例发生次数在 2 次以上(包括 2 次)；术前 5 例出现 TIA 发作及一过性脑供血不足等并发症，1 例在颈动脉触诊时 TIA 发作，1 例行 Meta 实验时出现黑蒙、视物模糊及头晕，3 例在颈动脉多普勒超声及颈动脉造影检查时 TIA 发作，中止上述检查后数分钟 5 例患者症状均得以缓解；接受 CEA 和 CAS 的患者术中分别有 5 例、4 例出现脑部并发症，两组差异无统计学意义。CEA 术中出现的脑部并发症，1 例在颈部消毒时 TIA 发作，持续约 2 min；3 例在颈动脉阻断、1 例置放转流管过程中短暂性意识丧失，考虑为 TIA 发作或一过性脑供血不足，停止上述操作后症状均持续数分钟后自行缓解；CAS 术中脑部并发症的患者，3 例为 TIA 发作，1 例在颈动脉球囊扩张并植入支架后出现弥漫性头痛，呕吐，血压升高，急诊行 CT 检查后诊断为脑过度灌注综合征；CEA 及 CAS 术后各有 4 例出现脑部并发症，两组差异无统计学意义。CEA 及 CAS 术后各有 1 例出现 TIA 发作，持续约数分钟；2 例(2 组各 1 例)术后出现头面部疼痛、呕吐、血压升高及意识障碍等症状，CT 检查后诊断为脑过度灌注综合征，治疗后症状缓解；另有 3 例(CEA 术后 2 例及 CAS 术后 1 例)出现对侧肢体感觉运动功能障碍，经 CT 检查后诊断为病变颈动脉侧脑梗死，1 例 CAS 术后患者出现喷射状呕吐，意识障碍，血压明显升高，CT 检查后诊断为脑出血。作者认为，无论 CEA 和 CAS 术后都应严格控制血压，对于术前估计有可能出现脑过度灌注综合征的患者应预防性使用脱水、利尿剂及糖皮质激素等药物。当然术后戒烟、正规服用抗凝及抑制血管内膜增生药物等防治措施也不容忽视。陈斌等[25]对 7 例颈动脉狭窄患者采用经颈动脉途径支架成形术。其中男 6 例，女 1 例，5 例曾发生患侧陈旧性脑梗死或一过性脑缺血发作。7 例手术均顺利完成，无围手术期死亡，无围手术期脑血管意外。其中 1 例选用镍钛合金自膨式支架，由于支架在透视下显影差，且病变位于无名动脉开口，释放时支架头端部分突入主动脉弓，并随血流冲击后掉入主动脉弓，卡于胸腹主动脉交界处。重新换入球囊扩张式支架，精确定位并释放支架。该患者随访 2 年，脱落支架最终移至腹主动脉末端分叉处。所有患者均定期随访，随访时间 6～30 个月，平均 17.1 个月，随访期内无脑血管意外，无短暂性脑缺血发作。超声或 CTA 检查，支架内血流通畅，无再狭窄超过 50%的病例。作者认为，颈动脉位置较表浅，手术显露难度不大，可以作为多种疾病腔内治疗的入路。对于主动脉异常扭曲且颈内动脉分叉位置较高、狭窄段延伸至颅底的患者，可以于颈根部显露一小段颈总动脉作为入路，放置脑保护装置并行支架成形术。对于胸主动脉瘤或胸主动脉夹层患者，如需采用“烟囱”技术，也可以应用这一方法经颈动脉途径释放支架。

### (二) 下肢动脉闭塞性疾病

本年度关于下肢动脉闭塞性疾病相关研究文献纳入回顾 9 篇。文献内容主要涉及主髂动脉、髂动脉、股动脉、腘动脉及膝下动脉病变的腔内、杂交、干细胞治疗，其中以腔内治疗不同新技术的应用为主。

姜宏等[26]回顾应用 SilverHawk 直接斑块切除术治疗股腘动脉闭塞性病变的临床疗效及其安全性。应用 SilverHawk 直接斑块切除术治疗 11 例下肢缺血共 18 个病变。间歇性跛行 4 例(Rutherford 分级：3)，重症下肢缺血 7 例(Rutherford 分级：4)。按 TASC 股腘动脉病变分型：B 型 7 例，C 型 1 例(支架内闭塞)，D 型 3 例。平均踝肱指数 0.5±0.4，除临床症状外，还采用彩超或 CT 血管成像方法对管腔通畅情况进行评估随访。结果 9 个完全闭塞病变均经腔内开通成功。其中 1 例(支架内闭塞)先行预扩，经过平均(8±3)min 斑块切除后，18 个病变管腔均技术成功(残余狭窄＜50%)，平均残余狭窄 15%±7%。临床症状均消失或明显改善；Rutherford 分级：9 例为 0，2 例为 1；平均 ABI1.07±0.12。平均随访(9±4)个月，Rutherford 分级稳定无变化，平均 ABI 0.93±0.14，管腔均通畅。结果表明，SilverHawk 直接斑块切除术是治疗下肢缺血性病变的一种安全有效的新方法。叶猛等[27]探讨了同期双向内膜下血管成形技术(subintimal arterial flossing with antegrade-retrograde intervention, SAFARI)治疗下肢动脉慢性全堵病变的技术要点和注意事项。应用 SAFARI 技术对 15 例下肢动脉 CTO 病变患者进行了血管腔内治疗，其中男性 8 例，女性 7 例；年龄 65～91岁，平均年龄 74.9 岁。按 Rutherford 下肢缺血分级标准：3 级 3 例，4 级 6 例，5 级 5 例，6 级 1 例。本组患者均为经传统内膜下血管成形术失败，进行了血管腔内动脉重建。结果全组手术技术成功率为 14/15。踝肱指数由术前 0.39 提高至术后 1 周的 0.83。随访 2～14 个月，平均随访时间 5.9 个月。1 例于术后 1 个月内发生支架内血栓形成。症状缓解率 13/15，溃疡愈合率 14/15。式样证实 SAFARI 技术治疗下肢动脉 CTO 腔内治疗，成功率及保肢率高，并发症较少，值得临床广泛应用。

王晓白等[28]观察了低温球囊治疗下肢动脉狭窄、闭塞的近期疗效及安全性。纳入 25 例下肢动脉狭窄、闭塞的患者(共 27 条动脉)，按随机数字表分为低温球囊组及普通球囊组，分别行下肢动脉球囊成形术。低温球囊组 10 例，病变长度(6.7±0.9)cm，狭窄程度(91±6)%，Fontaine 分级Ⅱ级 7 例、Ⅲ级 3 例，按 TASC 分型 A 型 8 例、B 型 2 例，踝肱指数(ABI)0.46±0.07；普通球囊组 15 例，病变长度(6.5±0.7)cm，狭窄程度(89±7)%，Fontaine 分级，Ⅱ级 13 例、Ⅲ级 2 例；TASC 分型，A 型 13 例、B 型 2 例，ABI 0.48±0.08，两组患者一般临床症状和体征比较差异无统计学意义($P>0.05$)。按 Rutherford 治疗后肢体状态 7 级评估法，评估术后临床变化。采用重复测量方差分析比较两组术后 2 d 及 30 d 疗效。结果低温球囊组 10 例技术成功，术中未发生血管壁损伤，术后 30 d 临床症状显著改善 8 例，中度改善 2 例；ABI 0.84 ±0.04；狭窄程度(29±4)%；普通球囊组 15 例技术操作均成功，其中 1 例发生血管壁夹层，术后 30 d 临床症状显著改善 13 例，中度改善 2 例；ABI 0.84 ±0.05；狭窄程度(32±4)%。两组术前与术后的 ABI($P<0.01$)、狭窄程度($P<0.01$)差异均有统计学意义；两组之间的 ABI($P=0.20$)、狭窄程度($P=0.55$)差异无统计学意义。结果表明，低温球囊治疗下肢动脉狭窄闭塞安全并具有较好的近期疗效。王中华等[29]研究了经皮腔内血管成形结合支架植入术对膝下动脉硬化闭塞症的治疗效果。回顾性分析 182 例(210 条肢体)膝下动脉硬化闭塞症的临床资料，采用常规或内膜下成形技术对狭窄或闭塞性病变进行球囊扩张，38 条肢体在胫腓干植入冠脉支架。结果 195 条肢体获得影像学成功(残余狭窄率＜30%)，技术成功率为 92.9%(195/210)。并发症主要有动脉穿孔(3 例)、痉挛(4 例)、管壁夹层(6 例)及穿刺点血肿(5 例)，给予相应处理后缓解。182 例术后肢体疼痛、麻凉感等临床症状均改善，踝/肱指数(ABI)由术前的 0.40±0.11 增至术后 7 d 的 0.83±0.15($t=33.50$, $P<0.0001$)。术后 6、12 个月肢体血流通畅率分别为 89.0%(187/210)和 73.3%(154/210)，术后 12 个月肢体保全率和存活率分别为91.4%(192/210)、93.3%(196/210)。正式腔内治疗膝下动脉硬化闭塞症的临床成功率高、并发症少、保肢率高，是安全有效的治疗方法。周敏等[30]评价了杂交手术治疗 TASC(泛大西洋协作组织分型)D 型下肢动脉硬化闭塞症的临床疗效。回顾性分析采用杂交手术治疗的 46 例 TASC D 型下肢动脉硬化闭塞症患者(共 48 条患肢)的临床资料。其中男性 32 条患肢，女性 16 条患肢；年龄 54～85 岁，平均 67 岁。根据临床症状进行 Fontaine 分级，根据开放手术与腔内治疗部位的相对关系进行分组，采用 Kaplan-Meier 生存曲线比较不同分级、分组患者间一期通畅率的差异，分析影响一期通畅率的危险因素。所有患者手术均获成功. 术后 41 条患肢(85.4%)临床症状明显改善，平均踝肱指数 0.63±0.18，高于术前的 0.24±0.13($P<0.05$)；平均间歇性跛行距离从术前(87±48)m 提高至(247±62)m($P<0.05$)。平均随访 27.1 个月，一期通畅率为79.2%，辅助一期通畅率为 83.3%，二期通畅率为95.8%。生存分析显示 FontaineⅡ级患者一期通畅率明显高于Ⅲ、Ⅳ级(P 均＜0.05)；当对开放手术治疗动脉段的远近端都进行腔内干预时，其一期通畅率要低于仅在其近端或远端一侧干预者($P$ 值均＜0.05)。Cox 回归分析发现糖尿病和高血脂是影响术后一期通畅率的独立因素($P=0.013$、$0.008$)。证实杂交手术是治疗 TASCD 型下肢动脉硬化闭塞症的有效方法，适用于高危重症患者。陆信武等[31]评价了腘以远动脉闭塞所致下肢严重缺血的血供重建。回顾性分析腘以远动脉闭塞所致下肢严重缺血(CLI)行经皮血管腔内成形和开放性重建术的患者，详细记录患者的病史、病变特点、手术过程、并发症和随访信息。采用 Kaplan－Meier 生存分析重建血管通畅率和救肢率。结果本组腘以远动脉闭塞所致 CLI 患者共 167 例，182 条患肢。123 条动脉硬化闭塞的患肢行腘以远动脉 PTA 治疗，33 条血栓闭塞性脉管炎和 23 条 ASO 患肢行腘以远动脉开放性重建(*OR*)手术。经皮血管腔内成形(PTA)再管化通道 6、12、24 个月的通畅率分别是 67%、54%和 49%，其救肢率分别是 91%、85%和 78%，OR 术后移植物 6、12、24 个月的通畅率分别是

90%、83%和79%，其救肢率分别是92%、87%和80%，PTA重建血管的通畅率低于开放性手术($P<0.05$)，但PTA和*OR*术的救肢率差异无统计学意义($P>0.05$)。证实对腘以远动脉ASO的CLI患者，PTA有效、安全，可作为首选治疗方式。PTA治疗失败可选择*OR*术。对TAO患者腘以远动脉闭塞者*OR*术仍是最好的治疗选择。崔佳森等[32]探讨了经肱动脉入路在双侧髂动脉硬化闭塞症(ASO)中的应用价值。采用经肱动脉入路逆行穿刺的方法，对12例双侧髂段ASO患者共24条下肢行PTA及PTSA。结果12例患者穿刺成功率100%，23条下肢得到了PTA及PTSA治疗。术后随访2～24个月，患肢发凉、无力、疼痛麻木等临床症状均有不同程度缓解，患肢皮肤温度增高，行走距离加长，4条下肢足靴部溃疡缩小或者愈合，1条下肢足小趾坏死自行脱落、创面愈合；得到治疗的23条患肢ABI由术前0.29±0.15升至术后0.56±0.17。以上结果证实经肱动脉入路治疗双侧髂动脉ASO是安全、有效的治疗措施，近期疗效确切。董智慧等[33]探讨了纯化自体外周血$CD34^+$细胞移植治疗下肢重度缺血的安全性、可行性和有效性。采用纯化自体外周血$CD34^+$细胞移植治疗下肢重度缺血7例，其中血栓闭塞性脉管炎6例，结节性红斑伴血栓形成1例，年龄23～54岁，平均(39±11)岁；均具备血管重建条件。经惠尔血(G-CSF)动员后第5天采集外周血单个核细胞，分选获得纯化$CD34^+$细胞，下肢肌肉局部注射，观察不良反应和缺血缓解情况。结果：7例患者均获技术和保肢成功，移植细胞数$(7.1\pm2.3)\times10^5$/kg[$(4.6\sim10)\times10^5$/kg]。7例患者均获随访，随访时间6～14个月，平均(8±3)个月。术后1个月静息痛均明显缓解，Wong-Baker FACES疼痛评分由术前平均7.1±2.0(4～10)降至1.1±1.1(0～2)，$P=0.000\,0$。无痛步行时间术前平均(4±4)min(1～10 min)，术后3个月延长至(12±7)min(5～21 min)，$P=0.04$，术后6个月(20±12)min(6～40 min)，$P=0.02$。术前踝肱指数0.54～0.18(0.41～0.87)，术后3个月提高至0.66±0.13(0.52～0.86)，$P=0.17$，术后6个月提高至0.72±0.13(0.56～0.91)，$P=0.07$。6例溃疡中，3例直径<2 cm者完全愈合，另3例直径>2 cm者明显缩小。经皮氧分压术前(29±14)mmHg(10～52 mmHg)，术后3个月(464～14)mmHg(27～63 mmHg)，$P=0.04$，术后6个月(57±10)mmHg(4～66 mmHg)，$P=0.001$。无严重不良反应。结果显示，纯化自体外周血$CD34^+$细胞移植治疗下肢重度缺血安全，可行，有效。张承磊等[34]评价了解剖外途径动脉旁路术治疗高龄重症主髂动脉闭塞的临床效果。回顾性分析采用解剖外路径动脉旁路术治疗的高龄重症主髂动脉闭塞33例(39条肢体)，男性26例，女性7例，平均年龄76.0±3.0岁(70～87岁)，临床症状按照Fontaine分期为Ⅱb期5例(7条肢体)，Ⅲ期22例(26条肢体)，Ⅳ期6例(6条肢体)，均为TASC C～D级病变。结果腋-双股动脉旁路术6例(12条肢体)，腋-单股动脉旁路术20例(20条肢体)，股-股耻骨上旁路术7例(7条肢体)。术后22例静息痛消失，5例患者间歇跛行明显改善，6例患者肢端溃疡愈合。踝肱比从术前的0.29±0.11提高到0.66±0.13，差异有统计学意义($t=2.69$，$P<0.05$)。术后并发症发生率9.1%(3/33)，无30 d内截肢和死亡病例。该组33例患者均获随访，随访率100%。术后随访时间6～28个月，平均(12±5)个月，随访期间内移植物一期通畅率89.7%(35/39)，二期通畅率94.9%(37/39)，肢体救治率92.3%(36/39)，死亡率6.1%(2/33)，死亡原因分别为心肌梗死及恶性肿瘤(胃癌)。证实解剖外旁路术是治疗高龄重症主髂动脉闭塞的安全有效方法，术前心肺功能不全是高龄患者围手术期并发症的主要危险因素。

**(三)其他动脉狭窄性疾病**

孟庆友等[35]对25例锁骨下动脉狭窄和闭塞的患者(13例狭窄和12例闭塞病变，根据Fontain分级，其中Ⅱ级11例，Ⅲ级14例。)，4例单纯球囊扩张，同时行支架植入者20例，植入支架22枚。1例治疗失败。总技术成功率96%(24/25)，狭窄病例技术成功率100%(13/13)，闭塞病例技术成功率91.6%(11/12)。介入治疗后患肢血压明显提高，患/健侧收缩压比由术前(0.60±0.11)mmHg提高至术后(0.95±0.12)mmHg，差异有统计学意义($t=10.53$，$P<0.01$)，头晕完全消失者6例，改善者2例，上肢缺血完全消失者12例，改善者4例，1例介入治疗失败者放弃治疗。术后并发症5例(20%)，1例大动脉炎患者支架植入10 d后，支架内血栓形成，再次取栓、球囊扩张后血管通畅，症状改善；3例出现肱动脉穿刺部位小血肿外，保守治疗后血肿吸收；1例介入失败病例出现右肾穿破，后腹膜血肿，休克，保守治疗后休克纠正，血肿不完全吸收出院。无脑卒中和栓塞等神经系统并发症出现。随访率为80%，随访时间2～69个月，平均(30±3)个月，2例术后出现再狭窄(狭窄程度50%)，再狭窄率为8.3%(2/24)，1例2个月后因脑梗死死亡。1、3年累计通畅率分别为：92.5%、81、3%。认为，介入治疗锁骨下动脉病变是一种微创、安全、有效的治疗方法。近期效果是确切的。冯睿等[36]回顾性分析采用单条大隐静脉行腹主动脉-双侧肾动脉旁路术治疗11例大动脉炎性双侧肾动脉狭窄的疗效，所有病人术前均表现为难控性高血压，1例需依赖血透生存。11例均顺利完成手术，22

条肾动脉即刻复通，无围手术期死亡。平均随访时间为45个月。末次随访时平均血压由术前的195/109 mmHg降至132/83 mmHg($P<0.05$)，平均降压药物用量由术前的2.8 DDD降为0.7 DDD($P<0.05$)；平均估算肾小球滤过率由术前的68 ml/min增至89 ml/min($P<0.05$)；术前血透依赖者不再需要进行血透。未发现移植物闭塞或>50%的再狭窄。临床研究结果提示，该术式是治疗双侧大动脉炎性肾动脉狭窄之安全、有效的方法，可有效降压和改善肾功能，中远期通畅率高。

## 三、静脉阻塞性疾病

### (一) 下肢深静脉血栓形成

王劲松等[37]为了探讨妊娠合并深静脉血栓形成(DVT)的病因和治疗措施，回顾了中山大学附属第一医院1991年至2010年间29例住院妊娠合并DVT患者的临床资料，从诱因、病变部位、治疗方法、预后以及妊娠情况进行了分析。结果发现，早期妊娠期DVT约占69.0%(20/29)。首位诱因为既往DVT病史，占所有诱发因素的24%(7/29)；发生多在左下肢，发生率为82.8%(24/29)。抗凝治疗为该组患者主要治疗原则，首诊均采用肝素或低分子肝素(LMWH)抗凝治疗。7例患者一直采用LMWH治疗直至分娩前，胎儿发育正常；11例早期、2例中期患者于妊娠中期改为口服华法令，至孕34周左右改为LMWH，其中4例胎儿死亡，其余胎儿发育正常；9例早期患者选择终止妊娠。作者指出，出于对孕妇和胎儿的安全考虑，妊娠DVT的治疗与一般DVT患者不同，LMWH或肝素抗凝是妊娠DVT治疗的安全有效措施。临床工作中应重视该疾病治疗的特殊性。严赘琦[38]等回顾了2003年3月至2008年12月收治的急性下肢深静脉血栓形成(中央型及混合型)患者共111例(113条肢体)，探讨抗凝溶栓治疗对急性下肢深静脉血栓形成的疗效及其对下肢深静脉血栓形成后综合征(PTS)的发生率及严重程度的影响，作者比较了采用单纯抗凝(41条肢体)、系统溶栓(27条肢体)或导管溶栓(45条肢体)三种不同治疗方法治疗后远期疗效，即在随访期末收集下肢肿胀及静脉再通情况资料，使用Villaha及VCSS评分表评判PTS的发生率及严重程度。单纯抗凝组、系统溶栓组和导管溶栓组平均随访时间分别为(41±19)、(52±11)和(26±10)个月。结果发现，三组PTS的发生率分别为58.5%(24/41)、55.6%(15/27)和35.6%(16/45)，其中重度PTS的比例分别为20.8%(5/24)、3/15和1/16；导管溶栓组的FFS发生率和重度PTS比例低于其余两组($P<0.05$)。三组患者双下肢周径差较治疗前均有明显改善($P<0.05$)；导管溶栓组随访时的大腿周径差为(0.5±1.0)cm，小腿周径差为(0.7±1.0)cm，低于其余二组($P<0.05$)。长期使用抗凝药物及弹力袜的患者，FFS发生率较低。作者认为，深静脉血栓形成急性期在抗凝基础上采用导管溶栓治疗，可降低FFS的发生率并减轻其严重程度，明显改善肢体肿胀。辅以规律抗凝及弹力袜支持，可进一步改善疗效。黄晓钟[39]为了评价导管直接溶栓治疗急性下肢深静脉血栓形成的临床疗效，对217例急性下肢深静脉血栓形成病人，于数字减影血管造影(DSA)下溶栓导管直接插入静脉血栓，微泵持续灌注尿激酶(261.26±95.35)万单位溶栓。以静脉通畅评分和静脉通畅率评价疗效，治疗半年以上随访。结果显示194例病人治疗后静脉造影复查显示，静脉通畅评分显著改善($P<0.01$)，静脉通畅率(62.24±15.47)%。治疗过程中未出现严重并发症。153例病人取得大于半年随访(随访率70.51%)，随访时间6～28(13.75±7.63)个月。静脉造影显示，静脉通畅评分显著改善($P<0.01$)，静脉通畅率为(68.37±17.54)%。126例深静脉瓣膜得以保存，深静脉瓣膜保存率达82.35%。故作者认为，腔内导管溶栓治疗急性下肢深静脉血栓形成，溶栓药物直接与血栓接触作用，提高了溶栓效果与瓣膜保存率，有利于缓解急性下肢深静脉血栓形成的临床症状，改善肢体静脉回流，减少血栓形成后遗症发生；溶栓期间进入循环的游离药物量少，减少了出血并发症；而导管溶栓后发现存在同侧髂静脉节段性狭窄，施行球囊扩张成型支架置入，可以提高远期疗效和减少深静脉血栓形成后遗症。因此导管直接溶栓治疗急性下肢深静脉血栓形成是一种疗效良好而且安全的治疗方法。王永等[40]回顾性分析我院2001年1月至2008年5月期间收治的225例下肢深静脉血栓形成患者的临床资料，比较了急性下肢深静脉血栓形成经局部及外周静脉抗凝溶栓治疗的效果，作者按治疗方法将患者分A、B两组，A组为经股深静脉置管抗凝溶栓治疗患者，共71例，左侧47例，右侧20例，双侧4例；B组为经外周静脉抗凝溶栓治疗的患者，共154例，左侧121例，右侧27例，双侧6例。结果显示A组患者治疗3 d后好转率优于B组患者(94.4% vs 69.5%，$P<0.01$)；治疗7 d后，A组的治愈率虽然优于B组患者，但差异无统计学意义(85.9% vs 75.3%，$P>0.05$)。治疗后平均随访(43±18)个月，两组的并发症及复发率差异无统计学意义($P>0.05$)。认为股静脉置管局部溶栓治疗的早期疗效优于经外周静脉给药，但两种方法的中远期治疗效果相似。韩胜斌等[41]为了探讨下肢深静脉血栓溶栓治疗的方法和效果，回顾分析了下肢深静脉血栓146例的临床资料，其中男87例，女59例；平均年龄49.7岁。

根据其自然病程将上述患者按症状出现时间(而不是栓龄)分为3组急性组40人(0～7 d),亚急性组70例(8～30 d)和慢性组36例(30 d以上者)。分别对各组溶栓治疗前后股静脉流速峰值、内径变化,腘静脉流速峰值、内径变化,以及大、小腿周径改变等进行比较。结果发现,溶栓治疗后患者股、腘静脉流速峰增加,增加最多的是急性组,其次为亚急性组,最少的是慢性组;溶栓治疗后患者股、腘静脉内径和大、小腿周径减少,减少最多的是急性组,其次为亚急性组,最少的是慢性组(均 $P<0.01$)。结论认为,下肢深静脉血栓溶栓治疗实施越早效果越好,积极的溶栓可以改善静脉梗阻和降低瓣膜破坏程度,减轻血栓后遗症的程度。杨牟等[42]为了探讨超声替代DSA引导置放腔静脉滤器及溶栓导管治疗急性下肢深静脉血栓形成(deep venous thrombosis, DVT)的临床应用价值,总结了2008年12月至2010年3月超声引导下置放腔静脉滤器及溶栓导管治疗急性下肢DVT 13例,分析临床症状恢复情况、静脉通畅评分及溶栓前后通畅率。13例手术均成功,患、健侧膝上15 cm处溶栓前后周径差分别为(7.0±2.4)cm、(3.3±1.4)cm,差异有统计学意义($t=8.070$,$P=0.0$);患、健侧小腿最粗处溶栓前后周径差分别为(4.1±1.0)cm、(1.8±0.6)cm,差异有统计学意义($t=12.287$,$P=0.000$)。术前静脉通畅评分(8.7±1.7)分,术后(3.2±1.4)分,两者比较具有统计学意义($t=8.718$,$P=0.000$)。术后静脉通畅率为(62.6±15.0)%。作者认为,超声引导下置放腔静脉滤器及溶栓导管治疗急性下肢DVT作为一种新技术,具有近期疗效好、无放射性损害、价格低廉的特点,值得在临床上进一步推广。赵堂海等[43]*为了分析开放手术结合多种介入方法对急性下肢深静脉血栓形成(deep venous thrombosis, DVT)的疗效,回顾了521例(521条肢体)DVT患者的临床资料,其中男356例,女165例。年龄16～86岁,平均(46±9)岁。均先经健侧安置下腔静脉滤器,再于患侧小切口解剖股静脉。行Fogarty导管取栓术。其中单纯取栓38例;取栓联合球囊导管血管成形术348例;血管成形联合血管腔内超声消融135例;支架置入108例。手术成功511例,阻塞血管完全开通。其中除31例经造影未见血管狭窄,7例管腔直径>90%而未行扩张治疗以外,365例狭窄段血管经球囊扩张后造影示静脉平均狭窄由90%±5%降低到24%±5%,108例狭窄段经扩张后残留管腔狭窄仍>50%,置入相应大小裸支架;左髂总静脉开口未能开通10例。随访472例(90.6%),随访时间8～108个月,平均(53±26)个月。其中462例完全恢复正常或基本正常,可从事正常工作;10例髂静脉未开通者活动后肢体仍肿胀明显。发生并发症33例(6.3%)。作者认为,取栓联合腔内血管成形术治疗DVT,可以快速清除血栓,恢复正常的血液回流通道,短期内迅速缓解症状,有效地预防肺动脉栓塞,是一种安全、有效的方法。罗定远等[44]为了比较了手术取栓加药物溶栓与单纯药物溶栓治疗急性髂股型下肢深静脉血栓形成的疗效。回顾性分析175例髂股下肢深静脉血栓形成患者的临床资料,依据治疗方式的不同分为取栓组与溶栓组;手术取栓组85例,其中合并髂总静脉狭窄或闭塞的46例,选择手术或介入治疗,术后给予尿激酶、低分子肝素治疗。采取药物溶栓抗凝治疗90例,仅给予尿激酶、低分子肝素治疗。治疗前两组患者年龄、病程、肿胀程度及伴随疾病比较,差异无统计学意义($P>0.05$)。结果治疗后1个月,手术取栓组治愈率71.8%(61/85),双下肢周径差手术组由(4.6±1.6)cm下降为(0.84±0.5)cm;溶栓组治愈率38.9%(35/90);双下肢周径差由(4.04±1.9)cm下降为(1.8±1.3)cm。平均随访(28±11)个月,随访率64.6%,治疗后12个月,双下肢周径差手术组下降为(0.44～0.3)cm,溶栓组下降为(0.9 4±0.7)cm,手术组治愈率86.0%(49/57),溶栓组治愈率53.6%(30/56);手术组的下肢深静脉血栓形成后遗症发生率低于溶栓组($P<0.05$),手术组的静脉瓣功能异常的发生率低于溶栓组($P<0.05$)。作者认为,急性髂股型下肢深静脉血栓形成手术取栓加溶栓疗效,能够更早解除静脉腔内的栓塞,短期内恢复通畅的血流,及时溶解新形成的血栓,以及防止新血栓形成,更大程度上保存了静脉瓣功能,减少DVT后遗症,疗效优于单纯药物溶栓。庄金满等[45]回顾了2000年3月至2008年8月间167例混合型和中心型DVT的临床资料,比较手术取栓与介入取栓对下肢深静脉血栓形成(deep vein thrombosis, DVT)的近、远期疗效,其中手术取栓87例,介入取栓80例,术后均局部应用尿激酶溶栓、肝素抗凝治疗,后期应用华法林抗凝6～12个月。治疗后介入组双大腿及小腿周径差中位数分别为0.8 cm(−3.0～6.0 cm)和0.7 cm(0.0～5.5 cm),手术组分别为1.6 cm(0.0～8.0 cm)和1.1 cm(0.0～4.5 cm)($Z=-3.932$,$P=0.000$;$Z=-3.313$,$P=0.001$)。介入组住院时间(7.7 4～4.9)d,显著短于手术组(14.7 4±6.5)d($t=7.806$,$P=0.000$)。介入组腹膜后血肿、肺部感染、伤口感染、淋巴漏等总的并发症发生率为8.8%(7/80),显著低于手术组35.6%(31/87)($t=17.135$,$P=0.000$)。131例随访(47.3 4±28.3)月,两组大、小腿周径差,主观症状评分,色素沉着,静脉曲张,间歇跛行发生率等方面均无显著差异($P>0.05$)。结论认为,取栓与介入取栓相比,远期疗效相当,但介入取栓对于混合型和中心型DVT的治疗时间窗宽,近期疗效更佳,且住院时间短,并发症少。周兴立等[46]为了探讨可回收性腔静脉滤器在下肢深静脉血栓形成患者治疗中发挥的临床作用。回顾分析了2005年9月至2009年8月解放军昆明总医院对180例经血管彩色多普勒超声确诊的单侧下肢深静脉血栓形成患者临床资料。作者等经健侧股静脉置入可回收性腔静脉滤器,对其中114例患者同时行股静脉切开取栓术,术后给予抗凝、溶栓及扩血管药物治疗。结果提示,可回收腔静脉滤器植入伞部成功,术后12~24 d对142例行滤器取出术,成功取出116例,取出成功率81.69%。滤器捕捉到血栓34例,占29.31%。结论认为,下肢深静脉血栓形成患者为预防肺动脉栓塞,使用可回收性腔静脉滤器是必要的,可回收腔静脉滤器能安全、有效预防肺动脉栓塞,避免滤器长期留置体内带来的并发症。李国剑等[47]为了探讨Trivex静脉旋切系统在治疗下肢深静脉血栓形成后遗症(DVTs)继发静脉性皮肤溃疡的价值,选择了下肢DVTS中继发静脉性皮肤溃疡患者166例,其中94例患者94条下肢采用Trivex静脉旋切系统治疗(手术组),72例患者72条下肢采用非手术治疗(非手术组),分别于术后或治疗后5、20、120和360 d观察两组患者皮肤感染率和坏死率、色素减退率和创面收缩率、溃疡愈合率及溃疡复发率6项临床指标。结果显示,术后或治疗后5 d,2组患者均未出现皮肤感染和皮肤坏死;术后或治疗后20 d,手术组患者创面收缩率与色素减退率均显著高于非手术组[(95.8±2.138)% vs (68.7±3.125)%,$P=0.048$;(87.64±1.263)% vs (12.34±1.324)%,$P=0.0181$];术后或治疗后120 d,手术组患者溃疡愈合率明显高于非手术组(97.9% vs 8.3%,$P=0.014$);术后或治疗后360 d手术组患者溃疡复发率显著低于非手术组(5.3% vs 97.2%,$P=0.015$)。作者认为Trivex静脉旋切系统可直视溃疡周边的曲张静脉,准确旋切溃疡基底部及其周边的小部分曲张静脉,可较好地促进溃疡愈合又不会损害浅静脉系统代偿功能的要求,是治疗下肢DVTS继发静脉性皮肤溃疡的有效方法。

**(二)慢性髂股静脉闭塞症**

孙岩等[48]为了探讨大隐静脉耻骨上交叉转流术治疗髂股静脉闭塞症(CTO)的临床价值,回顾性分析了山东省立医院血管外科2006年3月至2010年9月收治的23例行大隐静脉耻骨上交叉转流术的髂股静脉闭塞症患者,23例中共随访18例,随访率78.26%,随访时间2~54个月,平均25个月。15例临床症状缓解,3例临床症状无改善,总有效率83.33%。13例转流大隐静脉通畅,5例转流大隐静脉闭塞。作者认为,为保证大隐静脉耻上交叉转流术治疗髂股静脉闭塞症疗效,术前应严格把握适应证,包括无血液高凝倾向、股-腘静脉段瓣膜功能正常、股总静脉远端未被血栓累及宜于血管吻合、髂静脉闭塞段近远端的力梯>5 mmHg、健侧髂股静脉必须完全通畅,病程在1年以上保守治疗无效者。叶猛等[49]回顾性分析2006年2月至2010年8月期间收治的15例慢性髂静脉闭塞的患者血管腔内治疗的临床资料。总结了慢性髂静脉闭塞血管腔内治疗的技术要点及注意事项。15例患者年龄35~81岁,平均(62±7)岁,病变均位于左下肢。患者临床CEAP分级,3级33.3%,4级40%,5级13.3%,6级13.3%。患肢深静脉造影显示,15例患者左髂静脉完全闭塞,14例累及股总静脉;9例股浅静脉阻塞;对于股浅静脉阻塞的患者,均可见股深静脉显影。全部患者行腔内治疗,术中、术后无重大并发症。1例因股静脉穿刺点不合适导致腔内治疗失败,技术成功率93.3%。支架平均长度(18.4±1.2)cm。12例(80.0%)患者支架延伸至腹股沟韧带远端。术后平均随访时间(11.6±2.4)个月,术后6个月支架一期通畅率为92.9%,其中10例(66.7%)症状完全缓解,3例(20.0%)改善,1例(6.7%)症状无明显改善,1例(6.7%)症状恶化。作者认为,运用血管腔内技术治疗慢性髂静脉闭塞,选择支架长度应以病变长度为准,力求充分覆盖病变部位,支架释放近端定位以支架伸入髂静脉2~3 cm为宜,该法微创、症状缓解率高,近期通畅率满意。

**(三)上腔静脉及分支血栓形成**

梁志会等[50]为了探讨上腔静脉及其主要属支静脉狭窄或闭塞的介入治疗方法和疗效,搜集了2000年10月至2010年10月期间因上腔静脉及其主要属支狭窄或闭塞接受介入治疗的患者60例,男38例、女22例,年龄15~72岁,平均(58±4)岁。17例患者给予单纯球囊扩张,43例给予球囊扩张加支架置入术。治疗前后测量梗阻流入侧血管内压力,结果的比较用配对t检验。结果60例患者血管成形术后,梗阻流入侧测得静脉压力在狭窄开通前为(24.8±2.3)mmHg,开通后为(7.1±1.5)mmHg,差异有统计学意义($t=3.232$,$P<0.01$);临床症状完全缓解27例,部分缓解28例,无效5例;无严重并发症发生。随访6个月,出现再狭窄10例,经再次介入后再通6例,4例转外科手术。作者认为,对上腔静脉及其属支静脉狭窄或闭塞行介入治疗可以迅速解除梗阻,恢复血流通畅,降低梗阻远端静脉的压力,缓解临床症状。孙岩等[51]分析了16例静脉导管相关上肢静脉血栓患者的临床资料,对静脉置管导致上肢静脉血栓形成的原因及治疗方法进行了探讨。16例患者中7例为术后静脉营养,9例患者为晚期肿瘤化疗或静脉营养,患者住院时间9~

18 d,平均 12 d,所有患者采取以抗凝为主的综合治疗,其中 7 例经股静脉入路行上腔静脉滤器植入术。出院时患肢肿胀完全消失 11 例,明显减轻 5 例。随访 6～24 个月,2 例死于晚期肿瘤,余患者无肺栓塞表现,复查胸片未见滤器形态、位置异常。作者认为,导管相关上肢静脉血栓的病因是多因素的,抗凝是主要治疗措施,导管相关血栓一旦确诊应首先拔除导管,后采用抗凝治疗,对于漂浮血栓建议首先正规抗凝治疗,每 3～5 d 复查超声。待血栓消失或稳定后再拔导管,否则拔管过程中容易造成肺栓塞,肺栓塞高危者,置入上腔静脉滤器,可有效预防肺栓塞。

### (四) 布-加综合征

本年度共收到布加综合征(Budd-Chiari syndrome,BCS)相关研究文献 16 篇,纳入回顾 7 篇,文选 1 篇。文献内容涉及布加综合征的流行病学、介入治疗、开放手术治疗和并发症处理等方面。

汪忠镐等[52]结合自已经验对 BCS 的历史、治疗进展进行了述评。其中提到了对一些危重患者可采用肠-颈静脉转流等相对保守的术式,甚至可以选择水母头或者附脐静脉作为减压的部位。该文特别指出了应严格掌握下腔静脉支架置入和肝移植的指征。庄银苹等[53]总结了徐州医学院 20 年来收治的 1148 例 BCS 的流行病学特点,发现该院病例中以下腔静脉阻塞型为主,患者多居住在黄河流域附近。肖培瑞等[54]的研究发现饮用水碘浓度与 BCS 发病率之间存在正向关联,两者关系有待进一步研究。

介入治疗重点讨论一些复杂类型病变的治疗方法,如合并肝静脉血栓、下腔静脉血栓、下肢静脉血栓、上腔静脉阻塞等。张庆桥等[55]报道了 25 例合并肝静脉血栓形成的 BCS 腔内治疗经验,通过综合应用经导管溶栓、球囊扩张和支架置入等方法,取得了较好的临床效果。王坤等[56]详细讨论了 BCS 介入治疗相关的并发症问题,包括早期的心功能不全、支架滑脱、肺栓塞等问题,以及后期的再狭窄或阻塞、支架移位断裂、刺激内膜增生等问题,值得重视。

手术治疗方面,李春民等[57]多数作者强调根据患者的实际情况制定个体化方案,多篇文献提到了对全身情况危重的病例可采用肠系膜上-颈内静脉转流术来挽救生命,且有较高的长期通畅率,卞策等[58]报道 1 例该术式转流后 18 年人工血管仍然通畅。

### (五) 肠系膜静脉血栓

周斌等[59]回顾性分析自 2006 年 1 月至 2010 年 11 月收治的 14 例肠系膜静脉血栓(MVT)患者资料。所有患者均通过影像学检查确诊,采用阿加曲班联合低分子肝素(LWMH)抗凝方案者 6 例,单用 LWMH 者 6 例,另有 2 例接受其他治疗。结果显示,14 例患者治疗后均好转出院;13 例患者出院后口服华法林,所有病例随访 6 个月至 1 年无复发。研究提示 MVT 好发于中老年男性,影像学检查对确诊具有重要意义,及时应用抗凝药物对治疗 MVT 有重要意义,口服华法林对预防 MVT 复发具有一定作用。徐文豪等[60]回顾性分析庆重庆医科大学附属第一医院 2007 年 8 月至 2010 年 5 月收治的 25 例急性肠系膜静脉血栓形成 AMVT 患者的临床资料。25 例均表现有腹痛,11 例出现腹膜刺激征者;25 例均由腹部 CTA 明确诊断。13 例手术治疗,5 例行肠系膜上动脉插管溶栓治疗,7 例经外周给予抗凝、溶栓治疗。21 例治愈,4 例(2 例手术治疗,2 例保守治疗)治疗过程中并发多器官功能衰竭,放弃治疗。随访 2～24 个月,2 例分别于术后 2、4 个月复发。研究提示彩超和 CTA 可早期确诊 AMVT,确诊后及时适当抗凝溶栓治疗或手术治疗,术后继续抗凝溶栓治疗,可取得较好临床疗效。

### (六) 腘静脉嵌压综合征

陈学明等[61]回顾性分析 61 例腘静脉嵌压综合征(PVES)患者的临床资料,其中男 39 例,女 22 例,年龄 34～58 岁(平均 44.5 岁);左侧 31 例,右侧 20 例,双侧 10 例。25 例表现为单纯小腿肿胀、静脉曲张及色素沉着,36 例为反复淤滞性皮炎、小腿胀痛,其中 8 例长期溃疡不愈。病程 5～20 年,42 例疑诊为"下肢深静脉瓣膜功能不全",19 例诊断为"单纯大隐静脉曲张",10 例曾行大隐静脉高位结扎及分段剥脱术。6 例经彩色 B 超检查发现。所有患者均经下肢顺行静脉造影证实,狭窄程度均达 70%以上。根据造影,属高位狭窄 11 例,中位狭窄 14 例,低位狭窄 36 例。25 例由于症状相对较轻,采用循环驱动袜治疗。36 例因症状严重,行手术治疗。研究结果提示,25 例保守治疗者经循环驱动袜治疗后,小腿肿胀和疼痛均有不同程度改善。36 例手术患者症状减轻,静脉溃疡均在术后 1 个月内完全愈合,29 例随访 3 个月至 5 年,其中 13 例已经放弃弹力袜工作和生活,16 例在长时间站立后仅内踝部轻度肿胀,以间断弹力袜治疗,另 7 例失访。由此可见,腘静脉嵌压综合征临床表现与下肢深静脉功能不全极为相似,很容易被误诊,应予重视,对严重患者手术治疗可取得良好疗效。

## 四、下肢静脉曲张

本年度共收到下肢静脉曲张临床研究相关文献 22 篇,纳入回顾 7 篇,文选 1 篇。相关文献集中于静脉曲张微创治疗,包括优化手术方案、改进手术技巧和围手术期处理等具体方面,多篇文献报道了静脉闭合技术的应用经验,包括激光、射频和微波等物理热力闭合法和硬化剂注射化学闭合法。不少作者对这些新技术的优缺点、相关的并发症和中远期疗效进行了讨论。另有5篇文献着重讨论了下肢静脉溃疡的治疗经验。

洪胜龙等[62]对于下肢静脉曲张手术及隐股结合部的处理，多数作者仍然主张采取标准的高位结扎，即高位结扎大隐静脉主干及其属支，但也有部分作者不行高位结扎或者行"改良"高位结扎，即不完全结扎属支。但由于随访时间较短，尚未知这些改良法是否会影响远期疗效和复发率。微创在这一部位主要体现在切口缩短，或采用皮内缝合等方法关闭切口。

苏海巍等[63]大隐静脉主干的处理除了常规的剥脱术外，有10篇文献报道应用激光闭合主干，表明激光闭合仍然是近年来国内治疗静脉曲张的热门话题。微波和射频闭合各有1篇文献，另有1篇报告了保留大隐静脉主干的结果。此外，贾鑫等[64]报道了泡沫硬化剂闭合大隐静脉主干的结果，并与传统抽剥术，作了随机对照研究，同样取得了较好的闭合效果。从这些报道结果看，腔内闭合法处理大隐静脉主干与传统主干抽剥法相比，不仅创伤较小，而且不易损伤伴行的隐神经，目前有取代传统主干抽剥术趋势。

曲张静脉属支的处理方法也呈现多样化，本年度文献中涉及的方法包括微切口剥脱、硬化剂注射闭合、激光闭合、旋切刨吸和点状缝扎等等，传统的大切口剥脱方法基本被摈弃。这些方法总体上体现了微创的原则。作者讨论了各种方法的优缺点、并发症以及在适应证选择方面存在的差异，大体上，微切口剥脱术疗效比较确切，但创伤略大，术后留有小的疤痕，而闭合术的主要问题是术后静脉炎，特别是较粗大的静脉更易发生，因此有多位作者建议粗大的曲张静脉仍然行剥脱比较合适。

一些作者联合应用了多种微创手段，如贾琪等[65]*报道告了射频闭合联合泡沫硬化剂注射，孙鹏飞等[66]将激光闭合与旋切术联合应用，这种方案使总体结果更加微创。

王俊等[67]专门报道了腔内激光治疗下肢静脉曲张术后并发症情况，其中皮下淤血血肿、皮肤灼伤、隐神经损伤和静脉炎等并发症均有较高的发生率。表明腔内闭合术仍然存在一定的局限性，应选择合适的适应证并把握好具体操作细节。本年度报告的有关大隐静脉主干腔内闭合的资料尚缺乏长期随访的结果，因此腔内闭合法最终是否能完全取代抽剥术还有待临床实践验证。另外，各种腔内闭合方法的具体适应证也值得进一步讨论。

静脉性溃疡治疗方面，有两篇文献报告了腔镜深筋膜下交通支离断术的结果，而杨本迅等[68]报道了用彩色多普勒定位溃疡周围的交通支，再通过小切口予以结扎，与前者相比，效果相仿，但操作方便，创伤更小。

## 五、血管相关肿瘤

### (一) 下腔静脉肿瘤

欧明辉等[69]回顾性分析华中科技大学同济医学院附属协和医院血管外科2004年5月至2009年6月间收治的11例下腔静脉肿瘤病人的临床资料。全部病人术前检查提示下腔静脉内占位性病变且均接受手术。8例病人的肿瘤完整切除，3例行部分切除；术后1例死于肝功能衰竭，1例继发下腔静脉血栓，其余9例顺利出院。随访期间，1例发展为布加综合征，其余未出现明显并发症及肿瘤复发。研究结果提示，外科手术是下腔静脉肿瘤唯一确定有效的治疗方法；术后积极抗凝、抗肿瘤治疗是整个治疗中非常重要的一部分。李震等[70]*对2004年12月至2008年7月对8例复杂重症下腔静脉肿瘤行手术治疗及其效果进行探讨，其中7例患者8次在体外循环或右心房插管灌注下手术切除下腔静脉肿瘤或(和)延及右心房/室内肿瘤；1例下腔静脉平滑肌肉瘤局部复发行下腔静脉置换术。术前CT或MRI检查均已除外远处转移。术后1例患者2个月死于肝衰竭，其他7例术后症状均缓解并顺利出院。7例患者随访5～45个月，平均(15±4)个月，其中3例术后随访14～24个月，效果良好，无复发；3例术后4、5及32个月后原位复发并全身多处转移，其中1例是罕见的下腔静脉多形性恶性纤维组织细胞瘤，5个月后复发并右肾上腺转移癌，9个月后再次切除下腔静脉及右心房/室内肿瘤，术后11个月第3次复发死于心衰，另2例复发者未再次手术，其中1例术后7个月行化疗后症状缓解，1例45个月后失访。结论提示，对于复杂腔静脉恶性肿瘤如未发现其他部位转移可采取积极手术治疗，如此可明显改善患者近期生存质量。

### (二) 颈动脉体瘤

翁剑锋等[71]回顾性分析了1986年5月至2008年5月22年间收治的70例颈动脉体瘤患者(共79个瘤体)的诊断方法、手术方式及并发症情况。其中男31例，女39例，年龄15～77岁，平均(42±11)岁；病程0.5～23.0年，平均(2.8±1.6)年。结果显示，70例中63例(共72个瘤体)行手术治疗，手术均成功切除肿瘤，其中行单纯瘤体剥除24例(33个瘤体，45.8%)；瘤体连同包绕颈外动脉一同切除11例(15.3%)；瘤体连同部分颈总动脉、颈内动脉及颈外动脉一并切除后行自体或人工血管颈内动脉重建23例(31.9%)；颈总动脉、颈内动脉直接吻合3例(4.2%)；颈内动脉结扎2例(2.8%)。无手术死亡病例。术后并发症：偏瘫2例，脑神经损伤21例，其中暂时性脑神经损伤17例，永久性脑神经损伤4例。2例行单纯瘤体栓塞患者未出现并发症，5例远处转移患者放疗期间局部瘤体呈现缩小趋势。随访率88.6%，随访6个月至5年，平均(3.8±1.1)年，21例神经损伤病例中17例经营养神经等治疗后伸舌偏斜、声嘶、呛咳等症状在3个月内消失，4例神经功能未恢复；2例局部复发，复发时间分别为术后3年和5年，复发病例术后病理诊断良性患者；5例发生远处转移而未能手术切除的恶性颈动脉体瘤病例中死亡3例，2例仍在治疗中，远处转移灶有增多趋势。作者认为，CT血管造影、磁共振血管造影检查是颈动脉体瘤明确诊断及术前评估的有效手段，根据肿瘤与颈动脉的关系选择适宜术式，术中充分暴露、控制出血、保护神经及维持脑供血是预防和降低手术并发症的关键。

## 六、血管相关基础研究

李旭等[72]探讨了2型糖尿病伴下肢动脉硬化闭塞症(arteriosclerosis obliterans，ASO)动脉硬化斑块中血小板衍化生长因子(platelet-derived growth factor，PDGF)及其受体(PDGFR)的表达及意义。2007年1月至2009年12月复旦大学附属中山医院血管外科行介入治疗或手术治疗的ASO患者共22例，其中合并2型糖尿病者13例，无糖尿病者9例，共获取动脉硬化标本27个。对行手术治疗的ASO患者留取动脉内膜斑块，分别进行苏木精-伊红(HE)染色及免疫组化染色，通过光学显微镜了解PDGFR－α和PDGFR－β在动脉硬化标本中的表达。RT－PCR法检测PDGF A、B链mRNA。结果显示，无糖尿病的ASO患者下肢动脉硬化斑块经HE染色可见少量脂质浸润，免疫组化染色见PDGFR－α、β少量表达；2型糖尿病伴下肢ASO患者下肢动脉硬化斑块，HE染色可见大量脂质浸润，免疫组化染色可见PDGFR－α、β均大量表达。2型糖尿病伴下肢ASO患者髂、股动脉段动脉硬化标本中PDGF B链mRNA的表达远远高于其在无糖尿病者中的表达，PDGF B链在腘动脉段的表达较髂、股动脉段明显增加。该研究提示2型糖尿病伴ASO患者下肢动脉硬化标本中存在PDGFR－α、β高表达，腘动脉标本中PDGF B链数量增多，提示该因子在此类患者，的病情进展中发挥重要作用。

赵波等[73]观察了移植物动脉血管病(TA)的内膜病变机制和反义细胞外信号调节激酶2基因腺病毒载体(Adanti. ERK2)基因治疗的效果。通过建立Brown. Norway(BN)－Lewis移植物动脉血管病模型，分为同系组、Control组、LacZ组和Adanti-ERK2组(给予$5\times10^9$ pfuAdanti-ERK2基因治疗)，每组各6例。术后60 d检测各组内膜病变和血管腔内膜/(内膜＋中膜)比，α－肌动蛋白(α－actin)和血小板源性生长因子BB(PDGF－BB)染色检测移植动脉平滑肌细胞(VSMCs)增殖和分泌功能，评估移植动脉新生毛细血管情况并检测移植动脉中环氧化酶－2(COX－2)的表达。术后60 d同系组内膜无异常，Control组和LaeZ组典型内膜增殖改变，Adanti-ERK2组内膜病变较轻；内膜/(内膜＋中膜)比各组分别为7.6%、81.4%、85.9%、15.9%；α－actin阳性细胞(内膜平滑肌细胞)每视野计数各组分别为0、71.3±9.2、76.4±11.3、34.8±5.3；PDGF－BB阳性细胞每视野计数各组分别为0.9±0.5、28.4±3.4、29.1±3.2、8.6±1.7；移植动脉中膜和内膜新生毛细血管检测各组分别无、丰富、丰富、少量；COX－2新生血管阳性细胞计数各组分别为0、36.3±8.3、40.9±9.2、10.4±3.9。Adanti-ERK2组与其他组别间比较，差异有统计学意义($P<0.05$)。研究提示内膜增生，血管腔缩窄，PDGF－BB诱导内膜平滑肌细胞募集分化并激发血管新生是TA重要病理生理环节，Adanti-ERK2基因治疗可有效干预各发病环节，达到治疗效果。

兰勇等[74]探讨了人内皮型一氧化氮合成酶基因(heNOS)转染抑制人血管平滑肌细胞(HVSMCs)增殖的机制。以AdCMV-heNOS病毒感染复数分别为50、150、250、300、450 MOI，转染HVSMCs，放射免疫法检测转染HVSMCs中的环一磷酸鸟苷(cGMP)的表达变化；Western blot检测血管平滑肌细胞中p21、p27蛋白的变化，流式细胞术分析对细胞周期分布及凋亡的影响。结果显示，转染120 h，A570值分别为1.410±0.081、1.357±0.150、1.303±0.311、0.995±0.248、0.731±0.101，其中感染复数300 MOI明显稳定抑制血管平滑肌细胞的增殖；转染72 h，未转染组、Ad-LacZ转染组、Ad-heNOS转染组cGMP的含量分别为(7.91±0.39)、(8.36±0.34)、(12.89±2.06)μnol/L，差异有统计学意义($P<0.01$)；转染48 h，Westem blot检测转染组p27、p21表达明显上调，而未转染组虽也有p21、p27的表达，但两组差异有统计学意义($P<0.05$)；无血清转染48 h后血清刺激24 h，未转染组、Ad-LacZ转染组、Ad-heNOS转染组G0/G1期分别为(64.23±1.58)%、(64.96±1.36)%、(76.03±2.27)%，差异有统计学意义($P<0.01$)；转染3 d，第1天，未转染组、Ad-LacZ转染组、Ad-heNOS转染组细胞凋亡率分别为(4.70±0.56)%、(5.53±0.74)%、(8.53±1.06)%，差异无统计学意义($P>0.05$)。第3天，细胞凋亡率分别为(5.40±0.62)%、(8.30±0.80)%、(9.30±0.90)%，差异无统计学意义($P>0.05$)。由此可见，heNOS基因转染HVSMCs抑制细胞增殖，通过p21、p27上调导致细胞周期的阻滞，无诱导细胞凋亡。

王利新等[75]应用Real time PCR、免疫组化技术(immunohistochemisty，IHC)研究多囊蛋白(polycystin)在夹层组血管标本和正常对照标本中是否存在差异表达。通过选取急性期的主动脉夹层(aortic dissection，AD)标本12例，正常胸主动脉12例，抽提标本总RNA，以GAPDH基因为参照，采用Real time PCR比较AD组和对照组polycystin基因在RNA水平的差异；采用免疫组化检测显示polycystin在两组标本中的表达，两组各个标本在高倍视野下随机选择3个部位进行阳性细胞计数，比较两组polycystin在蛋白质水平表达的差异。结果显示，AD组polycystin，1基因的表达水平是正常组的0.32倍($P<0.01$)，AD组polycystin2基因的表达水平是正常组的0.34倍($P<0.01$)；AD组polycystin1蛋白的表达水平是正常组的0.41倍($P<0.05$)，AD组polycystin2基因的表达水平是正常组的0.39倍($P<0.01$)。研究显示AD组标本polycystin1和polycystin2在RNA和蛋白质水平都存在表达下调；polycystin1和polycystin2的低表达可能是AD发生的重要发病机制。

(陆清声　梅志军　赵志清)

## 参考文献


1* 冯家烜，等.中华外科杂志，2011，49(10)：883

2* 陈　忠，等.中华外科杂志，2011，49(10)：869

3* 何玉祥，等.外科理论与实践，2011，16(2)：133

4* 张宏鹏，等.中华外科杂志，2010，48(24)：1855

5 舒　畅，等.中华外科杂志，2011，49(10)：903

6* 龚昆梅，等.心肺血管病杂志，2010，29(6)：465

7 杨志强，等.中国普通外科杂志，2011，20(9)：984

8 张学民，等.中华普通外科杂志，2011，26(2)：105

9 赵　珺，等.外科理论与实践，2011，16(2)：140

10 舒　畅，等.中国普通外科杂志，2011，19(12)：1264

11* 陈跃鑫，等.中华外科杂志，2010，49(10)：897

12 章希炜，等.中华普通外科杂志，2011，26(2)：105

13 陆　华，等.外科理论与实际，2011，16(2)：143

14* 尹存平，等.外科理论与实践，2011，16(2)：137

15* 梁绍诚，等.中华损伤与修复杂志，2011，6(1)：38

16 黄建华，等.中国普通外科杂志，2011，20(6)：564

17 孙　岩，等.中国普通外科杂志，2011，20(6)：561

18 郭建明，等.中华普通外科杂志，2011，26(9)，758

19 蒋京军，等.中国普通外科杂志，2011，19(12)，1276

20 栾韶亮，等.军医进修学院学报，2011，32(4)：310

21 卢辉俊，等.中国普外科临床与基础杂志，2011，18(3)：333

22 舒　畅，等.中国普通外科杂志，2011，20(6)：571

23* 叶志东，等.心肺血管病杂志，2010，29(6)：468

24 欧明辉，等.中华普通外科杂志，2011，26(8)：668

25 陈　斌，等.中华外科杂志，2011，49(5)：466

26 姜　宏，等.中华普通外科杂志，2011，26(3)：180

27 叶　猛，等.中华外科杂志，2011，3(49)：208

28 王晓白，等.中华放射学杂志，2011，45(9)：863.

29 王中华，等.中国微创外科杂志，2011，3(11)：233.

30 周　敏，等.中华外科杂志，2010，11(48)：1735-1738.

31 陆信武，等.中华普通外科杂志，2011，3(26)：192.

32 崔佳森，等.中国现代普通外科进展，2010，11(13)：864

33 董智慧，等.中华普通外科杂志，2011，3(26)：187.

34 张承磊，等.中华普通外科杂志，2010，11(25)：875.

35 孟庆友，等.中华普通外科杂志，2010，25(11)：883

36 冯　睿，等.外科理论与实践，2011，16(2)：151

37 王劲松，等.中华医学杂志，2010，90(44)：3140

38 严赞琦，等.中华外科杂志，2011，49(6)：495

39 黄晓钟，等.中国实用外科杂志，2010，30(12)：1035

40 王　永，等.中华外科杂志，2011，49(6)：511.

41 韩胜斌，等.中国普通外科杂志，2010，19(12)：1290.

42 杨　牟，等.中国微创外科杂志，2010，10(12)：1079

43* 赵堂海，等.中国普通外科杂志，2011，26(3)：205

44 罗定远，等.中国普通外科杂志，2010，25(11)：876

45 庄金满，等. 中国微创外科杂志，2010，10(12)：1075.
46 周兴立，等. 中华医学杂志，2011，91(32)：2258
47 李国剑，等. 中国普外基础与临床杂志，2011，18(1)：48
48 孙 岩，等. 中国现代普通外科进展，2010，13(12)：941.
49 叶 猛，等. 中华普通外科杂志，2011，26(3)：195
50 梁志会，等. 中华放射学杂志，2011，45(7)：657
51 孙 岩，等. 中国现代普通外科进展，2011，14(4)：73
52 汪忠镐，等. 临床肝胆病杂志，2011，27(2)：113
53 庄银苹，等. 中国普通外科杂志，2011，20(6)：614
54 肖培瑞，等. 临床肝胆病杂志，2011，27(2)：130
55 张庆桥，等. 中华放射学杂志，2011，45(7)：666
56 王 坤，等. 临床肝胆病杂志，2011，27(2)：123
57 李春民，等. 中国普外基础与临床杂志，2010，17(12)：1306
58 卞 策，等. 临床肝胆病杂志，2011，27(2)：199
59 周 斌，等. 临床外科杂志，2011，19(9)：637
60 徐文豪，等. 中国普通外科杂志，2010，19(12)：1321
61 陈学明，等. 中国普通外科杂志，2011，20(6)：582
62 洪胜龙，等. 中国普外基础与临床杂志，2010，17(10)：1089
63 苏海巍，等. 齐齐哈尔医学院学报，2011，32(11)：1785
64 贾 鑫，等. 中华外科杂志，2010，48(22)：1731
65* 贾 琪，等. 中国微创外科杂志，2011，11(5)：450
66 孙鹏飞，等. 中国使用外科杂志，2011，31(8)：712
67 王 俊，等. 中华外科杂志，2011，49(6)：503
68 杨本迅，等. 中国普通外科杂志，2010，19(12)：1347
69 欧明辉，等. 中国实用外科杂志，2011，31(3)：243
70* 李 震，等. 中华普通外科杂志，2011，26(4)：312
71 翁剑锋，等. 中华普通外科杂志，2010，25(10)：815
72 李 旭，等. 复旦学报（医学版），2011，38(4)：303
73 赵 波，等. 中华实验外科杂志，2011，28(4)：514
74 兰 勇，等. 中华实验外科杂志，2011，28(4)：510
75 王利新，等. 中华普通外科杂志，2011，26(1)：48

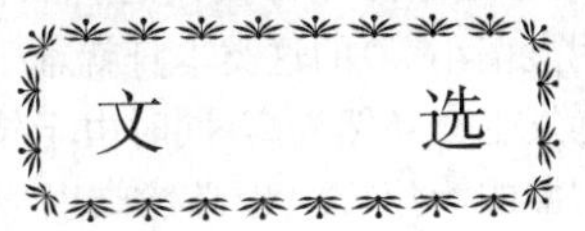


**腹主动脉瘤腔内隔绝术中Ⅰ型内漏的纤维蛋白胶栓塞治疗**[中华外科杂志，2011，49(10)：883] 冯家烜等总结单中心应用纤维蛋白胶栓塞治疗腹主动脉瘤腔内隔绝术中Ⅰ型内漏的经验，回顾性分析了2002年8月至2010年6月953例接受腹主动脉瘤腔内隔绝术的患者中，51例(5.4%)使用纤维蛋白胶栓塞术治疗术中Ⅰ型内漏。其中男性45例，女性6例，年龄49～88岁，平均年龄(72±8)岁。在栓塞术前后监测瘤腔内压力，在术后3、6和12个月及此后每年采用CT血管造影对患者进行随访。结果：经过栓塞治疗之后，50例(98.0%)Ⅰ型内漏消失，瘤腔内收缩压、舒张压、平均压、脉压差和平均压力指数均有明显降低。围手术期3例死亡(5.9%)，其中1例高龄患者是由于Ⅰ型内漏无法消除，转开放手术后死于多器官功能衰竭；另2例死因与主动脉疾病无关。48例获得长期随访，中位随访时间45个月，腹主动脉瘤最大径从术前的(62±15)mm减至(49±10)mm($P=0.000$)。随访过程中3例患者死亡，其中1例死于瘤体持续增大压迫肾动脉造成的肾功能衰竭，另2例死因与主动脉无关；这3例患者随访期CT血管造影均未发现内漏。作者认为：内漏是EVAR术的常见并发症，包括术中内漏和迟发型内漏。在5型内漏中，Ⅰ型内漏与术后瘤体持续增大和破裂关系最为确切。应用球囊贴附、短段移植物或裸支架往往能处理绝大多数Ⅰ型内漏。先前已有研究证实了纤维蛋白胶栓塞术治疗Ⅱ型内漏的安全性和有效性，这些研究中有的是经动脉将纤维蛋白胶注射到瘤腔中，有的是直接经皮穿刺瘤腔。该研究中，在注射纤维蛋白胶之前，必须先用一球囊在肾下腹主动脉近端阻断主动脉血流5 min，这样纤维蛋白胶能在一个稳定的环境中充分形成纤维蛋白血栓，从而实现整个瘤腔的血栓化，而且这一操作能防止栓塞剂及形成的血栓块栓塞分支动脉。经过平均45个月的随访，瘤体平均缩小了12.7 mm，无纤维蛋白胶相关的并发症和死亡，因此认为纤维蛋白胶能有效治疗Ⅰ型内漏，远期疗效确切。

（洪 毅）

**述评** 内漏是腹主动脉瘤腔内隔绝术后较常见的

并发症。其中尤以Ⅰ型内漏更为常见和凶险,严重者可导致动脉瘤隔绝失败甚至加速瘤体扩大和破裂。目前处理Ⅰ型内漏的常用方法有球囊扩张、近端短段移植物及裸支架加强等,在原理上都属于加强贴覆性的技术方法。对于锚定区条件太差(扭曲、巨大斑块、距离短、直径明显偏小等)的这类本身就难于贴覆的腹主动脉瘤,内漏发生率必然提高,同时由于技术原理上的克制,上述内漏的治疗方法也必然难以成功。弹簧圈及蛋白胶填塞在原理上属于空隙填补的技术方法。是内漏治疗的又一有效补充。与弹簧圈相比,蛋白胶在物理特性上更容易使得空隙完全被填塞,同时在治疗成本上大大优于弹簧圈。该文的结果提示:在适当的方法运用下,腔内注射蛋白胶治疗Ⅰ型内漏在技术上可行,安全有效,值得进一步推广。但如何有效使用此技术,以及如何避免蛋白胶注入过程中造成分支动脉栓塞,需要更详细说明。

(陆清声)

**腹主动脉瘤开放手术与腔内修复术中期结果比较的单中心前瞻性研究**[中华外科杂志,2011,49(10):869] 陈忠等比较腹主动脉瘤开放手术与腔内修复的治疗效果。回顾性分析了2009年1月到2011年1月随机入组既符合开放手术又符合腔内修复指征的腹主动脉瘤患者84例,分别行开放手术及腔内修复。其中腔内修复组48例,男性42例(87.5%),女性6例(12.5%);年龄50~83岁,平均70.8岁。开放手术组36例,其中男性31例(86.1%),女性5例(13.9%);年龄50~80岁,平均67.4岁。对围手术期及随访结果进行对比分析。结果两组手术时间($t=9.863$,$P=0.000$)、术中出血量($t=4.647$,$P=0.000$)、术中输血量($t=3.334$,$P=0.002$)和住院时间($t=2.327$,$P=0.022$)、住院费用($t=2.314$,$P=0.023$)差异有统计学意义。随访3~6个月,两组围手术期并发症发生率($\chi^2=0.480$,$P=0.488$)、术后3个月并发症发生率($\chi^2=0.664$,$P=0.415$)及病死率($P=0.429$)、术后6个月并发症发生率($\chi^2=0.128$,$P=0.720$)差异无统计学意义。作者认为:开放手术走过了60年的历程,技术已经相当成熟,也积累了相当多的经验,远期疗效十分理想。EVAR自1991年首次应用于临床后,发展迅速,技术及器材不断改进,并已经有多个随机对照研究的结果,显示其在降低围手术期病死率等方面具有比较明显的优势。腹主动脉瘤腔内修复在手术时间、出血量、输血量、住院时间等方面优于开放手术,但有较高的住院费用。围手术期及术后随访两组的并发症发生率无差异,生存率及远期并发症发生率比较尚需更长时间随访及更大的样本量。

(洪 毅)

**述评** 腹主动脉瘤手术治疗方式包括了开放手术及腔内隔绝术。腔内隔绝术在手术创伤、手术时间、住院时间等方面与开放手术相比有巨大的优势。国际有多个中心进行了前瞻性的研究,认为对于老年患者(65岁以上)、高危并存病患者及开放手术禁忌患者,应首选腔内手术。但是受到腔内修复的技术及器具的发展限制,腔内隔绝术尚无法治疗所有的腹主动脉瘤。因此开放手术无法被完全替代。在国内,腹主动脉瘤腔内隔绝术的开展历史也已有15年。但是受到医疗模式、费用问题、观念等具体情况的限制,国内大型,系统性,多中心的腹主动脉瘤腔内隔绝术的远期随访及前瞻性研究尚属空白,此文较好地进行了尝试,并得出了科学的结论。

(陆清声)

**腹主动脉瘤腔内隔绝术中髂动脉的处理**[外科理论与实践,2011,16(2):133] 何玉祥等总结腹主动脉瘤(AAA)行腔内隔绝术时髂动脉的处理方式。回顾性分析了2004年7月至2010年11月共对43例瘤体累及单侧或双侧髂动脉分叉的AAA行腔内隔绝术,其中单侧髂动脉分叉受累27例,双侧髂动脉分叉受累16例。根据髂动脉病变情况,分别采取髂内动脉单纯覆盖、髂内动脉栓塞后覆盖、髂动脉外环结扎、一侧髂内动脉重建等不同的处理方法。结果:所有病例均操作成功,手术结束时无Ⅰ型内漏存在。术后出现臀部间歇性跛行6例(14.0%),便血1例(2.3%),无病例发生臀部或会阴部皮肤坏死、肠坏死及死亡。作者认为:术中避免同时封闭双侧髂内动脉,尽量保留一侧髂内动脉是很重要的。

(洪 毅)

**述评** 腹主动脉瘤合并单侧及双侧髂动脉扩张或髂动脉瘤的情况很常见。术中同期隔绝双侧髂动脉的安全性及并发症率一直仍有争议。从原则上讲:当腹主动脉瘤延及双侧髂动脉分叉时,行腔内隔绝术必须保留一侧髂内动脉,避免同时封闭双侧髂内动脉。但是,临床实际中,髂内动脉重建会遇到各种困难。腔内重建技术较复杂,还可能影响髂总动脉,髂外动脉的通畅,甚至干扰主体支架的通畅及隔绝效果。开放手术则必然导致手术创伤及手术风险加大。同时,需要重建髂内动脉本身即说明患者髂内动脉及髂总动脉血管条件较差,为重建带来相当难度。因此,在决定重建髂内动脉前,准备工作非常重要,对髂动脉条件,患者年龄、体质手术耐受性等方面需作出全面评估,制定出尽量个体化的手术方案。

(洪 毅)

**完全穿刺技术在腹主动脉瘤腔内修复术中的应用**

[中华外科杂志,2010,48(24):1855] 张宏鹏等回顾性分析了2008年5月至2010年4月,36例腹主动脉瘤患者完全穿刺下行腔内修复术治疗。其中男性30例,女性6例;平均年龄68岁。所应用的支架型血管包括:3例Endurant,13例Talent,20例Zenith。18～24 F的鞘管预置两把ProGlide,14～16 F的鞘管预置单把ProGlide。缝合动脉切口时取出鞘管并将线结下滑收紧.统计技术成功率、相关并发症及手术操作时间。术后3、6、9、12个月及其后每年进行CT血管造影随访。结果 20例局部麻醉,16例全身麻醉;68条股动脉共应用128把ProGlide,其中38条股动脉各应用2把,8条各应用3把,2条各应用4把,20条各应用1把。63条股动脉(63/68,92.6%)技术操作成功,2条中转切开缝合,3条出现血肿,无需手术处理.平均随访时间(12±3)个月。1例于术后3个月出现无症状的动脉夹层。结论:完全穿刺技术在腹主动脉瘤腔内修复术中的应用是安全和有效的。由于可能需要切开缝合,建议在杂交手术室中操作。

(洪　毅)

**述评**　腹主动脉瘤腔内隔绝术的一大技术优势就是微创。但是由于支架输送系统的口径过大,标准术式中仍需股动脉切开及缝合。无法达到外周动脉PTA及心导管手术那样的完全穿刺完成。腹主动脉瘤腔内隔绝术的继续微创化也是技术改进的方向之一。口径不断缩小的导入系统及多个封堵器的联合应用,最终将实现无需股动脉切开及缝合。目前的Preclose技术可行,但仍不十分完善。对操作者的技术要求及患者的动脉的条件要求较高,有一定的失败率。一旦失败更易引起并发症,而并发症的处理对医师的外科技术有一定的要求。因此,从安全性角度看,目前的完全穿刺技术仍需改进和完善。腹主动脉瘤腔内隔绝术仍首选股动脉切口完成较为成熟,稳妥。

(陆清声)

**Standford B型主动脉夹层累及内脏动脉的腔内重建**[心肺血管病杂志,2010,29(6):465] 龚昆梅等回顾分析了2006年7月至2010年6月共85例Standford B型主动脉夹层患者接受腔内隔绝术,13例累及内脏动脉并引起脏器缺血,其中8例累及肠系膜上动脉,5例累及肾动脉。7例胸主动脉腔内修复术(thoracic endovascular aortic repair, TEVAR)后缺血改善,4例行1期支架重建内脏动脉,2例未予处理。结果:4例支架重建内脏动脉均获成功,无围手术期死亡。随访1～18个月,平均7.5个月,随访率100%;4例重建病例无内脏缺血;2例未处理病例,1例存在慢性肾功能不全,另1例于术后2个月因全身衰竭死亡。作者认为:主动脉夹层多数存在远端破口,如破口距离腹腔干、肠系膜上或者肾动脉很近,多数应放弃处理。如果夹层造成腹腔脏器缺血则可能导致肠坏死,肾衰竭等严重后果,此时需考虑是否须处理远端破口。在主动脉夹层腔内隔绝术中,当胸主动脉原始破口封堵后,真腔压迫型和内膜破裂型中,真假腔同时供血者内脏血供大多能明显改善;但内膜破裂和断裂型中,完全假腔供血者则可能因假腔内压力减低、血栓形成造成血供锐减,发生脏器坏死,除非内脏动脉开口远端尚存在较大破口,继续维持假腔供血。而内膜断裂型中无供血者在术后大多没有明显改善。对于上述内脏动脉血供无改善的,且无侧枝循环供应者,须在腔内隔绝术前或术中重建内脏动脉。重建肠系膜上动脉和肾动脉的方式包括外科旁路术(人工血管和自体静脉)、内膜片开窗术和腔内支架重建,手术效果和患者预后主要与肠道缺血严重性和持续时间有关,各种手术方式的区别在于手术风险及并发症不同。

(洪　毅)

**述评**　主动脉夹层病变中夹层向主动脉远端撕裂的距离、方向及范围等与夹层近端发病当时的血压,进入夹层的血流量和动脉壁本身的结构强度等诸多因素密切相关。因此从统计学上看,夹层远端破裂口的数量、位置及与主动脉上分支动脉的关系基本呈随机出现状态,目前尚无明显临床规律可供遵循和研究。单从分支动脉血供来源看,可分为完全真腔供血、真假腔双腔供血及完全假腔供血3种情况。对于完全真腔供血和真假腔双腔供血的情况,基本无须担心分支动脉及远端靶器官缺血情况。对于完全假腔供血的情况,如确实需重建远端靶器官血供,仍建议尽量采用腔内方式完成。对于外科旁路重建的手术方式来说,巨大的手术创伤、夹层后脆弱的主动脉壁、真假腔共存对吻合口选择和吻合难度的增加等一系列问题将对手术及术后恢复产生难以估计的影响。需慎重决策。

(陆清声)

**降主动脉假性动脉瘤腔内治疗临床分析**[中华外科杂志,2010,49(10):897] 陈跃鑫等分析评价降主动脉假性动脉瘤腔内修复(EVAR)的可行性、疗效和结果。作者回顾性分析2007年4月至2010年11月20例降主动脉假性动脉瘤患者的临床资料。其中男性18例,女性2例;年龄28～82岁,平均(58±16)岁。20例中贝赫切特综合征4例,确诊感染性假性动脉瘤6例,疑诊感染性假性动脉瘤5例,医源性损伤1例,合并慢性粒一单核细胞白血病1例,原因不明3例。假性动脉瘤分布部位以腹主动脉多见(88.5%)。20例中EVAR15例,开放手术2例,未手术治疗3例。回顾性分析15例EVAR患者的治疗情况及随访结果。结果：15例降主动脉假性动脉瘤EVAR技术成功率15/15,共放置腹主动脉分叉型覆膜支架6个,腹主动脉直筒型覆膜支架6个,胸主动脉直筒型覆膜支架2个和肾上腹主动脉裸支架1个。1例采用了裸支架支撑下弹簧栓栓塞术。围手术期病死率为0,除2例原发性Ⅳ型内漏外,无原发性Ⅰ型内漏发生。14例获得随访,随访率14/15,平均随访时间538 d,随访期间总病死率4/14,动脉瘤相关事件发生率6/14,二次手术率1/14,无动脉瘤相关事件存活率8/14。结论认为,对降主动脉假性动脉瘤行EVAR,具备一定的技术可行性,其技术成功率高,围手术期间病死率低,但随访期间动脉瘤复发、增大、破裂以致死亡的风险较大。病因治疗、严密随访可能有助于改善主动脉假性动脉瘤EVAR的预后。

(洪　毅)

**述评**　假性动脉瘤是一类较为特殊的动脉瘤,由于瘤壁结构的不完整性及原发因素的影响,假性动脉瘤较真性动脉瘤更易发生破裂。由于致病因素复杂多样,假性动脉瘤的发生部位、大小、瘤体形态及单发或多发等情况各不相同,治疗方法也大相径庭。从创伤及安全性角度看,假性动脉瘤,尤其是降主动脉段的假性动脉瘤仍首选腔内治疗。根据瘤体形态,部位、性质及相邻解剖关系的不同,常用腔内治疗方法包括了覆膜支架隔绝,多层裸支架、裸支架＋弹簧圈栓塞、单纯弹簧圈栓塞等。在临床上均取得了很好的治疗效果,但仍然以覆膜支架为首选。由于要应对变化较多的具体病情,因此对术者的经验、技术、甚至是器具要求较高。

(陆清声)

**脑脊液引流在胸降及胸腹主动脉瘤腔内修复术中对截瘫的预防保护**[外科理论与实践,2011,16(2):137]　尹存平等为了探讨脑脊液引流在胸降、胸腹主动脉瘤腔内修复术中对截瘫的预防保护作用,回顾性分析了2007年9月至2009年12月期间的32例胸降、胸腹主动脉瘤行腔内修复术的患者,在术中及术后予以脑脊液引流的效果。27例患者覆膜支架长度超过200 mm,范围从主动脉弓开始至正常降主动脉T8以下,其中2例累及至$L_1$水平。5例腹主动脉瘤同时腔内隔绝,3例左锁骨下动脉被同时隔绝。术后4例患者出现轻瘫症状,经脑脊液引流后痊愈;其余患者围手术期及随访期内未出现截瘫表现,治疗期间无严重并发症。作者认为,脑脊液引流可在胸降、胸腹主动脉瘤腔内修复术中有效预防及治疗轻瘫及截瘫。

(陆清声)

**述评**　脑脊液引流是预防和治疗缺血性脊髓损伤的重要方法,其原理是降低脑脊液压力,降低脊髓的静脉压,从而可以间接增加脊髓供血。以往主要用于胸腹主及胸降主动脉的开放手术。但随着腔内治疗的开展,由于覆膜支架亦会阻断肋间动脉及其他供应脊髓的分支动脉,因此截瘫的风险也同样存在。根据克利夫兰临床中心的对照,腔内治疗和开放手术截瘫的发生率相同,且危险因素相同。因此,腔内治疗亦要重视截瘫的预防与治疗。该文在国内第一次总结了脑脊液引流在胸降及胸腹主动脉瘤腔内修复术中对截瘫的预防和保护,取得了较好的结果,方法应用中虽然描述了穿刺部位、引流时间及控制压力,但未描述引流量及引流速度。其使用规范性应详尽描述,以便于指导读者应用。

(陆清声)

**腹部大血管损伤88例救治体会**[中华损伤与修复杂志,2011,6(1):38]　梁绍诚等回顾性分析88例腹部大血管损伤患者的临床资料及手术方法,88例患者分别采用单纯修补、人工血管移植等手术治疗。其中男66例,女22例,年龄14～73岁,平均37.4岁。受伤至就诊时间10～120 min,平均45 min。失血量1 000～9 500 ml。开放性损伤51例,其中刀刺伤42例,枪弹伤9例;闭合性损伤23例,其中车祸伤13例,高处坠落伤8例,挤压伤2例;医源性损伤14例。结果救治存活63例,死亡25例,病死率28.4%,其中术中死亡8例,术后72小时内死亡17例,包括腹主动脉破裂死亡5例,肠系膜上动脉及其分支破裂死亡5例,肝后下腔静脉死亡1例,髂血管破裂死亡7例,肠系膜上静脉及门静脉破裂死亡5例。死亡原因：主要是失血过多、术中死亡及术后严重并发症,如低体温、严重酸中毒、消耗性凝血病、急性呼吸窘迫综合征、肾衰竭、多器官功能衰竭、腹腔感染、上消化道出血等。作者认为,对于腹部大血管损伤患者,判断伤情,有效复苏,控制休克,紧急剖腹止血是抢救成功的关键。术中应注意全面探查,视伤情尽量采用简单而合理的术式。

(王宏飞)

**述评**　血管损伤一般由交通事故、灾害、翻落事故及刀刺伤、医源性损伤等引起,由于发病机制不同而各具特征,如刀和子弹在低速时造成的创伤一般局限于伤道;高速的子弹则与爆炸伤有关;机动车事故通常是多发伤,损伤血管部位一般与骨移位相关;快速详细的了解病史对确定救治方案至关重要。治疗上除维持生命体征外,首要目的是止血,止血方法除近、远端血管腔外阻断外,也可采用球囊导管于血管腔内阻断的方法。应注意最好避免在腹腔内大血管出血时行开胸阻断降主动脉,因可引起体温降低并伴发凝血机制异常而很难做到成功救治。在控制出血后,必须注意相应脏器缺血情况,对于主干动脉必须尽早进行血运重建,并应注意脏器的活力及功能恢复的可能性；骨筋膜室综合征和肌病、肾病综合征；合并损伤引起的污染特别是消化道内容物；在病情允许的情况下，术前尽可能通过血管造影详细了解情况，短时间内止血积极处理合并损伤是救治成功的关键。

（王宏飞）

**颈动脉内膜切除术治疗颈内动脉狭窄的临床经验**[心肺血管病杂志，2010，29(6)：468] 叶志东等对颈内动脉狭窄>70%的220例患者进行颈内动脉内膜切除术227次。其中148例患者术后临床症状改善，包括TIA消失，记忆力明显好转、语言障碍恢复等；2例患者术后1周内出现脑出血，其中1例治疗后好转出院，1例死亡。30 d病死率为0.45%。1例出现舌下神经损伤，4例面神经下颌缘支损伤，术后出现口角下垂；2例因伤口大量出血行二次止血。术后随访6～72个月，随访到155例，随访率70.5%(155/220)；经超声、造影、CTA(MRA)检查未发现有意义的再狭窄，1例随访期间死于心肌梗死，余均病情稳定。作者认为颈动脉内膜切除术是治疗颈内动脉严重狭窄的有效安全的手术方法。

（王宏飞）

**述评** 颈动脉内膜切除术是治疗中、重度颈内动脉狭窄疾病的重要方法之一，其成功的关键在于仔细、熟练的解剖和围手术期并发症的控制。常见的并发症包括：伤口局部血肿、脑过度灌注综合征、脑出血及神经损伤等，熟悉掌握动脉周围神经的变异是减少手术并发症的关键。同时，术前应充分准备，评估病变程度、对侧代偿情况及术前血压水平，个体化控制血压。术中减少颈动脉阻断时间，必要时应使用颈动脉补片、转流管，降低并发症发生几率。围手术期血压的调控对于颈动脉内膜剥脱术患者愈后至关重要，避免术中、术后血压过高是共识。

（王宏飞）

**取栓联合腔内血管成形术治疗急性下肢深静脉血栓形成**[中国普通外科杂志，2011，26(3)：205] 赵堂海等为了分析开放手术结合多种介入方法对急性下肢深静脉血栓形成(deep venous thrombosis，DVT)的疗效，回顾了521例(521条肢体)DVT患者的临床资料，其中男356例，女165例。年龄16～86岁，平均(46±9)岁。均先经健侧安置下腔静脉滤器，再于患侧小切口解剖股静脉。行Fogarty导管取栓术。其中单纯取栓38例；取栓联合球囊导管血管成形术348例；血管成形联合血管腔内超声消融135例；支架置入108例。手术成功511例，阻塞血管完全开通。其中除31例经造影未见血管狭窄，7例管腔直径>90%而未行扩张治疗以外，365例狭窄段血管经球囊扩张后造影示静脉平均狭窄由90%±5%降低到24%±5%，108例狭窄段经扩张后残留管腔狭窄仍>50%，置入相应大小裸支架；左髂总静脉开口未能开通10例。随访472例(90.6%)，随访时间8～108个月，平均(53±26)个月。其中462例完全恢复正常或基本正常，可从事正常工作；10例髂静脉未开通者活动后肢体仍肿胀明显。发生并发症33例(6.3%)。作者认为，取栓联合腔内血管成形术治疗DVT，可以快速清除血栓，恢复正常的血液回流通道，短期内迅速缓解症状，有效地预防肺动脉栓塞，是一种安全、有效的方法。

（魏小龙）

**述评** DVT的治疗方法多样，包括抗凝、溶栓、手术取栓、机械碎栓等。对于急性下肢DVT的抗凝治疗已得到普遍认同，但是对于大多数DVT患者，单纯药物治疗无法使栓塞血管再通，往往靠侧支循环回流血液，最终导致血栓形成后遗症发生。随着腔内技术的发展，DVT的腔内置管溶栓治疗已越来越得到大家的共识，但对于一些肢体肿胀严重甚至是股青肿的DVT患者，单一的腔内治疗往往不能满足临床需要，甚至贻误最佳治疗时机，引起肢体静脉性坏疽或转为血栓形成后遗症，对于此类患者手术取栓是唯一能在短时间内快速清除血栓的方法。但术后再形成血栓几率高，而结合腔内技术进行治疗，如髂静脉球囊扩张、支架置入等，能提高髂股静脉的通畅率，降低再发血栓几率。

（陆清声）

**射频闭合术联合泡沫硬化剂注射治疗下肢静脉曲张**[中国微创外科杂志，2011，11(5)：450] 贾琪等报道了20例应用射频闭合术联合泡沫硬化剂注射治疗下肢静脉曲张的临床资料。采用硬膜外麻醉或腰麻，首先在超声引导下穿刺膝关节内侧部位大隐静脉主干，引入射频闭合导管至隐股汇合区，接通射频后逐步回撤导管闭合膝上段大隐静脉。然后在超声引导下多点注射曲张静脉将其闭合。术后用弹力绷带加压包扎3天后再换上弹力袜。结果：手术均成功，手术时间平均40 min(30～55 min)，住院平均3.5 d(2～6 d)。术后曲张静脉全部消失，除1例皮肤轻度灼伤和8例胫骨前轻度水肿外无其他并发症。作者认为，该方法结合了射频闭合和泡沫硬化剂两者的优势，使手术成为微创，疗效更加确切。

（梅志军）

**述评** 以射频或激光为代表的物理闭合法和以硬化剂注射为代表的是近年来静脉曲张微创治疗最主要的方法，前者较适合于主干闭合，后者更适合用于曲张静脉闭合。用闭合法可代替传统的主干抽剥和曲张静脉剥脱,从而可以减少甚至避免切口,同时避免抽剥带来的创伤,该文联合应用激光闭合主干,用硬化剂闭合曲张属支,微创效果显著。但是这种方案也存在不少问题,例如术后静脉炎问题以及远期再通复发问题并不少见。这类方法的远期效果还有待进一步观察。

(梅志军)

**复杂下腔静脉恶性肿瘤的外科处理**[中华普通外科杂志,2011,26(4):312]　李震等对2004年12月至2008年7月对8例复杂重症下腔静脉肿瘤行手术治疗及其效果进行探讨,其中7例患者8次在体外循环或右心房插管灌注下手术切除下腔静脉肿瘤或(和)延及右心房/室内肿瘤;1例下腔静脉平滑肌肉瘤局部复发行下腔静脉置换术。术前CT或MRI检查均已除外远处转移。1例患者术后2个月死于肝衰竭,其他7例术后症状均缓解并顺利出院。7例患者随访5～45个月,平均(15±4)个月,其中3例术后随访14～24个月,效果良好,无复发;3例术后4、5及32个月后原位复发并全身多处转移,其中1例是罕见的下腔静脉多形性恶性纤维组织细胞瘤,5个月后复发并右肾上腺转移癌,9个月后再次切除下腔静脉及右心房/室内肿瘤,术后11个月第3次复发,死于心衰,另2例复发者未再次手术,其中1例术后7个月行化疗后症状缓解,1例45个月后失访。结论提示,对于复杂腔静脉恶性肿瘤如未发现其他部位转移可采取积极手术治疗,如此可明显改善患者近期生存质量。

(袁良喜)

**述评**　下腔静脉恶性肿瘤在临床十分少见,常表现为下腔静脉综合征,可伴有原发位置恶性肿瘤表现,手术难度很大,常被视为外科治疗相对禁忌。手术的难度在于肿瘤侵犯的范围,故围手术期的准备和评估极为重要,术前MRI及CT静脉期血管造影可明确肿瘤是否侵犯下腔静脉壁,可完整的显示瘤栓形态及长度、是否有新鲜的附壁血栓及心房/室内瘤栓的情况、更重要的是判断有否远处转移,这对确定手术方案极有价值。下腔静脉恶性肿瘤早期发现后,根据肿瘤的位置采取合适的手术方案,是可以明显提高手术成功率并明显改善患者近期生活质量。

(袁良喜)

# 神 经 外 科

本年度共收集论文 1 100 篇，纳入一年回顾 342 篇，占 31%；收入文选 47 篇，占 4.2%。

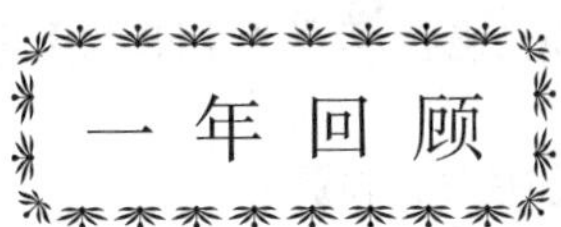

## 一 年 回 顾

### 一、颅脑损伤

#### (一) 基础研究

安雅臣等[1]研究静脉注射人脐血间充质干细胞对脑损伤后神经生长因子表达的影响，发现 SD 大鼠脑损伤后经静脉注射人脐血间充质干细胞可增强神经生长因子的表达。玉石等[2]采用骨髓间充质干细胞(MSCs)和碱性成纤维生长因子(bFGF)联合治疗颅脑损伤大鼠，发现脑室注射 MSCs 或 bFGF 后大鼠神经功能明显改善；MSCs 和 bFGF 联合治疗后，大鼠神经功能较 MSCs 治疗组和 bFGF 治疗组有进明显改善。刘剑等[3]* 对海水浸泡复合型颅脑火器伤实验犬进行实验研究，发现综合治疗(在常规治疗基础上增加加温低张液体、β-七叶皂苷钠、盐酸纳洛酮、左氧氟沙星和复温等治疗)能改善实验犬伤后脑血管痉挛、血浆渗透压、颅内压等各项实验指标。黄莹等[4]使用超短波早期治疗急性闭合性颅脑损伤大鼠模型研究，发现早期治疗及早期应用自由基清除剂均有助于减少脑水肿和抑制神经元细胞凋亡，并促进神经突触重建及学习记忆功能的恢复。李雪元等[5]研究大鼠创伤性轴索损伤后脑代谢质子磁共振波谱分析，发现发生轴索损伤后 24 h 脑组织 NAA/Cr、NAA/Cho 值显著下降，Cho/Cr 值轻度升高；NAA/Cr 值出现较大降低。吴晓等[6]通过闭合性弥漫性脑损伤大鼠的实验研究发现，致伤后早期 IL-1β、p38 MAPK 及 VCAM-1 即迅速升高，后期逐渐恢复正常，认为三者作为联合指标，有助于在医学实践中判断损伤时间。苏正林等[7]* 研究枪弹射击致防弹衣后猪脑组织损伤特点及其机制，研究发现子弹制动所释放出的能量通过防弹衣的变形传递给生物体，通过对空腔脏器(肺脏、心脏)冲击及通过骨性传递可以到达中枢神经，而产生远端损伤的原因。梁明等[8]在大鼠颅脑创伤后发现脑组织钙周期素结合蛋白(CacyBP)的表达下降，CacyBP 的表达低峰发生于伤后 6 h，并于伤后 14 d 恢复至正常。关宏等[9]在中、重型脑损伤患者中研究脑脊液 sFractalkine(sFkn)和 IL-6 水平变化的相关性，研究认为脑脊液 sFkn 和 IL-6 水平变化参与脑损伤的病理生理过程，可作为创伤后炎症的标志物。杨明飞等[10]在重型颅脑损伤患者中分析血栓调节蛋白(TM)和血管性假血友因子(vWf)血清变化，局限性脑损伤组在伤后 1～7 天 vWf 值要明显高于弥漫性轴索损伤组，老年组伤后 TM 和 vWf 值明显升高，可作为反映脑血管内皮细胞损伤的敏感指标之一。李永涛等[11]研究急性颅脑损伤后患者外周血内脂素和超敏 C-反应蛋白(hs-CRP)水平的动态变化，颅脑损伤后的 hs-CRP 水平显著高于正常对照组，其水平于病情呈正相关，伤后血内脂素含量要高于正常对照组。印晓鸿等[12]研究发现急性期载脂蛋白 E(APOE)ε4 等位基因在轻、中型脑损伤患者急性期脑电图加重的危险因素，而 APOEε2 有利于脑电活动的恢复。魏风等[13]观察弥漫性轴索损伤(DAI)患者脑脊液中神经元特异性烯醇化酶(NSE)水平变化，研究发现伤后 12 h DAI 患者脑脊液 NSE 明显高于对照组，重型组脑脊液 NSE 水平高于轻、中组，预后不良组高于预后良好组，死亡组持续增高。

#### (二) 流行病学研究

袁强等[14]研究 7 369 例华东地区颅脑交通伤流行病学调查，认为我国应加大颅脑交通伤高发时间段的道路交通管理，特别早晚上下班高峰及一年中第一季度的交通管理，加强中青年男性的道路安全教育，加大对高龄人群的道路交通保护。胡明军等[15]分析 1 107

例交通事故性重型颅脑损伤的临床资料,研究院前急救与预后的关系,认为要建立和完善急性颅脑损伤预防和控制中心,科学制定院前急救、转运等各项救治制度,提高救护质量,以减少死亡率和致残率。左永明等[16]流行病学发现在191例创伤性颅脑损伤患者中,受伤患者男性高于女性,农民或农民工等群体发病率高,受伤时间发生在活动较为集中的时间段,农村和城乡结合部发病较高,交通伤较多。

**(三) 重型颅脑损伤**

徐震等[17]* 在应用大骨瓣减压术治疗重型颅脑创伤患者71例中,发现大骨瓣减压能增加50岁以下重型颅脑创伤患者的脑血流量和脑氧代谢,能增加50岁以上患者的脑血流量并降低脑氧代谢。林友城等[18]* 联合应用紧急钻颅和标准大骨瓣减压治疗特重型颅脑损伤患者21例,A组为联合紧急钻颅和标准大骨瓣减压,预后良好或中残率为71.4%,重残、植物生存和死亡为28.6%,B组为标准大骨瓣减压和一次硬脑膜剪开,预后良好预后良好率为26.3%,重残、植物生存和死亡为73.7%。谭永康等[19]应用标准大骨瓣减压术治疗合并脑疝的重型颅脑损伤患者33例,术后随访6～10个月,良好15例,中残6例,重残3例,植物生存2例,死亡7例。胡伟鹏等[20]报道用改良大骨瓣开颅个体化外减压术治疗重型颅脑损伤伴急性硬膜下血肿患者81例,救治成功率98.5%,预后良好率61.5%。董吉荣等[21]报道用双侧平衡去骨瓣减压术治疗单侧损伤灶所致的特重型颅脑损伤致双瞳散大患者58例,与传统手术方法比较,死亡率下降25.2%,预后良好率上升26.9%。郑仲贤等[22]报道选择性复位骨瓣治疗合并脑疝急性硬膜外血肿患者43例,术后平均随访6个月,GOS评分4分2例,5分41例。无重残和死亡。张赛等[23]研究大骨瓣减压术(DC)治疗重型颅脑损伤(sTBI)顽固性高颅压的作用,认为DC对于sTBI后弥漫性脑肿张、脑水肿有缓解作用,提出大骨瓣减压术后持续存在ICP≥25 mmHg是预测死亡的敏感指标。赵青菊等[24]用亚低温治疗重型颅脑损伤后可降低血清S-100β蛋白及神经元烯醇化酶指标,改善患者预后。金科等[25]观察临床监测脑温和颅内压(ICP)变化,分析两者指标与预后关系,认为脑温与ICP无明显关系,但对颅脑损伤预后评估及指示临床治疗有重要价值。屠传建等[26]* 报道用亚低温治疗外伤性蛛网膜下腔出血的重型脑外伤患者40例,认为亚低温治疗可降低大脑中动脉平均血流速度,缓解脑血管痉挛发生率和持续时间。梁恩等[27]* 比较80例血管内降温和体表降温治疗重型颅脑创伤患者的疗效,发现血管内亚低温治疗优于传统体表降温治疗。庄强等[28]及许州等[29]分别报道重型颅脑损伤术中急性脑膨出治疗体会,治疗成功率分别为71.5%和57%。王国伟等[30]在重型颅脑损伤术中通过实时B超扫描明确脑膨出原因,其特点能快捷准确判断脑膨出原因,帮助医生能快速处理,以改善预后。刘亮等[31]* 报道用依达拉奉治疗中、重型颅脑外伤后,观察患者治后血清神经元特异性烯醇化酶(NSE)和S100β蛋白浓度明显降低。依达拉奉可有效降低血清NSE和S100β蛋白浓度。胡涛等[32]报道48例双侧额叶脑挫裂伤患者的治疗经验,提出伤后动态复查头颅CT,适当放宽手术指征,早期积极手术行内、外减压,可有效的提高患者的救治效果。冯光等[33]回顾性分析262例中、重型颅脑损伤后进展性出血性损伤(PHI)的危险因素,提出对于首次CT检查时间较早、GCS评分低、PLT较低的中重型颅脑损伤患者,要警惕PHI的发生,并动态CT复查。

**(四) 外伤性颅内血肿**

赵长地等[34]* 报道用CT定位微创颅内血肿清除术治疗颅内血肿患者120例,包括硬膜外及硬膜下血肿42例,动脉瘤致自发性蛛网膜下腔出血破入脑室者、新生儿维生素K缺乏迟发性脑出血及高血压性脑叶出血共13例,高血压基底节、丘脑出血及出血破入脑室者65例,疗效满意。梁枫等[35]* 报道用骑跨横窦骨瓣成形术治疗横窦骑跨性硬膜外血肿16例;术后恢复良好14例,中度残疾1例,死亡1例。作者认为骨瓣成形术清除横窦骑跨性硬膜外血肿安全有效,是理想的治疗方法。李监松等[36]和张超勇等[37]分别报道用外科治疗外伤性骑跨横窦硬膜外血肿患者34例和26例,术后愈后良好率分别为88%和92.3%,死亡率为5.9%和3.8%。单宝昌等[38]应用微创方法治疗急性重型外伤性颅内血肿21例,12例随访6个月,ADL分级:1级3例,2级2例,3级4例。周建军等[39]* 报道用不同外科方法治疗<3岁以下婴幼儿急性创伤性硬膜下血肿患者43例,其中开颅手术13例,钻孔外引流7例,保守治疗23例,脑疝死亡1例。田鹏等[40]分析42例学龄前小儿重型颅脑损伤的临床资料,6月内随访结果,恢复良好27例,中残2例,重残1例,死亡12例,认为根据不同生理特点和创伤机制,及时采取手术或非手术方式及其他治疗措施。孙育海等[41]报道用手术治疗儿童创伤性颅后窝硬脑膜外血肿30例,其中非手术治疗6例,术后3月血肿吸收;手术治疗24例,术后血肿基本清除,并取得良好疗效。林勇等[42]报道用手术治疗外伤性多发性颅内血肿患者122例,术后良好67例,中残20例,重残13例,植物生存9例,死亡13例。苏星等[43]分析159例急性外伤性脑挫伤血肿(IPH)伤后早期进展相关危险因素,其中血肿变小5例,无变化95例,59例进展59例。

(五) 弥漫性轴索损伤

毕国力等[44]用3.0T磁敏感加权成像技术(SWI)对31例DAI进行影像学分析,发现SWI可提供更多的影像信息,在DAI的诊断和治疗方案的制订中具有重要的临床应用价值。邱平华等[45]*回顾性分析280例弥漫性轴索损伤(DAI)患者的临床资料,其中手术治疗76例,保守治疗204例。早期用甘露醇、速尿、白蛋白进行脱水,辅助甲强龙冲击及亚低温治疗。预后良好122例,轻残86例,重残37例,植物生存2例,死亡率33例。唐建勋等[46]在伤后不同时间使用局部亚低温治疗DAI患者48例,认为DAI患者在伤后早期(8 h内)进行局部亚低温辅助治疗有助于改善预后。谢腾等[47]使用尼莫地平联合高压氧治疗DAI患者176例,治疗后1、8、15、22 d行GCS评分,联合治疗组患者的GCS评分及治疗后半年GOS评分明显提高。韩国强等[48]回顾性分析12例小儿DAI患者临床资料,伤后GOS评分:恢复良好3例,中残2例,重残2例,植物生存1例,死亡率4例。

(六) 颅脑损伤合并血管损伤

杨小松等[49]*报道外科手术治疗创伤性大脑浅静脉损伤患者36例,均合并有急性硬膜下或脑内血肿,并发不同程度的创伤性脑梗死,其中合并颅骨骨折24例。伤后6个月恢复良好6例,中残4例,重残8例,植物生存10例,死亡8例。李则群等[50]报道用血管内介入治疗创伤性颈内动脉假性动脉瘤患者6例,术后6个月随访,GOS评分5分5例,4分1例,疗效满意。屠传建等[51]研究经颅多普勒(TCD)对外伤性脑血管痉挛(tCVS)的诊断价值,发现TCD作为预测tCVS的检测方法具有方便、安全、有效等优点。辛志成等[52]分析中、重型颅脑损伤继发脑梗死(TCI)相关危险因素,结果发现年龄、GCS、合并伤、脑疝、t-SAH和低血压是TCI发生的重要危险因素,脑疝、低血压是TCI发生的独立危险因素。毛德强等[53]*分析29例外伤性脑梗死患者临床资料,其中梗死灶≤4 cm患者中,良好16例,中残2例,重残1例;梗死灶≥4 cm患者中:良好3例,中残3例,重残2例,死亡2例。邓其峻等[54]报道外伤性颅内静脉窦血栓患者15例,经手术治疗及抗凝治疗后,恢复良好12例,遗留局灶性症状2例,轻度智力障碍1例。

(七) 颅脑损伤后并发症

孙明磊等[55]报道显微外科手术治疗创伤性面神经损伤患者19例,其中神经端端吻合修复18例,耳大神经移植修复1例,术后1～3月恢复17例,4～6个月3例,7～12个月1例。吴亚军等[56]报道经颅视神经管减压术治疗视神经损伤患者6例,术后随访3～23个月,视力均提升至0.4以上;2例术前失明患者,术后视力无改善。提出经翼点入路行视神经管减压术治疗外伤性视神经损伤可获得较好疗效。

张宇强等[57]报道颅脑损伤合并视神经损伤的诊治的体会,认为颅脑损伤合并视神经损伤最常见是视神经管骨折直接损伤视神经,需把握手术指征和治疗时机。黄欣等[58]分析去骨瓣减压术后引起的各种并发症患者51例,包括术后再出血、脑梗死、骨窗区脑膨出、颅内感染、癫痫及硬脑膜下积液等。早期手术组(＜12 h)并发症率低于较晚期手术组(≥12 h)。车彦军等[59]分析急性颅脑损伤(TBI)后垂体前叶激素分泌紊乱的因素,认为GCS评分3～8分和中线结构移位≥0.5 cm是TBI患者伤后垂体前叶激素分泌紊乱的重要危险因素。刘华明等[60]和黄林州等[61]分别报道颅脑损伤后并发尿崩症患者13例和23例,伤后2～14 d出现尿崩症,经治疗后分别痊愈12例和16例,认为颅脑损伤后尿崩症多发生于颅底骨折或脑底部挫裂伤。柯连蔚等[62]分析47例颅骨缺损患者再次颅脑创伤的临床体会,再次颅脑创伤大多发生在减压窗周围,且具有脑损伤重,症状轻的特点,治疗效果好。严耀华等[63]*报道前颅底多发性粉碎性骨折伴脑脊液鼻漏的修补方法,该方法有效硬腔膜修补,使硬腔膜和重建的前颅底永久黏合成为可能。林承怀等[64]报道重型颅脑损伤后下肢静脉血栓(DVT)形成因素及预防措施,认为血流速度缓慢、伤后高凝状态、静脉壁的损伤是DVT形成主要因素,应给予介入、静脉溶栓和抗凝治疗。

(周晓平　方亦斌)

参考文献

1 安雅臣,等.中华神经医学杂志,2010,9(12):1193
2 玉　石,等.中国临床神经外科杂志,2011,16(6):346
3* 刘　剑,等.中华神经医学杂志,2011,10(3):223
4 黄　莹,等.中华创伤杂志,2011,27(3):218
5 李雪元,等.中华创伤杂志,2011,27(3):213
6 吴　晓,等.新疆医科大学学报,2011,34(1):62
7* 苏正林,等.第三军医大学学报,2011,33(19):1995
8 梁　明,等.中华创伤杂志,2011,27(6):559
9 关　宏,等.中国急救医学,2011,31(6):569
10 杨明飞,等.中华创伤杂志,2010,26(11):999
11 李永涛,等.中华急诊医学杂志,2010,19(11):1205
12 印晓鸿,等.中华创伤杂志,2010,26(11):1006

13 魏 风,等.中国临床神经外科杂志,2011,16(7):401
14 袁 强,等.中华神经外科疾病研究杂志,2011,10(3):208
15 胡明军,等.中华神经医学杂志,2011,10(3):276
16 左永明,等.贵阳医学院学报,2011,36(2):181
17* 徐 震,等.中华神经外科杂志,2011,27(1):62
18 林友城,等.中国临床神经外科杂志,2011,16(9):533
19 谭永康,等.立体定向和功能性神经外科杂志,2011,24(2):114
20 胡伟鹏,等.中华创伤杂志,2010,26(10):873
21 董吉荣,等.中华神经外科杂志,2011,27(6):706
22 郑仲贤,等.中华创伤杂志,2011,27(7):596
23 张 赛,等.中华神经外科杂志,2011,27(2):169
24 赵青菊,等.中华创伤杂志,2010,26(10):877
25 金 科,等.中国临床神经外科杂志,2010,15(10):625
26* 屠传建,等.浙江医学,2010,32(10):1492
27* 梁恩和,等.中华神经外科杂志,2011,27(1):37
28 庄 强,等.中华医学杂志,2011,91(9):608
29 许 州,等.临床外科杂志,2011,19(9):618
30 王国伟,等.中国临床神经外科杂志,2011,16(5):306
31* 刘 亮,等.中华创伤杂志,2011,27(7):583
32 胡 涛,等.中国临床神经外科杂志,2011,16(4):244
33 冯 光,等.中华神经医学杂志,2010,9(11):1150
34* 赵长地,等.中国临床神经外科杂志,2011,16(7):425
35* 梁 枫,等.苏州大学学报(医学版),2010,30(5):1098
36 李监松,等.中国临床神经外科杂志,2011,16(7):399
37 张超勇,等.立体定向和功能性神经外科杂志,2011,24(2):111
38 单宝昌,等.中华创伤杂志,2010,26(10):882
39* 周建军,等.中华创伤杂志,2010,26(12):1093
40 田 鹏.中华神经外科杂志,2011,27(4):513
41 孙育海,等.中国微侵袭神经外科杂志,2011,16(3):119
42 林 勇,等.中国临床神经外科杂志,2011,16(3):180
43 苏 星,等.江苏医药,2011,37(16):1910
44 毕国力,等.临床放射学杂志,2010,29(11):1449
45* 邱平华,等.中华神经医学杂志,2011,10(1):70
46 唐建勋,等.中华神经医学杂志,2011,10(5):513
47 谢 腾,等.中国临床神经外科杂志,2011,16(1):27
48 韩国强,等.中华创伤杂志,2011,27(9):810
49* 杨小松,等.中国临床神经外科杂志,2011,16(6):374
50 李则群,等.中华创伤杂志,2011,27(4):320
51 屠传建,等.中华创伤杂志,2011,27(3):221
52 辛志成,等.中国临床神经外科杂志,2011,16(8):478
53* 毛德强,等.中华创伤杂志,2011,27(6):562
54 邓其峻,等.中华创伤杂志,2011,27(9):807
55 孙明磊,等.中华显微外科杂志,2011,34(3):244
56 吴亚军,等.中国临床神经外科杂志,2011,16(6):362
57 张宇强,等.中国临床神经外科杂志,2011,16(1):20
58 黄 欣,等.中华创伤杂志,2011,27(5):403
59 车彦军,等.中国临床神经外科杂志,2010,15(11):664
60 刘华明,等.中国临床神经外科杂志,2011,16(4):240
61 黄林州,等.中国临床神经外科杂志,2011,16(2):103
62 柯连蔚,等.中华神经外科杂志,2011,27(3):290
63* 严耀华,等.中华神经外科杂志,2010,26(12):1133
64 林承怀,等.中国临床神经外科杂志,2011,16(1):45

## 二、颅内肿瘤

### (一)脑胶质瘤

癌基因/抑癌基因在胶质瘤中的表达和临床意义以及其对胶质瘤侵袭性、细胞周期影响的机制是目前胶质瘤基础研究的主要方向。许刚柱[1]、陈志功[2]、郑宇[3]、汪晶[4]、周金桥[5]等通过免疫组化的方法,检测CEACAM1和CD105、CD44s和整合素β1、表皮生长因子受体及磷酸化AKT、ERK1/2、组织蛋白酶D酶原和转铁蛋白受体在人脑胶质瘤中的表达情况，发现以上靶标的表达水平同胶质瘤的恶性程度呈正相关，可能成为临床评价胶质瘤恶性程度和侵袭性的生物标志物，其中CEACAM1可能作为一种促血管生长因子而刺激肿瘤血管的生成。在脑胶质瘤体外研究中，陈宏颉[6]、闻海兵[7]、刘振林[8]等分别研究了Livin siRNA重组腺病毒、过表达缝隙连接蛋白Cx43、miR-7等对胶质瘤U251细胞增殖和凋亡以及侵袭性的影响，发现Livin siRNA重组腺病毒可抑制U251细胞增殖，促进凋亡；过表达缝隙连接蛋白Cx43可抑制人脑胶质瘤U251细胞的侵袭能力；miR-7可通过有效沉默癌基因EGFR受体，阻遏胶质瘤由G1期向S期转化，进而抑制肿瘤增殖。杨孔宾[9]、王海峰[10]、吴涛[11]等分别研究了三氧化二砷和四乙胺联合应用、乳胞素、塞来昔布对体外培养的神经胶质瘤细胞的影响，发现三氧化二砷和四乙胺在阻滞胶质瘤细胞周期方面有协同作用；乳胞素可能通过增加C6细胞线粒体途径的凋亡从而抑制胶质瘤细胞的增殖；塞来昔布可通过抑制胶质瘤细胞内COX-2蛋白的表达从而抑制肿瘤的生长、增殖以及侵袭能力。这些研究有助于新的药物在胶质瘤治疗中的应用。

陆峥等[12]*采用扩大切除额极胶质瘤患者34例，术后随访9～46月，癫痫缓解率94.4%；低级别胶质瘤24例，无复发；高级别胶质瘤10例，复发6例。作者认为在一定范围内扩大切除额极胶质瘤，可在保护重要功能的前提下延长患者生命。黄远航[13]、谢坚[14]、赵建华[15]等分别总结19例、60例、17例岛叶胶质瘤的手术疗效，认为经外侧裂入路切除岛叶胶质瘤安全有效，术后并发症少，熟悉岛叶解剖有助于最大程度切除岛叶胶质瘤，并减少术后神经功能障碍。邱炳辉等[16]用手术治疗罕见的中脑顶盖部低级别胶质瘤患者9例，其中8例行枕部经小脑幕入路，1例经幕下小脑上入路，肿瘤均获全切，随访1～5年，未见复发。朱侗明[17]等采用手术治疗伴发癫痫的低级别胶质瘤患者26例，术前采用磁共振及脑磁图定位癫痫起源部位，在肿瘤切除的同时，对癫痫起源部位处理。张磊等[18]分析175例幕上胶质瘤患者的致癫痫相关因素，发现幕上胶质瘤伴发癫痫与肿瘤所在部位、病理类型及侵犯皮质相关。张方成等[19]分析局限于脑回内胶质瘤在影像学表现、生长方式、手术方式的特点，认为应早期手术。邢东风等[20]报道48例复发胶质瘤的再手术经验，认为患者一般状况良好，重要脏器功能正常，即应尽早再手术以延长患者生命。鞠延等[21]将后颅窝毛细胞型星形细胞瘤划分为小脑经典型、小脑实体型、脑室脑干型，在诊断、治疗及预后方面有各自特点，对于功能区的肿瘤，用辅助技术有助于保护患者功能的情况下尽可能全切肿瘤。杨坤[22]、阿里木江·克里木[23]等分别采用脑磁图功能定位脑磁图功能定位和立体定向技术切除功能区肿瘤，可在术中明确肿瘤与功能区位置关系，减少术后神经功能障碍的发生，提高病人术后生活质量。董晓书等[24]通过患者术前术后KPS评分评估了成人幕上低级别胶质瘤（WHOⅡ级）患者术后生活质量的相关因素，发现患者年龄≤50岁、术前有癫痫史、肿瘤直径≤4 cm、病变表浅、肿瘤全切除的患者术后KPS评分较高。

综合治疗是提高胶质瘤疗效的重要手段。赵庭生等[25]回顾48例胶质母细胞瘤的临床资料，均采用手术治疗，术后行全脑分割剂量放疗，同时联合化疗，术后患者1年生存率56.25%，肿瘤复发时间平均6.8月。梁永平等[26]比较了高级别脑胶质瘤术后用替莫唑胺（TMZ）联合放疗与尼莫司汀（ACNU）结合放疗后的近期疗效，提示TMZ联合放疗组对高级别胶质瘤术后患者更安全、有效。汪洋等[27]*前瞻性方法研究放疗联合替莫唑胺或尼莫司汀与单纯放疗治疗弥漫内生型脑干胶质瘤的疗效，其中单纯放疗组13例、放疗联合尼莫司汀组14例、放疗联合替莫唑胺组27例。研究结果，弥漫内生型脑干胶质瘤预后差，放疗联合替莫唑胺或尼莫司汀化疗的疗效与单纯放疗无明显差异。张雷等[28]研究放疗后脑星形胶质细胞瘤的病理改变，发现放疗后肿瘤细胞出现不同程度的变性、坏死、血脑屏障破坏，为胶质瘤放射治疗提供佐证。郑瑞锋[29]比较了三维适形放疗（3DCRT）和调强放疗（IMRT）技术，发现IMRT比3DCRT有更好的适形性，靶区放疗剂量高，且对靶区周围组织保护较好，疗效较好。王来兴[30]、陈杰[31]等采用尼莫司汀经动脉超选化疗治疗脑恶性胶质瘤，治疗后未见介入操作相关的并发症、肝肾功能改变及神经系统并发症，认为经动脉超选化疗是一种安全有效的辅助治疗方法。侯旭等[32]将58例用替莫唑胺化疗的恶性胶质瘤患者分为治疗敏感组和不敏感组，利用免疫组化的方法分析各组MGMT、ERCC2的表达率，结果提示MGMT、ERCC2基因在替莫唑胺治疗敏感患者的表达率明显低于治疗不敏感患者表达率，且两种基因表达之间具有一定的相关性。杨群英等[33]使用尼妥珠单抗联合化疗治疗恶性胶质瘤，认为该方案患者耐受性好，有一定疗效。李学文[34]、潘绵顺等[35]分别用伽玛刀治疗低级别胶质瘤和高级别胶质瘤，认为对于低级别胶质瘤术后伽玛刀是一种有效、安全的方法；对于高级别胶质瘤伽玛刀立体定向放疗结合常规分割剂量放疗是治疗手术不能切除、术后残留胶质瘤的一种有效手段。顾冲等[36]采用陀螺刀治疗脑胶质瘤患者31例，周边剂量2 520～4 540 cGy，中心剂量5 040～9 099 cGy，随访 3～6 个月，总有效率 83.70%，认为陀螺刀治疗脑胶质瘤有效。肖勇等[37]对 27 例脑胶质瘤患者在手术切除肿瘤后直视下进行$^{125}$I 粒子植入治疗，发现$^{125}$I 永久植入治疗低级别胶质细胞瘤可延长患者生存时间，减少复发，而高级别胶质瘤粒子植入治疗组则与常规放疗组患者在 3 年生存率及肿瘤复发率方面均无明显差异。

**(二) 脑膜瘤**

梁日生[38]、欧绍武等[39]分别应用显微神经外科切除嗅沟脑膜瘤 67 例和 20 例，常见的手术入路有改良 Derome 入路、双侧额底入路、改良翼点入路、单侧额底入路、眉弓锁孔入路等，认为全切除肿瘤(Simpson Ⅰ类)应是嗅沟脑膜瘤的手术目的，选择适当的手术入路是全切除肿瘤的根本保证。徐敬轩等[40]分析了 41 例嗅沟脑膜瘤预后的影响因素，其中 SimpsonⅠ级切除 21 例，Ⅱ级切除 15 例，Ⅲ切除 5 例。陆兆丰等[41]采用小骨窗经前纵裂入路切除鞍上脑膜瘤 29 例，全切 25 例，认为采用小骨窗经前纵裂入路能很好显露瘤体，脑组织牵拉轻，并发症少。刘顶新等[42]采用单侧额下入路、双侧额下入路、纵裂入路、翼点入路切除鞍结节脑膜瘤 13 例，认为术者的经验等因素个体化选择手术入路，术中注意肿瘤周围血管神经等重要结构，能获得良好效果。李学记等[43]*分析巨型鞍结节脑膜瘤的病理解剖、血供特点。采用颅底入路，利用“肿通道”原位切除鞍结节脑膜瘤患者 16 例，术后手术效果良好。贺伟旗等[44]分析 29 例内侧型蝶骨嵴脑膜瘤的临床资料，认为术前仔细评估肿瘤与毗邻重要结构的关系，根据评估结果指导分离、切除肿瘤是内侧型蝶骨嵴脑膜瘤彻底切除的关键。吴近森等[45]分析了 49 例蝶骨嵴脑膜瘤的手术并发症，术中并发症包括急性脑膨出 3 例，颈动脉损伤 1 例，术中瘤腔大出血 2 例，术后并发症有再出血、硬膜外血肿、脑梗死、癫痫、皮下积液等，章文斌等[46]采用经翼点硬膜外入路切除前床突脑膜瘤 17 例，认为经硬膜外入路有利于肿瘤基底部血供的阻断和前床突下肿瘤与颈内动脉的分离。姜洪等[47]报道 42 例后颅窝脑膜瘤外科手术，其中天幕区 13 例，CPA 区 10 例，岩斜区 8 例，枕大孔区 6 例，斜坡区 3 例，窦汇区 2 例，手术结果提示后颅窝脑膜瘤全切率偏低，术后并发症多，病死率较高。许海洋等[48]总结 32 例岩斜坡区脑膜瘤患者的临床资料，其中采用颞下经小脑幕入路 10 例，经岩骨乙状窦前入路 9 例，经枕下乙状窦后入路 13 例，认为应针对肿瘤不同的生长位置采用合适的手术入路。张世彬等[49]将术中体感诱发电位(SEP)和肌电图(EMG)联合监测技术应用于岩斜区脑膜瘤的显微手术中，认为其可最大程度避免颅神经损伤，保护神经功能，降低手术风险。于金录等[50]在三维 CT 血管造影(3D－CTA)辅助下行枕下小脑幕上入路(Poppen 入路)治疗松果体区脑膜瘤，发现 3D－CTA 能对脑膜瘤的供血动脉及脑膜瘤与静脉复合体的解剖关系做出有效的判断，在其辅助下手术可获得满意的疗效。陈航等[51]采用经纵裂入路切除松果体区脑膜瘤，认为该入路可避免 Poppen 入路时过度牵拉枕叶，特别适用于小脑幕倾斜度大的病例。雍成明[52]、周赤忠[53]等分别报道 28 例和 29 例矢状窦旁及镰旁脑膜瘤临床资料，认为认真分析术前影像资料，熟练应用显微外科技术，有效控制术中出血，保护中央区和上引流静脉，妥善处理受累上矢状窦，可明显提高肿瘤全切率。崔荣周等[54]将持续动态颅内压监测应用于矢状窦、大脑镰旁大型脑膜瘤术后的患者，认为动态监测可早期发现颅内压升高，及时调整治疗方案，提高了围手术期的安全性。施炜等[55]通过 3D－CT 静脉造影(3D－CTV)来判断矢状窦旁脑膜瘤与矢状窦、肿瘤周围皮层回流静脉的关系，结果提示 3D－CTV 所显示肿瘤与矢状窦及皮层回流静脉关系同手术实际情况吻合；可为手术方案的制定提供帮助。何升学等[56]采用跨中线骨瓣、条状硬脑膜瓣、向对侧牵引上矢状窦或经单侧纵裂切除双侧肿瘤等手术技术切除 16 例脑中央区双侧镰旁脑膜瘤患者 16 例，均获得 SimpsonⅠ级切除，术后症状改善 13 例，无改变 3 例。刘勇[57]、张伟[58]等分别报道中央回区脑膜瘤临床资料 71 例和 13 例，均认为手术过程中需注意保护回流静脉和矢状窦，减少病残率。凌士营等[59]应用神经导航定位中央区脑膜瘤，可方便避开大脑上引流静脉，降低手术并发症。张方成[60]、殷尚炯[61]等分别报道 15 例和 7 例侧脑室三角区脑膜瘤，认为术前评估患者脑功能区和肿瘤供血动脉来选择合适的手术入路，其中顶上小叶入路最常用。傅丹[62]、李文臣等[63]分别报道 8 例桥小脑角囊性脑膜瘤和 18 例囊性脑膜瘤，发现囊性脑膜瘤与周围组织关系常较实性脑膜瘤密切。杜渭清等[64]分析了 12 例微囊性脑膜瘤的 MRI 表现及病理资料，其 MRI 表现为 $T_1$WI 呈低信号，$T_2$WI 呈明亮高信号，瘤周水肿明显，增强后呈明显强化。周椿等[65]应用伽玛刀放射治疗颅底脑膜瘤，其中单纯伽玛刀治疗 72 例，开颅手术后残余的肿瘤再行伽玛刀治疗 138 例，临床随访 6～108 个月，肿瘤体积不变 77 例，缩小 124 例，肿瘤总控制率 95.71%。欧明亮等[66]采用伽玛刀分次治疗直径大于 3 cm 的脑膜瘤 45 例，认为其能有效控制直径大于 3 cm 的脑膜瘤，并改善患者生活质量，副反应小。刘卫平等[67]采用超声实时导航下射频消融治疗巨大脑膜瘤，发现射频消融术后，肿瘤出现凝固性坏死，切除时瘤体出血明显减少。陈斌[68]、陶英群[69]等分别对 94 例和 162 例脑膜瘤的病例进行统计学分析，结果提示手术切除级别、肿瘤形状、部位、边界、瘤周水肿、肿瘤病理类型、Ki-67表达高阳性等是脑膜瘤手术后的复发的危险因素。武宏杰等[70]*分析可能影响脑膜瘤患者术后近期预后的相关因素，发现肿瘤大小、术前伴有脑梗死、切除级别、术中合并失血性休克是影响近期预后的危险因素。

**（三）垂体瘤**

经鼻蝶显微手术仍是目前神经外科治疗垂体腺瘤的主要手段。欧阳海丰[71]、邱录斌[72]等分别研究了增殖细胞核抗原（PCNA）和白介素-17（IL-17）与垂体瘤侵袭性之间的关系，结果显示PCNA和IL-17在侵袭性垂体瘤中呈高表达，可能促进垂体瘤侵袭性的发生，可作为垂体瘤侵袭性的参考指标。杨国平等[73]采用经蝶窦入路三种不同方式切除垂体腺瘤患者80例，其中经唇下-鼻中隔-蝶窦入路5例，经蝶窦直接入路7例，经黏膜下-鼻中隔-蝶窦入路68例，认为经鼻中隔入路解剖层次清晰、安全、有效、容易掌握。李俊等[74]采用经鼻中隔-蝶窦入路切除垂体腺瘤63例，其中全切54例，大部切除8例，复发1例。许鹏等[75]采用经鼻蝶向鞍底两侧扩大切除侵入海绵窦的垂体瘤，均获得彻底切除，无明显手术并发症。雍成明[76]、林欣等[77]分别采用单鼻腔经蝶入路切除垂体腺瘤25例和458例，术后无明显并发症，术后恢复快。魏群等[78]通过分析蝶窦内间隔的术前影像学资料，发现蝶窦内间隔可良好的定位鞍底、颈内动脉等重要结构。许志勤等[79]用神经导航用于经蝶垂体腺瘤的手术中应用，可以更好的定位鞍底和周围重要组织，同样适用于蝶窦气化不良的患者。程敬民等[80]用导航用于大型侵袭性垂体瘤中，术前通过神经导航进行个体化入路设计，可帮助术中了解入路中的血管分支及神经，提高垂体瘤的全切率和安全性。于广久等[81]用内镜辅助显微外科切除垂体腺瘤32例，该方法可结合显微镜的立体视野和内镜的多角度视野，使肿瘤切除更精细微创。郑勇[82]、徐凤科[83]、李宝龙[84]、刘志坚[85]、周涛[86]*等分别采用神经内镜下经鼻蝶切除垂体腺瘤，认为神经内镜下经鼻蝶手术具有手术创伤小、术后并发症少，肿瘤全切率高等优点。刘环海等[87]沿颈内动脉隆凸两侧缘将蝶窦后壁划分为5个区域，可帮助准确定位蝶鞍、颈内动脉隆凸、视神经管，有利于为内镜扩大经蝶术中提供安全区域。蒋伟平等[88]运用虚拟内镜技术观察内镜经鼻蝶入路的解剖结构，发现术前虚拟内镜图像与术中神经内镜图像相似度高，认为虚拟内镜技术可于术前准确直观地显示内镜经鼻蝶入路的重要解剖结构。幸兵等[89]*分析541例库欣病的临床资料，病理可为垂体ACTH腺瘤、增生和既未见肿瘤又未见增生，术后半年内治愈率分别是85.0%、24.4%和45.5%。蔡梅钦等[90]采用经蝶手术治疗泌乳素腺瘤301例，鞍内生长微腺瘤、鞍外生长微腺瘤、鞍内生长大腺瘤、鞍外生长大腺瘤及巨大腺瘤的高泌乳素血症的缓解率（随访1年）分别为81.8%、0%、66.2%、3.4%及0%。肖群根等[91]分析经蝶手术 垂体泌乳素微腺瘤复发的危险因素，发现相关因素主要有术前PRL水平和术后初始PRL水平。苏海波等[92]比较了经蝶窦显微手术和伽玛刀治疗泌乳素微腺瘤的疗效，发现两者各有优缺点，经蝶手术泌乳素下降快；伽玛刀治疗的并发症少，且症状轻微，相对更安全。贾旺等[93]随访13例青春期生长激素腺瘤手术疗效，认为青春期垂体生长激素腺瘤与成人组患者临床特点略有不同，显微手术是首选治疗方法，放疗应严格掌握适应证，防止延迟性垂体功能低下的发生。孔博等[94]动态观察生长激素型垂体腺瘤患者的内分泌激素水平，术后1周内生长激素降至2.5μg/L可作为判断临床治愈的指标。幸兵等[95]研究促甲状腺激素（TSH）型垂体腺瘤的临床诊断和治疗特点，认为对合并TSH升高的甲亢患者以手术治疗为主，放疗和生长抑素为辅的。何占彪等[96]用伽玛刀治疗功能性垂体腺瘤112例，临床缓解率82.1%，认为伽玛刀是治疗功能性垂体腺瘤安全有效的方法。郑勇[97]、刘志坚[98]、周波等[99]分别报道253例、60例、26例神经内镜下经鼻蝶切除垂体腺瘤的并发症，常见并发症有尿崩、术后垂体功能低下、脑脊液鼻漏、颅内感染等，术前严格掌握适应证，熟练使用内镜器械有助于减少术后并发症。刘爱贤等[100]分析323例经单鼻孔蝶窦入路的手术并发症，包括尿崩、术后垂体功能低下、脑脊液鼻漏、颅内感染等。陈茂君等[101]采用人工硬膜、颅骨和蝶窦黏膜组成的夹心层法重建鞍底，该方法具有解剖还原、操作简便、稳固可靠等特点，可取得良好的重建效果。

**（四）颅底肿瘤**

卜博等[102]*采用耳前颧弓硬膜外入路切除海绵窦肿瘤60例，认为该入路可以充分暴露病变，减少对脑组织的牵拉，也可明确Ⅲ～Ⅵ脑神经和颈内动脉位置，减少神经和血管损伤的概率。刘荣耀等[103]研究了眶上锁孔入路的显微解剖，该入路可清楚显示鞍区及Wills环附近解剖，安全地处理前循环动脉瘤和鞍区肿瘤。吴有志等[104]采用眉弓眶上锁孔入路治疗前颅底和鞍区病变26例，均获得治愈，认为该入路处理前颅底及鞍区病变安全、有效，且具有微创的优点，术中内镜辅助观察可减少神经血管结构的损伤，提高肿瘤的全切率。朱涛等[105]*采用翼点-眶顶入路治疗颅眶沟通肿瘤患者13例，其中肿瘤全切10例，大部或部分切除3例，该入路易于暴露、手术创伤小，根据需要进行眶顶修补或重建。孟亮等[106]分析鞍区肿瘤患者视觉障碍的主要原因：肿瘤压迫、视交叉血管受累、肿瘤盗血、颅内压增高等，认为合理的手术入路及术中对视觉通路及其微血管的保护是避免术后视觉功能恶化的关键。严波等[107]分析40个成人头颅标本，行标准乳突根治术，并测量侧颅底相关解剖结构之间的距离，发现面神经乳突段起点和终点至乙状窦的距离及乙状窦至二腹肌嵴和茎乳孔之间的距离呈正相关，乙状沟的深浅、宽窄及骨壁的厚薄因乳突气化程度不同而各异。吴斌等[108]采用远外侧-乙状窦前联合入路治疗侵犯全斜坡的巨大颅底肿瘤和椎基底巨大动脉瘤，该入路虽开颅复杂，但它在最大程度地切除病变的同时，避开了对脑干等重要结果的牵拉，手术效果良好。陈立华等[109]探讨岩斜区肿瘤的手术入路选择，认为对于不同类型的岩斜区肿瘤，选择合适的手术入路有助于提高疗效，减少术后并发症。邢学民等[110]采用颞下经小脑幕入路处理中上斜坡区肿瘤，手术路径短，容易暴露，全切率达72.1%。吴建梁等[111]采用改良颞下经岩骨嵴入路切除岩斜区表皮样囊肿10例，其中全切8例，认为该入路操作简便、暴露充分，可用于岩斜区表皮样囊肿的手术切除。卞留贯等[112]*回顾性分析了显微手术治疗枕骨大孔区肿瘤患者43例，根据肿瘤位置分为：Ⅰ型(背侧)和Ⅱ型(腹侧)，对于Ⅰ型患者选择后正中入路，Ⅱ型患者选择远外侧入路，全切肿瘤35例，无手术死亡，随访期内无肿瘤复发。吴鹏飞等[113]采用远外侧入路处理颅颈交界区腹侧及腹外侧肿瘤27例，认为应根据肿瘤病理性质、位置、延伸范围和相关血管受累程度决定骨质切除的多少，做到显露范围个体化。薛湛等[114]采用面部脱套入路切除颅底交界区肿瘤，术中耳鼻喉科医生和神经外科医生联合手术，提高了相关颅颈交界区病变的手术效果。吴鹏飞[115]、付万新等[116]研究了远外侧入路的相关显微解剖，研究结果提示应对该区域不同位置病变采用相应的操作间隙，如切除寰椎横突可增加颈静脉孔的暴露。田道锋[117]等采用小骨窗显微手术切除大型桥小脑角肿瘤32例，面听神经解剖保留率均达80%以上，达到了微创且安全有效的目的。张亚卓等[118]采用神经内镜切除颅底脊索瘤101例，认为内镜可扩展手术视野，提高肿瘤切除程度，提倡多种技术、多种入路联合，必要时分期手术；周涛等[119]将术中MRI应用于内镜脊索瘤手术中，提高了肿瘤切除程度和手术安全性；舒志成等[120]探索了伽玛刀对颅底脊索瘤的效果，认为伽玛刀可有效改善患者的生存率及近期生活质量。

**(五) 听神经瘤**

听神经瘤手术的目标是在尽量争取全切肿瘤的前提下达到面听神经的解剖与功能保留。李嘉明[121]*、吴喜跃[122]、张向辉等[123]报道影响面神经功能保护的因素和相关手术技巧，发现术中面肌肌电图监测可以提高面神经解剖及功能保留率，肿瘤周围蛛网膜对面神经的保留非常重要，肿瘤大小是影响术后面神经功能的重要因素。谭国伟[124]、李学记[125]、董家军等[126]采用枕下乙状窦后“锁孔”或小骨窗入路切除听神经瘤，在减少创伤的同时并能有效的保留面、听神经的功能。白杰等[127]*总结126例听神经瘤的治疗体会，认为听神经瘤的治疗应根据症状、体征、肿瘤大小、肿瘤生长情况及患者全身状况，个体化的选择治疗方式。选择性采用手术或γ-刀治疗听神经瘤是一种有效方法。张方成[128]和计颖[129]等研究了大型听神经瘤的显微外科治疗和并发症，认为熟悉听神经瘤的相关解剖和掌握正确的显微手术方法，有助于提高大型听神经瘤的手术效果，也可减少相关并发症。王敏卿[130]、徐延斌[131]、程宝春等[132]总结了囊性听神经瘤的临床特点及手术治疗经验，认为大型囊性听神经瘤发展迅速，应及时手术治疗，其与周边蛛网膜界面往往有粘连，较实质性肿瘤的全切率及面、听神经保留率均明显降低。吴小军等[133,134]应用乙状窦后入路骨瓣成形术切除听神经瘤，安全、快捷，术后并发症少，但是否使用骨瓣成形术与脑脊液切口漏发生率关系不大。对于伽玛刀对听神经瘤的治疗效果，秦舒等[135]通过Meta分析发现伽玛刀治疗<3 cm的听神经瘤，无论在保留有用听力还是面神经功能方面均明显优于手术。

**(六) 其他肿瘤**

秦尚振[136]*、李中林等[137]报道颅咽管瘤的手术入路和方法，认为翼点入路是鞍区颅咽管瘤显微手术切除的最佳入路，强调术中精细操作，术后严密观察和及时处理并发症，强调根据肿瘤分型选择入路。储卫华等[138]分析103例颅咽管瘤术后的并发症，认为术中下丘脑和垂体柄损伤是患者发生严重并发症甚至死亡的主要原因。钱海等[139]认为颅咽管瘤术后高钠血症、长期使用去氨加压素和地塞米松可能诱发血液高凝状态，会加重术后发生肺动脉栓塞的风险。宋博等[140]分析颅咽管瘤术前激素改变与术后尿崩症的关系，认为术前PRL、TSH和ACTH的改变可作为判定术后并发症指标。朱建堃等[141]用伽玛刀治疗颅咽管瘤的疗效，认为伽玛刀治疗效果确切，但伽玛刀治疗应慎用。范振[142]、买买江·阿不力孜[143]等报道侧脑室肿瘤的显微手术治疗策略，认为应根据侧脑室肿瘤的临床类型合理选择手术入路，经纵裂胼胝体入路是治疗侧脑室内肿瘤较理想的手术入路，但对于肿瘤较大、或肿瘤向脑实质延伸者、或继发性脑室内肿瘤，经皮层入路是较好的选择。张国良等[144]报道用神经内镜配合神经导航切除侧脑室内肿瘤，利用脑室的自然腔隙达到微创的目的。毛贝贝等[145]分析10例神经内镜治疗脑室内肿瘤合并脑积水的临床资料，在切除肿瘤的同时行三脑室底造瘘术或透明隔造瘘术，重建脑脊液循环通路，手术效果良好。

邱炳辉等[146]分析154例松果体区肿瘤的临床资料，认为肿瘤标记物检测可帮助鉴别肿瘤性质；高度怀疑生殖细胞瘤选择活检后放疗或实验性放疗，不能确定的生殖细胞瘤可选择显微手术联合术后辅助放、化疗。钱海鹏等[147]*总结中枢神经细胞瘤的临床特点，中枢神经细胞瘤多发生于室间孔附近脑室系统，手术切除是最佳治疗手段。李文良等[148]*分析脑干肿瘤外科干预的临床意义，发现脑干肿瘤的组织学类型及部位与手术切除程度密切相关，手术对脑干良性肿瘤及局限性分化良好胶质瘤效果满意，对一些恶性肿瘤可减少瘤体积，减轻症状，但对弥漫型生长的胶质瘤效果不佳。张颉等[149]*分析106例中枢神经系统血管外皮瘤，认为手术是首选治疗，术后辅助放疗能延缓肿瘤复发，崔华等[150]认为血管外皮瘤预后差，局部复发和转移率高，应同血管瘤型脑膜瘤和孤立性纤维瘤相鉴别。廖可立[151]、阿里木江·克里木[152]研究丘脑肿瘤的临床特点和显微手术，发现丘脑肿瘤低龄者较多，肿瘤性质多为低级别星形细胞瘤，肿瘤位置深，手术难度较大。徐胜生[153]、邢艳敏[154]等报道脑原发性淋巴瘤的MRI特征及临床特点，发现脑原发性淋巴瘤MRI的特征为团块状或结节状增强，MRS和DWI可辅助诊断，临床常用以MTX为基础的化疗＋放疗策略。张忠等[155]手术治疗颅底浆细胞瘤患者7例，术中发现该类肿瘤血供丰富，易大出血，手术结合放疗或化疗是首选治疗方案。

## 三、脊髓肿瘤

王振宇[156]用显微手术治疗髓内星形细胞瘤患者32例，其中低级别星形细胞瘤21例，恶性星形细胞瘤11例，发现低级别星形细胞瘤大多能全切除，恶性星形细胞瘤因界限不清，仅能部分或大部分切除。张方成等[157]报道显微手术切除脊髓髓内室管膜瘤36例，认为显微手术切除肿瘤是脊髓室管膜瘤的首选治疗方法。陶晓蓉等[158]将运动诱发电位联合体感诱发电位监测应用于髓内肿瘤的手术中，认为联合监测有利于避免“假阴性/假阳性”结果及术后神经功能障碍的发生。李达等[159]*报道30例延颈髓髓内室管膜瘤的临床资料，认为手术可有效治疗延颈髓髓内室管膜瘤，其预后与病程显著相关，与年龄、术前KPS评分、肿瘤全切与否、肿瘤长度及放疗等无统计学意义。马长城等[160]*分析了16例颈1～2哑铃型肿瘤的手术治疗，认为后正中半椎板入路或联合侧方入路能较好的切除颈1～2哑铃型肿瘤。孙伟[161]等采用颈后中线或倒钩形入路手术治疗颈1～2哑铃型神经鞘瘤患者16例，均全切肿瘤，手术效果良好。滕红林[162]、王勇等[163]采用椎间孔切开或切除行椎弓根螺钉固定的方法一期全切除椎管内哑铃型肿瘤，可良好暴露肿瘤同时兼顾脊柱的稳定性。石鑫等[164]采用半椎板入路切除椎管肿瘤，该入路损伤小，可避免术中过度显露，有利于保持脊柱的稳定性。何百祥等[165]采用改良椎管扩大成形术治疗椎管内肿瘤，显露良好，手术效果好，对脊柱稳定性影响小。金惠明等[166]用手术治疗10例有脊髓压迫症状的婴幼儿神经母细胞瘤，发现术后原发部位神经母细胞瘤自然消退比重极高，认为对于1岁以内的哑铃型肿瘤，应积极外科干预。萧凯等[167]用外科手术超早期（出生后72 h内）治疗脊髓脊膜膨出，术后患儿神经功能恢复良好，提倡超早期治疗该类疾病。

（骆　纯　谢天浩）

## 参 考 文 献


1 许刚柱，等. 山西医科大学学报，2010，41(12)：1033

2 陈志功，等. 第三军医大学学报，2011，33(12)：1312

3 郑　宇，等. 江苏医药，2011，37(8)：937

4 汪　晶，等. 江苏医药，2011，37(6)：694

5 周金桥，等. 中国神经精神疾病杂志，2011，37(5)：311

6 陈宏颉，等. 第二军医大学学报，2011，32(6)：603

7 闻海兵，等. 重庆医学，2011，40(19)：1881

8 刘振林，等. 中华神经外科杂志，2010，26(11)：1035

9 杨孔宾，等. 中华神经外科杂志，2010，26(11)：1044

10 王海峰，等. 吉林大学学报(医学版)，2011，37(5)：801

11 吴　涛，等. 中国临床神经外科杂志，2011，16(5)：288

12* 陆　峥，等. 首都医科大学学报，2010，31(5)：653

13 黄远航，等. 四川医学，2010，31(11)：1662

14 谢　坚，等. 中华神经外科杂志，2011，27(2)：208

15 赵建华，等. 中国微侵袭神经外科杂志，2011，16(6)：264

16 邱炳辉，等. 中国微侵袭神经外科杂志，2010，15(12)：532

17 朱侗明,等. 中华神经外科疾病研究杂志,2010,9(6):539
18 张　磊,等. 中国微侵袭神经外科杂志,2010,15(12):529
19 张方成,等. 中国临床神经外科杂志,2010,15(10):615
20 邢东风,等. 中国临床神经外科杂志,2011,16(2):97
21 鞠　延,等. 四川大学学报(医学版),2011,42(1):137
22 杨　坤,等. 中国微侵袭神经外科杂志,2011,16(9):389
23 阿里木江. 克里木,等. 立体定向和功能性神经外科杂志,2011,24(2):95
24 董晓书,等. 华西医学,2011,26(5):674
25 赵庭生,等. 中国临床神经外科杂志,2011,16(7):435
26 梁永平,等. 军医进修学院学报,2011,32(6):557
27* 汪　洋,等. 肿瘤,2010,30(12):1042
28 张　雷,等. 中华神经医学杂志,2011,10(9):905
29 郑瑞锋,等. 郑州大学学报(医学版),2011,46(2):303
30 王来兴,等. 中国微侵袭神经外科杂志,2011,16(8):337
31 陈　杰,等. 广东医学,2010,31(22):2961
32 侯　旭,等. 中华医学杂志,2011,91(1):56
33 杨群英,等. 中华肿瘤杂志,2011,33(3):232
34 李学文,等. 立体定向和功能性神经外科杂志,2010,23(6):335
35 潘绵顺,等. 立体定向和功能性神经外科杂志,2010,23(6):342
36 顾　冲,等. 立体定向和功能性神经外科杂志,2010,23(5):303
37 肖　勇,等. 中国临床神经外科杂志,2010,15(11):676
38 梁日生,等. 中华肿瘤杂志,2011,33(1):70
39 欧绍武,等. 中国临床神经外科杂志,2011,16(1):49
40 徐敬轩,等. 新疆医学,2010,40:4
41 陆兆丰,等. 中华神经外科疾病研究杂志,2011,10(3):241
42 刘顶新,等. 安徽医学,2010,31(11):1343
43* 李学记,等. 中华医学杂志,2011,91(1):44
44 贺伟旗,等. 解放军医学杂志,2011,36(2):116
45 吴近森,等. 浙江医学,33(1):44
46 章文斌,等. 中华神经医学杂志,2011,10(2):189
47 姜　洪,等. 广东医学,2011,32(12):1602
48 许海洋,等. 中华神经外科杂志,2011,27(9):914
49 张世彬,等. 中国临床神经外科杂志,2011,16(2):65
50 于金录,等. 中华外科杂志,2011,49(3):245
51 陈　航,等. 中华神经外科杂志,2011,27(7):712
52 雍成明,等. 安徽医学,2010,31(12):1443
53 周赤忠,等. 中国临床神经外科杂志,2011,16(6):354
54 崔荣周,等. 第三军医大学学报,2011,33(15):1626
55 施　炜,等. 中华神经外科杂志,2010,26(10):919
56 何升学,等. 中华神经外科杂志,2011,27(4):491
57 刘　勇,等. 中华神经医学杂志,2011,10(3):296
58 张　伟,等. 重庆医学,2011,40(27):2717
59 凌士营,等. 中国微侵袭神经外科杂志,2011,16(8):348
60 张方成,等. 中华神经外科疾病研究杂志,2011,10(3):263
61 殷尚炯,等. 中国微侵袭神经外科杂志,2011,16(9):416
62 傅　丹,等. 中国临床神经外科杂志,2011,16(4):248
63 李文臣,等. 中国肿瘤临床,2010,37(20):1192
64 杜渭清,等. 中华神经外科疾病研究杂志,2011,10(4):334
65 周　椿,等. 中国临床神经外科杂志,2011,16(2):117
66 欧明亮,等. 立体定向和功能性神经外科杂志,2011,24(4):234
67 刘卫平,等. 中华神经外科疾病研究杂志,2011,10(4):349
68 陈　斌,等. 南京医科大学学报(自然科学版),2010,30(12):1795
69 陶英群,等. 中国医科大学学报,2011,40(8):735
70* 武宏杰,等. 中华医学杂志,2011,91(15):1051
71 欧阳海丰,等. 哈尔滨医科大学学报,2010,44

(5)：473
72 邱录斌，等. 中山大学学报（医学科学版），2011，32(2)：219
73 杨国平，等. 中国临床神经外科杂志，2011，16(3)：148
74 李 俊，等. 中国临床神经外科杂志，2010，15(12)：726
75 许 鹏，等. 中国微创外科杂志，2011，11(4)：347
76 雍成明，等. 立体定向和功能性神经外科杂志，2010，23(5)：292
77 林 欣，等. 中国微侵袭神经外科杂志，2011，16(8)：351
78 魏 群，等. 中华神经医学杂志，2011，10(7)：697
79 许志勤，等. 中华外科杂志，2011，49(8)：707
80 程敬民，等. 解放军医学杂志，2011，36(5)：523
81 于广久，等. 中华神经外科疾病研究杂志，2011，10(3)：272
82 郑 勇，等. 中华神经外科疾病研究杂志，2011，10(4)：292
83 徐凤科，等. 中国微侵袭神经外科杂志，2011，16(2)：55
84 李宝龙，等. 河北医科大学学报，2011，32(1)：84
85 刘志坚，等. 立体定向和功能性神经外科杂志，2011，24(3)：141
86* 周 涛，等. 中华外科杂志，2010，48(19)：1443
87 刘环海，等. 第二军医大学学报，2011，32(1)：25
88 蒋伟平，等. 中华神经医学杂志，2011，10(2)：185
89* 幸 兵，等. 中华神经外科杂志，2011，27(9)：868
90 蔡梅钦，等. 中华显微外科杂志，2011，34(4)：335
91 肖群根，等. 中华神经外科疾病研究杂志，2011，10(4)：326
92 苏海波，等. 中国微侵袭神经外科杂志，2011，16(5)：200
93 贾 旺，等. 首都医科大学学报，2010，31(6)：808
94 孔 博，等. 中华医学杂志，2011，91(31)：2199
95 幸 兵，等. 中华外科杂志，2011，49(6)：546
96 何占彪，等. 立体定向和功能性神经外科杂志，2011，24(4)：230
97 郑 勇，等. 中华神经外科杂志，2011，27(3)：229
98 刘志坚，等. 江苏医药，2011，37(19)：2273
99 周 波，等. 重庆医学，2011，40(16)：1634
100 刘爱贤，等. 中华神经外科杂志，2011，27(3)：293
101 陈茂君，等. 中国修复重建外科杂志，2011，25(8)：1021
102* 卜 博，等. 中华神经外科杂志，2011，27(6)：676
103 刘荣耀，等. 中华神经外科疾病研究杂志，2011，10(4)：295
104 吴有志，等. 中华神经外科疾病研究杂志，2011，10(4)：303
105* 朱 涛，等. 中华神经外科杂志，2011，27(1)：28
106 孟 亮，等. 中国临床神经外科杂志，2011，16(8)：472
107 严 波，等. 中国临床解剖学杂志，2011，29(1)：10
108 吴 斌，等. 中华神经外科杂志，2011，27(6)：680
109 陈立华，等. 中华神经外科疾病研究杂志，2011，10(4)：306
110 邢学民，等. 解放军医学杂志，2011，36(4)：385
111 吴建梁，等. 河北医科大学学报，2010，31(11)：1290
112* 卞留贯，等. 中华神经外科杂志，2011，27(1)：3
113 吴鹏飞，等. 中国医科大学学报，2011，40(5)：431
114 薛 湛，等. 中国神经精神疾病杂志，2010，36(10)：625
115 吴鹏飞，等. 中国医科大学学报，2011，39(11)：927
116 付万新，等. 广东医学，2010，31(20)：2678
117 田道锋，等. 临床外科杂志，2011，19(6)：402
118 张亚卓，等. 中华医学杂志，2011，91(25)：1734
119 周 涛，等. 中华外科杂志，2011，49(8)：699
120 舒志成，等. 中南大学学报（医学版），2011，36(4)：359
121* 李嘉明，等. 中华外科杂志，2011，49(3)：240
122 吴喜跃，等. 中华神经医学杂志，2011，10(8)：822
123 张向辉，等. 云南医药，2010，31(5)：548
124 谭国伟，等. 中华神经医学杂志，2010，9(12)：1243
125 李学记，等. 中国肿瘤临床与康复，2011，18(1)：78
126 董家军，等. 广东医学，2011，32(11)：1383

127* 白　杰,等.中华神经外科疾病研究杂志,2010,9(6):536
128 张方成,等.中国临床神经外科杂志,2011,16(3):129
129 计　颖,等.中华神经医学杂志,2011,10(7):693
130 王敏卿,等.中华神经外科杂志,2010,26(11):963
131 徐延斌,等.中华神经外科疾病研究杂志,2011,10(3):237
132 程宝春,等.中国微侵袭神经外科杂志,2010,15(11):510
133 吴小军,等.中国微侵袭神经外科杂志,2011,16(5):203
134 吴小军,等.中华神经外科疾病研究杂志,2011,10(4):299
135 秦　舒,等.华西医学,2011,26(5):679
136* 秦尚振,等.中国微侵袭神经外科杂志,2011,16(1):12
137 李中林,等.中华神经外科杂志,2010,26(11):971
138 储卫华,等.中国微侵袭神经外科杂志,2011,16(1):4
139 钱　海,等.中国微侵袭神经外科杂志,2011,16(6):262
140 宋　博,等.华西医学,2010,25(10):1833
141 朱建堃,等.中华神经外科杂志,2010,26(10):899
142 范　振,等.中国临床神经外科杂志,2011,16(8):452
143 买买江.阿不力孜,等.中华神经外科疾病研究杂志,2011,10(1):57
144 张国良,等.福建医科大学学报,2010,44(6):416
145 毛贝贝,等.中国微侵袭神经外科杂志,2011,16(7):310
146 邱炳辉,等.中华神经外杂志,2011,27(1):7
147* 钱海鹏,等.中华神经外科杂志,2011,27(2):162
148* 李文良,等.中华神经外科疾病研究杂志,2011,10(4):345
149* 张　颉,等.中华神经外科杂志,2010,26(10):935
150 崔　华,等.中华神经外科杂志,2011,27(3):261
151 廖可立,等.中国临床神经外科杂志,2010,15(11):641
152 阿里木江.克里木,等.立体定向和功能性神经外科杂志,2010,23(5):289
153 徐胜生,等.临床放射学杂志,2011,30(6):781
154 邢艳敏,等.中国肿瘤临床,2011,38(3):159
155 张　忠,等.中华神经外科杂志,2010,26(12):1109
156 王振宇.中国微侵袭神经外科杂志,2010,15(11):491
157 张方成,等.华中科技大学学报(医学版),2011,40(3):347
158 陶晓蓉,等.中华神经外科杂志,2010,26(12):1086
159* 李　达,等.中华神经外科杂志,2011,27(1):11
160* 马长城,等.北京大学学报(医学版),2011,43(2):301
161 孙　伟,等.中国临床神经外科杂志,2011,16(8):449
162 滕红林,等.中华神经外科杂志,2011,27(9):894
163 王　勇,等.中华神经外科杂志,2011,27(9):901
164 石　鑫,等.中华神经外科疾病研究杂志,2010,9(6):533
165 何百祥,等.中华神经外科疾病研究杂志,2011,10(3):248
166 金惠明,等.中华小儿外科杂志,2011,32(10):724
167 萧　凯,等.中国微创外科杂志,2011,11(10):950

## 四、颅内血管病

### (一)影像学检查

李晨光等[1]用320排CT血管造影(CTA)诊断颅内动脉瘤患者16例,发现动脉瘤13例(共15个)。DSA和3DRA发现动脉瘤14例(共17个),320排CTA与DSA和3DRA对颅内动脉瘤直径的测定差别有统计学意义。陈立朝等[2]用64排CT血管造影诊断动脉瘤性蛛网膜下腔出血患者231例,CTA检查与DSA或术中探查一致228例,CTA信息不充分2例,CTA漏诊1例;CTA检查的敏感性98.7%,特异性100%。王建涛等[3]用16层CTA与DSA诊断颅内动脉瘤患者82例,其中CTA检出动脉瘤74个,DSA正确检出81个,两者阳性率差异无统计学意义。CTA发现动脉瘤的灵敏性为91.4%,特异性为91.7%,准确性为91.4%。65例手术中发现动脉瘤73个。郑玲等[4]用三维时间飞跃法 MR 血管成像(3D TOF)检出颅内动脉瘤患者 36 例,其中 DSA 和/或手术检出动脉瘤 28 个,无动脉瘤 8 例。3D TOF MRA 检出动脉瘤 31 个,无动脉瘤 5 例。

**(二) 脑动脉瘤手术**

阙双林等[5]用显微外科手术治疗破裂颅内动脉瘤患者 60 例,术前患者 Hunt-Hess 分级:Ⅰ级 15 例,Ⅱ级 15 例,Ⅲ级 13 例,Ⅳ级 9 例,Ⅴ级 8 例。所有动脉瘤均成功实施夹闭。术后 GOS 评分 1 分 12 例,2 分 8 例,3 分 9 例,4 分 14 例,5 分 17 例。秦汉等[6]用外科手术治疗颈内动脉系动脉瘤患者 186 例(共 198 个动脉瘤),其中动脉瘤夹闭 176 个,孤立 9 个,包裹 7 个,夹闭后瘤体切除 4 个,载瘤动脉近端结扎 2 个。出院时按 GOS 评分,恢复良好 130 例,轻残 36 例,重残 14 例,死亡 6 例。49 例术后随访 4 个月至 5 年,无再破裂出血。孟雷等[7]分析 143 例破裂性宽颈动脉瘤夹闭术及血管内治疗的疗效,其中手术夹闭术 83 例,血管介入内治疗 60 例,出院后 6 个月,改良 Rankin 评分进行比较。血管内治疗组较夹闭术组复发率高,但并发症少,患者预后好。张文建等[8]报道采用显微手术治疗颅内囊性动脉瘤患者 20 例(23 个动脉瘤),手术完全夹闭 21 个,包裹 1 个,不全夹闭加包裹 1 个。术后按 GOS 评定预后,良好 12 例,轻残 7 例,死亡 1 例。陈四方等[9]采用逆向抽吸减压法在颈内动脉大型及巨大型动脉瘤夹闭术中的应用 26 例动脉瘤术中均成功夹闭,术后 3D-CTA 或 DSA 复查均提示动脉瘤完全夹闭,载瘤动脉通畅。石祥恩等[10]用外科手术治疗蛇形动脉瘤患者 21 例,其中未破裂动脉瘤 14 例,动脉瘤破裂 7 例。12 例行颅内外动脉搭桥,11 例行动脉瘤孤立术,7 例行动脉瘤切除;3 例仅将动脉瘤近心端阻断。术后脑血管造影检查,19 例移植搭桥血管畅通,动脉瘤消失;1 例吻合血管未通,但无神经功能缺失表现。蒋宇钢等[11]用显微手术治疗颅内巨大动脉瘤患者 17 例。通过微血管多普勒超声的定性和定量分析联合术中荧光造影评定动脉瘤和周围邻近血管的血液流速及通畅度。成功夹闭巨大动脉瘤 17 个,术后恢复良好 15 例,出现轻偏瘫 1 例,重度偏瘫 1 例,无死亡病例。周毅等[12]采用颞下锁孔入路手术治疗基底动脉顶端动脉瘤 7 例。6 例动脉瘤完全夹闭,1 例部分残留。术后随访 8 月至 6 年,恢复工作或生活自理 5 例,一侧肢体偏瘫 1 例,植物生存 1 例。符传艺等[13]分析 16 例眼动脉动脉瘤患者的临床资料。其中单发动脉瘤 10 例,多发动脉瘤 4 例,眼动脉动脉瘤合并肿瘤 2 例。其中 14 例行开颅显微手术治疗,术后优良 10 例,轻残 3 例,重残 1 例。张庆荣等[14]分析 10 例小脑后下动脉远端动脉瘤的临床资料,其中梭形动脉瘤 5 例,囊状动脉瘤 5 例,其中合并动静脉畸形 2 例。采取显微外科手术治疗 5 例,血管内治疗 5 例。随访 3 个月至 3 年,正常工作和生活 7 例,生活自理 1 例,失访 2 例。武琛等[15]*用颅内外血管搭桥治疗颅内复杂动脉瘤患者 20 例,动脉瘤位于海绵窦内 13 例,床突旁动脉瘤 4 例,床突上动脉瘤 2 例,基底动脉干动脉瘤 1 例;出院时 GOS 评分:4～5 分者 17 例,3 分 2 例,1 分 1 例。19 例生存患者术后 6 个月随访 GOS 评分 4～5 分者 18 例,3 分 1 例。

**(三) 脑动脉瘤介入治疗**

杨鹏飞等[16]应用不同类型支架治疗颅内段颈内动脉大型或巨大型动脉瘤患者 47 例(48 个动脉瘤)。其中球扩支架 9 个,自膨胀支架 37 个,覆膜支架 6 个。30 例影像学随访 1～48 个月,其中动脉瘤不显影 12 例,改善 2 例,稳定 8 例,复发 8 例,其中 6 例接受再治疗。张海林等[17]采用电解可脱性弹簧圈(GDC)栓塞颅内动脉瘤患者 141 例,其中单纯弹簧圈栓塞 86 例,封堵球囊辅助 24 例,支架辅助 31 例。动脉瘤完全栓塞 93 个,栓塞 95%31 个,栓塞 90%10 个,栓塞<90% 5 例,栓塞不成功 2 例。127 例随访 3～33 个月,无再出血患者。李巧玉等[18]报道用血管内栓塞治疗颅内夹层动脉瘤,其单支架或双支架置入术 3 例,支架辅助下弹簧圈栓塞技术 9 例,球囊或弹簧圈辅助下球囊载瘤动脉闭塞术 3 例,单纯弹簧圈动脉瘤栓塞术 1 例。动脉瘤完全闭塞 9 例,次全闭塞 3 例,不全闭塞 4 例。随访 6 个月至 3 年,GOS 评定:Ⅰ级 8 例,Ⅱ级 4 例,Ⅲ级 2 例,Ⅳ级 1 例。徐善才等[19]应用新型颅内支架 Solitaire 结合弹簧圈治疗颅内动脉瘤,所有支架均成功释放,手术成功率 100%。总并发症发生率为 15%,致死率为 5%,手术相关并发症发生率为 5%。20 例动脉瘤中,完全栓塞率 65%,瘤颈残留率 10%,不完全栓塞率 25%。孙贞魁等[20]比较 Willis 覆膜支架和弹簧圈栓塞治疗颅段颈内动脉瘤。A 组患者支架成功置人 42 例,失败 1 例;B 组 46 例弹簧圈栓塞均获成功,两组差异无统计学意义。A 组 41 例随访 6～41 个月,39 例动脉瘤完全闭塞;B 组 45 例随访 7～47 个月,22 例完全闭塞,两组差异有统计学意义。于金录等[21]血管内介入治疗伴破裂囊泡形成的颅内动脉瘤患者 30 例,其中Ⅰ型及Ⅱ型的 19 例中,GOS 评分 5 分 18 例、4 分 1 例。Ⅲ型 7 例中,GOS 评分 5 分 6 例、1 分 1 例。Ⅳ型 4 例,GOS 评分 5 分 2 例、1 分 2 例。李生等[22]报道在西藏高原地区经血管内介入治疗破裂出血的颅内动脉瘤患者 8 例,其中行弹簧圈栓塞术 5 例,行支架辅助弹簧圈栓塞 2 例术,行单纯支架贴敷术 1 例。完全栓塞 6 例,次全栓塞 1 例,单纯支架贴敷 1 例。术中复查 DSA 显示,动脉瘤显影消失 7 例,单纯支架置入后

瘤腔内对比剂滞留 1 例。李永坤等[23]分析血管内治疗颅内动脉瘤术中常见并发症。发生术中动脉瘤破裂 4 例,症状性血管闭塞 2 例,支架移位、弹簧圈脱出 1 例,术中血管痉挛 15 例。出院时恢复良好 93.3%。随访 55 例,时间 1～24 个月,恢复良好 51 例,死亡 3 例。随访期间无再出血和动脉瘤复发。

**(四) 脑动静脉畸形**

周福庆等[24]采用 CT、常规磁共振成像(cMRI)和磁敏感加权成像(SWI)影像学对比分析脑海绵状血管畸形(CCM),42 例患者中,CT 发现病灶 28 个,cMRI 发现病灶 45 个,SWI 发现病灶 106 个,SWI 还能够显示 CCM 的另一病理生理特征,周围引流小静脉。王硕等[25]报道用外科手术治疗侧裂区动静脉畸形(AVM)患者 94 例,AVM 可分为侧裂前、侧裂后、侧裂深部、侧裂上以及单纯侧裂 AVM 5 类。所有患者均全切病灶并经术后脑血管造影(DSA)证实。术后神经系统并发症多为一过性,包括偏瘫 8 例,单纯失语 1 例。姚文华等[26]用彩色多普勒超声在颅内动静脉畸形切除术中应用,将 65 例动脑静脉畸形患者随机分组,A 组术中接受超声检查和患者 34 例,探查供血动脉及引流静脉的数目及走行,以确定动、静脉畸形的位置、手术切除范围及切除术后是否有畸形血管残留;B 组 31 例行常规手术,比较两组之间的差异。饶强等[27]*报道 199 例脑动静脉畸形患者的影像学资料,其中出血组 107 例,非出血组 92 例。单因素分析表明微型和小型畸形血管团、深部畸形血管团、深部供血动脉、1～2 支引流静脉、深部引流静脉、合并小动脉瘤和位于供血动脉端动脉瘤是团破裂出血的危险因素。多因素 Logistic 回归分析发现畸形血管团破裂出血独立危险因素是微型和小型畸形血管团,深部引流静脉及合并供血动脉端动脉瘤。廖兴胜等[28]采用综合方式治疗儿童脑 AVM 患者 34 例,其中表现为脑出血 21 例,按 Spetzler-Martin 分级,Ⅰ级 8 例,Ⅱ级 13 例,Ⅲ级 9 例,Ⅳ级 4 例;治疗后 6～57 个月,30 例获得随访,按 GOS 评定,其中良好 22 例,轻残 5 例,重残 1 例,死亡 2 例。28 例获得 DSA 和 MRA 随访,发现 25 例 AVM 完全清除。司文等[29]分析 23 例急诊手术治疗脑 AVM 破裂出血并脑疝的手术经验,其中行血肿清除加 AVM 全切除 15 例,行血肿清除加 AVM 部分切除 8 例。复查 MRA15 例,AVM 残存 8 例。随访 6 个月,按 GOS 预后评分:5 分 4 例,4 分 4 例,3 分 2 例,2 分 2 例,1 分 1 例。赵丛海等[30]用显微手术切除脑干血管畸形 19 例。病灶均镜下全切,其中海绵状血管瘤 15 例,动静脉畸形 4 例。症状改善 13 例,出现并发症 5 例,因下呼吸道感染死亡 1 例。随访中 GOS 5 分 15 例,GOS 4 分 2 例,GOS 3 分 1 例。朱青峰等[31]用 Onyx 胶栓塞治疗脑 AVM 患者,其中 1 次栓塞手术后完全栓塞 9 例,2 次栓塞手术后完全栓塞 8 例,次全栓塞 7 例,部分栓塞 5 例,2 例残余畸形血管团行伽玛刀治疗,术后无明显神经功能障碍,无死亡病例。张岩等[32]*在神经导航结合术中超声的引导切除颅内海绵状血管畸形(ICMs)患者 40 例。导航注册误差 1.3～3.2 mm,平均 2.0 mm。本组所有病变均全切除,2 例术后出现新的神经功能障碍,致残率 5.0%,死亡病例。谢红雯等[33]报道在神经导航系统下用显微手术切除 ICMs 患者 47 例。均完全切除病灶,术后神经功能有不同程度改善,其中 5 例患者曾有一过性功能障碍加重,后期均恢复,21 例伴有癫痫的患者仅有 1 例改善不明显,全组无死亡病例。

**(五) 硬脑膜动静脉瘘**

罗坤等[34]应用显微手术方法治疗 Borden Ⅱ型或Ⅲ型 DAVF 患者 22 例。术后复查全脑血管造影,22 例瘘口均消失。术后随访 2～72 个月,症状消失 20 例,好转 1 例,未改善 1 例。无一例出现静脉栓塞、出血以及死亡。孙怀宇等[35]外科治疗以蛛网膜下腔出血为表现的硬脑膜动-静脉瘘患者 4 例,术后脑血管造影证实无异常血管显影。术后 3～6 个月随访,无明显不适主诉,无再次蛛网膜下腔出血发生,小脑功能正常,术后恢复良好。李昌华等[36]应用 Onyx 胶栓塞治疗颅内硬脑膜动-静脉瘘(DAVF)患者 16 例。经动脉途径 15 例,动静脉联合途径 1 例。16 例患者共栓塞 17 次,栓塞结束即时解剖治愈 14 例,另 2 例栓塞不全者术后辅以手术治疗。栓塞后出现动眼神经麻痹 3 例,面部感觉麻木 3 例。刘晓平等[37]用血管内栓塞治疗 DAVF 患者 43 例,术后即刻造影显示瘘口完全闭塞,6 例瘘口绝大部分不显影,1 例瘘口部分消失。随访 6 个月至 7 年,临床症状消失 34 例,症状明显缓解 6 例,复发 7 例,症状加重 3 例;无 1 例发生并发症。

**(六) 颈内动脉海绵窦瘘**

王莉等[38]*采用双源 CT 双能量血管成像(DE-CTA)诊断颈内动脉海绵窦瘘(CCF)患者 14 例(共 16 处病变),非去骨及去骨重组图像均发现瘘口 16 处。去骨及非去骨重组图像测得瘘口的平均大小分别为(0.36±0.10)、(0.35±0.11)mm,两者差异无统计学意义。程安林等[39]报道血管内治疗外伤性颈动脉海绵窦瘘(TCCF)患者 37 例,其中单纯用可脱球囊栓塞治疗 31 例,带膜支架植入治疗 5 例,1 例未治疗自动出院。36 例血管内治疗成功,31 例闭塞瘘口并保持颈内动脉通畅,5 例行可脱球囊闭塞瘘口同时永久闭塞患侧颈内动脉。本组无手术死亡。李志清等[40]用覆膜支架治疗创伤性颈内动脉海绵窦瘘(TCCF)患者 7 例,所有患者均有颅内杂音和搏动性突眼,患者球结膜充血水肿，于术后 3 d 至 1 w 完全消退；2 例眼球运动障碍患者于 1 d 至 2 w 恢复。

**（七）脑海绵状血管瘤**

吴立权等[41]用显微外科治疗海绵窦区海绵状血管瘤患者 6 例，均经改良翼点入路或眶颧翼点入路，其中经硬脑膜外入路 4 例，经硬脑膜下入路 2 例。海绵状血管瘤完全切除 3 例，次全切除 3 例。无死亡病例。术后出现同侧第Ⅲ、Ⅳ、Ⅴ及Ⅵ颅神经麻痹 4 例，偏瘫 1 例，术后视力较术前明显改善 2 例。陆峥等[42]用外科手术切除海绵窦海绵状血管瘤患者 29 例，其中肿瘤全切除 14 例，近全切除 13 例，大部切除 2 例，无手术死亡病例。术后 27 例随访 3 个月至 6 年，头痛全部缓解，神经系统症状改善 12 例。主要并发症包括视力减退 2 例、动眼神经麻痹 17 例，外展神经麻痹 8 例，三叉神经麻痹 4 例。王汉东等[43]用外科手术切除海绵窦海绵状血管瘤患者 13 例。全切除 9 例，大部切除 3 例，活检 1 例，无手术死亡。8 例保留动眼神经，9 例保留三叉神经第Ⅱ、Ⅲ支，其余均未能保留。肖其华等[44]报道以癫痫为首发症状的脑海绵状血管瘤患者 35 例，其中单纯药物治疗组 17 例，手术联合药物治疗组 18 例，切除致痫灶，术后继续使用抗癫药平均 1 年以上。手术联合药物治疗组患者有 16 例癫痫得到良好控制，药物治疗组仅 6 例得到控制。陈亮等[45]*报道采用侧方入路切除脑干海绵状血管瘤患者 10 例，病灶均完全切除。术后随访 41 个月，症状较术前改善 8 例，加重 1 例，无变化 1 例。术前 NIHSS 评分 4.9 分，术后平均 1.1 分。王国良等[46]用显微手术治疗脑干海绵状血管瘤患者 12 例。均作显微镜下全切除病变，无手术死亡病例。9 例术后神经功能障碍改善，3 例神经功能缺失加重。术后平均随访 32 个月，按 GOS 标准评定，其中 5 分，4 分 8 例，2 分 1 例，均未见肿瘤复发。

**（八）脑缺血性疾病**

周定标等[47]*报道 37 例颈动脉内膜切除术(CEA)的围手术期并发症及其危险因素，认为 CEA 围手术期最常见的并发症是血流动力学不稳定，但不严重，经相应处理，多可在 1～2 d 内恢复正常。较常见的并发症是脑缺血，加强术中监测，选择性应用术中转流可降低该并发症。马敏敏等[48]*报道用 Wingspan 支架的症状性颅内动脉粥样硬化性狭窄患者 42 例，影像学随访 4～23 个月，有 15 例发生再狭窄，多因素 Cox 回归分析显示糖尿病和支架直径与 Wingspan 支架置入术后再狭窄相关。杜志华等[49]联合应用近、远端保护装置经皮血管内支架治疗颈动脉重度狭窄患者 5 例，除 1 例操作失败未能完成外，其余 4 例支架置入均获成功，术中未出现并发症，治疗效果满意。郑德伟等[50]应用颅骨多处钻孔硬膜翻转并骨膜贴敷术治疗烟雾病患者 19 例，结果缺血型患者中 TIA 患者术后 TIA 未再发作，脑梗塞患者术后原有缺血症状改善或消失。10 例术后行 DSA 复查，45 个骨孔均有新生血管向颅内生长，新生血管来自脑膜中动脉和颞浅动脉。李生等[51]*分析对侧颈动脉闭塞患者颈动脉成形支架置入术(CAS)治疗对侧颈动脉闭塞患者 56 例，术后颈动脉直径狭窄率即术后残余狭窄率为 0～30%。术后脑缺血症状均获改善。随访平均 27 个月，均无脑缺血症状发作。罗望池等[52]报道用机械性碎栓联合接触性溶栓治疗颅内静脉窦血栓形成患者 12 例，静脉窦部分再通 11 例，完全再通 1 例。出院时痊愈 9 例，遗留轻度神经功能障碍 2 例，死亡 1 例。随访 11 例，时间 6～18 个月，痊愈 10 例。陈焕雄等[53]*采用不同方式机械性动脉溶栓治疗（术中联合采用介入接触溶栓＋导丝机械疏通、球囊机械扩张、支架拉栓和联合血管内支架成形术等）治疗 12 h 内发生脑梗死患者 60 例，血管完全再通率为 55%，部分再通率为 38.3%，未开通率为 6.7%；临床治愈 38 例，显著好转 10 例，有效 9 例，无变化 3 例，死亡 0 例。王继跃等[54]报道用血管重建术治疗症状性颈内动脉扭曲患者 5 例，随访 5～16 个月，未再出现短暂脑缺血发作及脑梗死，复查颈动脉血管超声未发现再狭窄者。认为血管重建术是治疗 Metz Ⅲ级颈内动脉扭曲的有效方法。王利军等[55]*血管内支架成形术治疗颈内动脉狭窄处扭曲患者 12 例，临床随访 6～72 个月，发生支架同侧和对侧 TIA 各 1 例，发生再狭窄并在支架远端发生新的扭曲 1 例。血管内支架成形术可能有助于减少脑缺血发生。王东等[56]分析血管内支架成形术治疗症状性颈动脉颅外段重度狭窄合并椎动脉开口重度狭窄患者 30 例，术后即刻造影残余狭窄均 20%，技术成功率达 100%，术后随访 1～6 个月，平均随访 3 个月，无 TIA 及症状性缺血性脑卒中发生。

**（九）高血压性脑出血**

李浩等[57]报道 137 例高血压丘脑出血患者的临床资料，其中手术治疗 62 例，保守治疗 75 例。中小血肿组(≤30 ml)77 例，22 例接受钻孔引流术，保守治疗 55 例；大血肿组(＞30 ml)60 例，开颅手术治疗 40 例，保守治疗 20 例。手术治疗死亡率 11.3%；保守治疗死亡率 9.3%。钟志宏等[58]采用改良显微手术清除高血压基底核区脑出血患者 22 例，其中行小骨窗微创手术 10 例，去骨瓣减压 12 例。术后复查头部 CT，血肿清除 90%21 例，清除 70%～80%1 例。随访 6～12 个月，GOS 评分：恢复良好 10 例，中残 10 例，重残 1 例，植物生存 1 例，无死亡病例。周毅等[59]报道用显微手术治疗重型脑干出血患者 34 例，GCS 评分 4～7 分，其中经颞下锁孔开颅手术16例。31例随访6月至3年，生活能自理4例，部分自理9例，重残5例，植物生存7例，死亡6例。徐巳奕等[60]、王宏国等[61]和刘晓等[62]分别报道应用小骨窗开颅技术治疗老年高血压脑出血患者。均在直视下清除血肿，术后血肿残余大于15 ml者辅助尿激酶稀释液灌注引流。临床收到满意效果。谢轩贵等[63]和廖驭国等[64]分别报道经翼点外侧裂-岛叶入路显微手术治疗高血压基底节区脑出血的手术要点及疗效。认为早期经翼点外侧裂-岛叶入路显微手术治疗高血压基底节区出血创伤小、手术显露满意、清除血肿较彻底、能有效降低颅内压，是基底节区高血压脑出血的有效手术治疗方式。王向东等[65]采用显微镜下经纵裂胼-胝体入路治疗重型脑室内出血52例。其中原发性脑室出血37例，继发性脑室出血15例，术后3个月随访，GOS预后分级：Ⅰ级9例，Ⅱ级6例，Ⅲ级9例，Ⅳ级7例Ⅴ级21例。李刚等[66]采用神经内镜辅助手术治疗高血压脑出血患者21例，术后CT示血肿完全清除14例，近全部清除5例，大部分清除2例。术后随访3～6个月，GOS分级Ⅳ～Ⅴ级11例，Ⅲ级6例，Ⅱ级3例，Ⅰ级1例。魏麟等[67]总结山东省13家省、市、县及县分院应用快速细孔钻颅器钻颅脑室置管引流术治疗脑室出血患者3 571例，其中治愈率为27.1%，好转率为49.1%，死亡率为23.8%。周锋等[68]通过立体定向双靶点软通道序贯性交替引流治疗脑深部血肿患者。分为立体定向手术组和开颅手术组，患者术前、术后7天进行GCS评分，治疗前后两组GCS水平有明显差别，治疗后水平高于治疗前水平，立体定向组术后GCS水平明显高于开颅组术后水平。张文德等[69]报道用血肿腔钻孔联合侧脑室置管引流治疗老年性高血压脑出血患者168例。术后随访6～12个月，预后良好91例，轻残41例，重残及植物生存13例，死亡23例，术后并发症较少。陈祎招等[70]* 比较高血压脑出血神经内镜微创手术与开颅血肿清除术疗效。两组术前临床资料无明显差异。26例术后随访满3月神经内镜组患者中恢复良好6例，轻度残疾10例，重度残疾5例，植物状态4例，死亡1例。开颅组49例患者中，恢复良好7例，轻度残疾8例，重度残疾13例，植物状态12例，死亡6例。

（杨志刚　陈剑春）

### 参考文献

1　李晨光，等. 中国微侵袭神经外科杂志，2011，16(3)：107
2　陈立朝，等. 中国微侵袭神经外科杂志，2011，16(3)：110
3　王建涛，等. 中华神经医学杂志，2011，10(7)：712
4　郑　玲，等. 临床放射学杂志，2011，30(9)：1256
5　阙双林，等. 中华临床神经外科杂志，2011，16(1)：8
6　秦　汉，等. 中国临床神经外科杂志，2011，16(6)：324
7　孟　雷，等. 中华神经外科杂志，2011，27(4)：463
8　张文建，等. 中国神经外科杂志，2011，16(6)：333
9　陈四方，等. 中华神经外科杂志，2011，27(8)：788
10　石祥恩，等. 中华神经外科杂志，2011，27(9)：905
11　蒋宇钢，等. 中华显微外科杂志，2011，34(4)：290
12　周　毅，等. 中国临床神经外科杂志，2011，16(5)：268
13　符传艺，等. 中国临床神经外科杂志，2010，15(12)：740
14　张庆荣，等. 中国微侵袭神经外科杂志，2010，15(12)：552
15*　武　琛，等. 中华外科杂志，2011，49(1)；70
16　杨鹏飞，等. 中国微侵袭神经外科杂志，2010，15(10)：441
17　张海林，等. 中国临床神经外科杂志，2010，15(12)：712
18　李巧玉，等. 中华神经外科杂志，2011，27(4)：477
19　徐善才，等. 中华神经外科杂志，2011，27(7)：660
20　孙贞魁，等. 中华放射学杂志，2011，45(2)：183
21　于金录，等. 中华神经外科杂志，2010，26(11)：988
22　李　生，等. 中华神经外科杂志，2011，27(6)：692
23　李永坤，等. 等. 中华急诊医学杂志，2010，19(12)；1258
24　周福庆，等. 临床放射学杂志，2011，30(8)：1103
25　王　硕，等. 中华医学杂志，2011，91(23)：1609
26　姚文华，等. 华西医学，2011，26(6)：896
27*　饶　强，等. 中华神经医学杂志，2011，10(4)：397
28　廖兴胜，等. 中国临床神经外科杂志，2011，16(1)：39
29　司　文，等. 中国微侵袭神经外科杂志，2011，16

(5)：221
30 赵丛海，等. 中华神经外科杂志，2011，27(3)：253
31 朱青峰，等. 中国临床神经外科杂志，2011，16(7)：422
32* 张 岩，等. 中华外科杂志，2011，49，(8)：716
33 谢红雯，等. 中华外科杂志，2011，49(8)：712
34 罗 坤，等. 中华神经外科杂志，2010，26(11)：1000
35 孙怀宇，等. 中华神经外科杂志，2011，27(5)：582
36 李昌华，等. 中国临床神经外科杂志，2011，16(7)：388
37 刘晓平，等. 中华神经医学杂志，2011，10(1)：63
38* 王 莉，等. 中华放射学杂志，2011，45(2)：107
39 程安林，等. 中国临床神经外科杂志，2011，16(8)：460
40 李志清，等. 中华神经外科疾病研究杂志，2010，9(6)：500
41 吴立权，等. 中国临床神经外科杂志，2010，15(12)：709
42 陆 峥，等. 中华医学杂志，2010，90(43)：3076
43 王汉东，等. 中华神经外科杂志，2011，27(5)：562
44 肖其华，等. 中国神经精神病疾病杂志，2010，36(12)：711
45* 陈 亮，等. 中华医学杂志，2011，91(1)：59
46 王国良，等. 广东医学，2011，32(11)：1373
47* 周定标，等. 中华神经外科杂志，2010，26(10)：867
48* 马敏敏，等. 中华医学杂志，2011，91(19)：1303
49 杜志华，等. 解放军医学杂志，2011，36(9)：939
50 郑德伟，等. 山东大学学报(医学版)，2011，49(8)：140
51* 李 生，等. 中华外科杂志，2011，49(4)：303
52 罗望池，等. 中国微侵袭神经外科杂志，2011，16(7)：319
53* 陈焕雄，等. 中华神经医学杂志，2011，10(9)：892
54 王继跃，等. 中华外科杂志，2011，49(2)：109
55* 王利军，等. 中华外科杂志，2011，49(2)：105
56 王 东，等. 中国神经精神疾病杂志，2011，37(4)：232
57 李 浩，等. 中华神经外科杂志，2011，27(8)：764
58 钟志宏，等. 中国微侵袭神经外科杂志，2010，15(11)：504
59 周 毅，等. 中国临床神经外科杂志，2010，15(12)：721
60 徐巳奕，等. 立体定向和功能性神经外科杂志，2011，24(4)：239
61 王宏国，等. 中国临床神经外科杂志，2011，16(5)：298
62 刘 晓，等. 立体定向和功能性神经外科杂志，2011，24(3)：180
63 谢轩贵，等. 四川医学，2011，32(6)：830
64 廖驭国，等. 中国临床神经外科杂志，2011，16(9)：550
65 王向东，等. 中华急诊医学杂志，2011，20(1)：97
66 李 刚，等. 中国临床神经外科杂志，2011，16(4)：209
67 魏 麟，等. 中华神经医学杂志，2011，10(7)：731
68 周 锋，等. 立体定向和功能性神经外科杂志，2011，24(1)：47
69 张文德，等. 中华神经医学杂志，2011，10(4)：410
70 陈炜招，等. 中国神经精神疾病杂志，2010，36(10)：616

## 五、功能神经外科

### (一) 癫痫外科

李安民等[1]回顾性分析术中皮层脑电图检测下行前颞叶切除105例，结果显示，无异常91例、颞叶后部痫性放电9例、广泛痫性放电5例。根据术中ECoG结果行颞叶皮层后部扩大切除，术前ECoG显示痫性放电局限于前颞叶和术后ECoG正常与其他同期结果间的手术疗效差异有统计学意义。王超等[2]报道在皮层脑电图监测下手术治疗继发性癫痫患者84例，术中可记录到癫痫波为95.24%。术后即时ECoG提示癫痫波消失。随访10个月～4年，按Engle标准评定疗效：Ⅰ级56例，Ⅱ级21例，Ⅲ级4例，Ⅳ级3例；手术总有效率为96.42%。侯小兵等[3]应用术中皮层电极检测致痫灶靶区皮层，对癫痫起源部位进一步精确定位，记录60 s内棘波数量，如果较切除前均减少超过80%，终止手术，如减少低于80%者，则在皮层脑电图监测下进行病灶扩大切除、胼胝体切开或多处软膜下横切(MST)，按照Engel分级为：Ⅰ级13例，Ⅱ级3例，Ⅲ级1例，Ⅳ级3例；术后疗效评；总有效者17例，有效率达85%。张弦等[4]应用脑磁图(MEG)结合核磁共振(MRI)、视频脑电图(V-EEG)对337例癫痫患者行致痫灶定位检查；其中MEG阳性检出率

94.66%；V-EEG阳性检出率69.14%。86例手术治疗的患者癫痫灶MEG精确定位率91.86%，V-EEG为61.63%。术后6个月复查MEG、V-EEG，治愈率53.49%，有效率达90.70%。王宝锋等[5]*报道66例用外科手术治疗难治性癫痫的长期随访临床资料，谭启福标准：满意22例，显著改善33例，良好6例，较差2例，无改善2例；Engel标准：Ⅰ级21例，Ⅱ级13例，Ⅲ级24例，Ⅳ级2例。术后并发症有偏瘫、失语、感染。卢军等[6]研究VEEG、MRI、PET-CT等检查及其联合应用在颞叶癫痫手术前定位诊断。发作间期VEEG、MRI、PET-CT与ECoG的符合率分别为76.8%、69.6%、68.8%，经$\chi^2$检验无显著性差异。提示术前各项检查对术后缓解均不具备独立的预测价值($P$=0.05)，当三项同时符合时，与ECoG的符合率最高，为93.8%。李良等[7]用外科治疗难治性癫痫手术患者143例，其中行颞叶手术患者83例中，Engel分级Ⅰ级57例，Ⅱ～Ⅳ级25例，术后颅内出血死亡1例。行颞叶合并颞叶外手术患者18例中，Engel分级Ⅰ级8例，Ⅱ～Ⅳ级10例。行颞叶外手术患者41例中，Engel分级Ⅰ级16例，Ⅱ～Ⅳ级23例，死亡2例。行半球切除术患者1例，Engel分级Ⅰ级。高利民等[8]*比较用视频脑电图(V-EEG)和皮层脑电图(EcoG)在顽固性癫痫手术的应用，认为术前视频脑电图检查定位癫痫病灶与术中皮层脑电图检测定位具有高度一致，后者定位范围较前者要扩大。安宁等[9]报道外科手术治疗顽固性额叶癫痫患者116例，平均随访2.6年。Engel疗效评定，其中Ⅰ级49例，Ⅱ级36例，Ⅲ级19例(16.4%)，Ⅳ级或与术前相近12例。总有效Ⅰ、Ⅱ、Ⅲ级为89.7%。成强等[10]用手术治疗难治性颞叶癫痫患者60例，其中A组为MRI阳性+VEEG+皮层及深部电极(ECoG及DEEG)组，B组为MRI阳性+VEEG+SPECT+ECoG及DEEG组，C组为MRI阳性+VEEG+PET-CT+ECoG及DEEG组，D组为MRI阴性+VEEG+SPECT+ECoG及DEEG组，E组为MRI阴性+VEEG+PET-CT+ECoG及DEEG组。致痫灶准确定位病例A组16例，B组10例，C组16例，D组3例，E组8例，A、B、C三组间定位能力无显著差异，D、E组明显低于A、B、C三组，D组定位能力最差。蒋星军[11]等报道手术治疗首发症状为癫痫的海马病变患者44例。其中胶质瘤18例，海绵状血管瘤9例，海马硬化12例，海马发育不良2例，非典型性增生、外伤性疤痕及软化灶各1例。随访37例，平均随访时间15.7月，其中Ⅰ级27例，Ⅱ级5例，Ⅲ级4例，Ⅳ级1例。侯智等[12]对9例定侧定位困难的枕叶癫痫患者，行颅内可疑部位植入硬膜下条状电极，术后行视频脑电图监测，通过手术切除致痫灶。平均埋藏时间为5 d，行枕叶局部皮层切除6例，枕叶切除3例。术后Engel评分，Ⅰ级7例，Ⅱ级2例。魏宇佳等[13]报道手术治疗外伤后癫痫患者42例，术后Engel评分Ⅰ级17例，Ⅱ级22例，Ⅲ级3例，Ⅳ级0例，术后出现暂时性轻度偏瘫28例，一过性动眼神经麻痹2例，暂时性运动性失语3例，无死亡。高进喜等[14]分析21例脑外伤后迟发性顽固性癫痫的手术病理改变，认为伤后脑叶软化灶和瘢痕增生是外伤性癫痫发生主要病理改变，而前颞叶切除标本最常见的病理改变是海马硬化合并颞叶皮质细胞结构不良。

**（二）帕金森病外科**

顾冲等[15]用螺旋CT薄层扫描行多靶点毁损治疗帕金森病(PD)患者37例，随访3～5年，术后显效24例，改善9例，无效4例。3年后复发再手术3例，近期效果满意。陈杰等[16]* 报道接受双侧丘脑底核脑深部电刺激(DBS)治疗中、晚期帕金森病患者21例，其中10例随访至术后1年。评价双侧STN DBS手术对PD运动症状及非运动症状的治疗效果，DBS可能通过改善运动功能、精神情绪影响整体生活质量。梁晋川等[17]总结124例帕金森病丘脑底核脑深部刺激(STN-DBS)术中戴立体定向仪磁共振复查对提高定位准确性，术中未用微电极记录技术，但均戴立体定向仪行磁共振复查，对电极触点目标位和实际位有明显误差的患者术中进行必要的调整。邵明[18]回顾性分析接受双侧PVP的帕金森病患者13例，患者术前"开"状态下UPDRS评分为(44.9±19.5)分，术后1周为(28.6±24.4)分显著低于术前，术后5年评分显著高于术前；"关"状态下术前UPDRS总分为(95.5±23.4)分，术后1周评分显著低于术前，术后5年为(96.6±28.2)分与术前无差别。震颤评分在"开"状态下术后1周显著低于术前，而术后5年与术前无明显差别。

**（三）立体定向外科**

夏成雨等[19]*采用CT、MRI导向立体定向开颅治疗中央区脑囊虫病灶患者25例，均能准确定位后完全切除病灶，术后无造成新的神经功能损伤。作者认为采取立体定向技术摘除病灶，既去除了病灶，又消除了主要的致痫灶。田增民等[20]分析立体定向脑内病灶活检患者1 187例，其中CT引导活检607例，MRI引导活检580例。用常规框架立体定向活检手术726例，用无框架立体定向机器人活检手术461例。活检阳性诊断率97.4%，其中获肿瘤病理诊断82.8%，非肿瘤性病变14.6%。孙桂良等[21]用立体定向同位素32P内放疗治疗颅咽管瘤患者40例。据头颅CT或MRI测得瘤体直径3～4 cm 10例，4～5 cm 20例，>5 cm 10例，30例囊壁有钙化，10例囊壁有增强瘤实质，术后6～38个月CT或MRI随访，瘤腔消失率

69%，显著缩小 31%。吕学明等[22]用立体定向植入 5-氟尿嘧啶多聚缓释体治疗恶性脑胶质瘤患者 45 例，其中 A 组 25 例复发胶质瘤行立体定向术植入缓释型 5-Fu 粒子肿瘤间质内化疗，同时配合加速器外放疗；B 组 20 例复发胶质瘤采用加速器外放疗为对照组。随访时间 6～36 个月。A 组随访 17 例，B 组随访 13 例。6 和 12 个月累积生存率两组为 53.0% 比 35.6%和 20.5%比 12.5%。中位平均生存时间两组为 8.7 比 5.0 个月。

**(四) 放射神经外科**

于新等[23]*报道应用立体定向手术技术联合伽玛刀治疗各种颅内病变 399 例，作者认为对某些脑深部病变患者，在伽玛刀治疗前行立体定向活检确定病变的病理性质是必要的。联合治疗为囊实体混合性颅咽管瘤提供了良好的肿瘤控制率和理想的远期生存率。苗丽等[24]分析用不同放射剂量 γ 刀治疗功能性泌乳素(PRL)腺瘤的 PRL 水平的影响，其中Ⅰ组：50 Gy≤中心剂量<60 Gy，边缘剂量 20～30 Gy；Ⅱ组：40 Gy≤中心剂量<50 Gy，边缘剂量 15～25 Gy；Ⅲ组：30 Gy≤中心剂量<40 Gy，边缘剂量 12～20 Gy；3 组患者术前 PRL 水平有差异，与Ⅰ、Ⅱ组比较，Ⅲ组 PRL 值偏低，术后 12 个月与Ⅰ组比较，Ⅲ组 PRL 值偏高，与术前比较，3 组患者术后 PRL 水平均降低，差异有统计学意义。李俊武等[25]采用磁共振 B-FFE 序列定位伽玛刀治疗原发性三叉神经痛患者 81 例，随访 12～18 个月，有效率 96.3%，治愈率 81.5%，并发症发生率 2.5%。全组无放射性脑水肿、脑干损伤等严重并发症。宋长龙等[26]用伽玛刀治疗经药物和其他治疗无效的原发性三叉神经痛患者 84 例，术后出现面部麻木、感觉减退 6 例，经治疗症状消失 5 例，无明显改善 1 例。随访 48 个月，按 BNI 疼痛分级量评分表：Ⅰ级 32 例，Ⅱ～Ⅲ级 36 例，Ⅳ级 10 例，Ⅴ级 6 例。

雷鹏等[27]用 X-刀治疗脑重要功能区 AVMs 患者 43 例，平均中心剂量和周边剂量分别为 26.9 Gy 和 16.2 Gy。术后平均随访时间 4～5 年，治疗后 8 月 AVMs 病灶开始变小。36 例术后 1.5～3 年病变血管完全闭塞。

**(五) 三叉神经痛外科**

张伟等[28]报道 MR 3D-CISS 图像诊断为血管压迫性三叉神经痛患者 31 例，其中术前 MR 3D-CISS 序列诊断三叉神经脑池段血管接触及受压 29 例，阳性率为 93.5%，手术探查 30 例发现责任血管，3D-CISS 序列显示与手术探查符合率达 96.67%。李江安等[29]用微血管减压术(MVD)治疗原发性三叉神经痛患者 49 例，MRTA 阳性率为 77.6%，MRTA 检测为阳性者在术中均得到证实，无 1 例假阳性，术后 47 例疼痛消失，1 例疼痛减轻，总有效率为 97.9%。罗唯师等[30]采用 CRW 立体定向系统辅助下经皮穿刺卵圆孔，再在三维 CT 辅助下行半月节切迹刺激预毁损治疗三叉神经痛患者 124 例，1 次穿刺成功 89 例，2 次穿刺成功 33 例，术后即刻总体有效率为 98.4%，术后出现患侧面部麻木感即浅感觉减退 87 例，出现角膜炎 1 例，随访 3 月～2 年，复发 7 例。吕学明等[31]采用 MVD 治疗三叉神经痛患者 1 537 例。术后止痛者 1 496 例，死亡 3 例，疼痛复发 14 例。并发症发生率约 5.34%，发生小脑损害 8 例，听神经损伤 17 例，面神经损伤 15 例，脊液漏 15 例。沈剑虹等[32]分析 87 例原发性三叉神经痛感觉根切断(Dandy 术)与微血管减压(MVD)两种术式的疗效。其中 Dandy 术 35 例，MVD 术 52 例，与 MVD 术相比，Dandy 术缓解率更高，而失败率更低，术后的复发率也更低。Dandy 术的面部感觉异常、角膜感觉减退的发生率高于 MVD 术。解自行等[33]报道经显微手术治疗三叉神经痛患者 85 例，其中单纯三叉神经减压组(减压组)19 例，三叉神经减压合并切断组(切断组)55 例，三叉神经减压合并定位毁损组(定损组)11 例。64 例随访 6～33 个月，减压组疼痛消失率为 94.4%，定损组和切断组达 100%，3 组间差异无统计学意义。黄伟豪等[34]采取 MVD 治疗原发性三叉神经痛患者 59 例，其中疼痛定位于Ⅰ支 3 例，Ⅱ支 11 例，Ⅲ支 8 例，Ⅰ、Ⅱ支 7 例，Ⅱ、Ⅲ支 24 例，Ⅰ、Ⅱ、Ⅲ支 6 例。全组术后治愈 54 例，缓解 4 例，无效 1 例，随访 3～36 个月，无后期并发症，无复发病例。鲁晓杰等[35]报道应用神经内镜结合锁孔微血管减压术治疗原发性三叉神经痛患者 65 例，术后疼痛消失 62 例，疼痛减轻 2 例，总有效率 98.5%。治疗有效的 64 例均，随访 8～55 个月。术后 3 年内复发 2 例。杨岸超等[36]用 MVD 治疗原发性典型三叉神经痛(CTN)和不典型三叉神经痛(ATN)患者 168 例。将原发性三叉神经痛患者疼痛水平分为Ⅰ～Ⅴ级。MVD 术后早期 CTN 达 Barrow Ⅰ级 92.7%，达 Barrow≥Ⅱ级 97.6，ATN 达 BarrowⅠ级 86.4%，达 Barrow≥Ⅱ级 95.5%。平均随访 5.2 年，CTN 达 Barrow≥Ⅱ级 88.6%，ATN 达 Barrow≥Ⅱ级 55.3%。

**(六) 面肌痉挛外科**

陈喆等[37]*报道应用微血管减压术(MVD)治疗老年原发性面肌痉挛(HFS)患者的近、远期疗效。老年组总有效率为 96.6%，非老年组为 97.9%；老年组并发症发生率为 12.8%，非老年组并发症发生率为 9.1%。任杰等[38]对 120 例面肌痉挛(HFS)术中采用面神经侧方扩散反应(LSR)的方法监测，其中 A 组为监测组，B 组为未监测。术后近期治愈率：A 组 76.7%，B 组 63.3%。随访治愈率：A 组 90.0%，B 组

88.3%。总有效率：A组97.5%，B组95.0%。管勇等[39]用锁孔入路MVD治疗原发性面肌痉挛患者68例，术中通过神经内镜观察面神经根出脑干部位及局部血管的分布和走行情况，确认责任血管，并对手术入路及神经减压方式进行改良，实施减压后观察神经根的松解以及责任血管移位后的状态，术后进行追踪随访。陈剑等[40]报道用神经内窥镜辅助下MVD治疗HFS患者118例，术中单纯经显微镜下发现责任血管的共106例，其中有7例在神经内镜辅助下再次发现其他责任血管压迫；8例在显微镜下未见明显血管压迫，显微镜下减压完成后再用神经内镜观察。发现Teflon棉片未减压完全，需再次调整的17例；术后痉挛立即消失102例，逐渐消失11例，部分缓解3例，无明显减轻，轻度复发2例。田仁富等[41]用MVD术治疗面肌痉挛患者42例，术中均发现责任血管，其中小脑前下动脉或其分支27例，小脑后下动脉或其分支6例，小脑前下动脉或其分支＋椎动脉4例，小脑后下动脉或其分支＋椎动脉3例，小脑前下动脉＋小脑后下动脉分支＋椎动脉2例。术后均随访6～35个月，术后面部抽搐症状消失40例，其中术后立即消失38例；2例延迟治愈。

(周晓平　郝　斌)

## 参考文献


1 李安民，等. 中华神经外科杂志，2010，26(12)：1071

2 王　超，等. 中华神经医学杂志，2011，10(4)：331

3 侯小兵，等. 南方医科大学学报，2010，30(10)：2363

4 张　弦，等. 中国临床神经外科杂志，2011，16(3)：135

5* 王宝锋，等. 立体定向与功能性神经外科杂志，2011，24(1)：18

6 卢　军，等. 立体定向和功能性神经外科杂志，2010，23(6)：325

7 李　良，等. 华西医学，2011，26(2)：201

8* 高利民，等. 华西医学，2010，25(9)：1641

9 安　宁，等. 中华神经外科疾病研究杂志，2010，9(5)：402

10 成　强，等. 中华神经外科疾病研究杂志，2010，9(5)：393

11 蒋星军，等. 中南大学学报(医学版)，2010，35(12)：1282

12 侯　智，等. 中华神经外科疾病研究杂志，2010，9(5)：407

13 魏宇佳，等. 中华神经外科疾病研究杂志，2010，9(5)：410

14 高进喜，等. 解放军医学杂志，2011，36(7)：773

15 顾　冲，等. 立体定向和功能性神经外科杂志，2011，24(3)：177

16* 陈　杰，等. 中华医学杂志，2011，91(5)：291

17 梁晋川，等. 立体定向和功能性神经外科杂志，2011，24(3)：135

18 邵　明. 中国微侵袭神经外科杂志，2011，16(2)：63

19* 夏成雨，等. 立体定向与功能性神经外科杂志，2011，24(3)：157

20 田增民，等. 中华外科杂志，2010，48(19)：1459

21 孙桂良，等. 立体定向和功能性神经外科杂志，2011，24(3)：183

22 吕学明，等. 立体定向和功能性神经外科杂志，2011，24(2)：101

23* 于　新，等. 立体定向与功能性神经外科杂志，2011，24(3)：149

24 苗　丽，等. 中华神经医学杂志，2011，10(7)：700

25 李俊武，等. 立体定向和功能性神经外科杂志，2011，24(4)：218

26 宋长龙，等. 中国微侵袭神经外科杂志，2011，16(5)：220

27 雷　鹏，等. 中国临床神经外科杂志，2011，16(4)：212

28 张　伟，等. 临床放射学杂志，2011，30(3)：317

29 李江安，等. 中华神经医学杂志，2011，10(2)：182

30 罗唯师，等. 中华神经医学杂志，2011，10(5)：509

31 吕学明，等. 立体定向和功能性神经外科杂志，2011，24(3)：163

32 沈剑虹，等. 江苏医药，2011，37(10)：1168

33 解自行，等. 中国微侵袭神经外科杂志，2011，16(9)：404

34 黄伟豪. 齐齐哈尔医学院学报，2011，32(9)：1402

35 鲁晓杰，等. 中华神经外科疾病研究杂志，2011，10(2)：102

36 杨岸超，等. 中华神经外科疾病研究杂志，2011，10(2)：109

37* 陈　喆，等. 中华神经医学杂志，2011，10(7)：728

38 任　杰，等. 立体定向和功能性神经外科杂志，

2011,24(2)：65
39　管　勇，等.中国临床神经外科杂志，2011，16(4)：196
40　陈　剑，等.中华神经医学杂志，2011，10(1)：59
41　田仁富，等.临床外科杂志，2011，19(8)：576

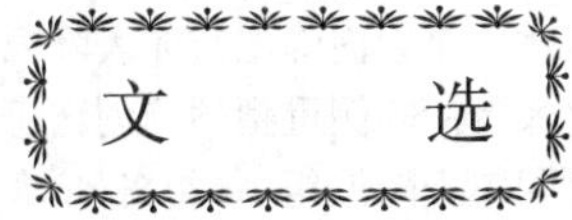

# 文　选

**海上环境下海水浸泡复合型颅脑火器伤治疗的实验研究**［中华神经医学杂志，2011，10(3)：223］　刘剑等对海水浸泡复合型颅脑火器伤实验犬进行实验研究。作者将60只成年杂种犬制作成复合型颅脑火器伤动物模型，包括颅脑枪弹伤、胸腹部开放伤、四肢伤、烧伤，致伤后海水浸泡30 min。按随机数字表法将其分为常规治疗组（对照组）和综合治疗组（治疗组），每组各30只。对照组采用常规治疗，治疗组在常规治疗的基础上加温低张液体、β-七叶皂苷钠、盐酸纳洛酮、左氧氟沙星和复温等综合治疗，并对两组动物进行经颅多普勒超声、动脉血气分析、血浆渗透压检测、颅内压监测和疗效比较。结果发现：治疗3 h后治疗组脑血管痉挛发生率低，经颅多普勒超声显示血流速度接近正常；12 h后治疗组血浆渗透压、代谢性酸中毒各项指标达到正常水平；24 h后治疗组颅内压明显下降。治疗组与对照组治疗后7 d动物存活率分别为70%和53%。治疗组各项指标都明显优于对照组，比较差异有统计学意义（$P<0.05$）。作者认为早期温低张液体对复温、降低血浆透渗压、纠正电解质平衡、提高生存率有重要的意义，纳洛酮具有脑保护作用，β-七叶皂苷钠可减缓脑水肿的进程，降低颅内压和改善脑组织氧代谢；综合治疗对海水浸泡复合型颅脑火器伤具有显著疗效。

（汪　莹）

**述评**　目前海战中引起复合型颅脑火器伤的救治是野战外科的重要课题。海水浸泡可导致脑及全身重要脏器的二次创伤，救治难度高，致残率和致死率明显升高。本文作者研究在海水浸泡复合型颅脑火器伤的动物模型上应用不同药物观察复合型颅脑损伤情况。为在海上环境下救治海水浸泡复合型颅脑火器伤提供有效的治疗方法。

（周晓平）

**枪弹射击致防弹衣后长白猪远达脑组织损伤特点及其机制**［第三军医大学学报，2011，33(19)：1995］　苏正林等研究枪弹射击致防弹衣后长白猪远达脑组织损伤特点及其机制。作者将18只雄性长白猪分成假致伤组（$n=4$），子弹速度910 m/s组（$n=6$），740 m/s组（$n=4$）和590 m/s组（$n=4$）。致伤模型为麻醉后长白猪右侧卧位，胸前包裹外层为防护等级NIJⅢ级陶瓷硬式防弹衣，内层为警用Ⅱ级超高分子聚乙烯软式防弹衣，小口径弹道枪以25 m射距、3种不同弹速瞄准左锁骨中线4、5肋间（心脏窗）射击，假致伤组行空爆弹射击。取伤前，伤后1、2、3 h血浆进行脑损伤标志物检测，伤前及伤后3 h脑脊液进行特异性脑损伤蛋白检测。另取4只雄性长白猪行生物力学测试，在上述模型基础上于弹着点心前区皮下、心包腔、左侧胸腔、左侧颈总动脉及颅内布放压力传感器，心前区锁骨中线第6肋骨布放加速度传感器及力传感器，测试命中时各部位生物力学参数及持续时间，进行分析。结果提示：3种不同速度组致伤后2 min内脑电图低频Delta、Theta波定量分析频谱强度幅值与致伤前比较明显降低（$P<0.05$），降幅约10%，伤后5 min后回升恢复到伤前水平，3种速度组间无显著差异（$P>0.05$）。伤后3 h光镜下尼氏染色海马存在急性损伤改变，910 m/s组海马神经元胞体萎缩，细胞核大小不等；740 m/s组神经元胞体萎缩，细胞核偏位；590 m/s组神经元轻度肿胀，损伤分级910 m/s组＞740 m/s组＞590 m/s组＞假致伤组。作者认为子弹制动所释放出的能量通过防弹衣的变形传递给生物体，通过对空腔脏器（肺脏、心脏）冲击及通过骨性传递可以到达远端中枢神经，可能是产生远达损伤的原因。

（汪　莹）

**述评**　现代战争中，轻武器的开发是军事武器发展方向，而单兵防护装置能有效降低战场上伤残和死亡率。但对研制的防弹衣能否预防不同条件的枪弹损伤需作大量的实验研究，其目的是了解防弹衣和远达脑组织的损伤特点，建立射击弹速与远达脑组织损伤间的关系。本文作者通过动物实验研究防弹衣和远达脑组织的损伤特点及损伤生物力学机制，认为在战场救治中不仅要考虑局部损伤，还要注意是否存在远达脑组织的损伤。该研究对军事医学有较大价值。

（周晓平）

**大骨瓣减压对不同年龄重型颅脑创伤患者脑血流量及脑代谢的影响**［中华神经外科杂志，2011，27(1)：62］　徐震等研究大骨瓣减压对不同年龄重型颅脑创伤患者脑血流量及脑代谢的影响，将重型颅脑创伤患者分为＜30岁组、30～50岁组和＞50岁组，每组又分为治疗组和对照组，标准外伤大骨瓣治疗组45例，入院后12 h内采用单侧标准大骨瓣开颅减压术，去骨瓣（约12 cm×15 cm），硬脑膜减张缝合。对照组26例，均为药物治疗。骨瓣减压手术前后行桡动脉和颈内静脉血气分析及血糖、血乳酸、血红蛋白监测，计算动脉-颈内静脉血糖差、颈内静脉-动脉乳酸差以及脑氧摄取率,TCD测定脑血流量。结果发现:术后第1天开始,≤50岁治疗组患者的脑血流量和脑氧摄取率均明显大于对照组;>50岁治疗组患者的脑血流量明显高于对照组,脑氧摄取率明显低于对照组($P<0.05$)。术后第3天开始,≤50岁治疗组患者的动脉-颈内静脉血糖差明显高于对照组,颈内静脉-动脉乳酸差明显低于对照组;>50岁治疗组患者的动脉-颈内静脉血糖差明显低于对照组($P<0.05$),颈内静脉-动脉乳酸差明显高于对照组($P<0.05$)。作者认为,大骨瓣减压能增加50岁以下重型颅脑创伤患者的脑血流量和脑氧代谢,能增加50岁以上患者的脑血流量并降低脑氧代谢。

(梁　冲)

**述评**　目前标准大骨瓣减压治疗重型颅脑损伤已广泛用于临床,但治疗效果报道不一,一般认为去大骨瓣减压能有效降低颅内压,而骨瓣大小和硬脑膜切开与颅内压降低的程度有明显的相关性。许多作者在临床研究去大骨瓣减压对脑血流动力学和脑代谢影响。本文作者通过大骨瓣减压术后观察患者伤后脑血流量和脑代谢改变,认为大骨瓣减压术能增加50岁以下重型颅脑损伤患者的脑血流量和脑代谢。该临床研究为大骨瓣减压治疗重型颅脑损伤提供理论依据。

(周晓平)

**亚低温治疗对重型颅脑外伤合并外伤性蛛网膜下腔出血患者脑血管痉挛的影响**[浙江医学,2010,32(10):1492]　屠传建等报道用亚低温治疗(MHT)对合并外伤性蛛网膜下腔出血(t-SAH)的重型颅脑损伤患者脑血管痉挛(CVS)的患者40例,其中男18例,女22例,中位年龄47.6岁。将患者随机数字表法分为两组,①亚低温组(20例),予常规治疗基础上加用MHT治疗。其中男8例,女12例,中位年龄45.6岁,入院GCS评分5.15分;②对照组(20例),予单纯常规治疗。其中男10例,女10例,中位年龄48.3岁,入院GCS评分5.20分。患者在伤后第1、3、5、7、14天行予颅多普勒(TCD)动态检测大脑中动脉血流速度。结果发现:亚低温组大脑中动脉平均血流速度(VmMCA)较对照组有明显降低。CVS发生率明显低于对照组,差别有统计学意义(均$P<0.05$),持续时间也明显缩短。作者认为,MHT可以显著降低合并t-SAH的重型颅脑损伤患者的VmMCA,降低CVS发生率,缩短CVS持续时间,缓解CVS的强度,认为MHT治疗对防治CVS有显著作用。

(梁　冲)

**述评**　重型颅脑损伤常伴有蛛网膜下腔出血,导致脑血管痉挛,而亚低温(MHT)除可降低脑局部耗氧量外,还可缓解脑血管痉挛,以提高患者生存率。本文作者通过MHT治疗用TCD检测动态观察外伤性蛛网膜下腔出血导致脑血管痉挛有显著作用。其作者的临床经验对指导临床工作有一定指导意义。

(周晓平)

**血管内降温与体表降温治疗重型颅脑创伤患者的临床对比研究**[中华神经外科杂志,2011,27(1):37]　梁恩和等报道对比血管内降温与体表降温对重型颅脑创伤患者的疗效,将80例重型颅脑创伤患者随机分为血管内降温组和体表降温组,每组各40例,其中男45例,女35例,年龄19～69岁,平均45±11岁,平均GCS评分6.2±1.3分。体表降温方法,采用冰毯机体表降温同时辅以冬眠肌松剂。血管内降温方法,采用CoolCard 3000血管内降温仪进行亚低温治疗。对比两组患者降温速度、达到目标温度的时间、偏离目标温度0.2℃的时间百分率、气管插管或气管切开率以及肌颤发生率等指标,并比较两组患者颅内压、并发症以及预后等临床指标间的差异。结果发现,血管内降温组患者中心温度降低迅速,并能准确维持目标温度(33～35℃),变异范围小;其气管插管、气管切开率以及肌颤发生率与程度明显低于体表降温组;血管内降温组颅内压下降出现更早,并发症较少,预后优于体表降温组。因此作者认为血管内降温具有降温速度快,维持目标温度稳定,复温简单,并发症少等优点,临床效果较好。

(梁　冲)

**述评**　亚低温治疗重型颅脑损伤的疗效已在临床广泛应用,具有脑保护和降低颅内压作用。但目前降温方法有多种,传统的降温方法多采用全身体表降温,但有一定的副作用。目前临床开展血管内降温方法更有优势。作者对重型颅脑损伤患者血管内降温和传统冰毯降温方法进行亚低温疗效比较,认为血管内降温的效果优于体表降温。由于血管内降温是一种新型降温技术,目前还未在国内医院普遍应用,且费用较高,故在临床应用受到一定限制。对于新的降温技术还需作多中心研究。

(周晓平)

**依达拉奉对中、重型颅脑外伤患者血清神经元特异性烯醇化酶和S100β蛋白浓度的影响**[中华创伤杂志,2011,27(7):583]　刘亮等研究新型氧自由基清除剂依达拉奉对中、重型颅脑外伤患者血清神经元特异性烯醇化酶(NSE)和S100β蛋白浓度的影响。选取中、重型颅脑外伤手术患者90例,将患者分为对照组(A组)、手术后应用依达拉奉组(B组)和手术前应用依达拉奉组(C组),各组30例,同时取门诊健康体检者20例作为健康对照组,采用ELISA法测定各组入院时以及手术后1、3、5、7 d外周静脉血血清NSE和

S100β浓度。结果发现：A组、B组和C组患者血清NSE和S100β蛋白浓度在入院时及手术后1、3、5、7 d明显高于健康对照组，并在手术后第1天达高峰($P<0.05$)。术后第1天，C组与对照组、A组、B组比较，血清NSE和S100β蛋白浓度降低($P<0.05$)；A组与B组之间差异无统计学意义($P>0.05$)。术后第3、5、7天，C组与A组比较，血清NSE和S100β蛋白浓度降低($P<0.05$)；C组与B组比较，重型患者血清NSE和S100β蛋白浓度降低($P<0.05$)，但中型患者血清NSE和S100β蛋白浓度差异无统计学意义($P>0.05$)；B组与A组比较，血清NSE和S100β蛋白浓度降低($P<0.05$)。作者认为，依达拉奉能有效降低中、重型颅脑外伤手术患者血清NSE和S100β蛋白浓度，越早使用降低越明显，特别是对于重型颅脑外伤手术患者，手术前应用依达拉奉能更有效地降低血清NSE和S100β蛋白浓度。

（梁　冲）

**述评**　依达拉奉是一种自由基清除剂，可抑制脑细胞、血管内皮细胞和神经细胞的氧化损伤，增加脑血流，对脑组织有保护作用。而神经元特异性烯醇化酶(NSE)和S100β蛋白是神经胶质细胞破坏后的成分。本文作者在重型颅脑损伤手术患者中应用依达拉奉，可明显降低血清NSE和S100β蛋白浓度。但依达拉奉能否起到保护脑组织作用还需进一步研究。

（周晓平）

**CT定位微创颅内血肿清除术治疗颅内血肿120例临床分析**［中国临床神经外科杂志，2011；16(7)：425］　赵长地等报道用CT定位微创血肿清除术治疗颅内血肿患者120例，其中男16例，女44例，平均年龄51岁。入院时神志清醒55例，浅昏迷23例，中度昏迷20例，深昏迷22例，脑疝18例。急性硬膜外血肿16例、慢性硬膜下血肿24例、各种脑内血肿80例。结果发现：所有硬膜外及硬膜下血肿效果良好，血肿清除率为90%～100%，随访结果均为ADL Ⅰ级。动脉瘤致自发性蛛网膜下腔出血破入脑室者、新生儿维生素K缺乏迟发性脑出血及高血压性脑叶出血共13例，效果亦较好，随访良好率100%。高血压基底节、丘脑出血及出血破入脑室者65例中，ADL Ⅰ级10例，Ⅱ级17例，Ⅲ级11例，Ⅳ级9例，Ⅴ级3例，死亡15例。作者认为，与传统开颅手术相比，微创颅内血肿清除术采用局部麻醉，手术时间短，创伤小，CT定位准确，脑减压迅速，疗效确切，值得临床推广。

（吴一娜）

**评述**　CT定位微创技术清除颅内血肿已为临床常用技术，与开颅手术相比具有创伤小，手术时间短，脑组织损伤轻等优点。但对有脑疝，颅内压增高明显，意识障碍逐渐加重的患者应积极开颅清除血肿。本文作者在临床中应用CT定位微创清除颅内血肿收到满意效果，并提出应用该技术的临床经验，对临床开展工作有一定指导作用。

（周晓平）

**骑跨横窦骨瓣成形术治疗横窦骑跨性硬膜外血肿16例报告**［苏州大学学报(医学版)，2010，30(5)：1098］　梁枫等报道2000年1月至2007年1月收治横窦骑跨性硬膜外血肿16例，其中男9例，女7例，年龄9～72岁，平均33.6岁。受伤情况：车祸伤12例，坠落伤3例，殴击伤1例。着力部位均位于一侧枕部。横窦下血肿，男：5～10 ml 16例，11～20 ml 17例，27～25 ml 13例，横窦上血肿<10 ml 18例，10～20 ml 15例，21～30 ml 12例，～40 ml 11例。16例均在全麻下行枕后马蹄形切口或枕下倒钩切口，在横窦上下创孔作骨瓣成形，清除血肿后将骨瓣复位。横窦出血用明胶海绵或肌片覆盖压迫止血，血肿清除后用细线悬吊两侧的硬脑膜。术肿见横窦出血9例，骨折线处板障渗血2例，硬膜血管渗血2例，未见出血3例。术后恢复良好14例，中度残疾1例，死亡1例。作者认为：横窦骑跨性硬膜外血肿早期诊断和及时手术是治疗成功的关键。一旦确认有手术指征，应尽早手术。骨瓣成形术清除横窦骑跨性硬膜外血肿相对安全且能较好地避免横窦受压，而且符合解剖复位原则，是治疗横窦骑跨性硬膜外血肿较理想的方法。

（吴一娜）

**述评**　横窦骑跨性硬膜外血肿虽在临床少见，但病情重，常可急剧变化，危及生命。因此，应根据伤者头部着地部位，临床表现及体征，动态观察头部CT扫描，以便于早期诊断，一旦明确诊断应积极急诊手术治疗。本文作者报道采用骑跨横窦骨瓣成形术治疗横窦骑跨性硬膜外血肿，认为一旦临床确诊，应尽早手术。作者的临床经验对临床工作有一定的指导价值。

（周晓平）

**婴幼儿急性创伤性硬膜下血肿**［中华创伤杂志，2010；26(12)：1093］　周建军等回顾分析2002—2008年期间收治年龄<3岁的婴幼儿急性创伤性硬膜下血肿患者48例，其中男23例，女25例，平均年龄10.3个月，<12个月31例，12～24个月13例，24～36个月4例。受伤至就诊时间：2 h～3 d，其中≤6 h 10例，7～24 h 21例，1～3 d 17例。跌伤37例，坠落伤4例，交通伤2例，产伤4例，砸伤1例。入院24 h后均行CT扫描，硬膜下血肿位置：双侧枕部、额部2例，其余均为单侧，颞顶部为主。合并脑挫伤2例，脑内血肿1例，蛛网膜下腔出血8例，头皮血肿18例，颅骨骨折8例。30例保守治疗，18例行开颅血肿清除术(13例入院立即手术)，7例行钻孔外引流。1例因脑疝死亡，2

例伴肢体运动功能减退。治愈45例。随访6～18个月,8例伤后1个月复查CT有硬膜下血肿或积液,伤后6个月复查消失。作者认为,婴幼儿急性创伤性硬膜下血肿发病率较高,且致伤因素多较轻微,尤其是婴儿,早期易被忽视,易转变为慢性硬膜下血肿或积液,手术指正应适当放宽。早期诊断、积极外科治疗,预后良好。

(吴一娜)

**述评**　婴幼儿急性硬膜下血肿较为少见,由于致伤因素多较轻微,且婴幼儿前囟及骨缝未完全闭合,对颅内压有一定的缓冲作用,故临床表现不明显,而血肿来源大多为脑表面的血管破裂出血。由于婴幼儿不会表达症状,故临床表现容易忽视。本文作者报道婴幼儿急性创伤硬脑膜下血肿治疗体会,认为婴幼儿急性硬膜下血肿容易发展为慢性硬膜下血肿或积液,应放宽手术指征。作者临床经验对临床工作有一定指导意义。

(周晓平)

**弥漫性轴索损伤280例临床分析**[中华神经医学杂志,2011,10(1):70]　邱平华等报道自1999年1月至2009年12月共收治弥漫性轴索损伤(DAI)患者280例,其中男175例,女105例,年龄12～65岁,平均年龄31.7岁。受伤病因:交通伤224例,坠落伤45例,打击伤11例。加速性损伤84例,减速损伤140例,旋转伤56例。伤后3 h内入院150例,3～6 h入院103例,6 h后入院27例。GCS 3～5分98例,6～10分165例,11～15分17例。76例予以双侧开颅减压术治疗,204例保守治疗。结果发现:患者恢复良好122例,轻残或遗留部分并发症86例,重残37例,植物性生存2例,死亡33例。手术治疗组死亡18例,主要患者病情危重,术前又脑疝。保守组死亡15例,多因颅内压持续增高继发脑干功能衰竭临床死亡。作者认为,一侧或双侧瞳孔散大DAI患者应及早行开颅去骨瓣减压术,昏迷时间长者及早行气管切开保持呼吸道通畅,早期脱水治疗选用20%甘露醇+速尿+白蛋白模式,辅助甲强龙冲击及亚低温治疗。

(梁　冲)

**述评**　弥漫性轴索损伤(DAI)是原发性闭合性损伤的一种类型,常发生头颅加速旋转,或减速运动时产生剪应力作用,使脑白质深部的神经细胞轴索小血管撕裂,这类伤者病情危重,严重危及生命。对伴有脑内血肿或脑疝患者应积极采取开颅手术减压,大多数患者采用药物治疗,并积极预防并发症的发生。为了提高救治成功率,需要合理应用脱水剂和激素。作者报道抢救弥漫性轴索损伤的临床体会,在临床起到一定疗效,其临床经验值得借鉴。

(周晓平)

**伤性大脑浅静脉损伤的治疗体会**[中国临床神经外科杂志,2011,16(6):374]　杨小松等报道2006年6月至2009年2月收治创伤性大脑浅静脉损伤患者36例,其中男22例,女14例,年龄19～65岁,平均年龄46.5岁,受伤原因:车祸伤24例,坠落伤8例,其他4例。24例合并颅骨骨折,其中颅骨骨折位于大脑浅静脉损伤同侧18例,对侧6例,无颅骨骨折12例。36例合并有急性硬膜下或脑内血肿,并发有不同程度的创伤性脑梗死。术中见大脑浅静脉损伤共42支,其中大脑中浅静脉26例,Labbe静脉8支,大脑上静脉4支,中央沟静脉4支。术中用生物蛋白胶喷注及明胶海绵压迫血管挫裂伤部位止血22例,行血管电凝切断止血14例。伤后6个月按GOS评分,恢复良好6例,中残4例,重残8例,植物生存10例,死亡8例。作者认为,大脑浅静脉损伤大多与颅骨骨折有关。大脑浅静脉损伤是导致创伤性脑梗死的重要原因,此类颅脑损伤患者预后差,致残及致死率高。术中注意保护受损大脑浅静脉并给予受损浅静脉周围充分减压,以及术后防止受伤静脉栓塞和血管痉挛是提高此类患者预后的有效措施。

(汪　莹)

**述评**　创伤性大脑浅静脉损伤是重型颅脑损伤引起血管损伤的一种类型,常可导致脑水肿,脑肿胀及创伤性脑梗死等,这类患者预后差,致残及死亡率较高。大部分患者伴有颅骨骨折,或由于脑挫伤引起大脑表面的引流静脉挫伤所致。严重损伤可引起大面积脑梗死,预后不佳。本文作者详细分析引起该类损伤的机制和预后影响,并介绍大脑浅静脉的处理体会,对临床工作有一定的指导意义。

(周晓平)

**29例外伤性脑梗死的临床分析**[中华创伤杂志,2011;27(6):562]　毛德强等报道自2000年4月至2008年6月收治外伤性脑梗死患者29例,其中男20例,女9例,平均年龄4岁。致伤原因:交通伤22例,打击伤2例,跌落伤1例。入院CT表现:脑挫裂伤14例,硬膜下血肿8例,硬膜外血肿4例,脑内血肿3例,合并有蛛网膜下腔出血23例,均未发现脑梗死。动态头颅CT显示出现初发病灶远隔区的梗死灶,其中伤后20～24 h内5例,在24～72 h 21例,4～12 d 3例;出现在基底节区者9例,颞顶叶6例,枕叶7例,颞顶枕叶皮层5例,小脑1例,脑干1例;病灶>4 cm 10例;7例发生有脑疝,4例出现此病灶。治疗结果显示,按GOS评价治疗结果,梗死灶≤4 cm患者中,良好16例,中残2例,重残1例;梗死灶>4 cm患者中,良好3

例,中残3例,重残2例,死亡2例。作者认为,对颅脑外伤患者,尤其对伴有GCS评分低、低龄或高龄、蛛网膜下腔出血、脑疝、低血压等临床危险因素患者,除根据患者具体原发病情予以动态CT或MRI观察外,如在治疗期间尤其是72小时内出现不明原因的病情反复、加重、新症状以及与原发伤不相吻合的症状和体征等情况时,要警惕PTCI的可能,及时检查以明确诊断。

(吴一娜)

**述评**　外伤性脑梗死是颅脑损伤的少见并发症,但近几年逐渐被临床医师所重视。伤后即刻头颅CT不能反映脑梗死表现,但动态头颅CT可发现脑梗死的表现。其原因包括创伤性血栓形成、脑血管痉挛、脑微循环障碍等。治疗原则应包括充分扩容,增加血容量,降低血液黏滞度。本文作者通过动态头颅CT发现脑梗死并及时处理,认为在GCS降低、高龄患者、蛛网膜下腔出血、脑疝及低血压患者应警惕有外伤性脑梗死的存在,其临床经验值得借鉴。

(周晓平)

**前颅底多发性粉碎性骨折伴脑脊液鼻漏的修补方法**[中华神经外科杂志,2010;26(12):1133]　严耀华等报道自2000年3月至2010年3月采用一种方法修补前颅底多发性粉碎性骨折伴单侧脑脊液鼻漏修补经验。全组12例中,男9例,女3例,平均年龄32岁。车祸伤8例,高处坠落伤3例,摔伤1例。12例均有严重的前颅底骨折伴有脑脊液鼻漏,均为单侧鼻漏,其中右侧7例,左侧5例。脑脊液鼻漏至手术时间4～8周,平均43 d。保守治疗时间25～55 d。手术中发现漏口者,可刮出漏口周围粘连组织,并用电凝烧灼。如不能明确漏口所在,则将前颅底暴露充分,用骨水泥填平。漏口或骨折周围均1 cm,对骨折广泛漏口不明确者,用骨水泥覆盖骨折区域,厚度不超过0.5 cm。用游离骨膜筋膜瓣修补脑膜缺损。术中证实骨性漏口7例,不能精确定位骨性漏口5例。最长随访10年,无感染和复发。作者认为修补成功关键在于有效修补硬脑膜,堵住脑脊液漏口,同时用骨水泥修补前颅底,克服骨质凹凸不平和漏口寻找困难和多发漏口存在的难题,二者之间加入带蒂骨膜筋膜瓣,增加了粘合力,防止复发。但其缺点可引起嗅觉丧失。

(吴一娜)

**评述**　外伤性脑脊液漏是前颅底外伤的常见并发症,严重者可引起脑脊液鼻漏和颅内感染。大多数患者可采用保守治疗,包括卧床休息,腰大池持续外引流,使漏口逐渐愈合。但对前颅底粉碎性骨折伴有脑脊液鼻漏患者需手术修补。手术关键在于寻找漏口加以修补。本文作者对颅底粉碎性骨折不能明确漏口位置,采用骨水泥方法加以修补,临床收到满意效果。该临床经验值得借鉴。

(周晓平)

**额极胶质瘤扩大切除方法及疗效分析**[首都医科大学学报,2010,31(5):653]　陆峥等回顾性分析自2005年4月至2009年5月,采用扩大切除术治疗额极胶质瘤患者34例,其中男18例、女16例,年龄15～54岁,平均年龄36.1岁。主要临床症状为癫痫者20例,头痛者14例。术前全部行MRI检查。肿瘤位于额极前部,左右各17例。根据肿瘤体积分为2组,A组17例,体积较小,后缘距冠状缝>2 cm;B组17例,体积较大,后缘接近冠状缝,距离<2 cm,4例肿瘤侵犯胼胝体。在肿瘤"边界"外2 cm范围内,参照纵裂、侧裂、冠状缝、胼胝体、侧脑室额角、视神经和视交叉等解剖学标志,将肿瘤及周围受侵脑组织一并切除,术后常规放射治疗。本组病例术后无严重并发症,无手术死亡。病理结果:高级别胶质瘤10例,包括间变星形细胞瘤1例,间变少突胶质细胞瘤2例,间变少突星形细胞瘤4例,多形胶质母细胞瘤3例。低级别胶质瘤24例,包括星形细胞瘤10例,少突胶质细胞瘤3例,少突星形细胞瘤11例。随访时间为9～46个月,平均时间为22个月。癫痫临床缓解率为94.4%。低级别胶质瘤24例,无复发。卡氏评分(karnofsky performance scale, KPS)评分为80～100分,平均评分为94.1分。高级别胶质瘤10例,复发6例,其中1例多形胶质母细胞瘤术后17个月死亡,2例间变少突星形细胞瘤分别于术后20和36个月死亡。存活者KPS评分50～100分,平均评分为75.0分。作者认为,参照解剖学标志,在一定范围内扩大切除额极胶质瘤,可以达到在保护重要功能的前提下延长患者生命的目的。

(贺　华)

**述评**　额极指中央前回及语言中枢Broca区以前的额叶部分,是脑胶质瘤的好发部位。研究表明,扩大切除脑胶质瘤可以延长生存时间。额极胶质瘤的扩大切除范围,目前尚没有明确定义。本研究利用固有的解剖结构为标志,扩大切除额极胶质瘤,并探讨这种手术方式的安全性和有效性,是一种很好的尝试,具有较好的临床价值。

(骆　纯)

**单纯放疗和放化疗综合治疗弥漫内生型脑干胶质瘤的前瞻性研究**[肿瘤,2010,30(12):1042]　汪洋等采用前瞻性研究放疗联合替莫唑胺或尼莫司汀与单纯放疗治疗弥漫内生型脑干胶质瘤(DBSG)的疗效和预后因素。作者从2005年3月起采用前瞻性方法治疗DBSG患者,将患者分成3个治疗组:单纯放疗组、放疗联合尼莫司汀组和放疗联合替莫唑胺组。放疗为常规分割放疗，放射总剂量为 54 Gy，2 Gy/次，共 27 次。记录治疗反应，计算总体生存率和无局部进展生存率，应用 COX 回归模型进行多因素预后分析。至 2009 年 4 月，共入组 54 例患者，其中单纯放疗组 13 例、放疗联合尼莫司汀组 14 例、放疗联合替莫唑胺组 27 例。患者在放疗期间至少每周随诊 1 次，放疗结束后 1 个月复查增强 MRI，以后每 3 个月复查增强 MRI。本组患者的急性治疗反应多为Ⅰ～Ⅱ级，无Ⅳ级以上反应。1、2 和 3 年总生存率分别为 60.1%、35.7% 和 28.4%；多因素分析显示治疗前症状持续时间（$P<0.001$；$P=0.010$）是独立的预后因素。1、2 和 3 年无局部进展生存率分别为(41.6%、29.5%和22.1%)；多因素分析显示，治疗前症状持续时间($P=0.013$)、Karnofsky 评分($P=0.038$)和年龄($P=0.039$)是独立的预后因素。3 个治疗组的 3 年总生存率和无局部进展生存率差异无统计学意义。本研究结果显示，DBSG 预后差，放疗联合替莫唑胺或尼莫司汀化疗的疗效与单纯放疗无明显差异。症状持续时间、Karnofsky 评分和年龄是重要的预后因素。

（贺　华）

**述评**　弥漫内生型脑干胶质瘤(DBSQ)是脑干肿瘤最常见的类型，预后差。DBSG 如不治疗，从症状出现算起，中位生存期约 4.5 个月。由于手术切除困难，放射治疗是 DBSG 主要的治疗手段。本研究说明 DBSG 预后差，放疗联合替莫唑胺或尼莫司汀化疗的疗效与单纯放疗无明显差异，症状持续时间、Karnofsky 评分和年龄是重要的预后因素。今后值得扩大样本量开展替莫唑胺同期放化疗的研究，尝试放疗联合新的细胞毒药物治疗 DBSG 的研究是个有益的探索。

（骆　纯）

**巨型鞍结节脑膜瘤的显微外科治疗**[中华医学杂志，2011，91(1)：44]　李学记等回顾性分析自 1998 至 2010 年收治的 16 例巨型鞍结节脑膜瘤(MTSM)的临床资料，对显微手术要点及相关因素进行分析探讨。全组中男 5 例，女 11 例，年龄 26～65 岁，平均 48.5 岁。全部病例均有头痛及严重的视力、视野损害，其中 3 例 1 侧失明、1 侧眼前 10 cm 手动；Foster-Kennedy Sign(+)6 例；伴呕吐 10 例；失嗅 6 例；月经紊乱 5 例；尿崩 6 例；嗜睡、性情改变 7 例；癫痫发作 3 例。CT、MRI 示肿瘤显著强化、硬脑膜尾征 13 例，肿瘤最大径 51.1～76.2 mm，平均 58.9 mm；鞍结节及邻近区域骨质明显增生 13 例，所有病例垂体柄及胼胝体膝部均分别向后下、后上方移位变形。应用显微神经外科技术、理念，针对 MTSM 独特的病理解剖、血供特点，采取颅底入路、术中控制性降压、利用“肿瘤通道”原位切除巨型鞍结节脑膜瘤。14 例随访时间 4～132 个月，平均 74.9 个月。肿瘤切除程度：SimpsonⅠ级 3 例、Ⅱ级 9 例、Ⅲ级 3 例、Ⅳ级 1 例；术后死亡 1 例。视力不同程度好转 10 例，无变化 2 例，恶化 2 例，短暂尿崩 9 例。SimpsonⅠ、Ⅱ级切除病例中无复发病例；Ⅲ级切除病例中 1 例术后 4 年复发，予伽玛刀控制；余未见复发者。本研究表明，深入研究 MTSM 独特的血供、病理解剖特点至关重要，针对性地采取相应的显微外科对策、利用“肿瘤通道”原位手术切除应为 MTSM 较为理想的治疗方案。

（贺　华）

**述评**　鞍结节脑膜瘤(TSM)源发和生长部位独特，初起症状单一、隐袭。当肿瘤巨大时，向四周推挤、包裹瘤周重要结构，其临床症状、体征、病理解剖、血供特点、尤其是手术切除已极为复杂。本研究分析巨型鞍结节脑膜瘤(MTSM)的病理解剖及血供特点，探讨其相应的显微外科治疗对策，为巨型鞍结节脑膜瘤手术切除提供了很有价值的参考意见。

（骆　纯）

**脑膜瘤术后近期预后影响因素分析**[中华医学杂志，2011，91(15)：1051]　武宏杰等回顾性分析自 1999 年 1 月至 2006 年 12 月收治的 953 例良性脑膜瘤患者。其中男 267 例，女 686 例，男女及年龄比例为：女：男＝2.57：1，年龄 1～81 岁，平均(50±13)岁。用出院时患者的生活质量评分(KPS)来评价预后，对患者的年龄，肿瘤部位，肿瘤大小，术前伴有高血压、糖尿病、心脏病及脑梗死，肿瘤切除级别，术中出血量及合并失血性休克、脑膨出等 11 个因素行单因素 $\chi^2$ 检验和多因素 Logistic 回归模型分析，探讨影响脑膜瘤术后患者近期预后的相关凶素。术前伴有高血压 99 例，糖尿病 26 例，心脏病 73 例，脑梗死 31 例。术中出现脑膨出 5 例，失血性休克 16 例。患者年龄、肿瘤部位及大小、术前伴有脑梗死、肿瘤切除级别、术中出血量及合并失血性休克预后差异有统计学意义($P<0.05$)；且肿瘤大小、术前伴有脑梗死、切除级别、术中合并失血性休克是影响预后的独立危险因素。而术前伴有高血压、心脏病、糖尿病及术中合并脑膨出与预后无关($P>0.05$)。作者认为，患者的年龄、肿瘤的部位和术前合并症都可能影响患者的预后，但肿瘤大小、术前伴有脑梗死、切除级别、术中合并失血性休克是影响预后的独立危险因素。

（贺　华）

**述评**　脑膜瘤是中枢神经系统最常见的良性肿瘤，手术切除是最有效的治疗方法。总结分析脑膜瘤术后近期预后影响因素，对于提高手术切除肿瘤的预后具有十分重要的意义。本研究表明，肿瘤大小、术前伴有脑梗死、切除级别、术中合并失血性休克是影响预后的独立危险因素，有较好的参考价值。

（骆　纯）

**单纯神经内镜下经鼻蝶入路垂体瘤切除术**［中华外科杂志，2010，48(19)：1443］　周涛等回顾性分析自2006年12月至2009年12月开展的375例神经内镜垂体瘤手术的临床资料，其中男性177例，女性198例；年龄12～87岁，平均38.3岁。其中直径＜1.0 cm的垂体微腺瘤58例，直径1.0～4.0 cm的垂体大腺瘤290例，直径＞4.0 cm的巨大垂体瘤27例，侵入海绵窦41例。375例垂体瘤中，无功能性垂体瘤201例，分泌性垂体瘤174例(泌乳素瘤88例，生长激素瘤63例，促皮质激素瘤23例)。内分泌功能低下20例，内分泌功能正常187例。手术过程在单纯神经内镜下进行，无显微镜配合。术中结合高场强术中磁共振25例和神经导航30例。术后和长期随访中进行视力、内分泌及影像学检查。本组患者随访3～36个月，失访80例，随访成功295例。影像学全切除234例，次全切除56例，部分切除5例。术后视力改善68例。异常内分泌指标术后达到正常的患者比例：泌乳素77.3%，生长激素84.1%，促皮质激素78.2%。内分泌症状的改善与上述检查指标变化相符。术前动眼神经麻痹术后恢复5例。手术并发症：无死亡，术后昏迷1例，视力一过性下降2例，动眼神经或外展神经一过性麻痹7例，术后脑脊液鼻漏2例，脑膜炎3例。作者认为，内镜为经鼻蝶垂体瘤手术提供了一个全新的手段，手术效果好，安全性高。

（贺　华）

**述评**　神经内镜进入经鼻蝶窦切除垂体瘤手术领域，无疑是垂体瘤手术治疗发展史上的一个里程碑。尽管传统的显微镜经鼻蝶切除垂体瘤技术已经很成熟，但是神经内镜可增加手术治疗质量。神经导航技术和术中MRI技术也为经鼻蝶垂体瘤手术起到了很好的辅助作用。本研究的病例数较多，再次验证这一点。单纯内镜下切除垂体瘤需要在更多的神经外科中心积极推广，造福广大垂体瘤患者。

（骆　纯）

**经蝶窦显微外科手术治疗541例库欣病**［中华神经外科杂志，2011，27(9)：868］　幸兵等回顾性分析1981—2007年收治的541例库欣病的临床资料。其中男92例，女449例；年龄8～66岁，平均32.2岁；病程1个月～30年，平均43.5个月。12例外院曾行经蝶窦垂体瘤手术；78例术前曾行一侧或双侧肾上腺切除；19例曾行垂体放疗，其中普通放疗10例，伽玛刀放疗8例，$x$-刀放疗1例；46例术前用酮康唑或赛庚啶等对症治疗。CT和(或)MRI显示微腺瘤、大腺瘤、巨大腺瘤和未见异常的比例分别为66.2%、14.0%、0.6%和19.2%。47例普通增强MRI未见肿瘤患者行蝶鞍区动态增强MRI，发现微腺瘤26例。均采用经蝶窦显微外科手术入路，对鞍底难以判断解剖结构的患者行术中C型臂定位，7例行导航辅助定位。术中若发现微腺瘤，行微腺瘤切除加瘤周垂体组织大部分切除；MRI检查有微腺瘤但术中未见明确肿瘤者，行垂体前叶大部分切除术。病理为垂体ACTH腺瘤、增生和既未见肿瘤又未见增生的比例分别为75.4%、8.3%和16.3%。病理明确腺瘤、增生以及病理阴性者术后近期(半年内)治愈率分别是85.0%、24.4%和45.5%。随访0.5～25.0年(平均3.1年)，复发率13.3%，复发时间0.5～16.5年(平均3.4年)。本研究表明，经蝶窦选择性垂体腺瘤切除加瘤周垂体组织大部分切除是治疗库欣病安全有效的首选方法。对首次手术无效或复发性库欣病，可以再次经蝶窦手术或垂体放疗。

（贺　华）

**述评**　经蝶手术是治疗库欣病的最有效的方法。作者基于541例库欣病的临床经验，对其临床表现、内分泌检查、影像学特点、手术操作、并发症防治和辅助治疗等方面进行了较全面的分析。本组是国内最大宗的病例，充分肯定了行经蝶窦垂体手术的意义。本研究在手术操作和并发症防治方面有自己的临床经验，且经得住长期随访结果的检验，具有很好的推广应用价值。

（骆　纯）

**经耳前颧弓硬膜外人路切除海绵窦肿瘤**［中华神经外科杂志，2011，27(6)：676］　卜博等回顾性分析2002—2009年经治60例海绵窦病变的临床特点、手术入路及手术效果。其中男28例，女32例，年龄23～66岁，平均43.6岁。所有患者都有头痛，面部麻木，部分患者有视物成双和患侧面部消瘦。体征主要表现为脑神经功能障碍，包括面部痛温觉减退55例，咀嚼肌萎缩22例，复视35例，瞳孔不等大7例，突眼6例，眼裂变小5例。所有病变主体位于海绵窦。其中神经鞘瘤单纯位于海绵窦者5例，由海绵窦向前突入眶内者6例，由海绵窦突入岩尖、脑桥前池者3例，主体位于海绵窦向眼眶及岩尖均有发展者4例。海绵状血管瘤单纯位于海绵窦内者19例，向鞍内突入压迫推移垂体者4例。所有皮样囊肿病例均位于海绵窦内。脑膜瘤主体位于海绵窦内，向前床突扩展者3例，向岩尖后床突突入者1例。均经耳前颧弓硬膜外入路切除肿瘤，本组无死亡，无昏迷、偏瘫的病例。神经鞘瘤18例中，肿瘤均全切；海绵状血管瘤23例中，全切18例，残留5例;皮样囊肿9例中,均全切;脑膜瘤4例中,全切3例,次全切1例;脊索瘤3例中,结合经鼻蝶窦入路手术,均全切;垂体瘤3例全切。作者认为,经耳前颧弓硬膜外入路切除海绵窦病变是一个理想的手术入路,可以充分显露病变,减少对脑组织的牵拉,也可以明确Ⅲ～Ⅵ脑神经和颈内动脉的位置,减少神经和血管损伤的概率。

(贺　华)

**述评**　海绵窦位置深在,解剖结构复杂,内有Ⅲ～Ⅵ颅神经及颈内动脉、静脉丛,是颅底外科手术的难点。作者对经治的海绵窦病变60例的临床特点、手术入路及手术效果等方面进行了较全面的分析,尤其在手术操作和并发症防治方面有自己的临床经验,有较好的参考价值。如何更好地提高颅神经的解剖和功能保留是海绵窦肿瘤手术的方向。

(骆　纯)

**经翼点-眶顶入路切除颅眶沟通肿瘤**[中华神经外科杂志,2011,27(1):28]　朱涛等回顾性分析自2004年至2009年收治的13例颅眶沟通肿瘤患者的临床资料,采取经翼点-眶顶入路的手术方式切除肿瘤。其中男6例,女7例;年龄3～62岁,平均38.4岁。临床表现为眼球突出者13例,眼球运动障碍者3例,视力下降者2例,球结膜水肿者1例,头痛者4例。术前均常规行CT及MRI扫描,大部分患者行眼眶CT薄层扫描,个别患者进行颅底三维CT检查。影像学资料显示病变大部位于颅内者11例,大部位于眶内者2例。本组患者均采用翼点-眶顶入路的手术方式切除肿瘤。在13例患者中,肿瘤全切10例,大部或部分切除3例。经组织病理学证实良性肿瘤9例,恶性肿瘤4例。病理类型:脑膜瘤6例,神经鞘瘤2例,表皮样囊肿、恶性脊索瘤、转移瘤、尤文肉瘤及神经母细胞瘤各1例。所有患者的临床症状在术后均有不同程度的改善,12例突眼症状得到缓解或消失。无手术死亡,无视神经损伤、脑脊液漏及颅内感染等严重并发症。无眼睑下垂、眼球搏动以及眼球下陷情况的发生。术后4例患者出现眼外肌麻痹,其中3例在6个月内有不同程度好转。平均随访25.8个月,均未见肿瘤复发,2例恶性肿瘤患者术后随访时间较短(<18个月),仍在密切观察中。本研究表明,经翼点-眶顶入路切除颅眶沟通肿瘤,操作简便、易于暴露、手术创伤小。术中应注意保护球后重要组织,并根据需要进行眶顶修补或重建。

(贺　华)

**述评**　颅眶沟通肿瘤临床上比较少见,由于涉及颅内和眶内两个部位,受累区域解剖特殊,局部神经、血管和肌肉等结构相对复杂,常常给手术治疗带来一定的困难和风险。作者总结了经翼点-眶顶入路切除颅眶沟通肿瘤的手术方法和治疗效果,提供了很有价值的参考意见。应当指出,由于神经外科医生对眼眶解剖结构的了解存在一定的局限性,必要时可以请眼科医生协助完成,以减少球后组织的损伤。

(骆　纯)

**枕大孔区肿瘤的分型及手术入路选择**[中华神经外科杂志,2011,27(1):3]　卞留贯等回顾性分析显微手术治疗枕骨大孔区肿瘤患者43例。其中男24例,女19例;年龄15～68岁,平均(43±16)岁。病程1周至20年,平均28个月。主要表现为枕颈部疼痛、不适8例,头痛10例,头晕4例;其次为肢体感觉障碍16例,痉挛性瘫痪8例;脑神经症状包括饮水呛咳2例,舌肌萎缩3例,声音嘶哑4例,吞咽困难5例,面部麻木1例,耳鸣、听力减退2例,眩晕3例;小脑症状主要是共济失调,有4例;术前出现呼吸困难2例。所有患者均行MRI平扫和增强,4例术前行DSA检查并栓塞。43例患者中病变位于后正中的10例,后外侧的7例,位于腹侧的6例,腹外侧的20例。结合肿瘤与延髓、脊髓之间关系分为:Ⅰ型(背侧)和Ⅱ型(腹侧),Ⅰ型又分为Ⅰa(髓外)、Ⅰb(髓内)、Ⅰc(髓内外)三型,Ⅱ型又分为Ⅱa(髓外)和Ⅱb(髓内)两型。对于17例Ⅰ型患者选择后正中入路,26例Ⅱ型患者选择远外侧入路。手术中全切肿瘤35例,无手术死亡,随访期内无肿瘤复发。临床症状改善32例;保持原有症状3例;加重8例,包括出现新的脑神经症状、肢体运动障碍和呼吸困难。作者认为,枕大孔区肿瘤的术前分型有助于手术入路的选择和判断手术效果,Ⅰ型多选择后正中入路,Ⅱ型选择远外侧入路。

(贺　华)

**述评**　枕骨大孔是颅颈交界区重要的解剖结构。该位置肿瘤占所有脊髓肿瘤的5%,占颅内肿瘤的1%。由于枕大孔区肿瘤位置深在,与重要的神经血管关系密切,临床表现缺乏特异性,故该区域的肿瘤,尤其位于腹侧者,其诊断和治疗一直是神经外科医生面临的挑战之一。该研究对其临床表现、影像学特点、手术操作、并发症防治和辅助治疗等方面进行了较全面的分析,尤其对手术入路的选择及手术技巧提出了自己的见解,有较好的参考价值。

(骆　纯)

**大型听神经瘤手术面神经功能的保留**[中华外科杂志,2011,49(3):240]　李嘉明等回顾性分析自2002年1月至2009年11月实施的连续176例大型听神经瘤(直径≥30 mm)手术的患者资料。其中男性76例,女性100例;年龄16～72岁,平均44.1岁。症状持续时间为15天～8年。首发症状包括听力改变或耳鸣 164 例，步态不稳、患侧肢体共济失调 86 例。采用 House-Brackmann(HB)面神经功能分级系统评价术前及术后远期面神经功能。肿瘤大小与面神经功能结果的关系采用线性趋势检验统计学方法进行分析。CT 显示 141 例患者存在不同形态的内听道骨质改变。肿瘤直径在 30～65 mm，肿瘤直径＞40 mm 的巨大型听神经瘤 98 例。58 例存在不同程度的梗阻性脑积水。手术采用乙状窦后入路，在面肌肌电图、诱发肌电图及眼轮匝肌和口轮匝肌 F 波的连续监测下实施。肿瘤全切除 168 例，术后死亡 3 例。面神经完整解剖保留 169 例。失访 41 例，135 例随访时间 3 个月～7 年，平均 3 年。随访＞1 年的 96 例听神经瘤面神经功能 HB 1～2 级 79 例，其中 55 例巨大型（直径＞40 mm）听神经瘤患者面神经功能 HB 1～2 级 40 例。分析显示面神经功能结果与肿瘤直径之间存在线性关系（$P<0.05$）。本研究表明，经乙状窦后入路切除大型听神经瘤，绝大部分肿瘤切除后可获得优良的远期面神经功能。肿瘤大小是影响术后面神经功能的重要因素。

（贺　华）

**述评**　听神经瘤治疗的目标是在尽量争取全切除肿瘤的前提下达到面听神经的解剖与功能保留。中小型听神经瘤在术中监测下全切除肿瘤同时保留面听神经相对容易。对于大型、巨大型听神经瘤而言，仅仅是要做到全切除肿瘤本身并无多大困难，而既要全切除肿瘤又同时保留面听神经则相当不易。术中监测对术后面神经功能的结果意义重大，其应用使术中面神经完整解剖保留率得到显著提高，为术后面神经功能保留提高了保障。因此，术中面神经监测是听神经瘤手术的必备条件。

（骆　纯）

**126 例听神经瘤个体化治疗体会**［中华神经外科疾病研究杂志，2010，9(6)：536］　白杰等对选择性采用手术或 γ 刀治疗听神经瘤患者 126 例（127 个肿瘤，包括 1 例双侧听神经瘤），其中男性 69 例，女性 57 例。年龄 25～77 岁，平均年龄 44 岁，病程 3 个月到 11 年，平均病程 4.3 年。肿瘤位于左侧 66 例，位于右侧 59 例，双侧听神经瘤 1 例。术前耳鸣 3 例，听力减退 34 例，听力丧失 89 例，面瘫 51 例，肢体共济失调 37 例，头痛、视力下降 74 例，呛咳 12 例。按 Yasargil 分型属小型（直径＜2 cm）患者 15 例，其中肿瘤直径＜0.5 cm 4 例；中型（直径 2～3 cm）67 例；大型（直径 3～5 cm）36 例；肿瘤直径＞5 cm 者 9 例（包括 4 例复发患者）。其中梗阻性脑积水 38 例，脑干受压移位 43 例。124 例随访 3 个月至 8.9 年 9 个月，平均随访 3.2 个月。经枕下乙状窦后人路显微手术切除 104 例，行 γ 刀治疗 23 例（1 例双侧听神经瘤行以上两种治疗）。手术全切 88 例，大部切除 14 例，随访术后死亡 2 例。术后面神经功能保留 64 例，随访后面神经功能保留 73 例。γ 刀治疗面神经功能保留 7 例。本研究表明，听神经瘤的治疗应根据症状、体征、肿瘤大小、肿瘤生长情况及患者全身状况，个体化地选择治疗方式。选择性采用手术或 γ 刀治疗听神经瘤是一种有效，可行的治疗模式。

（贺　华）

**述评**　听神经瘤治疗应根据症状、体征、肿瘤大小、肿瘤生长情况及患者全身状况，个体化地选择治疗方式。选择性采用手术或 γ 刀治疗听神经瘤是一种个体化治疗模式，包括单纯手术、单纯 γ 刀或手术结合 γ 刀治疗。本文根据长期随访结果，提供了很有价值的参考意见。其中手术切除是听神经瘤的首选和核心治疗方法。目前手术治疗和 γ 刀治疗同为听神经瘤治疗不可或缺的手段，选择性采用手术或 γ 刀治疗的模式正逐渐被接受。

（骆　纯）

**颅咽管瘤的显微手术治疗**［中国微侵袭神经外科杂志，2011，16(1)：12］　秦尚振等回顾性分析经显微手术切除的颅咽管瘤患者 175 例，其中男 98 例，女 77 例；年龄 4～62 岁，平均 23.5 岁，年龄＜30 岁 127 例，年龄31～62 岁 48 例。病程 2 个月至 4 年。症状体征：视力下降 137 例，头痛 106 例，闭经 30 例，尿崩 84 例，癫痫 18 例，视神经萎缩 98 例，视乳头水肿 54 例，生长发育障碍 65 例，伴糖尿病 21 例。影像学显示肿瘤直径≤2 cm 21 例，2～4 cm 96 例，4～6 cm 45 例，＞6 cm 13 例，最大达 9 cm。实性肿瘤 83 例，部分囊性变 92 例。伴不同程度脑积水 25 例；明显钙化 87 例，其中钙化如岩石 1 例，呈完整蛋壳样 1 例。手术经右翼点入路 163 例，其中经翼点锁孔入路 10 例；经胼胝体前入路 5 例；经翼点一胼胝体前联合入路 7 例。肿瘤全切除 149 例，次全切除 20 例，大部切除 6 例。术后出现尿崩 127 例，发热 40 例，电解质紊乱 94 例。142 例随访 1 个月至 10 年，复发 28 例；按 GOS 预后评分，5 分 118 例，4 分 8 例，3 分 12 例，1 分 4 例。作者认为，颅咽管瘤早期诊断，显微手术全切除效果理想，巨大、实质性肿瘤且伴有糖尿病者手术危险性较大。翼点入路是鞍区颅咽管瘤显微手术切除的最佳入路，强调术中精细操作，术后严密观察和及时处理并发症。

（贺　华）

**述评**　颅咽管瘤多位于鞍区，常累及下丘脑、垂体、垂体柄、颈内动脉及视交叉等重要结构，部分病人手术难度大、并发症多，处理不当可严重影响其预后。本文对其临床表现、影像学特点、手术操作和并发症防治等方面进行了较全面的分析,尤其在手术操作和并发症防治方面有作者的临床经验,有较好的参考价值。

（骆　纯）

**中枢神经细胞瘤94例临床分析**[中华神经外科杂志,2011,27(2):162]　钱海鹏等总结了94例经病理证实为中枢神经细胞瘤的临床资料,其中男48例,女46例。发病年龄3～66岁,平均(29.62±8.01)岁。病史平均5.2个月。主要表现为颅内高压症状:其中头痛69例,恶心、呕吐19例;其他表现包括:视物模糊19例,头晕17例,共济失调5例,肢体活动障碍5例,肢体感觉障碍3例,智力、记忆力减退3例,癫痫2例,语言障碍1例,昏迷1例。术前CT检查81例,MRI检查78例,肿瘤位于一侧脑室内63例,累及双侧脑室内18例,侵及第三脑室11例,脑室外脊髓内2例。均有明显脑积水征象。CT表现为等或高密度的实性或囊、实性改变,均有不同程度强化;MRI表现中,肿瘤实性部分$T_1$WI、$T_2$WI均显示为等或高信号,肿瘤囊性部分则均表现为$T_1$WI低信号、$T_2$WI高信号。有36例肿瘤实性部分可见明显强化。肿瘤最大直径2.5～9.0 cm,平均4.9 cm。其中19例行DSA检查,可见13例肿瘤血供来自单侧或双侧脉络膜后内、外动脉,4例肿瘤血供来自单侧大脑前动脉,2例未见明显供血血管。94例患者均行显微神经外科手术治疗,其中经皮层造瘘侧脑室入路48例,经纵裂-胼胝体-脑室入路44例,椎管内肿瘤切除2例,死亡2例。随访84例,术后放疗56例,肿瘤复发4例。作者认为,中枢神经细胞瘤多发于室间孔附近侧脑室系统,手术全切除是最佳治疗手段,未全切患者术后放疗可减少复发率。

（贺　华）

**述评**　本文回顾性分析了94例中枢神经细胞瘤手术治疗的临床经验,对其临床表现、影像学特点、手术操作、并发症防治和辅助治疗等方面进行了较全面的分析,是至今为止临床样本量最大的一组病例报告,尤其在手术操作和并发症防治方面有作者的临床经验,有较好的参考价值。

（骆　纯）

**脑干肿瘤外科干预的临床意义**[中华神经外科疾病研究杂志,2011,10(4):345]　李文良等报道采用不同的手术入路施行脑干肿瘤患者11例,其中男6例,女5例,年龄在13～65岁,平均年龄37岁,病程从1个月到7年,平均14个月。肿瘤部位:延颈髓2例,延髓3例,桥脑5例,中脑1例。根据肿瘤的部位选择相应的手术入路,手术后正中入路5例,乙状窦后入路3例,乙状窦前入路2例,颞下入路1例。胶质瘤7例,海绵状血管瘤2例,胆脂瘤1例,生殖细胞瘤1例。术后行适形放疗3例,替莫唑胺(TMZ)口服化疗3例,宁得朗(ACNU)+顺铂(DDP)化疗2例。肿瘤全切4例(2例胶质瘤,2例海绵状血管瘤),近全切4例(2例胶质瘤,1例生殖细胞瘤,1例胆脂瘤),大部分切除2例(均是胶质瘤),活检1例(胶质瘤)。无手术死亡,除1例6个月死于肿瘤进展外其他患者均存活。作者认为,脑干肿瘤的组织学类型及部位与手术切除程度密切相关,手术对脑干良性肿瘤及局限性分化良好胶质瘤效果满意,对一些恶性肿瘤可减少瘤体积,减轻症状,为下一步综合治疗创造机会。但对弥漫型生长的胶质瘤效果不佳,对术前已行放射治疗的脑干胶质瘤手术应慎重。对手术有残留的术后辅助放射治疗及化疗是有必要的。

（贺　华）

**述评**　脑干肿瘤的手术治疗不同于颅内其他部位的肿瘤,因其特殊的解剖部位及功能特点,对于脑干肿瘤的外科治疗争议较多,多数肿瘤被认为不能切除或无法治疗。本文对其临床表现、影像学特点、手术操作、并发症防治和辅助治疗等方面进行了较全面的分析,尤其对脑干肿瘤手术适应证、手术入路的选择及手术技巧提出了自己的见解,有较好的参考价值。

（骆　纯）

**中枢神经系统血管外皮细胞瘤106例临床分析**[中华神经外科杂志,2010,26(10):935]　张颉等回顾性分析自1999年6月至2009年6月间收治的106例血管外皮细胞瘤(HPC)患者的临床资料,均经手术病理证实。其中男55例,女51例,年龄12～77岁。原发77例,复发28例,颅内转移1例。原发病例的病程为3天至20年,中位数为6个月,平均病程18个月。肿瘤位于颅内104例:其中矢旁窦及镰旁27例、小脑幕21例、前中颅底20例、大脑凸面12例、后颅窝7例、鞍区6例、小脑脑桥角5例、松果体区4例、侧脑室2例。椎管内2例(颈椎1例、胸椎1例)。术前均行CT或MRI检查,位于窦周围的肿瘤还行MR静脉造影(MRV)检查,3例术前行DSA检查。CT示病灶呈高密度,与脑组织分界清,瘤内未见钙化,部分病灶可见周围骨质破坏。MRI病灶表现为类圆形或分叶状的异常信号,边界清,$T_1$W1呈低信号,$T_2$WI及Flair呈高信号,较大的肿瘤内可见血管流空影,肿瘤多有基底,均匀或不均匀强化,可见“脑膜尾征”,部分肿瘤内有囊变,瘤周可见明显水肿。全切肿瘤84例,次全切除22例。本组3例直接死于术后并发症,余103例中53例获得随访(原发41例,复发11例,颅内转移1例),其中41例术后接受放疗。41例中健在29例,复发4例,死亡8例。12例未接受放疗者健在8例,死亡4例。本研究表明,手术是治疗HPC的主要

方法。术后辅以放疗能延缓肿瘤复发

（贺　华）

**述评**　血管外皮细胞瘤(HPC)中枢神经系统少见,起源于脑膜间质血管外皮细胞,WHOⅡ～Ⅲ级,易于局部复发和颅外转移。术前常常诊断为脑膜瘤,病理诊断非常重要,因为HPC与脑膜瘤的术后处理及预后相去甚远。本文报道的病例数较多,尤其对手术入路的选择及手术技巧和辅助治疗提出了作者的见解,有较好的参考价值。

（骆　纯）

**延颈髓髓内室管膜瘤预后相关因素分析**[中华神经外科杂志,2011,27(1): 11]　李达等报道用外科手术治疗延颈髓髓内室管膜瘤患者30例,采用KPS评分和改良McCormick分级对手术前后功能进行评价。其中男、女各15例,年龄11到60岁,平均(36±12.7)岁。病程2到144个月,平均(23.3±29.8)个月。术前均行MRI诊断。肿瘤全切93%%,近全切7%,无手术死亡。肿瘤长度1.5～20.0 cm,平均(5.7±3.8)cm。采用枕下、颈后正中切口,延颈髓后正中沟切开时,避开血管,监测持续性体感诱发电位,分离肿瘤和脊髓时,尤其是切除肿瘤的腹侧和外侧时,注意运动诱发电位的变化。显微镜下严格沿肿瘤与脊髓的边界分离,肿瘤与脊髓间有界限,但无包膜。术后病理诊断: 室管膜瘤(间变性)Ⅲ级3例,室管膜瘤Ⅱ级27例。术后主要并发症: 呼吸障碍30%,吞咽困难13%,经治疗恢复良好。疼痛为最主要症状,手术可缓解大部分症状;延颈髓髓内室管膜瘤预后与病程显著相关,与年龄、术前KPS评分、肿瘤全切与否、肿瘤长度及放疗等差异无统计学意义;男性预后较差;病理Ⅱ级全切组与近全切加放疗组预后差异无统计学意义。作者认为,显微外科手术可有效治疗延颈髓髓内室管膜瘤;早期发现、诊断和手术是良好预后的重要因素,未全切者及WHO Ⅲ级者术后行放疗可改善预后。

（贺　华）

**述评**　室管膜瘤是起源于神经外胚层的中枢神经系统肿瘤,占原发中枢神经系统肿瘤的2%～8%。延颈髓髓内室管膜瘤病变侵犯重要部位,可致四肢瘫痪、呼吸障碍等,直接影响患者生活。该文较全面的分析30例手术治疗的延颈髓髓内室管膜瘤病例预后相关因素,对指导临床有较好的参考价值。

（骆　纯）

**C1-2哑铃型肿瘤的手术治疗**[北京大学学报(医学版),2011,43(2): 301]　马长城等回顾性分析自2007年1月至2010年7月收治的C1-2哑铃型肿瘤手术患者16例,其中男9例,女7例,发病年龄28～65岁,平均43.2岁。所有肿瘤均呈哑铃型,累及椎管内外。椎管内累及硬膜下的有12例,肿瘤完全位于硬膜外的有4例。肿瘤椎管内部分位于脊髓腹侧的有6例,其余均位在侧方或背侧;肿瘤占据椎管1/2～2/3空间的有12例,2/3以上的有4例;椎管外部分大于4 cm的有4例,余均小于4 cm。根据肿瘤的大小和侵及范围 选择不同手术方式切除肿瘤。患者先行俯卧位,首先行后正中半椎板入路切除椎管内外肿瘤,充分显露肿瘤后,切除硬膜外部分,待有足够空间,再切除硬膜下部分;如果肿瘤在椎管内部分超过椎管的一半以上,则须切除部分C1-2棘突基底以利显露手术区域,以防脊髓损伤。硬膜如有缺损则需修补,肌肉缝合要做到解剖复位,以利颈椎的稳定性;如果肿瘤侵及椎管外超过4 cm或完全包绕椎动脉Ⅰ期手术无法全切,则需再联合侧方入路切除肿瘤。其中神经鞘瘤12例,脊膜瘤3例,神经节细胞瘤1例;肿瘤全切除14例,次全切除2例。术后颈部疼痛、上肢肌肉无力等症状均有明显缓解。术后随访3～48个月,未出现颈椎不稳定和肿瘤复发。本研究表明,后正中半椎板入路或联合侧方入路能较好地切除C1-2哑铃型肿瘤,同时能较好地保持颈椎的稳定性。

（贺　华）

**述评**　C1-2在颈部的活动和稳定性中起着极为重要的作用,同时该段椎动脉走行复杂,因此切除该段哑铃型肿瘤有很大的难度和风险。本文对C1-2哑铃型肿瘤手术病例的临床表现、影像学特点、手术操作和并发症防治等方面进行了较全面的分析,尤其在手术操作和并发症防治方面将自己的临床经验做了详细而独到的介绍,较为充分地说明了后正中半椎板入路或联合侧方入路不仅能较好地切除C1-2哑铃型肿瘤,还能较好地保持颈椎的稳定性,有较好的推广价值。

（骆　纯）

**颅内外血管搭桥治疗复杂动脉瘤及搭桥血管闭塞的防治**[中华外科杂志,2011,49(1): 70]　武琛等回顾性分析2006年11月至2008年11月用颅内外血管搭桥治疗颅内复杂动脉瘤20例,其中男20岁,女12例,年龄27～65岁,平均年龄54.5岁。术前脑血管影动脉瘤位于海绵窦内13例,床突旁动脉瘤4例,床突上动脉瘤2例,基底动脉干动脉瘤1例。动脉瘤直径＜15 mm 4例,15～25 mm 12例,直径＞25 mm 4例。20例均行动脉瘤孤立大隐静脉高流量血管术。1例术后出现脑干和枕叶梗死死亡。出院时格拉斯哥预后评分(GOS)4～5分者17例,3分2例,1分1例。19例生存患者术后6个月随访GOS评分4～5分者18例,3分1例。作者认为,颅内外血管搭桥技术是治疗颅内复杂动脉瘤的有效、安全的方法,移植血管的通畅性直接影响手术效果,多种因素可以导致血管闭塞,其中机械因素和血流动力学因素是最主要的闭塞原因，及时发现和处理移植血管闭塞对患者预后有重要作用。不同移植血管可影响颅内外血管搭桥的长期疗效，而术前多模式的侧枝循环血流代偿评估对评判载瘤动脉闭塞后脑组织对缺血耐受性是非常重要的。

(吕　楠)

**述评**　多数颅内动脉瘤可通过开颅手术直接夹闭或介入栓塞进行治疗，但仍有部分复杂动脉瘤行手术或介入治疗均存在困难。对于这一部分动脉瘤可选择颅内外血管搭桥术进行间接处理。但该手术难度大、手术风险高，术后可能出现移植血管闭塞等并发症。本文作者所探讨的移植血管闭塞的原因和防治措施，有利于移植血管闭塞的及时发现和处理，对患者的预后有重要作用。

(黄清海　刘建民)

**脑动静脉畸形合并出血相关影响因素分析**[中华神经医学杂志，2011，10(4)：397]　饶强回顾性分析了2000年6月至2009年6月收治的199例脑动静脉畸形患者的影像学资料，其中男性126例，女性73例；年龄8～68岁，平均39.8岁；共计199个畸形血管团。以首次造影前CT影像所示为出血判断标准，199例患者中出血组108例，其中男性71例，女性37例；非出血组91例，其中男性55例，女性26例。伴发动脉瘤39例，其中有9例伴发2个动脉瘤，共计伴发动脉瘤48个。研究指标：畸形血管团大小、位置、供血动脉数目、位置，引流静脉数目、引流方向，合并动脉瘤数目、大小、与动脉瘤的位置关系，有无合并瘤样改变。单因素分析结果发现：微型和小型畸形血管团、深部畸形血管团、深部供血动脉、1～2支引流静脉、深部引流静脉、合并多个动脉瘤、<5 mm动脉瘤和位于供血动脉端动脉瘤是畸形血管团破裂出血的危险因素，合并瘤样变则降低出血的风险，而供血动脉的数量对出血并无影响。进一步行Logistic回归分析后，发现畸形血管团破裂出血的独立危险因素是微型和小型畸形血管团，深部引流静脉及合并供血动脉端动脉瘤。作者认为，在临床上通过DSA检查脑动静脉畸形患者血管构筑的特征，分析出血的高危及低危人群，对于具有深部引流的畸形血管团、小型和微型的畸形血管团、引流静脉较少的畸形血管团可以及早手术切除或行伽马刀治疗，对于低危人群中位于深部或伴发动脉瘤的畸形血管团应及早采取介入治疗，对降低颅内出血风险有着重大意义。

(江　澈)

**述评**　脑动静脉畸形(AVM)的自然病史是决定无症状性AVM外科治疗与否的关键。分析AVM出血的危险因素，筛选高危的出血患者并有针对性的进行干预治疗应是无症状性AVM患者管理的重要内容。作者通过比较出血与非出血AVM的出血相关因素进行分析，提出需要尽早干预治疗的脑AVM类型，对临床实践具有指导意义。

(黄清海　刘建民)

**神经导航结合术中超声在颅内海绵状血管畸形切除术中的应用研究**[中华外科杂志，2011，49(8)：716]　张岩等回顾性分析2007年1月至2009年12月用神经导航结合术中超声的影像引导系统切除颅内海绵状血管畸形(ICMs)患者40例，其中男性18例，女性22例；年龄18～58岁，平均34.5岁；所有患者术前均利用神经导航精确显示神经系统和病变组织的三维模型，设计手术人路并确定切口范围；术中实时导航定位病变从而不断验证手术入路的正确性，并辅以术中超声实时监测，引导手术进程，判断病变切除的程度。结果显示，导航注册误差1.3～3.2 mm，平均2.0 mm。所有患者术前神经系统和病变部位的三维建模均较满意，术中均能准确定位颅内病变区。4例在病变切除过程中出现导航漂移现象，漂移程度5.0～10.0 mm，术中超声予以矫正。术中实时超声均能对病变显示良好。本组所有病变均全切除，2例术后出现新的神经功能障碍，致残率5.0%，无感染、死亡病例。作者认为：神经导航和术中超声技术在ICMs切除术中的联合运用能够提供关于病变定位和病变切除程度等有价值的术中信息，从而最大程度地实现病变的准确定位和完全切除，减少并发症，提高手术治疗效果。

(汪　莹)

**述评**　如何准确定位脑深部且体积较小的病灶，是脑功能区深部手术的一大挑战。神经影像与计算机模拟技术的发展使得神经导航得以在临床中推广应用，病变定位的准确性也使术后并发症降低，并提高手术全切除率。但脑脊液丢失和术中大部分病变切除后出现明显的结构性导航漂移，也是神经导航在临床中继续使用必须克服的一个缺点。将被广泛应用于神经外科术中的两种影像导航系统神经导航和术中超声有机结合，将最大程度的提高定位的准确性。

(黄清海　刘建民)

**双源CT双能量血管成像对颈内动脉海绵窦瘘的诊断价值**[中华放射学杂志，2011，45(2)：107]　王莉等报道应用双源CT双能量血管成像(DE-CTA)的两种图像重组方法，即非去骨重组法和去骨重组法，诊断14例疑诊颈内动脉海绵窦瘘(CCF)。患者均有不同程度的搏动性突眼、球结膜充血、视物模糊，复视者10例，阵发性头痛9例，偶发鼻出血2例。14例患者均确诊为CCF，去骨和非去骨DE-CTA重组图像均发现14例患者的海绵窦不同程度扩张，并迂曲成团，伴不同程度增粗的眼上静脉和面静脉。两者均发现瘘口16处，位于C4与C5段交界部2处，C4段6处，C4与C3段交界部4处，C3段4处。去骨及非去骨重组图像测得瘘口的平均大小分别为(0.36±0.10)mm、(0.35±0.11)mm，两者无显著差异，且具有良好的相关性。此外，去骨重组图像显示8例患者有13支异常扩张的大脑皮质静脉；非去骨重组图像显示6例患者有9支异常扩张的大脑皮质静脉，同时两者均能清晰地显示Willis环。作者认为DE-CTA图像多种重组方法避免了DSA的有创性，同时能准确观察供血动脉来源、瘘口数量、位置、大小、其他颅内外引流静脉、Willis环开放的情况等，很好地解决了常规减影CTA存在的空间配准不良的问题，有利于CCF的诊断及指导手术方案的制定。

（朱晓斐）

**述评** 颈内动脉海绵窦瘘(CCF)分为自发性和创伤性两类。创伤性CCF因由明确的外伤病史和较大的瘘口，较易做出准确的诊断。而本文所述CCF均为自发性的海绵窦区硬脑膜动静脉瘘(DAVF)，诊断往往较为困难，特别是在瘘口和供血动脉较为细小，往岩下窦等方向引流且眼部症状不明显的情况下，现有的无创性检查均较易漏诊。即便是采用DE-CTA，也不能完全取代传统的DSA检查。

（黄清海　刘建民）

**侧方入路切除脑干海绵状血管瘤**[中华医学杂志，2011，91(1)：59]　陈亮等回顾性分析1999年7月至2008年6月侧方入路切除脑干海绵状血管瘤10例，其中男10例，女4例，年龄20～58岁，平均年龄35岁。病灶位于桥脑6例，延髓4例。10例均以出血为起病，临床表现为颅神经障碍、肢体共济失调、肢体运动或感觉障碍。4例到达或突出于脑干表面，6例表面有胶质或部分脑组织覆盖。3例位于神经根背侧，4例虽然位于神经根腹侧，但处于三叉和面听神经平面之间，全组患者均采用枕下乙状窦后人路；后组颅神经腹侧或该平面尾侧者2例，采用远外侧入路；位于神经根腹侧且三叉神经头端者1例，采用颞下人路。最近3例采用术前计划系统模拟手术径路，与术中导航结合，避开重要的传导束和背侧核团区域，设计脑干表面的切开位置和探查路径。结果表明，10例均完全切除病灶，4例合并存在的静脉畸形均保留。术后平均随访期为41个月，采用(national institute of health strength scale，NIHSS)评分标准，术前平均分4.9分。症状较术前改善8例，加重或无变化各1例，术后NIHSS为0～2分，平均1.1分。作者认为：复查头颅MR均未见肿瘤复发；侧方入路适用于病灶到达或突出于脑干侧方表面，或者可以通过手术安全区域到达者，效果良好。

（汪　莹）

**述评** 有症状的脑干海绵状血管瘤的外科治疗已逐渐得到认同。对四脑室底部手术安全区的认识，使经后方入路切除脑干海绵状血管瘤手术安全性提高。作者采用侧方入路手术切除接近侧方或背侧皮层的脑干海绵状血管瘤，尽可能降低牵拉和电凝等造成的术后神经功能障碍发生率，其重点在于术前计划系统辅以神经导航制定个体化手术入路，选择合适的脑干表面切开部位和确认病灶探查的方向。其经验值得借鉴，在神经导航逐渐普及的同时，可逐渐推广该技术。

（黄清海　刘建民）

**颈动脉内膜切除的围手术期并发症及防治策略**[中华神经外科杂志；2010，26(10)：867]　周定标等回顾性分析颈动脉内膜切除术(CEA)405例，围手术期发生各类并发症37例，其中男32例，女5例，年龄45～82岁，平均年龄62.5岁。围手术期并发症：①血流动力学不稳定15例，包括：低血压、高血压、血压波动、房颤或房扑等；②心肌缺血或梗死2例；③暂时性脑缺血2例、脑梗死4例；④脑出血2例；⑤脑神经损害7例；⑥喉头痉挛2例、发生消化道出血1例。其中3例分别死于脑出血、心肌梗死和术区血肿，全组卒中/死亡率为1.98%。作者认为：CEA围手术期最常见的并发症是血流动力学不稳定，但不严重，经相应处理，多可在1～2 d内恢复正常。较常见的并发症是脑缺血，加强术中监测，选择性应用术中转流可降低该并发症。脑出血少见但可能致命，对颈动脉极度狭窄，且侧枝循环差者，应重视术后血压监控，慎用抗凝治疗。心肌梗死是CEA术后死亡的主要原因之一，全面的心血管系统评估和围手术期监测不可或缺。脑神经损伤不少见，多数症状较轻，可自行恢复，采用显微外科技术可有效降低其发生率。

（杨志刚）

**述评** 颈动脉狭窄的外科治疗，是至今开展徇证医学研究最多的脑血病诊治热点问题。NASCET研究确立了CEA在具有创伤较大、神经损伤并发症多的问题。在提高手术成功率的同时，降低手术并发症发生率是推广一项外科治疗技术的关键。围手术期的管理，包括维持血流动力学稳定，可有效降低并发症率，其经验值得借鉴。

（黄清海　刘建民）

**Wingspan支架治疗症状性颅内动脉狭窄术后再狭窄的相关因素分析**[中华医学杂志，2011，91(19)：1303]　马敏敏等从南京卒中注册系统中选取2007年1月至2009年12月间成功置入Wingspan支架的症状性颅内动脉粥样硬化性狭窄患者42例，进行随访观察和分析，以分析症状性颅内动脉狭窄Wingspan支架置入术后再狭窄的相关因素。该研究根据影像学随访结果将患者分为无再狭窄组和再狭窄组。将再狭窄定义为支架内或支架两侧 5 mm 范围内狭窄程度>50%或血管直径较支架置入时减少>20%。采用多因素 Cox 回归分析从年龄、性别、高血压病、高胆固醇血症、冠心病、糖尿病、吸烟、支架植入部位、支架长度、支架直径、预扩张压力、治疗前狭窄程度、支架植入术后残余狭窄的程度等因素中筛选出与支架内再狭窄的独立风险因素。结果表明：在中位数时间为 7(4～23)个月的影像学随访中，42 例(43 个病变)中有 15 例(16 个病变)发生再狭窄。Cox 回归分析显示糖尿病[风险比($HR$)=0.281，95%可信区间(CI)=0.088～0.898，$P$=0.032]和支架直径($HR$=0.213，95% CI=0.049～0.918，$P$=0.038)与 Wingspan 支架置入术后再狭窄相关。该研究得出结论，糖尿病和支架直径是症状性颅内动脉狭窄 Wingspan 支架置入术后再狭窄的独立风险因素。

(杨志刚)

**述评**　症状性颅内狭窄是中国人卒中的一个重要原因。关于颅内大动脉的最佳治疗一直存有争议。Wingspan 支架的应用使一些药物治疗无效的患者能够获益。尽管 SAMMPRIS 研究的结果显示，与优化的药物治疗比较，支架成形术的临床终点事件发生率较高。但该研究的设计，包括入选病例标准及手术者的经验等，都还有争议。针对血流失代偿的患者开展更大样本的随机对照研究，对制定合理的症状性颅内动脉狭窄治疗策略具有重要意义。

(黄清海　刘建民)

**对侧颈动脉闭塞患者颈动脉成形支架置入术的临床分析**[中华外科杂志，2011，49(4)：303]　李生等回顾性分析自 2001 年 1 月至 2010 年 1 月颈动脉成形支架置入术(CAS)治疗对侧颈动脉闭塞、同侧颈动脉狭窄患者 56 例，其中男 52 例，女 4 例，平均年龄 63.5 岁。临床表现：头痛、头晕 25 例，视物模糊 3 例，肢体无力 35 例，言语不清 11 例。病程 11 h 至 10 年。患者均经数字减影血管造影(DSA)证实为一侧颈动脉闭塞、另一侧颈动脉狭窄，狭窄程度在 50%～90%，平均 72%±15%。经常规准备后在远端脑保护装置保护下行 CAS。结果显示 56 例对侧颈动脉闭塞、同侧颈动脉狭窄患者行 CAS 的技术成功率 100%，术后颈动脉直径狭窄率即术后残余狭窄率为 0～30%，平均为 13%±8%。患者术后脑缺血症状均获改善，仅 1 例于术后 3 d 发生原脑梗死部位的慢性出血(CAS 侧)，开颅手术后遗留轻微神经功能障碍，无缺血性并发症发生，无死亡病例。患者随访 6 个月至 3 年，平均 27 个月，均无脑缺血症状发作，经颈部血管彩色超声复查 47 例、DSA 复查 2 例均未发现支架内再狭窄。作者得出结论：对侧颈动脉闭塞的高危患者的 CAS 治疗是安全、有效的，严格的病例筛选、经验丰富的医生操作及术后严谨的综合处理均可以降低手术并发症的发生。

(杨志刚)

**述评**　支架成形术已成为颈动脉狭窄的一种治疗方法，特别是在伴有对侧颈动脉闭塞的患者中更具优势。就技术操作而言，该方法易于普及推广应用的，关键在于如何避免围手术期的并发症——过度灌注及缺血事件。术后控制血压在合理的水平是至关重要的。

(黄清海　刘建民)

**急性脑梗死不同方式动脉溶栓治疗的临床研究**[中华神经医学杂志；2011，10(9)：892]　陈焕雄等报道自 2009 年 9 月至 2011 年 4 月采用不同方式进行机械性动脉溶栓治疗急性发病 12 h 内的脑梗死患者 60 例，男 38 例，女 1 例，平均年龄 57.2 例。发病时间：3 h 内 17 例，3～6 h 27 例，60～ 12 h 16 例。手术方式：介入接触性溶栓 8 例，微导丝机械疏通及微导管捣碎技术溶栓 37 例(其中 2 例行支架成形术)、球囊机械扩张溶栓 12 例(其中 2 例行支架成形术)、Solitaire 支架拉栓 3 例。进一步通过脑血管造影术判断溶栓后血管开通情况，依据神经功能缺损评分(脑卒中患者临床神经功能缺损程度评分标准)评估溶栓后即刻的疗效和起病后 1 月的神经功能缺损的恢复程度。以探讨急性脑梗死患者不同方式机械性动脉溶栓治疗的方法、时间窗、溶栓药物剂量。研究结果显示：60 例急性脑梗死患者中血管完全再通率为 55%，部分再通率为 38.3%，未开通率为 6.7%；临床治愈 38 例，显著好转 10 例，有效 9 例，无变化 3 例，无死亡。60 例患者中无出血情况，仅 1 例溶栓治疗后 3 天再梗塞。作者认为：经不同方式机械性动脉溶栓是急性脑梗死的一种安全有效的治疗方法。建立急救绿色通道和规范其治疗措施，能较好的提高急性脑梗死患者救治成功率，降低死亡率和致残率。

(杨志刚)

**述评**　动脉溶栓治疗是治疗急性脑梗死的有效方法，随着神经介入材料的研发，使急性脑梗死动脉溶栓治疗方法取得一定的进展。目前，动脉溶栓治疗方法包括：为导管捣碎技术、球囊扩张技术、取栓技术等。机械性动脉溶栓技术能使动脉通畅率明显提高。本文作者根据发病的具体情况确定不同的机械性动脉溶栓方法，在临床取得满意效果。对急性脑梗死的动脉溶栓治疗，除用不同的动脉溶栓材料外，还需考虑溶栓治疗时间窗，一旦临床确诊为急性脑梗死，需要争分夺秒进行动脉溶栓，有条件的医院应建立绿色通道，以提高临床治疗效果。

（黄清海 刘建民）

**颈内动脉狭窄处扭曲的血管内治疗**[中华外科杂志,2011,49(2)：105] 王利军等报道自2003年12月至2009年12月采用血管内支架成形术处理颈动脉狭窄伴扭曲患者12例,其中男9例,女3例,年龄59～77岁,平均年龄69.3岁。临床表现均有多处短暂性脑缺血发作(TIA)。经数字减影血管造影(DSA)检查证实的症状性颈内动脉狭窄且狭窄处伴扭曲,狭窄程度为70%～99%,其中<30° 3例,30°～60° 5例 60°～90° 4例。研究结果显示：12例颈内动脉狭窄伴扭曲的患者全部成功实施血管内支架成形术,支架置入成功率100%,无支架相关死亡或致残。12例患者共置入自膨式支架14枚,平均狭窄率由术前的85.6%下降至11.2%;扭曲角度(Metz观测分类法)由术前<90°变为>120°;无围手术期短暂性脑缺血发作(TIA)和脑卒中发生,临床症状改善或消失。临床随访6～72个月,发生支架同侧和对侧TIA各1例;5例患者行DSA检查,其中1例发生再狭窄并在支架远端发生新的扭曲,再次支架置入治疗,2年后CT血管造影(CTA)复查未见扭曲和支架内再狭窄;另外7例行颈部血管超声检查,未见再狭窄和扭曲。据以上结果,研究者得出结论：血管内支架成形术治疗颈内动脉狭窄伴扭曲,技术上是可行、安全的,可能有助于减少脑缺血发生,但因为病例数较少,研究时间较短,长期疗效有待于进一步观察。

（杨志刚）

**述评** 脑供血动脉扭曲延长是一种常见的病理现象,但与缺血性卒中的相关性还有待进一步研究。本研究采用血管内支架成形术治疗颈动脉狭窄的同时,观察到血管角度的变化。但作出有助于缺血发生的推论缺乏足够的论据支持。患者的临床获益可能源自颈动脉狭窄的改善,其次术后2例缺血事件的发生使该技术的临床效果下降,而且缺少长期的随访和血流动力学的评估。对于单纯表现为血管严重扭曲的治疗还需要慎重。

（黄清海 刘建民）

**难治性癫痫外科治疗的长期效果：一项6年随访研究结果**[立体定向与功能神经外科杂志,2011,24(1)：18] 王宝锋等报道应用精确定位技术和外科手术治疗难治性癫痫患者66例,其中男性41例,女性25例,年龄2～59岁,平均年龄23.6岁。术前检查主要为神经影像学检查和神经电生理检查。①头颅MRI薄层扫描。对怀疑海马病变的患者加做海马MRI;②PET-CT检查。神经电生理检查主要为脑电图检查包括：①16导动态脑电图;②24小时128导长程视频脑电图,常结合蝶骨电极等深部电极进行;③颅内电极脑电图和功能皮质定位。66例患者中30例使用了2种或2种以上的手术方式。本组病例中位于额叶5例、颞叶34例、顶叶1例、多灶性26例。神经影像学检查发现海马萎缩或信号改变14例,血管病变3例,蛛网膜囊肿2例,软化灶3例。18例PET-CT检查,提示发作间期低代谢灶7例,与脑电图提示致痫灶范围差异明显,结果不甚理想。49例术中皮层电极监测与术前定位基本一致。随访6年,满意效果33.8%,发作减少75%以上84.6%。按Engel标准,EngelⅠ级的比率为32.3%,Ⅱ级的比率为20.0%。难治性癫痫外科治疗能获得良好的效果,但对于手术效果的判断,短期随访并不能真实反应手术效果,应当有较长时间的跟踪随访。

（郝 斌）

**述评** 外科手术是治疗难治性癫痫的重要手段,但其疗效与术前准确定位和手术方式有密切关系。目前癫痫灶定位根据术前影像学及脑电图监测,而脑电图监测包括24 h动态脑电图,长程记录脑电图,颅内埋藏电极及术中皮层脑电图监测。根据监测痫灶部位,选用不同手术方式。本文作者通过外科手术后随访6年,临床收到满意效果。对癫痫患者术前一定要明确致痫灶部位,再能选择手术治疗,对不能明确致痫灶部位患者,不要盲目手术,需要在有条件的医院才能开展这项工作。

（周晓平）

**视频脑电图与皮层脑电图在顽固性癫痫手术中的比较分析**[华西医学2010,25(9)：1641] 高利民等报道78例顽固性癫痫患者外科术前与术中癫痫病灶定位及手术方式的选择。其中男46例,女32例,年龄8～42岁,平均年龄33岁。病程平均9年。发展类型均为复杂部分发作。均经过正规服用抗癫痫药物2年以上,未能有效控制癫痫病的发作。术前主要采用头部MRI及24 h视频脑电图检查,手术中运用皮层脑电图(ECoG)监测,再次确定癫痫病灶定位,联合多种癫痫术式切除癫痫病灶阻断痫性放电传播途径。且术中经ECoG定位,证实二者定位具有高度一致性,而术中ECoG监测定位癫痫病灶可达到术前颅内长程脑电图定位效果,后者是术前癫痫病灶定位最有效、最准确的最后定位手段。V-EEG记录到的痫样放电均位于一侧大脑,并且局限于某一个或几个脑叶,对侧大脑或同侧大脑其他脑叶可记录到偶发癫痫样放电,当临床表现、MRI扫描与V-EEG一致或三者之间无矛盾时,根据EEG定位范围获得的术前癫痫病灶是比较准确的。术前癫痫病灶定位范围与术中ECoG定位结果高度一致的同时,术中ECoG定位范围比术前扩大。

作者特别指出：①暴露脑皮层范围应较术前定位癫痫病灶范围更广泛；②术中联合多种癫痫术式，尽可能切除癫痫病灶或阻断痫性放电传播途径；③考虑到潜在癫痫病灶的存在，每完成一种癫痫术式后，均行 ECoG 反复监测，实时发现术前未能定位的癫痫病灶。

（郝　斌）

**述评**　难治性癫痫外科手术疗效与癫痫定位的准确性有密切关系，而术前致癫灶的定位较为复杂，需要临床医师反复评估术前检查。头部 MRI 是必不可少的影像学检查，而术前视频脑电图检测可根据临床表现确定癫痫病灶。在视频脑电图的基础上再结合术中皮层脑电图监测，如二者结合定位一致。术后可能会有满意效果。手术方式需根据监测致癫灶的部位范围决定。本文介绍应用视频脑电图结合皮层脑电图行外科手术，对临床工作有一定价值。

（周晓平）

**双侧丘脑底核脑深部电刺激治疗中晚期帕金森病的疗效**[中华医学杂志，2011，91(5)：291]　陈杰等报道自 2006 年 8 月至 2010 年 1 月接受双侧丘脑底核脑深部电刺激(DBS)治疗中晚期帕金森病患者 21 例，其中 10 例随访至术后 1 年，男 6 例，女 4 例，评价双侧 STN DBS 手术对 PD 运动症状及非运动症状的治疗效果。随访在未服药状态下和服药状态下分别评定。UPDRSⅢ 18～31 项评价患者运动症状改善情况；H&Y 分级评价病情的严重程度；帕金森病生活质量问卷(PDQ—39)及 Schwab&England 日常活动分级评分评价 PD 患者生活质量；简易智能状态检查(MMSE)评价认知状况；汉密尔顿抑郁量表(HAMD)和汉密尔顿焦虑量表(HAMA)评价患者精神情绪状态；帕金森病睡眠评估量表中文版(PDSS. CV，)J、匹兹堡睡眠质量指数(PSQi)评价患者睡眠情况；记录术后各时间点 DBS 的电压、脉宽及频率和抗 PD 药物的具体剂量。与术前未服药相比，术后 1 年的 UPDRSⅢ 运动总分及震颤、强直、运动迟缓及中轴症状各亚项得分在开机未服药及开机服药状态下均明显下降，症状明显改善，震颤改善率最高，中轴症状改善率最低。作者认为单纯开机与单纯用药的作用是等效的，术后联合药物治疗与术前单纯药物作用相比对于即时改善震颤、强直等症状的作用一致；DBS 的持续作用是单纯脉冲式用药不能比拟，术后药量显著减少。DBS 对语言、吞咽、步态、姿势稳定性等中轴症状改善率相对低，DBS 可显著缩短 PD 患者觉醒情况下“关”状态的时间；DBS 可改善 PD 的运动症状，还可改善其运动并发症。DBS 可能通过改善运动功能、精神情绪影响整体生活质量。DBS 可减少患者抗 PD 药物用量。

（郝　斌）

**述评**　目前丘脑底核脑深部电刺激(STN－DBS)已作为治疗帕金森病(PD)的治疗手段，根据国内外文献报道 STN－DBS 对帕金森病的运动障碍有明显改善作用。但对 PD 患者的非运动症状上不能肯定。近几年国内外学者已对这类患者进行随访观察，据文献报道 STN－DBS 能改善 PD 患者部分非运动症状，这需通过多种国际公认量表以评估术后患者的疗效。本文作者报道 10 例 DBS 治疗患者，术后通过多种量表评估患者的疗效，由于病例较少，随访时间短，故需做长期随访工作，以分析 DBS 对非运动症状改善效果。

（周晓平）

**大脑中央区脑囊虫病灶的立体定向手术治疗**[立体定向与功能性神经外科杂志，2011，24(3)：157]　夏成雨等采用 CT、MRI 导向立体定向开颅治疗中央区脑囊虫病灶患者 25 例，其中男 14 例，女 11 例，年龄 2.5～59 岁，患者均以癫痫为首发症状，病程 4 天至 20 年。在 MRI 导向下，在手术计划系统中，设计人颅点和手术入路，采取头皮直切口，环钻开颅行脑囊虫病灶摘除术。病灶位于左侧中央区者 13 例、右侧中央区者 12 例，其中位于中央沟及中央前回者 24 例，中央后回者 1 例。中央区有 2～3 枚病灶融合的病灶 3 例，伴有颅内其他部位病灶的 4 例。病灶直径最大者 4.0 cm，最小者 0.5 cm。对于中央区的脑囊虫病灶，采取立体定向技术摘除病灶，既去除了病灶，又消除了主要的致痫灶。25 例均能准确定位后完全切除病灶，术后无造成新的神经功能损伤。作者体会：①癫痫发作不频繁、能够配合的患者手术可在局麻下进行，癫痫发作频繁，或不能配合的患者如幼儿，全麻下手术更安全；②采用 MRI 定位，术中不用甘露醇，使用直径小的环钻开颅，硬脑膜打开后注意减少脑脊液的丢失，以防止脑移位的发生。对于皮层下较深在的病灶，必要时使用微导管技术指引病灶；③重视局部皮层血管的保护；④对较深的病灶使用自动脑牵开器。术中游离囊虫病灶时沿着囊壁周围的胶质增生带进行很少发生出血。

（郝　斌）

**述评**　脑囊虫病发生与地域有密切关系，临床常为癫痫为首发症状。外科手术目的是进一步明确诊断，去除脑内病灶，以解除癫痫。对大脑中央区脑囊虫病灶适合用立体定向手术，其特点：定位准确，创伤小，并发症低，不会影响神经功能障碍。立体定向手术不仅可切除病灶，又能缓解癫痫发作。本文作者报道用立体定向手术治疗大脑中央区脑囊虫患者，在临床收到满意效果。作者临床经验对开展立体定向手术提供宝贵经验。

（周晓平）

**立体定向手术联合伽玛刀治疗颅内病变**[立体定

向与功能性神经外科杂志,2011,24(3):149] 于新等报道应用立体定向手术技术联合伽玛刀治疗各种颅内病变399例,其中男237例,女162例;年龄3～75岁。立体定向活检联合伽玛刀治疗患者140例,立体定向间质内放疗联合伽玛刀治疗颅咽管瘤患者160例,立体定向囊液引流联合伽玛刀治疗囊性脑转移瘤患者78例,共84个囊性转移瘤,立体定向脑内电极植入癫痫病灶检测联合伽玛刀治疗患者21例,立体定向囊液抽吸后伽玛刀治疗囊实体混合性胶质细胞瘤患者13例,听神经鞘瘤7例,血管网织细胞瘤4例,畸胎瘤2例。立体定向手术有关的并发症12例,其中术中癫痫发作3例,穿刺道及肿瘤出血各2例,电极植入后颅内积气2例和脑脊液漏3例。随访过程中确定与联合治疗有关的并发症有7例。作者认为对某些脑深部病变患者,在伽玛刀治疗前行立体定向活检确定病变的病理性质是必要的。联合治疗为囊实体混合性颅咽管瘤提供了良好的肿瘤控制率和理想的远期生存率,其治疗安全性高,并发症及死亡率低,可以作为囊实体混合性颅咽管瘤(尤其是手术后残留或复发肿瘤)的治疗选择。联合囊液抽吸和立体定向放射外科治疗囊性肿瘤是可行的。囊液的引流既可改善脑组织的压迫症状,又能减少靶体积,降低了与剂量一体积有关的放射性坏死的发生可能,提高了肿瘤的处方剂量和肿瘤控制率。立体定向引导电极植入癫痫灶检测联合伽玛刀毁损治疗颞叶内侧癫痫致痫灶有待大宗病例的追踪观察。

(郝 斌)

**述评** 伽玛刀(γ刀)治疗颅内疾病已在临床做了大量工作,一般认为颅内疾病应在影像或手术证实的基础上进行γ刀治疗。而立体定向技术联合γ刀治疗可进一步明确病灶诊断,并可作为治疗手段。本文作者介绍用立体定向技术联合γ刀治疗,包括:立体定向活检,间质内放疗,囊液引流及引导电极植入等。在应用立体定向技术基础上,结合γ刀治疗可进一步提高疗效。

(周晓平)

**微血管减压术治疗老年原发性面肌痉挛的近、远期疗效观察**[中华神经医学杂志,2011,10(7):728] 陈喆等回顾性分析应用微血管减压术MVD治疗的老年原发性面肌痉挛(HFS)患者的近、远期疗效。全组86例中男33例,女53例;年龄65～80岁,左侧51例,右侧35例;合并疾病61例,行MVD治疗的非老年HFS患者430例,其中男180例,女250例,年龄18～64岁;左侧256例,右侧174例。老年组总有效率为96.6%,非老年组为97.9%,差异无统计学意义。老年组并发症发生率为12.8%;非老年组并发症发生率为9.1%。2组患者近期并发症发生率比较差异无统计学意义,2组患者远期疗效比较老年组复发率为2.3%,非老年组为1.1%,老年组并发症发生率为3.5%;非老年组并发症发生率为1.6%。2组患者远期并发症发生率比较差异无统计学意义。作者总结老年HFS具有以下特点:①老年患者并存高血压、糖尿病、心肌缺血等其他疾病较多;②老年人大脑普遍萎缩,脑组织脆性增加,过度牵拉易造成小脑损伤:而且术中剪开硬膜后,脑脊液流出速度普遍较快.易导致脑组织急剧塌陷、撕断桥静脉引起出血;③老年人颅内血管严重迂曲,椎动脉迂曲后参与压迫多见,易混淆责任血管的判定;④老年人对麻醉药物敏感性增高,而代谢速率降低,术中血压剧烈波动或呛咳易导致脑脊液大量涌出甚至诱发心脑血管疾病发生。

(郝 斌)

**述评** 原发性面肌痉挛(HFS)是老年人的常见面神经疾病,由于症状严重影响患者的生活质量。而老年人HFS围手术期的处理是临床医师需要关注的问题。虽微血管减压术(MVD)创伤小,并发症低,但对老年人手术难度和风险会显著增加,对老年人要合理选择手术指征,做好各项术前检查,特别是心肺肾功能的评估,尽可能避免术后并发症的发生。本文作者报道用MVD治疗老年人HFS患者,通过随访发现老年人HFS患者复发率和并发症率高于非老年人HFS患者。故对老年人MVD的围手术期处理要引起临床医师重视。

(周晓平)

# 胸　外　科

本年度共收集论文427篇，纳入回顾149篇，占34.9%；收入文选23篇，占5.4%。

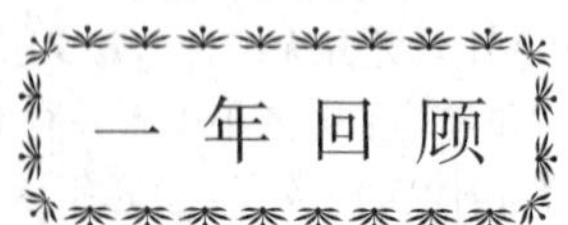

## 一、胸部外伤

### (一) 胸部创伤的基础研究

宋斌等[1]将40例胸部创伤合并肺挫伤患者按照创伤严重度评分(ISS)标准划分为A组(<16分)共20例、B组(≥16分)20例，另选取20例健康体检者为正常对照(C组)，检测受伤后不同时间点血清瘦素蛋白(Leptin)水平。结果显示，与C组相比较，A组患者伤后血清Leptin水平表达逐渐上升，至伤后第3天达到高峰($P<0.05$)，随后下降至正常水平；B组血清中Leptin水平伤后第1天降至最低水平($P<0.05$)，随后逐渐上升至第7天达最高水平($P<0.05$)；A、B两组峰值的均值差异无统计学意义。作者认为，血清Leptin在轻度胸部创伤合并肺挫伤后呈升高的趋势，而重度胸部创伤患者早期则呈先下降后升高趋势，提示血清Leptin可能在肺挫伤应激及修复阶段起着重要作用。

### (二) 胸部外伤的诊断与预后分析

单月宏等[2]分析了10例创伤性主支气管断裂患者的临床资料。其中高处坠落伤6例，交通挤压伤4例。10例均行手术治疗，1例合并胸主动脉破裂床边开胸抢救无效死亡，8例行主支气管重建术，手术方式均为支气管端-端吻合术，1例行支架植入术。术后2例合并轻度支气管狭窄，1例术后肺复张不良，反复纤支镜吸痰灌洗后痊愈出院，1例术后并发左侧胸腔包裹性积液无症状出院，其余5例恢复顺利。作者认为早期诊断的关键是提高对创伤性主支气管断裂的认识，早期确诊的方法是纤维支气管镜检查，X线检查是临床上发现和诊断本病的重要手段。一旦诊断，应及早手术修复，重建气道完整性。夏先进等[3]* 总结273例闭合性严重胸外伤患者，对其诊断与治疗进行了回顾性分析。本组治愈255例，死亡18例。其中死于急性呼吸窘迫综合征(ARDS)5例，创伤失血性休克5例，张力性气胸1例，多发伤、全身感染等多系统功能衰竭7例。作者认为闭合性严重胸外伤患者必须同时快速检查与处理，甚至先检查后处理；除常规检查外，还可以运用胸腔镜辅助诊断和治疗；肋骨骨折时应关注肺挫伤情况；正确判断胸内是否存在活动性出血；及时清除气道梗阻，保证通气；开胸多选择后外侧切口，切除第5肋骨大部分；注意处理其他部位的合并伤。王秀河等[4]报告数字化双能量剪影对肋骨骨折的价值。收集行双能量数字减影(DES)胸部摄影，经CT检查或随诊复查胸片证实为肋骨骨折的58个患者以及无肋骨骨折的29个患者的资料，对其标准数字化摄影(DR)图像与DES骨组织图像采用双盲法进行分析，发现DES骨组织图像与标准胸片对肋骨骨折总检出率差别没有统计学差异，但对于特殊部位(腋段、膈下肋骨)，DES骨组织图像对肋骨骨折的显示要明显优于标准胸片。对于完全性骨折，骨组织减影图像和标准DR图像的检出率分别是93.9%和84.1%，差异有统计学意义；对于不完全骨折，两者的检出率没有统计学差异。作者据此认为，双能量减影摄片技术能将骨与软组织单独分开显示，可以较清晰显示骨折线及骨形态的改变，提高肋骨骨折的诊断率，降低漏诊率，是对标准DR图像诊断肋骨骨折的有效补充。唐烽等[5]对11例医源性锁骨下动脉损伤的救治进行回顾性分析，以探讨其诊断和有效的治疗方法。本组因行胸腔闭式引流术损伤1例，外伤急诊开胸手术损伤2例，择期开胸手术损伤6例，介入手术损伤2例。本组7例行血管修补，2例行人造血管移植，1例行大隐静脉桥接，1例行直接端-端吻合。手术修复成功10例，死亡1例。动脉修复术后1年随访，均可清晰地触及桡动脉搏动。其中1例并发臂丛神经损伤，术后1年随访未完全恢复。作者认为，医源性锁骨下动脉损伤是一种严重而复杂的血管损伤，对血管损伤应做到诊断迅速，快速有效止血，及时补充血容量和纠正休克，可经过血管破口快速插入 Fogarty 气囊导管于近心端和远心端血管腔内，阻断血流后再行血管探查。手术修复应根据具体情况选择适当切口，选择合理的手术入路和适当的手术方法，是手术安全、成功的关键。

### （三）胸部外伤的诊治

马翼翔等[6]分析了68例因胸部外伤致迟发性血胸患者的临床资料。确诊时间为2～14 d。其中2～7 d内确诊的患者56例，超过7 d确诊的患者12例。所有患者胸腔积液均多于500 ml，行胸腔穿刺抽血的患者3例，行胸腔闭式引流的患者56例，行剖胸探查术的患者9例，其中肋间血管出血、肺组织裂伤出血6例，骨折断端出血2例，乳内动脉出血1例。术中予以缝扎出血的肋间血管及乳内动脉，修补裂伤的肺组织，应用肋骨钉内固定骨折的肋骨，其中有2例凝固性血胸，在手术的同时进行血凝块清除及肺纤维板剥脱术。全组治愈65例，死亡3例。其中1例死于急性呼吸窘迫综合征与多器官功能衰竭；1例死于严重酸中毒及因凝血功能障碍出血，1例死于合并的重度颅脑损伤。作者认为，对于多根肋骨骨折伴移位的患者、胸部闭合损伤合并咳血的患者、因车祸、高处坠落伤所致的胸部闭合性损伤患者、胸部钝器击打、挤压及刀刺伤患者，均应严密观察病情变化，定期复查X线胸片及B超，及时发现迟发性血胸，清除积血，防止肺部并发症。刘浩等[7]分析了15例陈旧性外伤性主支气管断裂患者的临床资料。本组从受伤至支气管重建手术时间为20天至8年。其中有11例在伤后2个月内手术，3例在伤后2至6个月内手术，1例在伤后8年手术。15例患者均行支气管重建术。术后发生患侧下肺不张2例，经纤支镜吸痰后肺复张良好。术后常规进行肺功能测定和血气分析，提示肺功能均有不同程度地改善。作者认为，该病最常见的是交通事故损伤，多发生在右侧，80%以上发生在距隆突2.5 cm以内。确诊主要根据临床表现、纤维支气管镜检查及气管三维重建。一旦确诊，应在伤后2个月内及早手术，延误治疗的也应在6个月内手术。术中应确切双腔气管插管，找到断裂两侧残端，吸尽远端胶冻样液体，吻合前作肺功能鉴定，吻合应对合良好，术后加强化痰、吸痰等呼吸道管理。曹祥等[8]回顾性分析90例创伤性连枷胸患者的临床资料，以比较手术内固定治疗与保守治疗患者中的疗效。结果显示，手术治疗组（手术内固定治疗，52例）与保守治疗组（非手术外固定治疗，38例）损伤严重程度评分值和双侧肋骨骨折数差异无统计学意义；但手术治疗组患者平均住院时间、平均ICU时间和平均机械通气时间均显著短于非手术组（$P<0.05$）；呼吸系统并发症及胸廓畸形发生率手术治疗组显著低于保守治疗组（15.4% vs 78.9%，3.8% vs 92.1%）（$P<0.01$）；术后3个月后用力肺活量、第一秒肺活量、最大通气量肺功能值，手术治疗组较保守治疗组有明显改善（$P<0.05$）。作者据此认为，对于创伤性连枷胸手术可迅速稳定胸壁、减少连枷胸引起的并发症，改善连枷胸对呼吸功能的影响，明显优于保守治疗组，应用记忆合金肋骨环抱接骨器固定肋骨骨折断端是一种治疗连枷胸较好的方法。李善平等[9]分析了75例多根、多段肋骨骨折患者的临床资料，比较4种对多根、多段肋骨骨折的内固定方法。本组男51例，女24例；年龄17～74岁，平均年龄43.50岁。采用钢丝固定5例，钢板固定12例，Judet 固定架固定51例，人工合成树脂骨内固定7例。75例患者均采用内固定手术治疗，术后胸廓恢复正常形态，纵隔摆动消失，疼痛和呼吸困难明显改善；随访6个月至2年，复查胸部X线片示：钢丝固定的患者中有2例发生2处固定移位，其余患者无再次移位，恢复良好。作者认为，钢丝固定操作简单，价格低廉，但固定相对不稳定；钢板固定获取方便，固定牢靠，但术后操作复杂，骨愈合后需再次手术去除内固定物；Judet 固定架操作简单、安全，疗效可靠，但价格较贵，可能卡压肋间神经；人工合成树脂骨肋骨钉可保持胸廓外形，恢复肋骨解剖关系，避免2次手术，但价格较贵，对粉碎性骨折固定欠缺。因此，内固定手术治疗是治疗多根、多段肋骨骨折患者的有效方法，但各有利弊，应严格掌握手术适应证。

## 二、气管与肺外科

### （一）气管外科

丁卫民等[10]对比分析了38例中央气道良性及恶性肿瘤并气道狭窄患者，治疗前后临床表现、不张肺复张、气道再通及肺功能等变化情况，以探讨经支气管镜高频电技术治疗肿瘤性中央气道狭窄的临床价值。结果显示，反复咯痰、发热及呼吸困难均于治疗后100%缓解、消失，刺激性咳嗽94.4%改善、咯血87.5%改善，不张肺的肺复张率为92%。治疗结束时中央气道狭窄再通即时疗效无论良性、恶性组疗效均为100%，治疗结束后3月中央气道狭窄再通总有效率94.7%。气促评分、肺功能（肺通气功能、换气功能及气道阻力）改善情况，治疗前后比较差异均具有统计学意义（$P<0.001$）。而且并发症少，复发率低。作者认为：经支气管镜高频电技术治疗肿瘤性中央气道狭窄手段简单，成本较低，起效快，疗效好，并发症少，相对安全，远

期随访复发率低，联合低温冷冻疗法可进行疤痕修整，是一项安全、有效的治疗手段。徐志伟等[11]回顾分析了21例手术纠治的先天性气管狭窄患者的临床资料，总结Slide方法纠治长段气管狭窄的手术疗效。本组手术年龄28天至8.6岁，平均(21.9±27.1)个月，体重4.2～22.5 kg，平均(9.65±4.24)kg。除2例分别为纵隔肿瘤和气管外伤所致气管短段狭窄外，其余19例均伴有先天性心脏病。根据气管狭窄长度，分为短段气管狭窄9例，长段气管狭窄12例。所有病例均在低温体外循环下行先天性心脏病纠治术，同时行气管狭窄处理。近期8例均采用Slide方法。本组手术死亡2例，1例早期采用人工材料修补，术后3个月出现肉芽，放弃治疗死亡。1例长段气管狭窄采用Slide方法，术后3周出现气管内肉芽，经多次球囊扩张、激光烧灼均无效，死亡。余19例长期随访2个月至8年，气管狭窄症状消失，CT复查效果满意，无一例再次手术。作者认为，对气管狭窄伴先心病患者，应以气管狭窄和先天性心脏病同时矫治为好;Slide气管成形术采用自体的气管组织重建气道，吻合口牢固稳定，而且保持了正常的气管内膜，保证术后气管内壁的细胞功能和良好生长，是长段气管狭窄的最佳手术方法。刘吉福等[12]总结了采用自体气管片游离移植成功治疗的先天性长段气管狭窄患儿临床资料2例。患者1为男性，6岁，气管下段狭窄，长约2.8 cm，占气管长40%，最窄处约3 mm，狭窄段上缘另见一发育不良的副气管。术中建立体外循环(CPB)后，将气管狭窄段前正中剖开，在气管狭窄中间段切除1.3 cm，后壁远、近端吻合，将切除的气管片游离移植于隆凸上切开的气管部分，并用副气管左壁剖开转移修补气管缺损。患者2男性，3个月，隆凸下气管狭窄长3.0 cm，占气管全长50%，最窄处1.8 mm，狭窄上方可见气管憩室。术中建立体外循环并纠正其先心病后，在气管前壁纵行切开，气管狭窄中段截除1.0 cm，气管后壁远、近端吻合，切际的气管片游离移植于气管前壁，同时切开憩室部联合修复其前壁缺损。2例术后管腔明显增宽，气道阻力正常。作者认为，自体气管片游离移植，使用有呼吸上皮和气管软骨的自体材料成形，修补在气管前壁缝合较容易，且有潜在生长能力，移植成活良好，无缺血问题发生。孙艳彬等[13]* 回顾了63例原发性气管肿瘤患者的临床资料，以总结原发性气管肿瘤的临床诊治经验，提高其诊断治疗水平。本组63例患者中，恶性肿瘤42例，良性肿瘤21例。其中61例行手术治疗，2例行激光治疗。61例手术治疗的患者中，行气管袖状切除端-端吻合22例，气管隆嵴切除重建术6例，半隆嵴切除重建6例，颈段气管肿瘤及垂直半喉切除＋胸锁乳突肌瓣喉室气管缺损重建术2例，气管肿瘤局部切除17例，气管切除造口术4例，颈段气管切除＋甲状腺部分切除＋食管肌层切除术1例，颈段气管切除＋全喉切除＋单纯气管切除造口术1例，隆突搔刮术2例。结果显示，61例手术治疗的患者中，术后出现并发症8例，其中发生气管纵隔胸膜瘘2例，因喉返神经损伤出现声音嘶哑1例，气管狭窄1例，胸膜腔感染1例，围手术期死亡3例。作者据此认为，原发性气管肿瘤临床表现不典型，易漏诊和误诊，临床医生要提高对本病的认识。气管恶性肿瘤预后不佳.解除气道梗阻是治疗气管肿瘤的主要目的，术中应用气管周围组织将吻合口与邻近血管分隔开，以防血管瘘发生，减少并发症和死亡率。

**(二)肺外科**

1. 肺癌的外科治疗(支气管、肺恶性肿瘤)

(1)诊断与预后分析：马文超等[14]回顾性分析142例肺部病变患者手术前的CT、PET、PET/CT显像结果。本组患者行PET/CT检查后1个月内行手术或取得病理活检，对CT、PET、PET/CT显像结果进行定量分析，以找到最佳诊断界点。结果显示SUVmax、CT值、CT短径差异有统计学意义，SUVmax取2.45，CT值取38.5 Hu为诊断界点。当SUVmax≥2.45时短径差异无统计学意义，CT值差异有统计学意义。当SUVmax≥2.45且CT值<38.5 Hu，18F-FDG PET/CT显像诊断纵隔淋巴结转移准确性高于单纯PET、单纯CT值及单纯CT短径($\chi^2=19.192$，$P=0.000$)。作者据此认为PET/CT显像对于纵隔淋巴结转移的诊断具有明显价值，其准确性优于单纯PET或CT;当SUVmax≥2.45且CT值<38.5 Hu时，提示转移可能性大。赵辉等[15]回顾性总结了34例不明原因的纵隔淋巴结肿大或纵隔肿物患者经EBUS-TBNA检查的临床资料，其中经EBUS-TBNA检查后28例获得明确诊断，含恶性病变10例，良性病变18例，确诊率82.4%。EBUS-TBNA在纵隔病变良、恶性诊断和鉴别诊断方面的敏感性、特异性和准确性分别为90.9%、100%和97.1%。所有受检者耐受良好，无任何相关并发症发生。作者据此认为，对于纵隔气管周围病变，EBUS-TBNA是一种安全、有效的诊断方法。李运等[16]对29例中心型肺癌病人施行了30次自发性荧光支气管镜(AFB)和普通白光支气管镜(WLB)检查。全部病人检查过程顺利，无死亡病例及严重并发症发生。共取活检100处，恶性病变39处，非恶性病变61处。全组中AFB无漏诊，WLB漏诊30处，其中12处为恶性病变，漏诊率为30.8%。AFB和WLB对恶性病变诊断的敏感性分别为100%和69.2%。21例初诊病例中，AFB无漏诊，WLB漏诊了23处，其中9处为恶性病变;8例术后常规复查者，

AFB无漏诊，WLB漏诊了7处，其中3处为恶性病变。作者认为，AFB在中心型肺癌病例中可以更准确判断气道内肿瘤侵犯范围，更灵敏发现气道内多发病变和复发病变。尹敏等[17]描述并分析南通市1999—2008年肺癌死亡率的变化趋势，发现1999—2008年南通市居民肺癌平均粗死亡率为39.98/10万，中调率为26.59/10万，世调率为26.39/10万。男性粗死亡率显著高于女性（55.82/10万比24.61/10万，$\chi^2=4\,712$，$P<0.001$）。10年间，粗死亡率呈上升趋势，APC为5.57%，中调率上升不明显，APC为1.41%。女性肺癌在恶性肿瘤疾病谱中上升明显，由第4位上升到第1位。老年人（65岁以上）肺癌粗死亡率及中调率均上升，APC分别为2.63%和2.22%。作者认为，南通市肺癌粗死亡率上升可能是由于人口老龄化造成。肺癌的预防与控制应成为南通市肿瘤防治工作的重要任务。李宏芹等[18]回顾分析了363例得到病理确诊的肺孤立性结节（SPN）临床资料，单因素分析提示性别、年龄、结节大小、CT影像学特征、SPE-CT具有统计学意义；多因素分析提示CT及SPE-CT对判断SPN性质起主要作用。作者认为，CT是发现SPN最常用、最有价值的检查方法，较大结节恶性概率高，具有恶性影像征象的SPN恶性可能性大，SPE-CT在判断SPN良恶性上具有重要意义，对高度怀疑恶性的SPN应采取痰细胞学检查、气管镜、CT引导穿刺、外科手术等明确病理。彭红等[19]*以2000年1月至2001年12月期间于上海市胸科医院诊治的1 279例沪籍肺癌住院患者作为研究对象，采用描述性分析和寿命表法进行生存分析，发现患者的平均年龄为61岁，女性（59.0岁）低于男性（61.9岁），腺癌比例最高，占44.3%，其次分别是鳞癌、小细胞肺癌。男性肺癌以鳞型多见，女性以腺型为主。88.2%的患者是出现不适症状后才就诊的。65.3%的病例首次诊断时都已是Ⅲ、Ⅳ期。本组中位生存期1.46年，1、3、5和8年的生存率分别是59.4%、31.4%、24.4%和18.8%，鳞癌生存期高于腺癌，女性患者生存期高于男性。作者认为，要积极提高肺癌高危人群定期体检的可行性，提高组织病理学的确诊率，并采取针对性的治疗方法，以改善肺癌患者的预后。吴超等[20]回顾性分析经组织病理或细胞学确诊的小细胞肺癌患者临床资料467例，对可能影响其预后的相关因素进行了单因素和多因素分析。结果显示，局限期患者1、2、3年生存率分别为81.72%、54.95%、41.09%，中位生存时间为27个月。广泛期患者1、2、3年生存率分别为66.81%、25.77%、17.06%，中位生存时间为17个月。结合单因素分析和多因素分析结果，作者认为，是否放疗、化疗总周期数、一线化疗疗效和初治时CYFRA21-1水平是影响小细胞肺癌的独立预后因素。

（2）手术治疗：匡裕康等[21]对27例肿瘤同时侵犯上肺叶支气管开口及主支气管和肺动脉干，但未侵犯下肺叶的中央型肺癌，采用支气管和肺动脉双袖状肺叶切除技术将肿瘤完整切除，再将保留的下叶支气管与主支气管残端吻合、下叶肺动脉与肺动脉干对端吻合。本组行左上肺双袖状切除术21例，右中上肺双袖状切除术5例，右上肺双袖状切除术1例。术后心律不齐3例，咳痰不畅、阻塞性肺炎、肺不张2例，经对症治疗均好转；突发大咯血死亡1例。本组术后生存时间1年者77.78%（21/27），3年66.67%（8/12），5年75.00%（6/8）。作者认为，支气管和肺动脉双袖状肺叶切除术可最大限度地切除肺肿瘤，且保留了患者的健康肺组织，避免了全肺切除，患者术后的生活质量良好。李放等[22]回顾分析了98例双原发肺癌患者的临床资料。本组同时双原发肺癌患者共72例，发病中位年龄66岁，肿瘤病灶144个；异时双原发肺癌患者26例，第一原发癌发病中位年龄59.5岁，第二原发癌发病中位年龄66岁，肿瘤病灶52个。同时双原发肺癌患者接受肺叶切除9例，双肺叶切除14例，全肺切除6例，肺叶切除并楔形切除33例，双楔形切除9例，双肺叶切除并楔形切除1例；异时双原发肺癌患者接受肺叶切除31次，双肺叶切除1次，楔形切除10次，全肺切除8次。全组患者术后30 d无病死率，术后并发症发生率为13.3%。全组患者从发现第一原发癌开始计算，5年生存率为66.4%；异时第一原发肺癌和同时双原发肺癌的5年生存率差异有统计学意义（96.2% vs 43.0%，$P=0.000$）；异时第二原发肺癌和同时双原发肺癌的5年生存率差异无统计学意义（45.9% vs 43.0%，$P=0.634$）。作者认为，外科手术治疗双原发肺癌是合理的，能使患者获得较高的长期生存预期。对于临床上难以判断究竟是肺内转移或是双原发肺癌时，只要患者能够耐受，就应开胸探查，并切除两个病灶。刘学刚等[23]应用自体心包、奇静脉移植补片肺动脉重建技术治疗了62例肺血管受侵犯的中心型非小细胞肺癌。根据肺动脉和支气管受侵的情况，采用自体奇静脉移植补片术18例、心包移植补片术38例、制成心包管间位移植术6例，合并上腔静脉侧壁切除心包奇静脉补片成形术5例，同时行支气管袖式切除51例，肺叶切除11例。手术死亡2例（3.2%），术后主要并发症发生率17.7%（11/62例），经对症处理后治愈。60例术后平均随访49.5个月。术后1、3、5、10年生存率分别80.2%（49/60例）、44.7%（21/47例）、31.4%（11/35例）、23.1%（3/13例）。作者认为，自体心包、奇静脉移植补片肺动脉重建技术，可安全、有效地用于治疗肺动脉侧壁切除后缺损较大的中心型肺癌病人；制成心包管间位移植对袖式切除后肺动脉缺损过长吻合困难或失败者，是可行的肺动脉重建技术。陈名久等[24]采用胸骨正中切口对31例上肺局部晚期肺癌患者行肺叶切除、受侵的血管和支气管切除后进行成形或重建，清扫同侧肺门纵隔及双侧上纵隔淋巴结，并与同期30例后外侧切口行上肺肺癌切除术的患者进行比较。两组患者手术时间及术后并发症的发生率比较差异无统计学意义($P>0.05$)。术后1年、3年生存率正中切口组分别为93%(28/31)、42%(13/31)；后外侧切口组分别为86.6%(26/30)、40.0%(12/30)，两组比较差异无统计学意义($P>0.05$)。正中切口组术后病检对侧纵隔淋巴结转移($pN_3$)患者9例，2例分别在术后10、11月死于脑、肝转移，余$pN_3$患者术后3年生存率33.3%(3/9)。作者认为，对于肿块已累及上纵隔的上肺局部晚期肺癌，经胸骨正中切口切除便于彻底切除病灶和清扫双侧纵隔淋巴结，还能使术后淋巴结分期更加准确，而手术并发症无明显增加。林勇斌等[25]*对208例手术切除ⅢA-$N_2$期NSCLC患者进行单因素生存分析和多因素分析，发现术前血清癌胚抗原(CEA)、乳酸脱氢酶(LDH)水平和术后是否行辅助放、化疗是影响预后的独立因素。王宇昭等[26]*回顾总结222例年龄≥70岁接受肺切除手术的老年肺癌病人临床资料，探讨70岁以上老年肺癌病人手术治疗特点及影响术后并发症发生的危险因素。作者认为，应重视术前体重下降及术中淋巴结清扫对70岁以上老年肺癌病人手术安全性的影响；对术前高ASA分级、低MVV(%预测值)水平以及肿瘤为中心型的70岁以上老年肺癌病人应特别加强围手术期管理以降低手术风险。

(3) 非手术治疗：李道睿等[27]选取有明确病理诊断的中晚期肺癌和胃肠道肿瘤带瘤患者，分为大剂量(20 ml/d)应用苦参注射液的中药治疗组和化疗组各48例，比较各自疗效。结果显示，中药治疗组患者的临床受益率为83.0%，明显高于化疗组(69.6%，$P<0.01$)。中药治疗组患者的Karnofsky评分提高率为57.4%，体重提高率为48.9%，均明显高于化疗组(30.4%和19.6%，$P<0.05$)。未发现其他与大剂量应用复方苦参注射液有关的临床不良反应。作者认为，对于中晚期恶性肿瘤患者大剂量应用复方苦参注射液是安全、有效的。严鹏等[28]*将68例中重度癌痛患者随机分为泰勒宁组(T组，$n=34$)和美施康定组(M组，$n=34$)，观察比较两组患者的疼痛缓解效果及不良反应。发现T组和M组的中重度癌痛有效缓解率尤其是中度癌痛的有效缓解率，两组相比差异无统计学意义($P>0.05$)，而T组不良反应的发生率明显小于M组，认为泰勒宁可作为临床治疗中重度癌痛尤其是中度癌痛的一个较好的选择。董礼文[29]等分析了20例肺癌术后并发感染患者的临床资料。结果显示：20例肺癌患者中铜绿假单胞菌感染18例，肺炎链球菌感染2例。根据药敏结果分别应用头孢哌酮及加替沙星等药治疗，有19例痊愈出院，1例死于多脏器功能衰竭。作者认为，自身免疫功能低下、术后预防性长期使用抗菌药物、各种侵入性插管技术等是术后感染的相关危险因素。肺癌术后应合理使用抗菌药物，加强患者的营养支持，严密观察病情及时发现病原菌感染，减少术中损伤，加强患者的护理，以减少感染发生率。

(4) 淋巴结清扫：崔永等[30]分析了288例原发性周围型小肺腺癌(直径≤3 cm)的淋巴结转移规律。本组病例中发生淋巴结转移142例(49.30%)，其中术后分期为$N_1$ 90例(31.25%)，$N_2$ 52例(18.06%)。不同原发部位的淋巴结转移率：右肺46.67%(77/165)，左肺56.10%(69/123)；肿瘤直径<1 cm者淋巴结转移率为22.22%(2/9)，1～2 cm者为39.44%(28/71)，2～3 cm者为53.84%(112/208)，三者间比较差异有统计学意义($P<0.01$)。直径<1 cm者未发现$N_2$转移，1～2 cm者$N_2$阳性率为14.08%(10/71)，2～3 cm者$N_2$阳性率为20.19%(42/208)，三者间比较差异有统计学意义($\chi^2=20.01$，$P<0.01$)。作者认为，周围型小肺腺癌肺门及纵隔淋巴结转移常见，尤其是右肺上叶肺癌，直径大小对腺癌淋巴结转移发生率有明显的影响。术前应尽可能获得准确的N分期，如不能在术前确定N分期，对直径1 cm以上的肺腺癌术中应常规进行纵隔淋巴结清扫。金璐明等[31]*收集了ⅠA期周围型非小细胞肺癌(NSCLC)281例的临床资料，分析其纵隔淋巴结转移情况及影响因素。经过Logistic回归模型筛选NSCLC淋巴结转移的相关因素，发现7个指标与NSCLC的淋巴结转移有统计学关联：是否消瘦(比值比22.262)、既往是否有肿瘤史(比值比5.485)、结节大小(比值比3.788)、是否密度均匀(比值比5.850)、是否胸膜牵拉征(比值比1.371)、界限是否清楚(比值比8.259)和是否有空泡征(比值比7.124)。作者据此认为，对于临床ⅠA期的周围型NSCLC，肿瘤直径越大，其淋巴结转移风险性越高；而既往有肿瘤病史、影像上出现密度不均匀、围毛刺症、空泡症界限不清、胸膜牵拉、体征出现消瘦者尽管肿瘤较小，但出现淋巴结转移的风险明显增加，应加强淋巴结的手术清扫。宋平平等[32]对36例肺癌患者进行肺内多站淋巴结清扫，其中非原发肿瘤所在叶、段支气管旁淋巴结分别单独送检，以与原发肿瘤所在叶支气管旁淋巴结进行区分。本组共清除淋巴结552枚，病理证实$N_0$ 10例、$N_1$ 8例、$N_1+N_2$ 16例、跳跃式$N_2$ 2例。N1中肺原发肿

瘤所在叶、段支气管旁淋巴结转移 7 例，转移率 19.44%。作者认为，如不清扫非原发肿瘤所在叶支气管旁淋巴结，将导致转移淋巴结清扫不完整，因此应重视非肿瘤所在叶支气管旁淋巴结的清扫。

(5) 支气管胸膜瘘的治疗：刘兴元等[33]回顾性分析对 17 例肺癌、肺结核伴支气管扩张、支气管扩张患者行肺切除术后采用带蒂肋间肌瓣包埋支气管残端的临床资料。本组 14 例为预防性治疗，3 例为肺癌肺叶切除术后支气管胸膜瘘二期修补术(其中 1 例同时行局部胸膜内胸廓成形术)。预防性治疗组的 14 例患者，术后无并发症；随访 12 例，随访期间无 1 例发生支气管胸膜瘘。治疗组 3 例患者均痊愈，随访 6～24 个月，无再发支气管胸膜瘘。作者认为，带蒂肋间肌瓣包埋支气管残端防治支气管胸膜瘘安全有效，尤其适用于肺切除术后支气管残端或吻合口的加固，以预防支气管胸膜瘘的发生。

(6) 放射治疗及化疗：董昭等[34]应用高剂量率腔内放射治疗气管腺样囊性癌伴肿瘤性气管阻塞 27 例，同时对部分患者行气管支架置入术。高剂量率腔内后装放疗的单次剂量为 600～800 cGy，2 次周，总剂量为 3 000～4 000 cGy。结果显示，本组气管阻塞症状完全缓解率为 81.5%，部分缓解率为 18.5%。患者的 1 年、2 年和 3 年的生存率为分别 81.48%、55.56%和 22.22%。作者认为，高剂量率腔内放疗联合支架置入术治疗原发性气管腺样囊性癌显示出良好的近期疗效，且无明显的放射性损伤。但尚需对远期疗效作进一步的观察。姜晗昉等[35]* 将 60 例非小细胞肺癌(NSCLC)脑转移患者分为全身化疗同步脑放疗组(同步组)和全身化疗序贯脑放疗组(序贯组)，每组各 30 例，观察其疗效和毒副反应。结果显示，同步组和序贯组的 2 年生存率分别为 37.2%和 18.9%，同步组明显优于序贯组($P=0.011$)。同步组白细胞减少的发生率低于序贯组，差异有统计学意义($P=0.029$)。作者据此认为，全身化疗同步脑放疗治疗 NSCLC 脑转移可以取得较好疗效，且患者耐受性良好。马洁韬等[36]将 56 例具有明确病理诊断的初治局部晚期不可手术Ⅲa/Ⅲb 期非小细胞肺癌患者，经过 2 个周期吉西他滨联合治疗顺铂(GP)方案诱导化疗后，非随机分为两组，序贯组(SCRT)：26 例，放疗后续 2 个周期 GP 方案巩固化疗；同步组(CCRT)：30 例，放疗同步应用单药吉西他滨(G)化疗，放疗后续 2 个周期 GP 方案巩固化疗。结果显示，序贯组与同步组相比，中位无进展生存期分别为 9.18 个月与 11.31 个月($P<0.05$)，中位生存期分别为 14.6 个月与 19.2 个月($P<0.05$)，总有效率、1 年和 2 年生存率、不良反应发生率等均无统计学差异。作者认为，吉西他滨与放疗同步治疗局部晚期非小细胞肺癌近期疗效略优于序贯治疗，不良反应略有增加，但有较好耐受。

2. 肺良性病变的外科治疗

蔡奕欣[37]等分析了 45 例肺硬化性血管瘤病例的资料。本组男 19 例，女 26 例，年龄 16～70 岁，平均 48.5 岁。病程 2 天～3 年。临床表现为干咳 8 例，咳痰 15 例，胸痛 3 例，胸闷 2 例，17 例无症状。X 线及 CT 检查示肺内孤立病灶 43 例，双发病灶 2 例，双发病灶均位于同一肺叶。瘤体最大径 1.0～15.0 cm，平均 4.2 cm。行肺叶切除 30 例，肺楔形切除 15 例，26 例行同期系统淋巴结清扫。全组术后无并发症和死亡。32 例随访 3 个月至 16 年，均无复发，生存情况良好。作者认为，肺硬化性血管瘤具有潜在恶性及转移倾向，无特异性的临床表现，术前难以确诊。手术切除是唯一有效的方法，手术治疗预后良好。白凯等[38]回顾了 13 例小儿先天性肺腺瘤样畸形(CPAM)的临床资料，其中男 6 例，女 7 例，手术年龄 50 天至 13 岁。11 例患儿有临床症状，其中 3 例小于 2 个月的患儿表现为气促和呼吸困难，年长患儿表现为呼吸道感染或肺炎(7 例)、突发胸闷(1 例)。所有患儿均经胸部 X 线和 CT 检查确诊。术式单肺叶切除 10 例，肺叶＋不规则肺段切除 2 例，囊肿剥离术 1 例。病理示Ⅰ型 8 例，Ⅱ型和Ⅲ型各 2 例，Ⅳ型 1 例。本组无手术死亡，2 例术后早期出现支气管胸膜瘘，1 例经保守治疗，1 例在胸腔镜下瘘口缝合后治愈。平均随访 12.3 个月，2 例肺叶＋不规则肺段切除者活动量轻度受限，其余患儿恢复良好。作者认为，胎儿超声是 CPAM 产前诊断的主要手段，胸部 CT 检查对产后诊断有高度特异性，对有症状患儿应行手术治疗，对无症状者也应尽早行择期手术。何振波等[39]对 77 例手术治疗的肺部炎性假瘤患者的临场资料进行了回顾性分析。结果显示，术前确诊肺部炎性假瘤 16 例(20.8%)，误诊率为 79.2%，分别误诊为肺癌、肺其他良性肿瘤、结核瘤、肺曲菌病等。行肺楔形切除术 35 例(其中电视胸腔镜辅助下肺楔形切除 18 例、跨叶切除 17 例)，肺叶切除 21 例，复合肺叶切除 10 例，行胸膜纤维剥除＋肺楔形切除 3 例，行肺段切除 4 例，行肿块摘除 4 例。作者认为，肺部炎性假瘤临床表现无特异性，术前诊断较为困难，确诊有赖于术后病理检查。一旦发现，应尽早进行手术治疗，术中应尽可能切除病灶，同时最大限度地保留正常肺组织。马冬捷等[40]回顾性研究了病理确诊 191 例肺错构瘤的临床资料。发现其中 75.39%的患者年龄介于 40～70 岁之间，平均 50.86 岁，男：女为 1.247：1。63.87%无症状。所有患者均行 CT 检查，12.3%见爆米花样钙化，仅 10.5%术前明确诊断。支气管镜切除 2 例；手术切除 189 例。软骨型占 90.8%，瘤体平均

19.57mm。术后随访1～331个月均无继发肺癌及复发或恶变。作者认为,肺错构瘤术前确诊率低,联合多种影像学手段有助于术前明确诊断并制定合理的手术方案,手术是主要治疗措施,预后良好。

## 三、纵隔镜、胸腔镜手术

### (一) 胸腔镜在肺外科中的应用

1. 总述

李运等[41]分析了408例连续开展全胸腔镜肺叶切除手术患者的临床资料,总结全胸腔镜肺叶切除手术的操作流程和技巧的优化改进经验。胸腔镜观察口选择第7或8肋间腋后线,长1.5 cm;辅助操作切口选择在肩胛下角线第7或8肋间,长1.5 cm;主操作口选择在第4或第5肋间腋前线,长约4 cm,不放置开胸器;全部操作过程完全在胸腔镜下完成。术者位于病人前侧,双手分别握持吸引器和电凝钩,在主操作口内进行操作;助手位于病人背侧,使用卵圆钳经辅助操作口帮助牵拉显露。基本操作顺序与传统开胸肺叶切除术相同。肺癌病人均清扫纵隔淋巴结:肿瘤位于右侧,清扫2、4、3A、3P、7、8、9、10组淋巴结;左侧清扫3、5、6、7、8、9、10组淋巴结,必要时清扫第4组淋巴结。平均手术时间195 min,平均术中出血249 ml,中转开胸率8.6%(35/408)。全组围手术期死亡1例,术后并发症发生率11.8%(48/408)。作者认为,开展全胸腔镜肺叶切除手术应具备5个方面条件:①较清晰的胸腔镜设备;②良好的术野显露;③熟练的镜下血管解剖分离技巧;④能将血管和支气管置入缝合切开器内;⑤纵隔淋巴结清扫技术。掌握正确的操作流程及一些关键技巧,可以缩短学习曲线。周足力等[42]回顾了329例全胸腔镜下肺叶切除术的术中经验,总结全胸腔镜下肺叶切除手术中扶镜手的作用以及扶镜技巧。本组均通过胸部3个小切口非直视下完成肺叶解剖性切除,恶性肿瘤行淋巴结清扫。全部患者手术均顺利,因淋巴结干扰、出血或肿瘤体积大等原因而中转开胸27例。无严重并发症发生,无围手术期死亡。作者认为,观察孔一般定于第8肋间腋后线水平,切口位于下一肋表面,使trocar和镜头进入胸腔方向斜向胸顶;扶镜手需要熟知手术步骤,根据术中具体需要调节镜头与被观察物体的距离,实时调节镜头焦距和角度,以配合术者进行手术。戴为民等[43]回顾了96例胸腔镜下肺叶切除术的临床经验,总结胸腔镜下肺叶切除术中常见问题的预防和处理方法。本组遇到的术中常见问题包括:手术切口及血管出血、胸膜腔广泛粘连、支气管断端漏气。中转开胸4例。作者认为,选择肌肉较薄弱部位作切口、避开胸长血管、用电刀完整切开肌肉可减少切口出血,纱布压迫、关胸前切口8字缝合有利于止血。条索状粘连及疏松膜状粘连不是胸腔镜手术禁忌证;自观察孔先以手指或卵圆钳钝性分离出间隙,再置入胸腔镜予以评估,若粘连可分离则切开主操作孔协助游离,两孔会师即可有充分空间打开所有粘连。操作时要轻柔,避免暴力损伤血管;术中出血时应判断出血原因,少量出血可予以压迫止血;较大血管近端出血,首选开胸止血。尽可能单独处理支气管,可预防支气管残端出血、漏气;支气管断端出血,可以钛夹在断端两侧加固;断端漏气可延长切口后以3～0可吸收线缝合,必要时中转开胸。李文涛等[44]总结了134例序贯式全胸腔镜肺叶切除术的临床经验。该方法以首先处理肺静脉为突破口,逐层解剖,肺上叶切除先处理尖前段动脉(左肺上叶)或前干支动脉(右肺上叶)后,由前向后递进,依次处理支气管、肺动脉分支及其叶间裂,最后完全切除肺叶。本组有4例因损伤肺动脉、2例误伤上腔静脉中转开胸(中转开胸率4.5%),平均手术时间150 min;术中平均出血量150 ml;术后平均引流量320 ml;术后并发症22例(并发症率16.4%),经对症处理后纠正。作者认为,序贯式全胸腔镜肺叶切除术从肺叶根部进行解剖,避免了叶间裂发育不全造成的解剖困难;先处理肺静脉、后处理肺动脉,符合肺癌手术原则;采用叶间裂和肺动脉分支一并处理的方法,节省了切割缝合器和钉夹的数量。杨帆等[45]*回顾性分析接受全胸腔镜肺叶切除病例600例的临床资料,对其手术相关参数及3年随访结果等进行了统计分析。全组600例中良性疾病119例,恶性肿瘤481例。全组546例完成全胸腔镜手术,54例中转开胸,中转率9.0%。3年随访结果显示,良性疾病无症状复发,全胸腔镜下完成手术的非小细胞肺癌3年总生存率85.4%,其中Ⅰ期病人3年总生存率91.2%。作者据此认为,全胸腔镜肺叶切除手术是安全、有效的。

2. 肺癌

李文涛等[46]回顾分析了475例接受全胸腔镜(VATS)肺癌完全切除术患者的临床资料。本组术前TNM分期:ⅠA期($T_1N_0M_0$)182例,ⅠB期($T_2N_0M_0$)286例,ⅡA($T_1N_1M_0$)1例,ⅣB期($T_2N_0M_1$)(脑转移灶伽马刀处理后)6例。手术采用3～4个切口,操作切口3～6 cm,其余为1.0～1.5 cm。全组常规行系统淋巴结清扫术。无术中死亡,中转开胸率2.5%(12/475例)。手术费时平均195 min;术中出血平均356 ml/例;术后引流量平均420 ml/例;平均术中清扫淋巴结5.4组/例,每例平均12.8枚;术后70例发生并发症(15%);围手术期病死率0.2%。作者认为,胸腔镜肺癌完全切除术应掌握手术适应证;胸腔镜可以使系统纵隔淋巴结清扫更为容易;全胸腔镜肺癌完全切除术将在整个肺癌外科中逐步占据主导地位。卜梁等[47]将214例全胸腔镜肺叶切除治疗非小细胞肺癌患者按肿瘤直径分为A组(肿瘤最大径≥5 cm,30例)和B组(肿瘤最大径<5 cm,184例)。回顾性分析两组病例的一系列临床数据。本组共行肺叶切除211例,复合肺叶切除2例,全肺切除1例。A组与B组的中转开胸率(16.67%对7.61%,$P=0.204$)、手术时间[(214.0 ±58.1)min vs (198.6 ± 55.1) min, $P = 0.160$]、术中出血量[(283.3± 179.7) ml vs (248.5 ± 25.7) ml, $P = 0.559$]、并发症发生率(13.33% vs 14.67%, $P = 1.000$)、淋巴结清扫站数[(5.0±2.4) vs (5.0±1.7), $P=0.990$]、枚数[(19.1±10.1) vs (15.8±8.8), $P=0.065$]、局部复发率(3.45% vs 2.23%, $P=0.532$)、1年生存率(81.25% vs 92.63%, $P=0.226$),差异均无统计学意义。作者据此认为,全胸腔镜肺叶切除手术治疗部分肿瘤直径≥5 cm的非小细胞肺癌是安全、可靠的。高珂等[48]回顾性分析了89例采用电视胸腔镜手术(VATS)行肺叶切除加纵隔淋巴结清扫治疗早期NSCLC患者的临床资料。根据手术方式分为VATS辅助组(46例,采用VATS辅助小切口手术)和单向式VATS组(43例,行单向式全VATS),并选择同期行常规经胸后外侧切口开胸手术患者作为对照(开胸组,42例),发现单向式VATS组胸腔引流量[(208.33±50.39) ml vs (245.98 ± 45.32) ml]、术中出血量[(78.79±24.23)ml vs (112.63±64.32)ml]和早期下床活动时间[(2.31±0.27)d vs (3.56±0.31 d)]较VATS辅助组明显减少($P<0.05$);开胸组使用杜冷丁患者的比率较VATS辅助组和单向式VATS组明显增加($P=0.046, 0.007$);3组患者手术后VAS评分变化差异有统计学意义($F=5.796$, $P=0.002$);术后随访3组患者生存时间差异无统计学意义($P=0.848$)。作者认为,VATS特别是单向式全VATS肺叶切除加系统纵隔淋巴结清扫术在早期NSCLC患者的手术治疗中与传统开胸手术的效果几乎相同,且创伤更小,恢复快,是治疗早期肺癌的可靠方法。

3. 良性病变

韩毅等[49]报告了21例肺结核术后因胸腔感染行胸腔留置浸洗患者的临床资料,分为不伴支气管胸膜瘘组和伴有支气管胸膜瘘组,并将19例胸腔冲洗患者作为对照组。结果显示,胸腔留置浸洗组治愈率100.0%,胸腔冲洗组治愈率94.7%,胸腔留置浸洗组患者的平均住院日显著少于胸腔冲洗组(31.2 d vs 76.9 d, $P<0.05$)。作者认为,通过视屏胸腔镜引导下行残腔充填浸洗药物溶液并延长药物作用时间,可彻底消除残腔内壁的感染病灶,将感染残腔变为灭菌残腔而达到临床治愈,能显著提高肺切除术后难治性胸腔感染的临床治愈率,并且创伤较小。周钢等[50]总结了在普通单腔气管插管全麻下经腋下小切口胸腔镜辅助,并利用常规胸外科手术器械进行微创手术治疗自发性气胸189例的经验。术中选取腋中线第3或第4肋间切开3～4 cm的小切口,术者通过镜下和小切口两视野结合观察,寻找气胸漏气病变部位。如为肺大疱,用4号或7号丝线予以结扎或缝合,肺气肿则用胸膜片行肺修补术。全部病例均用纱球摩擦法行胸膜固定术。本组1例术后1个月气胸复发,再次胸部微创手术治愈;余188例术后平均随访18个月,均无气胸复发。作者认为,该方法能确切发现和切除病灶,费用也较低,对于年轻、心肺功能较好的初发单侧自发性气胸,应当首先采取胸腔镜手术或小切口辅助手术。徐春等[51]回顾性总结42例巨型肺大疱患者行电视胸腔镜手术(VATS)治疗的临床资料。本组42例患者中,痊愈40例(95.2%)。术后出现并发症13例(30.9%):肺部感染7例,死亡1例;6例术侧胸腔内持续漏气(大于7 d)。术后随访3个月至5年,无复发病例。作者认为,对于巨型肺大疱患者,VATS不仅使手术指征相应放宽,而且能最大限度地保护患者的肺功能,提高其生活质量。术前胸部CT有利于诊断和定位。对于双侧巨型肺大疱,可先做病变严重的一侧,放置胸管后翻身再做另一侧。术中操作应轻柔,必要时覆盖管状可吸收聚乙醇酸修补材料再进行切割缝合。术前呼吸道准备和术后呼吸道管理对手术成功也很重要。

**(二) 胸腔镜在食管外科中的应用**

陈保富等[52]* 回顾分析81例在电视胸腔镜、腹腔镜联合辅助下经右胸、腹、左颈径路,行食管次全切除术及纵隔区、腹区两野淋巴结清扫术病人的临床资料。所有病例均在胸、腹腔镜联合下完成食管癌根治术。全组平均手术时间每例270.5 min,全组共清扫淋巴结1652枚,平均每例20.4枚(5～41枚),转移率30.9%(25/81例)。术中无大出血。术后早期并发症发生率为27.2%。术后79例平均随访14.2个月,总体生存率为91.1%。近中期并发症发生率为27.8%。作者据此认为,胸、腹腔镜联合手术治疗食管癌创伤小,并发症低,技术上能达到肿瘤根治的目的,临床疗效有效,术后患者生活质量改善。王禹冰等[53]回顾性分析了31例60岁以上的老年胸中、上段食管癌患者行根治性手术的临床资料。其中行胸、腹腔镜联合食管癌切除,经胸骨后胃、食管颈部器械吻合术16例(胸、腹腔镜组),颈、胸、腹三切口食管癌切除术15例(传统三切口组,其中有13例为手工吻合,2例为器械吻合)。胸、腹腔镜组患者术后并发症发生率较传统三切口组低,术后住院时间显著缩短($P=0.019$),住院总费用、药费、床位费均显著降低。术后随访2～22个月,31

例患者均无肿瘤复发及转移,无死亡病例。作者认为,腔镜手术患者术后并发症的发生率明显降低,住院时间短,费用相对也低。腔镜手术患者受到手术的创伤小,对心肺功能影响小,对于老年食管癌患者是一种安全、有效的手术方法。蔡瑞君等[54]回顾分析了21例行胸腹腔镜食管部分切除、经胸骨后胃食管颈部器械吻合术患者的临床资料。本组胸部中上段食管癌20例,1例为食管上皮瘤样变。胸段食管游离20例采取左侧卧位,1例采取俯卧位。腹部经5个Trocar游离胃并清扫淋巴结后,建立胸骨后隧道,将胃提至颈部行胃食部圆形吻合器吻合。本组21例均顺利完成,无中转开胸及开腹,手术时间为(232±74)min,术中出血(220±110)ml。术后住院天数为(11±2)d,无术后吻合口瘘、吻合口狭窄、乳糜胸及肺部感染的发生,1例出现声音嘶哑。随访1～21月,全部生存,恢复良好。作者认为,对于$T_{1\sim2}$及部分$T_3$患者行胸、腹腔镜联合食管癌切除术保持了胸腹部的解剖完整性,可减少术后呼吸系统等并发症;采用胸骨后路径,避免了胸腔胃的弊端,减少了胃的张力;合并采用颈部圆形吻合器进行胃食管吻合,与手工缝合相比可明显降低颈部吻合口瘘的发生。

### (三)胸腔镜在胸外伤中的应用

郝青等[55]回顾性分析了22例胸部刀刺损伤患者的临床资料。本组于胸腔镜下诊治19例,均痊愈出院。1例行胸壁清创缝合治疗观察5 d后痊愈出院。死亡2例,主要死亡原因为心脏破裂致出血性休克、多器官功能衰竭。患者在短时间内药物改善休克状态的前提下,尽早采用胸腔镜探查,首先吸尽胸腔内积血,发现肺破裂19例,心包破裂2例,均予镜下缝合;肋间血管损伤3例,给予延长切口直视下结扎肋间血管止血。作者认为,选用胸腔镜探查,既为下一步必须开胸手术指明方向,同时也避免了不必要的较大切口探查而造成的创伤。王睿[56]等回顾分析了21例采用单操作孔电视胸腔镜手术治疗凝固性血胸患者的临床资料。本组男性15例,女性6例;均为外伤后72 h至11 d的血胸患者。全组均以腋中线第6或7肋间长1 cm的切口为观察孔,以腋前线第4或5肋间长1.5～2 cm的切口为操作孔,在腔镜下松解粘连,吸尽积血,捣碎血凝块,采用电凝、钛夹、无创伤缝针或直线切割缝合器等方法止血,剥离纤维膜或纤维板。全组手术顺利,手术平均用时54 min,术后平均5.6 d顺利出院。无围手术期死亡和严重并发症,无因出血或漏气需再次手术者。作者认为,单操作孔胸腔镜手术治疗凝固性血胸适用于各种原因造成的凝固性血胸,只要病例选择恰当,并不会增加手术难度,避免了其他两孔模式存在的弊端,进一步减少了创伤,有临床推广价值。

### (四)胸腔镜在纵隔外科的应用

薛志强等[57]总结了32例采用单操作孔电视胸腔镜手术(VATS)切除纵隔肿瘤的临床经验。本组胸腺瘤15例,胸腺囊肿6例,神经源性肿瘤4例,畸胎瘤3例,支气管囊肿3例,心包囊肿1例。所有手术均在胸腔镜下完成。全部患者手术顺利,无中转开胸;手术时间(92.7±16.2)min,术中出血(110.5±24.6)ml,术后住院时间(5.2±1.2)d。无肺不张、肺部感染、出血等并发症,无围手术期死亡。作者认为,单操作孔VATS切除纵隔肿瘤技术上可行,具有创伤小、恢复快等优点。李运等[58]回顾性分析59例后纵隔肿瘤患者经VATS治疗的临床资料。本组病人平均年龄40.6岁,肿瘤平均最大直径4.86 cm。所有患者均施行VATS后纵隔肿瘤切除术。所有患者手术顺利,手术时间(125.80±57.40)min,术中出血量(168.10±157.70)ml,术后住院时间(5.24±2.24)d。中转开胸手术6例,中转开胸率10.2%。术后病理诊断:神经源性肿瘤46例,囊肿10例,畸胎瘤2例,脂肪瘤1例。术后随访51例,无复发或因肿瘤导致死亡患者。多因素分析结果表明:肿瘤最大直径≥6 cm是使手术时间延长、术中出血量增加、中转开胸率增加和术后并发症发生率增高的独立危险因素。作者据此认为,VATS治疗后纵隔肿瘤安全、可行,肿瘤最大直径≥6 cm是增加手术难度和手术风险的重要因素。王伟等[59]回顾性分析了114例接受电视胸腔镜胸腺扩大切除术的重症肌无力患者的临床资料。本组Ⅰ型54例,Ⅱa型42例,Ⅱb型15例,Ⅲ型3例。所有手术均能在胸腔镜下完成,平均手术时间100 min,术中出血量均小于100 ml,无手术死亡。术后1例发生重症肌无力危象,23例行呼吸机辅助治疗。重症肌无力完全缓解46例,43例病情好转,25例正在观察,总有效率78.3%。作者认为,电视胸腔镜行胸腺扩大切除术治疗重症肌无力的技术是可行的;右侧入路有其优势,遇到分离困难时可适当延长前胸壁切口;手术疗效确切,有利于减少肌无力危象及其他严重术后并发症。

### (五)胸腔镜在手汗症中的应用

舒健等[60]对胸交感神经链的T3和T4切断术与术后代偿性多汗间相关关系的文献进行检索和筛选,最终纳入7篇符合标准,进行了Meta分析。$T_3$组共纳入442例患者,$T_4$组共430例,各试验结果有显著异质性。采用随机效应模型进行分析,$OR=4.20$,$P<0.01$,95%CI为(2.28,7.75);Meta分析结果显示,与$T_3$胸交感神经切断术相比,$T_4$胸交感神经切断术后代偿性多汗发生率更低($P<0.01$)。作者分析,与$T_3$胸交感神经切断术比较,$T_4$胸交感神经切断术降低了

代偿性多汗的发生率，是治疗手汗症的一种更可行的方法。周冰等[61]对1 000例接受电视胸腔镜（VATS）治疗手汗症患者的临床资料进行了分析。本组术前轻度手汗0例，中度手汗324例，重度手汗676例。所有患者均在VATS下行一期双侧胸交感神经阻滞术：行$T_{2\sim4}$交感神经链切断术（A组）131例，行$T_2$切断术（B组）178例，行$T_2$、$T_3$切断术（C组）152例，行$T_2$钛夹钳夹术（D组）42例，行$T_3$＋旁路纤维切断术（E组）297例，行$T_4$＋旁路纤维切断术（F组）200例。手术均顺利，无围手术期死亡，无术中严重并发症。术后随访率80.6%。代偿性多汗是最主要的术后并发症，总体发生率38.1%。E组与F组代偿性多汗发生率显著少于前4组，A组代偿性多汗发生率显著多于其余5组。D组手汗复发率与E、F组比较差异有统计学意义。作者认为，保留$T_2$神经节段、降低手术切除的交感神经节段可减少术后代偿性多汗的发生；$T_3$或$T_4$＋旁路纤维切断在控制术后手汗症复发方面效果显著；但不主张切除神经节段过低，以防术后手汗改善不明显。

### （六）胸腔镜在Nuss手术中的应用

段贤伦等[62]回顾分析了80例接受胸腔镜辅助下微创Nuss手术治疗小儿漏斗胸患者的临床资料。本组男60例，女20例；平均年龄（6.97±3.94）岁，Hailer指数2.7～8.3。80例均顺利完成手术，畸形矫正满意，术中出血2～10 mL，术后平均住院时间7 d。仅1例出现切口感染。患儿均获随访，随访时间1个月至2年，疗效优良率为100%。作者认为，微创Nuss手术治疗小儿漏斗胸创伤小，出血少，不切骨，恢复快，效果满意，方法安全可靠。术前测量钢板长度、术中细致操作及术后有效宣教，可提高手术的安全性及有效率。石卓等[63]分析了406例胸腔镜辅助下Nuss手术治疗漏斗胸患者的临床资料。本组男313例，女93例，平均年龄6岁9个月，术前Haller指数3.35～7.23。所有患者均顺利完成手术，无手术死亡。术中平均失血量＜10 ml。术中心包损伤1例（0.2%），在胸腔镜下及时发现，未出现出血、心血管损伤等严重并发症。切口愈合不良2例（0.5%）。随访3个月至6年，5例（1.2%）行二次Nuss手术，其中2例患儿因疼痛剧烈致脊柱侧弯，3例出现支架移位，经再次手术治愈。2例（0.5%）患者于术后10个月因过敏、切口皮肤溃烂再次入院，1例换药后好转，1例提前取出支架。矫形效果387例（95.3%）为优良，12例（3.0%）为良好，7例（1.7%）为一般。作者认为，临床上广泛对称的漏斗胸尤其合并扁平胸是Nuss手术的最佳选择；术中应注意选择合适的支架支撑点以及与胸壁的固定方法，术后应加强患儿指导宣教；术后镇痛及心理辅导也显得尤为重要。

（彭　昊）

## 四、食管外科

### （一）食管癌、贲门癌

1. 基础研究

孙国贵等[64]*采用病毒感染法将不同剂量构建有MnSOD基因的重组质粒转入食管癌TE-1细胞，检测发现MnSOD过表达使TE-1Mm细胞中G0/G1期细胞数增多，G2/M期和S期细胞数减少，而在TE-1Mh细胞中相反。说明MnSOD过量表达通过改变细胞周期和凋亡，对食管癌TE-1细胞的增殖和转移瘤的生长均表现为促进和抑制增殖的双向作用。徐瑾等[65]利用体外细胞培养技术及流式细胞分析技术等方法，测定发现2-脱氧葡萄糖（2-DG）能剂量依赖性地导致体外培养人食管癌Eca109细胞细胞周期阻滞、细胞凋亡，使G1期细胞增多，并伴有S期、G2/M期细胞比例减少，且在低氧条件下作用更加明显。徐驯宇等[66]采用MACS法分选出人食管鳞癌细胞（ESCC）中的NGFR阳性细胞，并对其肿瘤干细胞特性进行研究。MACS法能有效地分选出人ESCC中的NGFR阳性细胞，其NGFR阳性细胞具有肿瘤干细胞特性。为进一步研究NGFR阳性ESCC在食管肿瘤发病机制中的作用、其对临床预后的影响以及寻找新的治疗方法等奠定了研究。肖勇等[67]采用病例对照研究，研究1045例食管癌病例和1047例健康对照。选取IL-23R基因启动子区域SNP rs6682925 T＞C以及第二外显子区域SNP rs1884444T＞G为研究位点，应用TaqMan基因分型技术进行基因检测并进行相关分析。研究发现两者的多态性与我国人群食管癌遗传易感性有关。张广健等[68]应用定时定量PCR及Western blot对34例食管癌及癌旁组织标本的MDR1及HIF-1a表达水平进行检测，MDR1在使馆癌组织的表达显著低于癌旁组织，HIF-1a与之相反，但均高于正常组织。两者表达均与食管癌的分化程度呈正相关。杨光等[69]应用犬气管食管瘘模型研究比较瘘旷置、食管单纯旷置、空白对照3组食管组织结构及屏障功能变化，结果显示瘘旷置组和食管单纯旷置组的食管黏膜下层腺体减少、缺失；细胞间隙增宽，桥粒数目减少，屏障功能降低，但基底膜完整，而空白对照组无此变化。提示对于难治性食管气管瘘（TEF），食管旷置术及食管改道术安全可行。李林蔚等[70]利用DNA重组技术，在ESCC细胞系EC9706细胞中转染表达ECRG4基因，结果提示转染组肿瘤细胞与基质的黏附性、迁移和侵袭能力均低于对照组，但无统计学差异，而转染组P53和P21蛋白表达均高于对照组。作者认为ECRG4是

ESCC 的候选抑癌基因,可能通过参与 P53 通路调控 P21 蛋白表达来发挥抑癌功能。

2. 流行病学

陈志峰等[71]根据磁县肿瘤登记处数据,分析 1988—2007 年食管癌胃癌发病趋势。通过计算年度变化百分比(APC)发现食管癌发病总体呈现下降趋势(-1.15%),其中女性下降明显(-1.47%);胃癌发病呈上升趋势(1.3%),其中男性升高明显(1.5%);亚部位分析贲门癌发病上升明显,占胃癌发病总数 40.0%,总发病 8.07%。

3. 诊断

毛华等[72]应用微探头超声胃镜检查 46 例食管胃隆起病变患者,其中食管黏膜下平滑肌瘤 12 例,胃黏膜下平滑肌瘤 7 例,十二指肠黏膜下平滑肌瘤 2 例,胃息肉 9 例,十二指肠球部息肉 2 例,食管间质瘤 3 例,十二指肠球部间质瘤 1 例,胃囊肿 2 例,平滑肌肉瘤 3 例,胃底静脉瘤 1 例,脂肪瘤 2 例,胃异位胰腺 2 例。有 17 例黏膜下肿瘤患者行手术治疗,诊断符合率 82.24%(14/17)。作者认为超声胃镜检查对食管胃隆起性病变有较高的诊断价值。巩合义等[73]根据文献总结了 $^{18}$F-FDG PET/CT 在食管癌中的应用研究,作者认为 PET/CT 在食管癌原发灶、区域淋巴结转移、远处转移的诊断具有优势,但对于诊断食管多灶性病变,特别是早期病灶方面存在局限性。PET/CT 对于食管癌分期和重新分期具有一定价值,对于治疗计划具有重要影响,对于治疗后复发的诊断存在优势,能够早期预测肿瘤对方化疗的敏感度。

4. 预后分析

李斌等[74]* 系统回顾 2006 年 1 月至 2012 年 12 月在复旦大学附属肿瘤医院胸外科行三野淋巴结清扫食管癌根治术 308 例患者的临床资料。平均清扫淋巴结(35.6±14.5)枚,淋巴结转移 64%(197 例),脉管侵犯($P=0.019$)及肿瘤浸润深度($P<0.001$)是发生淋巴结转移的危险因素。各站淋巴结中,胸部气管旁淋巴结转移率最高(25.0%),上段食管癌腹部淋巴结转移率显著低于中段或下段。作者认为,淋巴血管浸润及胸部气管旁淋巴结转移是发生颈部淋巴结转移的危险因素,胸部气管旁淋巴结转移可作为行颈部淋巴结清扫的指征。任光国等[75]系统回顾 2007 年 3 月至 2010 年 2 月 124 例胸段食管癌切除合并喉返神经旁淋巴结清扫术病人的临床和病理资料。术后病理确诊的 124 例食管癌患者中 34 例出现喉返神经旁淋巴结转移,转移率为 27.41%,胸上段、低分化、浸润深(T2 以上)的食管癌患者更易发生喉返神经旁淋巴结转移。王海东等[76]对比胸中下段食管癌术后管状胃食管吻合和全胃食管吻合后病人生活质量。全组共 104 例,其中管状胃组 54 例,全胃组 50 例,结果发现术后 3 月两组生活质量比较差异无统计学意义,术后第 6 个月和第 12 个月管状胃组生活质量指标改善比全胃组明显,差异有统计学意义,作者认为管状胃食管吻合术对患者术后远期生活质量较全胃食管吻合术提高更为明显。查天洲等[77]对 2000 年 01 月至 2008 年 12 月在江苏大学附属宜兴市人民医院进行食管癌根治性切除手术患者定期随访,采用 Kaplan-Meier 生存率分析和 Cox 比例风险模型进行单因素和多因素分析。结果发现 TNM 分期、肿瘤浸润深度、淋巴结转移、肿瘤部位及肿瘤分化程度与术后患者生存率有关,淋巴结转移是影响食管癌预后的独立因素。孙志钢等[78]对 2001 年 1 月至 2005 年 1 月间接受 Ivor-Lewis 手术治疗的 82 例 pN0 期胸中段食管鳞癌病人进行前瞻性研究,用 RT-PCR 检测食管癌组织中淋巴管生成因子 C (VEGF-C) mRNA 和淋巴结组织中上皮标志物 (Mucin1) mRNA 的表达,结果发现 42 例检测到 VEGF-C mRNA 的表达,表达者 3 年内淋巴结转移发生率显著高于无表达者,有 23 例检测到 Mucin1 mRNA 的表达,诊断为淋巴结微转移,表达者 3 年内淋巴结转移发生率显著高于无淋巴结微转移者。结果表明,T 分期、食管癌组织中 VEGF-C mRNA 的表达和淋巴结微转移是 pN0 食管癌病人 Ivor-Lewis 手术后淋巴结转移性复发的独立危险因素。

5. 手术治疗

(1) 食管癌贲门癌的治疗:姜宏景等[79]回顾分析 2009 年 1 月治 2011 年 2 月在 Ivor-lewis 食管癌根治术中应用直线型切割缝合器完成食管胃侧侧吻合 18 例,常规吻合 12 例。术后随访观察进食情况,纤维胃镜、造影评估吻合口内径等,结果显示胸腔内全机械性食管胃侧侧吻合应用安全可靠,能有效改善患者术后吻合口狭窄发生,但缺乏随机对照研究,因此尚不能明确是否可以完全替代传统管型吻合器吻合。陈明耀等[80]* 回顾性分析 2009 年 8 月至 2011 年 4 月 202 例采用一次性圆形吻合器行食管癌切除后食管胃颈部吻合病例的临床资料,结果发现 202 例患者这个除 1 例因吻合部分食管撕裂而需要手工缝合修补外,其余均一次吻合成功,手术无死亡病例,术后出现颈部吻合口瘘 6 例(3.0%),出现胃食管反流 2 例,无 1 例出吻合口狭窄。食管癌切除后使用吻合器行食管胃颈部吻合安全、可行。彭林等[81]回顾分析 1992 年 10 月至 2010 年 10 月间 136 例接受结肠代食管的食管癌患者的临床资料,结果发现术后围手术期并发症发生率 26.4%,死亡率 12.5%,结肠代食管术操作复杂,创伤较大、术后并发症发生率和死亡率均较高,但是对于不能使用胃代食管的患者,结肠代食管仍不失为一种好的选择。王建华等[82]应用透明帽法对16例食管早期癌和癌前病变行EMR治疗，应用氩离子凝固术治疗残留及复发病灶，结果发现术后出血率低(18.7%)，无一例发生食管穿孔及狭窄，无复发，认为EMR是治疗早期食管癌及癌前病变的安全有效的方法。刘彦中等[83]回顾性研究了212例采用腋下横切口和317例采用传统后外侧切口的食管癌手术病例，比较两种手术切口的影响。结果显示，腋下横切口具有创伤小，术后恢复快，可作为手术常规和首选的探查切口。张永明等[84]回顾性分析了32例贲门癌(6例)、食管癌(26例)病例临床资料，比较分析食管胃侧侧吻合术的治疗效果及应用前景。所有病例术后未出现吻合口瘘，术后随诊0.5～2年未出现吻合口狭窄。作者认为，食管胃侧侧吻合术可降低吻合口并发症尤其是狭窄的发生。史墨等[85]回顾性分析了45例$pT_4$期食管鳞癌手术治疗效果，其中29例$T_{4a}$患者实现肿瘤完全切除，16例T4b患者中6例完全切除，10例行姑息性切除或单纯探查，肿瘤完全切除和姑息切除/单纯探查病例的5年生存率分别为23.5%和0，术后完成预定治疗方案和未完成的5年生存率分别为21.2%和9.1%。Cox回归分析显示肿瘤不完全切除和淋巴结转移是独立的预后不良因素。陈名久等[86]*回顾性比较了114例采用可吸收线黏膜层与浆肌层分层缝合法(实验组)和96例采用传统全层间断内翻缝合法(对照组)的食管癌切除颈部吻合手术患者。结果显示实验组无吻合口瘘发生，对照组吻合口瘘发生率2.1%，术后1周、1月、3月实验组的吻合口狭窄发生率较对照组低，实验组无重度狭窄患者。刘俊峰等[87]*前瞻性的研究食管癌切除食管胃吻合附加改良式Nissen折叠术的抗反流作用，实验和对照组各35例，术后3个月随访，结果显示，抗反流组烧心和胃液反流症状评分明显低于常规吻合组，抗反流组吻合部位静息压高于胃内压，DeMeester评分低于常规吻合组，常规吻合组食管炎评分高于抗反流组。作者认为，该术式可增加吻合部位压力，具有抗反流作用。段红兵等[88]回顾性分析了120例食管癌病人的临床资料，应用24小时pH值监测比较管状胃成形和传统手术对术后胃食管反流症的影响。结果显示，传统手术组在反流症状、反流次数、反流百分率和最长反流时间均大于管状胃手术组。作者认为管状胃成形能有效降低食管癌术后胃食管反流的发生率。张英国等[89]比较了3种吻合方式对食管贲门癌机械吻合术后的抗反流效果，术后反流发生率机械吻合组、His角重建组及唇式加固组分别为69.05%、28.57%、14.10%。作者认为唇式加固与胃底折叠His角重建具有明显的抗反流作用，其中唇式加固效果更佳。

(2) 高龄食管癌贲门癌的治疗：刘向明等[90]*对232例60岁以上老年中下段食管癌患者用前瞻性随机分组的方式分别行Ivor-Lewis和Sweet两种手术方式，根据术中术后情况，比较两种手术方式的优劣。结果显示Ivor-Lewis手术具有不损伤膈肌、胸腔内手术时间短、对心肺功能影响小、术后并发症少、恢复快等优势，可作为老年中下段食管癌的首选手术方式。王志刚等[91]回顾分析76例70岁以上食管癌患者的临床资料，1、3年生存率分别为44.7%和21.1%。单因素分析显示肿瘤病理分期、淋巴结转移、手术方式、术后放化疗、术前合并症、肿瘤最大径为影响预后的主要因素，多因素分析显示前4项为重要的独立因素。王峻峰等[92]回顾分析65例60岁以上贲门癌患者经腹和经胸两种手术方式的临床治疗，结果显示两组肺部并发症有统计学差异(2/9)，3年生存率无统计学差异(46.87%/42.42%)。作者认为经腹路径切除治疗老年患者贲门癌具有切除彻底、安全有效和死亡率低等优点。

(3) 并发症的防治及围术期处理：闫明等[93]应用放射性核素对38例食管癌术后患者进行术前及术后24 h的流食胃排空检查，其中30例患者术后胃排空快于术前。作者认为，在重力作用的影响下，术后早期胸胃对流食的排空较术前显著加快，胸胃只是作为无功能的连接管道而存在。刘鸿翔等[94]回顾分析108例食管癌术后呼吸功能不全患者的临床资料，并应用logistic回归分析可能的危险因素。该研究中术后并发呼吸功能不全的发生率为10.06%，通过单因素分析，其高危因素包括高龄、肥胖、吸烟史10年以上、低蛋白血症、基础肺功能差、术后吻合口瘘等，多因素分析同样显示上述高危因素。尹东涛等[95]回顾分析422例食管癌手术病例，术后发生心律失常118例，其中58例为无症状窦性心动过速(＜120/min)，60例窦性心动过速(120～160/min)，心房纤颤24例，室上速6例，频发房早8例，室早2例，房扑1例。心律失常的发生于高龄(年龄＞65岁)、术前合并慢性阻塞性肺疾病、弓上吻合及手术时间＞4.5 h等因素相关。刘法兵等[96]对13例胸内食管胃吻合口瘘(瘘口直径≥10 cm)的患者，在胃镜辅助下经鼻置入瘘腔引流管，行负压吸引，配合胸腔闭式引流和鼻肠管肠内营养。结果显示一次置管成功率100%，置管时间5～9 min，平均6 min。12例痊愈，瘘口愈合时间16～78 d，平均31.4 d。1例死于严重肺部感染。作者认为，胃镜辅助新三管法治疗严重胸内食管胃吻合口瘘安全有效经济。

(4) 肠内营养：曹彬等[97]将70例食管癌术后病人随机分成对照组(肠外营养PN组)和实验组(肠内

营养 EEN 组),比较其术后恢复情况,结果显示,实验组术后血清清蛋白较术前无明显变化,并且较对照组在术后住院天数和住院费用方面有明显减少。孙清超等[98]前瞻性的将 50 例食管癌手术患者随机分为早期肠内营养组(EEN)和传统肠内营养组(TEN),结果显示 EEN 组较 TEN 组前白蛋白、转铁蛋白水平以及外周血淋巴细胞计数均明显升高,血清白蛋白未见明显改变,肛门排气时间较 TEN 组早。作者认为食管癌术后早期应用肠内营养支持安全可行,能改善营养状态,维护和促进胃肠道功能。王雷等[99]将 150 例食管癌患者随机分为全肠外营养组和早期肠内营养组各 75 例。结果早期营养组的感染发生率、吻合口瘘发生率均低于全肠外营养组,术后 3 d 和 7 d 的早期营养组血清 hs-CRP、淋巴细胞计数、E－SLT、sCD14 水平低于全肠外营养组,清蛋白、前清蛋白高于全肠外营养组。作者认为早期肠内营养对于预防食管癌术后感染有较大作用。

6. *内支架治疗*

胡昌平等[100]对 45 例晚期食管癌或贲门癌所致癌性梗阻患者行内镜下覆膜食管支架置入,其中 43 例支架成功植入(95.6%),植入后吞咽困难分级(Stooler 分级)有 28 例达到 0 级,10 例 1 级,5 例 2 级;生活质量评分由[(21±3)分(17～33)分上升到(41±3)分(31～52)分]。植入支架后,常见并发症包括咽部或治疗部位疼痛、胸部异物感、反流性食管炎,极少数出现再梗阻、支架移位或脱落等。

7. *放疗和化疗*

沈文斌等[101]回顾分析 68 例接受三维适形放疗的初治食管癌伴锁骨上淋巴结转移的患者,全组原发灶治疗后完全缓解(CR)26 例,部分缓解(PR)33 例,无变化(NR)9 例,全组锁骨上转移淋巴结治疗后 CR49 例,PR19 例,总有效率 100%。全组 1、2、3 年生存率分别为 51.4%、31.0%和 15.0%,中位生存期 15.0 个月。单因素分析表明病变部位、病变长度、原发灶放疗剂量、腹腔淋巴结转移、锁骨上转移淋巴结的大小及化疗为预后影响因素,其中病变部位、原发灶放疗剂量、锁骨上转移淋巴结大小及化疗为独立预后影响因素。食管胸下段癌患者生存率及中位生存期均最低。作者认为,放化疗联合可作为中晚期食管癌的主要治疗方法,胸上段食管癌伴锁骨上淋巴结转移者应归为区域淋巴结转移。张汀荣等[102]将 90 例局部晚期食管鳞状细胞癌患者随机分为多西紫杉醇联合 DDP 同期放疗组(DP 组)和 5－氟尿嘧啶联合 DDP 同期放疗组(PF 组),化疗每 4 周 1 次,共 4 个疗程;放疗剂量为 50.4 Gy/28 次。结果显示,DP 组和 PF 组患者的有效率分别为 84.5%和 71.1%,DP 组的中位生存期为 21.5 个月,PF 组为 16.0 个月,DP 组和 PF 组的 3 年生存率分别为 23.9%和 12.1%。两组毒副反应发生率无显著差异。作者认为 DP 组较 PF 组有更好的有效率和长期生存率,且毒副反应并未增加。李宏亮等[103]将 88 例老年食管癌患者随机分为放化组(后程加速超分割放疗同步紫杉醇化疗组)44 例和单放组(单纯后程加速超分割放疗组)44 例,单放组先常规分割放疗 2 Gy/d,5 Fx/W,36 Gy/18Fx 后改为 2Fx/d,间隔>6 h,(1.4～1.5)Gy/Fx,总剂量(DT)(61.2～66)Gy/(36～38)Fx;放化组在单放组基础上同步紫杉醇化疗,30 mg/m2,每周 1 次,共 6 次。结果显示,放化组总有效率(CR＋PR)为 93.2%;单放组总有效率为 77.3%。放化组和单放组 1 年局控率分别为 86.4%和 72.7%;1 年生存率分别为 86.4%和 72.7%。放化组血液系统毒性增加,Ⅲ～Ⅳ度骨髓抑制两组差异具有统计学意义,两组急性气管炎、气管炎、胃肠道反应等发生率无统计学意义。作者认为后程加速超分割放疗加紫杉醇同步化疗治疗老年食管癌是一种可以耐受的方案,近期效果有改善,远期疗效值得进一步研究。张伶等[104]回顾分析 372 例接受过高剂量或低剂量放疗,并均行同步化疗的Ⅳ期食管癌患者的临床资料,结果表明,高剂量放疗组总有效率及局控率明显高于低剂量组;高剂量组 1、2、3 年总生存率为 63.6%、40.1%和 7.7%,而低剂量组分别为 41.9%、10.9%和 1.4%,且总生存率与年龄、放疗方式、烟酒史相关。放射性损伤发生率中肺损伤、骨髓抑制组间无差异,食管炎高剂量组较低剂量组明显增加。作者认为,治疗前 PS 评分≤1 的Ⅳ期食管癌患者行高剂量放疗可明显提高局控、总有效率与总生存率;年龄≤60 岁,行高剂量放疗及无烟酒史的患者总生存受益更多;行高剂量放疗患者放射性损伤的发生率在临床可接受范围。盖晓惠等[105]对 50 例局部中晚期食管癌初治患者进行前瞻性随机分组研究。大分割组:外照射 40Gy 后,开始内外照射同期进行,每周六加一次内照射,内照射 5 Gy/次,1 次/周,共 10 Gy/2 次;小分割组:外照射 30 Gy 后,即开始内外照射同期进行,每次 1.5 Gy/次,1 次/周,共 10.5 Gy/3 次。两组外照射总量均为 50 Gy,均采用常规分割照射,2 Gy/次,1 次/日,5 次/周。结果显示,大、小分割组 1、3、5 年局控率分别为 72.73%、58.18%、48.48%和 77.52%、46.96%、41.74%($P$=0.622);1、3、5 年生存率分别为 81.82%、40.91%、27.27%和 75.00%、32.14%、28.57%($P$=0.92);大、小分割组急性放射性食管炎发生率分别为 90.90%和 92.90%($P$=0.80),晚期放射性食管炎发生率分别为 81.80%和 50.00%($P$=0.02)。作者认为,两组局控率及生存率相当,但大分割组晚期放射性食管炎发生率明显小于小分割组。

### (二) 食管良性疾病的外科治疗

1. 先天畸形

周耀东等[106]* 回顾性分析101例先天性食管闭锁患儿术后生存率、术中术后并发症发生率的影响因素。低出生体重(<2.5 kg)是影响食管闭锁生存率的重要因素($r=0.946$),体重越轻,生存率越低,吻合口瘘和狭窄的发生率高,术后机械通气时间延长。术后应激性高血糖与生存率呈负相关($r=-0.931$)。Logistic 回归分析表明出生体重($P=0.012$)和应激性高血糖($P=0.048$)对食管闭锁预后有独立的影响作用。潘征夏等[107]回顾性分析61例新生儿食管闭锁,Ⅰ型2例,Ⅲa型32例,Ⅲb型27例,2例Ⅰ型病例先行近端食管引流、胃造瘘,2周后行结肠代食管手术,59例Ⅲ型病例均Ⅰ期食管气管瘘切断缝扎、食管端端吻合。术后发生肺部并发症42例,吻合口狭窄24例,吻合口瘘3例,死亡1例,放弃治疗3例。作者认为,新生儿食管闭锁应尽早诊断、及时手术,积极预防和治疗并发症。周致红等[108]回顾性分析18例食管闭锁患儿,其中13例行一期食管气管瘘结扎+食管闭锁切除端端吻合手术,5例放弃手术治疗。13例手术患儿中吻合口狭窄4例,吻合口瘘2例,死亡2例,死亡原因为呼吸衰竭、吻合口瘘和心衰。作者认为,早期诊断、并发症的预防和积极处理是提高食管闭锁手术治疗效果的关键。

2. 食管腐蚀性狭窄

乌立晖等[109]* 回顾性分析98例食管腐蚀性烧伤后狭窄患者的外科治疗经验。其中72例广泛食管狭窄、病变超过食管中段以上者采用横结肠代食管胸骨后顺蠕动吻合(其中咽腔吻合18例,颈部吻合54例),手术时机在伤后20~24周内14例,24周以上58例;26例中下段狭窄病例行胃食管胸内吻合,手术时机在伤后20~24周内7例,24周以上19例。结肠代食管吻合病例术后死亡4例,颈部吻合口瘘14例,后期颈部吻合口狭窄7例。胃代食管吻合病例无死亡病例,术后吻合口狭窄3例。作者认为,食管腐蚀性烧伤后狭窄在伤后20~24周可积极采取食管重建术,根据食管狭窄段严重程度及位置决定手术方式,可采用横结肠食管颈部吻合或结肠咽腔吻合术,胸内胃食管吻合术。王永高等[110]对146例食管损伤病例进行序贯性治疗(即由急救科完成食管损伤急救、损伤定位和病变分级、内镜下取异物、食管灌洗、术前准备等救治措施),历史对照146例传统常规救治方式(即由急诊初步处理,相关科室会诊、转诊后再采取相应治疗措施),序贯组在平均确诊时间、并发症率明显低于对照组,而在24小时确诊率、MODS发生率、28天死亡率要优于对照组,但无统计学意义。李栋等[111]回顾性分析9例腐蚀性食管损伤合并食管气管瘘病例,5例狭窄位于颈段食管,4例位于上段食管,食管气管瘘位于左主支气管7例,主气管2例,手术采用结肠代食管胸骨后顺蠕动颈部吻合5例,结肠代食管胸骨后逆蠕动颈部吻合3例,胃代食管胸骨后咽底吻合1例。术后无死亡病例,吻合口瘘3例,吻合口狭窄1例。作者认为,手术重建消化道是治疗食管烧伤合并气管食管瘘最有效的手段,食管替代器官首选结肠,通过增加胸骨后隧道宽度(3 cm)等方法可降低吻合口瘘的发生。

3. 食管异物破裂及穿孔

陈胜等[112]总结并分析23例食管异物伴穿孔的病例,其中颈段食管穿孔3例,胸段食管穿孔20例。所有病例均行手术治疗,胸段食管穿孔均行开胸探查。根据食管损伤程度及严重累及分别采取食管切开异物摘取、食管修补、纵隔引流、食管部分切除、瘘口修补等手术。术后1例胸段食管穿孔死于严重的纵隔及胸腔感染,1例颈部食管瘘。作者认为,积极手术治疗、积极控制感染及防治继发性主动脉破裂大出血是降低异物性食管穿孔病死率的关键。时辉等[113]回顾分析了18例有吞食异物史的食管异物患者,食管胸上段为异物最常见嵌顿部位(66.67%,12/18)。15例行手术治疗,其中4例行颈部切开引流+异物取出术,清洗脓腔后放置引流管,其余11例采取开胸探查+异物取出+食管破裂分层修补术和/或脓肿清除术,另3例食管胸上段异物患者未行手术治疗。15例手术患者3例死亡(2例为高龄患者,死于多器官功能衰竭,1例死于呼吸衰竭)。作者认为,食管异物患者应尽早就诊以减少相关并发症,高龄和并发症是手术治疗死亡的主要原因。张宝石等[114]回顾分析了1990年5月至2010年8月确诊并手术的11例成人先天性食管支气管瘘患者的临床资料。10例术后痊愈出院,1例术后发生食管瘘,术后随访3年生存率11/11,5年生存率9/11。作者总结,多体位食管造影是确诊成人先天性食管支气管瘘的主要手段。段立等[115]回顾性分析21例子发现食管破裂患者的临床治疗。19例行开胸手术,包括食管裂口修补、食管部分切除+食管胃吻合术、胸腔冲洗等,2例保守治疗。19例手术患者死亡3例,保守治疗2例均死于严重感染,多器官功能衰竭。随访16例(3个月至8年),无明显食管反流和食管狭窄等并发症。

4. 反流性食管炎

李建业等[116]回顾分析136例经腹手术治疗滑动型食管裂孔疝患者,其中典型Nissen手术27例,短松式Nissen手术109例。2组术后2年有效率分别为81.85%和88.1%。术前贲门入口位于10点~11点间占80.1%,术后贲门入口位于9点以下占91.7%。作者认为,经腹典型和短松式Nissen手术治疗食管裂孔疝效果理想,贲门入口点位测定法对抗反流手术具有实际临床意义。王凡等[117]对155名具有反流症状的患者进行胃镜检查和食管24小时pH监测。76例诊断为反流性食管炎(RE),79例诊断为非糜烂性反流病(NERD)。RE组中pH监测阳性率以及各项酸反流指标均大于NERD组,而MERD组食管外症状发生率高于RE组。作者认为胃酸的浓度和长反流与食管黏膜接触的次数是直接造成食管黏膜损伤的重要因素,酸反流的程度与RE的严重程度可能相关,而在NRED的发病机制中可能未起到决定性作用。邓波等[118]* 回顾总结了自1982年至2009年单科室在不明原因的胸痛诊断及新术式中应用食管动力学检查、24小时pH值监测等评价食管功能的经验。作者认为这些检测方法对诊断食管功能性疾病及新术式的评价具有重要作用。

5. 贲门失弛缓症

韩洪利等[119]经腹行Heller加改良Dor手术治疗贲门失弛症33例,1例术后仍有吞咽困难,其余32例术后1月食管下括约肌静息压(LESP)、24 h反流次数及pH值<4等指标均较术前下降。随访30例,症状消失22例,改善8例。该手术方式能有效防止术后胃食管反流。周平红等[120]回顾性分析42例行经口内镜下环形肌切开术(POEM)的贲门失弛缓症(AC)病例,术后中位随访时间2.5(1~6)个月,41例吞咽困难明显解除,1例术后出现黏膜下窦道形成。作者认为该微创治疗方法短期疗效肯定,但长期疗效及远期并发症仍有待随访和观察。

## 五、纵隔外科

### (一) 胸腺瘤及重症肌无力

邓志刚等[121]回顾性分析1979年1月至2007年12月接受手术治疗的186例女性重症肌无力(MG)患者的临床及随访资料,按Masaoka分期:Ⅰ期40例、Ⅱ期69例、Ⅲ期44例、Ⅳ期13例,159例行胸腺切除+纵隔淋巴结清扫术,34例行单纯胸腺切除术。围手术期发生MG危象22例,术后随访12个月以上165例,痊愈30例、基本痊愈28例、显效60例、好转25例、无效22例。Ⅰ型、Ⅱa型、Ⅱb型、Ⅲ型、Ⅳ型有效率分别为100.00%、93.10%、90.00%、77.27%和53.85%。陈剑锋等[122]在电视胸腔镜下对62例重症肌无力患者行胸腺扩大切除术,按Ossermen分型Ⅰ型18例、Ⅱa型19例、Ⅱb型15例、Ⅲ型6例、Ⅳ型4例,平均手术时间(98±26)min,术中平均出血量(60±29)ml,术后平均住院时间(8.2±2.5)d,随访5~48个月,完全缓解20例,部分缓解32例,稳定8例,恶化2例,总缓解率83.9%。电视胸腔镜胸腺扩大切除术治疗MG技术可行,疗效可靠。王君等[123]回顾性分析11例手术治疗的原发性胸腺癌患者的临床资料,其中完整切除肿瘤4例,扩大切除肿瘤3例,姑息性切除2例,活检2例术后单纯放疗3例,单纯化疗5例,放疗合并化疗5例。经3个月至10年随访,1、3、6年存活率分别为54.5%、27.3%和18.2%。作者认为早期手术彻底切除肿瘤是影响胸腺癌患者生存率的最主要因素。杨立民等[124]* 回顾性分析8例行胸腺切除+前纵隔脂肪清扫术的Ⅲ~Ⅳ型MG病例,术后均行化疗和局部放疗,术后4例发生肌无力危象。随访6个月至5年,症状缓解6例,改善2例,1例术后1年再发肌无力危险死亡。作者认为术前药物剂量只要最大限度能使肌力达到最大程度即可,加强术后早期呼吸道管理。陈斌等[125]* 回顾性分析252例Ossermen分型为Ⅱ型的重症肌无力病例中108例肌无力危象发生的危险因素。单因素分析显示重症肌无力危象与发病年龄、激素的使用有关,多因素分析显示性别、病程、免疫抑制剂及合并自身免疫性疾病也是发生重症肌无力危象的危象因素。刘美蓉等[126]回顾性分析85例60岁及以上发病的MG病例,其中合并胸腺瘤(TMG)51例,不合并胸腺瘤(NTMG)34例。TMG组中60~70岁发病者39例(76.5%),TMG组中眼症状、肢体无力症状者演变为其他症状者低于NTMG组,49例(96.1%)通过胸腺CT发现胸腺瘤或纵隔异常,TMG组中低频RNS检查阳性率明显高于NTMG组(80.8%/68.2%)。

### (二) 纵隔肿瘤

于卫卫等[127]回顾性分析25例原发纵隔大B细胞淋巴瘤(PMLBCL)患者的临床特征,5年总生存率和无进展生存率分别为56.7%和54.7%。18例化放疗联合,7例单纯化疗,2年无进展生存率分别为57.1%和53.6%,单因素分析显示国际预后指数(IPI)评分高、LDH高于正常值上限2倍为预后不良因素,多因素分析结果显示两者均不是独立的预后因素。范崇熙等[128]回顾性分析79例小儿原发性纵隔肿瘤和囊肿的临床资料,占同期收治病例的13.96%(79/566),其中神经源性肿瘤18例、肠源性囊肿12例、畸胎瘤14例、其他肿瘤和囊肿35例。手术切除74例,死亡3例。小儿纵隔肿瘤和囊肿术前诊断依据胸部X线、CT扫描及超声检查,必要时可结合MRI,确诊依赖术中所见及术后病理。除淋巴瘤外,小儿原发性纵隔肿瘤以手术切除为主要治疗手段。吴文基等[129]回顾性分析62例纵隔肿瘤患者的临床资料,其中胸腺肿瘤26例、心包囊肿3例、神经源性肿瘤12例、畸胎瘤13例、淋巴瘤 2 例以及其他 4 例。均行手术治疗，其中单纯肿瘤切除 43 例，扩大切除 14 例，姑息切除 3 例，治愈 49 例，缓解 10 例，恶化 1 例，死亡 1 例。作者认为纵隔肿瘤一旦确诊，无论良恶性，应尽早手术，注重围手术期处理。张涛等[130]回顾性分析 11 例纵隔血管瘤及淋巴管瘤病例的临床资料。其中 6 例无自觉症状，手术完全切除 10 例，1 例大部分切除，术后并发乳糜胸 2 例，全组 5 例血管瘤，3 例淋巴管瘤，3 例血管淋巴管瘤。作者认为该病应尽早手术，手术应尽可能彻底切除以防复发。黄佳等[131]* 回顾性分析 6 例应用达芬奇 S 机器人外科手术系统施行纵隔肿瘤切除术的病例资料，其中胸腺瘤 3 例，胸腺囊肿、胸腺增生、神经鞘瘤各 1 例，无 1 例中转开胸，中位手术时间 118 min，术中中位失血量 48.3 ml，中位住院天数 4.6 d，无术后并发症，随访 3 例胸腺瘤患者无复发。达芬奇 S 机器人外科手术系统施行纵隔肿瘤切除术可靠，手术视野暴露能够达到开胸手术要求。

## 六、胸壁疾病

### (一) 胸壁肿瘤及胸壁重建

孙立阳等[132]回顾分析 83 例胸壁肿瘤患者的临床资料，其中胸骨肿瘤 12 例，肋骨肿瘤 46 例，软组织肿瘤 25 例，手术行肿瘤切除 48 例，肿瘤切除加胸壁重建 34 例，探查 1 例。有 10 例胸骨肿瘤和 22 例肋骨肿瘤切除后采用有机玻璃、同种异体胸骨、涤纶布等材料及胸大肌、膈肌重建胸壁。1 例死于突发心梗，1 例并发胸腔感染，其余痊愈。随访 71 例，其中恶性肿瘤总 1、3、5 年存活率分别为 79.0%、48.0%、31.0%。作者认为切缘距肿瘤 4 cm 以上可降低复发，骨性缺损宜选用硬质材料重建，软组织缺损可采用自体组织修复。徐澄澄等[133]回顾性分析 9 例难治性胸壁结核患者，采用带蒂大网膜移植填塞残腔并缝合固定，术后持续加压包扎 2 个月，随访 9 个月～2 年，无复发。黄国金等[134]总结了 14 例应用人工补片胸壁重建治疗胸壁巨大缺损的病例资料。胸壁缺损范围 9 cm×7 cm～17 cm×12 cm，采用单层或双层 Marlex 网片结合自体肌肉瓣覆盖重建胸壁。术后随访 14 例，随访时间平均 21 个月，未出现与材料有关的宿主反应，胸壁无畸形，呼吸运动时胸壁重建处无不适。作者认为该方法治疗胸壁巨大缺损安全有效。

### (二) 胸壁畸形

王磊等[135]采用改良 Ravitch 手术治疗 8 例微创 Nuss 术后成人复发性漏斗胸患者，术后发生左侧气胸 2 例，其中 1 例有胸腔积液。随访 1～20 个月，5 例胸痛消失，1 例胸痛明显缓解，无胸廓凹陷和浮动胸壁发生，无畸形复发。复查肺功能 6 例患者最大呼气中段流速均＞80%，但 FVC、FEV1%仅略有改善。作者认为改良 Ravitch 治疗成人复发性漏斗胸近期效果确切，但远期效果有待观察。徐冰等[136]用微创 Nuss 钢板翻转手术治疗 4 例鸡胸患儿，平均年龄 12 岁 10 个月，手术好时平均 90 min，平均出血 10 ml，术后随访 4～11 个月，效果满意。作者认为该微创手术技术可行，术中术后并发症少，但具体手术适应证应根据患儿的年龄和鸡胸类型的不同而个性化选择。陈诚豪等[137]* 对 131 例排除漏斗胸复发、有合并症同期手术、大于 13 岁、广泛凹陷使用双支撑架和极重度和严重非对称性的漏斗胸患者，前瞻性对比胸膜外 Nuss 手术(62 例)和 Nuss 手术(69 例)的安全性和可行性。在两组年龄、Haller 指数差异无统计学意义的前提下，手术优良率、手术时间、术中出血量和出院时间差异也均无统计学意义。随访 14～26 个月，无复发及远期并发症。胸膜外组 32 例破入胸腔。作者认为胸膜外 Nuss 手术安全可行，但与 Nuss 手术比较无明显优势，且手术方法不易掌握和推广。

## 七、其他

### (一) 膈肌疾病的诊断及治疗

王勇等[138]回顾性分析 31 例小儿膈肌疾病患儿的临床资料，其中先天性膈疝 8 例，食管裂孔疝 11 例，膈膨升 12 例，年龄 1 个月～9 岁。先天性膈疝及食管裂孔疝患儿均在腹腔镜下还纳疝内容物并切除疝囊后修补缺损膈肌，其中食管裂孔疝加行胃底折叠术，膈膨升患儿在腹腔镜或胸腔镜下行膈肌单层或双层折叠缝合术。1 例食管裂孔疝患儿术中食管破裂，腹腔镜下修补裂口，全组无中转开腹或开胸。平均住院时间 7 d，30 例术后 3 个月 X 线复查无复发。作者认为腔镜下治疗小儿膈肌疾病创伤小，安全性高，疗效满意。应燕芬等[139]* 回顾性分析 33 例先天性膈疝新生儿临床资料。年龄 0 h～23 d，体重 1345～3820g，早产儿 7 例，足月儿 26 例，15 例经腹手术，6 例经胸手术，11 例家属放弃治疗，1 例出生后半小时死于呼吸衰竭。手术治疗者中 17 例治愈，4 例死亡。作者认为，新生儿先天性膈疝病死率高，应加强产前诊断及产科、新生儿科、小儿心胸外科的合作以提高病婴的生存率。熊燕等[140]回顾性分析 18 例膈肌破裂(DR)患者的 CT 表现特征，并与手术所见对比。DR 的 CT 表现为膈肌中断，部分膈肌不能辨认，膈肌增厚和膈疝征等，多数 DR 具有特征性的 CT 表现，破口大小为 2～10 cm 且合并膈疝的左侧 DR 的 CT 各征象显示率较高。李杰等[141]对 15 例食管裂孔疝、3 例外伤性膈疝、2 例膈膨升、2 例腰肋三角疝、1 例术后膈疝病例，比较 CT 轴面和 CT 多平面重组(MPR)图像对膈疝的显示情况，采用

Wilcoxin 秩和检验分析，得出 Wilcoxin 为 425.500，$P<0.01$，差异有统计学意义。并对 13 例两种成像方式都能清楚显示膈疝的病例分别测量膈肌裂孔左右径，采用配对 $t$ 检验分析，得出 MPR 测量膈肌裂孔左右径更直观、准确。作者认为 MPR 对于确诊膈疝及鉴别诊断有重要意义，对临床处理途径和方式选择有指导意义。

**(二) 围手术期感染**

王彬等[142]回顾性分析 726 例普胸外科手术患者医院感染的易感因素，其中发生医院感染 172 例，感染率 23.7%，呼吸道感染最为常见，手术时间≥3 h、年龄≥60 岁、住院时间>14 d 是医院感染发生的易感因素。作者认为通过缩短手术时间、加强呼吸道护理、缩短住院时间等综合措施预防感染，以改善患者的疗效和预后。王春梅等[143]分析 118 例开胸手术后下呼吸道感染患者的感染病原菌及其耐药性。检出下呼吸道病原菌共 201 株，其中革兰氏阴性杆菌 126 株，革兰氏阳性球菌 66 株，真菌 9 株。分离率排在前 4 位的革兰氏阴性杆菌依次为不动杆菌 34 株，铜绿假单胞菌 28 株，克雷伯菌属 19 株和大肠埃希菌 19 株；革兰氏阳性球菌主要是金黄色葡萄球菌 35 株；革兰氏阴性杆菌对亚胺培南最为敏感，革兰氏阳性球菌对万古霉素无耐药。李捷等[144]回顾性分析 138 例胸心外科急诊手术患者的临床资料，分析其急诊手术处理与医院感染的相关因素。其中 52 例自发性气胸，68 例车祸伤及坠落伤，全组无死亡，5 例发生医院感染，其中 3 例切口感染，1 例患侧肺部感染，1 例脓胸。作者认为胸科急诊手术围手术期感染总体发病率不高，高龄、COPD、糖尿病等合并症患者易发生医院感染，早期闭式引流、尽早开胸手术、积极抗感染治疗对预后至关重要。

**(三) 围手术期的处理**

王怀斌等[145]分析 52 例胸部恶性肿瘤患者术后凝血功能变化与下肢静脉血栓形成的相关性。术毕及术后 24 h PLT 均较术前显著下降，术后 24 h FIB、D-二聚体显著高于术前，术后超声检查下肢静脉血栓发生率 21.15%，下肢静脉血栓阳性组与阴性组术前和术后各项凝血指标无显著性差异；阳性组术后 24 小时 FIB 明显高于阴性组，APTT 明显低于阴性组。作者认为接受胸部恶性肿瘤手术患者术毕即存在凝血功能障碍，术后 24 h 进入高凝状态，同时伴有纤溶亢进，围手术期凝血功能变化与下肢静脉血栓形成具有相关性。邹卫等[146]回顾性分析 7 例双侧胸腔及肺不同病变和 84 例相同病变患者的病例资料。其中一侧肺叶切除 3 例，纵隔肿瘤切除 2 例，分期两侧肺叶切除 2 例，肺大疱合并或不合并气胸 51 例，双侧原发性或转移性肺癌 6 例、肺结核 16 例、支气管扩张 8 例和支气管源性肺囊肿 3 例。其中仅 28 例行一侧手术，全组无死亡。作者认为双侧病变并非均需手术处理，而是根据具体病情定夺。张霓等[147]采用前瞻、单盲和对照的方法，对比不同剂量低分子肝素对 82 例胸外科手术患者术后凝血功能的影响。作者分别用 2125U 和 4250U 两种剂量低分子肝素，在术后 1～7 天每日皮下注射，观察患者术前及术后 PT、APTT、FIB、D-D、PLT 以及抗-Xa 因子活性。作者总结在一定范围内，固定剂量(4250U)的低分子肝素对改善术后高凝状态、避免静脉血栓症的发生具有重要意义，并不会增加出血等并发症发生的风险。

**(四) 其他**

刘健等[148]采用超细硅胶弹性引流管(8FR，20 cm，225 ml/min，外径 3 mm，内径 2 mm)应用于 395 例普胸外科手术中。引流管局部感染 2 例，拔管后无气胸，术后肺不张 14 例，肺炎 38 例，术后疼痛得分 3.535±1.4295，统计分析显示术后疼痛指数与肺炎及肺不张显著相关($R=0.52$、$0.71$)。作者认为超细引流管具有术中置管方便，不易堵管，创伤小，术后引流充分，便于观察、护理。张少为等[149]回顾性分析 4 912 例胸外科围手术期二次手术的原因及防治措施，早期二次手术 24 例，其中术后出血 21 例，膈疝 2 例，食管胃吻合口瘘 1 例，治愈 23 例，死亡 1 例。作者认为胸外科术前充分准备，术中仔细操作，术后严密观察，及时果断作出二次手术治疗的决定，提高二次手术疗效。

(薛　磊)

**参 考 文 献**


1　宋　斌，等. 中国急救医学，2011，31(10)：917
2　单月宏，等. 苏州大学学报(医学版)，2010，30(6)：1314
3* 夏先进，等. 重庆医学，2011，40(15)：1494
4　王秀河，等. 中山大学学报(医学科学版)，2011，32(2)：269
5　唐　烽，等. 重庆医学，2011，40(12)：1187
6　马翼翔，等. 浙江医学，2011，33(4)：580
7　刘　浩，等. 云南医药，2010，31(6)：606
8　曹　祥，等. 临床外科杂志，2011，19(4)：281
9　李善平，等. 中国胸心血管外科临床杂志，2011，18(1)：83
10　丁卫民，等. 肿瘤防治研究，2010，37(10)：1174
11　徐志伟，等. 中华小儿外科杂志，2011，32(3)：165
12　刘吉福，等. 中华胸心血管外科杂志，2011，27(6)：371
13* 孙艳彬，等. 中华肿瘤杂志，2011，33(7)：547

14 马文超,等.中国肿瘤临床,2011,38(5):284
15 赵 辉,等.中华胸心血管外科杂志,2011,27(8):474
16 李 运,等.中华胸心血管外科杂志,2011,27(1):17
17 尹 敏,等.中国癌症杂志,2011,21(2):140
18 李宏芹,等.中华胸心血管外科杂志,2011,27(1):46
19* 彭 红,等.中国癌症杂志,2011,21(5):354
20 吴 超,等.中国肿瘤临床,2011,38(10):568
21 匡裕康,等.中国肿瘤临床,2010,37(24):1483
22 李 放,等.中华外科杂志,2011,49(6):535
23 刘学刚,等.中华胸心血管外科杂志,2011,27(1):20
24 陈名久,等.中南大学学报(医学版),2011,36(4):355
25* 林勇斌,等.重庆医学,2011,40(24):2404
26* 王宇昭,等.中华胸心血管外科杂志,2011,27(5):285
27 李道睿,等.中华肿瘤杂志,2011,33(4):291
28* 严 鹏,等.肿瘤防治研究,2011,38(3):324
29 董礼文,等.中华医院感染学杂志,2011,21(9):1766
30 崔 永,等.中国胸心血管外科临床杂志,2010,17(5):413
31* 金璐明,等.中华胸心血管外科杂志,2011,27(4):212
32 宋平平,等.中华胸心血管外科杂志,2011,27(7):431
33 刘兴元,等.中国胸心血管外科临床杂志,2011,18(2):177
34 董 昭,等.肿瘤,2011,31(6):546
35* 姜晗昉,等.中华肿瘤杂志,2011,33(1):58
36 马洁韬,等.中国肿瘤临床,2011,38(6):328
37 蔡奕欣,等.临床外科杂志,2011,19(6):405
38 白 凯,等.中华小儿外科杂志,2010,31(11):823
39 何振波,等.广西医学,2010,32(10):1211
40 马冬捷,等.北京医学,2011,33(4):279
41 李 运,等.中华胸心血管外科杂志,2010,26(5):300
42 周足力,等.中国微创外科杂志,2011,11(4):320
43 戴为民,等.中华胸心血管外科杂志,2010,26(5):297
44 李文涛,等.中华外科杂志,2011,49(5):468
45* 杨 帆,等.中华胸心血管外科杂志,2010,26(5):307
46 李文涛,等.中华胸心血管外科杂志,2011,27(7):437
47 卜 梁,等.中华胸心血管外科杂志,2010,26(5):294
48 高 珂,等.中国胸心血管外科临床杂志,2011,18(3):231
49 韩 毅,等.中华医院感染学杂志,2011,21(18):3838
50 周 钢,等.中国微创外科杂志,2010,10(12):1138
51 徐 春,等.江苏医药,2010,36(23):2819
52* 陈保富,等.中华胸心血管外科杂志,2011,27(4):218
53 王禹冰,等.广东医学,2011,32(16):2165
54 蔡瑞君,等.南方医科大学学报,2010,30(11):2607
55 郝 青,等.河北医科大学学报,2011,32(8):939
56 王 睿,等.第三军医大学学报,2011,33(15):1656
57 薛志强,等.军医进修学院学报,2010,31(11):1052
58 李 运,等.中国胸心血管外科临床杂志,2010,17(6):475
59 王 伟,等.哈尔滨医科大学学报,2011,45(2):188
60 舒 健,等.江苏医药,2011,37(6):678
61 周 冰,等.浙江医学,2011,33(6):870
62 段贤伦,等.临床小儿外科杂志,2010,9(5):347
63 石 卓,等.浙江医学,2011,33(9):1327
64* 孙国贵,等.肿瘤,2011,31(2):99
65 徐 瑾,等.南京医科大学学报(自然科学版),2011,31(8):1164
66 徐驯宇,等.复旦学报(医学版),2011,38(4):310
67 肖 勇,等.南京医科大学学报,2011,31(4):513.
68 张广健,等.西安交通大学学报(医学版),2010,31(6):722
69 杨 光,等.中国胸心血管外科临床杂志,2010,17(6):489
70 李林蔚,等.中华医学杂志,2010,90(38):2713
71 陈志峰,等.中国肿瘤临床,2011,38(14):839
72 毛 华,等.胃肠病学和肝病学杂志,2011,20

(1)：44
73　巩合义，等. 肿瘤防治研究，2011，38(7)：840
74* 李　斌，等. 中华胃肠外科杂志，2011，14(9)：711
75　任光国，等. 中华胸心血管外科杂志，2011，27(4)：215
76　王海东，等. 重庆医学，2011，40(12)：1162
77　查天洲，等. 重庆医学，2011，40(10)：942
78　孙志钢，等. 中华胸心血管外科杂志，2011，27(2)：108
79　姜宏景，等. 中国肿瘤临床，2011，38(15)：920
80* 陈明耀，等. 中华胃肠外科杂志，2011，14(9)：692
81　彭　林，等. 中华胃肠外科杂志，2011，14(9)：695
82　王建华，等. 临床外科杂志，2011，19(4)：242
83　刘彦中，等. 中国肿瘤临床与康复，2011，17(5)：466
84　张永明，等. 中国肿瘤临床与康复，2011，18(2)：175
85　史　墨，等. 中国肿瘤临床，2011，38(16)：974
86* 陈名久，等. 中南大学学报(医学版)，2011，36(3)：265
87* 刘俊峰，等. 中华外科杂志，2011，49(1)：61
88　段红兵，等. 中国胸心血管外科临床杂志，2010，17(5)：417
89　张英国，等. 中国普外基础与临床杂志，2011，18(3)：309
90* 刘向明，等. 中华胃肠外科杂志，2011，14(9)：699
91　王志刚，等. 广东医学，2011，32(2)：207
92　王峻峰，等. 中国胸心血管外科临床杂志，2010，17(5)：420
93　闫　明，等. 中国肿瘤临床，2011，38(8)：452
94　刘鸿翔，等. 重庆医学，2011，40(12)：1169
95　尹东涛，等. 军医进修学院学报，2011，32(4)：323
96　刘法兵，等. 临床外科杂志，2011，19(9)：622
97　曹　彬，等. 肠外与肠内营养，2010，17(6)：347
98　孙清超，等. 新疆医科大学学报，2011，34(4)：387
99　王　雷，等. 中华医院感染学杂志，2011，21(14)：2928
100　胡昌平，等. 重庆医学，2011，40(7)：702
101　沈文斌，等. 中国肿瘤临床，2011，38(4)：218
102　张汀荣，等. 中华肿瘤杂志，2010，32(10)：791
103　李宏亮，等. 肿瘤防治研究，2011，38(2)：188
104　张　伶，等. 中国肿瘤临床，2011，38(11)：660
105　盖晓惠，等. 实用癌症杂志，2011，26(4)：391
106* 周耀东，等. 中华小儿外科杂志，2010，31(11)：809
107　潘征夏，等. 中华小儿外科杂志，2010，32(4)：275
108　周致红，等. 中国普通外科杂志，2010，20(4)：391
109* 乌立晖，等. 临床外科杂志，2011，19(6)：408
110　王永高，等. 中华急诊医学杂志，2010，19(10)：1102
111　李　栋，等. 中华胸心血管外科杂志，2010，26(5)：352
112　陈　胜，等. 重庆医学，2011，40(28)：2882
113　时　辉，等. 中国胸心血管外科临床杂志，2011，18(4)：329
114　张宝石，等. 中华外科杂志，2011，49(6)：539
115　段　立，等. 中国胸心血管外科临床杂志，2010，17(5)：415
116　李建业，等. 中华胸心血管外科杂志，2011，27(3)：148
117　王　凡，等. 胃肠病学和肝病学杂志，2011，20(6)：557
118* 邓　波，等. 中华胸心血管外科杂志，2011，27(3)：136
119　韩洪利，等. 中华胸心血管外科杂志，2011，27(3)：141
120　周平红，等. 中华胃肠外科杂志，2011，14(9)：705
121　邓志刚，等. 中国胸心血管外科临床杂志，2010，17(6)：522
122　陈剑锋，等. 中华医学杂志，2010，90(39)：2770
123　王　君，等. 重庆医学，2011，40(2)：167
124　杨立民，等. 云南医药，2011，31(5)：525
125* 陈　斌，等. 中国神经精神疾病杂志，2011，37(7)：390
126　刘美蓉，等. 中华老年医学杂志，2011，30(1)：47
127　于卫卫，等. 肿瘤防治研究，2011，38(6)：647
128　范崇熙，等. 中华小儿外科杂志，2011，32(6)：427
129　吴文基，等. 广东医学，2011，32(13)：1718
130　张　涛，等. 中华医学杂志，2011，91(27)：1929
131* 黄　佳，等. 上海医学，2011，34(1)：47
132　孙立阳，等. 中国肿瘤临床与康复，2011，18(4)：346

133　徐澄澄，等. 临床外科杂志，2011，19(6)：411
134　黄国金，等. 中国修复重建外科杂志，2011，25(7)：895
135　王　磊，等. 中国胸心血管外科临床杂志，2010，17(6)：520
136　徐　冰，等. 中华小儿外科杂志，2010，31(12)：951
137*　陈诚豪，等. 中华胸心血管外科杂志，2011，27(7)：420
138　王　勇，等. 临床小儿外科杂志，2010，9(6)：441
139*　应燕芬，等. 中华胸心血管外科杂志，2011，27(3)：173
140　熊　燕，等. 临床放射学杂志，2010，29(12)：1652
141　李　杰，等. 临床放射学杂志，2011，30(1)：73
142　王　彬，等. 中华医院感染学杂志，2011，21(16)：3363
143　王春梅，等. 中国胸心血管外科临床杂志，2011，18(2)：126
144　李　捷，等. 中华医院感染学杂志，2011，21(1)：68
145　王怀斌，等. 北京医学，2011，33(7)：544
146　邹　卫，等. 江苏医药，2011，37(15)：1800
147　张　霓，等. 中国胸心血管外科杂志，2011，18(1)：30
148　刘　健，等. 中华胸心血管外科杂志，2011，27(7)：443
149　张少为，等. 河北医科大学学报，2011，32(4)：397

**闭合性严重胸外伤诊断及治疗方式选择**［重庆医学，2011，40(15)：1494］　夏先进等总结了重庆市涪陵区人民医院外科1990年10月至2010年10月收治的273例闭合性严重胸外伤患者，对其诊断与治疗进行了回顾性分析。其中以交通事故伤、高处坠落伤、重物砸伤等为主要病因，以肋骨骨折、血胸、血气胸、肺挫伤、气管及支气管裂伤、全身其他多发伤等为主要临床表现。入院时合并创伤失血性休克65例，急性呼吸窘迫综合征(ARDS)15例，经保持气道通畅、辅助呼吸支持、纠正休克、维持血流动力学稳定、加强重症护理、防止院内感染、积极处理合并伤、保护生命重要器官等对症处理，并经肋骨固定、闭式引流及剖胸探查处理心脏及肺损伤、积极处理合并伤等积极治疗后，治愈255例，死亡18例。结合上述资料后，作者认为闭合性严重胸外伤患者早期诊断、积极救治和及时处理合并伤，是降低死亡率和救治成功的关键。

（洪　江）

**述评**　严重胸外伤的诊断标准目前尚未统一，由于闭合性严重胸外伤常伴有多发伤，必须用最快的速度边检查边处理。明确诊断后，积极救治和及时处理合并伤，是降低死亡率和救治成功的关键。抢救措施包括保持气道通畅并予辅助呼吸支持，维持血流动力学稳定，加强重症监护，防止院内感染，积极处理合并伤，保护生命重要器官，给予足够的营养支持。电视胸腔镜外科技术的发展将会在严重胸外伤的诊断和治疗中起到更大作用。作者总结的经验，值得参考。

（乌立晖）

**63例原发性气管肿瘤的诊断与治疗**［中华肿瘤杂志，2011，33(7)：547］　孙艳彬等回顾性分析了63例原发性气管肿瘤，发现其多以呼吸困难、喘鸣、痰血等为主要临床表现，早期确诊率较低，进一步行CT或纤维支气管镜一般可确诊。本组病例确诊后行手术治疗者61例，激光治疗2例。手术治疗以完整切除肿瘤，并重建呼吸道为基本原则。本组病例中行气管袖状切除端-端吻合22例，气管隆嵴切除重建术6例，半隆嵴切除重建6例，颈段气管肿瘤及垂直半喉切除＋胸锁乳突肌瓣喉室气管缺损重建术2例，气管肿瘤局部切除17例，气管切除造口术4例，颈段气管切除＋甲状腺部分切除＋食管肌层切除术1例，颈段气管切除＋全喉切除＋单纯气管切除造口术1例，隆突搔刮术2例。术后出现并发症8例，主要有气管纵隔胸膜瘘、喉返神经损伤、气管狭窄、胸膜腔感染等，其中有3例发生围手术期死亡，恶性肿瘤患者远期预后均较差。

（洪　江）

**述评**　原发性气管肿瘤的发生率很低，早期临床表现不典型，易漏诊和误诊，治疗效果也欠佳。CT和纤维支气管镜是可靠的检查手段。多层螺旋CT及多平面容积重建、容积再现和仿真支气管镜重建技术可从三维空间较为精确的显示出肿瘤的大小、形状及与血管的关系。外科手术治疗是目前最主要、有效的方法。手术治疗的目的主要是解除呼吸道梗阻，切除病变，重建呼吸道。大多数学者认为，气管切除的长度在4 cm以内是安全的。重建气道应同时兼顾手术的安全性，因人因病而异。

（乌立晖）

**1 279例肺癌患者临床特征及生存率分析**［中国癌症杂志，2011，21(5)：354］　彭红等回顾性分析了

2000 年 1 月至 2001 年 12 月期间于上海市胸科医院诊治的所有沪籍肺癌住院患者 1 279 例,采用描述性分析和寿命表法进行生存分析。发现患者的平均年龄为 61 岁,女性(59.0 岁)低于男性(61.9 岁),吸烟者占 62.9%,其中 116 例有肿瘤家族史。在各种病理类型中,腺癌比例最高,占 44.3%,其次分别是鳞癌、小细胞肺癌,男性肺癌以鳞型多见,女性以腺型为主。88.2% 的患者是出现不适症状后才就诊的,65.3% 的病例首次诊断时都已是Ⅲ、Ⅳ期;单纯手术治疗 380 例,手术联合放化疗 91 例,手术加化疗 164 例,手术加放疗 17 例,单纯化疗 304 例,放化疗 140 例及未治疗患者 166 例。生存分析结果显示,中位生存期 1.46 年,1、3、5 和 8 年的生存率分别是 59.4%、31.4%、24.4% 和 18.8%,鳞癌生存期高于腺癌,女性患者生存期高于男性。作者通过分析上述病理类型、临床分期、治疗方式与生存期之间的差异,认为应积极提高肺癌高危人群定期体检,提高组织病理学的确诊率,并采取针对性的治疗方法,以改善肺癌患者的预后。

(洪　江)

**述评**　本文对 2000—2001 年期间在上海市胸科医院治疗的原发性肺癌患者进行观察和预后随访分析。了解本市肺癌患者临床特征、病理分型及其生存状况等对肺癌的治疗和改善预后有较大意义。改善肺癌患者有效的防治措施是定期开展健康检查,以尽早发现早期肺癌患者,为治疗赢得时间,以改善肺癌患者的预后。本研究为十年前的回顾性研究,接受靶向治疗例数还较少,为单一中心的资料。可能在结果中未能完全反应沪籍肺癌患者的情况,有待于进一步的前瞻性研究。

(乌立晖)

**208 例手术切除的ⅢA-N2 期非小细胞肺癌患者的生存分析**[重庆医学,2011,40(24):2404]　林勇斌等回顾性分析了 2000 年 1 月至 2004 年 12 月中山大学肿瘤防治中心收治的 208 例非小细胞肺癌(NSCLC)根治术后病理分期为ⅢA 期-$N_2$ 的患者的临床特征、病理及治疗,探讨完整切除术后ⅢA-$N_2$ 期非小细胞肺癌的预后因素。分析各因素与生存的关系,发现其中位生存期为 769 d,1～5 年的累计生存率分别为 80.1、55.2、36.6、29.2 和 20.9%。分析发现,患者的年龄、性别、吸烟史、手术方式、组织学分型、分化程度、纵隔淋巴结阳性个数、淋巴结转移程度分层等因素对预后的影响无统计学差异,进一步利用 Cox 比例风险模型进行多因素分析发现,术前血清癌胚抗原(CEA)、乳酸脱氢酶(LDH)水平和术后是否行辅助放、化疗是影响预后的独立因素,术前 CEA 及 LDH 增高患者预后明显差于正常组,而含顺铂的术后辅助化疗方案则能显著提高患者的生存率。

(洪　江)

**述评**　本报告 208 例非小细胞肺癌根治术后病理分期为ⅢA 期 $N_2$ 患者的临床特征、病理及治疗。全组患者的中位生存期为 769 d,5 年累计生存率为 20.9%。统计分析发现术前血清 CEA、LDH 水平,术后是否行辅助放、化疗是影响预后的独立因素。国外也有多中心报道含顺铂的术后化疗可以改善 NSCIC 患者的生存率,目前推荐周期数仍然是 4 疗程。ⅢA 期 NSCIC 完全性切除后是否需要辅助放疗一直存在争议,需要通过前瞻性多中心随机对照临床研究进行评价和确认。

(乌立晖)

**70 岁以上老年肺癌手术并发症及相关因素分析**[中华胸心血管外科杂志,2011,27(5):285]　王宇昭等回顾性分析了 1995 年 10 月至 2009 年 12 月期间在北京肿瘤医院胸外科接受肺切除手术,病理诊断为原发性肺癌的 222 例 70 岁以上的老年病人,根据是否出现并发症及并发症严重程度对病人进行分组,进行单因素分析和二项 logistic 多因素回归分析,结果发现影响术后总体并发症发生的独立危险因素为术前体重下降($P=0.020$)、ASA 分级($P<0.001$)、MVV(%预测值)($P=0.020$)和淋巴结清扫数($P=0.004$);影响术后严重并发症发生的独立危险因素为 ASA 分级($P=0.003$)、MVV(%预测值)($P=0.018$)和肿瘤位置($P=0.007$)。综合上述材料,作者认为应重视术前体重下降及术中淋巴结清扫对 70 岁以上老年肺癌病人手术安全性的影响;对术前高 ASA 分级、低 MVV(%预测值)水平以及肿瘤为中心型的 70 岁以上老年肺癌病人应特别加强围手术期管理以降低手术风险。

(洪　江)

**述评**　接受手术的高龄肺癌病人可获得与一般病人相同的生存益处,但手术风险则明显升高。本组结果与文献报道高龄肺癌病人术后总体并发症的发生率 19%～67%,严重并发症的发生率 11%～13.2%,围手术期死亡 0～22%相近。高龄肺癌病人应重视术前体重下降对手术风险的影响,术中淋巴结的清扫应注重个体化原则;对高 ASA 分级、低 MVV%预测值水平以及肿瘤为中心型的高龄肺癌病人应特别加强围手术期管理,以降低术后严重并发症的发生概率。

(乌立晖)

**泰勒宁对比美施康定治疗中重度癌痛的疗效评价**[肿瘤防治研究,2011,38(3):324]　严鹏等将 68 例中重度癌痛患者随机分成泰勒宁组和美施康定组,进行前瞻性对照研究,分别观察应用泰勒宁和美施康定后两组患者的疼痛缓解效果及不良反应。泰勒宁是盐酸羟考酮和对乙酰氨基酚的复方制剂，作为口服制剂，是癌痛三阶梯治疗原则中的重要方法和有效手段。观察对象主要为肺癌、宫颈癌、结直肠癌、乳腺癌、鼻咽癌、胰腺癌等恶性肿瘤的晚期患者，多有中重度疼痛，但预计生存期超过1个月。记录用药前及用药后疼痛缓解情况，并记录有无恶心、呕吐、便秘及尿潴留等不良反应。研究发现两者在中重度癌痛尤其是中度癌痛的缓解效果上差异没有统计学意义，而泰勒宁组不良反应发生率明显低于美施康定组，差异有统计学意义。作者认为，对于中重度尤其是中度癌痛患者，口服泰勒宁是较理想的选择。

（洪　江）

**述评**　疼痛是癌症患者最常见的伴随症状，60%～90%的晚期癌症患者有不同程度的疼痛。WHO在癌痛的治疗原则中指出，口服镇痛药是治疗癌痛的主要药物。泰勒宁是具有中枢神经镇痛作用的盐酸羟考酮和具有周围神经镇痛作用的对乙酰氨基酚组成的复方制剂，具有双重的止痛机制。作者观察了泰勒宁治疗中重度癌痛的效果并与美施康定对比，认为泰勒宁对中重度癌痛尤其是中度癌痛的镇痛效果较好，并且不良反应也较低，故不失为临床治疗癌痛的一个较好选择。

（乌立晖）

**临床ⅠA期周围型非小细胞肺癌纵隔淋巴结转移危险因素**[中华胸心血管外科杂志，2011，27(4)：212]　金璐明等回顾性分析了2000年1月至2010年12月期间在北京大学人民医院胸外科接受肺叶切除或肺局限性切除加系统性纵隔淋巴结清扫术的临床ⅠA期周围型NSCLC患者281例，收集病人的年龄、性别、症状、吸烟史及吸烟量、既往肿瘤史、肿瘤家族史、肿瘤部位、肿瘤最大径、有无钙化、毛刺、分叶、胸膜牵拉征、边界清楚、血管集束征、空洞等16项临床资料，通过逻辑回归分析筛选与N2淋巴结转移相关的独立因素，最后发现消瘦、既往肿瘤史、结节大小、密度、胸膜牵拉征、肿瘤界限是否清晰及有无空泡征等7个指标与NSCLC的淋巴结转移有统计学关联。作者分析后认为，对于临床ⅠA期的周围型NSCLC，肿瘤直径越大，其淋巴结转移风险性越高；而既往有肿瘤病史，影像上出现密度不均匀，周围毛刺症，空泡症，界限不清，胸膜牵拉，体征出现消瘦者尽管肿瘤较小，但出现淋巴结转移的风险明显增加，应加强淋巴结的手术清扫。

（洪　江）

**述评**　早期肺癌淋巴结转移情况及规律是目前尚未明确的临床问题。作者经手术证实为周围型肺癌281例，术前均诊断为$T_1N_0M_0$，术后经病理证实$N_1$者14例，$N_2$者55例。对临床资料、影像学特点以及术中情况进行分析，发现7个指标与NSCLC的淋巴结转移有统计学关联。因此对于临床ⅠA期的周围型非小细胞肺癌，肿瘤直径越大，其出现淋巴结转移的概率越大，术前影像学上≤3 cm的结节如果出现密度不均、界限不清、空泡征、胸膜牵拉征，出现淋巴结转移的风险明显增加，要尽可能行术中的系统淋巴结清扫。

（乌立晖）

**全身化疗同步或序贯脑放疗治疗非小细胞肺癌脑转移患者的疗效与毒副反应**[中华肿瘤杂志，2011，33(1)：58]　姜晗昉等采用前瞻对照方法，将60例非小细胞肺癌(NSCLC)脑转移患者分为全身化疗同步脑放疗组(同步组)和全身化疗序贯脑放疗组(序贯组)，每组各30例，探讨全身化疗同步脑放疗或序贯脑放疗治疗的疗效和毒副反应，结果共59例患者完成治疗，总体客观缓解率(ORR)为22.0%，脑转移灶的ORR为35.6%，中位无进展生存期(PFS)为3个月，中位生存期(MST)为16个月，1年和2年总生存率分别为55.0%和24.4%。同步组和序贯组的总体ORR分别为20.0%和24.1%，脑转移灶的ORR分别为43.3%和27.6%，中位PFS分别为3和4个月，MST分别为16和13个月，差异均无统计学意义(均$P>0.05$)。同步组和序贯组的1年生存率分别为58.5%和52.9%($P=0.365$)，2年生存率分别为37.2%和18.9%，同步组明显优于序贯组($P=0.011$)。同步组白细胞减少的发生率低于序贯组，差异有统计学意义($P=0.029$)；其他毒副反应的发生率差异无统计学意义($P>0.05$)。作者最后认为，全身化疗同步脑放疗治疗NSCLC脑转移可以取得较好疗效，且患者耐受性良好。

（洪　江）

**述评**　发生脑转移的NSCLC患者如不治疗，其中位生存期MST不足7周，采用全脑放疗的患者，MST可延长为3～6个月。但仍有约>50%的患者最终死于全身疾病进展，而不是死于脑转移病灶的进展。本研究结果表明，全身化疗同步脑放疗疗效明显优于序贯脑放疗，而毒副反应轻。全身化疗联合同步脑放疗能明显改善NSCLC脑转移患者的2年生存率，这对晚期NSCLC脑转移患者不失为一种较好的治疗模式。但是，本项研究未能做到严格随机，且样本量较少，尚需大样本、随机和多中心的临床研究进一步证实。

（乌立晖）

**多中心全胸腔镜肺叶切除手术600例**[中华胸心血管外科杂志，2010，26(5)：307]　杨帆等回顾性分析了2006年9月至2010年8月期间在北京大学人民医院、江苏省肿瘤医院和北京市海淀医院胸外科接受全胸腔镜肺叶切除病例 600 例,对其手术相关参数及 3 年随访结果等进行了统计分析。全组 600 例病例中,男 315 例,女 285 例,平均年龄(59.1±12.6)岁,良性疾病 119 例,其中感染性疾病 82 例,占 68.9%;恶性肿瘤 481 例,主要为非小细胞肺癌 437 例(以腺癌为主,317 例,占全部恶性疾病的 65.9%)。全组 546 例完成全胸腔镜手术,54 例中转开胸。中转率 9.0%。完成胸腔镜手术者手术时间为 30～340 min,中位值 180 min;术中出血 10～1 500 ml,中位值 200 ml。良性病变的手术时间、术后引流时间、术后住院天数及术后并发症发生率均显著低于恶性疾病,$P$ 值分别为 0.001、0.01、0.004、0.020。3 年随访结果显示,良性疾病无症状复发,全胸腔镜下完成手术的非小细胞肺癌 3 年总生存率 85.4%,其中Ⅰ期病人 3 年总生存率 91.2%。作者认为,该文作为国内目前最大宗全胸腔镜肺叶切除术报告,证实了全胸腔镜肺叶切除手术术式是安全、有效的,远期效果良好。

(洪　江)

**述评**　全胸腔镜肺叶切除术是当前电视胸腔镜手术(VATS)的技术发展高峰。作者汇集 3 家单位 600 例全胸腔镜肺叶切除的资料,良件疾病 119 例,恶性肿瘤 481 例。全组 546 例完成全胸腔镜手术,中转率 9.0%。良性病变的手术时间、术后引流时间、术后住院天数及术后并发症发生率均显著低于恶性疾病。3 年随访结果显示,良性疾病无症状复发,全胸腔镜下完成手术的非小细胞肺癌 3 年总生存率 85.4%,其中Ⅰ期病人 3 年总生存率 91.2%。本组多中心连续 600 例胸腔镜肺叶切除资料和中期随访显示,全胸腔镜肺叶切除手术术式安全、有效。

(乌立晖)

**胸腹腔镜联合手术治疗食管癌 81 例**[中华胸心血管外科杂志,2011,27(4):218]　陈保富等回顾分析了 2007 年 7 月至 2009 年 12 月期间,81 例在电视胸腔镜、腹腔镜联合辅助下经右胸、腹、左颈行食管次全切除术及纵隔区、腹区两野淋巴结清扫术病人的临床资料。所有病例均在胸、腹腔镜联合下完成食管癌根治术。全组总手术 196～315 min,平均每例 270.5 min,腹腔镜下胃游离及腹区淋巴结清扫 40～90 min,平均约 64.5 min;胸腔镜食管游离及纵隔淋巴结清扫 60～125 min,平均 81.2 min。全组共清扫淋巴结 1652 枚,平均每例 20.4 枚(5～41 枚),转移率 30.9%(25/81 例);纵隔区淋巴结 1 012 枚,平均每例 12.5 枚;清扫腹区淋巴结 591 枚、平均每例 7.3 枚。术中无大出血,腹腔出血 30～100 ml,平均 42.4 ml;胸腔出血 60～300 ml,平均 121.5 ml。术后住院 8～45 天,平均 9.2 天。术后早期并发症发生率为 27.2%,呼吸衰竭 1 例死亡、肺部感染 10 例、喉返神经损伤 5 例、颈部吻合口瘘 3 例、乳糜胸 2 例、管状胃瘘 1 例和胸胃扩张各 1 例。术后 79 例随访 2～31 个月,平均 14.2 个月;死亡 7 例,总体生存率为 91.1%;近中期并发症发生率为 27.8%,其中反流性食管炎 12 例、复发或转移 6 例、吻合口狭窄 5 例。作者总结认为,胸、腹腔镜联合手术治疗食管癌创伤小,并发症低,生活质量改善明显,技术上可行,其达到肿瘤根治目的及临床疗效方面是有效的。

(洪　江)

**述评**　胸、腹腔镜联合手术治疗食管癌,能保持胸廓及腹部的完整性,具有创伤小、对呼吸功能影响小、术后恢复快等优点。其早期效果良好,且技术上是可行并安全的。该术式与常规开胸、开腹的三切口食管癌手术相比没有明显区别,胸腔镜下淋巴结清扫能够提供很好的手术视野,淋巴结显示的清晰程度往往优于常规开放手术。胸腔镜联合腹腔镜食管癌根治术从技术上、肿瘤根治目的以及临床疗效等方面是可行的、有效的,术后病人恢复好于传统开放手术,将是治疗食管癌的合理术式选择。

(乌立晖)

**锰超氧化物歧化酶过表达对食管癌 TE-1 细胞增殖及移植瘤生长的双向影响**[肿瘤,2011,31(2):99]　孙国贵等通过体内外实验来探讨锰超氧化物歧化酶(manganese superoxide dismutase, MnSOD)过量表达对食管癌 TE-1 细胞增殖的影响。作者采用病毒感染法将不同剂量构建有 MnSOD 基因的重组质粒转入食管癌 TE-1 细胞,建立稳定表达的中、高表达 MnSOD 的 TE-1 细胞 pLenti6—mMnSOD/TE-1(TE-1Mm)和 pLenti6-hMnSOD/TE-1(TE-1Mh);RT-PCR 及 WesternEli 迹法检测结果均证实,感染不同剂量的 MnSoD 重组质粒的 TE-1 细胞中,MnSoD 的表达水平随感染剂量的增加而上升;细胞平皿克隆检测结果提示,TE-1Mm 和 TE-1Mh 细胞的集落形成能力为(23.0±2.7)%和(45.3±4.5)%,分别低于和高于 TE-1 细胞的(34.7±4.2)%及 TE-1n 细胞的(33.7±4.7)%,实验组间比较及与对照组进行比较,差异均有统计学意义($P<0.05$);Annexin V-PI 双染 FCM 检测结果显示,TE-1Mm 和 TE-1Mh 细胞的早期细胞凋亡率为(10.6±1.0)%和(1.0±0.1)%,分别高于和低于对照组 TE-1 细胞的(2.6±0.2)%和 TE-1n 细胞的(2.5±0.3)%($P<0.05$);细胞周期检测结果显示,MnSOD 过量表达使 G/G 期细胞数在 TE-1Mm 细胞中增多,而在 TE-1Mh 细胞中减少,G/M 期和 S 期细胞数则在 TE-1Mm 细胞中减少,在 TE-1Mh 细胞中增多;与亲本 TE-1 细胞和感染空载体 TE-in 细胞相比,TE-

1Mm 细胞处在增殖期细胞少，而 TE－1Mh 细胞处在增殖期细胞多($P<0.05$)。将 MnSoD 转染后的 TE－1 细胞接种到裸鼠皮下检测成瘤及肿瘤生长情况，TE－1Mm 细胞接种裸鼠后，肿瘤生长慢，体积小，而接种 TE－1Mh 细胞则相反，肿瘤生长速度明显加快；瘤组织中的 MnSOD 蛋白的表达水平，与对照组比较差异均有统计学意义($P<0.05$)。综合各项实验结果分析，作者认为 MnSOD 过量表达通过改变细胞周期和凋亡，对食管癌 TE－1 细胞的增殖和移植瘤的生长均表现为促进和抑制增殖的双向作用。

(陶显东)

**述评**　MnSOD 是生物体内重要的氧自由基清除剂，具有抗氧化和抗肿瘤作用。本文通过研究表明，MnSOD 对氧自由基的清除后产生的过氧化氢之间的比例及反应生成物，造成了对细胞生长的抑制/促进作用，同时也阐明了 MnSOD 过表达能发挥放射增敏或放射抗拒的双向性调节作用。因此，是否可以利用 MnSOD 的这一特性或通过干扰自由基的作用。治疗肿瘤或保护正常组织，将是进一步研究的方向。

(潘铁文)

**食管癌淋巴结转移特点及其危险因素**[中华胃肠外科杂志，2011，14(9)：711]　李斌等回顾了 2006 年 1 月至 2010 年 12 月在复旦大学附属肿瘤医院胸外科行三野淋巴结清扫食管癌根治术 308 例患者的临床资料，总结分析了这些病人淋巴结的转移规律及特点，以探讨食管癌淋巴结转移的规律及其危险因素，为外科手术行淋巴结清扫提供参考。308 例患者平均清扫淋巴结(35.6＋14.5)枚，197 例(64%)患者出现淋巴结转移。Logistic 单因素分析结果显示，脉管(淋巴管及血管)侵犯($P=0.019$)及肿瘤浸润深度($P<0.001$)是发生淋巴结转移的危险因素。各站淋巴结中，胸部气管旁淋巴结转移率最高(25.0%)。上段食管癌腹部淋巴结转移率显著低于中段或下段食管癌($P=0.001$)。而各段食管癌颈胸部淋巴结转移率比较，差异无统计学意义($P>0.05$)。颈胸部和颈胸腹部淋巴结转移率分别为 14.6%和 11.0%，而颈腹部和胸腹部则分别为 3.6%和 4.9%。脉管侵犯($P<0.001$)和胸部气管旁淋巴结转移($P=0.014$)是食管癌发生颈部淋巴结转移的危险因素。由此作者认为，各段食管癌均存在发生颈部淋巴结转移的可能。淋巴血管浸润及胸部气管旁淋巴结转移是发生颈部淋巴结转移的危险因素，胸部气管旁淋巴结转移可作为行颈部淋巴结清扫的指征。对伴有颈部或上纵隔淋巴结肿大的食管癌患者，均应行三野淋巴结清扫术。

(陶显东)

**述评**　食管癌的淋巴转移途径和规律一直是食管癌外科治疗中的热点。本文通过回顾性分析研究各段食管癌的淋巴转移率和转移的特点，认为淋巴血管浸润及胸部气管旁淋巴结转移是发生颈部淋巴结转移的危险因素。胸部气管旁淋巴结转移可作为行颈部淋巴结清扫的指征。对伴有颈部或上纵隔淋巴结肿大的食管癌患者，均应行三野淋巴结清扫术。对于是否行颈部淋巴结清扫有一定的借鉴意义。

(潘铁文)

**食管胃颈部器械吻合在食管癌切除术中的应用**[中华胃肠外科杂志，2011，14(9)：692]　陈明耀等回顾性分析 2009 年 8 月至 2011 年 4 月间河南省人民医院采用一次性圆形吻合器行食管癌切除后食管胃颈部吻合病例的临床资料。共 202 例，其中男 131 例，女 71 例：年龄 38～85(平均 63.6)岁。病变部位：胸上段 20 例，胸中段 133 例。胸下段 49 例。行术前半量放疗者 26 例，行术前同期半量放化疗者 9 例。病理 TNM 分期：0～1 期 8 例，Ⅱ期 117 例，Ⅲ期 77 例.手术均采用肿瘤切除后胃食管颈部吻合。其中左开胸、左颈部切口者 199 例，右开胸、上腹正中切口及左颈部三切口 3 例。除 1 例因吻合时部分食管撕裂而需手工缝合修补外，其余均一次吻合成功，无手术死亡病例。术后出现颈部吻合口瘘 6 例(3.0%)，经保守处理后均在短期内愈合；无胸内吻合口瘘或其他吻合器械相关并发症发生；有 2 例患者在进食后出现较明显的胃食管反流。经 10.2 个月的中位随访，全组患者均未发现吻合口狭窄。最后作者认为食管癌切除后使用吻合器行食管胃颈部吻合安全、可行。

(陶显东)

**述评**　食管癌手术，颈部吻合方法分为手工吻合和器械吻合法。近年来器械吻合法比例增高。器械吻合法分为管状吻合器端侧吻合法和直线切割器侧侧吻合法。吻合器方法技术成熟，方法固定，易于掌握，但目前吻合器在颈部吻合时存在操作空间狭小、胃底血供不良等缺点。

(潘铁文)

**可吸收线分层缝合法在颈部食管胃吻合术中的应用**[中南大学学报(医学版)，2011，26(3)：265]　陈名久等收集 2008 年 1 月至 2010 年 6 月，在中南大学湘雅二医院胸外科接受手术治疗的 210 例食管癌切除颈部吻合手术患者，96 例采用传统全层间断内翻缝合法，114 例采用可吸收线黏膜层与浆肌层分层缝合法进行胃食管吻合。对结果进行分析，以探讨采用可吸收线分层缝合法行食管胃颈部吻合的临床效果，希望降低食管胃颈部吻合口术后狭窄的发生率。患者于术后 1 月、3 月门诊复查，行食管吞钡造影，在造影正位片上测量吻合口的左右径、侧位片测量吻合口前后径，将吞咽时吻合口看成近似椭圆形,根据 $S \doteq \pi \times a \times b \times 1/4$($S$: 吻合口面积;$a$: 吻合口左右径;$b$: 吻合口前后径),计算出吻合口面积。同时询问患者进食梗阻情况,评估狭窄程度,能进普食者为正常,进软食有梗阻者为轻度狭窄,进半流质有梗阻者为中度狭窄,进流质有梗阻者为重度狭窄。结果显示2组均无手术死亡病例,无严重肺部并发症和乳糜胸发生,术后亦无严重食管返流病例。吻合口分层缝合组无吻合口瘘发生,全层内翻缝合组吻合口瘘发生率为2.1%(2/96)。术后1周、1月、3月吻合口面积全层内翻缝合组与分层缝合组比较差异有统计学意义($P<0.01$)。全层内翻缝合组与分层缝合组吻合口术后1月、3月轻、中、重度狭窄发生率差异有统计学意义($P<0.01$)。由此作者认为采用可吸收线浆肌层与黏膜层分层缝合较全层内翻缝合能明显降低食管胃颈部吻合口狭窄的发生率。

(陶显东)

**述评**　食管癌根据根据胃代食管左颈部吻合的方法,目前主要有手工缝合和器械吻合法。近年来,器械吻合的比例在上升,但传统的手工吻合法有其优点,狭窄率较低,对于经验丰富的外科医生而言,其吻合口瘘的发生率并不比吻合器吻合高。本文比较了全层内翻缝合与分层缝合的优缺点,分层缝合法在吻合口狭窄率方面明显低于全层缝合法,有一定的借鉴意义。

(潘铁文)

**食管癌切除食管胃抗反流吻合手术效果分析**[中华外科杂志,2011,49(1):61]　刘俊峰等将70例食管癌患者随机分为两组,分别接受食管癌切除常规吻合器吻合(常规吻合组,35例)和常规器械吻合基础上附加改良式Nissen折叠术(抗反流吻合组,35例),对两组的各项指标进行比较,以探讨食管癌切除食管胃吻合附加改良式Nissen折叠术在食管癌手术治疗中的抗反流作用。70例患者中,男性48例,女性22例;年龄47~77岁,平均60.1岁。术后3个月,对49例患者(常规吻合组24例,抗反流吻合组25例)进行EORTC QLQ问卷调查,对30例患者(常规吻合组16例,抗反流吻合组14例)进行食管测压、食管24 h pH值监测和内窥镜检查。结果显示两组患者术后并发症发生率差异无统计学意义($P>0.05$),无围手术期死亡。抗反流组烧心和胃液反流症状评分明显低于常规吻合组(分别为$P=0.041$和$P=0.034$),而吞咽困难评分在两组无明显差异($P=0.677$)。抗反流组吻合部位静息压高于胃内压($P=0.032$),DeMeester评分低于常规吻合组($P=0.043$)。常规吻合组食管炎评分高于抗反流吻合组($P=0.041$)。因此,作者认为,此抗反流吻合明显降低了胃食管反流程度,因此使反流性食管炎的程度明显降低,烧心和胃液反流症状明显改善。但由于在食管胃吻合的基础上附加改良式Nissen抗反流手术,其吻合口愈合的过程中会产生瘢痕,吻合部位的食管壁会变得僵硬,因此,此手术的抗反流效果不像Nissen手术治疗胃食管反流病那样理想。改善食管胃吻合术后的胸胃排空和防止胃食管反流仍是需要进一步研究的课题。

(陶显东)

**述评**　食管癌术后反流是影响手术后患者生存质量的重要因素,需要长期服药。该文研究了食管胃吻合附加改良式Nissen折叠术对反流的防治作用。食管测压、pH值监测的结果显示食管反流有明显改善,该研究需要进一步的推广验证。

(潘铁文)

**Ivor-Lewis手术在老年中下段食管癌患者中的应用**[中华胃肠外科杂志,2011,14(9):699]　刘向明等探讨Ivor-Lewis手术用于老年食管癌患者围手术期安全问题。作者前瞻性入组2009年6月至2010年6月天津医科大学肿瘤医院老年(60岁以上)中下段食管癌患者232例,按随机数字表法分为Ivor-Lewis手术组(116例,取右胸后外侧及上腹正中切口)和Sweet手术组(116例,取左胸后外侧切口),比较两组术中及术后情况。结果显示Ivor-Lewis手术组与Sweet手术组根治性切除率分别为95.7%(111/116)和92.2%(107/116)($P>0.05$),差异无统计学意义;开胸手术时间分别为(47.2±5.2)min和(105.4±9.3)min($P=0.000$)。术后呼吸衰竭发生率分别为1.7%(2/116)和6.9%(8/116)($P=0.049$);室上性心律失常发生率分别为3.4%(4/116)和10.3%(12/116)($P=0.035$);总并发症发生率分别为22.4%(26/116)和34.5%(40/116)($P=0.004$);术后下床活动时间分别为(4.0±2.0)d和(4.8±3.7)d($P=0.046$);术后住院时间分别为(11.5~4.7)d和(13.7±7.8)d($P=0.008$),差异有统计学意义($x=8.205$,$P=0.004$)。两组围手术期死亡率分别为1.7%(2/1 16)和3.4%(4/1 16),差异无统计学意义($P>0.05$)。分析结果后,作者认为Ivor-Lewis手术具有不损伤膈肌、胸腔内手术时间短、对心肺功能影响小、术后并发症少、恢复快的优势,可考虑作为老年中下段食管癌的首选手术方式。

(陶显东)

**述评**　食管癌的手术方法呈现多种术式并存的趋势。随着胸腔镜、腹腔镜在食管癌外科手术中的应用,手术方式更加多样化。该文比较了Ivor-Lewis手术和Sweat手术在老年中、下段食管癌治疗的优势。Ivor-Lewis手术具有不损伤膈肌、胸腔内手术时间短,对心肺功能影响小,术后并发症少、恢复快的优势。可作为老年中、下段食管癌的首选手术方式。但遗憾的是本文没有进行清扫淋巴结、术后生存率方面的比较。

（潘铁文）

**低出生体重食管闭锁患儿预后因素的研究**[中华小儿外科杂志，2010，31(11)：809]　周耀东等对1999年1月至2008年12月收治入院的食管闭锁患儿进行回顾性分析，以分析影响低出生体重（<2.5 kg）食管闭锁患儿预后的因素，旨在指导临床的判断和治疗。入组101例先天性食管闭锁患儿，家属拒绝手术放弃治疗7例，经手术治疗94例，男55例，女39例；Ⅰ型2例（2.0%）；Ⅱ型1例（1.0%），Ⅲa型10例（9.9%），Ⅲb型87例（86.1%），Ⅳ型1例（1.0%）；Ⅴ型0例。手术方法均是经右侧第五肋间进胸，4例长段型食管闭锁采用延迟Ⅰ期吻合，其余90例患儿采用Ⅰ期吻合术。结果显示出生体重<2 500 g的患儿29例。总生存率87.2%，低出生体重儿生存率较低（75.9% vs 92.3%，$P=0.027$），体重越轻，生存率越低，二者正相关（$r=0.946$，$P=0.015$）。术前急性事件和术中急性事件发生率明显高于正常出生体重儿（67.7% vs 32.9%，$P=0.002$；70% vs 26%，$P=0.001$）。吻合口瘘和狭窄发生率高，术后机械通气时间延长（$P=0.001$）。术后应激性高血糖者总体生存率低（93.6% vs 81.0%，$P=0.024$），高血糖与生存率呈负相关（$r=-0.931$，$P=0.022$），Logistic回归分析资料表明应激性高血糖对食管闭锁预后有独立的影响作用。因此，作者认为低出生体重是影响食管闭锁生存率的主要因素，体重越轻，生存率越低；术中、术后并发症较高；术后应激性高血糖是影响生存率的重要因素之一。

（陶显东）

**述评**　该文章通过临床研究表明，低出生体重（<2.5 kg）食管闭锁患儿的手术风险明显高于正常出生体重食管闭锁患儿，其吻合口瘘、狭窄发生率高，术后机械通气时间长，而低出生体重、肺炎、合并畸形是影响患儿预后的三大因素。术后应激性血糖对食管闭锁患儿预后有独立的影响作用，低出生体重患儿的血糖调节功能较不稳定，如何控制血糖在安全的范围，对于新生儿仍需进一步的研究。

（潘铁文）

**食管腐蚀性烧伤后严重狭窄的外科治疗**[临床外科杂志，2011，19(6)：408]　乌立晖等探讨了食管腐蚀性烧伤后狭窄的外科治疗经验及胃或横结肠代食管重建手术对其治疗的应用价值。作者收集于1986年1月至2008年12月收治的食管腐蚀性烧伤后严重狭窄的患者，共98例，男73例，女25例；年龄14～62岁，平均34.5岁。吞服强碱69例，强酸18例，农药5例，过氧乙酸4例，腐蚀剂不明确2例。72例广泛食管狭窄、病变超过食管中段以上者，将狭窄段食管旷置，采用结肠经前纵隔隧道上提至颈部与食管或咽部吻合，其中横结肠咽腔吻合18例，横结肠食管颈部吻合54例。26例狭窄位于中下段，经胸切除瘢痕段食管用胃重建食管，胃食管胸内吻合。统计结果显示结肠食管重建72例中，术后死亡4例（5.56%），发生颈部吻合口瘘14例（19.44%），后期出现颈部吻合口狭窄7例，经治疗后均痊愈。胃重建食管26例无手术死亡，术后发生胸内吻合口狭窄3例，经扩张治愈。作者经总结后认为食管腐蚀性烧伤后狭窄在伤后20～24周可积极采取食管重建术，根据食管狭窄段严重程度及位置决定是否行狭窄段食管切除、选择食管重建替代物及吻合的位置。可采用横结肠食管颈部吻合或结肠咽腔吻合术，胸内胃食管吻合术。只要术中操作认真、细致，吻合口确实可靠，注意无菌技术，术后尽早恢复高营养饮食，保证体内足够营养需求，重建食管的并发症是可以预防的。

（陶显东）

**述评**　食管化学性烧伤后外科治疗主要在于上消化道重建的方法选择。目前主要有胃代食管和结肠代食管。对于手术时机的选择，一般认为在烧伤后半年，疤痕稳定后手术，防止手术后再狭窄。替代物的选择首选胃，合并胃损伤或胃有疾病史等不可作为替代物的情况下，选择结肠作为替代物。

（潘铁文）

**食管动力学及24 h食管pH值检测在食管外科中的应用单科室28年经验**[中华胸心血管外科杂志，2011，27(3)：136]　邓波等结合1982年至2009发表的研究结果，将食管疾病中应用食管动力学检查、24 h食管pH值监测的一些经验体会，进行了总结分析：不明原因的胸痛病人中70.4%（74/105例）符合食管源性胸痛诊断。360°胃底折叠可长期保持食管末端括约肌压力（LESP）。经腹Heller手术加部分胃底折叠的贲门失弛症病人仅少数术后酸反流。侧侧吻合较传统手工吻合食管上括约肌不松弛及咽部“肩峰波”的比例更低，吻合口收缩压峰值更低，而且颈部吞咽不适感在侧一侧吻合组中较手工吻合组发生率更低。下咽癌切除后采用双侧颈阔肌皮瓣重建全周性颈部食管缺损病例中，食管入口部位仍有一高压区，但显著低于正常人食管上括约肌。食管癌切除、胃食管高位吻合病人幽门括约肌捏断前胃窦收缩压非常显著高于基线收缩压和捏断后收缩压。孤立性幽门收缩波（isolated pyloric pressure wave）的峰压值、频率及持续时间在捏断后较捏断前明显降低。最后作者认为，食管动力学测定及高分辨食管压力检测是诊断食管功能性疾病非常重要的手段，24 h食管pH值监测是诊断胃食管反流的金指标，对食管疾病手术后及新术式的评价亦是更重要的手段。

(陶显东)

**述评**　食管反流性疾病已越来越受到重视。包括不明原因的胸痛、贲门、食管性疾病手术后的反流等。食管动力学测定、24 h 食管 pH 值监测是诊断胃食管反流的金指标，也是评价食管疾病手术后反流严重性的重要手段。加强食管动力学、pH 值监测对于食管疾病具有重要意义。

(潘铁文)

**重症肌无力危象的多因素分析**[中国神经精神疾病杂志，2011，37(7)：390]　陈斌等探讨重症肌无力危象发生的危险因素。回顾性分析 2000 年 1 月至 2011 年 2 月间因重症肌无力于广州中医药大学第一附属医院的住院患者，选取 Osserman 临床分型为Ⅱ型(轻-中度全身型)的患者共 252 例为研究对象，其中男 100 例，女 152 例，平均发病年龄(36.5±15.8)岁。选性别、发病年龄、病程、激素治疗、免疫抑制剂的应用、合并感染、胸腺切除术史、伴随自身免疫病等因素，进行多因素回归分析，分析其对重症肌无力危象发生的影响。在入选的 252 例患者中，共有 108 例患者发生危象(表 1)。单因素回归分析显示，重症肌无力危象与发病年龄、激素的使用、病程中合并感染及胸腺切除手术史有关；而与性别、病程、免疫抑制剂的使用及合并自身免疫性疾病等因素无关。进一步多因素分析后发现，上述危象相关因素仍与重症肌无力患者发生危象有关。其中发病年龄与激素的使用为较弱的危险因素，其中发病年龄影响危象发生的 *OR* 值为 0.98，而使用激素因素影响危象发生的 *OR* 值为 2.12。合并感染为危象发生最为重要诱发因素，较未发生感染的患者发生危象的危险性增加 10.16 倍(95%CI＝5.17～19.9)。胸腺切除术也为危象发生的重要的易感因素，有胸腺切除术史的患者发生肌无力危象的风险增加 3.49 倍(95%CI＝1.86～6.55)。合并感染、胸腺切除术史、发病年龄及激素的使用是重症肌无力危象发生的危险因素，认识这些危险因素对于预防危象的发牛，改善预后提供了依据。而性别、免疫抑制剂的使用以及合并自身免疫性疾病与重症肌无力危象的发生无关。

(陶显东)

**述评**　如何防止重症肌无力危象的发生具有重要意义。该文研究了各种因素对重症肌无力危象发生的影响程度。认为合并感染、胸腺切除术是危象最为重要的易感因素，发病年龄及激素的使用也是重要的易感因素。但需要同时考虑重症肌无力严重程度与合并感染的相关程度，胸腺切除术、发病年龄、激素使用等。

(潘铁文)

**机器人外科手术系统辅助治疗纵隔肿瘤的初步经验**[上海医学，2011，34(1)：47]　黄佳等收集 2009 年 5 月至 2010 年 7 月上海交通大学附属胸科医院共 6 例患者，应用达芬奇机器人外科手术系统施行纵隔肿瘤切除术，其中男 3 例，女 3 例，年龄 38～66 岁，中位年龄为 52 岁，临床表现多为胸闷、咳嗽、胸痛，无 1 例患者合并重症肌无力。所有患者均经 CT 或 MRI 检查发现前上纵隔内有肿块影，呈圆形或椭圆形。手术于全身麻醉气管双腔管插管下进行，手术体位右侧抬高 45°，分别作光源孔和手臂操作孔后进行手术。观察患者术后并发症及住院时间等临床指标。以评估达芬奇 S 机器人外科手术系统对普胸外科纵隔肿瘤手术的适用性，并为纵隔肿瘤的切除提供新的思路和外科手术方法。结果显示 6 例达芬奇 S 机器人外科手术系统辅助纵隔肿瘤切除手术均成功。无 1 例中转开胸。术后病理检查提示。胸腺瘤 3 例。胸腺囊肿 1 例。胸腺增生 1 例，神经鞘瘤 1 例。中位手术时间为 118 min，术中中位失血量为 48.3 ml，中位住院天数为 4.6 d，无 1 例发生术后并发症。术后 3 例胸腺瘤患者随访无 1 例复发。由此作者认为达芬奇 S 机器人外科手术系统辅助纵隔肿瘤切除术安全、可靠，手术视野的暴露完全能够达到开胸手术的要求，且可达到与开胸手术同样的效果。

(陶显东)

**述评**　微创手术是胸外科的主要方向之一，对于已经成熟的手术方式，将其微创化，这是外科成熟手术的必然发展之路。从上世纪 90 年代起，小切口、胸腔镜辅助小切口、全胸腔镜手术到机器人辅助系统手术，胸外科的发展之路十分清晰。胸腺瘤、胸腺切除是机器人辅助系统手术的适应证之一，其相对于全胸腔镜手术切除肿瘤的原理一致，手术方法与步骤相同，但存在着设备及一次性耗材昂贵的缺点。在目前阶段，全胸腔镜手术更值得推广，成为主要手术方式。

(潘铁文)

**胸膜外 Nuss 手术与 Nuss 手术对比研究**[中华胸心血管外科杂志，2011，27(7)：420]　陈诚豪等前瞻性对比胸膜外 Nuss 手术和 Nuss 手术的安全性和可行性。收集 2008 年 7 月至 2009 年 6 月 252 例漏斗胸患者，排除漏斗胸复发、有合并症同期手术、大于 13 岁、广泛凹陷使用双支撑架和极重度和严重非对称性者，余 131 例随机分两组，62 例行胸膜外 Nuss 手术组，69 例行 Nuss 手术组。比较两种术式围手术期情况、并发症和手术效果，并观察胸膜外组钢板是否确在胸膜外。两组一般资料中年龄(6.604±2.96)岁对

(5.91±2.87)岁;Haller 指数(4.61±1.48)对(4.67±1.61),均 $P>0.05$,两组有可比性。Nuss 组行两切口手术,胸膜外组则在胸腔镜监视下,导引器不进入胸腔,透过薄的胸膜,指导导引器穿过胸骨后,于对侧凹陷起始点穿出,并用胸腔镜观察对侧导引器是否进入胸腔。其余同 Nuss 手术组。统计结果显示 131 例均顺利完成手术,在两组年龄、Haller 指数差异无统计学意义的前提下,手术优良率、手术时间、术中出血量和出院时间差异亦均无统计学意义。随访 14～26 个月,无复发及远期并发症,两组并发症各 3 例,差异无统计学意义。胸膜外组 32 例破入胸腔。最后作者认为胸膜外 Nuss 手术是安全可行的,但与 Nuss 手术组在手术时间、术中出血、出院时间和手术效果上无任何优势,且不容易观察到对侧胸腔情况,手术方法不容易掌握和推广。

(陶显东)

**述评** Nuss 手术已成为漏斗胸外科治疗的首选。在 Nuss 手术基础改进的方法研究近年来较多,包括自主器械的研究,胸膜外 Nuss 手术,剑突下小切口引导导引器等方法。该文进行胸膜外 Nuss 手术和 Nuss 手术的对比研究,结论表明:胸膜外 Nuss 手术安全可行,但与 Nuss 手术相比,无明显优势,有一定的借鉴意义。

(潘铁文)

**33 例新生儿先天性膈疝**[中华胸心血管外科杂志,2011,27(3):173] 应燕芬等回顾性分析 2004 年 1 月至 2009 年 9 月其新生儿重症监护室收治的 33 例先天性膈疝新生儿的临床表现及治疗结果,总结诊治经验,以期提高先天性膈疝病婴手术成功率及生存质量。33 例患儿中,男 20 例,女 13 例;年龄 0 h～23 天;体重 1 345～3 820 g;早产儿 7 例,足月儿 26 例。多数病婴出生后即刻或数小时内出现呼吸困难、气促、发绀等表现,体征上以心尖搏动点移位,患侧呼吸音减弱或消失,胸部闻及肠鸣音等为常见。21 例行手术治疗,术后生存 17 例,其中 4 例产前经超声检出者术后均生存。死亡 4 例,死因与肺发育不良有关。12 例未行手术者全部死亡,其中 1 例生后即刻死亡。分析总结后作者认为,新生儿先天性膈疝的病死率较高,其根本原因在于出生后的各种治疗并不能真正改善病婴已存在的肺发育不良,因此,产前干预,促进胎儿期的肺发育,可提高出生后的生存率。另外,加强产前诊断,使患儿及时得到合理的复苏和术前、术后治疗,强化产科、新生儿科、小儿心胸外科的合作对提高先天性膈疝病婴的生存率、改善预后非常重要。

(陶显东)

**述评** 新生儿先天性膈疝的病死率较高,主要原因为合并其他畸形,如肺发育不良等。术前诊断需全面,防止漏诊,全面评估手术风险。该文通过 33 例先天性膈疝新生儿诊治结果,手术是治疗的主要手段。合并肺发育不良时手术死亡率较高,产前干预、促进胎儿期的肺发育,可提高出生后的生存率救治率。

(潘铁文)

# 心血管外科

本年度共收集论文467篇，纳入一年回顾177篇，占37.9%，收入文选24篇，占5.8%。

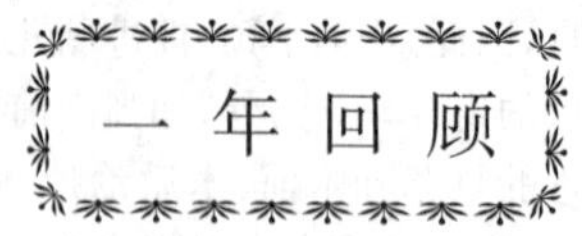

## 一年回顾

### 一、基础研究

#### (一) 先天性心脏病

虽然现代医学发展日新月异，孕产期干预措施也有长足进展，但根据流行病学研究资料显示，先天性心脏病的发病率在最近半个世纪并无明显降低，仍然维持在0.8%左右的水平。目前对于先天性心脏病的发病机制的研究已经逐步上升到基因水平，陈轶维等[1]人的研究提示TFAP-2B基因c.1-34G>A多态可能是单纯性PDA发生的易感因素之一。

#### (二) 缺血性心脏病

随着老龄化社会进程的发展，我国缺血性心脏病的发病率和绝对数量都呈现迅速增长的趋势。近一个世纪以来，国内外学者对于缺血性心脏病的发病机制进行了广泛而深入的研究，但时至今日，并无定论。新的易感因素和参与因子不断涌现和更新，内皮细胞脂肪酶(endothelial lipase, EL)是1999年新发现的脂肪酶成员，是HDL-C代谢的关键酶。随着研究的深入，人们发现EL可能参与动脉粥样硬化的发生发展过程，方玉强等[2]人的研究说明血管内皮细胞表达EL参与了冠心病发病过程中的炎症反应，对抗EL的表达可能有利于冠心病的防治。血管内皮细胞(vascular endothelial cells, VECs)被认为是许多心血管疾病发生的始动因素，VEC从组织血管表面脱落至外周血液中，成为循环内皮细胞(circulating endothelial cells, CECs)，CECs是目前活体内可以特异的直接反映血管损伤的指标。冠状动脉旁路移植术到底应该在体外循环还是不在体外循环下完成，目前尚未定论，宋铁牛等[3]研究了体外循环对围术期循环内皮细胞(CECs)的影响。揭示出体外循环较非体外循环冠状动脉旁路移植术对循环内皮细胞损伤更为严重。糖尿病是冠心病的主要病因之一，且能加速动脉粥样硬化的自然病程，从而显著的增加了冠心病的危险性。糖尿病使机体处于异常代谢状态，诸如胰岛素抵抗和血脂代谢紊乱等，导致多种细胞功能异常，促进了冠心病的发生和发展。研究表明，糖尿病合并冠心病的患者无论严重与否，其心肌梗死和病死率均显著增加。但糖尿病是否对大隐静脉内皮细胞有影响，目前尚不知晓。李世康等[4]对糖尿病人大隐静脉超微结构研究显示，糖尿病可加重冠心病患者大隐静脉旁路血管内皮细胞的损害。这一研究有助于评价冠状动脉旁路移植术术后桥血管近、中、远期的通畅率。左心室重构是一个由机械因素、神经激素和基因多因素调控的，心室大小、形态和功能不断发生改变的过程。重构过程既可以是生理性的也可以是病理性的。目前认为力学超载和神经体液系统的激活是其主要刺激因素。在心室重构过程中，肾素-血管紧张素-醛固酮系统(renin-angiotensin-aldosterone system, RAS)起着极为重要的作用，血管紧张素II(angiotensin II, AngII)作为最重要的效应分子可引起多种重要的生理效应，从而影响重构过程。贺延法等[5]以犬建立左心室室壁瘤动物模型，通过分析非手术区心肌组织血管紧张素II 2型受体(angiotensin II type 2 receptor, AT2R)mRNA的表达，说明左心室重建术从一定程度上延缓了左心室重构的发生，有助于改善心功能。这从实验的角度支持了对于室壁瘤患者，如果条件允许，应该积极进行重建手术的观点。

#### (三) 体外循环与心肌保护

心肌缺血再灌注损伤是引起体外循环心脏术后心功能不全及心律失常的主要原因。目前已经明确，缺血预处理具有良好的心肌保护作用。但传统的缺血预处理方法要在心脏操作前反复阻断-开放主动脉，其缺点是损伤大、耗时长、受到伦理学的限制。金丽艳等[6]研究了无创肢体缺血预处理(noninvasive limb ischemic preconditioning, NIPC)对心脏换瓣术患者心肌的保护作用,发现 NIPC 是通过上调降钙素基因相关肽(calcitonin gene-related peptide, CGRP)并抑制内皮素(endothelin, ET-1)上升,同时使 CGRP 和 ET-1 含量高峰值提前来发挥心肌保护作用的。NIPC 对患者几乎无创,实施简单、安全、不影响手术操作,具有一定的临床可行性。肺损伤是体外循环(cardiopulmonary bypass, CPB)心内直视手术重要的并发症之一,CPB 引发的全身炎症反应激活和损伤内皮细胞是导致肺损害的重要原因。马黎明等[7]通过检测体外循环期间不同时间点炎症细胞因子的浓度证实了术后肺功能损害可能与 CPB 术后大量炎性细胞因子释放及黏附因子合成与分泌导致肺毛细血管内皮损伤有关。联合应用平衡超滤和改良超滤可降低血浆中炎性因子的浓度,减轻炎性反应,改善患儿肺的通气功能和换气功能,具有良好肺保护作用。

### (四) 人造瓣膜

组织工程心脏瓣膜(tissue engineering heart valve, TEHV)理论上具有良好的组织相容性、终身耐久性和自身可生长性,是一种"理想"的人造瓣膜。但 TEHV 发展到今天尚不足以满足临床需求,原因是多方面的,其主要瓶颈之一是缺乏理想的支架材料。刘隽炜等[8]发现经四枝化状聚乙二醇-乙烯砜基(polyethylene glycol-VS, PEG-VS)交联后的去细胞带瓣管道力学性能与正常生理瓣膜基本无较大改变,而较单纯去细胞管道有显著改善。说明利用四枝化状功能化 PEG-VS 改性去细胞主动脉瓣带瓣管道可明显改善组织工程支架生物力学性能和组织相容性。儿童右室流出道修复材料的缺乏已成为当前心血管外科临床突出的矛盾,开发新型肺动脉血管替代材料是当今心血管外科领域的重要课题。20 世纪 90 年代后期牛颈静脉带瓣管道(bovine jugular vein conduit, BJVC)用于重建右心室流出道备受关注,并有望利用 BJVC 基质构建新型的组织工程肺动脉带瓣血管。有文献报告称 BJVC 重建右心室流出道后发生血栓、钙化和早期衰败,因此有必要对 BJVC 进一步改进其组织和血液相容性。徐朝军等[9]应用环氧化物(polyepoxy compound, PC)交联去细胞 BJVC,发现经 PC 交联的 BJVC 的体外、体内血液相容性均有显著改善。自体心包组织作为生物相容性好、取材容易、价格低廉的生物材料,具有良好的组织韧性和刚性,广泛应用于心血管外科手术治疗中。但新鲜自体心包作为心脏瓣膜的替代材料,却存在一定争议。葛楠等[10]研究了新鲜自体心包作为瓣膜替代材料在腹主动脉内的转归。结果提示各组心包瓣膜表面覆有单层完整的血管内皮细胞,瓣膜内有血栓形成。新鲜自体心包与自体腹主动脉组织连接紧密,其长度较植入时明显增加,且组织钙含量的增加程度较戊二醛处理后的心包瓣膜低。作者认为新鲜自体心包作为心脏瓣膜替代材料具有一定的优势,尤其对于儿童瓣膜病的外科治疗具有一定意义。

## 二、先天性心脏病

### (一) 房间隔缺损

房间隔缺损(atrial septal defect, ASD)是最早应用体外循环技术直视下完成矫治的心脏畸形。随着腔镜微创技术和腔内介入封堵技术的发展,需要常规开胸直视手术的病例越来越少。王巍等[11]介绍了成人体外循环直视下房间隔缺损的外科治疗经验。入选病例的标准包括:①ASD 缺损较大(直径>3 cm);②上腔型或下腔型 ASD;③合并需要同期处理的其他心脏病变,尤其是三尖瓣关闭不全。作者的体会是成人 ASD 只要在心房水平存在左向右分流,或患者有症状就应该手术。虽然近年来介入封堵术对 ASD 治疗提供了较为理想的方法,但 ASD 较大(>3 cm),边缘不明确(上腔型或下腔型),介入封堵失败或封堵后可能影响心脏瓣膜功能等,仍然需要外科治疗。近年来,完全胸腔镜下心脏手术在我国得到了较大的发展,目前已经从动脉导管钳闭术发展到房室间隔缺损修补、二或三尖瓣成形和置换等。吴延虎等[12]通过与传统开胸手术相比较,表明电视胸腔镜组术后血常规和体温恢复正常时间短于传统开胸手术组。作者认为全胸腔镜下 ASD 修补术安全可行,创伤小恢复快,是未来的发展方向之一,具有很好的临床应用价值。自 1997 年 Amplatzer 房间隔缺损封堵器问世以来,经过十几年的实践与发展,技术日臻成熟,已经渐成 ASD 治疗的主流。梁永梅等[13]根据先天性心脏病介入治疗指南提出 ASD 介入治疗适应证为:ASD 直径 5~36 mm;ASD 边缘至冠状静脉窦、上下腔静脉及肺静脉的距离≥5 mm,至房室瓣的距离≥7 mm,对特殊类型 ASD 进行了封堵术,成功率为 96.6%,作者认为小儿特殊类型 ASD 可通过心导管介入技术治愈,但技术要求较高。

### (二) 动脉导管未闭

动脉导管未闭(patent ductus arteriosus, PDA)占先天性心脏病的 10%~15%。目前治疗的首选方法是经导管或超声介导的 PDA 封堵术。刘勇等[14]报告了在不具备封堵手术条件的医院经左侧腋下小切口动脉导管夹闭术 100 例的经验。作者选择左侧腋窝下腋中线直切口,根据不同的 PDA 解剖特点分析采取不同的手术策略,取得满意效果。左侧腋下小切口隐蔽、疼痛轻、费用低、符合微创与美观的要求。郑可等[15]则认为经导管介入治疗婴幼儿动脉导管未闭,具有安全、有效、操作简便及适应证广等优点,可以作为治疗大多数婴幼儿PDA的首选方法。

**(三)室间隔缺损**

室间隔缺损(ventricular septal defect, VSD)是最常见的先天性心脏畸形之一。常规外科手术方法成熟,疗效确切。但对于特殊类型或合并其他复杂心脏畸形的VSD的外科治疗仍存在诸多需要解决的临床问题。莫绪明等[16]和张海波等[17]探讨了镶嵌模式(hybrid procedure)治疗小儿肌部室间隔缺损(muscular VSD, mVSD)的手术方法和临床应用。其方法是心脏停跳后,经三尖瓣孔用细探条探查mVSD,确认探条进入左心室后沿肌肉间隙置入引导钢丝,送入鞘管,退出鞘心,送入封堵器。首先释放左盘面,回撤鞘管使左盘面贴牢缺损左心室面,然后释放封堵器腰部和右盘面,右心室面固定封堵器1～2针,完成封堵。作者均认为镶嵌模式缩短了mVSD体外循环时间,提高了手术生存率,减少了手术创伤,缩短了手术时间,改善了手术疗效及缩短术后病儿的恢复时间。是一种安全、有效的治疗方法。室间隔完整型肺动脉闭锁(pulmonary atresia and intact ventricular septum, PA/IVS)是一种少见的先天性心脏病,发病率约占先天性心脏病的2%,属于导管依赖型紫绀型先心病。PA/IVS形态学变化多样,外科治疗策略多种多样且存在一定的争议。李守军等[18]人采用经胸肺动脉瓣球囊扩张成形术治疗PA/IVS。手术方法如下:胸骨正中切口,于右室流出道距离肺动脉瓣下约2 cm处缝荷包线,然后置入导丝。在超声引导下置入穿刺鞘管。确认穿刺对准膜性闭锁的瓣膜后,在钢丝引导下放入球囊扩张管进行扩张,超声提示肺动脉瓣开放满意。陈纲等[19]和董卫等[20]亦报告了非体外循环下经胸肺动脉瓣穿刺球囊扩张成形术的治疗经验,均取得了良好的效果。作者均认为经胸肺动脉瓣球囊扩张成形术可以有效地治疗新生儿PA/IVS,可提供足够的肺血流促进三尖瓣以及右心室的发育,可消除常规体外循环外科手术对心脏的创伤,避免导管产生的并发症,提高操作的安全性和成功率。室间隔缺损术后肺动脉高压是困扰临床医师的难题。龚霄雷等[21]*探讨了室间隔缺损肺高压患儿术后反应性肺高压的发生率与危险因素,并评估了术后反应性肺动脉高压的治疗效果。作者发现术后发生反应性肺动脉高压的独立危险因素包括:术前年龄、Pp/Ps、存在充血性心力衰竭、术后二尖瓣反流中度以上。术后反应性肺高压的患儿更容易依赖儿茶酚胺类药物,左房途径输入儿茶酚胺类药物能增加其强心效果。

**(四)肺静脉异位引流**

完全性肺静脉异位引流(total anomalous pulmonary venous connection, TAPVC)是一种少见的复杂性紫绀型先天性心脏病,发病率占先心病的1.5%～3%。如不及时手术治疗,1岁内病死率约为80%。祝忠群等[22]报告139例TAPVC患儿肺静脉走行的"路线图"和形态"变异图"。对于不同类型的TAPVC采用不同的手术路径和方法。作者认为TAPVC患儿肺静脉病理谱广,个体差异较大;按照肺静脉走行"路线图"和形态"变异图"有利于术中肺静脉解剖的探查和个体化手术设计。朱雄凯等[23]则根据不同解剖亚型采用改良Warden术等不同术式的矫治术,效果满意。作者认为TAPVC的解剖亚型并不少见,且变异复杂;正确认识其亚型及采取个体化的手术方案有助于提高治疗效果。对于心上型TAPVC的手术方式最近几年有较大的进展。袁峰等[24]经上腔静脉与主动脉之间,充分显露肺静脉共腔与左房顶,肺静脉共腔切口位于前方,左房顶切口与之相对应,以6-0丙烯线完成吻合。作者认为心上径路治疗新生儿和小婴儿心上型TAPVC可以减少传统手术方式术后房性心律失常和肺静脉梗阻的并发症。心下型是TAPVC最少见的类型,且最易并发肺静脉梗阻。景延辉等[25]认为新生儿及婴幼儿心下型TAPVC病儿病情严重,早期诊断早期治疗效果良好,手术治疗的关键在于左心房与肺静脉吻合口应足够大,避免狭窄的发生。徐志伟等[26]则采用心脏右侧路径。方法如下:首先切开右心房,用直角钳经房间隔将左心房后壁顶出,在左心房后壁平行于垂直静脉方向切开,向上剪开至左心房顶部,然后在垂直静脉上纵行切开,采用6-0线连续缝合左房后壁和垂直静脉的切口。作者认为传统心脏上翻法不利于心肌保护,容易拉伤心肌组织。心脏右侧路径显露清楚,吻合口足够大,对心肌牵拉和压迫小,有利于心肌保护。采用该方法取得了良好的临床效果。

**(五)法洛四联症**

法洛四联症(tetralogy of Fallot, TOF)是常见的复杂性先天性心脏病,其外科治疗效果往往代表着该心脏中心先天性心脏病的整体治疗水平。凌雁等[27]分析了法洛四联症合并肺动脉瓣缺如(tetralogy of Fallot and absent pulmonary valve, TOF/PV-AB)手术矫治的近中期效果。作者认为TOF/PV-AB外科矫治的近中期结果良好,但需要密切随诊肺动脉瓣或带瓣管道的功能。法洛四联症的手术年龄越来越趋于低龄化。白凯等[28]采用不同的手术方法矫治婴儿早期法洛四联症,认为经右心房矫正心内畸形,并保留肺动脉瓣环有利于术后心功能保护。

### (六) 大动脉转位

先天性矫正型大动脉转位(congenitally corrected transposition of great arteries, ccTGA)是一种心房与心室连接不一致和心室与大动脉连接不一致的复杂性心脏畸形,约占先天性心脏病的0.5%。目前,ccTGA的外科治疗策略并没有完全形成共识,各种方法均有一定的优势和劣势。徐志伟等[29]通过比较ccTGA的各种手术方法:传统纠治手术、功能性单心室纠治术、双调转术(Double Switch)、姑息手术等的治疗结果后得出如下结论:纠治型大动脉转位的手术方法的选择取决于解剖条件和生理参数。在各类手术结果的比较中,传统手术操作简单,术后近期效果理想,死亡率低,但是术后远期效果不佳,完全性房室传导阻滞、三尖瓣反流和右心衰竭的发病率较高。功能性单心室纠治手术的死亡率低,并发症少,再手术率低,可适当放宽功能性单心室纠治手术的指征,可能得到更好的治疗效果。但长期的手术疗效还有待于进一步随访。Double Switch手术虽然达到了解剖纠治,但与功能性单心室纠治手术相比,手术操作复杂,体外循环时间长,手术和心肌缺血时间长,术后死亡率高,并发症多,远期再手术可能性大。杜欣为等[30]则采用主动脉移位术(Nikaidoh术)纠治完全型大动脉转位伴室间隔缺损和肺动脉狭窄,随访期间未发现左室流出道梗阻。严勤等[31]*比较了Rastelli术和Nikaidoh术两种不同手术方式治疗完全型大动脉转位伴室间隔缺损和肺动脉狭窄(transposition of great arteries with ventricular septal defect and pulmonary stenosis, TGA/VSD/PS)的临床疗效。作者认为与Rastelli术相比,Nikaidoh术矫治TGA/VSD/PS,在解剖上更胜一筹,适宜于年龄小的患者。室间隔完整型完全性大动脉转位(transposition of great arteries with intact ventricular septum, TGA/IVS)是危重复杂的先天性心脏病,一般需要在新生儿阶段采取手术干预。王顺民等[32]*人的研究显示急诊大动脉转位术(arterial switch operation, ASO)和术前左心室肌质量≤50 g/m$^2$是TGA/IVS术后早期死亡的危险因素。导管球囊房间隔造口术和辅助循环等技术可进一步降低手术死亡率。对于失去行ASO最佳手术时机(出生后2周前后)的TGA/IVS,首先行肺动脉环缩术和体肺动脉分流术,改善缺氧,锻炼左心室功能,然后再行ASO是这类患者的最佳治疗方案。徐志伟等[33]*采用快速二期ASO治疗TGA/IVS,logistic回归分析显示术前较小的Ao/PA瓣窦直径比值、较长的随访时间和术后主动脉瓣反流加重有关。

### (七) 其他

先天性心脏病中一些病种由于某一心室的发育障碍不能承担起正常的心泵功能,只能转而行单心室的生理性纠治。Fontan手术自1971年创立而来,一直作为功能性单心室的生理矫治手术,并有多种改良术式,目前应用最多是de Leval与1988年创立的全腔-肺动脉连接术(total cavo-pulmonary connection, TCPC术)。岑坚正等[34]*对Ⅰ期和分期TCPC术的风险因素进行了评估,术前评估的危险因素包括肺动脉压力、肺血管阻力、肺动脉发育情况、房室瓣反流情况、心室功能、年龄、是否合并全肺静脉异位引流,是否合并多脾或无脾综合征,有无前期手术造成的肺动脉扭曲等。有两个或两个以上危险因素进入高风险组,其余进入低风险组。作者发现分期TCPC术的效果似较I期TCPC术好。对存在两个或两个以上危险因素者,应选择分期手术。低风险患儿也应尽可能进行分期TCPC术。李志浩等[35]*人则认为Fontan术前血流动力学评估对手术结果至关重要。Fontan术后腔静脉流速缓慢,术后早期管道开孔处以右向左分流为主,可影响脏器灌注,提倡尽早撤离呼吸机;Fontan术后心肺功能密切相关,应及时排除肺部并发症;改善心功能以扩容、强心和降低肺动脉阻力为主,强调米力农在术后监护中的作用。樊红光等[36]*根据术中肺动脉测压结果将完全性大动脉患儿依据平均肺动脉压(mean pulmonary arterial pressure, mPAP)的高低分为:对照组(mPAP<25 mmHg),轻度肺动脉高压组(25 mmHg<mPAP<50 mmHg)和重度肺动脉高压组(mPAP>50 mmHg)。作者认为TGA合并肺动脉高压的肺血管病变程度的评估比较困难,术中直接测压可较好的评估根治手术后近中期结果,并可以指导手术策略的选择。mPAP<50 mmHg的TGA可以进行大动脉调转术,并可以取得较好的术后结果,但mPAP>50 mmHg者虽早期大动脉调转术后肺动脉压力明显下降,但随访死亡率高,因此不建议行根治性大动脉调转术,应行姑息性调转术。肺血减少型先天性心脏病为代偿肺血流不足常常形成大量的巨大体肺动脉侧支(major aortopulmonary collateral arteries, MAPCAs),目前对已形成这些MAPCAs的处理策略并没有达成共识。刘迎龙等[37]*则认为术前、术中栓堵伴MAPCAs的肺血减少型先天性心脏病较术后栓堵者使用呼吸机、ICU和术后住院时间缩短,住院费用降低。主动脉瓣整形术在儿童主动脉瓣疾病领域占有重要地位。郑景浩等[38]*采用儿童主动脉瓣整形方法治疗主动脉瓣疾病患儿取得了良好的早中期效果。王霄芳等[39]*应用经皮球囊肺动脉成形术(percutaneous balloon pulmonary valvuloplasty, PBPV)治疗肺动脉瓣狭窄(pulmonary stenosis, PS)及室间隔完整的肺动脉闭锁(PA/IVS)患者。对于PS患者球囊经加硬交换导丝定位于瓣环处,用稀释的造影剂以3~4atm压力扩张

2～3 次,球囊直径约为瓣环直径的 120%～140%。对于 PA/IVS 患者则先行肺动脉瓣射频打孔术,然后再行球囊扩张术。

## 三、心脏瓣膜病

### (一) 瓣膜置换术

随着心脏瓣膜直视手术的广泛开展,再次瓣膜手术的患者也呈逐年增加的趋势。尹倪等[40]对直视下瓣膜成形术或瓣膜置换术后再次行瓣膜手术后 155 例的分析,其最常见的并发症为室性心律失常(38.06%)和低心排(27.1%)。陈文生等[41]则认为尽管复发性心脏瓣膜病患者心功能和全身状况差,手术操作较困难,但适时而妥善的外科手术仍可取得良好的效果。先天性二叶主动脉瓣是最常见的心脏畸形。郑居兵等[42]报告了 114 例先天性二叶主动脉瓣畸形的外科治疗经验和中远期随访结果。随访 20～77 个月,所有存活患者心功能分级均为Ⅰ或Ⅱ级。章斌等[43]认为先天性主动脉瓣二叶畸形可致主动脉瓣狭窄和/或关闭不全,出现心功能衰竭、心前区疼痛、体位性晕厥、感染性心内膜炎时应尽早行手术治疗,主动脉瓣置换术是常用的手术方法。主动脉瓣四叶畸形是罕见狭窄畸形。唐杨烽等[44]报告了 11 例主动脉瓣四叶畸形(quadricuspid aortic valve, QAV)的外科治疗经验,术前超声心动图检查明确确诊 7 例,误诊为单叶畸形 1 例,误诊为二叶畸形 1 例。作者认为 QAV 在临床上非常罕见,术前超声心动图检查有助于明确诊断,但有时也存在一定的漏诊率,主动脉瓣置换术(aortic valve replacement, AVR)是治疗 QAV 的有效措施。目前,中国已经进入老龄化社会。高夏等[45]报告老年病人主动脉瓣置换术 246 例病人的回归分析显示低心排、肾衰竭、败血症和复合手术是围术期死亡的风险因素;而体外循环时间>120 min、心房纤颤和 COPD 是年龄≥70 周岁的主动脉瓣狭窄患者主动脉瓣置换术后并发症发生的风险因素。作者认为主动脉瓣狭窄的老年患者在决定主动脉瓣置换手术前需慎重评估手术的获益与手术风险。而袁忠祥等[46]通过对 235 例年龄大于 70 岁瓣膜病患者行瓣膜置换术的分析认为加强围术期管理、提高手术技巧,对于 70 岁以上瓣膜病患者行手术治疗是相对安全可行的。主动脉瓣置换术后人工瓣膜-病人不匹配(prosthesis-patient mismatch, PPM)是临床上较常见与难处理的问题。武忠等[47]研究了主动脉瓣置换术后 PPM 的发生率,以及 PPM 与术后早期血流动力学和病死率的关系。作者根据有效开口面积指数(effective orifice area index, EOAI)将 PPM 分为轻度(EOAI>0.85 $cm^2/m^2$)、中度(0.65≤EOA≤0.85 $cm^2/m^2$)与重度(EOA<0.65 $cm^2/m^2$)。作者发现生物瓣 PPM 发生率显著高于机械瓣,瓣膜内径≤21 mm 的人工瓣膜的 PPM 发生率显著高于内径大于 21 mm 的人工瓣膜。PPM 组术后主动脉瓣跨瓣压差和平均流速显著高于非 PPM 组,且 PPM 组术后早期死亡率也显著高于非 PPM 组。作者认为 AVR 术后 PPM 现象普遍存在,尤其是置换生物瓣及小瓣膜(内径≤21 mm)者。PPM 影响术后瓣膜血流动力学、与术后早期病死率密切相关。

### (二) 瓣膜成形术

二尖瓣成形术(mitral valve plasty, MVP)是公认的治疗退行性二尖瓣关闭不全的首选方法,但 MVP 在感染性心内膜炎(infective endocarditis, IE)的外科治疗方面仍存在争议。高峰等[48]*通过对 83 例 IE 所致二尖瓣关闭不全患者不同手术方式(41 例行 MVP,42 例行二尖瓣置换)的比较分析认为,IE 二尖瓣病变的病人瓣叶毁损不严重,如术者临床经验丰富,大多可行二尖瓣成形术,并取得良好手术效果。潘世伟等[49]分析了使用较小型号国产 C 型瓣膜成形软环(PERMED-Ⅱ型)行限制性二尖瓣瓣环成形术的临床效果。选用成形环的原则如下:先用测瓣器测量二尖瓣前叶两交界间的距离,如果距离大于 30 号,则选用至少小 2 号的成形环,如果距离在 30 号以内,则选用小 1 号的成形环。手术后随访效果良好,作者认为应用小号二尖瓣成形环行限制性二尖瓣瓣环成形术效果良好,具良好的时间持续性。二尖瓣前叶成形成功率显著低于后叶成形。李继勇等[50]应用人工腱索线圈技术施行二尖瓣前叶成形术 8 例,围术期无死亡,随访 1～19 个月,无中度以上的反流。作者认为人工腱索线圈技术治疗二尖瓣前叶脱垂近期效果确切,容易复制。张卫等[51]总结了 236 例二尖瓣成形术的临床效果。成形方法包括:人工瓣环植入 22 例,前叶三角形切除 5 例,人工腱索植入 45 例,腱索转移 34 例,缘对缘技术 31 例,后叶 Sliding 技术 16 例,矩形或楔形切除 77 例,裂缺修复 6 例。全组无围术期死亡,随访 6～108 个月,中重度反流 3 例,再手术率为 0.84%。作者认为灵活应用多种二尖瓣成形技术纠治不同类型的二尖瓣关闭不全,中长期效果良好。三尖瓣成形术多采用 DeVega 或 Kay 成形方法,但对于复杂的三尖瓣病变需采用更加综合性的技术。

### (三) 三尖瓣病变的外科处理

三尖瓣成形术多采用 DeVega 或 Kay 成形方法,但对于复杂的三尖瓣病变需采用更加综合性的技术。柳克晔等[52]比较了单纯人工瓣环成形术(R 组)和人工瓣环联合"缘对缘"瓣膜成形术(E 组)治疗重度三尖瓣关闭不全的效果。随访 6～110 个月显示,E 组的中长期效果显著优于 R 组,作者认为人工瓣环联合"缘对缘”瓣膜成形术能够更有效的减少术后三尖瓣残余反流以及三尖瓣关闭不全的复发。柳克晔等[53]总结了“缘对缘”瓣膜成形术治疗先天性心脏病病人重度三尖瓣关闭不全的临床效果。全组14例，手术无死亡，随访3～97个月，无重度关闭不全发生。作者认为“缘对缘”成形术纠治先天性心脏病合并三尖瓣关闭不全简单有效。姜胜利等[54]采用改进瓣环成形术加用人工毡条加固的方法进行三尖瓣成形，术后7天超声提示无中度以上的三尖瓣反流。随访1～36个月无明显肝淤血或双下肢水肿。作者认为改进的瓣环成形方法保留了三尖瓣的外形，增加了三尖瓣前叶和隔叶在收缩期的对合面积，减少了远期因缝线松脱断裂导致关闭不全复发的危险。赵智伟等[55]介绍了167例风湿性心瓣膜病合并三尖瓣关闭不全的外科治疗经验。其中112例行改良或节段性DeVega成形术，40例行Kay或改良Kay成形术，12例行人工瓣环成形术，3例行瓣膜置换术。术后随访3～123个月，三尖瓣轻度反流15例，中度反流5例，重度反流2例。作者认为心脏联合瓣膜病中三尖瓣关闭不全需引起重视，应采取较既往更积极和谨慎的态度，选择适宜的处理方法。魏波[56]和王黎等[57]总结了左心瓣膜置换术后远期三尖瓣关闭不全的外科治疗经验。两组均取得良好效果，作者均认为合理掌握手术指征、手术时机和良好的围术期治疗是手术成功的关键。

### (四) 瓣膜病外科中特殊问题的处理

心房纤颤(atrial fibrillation, AF)是风湿性心脏瓣膜病最常并发的心律失常。AF可引起中风、心功能衰竭等严重并发症，有着很高的致残率和致死率，严重影响患者的生活质量。以往COX迷宫手术是外科治疗AF的有效方法，但操作较为复杂，近几年来各种改良迷宫手术不断涌现。滕晓等[58]和张大国等[59]报告了心脏瓣膜置换同期行双极射频消融术治疗AF的临床效果，两组病例的手术成功率均超过80%，均未发生严重消融术相关的并发症。两位作者均认为心脏瓣膜置换术同期行双极射频消融术治疗AF安全、简便且效果良好，具有较高的实用价值。巨大左心室是心脏瓣膜手术的独立风险因素。叶一舟等[60]和姜胜利等[61]报告了瓣膜病合并巨大左心室心脏瓣膜手术的临床疗效。两组病例的巨大左心室均以左心室舒张末期直径(left ventricular end-diastolic dimension, LVEDD)>70 mm为标准。两位作者均认为巨大左心室施行瓣膜手术能够取得良好效果，围术期加强心律失常处理具有重要意义，术后早期左心室即有明显回缩，但左心室功能较术前有所降低，心功能的完全恢复需要的时间较长。瓣环损毁或过小无法置入适当大小的人造瓣膜时，手术中常常需要进行瓣环重建，这是瓣膜外科领域难度较大的手术。韩林等[62]报告了59例瓣环重建手术的结果。其中二尖瓣瓣环重建7例，主动脉瓣环重建40例，双瓣重建12例。作者认为瓣环重建手术适合于瓣环过小需要置入与体表面积相匹配的人工瓣膜、瓣膜病变累及瓣环结构的完整性或手术损伤等情况，尽管其手术操作较为复杂，主动脉阻断时间和体外循环时间均有所延长，但手术操作引起死亡的比率并未增加。术前如何预测老年风湿性心脏瓣膜病患者冠心病患病概率，目前尚无可靠的方法或模型。李树春等[63]*根据585例年龄大于60周岁的风湿性心脏瓣膜病患者的临床资料，以逐步前进法多变量非条件Logistic回归分析，建立冠心病风险预测模型。结果显示的风险因素包括男性、年龄、心绞痛、高血压和高胆固醇血症。ROC曲线下面积显示该模型具有较优的预测效能。

## 四、冠状动脉粥样硬化性心脏病

### (一) 非体外循环冠状动脉旁路移植术

冠状动脉旁路移植术(coronary artery bypass grafting, CABG)是治疗冠状动脉粥样硬化性心脏病(coronary artery disease, CAD)的常规手段之一。与传统的体外循环下冠状动脉旁路移植术(conventional coronary artery bypass grafting, CCAB)相比，非体外循环下冠状动脉旁路移植术(off-pump coronary artery bypass grafting, OPCAB)具有创伤小、恢复快、并发症少，费用低等优点，但对外科医师和麻醉医师要求较高。高龄是增加手术死亡率的独立风险因素。李良等[64]通过比较CCAB和OPCAB在70岁以上冠心病患者的手术疗效后认为，对于术前合并肾、肺、心功能不全的老年患者，OPCAB是一种更为合理和安全的术式。吴强等[65]比较了CCAB和OPCAB术后桥血管的通畅情况。通过冠状动脉造影的方法发现，CCAB术后70～110个月桥血管的通畅率为73.49%，OPCAB术后64～99个月桥血管的通畅率为72.31%。作者认为在手术者的技术达到一定的熟练程度后，无论CCAB或是OPCAB均可以保证较好的移植效果和较好的中远期通畅率。李京倖等[66]总结了心功能不全冠心病患者OPCAB的疗效，作者将左心室射血分数LVEF低于30%的患者与30%≤LVEF≤40%和LVEF≥40%的患者围术期资料进行比较后发现无论术前调整时间、使用IABP例数、住ICU时间、强心药种类、术后住院时间和住院费用，LVEF小于30%组均显著高于另外两组。作者由此认为心功能不全患者行OPCAB手术安全，但所需医疗资源多，须慎重选择。全动脉化CABG是心脏外科医生追求的目标之一。张杨杨等[67]*报告了胃网膜右动脉(right gastroepiploic artery, RGEA)在OPCAB中应用效果。作者发现与传统的左侧内乳动脉比较,RGEA组病人虽然耗时较长,但手术死亡率和并发症发生率均无显著增加。随访期间也未发生心肌缺血的表现。作者认为RGEA是CABG良好的移植血管,但手术技术要求较高。冠心病合并颈动脉狭窄的外科治疗目前并没有公认的共识。徐明等[68]报道了OPCAB同期颈动脉内膜剥脱术(carotid endarterectomy, CEA)治疗冠心病合并颈动脉狭窄的效果。所有患者均在行OPCAB之前行单侧CEA,术后无脑卒中发生。作者认为同期行OPCAB和CEA治疗冠心病合并颈动脉狭窄是较好的治疗方法,能显著减少OPCAB术后脑卒中的发生。刘锐等[69]总结了Enclose Ⅱ主动脉近端吻合器在OPCAB术中的应用经验和体会。术后脑卒中的发生率为0.5%。作者认为Enclose Ⅱ主动脉近端吻合器在OPCAB的应用具有良好的安全性和稳定性,明显降低术后脑血管并发症发生率。

**(二)中国冠状动脉旁路移植手术评分系统(SinoSCORE)的研究**

对接受冠状动脉旁路移植术的病人进行术前危险分层和风险评估,对于治疗决策和预后判断至关重要。20世纪80年代以来,国际上建立多个以欧美人种为基础的评分系统。如胸外科医师学会(society of thoracic surgeons)STS评分系统和欧洲EuroSCORE评分系统等,但临床实践发现这些标准并不适合国人。因此,由北京阜外心血管病医院牵头,国内43家心血管病中心参与共同制定了中国人的冠状动脉旁路移植术前评分标准——SinoSCORE,并得到了初步的应用,本部分特列专题讨论有关SinoSCORE的内容。中国心血管外科注册登记研究协作组[70]以全国43家心脏中心的9 564例病人为基础,按照9∶1的比例随机分为发展组(用于建模)和验证组(用于验模)。模型确定年龄大于65周岁,术前NYHA心功能分级、慢性肾功能衰竭史、COPD等11个危险因素。验模组模型具有良好的校准度和区分度。

SinoSCORE是建立在中国人冠状动脉旁路移植手术临床数据的基础上的风险评分系统,预测中国病人的院内死亡与术后并发症的能力优于EuroSCORE,更加适合我国心脏外科领域临床医师应用。中国心血管外科注册登记研究协作组[71]以中国心血管外科注册登记研究2004—2005年数据库中单纯行OPCAB的4 920例病人为研究对象,通过比较SinoSCORE和EuroSCORE的校准度和区分度了评价二者的优劣。结果显示SinoSCORE的校准度要高于EuroSCORE,而二者的区分度均较好。作者们认为SinoSCORE模型更适合中国人群OPCAB手术风险的预测。

中国心血管外科注册登记研究协作组[72]和郭惠明等[73]将SinoSCORE用于老年性心血管外科病人和广东心血管病人的手术风险预测。虽然两组病人在性别、慢性肺病、病变冠脉支数、合并肺高压和瓣膜手术较SinoSCORE来源数据库差异有统计学意义,但SinoSCORE仍在两组病例中表现出良好的校准度和区分度,作者均认为SinoSCORE可以用来预测老年病人和广东病人心脏外科手术后院内死亡。苏丕雄等[74]评价了SinoSCORE对CABG术后死亡与并发症的预测价值。作者发现SinoSCORE可以很好的预测围术期死亡率和术后肾衰、多脏器衰竭和围术期主动脉内球囊反搏等并发症,但对胸部切口感染、低心排综合征、新发房颤、胃肠道并发症及住院期间再手术等并发症预测价值不高。

**(三)冠状动脉旁路移植特殊问题的处理**

CABG术后围术期急性心肌缺血是一种严重致死性并发症,处理不及时或处理不当会导致极高的病死率。张怀军等[75]*探讨了CABG术后围术期急性心肌缺血的病因及外科处理措施。在作者报告的28例病人中,主要病因包括早期移植物栓塞、乳内动脉异常、靶血管吻合口异常、桡动脉痉挛、心肌血管化不完全。再手术时间均在首次手术之后的48小时之内,手术主要原则是尽量去除异常的移植物和重新吻合或远端增加旁路。术后机械辅助装置应用率很高,死亡率高达36%。因此作者强调早期诊断和及时的外科处理,更强调术前、术后预防的重要性。甲状腺激素对全身脏器发挥作用,尤其对循环系统影响较大。高杰等[76,77]报告了冠心病合并甲状腺功能低下患者行CABG手术的临床效果。结果显示甲状腺功能低下患者围术期甲状腺激素水平下降较甲状腺功能正常者大。围术期甲状腺激素替代疗法非常重要,且最好采用不停跳CABG手术,这样可避免体外循环对甲状腺激素水平的影响。冠心病合并中度以上的缺血性二尖瓣关闭不全(ischemic mitral regurgitation, IMR)行CABG术时应同期处理二尖瓣病变,但处理方法目前并没有公认的标准,一般倾向于二尖瓣成形术。麦明杰等[78]报告了冠心病合并重度IMR外科治疗的早期疗效。24例行瓣膜成形术,21例行瓣膜置换术。术后左心室舒张末期内径显著减少,作者认为冠心病合并二尖瓣关闭不全手术中同期处理二尖瓣病变有利于术后早期左心室功能的改善。IMR成形的方法基本上是围绕成形环展开,辅以其他成形技术。Bolling提出的限制性二尖瓣环成形术是较为新颖的一项技术。王睿等[79]*总结了111例限制性二尖瓣环成形治疗IMR的临床经验。术后随访显示左心房和左心室内径都有显著下降,而心功能则显著改善。作者认为该项技术适合治疗冠心病合并重度 IMR 的患者。急诊冠状动脉旁路移植术(emergency CABG, E-CABG)是某些情况下的急性冠脉综合征的抢救生命的有效手段,但风险亦极大。王湘等[80]总结 21 例 E-CABG 的临床资料,探讨了急性心肌梗死(acute myocardial infarction, AMI)行 E-CABG 的时机和手术方法的问题。手术总死亡率为 23.8%,而 AMI 发病后 3 d 再行 E-CABG 的死亡率为 12.5%,on-pump CABG 的死亡率要较 off-pump 和 on-pump beating heart 要高。作者认为对于 AMI 欲行 E-CABG,最好通过主动脉内球囊反搏(intra-aortic balloon pump, IABP)过渡到 3 天以后,手术方法则最好选用 off-pump 或 on-pump beating heart CABG。池一凡等[81]和曹旭等[82]则都认为对于 AMI 合并心源性休克的病人最好采用 on-pump CABG 的手术方法。术前合并脑卒中是 CABG 手术的独立风险因素。曹莉等[83]对比研究了术前合并脑卒中且 70 岁以上患者的术后转归情况,作者发现实验组术后肺功能不全、肾功能不全及房颤发生率较高,而术后脑卒中及死亡率无差别。王湘等[84]分析了 70 岁以上 CABG 患者的临床特征,作者发现我国 70 岁以上冠心病人手术危险因素组成与国外有区别,施行 CABG 发生严重并发症和死亡率均较高。赵铁夫等[85]对 70 岁以上老年冠心病患者 OPCAB 术后生活质量进行了评价。他们以调查问卷的方式研究发现所有术后存活患者生活质量均有提高,而且男性患者提高得更加明显。最近几年,我国冠心病发病年龄有年轻化趋势。李琴等[86]分析了 45 岁以下冠心病患者的临床特点。病变特点是多支多处弥漫性病变居多,男性比例高;手术特点是双侧内乳动脉使用率高,需要进行冠状静脉动脉化的比例高,手术近期效果令人满意。冠状动脉心肌桥是先天性冠状动脉畸形,外科手术是唯一的治疗手段。陈星权等[87]报告心肌桥的外科手术方式的选择问题。作者认为对于行程短且较薄的心肌桥宜采用心脏跳动下的肌桥松解术,而对于行程长或较厚的心肌桥宜采用 CABG 术。宋晓春等[88]通过总结重症冠心病患者围术期 IABP 使用的经验得出如下结论:重症冠心病患者进行 IABP 辅助具有明显的循环支持效果,有利于 CABG 术后的康复。徐明等[89]总结了巨大左心室而无室壁瘤的冠心病患者行 CABG 术的疗效及经验。51 例患者术前 LVEDD 均大于 65 mm,同期施行瓣膜手术 47 例,手术死亡率 7.8%。随访期发现左心室明显缩小,而射血分数明显增加。作者认为 CABG 是治疗巨大左心室无室壁瘤冠心病患者较好的方法。陈鑫等[90]则认为外科心室重建治疗心肌梗死后左心室室壁瘤是非常有效的,手术方法的选择取决于室壁瘤的大小和范围,线性缝合和心内补片心室成形均可取得满意效果。

## 五、胸部大血管疾病

主动脉夹层起病急骤,病情凶险,是心血管外科领域的急症之一。Stanford A 型夹层若未经及时治疗,约一半的病人在发病 48 小时内死亡。目前,外科手术是治疗 A 型主动脉夹层的唯一方法。陶登顺等[91]报告了 68 例 DeBakey Ⅰ型夹层外科手术治疗的结果,围术期死亡率为 7.4%,随访期间死亡 1 例,其余病人生活质量良好。王建宇等[92]在 Stanford A 型夹层手术治疗中采用三分支腔内覆膜支架重建主动脉弓,简化了手术,近期手术效果良好。而华菲等[93]则认为主动脉弓三分支覆膜支架置入的主要适应证为内膜破口位于升主动脉而需要重建弓部形态的 Stanford A 型急性主动脉夹层。吴红兵等[94]将术中支架系统应用到主动脉夹层的外科治疗中,发现术中支架能够准确封闭血管内膜破口,实现管壁重建,简化手术,效果确切。吴智勇等[95]在 DeBakey Ⅰ型夹层外科手术中,对近心端处理、左锁骨下动脉重建、全弓置换脑保护及止血等方面进行了有效的改进,使得术后并发症显著减少。崔勇等[96]认为在对 Stanford A 型主动脉夹层行全弓置换和支架象鼻手术时,如果动脉瘤体较大,左锁骨下动脉动脉位置较深、显露困难时,可以在充分评估侧支循环的前提下直接予以结扎,可以简化手术操作和手术难度,术后无明显不良后果。谷小卫等[97]在 Stanford A 型夹层外科治疗中,根据夹层破口的位置、范围、主动脉瓣及根部增宽等情况选择不同的术式,取得良好效果。景华等[98]* 在常温体外循环下行升主动脉置换、升主动脉-弓部血管旁路、腔内隔绝的"杂交"手术治疗 DeBakey Ⅰ型主动脉夹层,避免了深低温停循环的副作用,具有很好的借鉴意义。陈良万等[99]* 应用升主动脉置换联合三分支支架血管术中置入治疗急性 Stanford A 型夹层,弓上三个分支血管无需吻合,极大地简化了手术,是 Stanford A 型夹层外科治疗中的一个很有意义的创新。孙立忠[100]* 等应用在升主动脉与降主动脉之间建立旁路的方法,在常温非体外循环下行全主动脉弓置换,进一步避免了深低温体循环所带来的不良影响。阳晟等[101]认为采用渐细设计的覆膜支架对于避免慢性 B 型主动脉夹层腔内修复术后远端过度扩张或新发破口有良好的预防作用。吴智勇等[102]认为对于降主动脉存在多个破口且真腔小假腔大的 stanford B 行主动脉夹层应该采用支架象鼻+左锁骨下动脉开窗术,操作简单,效果满意。主动脉根部瘤伴主动脉瓣关闭不全者,往往伴有左心室扩张而继发二尖瓣瓣环扩张和二尖瓣关闭不全,手术中往往需要多个心脏切口来处理不同的病变,对心肌损伤较大。王韧等[103]* 经主动脉切口治疗主动脉根部瘤同时处理二尖瓣病变,效果满意。马凡综合征主动脉根部手术后远端主动脉病变的处理策略仍没有统一的共识。孙晓刚等[104]* 采用胸腹主动脉置换、全主动脉弓及支架象鼻、降主动脉置换、全主动脉置换术等方法来处理马凡综合征根部手术后主动脉并发症,作者建议在首次手术时即采用积极的主动脉弓置换及象鼻手术。Stanford A 型夹层主动脉根部病变复杂多样,临床实践中也需要灵活处理。李罗成等[105]根据不同的病理改变,分别采用 Bentall 手术、Wheat 手术和 David 手术处理夹层根部,效果满意。任书南等[106]通过回归分析的方法得出主动脉根部瘤外科治疗的危险因素是同期手术和术后第一天输血量超过1 500 ml。陈小中等[107]依据术后 38 个月的随访结果分析,认为带瓣人工血管主动脉根部置换术治疗主动脉根部瘤中期效果满意。刘魏等[108]应用升主动脉—腹主动脉转流术治疗缩窄范围广或外科术后再狭窄的成人主动脉缩窄,效果良好。婴幼儿主动脉缩窄常合并主动脉弓发育不良。鲁亚南等[109]采取缩窄段切除+主动脉弓补片成形术治疗婴幼儿主动脉缩窄合并主动脉弓发育不良,术后绝大部分患儿压力阶差小于 20 mmHg。

## 六、微创心脏外科

### (一) 机器人心脏外科

微创化是心血管外科的发展方向。目前,各种小切口、胸腔镜辅助和经皮腔内手术越来越受到重视。机器人微创心血管外科手术是近年来兴起的一项微创外科技术,并呈现出非常良好的发展势头。高长青等[110]应用达·芬奇 S 机器人系统行非体外循环下行冠状动脉旁路移植术,间隔一段时间(7～50 天)后在 DSA 系统下行支架置入术治疗多支冠状动脉病变。最大限度地减小了手术创伤并实现冠状动脉完全再血管化。高长青等[111]* 则认为应用机器人进行胸廓内动脉游离和小切口非体外循环下冠状动脉旁路移植术创伤小、疗效确切、安全性好、是冠状动脉再血管化的重要发展方向之一。高长青等[112,113]应用达芬奇机器人实施二尖瓣成形和置换术,右侧胸壁打孔进胸,术野清晰,结构显露好,近期效果满意。高长青等[114]在机器人系统下行心房黏液瘤切除术,切除彻底,无中转开胸手术。杨明等[115]使用全机器人心脏不停跳下房间隔缺损修补术,无气体栓塞和参与漏发生。杨明等[116]则认为机器人微创心脏手术可以安全的应用于常见心脏疾病的外科治疗,手术入路应根据手术要求和患者的体型选择并作精确调整。杨明等[117]认为机器人手术中应用股动静脉及右颈静脉建立体外循环安全可行。王瑶等[118]在全机器人心脏手术中将经食道超声心动图应用于:①体外循环转机前,进一步明确病变性质及部位;②在建立体外循环时,引导上下腔静脉和升主动脉灌注针的放置;③心脏复跳后,即刻评价手术效果及有无手术并发症。

### (二) 其他微创心脏外科

除了机器人微创心脏外科手术外,小切口、胸腔镜辅助下心脏外科手术的应用范围也呈现逐年增多的趋势。武忠等[119]经左侧腋下直切口治疗动脉导管未闭,损伤小,切口隐蔽,中远期效果满意。徐玮泽等[120]认为经胸右心室穿刺偏心伞封堵主动脉瓣下室间隔缺损的优势:①可以防止主动脉瓣反流;②避免传导束损伤;③手术路径短,可精确调整位置;④TTE 可实时评价残余分流等并发症。陈灏等[121]认为与常规胸骨正中切口相比,微创右侧腋下斜切口的优点是安全、美观、出血量小和创伤小。魏来等[122]采用 Chitwood 法(二尖瓣取右胸前外侧切口,主动脉瓣取右侧胸骨旁横切口)施行微创二尖瓣和主动脉瓣置换术。在保证美观的同时,取得了与传统手术相同的临床效果。张海波等[123]利用放射线和胸腔镜辅助的 Hybrid 技术完成心肌病心力衰竭的同步化治疗,效果良好。

## 七、体外循环及辅助装置

### (一) 体外循环

体外循环中超滤方式包括:常规超滤、改良超滤、平衡超滤。超滤器由一种半通透性纤维膜构成,通过纤维膜两侧的压力差将水分子和小分子物质滤过。改良超滤于 1991 年由 Naik 等创立,即在转流结束时采用动脉至静脉反向超滤,可以迅速滤出水分,浓缩血液,提高血球压积和胶体渗透压。改良超滤对于水分的滤除效果确切,对于炎性介质的滤除效果存在争议。平衡超滤于 1996 年由 Jourmois 创立,即在体外循环期间持续超滤液体同时补充适量晶体以维持贮血器液体平面,其主要作用是可以滤除炎性介质。改良超滤与平衡超滤可以联合使用,以到达滤除水分与炎性介质的目的。马丽娟等[124]采用随机对照研究方法发现,平衡超滤对体外循环后肾脏功能有保护作用,有助于术后肾功能的尽早恢复。房勤等[125]人的研究则证实零平衡超滤能够改善冠状动脉旁路移植术后肺功能,缩短术后机械通气时间。焦齐等[126]依据不同超滤量术后炎症介质肿瘤坏死因子、白介素-6 和白介素-8 的变化,认为超滤量 60 ml/L 是较合理的平衡超滤策略。钟慧等[127]的研究证实,就血流动力学而言,先天性心脏病患儿术后静脉-动脉改良超滤的效果优于动脉-静脉改良超滤。

体外循环期间药物的脏器保护功能是近年来的研

究热点。李琳等[128]人的研究显示体外循环前外源性腺苷的应用有助于减轻体外循环所引起的肺损伤。蔡志福等[129]将依达拉奉加入到预充液中研究依达拉奉对心肌缺血再灌注损伤的保护作用时发现,依达拉奉可以降低心肌酶漏出量、减少丙二醛的产生,提高心肌细胞超氧歧化酶的活性。廖舒坦等[130]人的研究则证实丹参多酚酸盐对体外循环心脏瓣膜置换术心肌具有保护作用,其作用机制包括提高抗氧化酶活性、清除氧自由基等。钟慧等[131]认为对含血预充液进行洗涤超滤可使CPB预充液更符合生理状态,减少炎性介质,改善婴幼儿术后肺功能。沈定荣等[132]通过比较自体冷血心脏停搏液、含血停搏液、St. thomas和HTK液对术后未成熟心肌细胞三磷酸腺苷含量的影响,发现自体冷血心脏停搏液效果明显优于其他3种停搏液。陈佳莉等[133]研究发现离心泵辅助股静脉引流能够增加股静脉的引流量,满足全身所需的灌注流量及手术视野的要求。

### (二) 心脏辅助装置

心脏辅助装置现在越来越多的应用于体外循环心脏手术的围术期支持。体外膜肺氧合(extracorporeal membrane oxygenation, ECMO)作为一种有效的心肺支持手段,可以为终末期心脏病患者提供有效的循环过度支持,帮助患者渡过心源性休克期。ECMO在国外发达国家已经积累了相当多的经验,但在我们国家尚刚刚起步。邱志兵等[134]介绍了应用ECMO对终末期心脏病围术期心力衰竭支持治疗的经验和教训。全组6例,全部顺利脱机,但仅3例顺利出院,另外3例脱机后出现多脏器功能衰竭而死亡。作者的观点是ECMO对终末期心脏病围术期心力衰竭可提供良好的支持作用,但需要正确掌握适应证和合理选择患者。李景文等[135]通过分析50例心脏术后ECMO治疗的经验,认为ECMO建立前乳酸水平是院内死亡的预测因子。冯正义等[136]在婴幼儿大动脉错位(TGA)行大动脉转位术(ASO)术后心室功能不全的治疗中应用ECMO进行支持治疗。脱机率为57.14%,死亡率也为57.14%。于坤等[137]研究发现Quadrox PLS系统ECMO跨膜压差较低,可避免血浆渗漏,对凝血系统干扰小,具有较高的生物相容性,要优于Medtronic系统。李斌飞等[138]联合应用ECMO和IABP支持治疗冠状动脉旁路移植术后心功能不全,效果满意。于坤等[139]* 认为应用ECMO和IABP进行心脏辅助时,如果患者自身心脏有一定功能,首先采用IABP辅助,改善冠状动脉血流和减轻左心室壁应力,如果效果不佳,则考虑联合应用ECMO支持。对于以肺动脉高压、低氧血症为主要症状,需要右心系统支持的患者,应首先考虑ECMO支持,如果舒张压仍然偏低者则考虑及时结合IABP辅助。心室辅助装置(VAD)是心脏移植过渡期和心脏功能衰竭恢复期的有效治疗手段。但是,对于心脏瓣膜病变术后,尤其使主动脉瓣机械瓣置换术后,考虑到VAD会导致左心室去负荷作用是主动脉瓣多处于关闭状态,从而增加血栓栓塞风险。以往心脏瓣膜术后往往是置入VAD的禁忌证。刘彤等[140]介绍了美国宾夕法尼亚大学附属医院心脏中心心脏瓣膜术后置入VAD进行辅助的经验。结果显示,与非心脏瓣膜心衰病人置入VAD相比,并未增加手术风险。

## 八、心脏手术围术期管理

随着心脏外科技术、麻醉和体外循环技术的不断进步,越来越多的婴幼儿在体外循环下行先天性心脏病矫治术,但其近期预后的相关因素尚不清楚。楼松等[141]作者就先天性婴幼儿先天性心脏病手术后近期的危险因素进行回归分析,显示年龄、脉搏血氧饱和度、主动脉阻断时间、术后血糖水平是影响先天性心脏病矫治术婴幼儿近期预后的危险因素。王咏等[142]则认为婴儿危重先天性心脏病在明确诊断后应尽快进行外科手术治疗,合并有心力衰竭、呼吸衰竭、肝肾功能不全、严重营养不良和感染并非绝对手术禁忌证。冠状动脉旁路移植术是治疗冠心病的金标准,但目前仍存在一定的死亡率,围术期风险因素分析可以使术后监护中的处理更加有的放矢。王进等[143]对单中心1 098例冠状动脉旁路移植术围术期数据分析后发现,年龄、女性、急诊手术、术前慢性肾功能不全和围术期使用IABP是与预后相关的风险因素。袁忠祥等[144]与杨毅等[145]则认为年龄、外周血管病、术前危急状态、心功能III-IV级、LVEF<0.4、术前肾功能不全、二次开胸止血及三支病变是CABG术后ICU监护时间延长的危险因素。心脏术后部分病人因为心功能不全或呼吸功能不全而导致脱离呼吸机困难,选择怎样的呼吸机撤机支持模式,目前尚未达成共识。高洪锋等[146]通过比较有创(同步间歇指令通气+压力支持通气方式)和无创(双水平气道正压,BiPAP)序贯机械通气治疗的总机械通气时间和呼吸机相关肺炎发生率后,认为BiPAP可以缩短机械通气时间、并减少呼吸机相关肺炎的发生。丁凯等[147]研究发现心脏瓣膜置换术后围术期死亡的主要原因包括:低心排综合征、不能停体外循环机、心脏及主动脉出血、呼吸功能衰竭、肾功能衰竭、恶性心律失常和多器官功能衰竭。因此,就上述原因,进行有效的处理,非常必要。

## 九、术后并发症及其防治

### (一) 小儿心脏外科

由于生理功能方面的差异,小儿心脏外科术后的转归有其自身的特点和规律。毛细血管渗漏综合征(capillary leak syndrome, CLS)是体外循环心脏术后常见且严重的并发症。低体重婴幼儿体外循环术后CLS的发生率要高于成人,具体原因并不清楚。刘宇等[148]通过单因素和多因素回归分析的方法,发现低体重婴幼儿体外循环术后CLS发生的独立风险因素是自体血容量与预充量的比值(autoblood volume/priming volume, A/P)。A/P值与CLS发生呈负相关,即比值越小,发生CLS的几率越大。提高预充液胶体渗透压是减少渗出、预防CLS发生的主要方法。张燕搏等[149]人的研究显示体外循环时间延长可能会增加术后呼吸机相关肺炎的发生率。快速二期大动脉转位术是目前治疗错过最佳手术时机的室间隔完整型D-TGA病婴的最佳手术方式。徐志伟等[150]研究发现快速二期大动脉转位术后死亡相关的因素为女性病婴和术前左右心室压力(pLV/RV)。黄继红等[151]则发现单心室手术治疗内脏异位综合征早期死亡的风险因素为新生儿期手术、合并梗阻性肺静脉异位引流和中度以上房室瓣反流。急性肾损伤(acute kidney injury, AKI)和急性肾功能衰竭(acute renal failure, ARF)是心脏手术患者病死率增加的独立风险因素。章淬等[152]评价了克利夫兰大学医学中心急性肾功能衰竭评分系统(clinical score to predict acute renal failure)在预测中国人心脏手术后急性肾功能衰竭发生的应用价值。该评分系统的主要依据:①术前可能导致肾功能损伤的疾病;②术中手术复杂程度可能导致的手术时间和体外循环时间延长;③原有的肾功能。作者发现该评分系统可以很好地预测中国人心脏术后急性肾功能衰竭的发生情况。而杨勇等[153]发现主动脉弓置换术后急性肾损伤发生的风险因素包括术前血肌酐大于132.6 μmol/L和术后发生呼吸功能衰竭。周娜等[154]发现心脏瓣膜手术后发生透析依赖性的急性肾功能衰竭的发生率为1.78%,死亡率为65.5%,独立风险因素包括年龄、二次手术、术前血肌酐、心功能IV级和术后低心排综合征。

### (二) 成人心脏外科

二尖瓣置换术后发生左心室破裂(left ventricular rupture, LVR)虽已日趋少见,但仍未杜绝。而且一旦发生病死率极高。唐昊等[155]、王强等[156]和戚晓通等[157]报告LVR的发生率和死亡率分别为0.22%、0.3%、0.45%和71.43%、85.7%、90%。三位作者均认为LVR的防治仍以预防为主,早期破裂尚有一定的抢救成功率,延迟或晚期破裂的生存机会非常小。主动脉夹层手术创伤大、时间长,术后死亡率和并发症发生率均较高。沈洪等[158,159]对185例急性Stanford A型主动脉夹层患者围术期21个因素进行分析后发现术前神经系统表现阳性和肾功能不全是围术期死亡的预测因素,而手术与否是患者转归的决定性因素。尚蔚等[160]根据孙立忠的主动脉夹层细化分型标准(根据主动脉根部情况分为A1型:主动脉窦部正常;A2型:主动脉窦部轻度受累;A3型:主动脉窦部重度受累。根据主动脉弓部情况分为C型:复杂型;S型:单纯型),探讨Stanford A型主动脉夹层术后早期并发症的风险因素。作者发现术后早期神经系统并发症最为常见。多因素回归分析显示脊髓损伤、肾功能衰竭和肝功能不全是住院死亡的危险因素。刘楠等[161]则发现主动脉夹层术后肝功能不全的病人病死率较高,术后出血及多脏器功能不全导致术后肝功能不全病人死亡风险显著增加。常规体外循环下冠状动脉旁路移植术围术期死亡危险因素目前基本明确,但非体外循环下冠状动脉旁路移植术(OPCAB)的住院死亡危险因素尚存争议。姜大庆等[162]对215例OPCAB患者围术期37个因素,先进性单因素分析,对于有统计学意义的参数进一步行多因素logistic回归分析。结果显示心功能Ⅲ-Ⅳ级和术后呼吸机使用时间是住院死亡的独立风险因素。陈庆良等[163]研究围术期肾功能中重度损伤、总胆红素浓度、B型脑钠肽水平和左室舒张末期内径异常是65岁以上高龄患者行OPCAB的预后风险因素。心脏术后全身或局部感染仍然是困扰临床的一道难题。尚蔚等[164]人发现医院感染是A型主动脉夹层术后患者院内死亡的危险因素之一,而术后气管切开、急性肾衰床旁血透和术后脑卒中是增加医院感染的独立风险因素。尤颢等[165]报告1 743例成人心脏手术,手术部位感染的发生率为2.87%,其中阳性菌占72.8%,而阴性菌占27.2%。术后发生手术部位感染的危险因素包括冠状动脉手术、手术时间长和术后高血糖。罗智敏等[166]对心脏术后医院感染病原菌分布与耐药性进行了分析,结果发现:革兰阴性杆菌占58.9%,革兰阳性球菌占32.2%,真菌占8.9%。泛耐药鲍氏不动杆菌的比例约60%,耐甲氧西林金黄色葡萄球菌(methicillin resistant staphylococcus aureus, MRSA)和耐甲氧西林凝固酶阴性葡萄球菌(methicillin resistant coagulase negative staphylococcus, MRCNS)分别占95.2%和97.2%。机械辅助装置是救治心脏手术后心肺功能衰竭的有效手段,但感染是机械循环辅助的一个常见而且严重的并发症。李晖等[167]报告机械辅助循环病人的感染率为9.7%,最常见的感染部位为呼吸道(占52.8%)。且感染患者的死亡率明显高于未感染者(15.6% vs 5.0%)。闫晓蕾等[168]则发现心脏术后进行体外膜肺(ECMO)辅助支持患者的感染率高达40.8%。logistic回归分析显示二次气管插管和ICU滞留时间与医院感染显著相关。

## 十、心肌病、心脏肿瘤及肺栓塞

肥厚性梗阻性心肌病（hypertrophic obstructive cardiomyopathy，HOCM）的基本病理特征是非对称性室间隔肥厚和收缩期二尖瓣前向运动（systolic anterior movement，SAM）。崔彬等[169]采用经典 Morrow 技术和改良 Morrow 技术切除肥厚室间隔肌束，同时采用二尖瓣成形或置换术治疗 HOCM。手术死亡率为 6.4%，主要死亡原因为严重低心排综合征、严重心律失常和急性肾功能衰竭。术后主要并发症是缓慢性心律失常。作者建议处理二尖瓣病变时首选二尖瓣成形术。原发性心脏肿瘤较为罕见，据 Nadas 的报告，儿童尸检的发现率仅为 0.027%。仇黎生等[170]报告了 27 例小儿原发性心脏肿瘤，其中 22 例为单发，5 例为多发。组织病理学上横纹肌瘤为最常见，其后依次为纤维瘤、黏液瘤和毛细血管瘤等。作者认为原发性心脏肿瘤手术的目的不是完整切除肿瘤，而是要恢复正常的血流动力学状态。喻磊等[171]外科治疗的 263 例原发性心脏肿瘤中良性肿瘤占 241 例，恶性肿瘤占 22 例。手术和随访结果令人满意，作者指出原发性心脏肿瘤一经诊断应尽早手术。平均肺动脉压大于 50 mmHg 的慢性栓塞性肺动脉高压（CTEPH）患者的 3 年生存率仅为 50%。肺动脉血栓内膜剥脱术（PTE）是治疗 CTEPH 的有效方法，但并非所有 CTEPH 患者均适合行 PTE。因此术前准确评估 PTE 可行性至关重要。甘辉立等[172]人的研究显示外周型 CTEPH 手术不可探及病变、合并严重疾病、手术可探及病变与肺血管阻力严重不一致是三种常见的不可手术情况。马智军等[173]报告双源 CT 双能量肺灌注成像对肺栓塞的研究。证实双源 CT 双能量肺灌注成像有利于肺栓塞的早期发现与精确解剖定位。

## 十一、心包疾病及其他

肺吸虫病在我国西南地区如云南、贵州、四川、重庆等仍然较为常见。其中部分肺吸虫病累及心包，最终可形成缩窄性心包炎。李洪波等[174]认为小儿肺吸虫性心包炎中等量以上积液应尽早行心包部分切除，能缩短病程，避免缩窄性心包炎的发生。

冠状动脉畸形是一种少见的先天性疾病，可影响心肌供血，甚至心肌梗死和猝死等严重并发症。其发生率是否存在种族差异尚无报道。潘存雪等[175]* 应用多层螺旋 CT 冠状动脉成像的方法发现新疆维吾尔族冠状动脉畸形发生率高于汉族，但主要体现在良性畸形发生率较高，潜在危险性畸形则与汉族无明显差异。心脏瓣膜术后的患者一般需要终生服用双香豆素类抗凝药华法林来预防血栓栓塞性并发症。目前国内尚无统一的抗凝强度标准。刘媛等[176]的研究显示中国人群低强度抗凝治疗的有效性和安全性与标准抗凝相当，INR 值控制在 1.8～3.0 范围内是安全的。匡锋等[177]则认为机械瓣膜置换术后妇女在妊娠期间，单一服用小剂量华法林（<5 mg/d）是一种相对安全的抗凝策略。

（韩庆奇　张宝仁）

### 参 考 文 献


1 陈轶维，等. 上海交通大学学报（医学版），2011，31(9)：1240

2 方玉强，等. 中国危重病急救医学，2010，22(11)：663

3 宋铁牛，等. 南方医科大学学报，2011，31(3)：535

4 李世康，等. 中华胸心血管外科杂志，2011，27(8)：480

5 贺延法，等. 河北医科大学学报，2011，32(4)：453

6 金丽艳，等. 中南大学学报（医学版），2011，36(8)：768

7 马黎明，等. 心肺血管病杂志，2011，30(1)：13

8 刘隽炜，等. 中国胸心血管外科临床杂志，2011，18(4)：332

9 徐朝军，等. 中国胸心血管外科临床杂志，2011，18(4)：338

10 葛　楠，等. 青岛大学医学院学报，2011，47(1)：38

11 王　巍，等. 中国胸心血管外科临床杂志，2011，18(1)：92

12 吴延虎，等. 江苏医药，2011，37(13)：1548

13 梁永梅，等. 心肺血管病杂志，2011，30(5)：379

14 刘　勇，等. 中国微创外科杂志，2011，11(9)：834

15 郑　可，等. 心肺血管病杂志，2011，30(5)：375

16 莫绪明，等. 中华胸心血管外科杂志，2011，27(5)：264

17 张海波，等. 中华小儿外科杂志，2011，32(4)：265

18 李守军，等. 中华胸心血管外科杂志，2011，27(5)：273

19 陈　纲，等. 中华小儿外科杂志，2011，32(4)：262

20 董　卫，等. 上海交通大学学报（医学版），2011，31(9)：1291

21* 龚霄雷，等. 中华小儿外科杂志，2011，32(4)：255

22 祝忠群,等. 中华小儿外科杂志, 2011, 32(5): 333
23 朱雄凯,等.中华医学杂志,2011,91(30): 2099
24 袁 峰,等. 中华小儿外科杂志, 2011, 32(4): 252
25 景延辉,等. 中华胸心血管外科杂志,2011,27(1): 1
26 徐志伟,等. 中华胸心血管外科杂志,2011,27(3): 155
27 凌 雁,等.中国胸心血管外科临床杂志,2011,18(2): 114
28 白 凯,等.中国胸心血管外科临床杂志,2011,18(4): 313
29 徐志伟,等. 中华小儿外科杂志, 2011, 32(4): 243
30 杜欣为,等.上海交通大学学报(医学版),2011,31(9): 1283
31* 严 勤,等.临床外科杂志,2010,18(12): 840
32* 王顺民,等.上海交通大学学报(医学版),2011,31(9): 1245
33* 徐志伟,等.中国胸心血管外科临床杂志,2010,17(6): 445
34* 岑坚正,等. 中华小儿外科杂志, 2010, 31(11): 814
35* 李志浩,等.上海交通大学学报(医学版),2011,31(9): 1272
36* 樊红光,等. 中华胸心血管外科杂志,2010,26(5): 317
37* 刘迎龙,等. 中华胸心血管外科杂志,2010,26(5): 313
38* 郑景浩,等.上海交通大学学报(医学版),2011,31(9): 1254
39* 王霄芳,等.心肺血管病杂志,2011,30(5): 371
40 尹 倪,等. 中南大学学报(医学版),2011,36(5): 435
41 陈文生,等.中国胸心血管外科临床杂志,2011,18(1): 70
42 郑居兵,等.心肺血管病杂志,2011,30(3): 198
43 章 斌,等.南京医科大学学报(自然科学版),2010,30(12): 1798
44 唐杨烽,等.中华医学杂志,2010,90(46): 3291
45 高 夏,等. 中华老年医学杂志, 2011, 30(4): 275
46 袁忠祥,等.中国胸心血管外科临床杂志,2011,18(1): 72
47 武 忠,等. 中华胸心血管外科杂志,2010,26(6): 374
48* 高 峰,等. 中华胸心血管外科杂志,2011,27(6): 357
49 潘世伟,等. 中国胸心血管外科临床杂志,2011,18(1): 26
50 李继勇,等. 中华胸心血管外科杂志,2010,26(6): 365
51 张 卫,等. 中国胸心血管外科临床杂志,2010,17(6): 503
52 柳克晔,等. 中华胸心血管外科杂志,2011,27(4): 200
53 柳克晔,等. 中华胸心血管外科杂志,2010,26(6): 371
54 姜胜利,等. 中华胸心血管外科杂志,2011,27(8): 462
55 赵智伟,等. 中国胸心血管外科临床杂志,2011,18(2): 160
56 魏 波,等. 心肺血管病杂志,2010,29(6): 477
57 王 黎,等. 军医进修学院学报, 2011, 32(6): 563
58 滕 晓,等. 四川大学学报(医学版),2011,42(5): 727
59 张大国,等. 中华胸心血管外科杂志,2011,27(3): 180
60 叶一舟,等.上海交通大学学报(医学版),2011,31(6): 836
61 姜胜利,等. 中华医学杂志,2010,90(42): 2999
62 韩 林,等. 中华胸心血管外科杂志,2011,27(2): 90
63* 李树春,等. 第二军医大学学报, 2011, 32(7): 706
64 李 良,等.临床医学,2010,30(12): 1
65 吴 强,等. 中华胸心血管外科杂志,2011,27(3): 170
66 李京倖,等.中国胸心血管外科临床杂志,2011,18(2): 157
67* 张杨杨,等.中国胸心血管外科临床杂志,2011,18(4): 305
68 徐 明,等.中国胸心血管外科临床杂志,2011,18(4): 301
69 刘 锐,等.心肺血管病杂志,2010,29(6): 486
70 中国心血管外科注册登记研究协作组. 中华胸心血管外科杂志,2011,27(2): 67
71 中国心血管外科注册登记研究协作组. 中华胸心血管外科杂志,2011,27(2): 75
72 中国心血管外科注册登记研究协作组. 中华胸心

血管外科杂志,2011,27(2):84
73 郭惠明,等. 中华胸心血管外科杂志,2011,27(2):78
74 苏丕雄,等. 中华胸心血管外科杂志,2011,27(2):71
75* 张怀军,等. 中华胸心血管外科杂志,2011,27(3):168
76 高 杰,等. 中华胸心血管外科杂志,2010,26(5):329
77 高 杰,等. 中国胸心血管外科临床杂志,2010,17(5):374
78 麦明杰,等. 南方医科大学学报,2011,31(6):1072
79* 王 睿,等. 中华外科杂志,2011,49(6):530
80 王 湘,等. 中国胸心血管外科临床杂志,2011,18(4):325
81 池一凡,等. 中国胸心血管外科临床杂志,2011,18(1):77
82 曹 旭,等. 中国胸心血管外科临床杂志,2011,18(3):267
83 曹 莉,等. 心肺血管病杂志,2011,30(3):219
84 王 湘,等. 中华老年医学杂志,2011,30(3):192
85 赵铁夫,等. 中华老年医学杂志,2010,29(10):818
86 李 琴,等. 心肺血管病杂志,2011,30(1):41
87 陈星权,等. 广东医学,2011,32(11):1422
88 宋晓春,等. 南京医科大学学报(自然科学版),2010,30(11):1626
89 徐 明,等. 中国胸心血管外科临床杂志,2011,18(2):117
90 陈 鑫,等. 中华医学杂志,2010,90(48):3403
91 陶登顺,等. 中国胸心血管外科临床杂志,2011,18(3):218
92 王建宇,等. 中华胸心血管外科杂志,2011,27(6):338
93 华 菲,等. 中华外科杂志,2011,49(8):720
94 吴红兵,等. 中华胸心血管外科杂志,2010,26(5):332
95 吴智勇,等. 中华外科杂志,2011,49(3):236
96 崔 勇,等. 中华外科杂志,2011,49(3):232
97 谷小卫,等. 中国体外循环杂志,2011,9(2):68
98* 景 华,等. 中华胸心血管外科杂志,2011,27(6):327
99* 陈良万,等. 中华胸心血管外科杂志,2011,27(6):334
100* 孙立忠,等. 中华胸心血管外科杂志,2011,27(6):339
101 阳 晟,等. 中华胸心血管外科杂志,2010,26(6):385
102 吴智勇,等. 中华外科杂志,2011,49(5):472
103* 王 韧,等. 中华胸心血管外科杂志,2011,27(8):456
104* 孙晓刚,等. 中华胸心血管外科杂志,2011,27(8):452
105 李罗成,等. 中华胸心血管外科杂志,2011,27(6):331
106 任书南,等. 中华胸心血管外科杂志,2011,27(6):345
107 陈小中,等. 上海交通大学学报(医学版),2011,31(3):346
108 刘 巍,等. 中华胸心血管外科杂志,2011,27(1):11
109 鲁亚南,等. 中国胸心血管外科临床杂志,2010,17(6):455
110 高长青,等. 中华胸心血管外科杂志,2011,27(7):398
111* 高长青,等. 中华外科杂志,2011,49(10):923
112 高长青,等. 中华外科杂志,2011,49(7):641
113 高长青,等. 中华胸心血管外科杂志,2011,27(7):390
114 高长青,等. 中华胸心血管外科杂志,2011,27(7):393
115 杨 明,等. 中华胸心血管外科杂志,2011,27(7):395
116 杨 明,等. 中华胸心血管外科杂志,2011,27(7):387
117 杨 明,等. 中国体外循环杂志,2011,9(3):129
118 王 瑶,等. 中华胸心血管外科杂志,2011,27(7):401
119 武 忠,等. 中国现代手术学杂志,2010,14(6):424
120 徐玮泽,等. 中华胸心血管外科杂志,2011,27(3):179
121 陈 灏,等. 重庆医学,2011,40(15):1476
122 魏 来,等. 中华外科杂志,2011,49(4):373
123 张海波,等. 中华胸心血管外科杂志,2011,27(3):162
124 马丽娟,等. 中国体外循环杂志,2011,9(3):152
125 房 勤,等. 中国胸心血管外科临床杂志,2011,18(1):22
126 焦 齐,等. 山东大学学报(医学版),2011,49

(8)：136
127 钟　慧，等. 中华胸心血管外科杂志，2011，27(7)：412
128 李　琳，等. 江苏医药，2010，36(24)：2907
129 蔡志福，等. 广东医学，2011，32(11)：1481
130 廖舒坦，等. 中国胸心血管外科临床杂志，2011，18(3)：204
131 钟　慧，等. 中国胸心血管外科临床杂志，2010，17(6)：450
132 沈定荣，等. 中国体外循环杂志，2010，8(4)：215
133 陈佳莉，等. 中国体外循环杂志，2010，8(4)：208
134 邱志兵，等. 中国危重病急救医学，2010，22(11)：696
135 李景文，等. 中华胸心血管外科杂志，2011，27(2)：102
136 冯正义，等. 中国胸心血管外科临床杂志，2010，17(6)：512
137 于　坤，等. 中国胸心血管外科临床杂志，2011，18(1)：16
138 李斌飞，等. 中国体外循环杂志，2011，9(1)：13
139* 于　坤，等. 心肺血管病杂志，2010，29(6)：480
140 刘　彤，等. 中华胸心血管外科杂志，2011，27(4)：204
141 楼　松，等. 中国胸心血管外科临床杂志，2011，18(3)：222
142 王　咏，等. 中国急救医学，2011，31(1)：89
143 王　进，等. 北京大学学报(医学版)，2011，43(1)：134
144 袁忠祥，等. 中华胸心血管外科杂志，2011，27(2)：93
145 杨　毅，等. 中华胸心血管外科杂志，2011，27(2)：97
146 高洪锋，等. 临床外科杂志，2010，18(12)：837
147 丁　凯，等. 中国胸心血管外科临床杂志，2011，18(1)：80
148 刘　宇，等. 中国体外循环杂志，2011，9(3)：156
149 张燕搏，等. 中国体外循环杂志，2011，9(1)：20
150 徐志伟，等. 中华胸心血管外科杂志，2011，27(2)：87
151 黄继红，等. 上海交通大学学报(医学版)，2011，31(9)：1269
152 章　淬，等. 中国胸心血管外科临床杂志，2010，17(6)：467
153 杨　勇，等. 中国胸心血管外科临床杂志，2011，18(2)：109
154 周　娜，等. 中华胸心血管外科杂志，2011，27(3)：158
155 唐　昊，等. 中国胸心血管外科临床杂志，2011，18(1)：75
156 王　强，等. 中国现代手术学杂志，2010，14(5)：344
157 戚晓通，等. 江苏医药，2011，37(15)：1786
158 沈　洪，等. 中华医学杂志，2010，90(42)：2994
159 沈　洪，等. 中华急诊医学杂志，2010，19(11)：1151
160 尚　蔚，等. 心肺血管病杂志，2011，30(3)：183
161 刘　楠，等. 中华胸心血管外科杂志，2011，27(3)：165
162 姜大庆，等. 中国胸心血管外科临床杂志，2010，17(6)：470
163 陈庆良，等. 中华医学杂志，2010，90(48)：3407
164 尚　蔚，等. 中华医院感染学杂志，2011，21(11)：2242
165 尤　颢，等. 中华医院感染学杂志，2011，21(5)：894
166 罗智敏，等. 中华医院感染学杂志，2011，21(8)：1699
167 李　晖，等. 中华医院感染学杂志，2011，21(13)：2697
168 闫晓蕾，等. 中华医院感染学杂志，2011，21(3)：462
169* 崔　彬，等. 中华胸心血管外科杂志，2010，26(6)：368
170 仇黎生，等. 中华外科杂志，2011，49(3)：227
171 喻　磊，等. 中国胸心血管外科临床杂志，2011，18(2)：166
172 甘辉立，等. 中国胸心血管外科临床杂志，2011，18(3)：199
173 马智军，等. 中华放射学杂志，2011，45(2)：116
174 李洪波，等. 中华小儿外科杂志，2011，32(5)：339
175* 潘存雪，等. 临床放射学杂志，2011，30(5)：653
176 刘　媛，等. 南方医科大学学报，2010，30(10)：2242
177 匡　锋，等. 中国胸心血管外科临床杂志，2011，18(4)：321

**室间隔缺损术后反应性肺高压危险因素及疗效分**

析[中华小儿外科杂志，2011，32(4)：255]　龚霄雷等探求了室间隔缺损、肺高压患儿术后反应性肺高压的发生率、危险因素。评估术后反应性肺高压的治疗效果。本组共有患者 2 141 例，均在术前诊断室间隔缺损、肺高压，并接受室间隔缺损修补术。对患儿的客观病史资料进行回顾性研究。搜集患儿围术期客观指标进行统计和分析，评估术后早期疗效，探求术后反应性肺高压的危险因素。结果显示，术后住院早期死亡 20 例，住院晚期死亡 3 例，术后病情平稳出院 2 118 例。术后反应性肺高压发生率为 6.1%，其中术后肺高压危象的发生率为 2.1%，死亡率为 2.3%。术中体外循环时间≥90 min($P$<0.01)、主动脉阻断时间≥75 min($P$<0.01)、术后残余分流($P$<0.01)是发生术后反应性肺高压的相关危险因素。作者认为，室间隔缺损合并肺高压的患儿，术后反应性肺高压的独立危险因素有：术前年龄、Pp/Ps、存在充血性心力衰竭、术后二尖瓣反流中度以上。术后反应性肺高压的患儿更容易依赖儿茶酚胺类药物，左房途径输入儿茶酚胺类药物能增加其强心效果。

(乔　帆)

**述评**　室间隔缺损合并肺动脉高压的患儿在实行 VSD 修补术后早期肺动脉压力仍高于正常，称为术后反应性肺高压。肺动脉压力可达到或超过体循环压力，出现体循环低灌注，称为肺高压危象。本文对室间隔缺损术后反应性肺高压危险因素及疗效进行了分析，其经验值得借鉴。

(陆方林)

**两种不同手术方式矫治完全性大动脉错位伴有室缺和肺动脉狭窄的效果分析**[临床外科杂志，2010，18(12)：840]　严勤等回顾性分析了两种不同手术方式矫治完全性大动脉错位(TGA)伴有室间隔缺损(VSD)和肺动脉狭窄(PS)的效果。本组对 46 例 TGA/VSD/PS 的患者进行手术矫治，其中采用主动脉根部移位/重建双室流出道术，即 Nikaidoh 术 27 例(N 组)，Rastelli 手术 19 例(R 组)。N 组采用自身心包补片重建右室流出道(RVOT)，其中 1 例用同种异体带瓣管道 Homograft；R 组使用 Homograft 重建 RVOT。两组均无手术前姑息手术史。结果显示，N 组因术后严重心功能衰竭死亡 1 例(3.7%)，R 组无死亡。术后早期并发症的发生率两组相近。手术平均年龄 N 组(16.3±16)个月，R 组(51±20)个月，N 组明显小于 R 组($P$=0.028)。N 组术后无明显残余左、右心室流出道梗阻(LVOTO、RVOTO)，而 R 组有 37%患者分别存在 LVOTO 或 RVOTO($P$<0.05)，但 N 组术后 89%患者存在轻—中度肺动脉血反流现象，R 组仅 1 例患者存在轻度反流($P$<0.05)，两组手术早期心功能状况差异无统计学意义；随访期两组均无死亡，但 R 组有 4 例(23.6%)因 LVOTO、RVOTO 再手术治疗。作者认为，Nikaidoh 术矫治 TGA/VSD/PS 患者，在解剖上更胜一筹，适宜于小的年龄患者。

(乔　帆)

**述评**　双室性治疗完全性大动脉错位伴室间隔缺损和肺动脉狭窄(TGA/VSD/PS)除了经典传统手术 Rastelli 术外，还有 Nikaidoh 术，亦称大动脉根部移位伴双心室流出道重建术。由于 Nikaidoh 术在手术技术上富有挑战性、难度高，各心脏中心应用报道屈指可数，如何选择这两种不同手术方法无一明确的标准。因此，本文的经验应引起重视。

(陆方林)

**室间隔完整型完全性大动脉错位手术治疗分析**[上海交通大学学报：医学版，2011，31(9)：1245]　王顺民等总结室间隔完整型完全性大动脉错位(TGA/IVS)的治疗经验。本组 119 例 TGA/IVS 患者分为急诊手术组($n$=61)和选择性手术组($n$=58)，分别行大动脉转位手术(ASO)(急诊手术组 58 例；选择性手术组 54 例，其中 14 例为二期 ASO)、体肺分流加肺动脉环缩手术(急诊手术组 2 例，选择性手术组 14 例)和心房换位术(急诊手术组 1 例，选择性手术组 4 例)。观察并比较两组手术情况和随访情况，单因素 Logistic 回归分析影响术后早期死亡的因素。结果术后院内死亡 12 例(10.1%)，急诊手术组病死率高于选择性手术组，但差异无统计学意义(14.8% vs 5.2%，$P$=0.08)。单因素 Logistic 回归分析显示，影响术后早期死亡的危险因素为急诊 ASO 和 ASO 术前左心室心肌质量(LV Mass)≤50 g/m$^2$($P$=0.05，$P$=0.00)。83 例患者随访 3 个月至 4.5 年，随访期内无患者死亡，1 例因肺动脉瓣狭窄再次手术。结果手术治疗 TGA/IVS 可获得较好的结果，导管介入球囊房间隔造口和辅助循环等技术可进一步降低手术病死率。

(乔　帆)

**述评**　TGA/IVS 患者通常出生后即表现为严重的紫绀和呼吸困难，并危及生命，大多数患者在新生儿阶段即需紧急治疗，术前死亡主要是因为心房间不存在分流或分流量很少，体肺循环的血无法混合，造成机体内环境急剧紊乱。本文作者利用较大样本量，分析了室间隔完整型完全性大动脉错位手术治疗效果，值得重视、借鉴。

(陆方林)

**快速二期动脉转位术后患者左心室功能和主动脉瓣反流的远期随访**[中国胸心血管外科临床杂志，2010，17(6)：445]　徐志伟等通过对快速二期动脉转位术(ASO)的长期随访，探讨其远期并发症和预防措施。本组随访研究2002年9月至2007年9月期间21例行快速二期动脉转位术患儿的临床资料,其中男13例,女8例;手术年龄75 d(29～250 d),体重5(3.5～7.0 kg)。对患儿的左心功能锻炼期资料和二期动脉转位术术中和术后数据进行统计分析,并采用logistic逐步回归分析方法筛选对术后远期主动脉瓣反流加重的危险因素。结果显示术后远期肺动脉和主动脉吻合口直径较术后早期有所增加(0.96±0.30 cm vs0.81±0.28 cm,$t$=－1.183,$P$=0.262;1.06±0.25 cm vs0.09±0.21 cm,$t$=－1.833,$P$=0.094),但差异无统计学意义。术后远期肺动脉和主动脉吻合口血流速度无明显增快,说明吻合口无梗阻。术后远期心功能较术后早期有所改善,但左心室射血分数(IVEF)值的变化差异无统计学意义(62.88%±7.28 vs 67.92±7.83,$t$=1.362,$P$=0.202);术后早期与术后远期比较左心室舒张期末直径(LVDd)差异有统计学意义(2.16±0.30 cm vs 2.92±0.60 cm,$t$=－5.281,$P$=0.003),术后远期左心室舒张期末后壁厚度(LVPWT)较术后早期略有增长(0.39±0.12 cm vs 0.36±0.10 cm,$t$=0.700,$P$=0.500),但差异无统计学意义。术后远期随访中发现,主动脉瓣反流程度有4例(30.77%,4/13例)较术前加重,7例无变化,2例较术前减轻,反流程度均未达到中度以上。logistic回归分析结果显示:术前较小的AO/PA瓣窦直径比值、较长的随访时间与术后主动脉瓣反流加重有关。作者认为,快速二期动脉转位术后主动脉瓣反流发生率较高,远期无死亡,无再手术,生存情况良好,但仍需定期随访,密切观察吻合口和主动脉瓣的关闭情况。

(乔　帆)

**述评**　室间隔完整型大动脉错位行动脉转位术(arterial switch operation,ASO)的最佳手术年龄在2周左右,否则随着出生后的肺循环阻力下降,左心室压力逐渐下降,左心室心肌退化,已不再适合做ASO。对于这一类已失去ASO最佳手术时机的完全性大动脉错位患者,先行肺动脉环缩术(PAB)和体肺动脉分流术,改善缺氧,锻炼左心室功能,然后再行ASO,是这类患者的最佳治疗方案,但其远期疗效和并发症还需继续观察。本文对早期行快速二期ASO患者进行回顾性研究,分析术后左心功能及主动脉瓣反流情况,探讨相关危险因素,其经验值得借鉴。

(陆方林)

**全腔静脉-肺动脉连接术Ⅰ期或分期生理矫治复杂先天性心脏病**[中华小儿外科杂志,2010,31(11):814]　岑坚正等总结了全腔静脉-肺动脉连接术(TCPC)生理矫治复杂先天性心脏病的疗效,探讨了选择Ⅰ期或分期TCPC手术的策略。本组共88例患儿接受了TCPC手术。男58例,女30例。低风险病例进行Ⅰ期TCPC术,高风险病例进行分期TCPC术。Ⅰ期手术组41例,平均年龄(8.4±4.5)岁;分期手术组47例,平均年龄(9.0±4.2)岁。Ⅰ期TCPC组中27例采用外管道,14例肺动脉直接下拉与下腔静脉吻合。Ⅱ期TCPC组中42例采用外管道,3例采用心房内通道,2例肺动脉直接与下腔静脉吻合。手术结果,早期死亡6例,病死率6.8%。Ⅰ期TCPC组死亡5例(4例死于重度低心排征,1例死于呼吸衰竭),病死率12.2%;Ⅱ期TCPC组死亡1例(死于开胸时大出血),病死率2.1%,两组差异无统计学意义($P$=0.054)。两组的体外循环时间、辅助通气时间、胸管停留时间、住监护室时间、术后住院天数差异无统计学意义。65例随访4个月到6.5年。1例于术后8个月死于严重的房室瓣反流、心力衰竭;1例术后3个月出现感染性心内膜炎,死于多器官衰竭。作者认为,Ⅰ期和分期TCPC都能达到满意的手术效果。分期TCPC的效果似较Ⅰ期TCPC为好。对于存在两个或两个以上危险因素者,应选择分期手术。低风险患儿也应尽可能进行分期TCPC手术。

(乔　帆)

**述评**　功能性单心室,包括单心室、三尖瓣闭锁、不均衡型完全房室通道、某些类型的右心室双出口等,以及其他一些不宜心内矫治的复杂畸形,均无法进行双心室解剖矫治手术。近年,TCPC手术逐渐占据了Fontan类手术中的主导地位,已成为功能性单心室的最终手术选择。TCPC也可选择应用于某些不宜心内矫治的复杂畸形。本文对TCPC手术Ⅰ期或分期生理矫治复杂先天性心脏病进行了比较,样本数较大,值得借鉴。

(陆方林)

**Fontan术后的临床转归和监护**[上海交通大学学报:医学版,2011,31(9):1272]　李志浩等总结了Fontan术后的临床转归及其血流动力学特点,探讨其术后监护的要点。本组收集2008年7月至2009年7月期间的79例Fontan手术病例,通过分析其术后血流动力学特点和监护过程,对术后监护要点和临床转归进行了总结。结果显示,79例Fontan病例中,术后早期死亡5例,病死率为6.33%;其中一期手术无死亡病例,二期手术病死率为9.3%,三期手术病死率为14.3%。术后床旁心脏超声显示,下腔静脉流速普遍减慢,术后第1天管道开孔处均为右向左分流。早期撤离呼吸机有助于术后血流动力学的恢复。术后脏器功能不全发生率较高。作者认为,术前血流动力学评估对手术结果至关重要。Fontan术后腔静脉流速缓慢,术后早期管道开孔处以右向左分流为主,可影响脏器的灌注，提倡尽早撤离呼吸机；Fontan 术后心、肺功能关系密切，应及时排除肺部并发症；对改善心功能以扩容、强心和降低肺阻力为主者，米力农在术后监护中有重要作用。

（乔 帆）

**述评** 先天性心脏病中的一些病种由于某一心室的发育障碍不能承担起正常的心泵功能，只能转而行单心室（sintangle ventricle, SV）的生理性纠治，即将全部的体静脉血引入肺循环进行氧合后进入另一功能尚存的心室，然后搏出进行体循环灌注。此类手术又称全腔肺连接手术，其中以 Fontan 手术为代表。由于全身血液流动仅靠单一心室驱动，血流动力学有其特殊性。本文总结了 Fontan 术后的临床转归及其血流动力学特点，探讨其术后监护的要点，具有重要的借鉴意义。

（陆方林）

**完全性大动脉转位合并重度肺动脉高压增加调转术后病死率**［中华胸心血管外科杂志，2010，26（5）：317］ 樊红光等探讨了完全性大动脉转位（TGA）术前肺动脉高压与术后近、中期结果的关系。本组将 101 例行动脉调转术的病儿根据术前平均肺动脉压力（mPAP）分为 3 组，肺动脉压力正常（对照）组，轻度肺动脉高压组和重度肺动脉高压组，比较分析不同组间的术后近中期结果。结果显示，手术后肺动脉高压组病儿肺动脉压力均有明显下降，重度肺高压组的肺动脉平均压由（61.2±8.6）mmHg 降至（34.6±13.6）mmHg，$P<0.01$；轻度肺高压组由（34.5±6.7）mmHg降至（21.3±5.6）mmHg，$P<0.01$，而对照组无明显变化。术后各组间并发症和手术死亡比例差异无统计学意义。但是重度肺高压组中期病死率较高。作者认为，mPAP<50 mmHg 的 TGA 合并肺动脉高压病儿可以进行大动脉调转术，并可取得较好的术后结果，但 mPAP≥50 mmHg 者虽然行大动脉调转术后肺动脉压力明显下降，且术后早期结果良好，但随访中期病死率较高。

（乔 帆）

**述评** 现代多数 TGA 病儿能较早地得到矫治，但在发展中国家，仍有一部分病儿由于种种原因，如症状不明显或当地医疗水平问题，从而造成肺动脉高压，甚至发展至肺血管阻塞性病变。本文对完全性大动脉转位合并重度肺动脉高压增加调转术后病死率做了回顾性分析，并提出了手术指征，这一经验值得借鉴。

（陆方林）

**手术联合介入栓堵大体肺动脉侧支治疗肺血减少型先天性心脏病的手术疗效分析（附 151 例报告）**［中华胸心血管外科杂志，2010，26（5）：313］ 刘迎龙等比较了外科手术联合术前、术中（包括栓堵当日手术及同期 Hybrid 手术）及术后介入栓堵治疗合并大体肺动脉侧支（MAPCAs）肺血减少型先天性心脏病的手术疗效，并探讨了联合术式的时机。本组手术联合栓堵患者共 151 例，成功栓堵 MAPCAs 252 支。其中 1992 年至 2007 年 7 月 28 例。包括手术前栓堵 3 例（10.7%）、栓堵当日手术 19 例（67.9%）、术后栓堵 6 例（21.4%）；2007 年 7 月后行同期 Hybrid 手术 115 例（93.5%）、术前栓堵 3 例（2.4%）、术后栓堵 5 例（4.1%）。一期矫治 132 例，姑息手术 19 例，其中 7 例再行二期矫治。结果显示全组手术死亡 11 例（7.3%），其中成立了 Hybrid 手术室后死亡 5 例（4.1%），明显低于 2007 年 7 月前的 6 例（21.4%），同期 Hybrid 手术死亡也由 21.1%（4/19 例）降至 4.3%（5/115 例）；术前栓堵 6 例均无死亡，术后栓堵死亡 2 例均为 2007 年 7 月前病人。术前、术中栓堵呼吸机使用时间、ICU 住院时间、术后住院时间及住院费用均显著低于术后栓堵者（$P=0.000$、0.000、0.000）。成立 Hybrid 手术室后病人住 ICU 时间及术后住院时间均显著低于 2007 年 7 月前（$P=0.002$ 及 0.002）；同期 Hybrid 手术的 ICU 住院时间由 2007 年 7 月前的 8.38 天缩短至 5.37（$P=0.079$），术后住院时间由 18.74 天减少至 13.01 天（$P=0.059$）。作者认为成立 Hybrid 手术室后同期 Hybrid 手术死亡显著下降，病人住 ICU 时间及术后住院时间缩短，手术疗效改善。术前、术中栓堵伴 MAPCAs 的肺血减少型先天性心脏病较术后栓堵者使用呼吸机、ICU 及术后住院时间缩短，住院费用降低。术后栓堵作为补救措施可减少相关并发症的发生，是治疗 MAPCAs 的有益补充。

（乔 帆）

**述评** 肺血减少型先天性心脏病常合并大的体肺动脉侧支（MAPCAs），如肺动脉闭锁 MAPCAs 发生率高达 29.7%、法洛四联症为 3.5%。这类复杂的心脏畸形手术矫治困难，术中回血多，手术死亡比例较高。本文对手术联合介入栓堵大体肺动脉侧支治疗肺血减少型先天性心脏病的手术疗效进行了回顾性分析，其经验值得借鉴。

（陆方林）

**儿童主动脉瓣整形术的临床疗效**［上海交通大学学报：医学版，2011，31（9）：1254］ 郑景浩等总结主动脉瓣整形术在小儿主动脉瓣疾病中的应用经验。本组 83 例行主动脉瓣整形术患儿，年龄 4 个月至 11 岁，平均年龄（3.6±5.0）岁。术前均经超声评估，其中单纯主动脉瓣反流 24 例，单纯主动脉瓣狭窄 26 例，二者兼有 33 例。手术方法为瓣交界切开 26 例，游离边缘交界悬吊 27 例，三瓣化瓣缘延长 15 例，瓣叶切除 12

例，瓣窦心包扩大 6 例，瓣环整形 2 例，应用两种及两种以上方法 50 例。结果随访 3 个月至 3 年，有 2 例患儿死亡，无一例需要长期服用抗凝药，2 例行换瓣手术。结果对主动脉瓣疾病患儿行主动脉瓣整形术尤其是主动脉瓣缘延长手术是可行的，早、中期效果良好。施行整形术可避免再次手术和抗凝治疗；随访中再次手术可选择换瓣手术。

（乔　帆）

**述评**　儿童主动脉瓣病变是当前外科治疗的难题。施行瓣膜成形术，目前还没有定型的手术方法，而且，其耐久性较差。本文报告的主动脉瓣成形术，虽然取得了较好的效果，但随访时间仅为 3 年，而且其中 2 例已行换瓣手术。因此，应慎重选择。

（张宝仁）

**经皮球囊肺动脉瓣成形术 204 例临床分析**［心肺血管病杂志，2011，30(5)：371］　王霄芳等探讨了经皮球囊肺动脉瓣成形术(PBPV)，治疗肺动脉瓣狭窄(PS)及室间隔完整的肺动脉瓣闭锁(PA/IVS)的安全性及有效性。本组共分析自 1987 年 4 月至 2011 年 5 月收治的 PS 患者 202 例，PA/IVS 2 例，男性 116 例，女性 88 例，年龄 3 个月至 40 岁，平均 4.25 岁，体重 5～60 kg，平均(17.32±8.85) kg，发绀 34 例。完善心电图、心脏 X 线影像、超声心动图检查，行右心导管检查及右心室造影并完成 PBPV。结果显示，PBPV 204 例，成功 200 例，成功率 98%。PBPV 术后，导管监测肺动脉瓣跨瓣压差［(30.84±15.05) mmHg (1 mmHg=0.133 kPa)］较术前(75.75±30.04) mmHg 明显下降，$P=0.001$。4 例失败病例中，1 例因右心室流出道狭窄导丝难以到达肺动脉，取消 PBPV。第 2 例导丝送入肺动脉出现循环不稳定取消 PBPV。第 3 例 PA/IVS，射频打孔成功后球囊扩张时出现心包填塞，转外科手术。第 4 例术中球囊扩张时右心室流出道撕裂致心包填塞，抢救无效死亡。2 例出现严重并发症，其中 1 例三尖瓣腱索断裂；1 例缺血、缺氧性脑病。作者认为，PBPV 治疗 PS 及 PA/IVS 安全有效。严格掌握适应证，规范操作可以减少并发症。

（乔　帆）

**述评**　肺动脉瓣狭窄(pulmonary stenosis, PS)是常见的先天性心脏病，占先天性心脏病发病率的 8%～10%。病理分型，常见为典型的肺动脉瓣狭窄及发育不良型肺动脉瓣狭窄。目前，经皮球囊肺动脉瓣成形术(pereutaneous balloon pulmonary valvoplasty, PBPV)是典型 PS 首选治疗方法。本文对 PBPV 手术的经验分析，尤其是严重并发症的防治，值得借鉴。

（陆方林）

**二尖瓣成形术治疗感染性心内膜炎二尖瓣关闭不全**［中华胸心血管外科杂志，2011，27(6)，357］　高峰等回顾性分析了 1990 年 10 月至 2007 年 7 月期间 83 例感染性心内膜炎致二尖瓣关闭不全接受二尖瓣手术患者的临床资料，评估二尖瓣成形术治疗感染性心内膜炎的可行性和疗效。资料中男 62 例，女 21 例。41 例(49.4%)行二尖瓣成形术(MVP)，42 例(50.6%)行二尖瓣置换术(MVR)。同时行主动脉瓣置换术 37 例，三尖瓣成形术 12 例，室间隔缺损修补术 4 例，冠状动脉旁路移植术 2 例，主动脉瓣成形术 1 例，房间隔缺损修补术 1 例，股动脉取栓术 1 例。术中 18 例行食管超声检查评估二尖瓣反流情况。MVP 与 MVR 组病人比较，术前左室收缩末内径(41.63±8.60) mm 对(37.69±6.38) mm，$P<0.05$；术前射血分数 0.62±0.07 对 0.66±0.76，$P<0.05$；术前心功能分级平均(2.88±0.61)级对(2.45±0.71)级，$P<0.01$。体外循环 47～265 min，平均(117.06±46.77) min；主动脉阻断 26～210 min，平均(86.95±39.07) min；呼吸机辅助呼吸 5～120 h，平均(21.49±16.06) h。MVP 与 MVR 组病人体外循环和主动脉阻断时间均差异无统计学意义，MVP 组气管插管和住 ICU 时间均显著低于 MVR 组($P<0.05$)。MVR 组病人瓣叶赘生物明显多于 MVP 组病人($P<0.05$)。MVP 组术者相对固定。住院死亡 3 例(3.6%)，均为二尖瓣置换病人。出院时病人心功能均为Ⅰ级或Ⅱ级。随访 1～165 个月，平均(39.33±39.76)个月，随访率 95%。MVR 组发生瓣周漏 1 例，反复胸腔积液 1 例，脑出血 2 例，其中 1 例死亡，10 年生存率 75%。MVP 组无死亡，10 年生存率 100%。作者认为，感染性心内膜炎二尖瓣病变的病人瓣叶毁损不严重，如术者临床经验丰富，大多可行二尖瓣成形术，并可取得良好手术效果。

（唐杨烽）

**述评**　从国外的病例资料分析。二尖瓣成形术是治疗二尖瓣心内膜炎的发展趋势，而且，日渐成为主要的外科手术方法，但二尖瓣成形的技术难度较大，需要具有丰富的手术经验。作者通过对 83 例感染性心内膜炎致二尖瓣关闭不全的手术方式、效果的对比分析，明确了此类患者瓣膜成形的疗效，此经验值得借鉴。

（张宝仁）

**老年风湿性心脏病患者瓣膜手术前冠心病风险预测模型的建立及评价**［第二军医大学学报，2011，32(7)：706］　李树春等基于 1998—2009 年长海医院连续 585 例患者的资料，通过 Logistic 回归筛选老年 RHVD 患者瓣膜手术前冠心病的危险因素，其中包括性别、年龄、心绞痛、高血压、高胆固醇血症等，建立危险度预测模型并以 bootstrap 方法优化，以预测概率 $P<0.05$ 为低危险度。以接受者操作特性曲线(ROC

曲线)比较该模型和国外类似模型的诊断效能,成功建立了老年风湿性心脏病(RHVD)患者瓣膜手术前冠心病危险度预测模型,以指导冠脉造影检查的选择。151例患者被定义为低危险度,其中4例合并冠心病,均为单支血管病变。ROC曲线下面积0.793,对国人老年RHVD患者术前冠心病危险度具有较优的预测效能。作者认为,老年RHVD患者瓣膜手术前冠心病风险预测模型的成功构建,有利于我国老年RHVD患者瓣膜手术前冠心病的筛查。

(唐杨烽)

**述评**　目前老年瓣膜病患者人群逐步扩大,围术期有效评估冠脉血管病变情况,是确保围术期安全的重要指标。作者构建的瓣膜手术前冠心病风险预测模型,虽然在一定程度上能够提高手术的安全性,但是,由于该组的病例较少,时限较短,尚未得到公信度。因此,尚需积累更多病例,而且应该广泛共同协作,以获得更准确的预测效果。

(张宝仁)

**胃网膜右动脉在非体外循环冠状动脉旁路移植术中的临床应用**[中国胸心血管外科临床杂志,2011,18(4):305]　张杨杨等回顾性分析2008年12月至2009年7月南京医科大学第一附属医院对38例冠心病患者采用胃网膜右动脉(RGEA)行非体外循环冠状动脉旁路移植术(OPCAB)治疗的临床资料。根据在OPCAB中采用的移植血管不同将76例患者分为两组,RGEA组:38例,男36例,女2例;年龄(65.87±6.29)岁;采用常规移植血管加RGEA行0PcAB;对照组:38例,男35例,女3例;年龄(66.68±6.24)岁;采用左乳内动脉(uMA)、桡动脉(RA)、大隐静脉(SV)作为移植血管行OPCAB。对两组患者的术中、术后临床资料进行了分析、比较。结果两组患者手术均顺利,无手术死亡,无二次止血、功能性胃排空障碍和严重感染等并发症发生。与对照组比较,RGEA组的手术时间延长[(295.53±45.16)min vs (262.50±42.44)min,$P=0.001$],吻合口总数[(4.71±0.56)个 vs (5.29±0.92)个,$P=0.002$]和术中血浆用量减少[(194.74± 186.30)ml vs (565.79±382.70)ml,$P=0.000$];术后机械通气时间延长[(1398.82±1349.94)min vs 985.39±170.30)min,$P=0.036$],24 h胸腔引流量[(394.71±205.36)ml vs (536.32±258.85)ml,$P=0.008$]、术后红细胞总量[(1.67±1.48)U vs (2.81±2.48)U,$P=0.010$]、术后住院时间[(12.47±3.20 d vs (15.47±9.31)d,$P=0.035$]均减少。随访72例,随访时间9～17个月,失访4例。随访期间两组患者无心肌缺血表现,RGEA组患者无胃部相关并发症发生。根据以上资料,作者认为,RGEA是CABG良好的移植血管,手术技术要求较高,手术时间较长。

(唐杨烽)

**述评**　左乳内动脉、桡动脉、大隐静脉都是冠状动脉旁路移植术中常用的移植血管。经过国际上的普遍应用与推广,不但成为典型的术式,而且已获得公认,其疗效肯定。本文作者将胃网膜右动脉作为移植血管进行冠脉旁路移植,并进行了对比分析,效果明确,其经验值得借鉴。

(张宝仁)

**冠状动脉旁路移植术后早期紧急再次手术**[中华胸心血管外科杂,2011,27(3):168]　张怀军等总结2001年1月至2009年1月28例CABG术后早期进行了紧急再次手术的病因和外科方法。其中男18例,女10例;平均年龄54岁。主要病因包括早期移植物栓塞、乳内动脉(IMA)异常、靶血管吻合口异常,桡动脉(RA)痉挛、心肌血管化不完全。首次手术到再次手术时间间隔为1～48 h,平均8 h。紧急再次手术中仅2例选择非体外循环不停跳手术,余均在体外循环心脏停跳下施行CABG。再次手术方法包括:对异常移植物尽可能去除,选择重新吻合或远端加一旁路血管。对RA持续痉挛者拆除后用静脉再次行旁路手术。再次手术中应给予充分再血管化。结果显示手术死亡2例。术后1～14天死亡8例。16例术后放置主动脉内球囊反搏(IABP)辅助,其中2例同时进行体外膜式氧合器(ECMO)辅助,2例同时选择左心辅助装置(LVAD)。18例生存者均无严重并发症。根据以上资料,作者认为,CABG术后早期急性严重心肌缺血病死率高。早期诊断和及时外科处理可以提高生存率。再次手术选择体外循环下进行更为安全、确切。手术中首先进行移植物探查,移植物流量测定是最佳确诊手段。对有疑问的移植物应尽可能重做,同时尽可能完全再血管化。再次手术者多有术后血流动力学不稳定的表现,积极早期选择IABP或ECMO机械辅助有利于缺血心肌恢复。

(唐杨烽)

**述评**　CABG术后早期进行了紧急再次手术发生率相对较低,但治疗非常棘手,且手术风险性较大。作者通过对其原因及外科处理方式的分析,为此类疾病的治疗提供了有益的临床经验,值得参考。但由于病例数较少,其经验较为局限,因此尚需总结更多经验。

(韩　林)

**限制性二尖瓣环成形联合冠状动脉旁路移植术治疗缺血性二尖瓣反流**[中华外科杂志,2011,49(6),530]　王睿等回顾性分析2000年1月至2008年6月111例伴有中重度缺血性二尖瓣反流的冠状动脉粥样硬化性心脏病患者,接受限制性二尖瓣环成形联合冠状动脉旁路移植术(CABG)治疗缺血性二尖瓣反流患者的临床资料。探讨该术式的近期、中期效果及其在逆转左心室重构中的作用。资料中男性 81 例,女性 30 例;平均年龄(63±18)岁。术前经胸超声心动图示二尖瓣反流中度 7 例,中重度 65 例,重度 39 例。比较患者手术前后及术后各时期经胸超声心动图资料。结果院显示院内死亡 3 例。术毕经食管心脏超声显示二尖瓣无反流 69 例,轻度反流 34 例,轻中度反流 5 例,中重度反流 3 例,该 3 例术中改行二尖瓣置换。术后 3、12 和 24 个月的生存率分别为 96.2%、93.5%和 89.7%。射血分数从术前的(46±6)%升至术后的(53± 6)%($P<0.01$);左心房内径从术前(58±6) mm 下降到术后(46±6) mm ($P<0.01$);左心室舒张末内径从(61±8) mm 下降到(48±10) mm($P<0.01$)。术后二尖瓣反流程度明显下降($P<0.01$),心功能(NYHA 分级)有明显改善($P<0.01$)。24 个月的随访期内,2 例再行二尖瓣置换术。根据以上资料,作者认为,限制性二尖瓣环成形联合 CABG 治疗缺血性二尖瓣反流的近、中期效果满意,其对左心室重构有着明显逆转作用。

(唐杨烽)

**述评**　缺血性二尖瓣关闭不全是影响冠心病患者围术期及远期手术疗效的重要因素。作者通过 111 例患者的临床分析,明确了限制性二尖瓣环成形联合 CABG 治疗缺血性二尖瓣反流的近、中期满意效果,其经验值有参考的意义。但是,缺血性二尖瓣关闭不全的外科治疗较为复杂,而且适应证的选择与方法,尚无统一的经验,仍然是治疗上棘手的问题,因此,应根据具体的病人,探索有效的方法。

(张宝仁)

**"杂交"手术治疗 DeBakey Ⅰ型主动脉夹层**[中华胸心血管外科杂志,2011,27(6):327]　景华等总结 39 例应用无深低温停循环的升主动脉置换、升主动脉-主动脉弓分支血管旁路、腔内隔绝的"杂交"手术治疗 DeBakey Ⅰ型主动脉夹层的方法和经验。2009 年 1 月至 2010 年 6 月 39 例、平均年龄(55±16)岁的 DeBakey Ⅰ型主动脉夹层病人进行无深低温停循环的"杂交"手术。病人经股动脉、右腋动脉插管灌注,先于常规体外循环下行升主动脉和主动脉瓣置换,再采用四分支人工血管、"Y"形人工血管或单根人工血管行升主动脉-主动脉弓分支血管旁路手术,再经股动脉逆行径路数字减影血管造影(DSA)下或术中顺行径路食管超声定位下行主动脉弓-降主动脉腔内隔绝术。升主动脉处理时 8 例行单纯升主动脉人工血管置换,20 例行 Bentall 手术(其中冠状动脉移位采用 Carbrol 法 11 例),11 例行 Wheat 手术;升主动脉-主动脉弓分支血管旁路手术采用四分支人工血管 16 例、"Y"形人工血管 15 例、单根人工血管序贯法 8 例;主动脉弓-降主动脉腔内隔绝术采用 DSA 下股动脉逆行径路 36 例,术中人工血管分支顺行径路 3 例,均使用 1 枚支架。体外循环(时间 61± 22) min,主动脉阻断时间(48±18) min。术后(30±9) h 拔除气管插管,24 h 胸液小于 300 ml,无偏瘫、截瘫、严重感染、凝血障碍等并发症。所有病人均治愈出院,平均术后(21±6)天出院。术后随访 1～15 个月,平均(8.4±7.2)个月,病人均健康生存,无脏器功能不全。术后 3 个月行 CT 主动脉血管成像检查,显示膈肌水平假腔闭合率为 91.2%。作者认为,常温体外循环下升主动脉置换、升主动脉-弓部血管旁路、腔内隔绝的"杂交"手术治疗 DeBakey Ⅰ型主动脉夹层,简化了 DeBakey Ⅰ型主动脉夹层外科治疗方法。而且该手术方法避免了深低温停循环,减少了术后并发症,提高了外科治疗效果。

(唐杨烽)

**述评**　DeBakey Ⅰ型主动脉夹层起病凶险,手术困难较大,而且外科治疗的围术期并发症及死亡率仍较高。作者通过总结 DeBakey Ⅰ型主动脉夹层"杂交"手术治疗的经验,有效地降低了围术期的死亡率,其经验值得推广。但是本组病例数较少,而且术后随访时间有限,因此,其长期疗效尚需积累更多病例,术后观察更长的时间,从而确定该"杂交"手术的长期效果。

(徐志云)

**升主动脉替换联合三分支支架血管术中置人治疗急性 A 型主动脉夹层**[中华胸心血管外科杂志,2011,27(6):334]　陈良万等总结 2008 年 6 月至 2009 年 9 月 20 例急性 A 型主动脉夹层患者接受升主动脉人工血管替换联合三分支支架血管术中置入治疗的初步经验。资料中男 15 例,女 5 例;年龄 25～65 岁,平均(46.0±10.3)岁。内膜破口位于升主动脉 11 例,位于近端降主动脉逆行剥离至升主动脉 9 例。体外循环鼻咽温度降至 20°C 时,停止下半身灌注,经无名动脉近端升主动脉横断切口,将三分支支架血管置入主动脉弓和近端胸降主动脉真腔内,并将其分支支架血管依次置入左锁骨下动脉、左颈总动脉和无名动脉。将主干支架血管的近端与无名动脉近端的升主动脉切口重建后与替换近端升主动脉的人工血管端端吻合。所有病人术中均顺利地置入三分支支架血管,平均体外循环时间(163.2±19.2) min,主动脉阻断时间(89.4±10.0) min,低流量选择性脑灌注和下半身缺血时间(32.7±6.6) min。术后出现短暂性神智障碍 1 例,急性肾功能衰竭 1 例。20 例均治愈出院。术后 3 个月电子束 CT 检查结果显示主干支架血管及分支支架血管通畅、无扭曲;支架血管置入部位夹层假腔闭合;16 例远端胸降主动脉夹层假腔闭合。根据以上资料,作者认为,三分支支架血管术中置入是简化急性主动脉夹层病人主动脉弓重建、提高手术安全性的一种有效方法。主要适应证为弓内内膜无破口而需主动脉弓重建的急性A型主动脉夹层病人。支架血管大小、分支支架血管间的距离选择和放置过程中避免内膜损伤是术中三分支支架血管成功放置的关键。

(唐杨烽)

**述评**　急性主动脉夹层的外科治疗风险较大,因此,如何有效地改进手术治疗方案,提高手术的安全性,是目前心血管领域外科治疗的难点和热点问题。作者采取术中三分支血管置入方式,改变传统的手术方式,简化治疗措施,取得良好的手术效果,其经验值得借鉴。

(徐志云)

**非体外循环下全主动脉弓替换术治疗主动脉弓降部动脉瘤的早、中期结果**[中华胸心血管外科杂志,2011,27(6):339]　孙立忠等回顾性分析2004年4月至11月7例主动脉弓降部动脉瘤病人实施常温、非体外循环下全主动脉弓替换手术的临床资料,评价其术后早、中期结果。本组均为男性,年龄23～75岁,中位年龄57岁。真性动脉瘤3例,假性动脉瘤4例,其中1例为弓降部巨大假性动脉瘤覆膜支架置入术失败者。采用胸部正中与左胸前外侧联合切口,全身肝素化后,依次在升主动脉前外侧壁安放主动脉侧壁钳,降主动脉与头臂动脉分别放置主动脉阻断钳,将带四分支人工血管依次与升主动脉行端一侧吻合、与降主动脉及3支头臂动脉行端一端吻合,最后闭合升主动脉残端,切除弓降部主动脉瘤壁。平均胸降主动脉阻断(13.6±5.6)min,左颈总动脉阻断(5.7±0.8)min,无名动脉阻断(7.8±2.5)min,左锁骨下动脉阻断(11.2±1.5)min。术后使用呼吸机平均(12.3±4.1)h。病人全部生存。与同期常温体外循环下主动脉弓替换手术组相比,本组机械通气时间显著减少。无神经系统并发症。术后CT扫描结果显示,主动脉弓降部人工血管形态佳,吻合口周围无渗漏或无假性动脉瘤形成。全组平均随访(79.7±2.1)个月,病人生活质量良好,复查CT结果均未见异常。无远期死亡。作者认为,在常温、非体外循环状态下实施全主动脉弓替换手术,是一种治疗主动脉弓、降部真性或假性动脉瘤的安全、有效的方法,严格把握手术适应证是手术成功的关键。

(唐杨烽)

**述评**　主动脉弓降部动脉瘤围术期的手术并发症发生率及死亡率较高。作者通过改进手术方式,采用常温、非体外循环下全主动脉弓替换手术的方式,有效降低了相关手术并发症的发生,提高手术治疗的安全性及有效性,此经验值得推广。但非体外循环全主动脉置换术是一种技术要求较高的手术,要求术者必须具备丰富的手术经验与紧急事件处理措施能力,以提高手术的安全性,增加良好的手术效果。

(张宝仁)

**经主动脉切口治疗主动脉根部瘤合并二尖瓣病变**[中华胸心血管外科杂志,2011,27(8):456]　王韧等总结2009年3月至2010年12月16例经主动脉切口治疗主动脉根部瘤合并二尖瓣病变的初步经验。本组男13例,女3例;年龄18～75岁,平均(40±10)岁。16例中Bentall＋MVR12例,Bentall＋MVP1例,Bentall＋全弓置换＋支架象鼻＋MVP1例,Bentall＋MVP＋CABG2例。12例行二尖瓣置换术,其中11例用连续缝合法置换二尖瓣,1例采用间断褥式缝合方法置换二尖瓣。4例行二尖瓣成形术,均为二尖瓣前后交界的Kay法环缩术。术后2例再次开胸止血,1例因术后肺部感染给予抗感染治疗后治愈,无围术期及随访期死亡。随访1～19个月,平均(7±5)个月。未发生与瓣膜相关的并发症。随访期间全部患者心功能(NYHA分级)为Ⅰ～Ⅱ级。其中在4例行成形术者中,有2例二尖瓣房侧微量反流,术后平均随访5个月,随访过程中二尖瓣反流无进一步发展,患者亦无不适症状。12例二尖瓣置换术者中,1例出院前经胸心脏超声检查发现二尖瓣短轴9点位收缩期左房侧瓣环外少量反流信号,出院随访过程中无进一步加重。作者认为,对主动脉根部病变主动脉瓣环扩大合并二尖瓣病变者,经主动脉瓣口行二尖瓣手术,是一种可行的手术路径。

(唐杨烽)

**述评**　经右房、房间隔径路是二尖瓣外科治疗的常规路径,且手术安全性可靠。作者对主动脉根部病变合并二尖瓣病变,改为经主动脉根部切口处理二尖瓣病变,是一种改良的方法。即采取主动脉切口在治疗主动脉根部疾病的同时,有效处理二尖瓣病变。这种手术径路目前在国内外报道较少,本文手术例数虽然相对较少,但为合并瓣膜病变的外科治疗提供了一种新的思路,可以借鉴。

(徐志云)

**马方综合征主动脉根部手术后远端主动脉病变再次外科治疗**[中华胸心血管外科杂志,2011,27(8):452]　孙晓刚等总结2000年1月至2010年1月28例马方综合征主动脉根部手术后远端主动脉病变进行再次手术治疗患者的临床资料,探讨相关治疗策略。该组中男20例,女8例;年龄23～52岁,平均(38.5±8.7)岁。首次手术包括Bentall手术24例,David手术4例。Stanford A型夹层8例,主动脉根部瘤20例。再次手术包括:胸腹主动脉置换术10例,全主动脉弓置换及支架象鼻术7例,胸降主动脉置换术6例,全主动脉置换术2例,全主动脉弓置换术2例,部分主动脉弓置换术1例。两次手术间隔时间为1～12年,平均(6.43±3.07)年。术后发生神经系统并发症4例(17%),其中包括脑卒中1例,截瘫1例,单侧下肢一过性运动障碍2例。二次开胸止血3例,急性肾功能衰竭接受血滤治疗1例。3例因术后呼吸机辅助时间延迟接受气管切开术。术后随访时间10～118个月,平均(40.8±29.5)个月。住院死亡2例(7.1%),术后1年、5年实际生存率分别为(94.5±1.3)%、(90.6±1.4)%。作者认为,马方综合征行主动脉根部手术后因远端主动脉病变再次外科治疗临床结果满意。对于患主动脉A型夹层的马方综合征,首次手术即应采用积极的主动脉全弓置换及象鼻手术更好。

(唐杨烽)

**述评**　马方综合征在心血管系统的病变与临床表现呈渐进过程,因此,对此类病人进行首次主动脉根部手术时,必须对病变远端主动脉病变作充分的评估,以免术后晚期发生继发性病变,需要进行再次手术干预。本组对28例远期主动脉病变施行再次手术的经验表明,对于患主动脉A型夹层的马方综合征,首次手术即应考虑采用积极的全弓手术的观点,可供参考。

(张宝仁)

**机器人微创非体外循环冠状动脉旁路移植术**[中华外科杂志,2011,49(10):923]　高长青等总结2007年1月到2011年3月报告105例患者接受da Vinci S机器人施行IMA游离,胸部小切口非体外循环下冠状动脉旁路移植术的安全性和手术效果。其中男性77例,女性28例,年龄33～77岁,平均(59±10)岁。术者于操作台前、三维成像系统下遥控机器人游离IMA并完成动脉桥与靶血管的徒手吻合。其中4例患者旁路移植后接受了杂交技术于回旋支或右冠状动脉行支架植入术。所有患者成功接受上述手术,无手术死亡病例。术中平均IMA血管桥血流量为(21±13) ml/min。1例于术后第1天突发心跳骤停经抢救后痊愈,复查桥血管通畅。1例合并脑梗死患者术后肺部感染,痊愈后出院。其余患者无并发症发生。术中及术后出血少,术后恢复快。随访1～51个月,平均(30±12)个月。术后冠状动脉造影或64排CT复查未见桥血管狭窄或闭塞,心绞痛症状缓解。根据以上资料,作者认为,机器人游离IMA、小切口非体外循环施行冠状动脉旁路移植术创伤小、疗效确切、安全性好,是微创冠状动脉再血管化的重要方向之一。

(唐杨烽)

**述评**　微创技术是21世纪外科手术的发展方向。非体外循环冠状动脉旁路移植术在临床上已获得广泛的开展。机器人心脏不停跳CABG手术是微创外科的前沿技术。本文作者的报导,采用机器人微创非体外循环冠状动脉旁路移植术,是微创外科的前沿技术。因此,作者的经验具有良好的参考意义。但是由于设备条件的限制,只能在少数单位开展。

(张宝仁)

**主动脉内球囊反搏联合体外膜肺氧合的临床应用**[心肺血管病杂志,2010,29(6):480]　于坤等总结了主动脉内球囊反搏(IABP)联合体外膜肺氧合(ECMO)在左心功能严重受损患者中的治疗经验。本组回顾性分析了12例心脏术后严重心源性休克需同期采用IABP和ECMO辅助患者的临床资料,调查患者术前基本情况、临床诊断、辅助原因、机械辅助时间、并发症及预后。以患肯院内死亡或生存结果,将患者分为2组。选取6个时间点,分别是机械循环辅助前、使用一种机械辅助、使用第2种机械辅助前、IABP联合ECMO使用后、撤除ECMO后及撤除IABP后;整理分析患者血流动力学参数、血气指标、血管活性药物使用剂量及肝肾功能指标等情况。结果显示,本组患者中6例存活出院,其中1例肾衰竭行血滤4 d后恢复,后因插管侧动脉栓塞截肢。6例死亡患者全部发生肾衰竭,其中3例行血滤;3例发生下肢缺血坏死。患者的血流动力学指标、血管活性药物剂量、血气血乳酸值在联合使用IABP和ECMO后显著改善($P<0.05$)。作者认为,IABP与ECMO联合应用为严重左心功能不全患者的救治提供了新的机遇。左心功能差不能脱离体外循环或是循环不稳定的患者,应及时使用机械辅助循环,如果患者自身心脏有一定功能,则首先采取IABP辅助,改善冠状动脉血流和减轻左心室壁应力,如果效果不佳,则考虑联合ECMO治疗。使用IABP和ECMO的时机非常重要,是提高其成功率的重要保障。

(乔　帆)

**述评**　心脏术后严重心功能不全是心脏外科及重症医学领域的棘手问题,不仅增加了患者的死亡率,还极大地增加了医疗成本。本文对主动脉内球囊反搏(IABP)联合体外膜肺氧合(ECMO)这两种主要的机械循环辅助装置的联合应用做了回顾性分析,探讨了应用时机及主要并发症的预防和处理,具有重要借鉴意义。

(徐志云)

**肥厚梗阻性心肌病合并二尖瓣病变的外科治疗**[中华胸心血管外科杂志,2010,26(6),368]　崔彬等回顾1996年10月至2009年6月62例肥厚梗阻性心肌病患者的临床资料,分析肥厚梗阻性心肌病合并二尖瓣病变的病理特点,探讨外科治疗策略。资料中男

41例,女21例;年龄6~68岁,平均(34.05±15.26)岁;体重27~83 kg,平均(60.42±12.71) kg。术前超声心动图(UCG)检查均提示二尖瓣叶收缩期前向移动(systolic anterior movement, SAM),50例合并不同程度的二尖瓣关闭不全(MR)。手术按常规经主动脉切口行室间隔心肌切除术,同期完成二尖瓣置换术(MVR)12例,二尖瓣成形术(MVP)9例。围术期常规UCG、心电图及X线胸片检查,评价左心房(LA)、左心室(LV)、左室流出道流速及压差(LVOT)、左室射血分数(EF)、二尖瓣的结构和功能。LA术前(43.46± 7.21) mm,术后(34.56±5.23) mm;左室流出道压差术前(103.84±44.04) mmHg,术后(23.54±17.78) mmHg;室间隔厚度术前(26.93±5.23) mm,术后(17.12±5.67) mm,均显著下降($P<0.05$)。术后MR和SAM症状基本消失或显著减轻。手术死亡4例(6.4%,4/62例),主要死因为严重低心排综合征、严重心律失常及急性肾功能衰竭。主要并发症有完全性左束支传导阻滞(33例)、室内传导阻滞(7例)、完全性房室传导阻滞(6例)、左前分支阻滞(5例)、Ⅰ度房室传导阻滞(5例)、心房颤动(4例)。远期随访生存者症状消失,生活质量明显改善,心功能Ⅰ~Ⅱ级,二尖瓣启闭功能良好;无远期死亡、并发症或再次手术。根据以上资料,作者认为,肥厚梗阻性心肌病常常合并二尖瓣病变。室间隔肥厚心肌切除术,充分的疏通左心室流出道可基本消失MR和SAM征;如二尖瓣本身有严重先天性发育异常或继发性病变,首选二尖瓣成形术,疗效满意,因人工心脏瓣膜及术后抗凝治疗并发症,MVR不作为常规手术方式。

(唐杨烽)

**述评**　肥厚性心肌病的病理改变是心肌呈不对称的向心性肥厚,以室间隔肥厚多见,引起左室流出道的梗阻。其主要外科治疗方法为室间隔肥厚肌肉切除术,如合并二尖瓣前叶延长与增厚,应联合应用二尖瓣前叶折叠术等手术方法,才能充分的解除左室流出道的梗阻。其手术方法以二尖瓣折叠术为主,力戒二尖瓣置换术。本文总结的经验可供参考。

(张宝仁)

**新疆维吾尔族与汉族冠状动脉畸形对比研究**[临床放射学杂志,2011,30(5): 653]　潘存雪等分析了新疆维吾尔族与汉族冠状动脉畸形的异同。本组连续性入选404例维吾尔族及1791例汉族多层螺旋CT(MSCT)冠状动脉血管成像资料,分别观察两者冠状动脉畸形的发病情况,对两者结果行统计学分析比较。结果表明维吾尔族、汉族冠状动脉畸形在以下5方面的差异具有统计学意义:冠状动脉畸形发生率($\chi^2$=15.4671,$P$=0.000 1),冠状动脉畸形患者性别构成比($\chi^2$=9.073 7,$P$=0.002 6),冠状动脉畸形不同种类的构成比(WilcoxonW=414.000,$P$=0.038),左主干缺如,回旋支一前降支双开口畸形发生率($\chi^2$=4.731 1,$P$=0.029 6),左冠状动脉高位开口畸形发生率($\chi^2$=19.218 8,$P$=0.000);而冠状动脉畸形发生侧别,两者间差异无统计学意义($\chi^2$=3.419 1,$P$=0.064 4)。作者认为,维吾尔族冠状动脉畸形发病率较汉族高,但其主要体现在良性畸形发病率高于汉族,潜在危险性畸形发生率与汉族无差别;汉族冠状动脉畸形患者中潜在危险性畸形所占比例明显高于维吾尔族,这些差别提示临床医师及放射科医师在心肌缺血患者的诊疗过程中应注意民族差别,制定个性化的诊疗方案。

(乔　帆)

**述评**　冠状动脉畸形是一类少见的先天性疾病,自从多层螺旋CT(multi-slice computed tomography, MSCT)的临床应用以来,为冠状动脉畸形的诊断提供了新的可靠的方法,是诊断冠状动脉畸形的一种无创、安全和有效的方法,也为该病的诊断与处理,奠定了良好的基础。我国是一个多民族国家,比较不同民族间疾病发生和诊治的差异,有重要的医学及社会意义。

(徐志云)

# 泌尿外科

本年度共收集论文 886 篇,纳入一年回顾 266 篇,占 30%;收入文选 45 篇,占 5.2%。

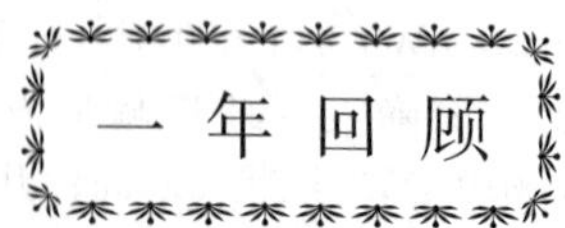

## 一年回顾

### 一、肾上腺疾病

谌诚等[1]总结了 142 例病理确诊嗜铬细胞瘤患者资料,其中有典型儿茶酚胺症状者 98 例(69%),隐匿型嗜铬细胞瘤 44 例(31%)。认为手术切除肿瘤是嗜铬细胞瘤的根治方法,对于术前血儿茶酚胺水平明显升高的患者更应警惕术中血压变化,术前应给予更充分的准备.汤坤龙等[2]* 回顾分析了 36 例经病理证实为异位嗜铬细胞瘤的临床资料,其中男 20 例,女 16 例,平均年龄 43 岁,病程平均 25 个月。该组均检测 24 h尿香草基扁桃酸(VMA),其异常升高阳性率为 88.9%(32/36)。经腹部 B 超、CT、MRI 及131碘-间位碘代苄胍(131Ⅰ-MIBG)等检查进行定位。该组均行手术治疗。认为 VMA 是异位嗜铬细胞瘤定性诊断的主要依据,131Ⅰ-MIBG 定位、定性准确可靠。手术切除肿瘤是最佳治疗方法,充分的术前准备是手术成败的关键。王先进等[3]回顾分析了 37 例肾上腺外嗜铬细胞瘤(EAP)患者的资料,认为 EAP 少见,浆游离变肾上腺素类物质(MNs)和 24 h 尿儿茶酚胺(CA)是重要的定性诊断方法。定位诊断较困难,超声、CT、MRI 和131I-MIBG 是重要的定位诊断方法。经腹途径切除肿瘤是首选的治疗方法。

王先进等[4]总结了 12 例恶性副神经节瘤(MPGL)的临床资料,认为病理难以区分副神经节瘤的良恶性,需结合影像学检查、生化检查及术中所见。根治性肿瘤切除是治疗 MPGI 最有效的方法,肿瘤复发时再次手术仍然有效;无法手术者可用放化疗控制高血压及延缓疾病进展。长期随访观察肿瘤的转移情况是确诊疑似病例的重要方法。黄钟明等[5]回顾分析了 30 例肾上腺节细胞瘤的影像学表现、实验室检查及相关临床资料,认为肾上腺节细胞神经瘤多为无特异性临床表现的良性病变,需要结合影像学及实验室检查,术前多数能准确诊断,手术切除总体预后良好。

郑清友等[6]回顾分析了 47 例肾上腺转移癌的临床资料,其中单侧肾上腺转移 42 例,双侧 5 例。原发肿瘤为肺癌 24 例、肾癌 6 例、肝癌 5 例、乳腺癌 4 例、黑色素瘤 2 例、其他肿瘤 6 例。认为 B 超及 CT 检查是诊断肾上腺转移癌的重要方法,PET 有较高的临床诊断价值。刘士军等[7]总结了 128 例因健康体检或肾上腺以外疾病就诊而发现的肾上腺偶发瘤患者的临床资料,认为肾上腺偶发瘤不是一种独立疾病。选择治疗方案时应根据肿瘤性质、有无功能、直径大小及影像学等特征综合考虑.术前定性诊断困难,对于直径>6 cm及功能性偶发瘤应积极手术治疗。丁雪飞等[8]总结了 43 例复发性库欣病患者行肾上腺全切除术治疗的临床效果,认为肾上腺全切除术治疗复发性库欣病安全、有效,可提高患者生存率及生活质量,但术后患者仍长期受到下丘脑-垂体-肾上腺轴功能紊乱的影响。

李军等[9]* 采用经腹途径腹腔镜切除术治疗 6 例巨大肾上腺肿瘤,其中左侧 4 例,右侧 2 例;直径为 8.5～12 cm,平均 9.6 cm。经 CT 及 MRI 完成定位诊断。本组均手术成功,无中转开放手术。手术时间平均 120 min,术中出血量平均 150 ml。认为肿瘤大小并不是选择腹腔镜手术的决定性因素,在技术娴熟的条件下,腹腔镜治疗巨大肾上腺肿瘤是安全可行的。汤坤龙等[10]* 总结了 227 例原发性醛固酮增多症(PHA)行腹腔镜手术治疗的患者临床资料,该组术前均有高血压和低血钾病史,血浆醛固酮水平升高伴血浆肾素活性降低。其中醛固酮腺瘤 205 例,单侧肾上腺皮质增生 22 例;醛固酮腺瘤中 80 例行肾上腺全切、125 例行肾上腺部分切除术。该组均手术成功。手术时间15～156 min,术中出血量5～220 ml,术后住院时间5～9 d。认为应用腹腔镜行腹膜后肾上腺全切除或部分切除术治疗PHA安全性与疗效肯定。霍勇等[11]回顾分析了79例原发性醛固酮增多症患者的临床资料,47例行腹腔镜肾上腺全切除术,32例行部分切除术。结果该组均经后腹腔途径顺利完成手术,手术时间平均(43±5)min,术中出血量平均35 ml。认为腹腔镜肾上腺全切除术应成为治疗原发性醛固酮增多症的首选方法。

刘志虎等[12]总结了6例经脐单孔腹腔镜下行肾上腺部分切除术治疗肾上腺腺瘤的临床经验,认为采用自制的多通道设备行经脐单孔腹腔镜下肾上腺部分切除安全、可行,瘢痕隐蔽,美容效果好,是临床治疗肾上腺腺瘤的一个新选择。高轶等[13]总结了7例后腹腔镜下单切口行肾上腺肿瘤切除手术的临床经验。该组6例手术成功,1倒因肿瘤较大,术中暴露困难,改传统腹腔镜手术。认为对于直径较小的肾上腺肿瘤,经后腹腔单切口腹腔镜下的肾部分切除手术是安全、可行的,但远期效果需要进一步随访观察。

陈映鹤等[14]回顾分析了15例小儿肾上腺肿瘤行后腹腔镜肾上腺切除术的临床资料。认为应用后腹腔镜肾上腺切除术治疗小儿肾上腺肿瘤安全可行,且创伤小、恢复快、外观美容,可作为良性、体积不大的肾上腺肿瘤的首选术式。体积较小、边界规则的恶性肿瘤也可适用。李明川等[15]回顾分析了211例行后腹腔镜手术治疗的原发性醛固酮增多症(PHA)患者临床资料。认为经后腹腔途径,器官少,可直接迅速进入手术野,避免了腹腔脏器的干扰,同时减少了术后肠粘连、肠麻痹等腹腔并发症的发生,并且泌尿外科医师对腹膜后的解剖更为熟悉,适用于瘤体较小的PHA患者。孙方浒等[16]总结了36例采用半侧卧位后腹腔镜行肾上腺手术的临床经验。该组手术均成功。手术时间平均69 min。术中出血量平均48 ml。术后住院时间平均5 d。认为半侧卧位后腹腔镜下肾上腺手术能有效减少肾脏的阻挡,有利于肾上腺区的暴露,可提高手术安全性。

崔晓波等[17]回顾分析了82例皮质醇增多症肾上腺皮质腺瘤行后腹腔镜手术的围手术期激素替代治疗的效果。该治疗方案为手术前后分别给予氢化可的松100 mg,术后当天再静滴氢化可的松200 mg,术后第1天静滴氢化可的松100 mg q8 h,第2天减量至100 mg q12 h,第3天减量至50 mg q12 h,后改强的松口服25 mg q d,每3天减量5 mg至10～15 mg时维持剂量。认为该激素替代方案能有效控制激素撤退综合征的发生。赵林飞等[18]对比分析了26例行单侧腹膜后腹腔镜肾上腺嗜铬细胞瘤手术和19例单侧开放性肾上腺嗜铬细胞瘤手术患者的临床资料。认为腹膜后腹腔镜肾上腺嗜铬细胞瘤切除术术中对血压的控制要优于传统开放手术,长期随访结果证实两者临床效果相似。腹膜后腹腔镜手术是治疗肾上腺嗜铬细胞瘤安全、有效的方法。阎乙夫等[19]总结了12例肾上腺髓质脂肪瘤行后腹腔镜手术患者的临床资料。该组手术均成功,手术时间平均130 min。术中出血平均116 ml。1例术中输血。切除肿瘤直径2～8 cm。认为采用后腹腔镜手术治疗肾上腺髓质脂肪瘤安全有效。具有创伤小、出血少、住院时间短等优点,可以作为肾上腺髓质脂肪瘤的主要手术方法。

## 二、肾脏疾病

### (一) 基础研究

曹廷虎等[20]探讨了原发性肾透明细胞癌(ccRCC)根治术患者的预后影响因素及与肿瘤转移相关基因CD99的关系,认为肿瘤转移相关基因CD99的表达可能与ccRCC的预后无关,年龄、TNM分期、合并糖尿病和合并高血压是影响患者预后生存时间的主要危险因素。王家祥等[21]采用免疫组织化学PV9000法检测46例小儿肾母细胞瘤组织、19例瘤旁组织及8例正常肾组织中VEGF-C、CD34和LYVE-1的表达,认为VEGF-C高表达促进肾母细胞瘤微血管和淋巴管的生成,并可促进肿瘤转移而影响患儿预后。郭凌燕等[22]探讨了前列地尔在肾缺血再灌注损伤动物模型中对肾小管上皮细胞凋亡的保护作用。认为前列地尔在肾脏缺血再灌注损伤时能有效地保护肾功能其作用机制可能是通过减少细胞脂质过氧化、从而降低bcl-2、bax、Caspase-3等凋亡基因的表达。张慕淳等[23]研究了肾细胞癌(RCC)中微血管计数和微血管侵入情况与肾癌病理分期及术后发生转移的关系。认为微血管计数和微血管侵入对预测RCC患者术后发生复发转移有参考意义。对于较易发生转移或复发的患者,术后应加强随访并考虑及早进行靶向治疗或其他辅助治疗。

### (二) 良性疾病

赵伟等[24]*回顾分析了36例特发性肾出血患者的临床资料,其中男21例,女15例;年龄28～75岁,平均年龄52.3岁;右侧17例,左侧19例。29例行选择性肾动脉栓塞术,2例行肾切除术,4例行肾盂癌根治术,该组治疗后血尿均消失。认为外科常见的特发性肾出血病例以肾血管疾病最为常见,选择性肾动脉造影及肾动脉栓塞术对特发性肾出血的诊治有重要意义。对于难以确诊的特发性肾出血患者,要考虑到微小肾盂肾盏癌的可能。李刚等[25]*回顾分析了2例肾淋巴管扩张症患者临床资料。该组均为女性。左侧1例,32岁,诊断为左肾淋巴管瘤,行淋巴管瘤切除术;右侧1例,37岁,诊断为肾淋巴管扩张症,行穿刺置管引流。认为B超、CT检查有助于肾淋巴管扩张症的诊断,穿刺细胞学和组织病理学检查可确诊。无症状者可密切随访,有症状者可穿刺引流,但复发率较高;也可手术切除扩张淋巴管加无水乙醇破坏内皮细胞治疗,复发率低,但可能发生淋巴漏。

杨静薇等[26]回顾分析了38例儿童肾母细胞瘤患者采用个体化方案治疗的疗效。认为个体化综合治疗对儿童肾母细胞瘤的治疗效果良好。不良组织学类型(如横纹肌肉瘤型)及晚期患者(临床分期Ⅲ期和Ⅳ期)的预后较差,应予以高度重视。徐敏等[27]总结了7例双侧肾母细胞瘤的疗效。按照NWTSG临床分期系统对一侧肿瘤大且残留正常肾皮质极少予以全切,对侧肿瘤只有确保完整切除且不会影响残留肾脏功能的前提下进行切除,否则只做活检,术后化疗。随访时间最长10年,最短10个月,2年存活率85.7%。认为儿童双侧肾母细胞瘤通过手术、化疗及放疗综合治疗,可以带瘤生存。

黄皓等[28]回顾分析了24例肾嗜酸细胞腺瘤患者临床资料。结果该组平均发病年龄为54.5岁。统计国内肾嗜酸细胞腺瘤224例平均发病年龄为52岁,国外397例平均发病年龄为66岁,国内发病年龄较欧美早14年。认为肾嗜酸细胞腺瘤平均发病年龄国内与国外报道有明显差别,应引起临床重视。邓刚等[29]总结了7例肾嗜酸细胞瘤患者的诊治经验。认为嗜酸细胞瘤多无临床症状,影像学检查是诊断的重要依据。CT平扫为较均匀的低密度,肿瘤中央星状瘢痕和轮辐状强化及包膜可提示诊断,但嫌色细胞癌也有类似表现,临床诊断要谨慎。目前多倾向于该病为良性病变,保留肾单位手术或肾部分切除术是首选术式。

张道新等[30]回顾分析了3例急性闭合性肾损伤经后腹腔途径腹腔镜肾切除术患者的临床资料,认为在腹腔镜技术熟练的前提下,急性闭合性肾损伤且血肿局限于肾周筋膜内时行腹腔镜肾切除术是可行的,手术时机为伤后的1周内。此类手术有一定风险性,应在保证手术安全的前提下开展,不应盲目追求微创。蓝恭斌等[31]回顾分析了35例异位肾患者的临床资料。该组均采用手术治疗,行异位肾切除术25例,异位肾输尿管膀胱再植术7例,异位肾肾盂切开取石术3例。术后随访7～29月,均取得满意疗效。认为根据异位肾合并的畸形及并发症采取相应的外科手术治疗策略,可以获得良好的临床效果。

张楠等[32]回顾分析了278例行后腹腔镜下肾切除术患者的影像学和手术视频资料。认为后腹腔镜下肾切除术寻找肾蒂的最佳解剖层面是腰肌前间隙;肾蒂的确切位置为腰大肌与下腔静脉(腹主动脉)间隙内,膈肌内侧弓状韧带下方2～4 cm处。熟悉后腹腔镜下肾蒂的解剖定位特征可以缩短寻找肾蒂时间。贾占奎等[33]总结了9例行后腹腔镜手术治疗重复肾重复输尿管患者的临床资料。该组均手术成功,术中均未发生周围脏器、血管损伤。手术时间平均87 min。出血量平均112 ml。认为后腹腔镜下手术治疗重复肾重复输尿管畸形创伤小、并发症少、恢复快、疗效确切,可作为重复肾重复输尿管治疗的首选术式。宋晓东等[34]总结了13例改良小切口经腹腹腔镜肾切除术患者的临床资料。认为该术式能根据患者具体病情及肾脏解剖结构,个体化设计并充分利用腹腔镜的三个穿刺造通道。对患者损伤较小,术后恢复快,并且不增加手术并发症,具有较好的临床应用和推广价值。宋刚等[35]回顾分析了525例接受腹腔镜肾切除术或肾部分切除术患者的肾血管变异情况。认为肾动脉的变异较肾静脉常见。副肾动脉出现率较高,多走向肾上极。在腹腔镜肾脏手术中,应高度重视肾血管变异。

王林辉等[36]* 总结了20例经脐单孔多通道腹腔镜下肾切除术的临床经验。其中右肾7例,左肾13例;输尿管癌1例,肾癌9例,无功能肾10例。本组18例手术顺利完成,1例右输尿管癌肾切除和1例右侧无功能肾切除因出血致视野不清,中转开放手术。平均手术时间为197 min,平均出血量为126 ml,术中术后均未输血。认为经脐单孔多通道腹腔镜下肾切除术安全有效,且瘢痕较小,无功能肾切除术后几乎无瘢痕,美容效果佳。刘冰等[37]总结了2例经脐单孔多通道腹腔镜下肾部分切除手术的经验。该组手术均顺利完成,手术时间分别为255、240 min,肾动脉阻断时间分别是48、40 min,出血量分别为100、50 ml。认为该术式技术可行、手术安全,且瘢痕小而隐蔽,美容效果好;但临床开展需要特殊的手术器械,缝合打结操作有一定难度。高铁等[38]总结了6例经后腹腔单通道腹腔镜下肾部分切除手术的方法和疗效。该组手术均获成功,平均手术时间154.2 min,平均热缺血时间29 min,平均术中出血103.3 ml。认为随着单通道腹腔镜器械的进一步改进和术者对单通道腹腔镜操作熟练程度的提高,在严格筛选病例的前提下,经后腹腔单通道腹腔镜肾部分切除术是安全可行的。

邹晓峰等[39]* 回顾分析了2例经阴道纯自然腔道内镜手术(NOTES)肾切除术的临床可行性和有效性。患者取全麻,截石位。切开位于阴道后穹窿,置入Triport及操作器械。所有操作均经此Triport完成。切除患肾,自阴道后穹窿切口取出。留置盆腔引流管,缝合阴道后穹窿切口。手术均顺利完成,手术时间分别为 330、300 min,术中失血量分别为 300、250 ml。认为经阴道纯 NOTES 肾切除术临床应用可行,美容优势明显,可在临床选用。但仍需进一步研发、完善相关器械。邹晓峰等[40]总结了 5 例经阴道 NOTES 辅助腹腔镜下肾切除术的安全性和可行性。本组均手术成功。术中术后未发生并发症。中位手术时间 190 min,术中中位失血量 185 ml。认为经阴道 NOTES 辅助腹腔镜下肾切除术安全可行,较普通腹腔镜和单孔腹腔镜手术创伤更小,美容效果更佳。

**(三) 恶性肿瘤**

王林辉等[41]*回顾分析了该院 15 年 2 052 例肾癌病例资料。其中 T1 期 1516 例,T2 期以上 536 例;复杂性肾癌 277 例,完成根治手术 217 例、姑息性手术 41 例、未完成手术 19 例。认为腹腔镜技术的进步使肾细胞癌的手术治疗从开放手术转向微创,微创手术逐渐成为主流手术方式。手术操作技术的改进,使复杂性肾癌的安全性与切除率提高,保留肾单位手术应用越来越多,并逐渐向微创手术方向发展,单孔腹腔镜手术在肾癌外科治疗领域越来越受到重视。黄建林等[42]*总结了 22 例 40 岁以下青年肾细胞癌患者的临床病理特点。其中男 13 例,女 9 例,男女比例 1.44∶1。年龄 21～40 岁。症状癌 7 例(31.8%),偶发癌 15 例(68.2%)。行肾癌根治术 12 例,保留肾单位手术 10 例。认为青年肾细胞癌患者在症状方面同普通人群类似,分期通常较早,易出现囊性结构,术后生存率较高,腹腔镜肾癌根治术或保留肾单位手术在手术时间、术后恢复方面无明显差异,手术安全有效,可优先考虑保留肾单位手术。

伊庆同等[43]回顾分析了 80 例实性或复杂性囊性肾脏小肿块(SRM)的诊断和治疗结果。其中实性 SRM 患者 75 例,BosniakmⅢ级、Ⅳ级囊性 SRM 患者各 3 例和 2 例。良性 SRM 患者 12 例,怀疑恶性 SRM 患者 68 例。认为明确 SRM 的良、恶性,对恶性 SRM 患者采取合适的治疗方法,仍然是临床处理 SRM 的关键。于卫卫等[44]总结了 7 例原发肾脏恶性淋巴瘤(PRL)的发病率、临床特征、转移规律、治疗方法及影响预后的因素。认为 PRL 是罕见的结外淋巴瘤。临床和影像学表现不典型,容易误诊为"肾癌",确诊依赖于组织病理学检查。治疗方式推荐手术切除加化疗(放疗)为主的综合治疗。预后可能与性别、肿瘤大小、PS 评分和治疗方式有关。李跃华等[45]总结了 2 例右肾癌合并下腔静脉癌栓患者多学科联合治疗的临床经验。该组均成功行根治性右肾切除术,完整取出癌栓。术后住院天数分别为 15、27 d。认为对于没有淋巴结侵犯和远处转移的肾癌合并下腔静脉癌栓患者,应积极行根治性肾切除术及癌栓取出术,多学科联合协作可缩短手术时间、降低手术风险、减少肿瘤复发、提高患者生存率。

肖博等[46]回顾分析了 290 例肾癌患者凝血功能与肿瘤大小、分期及转移之间的关系。认为肾癌伴淋巴结及远处转移者血清纤维蛋白原(Fib)升高,肿瘤直径>4 cm 者发生转移的可能性较大。术前 Fib 水平尤其是高纤维蛋白原血症有助于预测肿瘤转移,并协助制定手术治疗策略。杨建勋等[47]回顾分析了 11 例终末期肾衰竭、获得性肾囊肿(ACKD)合并肾癌患者的临床资料。认为 ACKD 与肾癌有较高的相关性。终末期肾衰竭患者透析前氮质血症时间较长或透析时间>3 年者,应排除 ACKD。超声及 CT 检查对早期诊断存在价值。除关注 ACKD 恶性变倾向外,对长期肾衰竭患者的其他并发症如心脑血管疾病、糖尿病等也应足够重视并行积极治疗。

刘光香等[48]回顾分析了 5 例射频消融治疗功能性孤立肾肾细胞癌患者的临床资料。该组平均手术时间(100.0±28.5)min,平均出血量(95.0±30.5)ml,术中、术后均未输血。术后均有发热。认为射频消融治疗功能性孤立肾肾细胞癌具有保留肾单位、并发症少及恢复快等优势,是目前治疗功能性孤立肾肾细胞癌一种可选择的方法。汪维等[49]*回顾分析了 25 例超声引导下经皮射频消融治疗肾脏肿瘤患者的临床资料。该组患者均手术成功,手术时间 30～50 min,平均 37 min,无肾周出血、肾周积液、邻近脏器损伤等并发症。术后病理肾细胞癌 18 例,肾脏错构瘤 5 例,2 例病理无法判断。1 例术后复查证实肿瘤残留,再次行经皮射频治疗。认为超声在经皮射频消融术治疗肾脏肿瘤中起到关键性的作用,熟练的操作可以提高肾脏肿瘤完全灭活的成功率。

张炜炜等[50]对 47 例肾肿瘤患者 49 个病灶行肾肿瘤射频消融(RFA)治疗,总结了实时超声造影(CEUS)检查在 RFA 术后疗效评估中的作用。以增强 CT 结果作为诊断标准,CEUS 对 RFA 术后残留灶诊断的敏感性为 100%,特异性为 91.8%。认为 CEUS 检查与 CT 结合对评价肾肿瘤 RFA 术后疗效具有实用价值。李春香等[51]总结了 72 例直径≤4 cm 肾肿瘤超声造影(CEUS)、增强 CT(CECT)的影像学资料。认为 CEUS 可对肿瘤内微血管形态进行描述且具有特殊的增强方式,提高了诊断的敏感性、特异性、准确性、阳性预测值、阴性预测值,减少了诊断的不确定性,与 CECT 对≤4 cm 肾脏良恶性病变判断比较,超声造影优于增强 CT。孙颖浩等[52]总结了 1 例内生性肾脏肿瘤患者行后腹腔镜下保留肾单位的手术中应用超声支气管镜指导,定位肿瘤的经验。认为后腹腔镜下内生性肾脏肿瘤保留肾单位手术中应用超声内镜可对肿瘤定位并评判肿瘤血供,为彻底切除肿瘤提供了依据。

赵菊平等[53]回顾分析了6例使用索拉非尼和6例使用舒尼替尼术后辅助治疗局部进展期肾癌的临床疗效。认为对于手术可切除的局部进展期肾癌,术后给予靶向药物辅助治疗,有一定的疗效,长期疗效有待进一步研究证实。施国海等[54]回顾分析了22例应用舒尼替尼治疗转移性非透明细胞肾癌的疗效。该组疾病控制率为73%(16/22)。部分缓解4例(18%)。疾病稳定>3个月12例(55%),用药3个疗程内疾病进展6例(27%)。认为舒尼替尼治疗转移性肾乳头状癌、嫌色细胞癌、集合管癌、未分类癌有效,对淋巴结转移及肺转移者的疗效相对较好。

倪泽称等[55]回顾分析了136例经腹直肌旁切口行根治性肾切除和系统性淋巴结清扫术治疗肾细胞癌患者的资料。该组肿瘤最大径平均55 mm,手术时间平均120 min,出血量平均50 ml。生存率1、3年分别为95.8%、86.3%。认为系统性淋巴清扫肾癌根治术能有效切除肿瘤,可准确分期,防止局部复发,安全可靠,疗效良好。张楠等[56]总结了60例性经腹解剖路径根治性肾切除术治疗的肾癌患者资料。该组手术均成功,手术时间(106±23)min,失血量(112±37)ml,引流管拔除时间(3.6±1.3)d,术后平均住院日(9.4±2.1)d。认为经腹解路径根治性肾切除术具有解剖层次清晰、手术时间短、出血少、损伤少、术后恢复快、并发症发生率低等优点。

王林辉等[57]* 总结了同一手术组完成64例$T_1N_0M_0$~$T_2N_0M_0$期经腹腹腔镜肾癌根治术,其中按标准方式分离并阻断肾动脉者33例(A组),经Treitz韧带(左侧)或经主动脉-下腔静脉间隙(右侧)超早期阻断肾动脉者31例(B组),比较两组患者间临床基本参数(年龄、性别构成、体质指数、既往腹部手术史、肿瘤侧别、肿瘤最大径、术前TNM分期等)。认为经腹腔镜肾癌根治术中采用超早期肾动脉阻断技术是安全可行的,既遵循了无瘤原则又能减少T2期肾癌术中出血,且在一定程度上拓宽了肾癌腹腔镜手术的适应证。陈伟等[58]比较了55例腹腔镜和60例开放保留肾单位手术治疗$T1_a$期肾癌的手术特点和临床疗效。认为腹腔镜保留肾单位手术较开放手术具有失血量少、术后住院时间短、手术并发症少等优势且手术时间和肾缺血时间的延长并未明显影响术后肾功能恢复和远期预后。张雪培等[59]比较了18例腹腔镜和23例开放肾部分切除术治疗肾肿瘤的临床疗效。腹腔镜组和开放组术中出血量分别为(200±35) ml、(363±48) ml,进食时间分别为(2.7±1.0) d、(3.8±1.3) d,住院时间分别为(13.2±3.0) d、(16.4±4.3) d。认为与开放肾部分切除术相比,腹腔镜肾部分切除术具有失血量少、术后进食快、住院时间短等优点。徐遵礼等[60]回顾分析了116例经腹腔和142例经后腹膜途径行腹腔镜肾癌根治术肾癌患者的临床效果。比较两种途径腹腔镜肾癌根治术的手术时间、出血量、术后禁食时间及住院时间。认为经腹腹腔镜和经后腹腹腔镜肾癌根治术均有良好效果,且经腹腹腔镜肾癌根治术适用于体积较大的肿瘤。

陈露等[61]总结了14例行腹腔镜肾部分切除术治疗肾门旁肾肿瘤的疗效及经验。本组均采用后腹腔径路,热缺血时间平均27.6 min,术中出血量平均105 ml,手术时间平均112 min,术后随访均未发生肿瘤转移或复发。认为腹腔镜肾部分切除术治疗肾门旁肾肿瘤可行、有效,手术疗效良好,但手术较复杂,术者需具有熟练的腹腔镜技术,术前准备充分。刘宇军等[62]回顾分析了464例肾细胞癌行肾部分切除术临床资料,发现发生肾动脉假性动脉瘤(RAP)5例,发生率为1.1%。认为肿瘤位置及其与肾段动脉分支的关系可能是发生RAP的危险因素。选择合适病例、仔细缝合血管断面和肾实质可减少RAP的发生。邵鹏飞等[63]回顾分析了113例后腹腔镜下肾部分切除术治疗肾肿瘤的临床效果。本组手术均顺利完成,无中转开放及腹腔脏器损伤。平均手术时间85 min,平均热缺血时间24 min,术中平均出血150 ml。认为后腹腔镜下肾部分切除术技术难度较高,要求术者熟悉后腹膜径路,能在腹腔镜下熟练操作,但手术创伤小。

李尧等[64]总结了2例行腹腔镜肾脏肿瘤根治性切除术治疗马蹄肾合并肾肿瘤患者的资料。认为对于符合根治手术条件的马蹄肾合并肾肿瘤患者,首选的治疗仍为根治性肾切除术,腹腔镜手术可充分发挥其创伤小、出血少、恢复快等微创优势。术前充分估计变异血管,细致的腹膜后腔解剖,以及妥善处理峡部,是手术治疗的关键所在。吕文成等[65]总结了7例行后腹腔途径腹腔镜左肾癌根治术治疗伴有不同分级肾静脉瘤栓肾癌患者临床资料。本组手术均获成功,术后恢复良好。病理诊断为肾透明细胞癌6例,嫌色细胞癌1例。认为对于选择性病例伴有不同分级的肾静脉瘤栓的左肾癌行经后腹腔途径腹腔镜左肾癌根治术可行,但随瘤栓分级增加,手术难度也增大。

吴震杰等[66]回顾分析了105例经腹腹腔镜肾癌根治术患者的临床资料,其中经脐单孔腹腔镜肾癌根治术21例(A组),标准经腹腹腔镜肾癌根治术84例(B组)。A、B两组的术后疼痛评分分别为3.5±0.84和4.1±1.06,术后肠道功能恢复时间分别为(31.6±17.98)、(42.3±19.94) h,手术切口满意度评分分别为8.2±0.71和7.3±0.85。认为与标准经腹腹腔镜肾癌根治术相比，经脐单孔多通道腹腔镜手术患者术后疼痛轻，肠道功能恢复快，切口满意度高。黄业翔等[67]总结了126例单通道无气腹后腹腔镜肾癌根治性切除术治疗的T1期肾癌患者临床资料。手术时间45～120 min，术中出血20～80 ml。术后2 d离床活动，术后3～4 d拔出引流管，术后7～8 d出院。认为单通道无气腹后腹腔镜肾癌根治性切除术是一种微创的治疗肾癌的手术方法。

## 三、肾盂、输尿管疾病

王焱等[68]通过观察血管紧张素Ⅱ（ANGⅡ）受体阻滞剂坎地沙坦对双侧输尿管梗阻幼鼠肾脏水通道蛋白2(AQP2)表达的影响，研究ANGⅡ对梗阻肾脏功能和AQP2的调节作用。认为ANGⅡ受体拮抗剂可通过阻止AQP2下调纠正水代谢紊乱，保护肾功能，提示ANGII通过调节肾脏AQP2表达参与输尿管梗阻后肾脏水代谢变化。

潘家骅等[69]总结了56例复杂输尿管条件下行输尿管镜术的患者资料，其中输尿管缩窄环28例，扭曲7例，痉挛11例，黏膜游离度大10例，术中均无法安全顺利进镜。留置置入5F双J管，2周后二期输尿管镜操作，均成功进镜。认为对于因输尿管缩窄、痉挛、扭曲或黏膜游离度大导致无法安全顺利进镜患者，安置导丝留置双J管2周后行输尿管镜手术多可顺利进镜。吴杰英等[70]回顾分析了317例输尿管病变患者的资料，总结引起输尿管硬镜术操作困难和不良事件的常见病变类型及其临床特征。按输尿管病变特征分为5型：Ⅰ型，结石性狭窄；Ⅱ型，肿瘤性狭窄；Ⅲ型，非先天性良性狭窄；Ⅳ型，先天性狭窄或纤细；Ⅴ型，扩张迂曲。认为5种类型的输尿管病变可增加输尿管硬镜操作难度和风险，手术操作需谨慎，必要时需终止手术或中转其他术式。李钧等[71]总结了14例在输尿管镜下，输尿管会师手术治疗医源性输尿管损伤患者的临床资料。该组均成功放置输尿管支架。术后复查B超及立位腹平片显示肾积水消失、支架位置良好。认为腹腔镜手术中应增强对输尿管的保护意识，输尿管镜下输尿管会师手术操作简单、微创，可有效治疗医源性输尿管损伤，并避免二次开放手术。

周利群等[72]总结了5例经腹腹腔镜经肠系膜入路治疗复发性肾盂输尿管连接部狭窄的可行性和安全性。本组手术时间平均165 min；术中出血量平均75 ml。认为对于腹腔镜经验丰富的医师，经腹腹腔镜经肠系膜入路复发性肾盂输尿管连接部狭窄再成形术是可行和安全有效的，但对于初学腹腔镜者则需慎重选择此术式。车乐等[73]总结了30例成人肾盂输尿管连接部梗阻的原因及腹腔镜下肾盂输尿管连接部梗阻的诊治经验。其中肾盂输尿管连接部狭窄15例次，异位血管压迫9例次，纤维索条粘连压迫4例次，输尿管肾盂高位连接4例次。认为腹腔镜下肾盂成形术效果满意，而且损伤小、恢复快，是解决肾盂输尿管连接部梗阻的最佳方法。

傅斌等[74]总结了15例经脐单孔腹腔镜手术治疗肾盂输尿管连接部狭窄的手术技巧及临床价值。该组均手术成功，无中转开放手术者。平均手术时间为90 min。术中未出现器官损伤，术后未出现尿漏。患者平均住院时间6 d。认为经脐单孔腹腔镜手术治疗肾盂输尿管连接部狭窄安全、有效。毕允力等[75]回顾分析了13例单切口腹腔镜肾盂成形术治疗小儿肾积水患者的临床资料。该组均手术成功，无中转开放病例，无术中并发症。平均手术时间218 min。术后并发症包括：吻合口梗阻1例，反复尿路感染1例。认为单切口腹腔镜肾盂成形术治疗小儿肾积水可取得良好的近期临床效果，但长期效果还需要进一步的随访。

邱敏等[76]总结了110例采用3种不同术式行肾输尿管全长及膀胱袖状切除术治疗肾盂或输尿管癌伴膀胱癌患者资料。认为肾盂或输尿管癌伴膀胱癌者可优先选择经尿道电切膀胱袖状切除加后腹腔镜肾输尿管全长切除加经腹部切口取肾术，而仅有肾盂或输尿管癌者可考虑行后腹腔镜肾输尿管全长切除＋下腹部切口膀胱壁内段袖状切除术。刘荣耀等[77]回顾分析了25例经腹腔完全腹腔镜肾输尿管全长切除术治疗上尿路尿路上皮癌患者的资料。该组均手术成功，手术时间平均150 min。术中出血平均40 ml，无严重术中、术后并发症。认为经腹腔完全腹腔镜肾输尿管全长切除术治疗上尿路尿路上皮癌具有损伤小、术后恢复快、住院时间短的优点，是一种安全、有效的微创治疗方法。陈俊星等[78]总结了28例后腹腔镜下肾输尿管全切除术治疗肾结核的可行性和安全性。本组手术均成功，无中转开放病例。手术时间平均170 min；术中出血量平均110 ml。认为该术式术中应在患肾脂肪囊外进行游离，通过辨认相应解剖标记，迅速结扎肾蒂血管和沿正确平面分离是手术成功的关键，后腹腔镜下肾输尿管切除术治疗肾结核安全可行。

郁华亮等[79]比较了17例高压球囊扩张术后留置双D-J管和18例传统开放手术治疗膀胱全切术后输尿管回肠吻合口狭窄的疗效。高压球囊扩张术组总有效率为82.6%，开放手术组总有效率为85.7%。认为采用高压球囊扩张术后留置双D-J管治疗输尿管回肠吻合口狭窄创伤小、安全，疗效较开放手术无明显差异。王荣等[80]回顾分析了34例采用经膀胱镜下置入输尿管双J管治疗院外抗生素治疗失败的妊娠期肾积水合并急性肾盂肾炎患者资料。本组均顺利置人输尿管双J管并保留2～4天。认为经膀胱镜下逆行置入输尿管双J管具有操作简单、效果满意等优点,可作为临床上妊娠期肾积水合并急性肾盂肾炎单用抗生素治疗无效时的重要辅助治疗手段。李钢等[81]通过建立一种新的输尿管战创伤动物模型,研究生物可降解输尿管支架在输尿管战创伤治疗中对肾功能的保护作用。认为建立的比格犬火器弹片伤动物模型中可降解支架与双J管均起到了支撑、引流作用,可降解支架可有效保护输尿管膀胱交界处的抗反流功能。

## 四、膀胱疾病

### (一) 基础研究

丁小波等[82]* 利用荧光原位杂交技术(FISH),分析了38例膀胱尿路上皮癌和非尿路上皮癌膀胱肿瘤中染色体畸变情况。本组膀胱肿瘤标本中3、7、17号染色体较正常组织扩增明显。3、7、17号染色体在膀胱尿路上皮癌和非尿路上皮癌中扩增率差异无统计学意义,而9p21缺失率在两者中明显相关,在移行细胞癌、鳞癌及腺癌中的缺失率分别为52.0%、100%、83.7%。认为FISH技术的应用有助于探索3、7、17号染色体及9p21畸变与肿瘤类型的关系,并可作为膀胱非尿路上皮癌早期诊断的有用指标。肖兰等[83]总结了3,7,17号染色体及9p21(p16基因)组合探针在52例膀胱尿路上皮癌术后复发及诊断膀胱尿路上皮癌的应用价值。认为利用FISH技术检测尿脱落细胞中3,7,17号染色体及9p21组合的畸变能有效辅助监测膀胱尿路上皮癌术后复发,并可能在一定程度上预测术后复发。郭新等[84]研究了LIN 28在10例膀胱癌组织和2例膀胱癌细胞系中表达情况,以及与microRNA初级Let-7g(pri-Lev-7g)之间关系。认为LIN 28可能提供一个新的药物治疗靶点,有助于开发进行性癌症治疗新药物,为研究生殖细胞形成、发育和肿瘤形成提供一个新的研究方向。

李永生等[85]观察和检测不同浓度粉防己碱(TET)对膀胱癌耐药细胞株BIU-87/ADM的生长抑制、细胞凋亡及相关的蛋白和基因表达。认为粉防己碱能逆转BIU-87/ADM细胞的多药耐药性,这一作用可能与粉防己碱抑制P-gP蛋白的表达和增强化疗药诱导细胞凋亡有关。郭永顺等[86]应用免疫组织化学染色方法,研究了110例膀胱尿路上皮癌和10例正常膀胱黏膜组织中巨噬细胞移动抑制因子(MIF)的表达。MIF在正常膀胱黏膜组织中无或弱表达,110例膀胱尿路上皮癌组织肿瘤细胞浆内MIF阳性表达率为65.5%。认为论非肌层浸润性膀胱尿路上皮癌中MIF表达水平高于肌层浸润性膀胱尿路上皮癌,细胞核内MIF表达可能预示膀胱尿路上皮癌患者预后良好。

梁中锟等[87]将链亲和素标记的粒细胞一巨噬细胞集落刺激因子(SA-GM-CSF)原位锚定成瘤小鼠膀胱,发现有效抑制了膀胱肿瘤的生长,延长了小鼠的生存时间。并且能抵抗同源肿瘤的再次攻击。认为SA-GM-CSF原位锚定治疗比单纯细胞因子灌注法疗效更好。邵光军等[88]研究了血管生成素-2(Ang-2)和缺氧诱导因子-1α(HIF-1α)在膀胱移行细胞癌中的表达及其与膀胱移行细胞癌病理分级、临床分期之间的关系。认为Ang-2和HIF-1α过表达均与膀胱移行细胞癌的恶性程度和浸润进展有关。通过联合抑制Ang-2和HIF-lα的表达而阻断肿瘤血管形成,从而对预防和早期治疗膀胱移行细胞癌,具有一定的可行性。

### (二) 良性疾病

张刚等[89]总结了3例黄色肉芽肿性膀胱炎(XC)的临床及病理学特点。XC的病理特点为含有大量黄瘤细胞(泡沫细胞),实质为含有脂质的巨噬细胞,伴有多核巨细胞、淋巴细胞、浆细胞浸润。认为黄色肉芽肿性膀胱炎临床罕见,不易与其他膀胱疾病鉴别,诊断依赖于病理组织学,同时应警惕其合并肿瘤存在的可能。治疗以手术为主。邓建华等[90]总结了11例膀胱副神经节瘤患者的临床资料。认为40岁以下患者有头痛及排尿性晕厥、冷汗、心悸和血尿典型“四联症”的表现,应高度考虑膀胱副神经节瘤可能。131 I-MIBG和奥曲肽显像有助于定位诊断。进展性T3以上、多灶性肿瘤以及CgA阳性表达是复发和转移的高危因素。宋东奎等[91]回顾分析了12例去黏膜带蒂回肠膀胱扩大术联合髂腰肌盆底肌加强术治疗神经源性膀胱患者的疗效。该组均手术顺利,术前和术后1年最大膀胱压测定容量、膀胱顺应性、相对安全容量、最大尿流率、残余尿量、逼尿肌漏点压比较差异均有统计学意义($P<0.05$)。认为去黏膜带蒂同肠浆肌层膀胱扩大联合髂腰肌盆底肌加强术可有效治疗神经源性膀胱。

郭万松等[92]总结了216例服用索利那新治疗膀胱过度活动症(OAB)患者的临床资料。该组应用索利那新治疗5周,治愈187例(86.7%),其中43例(19.9%)用药3周后基本恢复正常排尿,29例(13.4%)明显好转。认为索利那新能有效改善OAB患者尿急、尿频、夜尿及尿失禁症状,不良反应较小,是治疗OAB安全有效的药物。张晓鹏等[93]评价了简体中文版King健康问卷(KHQ)在膀胱过度活动症(OAB)患者中应用的信度和效度。符合纳入标准的OAB 48例患者参与本研究,KHQ各亚量表和各领域均具有较好的内部一致性、中到高的重测信度以及中到高的内容效度。

认为简体中文版 KHQ 具有较好的信度和效度,可作为评估 OAB 患者生活质量的专用量表。孙小兵等[94]总结了 126 例托特罗定治疗小儿神经原性膀胱的有效性和安全性。认为托特罗定可抑制逼尿肌过度活动,降低膀胱内压,增加膀胱顺应性和膀胱容量,较少有副作用,有利于保护上尿路功能,并可减轻尿失禁的程度,对于反射亢进型小儿神经原性膀胱的治疗是安全、有效的。

木拉提·热夏提等[95]回顾分析了 13 例采用 Mainz Ⅱ术式治疗的青少年膀胱外翻患者临床资料。本组均能实现尿粪分流,可控制排尿者 10 例,部分尿失禁者 3 例。认为 Mainz Ⅱ术式近期效果良好,无明显并发症,患儿阴茎可正常勃起,未发现逆向射精等现象,该术式对于治疗青少年膀胱外翻具有较好的疗效。文建军等[96]总结了 39 例夜间遗尿伴白天急迫性尿失禁(UI)和 25 例夜间遗尿伴白天排尿延缓性尿失禁(VPI)患儿的尿流动力学表现。认为 VPI 患儿更易出现躯体不适及明显临床症状,VPI 的尿动力改变和临床症状明显较 UI 严重,这些儿童有必要常规行尿动力学检查了解膀胱功能,为规范治疗提供依据。

唐鸿生等[97]* 应用自主开发研制的 BR-TRC-I 型体腔热灌注治疗仪对 10 例膀胱癌患者进行膀胱内温热灌注化疗。灌注速度控制在 150 ml/min,灌注时间为 40 min,治疗温度为(45.0±0.2)℃,化疗药物选择丝裂霉素 C(MMC)60 mg,灌注液总量 600 ml。该组膀胱热灌注化疗均顺利,无与膀胱热灌注化疗相关的不良反应。认为应用 BR-TRG-I 型体腔热灌注治疗仪对膀胱癌患者进行膀胱热灌注化疗,其技术方法安全可行,有着很好的临床应用前景。李宁忱等[98]回顾分析了 120 例应用西施泰膀胱灌注减少非肌层浸润性膀胱癌 TURBT 术后灌注化疗并发症的疗效和安全性。认为西施泰与化疗药物联合灌注能明显改善膀胱灌注化疗患者 VAS 评分状况,迅速、持续缓解患者的膀胱疼痛,并改善患者尿频与夜尿症状,提高患者生活质量。西施泰与化疗药联合灌注安全性与临床耐受性良好。

沙建军等[99]* 回顾分析了 6 例经尿道肿瘤剜除术治疗黏膜下型膀胱平滑肌瘤的疗效及安全性。该组术前均行膀胱镜下肿瘤穿刺活检,病理诊断均为膀胱平滑肌瘤,后行经尿道膀胱肿瘤剜除术。手术均顺利完成,无膀胱穿孔等并发症。术后患者均排尿通畅,排尿刺激症状明显缓解,血尿消失。术后中位随访未见肿瘤复发或转移。认为病理检查是确诊黏膜下型膀胱平滑肌瘤的主要手段。经尿道肿瘤剜除术治疗黏膜下型膀胱平滑肌瘤安全有效。

**(三) 恶性肿瘤**

李刚等[100]总结了 9 例膀胱小细胞癌患者的临床及病理特点。其中男性 6 例,女性 3 例。年龄平均 62 岁,肿瘤平均 2.0 cm;多发 2 例,单发 5 例,全膀胱弥漫性生长 2 例。认为膀胱小细胞癌恶性程度高,预后差,根治性膀胱全切加全身化疗是主要的治疗方法,保留膀胱的手术应配合全身化疗。决定预后的是肿瘤的临床分期及治疗方法。戴奇山等[101]调查了 432 例膀胱癌患者和 392 例对照者(非泌尿系统恶性肿瘤患者),分析吸烟与中国人膀胱癌发病的相关性。认为吸烟是中国人膀胱癌的明显致病因素,且主/被动吸烟、烟龄、吸烟的数量及烟雾吸入位置均与膀胱癌的发生具有明显相关性,不吸烟是预防膀胱癌发生最好的方式。范晋海等[102]回顾分析了 1 例膀胱癌肉瘤及 2 例肉瘤样癌患者的临床资料。认为膀胱癌肉瘤和肉瘤样癌具有浸润性生长的生物学特性,恶性程度高,预后不良,其确诊依赖病理学及免疫组织化学检查,手术仍是首选治疗方式。

刘硕等[103]总结了 225 例非肌层浸润性膀胱癌患者资料,验证了欧洲癌症研究与治疗组织膀胱癌预后风险评分表对我国非肌层浸润性膀胱癌患者预后判断的准确性。认为欧洲癌症研究与治疗组织膀胱癌预后风险评分表风险评估表使用简便,可以按照复发及进展风险概率将患者准确分层,值得推广应用。陈俊星等[104]回顾分析了 185 例患者临床资料,应用 EORTC 风险评分表进行预后风险评分,计算各评分组患者的 1 年复发率和进展率,并与 EORTC 评分表的预计值进行比较。认为 EORTC 风险评分表可用于非肌层浸润性膀胱尿路上皮癌术后复发和进展风险的短期预测,对长期预测的应用及广泛人群的适用性尚待进一步验证。满晓军等[105]总结了 1 968 例病理确诊为非肌层浸润性膀胱癌患者资料,探讨非肌层浸润性膀胱癌患者术前是否需要常规行 IVU 检查。总结认为非肌层浸润性膀胱癌患者中有血尿症状、超声检查上尿路异常者、超声检查上尿路未见异常的膀胱肿瘤多发或单发但直径≥1.0 cm 者、膀胱镜检查肿瘤可疑高级别者应行 IVU 检查。

邹明瑾等[106]比较了 101 例经尿道钬激光膀胱肿瘤切除术(HoLRBt)和 111 例经尿道膀胱肿瘤电切术(TURBt)治疗非肌层浸润性膀胱肿瘤的疗效与安全性。其中 HoLRBt 组 1、2、3 年 RFS 分别为 81.4%、69.5%、56.5%,TURBt 组分别为 75.6%、60.1%、45.2%。认为 HoLRBt 治疗非肌层浸润性膀胱肿瘤近期无复发生存率(RFS)与 TURBt 相近,术中并发症及术后恢复时间优于 TURBt。罗生军等[107]研究了同期经尿道手术治疗浅表性膀胱癌合并前列腺增生对膀胱癌复发率及种植性转移率的影响。Meta 分析显示同期手术组术后复发率统计学上显著低于分期手术组。

认为同期经尿道手术治疗浅表性膀胱癌合并前列腺增生可降低肿瘤复发率，而不增加膀胱颈/前列腺窝种植性转移概率。张超等[108]总结了68例经尿道膀胱肿瘤二次电切除术对首诊为T1期膀胱尿路上皮癌患者的临床意义。认为二次电切是彻底切除肿瘤的有效方法，对改善T1期膀胱尿路上皮癌复发率、无复发生存时间及无复发生存率有良好的效果，但对肿瘤进展率的影响尚需进一步研究。

温英武等[109]回顾分析了208例根治性膀胱切除术后短期并发症的发生情况及相关的危险因素。认为根治性膀胱切除术后的短期并发症的发生率较高，与并发症的发生有统计学意义的因素有手术时间、高血压和术前肌酐水平。王毅等[110]回顾分析了15例行保留NVB的全膀胱切除术患者的临床资料。其中保留双侧NVB者12例，保留单侧NVB者3例。该组保留NVB的患者术后60.0%(9/15)可获得满意勃起，IIEF-5评分为18.35±3.7。认为熟悉NVB的解剖结构，可以有效地保护勃起神经，对减少医源性阳痿的发生有重要意义。高立健等[111]总结了22例膀胱癌膀胱全切术后继发尿道癌的临床资料。提示膀胱全切术后继发尿道癌与膀胱原发肿瘤大小、数量、是否复发、部位、病理分级和分期密切相关($P<0.05$)，其中危险因素越多，尿道癌复发率越高。认为膀胱癌膀胱全切除术后尿道癌发生与尿路上皮源性肿瘤的多中心性和肿瘤种植有一定关系。杨发英等[112]总结了31例膀胱全切改良MainzⅡ尿液转流术的临床效果。认为改良MainzⅡ尿液转流术较易操作，并发症少，生活质量较高，接近正常生理，有仿生学意义，是医患双方均易于接受的术式。

陈光富等[113]回顾分析了18例腹腔镜下根治性膀胱切除回肠膀胱术在膀胱部分切除术后复发的膀胱癌患者治疗中的应用价值。认为解剖性腹腔镜下膀胱根治性切除术治疗膀胱部分切除术后复发的膀胱癌患者临床效果满意，操作精确，创伤小，恢复快，安全性好，适于具有较高腹腔镜水平的单位开展。牛亦农等[114]*总结了13例腹腔镜根治性膀胱切除、标准淋巴结清扫加T型原位回肠新膀胱重建的经验。对手术时间、淋巴结数量、围手术期并发症、出血量、输血量、生存率、上尿路形态与功能、控尿情况进行分析。认为腹腔镜根治性膀胱切除、标准淋巴结清扫加下腹壁小切口行T型原位回肠新膀胱重建术取得了满意的治疗肿瘤与功能结果；T型原位新膀胱输入袢的抗反流效果令人满意，能够充分保护上尿路形态与功能。黄建林等[115]回顾分析了49例腹腔镜下根治性膀胱切除术患者资料。认为腹腔镜下根治性膀胱切除术仍有较高的并发症发生率，常见并发症为麻痹性肠梗阻、尿路感染等，需严格把握手术指证，采取相应措施积极预防。Studer原位新膀胱术相对于回肠膀胱术并未增加手术时间、出血及并发症发生率。刘春晓等[116]*总结了10例采用单孔腹腔镜技术完成根治性膀胱切除术患者的临床资料。该组均手术成功，无中转开放手术或传统腹腔镜手术，未增加其他通道。单孔部分手术平均243 min。术中失血平均270 ml，盆腔淋巴结、尿道及输尿管切缘均阴性，无围手术期死亡及严重并发症的发生。认为单孔腹腔镜膀胱癌根治性切除术安全可行，美容效果较好，短期随访肿瘤控制效果好。自制开口器制作简单，操作方便，气密性好，成本低，能够完成单孔腹腔镜手术。

王伟高等[117]回顾分析了32例接受原位螺旋构型回肠新膀胱术男性膀胱癌患者的临床资料。认为原位螺旋形回肠新膀胱具有容量大、相对低压、顺应性好、肠管利用率高、消化道干扰小和术后排尿、控尿功能更接近正常生理等特点。范治璐等[118]回顾分析了83例回肠代膀胱患者肠膀胱黏液所致并发症相关问题。发现并发泌尿系结石5例(6%)，输尿管吻合口狭窄上尿路积水9例(10.8%)，反复上尿路感染5例(6%)，原位回肠新膀胱尿道狭窄2例(6.2%)。认为回肠代膀胱其肠黏液混入尿路是该术式并发症发生的主要原因，结石、吻合口狭窄、反复泌尿系感染均与肠黏液分泌相关。张发东等[119]比较膀胱肿瘤患者膀胱全切术后行原位新膀胱术31例与回肠膀胱术34例的临床治疗效果。认为原位新膀胱术较回肠膀胱术虽手术步骤复杂，术中出血较多，但因手术安全，可自主性控制排尿，明显提高患者的生活质量而易于接受，是值得推荐的膀胱替代手术方式。

牛亦农等[120]回顾分析了90例T型原位回肠新膀胱尿动力学特征及对上尿路功能的影响。认为T型原位新膀胱输入袢的抗反流效果令人满意，充分保护了上尿路功能；新膀胱具有良好顺应性，患者控尿能力、尿流率及残余尿量等结果也令人满意。曹明等[121]回顾分析了48例吉西他滨膀胱灌注化疗治疗常规膀胱灌注化疗(包括丝裂霉素、表阿霉素和羟基喜树碱)失败的非肌层浸润性膀胱癌(NMIBC)的安全性及有效性。认为对于常规膀胱灌注化疗后复发的NMIBC患者可考虑采用吉西他滨膀胱灌注化疗，但需注意观察患者的肾功能改变。

## 五、前列腺疾病

### (一) 基础研究

马然等[122]检测了28例前列腺癌中癌组织、癌旁组织和29例良性前列腺增生组织中雌激素受体(ER)α和β的表达水平。结果前列腺癌中ERα主要在间质细胞表达，ERβ在上皮细胞和间质细胞均有表达，ERα和ERβ的表达水平在前列腺癌组织、癌旁组织和良性前列腺增生组织均存在差异。认为ERβ与前列腺癌变发生和恶性程度相关。徐振宇等[123]研究了非甾体类抗炎药NS398对前列腺癌动物模型中RECK基因表达的调控作用。结果实验组肿瘤组织中RECK基因的表达量较对照组明显升高，而MM P-9的表达量明显降低。认为NS398对前列腺癌的发生及转移有明显的抑制作用，其具体的作用机制可能与其诱导RECK基因的表达，从而抑制MM P-9的表达。王建业等[124]回顾分析了112例PCa患者和91名正常对照者的资料，研究整合素α6(ITGA6)基因。染色体8q24区和β-微精浆蛋白(MSMB)基因与前列腺癌(PCa)的关联。认为MSMB基因变异和PCa易感性之间存在相关性，提示MSMB基因可能与PCa有关联。

曹达龙等[125]研究并建立了检测前列腺癌抗原3(PCA3)基因的实时定量聚合酶链反应(PCR)方法，利用该方法分析了86例前列腺癌患者和45例非前列腺癌患者尿液中的PCA3表达水平，显示PCA3早期诊断前列腺癌的性能显著优于血清前列腺特异性抗原(PSA)。认为建立了一种快速、灵敏、高特异性、宽定量范围和高重复性检测PCA3的方法。张宇曦等[126]*研究了雄激素剥夺治疗(ADT)对前列腺癌癌干细胞(PrCSC)比例及干细胞相关基因的影响。显示ADT可以使激素依赖性前列腺癌细胞LNCaP系逐渐形成激素非依赖性前列腺癌细胞系LNCaP-AI，此时PrCSC比例增加，同时干细胞相关基因表达增加。双氢睾酮可以减少雄激素非依赖性前列腺癌中PrCSC比例。认为间断内分泌治疗过程中恢复雄激素可以减少PrCSC的比例，延缓雄激素非依赖性前列腺癌的形成，其可能是治疗前列腺癌的较好选择，雄激素对PrCSC的诱导分化机制需要进一步研究。张鑫等[127]研究了类胡萝卜素族中番茄红素对原代前列腺上皮细胞增殖和雄激素受体基因片段活性的影响。认为番茄红素对原代前列腺上皮细胞的增殖有显著抑制作用，它对雄激素受体基因片段的活性也有着抑制作用，并且与剂量呈正相关。

张鑫等[128]采用磷脂结合蛋白荧光素标记法，检测不同浓度番茄红素对前列腺癌LnCaP细胞早期凋亡的影响。结果LNCaP细胞早期凋亡的比例分别是番茄红素组2.08%、1.10%、32.20%、9.61%，对照组0.65%、0.48%、13.10%、6.75%。认为番茄红素有促进前列腺癌LnCaP细胞早期凋亡的作用。刘荣福等[129]研究了缺氧诱导因子HIF-1α对低氧状态下前列腺癌PC-3细胞株增殖及侵袭的影响。认为HIF-1α过表达对PC-3细胞株的增殖及侵袭具有促进作用，进一步研究HIF-1α在前列腺癌中的功能和调控机制，将为前列腺癌的发病机制研究提供一个新的理论基础。文博等[130]构建携带有Survivin启动子和报告基因的条件复制型腺病毒并观察该病毒对前列腺癌细胞的特异性溶瘤作用。认为含Survivin启动子的条件复制型腺病毒具有选择性杀伤前列腺癌细胞的能力，为前列腺癌靶向治疗提供了良好的条件复制型病毒载体及新的治疗策略。

陈启光等[131]研究了锌对前列腺癌22RV1细胞的增殖及对ZIP4mRNA表达的影响。认为锌在一定浓度水平上可以抑制前列腺癌22RV1细胞的增殖活性，且对ZIP4mRNA的表达具有时间和剂量依赖性。曾锐等[132]研究了雄激素受体(AR)在正常前列腺、良性前列腺增生(BPH)和前列腺癌(PCa)组织中的表达情况。结果PCa组织中AR表达量较正常前列腺组织和BPH组织增高($P<0.05$)。高分化PCa的AR表达比低分化PCa高($P<0.05$)。认为AR在PCa组织中的表达较正常前列腺和BPH组织中增高，AR的表达与PCa的分级、分期相关。汤元杰等[133]研究了人骨髓间充质干细胞(MSCs)培养液对前列腺癌PC-3细胞生长的影响。认为MSCs-CM可以通过加快G1/S细胞周期转换而促进PC-3细胞增殖，人MSCs可能在前列腺癌骨转移灶的形成中发挥重要作用，其作用机制可能与MSCs分泌血管内皮细胞生长因子、骨形态发生蛋白-2，IL-6、IL-8、IL-11等因子对PC-3细胞发生作用有关。

司同国等[134]研究了冷冻联合粒巨细胞集落刺激因子(GM-CSF)治疗对前列腺癌小鼠脾脏树突状细胞(DC)数量及免疫功能的影响。认为冷冻联合GM-CSF治疗前列腺癌有助于增加脾脏DC细胞数量及活化比例，增强脾脏CTL特异性抗肿瘤反应，降低肺转移瘤的发生率。谢亮等[135]研究了前列腺按摩液(EPS)中过敏毒素C3a对良性前列腺增生症(BPH)合并增生前列腺组织炎症的诊断价值。结果EPS中C3a浓度与NIH-CPSI评分、留置尿管有关，与患者年龄，BMI，血清PSA、fPSA浓度，前列腺体积和尿常规WBC数无关。认为C3a用于判断BPH是否合并增生前列腺组织炎症有一定价值。

## (二) 良性疾病

陈鸿杰等[136]对500例健康志愿者和491例前列腺炎(CP)患者行经会阴B超检测前列腺结石(PC)情况。结果健康组和CP组PC的检出率分别为19.8%、42.4%，差异有显著性。认为CP中PC的检出率明显增多，PC与感染、年龄及症状持续时间有关，与NIH-CPSI评分无关。孙先军等[137]总结了22例体外冲击波(ESWT)治疗Ⅲ型前列腺炎的临床疗效。结果该组患者没有发现任何不良反应,治疗后与治疗前相比依据 CPSI 评分、IPSS 评分、IIEF 评分有效率分别为 62.63%、31.81%、22.72%。认为体外冲击波治疗Ⅲ型前列腺炎对改善患者疼痛症状效果确切,能显著改善患者生活质量,是一种安全、有效、廉价的治疗方法。

陈振勇等[138]总结了 200 例健康体检老年男性的资料,研究胰岛素抵抗与良性前列腺增生间(BPH)的关系。结果对照组和 BPH 组血糖水平与胰岛素抵抗指数(IRI)和体质指数没有必然联系,仅 BPH 组高血糖者所占比例高于对照组,表明糖尿病患者发生 BPH 的可能性较大。认为高血糖和胰岛素抵抗与重度前列腺增生存在相关性,且胰岛素抵抗的存在不依赖于体质指数的改变。沈华等[139]总结了 131 例因排尿困难就诊的 BPH 患者的临床资料,分析良性前列腺增生(BPH)患者中叶增生大小与膀胱出口梗阻(BOO)程度之间的相关性。认为前列腺中叶增生与 BOO 存在高度相关性,超声测定中叶突入膀胱的距离是判断 BOO 程度较为可靠的方法。陈山等[140]总结了 104 例良性前列腺增生患者中膀胱小梁形成在判断膀胱出口梗阻程度及膀胱功能状态中的作用。认为 BPH 患者 B 超检查发现膀胱小梁形成,提示存在膀胱出口梗阻,上尿路积水风险增大;无尿潴留者,膀胱小梁形成提示膀胱功能尚处于代偿期,应及时解除梗阻,有利于膀胱功能恢复,减少并发症的发生。

宋尔霖等[141]评估了逼尿肌收缩压测定在 BPH 患者术后疗效评估中的应用价值。BPH 患者 BOO 解除后,收缩乏力状况可以逐渐恢复,Qmax 能获得改善,对合并逼尿肌收缩无力患者积极手术解除梗阻,可促进逼尿肌功能恢复。李萍等[142]总结了 108 例临床怀疑为前列腺癌的患者的超声造影和经直肠前列腺穿刺活检结果。认为前列腺癌周缘带结节以快进和高增强为主,而前列腺增生周缘带结节则以慢进和等增强为主,超声造影有助于判断前列腺周缘带结节良恶性。

赵晓风等[143]总结了 M 受体阻滞剂与 α 受体阻滞剂联合治疗前列腺增生伴下尿路症状的经验。认为对于前列腺体积轻、中度增大,排尿期轻、中度症状,储尿期症状严重的患者,联合应用特拉唑嗪与托特罗定的疗效满意,优于单用特拉唑嗪,且安全性良好,值得临床推广。王翔等[144]总结了 120 例良性前列腺增生患者资料,分析特拉唑嗪 4 mg/d 对良性前列腺增生及下尿路症状的治疗疗效和安全性。认为特拉唑嗪 4 mg/d 治疗 BPH/LUTS 时 IPSS 评分和最大尿流率的改善效果优于 2 mg/d,且患者总体耐受良好,头晕、低血压等不良反应发生率低。

徐松等[145]比较分析了经尿道等离子双极电切术(PKPP)治疗 26 例大体积(>80 ml)和 26 例(<80 ml)良性前列腺增生(BPH)的疗效与安全性。认为 PKRP 术治疗大体积(>80 ml)BPH 安全、有效,且手术效果和安全性与治疗<80 ml 的 BPH 相似。盛旭俊等[146]比较了 40 例行经尿道等离子双极电刀前列腺剜除术(PKEP)和 50 例行经尿道前列腺电切术(TURP)的临床资料。结果两种手术方式在手术时间、术后 2 周 IPSS、QOL 评分,组内术前与术后 6 个月 IPSS、QOL 评分、Qmax 的差异有统计学意义($P<0.01$)。认为 PKEP 可安全、有效、彻底治疗 BPH,是手术治疗 BPH 的一种选择。

谢弘等[147]总结了 39 例经尿道 2 微米激光前列腺汽化术治疗高龄高危良性前列腺增生(BPH)的治疗效果。该组手术均成功,手术前后国际前列腺症状评分(IPSS)、生活质量评分(QOL)、剩余尿量及尿流率变化等指标均有统计学意义($P<0.05$),疗效满意,无严重并发症。认为 2 μm 激光汽化术治疗高龄高危 BPH 患者是安全有效的。杨秀书等[148]回顾分析了 41 例 2 μm 激光前列腺汽化切除术治疗良性前列腺增生(BPH)患者的临床疗效。认为 2 μm 激光前列腺汽化切除术可明显改善 BPH 患者下尿路梗阻症状,手术失血量少,手术时间短,围手术期安全,远期疗效可靠。杨全成等[149]总结了 42 例经尿道绿激光前列腺电气化术(PVP)治疗高龄高危良性前列腺增生的疗效。结果本组手术均成功,手术时间 42~158 min,平均 70 min,消耗功率 6.8~38.6 W。认为对高龄高危前列腺增生患者而言,PVP 操作简单、出血少、住院时间短、并发症少,提供了一种有效、安全的治疗途径。

谢小平等[150]回顾分析了 45 例经尿道腔内剜除加下腹小切口腺体取出术治疗大体积前列腺患者临床资料。认为经尿道腔内剜除加下腹小切口腺体取出术利用了腔内微创技术将增生腺体剥离,具有创伤小、出血少和腺体残留少的优点。同时又结合开放手术速度快的特点将剥离之腺体取出,从而确保了腺体切除更为彻底、手术更为安全、迅速和有效,是治疗大体积 BPH 实用方法。姜鸿胥等[151]总结了 48 例同期行经尿道前列腺电切(TURP)和无张力腹股沟疝修补术治疗良性前列腺增生症(BPH)合并腹股沟疝的疗效。结果该组均手术顺利,术后 6 个月国际前列腺症状评分(IPSS)、生活质量评分(QOL)、最大尿流率(Qmax)较术前均有明显改善。认为采用 TURP 和无张力疝修补术同期治疗 BPH 合并腹股沟疝,手术安全、疗效确切,减少了患者二次手术和麻醉的痛苦。杨立等[152]比较了 36 例保留前叶的经尿道前列腺切除术(TURP)和 50 例传统 TURP 术的疗效。认为保留前叶的 TURP 术疗效满意,并可能有效避免对后尿道横纹括约肌复合体中组成的半月形括约肌损伤及在一定程度上保存功能性尿道，有利于术后控尿。

权昌益等[153]回顾分析了24例腹腔镜下Madigan前列腺剜除术治疗大体积(>90 g)良性前列腺增生(BPH)的临床资料。结果该组手术均成功。术中出血量(112.5±47.8)ml，切除前列腺重量(104.7±23.3)g，膀胱冲洗时间(1.3±0.9)d，留置引流管时间(2.3±0.5)d。认为腹腔镜下Madigan前列腺剜除术是治疗大体积BPH安全有效的方法。杨波等[154]总结了6只单孔腹腔镜下经膀胱根治性切除猪前列腺资料。结果前3只失败，原因为膀胱操作空间无法保证、吻合操作失败等；后3例均顺利完成。认为单孔腹腔镜下经膀胱猪前列腺根治性切除技术可行，但操作难度较大，鉴于猪解剖结构与人存在较大差异，需进一步在尸体模型上进行类似尝试，目前尚不适合向临床阶段过渡。王林辉等[155]*总结了11例经膀胱单孔腹腔镜下前列腺剜除术治疗前列腺增生患者的治疗经验和体会。结果1例因放置单孔套件失败，转为开放行耻骨上前列腺剜除术，其余10例手术顺利完成，手术时间平均(155±30.1)min，术中出血平均(355±288.1)ml，仅1例术中输血1 200 ml，无其他严重并发症。切除组织平均(36.8±20.2)ml，术后病理均为良性前列腺增生。认为经膀胱单孔腹腔镜前列腺剜除术初步疗效安全、有效、可行，且创伤小，但确切疗效需大样本随机对照研究和长期随访观察。

**(三) 恶性肿瘤**

周铁等[156]*回顾分析了908例接受前列腺穿刺活检患者获诊时总PSA和游离PSA(fPSA)比值(%fPSA)。结果活组织检查病理诊断为前列腺癌310例，活组织检查阳性率为34.2%。当总PSA≤4 ng/ml、>4且≤10 ng/ml、>10且≤20 ng/ml、>20且≤50 ng/ml及>50 ng/ml时，前列腺癌活组织检查阳性率分别为12.0%、17.5%、21.5%、53.8%和100.0%。认为随着后PSA时代的到来，尤其是直肠超声引导的前列腺广泛活组织检查在国内的普及，越来越多的前列腺癌在PSA低水平时即获诊断。对PSA值处于灰区的患者，以15%作为前列腺活组织检查时%fPSA的参考阈值适合于国人。张立旻等[157]回顾分析了100例前列腺癌伴骨转移患者的临床资料，研究前列腺癌伴骨转移患者的初始前列腺特异性抗原(PSA)水平与双侧睾丸切除术联合氟他胺治疗后癌症特异生存(CSS)的相关性。认为在采用双侧睾丸切除术联合氟他胺治疗的前列腺癌伴骨转移患者中，初始PSA水平较低(<20 ng/ml)者预后可能不佳。范晋海等[158]总结了2例前列腺小细胞癌患者的临床、病理和随访资料。该组2例患者均有肿瘤远处转移后相应器官病理变化及临床症状。术前均经直肠前列腺穿刺活检确诊为前列腺小细胞癌。认为前列腺小细胞癌具有浸润性生长的生物学特性，恶性程度高，预后不良。确诊依赖病理学检查，早期行根治术并联合放化疗是目前治疗最有效的方法。

刘卓等[159]回顾分析了196例前列腺癌患者的病理诊断，发现3例报告伴有肾小球样结构，发生率为1.53%。典型的肾小球样结构为膨大的腺腔中有聚集成簇状的肿瘤细胞团，细胞团中有筛孔状空隙，以单一附着点与腺管相连。认为肾小球样结构是一种少见的前列腺癌病理特征，其形态学特征鲜明，对前列腺恶性病变具有诊断价值并提示较差的预后。徐久平等[160]总结了36例晚期前列腺癌患者去势手术后雄激素水平降低及对血脂代谢的影响。认为前列腺癌患者去势手术后，随着雄激素水平的降低，出现血脂代谢异常，甘油三酯、总胆固醇、低密度脂蛋白胆固醇升高及高密度脂蛋白胆固醇降低，可能使相关心血管疾病的发生率增加。

肖文军等[161]回顾分析了239例接受前列腺癌根治性切除及盆腔淋巴结清扫患者的临床资料。认为盆腔淋巴结清扫可以检出难以发现的淋巴结转移，有助于对前列腺癌进行准确分期，不显著延长手术时间。随着术者技术的提高及手术方法的改进，并发症发生率会逐渐下降。杨柏帅等[162]*回顾分析了263例经耻骨后前列腺癌根治术患者的临床资料，总结与尿控相关的影响因素。结果经耻骨后前列腺癌根治术中最大限度保留尿道外括约肌，保留神经血管束，术后早期功能锻炼等积极处理对于尿控有显著帮助。术后4周尿控率为14.8%，术后16周尿控率94.7%，术后4周至术后12周，患者尿控恢复最快。认为患者手术时年龄、术中输血、既往TURP、术前新辅助内分泌治疗是根治术后尿控的重要影响因素，前三者是独立的预后因素，而后者通过影响功能尿道长度而对术后尿控产生作用。

孙立安等[163]*比较了机器人外科手术系统辅助根治性前列腺切除术(RARP)5例和腹腔镜前列腺根治术(LRP)、开放手术耻骨后前列腺根治术(RRP)各5例的疗效及安全性。结果RARP组中位手术时间240 min，中位术中出血量200 ml；LRP组中位手术时间200 min，中位术中出血量150 ml，RRP组中位手术时间150 min，中位术中出血量300 mL。认为与LRP、RRP比较，RARP手术创伤小，术中出血少，术后恢复快，且疗效确切、安全可靠，是根治性前列腺切除术的首选方式。高铁等[164]比较了两种不同的尿道膀胱颈吻合方法对腹腔镜前列腺癌根治术的影响。一组20例采用间断缝合，另一组32例采用连续缝合。间断缝合组尿道膀胱吻合时间平均32.6 min，连续缝合组时间平均 17.7 min。认为采用连续缝合尿道膀胱颈的吻合方法是安全、可行的,而且可以缩短手术时间、降低术后尿漏发生率,远期效果需要进一步观察。

李勋钢等[165]回顾分析了 151 例行经腹膜外腹腔镜下前列腺癌根治术(ELRP)患者的临床资料。结果平均手术时间 178 min,平均出血量 260 ml。术中输血 5 例,直肠损伤 1 例。认为 ELRP 具有创伤小、术后恢复快等优势,但需较长的学习曲线,镜下吻合技术、控制出血是关键。与开放手术比较,术后功能恢复和肿瘤结果方面是等价的。邵鹏飞等[166]总结了 105 例行经腹腔途径腹腔镜下前列腺癌根治术患者的资料。结果手术时间平均 93 min。术中出血平均 115 ml,术中均未中转开放手术。认为经腹腔途径腹腔镜下前列腺癌根治术手术操作空间大,解剖标志清晰,肿瘤治疗效果满意。对膀胱颈分离及后尿道吻合等技术的改进可明显缩短手术时间,提高手术效率,减少手术并发症。

徐啊白等[167]* 总结了 7 例前列腺癌患者接受经脐单孔腹腔镜腹膜外前列腺癌根治术的初步经验。该组患者年龄平均 68.4 岁,均行前列腺穿刺活检病理证实为前列腺癌,Gleason 评分 4~7 分。术前 MR 排除盆腔淋巴结转移,ECT 骨扫描和胸片排除远处转移。手术时间 210~420 min,平均 272 min;术中失血量为 50~500 ml,平均 170 ml。无围手术期死亡及严重并发症,所有患者排尿可控,术后患者对切口美容效果很满意。认为在合理选择患者的前提下,采用经脐单孔腹腔镜腹膜外前列腺癌根治术是安全可行的,美容效果很好。林天歆等[168]总结了 11 例局限性前列腺癌患者行单孔腹腔镜下前列腺根治性切除术的初步疗效。结果 1 例手术增加 1 个套管,其余 10 例手术均顺利完成,无中转常规腹腔镜手术或开放手术。术后平均随访 7 个月,均无肿瘤生化复发。认为单孔腹腔镜下前列腺根治性切除术技术上可行,具有美观、微创、并发症少的特点。朱刚等[169]回顾分析了 2 例单孔腹腔镜下根治性前列腺切除术(LESS-LRP)治疗早期前列腺癌的临床安全性及可行性。结果该组手术均顺利完成,手术时间分别为 280、285 min,估计术中出血量分别为 400、200 ml。认为丰富的标准腹腔镜手术经验是实施 LESS-LRP 的前提,LESS-LRP 治疗早期前列腺癌具有术后恢复快、疼痛轻和更好的美容效果,值得临床进一步探索应用。

杨建勋等[170]总结了 43 例经尿道前列腺切除术(TURP)治疗晚期前列腺癌并下尿路症状(LUTS)的疗效。认为 TURP 治疗晚期激素非依赖前列腺癌合并 LUTS 的患者,在短期内可以迅速降低 IPSS 评分,改善生活质量,但远期效果不理想。同时手术本身也可能带来相关并发症,降低患者生存质量。杨文增等[171]总结了 8 例钬激光联合去势手术治疗晚期前列腺癌致尿潴留的经验。该组均手术成功,术后症状明显改善,生活质量明显提高,术后半年复查 PSA 均有不同程度的降低。钬激光联合去势手术治疗晚期较大前列腺癌致尿潴留患者,具有操作简单、时间短、恢复快、并发症少,技术要求相对较低,是治疗晚期较大前列腺癌致尿潴留患者的较好方法。

郭志等[172]总结了 45 例采用单一冷冻消融(TCAP)治疗 $T_3N_0M_0$ 期前列腺癌的有效性、安全性。该组治疗后 3 年内出现临床进展 24.4%(11/45)。其中局部复发者占 54.5%(6/11),盆腔淋巴结和(或)远处转移者占 45.5%(5/11)。认为采用单一 TCAP 治疗 $T_3N_0M_0$ 期前列腺癌 3 年随访效果满意,其临床应用价值值得进一步探索。连惠波等[173]* 评价了 12 例冷冻疗法治疗局限性单病灶前列腺癌的近期疗效及安全性。该组手术均顺利完成,手术时间(82±26)min,均未输血。术后住院(5±2)d。拔除尿管后,12 例控尿均满意。术后 PSA 最低值 0.1~6.8 ng/ml,平均 2.2 ng/ml,其中<1.0 ng/ml 者 9 例。术后 PSA 异常行前列腺穿刺活检 4 例,阴性 3 例,冷冻对侧腺体活检阳性 1 例。认为超声引导下经会阴前列腺局灶冷冻治疗安全有效、并发症少,可用于局限性单病灶前列腺癌患者,远期疗效尚需进一步观察。

王群锁等[174]* 总结了 29 例 $^{125}$I 放射性籽源植入术联合内分泌疗法治疗前列腺癌的临床疗效。该组患者前列腺体积及前列腺特异抗原(PSA)均有不同程度降低,8 例淋巴结转移患者及 4 例骨转移患者转移灶均缩小,术前骨痛及排尿症状均有好转,且无一例出现尿潴留及便血等严重并发症。认为 $^{125}$I 放射性籽源种植并内分泌疗法的综合治疗对各期前列腺癌均有疗效,尤其对已失去手术机会的中晚期前列腺癌患者来说,不失为一种可供临床选择的有效治疗方法。该方法具有操作简、疗效可靠、并发症少等优点。

陈俊毅等[175]随机前瞻性研究比较了前列腺底部上缘单点神经阻滞术和前列腺双侧叶多点神经阻滞术两种方式的镇痛疗效。两者均有良好的镇痛效果,但客观的 VAS 评分还是有显著性差异。单点阻滞相对于多点阻滞简单、易于操作、减少麻醉药用量,值得在临床推广。朱延军等[176]回顾分析了 1 293 例前列腺穿刺活组织检查结果,总结通过增加穿刺位点提高前列腺初次穿刺和重复穿刺的阳性率的方法。认为"6+X"法 TRUS 引导下经会阴前列腺穿刺术对于 PSA 水平较低的患者,增加穿刺针数对提高阳性率更有意义,对首次穿刺证实为高级别 PIN、ASAP 或 TRUS 发现新的可疑病灶者应积极接受重复活组织检查。吴嘉等[177]比较了 6 点前列腺穿刺活组织检查 152 例和 12

点前列腺穿刺活组织检查 148 例可疑前列腺癌患者的穿刺结果。认为 12 点前列腺穿刺活组织检查比 6 点穿刺检出前列腺癌的阳性率更高，两种方法穿刺后并发症发生率的差异无统计学意义。陈海昕等[178]回顾分析了 168 例前列腺穿刺活检患者资料，研究体质指数与前列腺穿刺阳性率的关系。结果 BMI≥25，是前列腺穿刺阳性预测的独立因素。认为体质指数升高可增加前列腺穿刺阳性率。

王志荣等[179]总结了 87 例在微泡造影剂结合经直肠多普勒超声（CE-TRUS）后行经直肠 B 超引导下经会阴前列腺穿刺活检的患者资料。发现 PSA≤20 ng/ml 者在 CE-TRUS 引导下经会阴前列腺穿刺阳性率高。认为 CE-TRUS 后经直肠 B 超引导下行经会阴前列腺穿刺活检是诊断前列腺癌的重要方法，PSA≤20 ng/ml 者结合 CE-TRUS 行前列腺穿刺活检能提高前列腺癌穿刺阳性率。汪东亚等[180]回顾分析了前列腺穿刺活组织检查的资料，建立了个体化穿刺方案，即依据直肠指诊（DRE），经直肠超声（TRUS）和磁共振弥散成像（MRD）检查示可疑结节，血清总前列腺特异性抗原（PSA）值，PSA 修正值、PSA 密度、PSA 速度、外周带厚度来制定经会阴前列腺穿刺的个体化穿刺针数和部位。认为血清总 PSA 值及 DRE、MRD 或 TRUS 图像下有无可疑灶，结合 PSA 修正值及前列腺周围带厚度，制定的可疑灶重点穿刺加系统 6～14 针个体化穿刺方案是可行的。

## 六、阴囊、阴茎、睾丸疾病

卢可士等[181]*总结了 81 例阴茎鳞状细胞癌患者临床及病理资料，研究阴茎鳞状细胞癌腹股沟淋巴结转移的危险因素。结果根据腹股沟淋巴结体格检查结果，$cN_+$ 63 例（77.8%），$cN_0$ 18 例（22.2%）。可触及的腹股沟淋巴结＜1.5 cm 者 29 例（46.0%），≥1.5 cm 者 34 例（54.0%）。$cN_+$ 和 $cN_0$ 患者区域淋巴结转移发生率分别为 63.5%和 11.1%。G1、G2、G3 患者区域淋巴结转移发生率分别为 32.0%、78.3%和 100.0%。认为腹股沟淋巴结体格检查结果和肿瘤分级是腹股沟区域淋巴结转移的独立危险因素。朱耀等[182]回顾分析了 110 例腹股沟淋巴结临床阴性的阴茎鳞状细胞癌患者资料，总结了阴茎癌患者年龄和腹股沟淋巴结转移概率的关系。认为阴茎癌的淋巴结转移概率随年龄变化而呈现＜40 岁和＞60 岁组增高的趋势，进一步的研究需要揭示不同年龄段肿瘤的特定分子生物学改变。

张水文等[183]回顾分析了 20 例采用阴茎纵行切口成形阴茎延长术治疗的阴茎短小患者资料。该组患者对手术效果均满意，阴茎自然显露长度延长 3～5 cm，勃起 4～8 cm，随访 2～3 个月无明显回缩，无脂肪液化和明显瘢痕形成。2 例出现皮肤切口裂开，换成褥式缝合皮肤后再无发生。认为阴茎纵行切口成形阴茎延长术的临床效果良好。刘毅东等[184]*回顾分析了 8 例采用白膜整形术治疗的不同类型阴茎弯曲患者。其中运用白膜 16 点折叠术治疗阴茎下弯 3 例、阴茎侧弯 1 例；白膜 V-Y 改形术治疗阴茎侧弯合并白膜束窄环 2 例；自体大隐静脉游离移植白膜修补术治疗阴茎硬结症合并阴茎弯曲 1 例、白膜损伤后瘢痕收缩所致阴茎弯曲 1 例。结果患者对手术效果均表示满意；阴茎静息态及勃起后外形良好，弯曲矫正至（11±4）°。认为对于不同类型的阴茎弯曲，针对性选择不同的白膜整形术进行矫治，可获得良好的治疗效果。

舒博等[185]回顾分析了 110 例睾丸生殖细胞肿瘤患者的临床资料，应用 Cox 模型进行统计并分析其预后的影响因素。结果临床分期和病理类型对睾丸生殖细胞肿瘤的预后有统计学意义，为睾丸生殖细胞肿瘤患者长期生存的独立影响因素。认为睾丸生殖细胞肿瘤的预后与肿瘤的临床分期和肿瘤细胞的病理分型有关。庄海军等[186]总结了 12 例婴幼儿高位隐睾的腹腔镜手术治疗经验。认为腹腔镜治疗高位隐睾有以下优点：定位准确，能清楚观察睾丸发育情况，诊断和治疗可同时进行，避免了盲目探查造成的创伤；可充分游离精索和输精管，使睾丸一期下降固定的可能性增加；操作直观，解剖清楚，创伤小；术后痛苦小，恢复快。

王海波等[187]回顾分析了 13 例睾丸扭转的临床资料。其中发病至手术时间＜6 h 者 6 例，6～12 h 者 4 例，12～24 h 者 2 例，＞24 h 者 1 例。6 h 内手术者睾丸均保留，而 6～12 h 之间手术者仅 1 例行保留睾丸，＞12 h 手术者均行患侧睾丸切除术。认为对于怀疑睾丸扭转者应该在 6 h 内手术，彩色多普勒血流动态显像对于明确诊断十分重要。早期诊断、及时手术探查是避免睾丸坏死的关键。魏励瀚等[188]回顾分析了 37 例 30 岁以下青少年睾丸扭转的临床资料。其中从发病到就诊时间 2～6 h 者 10 例，7～12 h 者 16 例，13～24 h 者 5 例，＞24 h 者 6 例。6 h 内就诊的 10 例，术后睾丸全部存活。发病 7～24 h 就诊的 21 例中，有 8 例行睾丸切除；超过 24 h 就诊的 6 例中，有 5 例行睾丸切除。认为对于怀疑高度睾丸扭转患者，宜早期手术探查是提高睾丸存活率的关键，可减少睾丸切除率。

孙中义等[189]*回顾分析了 116 例阴茎背神经选择性分支切断术治疗原发性早泄（PPE）的临床疗效。该组手术均成功，无切口感染，切口痕迹不明显，阴茎手术局部外观无变化。患者及其配偶的性交满意度评分在术后较术前均显著提高（$P<0.01$）。阴茎勃状态下，PPE 手术治疗后的阴茎头、阴茎干振动感觉阈值

显著高于术前($P<0.01$)。认为阴茎背神经选择性分支切断术治疗PPE的疗效确切。在勃起状态下,阴茎感觉阈值测量在PPE治疗中是一个很好的量化评价指标,可结合射精潜伏期、满意度评分等,更加科学、客观地对临床治疗进行疗效评价。

李兴华等[190]总结了儿童包茎及包皮过长应用商环治疗342例、传统环切术209例的治疗经验。结果与传统环切相比,商环具有手术时间短、不需包扎、切口工整等优点,但也具有伤口愈合时间长、疼痛更明显等缺点。认为儿童包茎及包皮过长手术,应用商环与传统手术比较二者各有优缺点,但是商环优点更明显、更可行。程跃等[191]回顾分析了479例中国商环包皮环切术和354例传统包皮环切术的疗效和手术并发症。结果商环组和传统手术组手术时间分别为(5±1)、(27±5)min;出血量分别为(0.98±1.14)、(8.30±3.60)ml。认为用中国商环行包皮环切术是对传统包皮环切术的简化和改进,具有手术时间短、术中出血量少、疼痛轻、术后外观满意度高、患者易于接受等优点。吕年青等[192]总结了2008年2月至2010年底期间中国商环包皮环切技术临床应用的国际和国内研究进展。认为中国商环包皮环切技术的成功应用将会在改变数百万非洲人的生活方式的同时,也为中国男科学与泌尿外科学医生在包皮环切与HIV预防和生殖健康相关的临床研究领域提供了丰富的机会。

## 七、尿道疾病

姜大朋等[193]研究了HGF对TGF-β1诱导尿道瘢痕成纤维细胞α-SMA及细胞外基质过度合成的作用。认为HGF对TGF-β1诱导的尿道瘢痕成纤维细胞α-SMA及细胞外基质过度合成具有抑制作用,为临床预防和治疗尿道瘢痕狭窄提供了理论依据。

焦治兴等[194]*总结了5例在直肠超声引导下对外伤性后尿道闭锁患者行腔内会师的治疗效果。该组术中应用内切开镜直视下进镜至尿道闭锁段远端,纤维膀胱软镜由膀胱造瘘口引入后尿道。同时于直肠内置入腔内超声探头,确定内切开的方向及距离,动态监视两组内窥镜的操作,使其始终位于同一轴线上。该组均一次手术成功,1例因尿道闭锁段较长,术后2个月再次腔内治疗切除瘢痕组织。该组均排尿通畅,无尿道狭窄复发。认为经直肠超声引导腔内会师对外伤性后尿道闭锁的治疗安全、有效。王涌泉等[195]回顾分析了112例骨盆骨折后尿道断裂患者,早期行尿道会师牵引术的临床疗效治疗。认为后尿道完全断裂者,多为尿道膜部完全断裂,存在后尿道断端退缩、移位,断裂处周围有积血和尿外渗。早期进行尿道会师牵引术,能及时清除血肿和尿外渗、恢复尿道连续性,大多数能取得好的效果。徐庆康等[196]*总结了3例结肠黏膜尿道成形术治疗复杂性超长段尿道狭窄的临床疗效。该组患者年龄分别为71、64、48岁,病程分别为3个月、6个月、6年;尿道狭窄段长度分别为13、18、12 cm。结果该组手术均获成功,切口愈合良好,无尿漏;拔除尿道支架管后患者排尿通畅。术后6周复查最大尿流率分别为16.7、19.6、26.4 ml/s;术后3个月球道造影见移植段尿道管径均粗大。认为结肠黏膜尿道成形术是治疗复杂性超长段尿道狭窄或闭锁的一种行之有效的方法。

冯超等[197]优化了体外构建三维立体尿道组织的复合技术,采用高速振荡脱细胞法制备猪尿道海绵体脱细胞(ACSM)支架,碘消毒法进行复合前消毒,酶消化法分离及扩增兔舌黏膜上皮细胞和阴茎海绵体平滑肌细胞。认为高速振荡法制备的支架组织具有理想的三维空间结构,结合动态细胞复合技术可构建拥有良好立体结构的尿道组织。冯超等[198]总结了人舌黏膜上皮细胞和脱细胞支架体外复合构建组织工程尿道的可行性。认为人舌黏膜上皮细胞可以作为组织工程尿道上皮种子细胞来源之一,与脱水处理后的脱细胞基质(SIS)和BAMG支架有很好的组织相容性和黏附能力,二者的有效复合可以构建适合尿道修复重建需要的组织工程替代材料。

潘淑娟等[199]*总结了45例先天性尿道下裂患儿的资料,分析雄激素伴侣蛋白FKBP 52和先天性尿道下裂之间的相关性。结果尿道下裂组的包皮中FKBP52的表达为80%,较对照组包皮中93.3%的表达明显减少,尿道板中FKBP52表达62.2%比尿道下裂包皮80%的表达明显减少,均存在统计学意义;轻中度尿道下裂组包皮和尿道板中FKBP52的表达分别为83.3%和75%,重度尿道下裂组分别为76.2%和47.6%,差异均无统计学意义。认为FKBP52与尿道下裂发病密切相关,与尿道下裂严重程度无明显相关。张源锋等[200]回顾分析了106例尿道下裂术后复发尿瘘患者的临床资料。结果该组一次手术成功率79.2%,22例再次出现尿瘘。不同的尿瘘位置、瘘口的大小、数目及术前修补的次数与手术成功率差异无统计学意义($P>0.05$)。认为尿瘘的位置、大小、数目和手术修补次数等因素不影响手术成功率。马戟等[201]*总结了109例应用包皮岛瓣尿道成形术一期治疗小儿尿道下裂患者的临床经验。结果该组一期手术成功97例,达89%;术后出现尿瘘并发症9例,均于半年后第2次手术修补瘘口,全部成功。认为包皮岛瓣尿道成形术一期治疗小儿尿道下裂手术成功率高,并发症少,术后功能和美容效果非常满意。

陈斌等[202]总结了应用镍钛记忆合金尿道支架管

作为尿道支架修复128例尿道下裂患者的临床资料。结果该组7例出现尿瘘,1例术后发生尿道狭窄,其余均获成功,手术成功率为93.75%。认为镍钛记忆合金尿道支架管可有效预防尿道下裂术后尿瘘及尿道狭窄的发生。何军等[203]回顾分析了169例尿道板纵切卷管技术(TIP)治疗尿道下裂的临床经验。认为TIP技术是一种可以适用于大多数尿道下裂的手术方法,临床经验和技术的总结,有助于提高使用这种方法的成功率,减少并发症的发生。宋宏程等[204]*总结了27例改良Duplay术在失败尿道下裂手术中的应用经验。结果该组16例治愈,11例出现并发症,包括10例尿道瘘、1例尿道狭窄。尿道瘘8例行尿道瘘修补术后治愈,2例修瘘后再瘘再修瘘治愈,尿道狭窄1例行尿道切开造瘘再行尿道瘘修补术治愈。认为改良Duplay术式适用于失败尿道下裂中因阴茎头小、尿道板窄、无法行传统Duplay术式或Snodgrass术式的患儿,利用改良Duplay术式可将尿道外口成形于舟状窝,解决因材料不良被迫将尿道外口成形于冠状沟水平的问题,但此方法要求冠状沟水平皮肤富余。

## 八、泌尿系统结石

孙西钊等[205]评价了红外光谱自动分析系统检测1 450例尿路结石成分的临床应用价值。结果一水草酸钙结石714例,碳酸磷灰石结石444例,无水尿酸结石93例,二水草酸钙结石92例,六水磷酸铵镁结石28例,胱氨酸结石23例,尿酸铵结石20例,二水尿酸结石16例,二水磷酸氢钙结石12例,一水尿酸钠结石2例,碳酸钙结石1例,其他5例。认为结石红外光谱自动分析系统分析尿路结石成分具有准确、自动、快捷等优点。李文雄等[206]*将60例肾鹿角形结石患者随机均分成研究组和对照组各30例,分别行PCNL术,研究组术前应用螺旋CT三维重建肾鹿角形结石影像。结果研究组手术通道建立时间、术中出血量、一次结石清除率、二次结石清除率等指标均明显优于对照组。认为螺旋CT三维重建肾鹿角形结石影像可直观、形象、准确地提供结石的立体结构、大小及其所在部位。从而能准确选定经皮肾穿刺的位置。可使PCNL手术入路更精确合理,进而提高碎石取石效率,降低结石残留率,减少手术并发症,有效提高PCNL的疗效。

李虎林等[207]回顾分析了1 363例局麻B超引导下行一期经皮肾镜取石术(PCNL)治疗上尿路结石患者的资料。结果该组均一次穿刺成功并行一期PCNL,肾盂结石取净500例(96.2%),输尿管上段结石均取净368例(100.0%),复杂性肾结石取净428例(90.1%)。认为局麻B超引导下行PCNL术简单安全有效,值得临床推广运用。宗益平等[208]总结了57例采用斜卧位行微创经皮肾镜碎石术(MPCNL)治疗上尿路结石患者的临床资料。结果该组均Ⅰ期建立经皮肾通道成功,无穿刺失败或中转开放手术。认为斜卧位施行MPCNL手术治疗上尿路结石具有安全、高效、微创的特点,患者体位舒适,便于术中麻醉监测,术中碎石易排出,值得临床推广应用。李炯明等[209]回顾分析了微通道经皮肾镜取石术(mPNL)治疗上尿路结石4 533例,其中肾盂及肾盏结石患者3 434例。部分鹿角形肾结石患者324例。结果4 528例(99.8%)获得成功。认为采用mPNL治疗包括部分鹿角形肾结石在内的上尿路结石可获得较高的结石取净率,手术安全性高,在减少手术出血、降低输血率和其他并发症方面具有优势。

王建文等[210]回顾分析了11例接受经皮肾镜碎石治疗肾盏憩室结石患者的临床资料。结果手术时间平均(1.83±0.49)h,结石直径平均为(1.73±0.71)cm,2例中盏憩室结石取净,术后未留置D-J管,1例中盏憩室结石术后完全无管化。认为经皮肾镜碎石术治疗症状性肾盏憩室结石安全可行,可作为选择性治疗方法。曾国华等[211]总结了242例微创经皮肾取石术(MPCNL)治疗孤立肾结石的临床疗效。结果该组平均手术时间68 min,一期结石清除率79.3%,因术后严重出血行肾动脉造影及肾出血动脉超选择栓塞治疗10例。认为MPCNL治疗孤立肾结石创伤小、并发症少、结石清除率高;应作为孤立肾结石患者的首选治疗方案之一。潘铁军等[212]总结了173例腰肋悬空仰卧位下PCNL治疗肾和输尿管上段结石的安全性及有效性。结果该组均穿刺成功,无因体位不适终止手术者;平均手术时间(86±34)min;一次性结石清除率为80.3%(139/173),残留结石34例,其中行二期手术取净结石16例。认为腰肋悬空仰卧位下PCNL安全有效,患者耐受性好。

李国灏等[213]回顾分析了12例经皮肾微造瘘联合二期经皮肾镜碎石术治疗上尿路结石并感染性休克的临床疗效。认为对于上尿路结石并感染性休克患者,早期行经皮肾脏微造瘘能有效控制感染及休克症状,联合二期经皮肾镜碎石术能完整清除结石,临床效果满意。张树栋等[214]总结了42例经肾上盏入路PCNL治疗肾结石患者临床资料。结果该组均一期成功建立经皮肾通道并碎石。单通道取石36例(85.7%),双通道取石6例(14.3%)。认为经肾上盏入路PCNL活动范围大,对于部分复杂性肾结石碎石取石方便,是一种安全有效的方法。张慕淳等[215]*回顾分析了13例微创经皮肾镜取石(PCNL)术后迟发大出血的原因。认为术后迟发性大出血是PCNL严重并发症之一,出血原因为肾穿刺通道的动脉损伤并且形成假性动脉瘤或动静脉瘘,肾动脉造影及超选择肾动脉栓塞是治疗迟发大出血安全有效的方法,具有创伤小、安全有效、止血迅速、可避免肾切除,最大限度保留肾功能等优点。选择适当的穿刺部位、精准操作,尽量提高一次穿刺扩张的成功率,注意肾镜摆动角度等是防止迟发大出血的有效预防措施。

陆鸿海等[216]总结了56例经皮肾镜取石术(PCNL)中应用折叠式结石拦截器肾结石患者的中的资料。认为折叠式结石拦截器使用简单、方便、安全,PCNL术中能有效阻止结石碎片下滑进入输尿管,提高结石清除率、缩短手术时间、减少手术出血量、不增加手术并发症。丁智兵等[217]回顾分析了205例微造瘘经皮肾输尿管镜取石术(MPCNL)治疗复杂性输尿管上段结石的安全性和疗效。结果该组Ⅰ期结石清除率100%,平均手术时间(76±23)min,肾造瘘管留置时间平均(5.1±1.8)d。认为采用MPCNL治疗复杂性输尿管上段结石安全、有效,具有创伤小、恢复快、住院时间短等优点。杨后猛等[218]总结了18例应用微创经皮肾输尿管镜取石术治疗幼儿上尿路结石的经验。结果16例患儿结石完全取净,清除率为88.9%。认为幼儿上尿路结石多为代谢性或感染性结石,复发率高且多数需要再次手术治疗。微创经皮肾输尿管镜取石术治疗幼儿上尿路结石安全有效,并发症少,并且可以多次治疗。

庞栋等[219]总结了38例输尿管镜下2 nm激光联合气压弹道碎石治疗肉芽包裹输尿管结石的安全性和有效性。结果原位碎石成功35例(92%),碎石时间平均(23.0±6.5)min,术中出血量平均(7.0±4.5)ml。认为输尿管镜下2 nm激光联合气压弹道碎石治疗肉芽包裹输尿管结石安全、高效,可作为这类病例的首选治疗手段。杜建兵等[220]比较了18例输尿管镜钬激光碎石术或气压弹道碎石术合并体外冲击波碎石术(ESWL)与24例单一使用ESWL两种方法处理较大肾盂结石(2~3 cm)的手术效果。认为输尿管镜碎石术联合ESWL治疗肾盂较大结石是一种合理而且有效的治疗方法。赵晓风等[221]*比较了58例联合应用钬激光及套石篮(B组)与51例单用钬激光(A组)在经尿道输尿管镜治疗输尿管上段结石的疗效及安全性。结果B组碎石成功率和3周结石排净率均明显高于A组。认为应用套石篮将结石固定,使结石不会上移,再用钬激光碎石,避免因结石过大造成套石篮取出困难,是增加碎石成功率、减少手术并发症的理想方法。在经尿道输尿管镜碎石治疗输尿管上段结石中联合应用钬激光及套石篮,疗效及安全性高于单用钬激光。

谭剑敏等[222]比较了63例体外震波碎石(ESWL)及58例输尿管镜下阻挡网篮配合双频激光碎石(URL)治疗非复杂性输尿管上段结石的疗效。认为两种方法各有优势,对于非复杂性输尿管上段结石患者,其具体情况及要求各不相同,需要针对患者具体情况来科学地制定个体化治疗方案,以减少并发症,降低损伤,提高结石清除率。陈奇等[223]总结了23例研究英诺伟TMIVX-SC10输尿管管路封堵器在输尿管镜钬激光碎石术中的临床疗效,该组结石清除率为95.7%。认为输尿管管路封堵器能显著减少输尿管碎石术中结石漂移、提高结石清除率,临床应用价值高、治疗成本低且使用安全,对于输尿管上段结石尤其适用。袁俊斌等[224]总结了6例心脏瓣膜置换术后输尿管结石的处理体会。认为针对心脏机械瓣膜置换术后输尿管结石患者,合理调整抗凝药物种类、剂量及用法,掌握合适的抗凝强度,注意术中操作及术后处理,输尿管镜碎石加双J管内置术疗效确切且安全。张发林等[225]采用后腹腔镜输尿管切开取石术治疗孤立肾输尿管上段结石急性梗阻性肾功能衰竭5例。认为孤立肾输尿管上段结石致梗阻性急性肾功能衰竭的治疗原则是及时解除梗阻,有效防止感染,最大限度地保护肾功能。急诊外科手术才是解除梗阻的根本手段,在患者全身情况及医疗条件允许时,尽量行一期手术处理原发病,恢复尿路通畅。

张国玺等[226]总结了24例经脐单孔腹腔镜(LESS)肾盂输尿管切开取石术治疗肾盂及输尿管上段结石患者的临床资料。该组手术均获成功,结石均一次取尽。单侧手术时间平均80 min,2例双侧手术时间分别为205 min和160 min,术中出血量平均30 ml。认为经脐LESS肾盂输尿管上段切开取石术安全、可行、美容效果佳,值得临床选用。郝海峰等[227]总结了12经脐单孔腹腔镜肾盂输尿管切开取石术患者和16例经腰传统腹腔镜肾盂输尿管切开取石术的临床资料。该组手术均获成功,经脐单孔组术后住院时间及总住院费用明显优于传统腹腔镜组($P<0.05$)。认为经脐单孔腹腔镜肾盂输尿管切开取石术是安全可行的,美容效果、术后住院时间及总住院费用明显优于传统腹腔镜。

## 九、先天性畸形

温勇等[228]报道了1例单孔腹腔镜(LESS)下男假两性畸形整形术,包括LESS行下乙状结肠阴道成形术、双侧隐睾切除术及开放式外阴整形手术对男假两性畸形的疗效。认为LESS手术创伤小,恢复快,对两性畸形的美容效果十分明显,有望成为治疗两性畸形的更加微创、美观的手术方法。成功等[229]回顾分析了62例改良Devine术式治疗隐匿性阴茎的疗效。该组平均手术时间30 min,术后平均住院3 d,阴茎平均延长2.1 cm,认为应用改良后的Devine术,采用阴茎根部4点固定的术式,弥补传统Devine手术的缺陷,具有手术操作简单、创伤小、外观满意的特点,是治疗小儿真性隐匿性阴茎的有效术式。

## 十、男科学疾病

张志超等[230]总结了61例无性生活勃起功能障碍(ED-NS)患者资料,评价SIEF-NS问卷调查表评估勃起功能障碍的效果。结果SIEF-NS诊断ED-NS的敏感性为88.5%,特异性为96.5%。认为SIEF-NS可以较为快速和有效地评价ED-NS患者的勃起功能状态,可为ED-NS患者的各种治疗提供一种疗效评判工具。郭文彬等[231]总结了83例不同年龄组勃起功能障碍患者应用夜间生物电阻抗容积测定(NEVA)的结果。认为随着年龄的增长,器质性ED比例有升高的趋势,心理性ED则相反。对于年轻ED患者,除外外伤、先天畸形的情况,考虑心理性可能性大;而年龄较大的则多考虑器质性年龄的增长伴随着ED的高发。姚凤娟等[232]总结了吸烟对21例无其他心血管危险因素的年轻勃起功能障碍(ED)患者内皮功能的影响。结果与健康对照组相比,ED组患者肱动脉血流介导的内径扩张值(FMD)明显降低,而ED组中吸烟组FMD又明显低于非吸烟组。认为ED患者存在内皮功能障碍,吸烟进一步加重ED患者内皮功能的损害。彭靖等[233]回顾分析了67例因脊柱或骨盆损伤后ED患者资料。结果夜间勃起监测检测证实67例患者均为器质性ED,其中骨盆骨折患者中神经性ED 24例(43%),动脉性ED 22例(39%),静脉性ED 10例(18%);脊柱外伤患者均为神经性ED。认为骨盆骨折或脊柱外伤可导致器质性ED。骨盆骨折导致的ED可能合并血管性因素,而脊柱外伤所致ED为神经性。

唐晨野等[234]回顾分析了41例骨盆骨折导致尿道损伤(PFUDD)患者,行尿道端端吻合术对患者勃起功能的影响。认为尿道端端吻合术对PFUDD等外伤相关尿道狭窄患者的勃起功能没有显著影响,患者术后勃起功能的变化情况与狭窄长度、术前性功能状态等有关,而与患者年龄、狭窄部位等没有明确的关系。谢弘等[235]总结了23例采用不同自体组织补片(阴囊纵隔,包皮内板,口腔黏膜)Onlay术式替代治疗超长段男性尿道狭窄患者的临床资料。认为自体组织替代治疗男性超长段尿道狭窄对勃起功能影响不明显;狭窄段累及后尿道时可能对患者勃起功能产生一定影响;患者年龄和受伤时间对勃起功能有协同影响作用。

徐伟东等[236]采用随机对照的方法观察5 mg他达拉非每日1次长期口服治疗ED的疗效与不良反应。认为5 mg每日1次他达拉非口服可以有效治疗男性ED患者,而且耐受性良好,提示对于一些患者,每日1次服用他达拉非可以替代按需服用,从而消除计划性交的不便。熊国根等[237]* 随机分组比较了盐酸曲马多50 mg联合行为疗法(治疗组)和单纯行为疗法(对照组)治疗早泄的安全性、有效性。结果两组治疗前后在阴道内射精潜伏期(IELT)和改善配偶性交满意度评分方面有显著性差异($P<0.01$),两组治疗效果的总有效率治疗组为72.2%,对照组为47.2%,治疗组较对照组治疗后IELT、改善配偶性交满意度评分和临床总有效率方面有显著性差异($P<0.05$),认为盐酸曲马多联合行为疗法在延长IELT及改善配偶性交满意度评分、临床总有效率和肝、肾功能方面的安全性和有效性值得肯定。

杨险峰等[238]总结了男性不育症患者精浆酸性磷酸酶与精浆生化指标的相关性,寻找精液质量的变化和前列腺炎的诊断、治疗可靠的检测指标。认为精浆酸性磷酸酶是前列腺炎可靠判断指标,与精浆锌、精浆弹性蛋白酶一起可作为生殖道感染及精液质量变化的检测指标。徐志鹏等[239]回顾分析了270例精子总数在正常水平的精液标本,观察男性精液质量情况以及年龄对精液质量的影响。结果26～30岁年龄段形态正常精子总率最高。40岁以上年龄段形态正常精子总率最低。认为随着年龄的增长,男性的精液质量呈下降趋势,但是多数男性仍然具有较好的生育能力。吴颖等[240]比较了直接离心法30例和加精子洗涤液离心法25例两种不同精子处理方法的优缺点。认为两种处理方法具有相近的浓缩效果和前向运动精子复苏率,但直接离心法则更为简便且节省成本,因此更倾向于使用直接离心法进行处理。徐惠明等[241]总结了90例已婚育龄男性患者资料,分析血清中睾酮雌二醇比值($T/E_2$)变化对精子缺陷程度和男性生育能力的影响。认为血清$T/E_2$下降与男性生育概率降低有关,但并不影响精子密度及活力。男性体内维持较高比例的$T/E_2$水平对精子发生过程中的精子形成阶段及受精能力有重要意义。

张国喜等[242]回顾分析了51例行放大镜下单层纵向2针套叠式输精管附睾吻合术(LIVE)治疗附睾梗阻性无精子症患者的临床资料。结果该组平均手术时间(134±36) min。44例随访7～17个月,32例精液中检出精子,复通率为72.7%。认为放大镜辅助下的LIVE术操作简单、费用低,并能取得满意的复通率和受孕率;术中应考虑吻合口位置对妊娠的影响。刘智勇等[243]回顾分析了21例采用经尿道精囊镜技术诊治射精管梗阻性无精子症患者的临床资料。结果该组患者术中均可见射精管狭窄或梗阻,5例可见射精管或精囊中结石。11例患者术后1～3个月内可查及精液中精子,8例在3～12个月内精液常规可查见精子。认为经尿道精囊镜技术安全、有效、可行,是一种治疗射精管梗阻性无精子症的新方法。叶利洪等[244]* 总结了19例精囊镜技术治疗血精患者的临床资料。该组均为顽固性血精患者,经直肠超声,精囊MRI或CT扫描等检查排除精囊肿瘤、结核、前列腺占位,术前行前列腺液培养加药敏试验。结果18例行双侧,1例行患侧精囊镜检、冲洗及药物保留灌注,5例并发精囊结石者以钬激光碎石,3例微小息肉成功切除。手术时间10～75 min,平均35 min,术中、术后无并发症发生。18例术后3个月血精完全消失。认为4.5～6F输尿管镜经正常解剖路径行精囊镜检及相关治疗是微创、安全、有效治疗顽固性血精的方法。

傅丰文等[245]回顾分析了43例经尿道输尿管镜技术诊断和治疗血精患者的资料。结果手术均成功,明确了病因,进行冲洗、碎石等治疗。平均手术时间25分钟。认为应用经尿道输尿管镜技术对血精症的诊断和治疗的安全性高、病因诊断率高、治疗效果好,可同时达到检查和治疗的目的。黄吉炜等[246]总结了35例经直肠超声实时监测下尿道射精管切开术(TURED)治疗射精管梗阻(EDO)引起的无精子症的疗效。认为经直肠超声实时监测下TURED术,术中定位准确、手术时间短、恢复快、疗效确切,值得推广。

## 十一、其他疾病

杨庆等[247]* 总结了13例应用腹腔镜辅助小切口手术完成复杂的泌尿外科手术的体会及操作经验。其中3例为孤立肾肿瘤、2例单侧多发肾肿瘤、1例双侧肾肿瘤、3例肾肿瘤合并对侧肾功能不全、3例肾盂输尿管连接部梗阻合并多发结石、1例输尿管下段肿瘤。认为腹腔镜辅助小切口手术具有切口小、损伤轻、手术安全性高、肾功能保护好、能处理术中复杂情况等特点,尤其适用于完全腹腔镜处理有困难的病例,也是一种向标准腹腔镜复杂手术过渡的术式。陈露等[248]回顾分析了4例腹腔镜术中下腔静脉损伤患者的临床资料。认为腹腔镜术中发生下腔静脉损伤,如损伤范围较小、出血可通过压迫止血等措施暂时控制,下腔静脉损伤处暴露清晰,术者具有丰富的腹腔镜手术经验,可尝试术中于镜下修补损伤的下腔静脉。张大宏等[249]总结了5例腹腔镜下左肾静脉外支架固定术治疗左肾静脉压迫综合征的临床疗效。结果该组手术均顺利完成,手术时间平均67 min。术中出血量平均13 ml。术中术后无明显外科并发症。认为腹腔镜下左肾静脉外支架固定术是治疗左肾静脉压迫综合征的一种可供选择的微创技术,手术简单、方便、安全有效,创伤小、痛苦少、恢复快。

马潞林等[250]* 回顾分析了5例实施腹腔镜超声(LUS)辅助的经腹腹腔镜肾部分切除术治疗肾肿瘤患者的资料。其中男2例,女3例,年龄26～67岁,平均49.2岁。3例为右肾上极肿物,1例为右肾中下极肿瘤,1例为左肾中上极肿物。肿瘤直径1.5～2.5 cm,平均2.1 cm。该组手术均成功,平均手术时间106.8 min,出血量平均70 ml。所有患者术后病理检查证实切缘均阴性。认为LUS技术不仅可以防止过度切除正常的肾组织,还能有效地降低切缘阳性率,值得在临床上推广使用。

何威等[251]* 总结了应用达芬奇S机器人外科手术系统辅助腹腔镜技术开展4例肾脏及肾上腺手术的经验。其中左肾上腺肿瘤切除术、左肾囊肿切除术、右肾盂整形术、左肾根治性切除术各1例。该组手术均在达芬奇S外科手术系统辅助下成功施行,平均手术时间为(106.3±16.3)min,术中中位失血量为56 ml,术后中位住院天数为4.5 d。认为对于肾脏及肾上腺手术,达芬奇S机器人外科手术系统辅助腹腔镜手术的创伤小、安全可靠,且疗效确切。随着手术者操作熟练程度的提高,此术式的优势将更加明显。沈周俊等[252]* 回顾分析了机器人外科手术系统辅助腹腔镜在1例根治性膀胱切除术和3例根治性前列腺切除术中的操作体会。结果3例前列腺癌患者的手术时间为200～270 min,术中失血量为300～800 ml,输血0～400 ml。1例膀胱癌患者的手术时间为330 min,术中失血量为800 ml,输血300 ml。认为达芬奇S机器人外科手术系统辅助腹腔镜下尿路手术安全、可靠;对于术者,更高的放大倍数可获得更加清晰的手术视野;对于患者,该技术具有出血更少、恢复更快和尽可能扩大手术指征等优势。

王林辉等[253]* 总结了单中心100例次泌尿外科单孔多通道腹腔镜手术的临床疗效和经验。其中肾癌根治术24例,肾脏部分切除术3例,无功能肾切除术10例,肾囊肿去顶减压术21例,单侧肾上腺切除术12例,输尿管切开取石术6例次,经膀胱前列腺剜除术9例,其他手术15例。认为单孔腹腔镜技术在泌尿外科的应用安全、可行,创伤小,切口隐蔽。但早期应用阶段仍有一定的并发症发生率,应严格把握手术适应证。随着手术器械的进一步改进,单孔腹腔镜技术将在泌尿外科疾病的诊治中发挥更大的优势。邹晓峰等[254]* 回顾分析了57例耻骨上辅助经脐单孔腹腔镜手术技术(E-NOTES)的安全性、可行性和有效性。该组手术均获成功,平均失血量95 ml。平均住院时间6.8天。术后切口愈合良好,手术瘢痕隐蔽,美容效果佳。认为耻骨上辅助E-NOTES安全可行,该术式避免了腹腔镜与操作器械之间的相互干扰,可降低E-NOTES手术难度,较大的手术标本通过延长耻骨上切口取出,有助于减少腹部切口疝的发生,充分利用阴毛和脐部皱褶的自然遮蔽作用,美容效果良好,可作为现阶段E-NOTES的过渡手术,值得临床应用。

吴刚等[255]回顾分析了9例经脐单孔腹腔镜下肾蒂淋巴管剥离术治疗乳糜尿的可行性及疗效。该组手术均在腹腔镜下完成,除2例增加1个5 mm套管外,7例手术成功。平均手术时间135 min;估计出血量平均126 ml。术后当天9例患者乳糜尿症状均消失。认为经脐单孔腹腔镜下肾蒂淋巴管剥离术治疗乳糜尿安全可行、疗效肯定,具有较好的微创美容效果。周辉霞等[256]总结了3例经脐单部位三通道腹腔镜治疗小儿上尿路疾病手术的体会。认为经脐单部位三通道腹腔镜手术用于小儿泌尿外科毁损性和功能重建性手术安全、可行、手术瘢痕小且隐蔽,美容效果好。但也存在因手术器械通道狭小,术中器械之间有相互干扰且活动范围小等原因,导致吻合比较困难,需谨慎开展单部位腹腔镜重建性手术。杨波等[257]初步尝试了机器人单孔腹腔镜下行猪肾部分切除术2例及肾盂输尿管成形术2例,评估机器人单孔腹腔镜下行泌尿外科重建手术的可行性和不同通道技术的人机工程学效果。认为机器人单孔腹腔镜手术在合理安置通道后,能顺利完成泌尿外科高难度重建手术,专用机器人单孔通道可获得更理想的人机工程学效果。王辉清等[258]总结了在5只雌香猪中实验预留线关闭经膀胱自然腔道内镜手术(NOTES)切口的操作经验。认为预留线关闭经膀胱NOTES手术切口安全可行、操作简单、取材方便,无需特殊手术器械,为后续临床应用奠定基础。

罗德毅等[259]* 回顾分析了采用TVT-S术式治疗女性压力性尿失禁27例患者的资料。年龄25～69岁,平均51岁;病程1～20年,平均7年。其中混合性尿失禁1例,单纯型压力性尿失禁26例。结果手术时间6～15 min,平均8 min。术中失血量少,无尿道及膀胱损伤。术后留置尿管时间平均1 d。术后26例无需尿垫达到临床治愈。认为TVT-S是一种治疗女性压力性尿失禁安全有效且并发症低的微创术式,适合于膀胱顺应性正常、最大尿道闭合压正常、尿道移动度较大的患者,部分高龄或尿道压力较低者建议行U形TVT-S或TVT术。任选义等[260]回顾分析了100例TVT-O治疗女性压力性尿失禁患者的临床资料。结果该组治愈80例,治愈率80%,改善18例(18%)。2例手术失败,术后拔出尿管尿失禁改善,但分别在术后2、4周时症状复发,改行其他方法治愈。认为TVT-O治疗SUI疗效较好。但手术并发症时有发生并需及时作相应处理;术后腹股沟痛可能与神经损伤有关。李飞平等[261]总结了15例TVT-S手术治疗女性压力性尿失禁(SUI)患者临床资料。结果手术时间平均22 min;术中出血量平均19 ml。术后症状完全消失14例,1例重度者术后1个月仍有轻微尿失禁,治疗有效率93%。认为TVT-S手术创伤小、操作简单、疗效确切,但也存在并发症风险,通过严格把握手术适应证、熟悉解剖结构及准确调节吊带松紧度等,可以降低风险发生。

姜明哲等[262]回顾分析了236例微创内视镜手术治疗泌尿外科疾病病例。其中肾癌146例,肾上腺肿瘤73例,肾囊肿17例。该组手术均获得成功,肾癌组手术时间50～135 min,肾上腺肿瘤组手术时间40～100 min,肾囊肿组手术时间10～15 min。认为微创内视镜手术是治疗肾癌、肾上腺肿瘤、肾下极囊肿的微创手术方法。问晓东等[263]* 回顾分析了24例泌尿系神经内分泌癌(NEC)患者的临床资料,总结NEC的临床特点,病理特征和诊疗方法。其中男14例,女10例,年龄16～83岁,平均59岁。发生腹膜后1例,肾上腺1例,肾盂2例,输尿管2例,膀胱15例,前列腺2例。该组均经病理检查证实为NEC,其中免疫组织化学表达嗜铬粒蛋白(CgA)17例,神经特异性烯醇化酶(NSE)19例,腺癌突触素(Syn)6例。采用综合疗法,目前生存12例,最长9年6个月;死亡12例,均在术后1年内死亡。认为泌尿系NEC临床罕见,确诊需行免疫组织化学或电镜检查,治疗以手术切除联合放化疗为宜,但预后较差。彭飞等[264]回顾分析了22例小儿卵黄囊瘤病例的诊断和治疗经验。其中男15例,女7例;年龄5个月至14岁,平均3.5岁;肿瘤原发部位:睾丸8例,骶尾5例,腹膜后3例、盆腔2例、卵巢、子宫、肝脏、纵隔各1例。该组患者均行手术,术后一周根据病理结果常规化疗。认为手术联合化疗是小儿卵黄囊瘤最好的治疗方式。

双卫兵等[265]回顾分析了30例脊髓损伤患者的尿动力学资料。认为骶髓损伤和胸腰段脊髓损伤患者区别主要为膀胱顺应性的差异和膀胱逼尿肌收缩能力的改变,骶髓损伤患者逼尿肌收缩能力降低、高顺应性膀胱发生率较高,胸腰段脊髓损伤患者逼尿肌收缩亢进、低顺应性膀胱发生率较高。丛惠伶等[266]总结了20例电针调节骶3神经治疗脊髓损伤患者逼尿肌过度活动及尿失禁的临床疗效。该组患者平均每天尿失禁次数、尿垫使用量较治疗前明显减少($P<0.05$)。认为电针调节双侧中髎穴骶3神经可显著增大出现首次逼尿肌收缩的容积,减少每周尿失禁的实际次数。以0.025 V进行电刺激,延长疗程,

疗效可能更佳。

(孙颖浩　叶华茂)

## 参考文献


1 谌　诚,等. 中华泌尿外科杂志,2011,32(1):35
2* 汤坤龙,等. 中华内分泌外科杂志,2011,5(3):191
3 王先进,等. 中华泌尿外科杂志,2011,32(5):295
4 王先进,等. 临床泌尿外科杂志,2011,26(8):574
5 黄钟明,等. 中华医学杂志,2011,91(36):2561
6 郑清友,等. 中华泌尿外科杂志,2010,31(12):803
7 刘士军,等. 中华泌尿外科杂志,2011,32(5):292
8 丁雪飞,等. 中华泌尿外科杂志,2011,32(6):365
9* 李　军,等. 临床泌尿外科杂志,2011,26(3):200
10* 汤坤龙,等. 中华内分泌外科杂志,2011,5(2):117
11 霍　勇,等. 腹腔镜外科杂志,2011,16(2):129
12 刘志虎,等. 临床泌尿外科杂志,2011,26(6):404
13 高　铁,等. 中华医学杂志,2011,91(26):1840
14 陈映鹤,等. 中华小儿外科杂志,2010,31(12):914
15 李明川,等. 临床泌尿外科杂志,2011,26(9):652
16 孙方浒,等. 中华泌尿外科杂志,2011,32(8):509
17 崔晓波,等. 临床泌尿外科杂志,2010,25(11):823
18 赵林飞,等. 腹腔镜外科杂志,2011,16(4):308
19 阎乙夫,等. 临床泌尿外科杂志,2010,25(12):896
20 曹廷虎,等. 第二军医大学学报,2011,32(5):517
21 王家祥,等. 中华小儿外科杂志,2011,32(9):650
22 郭凌燕,等. 中华实验外科杂志,2011,28(8):1356
23 张慕淳,等. 中国医科大学学报,2011,40(9):794
24* 赵　伟,等. 临床泌尿外科杂志,2011,26(7):499
25* 李　刚,等. 中华泌尿外科杂志,2011,32(9):622
26 杨静薇,等. 上海交通大学学报(医学版),2011,31(6):817
27 徐　敏,等. 中华小儿外科杂志,2011,32(9):655
28 黄　皓,等. 临床泌尿外科杂志,2011,26(9):697
29 邓　刚,等. 中华泌尿外科杂志,2011,32(5):343
30 张道新,等. 临床泌尿外科杂志,2011,26(6):417
31 蓝恭斌,等. 南方医科大学学报,2011,31(8):1452
32 张　楠,等. 中华泌尿外科杂志,2011,32(9):614
33 贾占奎,等. 中华泌尿外科杂志,2011,32(8):521
34 宋晓东,等. 临床泌尿外科杂志,2011,26(6):407
35 宋　刚,等. 中华医学杂志,2011,91(10):683
36* 王林辉,等. 中华泌尿外科杂志,2011,32(2):79
37 刘　冰,等. 第二军医大学学报,2010,31(12):1349
38 高　铁,等. 临床泌尿外科杂志,2011,26(5):321
39* 邹晓峰,等. 临床泌尿外科杂志,2011,26(9):641
40 邹晓峰,等. 中华泌尿外科杂志,2010,31(12):810
41* 王林辉,等. 第二军医大学学报,2011,32(9):929
42* 黄建林,等. 中华外科杂志,2011,49(5):476
43 伊庆同,等. 临床泌尿外科杂志,2010,25(12):919
44 于卫卫,等. 中国肿瘤临床,2011,38(6):332
45 李跃华,等. 中华泌尿外科杂志,2011,32(8):512
46 肖　博,等. 中华泌尿外科杂志,2010,31(12):806
47 杨建勋,等. 中华泌尿外科杂志,2011,32(2):99
48 刘光香,等. 中华泌尿外科杂志,2010,31(11):748
49* 汪　维,等. 临床泌尿外科杂志,2011,26(4):267

50 张炜炜，等. 中华泌尿外科杂志，2011，32(1)：31
51 李春香，等. 中国肿瘤临床，2011，38(9)：520
52 孙颖浩，等. 第二军医大学学报，2011，32(6)：581
53 赵菊平，等. 临床泌尿外科杂志，2011，26(8)：565
54 施国海，等. 中华泌尿外科杂志，2011，32(10)：711
55 倪泽称，等. 中华泌尿外科杂志，2011，32(5)：307
56 张 楠，等. 中华医学杂志，2011，91(34)：2427
57* 王林辉，等. 第二军医大学学报，2011，32(9)：934
58 陈 伟，等. 第二军医大学学报，2011，32(9)：942
59 张雪培，等. 临床泌尿外科杂志，2011，26(4)：298
60 徐遵礼，等. 第二军医大学学报，2011，32(9)：938
61 陈 露，等. 腹腔镜外科杂志，2011，16(9)：715
62 刘宇军，等. 中华泌尿外科杂志，2011，32(9)：617
63 邵鹏飞，等. 中华泌尿外科杂志，2010，31(10)：658
64 李 尧，等. 临床泌尿外科杂志，2011，26(7)：493
65 吕文成，等. 临床泌尿外科杂志，2011，26(5)：328
66 吴震杰，等. 第二军医大学学报，2011，32(10)：1069
67 黄业翔，等. 中国医科大学学报，2011，40(9)：848
68 王 焱，等. 中华小儿外科杂志，2011，32(9)：696
69 潘家骅，等. 中华泌尿外科杂志，2011，32(6)：396
70 吴杰英，等. 中华泌尿外科杂志，2011，32(5)：321
71 李 钧，等. 北京大学学报(医学版)，2011，43(4)：570
72 周利群，等. 北京大学学报(医学版)，2011，43(4)：540
73 车 乐，等. 临床泌尿外科杂志，2010，25(12)：888
74 傅 斌，等. 中华泌尿外科杂志，2011，32(2)：83
75 毕允力，等. 中华小儿外科杂志，2011，32(1)：33
76 邱 敏，等. 临床泌尿外科杂志，2010，25(11)：839
77 刘荣耀，等. 北京大学学报(医学版)，2011，43(4)：531
78 陈俊星，等. 中华泌尿外科杂志，2011，32(6)：380
79 郁华亮，等. 南方医科大学学报，2011，31(7)：1279
80 王 荣，等. 临床泌尿外科杂志，2011，26(8)：587
81 李 钢，等. 中华创伤杂志，2010，26(11)：1043
82* 丁小波，等. 临床泌尿外科杂志，2011，26(3)：196
83 肖 兰，等. 肿瘤防治研究，2011，38(3)：302
84 郭 新，等. 临床泌尿外科杂志，2011，26(8)：589
85 李永生，等. 中华实验外科杂志，2011，28(9)：1526
86 郭永顺，等. 中华肿瘤杂志，2011，33(1)：28
87 梁中锟，等. 临床泌尿外科杂志，2010，25(11)：828
88 邵光军，等. 临床泌尿外科杂志，2010，25(12)：914
89 张 刚，等. 中华泌尿外科杂志，2010，31(11)：767
90 邓建华，等. 中华泌尿外科杂志，2011，32(4)：249
91 宋东奎，等. 中华泌尿外科杂志，2011，32(10)：675
92 郭万松，等. 中华泌尿外科杂志，2010，31(11)：745
93 张晓鹏，等. 中华泌尿外科杂志，2010，31(11)：735
94 孙小兵，等. 中华小儿外科杂志，2011，32(3)：199
95 木拉提·热夏提，等. 中华泌尿外科杂志，2011，32(3)：203
96 文建军，等. 中华小儿外科杂志，2011，32(8)：595
97* 唐鸿生，等. 临床泌尿外科杂志，2011，26(3)：206
98 李宁忱，等. 中华泌尿外科杂志，2011，32(1)：47
99* 沙建军，等. 中华泌尿外科杂志，2011，32(9)：636
100 李 刚，等. 中华泌尿外科杂志，2011，32(7)：459

101 戴奇山,等.中华医学杂志,2011,91(34):2407
102 范晋海,等.临床泌尿外科杂志,2010,25(11):832
103 刘 硕,等.中华泌尿外科杂志,2011,32(4):232
104 陈俊星,等.中华泌尿外科杂志,2011,32(4):228
105 满晓军,等.中华泌尿外科杂志,2011,32(4):236
106 邹明瑾,等.中华泌尿外科杂志,2010,31(10):691
107 罗生军,等.临床泌尿外科杂志,2011,26(2):138
108 张 超,等.中华老年医学杂志,2011,30(4):299
109 温英武,等.北京大学学报(医学版),2011,43(4):565
110 王 毅,等.临床泌尿外科杂志,2010,25(12):892
111 高立健,等.中国中西医结合外科杂志,2010,16(6):626
112 杨发英,等.临床泌尿外科杂志,2011,26(9):681
113 陈光富,等.临床泌尿外科杂志,2011,26(6):414
114* 牛亦农,等.中华医学杂志,2011,91(24):1702
115 黄建林,等.北京大学学报(医学版),2011,43(4):544
116* 刘春晓,等.中华泌尿外科杂志,2011,32(2):90
117 王伟高,等.中华泌尿外科杂志,2011,32(2):108
118 范治璐,等.中国医科大学学报,2011,40(9):830
119 张发东,等.临床泌尿外科杂志,2011,26(9):655
120 牛亦农,等.中华医学杂志,2010,90(44):3099
121 曹 明,等.中华肿瘤杂志,2011,33(5):385
122 马 然,等.中华泌尿外科杂志,2011,32(4):265
123 徐振宇,等.中华男科学杂志,2010,16(12):1079
124 王建业,等.中华泌尿外科杂志,2011,32(7):471
125 曹达龙,等.上海医学,2011,34(7):521
126* 张宇曦,等.中国医科大学学报,2011,40(9):787
127 张 鑫,等.中华实验外科杂志,2010,27(12):1796
128 张 鑫,等.中华实验外科杂志,2011,28(9):1533
129 刘荣福,等.中华泌尿外科杂志,2011,32(9):599
130 文 博,等.临床泌尿外科杂志,2011,26(7):488
131 陈启光,等.中国医科大学学报,2010,39(11):908
132 曾 锐,等.中华男科学杂志,2010,16(11):967
133 汤元杰,等.肿瘤,2011,31(7):596
134 司同国,等.中华医学杂志,2011,91(17):1184
135 谢 亮,等.四川大学学报(医学版),2011,42(5):642
136 陈鸿杰,等.中华男科学杂志,2011,17(1):43
137 孙先军,等.中国男科学杂志,2010,24(9):29
138 陈振勇,等.中华老年医学杂志,2010,29(11):888
139 沈 华,等.中华男科学杂志,2011,17(6):527
140 陈 山,等.中华泌尿外科杂志,2011,32(8):539
141 宋尔霖,等.中华泌尿外科杂志,2011,32(8):542
142 李 萍,等.中国男科学杂志,2010,24(6):36
143 赵晓风,等.中华男科学杂志,2011,17(1):73
144 王 翔,等.中华泌尿外科杂志,2011,32(3):206
145 徐 松,等.临床泌尿外科杂志,2011,26(9):686
146 盛旭俊,等.中华男科学杂志,2011,17(5):440
147 谢 弘,等.中国男科学杂志,2010,24(9):26
148 杨秀书,等.中华泌尿外科杂志,2011,32(10):688
149 杨全成,等.中华男科学杂志,2010,16(10):940
150 谢小平,等.临床泌尿外科杂志,2011,26(1):36
151 姜鸿胥,等.齐齐哈尔医学院学报,2011,32(2):220
152 杨 立,等.中华男科学杂志,2010,16(10):937
153 权昌益,等.中华泌尿外科杂志,2011,32(10):685
154 杨 波,等.第二军医大学学报,2011,32(2):195
155* 王林辉,等.第二军医大学学报,2011,32(10):1076
156* 周 铁,等.上海医学,2011,34(7):525

157 张立旻,等.上海医学,2011,34(7):528
158 范晋海,等.中华泌尿外科杂志,2011,32(9):591
159 刘 卓,等.北京大学学报(医学版),2011,43(4):519
160 徐久平,等.临床泌尿外科杂志,2011,26(6):437
161 肖文军,等.中华泌尿外科杂志,2010,31(11):770
162* 杨柏帅,等.中华医学杂志,2011,91(32):2239
163* 孙立安,等.上海医学,2011,34(1):26
164 高 铁,等.临床泌尿外科杂志,2010,25(12):909
165 李勋钢,等.临床泌尿外科杂志,2011,26(8):561
166 邵鹏飞,等.中华外科杂志,2011,49(6):542
167* 徐啊白,等.临床泌尿外科杂志,2011,26(3):165
168 林天歆,等.中华泌尿外科杂志,2011,32(2):94
169 朱 刚,等.中华泌尿外科杂志,2011,32(3):209
170 杨建勋,等.中华男科学杂志,2011,17(1):55
171 杨文增,等.中华男科学杂志,2011,17(6):564
172 郭 志,等.中华医学杂志,2010,90(40):2815
173* 连惠波,等.中华泌尿外科杂志,2011,32(9):588
174* 王群锁,等.临床泌尿外科杂志,2010,25(11):843
175 陈俊毅,等.中华男科学杂志,2010,16(10):943
176 朱延军,等.上海医学,2011,34(7):508
177 吴 嘉,等.上海医学,2011,34(7):532
178 陈海昕,等.中华医学杂志,2010,90(40):2820
179 王志荣,等.临床泌尿外科杂志,2010,25(12):922
180 汪东亚,等.上海医学,2011,34(7):512
181* 卢可士,等.中华泌尿外科杂志,2011,32(4):273
182 朱 耀,等.临床泌尿外科杂志,2011,26(4):261
183 张水文,等.临床泌尿外科杂志,2011,26(8):625
184* 刘毅东,等.中华医学杂志,2011,91(14):990
185 舒 博,等.临床泌尿外科杂志,2011,26(7):528
186 庄海军,等.中华男科学杂志,2011,17(1):80
187 王海波,等.中国医科大学学报,2011,40(9):828
188 魏励瀚,等.中华急诊医学杂志,2010,19(11):1212
189* 孙中义,等.中国男科学杂志,2010,24(10):46
190 李兴华,等.中华男科学杂志,2011,17(6):542
191 程 跃,等.中华泌尿外科杂志,2011,32(5):333
192 吕年青,等.中华男科学杂志,2011,17(3):195
193 姜大朋,等.中华小儿外科杂志,2011,32(8):600
194* 焦治兴,等.临床泌尿外科杂志,2011,26(3):221
195 王涌泉,等.中国医科大学学报,2011,40(9):825
196* 徐庆康,等.中华泌尿外科杂志,2011,32(10):700
197 冯 超,等.中华泌尿外科杂志,2011,32(1):56
198 冯 超,等.中华泌尿外科杂志,2011,32(10):695
199* 潘淑娟,等.中华小儿外科杂志,2011,32(9):678
200 张源锋,等.临床泌尿外科杂志,2010,25(12):939
201* 马戟,等.临床泌尿外科杂志,2011,26(3):228
202 陈 斌,等.临床泌尿外科杂志,2011,26(9):684
203 何 军,等.中华男科学杂志,2010,16(12):1076
204* 宋宏程,等.中华小儿外科杂志,2011,32(9):675
205 孙西钊,等.中华泌尿外科杂志,2011,32(1):24
206* 李文雄,等.临床泌尿外科杂志,2010,25(12):927
207 李虎林,等.中华泌尿外科杂志,2011,32(8):525
208 宗益平,等.中国微创外科杂志,2011,11(9):813
209 李炯明,等.临床泌尿外科杂志,2011,26(3):174
210 王建文,等.临床泌尿外科杂志,2010,25(11):809
211 曾国华,等.中华泌尿外科杂志,2011,32(1):14
212 潘铁军,等.中华泌尿外科杂志,2011,32(1):11
213 李国灏,等.临床泌尿外科杂志,2011,26(8):611
214 张树栋,等.中华泌尿外科杂志,2011,32(1):20

215* 张慕淳，等. 中华泌尿外科杂志，2010，31(12)：822
216 陆鸿海，等. 中华泌尿外科杂志，2011，32(1)：17
217 丁智兵，等. 临床泌尿外科杂志，2011，26(9)：658
218 杨后猛，等. 中华小儿外科杂志，2010，31(12)：917
219 庞 栋，等. 中华泌尿外科杂志，2010，31(12)：825
220 杜建兵，等. 临床泌尿外科杂志，2011，26(8)：613
221* 赵晓风，等. 中国微创外科杂志，2011，11(6)：554
222 谭剑敏，等. 临床泌尿外科杂志，2010，25(12)：885
223 陈 奇，等. 临床泌尿外科杂志，2011，26(5)：358
224 袁俊斌，等. 中华泌尿外科杂志，2011，32(5)：358
225 张发林，等. 中国微创外科杂志，2011，11(6)：557
226 张国玺，等. 临床泌尿外科杂志，2011，26(4)：283
227 郝海峰，等. 临床泌尿外科杂志，2011，26(9)：648
228 温 勇，等. 南方医科大学学报，2011，31(6)：933
229 成 功，等. 江苏医药，2011，37(8)：906
230 张志超，等. 中华泌尿外科杂志，2011，32(3)：169
231 郭文彬，等. 中华男科学杂志，2010，16(10)：915
232 姚凤娟，等. 中华男科学杂志，2011，17(5)：414
233 彭 靖，等. 中华泌尿外科杂志，2011，32(10)：708
234 唐晨野，等. 临床泌尿外科杂志，2011，26(8)：579
235 谢 弘，等. 中华泌尿外科杂志，2011，32(4)：269
236 徐伟东，等. 中华男科学杂志，2011，17(6)：531
237* 熊国根，等. 中华男科学杂志，2011，17(6)：538
238 杨险峰，等. 临床泌尿外科杂志，2011，26(9)：694
239 徐志鹏，等. 南京医科大学学报(自然科学版)，2011，31(4)：568
240 吴 颖，等. 中国男科学杂志，2010，24(9)：40
241 徐惠明，等. 中华泌尿外科杂志，2011，32(3)：164
242 张国喜，等. 中华泌尿外科杂志，2010，31(11)：782
243 刘智勇，等. 中国男科学杂志，2010，24(9)：18
244* 叶利洪，等. 中华泌尿外科杂志，2011，32(8)：558
245 傅丰文，等. 中华男科学杂志，2010，16(12)：1105
246 黄吉炜，等. 中国男科学杂志，2010，24(9)：47
247* 杨 庆，等. 第二军医大学学报，2011，32(9)：946
248 陈 露，等. 腹腔镜外科杂志，2011，16(6)：424
249 张大宏，等. 中华泌尿外科杂志，2011，32(4)：262
250* 马潞林，等. 临床泌尿外科杂志，2011，26(3)：203
251* 何 威，等. 上海医学，2011，34(1)：35
252* 沈周俊，等. 上海医学，2011，34(1)：30
253* 王林辉，等. 第二军医大学学报，2011，32(10)：1085
254* 邹晓峰，等. 临床泌尿外科杂志，2011，26(7)：481
255 吴 刚，等. 中华泌尿外科杂志，2011，32(2)：87
256 周辉霞，等. 中华小儿外科杂志，2011，32(7)：515
257 杨 波，等. 第二军医大学学报，2011，32(4)：409
258 王辉清，等. 第二军医大学学报，2011，32(5)：490
259* 罗德毅，等. 中华泌尿外科杂志，2011，32(5)：326
260 任选义，等. 临床泌尿外科杂志，2011，26(7)：518
261 李飞平，等. 中华泌尿外科杂志，2011，32(8)：567
262 姜明哲，等. 中国医科大学学报，2010，39(11)：936
263* 问晓东，等. 临床泌尿外科杂志，2011，26(2)：124
264 彭 飞，等. 中华小儿外科杂志，2011，32(9)：713
265 双卫兵，等. 中华泌尿外科杂志，2011，32(8)：546
266 丛惠伶，等. 中华泌尿外科杂志，2010，31(11)：741

（杨　庆）

# 文　选

**异位嗜铬细胞瘤的诊断与治疗**[中华内分泌外科杂志，2011，5(3)：191]　汤坤龙等总结了异位嗜铬细胞瘤的临床特点以增进临床医师对本病的认识，提高诊断和治疗水平。研究回顾性分析了天津医科大学总医院1990年至2010年36例经病理证实为异位嗜铬细胞瘤的临床资料，其中男20例，女16例；年龄18～68岁，平均43岁。病程1个月至10年，平均25个月。就诊原因：高血压28例，排尿终末血压升高5例，查体发现1例，腹痛就诊2例。本组均检测24 h尿香草基扁桃酸（VMA），VMA异常升高阳性率为88.9%(32/36)。经腹部B超、CT、MRI及131碘-间位碘代苄胍(131 Ⅰ-MIBG)等检查进行定位。所有患者术前口服酚苄明或多沙唑嗪缓释片2～4周，控制血压；心动过速的6例加服β-受体阻滞剂控制心率，术前1周开始每日静脉输入乳酸林格液1 000 ml扩容。本组均行手术治疗，5例耻骨上经膀胱入路；20例经腹入路；7例经腰切口；4例腹腔镜手术，其中3例选择经腹入路，1例为经腹膜后入路。34例完整切除肿瘤，2例因肿瘤与下腔静脉严重粘连而行包膜内肿瘤剜除术。1例巨大腹主动脉旁嗜铬细胞瘤，肿瘤与腹主动脉严重粘连，完整切除瘤体及该段腹主动脉并行腹主动脉人造血管置换。术中备硝普钠和去甲肾上腺素等控制血压。结果本组异位嗜铬细胞瘤单发34例，多发2例。手术切除肿瘤直径为3.4～18.2 cm。术后病理证实均为嗜铬细胞瘤，其中恶性嗜铬细胞瘤9例。认为VMA是异位嗜铬细胞瘤定性诊断的主要依据，131 Ⅰ-MIBG定位、定性准确可靠。充分的术前准备是手术成败的关键。手术切除肿瘤是最佳治疗方法。腹腔镜手术治疗异位嗜铬细胞瘤也成为一种术式选择。恶性异位嗜铬细胞瘤术后可给予131 Ⅰ-MIBG辅助治疗。

（李　云）

**述评**　异位嗜铬细胞瘤又称肾上腺外嗜铬细胞瘤，临床较为少见，约占嗜铬细胞瘤的10%。症状以高血压为主，部分血压正常，其他症状因其生长部位而不同，好发于后腹膜等交感神经节分布部位。高度怀疑嗜铬细胞瘤，而肾上腺本身未发现瘤体时，应全身检查以排除异位的可能。影像学检查对于异位嗜铬细胞瘤的定位定性诊断意义重大，131碘-间位碘代苄胍不仅具有较高的诊断价值而且具有治疗意义。手术切除肿瘤是最佳治疗方法，对于合适的患者可采用腹腔镜治疗。

**腹腔镜手术切除巨大肾上腺肿瘤的临床探讨**[临床泌尿外科杂志，2011，26(3)：200]　李军等采用经腹途径腹腔镜切除术治疗巨大肾上腺肿瘤，探讨腹腔镜手术切除巨大(直径≥8 cm)肾上腺肿瘤的可行性。本研究入组患者6例，男2例，女4例，年龄36～67岁，平均46岁。病程2个月～3年。4例无症状，为体检时发现；1例表现为持续性高血压；1例有典型的阵发性血压升高。术前B超检查均提示肾上腺区肿瘤，其中左侧4例，右侧2例；直径为8.5～12 cm，平均9.6 cm。经CT及MRI完成定位诊断。术前均行内分泌检查，包括血清肾上腺素和去甲肾上腺素、皮质醇、醛固酮，阳性2例。切除右侧肾上腺肿瘤时，掀起右肝叶完整显露肿瘤，沿肿瘤内侧缘切开后腹膜，暴露下腔静脉和右肾上极，沿下腔静脉外缘向上分离和暴露肾上腺中央静脉，用大号Hem-o-lok钳夹静脉后，依次分离肾上腺肿瘤各面并完整切除。切除左侧肾上腺肿瘤时，切开结肠脾曲、脾肾韧带和部分降结肠外侧的后腹膜，将降结肠、脾脏下极、胰尾部翻向中线，于肾静脉上缘分离出中央静脉，同法处理静脉后完整切除肿瘤。本组腹腔镜手术均获得成功，无中转开放手术。手术时间平均120 min(90～185 min)，术中出血量平均150 ml(50～400 ml)。随访4～24个月，未发现异常。认为肿瘤大小并不是选择腹腔镜手术的决定性因素，在技术娴熟的条件下，腹腔镜治疗巨大肾上腺肿瘤是安全可行的。

（黄　钢）

**述评**　腹腔镜肾上腺切除已成为直径<5 cm肾上腺肿瘤手术的标准术式，以往对于直径>5 cm的肿瘤多主张行开放手术，随着手术技术的提高，腹腔镜下巨大肾上腺肿瘤切除的报道逐渐增加。该文报道临床治疗成功的经验。肿瘤直径增大，恶性可能性增大，血供相对丰富，手术暴露和控制血管尤为关键。经腹腔途径便于显露主要的血管，早期控制肿瘤血流。但针对体积巨大的肾上腺肿瘤不可盲目追求早期结扎中央静脉，而应该先清晰解剖出周边界限，充分显露后切实结扎，以提高手术的安全性。

（杨　庆）

**腹腔镜手术治疗原发性醛固酮增多症227例**[中华内分泌外科杂志，2011，5(2)：117]　汤坤龙等总结227例原发性醛固酮增多症(PHA)行腹腔镜手术治疗患者的临床资料，探讨腹腔镜手术治疗PHA的临床价值。研究回顾性分析了本组患者，男性92例、女性135例；年龄22～69岁，中位年龄42岁；病程2个月～15年，中位时间4.6年。本组术前均有高血压和低血钾病史，血浆醛固酮水平升高伴血浆肾素活性降低。

其中醛固酮腺瘤 205 例,单侧肾上腺皮质增生 22 例;醛固酮腺瘤中 80 例行肾上腺全切、125 例行肾上腺部分切除术,单侧肾上腺皮质增生采用患侧肾上腺全切手术。手术方法,紧靠膈肌角纵行切开肾周筋膜,钝性分离肾周脂肪后暴露。沿肾脏表面向上分离,充分游离肾上极后,向下、内牵拉肾脏,显露肾上腺。游离大部肾上腺组织后,提起肾上腺下极分离周围结缔组织找到肾上腺中央静脉,Hem-O-Lock 双重钳扎。做肾上腺部分切除时,在游离大部分肾上腺组织暴露整个肾上腺后可清晰观察到肿瘤和正常肾上腺组织的界限,紧靠肿瘤边缘用超声刀切除肿瘤及边缘止血。本组手术均获成功。手术时间 15～156 min,中位数 39 min。术中出血量 5～220 ml,中位数 20 ml。术后住院时间 5～9 d,平均(6.9±1.2) d,均恢复顺利。随访 6 个月至 2 年,平均 1.2 年,所有患者血钾恢复正常,180 例(80%)血压恢复正常,术后无肾上腺皮质功能不全表现及明显并发症。认为应用腹腔镜行腹膜后肾上腺全切除或部分切除术治疗 PHA 安全性与疗效肯定。

(黄 钢)

**述评** 腹腔镜技术已成为肾上腺外科手术的金标准,因肾上腺腺瘤或增生引起的原发性醛固酮增多症是该技术的良好适应证。明确诊断后充分术前准备,调整电解质和血压。手术途径可采用经后腹腔途径或经腹腔途径,在操作上各有优劣,总体安全性类似,与患者条件以及术者的手术习惯有关。手术方法可行肾上腺全切或腺瘤切除。对于皮质增生的患者建议行肾上腺全切除,而腺瘤则可单纯行肿瘤切除,肾上腺肿瘤切除后切缘的止血要切实,否则容易导致术后的大出血并发症。该文报道对腹腔镜治疗本病给予肯定。

(杨 庆)

**特发性肾出血 36 例诊治分析**[临床泌尿外科杂志,2011,26(7):499] 赵伟等总结了特发性肾出血的诊断与治疗,提高其诊治水平。研究回顾性分析了 2000 年 1 月至 2010 年 8 月收治的特发性肾出血 36 例患者的临床资料,其中男 21 例,女 15 例;年龄 28～75 岁,平均年龄 52.3 岁。右侧 17 例,左侧 19 例。病史 10 天至 28 个月,平均 6.8 个月。全部病例均以全程肉眼血尿为主诉来诊,血尿严重,均伴有不同程度贫血表现,7 例血尿时伴有一侧肾绞痛或钝痛,4 例因大量血块堵塞出现尿潴留,2 例出现失血性休克表现,1 例出现肝功改变及黄疸,4 例曾有肾外伤史。18 例患侧肾区叩击痛阳性,4 例膀胱过度充盈,全部病例肾区均未闻及明显血管杂音。36 例患者中肾动-静脉瘘 28 例,微小肾盂及。肾盏癌 4 例,肾动脉瘤 3 例,肾假性动脉瘤 1 例。其中 29 例行选择性肾动脉栓塞术,2 例行肾切除术,4 例行肾盂癌根治术,所有治疗后患者血尿均消失;1 例因肾动静脉瘘多处,未进行治疗。认为外科常见的特发性肾出血病例以肾血管疾病最为常见,选择性肾动脉造影及肾动脉栓塞术对特发性肾出血的诊治有重要意义。对于难以确诊的特发性肾出血患者,要考虑到微小肾盂肾盏癌的可能,软性输尿管镜检查灵活,微创,能够深入肾盏内,可帮助明确出血病变部位,并能同时进行病理活检,有助于特发性肾出血的诊断,还可通过电灼及电切等手段发挥其治疗作用,因此对于微小病变性肾盂肾盏癌所致的特发性肾出血的诊治具有重要意义。

(李 云)

**述评** 特发性肾出血在临床上并不少见,原因很难明确。该文作者分析了 36 例特发性肾出血患者的血尿原因,肾动-静脉瘘占 28 例,尿路上皮癌占 4 例,这一临床数据是有参考意义的。一旦临床诊断为特发性肾出血,就要尽量完善各项检查,尽可能找到出血的原因,即使短时间内不能明确,也应密切随访,定期复查。

(王林辉)

**肾淋巴管扩张症临床分析**[中华泌尿外科杂志,2011,32(9):622] 李刚等总结了肾淋巴管扩张症的临床特点及治疗方法。分析 2008 年 12 月和 2010 年 6 月收治的 2 例肾淋巴管扩张症患者临床资料。例 1,女,37 岁。右腰腹部痛 8 d。B 超检查示双肾周混合性回声,与肾脏分界欠清。CT 检查示双肾被膜下低密度影,内混有散在点状高密度影。保守治疗 3 周后疼痛缓解。3 个月后右侧腰痛加重,CT 检查示右肾周被膜下大量积液,B 超引导下穿刺置管引流后积液消失;2 个月后复查 B 超示左侧肾周少量积液,穿刺抽液后行积液常规及瘤细胞检查。例 2,女,32 岁。左腰部酸痛不适 3 年。B 超检查示左肾周围不规则囊性病变,CT 检查示左肾后外侧分叶状囊性病变,与肾实质分界不清,左肾受压前移。诊断为左肾淋巴管瘤,硬膜外麻醉下行淋巴管瘤切除术。结果例 1 囊液涂片见大量淋巴细胞和少量中性粒细胞,考虑为淋巴液,临床诊断为肾淋巴管扩张症,随访 2 个月未见复发。例 2 术后病理检查囊壁衬以扁平上皮细胞伴淋巴细胞浸润,淋巴管呈囊状扩张,诊断为肾囊性淋巴管瘤。术后随访 9 个月未见复发。认为 B 超、CT 检查有助于肾淋巴管扩张症的诊断,穿刺细胞学和组织病理学检查可确诊。无症状者可密切随访,有症状者可穿刺引流,但复发率较高;也可手术切除扩张淋巴管+无水乙醇破坏内皮细胞治疗,复发率低,但可能发生淋巴漏。

(吴震杰)

**述评** 肾淋巴管扩张症临床上比较少见,常见症状是不规则的腰酸、腰痛，偶有发热，单侧发病多于双侧发病。确诊依赖于穿刺液化验和积液囊壁病理检查。该文报道的2例比较典型。一例行保守治疗(穿刺抽液)，一例行手术治疗(切除淋巴囊腔)，近期效果均比较满意，但应进行长期随访复查，因为无论是手术治疗还是非手术治疗复发率均比较高。

(王林辉)

**经脐单孔多通道腹腔镜下肾切除术20例报告**[中华泌尿外科杂志，2011，32(2)：79] 王林辉等总结了经脐单孔多通道腹腔镜下肾切除术的临床经验并评估其安全性和有效性。2008年12月至2010年8月对20例患者行经脐单孔多通道腹腔镜下肾切除术。男16例，女4例。平均年龄51(25～75)岁。右肾7例，左肾13例。输尿管癌1例，肿瘤位于右输尿管中段，大小约3.0 cm×2.0 cm；肾癌9例，左肾8例，右肾1例，临床分期均为$T_1$期，肿瘤最大径平均为5.2(4.0～6.6) cm；无功能肾10例，左侧5例，右侧5例，其中5例由输尿管结石引起，3例由结核引起，2例由肾盂输尿管连接处狭窄引起。其中肾癌根治术9例(左肾8例，右肾1例；均为$T_1$期)，右输尿管癌肾切除1例，无功能肾切除10例(左侧5例，右侧5例)。取脐旁2 cm切口进入腹腔，置入单孔多通道套件，5 mm一体化腹腔镜下，以普通腹腔镜器械及可弯器械相配合，完成肾切除术。根治性肾切除标本取出时需适当扩大脐部切口至6 cm。20例手术患者中，1例右输尿管癌肾切除和1例右侧无功能肾切除因出血致视野不清，中转开放手术；18例手术顺利完成(2例肾癌根治术增加5 mm辅助通道)，平均手术时间为197(85～510) min，平均出血量为126(50～400) ml，术中术后均未输血，术后平均住院时间6(3～14) d，术后平均留置引流管4(0～14) d。认为经脐单孔多通道腹腔镜下肾切除术安全有效，且瘢痕较小，无功能肾切除术后几乎无瘢痕，美容效果佳。其临床治疗效果尚需大样本中远期随访和对照研究进一步证实。

(吕 骥)

**述评** 单孔腹腔镜的优点是创伤小、疤痕少，术后患者恢复快，但操作难度大，学习曲线长。该文总结了20例单孔腹腔镜肾切除手术的临床经验，值得借鉴和学习，需要强调的是，在病理选择上要严格掌握适应证。术中应以手术安全为主，必要时可随时增加辅助孔或中转开放。

(杨 波)

**经阴道纯NOTES肾切除术2例报告并文献复习**[临床泌尿外科杂志，2011，26(9)：641] 邹晓峰等评价了经阴道纯自然腔道内镜手术(NOTES)肾切除术的临床可行性和有效性。对1例右肾无功能和1例左肾结石并左肾萎缩、左肾无功能的女性患者行经阴道纯NOTES肾切除术。患者全麻，取截石位。显露阴道后穹窿，切开黏膜约3 cm，用5 mm无损伤分离钳轻柔地戳破阴道后穹窿进入盆腔，在其引导下置入5 mm Trocar，插入5 mm0°远端可弯曲腹腔镜，观察盆腔，证实无肠管损伤后，退出Trocar和腹腔镜。置入Triport。自Triport持续注入$CO_2$，腹腔压力维持在1.995 kPa，插入0°远端可弯曲腹腔镜及操作器械，肾切除方法同普通腹腔镜肾切除方法游离并切除患肾，装入自制标本袋，自阴道后穹窿切口取出。彻底止血、退镜、取出Triport、留置盆腔引流管，2-0可吸收线缝合阴道后穹窿切口，凡士林纱布填塞阴道。手术均顺利完成，术中未出现肠管、实质性器官和大血管损伤等并发症。手术时间分别为330 min、300 min，术中失血量分别为300 ml、250 ml。例1、例2分别于术后第2、第1天下床活动，第3、第2天肛门通气并进饮食。2例均于术后第6天痊愈出院。认为经阴道纯NOTES肾切除术临床应用可行，美容优势明显，可在临床选用。但仍需进一步研发、完善相关器械。

(曹 欢)

**述评** NOTES手术近年来受到外科医师的青睐，无论是经胃、经直肠还是经阴道，都有其优缺点，该文报道的2例经阴道NOTES肾切除术证明了这一微创技术的可行性。但这一技术难度大、要求高，临床上开展此项技术有一定风险，所以在选择适应证方面还值得泌尿外科医生达成进一步共识，以便NOTES手术的规范化开展和标准化应用，真正造福于患者。

(王林辉)

**肾细胞癌治疗单中心临床分析(1995—2009年)**[第二军医大学学报，2011，32(9)：929] 王林辉等总结分析了该院15年的肾细胞癌临床数据，探讨技术的引进与改良对肾细胞癌外科治疗的微创率、手术切除率及安全性的影响。回顾性分析了自1995年1月至2009年11月收治的2 052例肾癌病例，按时间顺序分为3组：1995年1月至1999年12月为第1组，2000年1月至2004年12月为第2组，2005年1月至2009年11月为第3组。比较各组的手术方式、手术切除率及安全性。本组肾癌病例中，$T_1$期1 516例；$T_2$期以上536例，其中复杂性肾癌277例，完成根治手术217例、姑息性手术41例、未完成手术19例。第1组共546例，全部采用开放手术，其中保留肾单位手术42例；复杂性肾癌89例，完成根治手术64例、姑息性手术16例、未完成手术9例。第2组共673例，采用腹腔镜手术(经腰)117例；开放手术556例，其中保留肾单位手术95例；复杂性肾癌88例，完成根治手术68

例、姑息性手术13例、未完成手术7例。第3组共833例,采用腹腔镜手术585例;开放手术248例,其中保留肾单位手术142例;复杂性肾癌100例,完成根治手术85例、姑息性手术12例、未完成手术3例,无围手术期死亡病例。认为腹腔镜技术的进步使肾细胞癌的手术治疗从开放手术转向微创,微创手术逐渐成为主流手术方式。手术操作技术的改进,使复杂性肾癌的安全性与切除率提高,保留肾单位手术应用越来越多,并逐渐向微创手术方向发展,单孔腹腔镜手术在肾癌外科治疗领域越来越受到重视。

(曹　欢)

**述评**　该文作者从治疗角度分析了本单位15年来收治的2 052例肾癌患者的临床治疗,认为腹腔镜技术的开展和成熟引领了肾癌微创治疗的发展,并使之成为主流手术方式。而对于T1期肾癌保留肾单位手术已逐渐被广大泌尿外科医生和患者所接受。所以,肾癌的外科治疗发展的方向是微创。发展的理念应是尽可能保留正常肾组织,值得同行借鉴。

(杨　波)

**青年肾细胞癌患者的临床病理特点及诊治分析**[中华外科杂志,2011,49(5):476]黄建林等对青年肾细胞癌患者的临床病理特点及诊治进行了探讨。选取2002年10月至2010年6月肾细胞癌患者295例,其中40岁及以下的共22例,占7.48%。男13例,女9例,男女比例1.44∶1。年龄21～40岁,平均年龄(31±6)岁。其中症状癌7例(31.8%),表现为肉眼血尿及腰痛1例,腰腹胀痛4例,消瘦乏力1例,尿路刺激症状1例;偶发癌15例(68.2%),其中14例(93.3%)为体检B超发现,1例为腹部CT发现。行B超检查21例,提示肾细胞癌10例;行增强CT检查18例,提示肾细胞癌15例;行MRI检查10例,提示肾细胞癌9例。核素肾动态显像显示患侧肾小球滤过率为0.64～1.15 ml/s,平均(0.90±0.14) ml/s;对侧为0.67～1.40 ml/s,平均(0.90±0.21) ml/s。根据肿瘤分期及患者的意愿选择腹腔镜肾癌根治术或腹腔镜保留肾单位手术。肾癌根治术12例,手术时间85～160 min,术中出血20～150 ml;保留肾单位手术10例,手术时间103～229 min,术中出血20～800 ml,血管阻断时间18～48 min,平均30.5 min。术中冰冻病理证实切缘均为阴性。两组手术情况及术后住院时间比较差异均无统计学意义($P>0.05$)。本组中20例获得随访,随访率90.9%。术后随访时间11～87个月,平均(43±27)个月,均存活。胸部X线片、腹部B超及CT显示均无肿瘤复发。认为青年肾细胞癌患者在症状方面同普通人群类似,分期通常较早,易出现囊性结构,术后生存率较高,腹腔镜肾癌根治术或保留肾单位手术在手术时间、术后恢复方面无明显差异,手术安全有效,可优先考虑保留肾单位手术。

(吕　骥)

**述评**　肾细胞癌多见于中老年,40岁以下患者较少。文献报道年轻肾癌患者透明细胞比例相对较低,而嫌色细胞、囊性肾细胞癌的比例相对较高。但本组22例青年肾细胞癌患者透明细胞癌的比例是90.9%,与普通人群相似。一般而言,青年肾细胞癌的预后相对较好。该文作者提出对于这一类患者,在严格掌握适应证的前提下尽量行保留肾单位手术,值得大家借鉴参考。

(王林辉)

**超声在经皮射频消融治疗肾脏肿瘤中的应用**[临床泌尿外科杂志,2011,26(4):267]　汪维等探讨超声在经皮射频消融治疗肾脏肿瘤中的应用价值。研究回顾性分析了25例肿瘤位于肾脏背外侧、肾中下极的患者,行超声引导下经皮射频消融术。本组中男16例,女9例;左肾14例,右肾11例;年龄45～78岁,平均59.4岁。本组的肿瘤直径2.2～4.3 cm,平均2.35 cm。19例行一个周期的射频,6例行2周期的射频。单针19例,双针6例。采用全麻或者硬膜外麻醉,采取俯卧位,使用带穿刺引导架的消毒超声探头首先探查肿瘤与肾脏以及毗邻脏器、大血管和输尿管的关系,选择显示肿瘤最佳最大切面,避开周围重要脏器、血管和输尿管,经过正常肾实质最少,肿瘤离体表最近的声像图作为引导路径;然后打开超声穿刺引导线,使引导虚线通过肿瘤中心。实时监视下射频针沿着引导虚线插入肿瘤组织预定位置。依次开启冷循环泵及射频发生器。冷循环泵持续地将冰水泵入电极的内置管中,使针尖温度保持在16～20℃。行射频消融一个周期(12 min),治疗时组织温度升至60℃以上,可保证杀死肿瘤细胞,射频时间12～30 min。射频结束后调节输出功率使针尖温度保持90～100℃,持续10s,从而使针道碳化止血,亦可防止针道转移。在超声引导下对肿瘤行2～3针穿刺活检,送病理检查。结果本组手术均获成功,手术时间30～50 min,平均37 min,无肾周出血、肾周积液、邻近脏器损伤等并发症。术后病理肾细胞癌18例,肾脏错构瘤5例,2例病理无法判断。1例术后复查证实肿瘤残留,再次行经皮射频治疗。认为超声在经皮射频消融术治疗肾脏肿瘤中,起到关键性的作用,熟练的操作可以提高肾脏肿瘤完全灭活的成功率。

(李　云)

**述评**　射频消融治疗肾脏肿瘤在近年来已被逐渐推广应用。但如何行经皮穿刺定位是难题也是关键。

B超、CT、MRI各有优缺点。该文总结了超声定位的独特优势,如费用低廉,携带方便,无放射性损伤,泌尿外科临床医生易于学习掌握等,值得泌尿外科医生学习参考,但在判断治疗效果方面,尤其是判断射频治疗当时的效果,超声还有一定的局限性,需要进一步提高。

(王林辉)

**超早期肾动脉阻断技术在经腹腹腔镜肾癌根治术中的安全性及可行性研究**[第二军医大学学报,2011,32(9):934] 王林辉等比较了经腹腹腔镜肾癌根治术中不同的肾动脉阻断技术,评价超早期肾动脉阻断技术的安全性及可行性。统计了2008年5月至2010年12月间由该院泌尿外科同一手术组共完成的64例$T_1N_0M_0$～$T_2N_0M_0$期经腹腹腔镜肾癌根治术,其中按标准方式分离并阻断肾动脉者33例(A组),经Treitz韧带(左侧)或经主动脉-下腔静脉间隙(右侧)超早期阻断肾动脉者31例(B组),两组患者间临床基本参数(年龄、性别构成、体质指数、既往腹部手术史、肿瘤侧别、肿瘤最大径、术前TNM分期等)的差异无统计学意义。A组1例患者因肾周广泛粘连,分离过程中因出血较多转开放手术,其余患者均成功实施经腹腹腔镜肾癌根治手术。两组患者间手术时间、术中出血量、术中及术后并发症、术后TNM分期、术后禁食时间、术后引流管留置时间、术后住院时间、病理类型等差异均无统计学意义,但B组$T_2$期患者术中出血量少于A组($P<0.05$)。认为经腹腹腔镜肾癌根治术中采用超早期肾动脉阻断技术是安全可行的,既遵循了无瘤原则又能减少$T_2$期肾癌术中出血,且在一定程度上拓宽了肾癌腹腔镜手术的适应证。

(曹 欢)

**述评** 经腹腹腔镜肾癌根治术中肾动脉的阻断方式分三种,即标准、早期和超早期。超早期肾动脉阻断的优点,是在不触碰患肾的前提下阻断肾动脉,更符合无瘤原则,也有利于复杂肾癌的手术切除。本文总结了31例超早期肾动脉阻断的经验,值得泌尿外科医师学习、参考。当然,超早期肾动脉阻断在操作技术上有一定难度,也有一定风险,临床医师要把安全放在第一位。

(杨 庆)

**荧光原位杂交技术检测膀胱肿瘤组织中染色体的表达及意义**[临床泌尿外科杂志,2011,26(3):196] 丁小波等利用荧光原位杂交技术(fluorescence in situ hybridization, FISH),分析膀胱肿瘤中染色体畸变情况,探讨膀胱尿路上皮癌和非尿路上皮癌中染色体的表达及意义。本研究收集接受膀胱癌手术的标本38例,其中移行细胞癌25例,膀胱鳞癌7例,腺癌6例;另选15例正常膀胱黏膜组织为阴性对照。其中男33例,女20例,年龄28～75岁,平均51.3岁。石蜡标本4 μm切片3张,1张HE染色并经病理科医生重新阅片;另2张用于染色体的荧光原位杂交分析。采用FISH技术检测38例膀胱肿瘤标本中3、7、17号染色体及9p21的表达,以15例正常膀胱组织作为阴性对照。在总共38例膀胱癌石蜡切片中,4种染色体均显示较高的畸变率,其中33例至少存在一个染色体或区带异常。38例膀胱肿瘤标本中3、7、17号染色体较正常组织扩增明显。3、7、17号染色体在膀胱尿路上皮癌和非尿路上皮癌中扩增率差异无统计学意义,而9p21缺失率在两者中明显相关,在移行细胞癌、鳞癌及腺癌中的缺失率分别为52.0%、100%、83.7%($P=0.037$)。3、7、17号染色体异倍体与膀胱肿瘤病理分型无相关性($P>0.05$);而9p21畸变与膀胱肿瘤病理分型有显著相关性($P<0.05$)。认为FISH技术的应用有助于探索3、7、17号染色体及9p21畸变与肿瘤类型的关系,并可作为膀胱非尿路上皮癌早期诊断的有用指标。

(黄 钢)

**述评** 近年发现染色体变异与膀胱肿瘤的发生及类型有关。FISH技术结合了分子生物学技术的灵敏与细胞遗传学技术直观明确的特点,能检测核染色体数目和结构的变化,因而可早于病理用于检测肿瘤细胞染色体变化情况。该文用FISH技术比较38例膀胱癌与15例正常膀胱黏膜的染色体畸变情况,发现FISH技术有助于探索3、7、17号染色体及9p21畸变与膀胱肿瘤类型的关系,可作为膀胱非尿路上皮癌早期诊断的有用指标。FISH技术对膀胱癌的早期诊断、分类诊断乃至分期分级诊断的价值均可望不断提高。

(许传亮)

**持续膀胱热灌注化疗技术方法的建立**[临床泌尿外科杂志,2011,26(3):206] 唐鸿生等应用自主开发研制的BR-TRC-I型体腔热灌注治疗仪对膀胱癌患者进行膀胱内温热灌注化疗,探索并建立一种规范化持续循环恒温灌注的膀胱热灌注化疗技术方法。对10例膀胱癌患者进行膀胱热灌注化疗,其中男8例,女2例,年龄41～70岁,平均53岁;病程6个月～5年,平均23.7个月。肿瘤单发2例,多发8例;肿瘤直径0.1～2 cm。5例位于膀胱两侧壁或三角区,4例位于膀胱顶部或后壁,1例弥漫累及膀胱内多处黏膜。临床症状分别表现为间歇性无痛性肉眼血尿、尿频、尿痛、尿急和排尿困难。热灌注化疗前已行经尿道膀胱肿瘤切除术(TURBt)或膀胱部分切除1～8次,术后病理报告均为移行细胞癌。术前经尿道插入三腔导尿管至膀胱后固定，夹闭流出管，以其中一腔接灌注管，剩下一腔接流出管。灌注术在手术室或重症监护室内即可完成，术前仅需适当镇静止痛处理，无需特殊麻醉；灌注速度控制在 150 ml/min，灌注时间为 40 min，治疗温度为(45.0±0.2)℃，化疗药物选择丝裂霉素 C (MMC)60 mg，灌注液总量 600 ml。该组膀胱热灌注化疗均顺利，无与膀胱热灌注化疗相关的不良反应发生。认为应用 BR-TRG-Ⅰ型体腔热灌注治疗仪对膀胱癌患者进行膀胱热灌注化疗，其技术方法安全可行，有着很好的临床应用前景。

(黄　钢)

**述评**　热化疗联合运用可明显提高膀胱内灌注化疗效果，有学者发现化疗与热疗联合治疗膀胱癌的治愈率远高于单独膀胱灌注化疗，是较有前景的肿瘤治疗方法。该研究应用自行研制的体腔热灌注治疗仪对 10 例膀胱癌术后采用热化疗联合疗法进行治疗，探索建立规范化持续循环恒温灌注的膀胱热灌注化疗技术方法，该疗法安全可行。建议不断改进技术并通过大样本临床研究和疗效的验证，该技术可望成为膀胱灌注化疗的发展趋势。有条件的单位可对该方法进行探索性应用。

(许传亮)

**经尿道肿瘤剜除术治疗黏膜下型膀胱平滑肌瘤初探**[中华泌尿外科杂志，2011，32(9)：636]　沙建军等探讨了经尿道肿瘤剜除术治疗黏膜下型膀胱平滑肌瘤的疗效及安全性。回顾性分析本组黏膜下型膀胱平滑肌瘤患者的临床资料。男 2 例，女 4 例。年龄 32～78 岁，平均年龄 59 岁。本组 B 超检查均提示膀胱壁内边界清晰、回声均匀的实性包块，肿瘤平均最大直径 3.0 (2.0～3.5) cm。本组术前行 CT 检查示膀胱充盈良好，黏膜光滑、连续。可见软组织密度肿物突入膀胱，界限清，无分叶，CT 值 30HU，增强后肿物有不同程度强化。其中 4 例 IVU 检查示膀胱内充盈缺损。本组行膀胱镜检查见肿瘤位于膀胱黏膜下，均为单发，呈半球形向膀胱内突出。基底宽，膀胱黏膜完整、光滑。肿瘤位于膀胱三角区近颈部 4 例(直径 3.2～3.5 cm)，左侧壁 1 例(直径 2.2 cm)，右侧壁 1 例(直径 2.0 cm)。本组术前均行膀胱镜下肿瘤穿刺活检，病理诊断均为膀胱平滑肌瘤，后行经尿道膀胱肿瘤剜除术(2 例位于侧壁、体积较小肿瘤以激光剜除，4 例体积较大肿瘤以电切镜剜除)。肿瘤基底部活检后，电灼肿瘤基底及创缘。本组手术均顺利完成，无膀胱穿孔等并发症。术后患者均排尿通畅，排尿刺激症状明显缓解，血尿消失。术后中位随访时间 58(4～158)个月，未见肿瘤复发或转移。认为病理检查是确诊黏膜下型膀胱平滑肌瘤的主要手段。经尿道肿瘤剜除术治疗黏膜下型膀胱平滑肌瘤安全有效。

(吴震杰)

**述评**　膀胱平滑肌瘤是临床上较为罕见的膀胱肿瘤。分为膀胱浆膜下型、膀胱壁间型和膀胱黏膜下型。以后者最常见。传统多采用开放手术行肿瘤剜除或膀胱部分切除，近年来已有腹腔镜下肿瘤剜除或膀胱部分切除的报道。该文采用经尿道肿瘤剜除术治疗了 6 例黏膜下型膀胱平滑肌瘤，术式创伤小、安全有效。但术前对膀胱黏膜下平滑肌瘤的诊断对确定术式非常重要，既往采用 B 超、CT 等传统影像学诊断均存在局限性，近来报道超声膀胱镜对膀胱黏膜下占位具有较好的鉴别诊断价值，可作为术前或术中辅助诊断方法。

(许传亮)

**腹腔镜根治性膀胱切除术＋原位 T 型回肠新膀胱重建的临床观察**[中华医学杂志，2011，91(24)：1702]　牛亦农等总结了 13 例腹腔镜根治性膀胱切除、标准淋巴结清扫加 T 型原位回肠新膀胱重建的经验，评价了此术式肿瘤学结果与功能性结果。通过回顾性分析 2005 年 8 月至 2009 年 7 月 13 例肌层浸润性膀胱肿瘤患者实施腹腔镜根治性膀胱切除加下腹壁小切口行原位 T 型回肠新膀胱重建术的临床资料，对手术时间、淋巴结数量、围手术期并发症、出血量、输血量、生存率、上尿路形态与功能、控尿情况进行分析。结果显示平均手术时间为 6(5～8) h，平均出血量为 480(100～800) ml，平均输血量 133(0～400) ml，平均清扫淋巴结数 16(8～22)个，无围手术期死亡，围手术期并发症发生率为 15.4%(2/13)。术后 3 周行膀胱造影检查，未发现明显造影剂外溢及反流。患者日间完全控尿率达 84.6%(11/13)；夜间完全控尿率为 46.1%(6/13)，夜间仅需要 1 块尿垫者占 30.8%(4/13)。上尿路检查提示，23.1%(3/13)术后 45 d 内出现双侧肾盂及输尿管的轻度暂时性扩张，但肾功能保持正常。随访 24 (16～63)个月，7.7%(1/13)于术后 55 个月死于急性心肌梗死，92.3%(12/13)无复发生存。认为腹腔镜根治性膀胱切除、标准淋巴结清扫加下腹壁小切口行 T 型原位回肠新膀胱重建术取得了满意的肿瘤学与功能性结果；T 型原位新膀胱输入袢的抗反流效果令人满意，能够充分保护上尿路的形态与功能。

(吴震杰)

**述评**　随着腹腔镜技术的广泛应用，腹腔镜下膀胱根治性切除＋原位回肠新膀胱术已成为国内医疗中心的常用术式。但长期疗效的报道较少。该文分析了 13 例施行腹腔镜根治性膀胱切除术＋原位 T 型回肠新膀胱重建的治疗效果，认为该术式肿瘤学与功能性结果满意，具有创伤小、出血少、肠道功能恢复快、术后并发症较少，特别是抗反流效果满意等优点。但现有随访资料尚不足证明最终肿瘤根治效果是否等同或优于开放手术，且抗反流术式易发生输尿管新膀胱吻合口狭窄。该术式仅能作为大型医疗中心的一种治疗手段。

（许传亮）

**单孔腹腔镜下根治性膀胱切除术10例报告**［中华泌尿外科杂志，2011，32(2)：90］ 刘春晓等探讨单孔腹腔镜根治性膀胱切除术的可行性及初步经验。采用单孔腹腔镜技术完成根治性膀胱切除术10例。男9例，女1例。患者均经膀胱镜检、活检证实为膀胱尿路上皮癌。1例7年前因膀胱癌行膀胱部分切除术，4例曾接受经尿道膀胱肿瘤电切术并行规律膀胱灌注化疗，其余5例均为膀胱多发肿瘤。胸部X线片及CT检查未发现周围侵犯及远处转移。IVU检查显示上尿路功能良好。血生化检查均正常。术前检查无手术禁忌证，术前3 d开始肠道准备。取下腹正中3～4 cm切口，置入QuadPort(2例)或自制开口器(2环1套法，8例)建立单孔腹腔镜手术通道，术中采用常规和预弯腹腔镜器械。手术步骤包括双侧标准盆腔淋巴结清扫、根治性膀胱切除及开放构建全取代乙状结肠原位新膀胱。本组手术顺利。无中转开放手术或传统腹腔镜手术，未增加其他通道。单孔部分手术时间130～330 min，平均243 min。术中失血50～600 ml，平均270 ml，5例需输浓缩红细胞2～4 U。盆腔淋巴结、尿道及输尿管切缘均阴性。病理报告均为尿路上皮癌 $T_1N_0M_0$ 2例，$T_{2a}N_0M_0$ 6例，$T_{3a}N_0M_0$ 2例。无围手术期死亡及严重并发症的发生。8例完成6个月以上的随访，白天排尿均完全可控，4例有夜间遗尿，未见肿瘤复发和远处转移。认为单孔腹腔镜膀胱癌根治性切除术安全可行，美容效果较好，短期随访肿瘤控制效果好。自制开口器制作简单，操作方便，气密性好，成本低，能够完成单孔腹腔镜手术。

（吕 骥）

**述评** 单孔腹腔镜手术以其微创及美容效果较好已在国内外医疗中心广泛开展，但只有腹腔镜手术技巧娴熟者方能开展。该文对10例单孔腹腔镜根治性全膀胱切除术的可行性及初步经验进行了总结论证。术后随访发现该术式安全可行，美容效果较好，短期随访肿瘤控制效果好。自制开口器操作方便。但该术式要有较好的腹腔镜手术基础，硬件设备、技术要求及治疗费用均较高，不适合普及。但在大型医疗中心可望成为全膀胱切除手术中的一种较有前景的方法。

（许传亮）

**雄激素剥夺治疗对前列腺癌癌干细胞的影响**［中国医科大学学报，2011，40(9)：787］ 张宇曦等研究探讨了雄激素剥夺治疗(ADT)对前列腺癌癌干细胞(PrCSC)比例及干细胞相关基因的影响。研究采用由雄激素依赖性前列腺癌细胞系LNCaP诱导出雄激素非依赖性前列腺癌细胞系LNCaPAI，具体方法为将LNCaP细胞在无雄激素环境(含有10%的活性炭处理过的胎牛血清、无酚红RPMI 1640培养基)中长期传代培养，连续培养6个月后获得LNCaPAI细胞系，采用流式细胞技术检测ADT对LNCaP中PrCSC比例以及雄激素对LNCaPAI中PrCSC比例的影响，Western blot及实时定量PCR检测BMI-1、ABCG2和NANOG的变化。结果由LNCaP诱导出LNCaPAI细胞，LNCaP细胞中PrCSC的比例为0.04%。ADT 4周后PrCSC的比例增加至0.23%，6个月后形成LNCaPAI时则达到0.74%。ADT 3周后，BMI-1、NANOG、ABCG2的表达逐渐增高，LNCaPAI中BMI-1、NANOG、ABCG2表达明显高于LNCaP。双氢睾酮作用于LNCaPAI后PrCSC的比例逐渐下降，第2周时下降至0.43%，第3周时下降至0.37%，第4周下降至0.33%。同时BMI-1、NANOG和ABCG2的表达逐渐降低。认为ADT可以使LNCaP逐渐形成LNCaPAI，此时PrCSC比例增加，同时干细胞相关基因表达增加。双氢睾酮可以减少雄激素非依赖性前列腺癌中PrCSC比例。认为间断内分泌治疗过程中恢复雄激素可以减少CSC的比例，延缓雄激素非依赖性前列腺癌的形成，其可能是治疗前列腺癌的较好选择。但雄激素对CSC的诱导分化机制需要进一步研究。

（李 云）

**述评** 雄激素去除治疗是晚期前列腺癌的主要治疗方式，也是国内前列腺癌临床诊疗的重要组成部分。在雄激素去除治疗过程中，不同患者对相同的治疗模式的反应不同、进入CRPC阶段的时间不同，这些临床现象均为前列腺癌高度异质性的典型表现，而且现有的肿瘤生物学理论尚无法完美解释这样的临床现象。该研究以前列腺癌的癌干细胞为切入点，通过实验观察前列腺癌细胞株LNCaP在雄激素去除治疗状态下的演变及此过程中癌干细胞的变化，结果在一定程度上使CRPC的形成理论得到了补充和完善，也为间歇性内分泌治疗的临床实践提供了一定理论依据。

（高 旭）

**经膀胱单孔多通道腹腔镜下前列腺剜除术的初步疗效分析**［第二军医大学学报，2011，32(10)：1076］ 王林辉等采用经膀胱单孔腹腔镜下前列腺剜除术治疗前列腺增生，总结初步治疗经验和体会。回顾性分析了11例前列腺增生患者，年龄67～80岁，平均(72.3±4.61)岁，超声测量前列腺体积19.9～116.9 ml，平均(74.3±27.9) ml；IPSS评分20～35分，平均(27.1±4.89)分；残余尿量18～1 000 ml，平均(308.3±

283.6)ml;6例术前最大尿流率3.5～15.7 ml/s,平均(8.42±4.09) ml/s,4例因急性尿潴留留置导尿及1例因梗阻性肾衰未行尿流率检测;术前PSA水平2.31～12.15 ng/ml,平均(6.41±2.89) ng/ml,PSA>4 ng/ml的6例患者术前穿刺结果均为良性前列腺增生。麻醉后于脐下做2 cm皮肤切口,切开白线,上推腹膜,显露膀胱顶部。在膀胱镜监视下,放置单孔多通道套件,撤出膀胱镜,建立气膀胱空间。置入5 mm一体式腹腔镜,沿外科包膜内缘游离并剜除增生前列腺组织,经单孔套件取出。缝合膀胱裂孔后,留置导尿,并留置耻骨后引流管自切口引出。结果1例因放置单孔套件失败,中转开放行耻骨上前列腺剜除术。其余10例手术顺利完成,耗时120～210 min,平均(155±30.1) min,术中出血50～900 ml,平均(355±288.1) ml,仅1例术中输血1200 ml,无其他严重并发症。10例单孔腹腔镜下切除组织12～76 ml,平均(36.8±20.2) ml,术后病理均为良性前列腺增生。术后膀胱冲洗2～4 d,平均(2.7±0.95) d,术后住院5～11 d,平均(7.1±1.73) d,2周拔除导尿管。术后随访1～3个月,最大尿流率为16.4～26.9 ml/s,平均(23.2±5.59) ml/s,残余尿量10～67 ml,平均(38.3±13.7) ml,IPSS为1～4分,平均(2.1±0.86)分,排尿均正常,无尿失禁、尿潴留、排尿困难等其他并发症。认为经膀胱单孔腹腔镜前列腺剜除术初步疗效安全、有效、可行,且创伤小,但确切疗效需大样本随机对照研究和长期随访观察。

(李　云)

**述评**　经尿道前列腺电切手术被公认为BPH外科治疗的金标准。如今虽盛行微创技术,开放性的前列腺剜除术仍具有应用地位,尤其是对前列腺增生腺体巨大或合并较大膀胱结石的患者。微创技术的进步使开放性前列腺剜除术也在向微创化发展,一方面有各种借助激光技术得以完成的经尿道的剜除,另一方面,腹腔镜下各种手术方式也能使增生腺体的剜除成为可能。该文报道的术式是在腹腔镜下前列腺剜除术上发展。该术式的安全性和可行性得到了初步证实,该术式的有效性,尤其是长期有效性尚待观察。

(高　旭)

**后前列腺特异性抗原时代国人前列腺癌获诊时总前列腺特异性抗原和游离前列腺特异性抗原比值分析**[上海医学,2011,34(7):525]　周铁等分析后前列腺特异性抗原(PSA)时代国人前列腺癌获诊时总PSA和游离PSA(fPSA)比值(%fPSA)。通过分析2008年1月至2010年12月共908例年龄50～78岁,中位年龄为69岁。穿刺指征为血PSA>4 ng/ml,直肠指诊可触及前列腺硬结或直肠超声检查发现前列腺外周区低回声结节。在直肠超声引导下行前列腺穿刺活组织检查术本组的血PSA、fPSA水平及前列腺体积,%fPSA定义为fPSA/总PSA.并对相关数据进行统计学分析。结果显示活组织检查病理诊断为前列腺癌310例,活组织检查阳性率为34.2%。当总PSA≤4 ng/ml、>4且≤10 ng/ml、>10且≤20 ng/ml、>20且≤50 ng/ml及>50 ng/ml时,前列腺癌活组织检查阳性率分别为12.0%(3/25)、17.5%(59/337)、21.5%(70/325)、53.8%(50/93)和100.0%(128/128)。PSA灰区(>4且≤10 ng/ml)的前列腺癌患者的前列腺体积为(41.77±13.40) ml,显著小于前列腺良性病变患者的(51.52±21.42) ml($P=0.0046\ 5$)。前列腺癌患者的%fPSA为11.9±6.2,显著低于前列腺良性病变患者的19.9±8.2($P=3.63\times10^{-8}$)。对于任何体积的前列腺,15%作为%fPSA阈值具有较好的敏感度和特异度。认为随着后PSA时代的到来,尤其是直肠超声引导的前列腺广泛活组织检查在国内的普及,越来越多的前列腺癌在PSA低水平时即获诊断.对PSA值处于灰区的患者,以15%作为前列腺活组织检查时%fPSA的参考阈值适合于国人。

(吴震杰)

**述评**　该文分析了单中心连续900余例直肠超声引导下行前列腺穿刺的患者资料,报告了总PSA≤4 ng/ml、>4且≤10 ng/ml、>10且≤20 ng/ml、>20且≤50 ng/ml及>50 ng/ml时各段的穿刺阳性率,及游离PSA比值的临床意义,推荐15%作为%fPSA阈值具有较好的敏感度和特异度。前列腺癌是高异质性的恶性肿瘤,而人种之间的差异是其异质性的典型代表。本文报告的相关数据,为国内前列腺癌临床诊疗提供了依据。需注意:后前列腺特异性抗原的界定并无统一认识,单中心资料是否能代表全国情况也需进一步斟酌。

(高　旭)

**前列腺癌根治术后尿控相关因素分析**[中华医学杂志,2011,91(32):2239]　杨柏帅等从客观临床特征、手术技巧、术后功能锻炼等方面,了解前列腺癌根治术人群中经耻骨后前列腺癌根治术后与尿控相关的影响因素。回顾性研究2003年10月至2010年1月行前列腺癌根治术并完整随访的患者263例(年龄46～79岁,中位年龄68岁),随访术后尿控情况,记录相关临床特征:患者行手术时年龄,体重,病史中前列腺特异性抗原(PSA),术前PsA水平及是否应用新辅助内分泌治疗(NHT),术中是否输血,术后病理T、N分期,Gleason分级,切缘阳性,辅助内分泌治疗,是否伴有糖尿病,既往有无接受过经尿道前列腺电切术(TuRP)等并进行研究。记录完整临床特征资料和随访术后尿控情况,对与尿控相关的因素进行统计学分析。结果显示经耻骨后前列腺癌根治术中最大限度保留尿道外括约肌，保留神经血管束，术后早期功能锻炼等积极处理对于尿控有显著帮助。术后4周尿控率为14.8%，术后16周尿控率94.7%，术后4周至术后12周，患者尿控恢复最快。对术后尿控具有明显不良反应的因素有：年龄上升($P=0.015$)、术中输血($P=0.017$)和既往经尿道前列腺电切术(TURP)($P=0.006$)，而术前新辅助内分泌治疗对尿控则有帮助($P=0.005$)。认为患者手术时年龄、术中输血、既往TURP、术前新辅助内分泌治疗是根治术后尿控的重要影响因素，前三者是独立的预后因素，而后者通过影响功能尿道长度而对术后尿控产生作用。

(吴震杰)

**述评** 前列腺癌根治术开展日趋广泛，术后尿失禁等并发症的术前预测、术后评估及治疗指导均为临床实践中的重要问题。该文通过回顾性数据分析认为手术时年龄、术中输血、既往TURP、术前新辅助内分泌治疗是根治术后尿控的重要影响因素，前三者是独立的预后因素，而后者通过影响功能尿道长度而对术后尿控产生作用。这些因素如能得到验证，将对临床实践起到重要的指导意义。该文报道术后12周尿失禁发生率较国内外其他中心报道显著为低，这可能与该中心的手术技术及尿失禁评估标准有关。

(高　旭)

**根治性前列腺切除术的三种术式比较**[上海医学，2011,34(1)：26] 孙立安等评估了机器人外科手术系统辅助根治性前列腺切除术(RARP)的疗效及安全性，并与腹腔镜前列腺根治术(LRP)、开放手术耻骨后前列腺根治术(RRP)进行比较。2009年7月至2010年5月，应用达芬奇S机器人外科手术系统辅助行RARP 5例，同期由同一术者行LRP 5例，RRP 5例。对以上3组病例的临床资料进行对比分析。3组患者的手术均获成功。行RARP的患者手术顺利，术前机器人外科手术系统的中位准备时间55 min(45～90 min)，中位手术时间240 min(220～300 min)。中位术中出血量200 ml(50～600 ml)，均未输血；术后2～3 d下床活动。术后住院天数5～8 d，术后10～14 d拔导尿管；其中1例术后病理检查肿瘤切缘阳性；术后1～12个月复查总前列腺特异性抗原(t-PSA)均<0.2 ng/ml，术后1个月2例患者有轻度尿失禁。LRP患者的中位手术时间200 min(180～270 min)，中位术中出血量150 ml(50～500 ml)，均未输血；术后3～4 d下床活动。术后住院天数6～14 d，术后14～21 d拔导尿管；其中1例术后病理检查肿瘤切缘阳性；术后随访t-PSA均<0.2 ng/ml，术后1例发生漏尿。行RRP患者的中位手术时间150 min(120～180 min)，中位术中出血量300 ml(100～800 ml)，输血1例；术后4～5 d下床活动，术后住院天数6～16 d，术后14～21 d拔导尿管；其中1例术后病理检查肿瘤切缘阳性；术后随访t-PSA均<0.2 ng/ml，术后1例发生尿失禁，1例下肢静脉栓塞。认为与LRP、RRP比较，RARP手术创伤小，术中出血少，术后恢复快，且疗效确切、安全可靠，是根治性前列腺切除术的首选方式。

(吕　骥)

**述评** 随着微创技术的发展，腹腔镜下前列腺癌根治术已成为局限性前列腺癌的主要治疗方法之一，而机器人辅助的腹腔镜技术可能使这种手术的安全性及有效性进一步提高，有望进一步减少创伤和手术时间。本文所报道的5例RALP初期应用经验与国外同类手术开展初期报道的数据相似，预示此技术有良好的应用前景。由于设备的昂贵、政策的限制等原因，此技术在国内开展得较为缓慢，目前国内多家大型医疗机构购置机器人辅助腹腔镜手术系统，显示了该技术的发展趋势。

(高　旭)

**经脐单孔腹腔镜腹膜外前列腺癌根治术7例报告**[临床泌尿外科杂志，2011,26(3)：165] 徐啊白等总结7例前列腺癌患者接受经脐单孔腹腔镜腹膜外前列腺癌根治术的手术方法，报告应用该手术方法的初步经验。回顾性分析研究了该组患者，年龄66～72岁，平均68.4岁。均因前列腺特异抗原(PSA)升高就诊。所有患者经前列腺穿刺活检病理证实为前列腺癌，Gleason评分4～7分，平均4.7分。术前MR排除盆腔淋巴结转移，ECT骨扫描和胸片排除远处转移。在脐下缘取2.5 cm长弧形切口，进入腹膜外间隙，置入“两环一套法”自制开口器建立单孔腹腔镜手术工作通道，再依次行双侧盆腔淋巴结清扫、前列腺癌根治术，最后采用一针连续缝合法行膀胱颈尿道吻合。手术时间210～420 min，平均272 min；术中失血量为50～500 ml，平均170 ml。有2例患者术中分别输浓缩红细胞3 U和2 U。该组行经腹膜外单孔腹腔镜前列腺癌根治术均获得成功，无中转开放手术病例。无围手术期死亡及严重并发症的发生。所有患者排尿可控。对切口美容效果很满意。6例患者完成术后3个月随访，4例患者完成术后6个月随访。有1例术后6周出现吻合口狭窄，经窥镜下内切开治疗痊愈。认为在合理选择患者的前提下，采用经脐单孔腹腔镜腹膜外前列腺癌根治术是安全可行的，美容效果很好。

(黄　钢)

**述评** 在微创泌尿外科领域，有关单孔腹腔镜技术的争论是热点之一。腹腔镜下前列腺癌根治术在世界范围内的快速普及，在此基础上演化而来的单孔腹腔镜下前列腺癌根治术，包括该文报道的“完全单孔腹腔镜下操作”和另带辅助孔的单孔腹腔镜操作，也在不同单位得到成功的实施。本文显示了该技术的可行性，手术时间相对较长，术后病理特征未明确报道，缺乏远期随访结果。此外，单孔操作难度的增加必须给予足够的重视，至少到目前为止，该技术不宜广泛推广。

(高　旭)

**冷冻治疗单病灶前列腺癌12例临床分析**[中华泌尿外科杂志，2011，32(9)：588]　连惠波等评价了冷冻疗法治疗局限性单病灶前列腺癌的近期疗效及安全性。分析12例经穿刺活检证实局限性单病灶前列腺癌患者临床资料：术前PSA4.2～14.9 ng/ml，平均9.7 ng/ml。MRI检查发现异常信号4例，确定前列腺癌局限于前列腺包膜内，未侵犯前列腺包膜和精囊。超声检查发现前列腺低回声结节2例。经直肠超声测定前列腺体积24～60 ml，平均41 ml。经直肠超声引导下行前列腺12点穿刺活检。病理证实均为前列腺腺癌。Gleason评分5分3例，6分5例，7分4例。临床分期$T_{1c}$期8例，$T_{2a}$期4例。术前有勃起功能者10例，要求保持勃起功能者7例。不能耐受根治性手术者3例，要求微创治疗者2例。均行超声引导下经会阴前列腺局灶冷冻治疗。术后1年内每3个月、以后每6个月复查PSA。PSA最低值≥1.0 ng/ml或PSA达最低值后上升>2.0 ng/ml者再次行前列腺穿刺活检排除肿瘤复发。结果本组手术顺利，手术时间(82±26) min，均未输血。术后住院(5±2) d。拔除尿管后，控尿均满意。术前有勃起功能者10例，术后仍保持勃起功能者8例。本组随访12～30个月，平均23个月。术后PSA最低值0.1～6.8 ng/ml，平均2.2 ng/ml，其中<1.0 ng/ml者9例。术后PSA异常行前列腺穿刺活检4例，阴性3例，冷冻对侧腺体活检阳性1例。认为超声引导下经会阴前列腺局灶冷冻治疗安全有效、并发症少，可用于局限性单病灶前列腺癌患者，远期疗效尚需进一步观察。

(吴震杰)

**述评**　该文涉及前列腺癌微创治疗中的两项新技术，即冷冻治疗和局灶性治疗。前者在美国前列腺癌诊疗规范中已经正是被认定为早期前列腺癌的可选治疗，后者仍被各国诊疗规范认为是试验性治疗。该文通过12点穿刺确定肿瘤位置实施局灶性冷冻治疗，术后随访中，4例PSA下降不理想，需穿刺排除肿瘤残留或复发，其中1例非治疗侧活检阳性。该结果显示该技术实施应更严格把握适应证，尤其应注意根据国际现有规范，术前进行肿瘤精确定位。

(高　旭)

**$^{125}$I放射性籽源植入术联合内分泌疗法治疗前列腺癌的疗效评价**[临床泌尿外科杂志，2010，25(11)：843]　王群锁等初步评价$^{125}$I放射性籽源植入术联合内分泌疗法治疗前列腺癌的临床疗效。应用术中经直肠超声引导及治疗计划系统软件经会阴穿刺植入$^{125}$I放射性籽源并同期行手术去势或药物去势治疗前列腺癌患者29例。年龄62～87岁，平均73岁。术前前列腺体积37.2～75.1g，平均(51.6±6.6)g。所有患者均经前列腺穿刺活检病理检查证实为前列腺癌，Gleason分级小于6分者12例，6～9分者15例，大于9分者2例。PSA为55.1～100 ng/ml，平均(72.3±3.8) ng/ml。术前常规实验室检查及胸片、腹部超声、经直肠超声、盆部CT或MRI及全身核索骨扫描检查明确前列腺癌临床分期，其中Tl期11例，$T_{2a}$～$T_{2b}$期9例，$T_{2c}$期5例，$T_{3a}$期4例。术后6个月～5年随访，发现本组患者前列腺体积及前列腺特异抗原(PSA)均有不同程度降低，8例淋巴结转移患者及4例骨转移患者转移灶均缩小，术前骨痛及排尿症状均有好转。且无一例出现尿潴留及便血等严重并发症。认为$^{125}$I放射性籽源种植并内分泌疗法的综合治疗对各期前列腺癌均有疗效，尤其对已失去手术时机的中晚期前列腺癌患者来说，不失为一种可供临床选择的有效治疗方法。本方法具有操作简单、疗效可靠、并发症少等优点，能够提高患者的生存率和病变局部的控制率，改善生活质量。其抑制肿瘤生长、缓解疼痛改善生活质量的作用越来越得到人们的认可。对已失去手术时机的其他恶性肿瘤来说，放射性籽源种植同样能起到令人满意的疗效。

(陈　伟)

**述评**　该文报道了29例前列腺癌患者接受经会阴近距离放疗的中短期随访结果。近距离放疗是安全、有效的前列腺癌治疗手段，目前国际上对此放疗技术公认的最佳适应证包括：①临床分期$cT_{1b}$-$T_{2a}$，$N_0$，$M_0$；②Gleason评分≤6；③肿瘤累及穿刺点≤50%；④基线PSA≤10 ng/ml；⑤前列腺体积小于50 ml；⑥IPSS评分小于12分等。根据以上标准，该研究中的患者均非近距离放疗最佳适合人群，鉴于该组例数少、随访时间短，故作为探索性观察研究尚可接受，但相应观察结果不宜作为临床开展此项治疗的依据。

(高　旭)

**阴茎鳞状细胞癌腹股沟淋巴结转移的危险因素分析**[中华泌尿外科杂志，2011，32(4)：273]　卢可士等总结81例阴茎鳞状细胞癌患者临床及病理资料，探讨阴茎鳞状细胞癌腹股沟淋巴结转移的危险因素，筛选淋巴结转移的高危患者。研究回顾性分析了本组患者，单侧腹股沟淋巴结清扫6例，双侧腹股沟淋巴结清扫75例。根据临床及病理资料，筛选变量包括患者年龄、有无包皮过长/包茎史、病程长短、肿瘤部位、大小、数目、形状、分期、分级、腹股沟淋巴结体格检查和淋巴结大小。本组年龄 27～81 岁，中位年龄 49 岁。病程＜1 年者 46 例(56.8%)，≥1 年者 35 例(43.2%)。肿瘤分级 $G_1$ 50 例(61.7%)，$G_2$ 23 例(28.4%)，$G_3$ 8 例(9.9%)。根据腹股沟淋巴结体格检查结果，$cN_+$ 63 例(77.8%)，$cN_0$ 18 例(22.2%)。可触及的腹股沟淋巴结＜1.5 cm 者 29 例(46.0%)，≥1.5 cm 者 34 例(54.0%)。行单侧腹股沟淋巴结清扫 6 例，双侧腹股沟淋巴结清扫 75 例。本组患者中经病理证实有区域淋巴结转移者 $pN_+$ 42 例(51.9%)，无淋巴结转移者 $pN_0$ 39 例(48.1%)。$G_1$、$G_2$、$G_3$ 患者区域淋巴结转移发生率分别为 32.0%、78.3%和 100.0%，各组间比较差异有统计学意义($P$=0.015)。根据腹股沟淋巴结体格检查结果，$cN_+$ 和 $cN_0$ 患者区域淋巴结转移发生率分别为 63.5%和 11.1%，两组差异有统计学意义($P$=0.012)。认为腹股沟淋巴结体格检查结果和肿瘤分级是腹股沟区域淋巴结转移的独立危险因素。

(黄　钢)

**述评**　阴茎鳞状细胞癌腹股沟区域淋巴转移是腹股沟淋巴结清扫术的手术指征，因此预测阴茎鳞状细胞癌腹股沟区域淋巴转移具有重要的临床意义。该研究提示，腹股沟淋巴结体格检查结果、淋巴结大小和肿瘤分级在腹股沟淋巴结转移单因素分析中有意义。但是只有腹股沟淋巴结体格检查结果和肿瘤分级是腹股沟淋巴结转移的独立危险因素。该研究结果对临床腹股沟淋巴结清扫手术时机选择具有重要的指导意义。

(周　铁)

**白膜整形术治疗阴茎弯曲的术式选择和效果分析**［中华医学杂志，2011，91(14)：990］　刘毅东等探讨不同类型阴茎弯曲的白膜整形术术式选择和疗效。研究回顾性分析了 2005 年 7 月至 2008 年 7 月间共采用白膜整形术治疗的不同类型阴茎弯曲患者 8 例，平均(34±9)岁，术前弯曲度为(58±10)°，国际勃起功能指数(IIEF-5)评分为 15±5。其中运用白膜 16 点折叠术治疗阴茎下弯 3 例、阴茎侧弯 1 例；白膜 V-Y 改形术治疗阴茎侧弯合并白膜束窄环 2 例；自体大隐静脉游离移植白膜修补术治疗阴茎硬结症合并阴茎弯曲 1 例、白膜损伤后瘢痕收缩所致阴茎弯曲 1 例。所有患者均采用连续硬膜外麻醉，于冠状沟下方约 1.0 cm 处做环形切口，于 Buck 筋膜表面锐性脱套包皮至阴茎根部，彻底松解阴茎深浅筋膜。将 25 号针头自阴茎头部进针至阴茎海绵体内，注射生理盐水至阴茎充分勃起，了解阴茎弯曲形态、程度、方向及阴茎海绵体发育情况，合理设计手术方案。阴茎白膜发育正常，形态均匀，长度正常者，可采用白膜 16 点折叠术；阴茎白膜损伤(如硬结、瘢痕)继发阴茎弯曲者，可采用自体大隐静脉瓣修补术；局部白膜发育不良、束窄导致弯曲者，可采用白膜“V-Y”改形术。手术前后采用 IIEF-5 评分系统对性功能满意度进行评估。于术后 3、6、9 个月对患者进行随访，患者对手术效果均表示满意；阴茎静息态及勃起后外形良好，弯曲矫正至(11±4)°。IIEF-5 评分为 21±3，较术前显著提高($P$＜0.05)。无术后血肿、感染、阴茎感觉异常等并发症发生。认为对于不同类型的阴茎弯曲，针对性选择不同的白膜整形术进行矫治，可获得良好的治疗效果。

(李　云)

**述评**　阴茎弯曲可为先天性和获得性，前者具体病因不清，后者与阴茎白膜发育不全、阴茎海绵体发育畸形以及阴茎白膜损伤后挛缩等相关。阴茎弯曲的传统手术方法有 Nesbit 术和单纯白膜折叠术，两种术式均缩短一侧的白膜，对于严重的弯曲，术后可出现阴茎弯曲部位周径变化，甚至阴茎明显缩短。该文介绍了白膜 16 点折叠术、白膜 V-Y 改形术以及自体大隐静脉游离移植白膜修补术治疗等多种治疗阴茎弯曲新技术，并建议针对不同类型的阴茎弯曲采用不同的手术方法。因此治疗阴茎弯曲应该熟悉各种术式的手术指征、手术要点以及并发症。

(周　铁)

**阴茎背神经选择性切断术提高阴茎感觉阈值的临床分析**［中国男科学杂志，2010，24(10)：46］　孙中义等观察阴茎背神经选择性分支切断术治疗原发性早泄(PPE)的临床疗效，及在勃起状态下手术前后的阴茎震动感觉阈值变化。收集 2008 年 3 月至 2009 年 12 月 PPE 早泄患者共 116 例，年龄 23～42 岁，平均 31.3 岁。身高 165～183 cm，平均身高(172.67±7.3) cm。体重 59～88 kg，平均体重(71.32±5.3) kg。早泄标准为：①自首次性生活以来射精潜伏期一直低于 2 min；②性伴侣满意率低于 50%。并排除以下疾病，如精囊炎、前列腺炎、尿道炎等其他原因引起的早泄，排除心、肾、肝以及神经系统等原发性疾病。本组 PPE 实施阴茎背神经选择性切断术，观察手术治疗前后的平均阴道内射精潜伏期、患者及配偶性交满意度评分。使用生物振动测试仪测定阴茎勃起状态下的振动感觉阈，测定部位为示指、阴茎头、阴茎干的皮肤。本组手术都非常成功，无切口感染者，切口痕迹不明显，阴茎手术局部外观无变化。无慢性淋巴性水肿。阴茎勃起功能无变化。仅 4 例出现术后轻度局部疼痛，2 周后缓解。术后射精潜伏期延长显效为 78 例，好转 27 例，总有效率为 90.51%，无效 11 例。患者及其配偶的性交满意度评分在术后较术前均显著提高($P$＜0.01)。阴茎勃状态下，PPE 手术治疗后的阴茎头、阴茎干振动感觉阈值显著高于术前($P<0.01$)。阴茎背神经选择性分支切断术治疗 PPE 的疗效确切。认为在勃起状态下,阴茎感觉阈值测量在 PPE 治疗中是一个很好的量化评价指标,可结合射精潜伏期、满意度评分等,更加科学、客观地对临床治疗进行疗效评价。

(陈　伟)

**述评**　原发性早泄的治疗是临床难题,根本原因在于病因不清楚,治疗方法单一以及缺乏有效评估早泄严重程度以及治疗疗效的量表。该研究针对上述相关问题,提出了阴茎感觉阈值的评估方法,特别是在勃起状态下测量阴茎感觉阈值,为早泄治疗提供了一个很好的量化评价指标;并且进行了阴茎背神经选择性切断术的临床研究,具有重要的临床意义。但是阴茎背神经选择性切断这一手术主要在国内开展,有必要进行临床随访和病例总结,并进一步规范该手术。

(周　铁)

**经直肠超声引导腔内会师治疗外伤性后尿道闭锁(附 5 例报告)**[临床泌尿外科杂志,2011,26(3):221]　焦治兴等在直肠超声引导下对外伤性后尿道闭锁患者行腔内会师治疗,探讨该手术方法对于外伤性后尿道闭锁的疗效及安全性。本研究入组患者 5 例,均为男性,年龄 25～56 岁,平均 43 岁。病程 3 个月至 2 年。尿道闭锁原因均为骨盆骨折导致后尿道断裂。伤后行单纯膀胱造瘘者 3 例,尿道会师失败者 2 例,入院时均保留膀胱造瘘管。入院后行尿道镜检查诊断为后尿道闭锁,闭锁段位于尿道膜部近端。膀胱尿道排泄造影及逆行尿道造影显示后尿道移位,损伤处尿道完全闭锁,闭锁段长度为 1.5～2.5 cm,平均 1.9 cm。所有患者均未接受过尿道开放性手术。术中内切开镜直视下进镜至尿道闭锁段远端,纤维膀胱软镜由膀胱造瘘口引入后尿道。同时于直肠内置入腔内超声探头,确定内切开的方向及距离,动态监视两组内窥镜的操作,使其始终位于同一轴线上。术后配合尿道灌注及尿道扩张。本组均一次手术成功,1 例因尿道闭锁段较长,术后 2 个月再次腔内治疗切除瘢痕组织。所有患者均复查尿道镜,尿道闭锁切开段宽敞,随访 6 个月～2 年,排尿通畅,无尿道狭窄复发。认为经直肠超声引导腔内会师对外伤性后尿道闭锁的治疗安全、有效。

(黄　钢)

**述评**　对于尿道闭锁的腔内会师手术而言,最大的困难就是在于无法在直视下确认会师方向,该文采用的经直肠超声引导的方式无疑给了一个很好的借鉴方法。经直肠超声成像由于探头与尿道和前列腺比邻,声波到达靶器官的空间距离甚短,加之探头频率较高,因此较经腹部检查图像质量好,细微信息显示能力强,对尿道及周围组织的解剖内容把握更清晰、全面,在经直肠超声导航下,对尿道闭锁的患者进行微创介入治疗,应该引起泌尿外科临床的重视。

(刘智勇)

**结肠黏膜尿道成形术治疗复杂性超长段尿道狭窄三例报告**[中华泌尿外科杂志,2011,32(10):700]　徐庆康等探讨了结肠黏膜尿道成形术治疗复杂性超长段尿道狭窄的应用价值与疗效。回顾性分析 3 例复杂性超长段尿道狭窄患者资料。年龄分别为 71、64、48 岁,病程分别为 3 个月、6 个月、6 年;尿道狭窄段长度分别为 13、18、12 cm。经会阴行狭窄段尿道切除,取左下腹旁正中切口入腹,取 12～18 cm 带血管蒂的乙状结肠,纵行剖开肠腔,0.1%碘伏消毒后沿黏膜下层间隙取下黏膜,所取结肠黏膜在无张力状态下按需裁剪为长 12～18 cm,宽 3 cm 的黏膜条。以 18F 多孔硅胶管为支架,5-0 可吸收肠线将黏膜间断缝合成管状,5-0 可吸收线将管形结肠黏膜管壁边缘间断多处固定于阴茎海绵体上,尿道断端修剪成"匙"形斜面,以 5-0 可吸收线将结肠黏膜管形与尿道断端行间断黏膜外翻吻合。术后阴茎段弹力绷带包扎,阴囊和会阴部加压包扎。术后行尿道造影、尿流率及尿道镜随访检查。3 例手术均获成功,切口愈合良好,无尿漏;拔除尿道支架管后患者排尿通畅。术后 6 周复查最大尿流率分别为 16.7、19.6、26.4 ml/s;术后 3 个月球道造影见移植段尿道管径均粗大;术后 6 个月尿道镜检查 2 例见结肠黏膜色泽良好,表面光滑,无糜烂,无瘢痕,吻合口愈合好;活检黏膜腺上皮细胞形态未改变,腺体稍萎缩。3 例术后分别随访 28、16、3 个月,排尿通畅。认为结肠黏膜尿道成形术是治疗复杂性超长段尿道狭窄或闭锁的一种行之有效的方法。

(曹　欢)

**述评**　尿道狭窄的修复虽然有很多技术和很多组织材料可用,并取得较好的疗效,但是对于超长段(>12 cm)尿道狭窄和闭锁,仍然是临床上一个较棘手的难题,结肠黏膜具有材源丰富、易于剥离、抗感染力强、皱缩率低等优点,适于 12 cm 以上尿道的重建,尤其适合多次治疗失败的复杂性超长段尿道狭窄患者,成功率较高,值得临床上进一步实践和探索。

(刘智勇)

**FKBP52 与尿道下裂相关性的研究**[中华小儿外科杂志,2011,32(9):678]　潘淑娟等研究了雄激素伴侣蛋白 FKBP52 和先天性尿道下裂之间的相关性。随机选取 2008 年 7 月至 2009 年 3 月确诊为先天性尿道下裂的患儿 45 人,均为单纯性尿道下裂,不伴有隐睾、睾丸鞘膜积液等其他泌尿生殖器畸形。患者年龄为 1～26 岁,平均年龄(5±0.2)岁。本组患者染色体核型均为 46,XY。根据阴茎弯曲矫正后尿道口的位置，将尿道下裂分为下列几种类型：冠状沟型、阴茎型、阴茎阴囊型、阴囊型和会阴型。本组轻中度尿道下裂占 24 例(包括冠状沟型 3 例、阴茎型 21 例)，重度尿道下裂占 21 例(阴茎阴囊型 14 例，阴囊型 7 例)。对照组 30 人，为同时间在因包皮过长行包皮环切手术患儿，全身无明显畸形，无外生殖器异常及内分泌疾病的正常儿童。年龄 7～14 岁，平均年龄(9±0.3)岁。用免疫组织化学 SP 法半定量检测本组不同严重程度的尿道下裂的尿道板和包皮中 FKBP52 的表达，以正常男性包皮 FKBP52 的表达为对照。结果显示尿道下裂组的包皮中 FKBP52 的(36/45，80%)表达较对照组(28/30，93.3%)包皮明显减少，尿道板中 FKBP52 表达(28/45，62.2%)比尿道下裂包皮(80%)表达减少的差异，均存在统计学意义。轻中度尿道下裂组包皮和尿道板中 FKBP52 的表达分别为 83.3%(20/24)和 75%(18/24)，重度尿道下裂组分别为 76.2%(16/21)和 47.6%(10/21)，差异均无明显统计学意义。认为 FKBP52 与尿道下裂发病密切相关，与尿道下裂严重程度无明显相关。

(吴震杰)

**述评** 尿道下裂是男性泌尿生殖系统最常见畸形之一，发病原因仍不清楚，但一致认为该病的发生受到雄激素影响，FKBP52 作为雄激素受体伴侣蛋白，广泛表达于人类和啮齿类动物的细胞浆中，尤其在可与甾类激素起反应的组织中含量很高。已有研究发现缺乏雄激素受体伴侣蛋白 FKBP52 的雄性小鼠全部表现出尿道下裂。该文显示 FKBP52 与尿道下裂发病密切相关，但与尿道下裂严重程度无明显相关，其研究结果为进一步明确 FKBP52 和尿道下裂的关系提供了理论基础。

(刘智勇)

**包皮岛瓣尿道成形术治疗尿道下裂 15 年经验总结(附 109 例报告)**［临床泌尿外科杂志，2011，26(3)：228］ 马戟等总结 15 年来应用包皮岛瓣尿道成形术一期治疗小儿尿道下裂的临床经验。回顾性分析 1995—2010 年 15 年间施行的 109 例包皮岛瓣尿道形成术的手术效果及围手术期的处理要点。本组年龄 19 个月至 18 周岁，其中以 2～9 岁者占大多数。临床表现为阴茎下弯，尿道外口异常，部分患者不能站立排尿。体检时解剖学特征：①尿道外口异位(冠状沟型、阴茎型、阴茎阴囊型)；②阴茎下弯；③阴茎系带缺如，包皮发育不对称，阴茎背侧形成所谓“头巾”样包皮。一期手术成功 97 例，达 89%；术后出现尿瘘并发症 9 例，其中 6 例尿瘘出现在新旧尿道吻合处，2 例出现在冠状沟下，1 例出现在新尿道中间。9 例尿瘘患者于半年后第 2 次手术修补瘘口，全部成功。手术失败 2 例，其中 1 例损伤阴茎背侧动脉，阴茎头血运发生障碍，被迫拆除缝线；1 例损伤阴茎腹侧尿道沟两侧的阴茎头异位血管。并发尿道狭窄 2 例，其中 1 例为尿道外口狭窄，1 例为新旧尿道吻合口狭窄，均定期扩张，未行 2 次手术，排尿基本正常。94 例获得长时间随访，13 例中断随访，随访时间最长 15 年。随访提示手术效果满意。2 例失败的患者，1 例入外院再次手术。另 1 例未做手术，阴茎伸直满意，尿道外口位于阴茎近端 1/3 处，已结婚并生育。认为带有血运的包皮岛瓣取材容易，新尿道成活率高。只要不断总结临床经验，手术一期成功率高，并发症少，术后功能和美容效果非常满意。

(陈 伟)

**述评** 尿道下裂是男性最常见的泌尿系统畸形之一，治疗较为困难，近年来随着手术方式和医学材料的不断改进，手术方法很多，其中就包括该文所说的包皮岛瓣尿道成形术，此种方式采用带有血运的包皮岛瓣，取材容易，新尿道成活率相对高，但应该明确的是，截至目前仍没有一种疗效十分满意的一期尿道成形术，因此，应该提倡术者根据尿道下裂的严重程度、分型、临床经验及手术熟练程度等选择最佳手术方式，而不应固守某一种手术方式。

(刘智勇)

**改良 Duplay 术式在失败尿道下裂手术中的应用**［中华小儿外科杂志，2011，32(9)：675］ 宋宏程等探讨改良 Duplay 术式在失败尿道下裂手术中的应用，总结该术式的适应证及意义。通过回顾性分析 2004 年 1 月至 2009 年 12 月 27 例应用改良 Duplay 术式治疗失败尿道下裂患儿的临床资料，年龄 3～17 岁，平均 10 岁 5 个月，曾行过 1～5 次(平均 2.5 次)尿道成形术。距离末次手术 1 年以上。查体：阴茎发育正常，阴茎下弯已矫正，尿道外口位于阴茎体远端 8 例，阴茎体近端 10 例，阴茎根部 9 例，尿道缺损 2.5～4.5 cm，平均 3.2 cm，包皮环切状，系带缺如，阴茎头小，阴茎头腹侧尿道板窄<5 mm，阴茎体腹侧皮肤充裕堆积，双侧睾丸位置质地大小正常。改良 Duplay 术式的手术效果与同期行 Duplay 术式进行比较。手术后随访 6～24 个月，16 例(16/27)治愈，11 例出现并发症，包括 10 例尿道瘘、1 例尿道狭窄。尿道瘘 8 例行尿道瘘修补术后治愈，2 例修瘘后再瘘再修瘘治愈，尿道狭窄 1 例行尿道切开造瘘再行尿道瘘修补术治愈。同期对失败或Ⅱ期尿道下裂行 Duplay 术式 29 例，治愈 18 例，两种手术方法成功率比较无统计学意义($P>0.05$)。认为改良 Duplay 术式适用于失败尿道下裂中因阴茎头小、尿道板窄、无法行传统 Duplay 术式或 Snodgrass 术式的患儿，利用改良 Duplay 术式可将尿道外口成形于舟状窝，解决因材料不良被迫将尿道外口成形于冠状沟水平的问题，但此方法要求冠状沟水平皮肤富余。

(吴震杰)

**述评**　尿道下裂手术的最大的难点就是术后并发症，主要并发症有尿瘘、尿道狭窄、皮瓣坏死、感染等。造成尿道下裂术后严重并发症的主要原因是手术方法设计错误、术中操作不当、组织缺血坏死、缝合有张力、局部感染、术后尿液引流不畅等。其中尿瘘和尿道狭窄是尿道下裂修复术后最常见的并发症之一，因此采用何种手术方式来治疗失败的尿道下裂是非常值得我们关注的，该文在此方面就提供了一个很好的借鉴。

(刘智勇)

**螺旋 CT 三维重建肾鹿角形结石影像在 PCNL 术中的应用价值研究**[临床泌尿外科杂志，2010，25(12)：927]　李文雄等探讨螺旋 CT 三维重建肾鹿角形结石影像在经皮肾穿刺取石术(PCNL)中的应用价值。将 60 例肾鹿角形结石患者随机均分成研究组和对照组各 30 例，研究组男 17 例，女 13 例。其中 5 例伴有不同程度的高血压病。22 例为单侧结石，8 例为双侧，其中 7 例并发同侧中重度肾积水。结石最大径 2.5～8.8 cm。6 例术前血肌酐轻度增高。对照组男 16 例，女 14 例。24 例为单侧结石，6 例为双侧，其中 6 例伴有不同程度的高血压病，8 例并发同侧中重度肾积水。结石最大径 2.8～8.5 cm。利用螺旋 CT 对全部患者肾鹿角形结石进行非增强薄层扫描。获取结石及肾脏的影像资料。并对研究组的肾鹿角形结石进行三维影像重建。两组均在常规麻醉下行 PCNL 术，研究组(38 侧肾)顺利建立经皮肾手术通道 56 条，建立通道平均时间 17 min，手术时间 62～390 min。术中出血量 20～250 ml。19 例结石全部一次取净，一次结石清除率为 63.3%；25 例行二次经皮肾镜取石，二次结石清除率为 83.3%。研究组手术通道建立时间、术中出血量、一次结石清除率、二次结石清除率等指标均明显优于对照组。认为螺旋 CT 三维重建肾鹿角形结石影像可直观、形象、准确地提供结石的立体结构、大小及其所在部位。从而能准确选定经皮肾穿刺的位置。可使 PCNL 手术入路更精确合理，进而提高碎石取石效率，降低结石残留率，减少手术并发症，有效提高 PCNL 的疗效，特别是对提高复杂性肾鹿角形结石的一期和二期微创肾镜手术的结石清除率的提高有重要临床意义。

(陈　伟)

**述评**　目前，欧洲泌尿外科结石疾病诊疗指南已明确将 CTU 列为和 KUB+IVU 同等推荐等级的经皮肾镜术前影像学准备的组成部分。遗憾的时，由于成本因素，上述影像学检查在国内较难推广。因此，该文采用的对鹿角型结石行三维重建，直观、形象地提供结石的立体结构、大小及其所在部位，不失为一种折中的选择。在不明显增加治疗成本的同时，又对 KUB+IVU 的二维图像改进和提高，提高碎石取石效率，降低结石残留率，减少手术并发症。

(高小峰)

**微创经皮肾镜取石术后迟发大出血的原因及防治策略**[中华泌尿外科杂志，2010，31(12)：822]　张慕淳等分析微创经皮肾镜取石(PCNL)术后迟发大出血的原因，并探讨防治措施，评价介入栓塞止血的疗效。回顾性分析 2004—2009 年 13 例 PCNL 术后迟发出血患者的临床资料。男 10 例，女 3 例。平均年龄 47(35～68)岁。均为肾结石，轻中度肾积水 2 例，无积水肾 11 例。均行单通道(24.5F)PCNL 术。其中肾内多发结石 8 例，肾巨大铸型结石 5 例。本组均为迟发性大出血，出现严重肉眼血尿时间为术后 5～40 d。本组血红蛋白(Hb)均<80 g/L，6 例<60 g/L。分析和总结迟发出血的原因、防治方法及超选择肾动脉造影及栓塞止血治疗的疗效。其中 7 例经过绝对卧床休息、止血药物、夹闭肾造瘘管、肾造瘘管球囊压迫牵引等保守治疗 10～20 d，出血得到控制；6 例经保守治疗无效者行肾动脉造影检查，其中假性动脉瘤 4 例、动静脉瘘 2 例，经超选择性栓塞止血治疗 1～3 d 后血尿逐渐消失。随访 3～24 个月 IVU 检查示，患肾功能较 PCNL 术前均有不同程度恢复，彩色多普勒超声检查肾血流无异常改变。认为术后迟发性大出血是 PCNL 严重并发症之一。出血原因为肾穿刺通道的动脉损伤并且形成假性动脉瘤或动静脉瘘。肾动脉造影及超选择肾动脉栓塞是治疗迟发大出血安全有效的方法，具有创伤小、安全有效、止血迅速、可避免肾切除，最大限度保留肾功能等优点。选择适当的穿刺部位、精准操作，尽量提高一次穿刺扩张的成功率，注意肾镜摆动角度等是防止迟发大出血的有效预防措施。

(陈　伟)

**述评**　经皮肾镜术中术后大出血一直是困扰泌尿外科医师的难题，文献报道大出血发生率 3%～6%，且目前尚无有效的预防方法。该文分析了 PCNL 术后严重大出血原因主要为肾穿刺造成的动脉损伤、形成假性动脉瘤以及动静脉瘘，总结了降低发生大出血的手术技巧，探讨肾动脉造影及超选择肾动脉栓塞在治疗严重出血并发症中的价值。对 PCNL 手术的开展，尤其是针对大出血并发症的处理具有重要的临床指导意义。

(高小峰)

**联合应用钬激光及套石篮与单用钬激光在经尿道输尿管镜治疗输尿管上段结石的比较研究**[中国微创外科杂志,2011,11(6)：554]　赵晓风等比较联合应用钬激光及套石篮与单用钬激光在经尿道输尿管镜治疗输尿管上段结石的疗效及安全性。回顾性分析2007年6月至2010年9月经尿道输尿管镜治疗输尿管上段单发结石109例的临床资料,均行B超、腹平片、静脉肾盂造影(IVU)检查,IVU显影不良者行逆行肾盂造影。为避免结石数量及合并感染对分析的影响,本组纳入的病例均为单一结石且无合并感染。2009年1月前采用钬激光碎石(A组,51例),2009年1月后先置入WOLF套石篮套住结石,再用钬激光碎石(B组,58例)。比较2组的手术时间、碎石成功率、输尿管穿孔、术后感染、术后3周结石排净率及术后输尿管狭窄率。A组结石上移28例,B组结石上移3例,需二期手术,B组碎石成功率和3周结石排净率均明显高于A组[碎石成功率94.8%(55/58) vs 45.1%(23/51),$P$=0.0001;3周结石排净率96.4%(53/55) vs 65.2%(15/23),$P$=0.001]。A组输尿管穿孔率为B组的4.6倍[15.7%(8/51) vs 3.4%(2/58),$P$= 0.061]。B组平均手术时间比A组长8 min[(46±19) min vs (38±13) min,$P$=0.013]。两组术后感染率、输尿管狭窄率差异无显著性($P$均=1.000)。输尿管穿孔均予留置双J导管4～8周治愈。术后感染者应用广谱抗生素后治愈。术后输尿管狭窄者给予输尿管扩张后治愈。认为先用套石篮将结石固定,使结石不会上移,再用钬激光碎石,避免因结石过大造成套石篮取出困难,是增加碎石成功率、减少手术并发症的理想方法。在经尿道输尿管镜碎石治疗输尿管上段结石中联合应用钬激光及套石篮,疗效及安全性高于单用钬激光。

(陈　伟)

**述评**　该文以输尿管镜联合钬激光治疗输尿管上段结石可能发生结石上移进入肾盂导致碎石失败这一难题为切入点,在输尿管硬镜钬激光碎石过程中使用套石篮阻挡碎石上移,以提高碎石疗效。该方法国外有诸多前瞻性对照研究,认为需要将套石篮置入结石上段方可起到阻挡结石碎块的功效,并设计应用了商品化的阻挡器。与输尿管硬镜和软镜钬激光碎石相比,该方法治疗输尿管上段结石碎石成功率优于硬镜碎石,疗效低于输尿管软镜碎石。手术费用则明显降低,适用于非嵌顿较小结石的治疗。

(高小峰)

**盐酸曲马多联合行为疗法治疗早泄的安全性、有效性临床观察**[中华男科学杂志,2011,17(6)：538]　熊国根等评价盐酸曲马多联合行为疗法治疗早泄的安全性、有效性。按随机原则将72例早泄患者分为治疗组和对照组各36例,治疗组患者年龄18～45(27.63±5.59)岁。病程3～24(7.99±2.76)个月,原发性23例,继发性13例。对照组患者年龄19～50(29.93±4.54)岁,病程3～24(7.57±2.68)个月,原发性24例,继发性12例。两组年龄、病程和原发性、继发性统计学差异均无显著性。早泄诊断标准：①已婚成年男性或有固定性伴侣及规律性生活男性;②阴茎勃起功能正常,IIEF-5问卷≥20分;③主诉在性交时失去控制射精能力,阴道内射精潜伏期(IELT)<2 min且病史在3个月以上。治疗组性生活前2 h口服盐酸曲马多50 mg联合行为疗法,对照组予以单纯行为疗法,两组疗程均为8周,记录治疗前后阴道内射精潜伏期(IELT)、配偶性生活满意度评分、临床总有效率、不良反应和肝、肾功能。两组治疗前后在IELT和改善配偶性交满意度评分方面有显著性差异($P<0.01$),两组治疗效果的总有效率,治疗组为72.2%,对照组为47.2%,治疗组较对照组治疗后IELT、改善配偶性交满意度评分和临床总有效率方面有显著性差异($P<0.05$),10例(27.8%)患者出现不良反应。治疗组治疗前后肝肾功能无统计学差异($P>0.05$)。认为盐酸曲马多联合行为疗法在延长IELT及改善配偶性交满意度评分、临床总有效率和肝、肾功能方面,其安全性和有效性值得肯定。但盐酸曲马多为阿片类药物,成瘾性还有待评估,是否作为国内治疗早泄的常规治疗药物尚需进行多中心、双盲临床安全性及有效性的进一步研究。

(陈　伟)

**述评**　早泄的定义还未统一,临床存在的问题是缺乏治疗手段,虽然药物治疗被推荐为一线治疗方法,但可供选择的治疗药物不多。该研究报道了盐酸曲马多联合行为疗法治疗早泄在延长阴道内射精潜伏期(IELT)及改善配偶性生活满意度评分、临床总有效率方面值得肯定,同时没有明显的肝、肾功能不良反应。但是曲马多治疗早泄的具体作用机制还不清楚,可能与激动M1受体或前体作用于阿片样受体有关;作为早泄的常规治疗药物还需要多中心临床试验进一步验证。

(周　铁)

**精囊镜技术在血精诊治中的应用价值**[中华泌尿外科杂志,2011,32(8)：558]　叶利洪等探讨了精囊镜技术在血精诊治中的应用价值。顽固性血精患者19例,经直肠超声,精囊MRI或CT扫描等检查排除精囊肿瘤、结核、前列腺占位,行前列腺液培养加药敏试验。4.5～6.0F输尿管镜经尿道外口直视下进入精阜腔,仔细观察精阜腔,输尿管镜后退至精阜腔开口处,轻度冲水,于5点处寻找左侧射精管开口,7点处寻找右侧射精管开口,置入斑马导丝,沿导丝经输尿管镜扩张后进人左侧精囊腔。净精囊内血块用生理盐水冲洗;合并精囊结石者用钬激光碎石并冲出;有息肉切除后送病理检查。术中应用喹诺酮类药物如左氧氟沙星注射液(0.3/100 ml)精囊保留灌注(前列腺液培养阳性且药敏试验明确者则作敏感抗生素保留灌注)。退出输尿管镜。同法处理右侧精囊。术后留置导尿管2～3 d。19 例手术时间 10～75 min,平均 35 min。本组中,射精管开口异常 3 例(为共同开口型),18 例行双侧 1 例行单侧精囊镜检、冲洗和药物保留灌注。其中,14 例精囊中存留血性液体,呈慢性精囊炎改变(细菌培养阳性 8 例),冲净陈旧血块,并行敏感药物保留灌注;5 例并发精囊结石者以钬激光碎石;3 例微小息肉成功切除(术后病理报告为炎性息肉)。18 例术后1～5 个月平均 3 个月血精消失;随访 6～12 个月,精神状态明显改善;14 例性功能减退功能恢复 3 例,改善 11 例;1 例不育症者系并发双侧结石,术后 6 个月精液量从术前 1.5 ml 提高至 5ml,精子活力由 30%提高至 60%,精子数由 $20\times10^9$/L 提高至 $80\times10^9$/L。1 例术后 5 个月复发,经敏感抗生素治疗后好转。本组术中无直肠及周围脏器损伤,未出现附睾炎、逆行射精等并发症。认为 4.5～6F 输尿管镜经正常解剖路径行精囊镜检及相关治疗是微创、安全、有效治疗顽固性血精的方法。

(曹　欢)

**述评**　该文报道了精囊镜诊治血精的价值,除了诊断血精形成的病因,还可对精囊内陈旧性血块、精囊结石以及息肉进行治疗,是泌尿外科医生诊治血精强有力的武器。但作为一项新兴技术,精囊镜在许多方面还需要进一步规范包括手术指征、手术方法和术前抗生素应用等。对未生育的血精患者精囊镜检查对生育的影响还未知,有必要对精囊镜手术治疗的远期效果进行随访总结。

(周　铁)

**腹腔镜辅助小切口手术在泌尿外科的临床应用**

[第二军医大学学报,2011,32(9):946]　杨庆等尝试应用腹腔镜辅助小切口手术完成复杂的泌尿外科手术,总结临床应用体会及操作经验。方法回顾性分析 2007 年 8 月至 2011 年 6 月对 3 例孤立肾肿瘤、2 例单侧多发肾肿瘤、1 例双侧肾肿瘤、3 例肾肿瘤合并对侧肾功能不全、3 例肾盂输尿管连接部梗阻合并多发结石、1 例输尿管下段肿瘤,采用腹腔镜辅助小切口手术治疗,探讨手术要点,总结临床诊治经验。9 例肾肿瘤患者,手术切口长 4～6 cm,肾冷缺血时间(15±4) min,手术耗时 90～180 min。本组引流管均于术后 48 h 内拔出。本组均未出现出血、尿瘘等严重并发症,术后肾功能正常。3 例肾盂输尿管连接部梗阻患者,手术切口长 4～5 cm,手术耗时 110～190 min。本组引流管均于术后 3～5 d 内拔出,且均未出现出血、尿瘘等并发症。术后拔出双 J 管后无发热、腰痛等情况,复查静脉肾盂造影,肾盂形态良好,显影正常,无明显肾积水。1 例输尿管肿瘤患者,术后 3 d 时拔除引流管,无并发症发生。以上患者术后均未使用术后镇痛泵及镇痛药物。认为腹腔镜辅助小切口手术具有切口小、损伤轻、手术安全性高、肾功能保护好、能处理术中复杂情况等特点,尤其适用于完全腹腔镜处理有困难的病例,也是一种向标准腹腔镜复杂手术过渡的术式。

(曹　欢)

**述评**　该文报道了采用腹腔镜辅助小切口治疗 9 例肾脏肿瘤、3 例肾盂输尿管连接部梗阻和 1 例输尿管肿瘤的成功治疗经验。腹腔镜手术目前已成为泌尿外科疾病常见手术治疗方式,但是对于一些术中情况复杂,术中分离困难,采用腹腔镜辅助小切口治疗,可明显提高手术安全性,因此在腹腔镜处理有困难的病例,腹腔镜辅助小切口手术方式不失为一种良好的手术选择方式。

(杨　波)

**术中超声定位在经腹腹腔镜肾部分切除中的应用**

[临床泌尿外科杂志,2011,26(3):203]　马潞林等对肾肿瘤患者实施腹腔镜超声(LUS)辅助的经腹腹腔镜肾部分切除术,探讨 LUS 在该手术中的应用价值。本组术前经影像学诊断为肾肿瘤的患者 5 例,男 2 例,女 3 例,年龄 26～67 岁,平均 49.2 岁。3 例为右肾上极肿物,1 例为右肾中下极肿瘤,1 例为左肾中上极肿物。肿瘤直径 1.5～2.5 cm,平均 2.1 cm。在肾周筋膜外游离肾脏,沿肾下极找到输尿管,向上抬起肾脏暴露肾动脉。按术前影像学显示的肿瘤位置大致找到肾脏肿瘤位置,向腹腔内置入 LUS 探头,用生理盐水充当声像耦合剂,经腹腔镜探头前方的传感器将肿瘤的具体部位、大小及肿瘤边界清晰地显示在超声主机屏幕上。明确肿瘤位置和边界后,用超声刀于肿瘤边缘电灼标记,取出超声探头,用腹腔镜动脉阻断钳阻断肾动脉,沿标记距肿瘤边缘 0.5～1.5 cm 处楔形切除肿瘤。间断缝合肾盂及肾实质。本组均成功接收了经腹腹腔镜肾部分切除术。手术时间平均 106.8 min(98～114 min),出血量平均 70 ml(50～100 ml)。手术进展顺利,所有患者术后病理检查证实切缘均阴性。手术时间、出血量较常规手术无明显差异。认为 LUS 技术不仅可以防止过度切除正常的肾组织,还能有效地降低切缘阳性率,值得在临床上推广使用。

(黄　钢)

**述评**　该文报道了 5 例肾肿瘤患者实施腹腔镜超

声辅助的经腹腹腔镜肾部分切除术，手术进展顺利，所有患者术后病理检查证实切缘均阴性，手术时间、出血量较常规手术无明显差异。腹腔镜超声是术中超声与腹腔镜相结合的技术，可直接扫描病变部位，可实施动态检测，减少肿瘤残留或切缘阳性的发生。因此对于需要精细解剖以及术中难以发现的肾脏肿瘤的手术，腹腔镜超声应成为腹腔镜肾部分切除术的常规术式。

（杨　波）

**机器人外科手术系统辅助腹腔镜在肾脏及肾上腺手术中的应用（附4例报道）**［上海医学，2011，34（1）：35］　何威等总结应用达芬奇S机器人外科手术系统辅助腹腔镜技术开展肾脏及肾上腺手术的经验，探讨了该技术在肾脏及肾上腺手术中应用的疗效及安全性。自2010年3至10月间应用达芬奇2.0HD机器人外科手术系统辅助腹腔镜下行肾脏及肾上腺手术4例，男3例，女1例，年龄42～72岁，中位年龄58岁。其中左肾上腺肿瘤切除术、左肾囊肿切除术、右肾盂整形术、左肾根治性切除术各1例，除1例左肾上腺肿瘤患者因血压升高、双下肢乏力来院就诊外。其他3例均系体格检查发现。收集所有患者的相关资料并进行分析。本组手术均在达芬奇S外科手术系统辅助下成功施行，平均手术时间为（106.3±16.3）min（肾上腺肿瘤切除术90 min，肾囊肿切除术90 min，肾盂整形术120 min，根治性肾切除术125 min），达芬奇S机器人外科手术系统定位的平均时间为（10.3±1.3）min，术中中位失血量为56 ml（肾上腺肿瘤切除术30 ml，肾囊肿切除术15 ml，肾盂整形30 ml，根治性肾切除150 ml），术后中位住院天数为4.5 d（肾上腺肿瘤切除术3 d，肾囊肿切除术2 d，肾盂整形术7 d，根治性肾切除术6 d）。本组术后均无继发性出血、尿漏等并发症发生。认为对于肾脏及肾上腺手术，达芬奇S机器人外科手术系统辅助腹腔镜手术的创伤小、安全可靠，且疗效确切。随着手术者操作熟练程度的提高，此术式的优势将更加明显。

（吕　骥）

**述评**　该文总结应用达芬奇S机器人外科手术系统辅助腹腔镜技术开展了4例肾脏及肾上腺手术的经验，认为该手术方式的创伤小、安全可靠，且疗效确切。机器人外科手术系统辅助腹腔镜系统因其机械臂灵活、多角度旋转、良好的视野等技术优点，国外已成为临床外科手术治疗的首选方式。该文报道的机器人外科手术系统辅助腹腔镜技术临床经验为后来学者提供良好的借鉴作用。

（杨　波）

**机器人外科手术系统辅助腹腔镜在膀胱及前列腺手术中的优势（附4例报道）**［上海医学，2011，34（1）：30］　沈周俊等探讨机器人外科手术系统辅助腹腔镜在根治性膀胱切除术和根治性前列腺切除术中的操作体会。于2010年3至10月间应用达芬奇S机器人外科系统辅助腹腔镜行下尿路手术4例，其中3例前列腺癌患者行根治性前列腺切除术，1例膀胱癌患者行根治性膀胱切除＋原位双U形回肠代膀胱术。前列腺癌患者的手术时间为200～270 min（包括体位摆放及机器人外科手术系统到位的时间共45 min），术中失血量为300～800 ml，输血0～400 ml，术后无1例发生尿漏，术后第5天拔除左侧引流管，第6天拔除右侧引流管。术后1周复查前列腺特异性抗原（PSA）均＜0.17 ng/ml。术后3周拔除导尿管，可自行排尿，排尿控制良好。1例膀胱癌患者的手术时间为330 min，其中全膀胱切除的时间为165 min，原位膀胱术的时间为120 min。术中失血量为800 ml，输血300 ml。术后病理检查提示膀胱尿路上皮癌。术后第10天拔除双侧输尿导管，术后3周拔除导尿管，可自行排尿，且排尿控制良好。认为达芬奇S机器人外科手术系统辅助腹腔镜下尿路手术安全、可靠，对于术者，更高的放大倍数可获得更加清晰的手术视野；对于患者，则具有出血更少、恢复更快和尽可能扩大手术指征等优势。本术式创伤更小，更适用于高龄、高危前列腺癌等下尿路肿瘤患者，是一种具有广泛应用前景的手术方法，但须充分关注手术的潜在风险。

（吕　骥）

**述评**　该文报道肯定了机器人外科手术系统辅助腹腔镜根治性膀胱切除及根治性前列腺切除术中的优势。根治性膀胱切除及根治性前列腺切除术手术步骤多，解剖层次复杂，属于泌尿外科最复杂、最大的手术之一。在提高手术技能的同时，利用最新的机器人外科手术系统辅助治疗已成为国外的外科医生首选方式，国内目前少数大型医疗机构也正在逐步引进该系统。相信未来机器人外科手术系统辅助腹腔镜根治性膀胱切除及根治性前列腺切除术必将成为标准治疗方式。

（杨　波）

**单孔多通道腹腔镜泌尿外科手术单中心临床应用总结**［第二军医大学学报，2011，32（10）：1085］　王林辉等总结了单中心泌尿外科单孔多通道腹腔镜手术的临床疗效和经验。自2008年12月至2011年5月，有98例患者先后接受单孔多通道（TriPort™）腹腔镜手术，其中2例患者行双侧手术，共完成各类手术100例次。其中肾癌根治术24例，肾脏部分切除术3例，无功能肾切除术10例，肾囊肿去顶减压术21例，单侧肾上腺切除术12例，输尿管切开取石术6例次，经膀胱前列腺剜除术9例，其他手术15例。收集患者基本信息、围手术期各项临床指标及随访资料并进行分析。本组单孔多通道腹腔镜手术中,87 例手术在不增加任何辅助孔的情况下顺利完成,9 例手术增加 1 个 5 mm 的辅助孔,1 例中转传统腹腔镜手术,3 例中转开放手术。总体并发症发生率为 15%(术中 6%,术后 9%)。前 50 例总体并发症发生率为 5%,后 50 例为 10%。手术疗效满意,美容效果好。肿瘤患者术后平均随访 9.9±5.61(3～24)个月,未出现复发或转移。认为单孔腹腔镜技术在泌尿外科的应用安全、可行,创伤小,切口隐蔽。但早期应用阶段仍有一定的并发症发生率,应严格把握手术适应证。随着手术器械的进一步改进、临床经验的不断积累以及优化设计的前瞻性大样本多中心临床随机对照研究的完成,单孔腹腔镜技术将在泌尿外科疾病的诊治中发挥更大的优势。

(曹　欢)

**述评**　该文回顾分析了单中心单孔多通道腹腔镜技术在泌尿外科中的应用情况,治疗达 100 例次,病种以上尿路疾病为主。报道的病例数为国内最多,病种也最全。并且该作者认为单孔腹腔镜技术在泌尿外科的应用安全、可行,创伤小,切口隐蔽。虽然早期应用阶段仍有一定的并发症发生率,但随着手术器械的进一步改进、临床经验的不断积累,单孔腹腔镜技术将在泌尿外科疾病的诊治中发挥更大的优势,因此该中心的成功经验报道值得进一步推广和应用。

(杨　波)

**耻骨上辅助经脐单孔腹腔镜技术在泌尿外科的应用价值(附 57 例报告)**[临床泌尿外科杂志,2011,26(7):481]　邹晓峰等探讨耻骨上辅助经脐单孔腹腔镜技术(E-NOTES)的安全性、可行性和有效性。回顾性分析了本组 57 例患者,其中肾上腺肿瘤 5 例,肾囊肿 2 例,肾结核 2 例,肾癌 8 例,肾盂癌 1 例,肾积水致无功能肾及萎缩肾 14 例,重复肾输尿管畸形 2 例,肾盂输尿管连接部梗阻 4 例,肾盂结石 2 例,输尿管上段结石 17 例。患者全麻,取健侧 70°卧位。脐缘置入两个 Trocar 及操作器械,自耻骨联合患侧阴毛覆盖区置入一 Trocar 及腹腔镜。手术方法同普通腹腔镜手术。体积较大标本,延长耻骨上切口取出。结果显示全部手术均获成功。平均手术时间:肾上腺切除术 87(73～130) min,肾囊肿去顶术 45(35～55) min,单纯性肾切除术 115(95～173) min,根治性肾切除术 95(80～158) min,重复肾切除术 150(135～165) min,肾输尿管全长切除术 125 min,肾盂成形术 149(132～177) min,肾盂或输尿管切开取石术 83(64～128) min,肾部分切除术时间 96 min。平均失血量 95(50～300) ml。平均住院时间 6.8(2～8)天。术后切口愈合良好,手术瘢痕隐蔽,美容效果佳。认为耻骨上辅助 E-NOTES 安全可行,术式避免了腹腔镜与操作器械之间的相互干扰,可降低 E-NOTES 手术难度,较大的手术标本通过延长耻骨上切口取出,有助于减少腹部切口疝的发生,充分利用阴毛和脐部皱褶的自然遮蔽作用,美容效果良好,可作为现阶段 E-NOTES 的过渡手术,值得临床应用。

(李　云)

**述评**　该文报道了 57 例耻骨上辅助经脐单孔腹腔镜技术在泌尿外科的应用,手术种类基本覆盖所有上尿路疾病,手术时间、出血量量与普通腹腔镜手术无明显差别,并且手术美容效果佳。单孔腹腔镜技术因其操作器械之间容易相互干扰,临床普及和推广相对较难,该文通过在耻骨上方增加一个通道作为辅助孔,可明显降低单孔腹腔镜手术难度,减少手术并发症,值得临床的推广应用。

(杨　波)

**无张力阴道悬吊系统 TVT-S 治疗女性压力性尿失禁临床分析**[中华泌尿外科杂志,2011,32(5):326]　罗德毅等探讨了第三代无张力阴道悬吊系统 TVT-S 治疗女性压力性尿失禁的适应证和疗效。回顾性分析采用 TVT-S 术式治疗女性压力性尿失禁 27 例患者的资料。年龄 25～69 岁,平均 51 岁;病程 1～20 年,平均 7 年,既往曾行阴道前壁折叠术 1 例。根据美国妇产科学会 POP-Q 分级系统评价,Aa 为 −2～1 cm,棉签试验尿道夹角>60°,临床症状评估均为Ⅱ度。27 例术前尿动力学检查膀胱顺应性正常,最大尿道闭合压(mUCP)25～60 $cmH_2O$($1 cmH_2O=0.098$ kPa),平均 40 $cmH_2O$,腹压漏尿点压(VLPP)均>60 $cmH_2O$。混合性尿失禁 1 例,单纯型压力性尿失禁 26 例。观察指标包括手术时间、术后并发症,随访患者的疗效及生活质量。局麻下手术,行 U 形手术 4 例(MUCP<30 $cmH_2O$),H 形手术 23 例。手术时间 6～15 min,平均 8 min。术中失血量少,无尿道及膀胱损伤。术后留置尿管时间平均 1 d。术后随访 3～15 个月,平均 8.7 个月,26 例无需尿垫达到临床治愈,1 例混合性尿失禁患者急迫性尿失禁症状改善。I-QOL 问卷调查患者生活质量评价良好。25 例(93%)患者对术后尿失禁症状改善表示满意,且术前尿失禁症状较重者满意度更高。认为 TVT-S 是一种治疗女性压力性尿失禁安全有效且并发症低的微创术式,适合于膀胱顺应性正常、最大尿道闭合压正常、尿道移动度较大的患者,部分高龄或尿道压力较低者建议行 U 形 TVT-S 或 TVT 术。

(曹　欢)

**述评**　目前经阴道无张力尿道中段悬吊带术是治疗压力性尿失禁的一线方法,其原理是通过提升耻骨尿道韧带、尿道下方的阴道组织以及耻骨尾骨肌起到控制尿道闭张的目的。第一代经耻骨后路径和第二代经闭孔路径放置吊带，并发症较多。近年出现的单切口经阴道无张力尿道中段悬吊带术(即 TVT-S)，初步的临床应用表明 TVT-S 是一种治疗女性压力性尿失禁安全有效且并发症低的微创术式，但是对其适应证似乎还要更进一步的明确。

(刘智勇)

**泌尿系神经内分泌癌的诊断和治疗**[临床泌尿外科杂志，2011，26(2)：124]　问晓东等探讨泌尿系神经内分泌癌(NEC)的临床特点，病理特征和诊断治方法。回顾性分析 24 例泌尿系 NEC 患者的临床资料，其中男 14 例，女 10 例，年龄 16～83 岁，平均 59 岁。发生于腹膜后 1 例，以血尿就诊，病理检查为典型神经内分泌癌。发生于肾上腺 1 例，为体检发现，病理检查为大细胞癌(肺转移癌)。发生于肾盂 2 例，均以无痛肉眼血尿起病，病理检查出 1 例为肾盂小细胞癌合并移行细胞癌，另 1 例为小细胞癌。发生于输尿管 2 例，临床表现为 1 例为患侧下腹部疼痛不适，1 例为患侧腰痛，病理检查出 1 例为输尿管小细胞癌，1 例为输尿管小细胞癌合并移行细胞癌。发生于膀胱 15 例，其中以无痛肉眼血尿起病 12 例，因尿频、尿急、尿痛就诊 2 例，体检发现 1 例。7 例为膀胱小细胞癌；8 例为混合型(膀胱小细胞癌并前列腺癌 3 例，膀胱小细胞癌并膀胱移行细胞癌 2 例，膀胱小细胞癌与膀胱移行细胞癌原位癌 1 例，膀胱小细胞癌并膀胱肉瘤 1 例，膀胱小细胞癌并膀胱印戒细胞癌 1 例)。发生于前列腺 2 例，病理检查均为前列腺小细胞癌。发生于精囊 1 例，为体检发现，病理检查为精囊小细胞癌。经病理检查证实为 NEC，免疫组织化学表达嗜铬粒蛋白(CgA)17 例，神经特异性烯醇化酶(NSE)19 例，腺癌突触素(Syn)6 例。采用综合疗法，目前生存 12 例，最长 9 年 6 个月；死亡 12 例，均在术后 1 年内死亡。认为泌尿系 NEC 临床罕见，确诊需行免疫组织化学或电镜检查；治疗以手术切除联合放化疗为宜，但预后较差。

(吕　骥)

**述评**　神经内分泌癌发病率较低，最常见部位为肺部和消化道，发生泌尿系者较为罕见。该文探讨了 24 例泌尿系神经内分泌癌的临床特点，病理特征和诊断治方法，为临床诊断和治疗提供了良好的理论实践依据。为临床工作中提高医生和患者对该病的充分认识及采取有效的治疗方法有重要的意义。

(杨　波)

# 骨　　科

本年度共收集论文 2 103 篇，纳入一年回顾 400 篇，占 19.0%；收入文选 92 篇，占 4.4%。

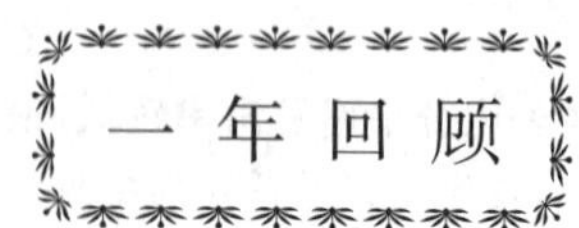

## 一年回顾

## 一、创伤

### (一) 肩部损伤

浮肩损伤是指肩胛骨颈骨折合并同侧锁骨骨折或肩锁关节脱位，肩关节悬吊结构遭到严重破坏。刘强等[1]探讨手术切开复位内固定治疗浮肩损伤的临床效果。作者认为对于浮肩损伤采用切开复位坚强内固定，可早期功能锻炼，有利于肩关节功能的恢复，最大限度减少后遗症。周围神经缺损修复一直是临床研究的热门课题，郭义柱等[2]* 报告 5 例同种异体神经移植修复人臂丛神经锐性切割伤的临床研究。作者认为，应用化学去细胞同种异体神经移植修复人臂丛锐性缺损具有良好的疗效，为其进一步临床应用奠定了基础。邹辉[3]等通过总结和分析可吸收螺钉治疗肩胛盂骨折的效果。作者认为，可吸收螺钉治疗肩胛盂骨折恢复了肩关节的动力平衡和稳定性，可避免第二次手术减少感染和创伤性关节炎的发生率。刘建锋[4]等研究微型钉棒系统治疗 28 例肩胛骨骨折患者，认为微型钉棒系统治疗肩胛骨骨折疗效可靠，值得总结和推广。锁骨远端骨折及肩锁关节脱位是临床上常见的损伤，以往多用切开复位克氏针加张力带钢丝固定。林朝辉等[5]探讨线缆重建喙锁韧带治疗 15 例肩锁关节脱位的疗效，认为线缆重建喙锁韧带及合理的手术方法是治疗 Tossy Ⅲ型及其他类型肩锁关节脱位的理想选择。创伤性胸锁关节脱位临床上较少见，发生率为 3%。林列等[6]探讨胸锁钩钢板内固定治疗 66 例胸锁关节前脱位的疗效，认为胸锁钩钢板治疗创伤性胸锁关节前脱位手术安全，固定可靠，术后能允许肩胛带行早期功能锻炼。周松等[7]应用小切口改良钛质克氏针内固定结合丝线捆扎治疗 68 例锁骨中段粉碎性骨折，认为小切口双改良钛质克氏针内固定结合丝线捆扎治疗锁骨中段粉碎性骨折具有微创、固定可靠、并发症少、操作简单等优点，且治疗费用低，便于临床应用和推广。肱骨近端骨折为临床常见骨折，保守治疗时间长，并发症多。付中国等[8]* 对采用锁定接骨板治疗的 83 例肱骨骨折术后并发症进行分析，作者认为采用锁定接骨板治疗的肱骨骨折虽疗效较为肯定，但仍存在一定的并发症发生率，骨折的严重程度及患者的年龄是影响并发症发生的相关因素。合理的术前评估与计划、规范的手术操作，是避免并发症发生的有效途径。Neer 分型被广泛应用于肱骨近端骨折的治疗，最初应用了 Codman 四部分骨折的概念，加上骨折移位标准，分为 6 个类型。邓磊等[9]对 213 例肱骨近端骨折患者的资料进行分析，认为严格按照 Neer 分型的定义，并借助特殊影像学方法，绝大多数骨折可以很好地进行 Neer 分型。随着人工关节技术的不断成熟和发展，已有越来越多的医师将人工肱骨头置换术应用于复杂性肱骨近端骨折的治疗。姜侃等[10]* 探讨人工肱骨头置换术治疗 35 例复杂性肱骨近端骨折的疗效，认为严格掌握手术适应证，重建肱骨近端的正常解剖结构和实现大小结节骨折块的坚强固定，规范的肩关节功能康复锻炼，是人工肱骨头置换术获得满意疗效的关键。臧危平等[11]总结和评价了半肩置换术治疗 36 例复杂性肱骨近端骨折的疗效，认为骨折后早期手术有利于术后肩关节功能的恢复，肱骨偏心距和头结节间距是影响半肩置换术后肩关节功能的重要因素。内固定仍是治疗肱骨近端骨折的最常用的方法。李松建等[12]研究微创三角肌外侧入路内固定治疗 43 例肱骨近端骨折的临床效果，认为经肩峰下横切口与臂外侧近端纵切口微创间接复位解剖钢板内固定治疗肱骨近端骨折，不破坏骨折端的血运，同时获得较为满意的复位和坚强的固定，术后能进行早期功能锻炼，是一种安全、微创、有效地治疗方法。

**（二）上肢骨折**

利用微创接骨板技术（minimally invasive plate osteosynthesis，MIPO）治疗肱骨干骨折有了不少有益的尝试。田耘等[13]探讨肱骨前方入路锁定钢板微创治疗26例复杂肱骨干骨折的疗效，认为微创肱骨前方置入锁定钛板技术是治疗复杂性肱骨干骨折的一种安全有效的方法。安智全等[14]比较采用MIPO和可膨胀髓内钉治疗33例肱骨干中段骨折的疗效，认为采用MIPO治疗肱骨干中段骨折术后肩关节和肘关节功能优于可膨胀髓内钉。赵隆队等[15]*比较经皮MIPO技术与髓内钉IMN固定技术治疗52例肱骨干骨折的临床效果，认为MIPO微创内固定技术治疗肱骨干骨折具有创伤小、术中出血量少、骨性愈合快、肩肘功能恢复好等优点，同时能减少医源性桡神经损伤的风险。交锁髓内钉技术仍广泛应用于治疗肱骨干骨折。肱骨干骨折钢板内固定与髓内钉固定的疗效和安全性一直是讨论的热点。王晓旭等[16]对钢板内固定与髓内钉固定治疗成人肱骨干骨折的疗效进行系统评价。作者系统收集钢板内固定和髓内钉固定治疗肱骨干骨折的相关文献，并按临床科研方法的国际通用原则进行阅读和评价。Meta分析结果表明，钢板内固定与髓内钉固定比较，可显著降低再次手术发生率，但是增加术后感染率。在骨折不愈合率、医源性神经损伤等方面，两者差异无统计学意义。但是，因该次系统评价纳入病例数较少，尚需要更多设计严谨的大样本随机对照研究来增加论证的强度。

肱骨远端粉碎性骨折仅占成人骨折的1%，病例多源于直接暴力所致，且多为粉碎性骨折。因肱骨远端髁部包绕在肘关节内，解剖形状不规则且骨质厚薄不均，由滑车及肱骨小头组成的关节面结构复杂，肱骨远端严重粉碎性骨折时骨折片碎小且数量较多，骨折对位与骨骼重建极为困难，超过30%的患者会遗留诸多并发症。甄平等[17]*探讨肱骨髁间严重粉碎性骨折的手术复位与内固定方法。分析收治成人肱骨髁间严重粉碎性骨折17例。作者认为，采用肘后入路骨折显露良好，组合多种简单的内固定可实现骨折对位与重建，术后肘关节的功能恢复依赖于牢固的内固定及早期功能锻炼。仇继任等[18]比较经尺骨鹰嘴关节外斜行截骨3种内固定方法治疗153例肱骨髁间骨折的临床疗效，认为经鹰嘴关节外斜行截骨具有不侵袭关节、操作简便、力学性能优良、有利于术后功能锻炼及并发症发生率低的优点。单钢板螺钉内固定法术后肘关节功能恢复相对较差，内固定松动、断裂及肘内翻畸形发生率相对较高；“Y”形钢板和双髁塑形钢板内固定法，术后肘关节功能恢复良好。陈伟明等[19]探讨肱骨远端解剖型锁定接骨板治疗30例老年肱骨远端骨折的治疗方法及疗效。作者认为：解剖型锁定接骨板治疗老年肱骨远端骨折能达到满意的固定，允许早期功能锻炼，在骨折愈合及功能恢复方面取得满意效果。廖前德等[20]探讨采用双钢板技术治疗26例肱骨髁上髁间粉碎性骨折的临床疗效，认为双钢板技术治疗肱骨髁上髁间粉碎性骨折，固定效果可靠，并发症少，肘关节功能恢复满意。赖茂松等[21]探讨纵形劈开肱三头肌腱及止点入路内固定治疗31例肱骨髁间骨折的疗效。认为对肱骨髁间骨折患者采用纵行劈开肱三头肌腱及止点入路坚强内同定治疗，操作方便，创伤小，无需术后外固定制动，肘关节功能恢复良好，疗效满意。

肘关节恐怖三联征的治疗困难，疗效欠佳。林斌等[22]分析13例肘关节后脱位合并桡骨头和冠状突骨折患者的治疗情况，发现上肢外展、前臂外翻及向后外侧旋转时的高能量损伤是发生肘关节三联损伤的主要原因，这种损伤导致了肘关节的严重不稳。早期手术恢复肘关节稳定、术后早期功能锻炼是预防肘关节三联损伤并发症的关键。刘斐文等[23]分析42例桡骨小头骨折的治疗选择及疗效评估，认为桡骨小头骨折根据Mason分型及骨折的具体情况选择适宜的治疗方法，可获得比较满意的疗效。MasonⅠ型骨折采用石膏外固定保守治疗；MasonⅡ型和大多数MasonⅢ型骨折可以采用切开复位内固定治疗；严重粉碎的MasonⅢ型骨折选择桡骨小头切除术。陈旧性舟状骨骨折的治疗难度大，效果欠佳。李泽湘等[24]评价桡骨远端背侧带血管蒂骨瓣转位联合腕关节外固定支架治疗13例陈旧性舟骨骨折的中远期疗效。作者认为以1,2区间间伸肌支持带上血管为蒂的桡骨远端背侧骨瓣转位联合腕关节外固定支架治疗陈旧性舟骨骨折，手术过程相对简单，疗效满意。使用外固定支架是能够早期进行功能锻炼进而改善腕关节功能的重要因素。腕管综合征是一种常见的神经卡压综合征，手术是治疗的主要方法。熊小龙等[25]对内镜下腕管松解术（endoscopic carpal tunnel release，ECTR）和常规腕管切开松解术（open carpal tunnelrelease，OCTR）治疗腕管综合征的疗效进行系统评价。作者认为：与OCTR相比，ECTR可降低腕管综合征的术后疼痛发生率，缩短恢复工作时间；2种手术方式术后并发症发生率、主观满意度、手术时间、术后握力与捏力无统计学差异。因研究质量及样本的局限性，2种手术方法与手术时间和手功能的关系有待于进一步研究。杨焕友等[26]比较尺骨茎突骨折手术治疗与非手术治疗的疗效。作者认为：尺骨茎突骨折手术治疗在腕关节功能恢复优良率及骨折愈合方面均明显优于非手术治疗。

桡骨远端骨折是临床上一种非常常见的骨折,但大多数患者可通过闭合复位、石膏或夹板外固定治疗,达到较为满意的疗效。桡骨远端骨折是老年性骨质疏松患者最常见的骨折类型,对老年骨质疏松患者或高能量损伤导致的粉碎性骨折,骨折常累及关节面,致关界面塌陷明显,伴有骨质丢失,保守治疗后骨折畸形愈合和腕关节功能障碍十分常见,而合理的手术治疗方式已被国内外同行所采用。吴运成等[27]* 探讨不同内固定方法治疗 50 例不稳定型桡骨远端骨折的临床疗效,认为针对不稳定型桡骨远端骨折不同情况,采取不同的内固定方式,方能提供稳定的固定,尽可能减少并发症,取得良好临床疗效。郭勇等[28]比较跨腕关节钢板(钢板组)和外固定支架(外固定支架组)治疗 57 例桡骨远端粉碎骨折患者的疗效。作者认为:跨腕关节钢板与外固定支架治疗桡骨远端粉碎骨折,复位和治疗效果相当,跨腕关节钢板创伤较大,但复位稳定性好,并发症较少。崔壮等[29]系统评价切开复位内固定和闭合复位外固定治疗桡骨远端骨折的疗效。系统纳入切开复位内固定和闭合复位外固定比较治疗桡骨远端骨折的对照试验 6 篇,其中 4 篇为随机对照试验。共 380 例患者。现有的临床资料 Meta 分析显示,切开复位内固定治疗桡骨远端骨折的总并发症率,针道感染率显著低于闭合复位外固定组;治疗后的旋前旋后功能和 DASH score 方面开放组均优于闭合组;在畸形愈合率和握力方面二者差别无统计学意义。综合治疗后并发症的发生率和功能恢复等方面考虑,切开复位内固定是治疗桡骨远端骨折的一种更好的选择。但因研究质量和研究样本的局限性,作者认为:有待设计严谨的大样本随机对照试验加以验证。孙浩林等[30]分析 54 例桡骨远端关节内骨折术后桡骨短缩的影响因素及临床意义,认为桡骨远端关节内骨折术后桡骨短缩发生率较高。手术治疗时应考虑可导致桡骨轴向短缩的因素,并采取相应的防治措施。张昌军等[31]比较锁定加压接骨板与外固定支架治疗 40 例桡骨远端粉碎性骨折的临床疗效,认为采用掌侧锁定加压接骨板和外固定支架治疗桡骨远端粉碎性骨折具有相同效果,具体可根据骨折类型、患者的功能要求及经济情况选择手术方案。刘利民等[32]* 探讨锁定钢板内固定治疗 19 例不稳定型桡骨远端骨质疏松骨折的疗效,认为桡骨远端骨质疏松骨折采用切开复位锁定钢板内固定术,能尽可能地恢复桡骨远端的长度、关节面的解剖关系及掌倾角、尺偏角,术后可以尽早进行腕关节功能锻炼。张立海等[33]探讨新型 2.4 mm 锁定加压钢板治疗 21 例老年桡骨远端 C 型骨折的初期疗效,认为新型 2.4 mm 锁定加压钢板治疗老年骨质疏松引起的桡骨远端 C 型骨折,内固定坚强,可以进行早期功能锻炼,疗效佳。

**(三)骨盆髋臼**

高节奏的现代生活中所导致的骨盆骨折,究其原因常常由高能量、持续性的撞击导致。与传统的自然灾害致伤相比,由车祸、高处坠落等原因导致的骨盆骨折,其后果更为严重和复杂。伴随复杂情况的骨盆损伤,近年来也衍生出了计算机导航引导下经皮置入骨盆及髋臼拉力螺钉技术的研究,其特点有定位准、创伤少、创口小、手术简单、患者易为接受等优点。穆卫东等[34]对 6 具人尸体骨盆标本进行研究,认为 Iso-C3D 三维导航是目前手术导航技术中最准确、最快捷的引导技术。二维导航或 Iso-C3D 三维导航可以明显减少手术中的放射量。杨军等[35]* 评价 CT 引导下经皮空心钉内固定治疗 45 例骶髂关节复合体损伤。作者认为:CT 引导下经皮空心钉内固定治疗骶髂关节复合体损伤定位准确,内固定稳定,手术操作安全可靠,联合早期功能锻炼,疗效肯定,是固定骨盆后环损伤的最佳治疗方法之一。陈爱民等[36]* 探讨了微创 Legacy 椎弓根螺钉系统治疗 12 例 Tile C 型骨盆骨折,认为在良好掌握手术适应证的前提下,利用微创技术 Legacy 椎弓根螺钉固定后环和重建带固定前环治疗 Tile C 型骨盆骨折具有创伤小、术中透视少、手术时间短、效果好、并发症少等优点。洪闻等[37]探讨关于髋关节 MR 造影在髋臼唇撕裂诊断中的应用。报道临床高度怀疑髋臼唇撕裂的 15 例 20 个髋关节在透视下行髋关节穿刺造影,采用 SE $T_1$WI 加脂肪抑制技术,进行髋关节冠状面、矢状面、斜轴面及放射状位扫描。作者认为:MR 髋关节造影是诊断髋臼唇撕裂的可靠方法,扫描方法应选择 $T_1$WI 加脂肪抑制的矢状面及斜轴面或矢状面加放射状位。后下象限撕裂的诊断中应注意正常变异的存在。李连欣等[38]* 探讨股动脉插管暂时性腹主动脉球囊阻断术治疗 23 例骨盆骨折大出血的疗效。认为股动脉插管暂时性腹主动脉阻断术可以在最短时间内提供最有效的止血,迅速改善失血性休克,维持有效循环;提高抢救成功率,降低骨盆骨折早期病死率;是骨盆骨折大出血紧急状态下的有效抢救措施之一。秦晖等[39]探讨经前侧入路手术治疗 18 例骨盆新月型骨折的疗效,认为经前侧入路手术治疗骨盆新月型骨折可以取得良好疗效。黎清波等[40]* 探讨外固定支架联合负压封闭引流(VSD)技术治疗 7 例开放性骨盆骨折的疗效。认为开放性骨盆骨折早期行外固定支架固定并联合 VSD 技术治疗能有效稳定骨盆、减少出血、降低并发症和后遗症的发生率,临床疗效满意。曾参军等[41]探讨了关于地震伤骨盆骨折后环不稳定的微创治疗。采用前环钢板内固定后环在 C 型臂 X 线机引导下经皮微创置入骶髂空心拉力螺钉内固定。作者认为：掌握经皮骶髂关节置钉技术要点，采用骶髂拉力螺钉微创固定后环是地震伤骨盆骨折后环不稳的最佳治疗方法之一。翁阳华等[42]探讨了骨盆的形态特点与不稳定型骨折内固定治疗及临床应用价值，认为：不稳定型骨盆骨折应在血流动力学稳定时尽早根据骨折的类型及骨盆的解剖形态特点选择合理的内固定手术方案。施建国等[43]探讨损伤控制骨科（damage control orthopaedics，DCO）技术在不稳定型骨盆骨折合并多发伤中的应用。作者认为：不稳定型骨盆骨折合并多发伤病情较重，采用DOC技术有利于稳定血流动力学，提高救治成功率，降低死亡率和伤残率。

髋臼位置深在，解剖毗邻关系复杂，创伤后手术暴露、复位及固定相对困难。孙玉强等[44]探讨陈旧性髋臼骨折的手术技术和影响临床效果的相关因素，认为对陈旧性髋臼骨折通过适当的切开复位内固定，也可达到满意的临床结果。对简单型陈旧性髋臼骨折可选择单一入路，而对于复合型骨折原则上采用前后联合入路。手术医师的经验与复位优良率密切相关。林峰等[45]探讨34例髋臼复杂骨折的手术疗效分析效果，认为早期手术、解剖复位、坚强固定、早期功能锻炼、积极预防并发症是获得良好临床结果的关键。朱仕文等[46]探讨低分子量肝素预防髋臼骨折术前深静脉血栓形成的效果。认为预防性应用可有效降低髋臼骨折患者术前DVT的发生，但并不能完全防止其发生。对预防性用药的患者，应严格进行血栓筛查。

**（四）髋部骨折和粗隆间骨折**

过去一年中，粗隆部骨折的手术治疗仍是研究的热点。张巍等[47]探讨微创内固定系统治疗老年人骨质疏松性股骨粗隆部骨折的临床适应证及近期临床疗效，认为倒置对股骨远端微创接骨板治疗股骨粗隆部骨折，能够满足股骨近端骨折内固定要求，尤其适用于老年人骨质疏松较重的患者。郝秋彦[48]报告17例应用微创动力内固定架治疗粗隆间骨折治疗。作者认为：微创动力内固定架治疗股骨粗隆间骨折具有固定可靠、创伤少，术后髋关节功能恢复好，是一种有效的治疗方法。韩军柱[49]探讨了经皮微创接骨板术(MIPO)结合锁定加压钢板(Locking compress plate，LCP)内固定治疗20例老年股骨粗隆间骨折的手术方法及临床效果，认为MIPO结合LCP治疗老年股骨粗隆间骨折，手术时间短，术中创伤少，固定简单可靠，术后骨折愈合率高，并发症少，功能良好，是治疗老年股骨粗隆间骨折的良好方法。吴庭东等[50]报道了股骨近段防旋髓内钉治疗128例高龄不稳定股骨粗隆间骨折患者的疗效，认为防旋髓内钉是治疗粗隆间骨折的有效方法，尤其适用于高龄患者。彭昊等[51]比较了三种内固定方式（动力髋螺钉，动力髋螺钉联合防旋螺钉、股骨近端髓内钉）治疗老年粗隆间骨折疗效，认为动力髋螺钉联合防旋螺钉与股骨近端髓内钉骨性愈合时间短，术后并发症少，髋关节功能恢复好，是治疗股骨粗隆间骨折的良好方式。股骨近端髓内钉尤其能减少手术时间和术中出血量，手术损伤少，对于不能耐受较大手术者可用此术式。孙春光等[52]比较了InterTAN和人工股骨头置换治疗老年不稳定股骨粗隆间骨折的疗效，认为InterTAN设计合理，尤其适用于骨质疏松老年不稳定股骨粗隆间骨折。人工股骨头置换可以考虑，但应严格把握手术指针。赵岩等[53]探讨了动力髋与Gamma钉治疗成人股骨粗隆间骨折疗效的Meta分析。Meta分析显示Gamma钉组术中及术后股骨干骨折的发生率明显增加，二次手术风险较高。但两种内固定器械与拉力螺钉切割出股骨头、术中深部感染，血栓栓塞发生率的关系尚需进一步研究设计更多严格的大样本随机对照实验。

为了进一步提高股骨颈骨折的治疗效果，很多作者进行积极的探索和研究。王勇[54]等报道了应用多根空心加压螺纹钉治疗70例骨质疏松性GardenⅣ型股骨颈骨折的临床疗效，认为空心螺纹钉内固定治疗骨质疏松性GardenⅣ型股骨颈骨折患者，术后并发症少，愈合率高，早期即可愈合。杨建惠等[55]评价了带血管蒂髂骨瓣移植治疗17例青壮年股骨颈骨折骨不连的临床疗效，认为采用带旋股外侧血管升支蒂血管瓣是治疗青壮年股骨颈骨折骨不连的理想方法。陈志兵等[56]报道了空心螺钉与动力髋螺钉加防旋螺钉治疗51例股骨颈骨折的疗效比较，认为对于青壮年PauwelsⅡ型或Ⅲ型股骨颈骨折的治疗，DHS联合防旋螺钉固定优于空心螺钉，具有并发症少，再次手术率低，总体成功率高的优点。许猛等[57]*比较加压螺钉固定、股骨头置换术和全髋置换术治疗108例老年股骨颈骨折的效果，认为对于65～80岁，预计生存时间较长，且对活动能力要求较高的老年移位型股骨颈患者，相对于加压螺钉内固定及人工股骨头置换术，人工全髋关节置换术是较好选择。刘智等[58]探讨了老年股骨颈骨折空心钉内固定术后股骨颈缩短的发生率和影响因素，以及对骨折愈合和髋关节功能的影响。作者认为：老年股骨颈行空心钉内固定术后治疗老年股骨颈骨折术后颈短缩的发生率较高，患者的骨密度值、骨折复位质量、骨折类型、年龄及性别是其影响因素，颈短缩会影响术后髋关节的功能，但不影响骨折愈合。周靖等[59]探讨了93例60岁以下股骨颈骨折手术治疗术后功能及其影响因素分析。作者认为：髋关节术后功能评分呈偏态分布，骨折类型(Garden分型)是60岁以下股骨颈骨折术后功能最主要的影响因素。刘亚波等[60]分析了531例髋部骨折患者深静脉血栓(Deep Vein Thrombosis, DVT)的影响因素,探讨髋部骨折患者术前深静脉血栓栓塞症的预防和治疗。作者认为:对于髋部骨折患者,年龄,性别,对DVT的发生不具有临床意义。D-二聚体浓度,骨折类型和术前制动时间对DVT的发生有临床意义。放置下腔静脉滤器可确保骨折内固定手术及术后康复安全顺利进行。

**(五) 股骨骨折**

股骨多段骨折是一种比较严重的创伤,对于股骨干累及股骨粗隆、股骨髁的骨折,目前尚无理想的固定方式。黄善能等[61]使用锁定钢板或锁定钢板联合(proximal femoral nail, PFN)治疗股骨多段严重粉碎性骨折32例,认为对于累及股骨多节段严重粉碎性骨折采用锁定钢板或锁定钢板联合PFN治疗可取得较满意的疗效。王秋根等[62]探讨锁定钢板治疗股骨远端骨折存在的问题,认为使用锁定钢板治疗股骨远端骨折时,应充分理解骨折部位和类型,严格掌握锁定钢板固定的原则和指征,否则易出现骨折延迟愈合和骨不连等并发症。尹伟忠等[63]探讨经髌旁微创逆行置入交锁髓内钉治疗老年股骨远端骨折的方法并评价疗效。作者认为:逆行交锁髓内钉是治疗老年股骨远端骨折的有效方法,应用CPM机对恢复关节功能有重要作用,经髌旁微创置入可大大提高手术效率。张培训等[64]通过多中心回顺性研究探讨采用切开复位内固定手术治疗股骨远端骨折的疗效。认为根据具体骨折情况采用适当的切开复位内固定治疗股骨远端骨折疗效满意;使用LISS系统与非LISS系统差别不大。许冰等[65]探讨股骨远端解剖型锁定钢板治疗股骨远端粉碎性骨折的临床效果。作者认为:股骨远端解剖型锁定钢板治疗股骨远端粉碎性骨折效果良好,值得临床推广。马伟等[66]探讨LISS钢板治疗老年股骨远端骨折的疗效,认为应用LISS钢板治疗老年股骨远端骨折安全有效。廖春来等[67]* 分别采用两种内固定方法治疗成年股骨远端复杂骨折46例。其中逆行交锁髓内钉内固定组20例,加压锁定钢板内固定组26例。认为对于股骨远端的复杂类型骨折,逆行交锁髓内钉和加压锁定钢板均能达到良好的疗效。但加压锁定钢板系统能最大限度地减少软组织损伤,对膝关节功能的恢复要优于逆行交锁髓内钉系统。

同侧股骨干合并股骨颈骨折在临床上并不多见,随着交通事故增多,其发病率呈上升趋势。由于其损伤机制和临床特点的特殊性,一般伤情重、合并症多、治疗难度大,诊疗过程中容易漏诊。欧阳振华等[68]探讨同侧股骨干合并股骨颈骨折的临床特点及诊疗方法。作者认为:同侧股骨干合并股骨颈骨折伤情复杂,股骨颈骨折容易漏诊,采用加压钢板和空心松质骨螺钉分别固定股骨干和股骨颈骨折具有操作简单、固定可靠的特点。王德义等[69]* 探讨了42例股骨干骨折合并同侧股骨颈骨折的手术方法及疗效。认为股骨干骨折合并同侧股骨颈骨折的治疗应根据患者的体质、年龄、股骨干骨折的部位及股骨颈骨折的移位程度来确定。对于年龄较大、体质较差的患者,行人工股骨头置换术是一种较好的选择。任凯等[70]比较股骨重建带锁髓内钉和股骨颈三枚空心螺钉+有限接触加压钢板治疗同侧股骨干合并股骨颈骨折的临床疗效。作者认为:两种方法治疗股骨干合并同侧股骨颈骨折均可取得满意疗效,股骨重建带锁髓内钉治疗股骨干合并同侧股骨颈骨折在缩短手术时间及减少出血量方面优势明显。

随着高能量损伤以及干骺端骨折的增多,骨不连的发生率也越来越多。张建政等[71]* 探讨附加钢板治疗髓内钉固定后股骨萎缩性骨不连的手术适应证和操作技术。应用附加钢板合并开放植骨治疗髓内钉固定后股骨萎缩性骨不连。认为附加钢板合并植骨适用于髓内钉固定后股骨干骺端骨不连、AO分型B型骨折骨不连、骨缺损>1 cm以及扩髓更换髓内钉失败的萎缩性骨不连。金东旭等[72]探讨锁定钢板内固定联合植骨治疗股骨骨不连或伴骨缺损的疗效。认为锁定钢板内固定辅以植骨能明显促进骨愈合,是治疗股骨骨不连或伴骨缺损的有效方法之一。

**(六) 膝关节周围骨折**

膝关节周围骨折是临床上较为常见的一类骨折,手术治疗的难度较大。邹剑等[73]* 采用锁定钢板治疗97例膝关节周围骨折或骨不连患者并分析其并发症,认为成角畸形占所有并发症的32%,考虑为术者对锁定钢板操作不熟练及未达到复位要求而安放钢板所致。手术时间>3 h的患者存在较高的并发症。李兴华等[74]* 探讨Hoffa骨折的临床特点、治疗方法及临床疗效。作者认为螺钉固定已成为治疗Hoffa骨折的常规固定方法和金标准,应至少使用2枚松质骨螺钉或空心螺钉。克氏针把持力弱,不主张使用。螺钉固定的方向、直径及手术切口的选择应视骨折类型及骨折块大小而定,同时还应考虑合并伤的情况。螺钉固定不稳定者,应联合应用侧方支持钢板或后方抗滑移钢板内固定。胡江华[75]等探讨33例骨质疏松性胫骨平台骨折的手术方法及其临床疗效。作者认为:对于骨质疏松性胫骨平台骨折,应根据不同的骨折类型、骨质疏松程度及关节面塌陷程度选择合适的手术方案,若能争取早期手术治疗及功能锻炼,可减少并发症、降低病死率、改善生活质量。黄建明[76]等探讨23例Segond骨折及其合并伤的关系以及外科处理方法的选择。作者认为:Segond骨折合并前交叉韧带、半月板或侧副韧带损伤的患者必须进行外科处理。LARS韧带是目前治疗Segond骨折合并前交叉韧带损伤的较为理想的材料。对于单纯Segond骨折合并外侧不稳定时，选用Twinfix带线锚钉修补前外侧关节囊，是一种较为可行的外科处理方法。王树青等[77]*应用空心钉钛缆内固定治疗27例闭合性髌骨骨折并评估其疗效。空心钉头部无需露出髌骨皮质，避免了克氏针对髌韧带的刺激。钛缆的抗拉力强度、抗疲劳能力及抗磨损能力均强于钢丝，且组织相容性好，无毒副作用。但对于严重的粉碎性骨折或存在骨折缺损的骨折，难以解剖复位或复位后骨块间不稳定，空心钉钛缆并非最佳选择。刘涛[78]等探讨可吸收线环扎及张力带内固定治疗髌骨骨折58例。作者认为：采用可吸收线环扎及张力带内固定治疗髌骨骨折能有效防止分离移位，尤其对粉碎性骨折髁较好地复位和固定，力学强度可靠且操作简单，适用于各种类型的髌骨骨折。金绍林[79]等采用可调式聚髌器和镍钛聚髌器治疗髌骨骨折167例。作者研究发现：两种内固定方法其疗效比较无明显差异，均可以获得满意疗效。魏新锁[80]等使用记忆合金聚髌器治疗髌骨骨折65例并探讨其疗效。作者认为：记忆合金聚髌器治疗髌骨骨折，具有固定牢靠，可早期活动，并发症少等优点。李小峰[81]等对83例髌骨骨折患者分别采用4种手术方法（环形钢丝固定、张力带固定、记忆合金聚髌器固定、髌骨环内固定）进行治疗，探讨不同方法治疗髌骨骨折的疗效。认为克氏针张力带应用于以横形骨折为主的髌骨骨折；聚髌器则应用于横形、纵形以及星形等髌骨骨折，骨折粉碎程度较轻；而髌骨环则应用于任意方向移位的粉碎性髌骨骨折，可取得髌骨骨折治疗的较好效果。刘建斌[82]等探讨正中直切口加压实芯螺钉张力带治疗18例移位髌骨骨折的价值。认为髌骨正中直纵切口具有创伤小、利于膝关节早期功能锻炼、术后功能恢复快，加压实芯螺钉张力带具有固定坚强，能提供动静生理应力，防止骨折移位，促进骨折愈合。谭晓毅[83]等比较缝线锚钉与钻孔缝合修复股四头肌髌骨止点断裂的疗效。认为缝线锚钉与钻孔缝合修复股四头肌髌骨指点断裂均可取得满意疗效。相比而言，缝线锚钉创伤小、操作简便、固定效果好，可以早期开始功能锻炼，是治疗股四头肌髌骨止点断裂的一种较好方法。潘子翔[84]等手术治疗5例闭合性膝关节周围骨折合并腘动脉损伤的患者，一期单边外固定架固定骨折，二期更换内固定治疗观察其临床疗效。认为一期单边外固定架跨膝关节固定同时吻合损伤的腘动脉，二期更换内固定，早期功能锻炼是临床治疗闭合性膝关节周围骨折合并腘动脉损伤的有效方法。张小兆[85]等采用股骨髁上、胫骨近端单独或联合截骨组合式外固定支架固定治疗膝外翻13例。认为术前认真分析X线片，制定周密的手术方案，术中正确操作，应用组合式外固定支架固定截骨段，对治疗不同程度的膝外翻可获得良好疗效。

**（七）胫腓骨骨折**

胫腓骨骨折是临床上常见的骨折，治疗方法很多，但并发症也不少。王上增[86]*探讨抗生素骨水泥间置器治疗髓内固定后骨髓炎合并骨不连的患者12例。作者发现采用抗生素骨水泥间置器临时固定可以有效控制感染，待感染控制后行二期手术取出间置器行植骨内固定，是治疗随内固定术后骨髓炎合并骨不连的有效方法之一。刘荆陵等[87]应用镶嵌式外固定支架治疗胫骨骨不连与骨缺损的患者40例，认为镶嵌式外固定支架治疗胫骨干骨不连及骨缺损方法简单、有效，可早期功能锻炼，感染患者可获一期愈合。范伟杰等[88]*探讨负压封闭吸引（vacuum sealing drainage，VSD）敷料在创伤性慢性骨髓炎治疗中的作用，认为采用VSD治疗创伤性慢性骨髓炎具有引流充分、炎症控制块、创面肉芽组织生长快、骨髓炎复发率低等优点。周建刚等[89]对21例闭合性Pilon骨折采用解剖型锁定加压接骨板和带齿垫螺钉结合微创方法延期手术治疗。作者认为解剖型锁定加压接骨板和带齿垫螺钉结合微创方法延期手术治疗Pilon骨折可获得良好的临床效果，该方法较为安全，可避免严重软组织并发症。李健等[90]探讨交锁髓内钉治疗胫腓骨骨折中的盲点及提出相应的防治对策，认为交锁髓内钉治疗胫腓骨骨折，采用拉力螺钉骨折断端加压、固定粉碎骨折块及腓骨钢板固定，达到较好的治疗效果。曹前来等[91]采用间接复位和微创钢板内固定技术治疗胫骨干骺端粉碎性骨折38例，认为微创钢板内固定技术创伤小，并发症少，能促进骨折愈合，关节功能恢复满意，是治疗胫骨干骺端或伴胫骨干粉碎性骨折的有效方法。汪建国等[92]回顾性分析小腿骨折术后骨筋膜室综合征12例的临床资料，认为通过严格把握手术时机、术中彻底止血、术后及时识别患肢功能障碍、充分引流等措施，可在一定程度上防治小腿骨折术后骨筋膜室综合征，减少伤残率。刘涛等[93]探讨联合应用混合式外固定架和VSD一期治疗Gustilo Ⅲ B、Ⅲ C型开放性损伤的疗效，认为一期联合应用负压封闭引流结合外固定架治疗重度开放损伤软组织缺损疗效满意。汤伯仁等[94]分析延迟切开复位内固定治疗48例复杂Pilon骨折的疗效，认为对于复杂的Pilon骨折，采用延迟切开复位内固定治疗方法，结合其软组织条件，选择适当时机、恰当的治疗方法，可取得满意的疗效。梁斌等[95]探讨两种不同方法（冲击波疗法和手术疗法）治疗骨不连的优缺点和适应证，认为在疗效相近的情况下，体外冲击波治疗骨不连具有无创、费用低、无需住院等优点。但两种方法要获得满意的疗效，必须严格掌握适应证。王富明等[96]应用牵拉成骨技术治疗下肢大段骨缺损的患者 11 例。患者骨缺损长度 5～15 cm，平均 8.6 cm。作者认为应用牵拉成骨技术治疗大段骨缺损，手术操作简单，尤其是对于单纯骨干缺损患者，采用单边外固定支架治疗，其手术操作更为简便。唐林俊等[97]* 探讨胫骨下段不同条件下发生慢性骨髓炎的显微外科治疗的最佳手术方案及评价治疗效果。作者认为，应用带蒂或吻合血管的组织瓣，尤其是带穿支比目鱼肌瓣移植治疗胫骨下段慢性骨髓炎可获得满意的临床疗效。王乃集等[98]采用自锁髓内钉方法治疗 49 例，交锁髓内钉方法治疗 55 例。两组术中术后并发症发生率、下地时间、骨折愈合时间及术后 1 年膝关节 KSS 评分结果无显著差异。作者认为，治疗胫骨干闭合骨折髓内扩张自锁髓内钉固定术较交锁髓内钉术更微创，手术时间短，疗效与交锁髓内钉术相当。王永祥等[99]探讨阻挡钉结合植骨技术治疗 18 例胫骨骨折髓内钉术后骨不连的疗效，认为阻挡钉结合植骨技术是一种治疗胫骨骨折髓内钉术后骨不连的有效方法。苏伟等[100]探讨垂直水柱测压法诊断骨筋膜室综合征的可行性与实用性，认为垂直水柱测压法的应用效果与传统的 Whiteside 法相一致，客观准确，但其操作简便，易于普及，更具应用优势。蔡卫东等[101]对 27 例 Pilon 骨折患者采用胫骨远端锁定钢板固定胫骨和重建钢板固定腓骨，认为胫骨远端锁定钢板治疗 Ruedi-Allgower Ⅱ、Ⅲ型 Pilon 骨折效果良好，Ⅲ型骨折均需植骨。一期腓骨内固定或有限内固定能明显降低二期手术难度和并发症。王玮等[102]回顾性分析 21 例 Gustilo Ⅲ型开放性胫腓骨骨折患者的临床资料，观察半环式外固定支架治疗的临床效果，发现半环式外固定架治疗急诊重度开放性粉碎性胫腓骨骨折，能在短时间内达到有效固定，减少并发症的发生。谢洋等[103]采用有限内固定结合外固定支架治疗双侧 Pilon 骨折 6 例 12 侧。作者发现有限内固定结合外固定支架治疗双侧 Pilon 骨折疗效令人满意，值得推广应用。李靖等[104]总结应用单边外固定器治疗胫腓骨骨折患者 228 例的经验。研究显示：单边外固定器治疗胫腓骨骨折有效避免了伤口感染、骨不连、内固定断裂等并发症，且骨折愈合时间明显缩短，是治疗胫腓骨骨折的较好方法。吴小春等[105]总结了 11 例胫骨大段骨缺损患者应用骨运输术治疗胫骨大段骨缺损的资料。作者认为骨运输术是治疗胫骨大段骨缺损的有效方法。王勇等[106]对 20 例与外固定架治疗有关的胫骨延迟愈合患者，从年龄、全身情况、原始损伤及治疗方法、外固定架本身因素等几方面进行分析，探讨骨折延迟愈合的原因。结果显示胫骨延迟愈合多发生在高龄患者、开放性骨折或切开复位、胫骨粉碎性骨折、腓骨末骨折或腓骨骨折钢板固定、外固定架不稳定及感染等。胫骨延迟愈合是多种不良因素共同作用的结果，科学合理使用外固定架可避免骨折出现延迟愈合。

**(八) 足踝骨折**

王瑞良等[107]对 25 例跟骨骨折手术后患者的并发症进行分析，认为跟骨手术治疗术前应仔细评估，选择合适的治疗时机，避开伤后 3 天这个肿胀高峰期行手术。术中操作应避免使用电刀。转折部切口应力争一刀切至跟骨表面。使用非牵引技术可保护血供。术中使用引流管引流，术后应保持通畅。目前的跟骨手术内固定选择已经较前改进了不少，然而最优的治疗手段仍需要探讨。吴子征等[108]对 86 例严重跟骨骨折(Sanders 分型Ⅲ、Ⅳ型)随机分为两组，分别采用外侧切口复位植骨加钢板内固定和克氏针、拉力钉或可吸收钉等简单内固定。发现骨折的稳定性、术后功能等两组之间无统计学差别。但简单固定组手术时间短、术中出血少和伤口的并发症少，是一种值得推广的手术方法。徐菁等[109]将 VSD(封闭负压引流)应用于跟骨骨折术后创面愈合并进行研究，表明 VSD 技术对跟骨骨折术后皮肤愈合、预防感染有良好的疗效。赵宏谋等[110]通过系统检索分析发现切开复位内固定结合植骨治疗跟骨关节内骨折不会明显增加术后感染率，可较好的恢复 Böhler 角，患者完全负重的时间也较早。但植入组的纳入患者中，塌陷型和粉碎性骨折的比例较高，仍需进一步完善论证配对设计的前瞻性研究。张弢等[111]对 12 例跟骨骨性毁损伤的患者行手法牵引、克氏针撬拨复位后，经 3.5 cm 长的小切口插入跟骨钢板，使用 3～4 枚加压螺栓对骨折行侧方固定。术后随访优良率 83%，对该型损伤的治疗提供了可供借鉴的新方法。距骨骨折分为头、颈和体部骨折，其中距骨体骨折按 Sneppen 分型分为 5 型，Ⅱ型和Ⅴ型累及胫距和距下关节，预后较差。陆军等[112]对 85 例三踝骨折患者进行回顾性分析，根据后踝骨折块固定与否将所有患者分为后踝骨折固定和非固定组，对两组疗效和是否要进行下胫腓联合固定患者的比例进行比较。研究发现：固定后踝不影响踝关节的功能恢复，但对重建踝关节稳定性有重要作用。殷渠东等[113]回顾分析了 100 例下胫腓联合分离损伤患者的治疗效果。作者指出，应根据损伤和稳定的情况采取保守或手术治疗。有下列情况者应行下胫腓固定：损伤达关节面 4.5 mm 以上，合并内侧结构损伤无法修复者；腓骨高位骨折或发生在关节面 15 cm 以上者；同时伴有内侧韧带断裂、下胫腓分离、腓骨骨折；外踝固定后下胫腓联合仍分离者。张云峰等[114]使用切开复位内固定治疗12例早期Lisfranc关节损伤，手术采用复位后螺钉或克氏针固定，认为切开复位内固定是治疗早期该型损伤的有效办法。杨茂伟等[115]对Lisfranc损伤切开复位内固定术与关节融合术临床疗效进行Meta分析。结果提示切开复位内固定术并发症低于关节融合术；两种术式在再次手术和再次手术矫形方面比较无统计学差异；关节融合术在内固定取出方面明显优于切开复位内固定术。刘华水等[116]应用环锯切骨融合距舟关节治疗距舟关节疼痛的24例患者，该法具有创伤小、融合效果满意，对治疗单纯距舟关节疼痛病变可取得满意的临床疗效。急性跟腱断裂是常见的运动损伤，撕裂型是较难处理的一型。常用V-Y腱成形术、腓肠肌腱膜瓣翻转、腓骨长肌腱转移、LARS人工韧带等方法治疗，但优点不明显且损伤大，成本高。李春江等[117]* 使用自行设计的套索锁扣结立体缝合法修复急性撕裂型跟腱断裂，共治疗41例患者，认为套索锁扣结是将部分肌腱纤维锁定并预拉紧的锁式缝合方法，具有很强的防滑及抗劈裂作用，增加了修复后肌腱的抗张强度；该方法锁定的肌腱纤维较少，对肌腱血运影响小，有利于肌腱的愈合；吻合口在三维立体上均匀受力，可早期功能锻炼，防止粘连。但使用中应注意尾线打结时固定伤肢，锁扣位置在跟腱周围均匀排列，断端均匀受力。左永祥等[118]将半腱肌腱与腓肠肌腱翻转结合应用于8例陈旧性跟腱断裂的修复中，获得满意效果。该方法丰富了陈旧性跟腱损伤的治疗。尹力等[119]对跟腱横断损伤后使用Krackow还是Kessler两种方法缝合术后的初始力学性能进行了实验性的研究。结果显示：Krackow失效载荷、刚度均高于Kessler组。这一研究为临床选择跟腱断裂缝合方法提供参考。李辉等[120]对第五跖骨基底部撕脱性骨折使用带线锚钉缝合固定腓骨肌腱治疗。共5例患者接受了该手术，术中取出第5跖骨基底部碎裂的骨折块，游离腓骨肌腱止点，用带线锚钉编织缝合在第五跖骨基底部。随访6个月，所有患足外观、功能恢复良好。陈农等[121]* 利用Fastin缝合锚钉治疗踝关节三角韧带损伤，探讨其临床疗效。作者认为，三角韧带对踝关节的稳定性有重要作用，采用该方法，较传统丝线或钢丝修补有以下优点：无需二次手术取出，抗拉力强，手术操作简单，固定牢靠。

**（九）小儿骨折**

一年来，小儿骨折报道大致如下。陈庆玉等[122]应用闭合穿针微创钛制弹性髓内针治疗儿童锁骨骨折26例，认为钛制弹性髓内针治疗锁骨骨折创伤小、固定可靠、功能恢复快、外观优良、并发症少而轻。赵国强等[123]进行儿童骨盆骨折的治疗与随访分析。对骨盆骨折首诊患儿，在密切观察是否有休克表现时，需要及时进行全身脏器检查。对于合并脏器损伤和骨盆骨折局部引起的并发症治疗有时比骨盆骨折更重要。季滢瑶等[124]探讨大龄儿童跟骨关节内骨折的治疗方法。根据骨折的不同类型，分别采用保守治疗，撬拨复位和切开复位等方式进行治疗。作者认为：儿童跟骨关节内骨折应重视恢复跟骨的Böhler角、Gissane角和长、宽、高等参数，同时应强调距下关节面的解剖复位。牟遐平等[125]探讨了两种切开方法治疗大龄儿童跟骨关节内骨折。分为传统跟骨外侧L型切口入路和改良经跗骨窦有限切口入路。认为经改良跗骨窦有限切口入路治疗大龄儿童跟骨关节内骨折切口小，出血少，住院时间短。周炎等[126]收治68例儿童肱骨髁上骨折。分别采用手法复位石膏外固定、经皮微创克氏针固定及开放复位克氏针内固定治疗。作者认为处理儿童肱骨髁上骨折时的治疗方案需根据骨折类型及是否合并血管、神经损伤决定，闭合复位经皮克氏针固定是目前治疗肱骨髁上骨折的主流方法。薛恩兴等[127]通过对国内外有关儿童肱骨髁上骨折急诊手术与延期手术的对照文献进行Meta分析。发现儿童肱骨髁上骨折急诊手术与延期手术在出现并发症方面无显著差异性。胡飞等[128]* 观察儿童肱骨髁上骨折两种不同顺序复位的疗效比较。A组先复位侧方移位，后复位前后移位；B组先复位前后移位，后复位侧方移位。认为按照先纠正侧方移位后纠正前后移位的顺序进行复位，能快速有效地达到解剖复位，手术时间明显缩短，骨折端稳定性良好。刘昕等[129]应用钛制弹性髓内钉治疗儿童桡骨颈骨折的儿童16例。认为在移位较大的桡骨颈骨折中，闭合复位很难达到解剖复位，患儿的预后不佳。应用弹性髓内钉治疗桡骨头严重倾斜的桡骨颈骨折，通过从骨折远端干骺端插入髓内针对骨折进行复位，既能有效复位骨折，达到解剖复位，又不破坏骨折部位的软组织，能充分结合非手术治疗软组织破坏小和手术治疗骨折复位好的优点。是治疗儿童桡骨颈骨折的理想选择之一。

**（十）基础研究**

近一年来，骨科创伤的基础研究取得了很大的进展。莫勇军等[130]通过研究局部应用不同浓度神经生长因子（nerve growth factor，NGF）对骨折愈合的影响，进一步探讨NGF促进骨折愈合的适宜浓度。作者认为局部应用NGF对大鼠骨折愈合有促进作用，高浓度的NGF（0.810 001 0-2 μg/g）对骨折愈合有显著促进作用。王德胜等[131]探讨神经生长因子（NGF）对周围神经缺损伤的修复作用。作者认为：外源性NGF能明显改善大鼠坐骨神经缺损神经移植术后功能恢复。马佳滨等[132]探讨不同纤维配比的复合人工骨修复兔桡骨缺损的成骨效果，认为通过向磷酸钙骨水泥

(calcium phosphate cement, CPC)/颗粒骨与聚磷酸钙纤维(calcium polyphosphate fiber, CPPF)中加入一定比例颗粒骨来调节复合材料降解速率,使之与兔桡骨成骨速率相适应,以获得修复兔桡骨缺损的最佳复合人工骨。胡锐等[133]探讨外源性转化生长因子-β1 抗体对周围神经慢性卡压后神经纤维化的缓解作用,认为周围神经慢性卡压后可致神经纤维化。转化生长因子-β1 抗体可有效抑制周围神经卡压后胶原合成,缓解慢性卡压后神经纤维化病变。谢美明等[134]探讨不同循环牵伸强度对体外人肌腱细胞磷脂酶 A2(phospholipase A2,PLA2)和环氧合酶(cyclooxygenase, COX)表达的影响。作者认为:体外人肌腱细胞 PLA2、COX1、COX2 的表达与牵伸强度呈正相关,PLA2/COX 调节系统可能成为防治肌腱病的新分子靶标。张志凌等[135]探讨采用健侧骶神经根移位修复骶丛撕脱伤的可行性,认为健侧骶神经根移位加自体神经移植或健侧骶神经移位与患侧神经根直接吻合均能重建截瘫大鼠骶丛神经的部分功能,其中健侧骶神经移位与患侧神经根直接吻合组效果优于健侧骶神经根移位加自体神经移植组。史正亮等[136]探讨人重组促红细胞生成素(recombinant human erythropoietin, rh-EPO)对大鼠坐骨神经断裂后神经再生的作用,认为 rh-EPO 能促进坐骨神经再生和功能恢复。邓凯等[137]*采用端端吻合和端侧吻合尺神经与肌皮神经肱二头肌肌支,观察周围神经再生和效应肌恢复情况。作者认为:采用端侧吻合与采用端端吻合尺神经部分束支(1/12)的方法治疗臂丛神经上干损伤恢复肱二头肌功能,远期疗效相似。张鑫鑫等[138]探讨增强型生物活性玻璃-胶原复合支架材料的体内外成骨效能,认为增强型生物活性玻璃-胶原复合支架材料具有良好的生物相容性,体内外均具有明显成骨效应。李颖等[139]探究 TW-702F 型骨外固定支架的设计与实验应用。TW-702F 型骨外固定支架利用面-螺纹接触界面稳定性,采用铝合金材料制作,进行轴向压缩实验及疲劳实验进行力学测试,并应用实验狗股骨骨折模型进行动物实验研究。作者认为:TW-702F 型骨外固定支架结构稳定,力学实验中即时稳定性和疲劳应力下整体结构的稳定性表现优良;经动物实验后认为该外固定架具有以下优点:手术操作方便,通用性强;骨折固定能达到即时稳定,固定牢靠,松动率低。

(叶添文　陈爱民)

### 参考文献

1 刘　强,等. 中国骨与关节损伤杂志,2011,26(9):826
2* 郭义柱,等. 军医进修学院学报,2011,32(4):317
3 邹　辉,等. 齐齐哈尔医学院学报,2011,32(10):1631
4 刘建锋,等. 临床外科杂志,2011,19(4):262
5 林朝晖,等. 中国骨与关节损伤杂志,2011,26(9):827
6 林　列,等. 中华骨科杂志,2011,31(3):229
7 周　松,等. 中国矫形外科杂志,2011,19(10):863
8* 付中国,等. 北京大学学报(医学版),2011,43(5):666
9 邓　磊,等. 中华创伤骨科杂志,2011,13(4):324
10* 姜　侃,等. 中国矫形外科杂志,2011,19(10):804
11 臧危平,等. 中国矫形外科杂志,2011,19(4):280
12 李松建,等. 中国临床解剖学杂志,2011,29(5):585
13 田　耘,等. 中国微创外科杂志,2011,11(1):82
14 安智全,等. 中国修复重建外科杂志,2010,24(12):1413
15* 赵隆队,等. 中华创伤骨科杂志,2011,13(6):544
16 王晓旭,等. 中国矫形外科杂志,2011,19(12):974
17* 甄　平,等. 中国矫形外科杂志,2011,19(4):339
18 仇继任,等. 重庆医学,2011,40(29):2989
19 陈伟明,等. 中国临床解剖学杂志,2011,29(4):456
20 廖前德,等. 中华创伤骨科杂志,2011,13(4):385
21 赖茂松,等. 中华创伤骨科杂志,2011,13(5):495
22* 林　斌,等. 中国矫形外科杂志,2011,19(4):284
23 刘斐文,等. 四川医学,2011,32(6):884
24 李泽湘,等. 中华创伤骨科杂志,2010,13(12):1025
25 熊小龙,等. 中国微创外科杂志,2011,11(6):537
26 杨焕友,等. 中华手外科杂志,2011,27(1):1327
27* 吴运成,等. 中国临床解剖学杂志,2011,29(4):473
28 郭　勇,等. 中华创伤骨科杂志,2011,13

(8)：704

29　崔　壮，等. 中国矫形外科杂志，2010，18(21)：1776

30　孙浩林，等. 中华创伤杂志，2011，27(8)：694

31　张昌军，等. 中华手外科杂志，2011，27(1)：7

32* 刘利民，等. 中华创伤骨科杂志，2010，12(12)：1197

33　张立海，等. 中华创伤骨科杂志，2010，12(10)：927

34　穆卫东，等. 中华创伤杂志，2010，26(11)：986

35* 杨　军，等. 中华创伤杂志，2011，27(1)：44

36* 陈爱民，等. 中华创伤杂志，2011，27(9)：789

37　洪　闻，等. 中华放射学杂志，2010，44(11)：1140

38* 李连欣，等. 中华骨科杂志，2011，31(5)：487

39　秦　晖，等. 中国修复重建外科杂志，2011，25(7)：816

40* 黎清波，等. 中华创伤骨科杂志，2011，13(9)：817

41　曾参军，等. 中国骨与关节损伤杂志，2011，26(6)：484

42　翁阳华，等. 中国现代手术学杂志，2010，14(6)：447

43　施建国，等. 中国临床解剖学杂志，2011，29(4)：470

44* 孙玉强，等. 中华骨科杂志，2011，31(5)：496

45　林　峰，等. 军医进修学院学报，2011，31(11)：1071

46　朱仕文，等. 中华创伤骨科杂志，2011，13(7)：640

47　张　巍，等. 中国骨与关节损伤杂志，2010，25(12)：1066

48　郝秋彦. 中国骨与关节损伤杂志，2011，26(6)：546

49　韩俊柱，等. 中国矫形外科杂志，2011，19(6)：468

50　吴庭东，等. 北京医学，2011，33(7)：555

51　彭　昊，等. 中国矫形外科杂志，2011，19(6)：441

52　孙春光，等. 江苏医药，2011，37(14)：1661

53　赵　岩，等. 中国骨与关节损伤杂志，2011，26(8)：697

54　王　勇，等. 上海医学，2011，34(1)：65

55　杨建惠，等. 中国临床医学，2010，17(6)：859

56* 陈志兵，等. 中国修复重建外科杂志，2011，25(1)：26

57* 许　猛，等. 中国修复重建外科杂志，2010，24(12)：1419

58　刘　智，等. 中华创伤骨科杂志，2011，13(9)：801

59　周　靖，等. 北京大学学报(医学版)，2011，43(5)：703

60　刘亚波，等. 中华创伤骨科杂志，2010，12(12)：1123

61　黄善能，等. 中国骨与关节损伤杂志，2010，25(10)：914

62　王秋根，等. 中华创伤骨科杂志，2011，13(3)：203

63　尹伟忠，等. 中国骨与关节损伤杂志，2011，26(6)：493

64　张培训，等. 中华创伤骨科杂志，2011，13(4)：336

65　许　冰，等. 四川医学，2011，32(4)：554

66　马　伟，等. 江苏医学，2011，37(9)：1090

67* 廖春来，等. 中国矫形外科杂志，2011，19(8)：624

68　欧阳振华，等. 中国骨与关节损伤杂志，2011，26(4)：355

69* 王德义，等. 中华创伤骨科杂志，2011，13(5)：429

70　任　凯，等. 中国现代手术学杂志，2011，15(2)：128

71* 张建政，等. 中华创伤杂志，2011，27(5)：451

72　金东旭，等. 中华创伤骨科杂志，2011，13(3)：212

73* 邹　剑，等. 中华创伤骨科杂志，2011，13(3)：217

74* 李兴华，等. 中华创伤骨科杂志，2011，13(7)：620

75　胡江华，等. 中国骨与关节损伤杂志，2011，26(4)：369

76　黄建明，等. 中国骨与关节损伤杂志，2011，26(6)：509

77* 王树青，等. 中华创伤骨科杂志，2011，13(7)：653

78　刘　涛，等. 中国骨与关节损伤杂志，2011，26(4)：358

79　金绍林，等. 中国骨与关节损伤杂志，2010，25(10)：931

80　魏新锁，等. 中国骨与关节损伤杂志，2010，25(12)：1113

81　李小峰，等. 中华创伤杂志，2011，27(9)：796

82 刘建斌,等.中国骨与关节损伤杂志,2011,26(6):550
83 谭晓毅,等.中华创伤骨科杂志,2011,13(9):836
84 潘子翔,等.中国矫形外科杂志,2011,19(2):96
85 张小兆,等.中国矫形外科杂志,2011,19(19):1659
86* 王上增,中国修复重建外科杂志,2011,25(8):972
87 刘荆陵,等.中华创伤骨科杂志,2011,13(6):594
88* 范伟杰,等.华西医学,2011,26(3):365
89 周建刚,等.苏州大学学报(医学版),2011,31(4):680
90 李健等,等.中国矫形外科杂志,2011,19(2):156
91 曹前来,等.中华创伤杂志,2010,26(10):902
92 汪建国,等.中国骨与关节损伤杂志,2011,26(7):639
93 刘 涛,等.中国矫形外科杂志,2011,19(6):511
94 汤伯仁,等.广东医学,2010,31(22):2970
95 梁斌,等.中国矫形外科杂志,2010,18(24):2087
96 王富明,等.中华创伤骨科杂志,2011,13(6):530
97* 唐林俊,等.中华显微外科杂志,2011,34(4):315
98 王乃集,等.中国矫形外科杂志,2011,19(14):1221
99 王永祥,等.徐州医学院学报,2010,30(12):866
100 苏 伟,等.中国矫形外科杂志,2011,19(4):296
101 蔡卫东,等.中国骨与关节损伤杂志,2010,25(12):1129
102 王 玮,等.北京医学,2011,33(7):552
103 谢 洋,等.中国矫形外科杂志,2011,19(6):513
104 李 靖,等.中国现代手术学杂志,2011,15(3):221
105 吴小春,等.江苏医药 2011,37(11):1336
106 王 勇,等.山西医科大学学报,2010,41(10):908
107 王瑞良,等.中国骨与关节损伤杂志,2011,26(2):169
108 吴子征,等.中国矫形外科杂志,2010,18(21):1825
109 徐 箐,等.江苏医药,2010,36(24):2953
110 赵宏谋,等.中华创伤骨科杂志,2011,13(8):725
111 张 弢,等.河北医科大学学报,2011,32(7):858
112 陆 军,等.中华创伤骨科杂志,2010,12(11):1092
113 殷渠东,等.中国矫形外科杂志,2011,19(10):867
114 张云峰,等.中华创伤杂志,2011,27(4):346
115 杨茂伟,等.中国医科大学学报,2011,40(4):364
116 刘华水,等.中华骨科杂志,2011,31(7):734
117* 李春江,等.中国修复重建外科杂志,2011,25(1):47
118 左永祥,等.浙江医学,2010,32(11):1662
119 尹 力,等.重庆医学,2011,40(10):959
120 李 辉,等.中华创伤杂志,2010,26(12):1090
121* 陈 农,等.中国骨与关节损伤杂志,2011,26(7):650
122* 陈庆玉,等.中华小儿外科杂志,2011,32(6):438
123 赵国强,等.中华急诊医学杂志,2011,20(4):428
124 季滢瑶,等.中华小儿外科杂志,2011,32(3):210
125 牟遐平,等.中华小儿外科杂志,2010,31(12):924
126 周 炎,等.中国矫形外科杂志,2011,19(4):337
127 薛恩兴,等.中华小儿外科杂志,2011,32(1):49
128* 胡 飞,等.中国矫形外科杂志,2011,19(8):628
129 刘 昕,等.中华创伤杂志,2011,27(6):534
130 莫勇军,等.中国修复重建外科杂志,2011,25(5):575
131 王德胜,等.齐齐哈尔医学院学报,2011,32(3):369
132 马佳滨,等.中华创伤杂志,2011,27(8):737
133 胡 锐,等.中华创伤杂志,2011,27(9):816
134 谢美明,等.中华创伤杂志,2011,27(9):822
135 张志凌,等.中华创伤杂志,2011,27(6):530
136 史正亮,等.中华显微外科杂志,2011,34(2):125
137* 邓 凯,等.中国修复重建外科杂志,2010,24

(11)：1302
138 张鑫鑫，等. 中华创伤骨科杂志，2011，13(5)：443
139 李　颖，等. 中国骨与关节损伤杂志，2011，26(6)：515

## 二、脊柱外科

### (一) 基础研究

解剖研究是外科手术设计和完善的重要研究手段。在过去一年中，学者们针对不同手术方法进行了详细的应用解剖学研究，这些结果丰富了我们对脊柱结构的认识，对提高脊柱手术水平有重要意义。苏庆军等[1]为了探索椎管内 $T_9$～$T_{12}$神经根移位、修复 $L_2$～$L_4$ 神经根、恢复截瘫后股四头肌功能的解剖学基础，对 5 具成人防腐尸体标本进行了解剖。结果显示，$T_9$ 神经根发自 $T_9$ 椎体中部，$L_4$ 神经根发自 $L_2$ 椎体中部；$T_9$～$T_{12}$神经根自硬脊膜穿出到椎体中部水平的距离均值分别为 118.69、95.82、70.74 和42.27 mm。作者认为，$T_9$～$T_{12}$神经根均可作为动力神经，可将 $L_2$ 椎体的中部作为受体神经吻合平面修复 $L_2$～$L_4$ 神经根，其实际可行性有待进一步研究。吴增晖[2]等对成人尸体标本 12 具进行解剖观察，发现 $T_5$～$T_{11}$ 节段血管走行较为恒定，节段静脉在上、节段动脉在下，走行于对应椎体的中央偏下水平；两侧交感神经干在 $T_6$～$T_9$ 发出内脏大神经，$T_{10}$～$T_{12}$发出内脏小神经；奇静脉在该段脊柱的右前方，向上走行过程中逐渐向脊柱左侧偏，胸主动脉走行于该段脊柱的左前方，向下走行过程逐渐向右侧偏，右侧交感干与奇静脉的间距远大于左侧交感干与胸主动脉的间距；椎间盘水平无血管和神经紧邻；作者认为，在 $T_5$～$T_{11}$ 脊柱行极外侧椎间融合术是可行和安全的，行椎体螺钉内固定应注意侧前方血管神经和节段血管的保护，切除椎体时必须先结扎节段血管。刘贞明等[3]对 15 具成人尸体标本进行解剖研究，发现 30 侧成人胸椎标本中未发现横孔上韧带和体横韧带，$T_1$ 椎间孔内未发现横孔下韧带，$T_2$～$T_{12}$椎间孔内均发现横孔下韧带，其出现率从 $T_2$～$T_{12}$ 呈逐渐增加的趋势，而且基本呈左右对称分布。作者认为，成人胸椎横孔下韧带在胸椎间孔内普遍存在，当其肥厚、钙化压迫胸神经根时可以将其切断。

生物力学分析是骨科研究中的另一常用研究方法。费琦等[4]利用交互式医学图像控制系统 MIMICS 软件对患者的 CT 图片进行预处理，再导入大型通用有限元软件 ABAQUS 中建立了 $T_{10}$-$L_2$ 四个运动单元的三维模型，并且准确模拟了椎间盘、软骨终板、关节突关节以及连接韧带；通过设置 0.3、1.0、4.0 Mpa 3 种轴向载荷进行力学分析，观察力学改变情况。作者认为，有限元模型符合胸腰段骨质疏松性椎体骨折的临床特点并可以模拟其生物力学特性。王洪伟等[5]在小牛腰椎标本上对比评估了经伤椎 6 钉与跨伤椎 4 钉固定脊柱骨折的生物力学稳定性。作者认为，6 钉固定较 4 钉固定在屈曲、后伸、侧屈、旋转各运动上的生物力学强度强，为临床应用微创经皮万向钉 6 钉固定治疗胸腰椎骨折提供了理论依据。邢泽军等[6]基于断层 CT 图像建立 $L_3$～$L_5$ 节段三维非线性有限元模型，并依据 $L_3$～$L_4$ 椎间盘不同退变程度建立轻、中和重度退变有限元模型，以及单侧椎板开窗髓核摘除术后模型，在模拟前屈、后伸、左右侧弯和左右旋转六个主要生理活动条件下，分析相邻腰段 $L_3$～$L_4$ 髓核和纤维环 von Mises 应力极值变化，作者认为，当相邻节段椎间盘退变时，行单侧椎板开窗髓核摘除后避免同侧侧弯可以减少异常应力的产生，降低椎间盘退变加速的风险。熊龙等[7]将 14 具成人防腐脊柱第 12 胸椎～第 5 腰椎标本按随机数字表法分为 2 组，每组 84 个椎弓根；人字嵴顶点法为对照组，对角线法为研究组。作者认为，对角线椎弓根钉固定可增加有效固定长度，增加抗拔出力，对角线椎弓根置钉安全。段扬等[8]通过采集 1 例成年健康男性志愿者下颈椎($C_3$～$C_7$)的 CT 数据集，应用 Mimics10.01 等软件建立下颈椎($C_3$～$C_7$)完整模型、三节段全椎板切除后模型、全椎板切除后椎弓根螺钉内固定技术重建模型和经关节突螺钉内固定技术重建模型。作者认为，应用 CT 扫描数据建立的下颈椎三维有限元模型能模拟正常状态、全椎板切除及不同内固定技术重建，相比椎弓根螺钉重建技术，经关节突螺钉有较高的断钉风险。李海波等[9]采用新型 CAD 方法精确建立腰椎 $L_4$～$L_5$ 活动节段有限元模型，构建正常模型、退变模型、髓核摘除即刻模型和瘢痕长入模型。作者认为，腰椎间盘髓核摘除术可在术后不同时段对腰椎运动节段生物力学特性产生不同影响，髓核摘除术后即刻对腰椎稳定性和后部结构应力影响较小，而髓核摘除中长期后则可有腰椎运动节段变硬和关节突的应力增加。

间充质干细胞可分化为骨细胞、软骨细胞等，在骨髓中存在大量间充质干细胞，因而间充质干细胞在骨科应用十分广泛。景成伟等[10]通过实验研究探讨脂肪干细胞(Adipose-derived stem cells，ADSCs)向髓核细胞(nucleus pulposus cells，NPCs)分化的潜能。将第 3 代 ADSCs 与 NPCs 共同培养作为共同培养组，将 NPCs 单纯培养作为单纯培养组。作者认为，ADSCs 具有向 NPCs 分化潜能，在适当的培养条件下与 NPCs 共同培养可转化为髓核样细胞，同时能够促进 NPCs 生长。熊敏等[11]为了研究促红细胞生成素(Bone

Mesenchymal Stem Cells, EPO)动员骨髓间充质干细胞(BMSCs)对脊髓损伤局部起的修复作用,将 30 只 SD 大鼠随机分成假手术组、生理盐水组及 EPO 治疗组,各组均经尾静脉注射 Hoechst33342 标记的 BMSCs。作者认为,EPO 能够动员 BMSCs 向脊髓损伤部位迁移并通过促进 BMSCs 表达脑源性神经营养因子和神经生长因子来促进神经功能的恢复。

**(二)上颈椎**

上颈椎不稳以创伤所致最为常见,后路椎弓根螺钉固定是目前主要的治疗手段。王守国等[12]回顾了 20 例采用后路椎弓根钉系统固定融合治疗创伤性寰枢椎不稳病例,Jefferson 骨折 4 例,Ⅱ型齿状突骨折 5 例,齿状突骨折合并寰枢椎脱位 3 例,Jefferson 骨折合并齿状突骨折 1 例,寰枢椎脱位 7 例。术后平均随访 15.56 个月,所有患者均取得了骨性融合,无内固定松动断裂。认为后路椎弓根螺钉棒系统内固定融合术治疗创伤性寰枢椎不稳具有操作相对简便、固定牢固、融合率高等优势,是一种安全有效的治疗方法。王长昇等[13]对 2005 年 3 月至 2009 年 9 月收治的寰枢椎脱位患者 32 例(TOI 分型为 T2 型)进行了研究,其中齿状突骨折 19 例,新鲜性 17 例,陈旧性 2 例;横韧带断裂 5 例;先天性齿状突发育异常 8 例;32 例患者经颅骨牵引复位后,经颈后路行寰枢椎椎弓根钉棒系统内固定术;未发生椎动脉及脊髓损伤。认为寰枢椎椎弓根钉棒系统内固定技术为寰枢椎提供坚强的三维固定,可直视下置钉,术中复位、融合率高,安全有效,是牵引复位不稳定型寰枢椎脱位的理想治疗方法。林宏生等[14]对 18 例寰枢椎不稳患者进行了研究;其中Ⅱ型齿状突骨折 15 例,横韧带断裂 2 例,寰椎前弓骨折 1 例,均伴有寰枢椎半脱位或明显不稳。采用后路椎弓根螺钉系统复位固定并植骨融合治疗。所有患者复位满意,植骨融合良好。认为后路椎弓根钉系统复位固定并植骨融合治疗寰枢椎不稳效果满意,具有复位良好、固定牢靠、融合率高等优点;正确选择适应证、熟悉颈椎解剖关系、掌握椎弓根螺钉固定技巧是确保手术成功的关键。劳克诚等[15]对 2003 年 2 月至 2009 年 2 月收治的寰枢关节不稳或脱位病例 7 例进行研究。分别行颈后路经双侧寰椎侧块、一侧枢椎椎弓根钉、一侧枢椎椎板钉寰枢固定 4 例;经一侧枢椎椎弓根钉、一侧枢椎椎板钉与枕骨行枕颈固定 3 例,取自体髂骨植骨融合。作者认为,寰枢椎不稳或脱位,术前枢椎 CT 提示枢椎椎弓根发育异常,无法采取螺钉固定时,可通过枢椎椎板置钉,实施寰枢融合或枕颈融合术。胡勇等[16]对 2004 年 10 月至 2009 年 3 月收治的不稳性寰椎骨折 38 例进行回顾性分析,探讨枕颈或寰枢椎内固定融合技术治疗不稳性寰椎骨折的临床疗效和应用价值。手术方法:①寰枢椎内固定技术;②枕颈固定技术。认为对具有不稳定性寰椎骨折或合并寰椎横韧带损伤的患者,采用枕颈或寰枢椎内固定融合技术及短期外固定对于重建上颈椎永久稳定性是较好的手术方式,并且能阻止神经和脊髓功能的进一步损伤。

为进一步提高徒手置钉的可靠性,林达强等[17]选取 9 具成人头颈部防腐尸体标本,男 6 具,女 3 具以及临床 5 例寰枢椎关节不稳患者,分别仰卧体位 CT 扫描,取后路寰枢经关节螺钉内固定的理想钉道(经枢椎峡部中心点)所在平面重建并设计个体化钉道,确定安全的置钉范围;后路寰枢经关节螺钉固定共 28 侧,术中徒手操作顺利,无误入椎管或椎动脉孔损伤血管神经者。认为根据螺旋 CT MPR 图像设计的个体化后路寰枢经关节螺钉内固定钉道,结合术中寰枢椎峡部中心显露,可指导临床安全地徒手置钉。

前路手术治疗寰枢椎骨折,受到解剖结构限制,适应证较窄且手术难度大,但在一些特殊类型的寰枢椎不稳中,前路手术亦有一定优势。有学者对前路经寰枢关节螺钉内固定术治疗寰枢椎不稳定的生物力学做了临床研究。陈庄洪等[18]采用 8 具新鲜颈椎标本进行实验研究,测定对每一标本的正常状态、齿状突Ⅱ型骨折、前路经寰枢关节螺钉内固定术、后路 Magerl 螺钉内固定术 4 种状态三维运动的范围,并对 20 例创伤性寰枢椎不稳定患者施行前路经寰枢关节螺钉内固定术,在齿状突与寰椎前结节后方置入颗粒状松质骨的方法进行治疗,探讨前路经寰枢关节螺钉内固定术的生物力学稳定性及疗效。20 例患者中,1 例颈脊髓完全损伤患者,术后 1 个月死于肺部感染;其余 19 例获得随访,时间 7 个月至 3 年,平均 18 个月,无椎动脉及脊髓损伤,所有病例均获得骨性融合。认为前路经寰枢关节螺钉内固定术,操作简便,固定可靠,损伤脊髓或椎动脉的风险较小。徐广辉等[19]回顾分析了 2003 年 3 月至 2008 年 2 月采用钉棒系统治疗寰枢椎骨折脱位 24 例患者的临床资料。作者认为,颈后路钉棒系统是治疗寰枢椎骨折脱位较优的内固定术式,但其疗效需大样本及前瞻性临床研究,并进行长期随访进一步验证。王向阳等[20]收集了 2006 年 3 月至 2011 年 2 月,共 7 例老年急性寰枢椎联合骨折患者的资料。作者认为,对于老年,特别是合并颅脑损伤患者的急性寰枢椎联合骨折,经皮前路三钉固定技术是一种简单、安全和有效的方法,有利于对患者临床护理和早期功能训练,减少并发症的发生。

C2 骨折常见两种类型为齿状突骨折和 Hangman 骨折,对于这两类骨折的治疗,学者们进行了进一步深入的研究。徐兆万等[21]对 2005 年 1 月至 2009 年 1 月利用齿突导针瞄准器定位引导下空心齿状突螺钉内固定27例齿状突骨折患者的临床疗效进行研究。按照Anderson分型，其中Ⅱ型骨折19例，浅Ⅲ型骨折8例。认为采用齿突导针瞄准器定位引导下空心螺钉内固定治疗齿状突骨折，可以使操作模式化，实现全程控制，连续、微调操作，具有手术操作简单、创伤小、疗效满意等特点。王长昇等[22]对共40例新鲜齿状突骨折患者研究探讨GrauerⅡ型（ⅡA、ⅡB、ⅡC型）齿状突骨折治疗方式的选择及临床疗效。作者认为，Grauer分型中ⅡA型齿状突骨折可以保守治疗，ⅡB型（无移位或经牵引复位）宜行前路齿状突中空螺钉内固定术，ⅡC型及严重移位ⅡB型则应经后路行寰枢椎椎弓根钉棒系统内固定植骨融合术治疗。陈宗雄等[23]探讨新鲜齿状突骨折手术前、后路治疗的方法和临床效果。对46例新鲜齿状突骨折行手术治疗，前路齿状突空心螺钉固定35例（前路组），后路$C_1$、$C_2$椎弓根钉固定11例（后路组）。认为前路空心螺钉固定术可以作为治疗新鲜Ⅱ、Ⅲ型浅表型齿状突骨折的首选方法，寰枢椎椎弓根钉以其牢靠内固定适用于治疗上颈椎不稳症。郝定均等[24]* 从2005年1月至2010年1月，对48例陈旧性齿状突骨折并寰枢椎失稳患者行后路寰枢椎椎弓根钉复位并进行研究分析。影像学检查48例均存在齿状突骨折，根据Anderson - D'Alonzo分型：Ⅱ型36例，Ⅲ型12例，均伴有寰枢椎半脱位或失稳。术前行颅骨牵引，该组牵引复位者40例，未复位者8例。手术方法：①对于复位满意者，用椎弓根螺钉行后路寰枢椎融合内固定术；②对于牵引未复位者，先行经颈前路松解减压复位，后利用椎弓根螺钉行后路寰枢椎融合内固定术。作者认为，寰枢椎椎弓根螺钉内固定技术具有良好的复位效果，为寰枢椎不稳患者治疗提供了一种较好的内固定术式。尹毅等[25]探讨Hangman骨折手术治疗方法的选择及疗效。Hangman骨折患者15例，包括ⅡA型5例，Ⅱ型6例，Ⅲ型4例，分别采用前路、后路、前后路联合手术。认为手术治疗Hangman骨折安全有效，合理治疗方案的选择有赖于Levine-Edwards分型以及骨折的稳定程度。

陈海波等[26]对斜坡齿突型颅底陷入症手术治疗的39例患者进行了研究。MRI及三维CT显示为颅底陷入（斜坡齿突型），其中26例压迫延颈髓交界处，6例压迫颈髓，7例压迫延髓，后方均无明显受压。该组合并寰枕融合28例，不存在寰枢椎脱位。全部患者行一期前路减压联合后路枕颈融合内固定。作者认为，对于斜坡齿突型颅底陷入症患者一期前后路手术是比较理想的方法，可在前路减压后即刻后路获得颅颈部的稳定性，避免延颈髓的继发性损伤。

**（三）下颈椎**

颈椎病是临床常见疾患，其手术治疗方法受到广泛关注。吴洁石等[27]回顾分析了36例因颈椎管狭窄症行后路椎板切除侧块螺钉固定植骨术的患者。作者认为，颈椎后路椎板切除侧块螺钉植骨内固定治疗颈椎管狭窄症临床疗效满意，侧块螺钉钉棒系统具有固定可靠、不影响椎管脊髓减压等优点，是一种良好的颈椎后路固定的方法。丁文元等[28]通过回顾性分析2006年11月至2009年11月，采用前路、后路或前后路联合手术治疗的286例脊髓型颈椎病患者的病例资料，探讨脊髓型颈椎病患者先天性颈椎管狭窄与颈椎MRI改变及预后的关系。应用多元线性回归分析法得出结论，术后改善率与先天性颈椎管狭窄、病程、临床体征的数目和年龄有关（$R=0.565$）。作者认为，先天性颈椎管狭窄患者出现脊髓型颈椎病时往往脊髓受压程度较重、MRI T2加权像脊髓内高信号出现的概率大，病程长且预后较差。

张为等[29]回顾性分析2003年7月至2008年6月65例多节段脊髓型颈椎病患者，行颈后路单开门椎管成形减压术后通过MRI比较其术前及术后的脊髓后移位距离。作者认为，颈后路椎板切除术后脊髓后移位程度与病人术后恢复程度无明显关联，脊髓后移距离与术后曲率指数亦无明显关联，脊髓后移位与术后轴性症状的程度存在相关性。杨振东等[30]回顾性分析2004年7月至2009年7月采用$C_3$～$C_7$椎弓根螺钉治疗的颈椎损伤患者214例（1 024枚螺钉），其中18例（28枚螺钉）发生外侧壁穿破。结合患者术中探查与手术前、后手术节段椎弓根CT扫描，记录外侧壁穿破者的资料，对其进行统计学分析。作者认为，颈椎椎弓根内、外侧壁厚度之比是外侧壁穿破的危险因素；置钉角度与CT测量角度之差为外侧壁穿破的保护因素。曾时兴等[31]对2001年1月至2007年3月期间收治的126例多节段脊髓型颈椎病患者进行了研究，观察后纵韧带切除与否对前路开槽减压手术疗效的影响。病例分两组：后纵韧带保留组（A组）共72例，后纵韧带切除组（B组）共54例。作者认为，后纵韧带切除与否对前路开槽减压治疗脊髓型颈椎病疗效有明显的影响，切除后纵韧带有利于多节段脊髓型颈椎病患者神经功能恢复。贾龙等[32]对2001年1月至2006年4月期间收治的128例脊髓型颈椎病患者进行了研究，比较颈前路减压cage融合术与自体髂骨块植骨钛板内固定术的中期疗效。作者认为，颈椎前路减压cage植骨融合术与颈椎前路减压自体髂骨块植骨融合钛板内固定术治疗脊髓型颈椎病的中期疗效均较好，但前者手术方法简单，在单节段及双节段脊髓型颈椎病前路手术时，如患者不存在颈椎不稳等禁忌证，建议在减压后采用cage植骨椎间融合术。杨朝垒等[33]对30例脊髓型颈椎病患者均行颈椎前路椎体次全切纳米羟基磷灰石/聚酰胺植入钛板内固定术，对其疗效及融合情况进行评价。认为纳米羟基磷灰石/聚酰胺人工椎体作为颈椎前路手术植骨材料融合率高，可以有效保持颈椎生理曲度及椎间高度。长期效果有待进一步观察。张兴凯等[34]回顾性分析61例颈椎病患者术中体感诱发电位检测结果与术后疗效的关系，其中前路手术41例，后路手术20例。作者认为，体感诱发电位波幅的变化对于颈椎病手术中脊髓减压的效果较为敏感，可以用来预测术后功能恢复程度；而潜伏期的变化影响因素较多，不能准确预测疗效。对于长期疗效的预测作用有待进一步观察。

后纵韧带骨化症(ossification of posterior vertebral longitudinal ligament, OPLL)临床症状与脊髓型颈椎病相似，而其治疗具有一定特殊性。王大为等[35]从自2002年11月至今收治的颈椎OPLL患者中，抽取病变累及3个节段以上、脊髓压迫严重的OPLL患者224名按照手术方式不同分为三组。A组应用前路减压椎间融合钢板固定术，B组应用后路单开门椎管减压术，C组应用改良的一期后路椎板切除减压、前路融合钢板内固定术。认为改良的后前路联合手术方法治疗重度多节段颈椎后纵韧带骨化症患者，具有节省手术时间、降低手术风险、减少出血、降低手术并发症的发生率等一系列优势。杨大龙等[36]对2004年12月至2007年12月收治确诊的无脊髓受压症状的颈椎OPLL患者的影像学表现及临床意义进行研究。作者认为：无脊髓压迫症状的颈椎OPLL患者以连续型骨化多见，椎管最大受压节段活动范围较小可能是其无脊髓压迫症状的原因之一，无脊髓压迫症状且影像学压迫率在60%以下的颈椎OPLL患者可进行连续观察，当出现脊髓压迫症状时方再考虑手术治疗。

$C_3$～$C_5$节段前方手术显露一般难度不大，但$C_6$、$C_7$的显露可能受到胸廓的影响。周建伟等[37]对1997年8月至2008年11月期间22例颈胸交界处病变的患者，采用经颈前路不劈开胸骨的手术路径，暴露病变的颈胸椎交界处($C_6$～$T_5$)，对病变进行清除、减压、植骨内固定。作者认为，颈胸交界处病变，术前进行仔细评估胸骨切迹所对椎体，如果位于病椎以远，采用颈前路延长切口，能够获得良好的显露并进行良好的减压和固定。对于多节段的病例或者有后凸的病例行后路的固定稳定脊柱是必要的。

下颈椎骨折脱位、脊髓损伤也是临床常见疾患。常青等[38]对中南大学湘雅医院脊柱外科2005年8月至2009年8月间收治的中青年无骨折脱位型颈脊髓损伤患者中58例资料完整者进行研究，根据治疗方法不同分为手术组(33例)和非手术组(25例)。认为对中青年颈椎脊髓中央性损伤患者，存在明显的脊髓受压或MRI检查显示脊髓异常信号在1个椎体高度以上者，应尽早手术治疗。手术可以解除损伤脊髓的受压，改善其微循环，利于脊髓功能的恢复。陈德纯等[39]为探讨下颈椎过伸性损伤的手术方式选择，回顾性分析57例颈椎过伸性损伤，其中37例行后路手术(后路组)，20例行前路手术(前路组)。认为在前后路选择上，应主要考虑病变部位、损伤程度及范围等，同时还包括髓内信号的长度(单一节段还是多节段)和广度(同一平面脊髓的累及范围)、患者一般状况、压迫节段长度及受压方式、前纵韧带损伤、颈椎失稳等因素。总之，颈椎过伸性损伤大多需手术治疗，前、后路减压均能达到良好的效果，但结合其损伤特点，主张以颈后路为首选手术方法。

**(四)胸腰椎**

胸腰椎爆裂骨折是临床常见脊柱损伤，多由高能量暴力所致，主要表现为椎体高度降低和中柱结构损伤引起椎管狭窄、椎管容积减小，导致脊髓神经损伤。杨斌辉等[40]对2003年7月只2009年6月收治的胸腰椎爆裂性骨折97例进行了研究。认为胸腰椎爆裂骨折致椎管管径减小与脊髓神经损伤间有相互关系，椎管内不同形态的占位骨块预示着不同程度的瞬间暴力和脊髓神经原发损伤。王清等[41]回顾性分析2005年至2010年采用保留椎体后壁的前路技术治疗的胸腰椎爆裂骨折68例。所有患者均属于胸腰椎不稳定性爆裂骨折(AO分型A3型)。骨折椎体开槽后行螺钉撑开椎间高度及后凸畸形恢复68例，椎体后壁保留95%(65/68)。作者认为，胸腰椎爆裂骨折采用前路技术治疗大部分患者可保留椎体后壁。王伟等[42]对2005年1月至2009年1月收治并获完整随访的胸腰段骨折患者进行研究，比较椎管减压与否对临床疗效的影响。认为脊髓损伤程度与椎管内骨折块占位率不平行，胸腰段骨折后路椎管减压的相对指征是椎管内骨折块占位<40%且术前有神经症状者，以及椎管内骨折块占位率≥40%、无论术前有无神经症状者。

下腰椎解剖结构特殊，目前前路手术治疗下腰椎爆裂性骨折仍存在争议。林建聪等[43]对2003年1月至2009年3月收治的21例下腰椎爆裂性骨折患者进行了回顾性分析，所有病例均行小切口腹膜外入路伤椎部分切除减压、植骨融合及内固定。认为严重下腰椎爆裂性骨折，采用小切口腹膜外入路进行减压和固定，具有创伤小、神经功能恢复良好的效果。

胸腰段脊柱脊髓损伤术后患者可残留神经功能障碍。孟纯阳等[44]对2005年1月至2009年3月胸腰段骨折合并脊髓损伤单纯前/后路手术后残存后凸畸形伴神经功能恢复不全或未做Ⅱ期手术患者12例进行回顾性分析。认为对胸腰段骨折合并脊髓损伤患者Ⅰ

期前路/后路手术 1 年后残存神经或马尾临床症状患者行Ⅱ期手术减压后取得理想疗效，可获得满意的后凸畸形矫正和神经减压，神经功能均有不同程度恢复。

短节段椎弓根螺钉固定结合椎体内植骨或经椎弓根植骨对于胸腰椎骨折获得了较好的疗效。李方财等[45]采用 Sextant 微创脊柱系统结合椎体内植骨技术治疗无神经功能损害、载荷分享评分≥7 分的胸腰椎 A 型骨折患者 20 例，并与同期行开放椎弓根螺钉内固定结合椎体内植骨治疗的 20 例患者进行比较，观察两组间的临床及影像学各项指标。作者认为，经椎弓根椎体内植骨技术可应用于治疗载荷分享评分＞7 分、无神经功能损害的胸腰椎爆裂骨折；尽管经皮椎弓根螺钉内固定术的影像学各指标略差于开放组，但由于其损伤小、出血少等优点，仍获得较好的临床疗效。

腰椎滑脱的治疗目的为彻底解压椎管及神经根管内受压的神经组织，重建脊柱稳定性。权学民等[46]回顾性分析了 2003 年 9 月至 2009 年 7 月收治的退行性（Ⅰ～Ⅱ度）腰椎滑脱病例 38 例，均有不同程度的持续性腰痛，伴下肢放射痛 16 例，间歇性跛行 22 例，马尾综合征 2 例。对所有病例采用三维影像导航引导下后路经椎弓根螺钉内固定、减压及后外侧植骨融合术治疗。认为术中三维影像导航引导下治疗退行性腰椎滑脱，准确定位椎弓根螺钉置入点，减少并发症，提高后外侧植骨融合率，可获得满意的疗效。

腰椎间盘突出症是骨科临床常见病和多发病，是腰腿痛常见的原因。鲁世保等[47]对 1999 年 12 月至 2006 年 12 月接受人工椎间盘置换术 44 例腰椎退行性疾病患者进行 2 年以上的随访的研究。作者认为，人工腰椎椎间盘置换术后相邻节段有退变征象的患者手术节段的 ROM 低，但相邻节段有无退变与临床疗效无相关性。郭勇飞等[48]对 56 例腰椎间盘突出症患者采用限制电动钻钻孔开窗髓核摘除术进行治疗。作者认为，限制电动钻钻孔开窗髓核摘除术具有疗效好、创伤小、有效预防感染、恢复快优点，符合现代微创手术的理念，是治疗腰椎间盘突出症的新技术。

腰椎管狭窄症是指腰椎椎管或神经根管的相对狭窄。何勍等[49]回顾性分析 1999 至 2008 年间，手术治疗并获得随访的 87 例退变性腰椎管狭窄症患者。其中 39 例患者行椎板间开窗、椎管及侧隐窝潜形扩大术；48 例患者行全椎板切除、椎管减压＋椎弓根内固定＋后外侧植骨融合术。认为手术减压是治疗退行性腰椎管狭窄症患者的主要目的，术前存在脊柱不稳、预计手术可能破坏脊柱稳定性等情况下，实施融合内固定术可获得满意疗效。

曾忠友等[50]* 2007 年 6 月至 2008 年 12 月采用后路减压椎间融合器植骨内固定治疗了 51 例下腰椎退变性疾病患者。其中 26 例在瞄准器引导下经皮单侧椎板关节突螺钉固定（A 组），25 例采用双侧椎弓根螺钉固定（B 组）。认为对无严重不稳的单节段退变性腰椎疾病患者两种内固定方法的效果相当，但瞄准器引导下经皮单侧椎板关节突螺钉固定切口小、创伤小、操作简单、费用低。

传统的单纯髓核摘除术治疗腰椎间盘突出症也有肯定的效果。陈学明等[51]观察了 1990—1998 年经单纯髓核摘除术治疗的腰椎间盘突出症患者 210 例，对其中术后 10 年以上来门诊随访且资料完整的 35 例单节段腰椎间盘突出症患者进行了回顾性分析，其中全椎板切除髓核摘除术 10 例，开窗减压髓核摘除术 25 例。作者认为，单节段腰椎间盘突出症单纯髓核摘除术后 10 年以上手术节段能保留一定活动度，无脊柱不稳发生，但手术椎间隙变窄、相邻节段退变发生率较高，其与腰部功能障碍相关。

胸椎黄韧带骨化症手术难度大，处理不当可能加重损伤。邱志杰等[52]评价胸椎黄韧带骨化症的手术疗效和预后，回顾性分析行椎板减压病灶切除手术的 34 例胸椎黄韧带骨化症患者资料。作者认为，CT、MRI 检查有助于发现共存疾病和多节段病灶及脊髓 $T_2$ 高信号改变。早期椎板切除充分减压能获得良好的疗效，但术中常见硬膜撕裂。

后纵韧带骨化发生在胸椎的较少，常导致胸椎管狭窄胸脊髓受压，临床症状较重，需要手术治疗。孙景城等[53]对 2004 年 1 月至 2008 年 6 月收治的 108 例胸椎管狭窄症患者硬膜骨化的手术策略进行研究。所有患者经手术证实为硬膜骨化的患者共 29 例，均行后路椎板切除术，16 例切开硬膜将骨化硬膜和骨化黄韧带一并切除，另外 13 例去薄椎板和致压骨块，最终使硬膜膨胀漂浮，硬膜表面带有部分骨化的残迹。作者认为：对胸椎管狭窄症硬膜骨化采用切开硬膜将骨化的硬膜与骨化的黄韧带一并切除，以及去薄椎板和骨化块使硬膜漂浮膨胀的方法安全、可靠，硬膜骨化不影响手术预后，但增加手术的难度和风险。

**（五）脊柱畸形**

脊柱畸形主要包括先天性脊柱侧凸、青少年特发性脊柱侧凸、神经肌源性脊柱侧凸以及创伤后畸形等。祁新禹等[54]对 2003 年 9 月至 2007 年 6 月收治的先天性脊柱侧弯患儿 35 例进行分析研究，术前 X 线片检查均有椎体异常：单纯半椎体、楔形椎 4 例；单纯骨桥 9 例；混合型 22 例；伴肋骨融合或（及）明显胸廓畸形 15 例。脊柱侧弯 Cobb 角平均为 55°（30°～94°）。采取后路手术，切断骨桥、融合肋，根据患儿年龄选择器械进行脊柱侧弯凹侧撑开，近端肋骨用钩固定，远端椎体用椎弓根钉固定。作者认为，椎弓根-肋骨撑开术治疗儿童先天性胸(腰)段脊柱侧弯操作简单、安全、有效,可达到非融合手术的目的,伴发胸廓畸形也能得到改善。王升儒等[55]回顾性分析2003年2月至2008年9月30例接受手术治疗的半椎体所致先天性脊柱侧凸的患者临床资料,所有病例均行后路一期半椎体切除,均应用椎弓根螺钉技术行单节段固定。作者认为,后路一期半椎体切除单节段融合可早期去除先天性脊柱侧凸病因,在矫正原发畸形的同时可以减少继发畸形的出现,可保留更多的活动节段。但螺钉切割等内固定失败可能性大。有限元分析是探讨脊柱生物力学较为常用的一种方法。张如意等[56]在患者施行脊柱侧凸矫形术之前对胸段及腰段脊柱进行CT平扫,提取脊椎各节段椎体($T_2$～$L_5$)的结构信息,删除肋骨等非脊柱结构并编辑分离脊柱节段,分别对脊柱侧凸矫形的主要步骤进行模拟并计算其腰段脊柱应力的分布。认为通过应力分布分析,腰椎应力较大,在矫形过程中,应充分考虑胸段脊柱侧凸矫形对腰椎的影响。目前具有骨诱导性的移植替代材料已得到广泛应用。王建超等[57]回顾性分析2006年6月至2009年1月在本科行钉-棒内固定系统矫形手术的62例特发性脊柱侧凸患者,其中自体髂骨移植组28例,医用磷酸钙移植组34例。作者认为,医用磷酸钙应用于特发性脊柱侧弯患者的后路融合术中可以达到满意的临床效果,避免了取髂骨移植带来的相应并发症。

青少年特发性脊柱侧凸是一种三维畸形,手术治疗的目的是矫正畸形并防止侧凸进展。张伟等[58]在2007年1月至2008年12月采用后路双侧椎弓根交叉间隔置钉矫形手术治疗Lenke 1型的36例AIS患者。作者认为:双侧椎弓根交叉间隔置钉矫形治疗柔韧性好的轻中度Lenke 1型AIS可以获得良好的三维矫形效果。软骨发育不全所致的脊柱畸形常为胸腰段后凸伴腰椎管狭窄。孙武等[59]回顾性分析2006年8月至2009年6月中国医学科学院北京协和医院骨科收治的软骨发育不全所致脊柱畸形患者6例。术前4例患者出现下肢无力和感觉减退,3例患者合并排尿困难症状。根据影像学检查,所有患者均表现为胸腰段后凸畸形伴腰椎管狭窄。所有患者均行后路截骨矫形、椎管减压术。作者认为,对于软骨发育不全所致胸腰段脊柱后凸和腰椎管狭窄,后路截骨矫形、椎管减压术可取得良好的治疗效果。方加虎等[60]分析了自2006年3月至2009年10月治疗的颈椎后凸畸形31例。其中手术组9例,包括继发性后凸畸形4例,特发性颈椎后凸畸形5例;保守治疗组22例,均为特发性颈椎后凸畸形。认为早期采用体位疗法、石膏支具纠正颈椎生物力学的失衡可以阻止颈椎后凸畸形的发展。根据患者的临床特征,采用个性化的治疗方案,能够充分矫正严重的颈椎后凸畸形。梁磊等[61]回顾性分析2004年1月至2010年8月收治的115例青少年特发性颈椎后凸畸形患者进行探讨并总结青少年特发性颈椎后凸畸形的临床特征和分度、分期治疗策略的选择。将115例患者按治疗前的后凸Cobb角分为Ⅰ～Ⅳ度组。对Ⅰ度组患者予以颈托保护下活动4～8周;对Ⅱ度组者予以颅骨牵引7～14 d,达生理曲度后头颈胸石膏固定8～12周;以在伸展侧位片上测量的椎体后缘切线夹角作为依据,决定Ⅲ度组患者前路融合范围和Ⅳ度组后部截骨高度及角度;对Ⅳ度组患者采取分期治疗,先行后路截骨及前路松解术,术后行颅骨牵引7～10 d、使颈椎后凸达到最大的矫正后,二期行颈前路矫形植骨内固定术。作者认为,对青少年特发性颈椎后凸畸形患者应进行全面评估,采取分度、分期治疗,形成合理的治疗策略。

神经损伤是脊柱畸形矫形手术当中最为严重的并发症,吕国华等[62]对2000年2月至2010年9月接受Ⅰ期后路全脊椎切除治疗的重度胸腰椎畸形患者67例进行研究。采用主弯区顶椎全脊椎切除,全节段椎弓根螺钉内固定矫形和360°植骨融合术,平均随访时间14个月(3～69个月),出现神经系统并发症者共8例(11.9%),其中严重神经并发症3例,发生率4.5%,轻度神经并发症患者5例,发生率7.5%。认为Ⅰ期后路全脊椎切除是外科治疗重度胸腰椎畸形有效术方式,但神经并发症应引起关注。相关神经损伤危险因素包括术中操作不当、大量失血、术前已经有神经受损表现、胸段截骨、多个椎体切除、翻修手术和严重后凸。

**(六)脊柱微创及非融合技术**

脊柱微创技术是脊柱外科手术的一个发展方向,目前有很多学者对其展开了许多尝试。秦辉等[63]对2003年3月至2005年6月期间采用经皮激光椎间盘汽化减压术(percutaneous laser disc decompression,PLDD)治疗的156例颈椎病患者进行研究。有神经根型59例,椎动脉型48例,脊髓型19例,混合型30例。术后即刻117例(75%)的术前症状减轻或缓解。术后3 d有1例(0.64%)发生椎间盘炎,使用抗生素3周后痊愈无血管、食管、神经根、脊髓损伤等并发症发生。认为PLDD治疗各型颈椎病安全、有效,并发症少,且不影响脊柱的稳定性。远期疗效受年龄、病程影响较明显,而与颈椎病分型、颈椎间盘突出程度、轻度颈椎不稳及病变节段等因素无明显相关性。显微内窥镜下椎间盘摘除术是目前较理想的治疗腰椎间盘突出症的手术方式。张德强等[64]前瞻性随机对照研究了2006年3月至2008年5月收治的腰椎间盘突出症伴腰椎不稳患者45例,均为单一节段病变,行后路椎间盘镜下减压B-Twin cage椎间融合术。根据cage数目随机分为单枚组(24 例)和双枚组(21 例)。认为椎间盘镜下减压单枚与双枚 B-Twin cage 椎间融合治疗腰椎间盘突出症伴腰椎不稳，疗效相近，单枚融合术创伤小，花费少。

椎体后凸成形术是近年来发展起来的治疗骨质疏松性脊柱压缩性骨折有效的、微创的新技术。周峰等[65]对 2008 年 1 月至 2009 年 1 月期间 16 例胸椎骨质疏松性压缩骨折椎体行单侧椎弓根外途径椎体后凸成形术患者进行研究，MRI 确定责任椎体 22 个，记录手术时间及透视次数。作者认为，经椎弓根外途径椎体后凸成形术治疗胸椎骨质疏松性压缩性骨折是有效的，能减少术者及患者的放射暴露时间。马建华等[66]探讨椎体成形术治疗不典型骨质疏松脊柱骨折的效果。在 X 线透视下，经双侧椎弓根入路，8 例无椎体变形但经 MRI 证实为椎体骨折的患者行经皮椎体成形术(percutaneous vertebroplasty，PVP)微创治疗，每个椎体注入骨水泥量为 3～5 ml。术后患者疼痛明显缓解，无一例出现严重并发症。作者认为，无椎体变形的不典型性骨质疏松性脊柱骨折，临床容易漏诊或误诊，对疑似病例要行 MRI 检查提高诊断率，PVP 是治疗此类骨折的安全、快速、有效方法。卢斌等[67]探讨 PVP 治疗 80 岁及以上骨质疏松性压缩性骨折的临床价值。观察 80 岁及以上骨质疏松骨折患者共 19 例，采用 PVP 方法治疗；同期 60～79 岁共 17 例行经皮后凸成形术(percutaneous kyphoplasty，PKP)治疗。作者认为，PVP 和 PKP 对于高龄老年人骨质疏松性椎体压缩骨折止痛效果类似，PVP 操作更简单，手术透视时间少，费用较低。李继刚等[68]选取 2003 年 1 月至 2009 年 12 月 209 例胸腰椎椎体压缩性骨折患者接受 PVP 或 PKP 治疗。24 例患者有恶性肿瘤病史，术前诊断为肿瘤性椎体骨折，185 例患者术前诊断为骨质疏松性椎体骨折，所有患者术中病椎均取活检样本进行病理学检查。术前诊断为骨质疏松性椎体压缩性骨折而活检证实为椎体恶性肿瘤的发生率为 1.1%(2/185)。作者认为 PKP 与 PVP 术取材活检安全，不会增加手术风险，但有助于明确椎体压缩性骨折的病因，尤其对恶性肿瘤的诊断至关重要，应常规进行。王磊升等[69]对 2007 年 1 月至 2009 年 5 月期间经过伸位下单侧 PKP 治疗有“真空裂隙征”的骨质疏松椎体骨折患者 32 例进行了回顾性分析。认为在过伸体位下行单侧 PKP 治疗“真空裂隙征”骨质疏松椎体骨折，可以有效缓解疼痛，恢复椎体高度，较好地矫正后凸畸形，减少术者和患者的射线损害，临床疗效满意。王智运等[70]回顾分析 2004 年 2 月至 2009 年 3 月行 PVP 患者共 342 例，其中经诊断并治疗的再发椎体骨折 19 例。认为在进行 PVP 手术时，建议通过单侧椎弓根进行小剂量骨水泥灌注，降低椎体再发骨折的概率，在手术治疗的同时，应评估患者骨质疏松的程度，积极进行抗骨质疏松治疗和适度功能锻炼，避免过度运动，控制再次骨折的风险。

PKP 以其快速的止痛效果，简短、微创的治疗过程，高度的安全性，在国内外已广泛用于骨质疏松性椎体压缩骨折(osteoporotieverterbral compressiou fractures，OVCF)的治疗，而椎体后壁破裂和严重压缩(压缩程度>65%或 2/3)均被国内外多数学者列为禁忌证或相对禁忌证。老年 OVCF 患者可导致脊柱后凸畸形，引起疼痛，从而降低患者的活动能力和生活质量。后凸畸形导致站立位时躯干上半部重力力臂变长和病变椎体盈利加大，椎体可进一步塌陷和后凸畸形进行性加重，重度 OVCF 合并椎管受侵占者，随着椎体塌陷和后凸畸形的加重可能会使脊髓受压更加严重而出现神经症状。手术时机的把握、过伸复位后术中导针的位置选择、骨水泥注入量是手术成功的关键，术后系统治疗质疏松症也是必不可少的。于金河等[71]* 探讨了过伸复位结合椎体后凸成形术治疗椎管后壁破裂的老年重度椎体压缩骨折的可行性和疗效。选取了 38 例重度椎体压缩骨折患者均先过伸复位，再进行 PKP，术后对患者的疼痛及影像学结果进行分析。认为体位过伸闭合复位结合 PKP 是治疗后壁破裂的老年重度椎体压缩骨折的安全有效的治疗方法，能改善椎体高度，缓解疼痛，同时术后系统治疗骨质疏松症是十分重要的。廖前德等[72]选取 75 例骨质疏松性压缩性骨折患者，单侧或双侧椎弓根入路进针，根据手术方法不同分为 PVP 组及球囊 PKP 组。作者认为，PVP 和球囊 PKP 术均是一种治疗骨质疏松压缩性骨折安全有效的方法，但对于恢复伤椎高度球囊 PKP 组优于 PVP 组。手术适应证的掌握和手术技术的提高是预防骨水泥渗漏的关键因素。戴思雨等[73]对 2002 年 10 月至 2007 年 12 月收治的 53 例病理性椎体压缩骨折患者行 PKP 后的短中期疗效进行了分析。认为 PKP 治疗病理性椎体压缩骨折的短中期临床疗效满意。

上颈椎骨折开放性手术创伤大、风险高。关家文等[74]介绍 CT 引导下经皮内固定治疗上颈椎骨折的方法。术前颅骨牵引，术中采用自制的颅骨牵引板架继续牵引和维持体位，围绕“角”、“面”、“点”、“向”、“度”完成穿刺设计，借助自行研制的定向仪和 CT 扫描引导完成手术。作者认为，该方法具有微创、安全、疗效可靠、廉价和术者不受 X 线伤害等优点，为上颈椎骨折提供了一种新的手术方法。

杨圣等[75]对 2007 年 6 月至 2010 年 6 月收治的 60 例腰椎管狭窄症患者手术显微镜辅助下单侧入路行双侧减压治疗。60 例中 57 例的神经症状完全缓解,3例好转。认为脊柱外科专用显微镜下单侧入路双侧减压治疗腰椎管狭窄是一种有效的治疗方法,并且具有创伤小、痛苦少、恢复快、疗效佳、术后对脊柱的稳定性影响很小的优点。付大鹏等[76]选取2008年1月至2010年6月收治的67例脊髓型颈椎病患者的临床资料。其中33例采用显微外科技术颈椎前路减压术,另34例采用标准开放手术。作者认为,显微外科技术下颈椎前路椎间盘切除减压、解剖型Cage同种异体骨植入、钛板内固定治疗脊髓型颈椎病的方法相比于传统手术,术中显露充分,减压彻底,安全性高,出血量少,术后恢复快,效果良好。

退行性疾病为脊柱外科常见疾病,针对病变节段进行融合、稳定脊柱是临床上治疗退行性疾病的金标准,但融合术后的临近节段病变常影响手术的远期疗效,因此,许多学者对脊柱非融合的相关技术进行研究。钱忠来等[77]对人工颈椎间盘置换术12例(13个节段)患者随访术后假体的位置、有无异位骨化、置换节段的运动范围变化,并用JOA评分及术后Odom评级评价临床疗效。作者认为,人工颈椎间盘置换术的短中期疗效是令人满意的。邹黎等[78]回顾分析了2010年4至6月8例行椎间盘切除、椎管减压后颈椎动态稳定器(dynamic cervical implant, DCI)置入的颈椎间盘突出症患者的临床自理情况。认为应用DCI治疗椎间盘退变所致颈椎病的早期疗效确切,能维持颈椎的稳定性并保留一定范围的生理活动度。迟晓飞等[79]回顾分析了27例在后路减压同时行Coflex内固定术的腰椎退行性疾病患者的临床资料。认为棘突间植入物Coflex治疗腰椎退行性疾病时近期临床症状改善效果良好,是一种可供选择的非融合性固定方法。林宏生等[80]收集2008年6月至2009年12月符合入选和剔除标准病例92例,随机并结合病人意愿分为两组,21例采用单节段棘突间Coflex植入术(Coflex组),71例采用单节段后路椎间Cage植骨融合术(PLIF组)。认为单节段棘突间Coflex装置治疗腰椎退行性疾病在改善临床症状方面与后路椎间融合固定术无明显差异,但平均住院日、手术时间和术中失血量较少;棘突间Coflex装置能保留可控的手术节段椎间活动度,并有效减少上邻节段椎间活动度。

**(七)脊髓损伤**

随着社会的发展,交通事故、高处坠落等所致脊髓损伤的发生率不断升高。焦新旭等[81]回顾性分析天津市14家二级甲等以上的医院在2004年至2008年收治的553例创伤性颈脊髓损伤患者的临床资料,按照患者是否于住院期间死亡分为早期死亡组(22例)和生存组(531例)。作者认为,高年龄、颈脊髓损伤程度重、合并呼吸或心血管系统以及电解质紊乱并发症、气管切开是颈脊髓损伤患者早期死亡的高危因素。王智运等[82]对2005年6月至2008年10月收治的64例因交通伤致急性脊髓损伤患者进行研究。根据8 h内入院和8 h后入院分为A、B两组。所有患行均接受激素治疗,58例患者采用手术治疗,6例采用非手术治疗。作者认为,交通伤导致的脊髓损伤程度重,治疗效果不理想,转送救治时间长是影响治疗效果的重要原因,有必要改进急救器械和转送方式。

急性颈髓损伤后的低渗性脑病常被脊髓损伤的症状掩盖,秦晓东等[83]回顾性分析了2003年10月至2008年10月收治的无颅脑外伤的急性颈脊髓损伤患者29例。所有患者在入院后被诊断为急性颈脊髓损伤后低渗性脑病,其中27例进行常规甘露醇脱水治疗,适当补充胶体性液体、血浆或白蛋白,限制液体入量,1 000～1 500 ml/d,限制输入低渗液体,入量以生理盐水为主,同时补充高渗盐水,矫正低渗、低钠,于3周内血电解质紊乱逐渐纠正,临床症状逐渐消失;1例放弃治疗,1例经抢救无效死亡。认为急性颈髓损伤后低渗性脑病与电解质紊乱有关临床表现无特异性症状,应及时多次检测电解质和血浆渗透压,及时发现低渗性脑病,及时治疗,通过补钠,适当限水,补充胶体以纠正低渗状态可取得较好的临床效果。

目前针对脊髓损伤的基础研究开展得较多。张子峰等[84]通过夹闭大鼠右肾动脉下腹主动脉造成脊髓缺血再灌注损伤动物模型并研究,分别建立空白对照组(A组)、脊髓缺血再灌注损伤组(B组)、静脉应用钙蛋白酶抑制剂E-64-D治疗再灌注损伤组(C组)或应用甲基强的松龙治疗组(D组)。认为脊髓缺血灌注损伤后应用E-64-D和甲基强的松龙均可不同程度地保护脊髓组织和动物后肢的运动功能。黄颖等[85]为了探索甲泼尼龙治疗急性脊髓损伤(spinal cord injury, SCI)的作用机制,取9只健康成年日本大耳白兔,体重(3 100±140) g,随机分为对照组(A组)、模型组(B组)和药物组(C组),每组3只。A组仅进行椎板切除术,B、C组行椎板切除后采用Allen法建立急性SCI模型。C组在造模后2 h按人-兔等效剂量给予大剂量甲泼尼龙冲击治疗,B组注射等量生理盐水,A组不作处理。作者认为,大剂量甲泼尼龙可能主要通过免疫调节机制发挥保护神经功能的作用,其主要效应细胞可能是中性粒细胞。

**(八)脊柱结核**

脊柱结核占据全身骨关节结核的首位,常可导致椎体破坏、受累节段不稳脱位甚至脊髓受压。杨卫良等[86]对2007年1月至2010年1月收治的80例布鲁氏杆菌性脊柱炎患者进行了回顾性分析。对照组34例给予联合药物治疗,治疗组36例在联合用药治疗基础上行病灶清除、植骨内固定术治疗。认为布鲁氏杆菌性脊柱炎可依据典型的临床表现、特殊的实验室检查及影像学特点明确诊断，在联合药物治疗基础上，对存在手术指征的患者采用手术治疗可以取得满意的效果。王立新等[87]对江苏省徐州医学院附属医院 2006 年 10 月至 2010 年 9 月收治的 39 例脊柱结核患者的临床资料作回顾性分析。其中颈椎结核 2 例，胸椎结核 2 例，胸腰椎结核 3 例，腰椎结核 32 例。以上 39 例脊柱结核患者具有不典型的临床特点：结核菌素全身中毒症状表现不明显；体征以腰腿痛为主，少有后凸畸形；影像学表现在早期常不典型；实验室检查无敏感性、特异性。作者认为，脊柱结核患者的临床特点常不典型，应完善实验室和影像学检查，注意随访，提高早期诊断的成功率。黎文等[88]对 2002 年 4 月至 2007 年 5 月收治的 45 例老年胸腰椎结核患者进行了回顾性分析。$T_2$～$T_7$ 椎体结核采用经后路病灶清除植骨融合、后路钉-棒系统内固定术；腰骶段椎体结核采用后路椎弓根螺钉固定加前路结核病灶清除髂骨植骨融合术，其余采用一期前路结核病灶清除加植骨内固定手术。作者认为：围手术期对并存疾病进行有效处理后，老年脊柱结核患者一般可以耐受手术治疗。如手术入路选择合理，病灶清除、内固定并植骨融合术可以提供足够的稳定性和较好的疗效。郭海龙等[89]对 2004 年 1 月至 2009 年 10 月选择单纯后路经椎板或经椎间孔病灶清除植骨内固定术治疗的 32 例腰骶段结核患者进行研究。20 例采用经椎板间病灶清除，12 例采用经椎间孔病灶清除。作者认为，单纯后路经椎板或经椎间孔病灶清除植骨内固定术是治疗腰骶段结核的有效方法。正确选择适应证、仔细评价影像学和彻底清除病灶是手术成功的关键。杨曦等[90]对 2003 年 1 月至 2009 年 3 月收治的 79 例胸腰椎结核合并后凸畸形患者行Ⅰ期病灶清除内固定治疗后的疗效进行了回顾性分析。作者认为应根据病人的实际情况、胸腰椎发病节段及后凸畸形和截瘫程度，选择不同入路的手术方式彻底清除病灶、植骨融合，矫正畸形后使用内固定重建脊柱前后方的稳定性，促进脊髓神经功能恢复，使脊柱结核获得有效的根治，改善患者的生活质量。张宏其等[91]对 2006 年 1 月至 2009 年 12 月收治的 26 例老年胸椎结核并发脓肿、死骨形成的患者进行回顾性分析。其中 10 例患者接受一期后路椎管减压、病灶清除、植骨融合内固定术（A 组），16 例接受一期后路内固定和二期前路病灶清除、植骨融合术（B 组）。作者认为，一期后路病灶清除椎管减压椎间植骨融合内固定术联合术后规范化疗对于老年胸椎结核有确切疗效，与分期前后路术式相比，具有创伤小等优势，可作为老年患者一种多样化治疗的选择。

（袁　文　王新伟　张　颖）

## 参考文献


1　苏庆军，等. 中华外科杂志，2010，48(20)：1577
2　吴增晖，等. 中国临床解剖学杂志，2010，28(6)：634
3　刘贞明，等. 中国临床解剖学杂志，2011，29(1)：42
4　费　琦，等. 中华医学杂志，2010，90(41)：2943
5　王洪伟，等. 中华创伤杂志，2010，26(12)：1105
6　邢泽军，等. 中华医学杂志，2011，91(7)：477
7　熊　龙，等. 南昌大学学报（医学版），2010，50(10)：33
8　段　扬，等. 中国脊柱脊髓杂志，2010，20(11)：889
9　李海波，等. 中国临床解剖学杂志，2011，29(1)：89
10　景成伟，等. 中华损伤与修复杂志，2011，6(2)：35
11　熊　敏，等. 中华实验外科杂志，2011，28(4)：618
12　王守国，等. 中国矫形外科杂志，2011，19(16)：1332
13　王长昇，等. 中华创伤杂志，2011，27(2)：128
14　林宏生，等. 中华创伤杂志，2010，26(10)：891
15　劳克诚，等. 中国矫形外科杂志，2011，9(3)：245
16　胡　勇，等. 中华创伤杂志，2011，27(2)：115
17　林达强，等. 华西医学，2010，25(9)：1625
18　陈庄洪，等. 中华实验外科杂志，2011，28(8)：1390
19　徐广辉，等. 中华创伤杂志，2011，27(8)：691
20　王向阳，等. 中华骨科杂志，2011，31(10)：1056
21　徐兆万，等. 中华创伤杂志，2011，27(6)：509
22　王长昇，等. 中华创伤杂志，2011，27(9)：769
23　陈宗雄，等. 中国骨与关节损伤杂志，2011，26(9)：799
24*　郝定均，等. 中华创伤杂志，2011，27(2)：121
25　尹　毅，等. 中国骨与关节损伤杂志，2011，26(9)：803
26　陈海波，等. 脊柱外科杂志，2010，8(4)：236
27　吴洁石，等. 江苏医药，2011，37(5)：579
28　丁文元，等. 中华骨科杂志，2011，31(4)：303
29　张　为，等. 中国矫形外科杂志，2011，19(1)：11
30　杨振东，等. 中华创伤杂志，2011，27(8)：688
31　曾时兴，等. 实用医学杂志，2010，26(24)：4525
32　贾　龙，等. 中国脊柱脊髓杂志，2011，21(1)：28

33 杨朝垒,等. 复旦学报(医学版),2011,38(1):14
34 张兴凯,等. 中国矫形外科杂志,2011,19(13):1086
35 王大为,等. 齐齐哈尔医学院学报,2010,31(20):3219
36 杨大龙,等. 中国脊柱脊髓杂志,2011,21(1):24
37 周建伟,等. 中国矫形外科杂志,2011,19(7):545
38 常　青,等. 南方医科大学学报,2011,31(5):919
39 陈德纯,等. 中国骨与关节损伤杂志,2011,26(9):800
40 杨斌辉,等. 苏州大学学报(医学版),2010,30(5):1058
41 王　清,等. 中华创伤杂志,2011,27(5):413
42 王　伟,等. 中国修复重建外科杂志,2011,25(1):84
43 林建聪,等. 中华骨科杂志,2011,31(1):50
44 孟纯阳,等. 中华创伤杂志,2011,27(6):505
45 李方财,等. 中华骨科杂志,2011,31(10):1066
46 权学民,等. 中国骨与关节损伤杂志,2010,25(12):1092
47 鲁世保,等. 脊柱外科杂志,2010,8(6):335
48 郭勇飞,等. 中华医院感染学杂志,2010,24(20):3922
49 何　勍,等. 中国矫形外科杂志,2011,19(7):529
50* 曾忠友,等. 中国脊柱脊髓杂志,2011,21(3):216
51 陈学明,等. 中国脊柱脊髓杂志,2011,21(8):644
52 邱志杰,等. 重庆医学,2011,40(1):22
53 孙景城,等. 中华骨科杂志,2011,31(1):39
54 祁新禹,等. 临床小儿外科杂志,2010,9(5):324
55 王升儒,等. 中华外科杂志,2011,49(5):409
56 张如意,等. 军医进修学院学报,2011,32(6):576
57 王建超,等. 中国矫形外科杂志,2011,19(19):1605
58 张　伟,等. 中国脊柱脊髓杂志,2011,21(2):93
59 孙　武,等. 中华医学杂志,2010,90(43):3068
60 方加虎,等. 中华外科杂志,2010,48(20):1546
61 梁　磊,等. 中华骨科杂志,2011,31(5):413
62 吕国华,等. 中华创伤杂志,2011,27(6):492
63 秦　辉,等. 中国修复重建外科杂志,2010,24(12):1485
64 张德强,等. 中华外科杂志,2010,48(21):1637
65 周　峰,等. 苏州大学学报(医学版),2010,30(6):1129
66 马建华,等. 医学临床研究,2010,27(10):1936
67 卢　斌,等. 中华老年医学杂志,2010,29(10):829
68 李继刚,等. 中国脊柱脊髓杂志,2010,20(11):945
69 王磊升,等. 中国微创外科杂志,2011,11(4):338
70 王智运,等. 中国骨与关节损伤杂志,2011,26(1):14
71* 于金河,等. 中国矫形外科杂志,2011,19(12):991
72 廖前德,等. 医学临床研究,2010,27(11):2082
73 戴思雨,等. 中国骨与关节损伤杂志,2011,26(1):21
74 关家文,等. 中国矫形外科杂志,2010,18(24):2094
75 杨　圣,等. 中华显微外科杂志,2011,34(3):179
76 付大鹏,等. 中华显微外科杂志,2011,34(3):185
77 钱忠来,等. 苏州大学学报(医学版),2010,30(6):1271
78 邹　黎,等. 脊柱外科杂志,2010,8(6):331
79 迟晓飞,等. 中国医科大学学报,2011,40(1):64
80 林宏生,等. 中山大学学报(医学科学版)2011,32(3):364
81 焦新旭,等. 中华创伤杂志,2011,27(5):423
82 王智运,等. 中华创伤骨科杂志,2010,12(10):981
83 秦晓东,等. 南京医科大学学报(自然科学版),2011,31(3):434
84 张子峰,等. 中国矫形外科杂志,2011,19(12):1026
85 黄　颖,等. 中国修复重建外科杂志,2011,25(3):327
86 杨卫良,等. 中国矫形外科杂志,2011,19(17):1438
87 王立新,等. 中国矫形外科杂志,2011,19(7):605
88 黎　文,等. 中华骨科杂志,2011,31(1):55
89 郭海龙,等. 中华骨科杂志,2011,31(8):840
90 杨　曦,等. 中国矫形外科杂志,2011,19(19):1656

91　张宏其，等. 中国矫形外科杂志，2011，19(13)：1089

## 三、关节外科

### (一) 髋关节

人工髋关节置换术作为不可逆的髋关节疾患终末期的有效治疗措施近年在中国得到极大的发展，但关于髋关节假体界面选择仍有争议。孟庆才[1]等通过计算机检索各大数据库，收集所有比较金属-金属与金属-聚乙烯髋关节假体临床疗效的随机对照试验及半随机对照试验等，使用 RewMan4. 2. 8 统计学软件对结果进行 Meta 分析，比较金属-金属假体与金属-聚乙烯假体髋关节置换术后髋关节 Harris 评分、髋关节活动范围、假体周围透亮带、脱位及再手术的发生率、血液及尿液中金属离子的浓度。认为两种髋关节假体术后髋关节功能无明显差异，但金属-金属假体术后假体周围出现放射透亮带的例数较金属-聚乙烯假体少，血液中金属离子浓度较金属-聚乙烯假体高。

随着患者对生活质量要求的提高，患者手术年龄有降低的趋势，因此术中保留骨量得到越来越多的重视。郭永良等[2]回顾性分析 27 例 29 髋均施行无柄人工髋关节置换，按 Harris 关节功能评价标准评估，优良率 92. 6%。他们认为无柄人工髋关节置换术，由于保留了股骨颈，保留患者自己的颈干角和前倾角，更接近于人体的自然生物力学状态，术后关节功能良好，近期疗效满意，较适合中青年患者，其远期疗效仍有待进一步观察。杨惠强[3]认为大直径股骨头可获得较好的近期 Harris 评分和关节活动度的改善，但其中、远期疗效仍需进一步随访。柯贤柱等[4]收治 18 例人工髋关节置换术后股骨骨折患者，根据不同骨折分型，分别采用保守治疗、骨折固定、假体翻修、自体髂骨植骨等方法治疗。结果：手术患者术后切口均Ⅰ期愈合，17 例均获随访，随访时间 12～49 个月，平均 23 个月。X 线片复查示骨折于术后 12～32 周达临床愈合。术后 6 个月 Harris 评分为(87. 5±3. 4)分，与术前比较差异有统计学意义。

文献表明近年来关节外科医师越来越重视人工全髋关节置换术中的软组织重建。李利昕[5]选择行初次单侧人工全髋关节置换术患者 68 例，手术均采用髋关节前外侧入路，使用 Zweymüller 双锥形螺旋臼及 SL-PLUS 矩形直柄(颈干角 135°，股骨头假体的直径均为 28 mm)。对比术前术后双髋关节正位 X 线片，测量股骨偏心距、髋外展肌力臂及双下肢长度，记录手术前后髋关节活动度及 Harris 评分，应用 SPSS13. 0 统计软件分析股骨偏心距与其他指标的相关性。发现①股骨偏心距与髋外展肌力臂具有正相关性($r=0.534$，$P<0.001$)；②髋关节术后活动度、Harris 评分与股骨偏心距均存在明显回归相关关系($r=0.403$，$0.344$，$P<0.001$)；③股骨偏心距重建与否对下肢长度的影响存在显著性差异($\chi^2=4.23$，$P<0.05$)。

近年来由于器械与假体进步，越来越多的复杂髋关节疾患可以进行髋关节置换手术。李锋[6]收治髋部骨折内固定失败 25 例(股骨颈骨折 19 例，股骨粗隆间骨折 4 例，髋臼骨折 2 例)，分析内固定失败的原因，评价术后疗效。其中全髋关节置换 23 例，双极人工股骨头置换 2 例；骨水泥型假体 15 例，非骨水泥型假体 10 例。结果 25 例获得平均 16 个月随访，Harris 评分由术前平均 45. 5 分恢复到术后 88. 2 分。髋部骨折复位不良、内固定技术错误、骨质疏松以及股骨头血供障碍是导致治疗失败的主要原因。张峡[7]认为与采用大块植骨重建髋臼的方法相比，髋臼内陷技术能明显简化手术操作，增大自体活骨与人工髋臼的接触面，利于术后骨长入及对人工髋臼的生物固定，有望减少人工髋臼的无菌性松动，提高人工髋关节治疗大龄先天性髋关节脱位的远期疗效。刘宏鸣[8]随机选取 2003 年 1 月至 2005 年 1 月采用锥形股骨柄假体生物学固定行全髋关节置换术(total hip arthroplasty，THA)的高龄患者(70～90 岁)30 例(34 髋)。结果表明，采用锥形股骨柄假体生物学固定对高龄患者行 THA 后的假体周围具有良好的骨改建模式，且中期临床效果良好。宋立明等[9]选取 9 例 9 髋初次行 THA 患者术中发生髋臼骨折。结果术后 X 线片检查示假体位置良好。切口均Ⅰ期愈合，无早期并发症发生。9 例患者均获随访，随访时间 1～4 年，平均 2 年 7 个月。末次随访时 Harris 评分为(87. 8±3. 9)分，与术前比较差异有统计学意义($t=44.904$，$P=0.000$)。X 线片检查示，骨折均于术后 8 周达临床愈合；随访期间未发现髋臼假体周围透亮带及松动表现。胡如印等[10]回顾性分析 93 例双侧同期 THA 术中及术后并发症、术后功能恢复情况。他们认为，严格掌握手术适应证，合理选择并按标准程序安装假体，注重围术期处理和康复训练，行同期双侧 THA 是双侧髋关节疾病既安全又有效的选择。谭钢等[11]整理华西医院骨科于 1998—2007 年间行全髋关节置换术患者的资料，统计每年行全髋关节置换术患者的病例数、男女比例、年龄构成、疾病类别等资料，分析 10 年来行人工全髋关节置换术患者特点变化。病例数和男女比例呈逐年上升趋势，年龄构成呈逐年减小趋势，导致行全髋关节置换术的疾病类别中缺血性股骨头坏死(激素和酒精性)1 211 例，原发性髋关节骨关节炎 984 例，股骨颈骨折后股骨头坏死 947 例，创伤性髋关节骨关节炎 180 例，髋关节感染后骨关节炎(包括髋关节结核和化脓性髋关节炎)100

例,类风湿性关节炎及强直性骨关节炎累及髋关节相比其他三种来说就很少。作者认为,国人行全髋关节置换术患者总例数逐年增加,男女比例呈现上升趋势;疾病谱中以原发性髋关节骨关节炎、原发性股骨头缺血性坏死、股骨颈骨折后股骨头缺血性坏死居多,并且还在不断增多,因此预防该三类病因对减少人工全髋关节置换手术患者的数量有重要的意义。

微创人工全髋关节置换手术仍得到越来越多手术医师及患者的欢迎,人工全髋关节置换术发展到今天已有多种切口入路,各有利弊。卜延民等[12]对 2001 年 3 月至 2007 年 12 月共 256 例单侧 THA 患者进行前瞻性研究。术前均不特意选择切口长度,采用后侧入路及微创手术技术,按照术后切口长度测量值分组:小切口组(<10 cm)99 例,中度切口组(10～14 cm)112 例,标准切口组(>14 cm)45 例。他们认为,对于无选择 THA 患者采用微创手术技术,较小的后侧切口可以获得安全满意的疗效。尽量缩短手术切口而非强求小切口,可最大限度减轻软组织损伤,使手术顺利进行,并保证远期临床效果。陈永刚等[13]电子检索多个数据库,纳入有关人工全髋关节置换术的所有随机对照试验(RCT),评价其方法学质量并提取数据。比较微创全髋关节置换术和传统 THA 的切口长度、手术时间、术中出血量、住院时间、并发症及近期疗效。对数据进行异质性检验,用 RevMan 5.0 软件进行 Meta 分析。Meta 分析结果显示与传统手术相比,微创 THA 有着术中出血量少($P=0.04$)、住院时间短($P=0.0005$)等优点,但其缺陷是手术时间较传统 THA 略长($P=0.002$)。

虽然人工全髋关节置换术已经成为一种十分成熟的手术,但髋关节置换术后仍有些不可忽视的并发症,尤其是感染的处理仍十分棘手。张纪等[14]选择自 2002 年 1 月至 2008 年 12 月所有行初次和翻修髋关节置换术患者共 3 021 髋(初次置换术 2 718 髋,翻修术 294 髋),认为初次髋关节置换术中股骨假体周围骨折的发生率为 4.0%,主要发生于干骺端(83.6%),女性、髋关节发育不良、髋部骨折、高位脱位、非骨水泥固定是术中骨折的危险因素;髋关节翻修术中股骨假体周围骨折的发生率(21.4%),远高于初次髋关节置换术,主要发生于骨干部(61.9%),骨折的发生与否可能主要取决于翻修时的骨质情况,性别、年龄、假体固定方式并不是主要的影响因素。赵卉等[15]选取 12 例(13 髋)髋关节置换术后感染伴窦道形成患者,术前 Harris 评分平均 30(23～38)分,血沉平均 54(38～74) mm/h。12 例均行一期清创、假体取出、占位器植入手术,二期行翻修术 10 例,因经济原因放弃二期翻修 2 例。结果:平均随访 19(3～30)个月,10 例翻修术前 Harris 评分平均 74.6(69～89)分,较术前有明显提高(P=0.05)。术后血沉平均 10(6～17) mm/h,C 反应蛋白降至正常范围,感染无复发。赵金柱等[16]回顾性分析 206 例(206 髋),按照有无院内感染分为院内感染组(A 组)、无院内感染组(B 组),统计两组患者的年龄、基础疾病情况、血红蛋白含量、血清白蛋白、手术时间、输血量、尿管留置时间、抗生素使用时间,同时对发生院内感染的患者统计院内感染的部位、病原菌及转归情况。最终发现 206 例患者中发生院内感染 20 例,感染部位依次为呼吸道 10 例,泌尿系 9 例,皮肤感染 1 例,发生率为 9.7%,院内感染组患者的年龄、输血量、手术时间及术后尿管留置时间明显高于无院内感染组,贫血、低蛋白血症与院内感染的发生具有相关性,两组患者在基础疾病、抗生素使用时间无明显差异。葛叶盈等[17]于 2010 年 3 月至 12 月选择美国麻醉医师协会Ⅰ～Ⅱ级择期行髋关节置换术患者 150 例。随机分成生理盐水对照组(C 组)、乌司他丁组(U 组)和低分子肝素组(L 组),每组 50 例。结果①C 组患者处于相对高凝状态,其中术后 1 d 达最高峰,至术后 3 d 则有恢复趋势;在 $T_1$、$T_2$、$T_3$ 各观察时间点中:与 C 组相比,U 组、L 组中的凝血反应时间、凝血形成时间值均延长、凝血形成速率、凝血最终强度、凝血综合指数均减小($P<0.01$)。经乌司他丁及低分子肝素处理,患者呈相对非高凝状态;②L 组患者术中出血量、术后 1 d 引流量大于 U 组、C 组;③术后 3 d,C 组、U 组 DVT 发病数分别为 20 例(发病率为 40%)及 1 例(发病率为 2%),L 组患者无 DVT 发生。结论认为乌司他丁、低分子肝素均能有效改善髋关节置换患者围术期高凝状态,降低术后 DVT 的发病率。但低分子肝素一定程度上增加术中与术后手术部位出血量。

根据人工髋关节置换手术在中国的发展历史,目前越来越多的患者需要进行髋关节翻修手术,多数翻修手术对技术要求较高。武云涛等[18]回顾性分析髋关节置换术后再次行翻修手术的患者 81 例,患者术前常规检查结果、术中所见及手术后处理等均详细记录。结果显示 81 例患者中有 3 例术后发生感染,其中浅部感染 1 例,深部感染 2 例,术后感染的发生率为 3.7%。认为髋关节翻修术后感染的风险明显增高,与患者术前身体状态及其他潜在疾病,术中无菌操作不严格,术中血供较少的纤维组织残留过多,术后治疗及护理不当均有关系;术中应尽量切除血供较少、质地较硬的纤维结缔组织,对于有慢性疾病及年老体弱患者,适当延长抗菌药物应用时间,加强术后护理,是人工髋关节翻修术后预防感染的关键因素。

股骨头缺血性坏死发展至终末期的治疗措施需要进行人工全髋关节置换术已经得到公认,但该疾病的早期诊断及治疗仍是研究难点与热点。王锐英等[19]取 6 个单侧新鲜人股骨头作为对照组；髋关节置换中取出 57 个人股骨头，将其中新鲜头下型骨折股骨头作为实验 1 组，其余坏死股骨头按塌陷前期、塌陷早期和塌陷晚期分成实验 2、3、4 组。作者认为，股骨头坏死晚期负重区力学性能明显降低，导致股骨头塌陷并逐步进展。塌陷前期是保留股骨头，治疗股骨头坏死，为坏死股骨头软骨下骨提供足够的力学支撑，防止股骨头塌陷变形的关键时期。通过文献复习注意到，关于多孔钽棒进行股骨头缺血性坏死的干预治疗越来越少，可能与股骨头塌陷后钽棒外露或影响二期关节置换手术有关。

**(二) 膝关节**

过去一年人工全膝关节置换术在中国得到很大发展，但是对人工全膝关节置换的假体选择仍存在各种不同看法。高兴华等[20]回顾分析早期手术治疗膝关节骨病 53 例(60 膝)，他们认为目前的证据未能表明高屈曲型假体较传统假体更具提高术后膝关节活动范围的优势。黄迅等[21]比较 100 例 PCR 和 PS 型假体的临床疗效，结合文献分析两者的优缺点及相关技术问题。结果术后平均随访 5 年 6 个月，PCR 型组和 PS 型组术后膝关节评分、疼痛评分、功能评分、髌骨评分差异均无统计学意义($P>0.05$)，都明显改善了患膝的症状和功能。

人工全膝关节置换术(total knee arthroplasty，TKA)后出现膝前疼痛会给手术医师带来很大的困扰，也是导致患者对手术效果不满意的重要原因，邹勇根[22]等选取 128 例在该院行初次单侧膝关节置换术的骨性关节炎患者，入院后随机分为 2 组，实验组 64 例，安装骨水泥型髌骨假体；对照组 64 例，仅作髌骨去神经化处理，不做髌骨置换；观察 2 组患者膝前痛的发生率；术前膝关节内、外翻畸形和膝关节置换术后膝前痛的关系。结果：所有患者随访 6～24 月，平均 16.5 月。实验组患者膝前痛发生率 10.9%(7/64)，对照组膝前痛发生率为 14.1%(9/64)；两组比较无显著差异。膝内、外翻畸形患者，TKA 术后膝前痛的发生率为 21.2%(11/52)。林宇进等[23]取新鲜成人膝关节标本，用巨微解剖法观测髌下脂肪垫血管网的组成、走行及分布。结果髌下脂肪垫血管网外侧由膝下外侧动脉、膝上外侧动脉降支构成；内侧由膝下内侧动脉升支、膝降动脉髌上支的降支、膝降动脉关节支的髌下支构成，各支互相吻合形成网状结构，为“密集血管区”，位于髌骨内、外侧旁开 5 mm 范围以内，髌尖下约 14 mm，髌韧带后面 10 mm 区域。此血管网向髌骨下极、髌韧带后部、髌下脂肪垫及其表面的滑膜提供血供。人工全膝关节置换术是否需要同期进行髌骨置换仍然存在争议。孙振辉等[24]选取 TKA 术后疼痛患者 41 例，结果表明置换髌骨的全膝关节置换术中，远期随访再手术率、置换后前膝痛发生率低于未置换髌骨组，患者满意率及置换后膝关节 KSS 评分方面，两种髌骨处理方式无显著性差异。张治宇等[25]全面检索 PubMed、EMBASE 和 Cochrane Libray 数据库，筛选出在行全膝关节置换术的骨关节炎患者中髌骨置换与否比较的随机对照试验进行分析，比较其膝前痛的发生情况、翻修率及再手术率等。该分析认为，髌骨置换没有显著减少膝前痛、翻修率、再手术率等并发症，没有为接受全膝关节置换术的骨关节炎患者提供更好的疗效。

为达到理想的假体安放位置，越来越多的术者热衷于计算机导航技术，这种方法能够达到精确截骨。李桓毅等[26]选取 23 例 24 膝初次 TKA 置换患者，应用无需影像资料的计算机辅助导航仪辅助下行后稳定型人工全膝关节置换手术，将从股骨远端和胫骨近端所截下的骨质用游标卡尺测量与计算机计算的数值比较。吴毛等[27]共对 5 例骨解剖异常的膝关节行 TKA(导航组)，手术均在计算机导航辅助下进行。随机选取既往未使用计算机导航的 5 例行 TKA 患者作为非导航组，均具有正常解剖标志。结果显示术中、术后未发生因导航而出现的并发症。两组 $\alpha$、$\beta$、$\gamma$ 及 $\delta$ 角虽然差异无统计学意义，但导航组的极值范围很小，其取得极值的可能性远远小于非导航组。术后导航组膝关节活动范围平均为 112.67°，非导航组为 106.98°，但两组术前活动范围[导航组(70.87±10.78)°，非导航组(105.08±30.67)°]比较，差异有统计学意义。

随着中国关节外科医师手术技巧的提高，文献报道中越来越多涉及膝关节严重内外翻畸形等复杂的膝关节置换术。裴征等[28]选取该院 2007 年 4 月至 2011 年 3 月对 16 例(19 膝)有重度内翻畸形伴内侧骨缺损的膝骨关节炎患者进行初次关节置换术，术中将胫骨内侧平台倾斜型骨缺损修整成台阶状水平型骨缺损；将截下的外侧胫骨平台骨块修整后使其厚度和形状与缺损处匹配，并将带有皮质骨的部分尽量放置在台阶状缺损的外缘，以承受平台的压力；置入假体时，在植骨块侧方加压至骨水泥固化。结果发现，术后患肢畸形得到矫正，术后 3 个月均可弃拐行走，生活自理；术后膝关节活动范围平均为 112°(95°～125°)；术后随访 KSS 膝关节评分平均为 86 分(71～93 分)、膝关节功能评分平均为 88 分(74～96 分)；尚未发现有自体移植骨的不愈合、移位、骨折和胫骨假体松动者，同时也未见因术后迟发性感染或植骨吸收再次出现膝内翻畸形和假体松动而行翻修手术的患者。马军等[29]选取该院 2008 年 6 月至 2010 年 3 月，15 例(18 膝)严重膝外翻患者，术前X线测量FTA角，检查膝关节活动度，并且使用美国膝关节协会评价标准KSS评分及功能评分。手术方法采用髌旁外侧入路、针对性截骨、选择性的外侧软组织松解、安装限制性小的假体或非限制型假体进行全膝关节置换术。徐美涛等[30]选取14例16个外翻膝行膝前正中、髌旁内侧入路，常规截骨、外侧软组织松解，后方稳定型假体或后交叉韧带保留型假体的人工全膝关节置换术进行回顾性分析。膝关节屈伸活动度由术前平均82°(伸直0°至屈曲120°)提高到术后120°(伸直0°至屈曲150°)；KSS评分：临床评分由术前平均43分(10～65分)提高到术后平均83.9分(70～100分)，功能评分由术前平均52.9分(30～70分)提高到术后平均89.3分(75～100分)；胫股角由术前平均16.5°(8°～30°)改善到术后平均7°(5°～10°)，膝外翻畸形得到良好的矫正。白志刚等[31]应用TKA治疗膝关节高度屈曲畸形15例(23膝)，术前、术后以HSS评分系统进行评估，术前HSS评分5～34分，平均22.6分；术后61～89分，平均77.4分，差别有统计学意义($P<0.05$)。何勇等[32]采用人工全膝关节置换治疗僵硬膝关节患者23例34膝，末次随访时平均为89.2°±10.5°(60°～110°)，较术前增加46.6°。12例16膝因术后活动范围不足90°，在术后3～8周进行静脉麻醉下的手法松解。末次随访时仍有6例8膝活动范围不足90°。

随着人工全膝关节置换术的手术量增加，术者除了追求手术技巧的提高，也更加重视围手术期处理。吕佐等[33]收治的行人工全膝关节置换术104例患者随机分为观察组和对照组，观察组患者切口甲级愈合率、拆线时间、感染率，分别为96.2%、(12.6±3.2) d、3.8%，均显著优于对照组，差异有统计学意义(P<0.05)；远期疗效观察组优30例、良13例、总优良率为82.7%，显著高于对照组55.8%。高福强等[34]回顾性分析初次行TKA的286例患者临床资料，其中166例(试验组)术后8～12 h开始每天给予低分子肝素4 000～6 000 U，120例(对照组)每天给予阿司匹林150 mg，共14 d。两组患者术后切口均Ⅰ期愈合。术后65例出现下肢深静脉血栓形成，其中试验组37例，对照组28例，经对症处理后治愈。术后患者均获随访，随访时间12～34个月，平均21.6个月。随访结果表明，使用低分子肝素患者术后出现下肢深静脉血栓较使用阿司匹林患者低，且两者之间差异有统计学意义。庞显伦等[35]术后常规根据患者体重采用相同配方配制自控镇痛溶液，关闭切口结束同时随机静脉注射2 ml等渗盐水或帕瑞昔布钠40 mg+等渗盐水2 ml，由研究者甲记录并开具医嘱，间隔12 h连续用相同试剂静脉注射，48 h后结束。第72小时起口服赛来昔布或安慰胶囊连续服用至2周。两组患者一般情况差异无统计学意义(P>0.05)，术前膝关节功能评分差异无统计学意义(P>0.05)。术后第3,7,15天膝关节功能评分差异有统计学意义(P<0.05,0.01)。鲍航行等[36]收治52例拟行初次TKA的患者，采用随机数学表法分为2组：使用止血带组(A组)和未使用止血带组(B组)，结果A组病理切片示股四头肌溶解，大量中性粒细胞浸润；B组为正常肌肉组织。高福强等[37]对286例患者进行回顾性分析，比较不同性别、年龄、身高体重指数、双下肢静脉血栓、术后抗凝方式、手术时间、围手术期血红蛋白变化、假体类型等对术后肢体肿胀程度的影响。在膝下10 cm周径变化值两者差异具有统计学意义($P=0.043$)；根据年龄分为≤60岁、60～70岁和70岁三组，三组间术后肢体肿胀差异无统计学意义(P<0.05)。黄保华等[38]根据关节周围软组织注射镇痛药配方不同，随机分成两组，各33例(33膝)。传统组注射布比卡因、甲基强的松龙、肾上腺素、吗啡和生理盐水混合液；改良组注射罗哌卡因、酮咯酸、肾上腺素、吗啡和生理盐水混合液。两组术后的24 h运动和静止VAS、术后镇痛药使用量和切口并发症差异明显，有统计学意义(P<0.05)；两组患者无一例出现心脏毒性反应。

人工全膝关节术后翻修的主要原因仍是感染，邱旭升等[39]选取10例全膝关节置换术后延迟感染患者，均采用二期再置换手术治疗，1例患者治疗期间血糖控制不佳，一期手术后感染未得到控制而行关节融合术，另外9例患者感染均获治愈。张军等[40]对该院2009年2月收治的鲍氏不动杆菌膝关节混合性感染患者进行回顾性分析，应用Zimmer冲洗枪加骨水泥灌注治疗，并术后持续随访。患者定期复查未见异常，血培养未见鲍氏不动杆菌生长，膝关节活动度明显改善，活动范围、关节功能恢复良好。

处理膝关节运动损伤的主要手术术式已由开放性手术向关节镜手术过渡，童良勇[41]收治32例外侧盘状软骨损伤。所有病例均经关节镜检查证实，关节镜下切除盘状半月板中央部的白区部分，修整呈正常的半月板形状后，采用由外向内法或全内缝合法缝合撕裂的半月板边缘部分。根据改良的Lysholm膝关节分级标准评价，优19例，良5例，可3例，优良率达88.9%。张文涛等[42]采用同种异体半月板移植治疗7例盘状半月板撕裂患者。术中每例患者缝合9～13针，平均11针。手术时间1.5～2.7 h，平均1.7 h。术后发热时间31～57 h，平均46.4 h。术后6例切口Ⅰ期愈合；1例术后3周发生感染，经抗生素盐水灌注冲洗18 d后愈合。刘建永等[43]对25例半月板隐匿性损伤行关节镜手术治疗，就漏诊误诊的原因、临床特点及疗效进行回顾性总结。结果：隐匿性半月板损伤多为半月板层裂、桶柄裂、硬结样变性，部分伴有半月板囊肿，关节镜下外观表现近似于正常半月板，极易漏诊、误诊，行关节镜诊治后症状消失。郭林等[44]分析在关节镜下采用LARS韧带重建并获完整随访的80例前交叉韧带损伤患者的临床资料。术中保留前交叉韧带残余纤维束。结果：术后切口均Ⅰ期愈合，无感染、下肢深静脉血栓形成等术后早期并发症发生。徐又佳等[45]运用法国LARS韧带治疗急性膝关节前交叉韧带断裂36例，所有患者术前MRI均提示前交叉韧带连续信号中断，膝关节Lysholm评分平均52分。操作在关节镜下完成，结果：患者获9～20个月（平均18个月）随访。36例患者术前Lysholm评分平均为52分；术后12个月平均为92分。优23例，良9例，可4例，近期优良率为89%。

**（三）肩关节及其他关节**

肩关节与其他关节研究仍集中在关节镜方面，肩关节疾患手术方式中与关节镜相关的文献报道已占主要地位。于晓兵等[46]对20例肩峰撞击综合征合并肩袖撕裂行关节镜下肩峰减压成形术及肩袖修复术，该研究认为肩峰下撞击综合征合并肩袖撕裂是肩关节疼痛和功能障碍的常见原因，关节镜下肩峰减压成形术及肩袖修复是治疗的有效方法，疗效确切。汪滋民[47]对16例肩峰下撞击综合征患者行关节镜下微创手术，所有患者均行关节镜肩峰下间隙减压术，并对合并症进行全面处理：冻结肩行关节囊松解，肩袖损伤行肩袖修补或清创，钙化性腱炎行钙化灶清除和肩袖修补，肩锁关节炎行锁骨远端切除。肩峰下撞击综合征患者往往合并其他肩部疾患，需要结合病史、体检、影像学资料、选择性封闭试验和关节镜检查做出全面、准确的诊断。行关节镜肩峰下间隙减压术时对各类合并症进行全面处理，有利于取得良好的疗效。肖健等[48]对57例肩袖滑囊侧部分撕裂患者进行回顾性分析。Ⅰ度及Ⅱ度患者行肩峰下间隙减压及肩袖清理术；III度患者行肩峰下间隙减压及肩袖修复术，肩袖修复方式：3例直接行断端缝合，26例应用缝合锚钉行肩袖止点重建，7例联合应用断端缝合及缝合锚钉技术。术后优16例，良31例，差2例。47例患者对手术效果表示满意。戴雪松等[49]采用关节镜下手术治疗钙化性冈上肌肌腱炎34例。所有病例均行关节镜下钙化灶清除术和肩峰下滑囊切除术，同时行肩峰成形术（8例），肩袖修补术（10例）。34例患者获得平均11.5个月的随访。治疗前后评分的差异均有统计学意义，而三组间（小、中和大钙化灶）疗效的差异无统计学意义。患者在术后随访期间均未复发。

微创小关节手术可以显著降低手术创伤，可能是未来的一个趋势。谢仁国等[50]采用腕关节镜技术治疗89例腕部损伤患者，术中根据病损情况，在关节镜下进行清理、桡骨远端骨折和舟骨骨折复位内固定、腕骨间韧带修复、三角纤维软骨复合体的修复等手术。结果：术后5例患者出现小指尺侧麻木，其中4例观察3周恢复至正常，另1例3个月才得以恢复。所有患者对腕背小创口愈合外观非常满意。

踝关节骨关节炎及肘关节骨关节炎导致的功能障碍在临床上并不少见，但既往对这部分患者没有理想的手术处理方案，而关节镜技术的发展则为关节外科医师提供了一个选择。潘昭勋等[51]选取2005年3月至2009年10月，肘关节重度骨性关节炎患者34例，伴关节强直者13例。行关节镜下清理关节腔及游离体，对冠突、尺骨鹰嘴骨赘切除，冠突窝、鹰嘴窝、桡窝成形，对严重挛缩的关节囊和侧副韧带等给予必要的松解，术后指导康复训练，对比手术前后肘关节疼痛及伸屈活动度进行Mayo评分。结果34例患者肘关节的疼痛症状和活动度均有明显改善。根据Mayo功能评分，结果：34例总优良率85.3%.21例单纯骨性关节炎优良率为90.5%。应用关节镜术治疗肘关节重度骨性关节炎及关节强直，创伤小、并发症少、疗效可靠。

**（四）关节镜**

关节镜手术在过去的一年依旧高速发展，关节镜已经在越来越多的范围内体现出优势。目前应用最广的仍然是膝关节镜手术，虽然部分研究表明关节镜手术在膝关节骨关节炎中的作用仍然存在争议，但关节镜在运动医学中的应用逐渐占据主导地位，尤其是韧带修复领域，但手术方式多种多样，各有利弊。杨星光等[52]对73例膝骨关节炎患者经严格的保守治疗无效，行关节镜清理术，73例中61例满意，5例恶化无法评估，7例接受再次手术。HSS膝关节功能评分从术前28.6改善到术后的52.4。WOMAC评分从术前40.6改善到术后的31.5。所有失败的12例患者，都有严重的屈膝挛缩（＞15°）、力线异常加重（内翻＞10°）和多腔室疾患受累（术前HSS评分平均为23.5，WOMAC评分平均为62分，术前屈膝挛缩平均为15.8°）。陆伟等[53]回顾性分析行前交叉韧带（anterior cruciate ligament，ACL）个体化单、双束解剖重建且获得随访的117例ACL损伤患者资料，根据不同解剖重建方法分为两组：A组（个体化单束解剖重建）35例，B组（个体化双束解剖重建）82例。结果表明：采用个体化解剖位双束重建能更好地恢复患者膝关节的稳定性。双束解剖重建术中ACL股骨与胫骨足迹、髁间窝宽度的判断对手术的设计至关重要，入路技术、测量尺的应用是个体化ACL双束解剖重建的关键所在。洪雷等[54]选取该院2008年8月至2009年9月共70例有韧带残端存留的前交叉韧带损伤患者人选该研究组，随机分为保留残端组($n=35$)和对照组($n=35$)。分别采取关节镜下保留残端重建前交叉韧带和切除残端的前交叉韧带重建手术技术，移植物均使用同种异体肌腱。两组的功能评分无显著差异。二次手术探查时发现的移植物滑膜覆盖率无显著差异。研究认为，保留残端同时使用异体肌腱移植重建前交叉韧带，对术后膝关节主观功能评分、稳定性和本体感觉和移植物滑膜覆盖程度并无促进作用。王飞等[55]回顾性分析采用关节镜下异体移植物单束重建ACL108例患者的临床资料，其中六股异体腘绳肌腱58例(腘绳肌腱组)，异体髌韧带50例(髌韧带组)。他们认为关节镜下单束重建前交叉韧带采用六股异体腘绳肌腱较髌韧带能够明显提高膝关节稳定性。张辉等[56]选取该院2008年8月至2010年4月完成的全关节镜下后十字韧带(posterior cruciate ligament, PCL)+膝关节后外侧复合体(Posterolateal Complex, PLC)重建手术34例。结果表明，对于膝关节PLC损伤导致的不稳定，采用全关节镜下PLC重建的手术技术，使膝关节后外旋转不稳定能够有效恢复。这种手术技术能够与PCL重建联合应用。朱超华等[57]将符合选择标准的105例ACL损伤患者，根据重建方法不同随机分为单束重建组($n=59$)及双束重建组($n=46$)，移植物均采用同种异体深低温冻存肌腱。结论认为，双束同种异体深低温冻存肌腱重建ACL的临床效果优于单束重建。

关节镜同样为部分膝关节创伤提供另一种处理思路，王琪等[58]对19例前交叉韧带胫骨止点处髁间嵴撕脱性骨折在关节镜下应用缝线套扎治疗。术后3个月X线片检查示骨折均愈合。17例前抽屉试验、Lachman试验查体均为阴性，2例前抽屉试验阴性，Lachman试验弱阳性。研究认为，关节镜下应用缝线套扎方法治疗前交叉韧带胫骨止点处髁间嵴撕脱性骨折，能够实现骨折块的有效复位、牢固固定以及骨折愈合，是一种成本低廉、操作简便、效果显著的微创治疗方法。李桓毅等[59]回顾分析关节镜下治疗并获2年以上随访的43例前交叉韧带止点撕脱骨折患者临床资料，其中21例采用空心螺钉固定(空心螺钉组)，22例采用不可吸收缝线固定(缝线组)。两组患者术后切口均Ⅰ期愈合，无感染等早期并发症发生。术后两组骨折均临床愈合，空心螺钉组骨折愈合时间为(3.3±0.6)个月，缝线组为(3.2±0.4)个月，差异有统计学意义($t=3.723$, $P=0.019$)。陈哲峰等[60]采用关节镜技术重建293例ACL损伤患者，术后所有患者均恢复日常工作，关节稳定性明显改善。侔志斌等[61]收治38例踝关节骨折脱位术后发生踝关节撞击综合征的患者。根据美国矫形足踝协会踝与后足评分标准，总分为(48.32±9.24)分，疼痛评分为(7.26±1.22)分。X线片检查示胫骨前缘和距骨均有骨赘增生，MRI显示22例有胫、距关节软骨面损伤。关节镜下行胫骨前缘或距骨骨赘磨削，刨削清理前外踝的瘢痕和增生滑膜组织，清除剥脱软骨；其中22例胫、距关节软骨面损伤者行微骨折术治疗。结果术后患者切口均Ⅰ期愈合。末次随访时，26例踝关节活动基本恢复正常，背伸达15°～25°，平均19.6°；跖屈35°～45°，平均40.7°。

应锦河等[62]对12例腘窝囊肿在关节镜下进行关节内病损清理，关节镜后内侧入路囊肿内引流结合抽吸术治疗，近远期效果良好。何欣等[63]对23例(28膝)滑膜软骨瘤病患者入院行X线片、关节活动度检查、视觉模拟评分以及Lysholm膝关节功能评分。结果所有患者术后伤口均甲级愈合。术后(5.05±2.43) d恢复正常生活或工作。症状明显改善21例(91.30%)，部分改善2例(8.70%)，对疗效满意23例(100%)。膝关节关节活动度由术前的伸膝(14.29±16.34)°以及屈膝(106.07±35.83)°提高到术后的伸膝(1.79±2.79)°及屈膝(132.64±35.64)°。负重行走时疼痛视觉模拟评分由术前的(3.81±2.02)分降低到术后的(0.37±0.65)分($P=0.05$)。Lysholm评分由术前的(43.20±8.24)分升至术后6个月的(86.72±5.40)分($P=0.05$)；术后1年复诊并检查膝关节正侧位X线片，均未见滑膜软骨瘤体，所有患者无复发。

陈国强等[64]对97例类风湿性关节炎(rheumatoid arthritis, RA)患者进行关节镜下膝关节滑膜切除术，术后即联合使用缓解性药物(disease-modifying anti-rheumatic drugs, DMARD)治疗；对照组仅使用DMARD药物治疗.于关节镜手术后及药物治疗的1、6、12及24个月作为随访点，比较患者治疗前后的DAS28评分及其临床缓解率(DAS28<2.6)、关节压痛数、关节肿胀数、晨僵时间、疼痛目视模拟测量表(visual analogue scale, VAS)评分、疾病总体状况的医师VAS评分、疾病总体状况的患者VAS评分、血红细胞沉降率、C反应蛋白、类风湿因子等指标。治疗后第1、第6个月时，关节镜滑膜切除术联合DMARD药物治疗组DAS28评分分别为4.8±1.1、4.2±1.0，对照组分别为5.4±0.9、4.9±1.5，差异均有统计学意义(均$P<0.05$)。治疗组第1、第6个月时关节压痛数、关节肿胀数、晨僵时间、疼痛VAS评分、疾病总体状况的医师VAS评分、患者VAS评分与对照组相比有显著改善.治疗后1个月起达到临床缓解(DAS28<2.6)的比率与对照组相比有显著差异且一直维持到24个月，治疗2年后两组间DAS28评分差异仍有统计学意义。

闫子贵等[65]对21例肩袖损伤患者均采用小切口下肩峰成形加骨锚修复缝合肩袖的方法治疗，根据患者对疼痛耐受程度，术后1周开始患肢主动功能锻炼，随访并进行评分。结果21例患者均获随访，平均11个月。根据UCLA评分系统进行评定，优14例，良5例，差2例，优良率为90.48%。

关节镜在处理膝关节置换术后感染时也有其特定的优势。王琪等[66]应用关节镜清理、关节腔灌洗联合静脉糖肽类抗菌药物治疗革兰阳性菌所致膝关节感染患者21例，其中耐甲氧西林金黄色葡萄球菌感染5例，耐甲氧西林表皮葡萄球菌感染6例，肠球菌感染4例，凝固酶阴性葡萄球菌感染6例，药敏试验显示培养菌群均对糖肽类抗菌药物万古霉素及替考拉宁敏感，观察药物治疗过程中不良反应情况，评价临床疗效。结果：治疗期间未发现药物过敏反应和其他与药物有关的不良反应记录，治疗有效率为100%。该组患者均获得随访，随访时间4～29个月，平均17.6个月，期间患者均无复发感染症状。

**(五) 基础研究**

基础研究领域中仍有大量关于组织工程内容，尤其重点在于软骨移植物的研究。杨健等[67]用摇床作为动态加载装置对体外保存的骨软骨移植物进行持续周期性应力加载，以模拟体内关节软骨的应力环境。用Western bloting的方法对关节软骨中的肌动蛋白(β-actin)进行半定量分析，用透射电镜观察胶原的超微结构，并与对照组比较。结果与静态环境下保存相比，动态加载环境使关节软骨细胞外基质中β-actin的表达水平明显提高，并能更好地保护基质中胶原成分的超微结构。杨强等[68]取天然人软骨粉碎，取100 nm至5 μm软骨微丝，脱细胞处理后制备为质量浓度1%悬液，与质量浓度2%壳聚糖醋酸溶液按1∶1(重量比)充分搅拌混合，冷冻干燥制备复合支架。分离培养犬软骨细胞，种植到支架上，倒置显微镜、电镜观察细胞在支架的生长、分化情况。结果：组织学显示支架中无细胞碎片残留，Ⅱ型胶原免疫组化染色阳性。扫描电镜显示支架内孔洞相互连通似海绵状，MTr法显示不同浓度支架浸提液与对照培养液吸光度值比较，差异无统计学意义($P>0.05$)。倒置显微镜观察，细胞在支架上黏附良好，扫描电镜下细胞在支架上均匀分布，呈圆形或椭圆形，有基质分泌。研究认为，软骨细胞外基质和壳聚糖复合制备的仿生三维多孔双相支架，具有较高的孔隙率和吸水性，良好的生物力学特性，无毒，生物相容性良好，是组织工程软骨的良好支架载体。

(吴海山 王 波)

## 参考文献


1 孟庆才，等. 中华创伤骨科杂志，2011，13(7)：613
2 郭永良，等. 中国矫形外科，2011，19(3)：249
3 杨惠强，等. 中国医科大学学报，2011，40(8)：732
4 柯贤柱，等. 中国修复重建外科杂志 2011，25(7)：889
5 李利昕，等. 中国临床解剖学杂志，2011，29(4)：452
6 李 锋，等. 中国骨与关节损伤杂志，2010，25(12)：1100
7 张 峡等. 中国骨与关节损伤杂志 2010，12，25(12)：1063
8 刘宏鸣，等. 中华创伤杂志，2010，26(11)：965
9 宋立明，等. 中国修复重建外科杂志，2011，25(8)：968
10 胡如印，等. 中华创伤杂志，2011，27(7)：622
11 谭 钢，等. 中国矫形外科杂志，2011，19(17)：1431
12 卜延民，等. 中华创伤杂志 2011，27(7)：616
13 陈永刚，等. 中国矫形外科杂志，2011，19(13)：1061
14 张 纪，等. 中华关节外科杂志(电子版)，2010，4(4)：488
15 赵 卉，等. 中国现代手术学杂志，2010，14(6)：444
16 赵金柱，等. 中国矫形外科杂志，2011，19(8)：697
17 葛叶盈，等. 中华外科杂志，2011，49(9)：816
18 武云涛，等. 中华医院感染学杂志，2010，20(19)：2952
19 王锐英，等. 中国矫形外科杂志，2011，19(9)：750
20 高兴华，等. 中国骨与关节损伤杂志，2011，26(8)：676
21 黄 迅，等. 中国骨与关节损伤杂志，2011，26(7)：592
22 邹勇根，等. 南方医科大学学报，2011，31(8)：1428
23 林宇进，等. 中国临床解剖学杂志，2011，29(1)：31
24 孙振辉，等. 中华外科杂志，2011，49(3)：222
25 张治宇，等. 第二军医大学学报，2011，32(5)：504

26 李桓毅,等. 中国矫形外科杂志, 2011, 19(9): 731
27 吴 毛,等. 中华创伤杂志,2011,26(11): 977
28 裴 征,等. 北京大学学报(医学版),2011,43(5): 707
29 马 军,等. 中国矫形外科杂志, 2011, 19(11): 897
30 徐美涛,等. 中国矫形外科杂志, 2011, 19(2): 109
31 白志刚,等. 中国骨与关节损伤杂志,2010,25(12): 1074
32 何 勇,等. 中华骨科杂志,2010,30(12): 1175
33 吕 佐,等. 中华医院感染学杂志,2011,21(12): 245
34 高福强,等. 中国修复重建外科杂志,2011,25(4): 393
35 庞显伦,等. 中华创伤杂志,2011,27(3): 224
36 鲍航行,等. 中华创伤骨科杂志, 2011, 13(3): 242
37 高福强,等. 中国矫形外科杂志, 2011, 19(9): 724
38 黄保华,等. 中国骨与关节损伤杂志,2011,26(2): 115
39 邱旭升,等. 中华骨科杂志,2011,31(3): 249
40 张 军,等. 中华医院感染学杂志,2011,21(4): 120
41 童良勇,等. 中国矫形外科杂志, 2010, 18(24): 2049
42 张文涛,等. 中国修复重建外科杂志,2011,25(3): 272
43 刘建永,等. 中国骨与关节损伤杂志,2011,26(4): 316
44 郭 林,等. 中国修复重建外科杂志,2011,25(8): 921
45 徐又佳,等. 中华创伤杂志,2011,27(2): 141
46 于晓兵,等. 中国临床解剖学杂志, 2011, 29(3): 346
47 汪滋民,等. 第二军医大学学报, 2011, 32(3): 302
48 肖 健,等. 中华外科杂志,2010,48(10): 1492
49 戴雪松,等. 中华骨科杂志,2011,31(8): 859
50 谢仁国,等. 中华创伤骨科杂志, 2011, 13(4): 328
51 潘昭勋,等. 中华医学杂志,2010,90(43): 3072
52 杨星光,等. 中国临床医学,2010,17(6): 853
53 陆 伟,等. 中华创伤骨科杂志, 2011, 13(5): 423
54 洪 雷,等. 中华外科杂志,2011,49(7): 586
55 王 飞,等. 中华外科杂志,2011,49(7): 592
56 张 辉,等. 中华骨科杂志,2011,31(5): 447
57 朱超华,等. 中国修复重建外科杂志,2011,25(8): 916
58 王 琪,等. 中国骨与关节损伤杂志,2011,26(6): 503
59 李桓毅,等. 中国修复重建外科杂志,2011,25(8): 899
60 陈哲峰,等. 中华创伤骨科杂志, 2011, 13(9): 840
61 俸志斌,等. 中国修复重建外科杂志,2011,25(7): 778
62 应锦河,等. 中国骨与关节损伤杂志,2011,26(7): 668
63 何 欣,等. 华西医学,2011,26(5): 691
64 陈国强,等. 中华医学杂志,2011,91(29): 2034
65 闫子贵,等. 中华损伤与修复杂志(电子版),2011,6(1): 103
66 王 琪,等. 军医进修学院学报, 2011, 6, 32(6): 579
67 杨 健,等. 中华创伤杂志,2011,27(7): 638
68 杨 强,等. 中华骨科杂志,2011,31(8): 904

## 四、骨肿瘤

### (一) 基础研究

脊索瘤是较为常见的脊柱原发性骨肿瘤,为进一步研究可评价脊索瘤预后的免疫组化标记物,陆俭[1]等采用免疫组化的方法检测了复发与非复发的各14例脊索瘤组织标本,9例正常胚胎脊索样本,并作比较。作者认为脊索瘤中的CD40、PCNA、CD31表达水平可作为判断病情进展和肿瘤复发的指标。

骨肉瘤是常见的恶性骨肿瘤,危害巨大,一直是骨肿瘤领域的研究热点。张帆等[2]通过抑制Wnt信号通路核心蛋白β-catenin在骨肉瘤系MG-63中的表达,探讨了β-catenin对MG-63细胞的生长、细胞侵袭性以及耐药性等方面的作用。认为特异性抑制β-catenin基因表达可抑制骨肉瘤MG-63细胞的侵袭能力,并增加MG-63细胞对化疗药物阿霉素的敏感性。赵赞栋等[3]人工合成肿瘤抑素活性T3片段并加载对骨肉瘤血管有靶向结合能力的7肽。在体外环境下T3肽及靶向-T3肽均有效抑制人脐静脉血管内皮细胞的增殖。体内试验,靶向-T3肽组平均瘤重和肿瘤抑制率与T3肽组比较,均具有统计学意义。病理免疫组化结果显示,靶向-T3肽能明显较少与肿瘤血管生长相关的血管内皮因子的表达，降低肿瘤的侵袭能力，其效果优于T3肽。由此认为，靶向短肽介导的肿瘤抑素活性T3片段具有较强的骨肉瘤抑制能力，能够有效地富集在骨肉瘤血管内皮，具有低毒高效的治疗作用。

李玉婵等[4]分析了19例多发性骨软骨瘤患儿的血液标本，利用PCR和MPLA进行基因分析。认为本组病例除身高外，在不同EXT基因突变与临床表现之间未发现有明显关系，进一步深入研究将有助于探索遗传性多发性骨软骨瘤的致病机制。

**(二) 影像诊断**

影像学检查是骨肿瘤发现、诊断、治疗、随访及预后评估等一系列环节中的重要辅助手段。

骨肉瘤是青壮年多见的原发性骨恶性肿瘤，目前多采用新辅助化疗加手术的治疗方法，而术前影像资料是指导手术的重要依据。为探讨四肢髓内型骨肉瘤新辅助化疗后影像学表现与大体标本的相关性，找到更接近临床实际情况的检查方法。韩纲等[5]选取四肢髓内型骨肉瘤17例，经全身大剂量三疗程化疗后，常规行术前MRI平扫，术后取沿冠状面剖开的1/2大体标本固定备用，再对留取标本行DR及CT检查，通过分区逐一对比影像学与病理表现。作者认为，MRI检查骨肉瘤髓内浸润相对误差较小，依据MRI测量结果扩大切除2～3 cm是安全的截骨范围。

鲁珊珊等[6]对30例经病理证实的恶性肿瘤患者在2周内分别进行全身MRI及核素骨显像，采取临床资料同常规MRI、CT等多种影像资料结合分析，辅以必要的随访复查为“金标准”，分别以30例患者和270个部位为单位进行分析。使用McNemar检验比较两者对骨转移瘤诊断的敏感度、特异度。认为全身MRI对骨转移瘤的综合诊断能力较核素骨显像好，具有一定的临床应用价值。

上官景俊等[7]回顾经手术病理证实的99例骨肿瘤与瘤样病变资料，将病变分成良性组和恶性组，观察病灶周围骨髓水肿和软组织水肿特点，比较骨髓水肿和软组织水肿出现率及范围差异。良性骨肿瘤与瘤样病变及恶性骨肿瘤周围均可出现骨髓水肿和软组织水肿，良性组骨髓水肿范围大于恶性组，恶性骨肿瘤软组织水肿范围大于良性组。

为探讨四肢软组织横纹肌肉瘤的影像学特征及提高对其诊断水平。唐浩等[8]回顾性分析6例四肢横纹肌肉瘤的影像学表现。5例行MRI增强扫描，2例行CT增强扫描。作者认为，四肢软组织横纹肌肉瘤无明显影像学特征，若在检查中发现四肢软组织肿块且强化明显时，横纹肌肉瘤应纳入鉴别诊断中，最终确诊依靠病理检查。

于宝海等[9]回顾性分析经病理证实且临床资料齐全的41例原发性骨淋巴瘤(primary lymphoma of bone，PLB)患者的临床与影像特征。41例全部行X线检查，20例行CT检查，12例行MRI检查(3例同时行增强扫描)。作者认为骨质破坏轻而软组织肿块明显，或MRI显示骨质异常范围明显超过平片及CT所见，或MRI显示骨质异常而平片及CT显示骨质破坏较轻或未见明显骨质破坏者提示PLB。“浮冰征”是PLB较为特殊的一种征象，其出现对淋巴瘤的诊断具有一定提示意义。

段晓岷等[10]收集经手术病理证实的18例小儿炎性成肌纤维细胞瘤(inflammatory myofibroblastic tumor，IMT)，所有病例均行CT平扫及增强扫描。CT表现为实性肿块或囊实性肿块。增强扫描显示实性瘤体呈外周中度强化，中心部分轻度强化或轮辐状强化；囊实性瘤体则实性部分呈不均匀强化，囊性部分强化不显著，瘤体压迫包绕大血管的3例均位于胸部，压迫邻近管道状结构6例。病理示瘤组织由梭形纤维细胞及炎性细胞组成，免疫组织化学染色平滑肌肌动蛋白呈阳性表达。作者认为IMT的CT表现有一定特点，能提供有价值的诊断信息。

王鹤翔[11]回顾性分析经病理证实的四肢软组织成人型纤维肉瘤8例。8例成人型纤维肉瘤共18个瘤灶。瘤灶分叶状7例(17个病灶)，类圆形1例(1个病灶)。肿瘤平均5.8 cm。位于深筋膜下方7例(17个病灶)，1例(2个病灶)突破深筋膜向外生长；位于肌肉间隙1例(1个病灶)。MRI平扫病灶主体$T_1$WI呈低等信号，$T_2$WI呈脑回状混杂信号；7例(17个病灶)伴周围肌肉水肿，3例(6个病灶)见囊变、坏死，1例(1个病灶)侵犯邻近骨质。4例增强扫描共13个病灶呈明显边缘性或“轮辐”状强化。MRI能精确地显示病灶的组织结构、形态、范围，对肿瘤的诊断和鉴别诊断及分期有重要价值。

**(三) 临床治疗**

在原发性骨与软组织肿瘤中，肉瘤是发生率较高且危害性巨大的一类，相关临床研究较多。为探讨血管重建在骨与软组织肉瘤保肢术的作用，燕太强等[12]行保肢手术治疗累及肢体重要血管的骨与软组织肉瘤患者13例。恶性骨肿瘤4例，软组织肉瘤9例。无一例出现重建血管感染。1例术后第1天出现急性动脉栓塞，急诊取栓后保留了肢体。人工血管置换8例中出现肢体肿胀和伤口不愈合5例。患者随访平均19.4个月。保肢成功率92.3%(12/13)。Kaplan-Meier生存曲线分析患者2年总生存率和无瘤生存率分别为90.9%和63.6%，重建动、静脉2年通畅率分别100%和28.6%。认为肿瘤累及血管不是截肢的绝对适应证，肿瘤连同重要血管整块切除后进行血管重建的保肢手术可行,可获得良好的局部肿瘤控制和肢体功能。祁伟祥等[13]回顾性分析52例成人骨肉瘤患者(≥40岁)的临床资料,并对预后进行随访。单因素分析显示,成人骨肉瘤的预后与年龄、Karnofsky功能状态评分、术后辅助化疗次数和病理性骨折相关。多因素分析显示,Karnofsky功能状态评分、术后辅助化疗次数和病理性骨折是与预后相关的独立因素。作者认为Karnofsky功能状态评分、术后辅助化疗次数和病理性骨折是影响成人骨肉瘤预后的主要因素,积极的外科治疗和规范的辅助化疗能够有效提高成人骨肉瘤患者的生存率。韩纲等[14]对ⅡB期骨肉瘤患者36例进行临床随访。按照Huvos肿瘤坏死率分成两组,肿瘤坏死率<90%为A组,肿瘤坏死率≥90%为B组。结果两组间肿瘤复发率、转移率及生存率差异均有统计学意义($P<0.05$)。作者认为,肿瘤坏死率是评估生存率的重要指标,规范的大剂量多药联合化疗是骨肉瘤长期生存的重要保证。赵晖等[15]通过分析评价32例骨肉瘤肺转移患者接受吡柔比星(pirarubicin,THP)联合顺铂(cisplatin, DDP)或异环磷酰胺(ifosfamide, IFO)治疗的近期疗效,探讨含THP方案治疗骨肉瘤肺转移患者的疗效,并对心脏功能等相关不良反应进行评估。作者认为含THP方案治疗骨肉瘤肺转移患者是较为有效和安全的,可以作为挽救性化疗选择方案。二维彩色多普勒超声技术可作为评价蒽环类药物早期心脏毒性的检测手段之一。李敏等[16]认为晚期骨软组织肉瘤其病理组织学分类较复杂。由于肿瘤生物学特性及发病部位骨与软组织紧密的结构功能关系,在临床处理过程中,应将病变局部骨与软组织一并考虑。晚期骨与软组织肉瘤有远处转移发生,侵及多个间室,侵及重要的血管神经束或侵及邻近器官。除肿瘤本身的生物学特性原因外,就诊晚、首次处理不当也是应予考虑的重要因素。虽然晚期骨与软组织肉瘤局部处理困难、预后差,但经过积极的综合治疗。仍有部分病例获得一定的局部或系统治疗效果。孙元珏等[17]为评价MAID(ADM+IFO+DTIC+MESNA)方案一线治疗转移性软组织肉瘤(soft tissue sarcoma, STS)的临床疗效、不良反应和对生存期的影响,对根治术后出现远处转移的晚期STS患者137例进行了研究。认为MAID方案一线治疗转移性STS疗效确切,能够有效控制疾病进展,不良反应可以耐受,作为进展期STS的一线化疗方案具有明显的临床应用价值。牛晓辉等[18]对骨肉瘤的化疗做了总结,目前骨肉瘤的治疗采用新辅助化疗、外科手术、辅助化疗的多学科综合治疗模式,但近30年来,骨肉瘤研究领域既无明确的新药,治疗方案也无较大进展,在分子靶向治疗方面的临床研究几乎是空白,同时我国骨肉瘤的化疗还不规范。因此,未来着眼于研发新药、探讨靶向治疗、开展大规模临床试验、运用规范化综合治疗的方法来提高生存率。梁伟民等[19]对骨肉瘤肺转移的综合治疗做了总结。随着新辅助化疗的开展,肢体骨肉瘤患者不但可成功保留有功能的肢体,而且5年生存率已有60%~70%。由于目前国内外缺乏统一、有效的骨肉瘤肺转移综合治疗方案,使得骨肉瘤肺转移成为目前制约骨肉瘤患者生存率进一步提高的瓶颈。目前骨肉瘤肺转移患者的综合治疗仍是以术前、术后化疗,手术切除为主,治疗效果较过去有所提高。而免疫治疗、基因治疗仍处于探索阶段,实际临床应用较少。随着分子技术的进步和对骨肉瘤肺转移机制的进一步了解,后两种治疗方法可以作为肺转移的预防手段。

转移性骨肿瘤发生率很高的。杨毅等[20]对59例肱骨转移癌患者(62例手术)进行了研究。以Mirels'评分判断骨折的风险,术后功能依据肌肉骨骼肿瘤学会(MusculoskeletalTumor Society, MSTS)评分,回顾性分析患者生存率。患者术后生存期平均为9.6个月,半年总体生存率45.1%,一年生存率27.4%,两年生存率11.6%,预期生存期11.6个月。未发生病理性骨折患者Mirels'评分平均9.3分。MSTS评分,假体置换组71%,髓内针和钢板组75.1%。作者认为,外科手术治疗肱骨转移癌的主要目的是缓解疼痛和改善生活质量,外科手术能够为患者提供坚强固定,这一优势是单纯放疗无法比拟的。林建华等[21]通过回顾性分析295例骨转移瘤患者,治疗前、后对患者行Kamofsky生活质量评估及疼痛VAS评分,并对治疗结果进行研究。探讨了骨转移瘤的发病特点、诊疗方法及进展。作者认为骨转移瘤作为一种全身性疾病,应采取积极的综合治疗,根据患者情况进行系统评估,制定个体化的治疗方案才能取得较好的疗效。朱艳云等[22]等通过分析脊椎骨转移瘤合并压缩性骨折的癌症患者73例,探讨了脊椎骨转移瘤合并压缩性骨折的综合治疗方法。结论为脊椎骨转移瘤合并压缩性骨折患者在综合治疗基础上,适时选择外科手术治疗可提高生活质量。燕太强等[23]分析了PVP、PKP等微创技术,探讨了这些技术的适应证,禁忌证,手术操作技术及术后疗效和并发症。认为微创技术将在脊柱转移性肿瘤治疗方面发挥更大的作用。柳晨等[24]对14例无法手术切除或放化疗的脊柱转移性肿瘤患者在CT引导下行放射性$^{125}$I粒子置入术。作者认为CT引导下放射性$^{125}$I粒子置入治疗脊柱转移性肿瘤安全,并发症少,疗效确切,可作为不宜手术切除或放化疗患者的补充治疗方式。李浩森等[25]回顾分析了接受过外科治疗的脊柱转移瘤患者249例。麻醉根据手术风险的评估判定手术的可行性：手术风险较低者，可考虑手术治疗；手术风险较高者，不适合外科手术，必须先采取保守治疗。可逆性神经功能损害、病理性骨折、顽固性疼痛以及辅助治疗不敏感者均作为手术指征。作者认为脊柱转移性肿瘤的外科治疗仍然以改善患者的生存质量为主要目的，而合理的手术治疗能明显地改善患者的生存期和生存质量。王姝兴等[26]研究唑来膦酸与帕米膦酸治疗骨转移癌骨痛及对血清钙磷的影响。她们通过对病理及影像确诊的100例骨转移癌患者分别使用唑来膦酸或帕米膦酸进行治疗，评价患者治疗1、2个月后疼痛缓解情况及血清钙、磷变化。作者对恶性肿瘤发生骨转移后血钙、磷及碱性磷酸酶关系进行分析后认为，患者血钙、磷水平呈直线正相关关系，而钙与碱性磷酸酶及磷与碱性磷酸酶间并未见明显的直线相关关系。

早年，脊柱被视为骨肿瘤的手术禁区。随着外科技术的不断进步，近年来，脊柱肿瘤的外科治疗成为了研究热门。沈慧勇等[27]探讨了改良一期后路全脊椎整块切除术治疗胸腰椎肿瘤的手术要点、器械改进及短期疗效。改良手术器械包括自制0.81 mm的钢缆式线锯、线锯改向器、L形骨刀和叉形骨刀。将Tomita后路全脊椎整块切除方法改良为前锯后刀会师两步截断法，即将线锯由前向后切割至约为椎间盘中后1/3处，再用L形骨刀经两侧由后向前凿至与线锯切割水平处会师，进而完成整个椎间盘的截断。对于线锯难以引导过椎弓根的病例，则改为应用叉形骨刀截断椎弓根。应用本术式治疗10例均有中重度疼痛和不同程度的脊髓神经受累表现的胸腰椎肿瘤患者，效果良好。由此认为，应用改良一期后路全脊椎整块切除术治疗胸腰椎肿瘤的易操作性和安全性增加。郭常安等[28]对17例行全脊椎切除的胸腰椎肿瘤患者进行回顾性分析，采用的肿瘤切除方式分为全脊椎分块切除、全脊椎大块切除、全脊椎整块切除。证明全脊椎切除是治疗胸腰椎肿瘤的有效手段，且需将解剖学概念和肿瘤学理念相结合，对切除方式进行合理分类。蒋成等[29]*回顾了采用经后路全脊椎切除并后路钛网植骨椎弓根螺钉重建脊椎稳定性治疗胸腰椎肿瘤患者共14例。认为后路全脊椎切除同期脊柱重建治疗胸腰椎肿瘤具有创伤相对较小、瘤椎切除完整、局部复发率低、脊髓减压充分等优点。许政等[30]探讨了单纯椎管内海绵状血管瘤(cavernous hemangioma, CH)的诊断与外科治疗效果。通过回顾性分析18例手术治疗并经病理检查证实的单纯椎管内海绵状血管瘤患者的临床资料，并依据Aminoff-Logue评分标准对手术前后患者脊髓功能进行评价。认为MRI检查有典型的CH表现时对椎管内CH有诊断价值，对于有相应神经系统症状的椎管内CH患者，应积极、早期行肿瘤切除术，可获得良好结果。姜亮等[31]回顾分析了有临床症状的脊柱血管瘤(vertebral hemangioma, VH)患者20例，认为脊柱血管瘤大多通过影像学检查可明确诊断，术前CT引导下穿刺活检对其确认率不高。根据患者临床及影像学表现采取不同的治疗方法可取得较好的治疗效果。姜亮等[32]回顾分析了手术治疗脊柱骨软骨瘤患者21例，认为CT和/或MRI检查对诊断脊柱骨软骨瘤有重要意义，手术彻底切除可获得良好效果。李晶等[33]回顾分析了13例椎体肉状瘤病患者的临床资料，认为对于伴有进行性加重的脊柱不稳和/或神经症状的脊柱肉状瘤病患者，进行外科干预联合类固醇激素治疗，可获得良好的临床疗效。张海波等[34]对应用PVP治疗的32例症状性VH患者进行回顾分析，认为PVP治疗症状性VH具有安全、微创、疗效可靠的优点。正确选择适应证、依据病灶累及范围确定单侧或双侧椎弓根穿刺路径，严格把握注射时机和量及规范术后处理等是提高手术成功率的关键。汪礼军等[35]对采用PVP治疗的16例症状性椎体血管瘤患者进行回顾，经局麻下行PVP手术治疗，16例患者手术均成功，术后患者腰背部疼痛均明显减轻或消失，病理检查证实为血管瘤。术后及末次随访时的VAS和SF-36评分均有明显改善，与术前比较均有显著性差异。姜亮等[36]通过对脊柱孤立性浆细胞瘤(solitary bone plasmacytoma, SBP)患者20例进行回顾，探讨其诊断与治疗效果。认为CT引导下骨髓穿刺活检是诊断SBP的重要手段，手术与放疗均可达到控制疼痛、缓解脊髓压迫的目的。崔益亮等[37]通过回顾性分析脊柱原始神经外胚叶肿瘤(primitive neuroectodermal tumor, PNET)患者共13例，总结PNET的诊断和治疗经验。认为PNET的诊断主要靠病理检查，重点是免疫组化；CT引导下穿刺活检是术前诊断的可靠手段。脊柱PNET的恶性度高，无论手术与否均有较高死亡率，但手术切除病灶可减轻症状，改善患者生活质量。以往上颈椎被视为脊柱肿瘤手术的禁区，其位置高而深，周围紧邻重要结构，且内固定重建困难。杨兴海等[38]采用经颌下胸锁乳突肌内侧缘入路联合后路行枢椎肿瘤切除前后内固定术治疗枢椎肿瘤17例进行回顾分析。前路肿瘤切除后采用钛网植骨及钛板垂直放置螺钉固定、钛网植骨及钛板斜行放置螺钉固定、钛网修剪后植骨螺钉固定3种方式行上颈椎前路内固定，均一期联合后路肿瘤切除枕颈内固定。术后患者局部疼痛缓解，神经症状减轻或消失。认为经颌下胸锁乳突肌内侧缘入路可获得枢椎肿瘤切除与重建的良好显露，应用颈椎内固定系统可实现枢椎肿瘤切除后上颈椎稳定的前方重建。张清等[39]对13例骶骨肿瘤患者实施计算机辅助导航的外科治疗，术前将增强CT和MRI数据导入计算机导航工作站设计术前方案，利用影像融合技术明确病灶侵犯的髓内范围和骨外范围，设计截除瘤骨的范围并标记。术中按术前肿瘤切除计划，以指引器确认肿瘤切除的外科边界切除肿瘤。术后肿瘤标本经病理验证达到广泛切除2例，边缘切除4例，囊内扩大刮除7例。作者认为术中导航技术为可视操作，可按术前计划切除骶骨肿瘤骨性外科边界，并使部分病例达到边缘或广泛切除，复发率低。

骨巨细胞瘤是一类较高发病率的低度恶性骨肿瘤，其远处转移较少，但极易局部复发。谢红波等[40]选取脊柱骨巨细胞瘤患者20例，认为：CT引导下针吸活组织检查对于骨巨细胞瘤的术前诊断具有很好的价值；手术切除对于椎骨骨巨细胞瘤具有很好的作用；对于可以进行术前栓塞的患者，应在术前栓塞后再做局部切除；术后放疗对于降低骶骨骨巨细胞瘤的复发率具有一定的意义。李国东等[41]对行肿瘤切除的48例骶骨骨巨细胞瘤患者进行回顾性分析。术后定期随访，观察局部复发情况与骶神经功能。边缘切除局部复发率低于单纯刮除。保留双侧S3神经根者大小便功能障碍发生率7.4%(2/27)，保留单侧S3神经根者33.3%(4/12)。作者认为外科切除边界与骶骨骨巨细胞瘤局部复发率相关，在注意保留骶神经根的前提下应以边缘切除为目标；保留双侧S3神经根可使绝大部分患者的括约肌功能得以恢复。于秀淳等[42]通过对29例复发性骨巨细胞瘤患者的临床资料的回顾分析，认为骨巨细胞瘤术后定期随访对于早期诊断肿瘤复发至关重要；一旦复发诊断明确，尽管存在再次复发的风险，应首选瘤灶内手术；对放射学Campanacci Ⅲ级的复发性骨巨细胞瘤可选择瘤段切除骨缺损重建手术治疗，但存在一定的远期并发症。胡永成等[43]选取了膝关节周围骨巨细胞瘤患者16例进行分析。将患者的多层螺旋CT薄层扫描原始数据导入数字化骨科临床研究平台系统，采用三维表面重建和容积重建法对骨巨细胞瘤的三维形态学特征进行观察、测量，内容包括是否伴发病理性骨折、骨皮质是否被破坏、肿瘤体积测量、关节面破坏面积百分比、肿瘤与关节面的距离。并对上述指标进行分级，赋予一定的分值，建立评分系统。根据评分系统对临床病例进行评分，观察评分与手术方案、重建方案选择的关系。作者认为基于数字化技术的HC骨巨细胞瘤临床评分系统涵盖了影响骨巨细胞瘤治疗方案选择的主要因素，在肿瘤切除及重建方法的选择中有一定的指导作用。

四肢及骨盆骨肿瘤方面，韩岳等[44]回顾分析了7例行异体骨关节移植重建术治疗并获得随访的肱骨近端肿瘤患者。作者认为，在肱骨近端的异体骨关节移植，移植骨萎缩吸收是一种主要的远期并发症，发生率高；单纯大段异体骨关节移植在肱骨近端的骨缺损重建被认为是一种不可行的方法。为探讨带血管腓骨复合异体骨重建长骨恶性肿瘤切除后骨缺损的临床结果。李靖等[45]对19例四肢长骨恶性骨肿瘤患者行保肢手术，采用带血管自体腓骨复合大段异体骨进行重建。术后对移植腓骨的成活与骨结合部愈合情况进行影像学评估。认为带血管自体腓骨复合大段异体骨可用于四肢长骨恶性肿瘤切除后骨缺损的重建，带血管腓骨促进了异体骨与宿主骨愈合，术后重建功能良好。杨正明等[46]随访了25例切除后采用股骨头旷置术的髋臼周围恶性肿瘤患者。髋臼周围切除后，采用股骨头旷置术，术后皮牵引，以后扶拐逐渐步行活动。25例股骨头旷置术中6例出现手术后并发症(24.0%)。术后5年及10年生存率分别为60%和54%。根据Enneking1993MSTS评分系统进行，平均术后功能评分是17分(12～19分)。认为累及髋臼周围的恶性肿瘤，切除后股骨头旷置术是一种可选择的重建方式，能取得相对满意的临床效果。股骨头旷置术的适应证有髋臼周围高度恶性肿瘤、软组织重建条件不佳、具有感染高危倾向者、经济条件不佳的患者。燕太强等[47]对20例下肢肢体远端原发恶性骨肿瘤接受保肢或截肢手术患者进行研究。患者2和5年的总生存率分别为92.9%和79.6%，12例高度恶性骨肉瘤的2和5年生存率分别为87.5%和70.0%。保肢患者功能MSTS评分为82%。认为下肢肢体远端原发恶性骨肿瘤的整体生存情况相对较好，保肢可以良好地控制肿瘤和恢复肢体功能。郭卫等[48]采用保留上肢的肩胛带切除术治疗肩胛带恶性肿瘤16例，经典Tikhoff-Linberg手术12例，改良Tikhoff-Linberg手术4例。五年总体生存率34.6%。术后3个月接受经典术式者1993年美国骨肿瘤学会功能评分平均14.7分，接受改良术式者为19.5分。作者认为对累及肩关节的肩部恶性肿瘤采用Tikhoff-Linberg手术可达到肿瘤广泛切除，保留上肢肢体及部分功能。经典术式术后肩部功能较差。为探讨计算机导航骨盆肿瘤精确切除与重建的安全性和有效性，评价有限元力学分析辅助骨盆环结构与力学重建的可行性。郭征等[49]采用有限元分析辅助肿瘤切除后的组配式假体设计，并通过计算机导航对12例内半骨盆恶性肿瘤患者行肿瘤切除与重建术。术后评价肿瘤学结果和功能恢复情况。术中未发生神经、血管和脏器损伤。术后X线片显示肿瘤切除范围与术前计划匹配，肿瘤切除彻底，组配式骨盆假体安放位置满意，固定钉位置满足术前有限元力学分析要求。认为计算机导航辅助骨盆肿瘤切除重建是一种安全有效的方法，有限元分析可为骨盆环重建提供精确的力学指导。纪经涛等[50]对18例骨盆原发恶性肿瘤及转移瘤患者采用原位微波灭活及肿瘤全部或部分切除。作者认为原位微波灭活术具有操作简便、疗效可靠、创伤小的特点，可用于或辅助用于骨盆恶性骨肿瘤的治疗，能保持骨盆环的完整性。李伟栩等[51]对26例股骨纤维结构不良伴髋内翻畸形患者的治疗进行回顾分析，随访发现截骨面均愈合，除1例颈干角从术后126°减少到术后56个月的115°，其余患者无髋内翻畸形复发，无内固定断裂或松动。其认为转子下截骨矫形、动力髋或髁螺钉系统内固定能有效地纠正髋内翻畸形，改善患肢功能。

为研究恶性骨肿瘤穿刺及切开活检道后被肿瘤污染的发生率及活检的安全性，单华超等[52]选取恶性骨肿瘤行穿刺活检后的病理标本48例，均行保肢治疗。选取同期行切开活检病理标本26例。对活检道经过的组织取材，以病理为标准判断活检道经过的组织有无恶性肿瘤污染，并确定被肿瘤污染的发生率及范围。48例穿刺活检患者中44例获得随访，4例(4/48，8.3%)活检道存在恶性肿瘤种植污染。末次随访时，4例发生非活检道肿瘤复发。26例切开活检患者均获得随访，2例活检道病理可见肿瘤，阳性率为7.7%(2/26)。末次随访时，3例发生非活检道肿瘤复发。认为恶性骨肿瘤进行穿刺活检和切开活检虽存在活检道被肿瘤污染的危险，但在最终手术时活检道连同肿瘤一同切除后不会发生因活检而造成的肿瘤复发。

我国在骨肿瘤的临床研究中不断有新的治疗领域被开拓、新的“禁区”被打开，展现出蓬勃发展的态势。通过系统、广泛和科学的临床研究推动骨肿瘤治疗学的发展是我国骨肿瘤界的重任。王臻等[53]认为骨肿瘤临床及基础研究的课题主要集中于肿瘤生长转移、耐药基因、基因治疗、肿瘤免疫等复杂的问题。如何有效地解决这些复杂的临床问题是骨肿瘤外科领域当前和今后的重要任务。另外，规范化的恶性骨肿瘤诊治程序、手术适应证的选择、手术切除边缘的应用和化学治疗等也是值得探讨的问题。

（肖建如　吴志鹏）

## 参考文献


1 陆　俭，等. 中国矫形外科杂志，2011，19(14)：1197
2 张　帆，等. 华中科技大学学报(医学版)，2011，40(1)：13
3 赵赞栋，等. 中华骨科杂志，2011，31(6)：699
4 李玉婵，等. 中华小儿外科杂志，2011，32(10)：769
5 韩　纲，等. 军医进修学院学报，2010，31(11)：1074
6 鲁珊珊，等. 中华放射学杂志，2011，45(5)：459
7 上官景俊，等. 中华放射学杂志，2011，45(5)：463
8 唐　浩，等. 临床放射学杂志，2011，30(9)：1349
9 于宝海，等. 中华放射学杂志，2011，45(7)：653
10 段晓岷，等. 中华放射学杂志，2011，45(1)：73
11 王鹤翔，等. 临床放射学杂志，2011，30(4)：561
12 燕太强，等. 中华骨科杂志，2011，31(2)：113
13 祁伟祥，等. 中国肿瘤临床，2011，31(9)：846
14 韩　纲，等. 军医进修学院学报，2011，32(4)：319
15 赵　晖，等. 中国肿瘤临床，2010，30(10)：860
16 李　敏，等. 中国肿瘤临床，2010，37(24)：1393
17 孙元珏，等. 中国肿瘤临床，2010，37(24)：1411
18 牛晓辉，等. 中国肿瘤临床，2010，37(24)：1390
19 梁伟民，等. 中华外科杂志，2011，49(1)：90
20 杨　毅，等. 北京大学学报(医学版)，2011，43(5)：681
21 林建华，等. 中国肿瘤临床，2010，37(24)：1404
22 朱艳云，等. 军医进修学院学报，2011，32(6)：574
23 燕太强，等. 中国脊柱脊髓杂志，2011，21(3)：244
24 柳　晨，等. 中国脊柱脊髓杂志，2011，21(3)：226
25 李浩淼，等. 中国肿瘤临床，2010，37(21)：1249
26 王妹兴，等. 中国癌症杂志，2011，20(11)：842
27 沈慧勇，等. 中华骨科杂志 2011；31(1)：7
28 郭常安，等. 复旦学报-医学版 2011；38(2)：95
29* 蒋　成，等. 中国修复重建外科杂志，2011；25(5)：547
30 许　政，等. 中国脊柱脊髓杂志，2011；21(7)：535
31 姜　亮，等. 中国脊柱脊髓杂志，2011；21(1)：38
32 姜　亮，等. 中国脊柱脊髓杂志，2011；21(2)：103
33 李　晶，等. 中南大学学报医学版，2011；36(9)：895
34 张海波，等. 中国矫形外科杂志，2011，19(14)：1210
35 汪礼军，等. 中国脊柱脊髓杂志，2011，21(30)：256
36 姜　亮，等. 中国脊柱脊髓杂志，2011，21(4)：316

37 崔益亮,等.中华骨科杂志,2011,31(1):13
38 杨兴海,等.中华骨科杂志,2011,31(6):664
39 张 清,等.中华骨科杂志,2011,31(6):640
40 谢红波,等.中国矫形外科杂志,2011,19(19):1667
41 李国东,等.中华骨科杂志,2011,31(6):646
42 于秀淳,等.中国矫形外科杂志.2011,19)14:1149
43 胡永成,等.中华骨科杂志,2011,31(2),105
44 韩 岳,等.中华医学杂志,2011,91(14):965
45 李 靖,等.中华骨科杂志.2011,31(6):605
46 杨正明,等.中华外科杂志,2011,49(1):79
47 燕太强,等.中华外科杂志.2010,48(20):1550
48 郭 卫,等.中华骨科杂志,2011,31(6):587
49 郭 征,等.中华骨科杂志.2011,31(6):623
50 纪经涛,等.中华骨科杂志,2011,31(6):629
51 李伟栩,等.中华骨科杂志,2011,(31)6:577
52 单华超,等.中华骨科杂志,2011,31(6):676
53 王 臻,等.中华骨科杂志,2011,31(6):563

## 五、显微外科与手外科

### (一)组织瓣

指端损伤的修复方法有 V-Y 推进皮瓣、全指腹推进皮瓣、带血管神经束的顺行岛状皮瓣等,各种修复方法各有其不同的适应证和优缺点。周晓等[1]将皮瓣设计成连续 4 个阶梯状锯齿形,V 形皮瓣一次卡入锯齿状切口,术后不易回缩,有效地防止了钩甲畸形形成。认为直接切除甲皱襞破坏了近端皱襞外形,所以在临床操作中提出甲根以近梭形切除表皮,行改良甲床扩大术,有效纠正了因甲床过小引起的指端功能及外观畸形,手术操作简单,术后指甲外形更加接近正常,无明显后遗症。张文亚等[2]切取以旋股外侧动脉降支为血管多叶皮瓣修复手部多部位软组织缺损 15 例,术后无血管危象发生。旋股外侧动脉降支多叶瓣能一次修复手部多部位软组织缺损,缩短手术时间及疗程,手部功能恢复良好,外形满意,是修复手部多部位软组织缺损的理想方法。郭晓波等[3]运用前臂背侧骨间动脉穿支逆行岛状皮瓣修复手背皮肤和软组织缺损 24 例,虎口区、手掌区和拇指区各 4 例。术后皮瓣血运、弹性、质地良好,患者手部功能恢复满意,是手部皮肤和软组织缺损首选修复供区。唐修俊等[4]运用指固有动脉穿支蒂逆行岛状皮瓣修复 26 指手指中末节软组织缺损,该皮瓣手术操作简单、供区隐蔽、血供可靠、成功率高的优点,但皮瓣切取范围有限,不适于手指末节脱套伤。对于手指末节脱套伤,刘刚义等[5]利用一侧指动脉串联相邻两块皮瓣瓦合修复指端脱套伤,既保留了指骨的完整、指体的长度,又恢复了指体良好的外形和功能。该皮瓣具有解剖恒定、血供可靠,肤色、质地及感觉与受区相似等优点,是临床修复指端脱套伤的良好术式。杨涛等[6]对于手部创伤后掌指关节的复合组织缺损者,运用改良的第 2 跖趾全关节复合组织游离移植 7 例、半关节复合组织移植 5 例,术后掌指关节功能恢复良好,X 线片显示:骨折愈合良好,由于移植关节带有血运,未见关节退行性改变。对于多部位多组织缺损,通常利用组合皮瓣或复合组织瓣同时修复,龚志鑫等[7]应用带双皮岛的串式腓骨瓣游离移植修复前臂尺桡骨及皮肤联合缺损 5 例,双皮岛的串式腓骨瓣的设计包括骨设计、血液循环通路设计和皮岛设计三个方面,带血供的骨移植,骨细胞保持活性,利于骨质愈合,同时,该术式可以一次手术完成前臂多部位、多组织缺损的修复,是一种比较理想的治疗方法。

臀部褥疮,尤其是坐骨结节褥疮的修复一直是临床治疗的难题。黄道强等[8]运用改良臀股部肌皮瓣即延长其远端肌瓣长度并反折叠瓦式填充坐骨结节、大粗隆骨质创面修复褥疮 22 例,愈合后术区外观舒展、骨突处由于臀大肌覆盖,表面柔软,耐压性好,效果满意。傅荣等[9]应用臀部穿支皮瓣治疗骶尾部褥疮 29 例,取得良好效果。徐永清等[10]对 12 例骶尾部褥疮采用臀上肌营养皮瓣转位修复效果良好。臀上皮神经筋膜皮瓣用于修复骶部压疮是顺逆转移的皮神经营养血管皮瓣,可以不损伤臀大肌,皮瓣有神经支配,有感觉,为避免压疮复发提供可能,有独立的动脉营养和静脉回流系统,符合"受区修复好,供区破坏损失少,成活可靠,简便易行"的原则。

组织游离移植需要吻合血管,增加了手术难度,范存义等[11]采用健侧逆行胫后动脉或腓动脉穿支皮瓣桥式交叉修复下肢软组织缺损,皮瓣切取范围大,术中无需吻合血管,血管危象发生率低,手术成功率高,术后皮瓣质地、色泽与受区相近,外形较满意。王海文等[12]对 3 例外伤致足跟区跟腱止点伴跟骨及皮肤软组织缺损的患者,采用以膝降动脉为蒂的隐动脉穿支修复足跟区皮肤缺损,其中大收肌腱骨瓣移植修复跟腱与骨缺损皮瓣覆盖创面。通常腓肠神经营养血管皮瓣旋转点位于外踝上 5 cm,程宏宇等[13]采用低旋转点腓肠神经营养血管皮瓣即轴点在外踝尖上 1~3 cm 修复足跟部软组织缺损 16 例,对于足部偏外侧皮肤软组织缺损及足跟部溃疡创面足内侧皮瓣是常用皮瓣之一。当上述无法利用时褚会军等[14]应用小趾展肌肌瓣修复,疗效满意。该术式具有操作简单,对供区损伤小,不影响负重,创面外形、弹性好,感觉恢复好的优点。

### (二)再植与再造

传统的腕部离断再植术,通常是切除桡腕骨使桡腕关节融合，这样有利于神经、血管断端吻合，却丧失了腕关节原有的解剖关系，对术后患肢的功能康复不利。封帆等[15]对利器所致腕部离断伤，采用仅取出小碎骨片、用钢丝和克氏针固定较大骨折、克氏针斜形固定桡腕关节的方法、尽量保留关节的解剖使断端达到原位对合。通过游离松解神经、血管长度以降低张力，同时术中、术后保持腕关节处于30°～60°屈曲位，避免神经、血管吻合口发生撕裂、痉挛、血管危象等。由于保留了腕关节，为术后患肢的功能康复创造了条件。

手指Ⅰ至Ⅲ度缺损，目前采用的切取足趾远端节段移植再造手指的方法，术后足趾远侧段缺失，对供足外形影响较大。王增涛[16]等采用踇趾腓背侧复合组织瓣或踇趾腓背侧复合组织瓣加髂骨串联移植再造手指Ⅰ至Ⅲ度缺损，再造出的手指外形美观，足趾全部得以保留。供区踇趾长度、外径正常，趾间关节保留，不影响踇趾的功能。对手指Ⅳ度缺损和部分Ⅴ度缺损，孙文海[17]等采用踇趾腓背侧骨、趾甲、皮肤复合组织瓣，串1条髂骨，再串第2趾近侧趾间关节的方法再造。部分近节指骨缺失长度较长的Ⅴ度缺损手指，采用踇趾腓背侧骨、趾甲、皮肤复合组织瓣，串1条髂骨，再串第2趾近侧趾间关节，最后还要在近节指骨残端与移植的第2趾近侧趾间关节间再串1条髂骨的方法再造。Ⅵ度缺损的手指，采用踇趾腓背侧骨、趾甲、皮肤复合组织瓣，串1条髂骨，串第2趾近侧趾间关节重建手指近指间关节，串1条髂骨重建近节指骨，串第2跖趾关节重建掌指关节的方法再造。再造的手指兼具美观外形与良好运动功能。对于拇甲瓣供区的修复，仇申强[18]等采用跖底皮瓣用于Ⅰ至Ⅲ度缺损的手指再造后踇甲瓣供区的修复。游离腹股沟皮瓣用于Ⅳ度以上缺损的手指再造后踇甲瓣供区的修复，取得满意效果。对于同时合并两个手指关节和手指缺损的病例，传统方法是切取两个足趾分别进行手指再造和关节移植，这对于供区损伤较大，患者往往不能接受。黄东[19]等应用不同方法对不同部位拇指缺损进行再造。其中应用第1、第2足趾趾甲瓣互换或联合踇趾腓侧皮瓣嵌入第2足趾狭细颈部改形后再造踇指Ⅲ至Ⅳ度缺损6例，采用踇趾末节移植再造踇指末节10例，采用踇趾趾尖部再造踇指指尖15例。术后外观逼真，踇指功能恢复好。重复踇指畸形是先天性手畸形中最常见的畸形之一。手术治疗是解剖学结构重建而不是将多余的组织简单切除。由于手术所采取的时机不成熟以及手术方法不恰当，术后可能出现不同程度的继发性畸形，造成新的外形缺陷和功能障碍。喜占荣[20]等对离断远端缺乏可吻合静脉的末节手指离断，将远端指固有动脉的1条分支与近端的指固有动脉吻合后，然后将远端另外1条指固有动脉或动脉弓与离断近端的静脉吻合，以重新建立血液循环。术后不需要小切口放血及拔甲等处理，提高了再植成功率。刘宇舟[21]等对套性撕脱性断指再植19例治疗后认为，套脱指体只要有可供吻合的血管，即使伴有指体搓裂，也应尽量再植。即使血管损伤，只要有完整的血管网，用静脉动脉化的方法仍可获得再植成功。徐吉海[22]等对一例4℃低温保存下14天断指再植存活，对冷缺血保存下断指再植的时限是多少提出了新的课题。张丽君[23]等应用建立静脉回流方法再植手部小面积背侧组织离断取得较好效果。手指组织块离断，由于外伤使手指某一部分与指体连系中断，离断部分常包含骨、肌腱等复合组织，不吻合血管，组织块则不能成活。刘育杰[24]等采用血管直接吻合、桥接吻合、动脉静脉化、静脉动脉化等多种血运重建方式进行原位再植，获得较好的临床疗效。

**(三) 持续封闭负压引流技术**

持续封闭负压引流(vacuum sealing drainage, VSD)技术近年来随着工业及交通运输的不断发展，各种创伤逐渐增多。其中骨科创伤合并大面积组织坏死较为多见。在既往的治疗中多以更换敷料，药物控制感染后进行缝合、植皮来修复创面，但大多愈合时间长，创面感染率高。刘鹏[25]等应用VSD技术治疗骨科创面26例，发现VSD能明显提高创面的血液循环恢复的速度，改善微循环。李卫[26]等对19例胫骨慢性骨髓炎创面原伤口红肿，皮肤无血运患者应用VSD后，骨创面较受伤前更新鲜，骨外露较受伤前明显减小，无残留的坏死组织，组织细菌培养均无细菌生长，在此基础上采用皮瓣移位修复，减少感染机会，提高皮瓣的成活率。肖彦[27]等对11例股骨及胫腓骨骨折内固定术后感染的患者，运用外固定支架结合VSD及股前外侧皮瓣串联旋髂深血管蒂的髂骨瓣组合组织瓣转移技术治疗，效果良好，大面积手部皮肤脱套伤，吴风富[28]等应用腹部皮瓣移植包埋和游离中厚皮片植皮结合VSD技术治疗取得良好效果。会阴部撕裂伤合并臀部严重感染，由于粪便或尿液污染，感染伤后很快在会阴及臀部周围潜在腔隙内蔓延，很难控制。唐继全[29]等采用VSD技术刺激肉芽组织生长，保持肌腱、骨质新鲜，然后行组织瓣移植闭合创面，修复效果良好。

**(四) 周围神经**

腕管综合征(carpal tunnel syndrome, CTS)为腕部常见疾患，随着工业化进程及电脑操作等诱发因素增多而呈现增多趋势。吴佳怡[30]等根据临床表现和神经电生理指标分为轻度、重度、完全CTS，分别采用保守治疗、内窥镜下腕管松解治疗、手术单纯腕管松解治疗、手术腕管松解＋掌腱膜完全松解四种方法进行治疗。结果：治疗前后四种治疗方法的评分值差异有统计学意义($F=8.272$，$P=0.000$)。轻度CTS：手术治疗与保守治疗比较，效果无明显优势，保守治疗有效率可达到93.9%；重度CTS：手术腕管松解＋掌腱膜完全松解治疗效果最佳，约72%效果良好，内窥镜下腕管松解治疗与手术单纯腕管松解效果相当，均优于保守治疗；正中神经完全损伤型CTS：保守治疗和手术彻底松解均效果不佳。茅天[31]等对腕管综合征常规手术后柱状痛的原因进行了研究，认为出现柱状痛或柱状感觉麻木的患者中，柱状痛的面积和切口长度呈正相关；认为有无柱状痛不是评价腕管切开减压术疗效的标准；切口的类型与柱状痛的发生无相关。孟国成[32]等对腕管综合征分别行传统手术、小切口手术和关节镜手术进行比较，认为传统切开腕管探查手术松解彻底、可靠，但手部疤痕大；关节镜手术切口小，镜下直视切开，不易损伤其他组织，但是需要专用的器械和熟练的操作技术；小切口手术无需特殊器械，适于在基层医院开展。王斌[33]等研究提出儿童腕尺管综合征与成人比较可能的差别是：①儿童腕尺管综合征以纤维腱弓卡压多见，而成人以创伤和囊肿多见；②儿童腕尺管综合征的深支卡压多位于对掌肌管处，小鱼际功能正常。曹树明[34]等运用MRI对27例臂丛神经损伤的患者进行多序列扫描，将影像学诊断与手术所见及术中神经电生理检测结果进行比较，统计各神经根损伤诊断的准确率。臂丛神经节前损伤MRI表现的直接征象有：冠状面、横断面或多平面重建均见脊神经前后根消失或连续性的中断，脊髓移位(中心点偏移＞1.5 mm)；间接征象：创伤性脊膜囊肿，椎管内囊状脑脊液积聚，脊髓变形或移位，“黑线征”，脊柱旁肌肉信号异常、强化。臂丛神经节后损伤MRI表现的直接征象：神经增粗或离断、扭曲，伴或不伴T2WI信号增高，创伤性神经瘤形成；间接征象有去神经化肌肉的显示。MRI对臂丛$C_5$～$T_1$各神经根撕脱损伤诊断的准确率分别是59.3%、85.2%、100%、88.9%和92.6%。认为MRI对臂丛各神经根节前损伤的诊断效能不同，影像诊断应与临床及神经电生理检测相结合。

### (五) 骨缺损、骨坏死修复

舟状骨骨折在青年战士训练中发生率高，廖冬发[35]等对17例青年战士腕舟状骨骨折诊治分析，认为Herbert螺钉内固定加植骨治疗腕舟状骨骨折疗效确切。王旭东[36]等应用Herbert螺钉治疗非稳定型腕舟状骨骨折12例，疗效满意。Herbert螺钉其最大优点是内固定效果可靠，可以去除外固定，术后无需石膏固定，仅需用腕固定支具固定3～4周，功能锻炼时取下。顾文奇[37]等应用无头加压空心螺钉治疗舟状骨骨折取得满意的加压效果，固定更稳定牢靠。螺钉的无头设计有利于在骨面下植入螺钉，防止突出的螺钉尾部刺激关节面及软组织；其次，全螺纹设计在受到周期性负载时能更好地保持加压功能，而螺钉从头至尾为从大至小的变距螺纹，随着螺钉的旋入，穿透骨质的速度亦发生变化，有利于实现骨块间加压；此外，锥体外形设计使植入过程中螺钉表面保持与骨组织贴合。对于腕部症状重的Ⅲ～Ⅳ期月骨缺血性坏死，肖聪[38]等研究运用带血管蒂豌豆骨瓣移位治疗，效果良好。

### (六) 肌腱

肖飞[39]等对76例屈指肌腱术中使用医用膜包裹缝合处，阻隔肌腱与周围组织，术后早期给予保护性活动。患者功能恢复的优良率显著高于单纯肌腱缝合方法。对于指屈肌腱狭窄性腱鞘炎，袁君君[40]等根据成本-效果分析认为，国产玻璃酸钠是治疗指屈肌腱狭窄性腱鞘炎的首选方案。邝国军[41]等采用肌腱断裂的立体缝合法，增加了肌腱抗拉强度，允许术后早期主动活动，有效防止肌腱粘连，临床效果好。手指伸肌腱止点撕脱性损伤比较多见，若早期处理不当可导致功能障碍。朱其[42]等用微型锚钉重建伸肌腱止点修复35例，效果良好。胡洪涌[43]等根据伸肌腱止点损伤的分型，分别采用骨折块固定，末节指骨基底钻孔缝合固定及直接修补缝合手术方法进行修复，方法简便，疗效可靠。

### (七) 骨与关节损伤

汪海涵[44]等分析应用克氏针、螺钉、钢丝捆扎和微型钢板等4种内固定方法治疗掌指骨骨折，认为对损伤程度不同的掌指骨骨折应分别选用不同的内固定物，掌指骨干纵裂性骨折患者可选用螺钉内固定，掌指骨干稳定性骨折患者可以选择钢丝捆扎内固定，其他类型骨折尽量选用AO微型钢板，克氏针内固定应尽量少用。韦澂[45]等采用X线机透视下闭合手法复位微型外固定支架治疗12例闭合性近关节指骨骨折，疗效满意。吴亮[46]等应用微型单侧外固定支架治疗掌、指骨骨折25例，随访结果骨折无移位，无断钉，外固定稳固，关节稳定，功能恢复佳，无感染。

### (八) 基础研究

逆行岛状皮瓣具有独特的血液循环特点，由于静脉回流障碍而导致皮瓣坏死在临床上常见。对于逆行岛状皮瓣的静脉回流，目前认为主要由“瓣膜失效”和“迷宫”两种途径共同完成。王欣等[47]以新西兰大白兔隐动静脉逆行岛状皮瓣为实验模型，对照组：血管蒂部不做任何处理；实验组：在放大10倍显微镜直视下于血管蒂的两端分别结扎伴行静脉干，使2根伴行静脉干完全闭塞。结果两组有统计学差异。血管蒂的伴行静脉结扎使皮瓣更易发生静脉危象，导致皮瓣坏死。可见微血管内血栓形成可能是导致皮瓣静脉回流障碍的又一重要因素。林加福等[48]在30侧动脉内灌注红色乳胶的成人下肢标本上，以髌骨中点、内收肌结节为观测标志解剖观测：①股中间皮神经走行与分布；②股内侧肌穿支与股中间肌皮神经营养血管间的吻合关系。发现：①股中间皮神经前支体表投影相当于腹股沟韧带中点与髌结连线（髌骨中点至内收肌结节的连线）中点的连线；②股内侧肌穿支穿出点位于股内侧肌体表投影线（腹股沟中点与内收肌结节连线中、下1/3交界点至髌骨中点的表线）中点附近，相当于内收肌结节上（9.4±2.4）cm、髌骨中点垂线内（4.1±1.0）cm处。穿支穿过深筋膜至皮下，并分出众多的细小血管与股中间皮神经的神经旁和神经干血管链（网）密切吻合，在大腿前内侧形成顺沿中间皮神经纵轴的血管丛，为股内侧肌穿支蒂股中间肌皮神经营养血管皮瓣转位修复膝部软组织缺损提供了解剖学基础。刘勇[49]等研究应用同轴静电纺丝技术制备的聚乳酸己内酮共聚物导管，移植修复大鼠周围神经缺损，实验证明纳米聚乳酸己内酮神经导管具有促进神经轴突再生的作用，有望成为自体神经移植的替代材料应用于周围神经缺损的修复。

（侯春林　夏俊杰）

## 参考文献


1 周　晓，等. 中华整形外科杂志，2011，27(1)：66
2 张文亚，等. 中华显微外科杂志，2011，34(4)：280
3 郭晓波，等. 上海交通大学学报（医学版），2011，31(7)：992
4 唐修俊，等. 中国修复重建外科杂志，2011，25(6)：761
5 刘刚义，等. 中国修复重建外科杂志，2011，25(9)：1030
6 杨　涛，等. 中国临床解剖学杂志，2011，29(1)：105
7 龚志鑫，等. 中华显微外科杂志，2011，34(1)：25
8 黄道强，等. 中国矫形外科杂志，2011，19(12)：981
9 傅　荣，等. 中国修复重建外科杂志，2011，25(5)：562
10 徐永清，等. 中华显微外科杂志，2011，34(1)：29
11 范存义，等. 中国修复重建外科杂志，2011，25(7)：826
12 王海文，等. 中国临床解剖学杂志，2011，29(5)：578
13 程宏宇，等. 江苏医药，2011，37(14)：1666
14 褚会军，等. 中国修复重建外科杂志，2011，25(7)：808
15 封　帆，等. 中华手外科杂志，2011，27(2)：121
16 王增涛，等. 中华显微外科杂志，2011，34(4)：266
17 孙文海，等. 中华显微外科杂志，2011，34(4)：269
18 仇申强，等. 中华显微外科杂志，2011，34(4)：272
19 黄　东，等. 中华显微外科杂志，2010，33(6)：505
20 喜占荣，等. 中华显微外科杂志，2011，34(1)：61
21 刘宇舟，等. 中华手外科杂志，2011，27(3)：187
22 徐吉海，等. 中华手外科杂志，2011，27(1)：63
23 张丽君，等. 中华创伤杂志，2011，27(7)：663
24 刘育杰，等. 中华显微外科杂志，2011，34(2)：109
25 刘　鹏，等. 河北医科大学学报，2011，32(9)：1071
26 李　卫，等. 中华显微外科杂志，2010，33(6)：502
27 肖　彦，等. 中华创伤骨科杂志，2011，13(2)：197
28 吴风富，等. 华西医学，2011，26(8)：1162
29 唐继全，等. 中华显微外科杂志，2011，34(2)，154
30 吴佳怡，等. 实用医学杂志，2010，26(24)：4540
31 茅　天，等. 中华手外科杂志，2010，26(6)：369
32 孟国成，等. 中华手外科杂志，2011，27(4)：246
33 王　斌，等. 中华小儿外科杂志，2010，31(11)：882
34 曹树明，等. 中华手外科杂志，2011，27(1)：41
35 廖冬发，等. 中国骨与关节损伤杂志，2011，26(9)：845
36 王旭东，等. 中国骨与关节损伤杂志，2011，26(1)：89
37 顾文奇，等. 中国修复重建外科杂志，2011，25(6)：767
38 肖　聪，等. 中华骨科杂志，2011，31(3)：238
39 肖　飞，等. 临床外科杂志，2011，19(8)：574
40 袁君君，等. 中华手外科杂志，2011，27(4)：198
41 邝国军，等. 中华创伤骨科杂志，2011，13(8)：796
42 朱　其，等. 实用医学杂志，2010，26(20)：3759
43 胡洪涌，等. 中国临床解剖学杂志，2011，29(4)：458
44 汪海涵，等. 重庆医学，2011，40(1)：43

45 韦　澂,等.中华创伤杂志,2010,26(10):1130
46 吴　亮,等.齐齐哈尔医学院学报,2011,32(13):2084
47 王　欣,等.中华手外科杂志,2011,27(3):181
48 林加福,等.中国临床解剖学杂志,2010,28(6):614
49 刘　勇,等.中华手外科杂志,2011,27(4):227

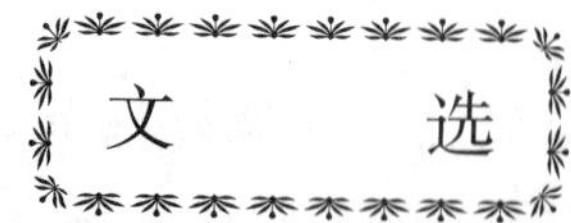

# 文　　选

**肱骨近端骨折锁定接骨板治疗术后并发症分析**[北京大学学报(医学版),2011,43(5):666]　付中国等对采用锁定接骨板治疗的肱骨骨折术后并发症进行分析研究。作者回顾分析了83例采用锁定接骨板治疗的肱骨近端骨折患者,术后平均随访23.5个月(10～51个月),采用视觉疼痛评分,Constant-Murley评分及肩关节前屈、外展、内旋活动度评价术后肩关节功能,比较并发症组与非并发症组术后肩关节功能评分及活动度。分析不同年龄组、不同骨折类型及是否有内科合并症组间的内固定相关及非内固定相关并发症发生率之间的差异。结果显示83例患者中,共15例患者出现并发症,并发症发生率18.1%,其中浅表感染1例,术后大结节移位2例,接骨板撞击肩峰3例,螺钉穿出3例,肱骨头坏死3例,肱骨头内翻畸形愈合6例。四部分骨折内固定相关并发症及非内固定相关并发症的几率均远高于较为简单的骨折类型,年龄和内科合并症对患者并发症的发生率无显著影响。合理的术前评估与计划、规范的手术操作,是避免并发症发生的有效途径。

(杨　迪)

**述评**　近年来,锁定接骨板在临床上广泛应用于肱骨近端骨折中。有关锁定钢板在肱骨近端骨折治疗的效果已被广泛报道,但是关于其并发症的认识尚有待于进一步提高认识。该文作者通过回顾性分析83例应用锁定接骨板治疗的肱骨骨折术后并发症,结果表明,锁定接骨板作为治疗肱骨骨折的重要手段,疗效较为肯定,但仍然存在一定的并发症发生率,分析表明,骨折的严重程度及患者的年龄是影响并发症发生的相关因素。因此,采取合理的术前评估,实行规范的手术操作和良好的复位,可以最大限度地避免并发症的发生。

(叶添文)

**同种异体神经移植治疗锐性臂丛神经缺损5例临床研究**[军医进修学院学报,2011,32(4):317]　郭义柱等报告自2004年2月至2009年3月应用同种异体神经移植修复5例人臂丛神经锐性切割伤的临床研究。应用化学去细胞同种异体神经移植方法,共移植同种异体神经8根,长度为2～4 cm(平均3.1 cm),修复臂丛颈5根部2根,颈6根部3根,上干1根,中干1根,上干后股1根。术后5例患者均获随访14～74个月,平均40.4个月,优3例,良1例,无变化1例。在移植的8根神经中,优4根,良2根,无变化2根。认为应用化学去细胞同种异体神经移植修复人体臂丛锐性缺损具有良好的疗效。

(杨　迪)

**述评**　周围神经缺损修复一直是临床研究的热点课题。目前临床上常用的方法是自体神经移植,但也有其局限性。如切取移植神经的切口较长,增加了手术创伤;造成该神经供区的功能障碍,感觉的丧失、疤痕的形成、供体神经瘤性疼痛,且因供体有限,常无法满足较大神经缺损或较广泛神经损伤修复的需要。同种异体神经是理想的替代材料,但其移植后常因发生排斥反应而导致移植失败。作者采用化学去细胞法去除神经的免疫成分,制备同种异体神经供移植治疗臂丛损伤,随访患者不仅没有出现明显的免疫排斥反应,而且获得与自体神经移植类似的效果,为其进一步临床应用奠定了基础。

(叶添文)

**人工肱骨头置换术治疗复杂性肱骨近端骨折**[中国矫形外科杂志,2011,19(10):804]　姜侃等探讨人工肱骨头置换术治疗复杂性肱骨近端骨折的疗效,回顾分析35例肱骨近端复杂骨折患者。其中男16例,女19例;右侧22例,左侧13例。5例为陈旧性骨折。根据Neer分型,三部分骨折3例,肱骨头劈裂型骨折3例,四部分骨折29例,手术全部采用骨水泥型人工肱骨头假体,手术前后均对患者肩关节功能进行UCLA评分,35例患者随访31～63个月,平均52个月,UCLA评分优(34～35分)10例。良(28～23分)21例,中(21～27分)4例,无差病例,术后肩关节活动范围上举(90.6±8.3)°,外旋(64.5±6.5)°,内旋(72.5±5.3)°,未发现假体松动、感染、脱位等并发症。作者认为严格掌握手术适应证,重建肱骨近端的正常解剖结构和实现大小结节骨折块的坚强固定,规范的肩关节功能康复锻炼,是人工肱骨头置换术获得满意疗效的关键。

(杨　迪)

**述评**　肱骨近端骨折占全身各部位骨折的4%～5%。大部分可通过保守治疗或切开复位内固定治疗取得良好的效果。对于复杂的肱骨近端骨折,大多数报道表明各种治疗方法的效果都很差。人工肱骨头置换术是复杂肱骨近端骨折的有效治疗方法。手术的主要目的是重建肱骨近端正常解剖和实现大、小结节骨折块的坚强固定。重建肱骨近端正常解剖取决于选择合适的假体大小和位置，包括假体高度、倾角和肱骨头大小。结节畸形愈合或移位是最常见的失败原因。该文作者通过探讨人工肱骨头置换术治疗35例复杂性肱骨近端骨折，获得满意效果。可见，严格掌握手术适应证、严谨仔细的手术操作和科学的术后康复治疗，可使肱骨近端复杂骨折的患者获得无痛并使肩关节有相当程度的活动度。

（叶添文）

**经皮微创接骨板技术与髓内钉固定治疗肱骨干骨折的疗效比较**[中华创伤骨科杂志，2011，13(6)：544]　赵隆队等回顾性分析收治的52例肱骨干中下段骨折患者，分别采用闭合复位MIPO内固定（MIPO组）与顺行IMN固定（IMN组）。MIPO组27例，男15例，女12例；年龄18.65岁，平均36.7岁；IMN组25例，男16例，女9例；年龄25～63岁，平均39.4岁。分析两组患者手术时间、术中出血量、骨折愈合时间、并发症、肘关节Mayo评分及肩关节Constant评分。所有患者获得16～36个月（平均17.8个月）随访。两组患者在手术时间、术中出血量、住院天数、骨折愈合时间及肘关节Mayo评分比较差异均无统计学意义。MIPO组术后无骨不连与桡神经麻痹等并发症发生；IMN组术后4例发生骨不连，2例出现桡神经麻痹，1例出现内翻畸形，但功能良好。MIPO组患者骨不连发生率低于IMN组，肩关节Constant评分高于IMN组。作者认为MIPO微创内固定技术治疗肱骨干骨折具有创伤小、骨愈合快、肩肘功能恢复好等优点，同时减少医源性桡神经损伤的风险。

（李永川）

**述评**　肱骨干中下段骨折手术治疗最常用的方法为加压钢板内固定与髓内钉（IMN）固定，两种术式均有其自身的优缺点。解剖学及临床研究均表明，肱骨干骨折可应用经皮微创接骨板（MIPO）技术治疗，MIPO技术具有创伤小、出血量少等方面的优势，但与传统IMN技术相比，MIPO技术有何优缺点，极少见文献报道。该文研究结果表明，对于肱骨干骨折患者，MIPO技术治疗肱骨干骨折具有创伤小、医源性桡神经损伤几率低、骨性愈合快及肩肘功能恢复好等优点。但其研究为回顾性研究，样本量少，统计误差较大，统计的方法也有待改进，并不能完全证实MIPO技术治疗肱骨干骨折的安全性高于顺行IMN固定方法。

（叶添文）

**成人肱骨远端严重粉碎性骨折的固定与重建**[中国矫形外科杂志，2011，19(4)：339]　甄平等探讨肱骨髁间严重粉碎性骨折的手术复位与内固定方法。收治成人肱骨髁间严重粉碎性骨折17例，按AO/ASIF分型：C1型4例，C2型6例，C3型7例。手术方法采用经肘后肱三头肌翻瓣入路，骨折解剖复位并植骨重建肱骨远端骨性结构后采用重建钢板内固定。发现术后肱骨远端骨折及关节面均实现解剖对位，骨愈合时间2.8～4.2个月。认为采用肘后入路良好地显露肱骨髁间骨折，组合多种简单的内固定可实现骨折对位与重建，术后肘关节的功能恢复依赖于牢固的内固定及早期功能锻炼。

（李永川）

**述评**　因肱骨远端髁部包绕在肘关节内，解剖形状不规则且骨质厚薄不均，由滑车及肱骨小头组成的关节面结构复杂，肱骨远端严重粉碎性骨折时骨折片碎小且数量较多，骨折对位与骨骼重建极为困难，超过30%的患者会遗留诸多并发症。肘关节功能障碍是肱骨远端粉碎性骨折最常见的后遗症，主要缘于骨折粉碎严重导致骨折复位与固定不良以及术后肘关节粘连。肱三头肌肘肌筋膜蒂翻转入路虽与尺骨鹰嘴截骨入路一样，可保证充分肱骨远端的手术野暴露，但鹰嘴截骨入路更能彻底显露肱骨髁间关节面以及保留肘后肌腱滑动装置的完整性。与肱骨远端双钢板固定相比，Y型钢板在骨折愈合后取出时不可避免对伸肘装置再次造成破坏。

（叶添文）

**肘关节恐怖三联征**[中国矫形外科杂志，2011，19(4)：284]　林斌等手术治疗肘关节后脱位合并桡骨头和冠状突骨折（肘关节恐怖三联征）患者13例，男8例，女5例，平均年龄35.7岁（17～54岁）。桡骨小头骨折按照Mason分型：Ⅰ型3例，Ⅱ型6例，Ⅲ型4例；尺骨冠状突骨折按照Regan-Morrey分型：Ⅰ型5例，Ⅱ型6例，Ⅲ型2例。患者在伤后7.5 d(1～12 d)接受手术。术后测量肘关节活动度，并对肘关节功能采用Mayo肘关节功能评分（MEPS）评分。13例患者均得到19个月（14～31个月）的随访。末次随访肘关节平均屈伸范围117°，平均前臂旋转140°。骨折均达到骨性愈合，2例出现异位骨化。5例患者术后1年肘关节活动时仍感疼痛。随访结束时平均MEPS评分81分（78～96分），其中优4例，良6例，可2例，差1例。作者认为上肢外展、前臂外翻及向后外侧旋转时的高能量损伤是发生肘关节三联损伤的主要原因，这种损伤导致了肘关节的严重不稳。早期手术恢复肘关节稳定、术后早期功能锻炼是预防肘关节三联损伤并发症的关键。

（李永川）

**述评**　肘关节恐怖三联征包括肘关节后脱位合并

桡骨头和冠状突骨折。病史的询问和体格检查在诊断这种损伤中依然占据着重要作用。病史应包括损伤体位和受伤原因。如果是高能量损伤,受伤时上肢外展、前臂外翻,应该引起接诊医师的注意,很有可能存在肘关节三联损伤。肘关节三联损伤往往存在严重的肘关节肿胀、疼痛,受伤上肢外展、前臂外翻。由于这类骨折是肘部一种严重创伤,常导致关节不稳。治疗的难度大,效果不甚理想。该文介绍了“肘关节恐怖三联征”的概念、发生机制、损伤后肘关节稳定性变化以及诊疗中的注意事项。这些经验对临床上治疗“肘关节恐怖三联征”具有重要的指导意义。

(叶添文)

**不稳定型桡骨远端骨折内固定方法的选择与疗效分析**[中国临床解剖学杂志,2011,29(4):473] 吴运成等探讨不同内固定方法治疗不稳定型桡骨远端骨折的临床疗效。50例不稳定型桡骨远端骨折患者,其中男22例,女28例,年龄45～75岁,平均55.0岁。受伤部位:右侧29例,左侧21例。致伤原因:跌伤30例,车祸11例,其他原因损伤9例。其中开放骨折15例,闭合骨折35例。就诊时间为伤后1 h～3 d。所有患者均曾尝试行手法复位,最终复位失败或经保守治疗后发生再次移位。采用克氏针或钢板内固定,必要时行自体髂骨植骨治疗。术后应用Sarmiento标准评定腕关节功能,结果显示优26例、良13例、可7例、差3例,失访1例,优良率达到79.6%。其中15例开放损伤患者中,1例行食指固有伸肌腱转位重建拇长伸肌腱术,2例皮肤缺损者经过游离植皮后伤口愈合,13例伤口Ⅰ期愈合。作者认为:应针对不稳定型桡骨远端骨折的不同情况,采取不同的内固定方式,方能提供稳定的固定,尽可能减少并发症,取得良好临床疗效。

(李永川)

**述评** 桡骨远端骨折是老年性骨质疏松患者最常见的骨折类型,对老年骨质疏松患者或高能量损伤导致的粉碎性骨折,骨折常累及关节面,致关节面塌陷明显,伴有骨质丢失,保守治疗后骨折畸形愈合和腕关节功能障碍十分常见,而合理的手术治疗方式已被国内外同行所采用。该文作者通过研究认为,对不稳定型桡骨远端骨折,单纯采用传统石膏夹板或克氏针等固定方式,在应力和肌肉张力下易产生复位丢失、关节面重新塌陷等并发症,需采用合理手术方法,选用内固定或内外固定结合方式,必要时植骨,才可提供稳定、可靠的固定,宜早期行功能锻炼,避免长期固定产生的并发症,方可取得满意疗效。

(叶添文)

**锁定钢板内固定治疗不稳定型桡骨远端骨质疏松骨折**[中华创伤骨科杂志,2010,12(12):1197] 刘利民等探讨锁定钢板内固定治疗不稳定型桡骨远端骨质疏松骨折的疗效。19例老年桡骨远端骨质疏松骨折,其中男1例,女18例;年龄59～82岁,平均73.5岁。致伤原因:交通伤2例(均非直接撞击),生活伤17例。19例骨折均涉及骨骺端及关节面,远折端明显移位,骨折复位后的移位趋势明显。根据AO分型:C1型13例,C2型6例。所有患者均采用切开复位掌侧锁定钢板内固定术,其中T型锁定钛板15例,L型锁定钢板4例。采用掌侧切开复位17例,掌背侧联合切开复位2例。19例患者术后获平均7.3个月(3～18个月)随访,骨折愈合时间为8～14周,平均11.8周。掌倾角0～14°,平均8°;尺偏角13°～25°,平均22°桡骨茎突高度短缩0～0.6 cm,平均0.4 cm,桡骨轴向短缩0～0.4 cm,关节面落差0～1 mm 16例,落差1～2 mm 2例,落差大于2 mm 1例。按照Gartland-Werley功能评分,优15例,良2例,可1例,差1例,优良率为88.9%。认为桡骨远端骨质疏松骨折采用切开复位锁定钢板内固定术,能尽可能地恢复桡骨远端的长度、关节面的解剖关系及掌倾角、尺偏角,术后可以尽早进行腕关节功能锻炼。

(李永川)

**述评** 桡骨远端掌桡侧入路由桡侧腕屈肌的桡侧进入,其平整的掌侧面使掌侧解剖钢板贴附良好。但是,乙状切迹部位明显移位的骨折,单纯掌侧入路复位相对困难。仅掌侧切开不利于复位背侧粉碎件骨折、尤其是背侧骨缺损,此时可考虑联合背侧切口。锁定钢板固定技术的临床应用拓宽了老年桡骨远端骨折,尤其是骨质疏松骨折患者的治疗手段。但是该组病例数较少,不能代表桡骨远端骨质疏松骨折治疗的一般性原则,但该方法有提高复位质量、减少背侧切开机会的复位小窍门,有利于提高骨质疏松骨的固定能力,从有助于腕关节的早期功能锻炼,对桡骨远端骨质疏松骨折手术治疗有一定的借鉴意义。

(叶添文)

**CT引导下经皮空心针内固定治疗骶髂关节复合体损伤**[中华创伤杂志,2011,27(1):44] 杨军等在CT引导下经皮空心针内固定治疗45例骶髂关节复合体损伤患者。男20例,女25例,年龄15～58岁。交通伤28例,高处坠落伤17例。其中骶骨骨折14例(Dennis Ⅰ型5例,Ⅱ型9例),骶髂关节脱位12例,骶骨骨折合并骶髂关节脱位6例,骶髂关节复合体损伤合并骨盆前环损伤9例,合并肢体其他骨折4例。牵引复位,在CT室中应用体表定位纸定位入针点,局部麻醉下采用经皮空心钉固定骶髂关节,45例共置入空心钉72枚,手术时间21～68 min,平均37 min,术中出血30～75 ml。术后摄骨盆X线片及CT平扫,所有空心钉位置准确，无一例空心钉进入骶管或骶神经孔。认为CT引导下经皮空心钉内固定治疗骶髂关节复合体损伤定位准确，内固定稳定，手术操作安全可靠，联合早期功能锻炼，疗效肯定，是固定骨盆后环损伤的最佳治疗方法之一。

（李　菁）

**述评**　骶髂关节螺钉固定难度大，并发症多。在C形臂X线机透视下进行空心螺钉内固定，由于受二维图像限制，有时难以确定进针点的位置，术中需反复、多角度透视，操作时间较长。更重要的是，如果忽略某些角度的投照，容易使螺钉偏离S椎体中线，甚至穿出椎体，造成医源性神经损伤。该文作者在术中应用CT三维影像，可为骶髂关节损伤等位置深在的骨折的内固定提供准确的定位，且节约手术时间，增加手术安全可靠性，减少了医源性骶神经再损伤的可能，对术者制订方案、实施内固定术有指导价值。CT引导下应用空心拉力螺钉固定骶髂复合体，方法确切，有利于患者进行早期功能恢复性训练。

（叶添文）

**腹主动脉球囊阻断术治疗骨盆骨折大出血**［中华骨科杂志，2011，31(5)，487］　李连欣等探讨股动脉插管暂时性腹主动脉球囊阻断术治疗骨盆骨折大出血的疗效。采用股动脉插管暂时性腹主动脉阻断术治疗的23例骨盆骨折大出血患者。骨盆骨折AO分型：B2型4例，B3型2例，C1型1例，C2型4例，C3型12例。闭合性骨折18例，开放性骨折5例。所有患者均行股动脉插管暂时性腹主动脉阻断，盆腔探查止血；15例行单侧髂内动脉结扎，6例行双侧髂内动脉结扎；17例患者行骨盆骨折复位外固定支架固定，6例一期钢板内固定。23例患者均被抢救成功。手术时间2～7 h，平均4.2 h；腹主动脉阻断时间15～120 min，平均46 min；输血量1 500～8 500 ml，平均4 000 ml。14例患者采用术中自体血回输，回输血量700～5 000 ml，平均1 500 ml。21例患者获5～36个月的随访，平均26个月。根据Tornetta和Matta评定标准，骨盆骨折复位结果：优13例，良7例，可2例，差1例。术后功能根据Majeed评分：优11例，良4例，可4例，差2例。术后并发症：伤口感染1例，脂肪液化1例，经换药治愈；下肢深静脉血栓1例，保守治疗痊愈；骶髂关节复位不良1例，骨盆畸形愈合1例，未行特殊处理。无动脉穿破、无肾功能损害、无脊髓缺血损伤、无腹腔、盆腔器官缺血性坏死，血管内膜损伤等腹主动脉阻断相关并发症。认为股动脉插管暂时性腹主动脉阻断术可以在最短时间内提供最有效的止血，迅速改善失血性休克，维持有效循环；提高抢救成功率，降低骨盆骨折早期病死率；是骨盆骨折大出血紧急状态下的有效抢救措施之一。

（李　菁）

**述评**　骨盆骨折多为高能量损伤，尤其合并腹膜后大出血时，死亡率较高，死因主要是失血性休克。如何控制骨盆损伤后的出血，一直是骨盆骨折临床抢救的重点。骨盆骨折大出血的早期急救措施包括：快速输血、补液，积极复位稳定骨盆，血管造影栓塞等；这些措施提高了部分患者的抢救成功率，但对于骨盆骨折大出血能否应用腹主动脉阻断快速止血的报道很少。该文中提及的股动脉插管暂时性腹主动脉阻断术，可以在短时间内控制骨盆出血，改善有效循环。因此，该技术在提高手术抢救成功率、降低死亡率方面有建设性作用。在临床急症中有较大参考价值，为抢救骨盆骨折伴严重出血的患者提供新的思路。

（叶添文）

**外固定支架联合负压封闭引流技术治疗开放性骨盆骨折**［中华创伤骨科杂志，2011，13(9)：817］　黎清波等探讨外固定支架联合负压封闭引流(VSD)技术治疗开放性骨盆骨折的疗效。7例开放性骨盆骨折患者，男3例，女4例；年龄2～43岁，平均29.3岁。致伤原因：交通伤4例，坠落伤1例，砸压伤1例，挤压伤1例。骨盆骨折按Tile分型：B1型5例，B2型1例，C1型1例。软组织损伤均为开放性损伤，累及髂骨部、臀部、会阴部及腹股沟周围软组织。开放性损伤根据Gustilo-Anderson分型：均为Ⅲ型，均伴有多器官合并伤。创伤严重程度评分为29～57分，平均40.4分。7例早期均采用外固定支架于双侧髂骨前固定骨盆，创面行VSD技术治疗。结果：该组7例早期救治过程中有1例死亡，3例重型患者行一侧髋臼离断术。6例随访1.5～67个月(平均27.6个月)，5例患者骨折均愈合良好，创面修复重建良好；1例创面植皮生成良好，骨折基本愈合。1例出现阴茎勃起功能障碍，1例出现排便功能障碍后遗症。作者认为：开放性骨盆骨折早期行外固定支架固定并联合VSD技术治疗能有效稳定骨盆、减少出血、降低并发症和后遗症的发生率，临床疗效满意。

（李　菁）

**述评**　严重开放性骨盆骨折，病情极为复杂，死亡率较高。对于不稳定型骨盆骨折，特别是严重开放性骨盆骨折，应早期行骨盆固定，并积极处理大面积软组织缺损。目前，骨盆外固定支架是骨盆骨折早期固定的一种有效方法，可固定骨盆，控制出血，便于转运和护理，减少骨折移位导致的进一步盆腔脏器创伤。对于大面积软组织缺损创面，传统换药工作量大，治疗时间长，疗效不佳。负压封闭引流(VSD)技术则有效实现了保护创面、减少感染、降低并发症发生率及促进创面愈合等治疗目的。该文作者应用外固定支架联合VSD技术治疗开放性骨盆骨折7例，取得满意的效果。但病例数较少，可信度不高，需进一步总结经验。

(叶添文)

**微创Legacy椎弓根螺钉系统治疗Tile C型骨盆骨折**[中华创伤杂志，2011，27(9)：789]　陈爱民等自2008年1月至2010年3月选择性采用微创Legacy椎弓根螺钉治疗12例Tile C型骨盆骨折患者，其中男7例，女5例；年龄21～60岁，平均39.6岁。均为闭合性Tile C型骨折。骨盆后环损伤均为骶骨骨折；骨盆前环损伤类型为单侧耻骨坐骨支骨折4例，双侧耻骨坐骨支骨折8例。合并休克3例。前环采用微创技术重建带内固定术，后环采用微创Legacy椎弓根螺钉固定术。结果显示：手术时间80～110 min，平均90 min；术中失血80～150 ml，平均105 ml。12例患者均获随访6～32个月，平均18个月。所有患者复位满意，骨折Ⅰ期愈合，愈合时间9～13周，平均11.5周。无伤口感染、内固定失败、神经损伤等并发症。参照Lindahl改良的骨盆损伤后功能评定标准：优10例，良2例，平均得分78.6分。作者认为：在良好掌握手术适应证的前提下，利用微创技术Legacy椎弓根螺钉固定后环联合重建带钢板固定前环治疗Tile C型骨盆骨折，具有创伤小、术中透视少、手术时间短、效果好、并发症少等优点。

(李　菁)

**述评**　Tile C型骨盆骨折是重度骨盆创伤之一，存在稳定性差，易损伤周围重要结构等严重并发症，手术难度相对较大。传统的骨盆骨折切开复位内固定因为出血多、手术时间长、患者难以耐受手术创伤而常常错失手术时机。而骨盆骨折微创手术治疗因为其手术创伤小、手术时间短、手术后患者恢复快、治疗期间并发症少等优点成为骨盆骨折治疗的发展趋势。该文作者将Legacy椎弓根螺钉系统创造性地应用微创原理解决了传统Tile C型骨盆骨折手术时间长，出血量大的弊端，且手术创伤小，操作相对简单，手术疗效肯定，有效减少了手术并发症，为复杂性骨盆骨折微创治疗提供了有益的探索和参考。

(叶添文)

**陈旧性髋臼骨折的手术重建**[中华骨科杂志，2011，31(5)：496]　孙玉强等自2001年4月至2008年12月手术治疗陈旧性髋臼骨折患者61例。男47例，女14例；平均年龄(38±3)岁。按Letournel分型：简单型骨折16例中，后壁骨折7例，后柱骨折2例，前柱骨折1例，横行骨折6例；复合型骨折45例中，后柱伴后壁骨折3例，横行伴后壁骨折7例，“T”形骨折4例，伴后方半横行骨折6例，双柱骨折25例。交通伤52例，坠落伤6例，挤压伤3例。伴颅脑损伤11例，胸腹脏器损伤15例，膀胱尿道损伤7例，伴多处骨折25例，术前有坐骨神经损伤症状者3例。损伤至手术的平均时间39 d。选择单一手术入路13例，前后联合入路48例；手术平均费时(248±45) min，术中平均失血(2 160±100) ml。术后平均随访(61±8)个月。采用Matta的复位标准：解剖复位45例，不满意13例，差3例；根据改良Merle d'Aubingne和Postel临床结果评分：优38例，良13例，可6例，差4例。术后发生股骨头坏死3例(4.9%)，异位骨化28例(45.9%)，坐骨神经一过性麻痹4例(6.6%)。作者认为，陈旧性髋臼骨折通过适当的切开复位内固定，也可达到满意的效果。对简单型陈旧性髋臼骨折可选择单一入路，而对于复合型骨折原则上采用前后联合入路。复位优良率与术者经验与密切相关。

(李　菁)

**述评**　髋臼骨折由于骨折部位为松质骨，血运丰富，骨折愈合较快，如不早期进行复位易造成畸形愈合，髋臼骨折手术更为复杂和困难。陈旧性髋臼骨折手术具有挑战性，是对手术医师的解剖学知识、创伤骨折的复位技术、显微血管技术以及多维立体感的综合考验。因此，需要有经验的医师才能施行此手术。术者在手术过程多需具备娴熟的复位技术、对特发事件有较强的应急处理能力、能有效降低手术时间和减少并发症等方面的能力。该文作者对比了陈旧性髋臼不同治疗方案并进行了统计学分析。该文章大致涵盖了陈旧性髋臼骨折损伤的所有代表性病例，分析了不同处理方法的近远期疗效以及可能发生的并发症，研究合理，具有较大的临床参考价值。

(叶添文)

**空心螺钉与动力髋螺钉加防旋螺钉治疗股骨颈骨折的疗效比较**[中国修复重建外科杂志，2011，25(1)：26]　陈志兵等自2008年3月至2009年9月，收治51例PauwelsⅡ型或Ⅲ型股骨颈新鲜骨折患者。DHS组：DHS联合防旋螺钉固定治疗23例。男13例，女10例；年龄27～59岁，平均43.2岁。PauwelsⅡ型9例，PauwelsⅢ型14例。空心螺钉组：治疗28例。男12例，女16例；年龄20～60岁，平均40.7岁。PauwelsⅡ型12例，PauwelsⅢ型16例。结果：两组术后切口均Ⅰ期愈合。两组手术时间、切口大小，术中出血量，输血例数，输血量，术后第二天C反应蛋白水平，差异均有统计学意义。两组患者均获随访，随访时间12～30个月，平均14.8个月。两组骨折不愈合率及骨折愈合时间比较差异均无统计学意义。空心螺钉组术后1例，内固定失败，3例发生股骨头缺血性坏死；再次手术率为25%，总体成功率为25%；DHS组均无内固定失败及股骨头缺血性坏死发生，再次手术率为 0，总体成功率为 100%。两组再次手术率及成功率比较差异有统计学意义。末次随访时两组 Harris 评分，疼痛视觉模拟评分(VAS)比较，差异均无统计学意义。结论认为：对于青壮年 Pauwels Ⅱ型或Ⅲ型股骨颈骨折的治疗，DHS 联合防旋螺钉固定优于空心螺钉，具有并发症少，再次手术率低，总体成功率高的优点。

(朱清华)

**述评** 青壮年股骨颈骨折，特别是 Pauwels Ⅱ型或Ⅲ型，骨折多为高能量损伤，并且多为不稳定骨折，术后易发生骨折不愈合和股骨头缺血坏死。该文对比了空心螺钉与动力髋螺钉加防旋螺钉治疗股骨颈骨折，空心螺钉虽然操作简单，切口小，局部创伤少，但 3 枚空心螺钉的位置不易掌握，位置不良将影响其强度，易发生骨折不愈合，内固定切割失败，股骨头缺血性坏死等并发症。DHS 联合防旋螺钉，疗效确切，即使在骨质疏松的情况下也能有效固定。所以，股骨颈骨折行空心螺钉固定时，术者必须技术娴熟，以免给患者带来不必要的损伤和后果。在今后青壮年 Pauwels Ⅱ型或Ⅲ型股骨颈骨折的治疗中，建议应用 DHS 联合防旋螺钉进行内固定。

(叶添文)

**三种手术方式治疗老年移位型股骨颈骨折疗效的比较**[中华修复重建外科杂志，2010，24(12)：1419] 许猛等自 2005 年 5 月至 2008 年 4 月，收治了 108 例老年移位型股骨颈骨折患者。31 例行加压螺钉内固定术，骨折分型 GardenⅢ型 17 例，Ⅳ型 14 例；37 例行人工股骨头置换术(股骨头置换组)，骨折分型 Garden Ⅲ型 21 例，Ⅳ型 16 例；40 例行全髋置换术，骨折分型 GardenⅢ型 23 例，Ⅳ型 17 例。3 组患者术后均获随访，随访时间为 1 年 4 个月至 2 年 3 个月。结果：螺钉组手术时间、术中出血量优于两置换组；螺钉组早、晚期并发症及再手术率均明显高于两置换组，术后 1 年死亡率 3 组无明显差别。术后 1 年各组患者髋关节行走功能，螺钉组优良率为 65.4%，股骨头置换组为 81.3%，全髋置换组为 85.3%。各组间优良率比较，差异均有统计学意义。认为对于 65～80 岁，预计生存时间较长，且对活动能力要求较高的老年移位型股骨颈患者，相对于加压螺钉内固定及人工股骨头置换术，人工全髋关节置换术是较好选择。

(朱清华)

**述评** 目前国际上较为统一的观点是，对于无移位的股骨颈骨折，无论患者年龄大小，均应行内固定，对于移位型骨折(GardenⅢ型，Ⅳ型)，青壮年可行内固定，若发生股骨头坏死等并发症，再行髋关节置换术。老年移位型股骨颈骨折的手术方式选择，应结合患者年龄、骨折类型、全身健康状况等因素进行综合分析与判断。对于年龄小于 65 岁的移位型股骨颈骨折患者，闭合复位内固定是首选治疗方式，大于 80 岁的患者倾向于人工股骨头置换，但对于 65～80 岁之间的患者，治疗方式的选择争议较大。在全髋和半髋置换的选择上，该研究得出的结论与今年来的循证医学得出的结果一致，对于预计生存时间较长，且对活动能力和认知能力较好的老年患者，可采用一期全髋关节置换术。

(叶添文)

**更换髓内钉与保留髓内钉附加钢板治疗髓内钉固定后股骨肥大性骨不连**[中华骨科杂志，2011，31(9)：949] 张建政等在 1998 年 4 月至 2009 年 6 月收治髓内钉固定后股骨肥大型骨不连患者 20 例，11 例更换髓内钉，9 例保留髓内钉附加钢板固定。两组患者性别、年龄、合并伤、骨折部位、骨折类型的差异无统计学意义。术后应在 1、2、3、4、6、12 个月及以后每年 1 次影像学和临床功能随访，观察骨痂生长情况和患肢功能。两组随访时间、手术时间、术中出血量、术后引流血量、住院时间、影像学愈合时间、临床愈合时间和向美国矫形外科医师学会下肢功能评分均无统计学差异。更换髓内钉组住院费用多于保留髓内钉附加钢板组。更换髓内钉组 4 例未获得骨性愈合，其中 2 例为股骨下 1/3 骨折，1 例为峡部 B 型骨折，1 例为 A3 型骨折。再次行手术，其中 3 例采用髂骨植骨保留髓内钉附加钢板固定，1 例行动力化。保留髓内钉附加钢板组全部获得骨性愈合。两组愈合率的差异有统计学意义。更换髓内钉只适用于股骨狭部肥大性骨不连。对干骺端骨不连、伴有大蝶形游离骨块、骨缺损及更换髓内钉失败病例可采用保留髓内钉附加钢板固定。

(沈 笛)

**述评** 带锁髓内钉已经成为治疗股骨干骨折的金标准。但随着应用不断增加，我们发现股骨干骺端骨折、狭部 B 型骨折、开放骨折不扩髓或有限扩髓、急诊手术髓内钉选择过细等情况，常常导致肥大性骨不连的发生。股骨肥大性骨不连主要原因是旋转不稳定，髓内钉固定后股骨肥大性骨不连发生率低，目前治疗方法有更换髓内钉、保留髓内钉附加钢板固定、髓内钉动力化、取出髓内钉改用钢板等，作者回顾了髓内钉固定后股骨肥大性骨不连患者 20 例的治疗情况，评价了前两者不同外科处理方法的效果，给髓内钉固定后股骨骨不连手术方法选择上提供了有效经验。

(叶添文)

**股骨远端复杂骨折的内固定方式选择**[中华矫形外科杂志，2011，19(8)：624] 廖春来等分别采用两种内固定方法治疗成年股骨远端复杂骨折 46 例，男 28 例，女 18 例，年龄 26～71 岁，平均 42.9 岁。其中逆行交锁髓内钉内固定组20例,加压锁定钢板内固定组26例。按AO/ASIF分型,均属复杂类型骨折(A3、C2、C3型)。患者均获随访16～36个月,平均24个月。切口Ⅰ期愈合,复位满意,无术后感染、内固定物断裂、骨不连、深静脉血栓、肢体短缩、膝内翻畸形等并发症。骨折愈合时间为15～20周,A组平均18.18周,B组平均18.38周,两组间比较差异无统计学意义。膝关节功能按Merchan评分标准评估,A组:优11例,良6例,可2例,差1例,优良率达85.0%。B组:优15例,良8例,可2例,差1例,优良率达88.5%。两组间比较差异有统计学意义。认为对于股骨远端的复杂类型骨折,逆行交锁髓内钉和加压锁定钢板均能达到良好的疗效。但加压锁定钢板系统能最大限度地减少软组织损伤,对膝关节功能的恢复要优于逆行交锁髓内钉系统。

(沈　笛)

**述评**　股骨远端骨折约占股骨骨折的4%,由于局部的解剖学特点,骨折后多为粉碎性不稳定骨折,难以牢固固定,易影响膝关节功能活动。畸形愈合、不愈合及感染的发生率相对较高,是最难治的骨折之一。目前主要采用逆行髓内钉与锁定加压钢板内固定治疗,两种手术方式各有优缺点,作者比较后认为,逆行交锁髓内钉主要适用于A型和C1、C2型骨折,锁定加压钢板更适用于股骨干骺端粉碎性骨折,对髁间骨折也有明显优势。该研究对股骨远端骨折手术方式的选择提供了一定的临床参考意义。

(叶添文)

**股骨干骨折合并同侧股骨颈骨折手术方法的选择及疗效分析**[中华创伤骨科杂志,2011,13(5):429]　王德义等探讨股骨干骨折合并同侧股骨颈骨折的手术方法及疗效。42例股骨干骨折合并同侧股骨颈骨折患者,男37例,女5例;年龄21～84岁,平均59.2岁。股骨干骨折部位,近段18例,中段17例,远段7例。股骨颈骨折按Garden分型:Ⅰ型5例,Ⅱ型10例,Ⅲ型21例,Ⅳ型6例。其中20例患者行人工关节置换治疗,为关节置换组;22例患者行空心钉、髓内钉或钢板内固定,为内固定组。结果42例患者术后获1～3年(平均2年)随访。股骨干骨折愈合时间为14～24周,平均18周;股骨颈骨折愈合时间为12～20周,平均16周。两组患者平均住院时间、手术时间、术中出血量、术后下床活动时间差异均有统计学意义。关节置换组术后髋关节功能优良率为95.0%,内固定组术后髋关节功能优良率为72.7%,差异有统计学意义。两组未发生并发症的患者术后1、2、3年Merchan评分比较差异均无统计学意义。认为股骨干骨折合并同侧股骨颈骨折的治疗应根据患者的体质、年龄、股骨干骨折的部位及股骨颈骨折的移位程度来确定。对于年龄较大、体质较差的患者,行人工股骨头置换术是一种较好的选择。

(沈　笛)

**述评**　股骨干骨折合并同侧股骨颈骨折发生率相对较少。由于此类骨折常合并其他部位损伤,临床上股骨颈骨折易被误诊或漏诊。此类骨折治疗上有不同的方法可供选择,但尚无一种治疗方法得到普遍认可。在治疗过程中,恢复患者站立、行走能力是治疗的关键所在,如何避免因股骨头缺血性坏死而导致再次手术是治疗的难点。因此,选择正确的治疗方案尤为重要。该文作者统计分析了42例股骨干骨折合并同侧股骨颈骨折患者的治疗效果后,认为股骨干骨折合并同侧股骨颈骨折的治疗应根据患者的体质、年龄、股骨干骨折的部位及股骨颈骨折的移位程度来确定。这为今后临床上治疗该类损伤提供了有益的经验。

(叶添文)

**锁定钢板治疗膝关节周围骨折或骨不连的并发症分析**[中华创伤骨科杂志,2011,13(3):217]　邹剑等探讨锁定钢板治疗膝关节周围骨折或骨不连的并发症及预防方法。作者对采用锁定钢板治疗并随访的97例106侧膝关节周围骨折或骨不连患者资料进行分析。骨折或骨不连部位:股骨远端37例(其中5例为双侧),胫骨近端56例,股骨远端合并胫骨近端4例;其中股骨远端46侧,胫骨近端60侧。闭合性骨折67侧,开放性骨折18侧。21例21侧为骨不连:股骨远端骨不连10例11侧,胫骨近端骨不连11例10侧。97例患者术后获10～32个月(平均23.8个月)随访。股骨远端骨折或骨不连患者术后1年HSS评分平均83.4分,胫骨近端骨折或骨不连患者术后1年HSS评分平均86.4分。46例股骨远端骨折或骨不连患者中,有15侧出现并发症(32.6%)。其中成角畸形5侧,骨折端移位2侧,骨折端分离1侧,感染1侧,2侧出现螺钉切割骨皮质,骨不连2侧,膝关节损伤1侧,双下肢不等长1例。60侧胫骨近端骨折或骨不连。有10侧发生并发症(16.7%),其中成角畸形3侧,1侧出现腓浅神经损伤,骨折端移位1侧,感染1侧,膝关节损伤2侧,双下肢不等长2侧。认为成角畸形占所有并发症的32%,考虑为术者对锁定钢板操作不熟练及未达到复位要求而安放钢板所致。手术时间>3 h的患者存在较高的并发症。只有严格掌握其手术适应证,了解其工作原理,才能争取最大限度地降低并发症的发生率。

(邹瀚林)

**述评**　锁定钢板的推出为微创手术治疗膝关节周围骨折或骨不连提供了新的方法。目前,国内外关于微创内固定系统的文献报道较多，但其中大多数为正面报道，认为其骨折愈合时间、骨折畸形愈合率、感染率、切口并发症发生率、内置物失败率均优于传统钢板及外固定支架。但是，锁定钢板的应用也存在一些问题，如对锁定钢板的设计原理以及操作上的失误，导致骨折或骨不连治疗的失误。该文作者分析了锁定钢板在治疗膝关节周围骨折、骨不连时出现相关并发症，并提出了如何预防和减少此类并发症的注意事项，为临床工作中正确应用锁定钢板提供了有益的借鉴。

（叶添文）

**空心钉钛缆内固定治疗髌骨骨折**［中华创伤骨科杂志，2011，13(7)：653］　王树青等探讨空心钉钛缆内固定治疗髌骨骨折的疗效。收治髌骨骨折患者27例。其中男11例，均为闭合性骨折。骨折按Rockwood分型：Ⅱ型11例，Ⅲ型9例，Ⅳ型5例，Ⅴ型2例。患者于伤后1～7 d(平均3 d)手术。手术方法取膝正中纵行切口，处理骨折面，直视下使髌骨关节面解剖复位，并回复髌骨的正常形态，钻入空心钉导针。C臂透视下调整导针位置，再将两枚钛制空心拉力螺钉顺导针拧入，螺纹过骨折线。钛缆线缆经空心钉于髌前做8字张力带固定，扣紧锁扣。27例患者术后获6～24个月随访(平均12个月)。手术时间30～50 min(平均40 min)。术后2～3个月(平均2.6个月)骨性愈合。按照Bostman髌骨骨折功能疗效评定标准，优24例，良3例，优良率100%。克氏针8字钢丝张力带被认为是理想的治疗髌骨骨折的方法。但克氏针没有螺纹，可出现滑移、翻转、顶压皮肤。空心钉头部无需露出髌骨皮质，避免了克氏针对髌韧带的刺激。钛缆抗拉力强度、抗疲劳能力及抗磨损能力均强于钢丝，且组织相容性好，无毒副作用。但对于严重的粉碎性骨折或存在骨折缺损的骨折，难以解剖复位或复位后骨块间不稳定，空心钉钛缆并非最佳选择。另外，空心钉钛缆内固定物为进口材料，价格较昂贵，患者经济负担相对较大。

（邹瀚林）

**述评**　髌骨对膝关节稳定性起重要作用。目前，髌骨骨折内固定手术治疗方法很多，单纯空心螺钉或单纯张力带技术的优缺点已有文献报道。空心螺钉钢丝张力带治疗髌骨骨折取得了较好的效果，但钢丝在术后早期功能康复过程中存在疲劳断裂的可能性。作者通过回顾性分析应用空心钉钛缆内固定治疗髌骨骨折27例，在优良率、手术平均时间、术中出血量、术后骨折愈合时间、并发症、膝关节功能评分等多方面对应用空心钉钛缆内固定治疗髌骨骨折的治疗方法进行评价。研究结果表明，空心钉钛缆其材质硬度与骨皮质相近，不易发生蠕变，具备组织相容性，是治疗髌骨骨折比较理想的内固定材料。

（叶添文）

**Hoffa骨折的治疗**［中华创伤骨科杂志，2011，13(7)：620］　李兴华等探讨Hoffa骨折的临床特点，其治疗方法及临床疗效。作者通过回顾性分析，在2002年1月至2009年4月收治的478例股骨远端骨折患者中，找出20例24髁Hoffa骨折。其中男14例18髁，女6例6髁；年龄20～70岁，平均43.3岁。致伤原因：交通伤19例21髁，坠落伤1例3髁。骨折类型：股骨内髁骨折15髁，外髁骨折9髁。闭合性骨折21髁，开放性骨折3髁。按Letenneur制定的分型方法：Ⅰ型6髁，Ⅱ型4髁，Ⅲ型14髁。15髁从髌旁股骨髁内侧或外侧面垂直骨折线空心螺钉或松质骨螺钉固定，8髁由后向前用空心螺钉或松质骨螺钉固定。6例合并股骨干骨折者，9例合并胫骨平台骨折同期采用带锁髓内钉或微创内固定钢板固定。20例患者术后获6～84个月随访(平均14.4个月)。所有骨折均未发生再移位，骨折均获骨性愈合，愈合时间为12～44周(平均18.6周)。无骨折不愈合、感染、内固定松动及股骨髁缺血性坏死发生。参照Letenneur等的Hoffa骨折术后功能评估标准，优16髁，良6髁，差2髁，优良率91.7%。Hoffa骨折属关节内骨折，与所有关节内骨折治疗原则一样，其为解剖复位、坚强内固定、早期功能锻炼。螺钉固定已成为治疗Hoffa骨折的常规固定方法和金标准，应至少使用2枚松质骨螺钉或空心螺钉。克氏针把持力弱不主张使用。螺钉固定的方向、直径及手术切口的选择应视骨折类型及骨折块大小而定，同时还应考虑合并伤的情况。螺钉固定不稳定者，应联合应用侧方支持钢板或后方抗滑移钢板内固定。

（邹瀚林）

**述评**　Hoffa骨折是1904年由Hoffa详细报告的一种股骨髁后方的冠状位骨折。这种骨折临床上比较少见，且具有特殊的解剖学特点，骨折不稳定，临床上易漏诊，治疗困难，并发症较多。目前广大骨科医师对Hoffa骨折的认识和治疗也较模糊、不全面。该文总结了Hoffa骨折的临床特点，探讨其治疗方法及临床疗效，为广大骨科医师了解和认识Hoffa骨折提供了有益的借鉴。该研究的不足之处在于病例数量较少，尤其是在侧方支持钢板或后方抗滑移钢板内固定治疗Hoffa不稳定骨折方面，有待于进一步积累临床病例，加强长期随访并进行相关的基础研究加以证明。

（叶添文）

**抗生素骨水泥间置器治疗髓内固定术后骨髓炎合并骨不连**［中国修复重建外科杂志，2011，25(8)：972］　王上增等探讨抗生素骨水泥间置器治疗髓内固定后骨髓炎合并骨不连的临床疗效。在2002年6月～2006年5月间收治了12例切开复位交锁髓内钉内固定术后骨髓炎合并骨不连患者。男8例,女4例。年龄26～53岁,平均40.2岁。骨折部位,胫骨7例,股骨5例。术后2周内感染7例,术后3个月内感染5例。于感染发生后1～24个月入院,平均5个月。细菌培养10例呈阳性,2例呈阴性。白细胞计数、红细胞沉降率、高敏C反应蛋白均高于正常值。一期手术取出内固定物,髓内插入抗生素骨水泥间置器临时固定,3～6个月待感染控制后,二期手术取出间置器,行自体髂骨植骨锁定钢板内固定术。结果显示：患者两期手术切口均Ⅰ期愈合,无早期相关并发症。二期术后患者均获随访,随访时间24～48个月,平均34个月。二期术后3个月红细胞沉降率、白细胞计数、高敏C反应蛋白均正常。X线片复查,骨折均在二期术后10～14周达到临床愈合,平均12周。除1例患者膝关节屈曲约90°外,其余患者下肢功能均恢复正常。随访期间均无感染发生。认为采用抗生素骨水泥间置器临时固定可以有效控制感染,待感染控制后二期手术取出间置器行植骨内固定,是治疗随内固定术后骨髓炎合并骨不连的有效方法之一。

(王　竹)

**述评**　髓内固定是治疗四肢长管状骨的重要方法,往往能取得满意效果。但髓内固定与钢板固定一样,也有感染严重的并发症。感染后骨折将延迟愈合、不愈合、骨吸收骨缺损成为假关节。髓内固定后骨髓炎合并骨不连的处理非常棘手。由于缺乏有效的治疗手段,往往迁延难愈,严重时只能通过截肢来阻止炎症的进一步发展,给患者带来极大痛苦。该文作者采用抗生素骨水泥间置器治疗髓内固定后骨髓炎合并骨不连,通过12名病例及平均34个月的随访,论证该方法治疗髓内固定后骨髓炎合并骨不连有良好的疗效。为临床工作提供了有效的借鉴。

(叶添文)

**胫骨下段慢性骨髓炎的显微外科治疗**[中国显微外科杂志,2011,34(4),315]　唐林俊等探讨胫骨下段不同条件下发生慢性骨髓炎的显微外科治疗的最佳手术方案及评价治疗效果。胫骨下段慢性骨髓炎61例,应用带穿支比目鱼肌瓣逆行转移修复死腔加植皮16例,带胫后血管比目鱼肌瓣逆行转移加植皮5例,带穿支小腿内侧筋膜瓣逆行转移加植皮4例,腓肠神经皮瓣13例,腓肠神经筋膜瓣加植皮6例,腓肠神经筋膜瓣复合腓肠肌瓣逆行转移加植皮5例及吻合血管肌皮瓣移植12例(股前外侧肌皮瓣8例,带腹直肌胸脐皮瓣4例)。结果：术后除1例带全长比目鱼肌内侧瓣的穿支肌瓣远端部分坏死,经换药植皮愈合外,其余病例的组织瓣全部成活。随访18～96个月,无窦道、溃疡及死骨形成。认为应用带蒂或吻合血管的组织瓣尤其是带穿支比目鱼肌瓣移植治疗胫骨下段慢性骨髓炎可获得满意的临床疗效。

(王　竹)

**述评**　胫骨下段软组织较少,缺乏血供丰富的肌肉组织,一旦发生感染,则治疗难度很大,疗效也差。目前由于内固定植入物的滥用,或清创不彻底,或对软组织条件缺乏正确的判断和缺乏良好软组织覆盖的治疗手段,临床上医源性骨感染及骨髓炎的发生越来越多。如何采用显微外科治疗手段获得治疗慢性骨髓炎最佳疗效,是面临的一个重大挑战。应用显微外科技术,施行各种组织瓣填塞死腔治疗胫骨下段慢性骨髓炎61例,获得较满意的疗效。作者的经验提示,彻底清创、严格无菌及微创操作、充分估计软组织条件及良好的软组织覆盖是获得满意疗效的关键所在。

(叶添文)

**负压封闭吸引治疗创伤性慢性骨髓炎的近期疗效**[华西医学,2011,26(3)：365]范伟杰等探讨负压封闭吸引(vacuum sealing drainage, VSD)敷料在创伤性慢性骨髓炎治疗中的作用。在2006年6月至2009年8月收治13例创伤后慢性骨髓炎并有较多脓渗出物患者,其中男9例,女4例;年龄8～56周岁,平均34周岁。车祸致胫骨开放性骨折9例;腓骨骨折1例;高处坠落致跟骨开放性骨折2例,股骨骨折1例,术后均合并慢性骨髓炎,病程11～35个月。于病灶清除后,先采用VSD治疗,待创面清洁、骨面有肉芽组织形成后,8例直接二期缝合伤口,4例通过带蒂肌皮瓣修复创面,1例采用背阔肌皮瓣游离移植修复创面。结果显示：使用VSD平均吸引18 d,更换VSD平均2.1次。创面渗出物逐渐减少,创面面积减少,经二期缝合、皮瓣移植等方法封闭创面。13例患者经6～31个月随访,慢性创伤后骨髓炎均治愈,无复发。作者认为：采用VSD治疗创伤性慢性骨髓炎具有引流充分、炎症控制快、创面肉芽组织生长快、骨髓炎复发率低等优点。

(王　竹)

**述评**　负压封闭吸引(VSD)是由1992年德国ULM大学Fleischman博士首创,并在骨科中广泛应用。VSD技术治疗各种急性软组织缺损和感染创面,具有以下优点：①可控制的负压,促进血流量增长和蛋白合成,促进肉芽生长,加快创面愈合;同时为全方位的主动引流提供了动力;②生物半透膜的封闭,隔绝了创面与外环境接触的感染机会;③全方位的引流,是将传统的点状或局部引流,变成了面状引流,保证能随时将创面的每一处的坏死组织和渗出液,及时排出体外。目前临床上广泛应用于治疗各种开放、污染、感染软组织创伤，并有较好的疗效。

（叶添文）

**利用缝合锚钉治疗踝关节三角韧带损伤**[中国骨与关节损伤杂志，2011，26(7)：650]　陈农等利用Fastin缝合锚钉治疗踝关节三角韧带损伤，探讨其临床疗效。作者回顾性分析了21例踝关节三角韧带损伤患者，复位后在三角韧带距骨止点处拧入缝合锚钉，一对缝线对断裂的韧带作褥式缝合，另一对从内踝骨孔穿出，内翻位下打结固定。随访6～24个月，术后踝关节内侧间隙均较术前明显改善，改良Baird-Jachson评分优良率为85.7%。作者认为，三角韧带对踝关节的稳定性有重要作用。缝合锚钉技术较传统丝线或钢丝修补无需二次手术取出、抗拉力强、手术操作简单、固定牢靠的优点。

（蒙德鹏）

**述评**　踝关节骨折时，常合并三角韧带的损伤。实验证明，三角韧带深浅层完全断裂后，距骨倾斜度增加到14°。目前研究表明，修复三角韧带比固定下胫腓联合更重要。传统手术使用丝线或细钢丝修补，容易发生断裂。该文作者使用的Fastin缝合锚钉可以完全埋入骨组织中，抓持牢靠；尾线为不可吸收线，可拉伸力超过22.68 kg，不仅修复了韧带连续性，而且起到重建的作用。该固定材料为骨关节韧带的修复提供了新的方法。

（叶添文）

**套索锁扣结立体缝合法修复急性撕裂型跟腱断裂**[中国修复重建外科杂志，2011，25(1)：47]　李春江等使用自行设计的套索锁扣结立体缝合法修复急性撕裂型跟腱断裂治疗41例患者。男33例，女8例；年龄18～56岁，平均41岁。均为单侧闭合性损伤；左足27例，右足14例。其中33例可触及明显断裂缺损区，7例行B超检查明确诊断，1例行MRI检查确诊。损伤至手术时间为36 h～7 d。患者均采用套索锁扣结立体缝合法修复。结果：术后切口均Ⅰ期愈合。其中31例获得平均17个月的随访。术后1年随访时，按Arner-Lindholm评分，优41例，良10例，优良率为100%。作者认为，套索锁扣结是将部分肌腱纤维锁定并预拉紧的锁式缝合方法，具有很强的防滑及抗劈裂作用，增加了修复后肌腱的抗张强度；该方法锁定的肌腱纤维较少，对肌腱血运影响小，有利于肌腱的愈合；吻合口在三维立体上均匀受力，可早期功能锻炼，防止粘连。套索锁扣结立体缝合法是修复撕裂型跟腱损伤有效的方法。但使用中应注意尾线打结时应固定伤肢，锁扣位置在跟腱周围均匀排列，断端均匀受力。

（蒙德鹏）

**述评**　急性撕裂型跟腱断裂是一种常见运动损伤，好发于演员及体育爱好者。跟腱断端呈马尾状，粗细不等，长度参差不齐。虽然临床缝合方法较多，常用V-Y腱成形术、腓肠肌腱膜瓣翻转、腓骨长肌腱转移、LARS人工韧带等方法治疗，但优点不明显且损伤大，成本高。该文作者设计了套索锁扣结的缝合方法治疗该型损伤，效果满意，为处理该型损伤提供了有效的治疗经验。该方法增大了单根可吸收线缝合肌腱时的把持力，提高了作用强度，但尚缺乏套索锁扣结生物力学依据，需要进一步研究阐明。

（叶添文）

**钛制弹性稳定性髓内针治疗儿童锁骨干骨折**[中华小儿外科杂志，2011，32(6)：438]　陈玉庆等应用闭合穿针微创钛制弹性髓内针治疗儿童锁骨骨折。自2007年5月至2009年8月共收集病例26例；其中男19例，女7例，年龄6～15岁(平均年龄10.5岁)。横形骨折13例，斜行骨折12例，粉碎性折1例，均无血管损伤。骨折原因：运动伤13例，坠落伤5例，交通事故伤8例。伤后至手术时间平均4.5小时。在X线监视下，手法复位或经皮巾钳复位骨折断端，闭合复位困难者采取骨折端有限切开复位。选用直径合适的钛制弹性髓内针，自锁骨前侧皮质穿过骨折断端，至骨折远端1 cm处。穿入点针尾部折弯后剪除，余部埋皮下。经6～15个月随访(平均10个月)，所有患儿骨折均愈合，骨折平均愈合时间为7.5周，一般术后2个月局麻拔出弹性髓内针。按照Constant和Murley肩关节评分系统标准，该组平均99.4分。DASH评分平均为0.46分。认为钛制弹性髓内针治疗锁骨骨折创伤小、固定可靠、功能恢复快、外观优良、并发症少且轻。在具有明显手术指证的患儿中可作为微型钢板内固定的替代疗法。

（邹瀚林）

**述评**　锁骨骨折好发于儿童，常为不完全性或很少移位的青枝骨折，加之再塑形能力强，非手术治疗易愈合，完全移位性骨折不常见，随年龄增大，儿童锁骨干完全骨折增多，且再塑性能力减低，需准确复位。AO组织的观点认为，儿童骨折的内固定目的是用最小量金属获得解剖复位，并维持复位，骨折愈合后应尽早取出。该文作者应用钛制弹性髓内钉治疗伴有严重移位的儿童锁骨骨折，效果确实，外观良好，符合微创手术的原则，值得临床借鉴。但该文患儿数量较少，且随访时间短，不能更好地说明本手术的优劣，需进一步增加病例数和总结经验。

（叶添文）

**儿童肱骨髁上骨折两种不同顺序复位的疗效比较**[中国矫形外科杂志，2011，19(8)：628]　胡飞等观察儿童肱骨髁上骨折两种不同顺序复位的疗效比较。作者对选取采用切开复位的60例肱骨髁上骨折患儿,其中男46例、女14例。年龄3～12岁,平均6.8岁。按照受伤机制分类,伸展尺偏型48例,伸展桡偏型12例。按照Garland分型,II型9例,III型51例。于伤后8～74 h行手术治疗。将患儿随机分成A、B两组,均采用改良后外侧切口显露,A组先复位侧方移位,后复位前后移位;B组先复位前后移位,后复位侧方移位。直视下观察两种不同顺序复位的效果。对两组患者的解剖复位成功率、获得解剖复位花费的时间及骨折端的稳定性进行比较。A组30例均在第1次复位取得解剖复位,平均花费时间30 min,25例骨折稳定,5例不稳定。B组第1次复位6例获得解剖复位,24例失败。失败者改变复位次序进行第2次复位后均取得解剖复位。获得解剖复位平均花费时间11 min。23例骨折断端不稳定,7例稳定。两组资料的第1次解剖复位率、复位花费时间和稳定骨折端所占比例有显著差异性。作者认为,按照先纠正侧方移位后纠正前后移位的顺序进行复位,能快速有效地达到解剖复位,手术时间明显缩短,骨折端稳定性良好。

(邹瀚林)

**述评**　肱骨髁上骨折是儿童最常见的肘部损伤,治疗方法呈现多样化,从最简单的手法复位和石膏固定到各种复杂的切开复位内固定。但其核心技术都是要获得良好的复位。肱骨髁上骨折治疗的成败直接取决于复位的效果。按照先纠正侧方移位后纠正前后移位的顺序进行复位,容易取得解剖复位,这实质上是由骨折断端的形态学特征决定的。如果按照相反的顺序进行复位,不但解剖复位的成功率低,手术时间延长,而且在反复的复位过程中,会磨损骨折断端间的结构,使骨折端光滑,使对位后骨折不稳定。该文作者的经验为今后治疗肱骨髁上骨折提供借鉴。

(叶添文)

**健侧骶神经根移位修复大鼠骶丛撕脱伤**[中华创伤骨科杂志,2011,27(6):530]　张志凌等探讨健侧骶神经根移位修复骶丛撕脱伤的可行性。作者选用成年SD大鼠30只,随机分为不吻合组、健侧L6-患侧L6吻合组和健侧L6-患侧L5吻合组,每组10只。大鼠右侧为实验侧,左侧为对照侧。术后观察大鼠的存活情况,BBB评分。双侧股二头肌、小腿三头肌及胫骨前肌称重并行肌肉横截面HE染色的对比研究;电镜观察吻合口远端神经生长情况;坐骨神经功能指数(SFI)、肌电图检查评价神经功能恢复情况。术后12周吻合组BBB评分比不吻合组高。吻合组右侧的股二头肌、小腿三头肌、胫前肌与不吻合组相比均有不同程度恢复。其中L6—L5吻合组效果较L6—L6吻合组好。三组肌群恢复速度在L6—L6吻合组内有差异,其中近侧股二头肌恢复效果相对较好,吻合口远端神经电镜观察可见大量再生有髓神经纤维。肌电图显示于三组肌肉可记录到波幅,其中以近侧股二头肌及小腿三头肌峰值较大,远侧胫前肌峰值较小。认为健侧骶神经根移位加自体神经移植或健侧骶神经移位与患侧神经根直接吻合均能重建截瘫大鼠骶丛神经的部分功能,其中健侧骶神经移位与患侧神经根直接吻合组效果优于健侧骶神经根移位加自体神经移植组。

(朱　磊)

**述评**　骶丛损伤易引起一侧下肢功能障碍和/或膀胱、性功能不全。因缺乏充足的动力源神经,骶丛根性撕脱伤的治疗方法较少,且疗效欠佳,如何恢复伤侧下肢运动、感觉功能更是一大难题。对骶丛撕脱伤,许多学者倾向于保守治疗,并认为这种损伤是永久性的、难以治疗的。该文探讨了采用健侧骶神经根移位修复骶丛撕脱伤的可行性,通过电镜、肌电图等检测手段,论证其有效性,为其临床应用提供理论依据,有望为骶丛损伤提供新的治疗方法。但是,该方法仍需进一步研究,并在实验中证实单根切断腰、骶神经根的远期的安全性问题。

(叶添文)

**端端吻合与端侧吻合治疗臂丛神经上干损伤的实验研究**[中国修复重建外科杂志,2010,24(11):1302]　邓凯等采用端端吻合和端侧吻合尺神经与肌皮神经肱二头肌肌支,观察周围神经再生和效应肌恢复情况。采用雄性SD大鼠60只,随机分成A、B两组($n=30$)。均制作肌皮神经损伤模型,A组采用1/12尺神经束支与肌皮神经肱二头肌肌支端端吻合,B组将肌皮神经肱二头肌肌支与尺神经主干端侧吻合。分别于术后4周和12周行神经电生理检测、肱二头肌湿重比、肌纤维横截面积测定和有髓神经纤维计数(CMF),并观察大鼠行为改变。术后4周,B组神经传导速度(NCV)延迟较A组明显,潜伏期波幅(AMP)较A组减小;术后12周,A、B组NCV及AMP均相近。术后4周和12周,A组CMF明显多于B组。但两组肱二头肌湿重比以及肌纤维横截面积差异无显著性。作者认为采用端侧吻合与采用端端吻合尺神经部分束支(1/12)的方法治疗臂丛神经上干损伤,恢复肱二头肌功能,远期疗效相似。

(朱　磊)

**述评**　臂丛神经损伤是一种严重的周围神经损伤,治疗比较棘手。临床上对于臂丛神经上干或上中干损伤同时下干完好者,采用端端吻合尺神经部分束支的方法可迅速重建屈肘功能,手术创伤小,疗效肯定。但在临床工作中截取尺神经有一定的风险,若采用端侧吻合，在不牺牲供体神经干的前提下，提供动力神经来源，这就为我们修复臂丛神经损伤提供了新思路。该文实验研究了端端吻合和端侧吻合两种方法，结果发现两者远期疗效相似，这就为临床应用提供了理论依据。在治疗合并中、下干神经不完全损伤的臂丛神经上干根性撕脱伤时，采用端侧吻合肌皮神经肱二头肌肌支与尺神经主干或正中神经主干可能是一种较为安全且有效的治疗方法。

（叶添文）

**胸腰椎爆裂骨折去除内固定后后凸畸形发生原因分析**[中华创伤杂志，2011，27(4)：329]　刘宪义等对2004年8月至2008年10月收治的18例胸腰椎爆裂骨折($T_{11}$～$L_2$)患者进行回顾性分析，其中男11例，女7例；年龄35～68岁，平均49.3岁。平均身高162.4 cm(153～179 cm)，平均体重69.7 kg(52～86 kg)，术后随访6～24个月(平均18.7个月)。所有患者均为AO分型的A3型骨折，无神经系统损害表现，均采用经后路椎弓根钉内固定手术(Schanz钉)，伤椎不作固定，6例采用后外侧植骨融合术，12例未行植骨融合术。所有患者均未做椎管减压，所有的椎板均保持完整。无术中、术后并发症发生，无椎弓根钉断裂或松动现象。18例患者均在术后1年左右取出内固定钉(10～15个月)。取钉术后卧床2～3 d，取出引流管后带腰围下床活动1周后去腰围。与取内固定钉前比较，16例无骨质疏松患者取钉后6个月Cobb角平均丢失0.7°，椎体高度丢失0.8 mm；取钉后1年Cobb角平均丢失1.9°，椎体高度丢失1.1 mm($P>0.05$)；取钉后2年Cobb角平均丢失2.4°，椎体高度丢失1.3 mm($P>0.05$)。合并骨质疏松的2例患者，取钉后6个月Cobb角丢失6°、8°，椎体高度丢失3 mm、5 mm；取钉后1年Cobb角丢失13°、17°，椎体高度丢失5 mm，7 mm；取钉后2年Cobb角丢失15°、19°，椎体高度丢失6 mm、7.5 mm。植骨融合组同非植骨融合组Cobb角平均丢失及椎体高度丢失差异无统计学意义($P>0.05$)。认为胸腰椎爆裂骨折内固定术后脊柱后凸畸形会有轻度发展，但椎体高度丢失并不明显。若合并骨质疏松，胸腰椎爆裂骨折内固定术后脊柱后凸畸形会明显发展。是否植骨融合对后凸畸形的发生没有统计学意义。

（康　健）

**述评**　胸腰椎爆裂骨折椎体骨质破坏严重，通过手术可以矫正畸形，纠正脊柱力线，恢复椎体高度，扩大神经通道及稳定脊柱。由于术后可能会发生断钉，多在固定术后0.5～1年取钉。但在取出脊柱内固定后，椎体的高度及脊柱的曲度能否维持，是脊柱外科医师非常关注的问题。对于无骨质疏松的患者为了防止断钉而取出椎弓根钉内固定是可行的，并不会造成脊柱后凸畸形的加重。但对于伴有严重骨质疏松的患者在取出内固定后出现后凸畸形加重，可能是严重骨质疏松本身的自然病程所致，对这样的患者应该如何处理，该研究还不能提供明确的建议，有待今后进一步的研究。

（贾连顺）

**颈椎前路手术中相关神经损伤并发症的常见原因及治疗**[中华创伤杂志，2011，6(27)：484]　卢旭华等2008年1月2009年12月手术治疗859例颈椎病、颈椎后纵韧带骨化症及颈椎外伤行颈椎前路手术患者，对术后出现脊髓损伤症状加重及相关神经损伤的7例患者的临床资料进行回顾性分析。该组男502例，女357例；年龄19～75岁，平均47岁。术前诊断为颈椎病(CS)623例，颈椎后纵韧带骨化症(OPLL)45例，颈椎骨折脱位191例。结果发现859例患者中共5例发生脊髓损伤；术后血肿引起脊髓损伤4例，经过清除血肿、甲基强的松龙等药物、高压氧及时治疗，均逐渐恢复至正常；术后发生脊髓损伤症状加重1例，气管切开、呼吸机支持治疗及激素、高压氧治疗后脊髓损伤症状逐渐恢复至原有水平。术后发生喉返神经、喉上神经损伤患者2例，经过激素、脱水等药物保守治疗，术后3个月内均恢复至止常。作者认为颈椎病、颈椎后纵韧带骨化症及颈椎外伤患者行颈椎前路手术中均可能发生脊髓损伤及相关神经损伤，如能注意预防和及时治疗，预后较好。

（刘　永）

**述评**　随着颈椎外科手术技术的进步，放置植骨块、钛网的大小、位置不合适造成的脊髓压迫或内固定螺钉位置、方向欠佳以及减压不彻底残留骨刺造成的脊髓损伤的情况越来越少。但还要清楚地认识到颈椎前路手术依然是高风险手术。颈前路手术后可出现由于血管结扎不牢或术中止血不彻底等形成深部血肿、喉上神经、喉返神经损伤以及术前脊髓压迫较重术后减压出现缺血再灌注损伤等。所以一定要加强患者围手术期间的治疗，在术中一定要首先预防脊髓损伤的发生，一旦出现，尽早判断原因，及时采取相应措施，尽量避免灾难性后果的发生。

（贾连顺）

**成人脊柱后凸畸形后路全脊椎截骨矫形手术1 200例报告**[中国矫形外科杂志，2011，19(15)：258-260]　王正雷等总结了成人脊柱后凸畸形后路全脊椎截骨矫形手术方式。通过后方入路经双侧椎弓根椎体行楔形截骨，直到椎体前缘皮质下，并行椎弓根钉棒系统内固定。共手术矫正后凸及侧后凸畸形1 200例，其中男938例，女262例；发病时间5.6～28年，平均

11.6年;年龄15～52岁,后凸畸形时间2.5～26年,平均7.3年;后凸病因:强直性脊柱炎后凸畸形720例,脊柱压缩性骨折246例,脊柱结核132例,先天性脊柱后凸畸形59例,休门氏病后凸43例;最高截骨平面$T_9$水平,单病例最多截骨达4处,平均截骨2处;一处椎体截骨时间平均30 min,出血约100 ml,术中脊髓和神经根保护安全。作者认为,成人脊柱后凸畸形后路全脊椎截骨矫形手术截骨规范充分、手术时间短、术中出血少、脊髓和神经根保护安全、截骨创面对合紧密、利于截骨创面愈合,适用于各种原因导致的脊柱后凸畸形截骨矫正手术,显著降低了术中和术后并发症。

(阚利胜)

**述评**　脊柱后凸和脊柱侧后凸畸形手术矫正,目前临床上多采用后入路行椎体楔形截骨手术矫形方法,如Smith-Petersen截骨法、脊柱后方多节段V型截骨法、恰克林截骨法等等。这些传统的截骨方式,由于术中矫形时,椎体前方组织受到牵拉和撕裂,可造成大血管损伤而危及生命。并且,该手术方法还明显加大了脊柱的前凸畸形。另外,截骨面互相接触面积小,不仅易于造成椎体滑脱,而且容易引起脊髓神经根损伤。一次性多平面椎弓、椎体楔形脊柱截骨法可明显提高矫形效果,减少术中及术后并发症的发生,避免脊髓、神经损伤。同时,椎体截骨接触面大,合拢严密,利于椎体愈合,不失为一种安全、高效的手术方法。

(贾连顺)

**后路椎弓根螺钉固定、360°椎管减压并重建治疗严重胸腰椎爆裂性骨折**[中华创伤杂志,2011,27(8):679]　曾忠友等回顾性分析了2008年9月至2009年6月采用Ⅰ期后路椎弓根螺钉复位固定、360°椎管减压并重建方法治疗严重胸腰椎爆裂性骨折11例,其中男8例,女3例;年龄19～59岁,平均34.4岁。致伤部位:$T_{12}$ 1例,$L_1$ 3例,$L_2$ 2例,$L_3$ 3例,$L_4$ 2例。按AO分型均为A3.3型骨折。根据McCormack载荷评分法评分为7～9分,平均8.2分。脊髓神经损伤按Frankel分级:A级1例,B级1例,C级5例,D级4例。手术时间3.5～4.5 h,平均4.1 h;术中出血900～2 800 ml,平均1 750 ml;输异体血400～1 200 ml,平均760 ml。术中、术后未出现手术相关并发症。椎体前柱高度术前丢失48%～85%(平均64.2%),术后恢复至正常的95%～100%(平均98.6%),后凸Cobb角由术前的−12°～35°(平均12.1°)恢复至术后−30°～7°(平均−8.1°),椎管占位由术前的82%～98%(平均89.5%)恢复至术后0～14%(平均2.2%),其中9例椎管获得彻底减压,2例椎管侧方小骨块残留。该组患者随访时间10～18个月,平均14.5个月。钛网前方及钛网内植骨于术后6个月均获得融合,椎管表面植骨层完全融合,椎管的完整性良好。最后随访时伤椎前柱高度及后凸Cobb角得到有效的维持,未出现椎弓根螺钉松动、断裂或钛网移位等现象。脊髓神经功能除1例A级无变化外,其余均有Ⅰ～Ⅲ级的恢复。腰背部无疼痛10例,遗留轻度腰背部酸痛1例。认为Ⅰ期后路椎弓根螺钉固定、360°椎管减压并重建是治疗严重胸腰椎爆裂性骨折的较好选择,但应严格把握手术适应证。

(许　鹏)

**述评**　胸腰椎爆裂性骨折通常由垂直压缩或垂直屈曲压缩暴力所致,受伤瞬间脊柱处于直立位,伤椎前、中柱崩裂,椎体后壁高度降低并爆裂。骨片进入椎管致压迫硬脊膜,可能伴两侧椎弓根距离加大。Denis将其分为5型:A型,上、下终板骨折,为严重的完全纵向垂直暴力所致,不后凸成角;B型,上终板骨折;C型,下终板骨折,为不完全纵向垂直或略前屈暴力所致;D型,爆裂旋转性骨折,轴向应力伴旋转暴力所致,该型极不稳定;E型,爆裂侧屈性骨折,为轴向应力伴有侧向屈曲暴力所致。手术的绝对适应证:进行性神经功能障碍伴有神经组织受压(神经不稳);骨折脱位或侧向不稳、进行性症状性的后凸畸形(机械不稳);合并脊髓及马尾综合征且存在骨块压迫者,无论是否存在进行性神经症状,均应在48小时内减压。对于不伴有后侧韧带复合体及神经损伤的病例,椎管占位、椎体高度及后凸畸形并非预测结果的指标,不应作为手术干预的指征。后侧韧带复合体的完整性以及神经功能状态是胸腰段爆裂性骨折采取手术治疗的首要考虑因素。

(叶晓健)

**颈筋膜中层的解剖特点及其在颈椎前路手术中的意义**[第三军医大学学报,2011,33(15):1591]　姜恒等研究了22具成人尸体标本,于颈中部纵形切开,显露颈动脉鞘和舌骨下肌群,观察颈筋膜中层的形态、质地及与颈动脉鞘的关系。向两侧分离脏器鞘和颈动脉鞘,观察二鞘之间连结组织的多少、质地,分析其可能对颈椎前路手术中钝性分离的影响,观察喉返神经、甲状腺下动脉与颈筋膜中层的解剖关系,观察喉返神经、甲状腺下动脉与颈动脉鞘的解剖关系。结果颈筋膜中层在颈总动脉的前外侧融入颈动脉鞘,层次、边界清楚。除颈筋膜中层外,脏器鞘和颈动脉鞘之间仅有少量疏松组织,容易分离。在颈右侧,喉返神经在约胸1椎体水平自颈动脉鞘内、后缘穿出椎前筋膜,始终不与颈筋膜中层接触。双侧甲状腺下动脉均在约颈6椎体水平自颈动脉鞘内缘、后缘穿出椎前筋膜,始终不与颈筋膜中层接触。结论认为,颈筋膜中层的解剖特点及其与周围结构的关系应被充分理解与利用，使颈前手术入路更合理和安全。

（瞿金涛）

**述评** 更深入地了解解剖永远是推动外科手术不断进展的动力。通过了解颈筋膜和颈动脉鞘的解剖关系可以更好地理解颈椎前路手术。颈筋膜中层解剖特点的新发现更进一步推动了对右侧前方颈前路手术的进一步认识。以往认为，从左前方颈前入路较右前方对于损伤喉返神经更为安全。该文则进一步阐明，在$T_1$水平以上，右侧入路跟左侧入路安全性类似。在靠近颈动脉鞘处切开颈筋膜中层对右侧喉返神经和甲状腺下动脉是安全的，这是基于颈筋膜中层解剖特点——颈椎前路手术入路中锐性分离颈筋膜中层可以降低多阶段颈前路手术的切口张力，更易显露目标椎体。另外，该文也基于尸体解剖说明在颈3水平以下沿颈动脉鞘前内侧锐性分离颈筋膜中层对喉上神经和甲状腺上动脉也是安全的。

（叶晓健）

**非融合手术治疗脊柱侧凸的临床应用进展**［中国矫形外科杂志，2011，19(19)：1620］ 柳思羽等通过对脊柱融合术是治疗脊柱侧凸的主要方式，但对于年龄较小的脊柱侧凸患者，脊柱融合术会使患者的脊柱生长受到影响，进而影响身高，还可能出现曲轴现象、脊柱失代偿、融合节段的脊柱运动功能丧失，以及融合脊柱的相邻节段出现退变加速和后凸畸形。另外，过早的融合胸段脊柱会影响胸廓的发育，导致严重的限制性肺病。因此，脊柱外科医师需要重新选择脊柱侧凸的手术方式来解决上述问题。在1963年Harrington首次报道非融合手术治疗脊柱侧凸后，非融合技术因其能避免脊柱融合术后可能发生的并发症，并能最大程度地保留脊柱生长潜能等优点，越来越受到脊柱外科医师的重视。近年来，非融合手术治疗脊柱侧凸更是成为脊柱矫形外科的研究热点。目前常用的方法有：生长棒技术；椎体U形钉侧凸矫形技术；胸廓扩大成形术和垂直撑开扩展胸廓钛肋骨假体术。

（李 坤）

**述评** 脊柱侧弯的手术分两个方面：矫形和植骨。近年来矫形方面发展很快，但基本上分两大类：一为前路矫形，如前路松解、支撑植骨、Dwyer、Zielke、TSRH、CDH等；另一种为后路矫形，如Harrington、Luque、Galveston及C. D、TSRH、Isola等。有时需要两种或两种以上手术联合使用。要维持矫形，必须依靠牢固的植骨融合。对于年龄较小的脊柱侧凸患者，脊柱融合术使患者的脊柱生长受到影响，这些都是目前脊柱侧弯手术需要解决的问题。非融合手术治疗脊柱侧弯越来越引起外科医师的重视，该综述系统罗列目前非融合手术治疗脊柱侧弯的方法，系统详细比较各种方法的优劣点，对于常用的：生长棒技术；椎体U形钉侧凸矫形技术；胸廓扩大成形术和垂直撑开扩展胸廓钛肋骨假体术等综述较多，对于广大研究脊柱侧弯手术的医务工作者具备一定的参考价值。

（叶晓健）

**后路局限性减压Wallis棘突间动态固定治疗腰椎管狭窄症的早期临床观察**［中国脊柱脊髓杂志，2011，21(2)，89］ 肖嵩华等通过对2007年3月至2009年3月入院的28例腰椎管狭窄症患者行后路局限性椎管减压、棘突间置入Wallis稳定系统动态固定治疗，探讨这种稳定系统动态固定治疗腰椎管狭窄症的早期临床效果。其中男13例，女15例；年龄48～67岁，平均59岁。病变节段：$L_{4/5}$ 18例，$L_{3/4}$ 5例，$L_{4/5}$和$L_{3/4}$双节段5例。术前、术后3 d、术后6个月与末次随访时进行VAS评分，并在X线片上测量手术节段椎间隙与椎间孔高度。记录所有患者术中、术后手术相关并发症。结果发现23例单节段、5例双节段置入Wallis棘突间稳定系统，手术时间35～80 min，平均45 min；术中出血50～180 ml，平均80 ml。术中未发生手术相关并发症。2例失访，26例获得12～32个月随访，平均随访22个月，术后3 d、6个月及末次随访时手术节段椎间隙及椎间孔高度与术前相比无统计学差异($P>0.05$)。所有患者术后症状明显改善，术后3 d、6个月及末次随访时VAS评分与术前比较均有统计学差异($P<0.01$)。未发现假体移位等并发症，随访期间所有患者未出现节段不稳或邻近节段退行性改变。作者认为：后路局限性椎管减压后应用Wallis棘突间稳定系统动态固定治疗腰椎管狭窄症短期效果满意。

（王 元）

**述评** 椎管减压是治疗腰椎管狭窄症的有效方法。由于椎间盘、椎小关节以及相关韧带等结构业已发生退变，加上手术因素可造成脊柱不稳，在减压后常常对椎体间进行融合。动态性内固定设计的理念是通过后路置入相关内置物，提高脊柱节段稳定性、分担脊柱后中柱结构的部分载荷、限制部分疼痛性运动，与此同时还保留部分脊柱运动功能。采用棘突间稳定装置治疗腰椎管狭窄症的机理在于其通过对棘突间进行适当撑开后使椎管管腔容积增加。Wallis稳定系统置入对组织所增加的损伤仅限于对侧椎板肌肉的适当剥离以及置入间隙棘间韧带的切除，且不明显增加术中出血的风险，选择合适的病例是手术成功的关键所在。Wallis稳定系统的作用是非常有限的。它可作为脊柱退行性疾病患者阶梯治疗环节上一种有益的过渡性治疗方法，动态性内固定作为传统的椎管减压和/或脊柱融合术的补充，我们应当理性地看待，选择性地吸收。

(史建刚)

**枢椎前路椎弓根螺钉固定通道的安全因素分析**［中华创伤杂志 2011,27(2),125］ 顾勇杰等对成人枢椎干燥标本 32 具不分性别和年龄，经大体观察及 X 线检查排除外观畸形和破损者。线性测量采用精度为 0.01film 的电子游标卡尺，每一标本重复测量 3 次，以求精确并取平均值。进行探讨枢椎前路椎弓根螺钉通道的安全性和可行性，为经前路枢椎椎弓根螺钉固定提供理论依据。确定进钉点和标本置钉：枢椎前路椎弓根螺钉的进钉点选择在枢椎椎体与上关节突之间凹陷的顶点(图 1)，进钉方向为平行枢椎椎弓根的长轴方向，即向后外下倾斜，直视下经前路将螺钉置入枢椎椎弓根，采用双皮质固定，以螺钉刚好穿透枢椎椎弓根后方皮质为限，先用手锥标记螺钉的进钉点，再用直径为 3.0 mm 钻头钻孔，最后左右各置入直径为 3.5 mm 皮质骨螺钉。螺钉的长度以刚好穿透枢椎椎弓根后方皮质为限。螺钉置入后在螺钉螺纹上标记，待拔出后用电子游标卡尺测量实际进钉长度，即枢椎前路椎弓根螺钉的钉道长度。然后进行 CT 重建与测量。结果：枢椎椎弓根螺钉均位于椎弓根内。枢椎前路椎弓根螺钉的进钉点选择在枢椎椎体与上关节突之间凹陷的顶点，螺钉长度为(28.4±2.5) mm，外倾角度为(28.54－2.3)°，尾倾角度为(15.54－2.0)°。通过对枢椎标本的仔细观察和研究，将枢椎前路椎弓根螺钉的进钉点选择在枢椎椎体与上关节突之间凹陷的顶点，并通过 CT 测量确定进钉的外倾角度为 28°，尾倾角度为 15°，螺钉长度为 28 mm。该研究的置钉方法更便于在术中确认进钉点，但是由于枢椎的解剖结构独特，个体发育差别较大，术前应进行 X 线摄片、薄层 CT 扫描和 MRI 检查，测量后确定进钉的角度，如果仅凭规定的进钉参数来置钉，螺钉可能会穿出椎弓根而导致神经血管损伤等严重并发症。认为枢椎前路椎弓根螺钉不仅具有可行性，而且可以避开横突孔、椎动脉沟、椎管等重要解剖结构，安全空间较大。

(丁建东)

**述评** 近年来随着经口寰枢椎复位内固定钢板系统(TARP)、Harms 钢板及人工寰齿关节在临床上的应用，通过前路松解复位后直接行前路寰枢椎内固定，可达到Ⅰ期减压复位目的。如果枢椎的内固定改用枢椎前路椎弓根螺钉双皮质固定，则可以显著增加枢椎螺钉固定的抗拔出力，从而大大增加前路内固定的稳定性。枢椎后路椎弓根螺钉固定技术的生物力学稳定性和安全性已经得到证实，并广泛应用于临床。而枢椎前路椎弓根螺钉固定技术目前国内外尚处于初步研究阶段。枢椎前路椎弓根螺钉不仅具有可行性，而且可以避开横突孔、椎动脉沟、椎管等重要解剖结构，安全空间较大，而且随着骨科导航技术的发展，借助于导航定位技术，可以进一步确保置钉的安全性。

(史建刚)

**对年轻和老年胸腰椎骨折椎弓根钉内固定临床对比研究**［内蒙古医学杂志，2010,42(12)：1451］ 刘国亭等回顾分析 292 例胸腰椎骨折后路椎弓根钉内固定的手术患者，术后随访 6 个月～6 年，平均 2.6 年，根据手术时年龄分为两组，A 组(年轻组)＜60 岁 260 例，B 组(老年组)≥60 岁 32 例。通过分析两组术后骨折椎体复位影像学资料，围手术期及术后并发症，骨折愈合情况以及手术后功能等来比较治疗效果。应用椎弓根钉内固定治疗，比较术前与术后，术后与随访对于年轻及老年组胸腰椎患者均有统计学意义，两组相互比较，术前与术后差值、术后与随访差值比较均无统计学意义。老年组围手术期并发症、骨折延迟愈合发生率等高于年轻组。作者认为老年与年轻组胸腰椎骨折应用椎弓根钉内固定治疗骨折，骨折复位影像资料比较无统计学意义，老年组术后并发症，骨折延迟愈合发生率等较高，但不影响术后脊柱功能，个体化的治疗能有效减少并发症的发生。

(刘 昆)

**述评** 治疗胸腰椎骨折的目的是：恢复椎体高度、序列及曲度(复位)，解除神经受压(减压)；重建脊柱稳定性(融合固定)，应用后路椎弓根钉内固定治疗可恢复脊柱稳定、缩短卧床时间、恢复椎管容积、解除脊髓压迫、防止迟发性神经损害。其固定节段小，手术操作相对简单、能控制脊柱的三维复合结构及固定坚强的优点，目前已成为最常用的脊柱后路内固定系统。对于老年胸腰椎骨折的手术治疗，其临床应用仍有较多争议。老年患者常合并不同程度骨质疏松及内科疾患，手术后内固定的松动及椎体高度再丢失、后凸畸形等发生率较高，但后路椎弓根钉内固定手术创伤小，出血少，并发症少的特点，通过手术能达到良好的复位及固定，术后尽早下地活动，这些优点无疑对老年人的康复至关重要。

(史建刚)

**富含血小板血浆凝胶复合脂肪间充质干细胞构建可注射组织工程髓核**［中国脊柱脊髓杂志，2011,21(5)：353］ 马健等为探讨以自体富含血小板血浆(PRP)凝胶复合脂肪间充质干细胞(ADSCs)构建可注射组织工程髓核的可行性，将体外扩增的第 3 代兔 ADSCs 经流式细胞仪鉴定后接种至自体 PRP 凝胶中，体外立体培养 2 周、4 周、8 周时分别行大体观察、组织学检查、5-溴-2-脱氧尿嘧啶(BrdU)免疫荧光法观察细胞在 PRP 凝胶中的分布及存活情况；分光光度法检测 PRP 凝胶—细胞复合体中糖胺聚糖(GAG)含量，实时荧光定量 PCR 法检测低氧诱导因子(HIF—hx)、蛋白多糖(Aggrecan)、Ⅱ型胶原(Collagen U)基因表达情况。流式细胞仪检测显示体外扩增的第 3 代细胞 CD90 阳性率为 95.2%,CD45 阳性率为 0.9%,培养 2、4、8 周时 PRP 凝胶细胞复合体均为表面光滑的凝胶状,弹性较好：番红 O 染色 2 周时细胞外基质几乎不着色,4 周时可见细胞周围呈粉色的弱阳性染色,8 周时多数细胞周同呈红色阳性染色。HE 染色和扫描电镜各时间点均可见细胞均匀分布于网络状支架内：BrdU 免疫荧光法显示细胞在支架中生存状态良好。培养 4 周时阳性细胞数较培养 2 周时明显增多($P<0.05$);8 周时较 4 周时明显增多($P<0.05$)。培养 4 周时 GAG 含量较培养 2 周时明显增高($P<0.05$),8 周时较 4 周时明显增高($P<0.05$);培养 4 周时与培养 2 周时比较 3 个目的基因 mRNA 表达量均增高,差异有显著性($P<0.05$),8 周时与 4 周时比较亦明显增高($P<0.05$)。作者认为,以兔自体 PRP 凝胶与 ADSCs 构建的复合体在体外培养时细胞可以向类髓核样细胞分化,用此方法构建可注射组织工程髓核具有可行性。

(孙延卿)

**述评**　性能优良的支架材料及种子细胞的选取是构建可注射组织工程髓核研究中亟待解决的关键问题。PRP 凝胶具有良好的支架材料性能,其结构有利于细胞营养的获取和代谢产物的流通。该研究提示在 PRP 凝胶内生长因子的诱导下,兔 ADSCs 可以被诱导分化为类髓核样细胞。在该实验中,经表面标记抗原鉴定后,将未诱导分化的 ADSCs 与 PRP 凝胶复合培养后已具备髓核细胞表型.如果经适当诱导培养后再与 PRP 凝胶复合,可能更有利于保持细胞的分化趋势。该研究结果显示.未诱导的 ADSCs 在 PRP 凝胶中生长状态良好,可以向类髓核样细胞分化,并分泌大量的 ECM。然而,诱导分化的具体机制尚未完全明了.体内外实验结果是否一致也有待进一步证实。

(陈雄生)

**经关节突减压融合治疗腹侧压迫型胸椎管狭窄症**[中华骨科杂志,2010,30(11),1082]　熊伟等为探讨经关节突减压融合治疗腹侧压迫型胸椎管狭窄症的手术疗效和安全性,于 2005 年 4 月至 2009 年 4 月采用后方入路经关节突行椎管腹侧减压,同时行前路植骨后路内固定融合术治疗腹侧压迫型胸椎管狭窄症患者 33 例,其中获得 12 个月以上随访者 19 例,男 10 例,女 9 例;年龄 33～77 岁,平均 55.9 岁;胸椎后纵韧带骨化(ossification of posterior longitudinal ligament, OPLL)5 例,胸椎间盘突出症(thoracic disc herniation, TDH)11 例,胸椎 OPLL 合并胸椎黄韧带骨化(ossification of ligamentum flavum, OLF)2 例,TDH 合并 OLF1 例。采用改良日本骨科协会(Japanese Orthopaedic Association, JOA)评分法和 Nurick 分级评价神经减压效果。手术时间 180～480 min,平均 299.5 min;术中出血量 250～2 200 ml,平均 918.5 ml。7 例胸椎 OPLL 患者(包括合并 OLF)术中出现硬膜损伤 1 例,术后发现神经功能恶化 2 例。12 例 TDH 患者(包括合并 OLF),术后无神经功能恶化,未发现脑脊液漏及其他并发症。术后随访时间 12～54 个月,平均 28.6 个月。术前 JOA 评分 2～11 分,平均 6.3 分;末次随访时 JOA 评分 5～11 分,平均 8.6 分。术前 Nurick 分级 0～5 级的例数分别为：2、2、4、5、2、4 例,术后 Nurick 分级 0～5 级的例数分别为：6、6、3、3、1、0 例。作者认为,采用经关节突入路减压融合治疗腹侧压迫型胸椎管狭窄症可以获得充分的减压及满意的疗效,可以作为一种较为安全的胸椎管腹侧减压入路。同时,联合后路经椎弓根钉棒固定及椎间融合可以有效防止因局部后凸加重或失稳导致的术中及术后并发症。

(蔡弢艺)

**述评**　胸椎管狭窄症是指由发育因素或退行性病变导致胸椎管或神经根管狭窄,从而引起相应的脊髓和神经根受压的一组疾病。传统的经胸或经胸膜外入路可以达到相对满意的减压效果,但创伤大,相关并发症发生率高。随着手术技术的改进,经后侧入路行前方减压近年来逐步在临床上得到应用。经关节突入路优点包括：①处理致压物时,器械用力方向背向脊髓,增加手术安全性;②切除关节突后经外侧斜行向椎管前方减压,可减轻脊髓腹侧致压物的压力,同时可在直视下进行腹侧减压;③在减压侧的对侧行钉棒系统临时固定,有利于减少在减压时因脊柱节段间活动度过大和震荡而造成的神经损伤;④创伤相对较小,出血量少;⑤可用于多节段或非连续型病变。该研究结果显示,经关节突入路可以安全地有效地对胸椎管腹侧压迫直接减压。同时,联合后路经椎弓根钉棒固定及椎间融合可以有效防止因局部后凸加重或失稳导致的术中及术后并发症。

(陈雄生)

**北方五省腰椎间盘突出症危险因素研究**[南方医科大学学报,2010,30(11)：2488]　孙正明等采用病例-对照研究方法,以 CT 和(或)MRI 诊断为腰椎间盘突出者为病例组,共 2 010 人：其中 732 人来自陕西,426 人来自河南,428 人来自山西,276 人来自甘肃,94 人来自宁夏。所有患者均排除腰椎管狭窄症、脊柱先天发育不良及脊柱肿瘤等其他可引起腰部和坐骨神经疼痛者。随机选择住院病人和社区体检的人员作为对照组,所有入选者均排除腰背部疼痛、坐骨神经疼痛史或腰椎功能不全者,共 2 170 人。研究对象都为中国北方汉族,以问卷调查形式收集资料。问卷以瑞典斯德哥尔摩肌肉骨骼疾病研究中心的体力负荷评估问卷为核心,并根据 Battie 等对职业分级积分标准并结合国内实际情况将腰椎负荷大小用职业积分代替。增加年龄(患者的首次发病年龄和对照的目前年龄)、性别、身高、体重(研究对象 20 岁者目前的体重)、吸烟情况、饮酒、一级亲属(即父母、姊妹及子女.且年龄≥12 岁)腰椎间盘突出症家族史、业余活动以及运动和一些社会心理等项目编制而成。结果采用非条件 Logistic 回归分析腰椎间盘突出症的危险因素。腰椎间盘突出症危险因素的非条件 Logistic 分析 *OR* 值排列如下:腰椎间盘突出症家族史为 3.551,腰椎负荷为 2.132,勤快为 1.763,文化程度为 0.753,业余运动为 0.435,睡床类型为 0.364。

(王占超)

**述评** 腰椎间盘突出症具有家族集聚性。其可能的解释有当某个个体携带某个(或某些)腰椎间盘突出症疾病易感基因多态性后,就成了腰椎间盘突出症的易患个体,在某些环境因素的作用下比一般正常人群更易发病。应力(脊柱负荷)也是腰椎间盘退变的主要原因:应力不但可以损伤椎间盘组织,更重要的是可以诱发椎间盘细胞凋亡,从而加速了椎间盘的退变,这已被动物实验证实。此外,工作中勤快程度和时间压力也是重要的危险因素。业余运动和睡硬板床有利于腰椎间盘突出症的预防。在临床工作中,考虑传统观念在腰椎间盘突出症中的重要作用时,更应该重视遗传和工作中社会心理因素的效应。

(陈德玉)

**低位下颈椎前方入路联合胸骨柄劈开术治疗颈胸段脊柱结核**[华西医学,2010,25(12):2181] 蒋成等回顾性分析了 2002 年 3 月至 2009 年 7 月收治颈胸段脊柱结核 16 例,男 11 例,女 5 例;年龄 18~52 岁,平均 38 岁。其中位于 $C_6$~$T_1$ 者 2 例,$C_7$~$T_1$ 者 5 例,$T_1$~$T_2$ 者 4 例,$T_2$~$T_3$ 者 3 例,$T_1$~$T_3$ 者 2 例。相应椎体均有不同程度的骨质破坏,椎间隙变窄,椎旁软组织肿胀;相应椎管狭窄,硬脊膜、脊髓受压。均有不同程度后突畸形,后凸 Cobb 角为 25°~60°,平均 37.5°。合并截瘫 14 例,神经功能 Frankel 分级为:B 级 4 例,C 级 7 例,D 级 3 例,E 级 2 例。手术行低位下颈椎前方入路联合胸骨柄劈开术,术中彻底清除结核肉芽组织、脓液、死骨并进行脊髓减压,取自体髂骨块植骨重建中前柱、前方钛板内固定。术后佩戴头颈胸支具 6 个月,正规抗痨 18 个月。术后患者伤口 I 期愈合,无感染和窦道形成,无血管损伤及肺部并发症。全部获得随访时间 2~8 年,平均 4 年,患者血沉恢复正常,植骨均获得 I 级骨性融合(骨愈合的 Bridwell 判断标准 I 级:植骨块重建融合,骨小梁长入;Ⅱ级:植骨块完整,不完全重建融合,无透亮区;Ⅲ级:植骨块完整,但骨块上下端有潜在透亮区;Ⅳ级:骨块塌陷、吸收、无骨性融合),均获得骨性融合,融合时间为 5~8 个月,无螺钉松动、脱落及钢板断裂等并发症发生。神经功能恢复按 Frankel 分级,平均改善 3.6 个级别;结核病变无复发,术后后凸 Cobb 角明显改善,为 15°~35°,平均 22.6°,末次随访后凸角无明显丢失。1 例术后出现暂时性声音嘶哑,术后 1 个月恢复。认为低位下颈椎前方入路联合胸骨柄劈开术治疗颈胸段脊柱结核,病灶显露充分,植骨内固定,重建脊柱稳定性,矫正后凸畸形可靠。

(李 君)

**述评** 颈胸段结核通常是指 $C_7$~$T_3$ 节段发生的结核,发病率不高,约占脊柱结核的 5%。但该节段解剖位置较深,暴露困难,一直是脊柱外科较困难的区域之一。颈胸段脊柱结核使脊柱生理曲度改变常伴有后凸畸形,除了与脊柱本身稳定性破坏、力学性能降低有关外,还与人体重力线位于颈胸段脊柱前方有一定关系。改良的胸骨柄劈开术,能充分显露 $C_5$~$T_4$,同时在直视下操作,可彻底清除病灶.充分脊髓减压,也便于在 $C_5$~$T_4$ 上安放内固定装置操作。仅劈胸骨柄,手术创伤相对较小,有利于术后恢复,避免了后方或侧后方入路切除多处骨质,并损伤较多的肌群。

(陈德玉)

**改良经椎间孔椎体间融合手术治疗腰椎间盘突出症**[中华医学杂志,2010,90(47):3339] 方礼明等对 2005 年 7 月至 2008 年 6 月行改良 TLIF 治疗腰椎间盘突出症 46 例随访资料完整病例进行回顾性分析。其中男 32 例,女 14 例,年龄 27~65 岁,平均 47 岁,病程 4~18 年,平均 7.5 年。单节段 18 例,其中 $L_{3/4}$ 5 例,$L_{4/5}$ 8 例,$L_5$~$S_1$ 5 例,同时合并其他节段退行性变 28 例。术前视觉模拟疼痛评分(VAS)为(8.9±1.3)分,Oswestry 功能障碍指数(ODI)为(57.3±5.2)分。改良 TLIF 根据脊髓和神经根受压情况,切除受压节段上位椎体下 1/2 椎板和棘突,将该侧神经根和椎管彻底减压,再根据椎管内压迫情况向对侧扩大减压范围,部分切除对侧下关节突,甚至下位部分椎板、棘突。所有患者术后即刻 X 线片检查,术后 1、3、6、12、18、24 个月时复查腰椎正侧位 X 线片,术后 12 个月复查过伸过屈位 X 线片,评定手术节段的植骨融合及其稳定情况。采用 VAS 评分和 ODI 评分术后改善率进行疗效评价。46 例均获随访 12~30 个月,平均 20 个月。单侧椎间孔入路减压 38 例,双侧椎间孔入路减压 8

例。手术时间120～180 min，平均160 min；术中出血量400～800 ml，平均550 ml。所有患者伤口一期愈合，均未出现并发症。术后3个月时VAS和ODI评分分别为(2.0±0.4)分和(15.2±3.4)分，与术前比较差异有统计学意义($P<0.05$)；VAS评分改善率为(80.1±4.7)%，ODI评分改善率为(73.6±2.8)%。术后12个月内椎体间均骨性融合，融合率100%。疗效评价：优34例，良8例，可4例，优良率91.3%。术后3 d佩戴支具下地活动，3个月患者基本恢复正常工作。结论认为改良经椎间孔椎间融合术是治疗腰椎间盘突出症的一种有效方法，需要术前检查与临床症状密切结合制定具体手术方案。

（姜东杰）

**述评**　传统TLIF虽操作简洁，但有时减压不够彻底，适应证较窄，术后常残留部分症状，改良的TLIF在原来的基础上扩大了减压范围。术中将椎间融合节段的椎板作切除减压，同时切除增生的黄韧带减压到硬脊膜囊，这样无论是脊髓前还是脊髓后压迫引起的症状都可以得到改善。TLIF技术主要适用于无神经症状或仅有单侧神经症状的退变性疾病。但是对于临床上有双侧神经根性症状，或者单侧症状合并腰椎管狭窄，或者Ⅲ度滑脱需要双侧松解后才能复位的患者，TLIF技术对此类患者有局限性，单侧的椎间孔减压椎间盘摘除不能解决问题，这也是改良TLIF术的适应证。

（陈德玉）

**Bryan人工颈椎间盘置换术与椎间融合术治疗颈椎病的中期疗效比较**［中华骨科杂志，2011，31(1)：18］　郝定均等对16例行Bryan人工颈椎间盘置换术(A组)，35例行颈前路减压植骨融合术(B组)治疗颈椎病的患者进行了中期疗效的比较。其中A组：男9例，女7例，平均年龄45.3岁，脊髓型10例，神经根型6例，$C_{3/4}$(1例)，$C_{4/5}$(3例)，$C_{5/6}$(10例)，$C_{6/7}$(2例)。B组：男19例，女16例，平均年龄46.2，脊髓型22例，神经根型13例，$C_{3/4}$(3例)，$C_{4/5}$(9例)，$C_{5/6}$(17例)，$C_{6/7}$(6例)。疗效评估：两组患者术前和术后出院前、术后6周、3个月、6个月、12个月、24个月及末次随访的JOA评分及SF-36评分差异均有统计学意义($P<0.05$)；术后两组的SF-36评分系统生理方面和心理方面得分都有显著性提高，但两组间差异无统计学意义。在所有随访阶段，两组神经功能改善程度均相似，差异无统计学意义($P>0.05$)。术前两组NDI差异无统计学意义，术后两组的NDI都有显著降低，但是和B组相比，A组的降低幅度更明显，差异有统计学意义($P<0.05$)。A、B两组的颈椎活动度(ROM)术前比较差异无统计学意义($P>0.05$)，末次随访时差异有统计学意义($P<0.05$)；A组手术前后比较差异无统计学意义($P>0.05$)，B组术后ROM与术前比较明显减少($P<0.01$)。A组患者术后颈部轴性症状(AS)：优11例，良4例，可1例，AS的发生率为6.3%；B组术后AS：优16例，良4例，可11例，差4例，AS发生率为42.9%。两组比较差异有统计学意义($\chi^2=5.24$，$P=0.02$)。认为两组组内术前和术后的JOA评分、SF-36评分和NDI差异均有统计学意义($P<0.05$)，术后两组间的SF-36评分系统生理方面和心理方面得分都有显著性提高，但两组间差异无统计学意义。说明在疗效评估方面，人工颈椎间盘置换术至少不差于融合组；同时，术后各随访阶段的NDI，置换组的改善优于融合组，可能提示在功能改善和提高生活质量方面，颈人工椎间盘置换术具有一定优势。

（王　晨）

**述评**　数十年来，颈前路椎间盘切除植骨融合术是治疗神经根型和脊髓型颈椎病的常用方法，对符合ACDF适应证的患者，其远期治疗满意率很高。但是，由于融合节段ROM的丢失，导致邻近节段应力集中、负荷增加、使局部生物力学环境发生改变，易引起邻近节段的退行性变，从而导致一系列的临床症状。很多研究表明，人工颈椎间盘置换保留了置换节段的大部分关节ROM，且没有增加邻近节段的关节ROM和应力负荷，从而阻止或降低了邻近节段的退变及颈椎ROM减小的发生率。与ACDF比较，人工颈椎间盘置换术在保证前路减压的同时，又可以保持颈椎病变节段的稳定性及颈椎的ROM，使颈椎的正常生理运动及其稳定性即静力平衡得以维持，可维持肌肉系统等动力平衡并减缓其丧失，减少轴性症状的发生。

（袁　文）

**后前入路治疗下颈椎骨折脱位伴双侧关节突绞锁**［中华骨科杂志，2011，31(1)：34］　李鹏等对2000年3月至2008年5月收治的37例颈椎骨折脱位伴双侧关节突绞锁的患者进行了研究，其中男性21例，女性16例，年龄19～58岁，平均42岁。致伤原因：高处坠落伤9例，重物压砸伤3例，交通伤25例。受伤部位：$C_{3\sim4}$有4例，$C_{4\sim5}$有9例，$C_{5\sim6}$有16例，$C_{6\sim7}$有8例。按ASIA分级：A级7例，B级15例，C级9例，D级4例，E级2例。入院时常规行颈椎X线、CT及MRI检查，判断脊髓损伤平面。采用后前入路，相邻节段固定为23例，13例因脱位间隙下一椎体骨折1较重故采用跨节段固定，1例因脱位造成上、下椎体均有骨折而采用四个节段固定。患者术后伤口愈合良好，未出现感染及不愈合情况。术后感觉半年恢复7～20(平均12.7)个平面，脊髓功能平均提高一级；术后X线、CT片显示所有患者均恢复颈椎椎体的正常序列。随访

16～45个月，平均32个月。采用棘突植骨者28例(其中包括5例因下一椎体部分骨折，棘突植骨跨节段固定)，应用钛网者9例(均为跨节段固定)。随访期间未发现内固定物松动、移位、断裂或脱落。认为后前路减压、解除绞锁、前路融合钛板内固定手术是治疗下颈椎骨折脱位伴双侧关节突绞锁的一种有效方法，有利于保留脊髓的功能。

(马 俊)

**述评** 下颈椎骨折脱位常引起严重的骨性结构及软组织结构破坏，多伴有完全性的脊髓损伤，一般需要手术治疗。手术治疗遵循复位、减压、稳定及保护健康节段等原则。颅骨牵引复位是解除关节突绞锁的传统方法，运用时应防止过度牵引加重脊髓损伤，与此同时辅以手法复位。如果骨折能够复位，按不稳定的已复位损伤处理。如果骨折不能通过闭合手段进行复位，应先明确是否有前方组织压迫脊髓，如果没有可以选择前路或后路手术；如果有应先行后路手术，解除关节绞锁，后路手术中复位相对简单，同时可以避免前路复位加重脊髓损伤的可能性，此后再进行前路的减压、固定，以重建脊柱的稳定。

(袁 文)

**上下位颈椎多发伤的治疗**[中华创伤骨科杂志，2010，12(11)：1037] 任中武等对2000年3月至2008年3月共收治的9例下位颈椎多发伤患者进行了研究，其中男5例，女4例；年龄18～67岁，平均39.3岁；受伤至就诊时间为2 h至7 d，平均3.2 d。致伤原因：交通伤4例，高处坠落伤3例，跌倒摔伤1例，头颈部重击伤1例。所有患者均表现为不同程度的枕颈部疼痛、颈椎活动受限。四肢完全性瘫痪1例，有颈脊髓及神经根症状5例，只表现为颈部局部疼痛、运动功能受限者3例。入院后常规摄颈椎正位、侧位及张口位X线片，颈椎CT扫描和(或)三维重建，有颈脊髓或神经根症状者加行颈椎MRI检查。采用牵引及Dick夹板或头颈胸石膏固定治疗2例；手术治疗7例：单独上颈椎固定1例，单独下颈椎固定3例，上下位颈椎联合固定3例，术后给予Dick夹板或颈托固定。1例四肢瘫痪合并创伤性血气胸患者于颈椎前路减压植骨融合术后6个月死于肺部感染，其余8例患者术后获6～32个月(平均19个月)随访。5例神经症状有不同程度的恢复。保守治疗2例中，4个月后骨折愈合，其中1例出现枕后部麻木，解除外固定后无缓解，另1例颈椎轻度反曲畸形，颈椎屈伸旋转功能受限，无牵引并发症发生。其余6例手术患者中，3个月后骨折愈合、植骨融合，无假关节形成及颈椎不稳。枕颈融合者出现颈椎屈伸及旋转功能明显受限，寰枢椎融合者颈椎功能无明显受限。无发生内置物松动、脱落及断裂患者。作者认为，上下位颈椎多发伤需要根据稳定性和神经损伤程度确定保守治疗或手术治疗，手术治疗时应先稳定下位颈椎。

(王建喜)

**述评** 颈椎多发伤指颈椎同一节段或不同节段有2处或2处以上的损伤，且每处损伤部位的病理机制不同。该病发病率低，约占整个颈椎损伤的1.7%，寰椎前后弓骨折及无明显移位的齿状突骨折有时通过普通X线片很难诊断，临床工作中容易漏诊、误诊，引起继发性脊髓损伤或颈椎畸形。治疗原则为彻底解除脊髓和神经根压迫、维持颈椎稳定性及最大限度地保留颈椎的生理功能。临床工作中要明确上下位颈椎多发伤的诊断，避免漏诊，需要结合患者的一般情况、神经损伤程度、脊柱稳定性、神经症状恢复等方面选择合适的治疗方案，临床中尽量做到上下兼顾，避免治疗时加重脊髓或神经根损伤。

(袁 文)

**过伸复位结合椎体后凸成形术治疗后壁破裂的骨质疏松性椎体骨折**[中国矫形外科杂志，2011，19(12)：991] 于金河等探讨了过伸复位结合椎体后凸成形术治疗椎管后壁破裂的老年重度椎体压缩骨折的可行性和疗效。选取了38例重度椎体压缩骨折患者均先过伸复位，再接受经皮球囊扩张后凸椎体成形术(PKP)，术后对患者的疼痛及影像学结果进行分析。研究发现，38例骨折椎体经皮穿刺均获成功，疼痛视觉评分(VAS)由术前平均(8.9±0.3)分到术后(2.0±0.4)分，有统计学意义($P<0.05$)；体位复位球囊扩张前后椎体前缘、中缘、后缘高度差异有统计学意义($P<0.05$)；Cobb角由术前的(24.8±3.7)°矫正至术后的(9.8±2.9)°，手术前后差异有统计学意义($P<0.05$)。作者认为体，位过伸闭合复位结合PKP是治疗后壁破裂的老年重度椎体压缩骨折的安全有效的治疗方法，能改善椎体高度，缓解疼痛，同时术后系统治疗骨质疏松症也是十分重要的。

(陈元元)

**述评** 经皮球囊扩张椎体后凸成形术(PKP)以其快速的止痛效果，简短、微创的治疗过程，高度的安全性，在国内外已广泛用于骨质疏松性椎体压缩骨折(OVCF)的治疗，而椎体后壁破裂和严重压缩(压缩程度>65%或2/3)均被国内外多数学者列为禁忌证或相对禁忌证。老年OVCF患者可导致脊柱后凸畸形，引起疼痛，从而降低患者的活动能力和生活质量。后凸畸形导致站立位时躯干上半部重力力臂变长和病变椎体应力加大，椎体可进一步塌陷和后凸畸形进行性加重，重度OVCF合并椎管受侵占者，随着椎体塌陷和后凸畸形的加重可能会使脊髓受压更加严重，从而出现神经症状。手术时机的把握、过伸复位后术中导针的位置选择、骨水泥注入量是手术成功的关键，术后系统治疗质疏松症也是必不可少的。

（王新伟）

**髓核摘除联合 Isobar 非融合内固定治疗腰椎间盘突出症**[中国修复重建外科杂志，2011，25(2)，229]　刘明等对 2006 年 5 月至 2008 年 5 月收治的 65 例单间隙腰椎间盘突出症患者分别采用髓核摘除联合 Isobar 非融合内固定（A 组，34 例）和单独髓核摘除（B 组，31 例）治疗。A 组男 18 例，女 16 例；年龄 23～51 岁，平均 38.8 岁。责任节段：$L_{2/3}$ 1 例，$L_{3/4}$ 4 例，$L_{4/5}$ 20 例，$L_5$～$S_1$ 9 例。分型：突出型 11 例，脱出型 16 例，游离型 7 例。病程 1～66 个月，平均 7.2 个月。B 组男 19 例，女 12 例；年龄 21～49 岁，平均 39.2 岁。责任节段：$L_{3/4}$ 2 例，$L_{4/5}$ 24 例，$L_5$、$S_1$ 5 例。分型：突出型 13 例，脱出型 15 例，游离型 3 例。病程 3 周至 72 个月，平均 6.5 个月。两组患者一般资料比较差异无统计学意义（P0.05），有可比性。手术前后采用疼痛视觉模拟评分（VAS）及 Oswestry 功能障碍指数（ODI）进行比较评价，并动态观察术后责任椎间隙高度变化情况。两组患者均获随访，随访时间 24～49 个月，平均 32 个月。术后 A、B 组患者腰、腿痛症状均明显改善，B 组 1 例发生术后脑脊液漏，经处理后治愈。随访期间两组均无内固定物松动、断裂等并发症发生。A、B 组术后 3 周、3、6 个月和 1、2 年腰、腿痛 VAS 均较术前显著改善（$P<0.05$）；术后 1、2 年，A、B 组间腰痛 VAS 比较差异有统计学意义（$P<0.05$），其余各时间点腰痛 VAS 及手术前后各时间点腿痛 VAS A、B 组间比较差异均无统计学意义（$P<0.05$）。术后 2 年两组 ODI 与术前比较差异均有统计学意义（$P<0.05$），但 A、B 组间比较差异无统计学意义（$P>0.05$）。术后各时间点 A 组责任椎间隙高度均较术前增加（$P<0.05$）；B 组较术前下降，术后 3 周及 3 个月与术前比较差异无统计学意义（$P>0.05$），术后 6 个月、1 年及 2 年与术前比较差异有统计学意义（$P<0.05$）。A、B 组间术后各时间点责任椎间隙高度比较差异均有统计学意义（$P>0.05$）。作者认为，髓核摘除联合 Isobar 非融合内固定治疗节段隙腰椎间盘突出症的近期疗效满意，患者术后腰痛缓解程度较单独髓核摘除术更明显，可能与其能维持术后责任椎间隙高度有关。

（顾一飞）

**述评**　非融合内固定技术是一种改变腰椎运动节段活动范围及负荷而不进行融合的固定方式，它将运动节段的活动限制在正常或接近正常的范围之内，承担椎间盘及椎间小关节部分载荷，避免异常载荷的产生。非融合内固定系统有助于保留责任节段的生物力学特点，缓解该节段椎间盘退变的速度，并保留责任节段的运动功能，有助于避免相邻节段退变。但是非融合内固定技术存在一定的禁忌证，如：伴椎管狭窄需广泛减压而破坏后方稳定结构者；已有明显椎间不稳的患者；骨质疏松的患者等。且非融合固定系统长期处在应力状态下，随着时间延长，极有可能出现内固定物松动，甚至疲劳断裂等，因此远期疗效仍有待临床观察。

（王新伟）

**陈旧性胸腰椎骨折伴后凸畸形的微创外科治疗**[中华创伤杂志，2010，26(12)：1109]　李长青等研究 2009 年 4 月至 2010 年 2 月收治的陈旧性胸腰椎骨折伴后凸畸形患者 7 例，其中男 4 例，女 3 例；年龄（45.3±6.7）岁，均行 X 线、CT、MRI 检查，示陈旧性胸腰椎骨折、不同程度后凸畸形及脊髓自前方轻度受压。纳入标准：骨折时间 3 个月以上，后凸畸形 Cobb 角＞30°，并有明显局部疼痛，经保守治疗无效者。致伤原因：高处坠落伤 3 例，交通伤 2 例，重物砸伤 2 例。畸形部位：$T_{12}$ 1 例，$L_1$ 1 例，$L_2$ 2 例。原始骨折类型：根据 AO 分型，7 例均为 A3 型损伤且无神经功能损害的单节段椎体骨折。受伤时间 3～5 个月，平均 3.6 个月。入院前均未经手术治疗。全身麻醉下行 Quadrant 辅助下关节突截骨、椎间盘切除、椎间植骨融合、经皮 Sextant 系统复位内固定术。采用视觉模拟疼痛评分法（visual analog scale，VAS）、功能障碍指数（Oswestry disability index，ODI）、Cobb 角等评定疗效。结果：手术时间平均 135 min，平均出血量 106 ml，无手术并发症发生。随访 4～16 月，平均 5.5 个月，术前 VAS 评分为（7.6±3.5）分，术后 3 个月为（2.5±1.3）分（$P<0.01$）；术前 ODI 为 53.6±24.2，术后 3 个月为 20.6±6.3（$P<0.01$）；术前 Cobb 角为（32.1±4.5），术后 3 个月为（7.3±2.9）（$P<0.01$）。作者认为，Quadrant 辅助下微创经关节突截骨矫形术是治疗陈旧性胸腰椎骨折伴后凸畸形的安全且有效的微创手术。

（蒋　帅）

**述评**　陈旧性胸腰椎骨折伴后凸畸形后期并发症主要表现为顽固性腰背痛，非手术治疗难以缓解，疼痛的主要原因是胸腰椎迟发性后凸畸形，形成脊柱重力线前移和脊柱不稳，从而引起局部疼痛。手术治疗策略是恢复脊柱的生理曲度，去除椎管内占位，内固定并植骨融合。手术入路有前路、后路及前后路联合入路，目前倾向于尽量从后路解决问题，以期减少手术副损伤。Quadrant 辅助下微创经关节突截骨矫形术能够以较小的创伤完成手术，不失为一个好的手术方法，该方法有一定的学习曲线，需有一定经皮椎弓根螺钉内固定及腰椎间盘镜操作的基础。另外，对于难复位后凸畸形，单纯应用微创椎弓根钉方法是否有效还需实践验证。

（王新伟）

**椎体后凸成形术后骨水泥椎间盘渗漏对邻近节段力学影响的有限元分析**[中华医学杂志，2011，91(1)：51]　费琦等探索椎体后凸成形术(PKP)术后骨水泥椎间盘渗漏对相邻椎体的力学影响，探讨相邻椎体继发骨折的病因。利用MIMICS软件用有限元方法对1例$T_{12}$压缩骨折PKP术后出现椎间盘骨水泥渗漏的患者手术前后CT图片进行预处理，然后导入ABAQUS软件中建立$T_{10}\sim L_2$的三维有限元模型，设置0.3、1.0、4.0 Mpa三种轴向载荷进行生物力学分析，观察不同载荷下模型整体及各部分的VonMises应力，重点评价骨水泥椎间盘渗漏对骨折相邻椎体的力学影响。成功建立了PKP术后骨水泥椎间盘渗漏的手术前后三维有限元模型，当轴向压力以0.3、1.0、4.0 MPa增加后，椎间盘、软骨终板和椎体整体的应力也成比例增加。PKP术后脊柱胸腰段各部位的应力开始重新分布，增强椎体(T12)的上、下终板应力增强区域范围增加；相邻椎间盘($T_{11}\sim 12$、$T_{12}\sim L_1$)及相邻终板($T_{11}$下终板、$L_1$上终板)的应力增强区域增加；$T_{12}$相邻椎体($T_{11}$、$L_1$)所受最大应力显著增加，但是远端椎体($T_{10}$、$L_2$)的最大应力明显减少。作者认为，PKP术后骨水泥椎间盘渗漏引起上下相邻椎体继发骨折的并发症可能和生物力学行为的改变密切相关。

（刘　刚）

**述评**　经皮椎体成形术(percutancous vertebroplasty，PVP)及经皮球囊扩张椎体后凸成形术(pereutancous kyphoplasty，PKP)由于其创伤小，缓解疼痛和纠正后凸畸形效果好，已成为治疗因骨质疏松或肿瘤转移而导致的椎体压缩性骨折最广泛应用的方法之一。PKP术后骨水泥渗漏可以减少远端椎体的受力，同时增加相邻椎间盘和相邻终板的局部应力，并使得相邻椎体的最大应力成倍增加。进一步研究需与未发生骨水泥渗漏病例进行比较，以明确骨水泥渗漏在相邻椎体继发骨折中的影响。

（袁　文）

**经皮椎弓根内固定治疗胸腰椎骨折的效果及并发症**[中华外科杂志，2011，49(2)：130]　罗鹏等对2002年1月至2008年12月收治的103例经皮椎弓根内固定术治疗胸腰椎患者进行了研究，其中男性75例，女性28例；年龄18～72岁，平均45.6岁；所有患者均无神经损害表现.致伤原因：交通事故65例，高空坠落23例，重物砸压15例。Denis分型：压缩型64例，爆裂型39例。骨折椎体：$T_{11}$ 5例，$T_{12}$ 30例，$L_1$ 42例，$L_2$ 15例，$L_3$ 4例，$L_4$ 3例，$T_{11}\sim L_2$ 2例，$L_{1\sim2}$ 1例，$L_{2\sim3}$ 1例。通过总结影像学和临床随访结果对经皮椎弓根内固定术的临床效果及其并发症进行评价分析。82例患者随访时间10～48个月，平均27.4个月.椎体前缘高度、后凸Cobb角、椎管堵塞指数分别由术前的(54.5±8.7)%、16.4°±2.9°和1.2±1.0改善至术后的(88.6±6.4)%、11.6°±2.7°和0.5±0.6.视觉模拟评分、Oswestry功能障碍指数评分分别由术前8.0±1.2及41.2±9.3改善至术后1.7±1.8及6.7±5.6，82例患者均获骨性愈合。并发症包括椎弓根螺钉位置不正确7例；创面浅表感染者1例；椎弓根螺钉断裂3例；椎弓根螺钉退出2例；强化剂渗漏5例；暂时性神经症状4例；8例患者仍感腰背部疼痛，其中2例患者需不定期口服止痛药。作者认为，经皮椎弓根螺钉内固定术具有操作简便、创伤小、术后恢复快等优点，临床疗效与开放性手术相近，可作为无神经症状胸腰椎骨折治疗的手术方式之一。

（史　升）

**述评**　传统的后路开放性椎弓根内固定术目前已成为脊柱骨折的常规手术之一，存在创伤大、出血多、不利于患者术后康复及椎旁肌广泛剥离和脊神经背支损伤导致术后慢性腰背部疼痛等缺点。经皮椎弓根内固定术由于对椎旁肌影响较小，在理论上术后慢性腰痛发生率低于开放性手术。该治疗方式既可达到与开放性手术相近的临床疗效，又可降低术后并发症发生率，但需要术前考虑患者是否存在骨质疏松及对策，术中谨慎操作及术后严密监测患者恢复情况。

（袁　文）

**颈椎间盘置换与相邻节段融合的治疗选择**[中华创伤杂志，2011，27(5)，418]　任先军等回顾性分析了2006年至今收治的多节段颈椎间盘突出症患者39例。其中双节段颈椎间盘突出29例，三节段颈椎间盘突出9例，四节段颈椎间盘突出1例。病变节段$C_{3\sim4}$、$C_{4\sim5}$ 2例，$C_{4\sim5}$、$C_{5\sim6}$ 15例，$C_{5\sim6}$、$C_{6\sim7}$ 9例，$C_{4\sim5}$、$C_{6\sim7}$ 3例，$C_{3\sim4}$、$C_{4\sim5}$、$C_{5\sim6}$ 4例，$C_{4\sim5}$、$C_{5\sim6}$、$C_{6\sim7}$ 5例，$C_{3\sim4}$、$C_{4\sim5}$、$C_{5\sim6}$、$C_{6\sim7}$ 1例。临床症状以脊髓压迫为主者18例，主要表现为四肢麻木、肌力下降、步态不稳、反射亢进等；以神经根性症状为主者21例，主要表现为一侧上肢放射性疼痛，受累及节段神经根相应皮肤区域感觉减退，5例伴有一侧上肢肌力减退。术前影像学检查：MRI显示病变节段均有明显的椎间盘突出或脱出，椎体后缘有少许骨质增生，所有患者均无明显椎管狭窄或存在后方致压。对39例患者选择性采用人工椎间盘置换联合Cage融合：29例双节段颈椎间盘突出症患者，行1个节段的椎间盘置换和1个节段Cage植骨融合；9例三节段颈椎间盘突出症患者，7例行1个节段的人工椎间盘置换、2个节段Cage植骨融合，2例行2个节段的人工椎间盘置换、1个节段Cage植骨融合；1例4节段颈椎间盘突出症患者，行2个节段的人工椎间盘置换、2个节段Cage植骨融合。术后随访6个月至3年半，人工椎间盘稳定，椎间盘假体平均活动度为9.3°，Cage全部融合，无Cage松动沉陷。患者神经功能有明显改善，JOA评分由术前9.1分增加至13.2分；NDI评分由术前41.8分降至29.5分；Odom评分临床成功率(优/良/可)达到85%(33例)。作者认为，颈椎间盘置换与相邻节段融合为颈椎间盘突出症的治疗提供了新的选择方式，兼顾了颈椎的稳定和运动功能，其远期疗效有待于临床随访。

(张颉鸿)

**述评**　相邻脊柱节段融合术是目前治疗颈椎间盘突出症最常用的手术方法之一，但由于融合会导致颈椎生理功能的缺失和邻近节段的退变加速，故此法一直存在争议，尤其是对于多节段融合。运用人工椎间盘置换联合相邻节段融合术治疗多节段颈椎间盘突出症，一方面保留了颈椎功能节段的生理活动，克服了单纯融合的缺陷，另一方面联合融合术，能减少单纯多椎间盘置换引起的并发症，降低手术难度，且多节段置换费用昂贵，很大程度上为患者减轻了经济负担。但施行此术后，置换节段假体的承受载荷会不可避免地增加，其远期临床疗效还有待验证。

(袁　文)

**寰枢椎弓根钉棒系统内固定融合术治疗寰枢椎结合性骨折**［中华医学杂志，2011，31(8)：2175］　王守国等探讨了经后路寰枢椎椎弓根钉棒系统内固定融合术治疗寰椎骨折伴齿状突骨折的可行性、方法、疗效和适应证。作者于2008年6月至2010年5月，采用寰枢椎椎弓根螺钉技术治疗寰椎骨折伴齿状突骨折26例，回顾性分析临床疗效和并发症防治，26例均采用后路钉棒系统。万向螺钉直径3.5 mm，寰椎螺钉长26～30 mm，平均28 mm，枢椎螺钉长24～28 mm，平均26 mm。手术时间(1264±26) min，出血量(3504±107) ml，术后颈托外固定保护3个月。结果：患者寰枢椎椎间稳定性得到恢复，术后无一例患者发生脊髓和椎动脉损伤，所有患者均获随访，随访时间6～28个月，平均14个月，临床症状得到不同程度的改善。无内固定断裂、变形、松动。作者认为，经后路寰枢椎椎弓根钉棒系统内固定融合术治疗寰椎骨折伴齿状突骨折具有可行性，操作简便，固定牢固，疗效可靠的特点。

(程晓非)

**述评**　对于单纯寰椎骨折或者枢椎齿突骨折多数可通过非手术治疗治愈，常因为骨折移位或脊髓压迫而合并寰枢椎骨折，需要手术治疗恢复上颈椎稳定性，重建骨性结构序列，解除脊髓压迫。寰枢椎椎弓根螺钉固定是治疗这类损伤的有效方法，其手术疗效有赖于准确的寰枢椎椎弓根螺钉植入和可靠的植骨融合，对于寰枢椎骨折移位明显者，需通过内固定或复位器械尽可能恢复正常的解剖对位，如齿突骨折移位通过术中提拉复位不仅能有利于齿突骨折愈合，还能尽可能减少寰椎后弓切除，有利于骨结构的稳定和植骨融合。

(倪　斌)

**改良腰椎后路椎间植骨单侧椎弓根螺钉固定在腰椎融合手术中的应用**［第二军医大学学报，2010，31(10)：1095］　朱云荣等回顾性分析了2007年2月至2009年5月收治的获得12个月随访的96例接受了腰椎后路融合手术的患者。改良术式组(A组)40例，其中男14例，女26例，平均年龄(52.23±9.75)岁；传统术式组56例，其中男22例，女34例，平均年龄(56.024±10.25)岁。其中改良PLIF单侧固定组中行单节段融合40例，$L_3$～$L_4$共7例，$L_4$～$L_5$共16例，$L_5$～$S_1$共17例，腰椎节段不稳4例，腰椎间盘突出30例，腰椎滑脱4例，腰椎间盘突出术后复发2例；传统PLIF双侧固定组行单节段融合56例，$L_3$～$L_4$共10例，$L_4$～$L_5$共26例，$L_5$～$S_1$共20例，腰椎节段不稳6例，腰椎间盘突出38例，腰椎滑脱8例，腰椎间盘突出术后复发4例。两组病例在年龄、性别、术前诊断、融合节段差异均无统计学意义。比较手术时间、失血量、住院时间和手术并发症。术后3 d、3个月、12个月对随访患者行常规X线摄片检查(包括腰椎正侧位及前屈后伸位片)评价椎间隙高度变化及融合情况，并记录ODI评分(Oswestry disability index)和VAS评分(visual analog scale)。两组术式术后短期ODI、VAS评分、椎间隙高度变化无明显差异。改良术式组较传统术式组手术时间短、出血量少、住院费用少($P<0.05$)。术后12个月两组植骨融合率均为100%。作者认为，改良腰椎后路椎间植骨单侧椎弓根螺钉固定是一种切实有效的腰椎融合术式，与传统术式相比具有创伤小、风险小和医疗费用少的优点，但远期疗效仍需进一步随访与研究。

(刘　琦)

**述评**　脊柱植骨融合术是一种在治疗腰椎脊柱疾患中广泛应用的方法，主要包括腰椎后路椎体间植骨融合术(PLIF)、腰椎后路经椎间孔植骨融合术(TLIF)、腰椎前路椎体间植骨融合术(AL1F)3种术式。其中PLIF是应用最为广泛的融合技术之一。传统PLIF需切除棘上韧带、棘突、棘间韧带、全椎板及破坏双侧小关节等后柱结构，使得脊柱稳定性下降。同时术中硬膜囊及神经根暴露较多，导致术后硬膜外粘连和瘢痕形成，这也是腰椎后路手术失败综合征的一个重要原因。术中保护骶棘肌、腰背肌的完整性及其神经支配是预防术后发生腰椎手术失败综合征和脊柱不稳的重要预防措施。改良 PLIF 术式在腰椎融合手术中具有良好的临床疗效,但应严格掌握手术适应证。该组病例随访时间不长,病例不多,因而对改良腰椎后路椎间植骨单侧椎弓根螺钉固定的远期疗效尚难以充分评价,特别是随着时间推移,发生腰椎融合术后相邻节段退行性变的可能性会逐渐增加,改良 PLIF 单侧固定术式是否会减少相邻节段病变的发生,仍待进一步随访与深入研究。

(倪　斌)

**一期前路病灶清除术植骨融合内固定术治疗下颈椎化脓性骨髓炎**[中国脊柱脊髓杂志,2011,21(9):754]　祝建光等对 2004 年 1 月至 2009 年 6 月共收治的 17 例下颈椎化脓性骨髓炎患者进行治疗和随访。其中男性 14 例,女性 3 例;年龄 42～78 岁,平均 56.5 岁。17 例患者均有颈痛,9 例伴发热,6 例伴脊髓损伤,5 例伴神经根性损伤。影像学检查 13 例有硬膜外脓肿形成,4 例椎前脓肿形成伴椎体广泛破坏。均于广谱或敏感抗菌素治疗 7～14 d 后行一期前路病灶清除、感染椎体次全切除、自体髂骨植骨融合、钛板内固定术。术后抗菌素治疗 12～14 周,定期复查血白细胞计数、血沉和 C 反应蛋白、颈椎正侧位 X 线片及 CT,术后 12 个月行 MRI 检查。结果:手术时间 50～150 min,平均 110 min,术中无血管及神经损伤发生;术后 2 例切口浅层感染,经换药后愈合,无食管漏等严重并发症。所有患者于术后 1 周内颈痛缓解,体温恢复正常。13 例于术后 12 周前白细胞计数、血沉、C 反应蛋白均降至正常;4 例白细胞计数正常,但血沉及 C 反应蛋白至术后 9 个月才降至正常。所有患者于术后 12 个月复查 CT,16 例植骨融合;1 例融合失败,24 个月随访时假关节形成。随访 18～24 个月,平均 20.3 个月,术前有脊髓和神经根损伤患者神经功能均完全恢复正常,均无感染复发。认为在规范、有效、充分的围手术期抗生素治疗期间行一期前路病灶清除、感染椎体次全切除、自体髂骨植骨融合、钛板内固定术是治疗下颈椎化脓性骨髓炎的有效方法。

(陈　飞)

**述评**　脊椎骨髓炎发病率较低,占全身骨骼感染的 1%,而颈椎骨髓炎仅占脊椎骨髓炎的 3%～6%,容易误诊、漏诊。由于颈脊髓直径相对于颈椎管比例较大,且颈椎活动度大,颈椎管内即使形成较小的硬膜外脓肿也极易产生脊髓、神经根的损害。采用前路病灶清除、植骨融合、内固定术已经在临床广泛开展并且得到普遍认可。但是病灶清除后植骨融合、前路或后路固定是一期还是二期进行临床尚存争论。作者在规范、有效、充分的围手术期抗生素治疗的前提下采用一期前路病灶清除、感染椎体次全切除、自体髂骨植骨融合结合钛板内固定治疗颈椎化脓性骨髓炎,临床疗效满意,经验可供借鉴。

(倪　斌)

**下颈椎损伤并发脊髓损伤手术治疗的预后及其影响因素**[中国脊柱脊髓杂志,2011,21(9):759]　作者回顾性分析 2005 年 4 月至 2010 年 2 月该院收治的 115 例急性下颈椎损伤并发脊髓损伤患者的临床资料,利用多因素 Logistic 回归分析患者年龄、性别、损伤模式(高能量、低能量)、受伤至就诊时间、受伤至手术时间、损伤节段、损伤类型(骨折/脱位类型)、合并损伤、椎管侵占率、伤后 8 h 内是否使用激素、院前转运是否使用颈托保护、术前是否行颅骨牵引以及手术方式对手术治疗此类损伤预后的影响。结果:该组男 98 例,女 17 例;年龄 16～80 岁,平均 40.1 岁。完全性损伤(ASIA 分级 A 级)54 例(47.0%),不完全性损伤(ASIA 分级 B、C、D 级)61 例(53.0%)。高能量损伤包括交通伤 65 例(56.5%)、高处坠落伤 25 例(21.7%)、重物砸伤 8 例(7.0%);低能量损伤摔伤 17 例(14.8%)。颈椎外伤同时合并其他部位损伤 28 例(24.3%)。随访 12～69 个月,平均 25.3 个月,失访 28 例,随访率 75.7%。单因素分析结果表明,受伤至就诊时间、受伤至手术时间、椎管侵占率、是否颈托保护、是否牵引和是否使用激素与急性脊髓损伤的预后相关($P<0.1$);而与年龄、合并损伤等因素无明显相关($P>0.1$)。再经 Logistic 回归分析,受伤至就诊时间、受伤至手术时间、椎管侵占率和伤后8 h内使用激素是影响脊髓损伤预后的主要因素($P<0.05$)。作者认为,受伤至就诊时间、受伤至手术时间、椎管侵占率和伤后 8 h 内是否使用激素是影响下颈椎损伤并发脊髓损伤患者神经功能预后的主要因素。安全快速有效的院前急救、选择合适的手术时机、充分的脊髓减压和伤后 8 h 内激素冲击治疗可以有效改善下颈椎损伤并发脊髓损伤的脊髓神经功能的预后。

(杨　珺)

**述评**　在所有脊柱损伤患者中,10%～25%会发生不同程度的脊髓/神经损伤,其中发生于颈椎的脊髓/神经损伤可达 40%。一般认为,完全性脊髓损伤预后较差,不完全损伤手术治疗的预后情况文献报道又不完全相同。作者通过对急性下颈椎损伤并发颈脊髓损伤患者的临床资料进行总结与分析,探讨与下颈椎损伤并发脊髓损伤手术治疗预后相关的因素。最后认为损伤至就诊时间、手术时机、椎管侵占率和伤后 8 h内是否使用激素是影响脊髓损伤预后的主要因素。因此,安全快速有效的院前急救、选择合适的手术时机、充分的脊髓减压和伤后 8 h 内激素冲击治疗,是可以有效改善下颈椎损伤并发脊髓损伤影响脊髓功能的关键。

（倪　斌）

**全膝关节置换术后股骨颈骨折的临床处理**［中华医学杂志 2011,91(15)1026］　孙振辉等选取天津市人民医院关节外科和天津医科大学附属天津医院关节外科收治的TKA术后股骨颈骨折45例，男8例，女37例，年龄56～81岁，其中同侧股骨颈骨折组36例，对侧股骨颈骨折组9例，骨折距TKA时间1～10年，平均(26.2±1.8)个月。根据骨折部位和类型制定治疗方案，随访并记录术后髋关节Harris评分及并发症。结果TKA术后股骨颈骨折发生率和骨质疏松成线性相关，同侧骨折组置换侧膝关节稳定程度低于对侧骨折组、未骨折组($P<0.05$)。45例患者中死亡4例，41例获随访，时间2～7年，平均3.6年。空心钉内固定组12例中7例股骨头坏死。股骨头置换组20例：死亡3例，二次骨折3例。全髋关节置换13例：死亡1例，二次骨折1例。同侧股骨颈骨折空心钉内固定组Harris评分显著低于关节置换组($P<0.05$)，全髋置换与股骨头置换组比较差异无统计学意义($P>0.05$)。并发症有股骨头坏死7例行股骨头置换术，髋关节置换后二次骨折4例采用钢板及钢缆捆绑或LISS治疗。TKA术后股骨颈骨折多由低能损伤所致，骨质疏松是其高危因素，膝关节失稳与同侧股骨颈骨折相关。临床可采用内固定或髋关节置换治疗，内固定术后易出现股骨头坏死，临床宜采用股骨头置换术。

（王　波）

**述评**　全膝关节置换术在中国发展很快，但随着该手术广泛开展，出现术后并发症的数量也不断增加，由于进行膝关节置换手术多数为高龄患者，存在不同程度的骨质疏松，因此术后出现股骨颈骨折的风险不低，如何处理这类骨折是临床工作中的难点，因为这类患者在进行骨折的处理时应兼顾固定的稳定性及下肢力线，争取恢复正常力线，否则可能影响膝关节假体的生存率。对于内固定术后股骨头坏死风险较高的患者应考虑进行全髋关节置换术，但应注意同时进行同侧髋膝置换可能导致正常弹性模量的股骨范围减少，造成假体周围骨折风险升高。

（吴海山）

**双锥面螺旋臼固定治疗髋关节中心性脱位的中长期临床效果分析**［中华外科杂志 2011,49(9)804］　李虎等对31例髋关节中心性脱位患者的39侧髋关节行人工全髋关节置换术或翻修术，其中男性12例，女性19例。手术时平均年龄为57.6岁(30～82岁)。引起髋关节中心性脱位的病因包括：类风湿关节炎3例6髋；股骨头坏死继发髋关节炎7例12髋，人工股骨头置换术后髋臼磨损11例11髋，髋臼假体松动10例10髋。术中髋臼部分均使用双锥面螺旋臼进行生物学固定。术前Harris评分平均为31.0分(14～61分)。所有病例均在术后6个月、1年时随访，2例3髋患者分别因肺癌、急性心肌梗死死亡。24例31髋获得随访，平均随访时间7.4年(5.0～11.5年)。末次随访时Harris评分平均为84.7分(70～95分)。1例股骨头坏死行双髋同时置换，患者术后右髋出现感染，行关节取出骨水泥旷置术，但因内科疾病不稳定未再行翻修术。1例类风湿关节炎患者双髋关节分期手术，术后7年随访时左侧髋臼假体有内侧轻度移位，边缘有透亮线，但患者日常功能好，无疼痛。其余所有病例双锥面螺旋臼假体全部存留，患者日常生活功能良好，手术效果满意。

（王　波）

**述评**　假体选择目前仍是全髋关节置换术中的热点问题，尤其对于髋关节中心性脱位这种复杂的髋关节置换手术，假体选择更应谨慎，因为这类患者一般髋臼底较薄，安装假体时如控制不好可能造成髋臼底骨折或髋关节运动中心移位。双锥面螺旋臼在中国使用已有15年的历史，其最大的特点是初始稳定性好，可以在拧入髋臼床的过程中控制假体深度。这个特点使其在处理髋关节中心性脱位的患者中具有优势，但应注意对于存在髋臼缺损的患者不应使用该假体。本文在平均7.4年的随访中认为假体生存率满意，但应注意螺旋臼假体一旦出现微动，则假体松动进展较快，对存在严重骨质疏松的患者应加强随访，及时处理。

（吴海山）

**解剖型股骨柄假体植入并发股骨近段骨折与股骨近段髓腔解剖分析**［第三军医大学学报 2011,33(14)1522］　王敏等采用德国Link公司解剖型股骨柄假体Ribbed柄对213例(254髋)行全髋关节置换术。对213例患者的髓腔形态归纳分析，随访时间最短的1年，最长的5年，平均3.6年，髋关节功能采用Harris评分。结果82.63%(176/213)患者的髓腔形态为正常型，香槟型占9.39%(20/213)，只有7.98%(17/213)的患者髓腔为烟囱型。术中有11例发生股骨近段的骨折(包括股骨颈骨折5例，大转子骨折6例)，占了手术并发症的26.19%(11/42)，占该组病例的5.16%(11/213)。骨折主要发生在香槟型患者中，占63.64%(7/11)。213例患者全部得到随访，11例股骨近段骨折患者术后无1例发生假体无菌性松动，95.31%(203/213)患者术后仍能从事原工作岗位，91.55%(195/213)的患者可以下蹲和穿鞋袜。按照Harris评分标准，术前平均为40.8分，术后平均为

93.0分，优良率达到94.84%(202/213)。

(王　波)

**述评**　在人工全髋关节置换术中如何保留骨量一直是该术式的一个重要议题，尤其对于年轻患者更加重要，否则在进行翻修手术时将极为棘手。因此各家公司也设计各种各样的解剖型假体，Ribbed是其中的一个代表作品，其特点在于侧面呈S型，使得该假体在植入时会遇到一些特殊困难及并发症。因此在使用解剖型假体时，一定要做好术前准备工作，对于严重骨质疏松的患者应考虑其他类型假体，精确的模板测量应当作为进行解剖型假体手术前的常规工作。而对于强直性脊柱炎、先天性髋关节脱位的患者，股骨近段结构差异大，选用解剖型假体时应谨慎。

(吴海山)

**人工髋关节置换术后晚期感染的微生物学分析**［中华医学杂志 2011,91(25)1762］　刘相成等选取自2002年1月至2010年8月解放军总医院骨科关节外科收治行翻修治疗的人工髋关节置换术后晚期感染患者共62例，选取术中可疑组织做细菌培养，对获得的细菌学种类、数量及药敏结果进行分析。结果该组患者共62例，术中培养阳性48例，革兰氏阳性菌共占74.06%，革兰阴性菌共占18.50%，真菌占7.40%。其中凝固酶阴性葡萄球菌占50%、金黄色葡萄球菌占12.96%；耐甲氧西林的葡萄球菌检出比率达41.18%。认为人工髋关节置换术后晚期感染的细菌主要由革兰阳性菌引起，耐药菌株的比例较高，应当根据药敏结果针对用药，万古霉素可作为感染治疗的一线药物。

(王　波)

**述评**　人工关节置换术后感染是一种严重的并发症，其结果对于患者或手术医师可能都难以接受。理解细菌学及其药敏结果是成功治疗感染的基础。该研究中有22%的患者虽然有明显的临床症状，且术中发现脓液，冰冻切片也提示感染，但细菌培养仍为阴性。这个结果提示我们虽然细菌培养阳性是诊断感染的金标准，但不应成为唯一的标准，如何早期确诊感染仍是处理该类患者的难点。该研究的另一个结果表明，人工关节置换术后细菌感染具有高耐药性特点，对于这部分患者的抗生素使用在药敏结果回报前可考虑使用万古霉素，因为万古霉素是目前唯一对金黄色葡萄球菌、表皮葡萄球菌、链球菌及肠球菌都敏感的抗生素。

(吴宇黎)

**预防关节置换术后深静脉血栓的管理措施**［重庆医学 2011,40(10)969］　邓姝等选取2008年1月至2011年1月在邛州市人民医院行人工膝关节置换术的患者42例，随机分为对照组和康复锻炼组，每组21例。对照组采用常规护理，康复锻炼组在对照组的基础上对患者进行康复锻炼，对两组患者术后伤口引流量、股静脉血流峰速度、平均速度及下肢静脉血栓发生率进行分析和评价。对照组和康复锻炼组患者术后伤口引流量比较差异无统计学意义($P>0.05$)；经围术期护理两组患者术后一周股静脉峰速和平均速度均显著升高，与术前比较差异有统计学意义($P<0.05$)，且康复锻炼组升高更为明显($P<0.05$)；康复锻炼组术后深静脉血栓的发生率明显小于对照组(4.76% VS 23.81%)，两组比较差异有统计学意义($P<0.05$)。结论：积极的围术期预防性护理可显著降低膝关节置换术的深静脉血栓发生率，同时辅以术后康复训练将进一步降低深静脉血检的发生率，是一种安全、有效的方法。

(王　波)

**述评**　下肢深静脉血栓形成是人工关节置换术后最常见的并发症，若未采取有效的预防措施，一旦发生恶化并移动后，将形成致死性的肺栓塞，这是导致骨关节科医疗纠纷的常见原因之一，其发生与多个方面因素有关，如患者凝血状态、血流速度、血管内皮功能等。目前CCCP始终将人工关节置换术后应用低分子肝素等抗凝药作为操作规范之一。但应意识到应用这些抗凝药可能增加围手术期出血量，增加输血概率，且目前文献报道应用抗凝药物后深静脉血栓发生率差异结果不一，对于术后何时开始应用抗凝药物及药物使用时间仍存在争议。因此预防关节置换术后深静脉血栓不应只关注抗凝药物，更应综合考虑，如鼓励患者早期锻炼，应用人工肌肉泵措施等。

(李晓华)

**一期翻修术治疗全膝关节置换术后感染**［中华骨科杂志 2011,31(2)131］　曹力等施行TKA术后感染一期翻修术22例，其中资料完整的随访6个月以上的患者16例，男5例，女11例；年龄49～75岁，平均65岁。均明确诊断为单侧TKA术后关节腔内感染。慢性感染(Ⅲ型)14例，迟发血源性感染(Ⅳ型)2例。术前美国膝关节协会评分(Knee Society Score, KSS)的功能评分平均为(37.25±16.23)分。翻修距初次手术时间为2～73个月，平均23.9个月。术中彻底清除肉芽坏死组织及瘢痕，用碘伏浸泡伤口，脉冲冲洗。14例骨缺损严重者采用带延长柄髁限制型假体，2例采用表面假体，抗生素骨水泥固定。结果随访6～59个月，平均25个月。1例手术失败，分析原因可能与清创不彻底有关，8个月后行二期再翻修；1例于术后9个月出现局部疼痛，红细胞沉降率和C反应蛋白增高，经抗生素治疗1个月后疼痛消失，实验室检查恢复正常。其余 14 例在随访期间均无感染复发或再感染。末次随访时 KSS 功能评分平均(85.88±12.85)分,患者满意率 87.5%(KSS 功能评分 75 分以上,14/16)。

(王　波)

**述评**　对于关节置换尤其是膝关节置换术后感染的翻修仍是临床上最为棘手的问题,目前应用最广泛的仍是二期翻修术,但是二期翻修最主要的缺点在于如何在两次手术的间隔期保存关节功能,另外手术次数越多局部皮肤情况越差,可能产生一系列切口并发症。目前有部分学者开始采用一期翻修处理 TKA 术后感染,由于细菌可能在假体表面形成菌膜,因此如何彻底清创是手术成功的前提。彻底清创与保留膝关节稳定结构常常产生矛盾,在这种情况下可以考虑使用铰链膝等特殊假体保证彻底清创。应该意识到,一期翻修术治疗全膝关节置换术后感染对患者感染情况及术者的经验与技术要求较高,如非必要,仍应首先考虑二期置换。

(李晓华)

**后稳型旋转平台高屈曲假体与普通假体置换后的膝关节功能比较**[中华骨科杂志 2011,31(4)316]　石晶磊等将 2009 年 2 月至 2009 年 4 月经门诊、急诊收治的膝关节骨关节炎患者 75 例 94 膝随机分为两组,一组接受后稳型旋转平台普通假体置换(PFC sigma RP 假体),另一组接受后稳型旋转平台高屈曲假体置换(PFC sigma RPF 假体)。两组患者的一般情况及术前特种外科医院(the Hospital for Special Surgery, HSS)膝关节评分和膝关节活动范围差异均无统计学意义。根据患者入院顺序再次随机化,由 3 名术者抽签决定各自的手术对象。术后 1 个月、6 个月、12 个月及 18 个月复查 HSS 评分及膝关节活动范围,术后 18 个月对患者进行满意度问卷调查。所有患者术前、术后第 3 天、3 个月、6 个月、12 个月和 18 个月拍摄术侧膝关节正、侧位和双下肢站立位全长 X 线片。结果:70 例 87 膝完成最终随访,普通组 33 例(46 膝),高屈曲组 34 例(41 膝)。术后 18 个月普通组 HSS 膝关节评分(92.4±5.0)分,高屈曲组(94.7±7.0)分,两组差异无统计学意义;普通组膝关节活动范围 123.0°±15.3°,高屈曲组 131.9°±14°,两组差异有统计学意义,高屈曲组大于普通组,但未达到样本量估计时所设定的 20°。术后 18 个月,两组患者的手术满意率均为 100%。

(王　波)

**述评**　不论国内外文献报道全膝关节置换术后患者满意率均低于全髋关节置换术,其中人工全膝关节置换术后关节活动度大小是影响满意率的重要因素。因此高屈曲假体一经问世就受到了普遍关注并得到广泛应用。但目前各类文献报道全膝关节置换术后能够达到 150°或以上高屈曲状态的患者仍占少数,这应该引起我们的思考。膝关节的活动是一种多维运动,因此患者术后关节活动范围受到多方面因素的影响,如假体设计、手术技术、患者术前的软组织僵硬程度、受损状况及术后功能锻炼等均有直接关系。因此在进行膝关节置换手术时是否选用高屈曲假体应综合考虑。

(李晓华)

**临时占位器在治疗髋关节置换术后感染伴窦道形成中的应用**[中国现代手术学杂志 2010,12,14(6)444]　赵卉等选取 12 例(13 髋)髋关节置换术后感染伴窦道形成患者,术前 Harris 评分平均 30(23～38)分,血沉平均 54(38～74) mm/h。根据 Fitizgerald 全髋关节置换术后感染分期,2 例为Ⅰ期感染,8 例为Ⅱ期感染,2 例为Ⅲ期感染。12 例均行一期清创、假体取出、占位器植入手术,二期行翻修术 10 例,因经济原因放弃二期翻修 2 例。结果平均随访 19(3～30)个月,10 例翻修术前 Harris 评分平均 74.6(69～89)分,较术前有明显提高($P$=0.05)。术后血沉平均 10(6～17)mm/h,CRP 降至正常范围,感染无复发。

(王　波)

**述评**　髋关节置换术后感染翻修处理采用二期翻修方式已成为临床应用的主流选择,在两次手术之间维持适当的组织张力,为二期翻修做准备,多数术者选择临时占位器。目前临时占位器有灌注冲洗型占位器及抗生素骨水泥占位器。在使用骨水泥型占位器时应注意骨水泥的抗生素选择,万古霉素由于具有抗菌谱广、热稳定性及不影响骨水泥强度等特点已成为大多数术者的第一选择。使用临时占位器治疗髋关节置换术后感染的患者应慎重选择二期手术时机,一般应在患者停用抗生素后连续复查血沉和 C 反应蛋白 3 月仍正常的情况下行二期关节置换,否则可能增加再次感染的风险。

(李晓华)

**大直径股骨头金属对金属全髋关节置换术的近期临床疗效**[中华骨科杂志 2011,5,31(5)]　曾羿等对 2007 年 10 月至 12 月,采用大头金属对金属全髋关节置换术治疗晚期髋关节疾病患者 41 例(49 髋)进行术后随访。临床评估以 Harris 评分为标准,记录患髋的活动范围及并发症发生情况。影像学评估根据随访骨盆 X 线片及患髋正、侧位 X 线片,测量髋臼外展角、前倾角,记录髋臼和股骨假体周围透亮线和骨溶解情况。结果截至随访终点,共 39 例(47 髋)获得 2 年以上随访,平均随访 25 个月,随访率为 95.1%。Harris 评分由术前的(43.8±13.1)分提高到末次随访时的(92.0± 5.4)分。患髋活动度较术前明显改善,术后3个月屈髋由79.8°增加至110.2°,外展由20.9°增加至38.3°,外旋由12.0°增加至26.0°;术后2年屈髋平均可达113.2°,外展可达40.2°,外旋可达30.8°。术后患者轻度跛行3例,大腿不适2例,所有患者均无感染、假体周围骨折、术后假体松动或脱位、术后发生异位骨化。X线片显示:关节假体位置正常,髋臼假体外展角为39.5°±4.9°,前倾角为14.5°±2.1°,髋臼未见松动、移位。术后均未发现透亮线和假体周围骨溶解。

(王　波)

**述评**　人工髋关节置换术的股骨头直径对于术后髋关节功能有直接影响,目前大量研究表明,随着股骨头直径增大,THA术后髋关节的活动度也随之增加。脱位常常由于大直径股骨头与髋臼内径使得假体颈与髋臼缘撞击,大直径股骨头发生脱位前假体获得更大的距离。因此使用大直径股骨头的另一个巨大优势在于能够显著降低关节脱位率。由于以上优点,大直径股骨头在临床应用中越来越流行,但是已经有部分学者注意到大直径股骨头可能存在的风险。在髋臼假体内径基本不变的情况下,股骨头直径越大则内衬厚度越薄,对于使用金属对聚乙烯的关节界面可能增加磨损。同时股骨头直径越大,股骨颈承受的力矩越大,可能造成假体松动率上升,因此在假体选择时应综合考虑。

(吴宇黎)

**大直径金属对金属与陶瓷对陶瓷全髋置换术的手术体会及近期疗效比较**[中国矫形外科杂志 2011,7,19(13)1067]　李永旺等采用COC行全髋置换19例20髋,患者平均年龄(53.1±2.9)岁,平均体重指数(23.8±2.6) kg/m²,术后随访(15±2)个月。通过临床(Harris评分)和X线观察,对两组患者术后功能和影像学进行对比研究。结果:该组无1例感染、骨折、脱位,无1例深静脉血栓及神经损伤等并发症。临床随访:两组术前Harris评分差异无统计学意义(P>0.05),术后6周、3、6、12个月Harris评分差异具有统计学意义($P$>0.05)。MOM(金属对金属)组术后6个月大腿痛弱痛1例,无中、重度疼痛,COC组无大腿痛。术后1年MOM组髋关节总活动范围228.35°±9.72°,COC组髋关节总活动范围191.15°±10.59°,差异具有统计学意义($P$>0.05)。X线随访:39髋(97.5%)股骨假体位于中立位,1髋(2.5%)轻度外翻位,MOM组无1例股骨假体下沉,COC组术后6个月4髋出现1.5 mm的下沉,末次随访股骨假体位置无改变。MOM组外展角平均40.05°±2.54°,COC组39.30°±2.70°,无统计学差异($P$=0.654);MOM组前倾角平均15.60°±2.68°,COC组15.25°±2.20°,亦无统计学差异($P$=0.131)。

(王　波)

**述评**　髋关节假体的界面选择是髋关节置换的热点问题,目前临床上常见的界面包括金属对聚乙烯、陶瓷对聚乙烯、陶瓷对陶瓷、金属对金属以及陶瓷对金属,这些界面选择各有利弊。金属对金属界面能够让术者选择更大直径的股骨头从而增加术后关节的活动度及降低脱位率,因此曾一度受到热烈的追捧。但金属对金属界面可能产生大量金属离子及金属碎屑,临床上会出现金属过敏、炎性假瘤及增加肿瘤风险等;而陶瓷对陶瓷界面是目前实验室条件下最耐磨的材料,同时由于第四代陶瓷材料的出现大大降低了破裂的风险,已逐渐成为髋关节置换的主流选择。

(李晓华)

**微创人工全髋关节置换术疗效的系统评价**[中国矫形外科杂志 2011,7,19(13)]　陈永刚等电子检索Cochrane图书馆(2010年第8期)、PubMed(2001～2010年8月)、OVID数据库(2001～2010年8月)、万方数据库(2001～2010年8月)、中国期刊全文数据库(2001～2010年8月)、维普中文科技期刊全文数据库(2001～2010年8月),纳入有关人工全髋关节置换术的所有随机对照试验(RCT),评价其方法学质量并提取数据。比较微创全髋关节置换术(minimally invasive surgery to total hip arthroplasty, MIS-THA)和传统THA的切口长度、手术时间、术中出血量、住院时间、并发症及近期疗效。对数据进行异质性检验,用RevMan 5.0软件进行Meta分析。共纳入12个RCT,1489例患者。Meta分析结果显示:与传统手术相比,MIS-THA有着术中出血量少($P$=0.04)、住院时间短($P$=0.000 5)等优点,缺点是手术时间较传统THM略长($P$=0.002)。另外,MIS-THA术后总体并发症发生率与传统THA相当[RR=0.90,95%CI(0.62,1.32)$P$=0.59];MIS-THA术后患者的Harris总评分要高于传统THA($P$=0.008)。

(王　波)

**述评**　微创全髋关节置换术是最近10年内在传统THA基础上迅速发展起来的小切口人工全髋置换术。与传统手术相比,手术切口小,对肌肉及其功能干扰小,患者可以早期活动,受到越来越多患者与手术医师的青睐。但应注意到小切口并不代表微创,有些医师一味追求小切口而忽视了一些其他的因素。其实微创手术的概念不仅仅意味着切口小,其核心理念是借助特殊器械,以最小的侵袭和最小的生理干扰达到最佳的手术疗效。微创全髋关节置换术具有较为突出的优点,但对术者的技术要求较高,如果临床经验不足,施行该方案可能造成较大的风险。

（吴海山）

**重建股骨偏心距对人工全髋关节置换术后骨盆稳定性的影响**［中国修复重建外科杂志 211，5，25（5）513］ 邬培慧等选取 29 例患者行单侧人工全髋关节置换术。男 10 例，女 19 例；年龄 33～75 岁，平均 64.3 岁。左髋 15 例，右髋 14 例。随访时间 5～10 年，平均 7.7 年。末次随访时 Harris 评分为 90～100 分，平均 97 分。末次随访时行标准骨盆正位 X 线片检查，测量双侧股骨偏心距，计算股骨偏心距比（femoral offset ratio，FOR），根据测量结果将患者分为两组，A 组：术侧股骨偏心距小于健侧，10 例；B 组：术侧股骨偏心距大于健侧，19 例。行三维步态分析，采集行走时骨盆在冠状面的倾斜角度；并对 FOR 与倾斜角度进行 Pearson 相关分析。结果：A 组 FOR 为 0.81±0.08，B 组 FOR 为 1.27±0.15。A 组患肢单腿支撑相骨盆在冠状面的倾斜角度为（－0.42±0.91）°，B 组为（1.02±0.94）°，健侧为（1.15±0.85）°。A 组骨盆在冠状面的倾斜角度与 B 组、健侧比较，差异均有统计学意义（$P<0.05$）；B 组与健侧比较，差异无统计学意义（$P>0.05$）。骨盆在冠状面的倾斜角度与 FOR 成正相关（$r=0.534$，$P=0.003$）。

（王　波）

**述评**　文献报道表明，只有 30％人工髋关节置换术后患者偏心距恢复到术前水平，说明关节外科医师对偏心距的重视仍然不够。偏心距的重建使得髋关节周围软组织得到不同程度的紧张，并在不影响患肢长度的前提下能够很好地稳定髋关节。同时偏心距增加，外展肌力臂也相应增加，经过髋关节的合力降低，减少了聚乙烯衬垫的磨损。因此，恢复正常的股骨偏心距具有重要的临床意义。有文献报道，THA 的偏心距得到理想恢复的只有 40％，这说明临床医师对于偏心距的恢复还没有引起足够的重视。但我们也要注意到，虽然颈干角较小的股骨柄假体可以增大偏心矩，但同时也会增加股骨假体颈部的旋转扭矩，易引起假体颈部断裂。

（吴海山）

**前交叉韧带重建股骨足迹精确定位的解剖与临床研究**［中国临床解剖学杂志 2011，29（5）513］ 陆伟等研究：①15 侧膝关节尸体标本，标记 ACL 股骨足迹，观察 ACL 足迹长轴与股骨干角度、前内束（AM）中心位点距后软骨缘距离、后外束（PL）中心位点距下软骨缘距离。②15 例行 ACL 重建患者，术中采用三入路观察与导航定位方法明确 ACL 股骨足迹，测量 AM 与 PL 连线与股骨干夹角、AM 距后软骨缘距离、PL 距下软骨缘距离。结果 15 例膝关节尸体标本 ACL 股骨足迹长轴与股骨干角度为（18.5±2.5）°、AM 与股骨外髁内面后缘距离为（6.1±1.8）mm、PL 距离下软骨缘距离为（6.2±2.2）mm，但每个标本均不相同。导航显示，ACL 股骨足迹长轴与股骨干夹角为（19.3±3.1）°，AM 与股骨外髁内面后缘为（5.8±1.2）mm、PL 距离下软骨缘为（5.9±2.5）mm，各数据相差较大。

（王　波）

**述评**　前交叉韧带损伤后的治疗一直是运动医学研究的热点。近年来，ACL 解剖位重建逐渐得到大家重视，越来越多的学者采用解剖位方法重建 ACL。但目前来看，相当一部分的文献所描述的解剖位重建并不是真正的 ACL 足迹覆盖。在实际工作中及解剖学研究中发现，ACL 足迹因人而异。该文通过研究膝关节标本与术中解剖、导航观察，就 ACL 股骨与胫骨止点精确解剖足迹加以讨论。但应注意到每个人的解剖结构均不相同，而且相差较大，如果按统一标准进行 ACL 双束重建，必然有一部分病例与原来 ACL 足迹难以匹配，从而影响临床疗效。这也可以解释为什么部分进行解剖位重建的病例效果仍然欠佳。

（吴海山）

**恶性骨肿瘤活检安全性评估**［中华骨科杂志，2011，31（6）：680］ 单华超等选取恶性骨肿瘤行穿刺活检后的病理标本 48 例，以及同期行切开活检病理 26 例，以病理为标准判断活检道途经的组织有无恶性肿瘤污染，并确定被肿瘤污染的发生率及范围。结果发现 48 例穿刺活检患者中 44 例获得随访，其中 4 例活检道存在恶性肿瘤种植污染，4 例发生非活检通道肿瘤复发。26 例切开活检患者均获得随访，2 例活检道病理可见肿瘤，阳性率为 7.7％。3 例发生非活检道肿瘤复发。因此作者认为恶性骨肿瘤进行穿刺活检和切开活检虽存在活检道被肿瘤污染的危险，但在最终手术时活检道连同肿瘤一同切除后不会发生因活检而造成的肿瘤复发。

（周　嵘）

**述评**　众所周知，肿瘤外科的治疗原则是尽可能地减小肿瘤细胞的播散和种植，违背这一原则将导致医源性的肿瘤播散。虽然活检是明确诊断的重要方法，但是也可能造成肿瘤细胞的种植污染。骨与软组织肉瘤的发病率远低于癌症，有关骨肿瘤活检道种植污染的发病率未知。此研究的统计可见，对恶性骨肿瘤不论进行穿刺活检或切开活检，均存在活检道被肿瘤细胞污染的风险。虽然活检在骨与软组织肿瘤的诊断中非常必要，但同时存在活检道被肿瘤污染的风险，而这种风险可以通过手术切除活检道来避免。

（肖建如）

**血管重建在骨与软组织肉瘤保肢术中的应用**［中

华骨科杂志,2011,31(2):113-118.］ 燕太强等回顾接受保肢手术的累及肢体重要血管的骨与软组织肉瘤患者13例。无一例出现重建血管感染。全部患者随访7～45个月。1例肱骨骨肉瘤患者术后12个月出现局部复发,保肢成功率92.3%。1例术前肺转移患者于术后7.5个月死于肺转移,另4例患者于术后半年至1年出现肺转移。Kaplan-Meier生存曲线分析患者2年总生存率和无瘤生存率分别为90.9%和63.6%,重建动脉、静脉2年通畅率分别100%和28.6%。12例下肢肿瘤患者末次随访时的1993年美国骨肿瘤学会评分系统评分平均为72%,肱骨骨肉瘤患者为33%。因此,作者认为肿瘤累及血管不是截肢的绝对适应证,肿瘤连同重要整块切除后进行血管重建的保肢手术可行,可获得良好的局部肿瘤控制和肢体功能。

(周　嵘)

**述评**　其回顾性研究分析结果证实肿瘤切除血管重建保肢方法安全可行,能降低截肢率。血管重建保肢术后均出现不同程度的肢体肿胀,人工血管置换者较大隐静脉移植者更明显。由于恶性肿瘤患者机体通常处于高凝状态,一般认为重建静脉在术后2～16周,平均8.2周出现栓塞。恶性骨与软组织肿瘤的切除边界是否充分是影响局部复发的最重要因素。目前保肢在恶性肿瘤的手术治疗中是主流。切除肿瘤血管重建的保肢手术术后局部复发率并未提高,因此肿瘤侵及肢体主要血管不再是截肢的绝对适应证,这是保肢手术的一大进步。文中亦总结出肿瘤切除血管重建手术的适应证为:影像学显示重要血管紧邻肿瘤,二者之间没有正常间隙,怀疑肿瘤浸润血管壁或肿瘤包裹重要血管。为临床提出了恶性肿瘤保肢手术的新办法、新思路。

(肖建如)

**脊柱原始神经外胚叶肿瘤的诊断与治疗**［中华骨科杂志,2011,31(1):13］ 崔益亮等通过总结脊柱原始神经外胚叶肿瘤(primitive neuroectodermal tumor,PNET)的诊断和治疗经验,回顾性分析PNET患者共13例。11例患者获得随访,平均随访21.8个月,其中7例手术治疗的患者4例死亡,生存期为20个月、14个月、8个月、3个月平均生存时间11.3个月,3例存活,平均已生存36个月;4例未手术患者,3例死亡,平均生存时间7个月,存活1例,已生存5个月。PNET的诊断主要靠病理检查,重点是免疫组化;CT引导下穿刺活检是术前诊断的可靠手段。脊柱PNET的恶性度高,无论手术与否均有较高死亡率,但手术切除病灶可减轻症状,改善患者生活质量。

(李　博)

**述评**　脊柱PNET是一种罕见的、起源于原始神经上皮的恶性小圆细胞肿瘤,具有多方向分化能力,且在生物学特征和病理学形态上与尤文氏肉瘤(Ewing sarcoma, ES)有交叉。PNET多在30岁以下人群发病,脊柱的PNET甚为少见,目前国内外文献仅限于个案报道。脊柱PNET与脊柱其他恶性肿瘤相比并无特征性临床表现,如果在影像学方面,有溶骨性、浸润性生长的表现,再加上免疫组化检查有神经来源及神经内分泌标志物,则可诊断本病。在治疗原则方面包括手术治疗＋术后放化疗。但脊柱PNET是一种恶性度较高的肿瘤,无论手术与否患者均有较高的死亡率,但手术治疗可以缓解症状,改善患者的生活质量。

(肖建如)

**经颌下入路切除枢椎肿瘤及前方内固定应用**［中华骨科杂志,2011,31(6):664］ 杨兴海等通过探讨采用经颌下胸锁乳突肌内侧缘入路联合后路行枢椎肿瘤切除前后内固定术治疗枢椎肿瘤17例。前路肿瘤切除后采用钛网植骨及钛板垂直放置螺钉固定、钛网植骨及钛板斜行放置螺钉固定、钛网修剪后植骨螺钉固定3种方式行上颈椎前路内固定,均一期联合后路肿瘤切除枕颈内固定,术后患者局部疼痛缓解,神经症状减轻或消失。术后随访6个月至6年。1例采用钛网植骨及钛板垂直放置螺钉固定的患者术后1个月发生螺钉松动退出,经翻修后融合,余16例患者均获融合。1例患者于术后9个月死于脑梗死,2例脊索瘤患者分别于术后13和18个月局部复发,1例死于高位瘫痪、呼吸衰竭,1例带瘤生存,2例转移癌患者分别于术后12和18个月因全身多处转移、衰竭而死亡。经颌下胸锁乳突肌内侧缘入路可获得枢椎肿瘤切除与重建的良好显露,应用颈椎内固定系统可实现枢椎肿瘤切除后上颈椎稳定的前方重建。

(汤　宇)

**述评**　经颌下胸锁乳突肌内侧缘入路通过咽后途径直接显露寰枢椎及$C_3$椎体前部,适用于枢椎肿瘤的切除与重建。因不经口腔,故避免了经口腔入路相关并发症。该入路为无菌切口,软组织覆盖较厚,施行前方内固定重建的安全性较高,且利于对脑脊液漏的处理。采用该入路术前无需气管切开,从而避免了气管切开带来的创伤及并发症,有利于缩短术后恢复周期。经颌下胸锁乳突肌内侧缘入路可作为治疗枢椎肿瘤的首选路径。稳定性重建方面,对寰椎前弓细小的患者宜采用钛板斜行放置的固定方式。由于寰椎前弓与咽后壁间隙较小,不宜选用太厚的钛板。钛网修剪后植骨螺钉固定的方式优点在于操作简单,咽后间隙的占位效应较小,力学支撑作用对称,跨越节段数不受钛板长度的限制，尤其对一些翻修手术，优势明显。因此，对寰椎前弓相对粗大者，钛网修剪后植骨螺钉固定的方式应作为首选。尽管其寰椎前弓螺钉抗拔出力较弱，但前方的生物力学负荷以轴向压缩负荷为主，结合后路枕颈融合内固定可获得术后即刻稳定，利于患者术后早期离床活动。

（肖建如）

**改良一期后路全脊椎整块切除术治疗胸腰椎肿瘤**［中华骨科杂志 2011；31(1)：7］　沈慧勇等探讨了改良一期后路全脊椎整块切除术治疗胸腰椎肿瘤的手术要点、器械改进及短期疗效。改良手术器械包括：自制 0.81 mm 的钢缆式线据、线据改向器、L 形骨刀和叉形骨刀；将 Tomita 后路全脊椎整块切除方法改良为前剧后刀会师两步截断法，即将线据由前向后切割至约为椎间盘中后 1/3 处，再用 L 形骨刀经两侧由后向前凿至与线据切割水平处会师，进而完成整个椎间盘的截断。而对于线据引导过椎弓根困难的病例，则改为应用叉形骨刀截断椎弓根。应用本术式治疗 10 例胸腰椎肿瘤患者。结果发现 7 例胸椎肿瘤患者中有 5 例患者术后神经功能较术前提高 ASIA 分级 I 级，2 例无变化；3 例腰椎肿瘤患者术后神经根疼痛明显缓解，肌力均恢复至 4 级以上。平均手术时间 7.8 小时，平均术中出血 2 100 ml。术中胸膜撕裂 2 例，均予以留置胸腔闭式引流。术后平均随访 8.1 个月，均无局部复发和内植物失败。由此认为，应用改良一期后路全脊椎整块切除术治疗胸腰椎肿瘤的易操作性和安全性增加。

（黄稳定）

**述评**　全脊椎整块切除术(total en bloc spondylectomy，TES)治疗脊柱肿瘤是一种对手术技能要求很高的手术，该手术方式在脊柱外科领域具有划时代的意义。该技术主要包括一期后路技术，前后联合入路和后-前-后联合入路三种方式。目前临床上应用最为广泛的是一期后路手术。TES 手术主要的临床并发症有：大出血、血管损伤、脊髓损伤、切口感染、肺部感染、气胸、内固定失败、脊柱失稳造成继发脊髓损伤等。不少作者报道术后没有发现明显的并发症，主要是因为临床病例数还较少，随访时间较短，许多远期并发症尚未表现出来，因此在下结论时不能太过武断。

（肖建如）

**151 例韧带样瘤的疗效及预后分析**［中国癌症杂志，2011，21(1)：61-66］　黄恺等通过收集 198 例韧带样瘤患者的资料，回顾性分析其中手术完整切除无肉眼残留的 151 例患者临床资料、随访其生存及复发情况，着重分析外科完整切除(R0、R1)的腹壁及腹壁外韧带样瘤的预后影响因素。病例中位随访时间为 102 个月，总体生存率为 100%，复发率为 20%。其中 5 年无复发生存率(recurrence free survival，RFS)为 79%，10 年 RFS 为 78%。单因素分析表明，入院情况、性别、肿瘤部位及大小、病变数目、切缘情况是影响 RFS 的主要因素($P<0.05$)。多因素分析表明，肿瘤大小与切缘情况是影响 RFS 的独立预后因素。辅助放疗并不能显著提高患者的局部控制率，但切缘阳性患者可能从中受益。认为无论是原发还是复发腹壁及腹壁外韧带样瘤患者，都应在保全肢体功能的情况下，争取做到 R0 切除，腹壁外韧带瘤患者较易复发，若切缘阳性，治疗应该更加积极。病变数目是局部复发的独立预后因素，多发性韧带样瘤更易复发，诊治较棘手，临床应注意多中心发病的可能性。

（尹华斌）

**述评**　韧带样瘤临床常表现为偶然发现的位置深、无痛性、质硬肿块，可呈进行性增大、侵袭性生长。侵犯周围神经、血管及骨骼等重要脏器时，手术完整切除困难，局部复发率较高，目前国际上将其归为良性侵袭性肿瘤，也有不少人认为应将其归为低度恶性肿瘤。韧带样瘤的治疗首选广泛切除达切缘阴性，无法广泛切除或切缘阳性时首选保全肢体功能。目前韧带样瘤治疗的主要争议在 R1 切除对复发的影响、放疗的效果及药物治疗和观察等待随访的作用，切缘阳性是否影响局部复发。本组资料排除了腹腔内患者及异时多发患者，所有患者均为无肉眼残留的完整切除，结果表明切缘阳性为腹壁外韧带样瘤局部复发的影响因素，对于临床手术选择有重要意义。因此可以认为原发患者应尽可能广泛切除保证切缘阴性，达到无瘤生存，对切缘阳性的腹壁外患者，治疗更应积极，补充广泛切除或辅助放疗，降低局部复发率。

（肖建如）

**四肢骨肉瘤新辅助化疗后影像学表现与大体标本的相关性研究**［军医进修学院学报，2010，31(11)：1074］　韩纲等探讨四肢髓内型骨肉瘤新辅助化疗后影像学表现与大体标本的相关性，找到更接近临床实际情况的检查方法。通过选取初诊并经新辅助化疗手术肿瘤骨附近的关节无明显挛缩畸形、术后制得完整病理蜡块的四肢髓内型骨肉瘤 17 例，通过分区逐一对比影像学与病理表现。镜检为完全正常组织确认为无瘤区。发现 X 线、CT 与病理检查之间差异显著($P=0.003\ 1$，$P=0.025\ 0$，$P<0.05$)；术前 MRI 平扫检查与病理检查之间无显著性差异($P=0.340\ 3$，$P=0.101\ 8$，$P>0.05$)。认为 MRI 检查(T1 加权及 T2 脂肪抑制像检查)骨肉瘤髓内浸润相对误差较小，优于 X 线及 CT 检查，依据 MRI 测量结果扩大切除 2～3 cm 是安全的截骨范围；术前设计截骨长度时，应注意考虑原发病及粒细胞集落刺激因子(granulocyte colony stimulating factor, GCSF)刺激引起的髓内高估情况。

(张基深)

**述评** 作者探讨四肢髓内型骨肉瘤新辅助化疗后影像学表现与大体标本的相关研究,发现MRI检查更接近临床实际情况。通过选取17例完整病理蜡块的四肢髓内型骨肉瘤,统计学分析发现MRI检查(包括T1加权及T2脂肪抑制像检查)优于X线及CT检查。MRI的T1加权检查可相对精确地确定骨肉瘤髓内浸润范围及手术截骨平面,T2加权能较好显示肿瘤软组织侵润及与临近关节、神经血管及肌肉间室的关系。依据MRI测量结果扩大切除2～3 cm是安全的截骨范围;同时发现术前设计截骨长度时,应注意考虑原发病及GCSF刺激引起的髓内高估情况。该研究结论对临床外科治疗有一定的指导意义。

(肖建如)

**脊柱转移性肿瘤外科治疗新策略的疗效**[中国肿瘤临床,2010年第37卷第21期] 李浩淼等通过回顾分析脊柱转移瘤患者249例。探讨了一种新的脊柱转移性肿瘤的外科治疗策略的疗效,并分析该策略的特点和合理性。根据手术风险的麻醉评估判定手术的可行性:手术风险较低者,可考虑手术治疗;手术风险较高者,不适合外科手术,必须先采取保守治疗。可逆性神经功能损害、病理性骨折、顽固性疼痛以及辅助治疗不敏感者均作为手术指征。91.7%患者疼痛术后明显缓解,88.4%患者术后即时神经功能改善。215例患者平均随访20.4个月,中位生存期为20.9±2.7个月。84.8%的患者得到了良好的局部控制。认为脊柱转移性肿瘤的外科治疗仍然以改善患者的生存质量为主要目的,而合理的手术治疗能明显地改善患者的生存期和生存质量。术前麻醉风险的评估能较好地保证手术的安全性。依靠量化的评分系统决定脊柱转移瘤的治疗方式存在一定局限性,而个体化、灵活性高的治疗新策略在体现外科治疗的优势的同时强调辅助治疗的重要性,更加科学、合理,所以能够得到较好的疗效。

(张 丹)

**述评** 脊柱转移癌是脊柱肿瘤中最常见的类型,且其发生率和确诊率逐年升高。如何合理地治疗脊柱转移癌依然是脊柱肿瘤外科争论的热点。既往脊柱转移癌的治疗以放疗、化疗为主,外科治疗仅限于姑息减压手术。近年来,关于脊柱转移癌治疗的整体理念已发生根本性转变,外科治疗由既往的消极、被动转向积极、主动。同时国内外相继报道了如微创治疗、双磷酸盐、靶向治疗、放射性粒子治疗等多种新型治疗方案。患者生存期及生存质量都有了极大的改善。然而,选择正确合理的手术治疗方式依旧是脊柱转移癌外科治疗中最为困难和最具争议的环节。因此,在选择手术方式时更多地是在"利"与"弊"之间寻找"平衡点"。

(肖建如)

**双膦酸盐治疗骨转移癌骨痛及对血清钙磷的影响**[中国癌症杂志,2011,20(11):842-845] 恶性肿瘤骨转移发生率有上升趋势,双膦酸盐已广泛应用于治疗骨转移癌。王妹兴等研究唑来膦酸与帕米膦酸治疗骨转移癌骨痛及对血清钙磷的影响。通过对病理及影像确诊的100例骨转移癌患者分别使用唑来膦酸或帕米膦酸进行治疗,评价患者治疗1～2个月后疼痛缓解情况及血清钙、磷变化。接受双膦酸盐治疗骨转移癌的患者共100例。使用唑来膦酸42例,帕米膦酸58例。在双膦酸盐治疗后的1～2月内,疼痛较前无明显变化,双膦酸盐治疗后中度疼痛似有下降趋势。骨转移癌患者血钙和血磷间存在直线正相关关系。双膦酸盐治疗1个月后低钙血症的发生率为54%,治疗2个月后的发生率(56%)较治疗前(36%)显著增加。治疗1个月后,血钙、血磷较治疗前显著降低;治疗2个月后,血钙、血磷较治疗前仍低。唑来膦酸和帕米膦酸相比,对骨痛缓解及血钙、血磷、碱性磷酸酶的影响差异无统计学意义。所以,唑来膦酸与帕米膦酸能缓解骨转移癌患者骨痛,引起低钙血症,打破原有钙磷相关关系。唑来膦酸与帕米膦酸比较对骨痛缓解及血钙、血磷及碱性磷酸酶的影响差异无统计学意义。作者对恶性肿瘤发生骨转移后血钙、磷及碱性磷酸酶关系进行分析后认为,患者血钙、磷水平呈直线正相关关系,而钙与碱性磷酸酶及磷与碱性磷酸酶间并未见明显的直线相关关系。

(孔金海)

**述评** 近年来骨转移癌的发生率呈明显上升趋势,骨破坏后骨相关事件将影响患者生活质量。骨痛是影响患者生活质量的重要因素,多需综合性治疗,内科药物治疗主要遵循三阶梯止痛治疗法给药。随着双膦酸盐的广泛使用,骨转移癌所致疼痛得到更好治疗。国内一项多中心随机双盲Ⅲ期临床研究也证实,骨转移癌患者经帕米膦酸和唑来膦酸治疗后骨痛明显改善,帕米膦酸与唑来膦酸对骨痛缓解比较并无差异。唑来膦酸不仅能抑制骨转移癌患者再次发生骨转移,还能明显减轻乳腺癌、前列腺癌和肺癌患者临床骨转移灶所致的骨痛相关并发症。

(肖建如)

**股内侧肌穿支蒂股中间皮神经营养血管皮瓣的应用解剖**[中国临床解剖学杂志,2010,28(6):614] 林家福等对股内侧肌穿支蒂股中间皮神经营养血管皮瓣进行解剖学研究。在30侧动脉内灌注红色乳胶成人下肢标本上,以髌骨中点收肌结节为观测标志解剖观测，并对新鲜标本进行模拟手术，结果：①股中间皮神经前支体表投影相当于腹股沟韧带中点与髌结连线（髌骨中点至收肌结节的连线）中点的连线；②股内侧肌穿支穿出点位于股内侧肌支体表投影线（腹股沟中点与收肌结节连线中下1/3交界点至髌骨中点的表线）中点附近，相当于收肌结节上（9.4±2.4）cm、髌骨中点垂线内（4.1±1.0）cm处。穿支穿过深筋膜至皮下，并分出众多的细小血管与股中间皮神经的神经旁和神经干血管链（网）密切吻合，在大腿前内侧形成顺沿股中间皮神经纵轴的血管丛。认为临床可形成以股内侧肌穿支为蒂股中间皮神经营养血管皮瓣转位修复膝部软组织缺损术式。

（宗海洋）

**述评**　穿支皮瓣和皮神经营养血管皮瓣均在临床广泛应用，该文报道的以股内侧肌穿支血管为蒂的股中间皮神经营养血管皮瓣，局部转移可用于膝部创面修复，由于综合了穿支皮瓣和皮神经营养血管皮瓣的优点，从而减少了蒂的宽度，而增加了皮瓣的长度，扩大了皮瓣的覆盖范围，故建议临床在修复较大面积组织缺损时，选用以穿支血管为蒂的皮神经营养血管皮瓣。

（侯春林）

**4种不同内固定方法治疗掌指骨骨折的疗效**［重庆医学，2011，40（1）：43］　汪海涵等分析应用克氏针、螺钉、钢丝捆扎和微型钢板4种内固定方法治疗掌指骨骨折的疗效。对220例321处掌指骨骨折，以不同的内固定物将其分为4组，各组从手术时间、术后关节功能恢复情况、骨折愈合时间、并发症的发生等方面进行分析比较。克氏针内固定组TAPS评分优良率为61.54%，螺钉内固定组为95.83%，钢丝捆扎内固定组为96.15%，AO微型钢反内固定组为78.85%。A组与B、C、D组比较，差异均有统计学意义（$P<0.01$）。认为对损伤程度不同的掌指骨骨折应分别选用不同的内固定物，掌指骨干纵裂性骨折患者可选用螺钉内固定，掌指骨干稳定性骨折患者可以选择钢丝捆扎内固定，其他类型的骨折尽量选用AO微型钢板，克氏针内固定应尽量少用。

（宗海洋）

**述评**　掌指骨骨折内固定选择应遵循手术操作简单、固定效果确实、便于早期进行手指伸屈功能练习的原则，克氏针固定虽然操作简单，但固定效果欠佳，不利于早期手指功能锻炼，目前掌指骨骨折临床上多采用固定效果更为确切的微型螺钉或钢板，以利于伤指早期活动。但任何一种内固定方式，均有其优缺点，临床应根据骨折具体类型及局部软组织条件决定。

（侯春林）

**肋间神经移位术修复腋神经**［中华手外科杂志，2011，27（3）：191］　吴恙等总结了4例行肋间神经移位修复腋神经的患者的临床经验。4例男性患者，年龄28～41岁，均为单侧全臂丛神经损伤，在一期手术中行副神经-肩胛上神经移位术，未行神经移植术。术后随访时间26～36个月。4例患者肩外展均得到了不同程度的恢复。三角肌肌力有3例到达了M3以上，1例为M2。腋神经功能评级也有3例达到了良以上，同时这3例肩关节功能评级也达到良以上；1例腋神经功能评分及肩关节功能评定为可。4例患者中腋神经及肩关节功能的优良率达75%。4例神经肌电检测三角肌收缩波形均在单纯相以上。认为全臂丛神经根性撕脱伤的患者中，肋间神经可充当修复腋神经的重要角色，为患者的肩外展功能恢复提供良好的帮助。

（宗海洋）

**述评**　在全臂丛神经损伤治疗中，由于临床能用的动力神经不多，需根据伤情综合考虑，合理设计手术方案。而在众多肩外展功能重建中，肩袖是肩关节的稳定肌和肩外展的启动肌，因此，副神经移位至肩胛上神经重建肩袖功能是最重要的重建肩外展功能的手术方法，本文在一期先行副神经—肩胛上神经移位术基础上，再行肋间神经移位修复腋神经是合理的，若单纯采用肋间神经移位修复腋神经则不会取得满意的效果。

（侯春林）

**结扎伴行静脉对逆行岛状皮瓣存活的影响**［中华手外科杂志，2011，27（3）：181］　王欣等以新西兰大白兔隐动静脉逆行岛状皮瓣为实验模型，观察了结扎血管蒂伴行静脉干对逆行岛状皮瓣存活的影响。将10只新西兰大白兔两侧后肢随机分为2组，每组10个皮瓣，进行同体对照，建立隐动静脉逆行岛状皮瓣实验模型。对照组血管蒂不做处理，实验组：于血管蒂的两端结扎伴行静脉干，使2根伴行静脉干完全闭塞。术后两组皮瓣均有明显肿胀，实验组皮瓣肿胀更为明显，皮瓣成活率对照组为（92.7+12.2）%，实验组为（46.8+38.3）%，差异有统计学意义（$P<0.01$）。在高度肿胀导致坏死的皮瓣中，在其蒂部扩张的微血管内可见血栓形成。认为微血管内血栓形成可能导致皮瓣静脉回流障碍的又一重要原因。

（宗海洋）

**述评**　逆行岛状皮瓣是远端蒂皮瓣的一种特殊类型，其动脉血供及静脉回流均逆生理方向运行。对于逆行岛状皮瓣的静脉回流，目前认为主要由“瓣膜失效”和“迷宫”两种途径共同完成。静脉回流障碍导致皮瓣坏死在临床上常见，该文通过动物实验观察到结扎血管蒂部伴行静脉干，仅保留迷宫式回流途径静脉回流能力有限，皮瓣肿胀明显，易发生静脉危象；而不结扎伴行静脉的皮瓣，存活率高。该文提醒读者注意，在临床开展逆行岛状皮瓣移植时应更重视皮瓣的静脉回流，防止血管蒂的扭曲受压等。

（侯春林）

**小趾展肌肌瓣的临床应用**[中国修复重建外科杂志，2011，25(7)：808] 储会军等自 2002 年 7 月～2010 年 10 月，收治 8 例足部偏外侧及足跟部皮肤软组织缺损患者。软组织缺损范围为 1.5 cm×1.0 cm～8.0 cm×2.6 cm。病程 30 min～26 个月。2 例细菌培养呈阳性。入院后清创换药 9～15 d，待感染控制后采用小趾展肌肌瓣移位修复创面，供区直接缝合。术后 7 例小趾展肌肌瓣顺利成活；1 例术后 4 d 发生肌瓣部分坏死，对症治疗后肉芽生长良好。供区切口均Ⅰ期愈合。一期皮片游离移植修复肌瓣创面 1 例，二期修复 7 例；修复术后皮片均成活，创面Ⅰ期愈合。术后 7 例获随访，随访时间 9～18 个月，平均 11 个月。创面外形、质地和感觉恢复满意。两点辨别觉为 16～23 mm，平均 19.5 mm。1 例足跟部溃疡患者负重行走出现表皮磨损。1 例术前腓骨长、短肌腱部分坏死者出现足外翻、肌力下降，其余患者关节功能正常。该文认为，采用小趾展肌肌瓣移位修复足部偏外侧及足跟部皮肤软组织缺损具有手术操作简便，安全可靠，对供区损伤小，不影响负重，创面外形、弹性好，感觉恢复好的优点，疗效满意。

（宗海洋）

**述评** 足跟部软组织缺损，由于足部负重区皮肤结构特殊，常需要采用耐磨且有感觉功能的皮瓣修复，临床最常用的是以跖内侧血管为蒂的足底内侧皮瓣进行治疗，但对于该皮瓣无法采用时，或创面位于足跟偏外侧时，或需充填足跟前外侧死腔时，可采用小趾展肌肌瓣加植皮进行治疗，但该法只能用于修复足跟部小范围创面，在肌肉表面植皮的不足仍存在不耐磨，有条件者也可选用跖外侧血管为蒂的足底外侧皮瓣进行修复。

（侯春林）

**自体跖趾关节复合组织瓣移植修复创伤性掌指关节缺损**[中国修复重建外科杂志，2011，25(9)：1043] 李新艳等自 2005 年 6 月至 2009 年 12 月，对 6 例创伤性掌指关节缺损采用第 2 跖趾关节携带趾伸屈肌腱、趾固有神经及跖侧、背侧皮瓣的复合组织瓣进行修复。其中，第 2、3、4 掌指关节缺损各 2 例，缺损范围 1.5 cm×1.5 cm～3.0 cm×2.5 cm。均伴有皮肤软组织缺损，缺损范围 4 cm×2 cm～5 cm×4 cm。5 例合并伸肌腱缺损，3 例合并屈肌腱断裂，3 例合并指总神经损伤。术后复合组织瓣全部成活，1～5 年随访。X 线片示术后 9～14 周骨组织临床愈合良好，移植的跖趾关节与掌、指骨完全愈合。皮瓣外形不臃肿，质地柔软，痛觉、触觉恢复。掌指关节活动度达掌屈 50°～70°，背伸 5°～10°。优 4 例，良 1 例，可 1 例，优良率达 83.3%。足部供区无明显功能障碍。应用自体跖趾关节复合组织瓣修复创伤性掌指关节缺损可用一个供区同时修复跖趾关节掌、背侧皮肤及骨、肌腱、神经的缺损，为复杂手外伤提供了一种有效的、可一次性修复的手术方法。

（宗海洋）

**述评** 掌指关节缺损在临床上比较常见，既往多采用关节融合或关节成形术、人工关节置换术进行治疗，掌指关节融合对手指的功能影响极大，而伴有皮肤缺损的创伤性掌指关节缺损，无法一期进行人工掌指关节置换术。用带血供自体跖趾关节复合组织移植一期修复创伤性掌指关节和肌腱、皮肤缺损，有利于掌指关节早期重建和功能恢复，但该法技术复杂，需掌握熟练的显微外科技术方能开展。

（侯春林）

**带血管蒂豌豆骨瓣移位治疗月骨缺血性坏死的中长期疗效评估**[中华骨科杂志，2011，31(3)：238] 肖聪等自 1993 年 7 月至 2005 年 6 月，采用月骨切除带血管蒂豌豆骨移位治疗月骨缺血性坏死 11 例，对患者进行中长期疗效评估，男 6 例，女 5 例，年龄 20～67 岁，平均 41.0±14.3 岁。Lichtman 月骨缺血性坏死分期：Ⅲa 期 4 例，Ⅲb 期 5 例，Ⅳ期 2 例。随访 61～202 个月，平均 104.1±48.4 个月。10 例患者腕疼痛缓解，7 例达到基本无痛。疼痛视觉模拟评分 2.2±1.9 分。患侧腕关节活动度为健侧的 65.3%，握力为健侧的 84.3%。Cooney 腕关节功能评分优 1 例、良 7 例、可 2 例、差 1 例，优良率 72.7%。X 线片显示 8 例豌豆骨植入位置正常，2 例向掌侧移位，1 例向尺侧移位，舟豌豆间隙增宽；6 例豌豆骨有正常骨小梁结构，3 例萎缩变扁，2 例有硬化改变，3 例有骨关节炎改变。腕高比值、Nattrass 指数较术前明显降低，桡骨角较术前增大，差异有统计学意义。认为采用月骨切除带血管蒂豌豆骨移位是治疗Ⅲ～Ⅳ期月骨缺血性坏死的一种有效方法。术后虽可出现腕骨塌陷，但患者主观满意度高，握力好。

（宗海洋）

**述评** 对于严重月骨无菌性坏死，若单纯摘除月骨，必将改变近排腕骨正确排列，导致腕关节功能障碍。该文在切除月骨后，采用大小与月骨相似，又带有血供的腕豆骨移植，充填月骨切除后空腔，并对其中、长期疗效进行客观评估，获得了病人较高的满意度，这为临床治疗严重月骨无菌性坏死，提供了一种新的方法。但对于早期月骨无菌性坏死，仍应采用保留月骨的方法治疗，如带血管骨移植等。

（侯春林）

**尺神经手背支移植修复尺神经主干缺损的临床研究**[中国骨与关节损伤杂志，2011，26(1)：80]　郑新峰等自2004年2月～2009年3月，利用尺神经手背支作为神经移植的供体修复尺神经主干缺损24例，其中男性19例，女性5例，年龄19～52岁。致伤原因：碾压伤5例，绞伤10例，电锯伤8例，术后神经损伤1例。尺神经缺损长度在1.8～3.1 cm。术后伤口均一期愈合，无感染等并发症发生。术后随访6～24个月，平均16个月，观察到运动功能恢复良好，根据中华手外科分会尺神经功能评定试用标准评定：优21例，良2例，中1例。作者认为，应用尺神经手背支作为供体神经修复腕部尺神经主干缺损具有手术操作简单及运动功能恢复良好的特点。

（宗海洋）

**述评**　在周围神经缺损选择自体神经移植体，通常采用功能相对次要、切取方便、粗细相似的感觉神经作为供体。尺神经手背支支配尺侧一个半手指背侧感觉，与支配掌侧的手指感觉相比，相对次要，且手术切取方便，粗细比较合适，可作为临床修复尺神经缺损的供体神经，但尺神经手背支切取长度有限，目前对于其他周围神经缺损，仍建议选用腓肠神经、桡神经感觉支作为供体神经较合适。

（侯春林）

**三种手术方式治疗腕管综合征的临床优劣分析**[中华手外科杂志，2011，27(4)：246]　孟国成等对比3种手术方式治疗腕管综合征的临床疗效以及并发症。选择96例腕管综合征住院病例，随机分成3组，每组32例，分别进行传统手术、小切口和关节镜手术。3组患者术后1个月比较，传统手术组明显优于关节内镜手术组，差异有统计学意义($P>0.05$)；但是术后3个月的疗效比较，3组间差异无统计学意义($P<0.05$)。3个月后比较患者的两点分辨觉，差异无统计学意义($P>0.05$)；3组患者均无神经损伤的发生，传统手术组瘢痕痛的发生明显高于其他2组，手术及住院时间也多于其他2组($P<0.05$)。传统切开腕管手术松解彻底、可靠，但是有明显的后遗症；关节镜手术切口小，镜下直视切开，不易损伤其他组织，但是需要专用的器械和熟练的操作技术；小切口手术无需特殊器械，适于在基层医院开展。

（宗海洋）

**述评**　腕管综合征是手外科常见疾病之一，早期以理疗、封闭等保守治疗为主，对于保守治疗效果不佳的患者，通过松解正中神经，手术治疗效果比较确切。目前手术方式主要有传统开放手术、小切口手术和关节镜手术。不管采用哪种方法，只要能彻底松解正中神经，都有良好的疗效，关节镜手术具有创伤小，术后瘢痕痛发生率亦较传统开放手术低的优点，但操作不慎，有损伤正中神经报道，故读者应根据个人经验、病情实际、医院条件合理选用。

（侯春林）

**利用一个足趾游离移植同时修复两个手指组织缺损**[中华显微外科杂志 2011，34(2)：95]　张宏勋等采用同一个足趾两个部分游离移植，同时修复两个手指关节复合组织或手指缺损，临床应用4例8指，其中2例用第二足趾的末节再造示指的末节或指尖，同时用第二足趾的近趾间关节组织修复中指的近节；1例用第二足趾的远趾间关节和近趾间关节组织块同时再造示、中指的近指间关节；1例利用第二足趾的近趾间关节和跖趾关节同时再造示、中指的掌指关节。术后再造组织全部成活，随访2～46个月，手部的功能外观满意，关节活动良好，无疼痛，按中华医学会手外科学会拇手指再造功能评定试用标准评定：有2指为优，5指为良，1指为可。对于同时合并两个手指的末节、指间关节或掌指关节缺损的病例，本手术是一种较好的修复方法。

（宗海洋）

**述评**　对于多指多种复合组织同时缺损的病例，传统方法是切取多个足趾游离移植来修复这些缺损，这会加重患者足部供区的损伤。作者将第二足趾分解成带有独立血液供应的两部分，分别用于修复二个不同部位手指组织缺损，从而最大限度地利用了移植足趾的各个部分，减少了对供区的影响，减轻患者的痛苦，同时能恢复手的功能与外形。这种合理利用供区组织，进行修复与功能重建的经验，值得读者借鉴。

（侯春林）

**改良第2跖趾关节复合组织移植重建掌指关节的解剖学基础及临床应用**[中国临床解剖学杂志，2011，29(1)：105]　杨涛等以第2跖趾关节的解剖学特点为基础，探讨改良的第2跖趾关节复合组织游离移植修复手部掌指关节复合组织缺损的方法及临床疗效。根据掌指关节的缺损情况，采用改良的第2跖趾全关节复合组织移植7例、第2跖趾半关节复合组织移植5例修复手部创伤掌指关节的复合组织缺损。12例全部成活，术后随访6个月～3年，掌指关节的功能恢复较满意，X片显示：骨折愈合良好，未见关节退行性改变。第2跖趾的半关节移植组功能恢复优于全关节移植组。作者认为：改良的第2趾关节复合组织移植是修复掌指关节复合组织缺损较有效的方法。

（宗海洋）

**述评**　对于手部掌指关节的复合组织缺损，采用吻合血管的跖趾关节移植重建掌指关节，由于跖趾关节移植后屈曲度小于伸展度，影响重建后掌指关节功能，虽将跖骨头截骨后沿矢状面由跖侧向背侧旋转 90°后固定，克服了上述缺点，但跖趾关节侧强韧的复合纤维组织仍限制关节活动，在此基础上，作者进一步采用改良第 2 跖趾关节复合组织移植重建掌指关节的手术方式，采用部分切除楔形纤维复合组织，术后指导功能锻炼，取得了良好的功能恢复，是一种修复掌指关节缺损较为有效的方法。

(侯春林)

**Ilizarov 技术在断肢(指)再植术后肢(指)体延长矫形中的临床应用**[中国矫形外科杂志，2011，19(14)：1225]　宋宁等探讨应用 Ilizarov 外固定器在断肢(指)再植术后肢(指)体延长矫形中的临床疗效。对 60 例断肢(指)再植成功后合并肢(指)体短缩的病例，术后 3 个月应用 Ilizarov 外固定器进行肢(指)体延长术。术后 6 个月，骨折完全愈合，肢(指)体延长满意，恢复等长，经过 2 年随访，无术后并发症发生。认为对于肢(指)体离断造成的骨缺损，Ilizarov 外固定器技术是目前最为有效的肢(指)体延长方法。

(宗海洋)

**述评**　肢(指)体离断伤在进行再植手术时，需要缩短骨的长度而利于无张力血管吻合，往往造成肢(指)体短缩，应用 Ilizarov 外固定器对断肢(指)再植后骨缺损行延长术，有效的解决了肢体短缩畸形，并取得了较好的疗效。但断肢(指)再植后肢体与其他原因导致的肢体短缩不同，再植处的血管和神经吻合处及周围疤痕多，易造成牵拉性损伤，故对断肢(指)再植术行肢体延长术，应严格掌握适应证，延长部位要避开再植平面，且延长速度要慢，另外，上肢短缩时对功能影响较小，更要慎用。

(侯春林)

**应用带双皮岛的串式腓骨瓣游离移植修复前臂尺桡骨及皮肤联合缺损**[中华显微外科杂志，2011，34(1)：25]　龚志鑫等自 2005 年 6 月至 2009 年 7 月，应用带双皮岛的串式腓骨瓣游离移植修复前臂尺、桡骨骨缺损合并皮肤缺损者 5 例，修复尺骨的腓骨段长 4.5～7.5 cm，修复桡骨的腓骨段长度 5.5～7.0 cm，皮瓣大小 5.0 cm×3.0 cm～8.0 cm×5.5 cm。术后 5 例 10 块皮瓣全部成活，移植的腓骨段与尺、桡骨完全骨性愈合时间为 4～6 个月。随访 14 个月～2 年，前臂旋转功能优 2 例、良 2 例、差 1 例，优良率 80%，按 Enneking 评分系统评定患肢功能，平均 24.8 分，平均恢复患肢功能的 81.3%。该术式一次手术完成前臂 2 个部位骨与软组织缺损的修复，由于用带血供的骨移植，利于骨质愈合，是一种比较理想的治疗方法。

(宗海洋)

**述评**　对于前臂尺桡骨同时伴有骨与软组织缺损者，通常需要采用两个皮瓣分别修复，该文介绍了采用一个血管蒂，带有 2 个皮骨瓣，同时修复 2 个部位骨与软组织缺损，相对简化了手术方法，是值得推荐的。该方法虽然减少了吻合血管的数量，尤其对骨瓣、皮瓣、血液循环通路设计的要求较高，由于手术操作较复杂，对骨瓣设计、血液循环通路设计、皮岛设计的要求较高，在实际应用时要周密设计，否则存在 2 个有一定距离的缺损时，在修复过程中易出现顾此失彼，故不宜同时进行。

(侯春林)

# 附　　录

中华肿瘤杂志
中华泌尿外科杂志
中华老年医学杂志
中华外科杂志
及中华放射学杂志
北京医学
解放军医学杂志
北京大学学报(医学版)
中华医学杂志
中国微创外科杂志
上海医学
复旦学报(医学版)
肿瘤
上海交通大学学报(医学版)
第二军医大学学报
中国男科学杂志
中华手外科杂志
中国癌症杂志
外科理论与实践
肝脏
中华胰腺病杂志
脊柱外科杂志
中华骨科杂志
中国肿瘤临床
中国危重病急救医学
中国美容整形外科杂志
中国实用外科杂志
中国医科大学学报
吉林大学学报(医学版)
延边大学医学学报
临床肝胆病杂志
中国急救医学
哈尔滨医科大学学报
齐齐哈尔医学院学报
河北医科大学学报
中华麻醉学杂志
中华神经外科杂志
中华整形外科杂志
山西医科大学学报
山东大学学报(医学版)
中国肛肠病杂志
中国矫形外科杂志
青岛大学医学院学报
腹腔镜外科杂志
中国现代普通外科进展
安徽医科大学学报
立体定向和功能性神经外科杂志
肝胆外科杂志
江苏医药
临床麻醉学杂志
南京医科大学学报(自然科学版)
苏州大学学报(医学版)
徐州医学院学报
肾脏病与透析肾移植
肠外与肠内营养
中华男科学杂志
浙江大学学报(医学版)
浙江医学
中华急诊医学杂志
实用肿瘤杂志
肝胆胰外科杂志
中国骨与关节损伤杂志
福建医科大学学报
郑州大学学报(医学版)
胃肠病学和肝病学杂志
中华小儿外科杂志
中华器官移植杂志
华中科技大学学报(医学版)
临床放射学杂志
肿瘤防治研究
中华实验外科杂志
临床泌尿外科杂志
腹部外科
临床外科杂志

中国临床神经外科杂志
中南大学学报(医学版)
中国普通外科杂志
中国现代手术学杂志
实用癌症杂志
江西医学院学报
南方医科大学学报
中国神经精神疾病杂志
广东医学
中华显微外科杂志
中国临床解剖学杂志
中山大学学报(医学科学版)
中华胃肠外科杂志
中国微侵袭神经外科杂志
中华创伤骨科杂志
中华神经医学杂志
结直肠肛门外科
中国美容医学
西安交通大学学报(医学版)
中华神经外科疾病研究杂志
兰州大学学报(医学版)
新疆医科大学学报
中国普外基础与临床杂志
华西医学
四川大学学报(医学版)
中国修复重建外科杂志
四川医学
中国胸心血管外科临床杂志
贵阳医学院学报
重庆医学
中华肝脏病杂志
中华创伤杂志
第三军医大学学报
中华烧伤杂志
中华内分泌外科杂志
中华损伤与修复杂志
首都医科大学学报
中华胸心血管外科杂志
中华普通外科杂志
中国体外循环杂志
中国脊柱脊髓杂志
中国肿瘤临床与康复
心肺血管病杂志
中华医院感染学杂志
中华医学美学美容杂志
军医进修学院学报
中华肝胆外科杂志

# 文选关键词索引

（按汉语拼音顺序排列）

**E**



**F**



**G**

**H**



**J**



**K**

**L**



**M**



**N**



**P**



**Q**

R



S



T



W

**X**



**Y**

**Z**



**其他**